VERHANDLUNGEN DER DEUTSCHEN GESELLSCHAFT FÜR INNERE MEDIZIN

SECHZIGSTER KONGRESS

VERHANDLUNGEN DER

DEUTSCHEN GESELLSCHAFT FÜR INNERE MEDIZIN

HERAUSGEGEBEN
VON DEM STÄNDIGEN SCHRIFTFÜHRER

PROFESSOR DR. **Fr. KAUFFMANN**

CHEFARZT DER MEDIZINISCHEN KLINIK
DER STÄDTISCHEN KRANKENANSTALTEN WIESBADEN

SECHZIGSTER KONGRESS
GEHALTEN ZU MÜNCHEN VOM 25.—29. APRIL 1954

MIT 292 ZUM TEIL FARBIGEN ABBILDUNGEN UND 97 TABELLEN

Enthält u. a. die Referate:

1. **Akut-bedrohliche Erkrankungen im Bereich der Bauchhöhle (akutes Abdomen).** Zenker-Marburg. Junghanns Oldenburg, Henning-Erlangen, Boller-Wien, Prévôt-Hamburg, Frimann-Dahl-Oslo.
2. **Potenzierte Narkose,** Rehn-Freiburg, Laborit-Paris, Wirth-Wuppertal, Wegelius-Stockholm, Sarajas-Stockholm, Flügel-Erlangen, Zürn-München.
3. **Die Stellung der inneren Medizin in der Gegenwart.** Löffler-Zürich.
4. **Die Bedeutung der allergischen Pathogenese bei der Arteriitis.** Randerath-Heidelberg, Bock-Marburg.
5. **Die Nebenwirkungen der modernen medikamentösen Therapie mit besonderer Berücksichtigung der allergischen Reaktionen.** Hansen-Lübeck, Kimmig-Hamburg, Soehring-Hamburg.
6. **Altern und Krankheit.** Bürger-Leipzig.

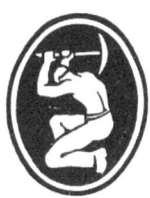

SPRINGER-VERLAG BERLIN HEIDELBERG GMBH

1954

ISBN 978-3-642-53820-9   ISBN 978-3-642-53819-3 (eBook)
DOI 10.1007/978-3-642-53819-3
Softcover reprint of the hardcover 1st edition 1954

Inhaltsverzeichnis.

Vorsitzender:

Herr Prof. Dr. H. H. Berg — Hamburg

Vorstand 1953—1954:

Herr Prof. Dr. H. H. Berg — Hamburg

„ „ „ G. Katsch — Greifswald

„ „ „ H. Pette — Hamburg

„ „ „ K. Bingold — München

„ „ „ Fr. Kauffmann — Wiesbaden (ständiger Schriftführer)

Vorstand 1954—1955:

Herr Prof. Dr. H. Pette — Hamburg

„ „ „ H. H. Berg — Hamburg

„ „ „ K. Bingold — München

„ „ „ R. Schoen — Göttingen

„ „ „ Fr. Kauffmann — Wiesbaden (ständiger Schriftführer)

Ehrenmitglieder:

Herr Prof. Dr. L. R. Müller — Erlangen

„ „ „ G. von Bergmann — München

„ „ „ A. Schittenhelm — München

„ „ „ H. Dietlen — Saarbrücken

„ „ „ G. Domagk — Wuppertal-Elberfeld

„ „ „ med., D. theol., Dr. phil. A. Schweitzer — Lambarene, Kongo-Afrika

„ „ „ W. Heubner — Heidelberg

„ „ „ W. Frey — Bern

„ „ „ Sir H. Dale — London

„ „ „ M. Nonne — Hamburg

„ „ „ R. Rössle — Berlin

„ „ „ O. Rostoski — Dresden

Kassenführer:

Herr Prof. Dr. W. Kittel — Wiesbaden

Mitglieder des Ausschusses 1954—1955:

Herr Prof. Dr. Fr. Lange — Göppingen

„   „   „   E. Wollheim — Würzburg

„   „   „   H. Sarre — Freiburg

„   „   „   J. Jacobi — Hamburg

„   „   „   G. Schlomka — Berlin-Müritz

„   „   „   W. Brednow — Jena

„   „   „   P. Uhlenbruck — Köln

„   „   „   H. E. Bock — Marburg/Lahn

„   „   „   K. Rohr — Zürich

„   „   „   W. Seitz — München

„   „   „   A. M. Brogsitter — Berlin

„   „   „   R. Mark — Rostock

„   „   „   W. Siede — Darmstadt

„   „   „   G. Stroomann — Bühlerhöhe

„   „   „   E. Krauss — Sulzbach/Saar

„   „   „   R. Duesberg — Mainz

„   „   „   Fr. Stroebe — Bremen

„   „   „   A. Nitschke — Tübingen

„   „   „   J. von Boros — Saarbrücken

„   „   „   H. Schulten — Köln

„   „   „   Fr. Brauch — Bochum

„   „   „   R. Aschenbrenner — Altona

„   „   „   A. Rühl — Münster

„   „   „   Fr. Koller — Zürich

„   „   „   A. Hittmair — Innsbruck

Ordentliche Mitglieder.

1. Herr Dr. A c h e l i s, Wilhelm, Professor, Wiesbaden, Wilhelminenstraße 43.
2. „ „ A c h e n b a c h, Walter, wiss. Assistent d. Med. Poliklinik Köln, Köln-Merheim, Med. Poliklinik, Olpener Straße 445.
3. „ „ A c h l e i t n e r, Karl, Dr. med., Oberarzt, Facharzt f. innere Medizin, Linz/Donau, Hessenplatz 11.
4. „ „ A c k e r m a n n, Wilhelm, Dr. med. habil., Medizinhistoriker, Wuppertal-Vohwinkel, Gruitenerstraße 220.
5. „ „ A d a m, Hugo, Professor, Facharzt f. innere Medizin, Göttingen, Calsow-straße 49.
6. „ „ A h l e n s t i e l, Rolf, Facharzt f. innere Krankheiten, Leitender Arzt d. inneren Abtlg. d. Krankenhauses Hamburg-Alsterdorf, Hamburg 39, Bilserstraße 34.
7. „ „ A h r i n g s m a n n, Herwig, Hamburg 39, Borweg 28.
8. „ „ A l b a c h t, Facharzt f. innere Medizin, Leitender Arzt d. inneren Abtlg. d. Marienhospitals, Siegen/Westf., Kampenstraße 4.
9. „ „ A l b e r t, Adolf, Facharzt f. innere Krankheiten, Worms, Siegfried-straße 12.
10. „ „ A l d e n h o v e n, Heribert, Frankfurt/Main, Liebigstraße 18.
11. „ „ A l e t t e r, Karl, Facharzt f. innere Krankheiten, Kaiserslautern, Eisen-bahnstraße 70.
12. „ „ A l e x a n d e r, Hanns, Professor, (20a) Hannover, Hildesheimer Str. 25 II, priv.: Bödekerstraße 44.
13. „ „ A l l e n d o r f, Franz, Baden-Baden, Maria-Viktoria-Straße 16.
14. „ „ A l l e r ö d e r, Hans, Facharzt f. innere Krankheiten, Leitender Arzt d. inneren Abtlg. d. Hüttenkrankenhauses Neunkirchen / Saar, Wellesweiler Straße 81.
15. „ „ A l l e r t, M., Facharzt f. innere Medizin, Chefarzt am Kreiskrankenhaus (21a) Lübbecke i. W.
16. „ „ A l l i h n, Johannes, Facharzt f. innere Krankheiten, Leitender Arzt d. inneren Abtlg. d. Diakonissen-Krankenhauses, Dessau/Sachsen, Franz-Mehring-Straße 11.
17. „ „ A l t h o f f, Hans, Dr. med. habil., Chefarzt d. inneren Abtlg. d. Knapp-schafts-Krankenhauses, Gelsenkirchen, Knappschaftsstraße 12.
18. „ „ A l t h o f f, Heinz, Chefarzt d. inneren Abtlg. d. Marienkrankenhauses, Nordhorn, Niedersachsen.
19. „ „ A l t m a n n, Rudolf, Oberarzt d. II. Med. Univ.-Klinik Frankfurt/Main, Offenbach/Main, Liebigstraße 41.
20. „ „ A l w e n s, Walter, Professor, Direktor d. Krankenhauses, Frankfurt/Main-S 10, Paul-Ehrlich-Straße 50.
21. „ „ A m e l u n g, Walter, Professor, Dr. med. habil., Königstein/Ts., Altkönig-straße.
22. „ „ von A n g y a n, Janos, a. o. Professor, Direktor d. Med. Klinik d. Uni-versität, Pécs (Ungarn).
23. „ „ A n s e l m i n o, Karl-Julius, Professor, Direktor d. Landes-Frauenklinik d. Rheinprovinz, Wuppertal-Elberfeld, Vogelsangstraße 96.
24. „ „ A n t o n, Günther, Professor, München 19, Renatastraße 50/or.
25. „ „ A p p e l, Walter, Professor, Kiel, Med. Klinik, Feldstraße 93 I.
26. „ „ A p p e l r a t h, Hans, Röntgen-Facharzt, Mainz, Gutenbergplatz $4^1/_{10}$.

27. Herr Dr. Arasa, Professor, Barcelona (Spanien), Muntaner 301.
28.   ,,   ,, Argenton, Hans, Frankfurt/Main-S 10, I. Med. Univ.-Klinik, Ludwig-
            Rehn-Straße 14.
29.   ,,   ,, Arnold, Horst, Facharzt f. innere Krankheiten, Biberach a. d. Riß,
            Krankenhaus f. Heimkehrer.
30.   ,,   ,, Arnold, Otto-Heinrich, Professor, Dr. med. habil., Heidelberg, Ludolf-
            Krehl-Klinik, Bergstraße 85.
31.   ,,   ,, Arnold, Robert, Oberarzt d. Med. Abtlg. d. Städt. Krankenanstalten
            Solingen-Wald, Schimmelbuschweg 4.
32.   ,,   ,, Arnsperger, Hans, Professor, Karlsruhe, Beiertheimer Allee 72.
33.   ,,   ,, Arsenijevic, Milan S., Dozent a. d. Med. Fakultät u. Professor a. d.
            Med. Akademie Belgrad II (Jugoslavien) Palmoticeva 20.
34.   ,,   ,, Asbeck, Claus, Facharzt f. innere Krankheiten, Hamburg-Harburg 1,
            Wilstorfer Straße 22.
35.   ,,   ,, Aschenbrenner, Reinhard, Professor, Ärztl. Direktor u. Chefarzt d.
            inneren Abtlg. d. Allg. Krankenhauses Hamburg-Altona.
36.   ,,   ,, Assmann, Gerhard, Oberarzt d. Med. Klinik d. Elisabethenstiftes Darm-
            stadt, Dreibrunnenstraße 10.
37.   ,,   ,, Assmus, Heinrich, Facharzt f. innere Krankheiten, Kiel, Arndtplatz 3.
38. Frau ,, Astenroth, Hanna, Assistenzärztin, Frankfurt/Main, Schwanthaler-
            straße 2.
39. Herr ,, Athanasiou, Dimitries, Priv.-Doz., II. Med. Univ.-Klinik, München 15,
            Ziemssenstraße 1a.
40.   ,,   ,, Augsberger, Alex, Direktor d. Sandoz AG., Nürnberg, Deutschherren-
            straße 15.
41.   ,,   ,, Augustin, Kurt, Facharzt f. innere Medizin, Leitender Arzt am Kreis-
            krankenhaus , (24b) Niebüll/Schleswig.
42.   ,,   ,, Austerhoff, Josef, Facharzt f. innere Medizin, Chefarzt d. inneren
            Abtlg. d. Krankenhauses d. Dominikanerinnen, Berlin-Frohnau,
            An der Buche 19.
43.   ,,   ,, Autenrieth, Karl, Facharzt f. innere Krankheiten, Nürnberg, Gunther-
            straße 38.
44.   ,,   ,, Axenfeld, Helmut, Primararzt am Landeskrankenhaus Rottenmann,
            Österreich/Steiermark.
45.   ,,   ,, Axhaussen, Joachim, Chefarzt d. inneren Abtlg. d. Krankenhauses Mitt-
            weida/Sachsen.
46.   ,,   ,, Baader, Ernst, Professor, Dr. Dr. h. c., I. Vorsitzender d. Deutschen
            Gesellschaft f. Rheumatologie, Chefarzt d. Knappschafts-Kranken-
            hauses, Hamm/Westf., Knappenstraße 15.
47.   ,,   ,, Babatz, Hans, Facharzt f. innere Krankheiten, Hildesheim, Zingel 16.
48.   ,,   ,, Backert, Paul, Reg.-Med.-Rat, Facharzt f. innere Medizin, Internist,
            Bayreuth, Leibnizstraße 16.
49.   ,,   ,, Backhaus, Otto, Facharzt f. innere Medizin, Hamburg 21, Uhlenhorster
            Weg 53.
50.   ,,   ,, Backmund, Karlheinz, Facharzt f. innere Krankheiten, Nürnberg,
            Schleiermacherstraße 2.
51.   ,,   ,, Bärschneider, Max, Facharzt f. innere Krankheiten, Westerland/Sylt,
            Nordsee-Klinik.
52.   ,,   ,, Balg, Karl-Heinz, Facharzt f. innere Krankheiten, Leitender Arzt d.
            inneren Abtlg. d. Städt. Krankenhauses Zülpich, Kölnstraße 19.
53.   ,,   ,, Ballhausen, Hubert, Oberarzt d. Med. Klinik d. Städt. Kranken-
            anstalten, Essen-Bredeney, Tulpenweg 1.
54.   ,,   ,, Ballowitz, Kurt, Dozent, Facharzt f. innere Krankheiten, Berlin-
            Charlottenburg, Tegeler Weg 8.
55.   ,,   ,, Banse, Hans-Joachim, Facharzt f. innere Medizin, Chefarzt d. Evgl.
            Krankenhauses, Spezialstation f. Diabetiker, Orsoy/Ndrh., Bins-
            heimer Straße 29.
56.   ,,   ,, Bansi, Hans-Wilhelm, Professor, Facharzt f. innere Krankheiten,
            Hamburg 13, Chefarzt d. inneren Abtlg. a. Allg. Krankenhaus
            St. Georg, Innocentiastraße 11.

57. Herr Dr. Banzer, Georg, Dr. med. et phil., Facharzt f. innere Krankheiten, Leitender Arzt d. inneren u. Röntgenabtlg. d. Paulinen-Krankenanstalt, Berlin-Charlottenburg 9, Eschenallee 28—30.
58. „ „ Barner, Wiegand, Facharzt f. innere Krankheiten, Braunlage/Harz, Leiter des Sanatoriums.
59. „ „ Bartelheimer, Heinrich, Professor, Chefarzt d. Med. u. Poliklinik d. Städt. Krankenhauses Moabit (West-Berlin), Berlin-Dahlem, Wildpfad 14.
60. „ „ Barth, Erich, Facharzt f. innere Krankheiten, Neunkirchen/Saar, Fliedner-Krankenhaus.
61. Frau „ Barthoff, Erika, Fachärztin f. innere Krankheiten, Seebad Heringsdorf a. Usedom.
62. Herr „ de Bary, August, Frankfurt/Main, Guiolettstraße 19.
63. „ „ Bass, Erwin, Professor, Hannover-Kirchrode, Saarbrückener Straße 15.
64. „ „ Baucks, Edmund, Facharzt f. innere Krankheiten, Aschersleben, Tie 21.
65. „ „ Bauer, Hans, Dr. med. habil., Facharzt f. innere Krankheiten, Freising/Obb., Eckerstraße 13.
66. „ „ Bauer, Jacob, Professor, Facharzt f. innere Krankheiten, München 13, Herzogstraße 62/o.
67. „ „ Bauer, J., Nervenarzt, Leitender Arzt im Haus Hohenfreudenstadt, Freudenstadt/Schwarzw., Straßburger Straße 2.
68. „ „ Bauer, Otto, Facharzt f. innere Krankheiten, Saarbrücken 3, Rathausstraße 25a.
69. „ „ Bauermeister, Herbert, Facharzt f. innere Medizin, Mülheim/Ruhr, Eppinghofer Straße 43.
70. „ „ Bauke, Dr. med. et phil., Chefarzt d. Med. Klinik d. Städt. Krankenanstalten, Heilbronn/Neckar, Bismarckstraße 61.
71. „ „ Baumann, Fritz, Facharzt f. innere Krankheiten, Neuwied, Herrmannstraße 64.
72. „ „ Baumeister, Reinhold, Facharzt f. innere Medizin, Leitender Arzt d. inneren Abtlg. d. Städt. Krankenhauses, (21b) Arnsberg/Westf., Kurfürstenstraße 8.
73. „ „ Baumgärtel, Traugott, Dr. med. et phil., Honorarprofessor f. innere Medizin a. d. Universität München, Gräfelfing b. München, Pasinger Straße 7/10.
74. „ „ Baumgarten, Fritz, München-Obermenzing, Freseniusstraße 14.
75. „ „ Baur, Hanns, Professor, Chefarzt d. II. Med. Abtlg. d. Städt. Krankenhauses rechts d. Isar, München 12, Schedelstraße 6.
76. „ „ Baur, Ludwig, Facharzt f. innere Krankheiten, Bad Nauheim, Bahnhofsallee 2a.
77. „ „ Bayer, Fritz, Med. Univ.-Klinik, Leipzig C 1, Johannisallee 32.
78. „ „ Bayer, Otto, Dozent, Oberarzt d. Med. Klinik d. Akademie, Düsseldorf, Moorenstraße 5.
79. „ „ Beaucamp, II, Constant, Facharzt f. innere Krankheiten, Aachen, Städt. Krankenhaus, Oppenhoffallee 93.
80. „ „ Becht, Richard, Facharzt f. innere Krankheiten, Mainz, Bahnhofstr. 9.
81. „ „ Beck, Albert, Leitender Arzt d. Vinzenzkrankenhauses, Facharzt f. innere Medizin, Heidelberg, Untere Neckarstraße 5.
82. „ „ Beck, C., Facharzt f. innere Medizin, Krankenhaus Montabaur/Westerwald.
83. „ „ Beck, Edmund, Facharzt f. innere Medizin, Steyr (Österreich), Bahnhofstraße 14.
84. „ „ Beck, Helmut, Facharzt f. innere Krankheiten, Mannheim-Sandhofen, Bartholomäusstraße 3.
85. „ „ Becker, Ernst-Georg, Facharzt f. innere Medizin, Chefarzt d. inneren Abtlg. d. Städt. Krankenhauses, Weißenburg/Bayern.
86. „ „ Becker, Fritz, Facharzt f. innere Medizin, Leitender Arzt d. inneren Abtlg. d. Kreiskrankenhauses, Bad Hersfeld, Langerstraße 13.
87. „ „ Becker, Jakob, Facharzt f. innere Krankheiten, Arnsberg/Westf., Hellefelder Straße 20.

88. Herr Dr. Becker, Josef, Assistent d. II. Med. u. Poliklinik, Düsseldorf, Volmers-
           certherstraße 257f.
89. „   „ Becker, Karl-Steffen, Facharzt f. innere Medizin Heidelberg und Soest/
           Westf., Nöttenbrüderwallstraße 23.
90. „   „ Becker, Viktor, Facharzt f. innere Medizin, Leitender Arzt d. inneren
           Abtlg. a. Heilig-Geist-Krankenhaus, Saarbrücken, Schillerstr. 112.
91. Frau „ Becker-Blunck, Gertrud, Hamburg-Bergedorf, Chrysanderstr. 28a.
92. Herr „ Beckermann, Franz, Professor, Ärztl. Direktor d. Allg. Kranken-
           hauses, Hamburg-Heidberg, Hamburg-Langenhorn 2, Tangstedter
           Landstraße 314.
93. „   „ Beckers, Hans, Facharzt f. innere Krankheiten, Leitender Arzt d.
           inneren Abtlg. d. Kreiskrankenhauses, Nordhorn/Hann., Graf-
           schaft Bentheim, Steinmaate 2.
94. „   „ Beckmann, Heinrich, Direktor d. ärztl. Abtlg. u. d. Tbc-Fürsorgestelle
           d. LVA., Berlin-Wilmersdorf, Günzelstraße 63.
95. „   „ Beckmann, Kurt, Professor, Direktor d. inneren Abtlg. d. Städt.
           Krankenhauses, Stuttgart-Bad Cannstatt, Am Hohengeren 3.
96. „   „ Beckmann, Otto, Facharzt f. innere Krankheiten, Rendsburg, Königs-
           koppel 21.
97. „   „ Beckmann, Wolfgang, Assistenzarzt, Berlin-Steglitz, Lenbachstraße 3.
98. „   „ Beckmeyer, Friedrich, Facharzt f. innere Medizin, (13a) Straubing/
           Ndb., Krankenhaus Azlturg.
99. „   „ Beekmann, Arthur, Facharzt f. Atmungsorgane, Düsseldorf, Duis-
           burger Straße 73.
100. „   „ Begemann, Herbert, Dozent, wiss. Assistent, Freiburg i. Br., Maxi-
           milianstraße 7.
101. „   „ Behn, Wilhelm, Leitender Arzt d. inneren Abtlg. d. Stadt- u. Kreis-
           krankenhauses, Facharzt f. innere Medizin, Bernburg, Dürerring 14.
102. „   „ Behr, Walter, Dr. habil., Facharzt f. innere Krankheiten u. Leitender
           Arzt d. innere Abtlg. d. Städt. Krankenhauses, Gera/Thüringen,
           Laasener Straße 5.
103. „   „ Behre, Richard, Oberarzt, Facharzt f. innere Krankheiten, Potsdam,
           Böcklinstraße 6.
104. „   „ Behrendt, Theodor, Facharzt f. innere Medizin, Reg.-Med.-Direktor i.
           Bayer. Staatsministerium f. Arbeit u. soziale Fürsorge, München 22,
           Lerchenfeldstraße 8.
105. „   „ Behrenhoff, Kurt, Oberarzt a. Allg. Krankenhaus Harburg, Hamburg-
           Poppenbüttel, Müssenrodder Straße 21.
106. „   „ Behrens, Alfred, Chefarzt d. Diakonie-Anstalten, Bad Kreuznach,
           Bösgrunder Weg 33.
107. „   „ Beigelböck, Wilhelm, Professor, Dr. med., Facharzt f. innere Krank-
           heiten, Chefarzt d. inneren Abtlg. d. Städt. Krankenhauses
           Buxtehude, Sigebandstraße 3.
108. „   „ Beisheim, Werner, Leitender Arzt d. Sanatorium Haus Waldeck, Bad
           Salzschlirf, Bahnhofstraße 73.
109. „   „ Beleke, Hans, Chefarzt d. Med. Abtlg. d. Allg. Krankenhauses, Ham-
           burg-Wandshek, Lütkenallee 45.
110. „   „ Bellmann, Wilhelm, Facharzt f. Röntgenologie u. Strahlenheilkunde,
           Düsseldorf, Kavalleriestraße 8.
111. „   „ Bendixen, Hugo, Facharzt f. innere Krankheiten, Halle/Saale, Gr.
           Steinstraße 69.
112. Frl. „ Bendtfeldt, Elinor, Assistenzärztin, Allg. Krankenhaus, Barmbeck,
           Hamburg 33, Rübenkamp 148.
113. Herr „ Bennhold, Hans Hermann, Professor, Direktor d. Med. Univ.-Klinik
           u. Poliklinik, Tübingen, Uhlandstraße 13.
114. Frl. „ Bennhold, Irmingard, Tübingen, Uhlandstraße 13.
115. Herr „ Benninghaus, Franz, Essen, Kettwiger Straße 42.
116. „   „ Berek, Klaus, Facharzt f. innere Medizin, Wetzlar, Bergstraße 5.
117. „   „ Berg, Hans-Heinrich, Professor, Eppendorfer Krankenhaus, Ham-
           burg 20, Arnold-Heise-Straße 9.

118. Herr Dr. Berger, Bruno, Facharzt f. innere Medizin, Oberarzt d. Abtlg. f. innere Krankheiten a. Marienhospital Stuttgart, Stuttgart-Kaltental, Kuckucksruf 37.
119. „ „ Bergfeld, Walther, Professor, Dozent f. innere Medizin, Chefarzt d. Med. Abtlg. d. Allg. Diakonissenhauses, Freiburg/Brsg., Lerchenstraße 3.
120. „ „ Bergmann, Friedrich, Leitender Arzt d. inneren Abtlg. d. St. Johannes-Hospitals Neheim-Hüsten I, Westfalen, Springufer 9.
121. „ „ Bergmann, G. v., Professor, München-Solln, Josefinenstraße 2.
122. „ „ Bergmann, Hans, Dresden, Silberweg 2, Dr. Lahmanns Sanatorium Weißer Hirsch.
123. „ „ Berg-Schlosser, Gerhard, Facharzt f. innere Medizin, Leitender Arzt d. inneren Abtlg. d. Kreiskrankenhauses Alsfeld/Oberh., Grünberger Straße 25.
124. „ „ Bergstermann, Heinrich, Dozent, München 15 Pettenkoferstraße 8a.
125. „ „ Bernd, Karl, Facharzt f. innere Krankheiten, Essen, Kurfürstenstraße 3.
126. „ „ Bernhardt, Hermann, Professor, Berlin-Spandau, Neuendorfer Straße 30, Haus 18.
127. „ „ Bernhard, Wilhelm, Facharzt f. innere Medizin, Leitender Arzt d. inneren Abtlg. d. St. Josef-Hospitals, Wanne-Eickel/Westf.
128. „ „ Berning, Heinrich, Professor, Univ.-Krankenhaus Eppendorf, Hamburg 20, Martinistraße 52.
129. „ „ Bernsau, Helmuth, Essen, Camillo-Sitte-Platz 3.
130. „ „ Bernsmeier, Arnold, Priv.-Doz., Oberarzt a. d. II. Med. Univ.-Klinik München 15, Ziemssenstraße 1a.
131. „ „ Berthold, Erich, Clausthal-Zellerfeld, Chefarzt d. Heilstätte Erbprinzentanne.
132. „ „ Bertram, Ferdinand, Professor, Chefarzt d. Med. Klinik Hamburg-Langenhorn, Hamburg 13, Rothenbaumchaussee 11.
133. Frau „ Bertram-Marek, Mag. Dr. phil. et pharm., Fachärztin f. innere Medizin, Porz/Rhein, Eilerstraße 4.
134. Herr „ Bescht, Erich, Facharzt f. innere Krankheiten, Leitender Arzt d. inneren Abtlg. d. Städt. Krankenhauses, Einbeck, Teichenweg 18.
135. „ „ Better, Rolf, Oberarzt d. I. Med. Klinik d. Universität München 15, Ziemssenstraße 1a, privat: München 22, Liebigstraße 5.
136. „ „ Betzendahl, Walter, Professor, Dr. med. et phil., Nervenarzt, Mitglied d. Ausschusses f. d. Hauptprüfung d. Diplom-Psychologen (Allg. Psychopathologie) Kiel, Waitzstraße 6.
137. „ „ Beutel, Gustav, Facharzt f. innere Medizin, Berlin-Lichtenberg, Einbecker Straße 37.
138. „ „ Bickhardt, Ob.-Reg.-Med.-Rat, Dresden A 21, Schlüterstraße 6.
139. „ „ Bieling, Richard, Professor, Wien IX, Österreich, Kinderspitalgasse 15.
140. „ „ Biering, Paul, Facharzt f. inn. Krankheiten, Hermsdorf/Thüringen, Lessingstraße 3.
141. „ „ Bihl, Konrad, Prakt. Arzt, Rottweil/Neckar, Ruhe-Christi-Straße 22.
142. „ „ Bihler, Robert, Facharzt f. innere Krankheiten, Meiningen, Ernst-Thälmann-Straße 126.
143. „ „ Billmann, Franz, Facharzt f. innere Krankheiten, Braunschweig, Fallersleber-Tor-Wall 23.
144. „ „ Bingold, Konrad, Professor, Vorstand d. I. Med. Univ.-Klinik, München 15, Ziemssenstraße 1, privat: München 27, Beetzstr. 27.
145. „ „ Bircks, Eduard, Glehn b. Neuß, Bez. Düsseldorf, Rheydter Str. 173a.
146. „ „ Birk, Georg, Med. Univ.-Klinik, Münster i. Westf.
147. „ „ Birkle, K., Facharzt f. innere Medizin, Oberarzt am Knappschafts-Krankenhaus, Bochum-Langendreer, An der Malstadt 10.
148. Frl. „ Birnstiel, G., Zürich 32, Engl. Virtelstraße 75.
149. Herr „ Blackert, Theodor, Facharzt f. innere Krankheiten, Kassel-Wilhelmshöhe, Auf den Siechen 5.
150. „ „ Blittersdorf, Friedrich, Priv.-Doz. f. innere Medizin u. Lungenkrankheiten, Bonn, Hartsteinstraße 7.

151. Herr Dr. Blobel, Hans-Joachim, Facharzt f. innere Krankheiten, Gummers-
　　　　　　　bach/Rhld., Kaiserstraße 38.
152. „ „ Blödner, Hans, Assistenzarzt, Zwickau/Sachsen, Lerschstraße 15.
153. „ „ Blossfeld, Heinz, Facharzt f. innere Krankheiten, Dresden A 28, Frei-
　　　　　　　berger Straße 134.
154. „ „ Blüher, Walter, Oberarzt, Facharzt f. innere Krankheiten, Hannover-
　　　　　　　S., Hildesheimer Straße 115.
155. „ „ Blum, Robert, Facharzt f. innere Krankheiten, Chefarzt a. D., Schwein-
　　　　　　　furt, Markt 21.
156. „ „ Blumberger, Karl-Josef, Professor, Düsseldorf, Med. Klinik d. Aka-
　　　　　　　demie, Jägerhofstraße 16.
157. „ „ Boch, Gottfried, Reg.-Med.-Rat beim Versorgungsamt Braunschweig,
　　　　　　　Facharzt f. innere Krankheiten, Braunschweig, Lortzingstraße 15.
158. „ „ Bock, Georg, Chefarzt d. inneren Abtlg. d. St. Marienhospitals, Bot-
　　　　　　　trop/Westf., Randebrockstraße 15.
159. „ „ Bock, Hans Erhard, Professor, Marburg/Lahn, Direktor d. Med. Univ.-
　　　　　　　Klinik, An der Schäferbuche 4.
160. „ „ Bock, Karl A., Professor, Vorstand d. Med. Klinik d. Städt. Kranken-
　　　　　　　hauses, Ulm/Donau.
161. „ „ Bodechtel, Gustav, Professor, Dr. med. et phil., Direktor d. II. Med.
　　　　　　　Univ.-Klinik, München 15, Ziemssenstraße 1a.
162. „ „ Boden, Erich, Professor, Direktor d. Med. Klinik d. Akademie Düssel-
　　　　　　　dorf, Moorenstraße 5.
163. „ „ Boecker, Wolfgang, Facharzt f. innere Krankheiten, Chefarzt d. Kur-
　　　　　　　anstalt am Frauenberg, Bad Mergentheim.
164. „ „ Boedeker, Facharzt f. Lungenkrankheiten, Todtmoos/Schwarzwald.
165. „ „ Boeltzig, Klaus, Oberarzt, München, Geiselgasteigstraße 203.
166. „ „ Böckheler, Theodor, Facharzt f. innere Medizin, Leitender Arzt d.
　　　　　　　inneren Abtlg. d. Evang. Diakonissen-Krankenhauses, Witten/
　　　　　　　Ruhr, Pferdebachstraße 30.
167. „ „ Böger, Alfred, Professor, Chefarzt d. inneren Abtlg. d. St. Vincentius-
　　　　　　　Krankenhauses, Karlsruhe, Südendstraße 32.
168. „ „ Böhlau, Volkmar, wiss. Assistent, Med. Univ.-Klinik, Leipzig C 1,
　　　　　　　Johannisallee 32.
169. „ „ Böhlke, Ehrhard, Facharzt f. innere Medizin u. Lungenkrankheiten,
　　　　　　　Berlin-Friedenau, Cosima-Platz 4.
170. „ „ Böhm, Anton, Köln-Weidenperch, Benrather Straße 28.
171. „ „ Böhm, Paul, Assistenzarzt, Bonn, Med. Klinik.
172. „ „ Böhme, Arthur, Professor, Leitender Arzt d. inneren Abtlg. d. Evang.
　　　　　　　Krankenhauses Augusta-Krankenanstalt, Bochum, Gersteinring 87.
173. „ „ Böttner, Heinrich, Professor, Oberarzt am Evang. Krankenhaus,
　　　　　　　Mülheim/Ruhr.
174. Frl. „ Bogatzki, Marianne, Basel (Schweiz), Med. Univ.-Klinik, Bürgerspital,
　　　　　　　Heimatadresse: Münster i. Westf., Gremmendorf.
175. Herr „ Bogendörfer, L., Univ.-Professor, Chefarzt d. Stadtkrankenhauses,
　　　　　　　Osnabrück, Zeppelinstraße 25.
176. „ „ Bohm, Karl, Facharzt f. innere Medizin, Lübeck, Ratzeburger Allee 100.
177. „ „ Bohn, H., Professor, Dr. med. et phil. nat., Chefarzt d. inneren Abtlg.
　　　　　　　d. Med. Univ.-Klinik, Gießen/Lahn.
178. „ „ Bohnenkamp, Helmuth, Professor, Oldenburg i. Oldenburg, Evang.
　　　　　　　Krankenhaus.
179. „ „ Boller, Reinhold, Professor, Vorstand d. II. Med. Abtlg. d. Rudolf-
　　　　　　　Spitals, Wien VIII, Piaristengasse 56.
180. „ „ Bolt, Priv.-Doz., Oberarzt d. Med. Univ.-Klinik, Köln-Sülz, Abtlg.
　　　　　　　Augusta-Hospital, Mayener Straße 6.
181. „ „ Bolz, Edgar, Facharzt f. innere Krankheiten, Oberbahnarzt u. Chefarzt
　　　　　　　d. Reichsbahn-Ambulat., Magdeburg, Helmholtzstraße 16 I.
182. „ „ Bopp, Josef, Chefarzt d. Strahleninstitutes d. O. K. K. Bielefeld, Am
　　　　　　　Sparenberg 8.
183. „ „ Boriss, Erich, Facharzt f. innere Medizin, Hamburg 1, Staudamm 10.

184. Herr Dr. Born, Helmut, Leitender Arzt d. II. Med. Klinik d. Krankenhauses Dresden-Neustadt, Freital-III, Wilsdrufferstraße 172.
185. ,, ,, Bornemann, Heinrich, Oberarzt a. Städt. Krankenhaus Prenzlauer Berg, Berlin NO 18, Am Friedrichshain 10.
186. ,, ,, Boros, Josef von, o. Univ.-Professor a. D., Chefarzt d. Med. Klinik d. Stadtkrankenhauses Saarbrücken, Bürgerhospital.
187. Frau ,, Borowski, Ilse, Internistin, Assistenzärztin, Berlin-Charlottenburg 9, Kastanienallee 27.
188. Herr ,, Bosler, Eberhard, Facharzt f. innere Krankheiten, Stuttgart-W, Marienstraße 52.
189. ,, ,, Both, Erich, Dr. med., Dr. phil., Chefarzt d. Krankenhauses Maria-Hilf, Bad Neuenahr, Poststraße 39.
190. ,, ,, Bottke, Waldemar, Facharzt f. innere Medizin, Gotha/Thüringen, Löwenstraße 1.
191. ,, ,, Bracht, Hans Heinrich, Facharzt f. innere Krankheiten, (23) Nordhorn, Bentheimer Straße 14.
192. ,, ,, Brandenburger, Paul, Facharzt f. innere Medizin, Leitender Arzt d. inneren Abtlg. d. Kreiskrankenhauses, (23) Osterholz-Scharmbeck.
193. ,, ,, Brat, Leo, Leitender Arzt d. inneren u. Strahlenabltg. d. Peter-Friedrich-Ludwig-Hospitals, Oldenburg i. Oldenburg, Ammerländer Heerstraße 104.
194. ,, ,, Brauch, Fritz, Professor, (21b) Bochum/Westf., Augusta-Krankenanstalt, Zeppelinstraße 5.
195. ,, ,, Braulke, Hans, Facharzt f. innere Medizin, Wernigerode/Harz, Walter-Rathenau-Straße 30.
196. ,, ,, Braun, Ludwig, Lungenfacharzt, Leitender Arzt a. Kindersanatorium Schömberg, Schömberg Kr. Calw.
197. ,, ,, Braunbehrens, Hans von, Professor, Facharzt f. Röntgenologie u. Strahlenheilkunde, Freiburg/Brsg., Wintererstraße 58.
198. ,, ,, Brautlecht, Georg-Ernst, Facharzt f. innere Krankheiten, Bremen, Holler-Allee 5.
199. ,, ,, Brechmann, Landesvertrauensarzt, Hamburg-Othmarschen, Walderseestraße 42.
200. ,, ,, Brecke, Fritz, Ob.-Reg.-Rat, Chefarzt des Sanatoriums St. Blasien.
201. ,, ,, Brednow, Walter, Professor, Direktor d. Med. Univ.-Klinik Jena.
202. ,, ,, Breidenbach, Otto, Facharzt f. innere Krankheiten, Düsseldorf, Degerstraße 8/10, Luisenkrankenhaus.
203. ,, ,, Bremer, Hubert, Facharzt f. innere Krankheiten, Leitender Arzt d. inneren Abtlg. d. St. Laurentius-Stift, Waltrop/Kr. Recklinghausen.
204. ,, ,, Brentano, C., Professor, Cadenabbia (Italien), Lago di Como, Villa Brentano.
205. ,, ,, Bresgen, Carl, Chefarzt d. inneren Abltg. d. Krankenhauses St. Josef, Koblenz, Hochhaus, Brentanostraße 63.
206. ,, ,, Briesemeister, Walter, Facharzt f. innere Medizin, Werksarzt d. Mannstaedt-Werke A. G., Troisdorf bei Köln.
207. ,, ,, Brill, Heinz, Facharzt f. innere Medizin, Vertrauensarzt d. LVA.-Oldenburg, Bremen 1, Körnerwall 3.
208. ,, ,, Brinkmann, Ernst, Leitender Arzt d. Med. Abtlg. d. Marienstift, Braunschweig, Moltkestraße 6.
209. ,, ,, Brinkmann, J., Professor, Chefarzt d. Med. Klinik am Heinrich-Braun-Krankenhaus, Zwickau/Sachsen, Karl-Keil-Straße 35.
210. ,, ,, Brock, Norbert, Prof., Facharzt f. innere Medizin, Brackwede/Westf., Asta-Werke.
211. ,, ,, Brock, Th., Facharzt f. innere Krankheiten, Schweinfurt, Am Jägersbrunnen 5.
212. ,, ,, Bröcker, Wilhelm, Facharzt f. innere Medizin, Opladen, Im Hedrichsfeld 4.
213. ,, ,, Broemel, Werner, Facharzt f. innere Krankheiten, Oberarzt am Landes-Krankenhaus Meiningen, Ernststraße 7/8.

214. Herr Dr. Broglie, Max, Dozent, Dr. med. habil., Chefarzt d. inneren Abtlg. am Friedrich-Ebert-Krankenhaus, Neumünster.
215. ,, ,, Brogsitter, A. M., Professor, Chefarzt d. St. Hedwig-Krankenhauses, Berlin-Charlottenburg 9, Bayernallee 17.
216. Frl. ,, Brohl, Ilse, Oberärztin am Johanniter-Krankenhaus, Stendal, Karl-Liebknecht-Straße 14.
217. Herr ,, Brox, Georg, Assistent d. Med. Univ.-Klinik im Stadtkrankenhaus zu St. Jakob, Leipzig O. 5, Volckmarstraße 4.
218. ,, ,, Bruch, Fritz, Facharzt f. innere Medizin, Wanne-Eickel III, Bochumer Straße 193.
219. ,, ,, Bruch, Robert, Facharzt f. innere Medizin, Chefarzt d. inneren Abtlg. d. Städt. Krankenhauses, Siegburg, Bahnhofstraße 40.
220. ,, ,, Brüggemann, Wolfgang, Chefarzt d. inneren Abtlg. d. Karolinen-Hospitals Neheim-Hüsten 2.
221. ,, ,, Brühl, Wilhelm, Dr. med. habil., Chefarzt d. inneren Abtlg. am Stadtkrankenhaus Korbach.
222. ,, ,, Brümmer, Farbwerke Hoechst, Bad Soden/Taunus.
223. ,, ,, Brugsch, Th., Professor, Direktor d. Med. Univ.-Klinik u. Poliklinik der Charité, privat: Berlin W, Augsburger Straße 66.
224. ,, ,, Bruman, F., Spezialarzt f. innere Krankheiten F.M.H., speziell Lungen u. Herz, Zürich (Schweiz), Nüschelerstraße 22/Ecke Pelikanstraße.
225. ,, ,, Brun, August, Facharzt f. Hautkrankheiten, Wiesbaden, Taunusstr. 26.
226. ,, ,, Brune, Erich, Obervertrauensarzt d. Ruhrknappschaft, Essen, Saarbrücker Straße 17.
227. ,, ,, Brunssen, Hans, Facharzt f. innere Krankheiten, Schotten/Oberhessen, Bahnhofstraße 11.
228. ,, ,, Buchholz, Bruno, Facharzt f. innere Krankheiten, Chefarzt am Diakonissen-Krankenhaus, Düsseldorf-Kaiserswerth, Zeppenheimer Weg 1.
229. ,, ,, Büchmann, Peter, Professor, Chefarzt d. inneren Abtlg. d. Städt. Krankenhauses Konstanz.
230. ,, ,, Büchner, Professor, Freiburg/Brsg., Pathologisches Institut, Holbeinstraße 32.
231. ,, ,, Büchsel, Hans, wiss. Assistent a. d. Univ.-Poliklinik, Rostock, Krätweg 3.
232. ,, ,, Bücken, Wilhelm, Facharzt f. innere Medizin, Chefarzt a. Marienhospital, Schwerte/Ruhr, Nordwall 10.
233. ,, ,, Büdingen, Ferdinand, Facharzt f. innere Krankheiten, Chefarzt d. Sanatoriums Dr. Büdingen K. G., Konstanz/Bodensee, Seestr. 13a.
234. ,, ,, Bühler, F., Professor, Leitender Arzt d. inneren Abtlg. d. Evang. Krankenhauses Düsseldorf, Fürstenwall 91.
235. ,, ,, Bühler, Karl, Facharzt f. innere Krankheiten, Karlsruhe-Durlach, Hengstplatz 5.
236. ,, ,, Büllmann, G. A., Heidenheim/Brenz, Schnaitheimer Straße 25.
237. ,, ,, Bülte, Otto, Facharzt f. innere Krankheiten, Leitender Arzt d. inneren Abtlg. a. Marien-Hospital, Emsdetten/Westf., Neubrückener Str.
238. ,, ,, Bürger, Max, Professor, Direktor d. Med. Univ.-Klinik, Leipzig C 1, Johannisallee 32, privat: Naunhoferstr. 48.
239. ,, ,, Büssemaker, Jakobus, Facharzt f. innere Medizin, Kassel, Hohenzollernstraße 124.
240. ,, ,, Büttner, Botho, Medizinal-Direktor, Facharzt f. innere Krankheiten, Hösel b. Düsseldorf, Bahnhofstraße 67.
241. ,, ,, Budelmann, Günther, Professor, Ärztl. Leiter d. Allg. Krankenhauses, Hamburg-Harburg, privat: Hamburg 20, Loogestieg 13.
242. ,, ,, Buhr, Gustav, Facharzt f. innere Krankheiten u. wiss. Assistent a. d. Med. Univ.-Poliklinik, Marburg/Lahn.
243. ,, ,, Buhtz, H., Facharzt f. innere Krankheiten, frei praktizierender Internist, Annaberg 1/Erzgebirge, Thälmannstraße 14.
244. ,, ,, Bukowski, Rudolf, Facharzt f. innere Krankheiten, Chefarzt d. inneren Abtlg. d. Städt. Krankenhauses, Peine b. Braunschweig, Gunzelinstraße 5.

245. Frau Dr. Buresch, Annemarie, Fachärztin f. innere Krankheiten, Mannheim, Rathenaustraße 9.
246. Herr ,, Burgdorf, Arnim, Facharzt f. innere Krankheiten, Chefarzt d. inneren Abtlg. d. Stadtkrankenhauses Wurzen/Sa., Albert-Kunz-Str. 30b.
247. Frl. ,, Burgdorf, Gerda, Prakt. Ärztin, Bovenau/Holstein, Rendsburg-Land.
248. Herr ,, Burger, W., Facharzt f. innere Medizin, Chefarzt d. Diakonissenhauses, Karlsruhe-Rüppurr, Reinhold-Frank-Straße 54.
249. ,, .. Burwitz, Ludwig, Facharzt f. innere Krankheiten, Chefarzt des Amtskrankenhauses, Weidenau/Sieg, Lindenstraße 18.
250. ,, ,, Bury, K. Jos., Facharzt f. innere Medizin, Boppard/Rhein, Michael-Bach-Straße 1.
251. ,, ,, Buscher, Wilhelm, Facharzt f. innere Medizin, Leitender Arzt d. inneren Abtlg. d. Jung-Stillingkrankenhauses Siegen i. W., Waldstraße 25.
252. Frl. ,, Butter, Liselotte, Leitende Ärztin d. inneren Abtlg. des Kreiskrankenhauses Illertissen/Schwaben.
253. Herr ,, Butzengeiger, Karl H., Professor, Chefarzt d. inneren Abtlg. a. St. Marienhospital, Mülheim/Ruhr, Ruhrstraße 42.
254. ,, ,, Calame, Heinz, Prakt. Internist, Kreis-Tbc-Arzt, Burgstädt/Sa., Mittweider Straße 38.
255. ,, ,, Campanacci, D., Professor, Dr. med., Direttore di Pathologia, Speciale Medica et Metodologia Clinica, Parma (Italia), Ospedale Maggiore.
256. ,, ,, Campe, Erich, Facharzt f. innere Krankheiten, Leitender Arzt d. inneren Abtlg. d. Stadtkrankenhauses, Ansbach/Bayern, Feuchtwanger Straße 38.
257. ,, ,, Carmena, Miquel, Professor, Valencia (Spanien), Facultad de Medicina, Cirilo Amores 76.
258. Frau ,, Carpentier, Ellen, Fachärztin f. innere Krankheiten, Berlin W 15, Kurfürstendamm 216.
259. Herr ,, Caspary, Herbert, Facharzt f. innere Medizin, Prakt. Arzt, Schöppenstedt, Wilhelmstraße 47.
260. ,, ,, Castrischer, Eberhard, Assistenzarzt a. d. inneren Abtlg. d. Städt. Krankenanstalten, Bremerhaven, Bogenstraße.
261. ,, ,, Christa, Hans, Facharzt f. innere Krankheiten, Bergisch-Gladbach, Hauptstraße 156.
262. ,, ,, Christian, Walter, Bremen 1, Humboldtstraße 19.
263. ,, ,, Christiansen, Hans Asmus, Leitender Arzt d. inneren Abtlg. d. Städt. Krankenhauses, Husum/Nordsee, Parkstraße 13.
264. ,, ,, Claessen, Jacob, Facharzt f. innere Krankheiten u. Nervenleiden, Köln, Hohenzollernring 1—3 (Richard-Wagner-Straße 1).
265. ,, ,, Claussen, Ferdinand, a. o. Professor d. Univ.-Inst. f. Erbbiloogie u. Rassenhygiene, Chefarzt d. inneren Abtlg. d. Krankenhauses Waldbröl.
266. ,, ,, Cobet, Rudolf, Professor, Direktor d. Med. Univ.-Klinik. Halle/Saale, Hoher Weg 3.
267. ,, ,, Coenen, Theodor, Leitender Arzt d. inneren Abtlg. a. Krankenhaus St. Vinzenz, Braunschweig, Wolfenbütteler Str. 13 (Theaterwall 5).
268. ,, ,, Coester, Curt, Dr. Dr., Leitender Arzt d. inneren Abtlg. d. Marienhospitals, Facharzt f. innere Krankheiten u. Röntgenologie, (23) Papenburg/Ems.
269. Frau ,, Coester, Erika, Prakt. Ärztin, Frankfurt/Main, Wöhlerstraße 12.
270. Herr ,, Constam-Escher, Georg R., Spezialarzt f. innere Krankheiten, Zürich-2, Herzogstraße 18.
271. ,, ,, Conta, Gottlieb v., Direktor d. inneren Abtlg. d. Städt. Krankenhauses Kaiserslautern.
272. ,, ,, Cramer, Planegg b. München, Hofmarkstraße 11.
273. ,, ,, Crassousis, Michael, Dr. med. habil., Dozent, Oberarzt d. II. Med. Univ.-Klinik Athen (Griechenland), Marromateon 2.
274. ,, ,, Crecelius, Willy, Leitender Arzt a. Krankenhaus Dresden-Johannstadt, Dresden, Fetscherstraße 22.

275. Herr Dr. Cremer, Hans-Diedrich, Professor f. Phys. Chemie a. Institut d. Universität Mainz, Mainz, Michelsberg $2^1/_{10}$.

276. ,, ,, Cremer, Joachim, Professor, Chefarzt d. Med. Klinik d. Stadtkrankenhauses Offenbach/Main.

277. ,, ,, Cronsnest, Karl-Heinz, Oberarzt, Elmshorn, Kreis Pinneberg, Kappeldamm 2.

278. ,, ,, Csillery, Andreas, Univ.-Professor, Dr. med., ins Ausland verzogen.

279. ,, ,, Curth, Claus, Facharzt f. innere Krankheiten, Abteilungsarzt, Halle/Saale, Dölauer Straße 30.

280. ,, ,, Curtius, Friedrich, Professor, Lübeck, Städt. Krankenanstalten Ost, Med. Klinik, Ratzeburger Allee 160.

281. ,, ,, Czech, Adolf, Facharzt f. innere Krankheiten, Tirschenreuth, Obere Bahnhofstraße 41.

282. ,, ,, Czygan, Horst, Chefarzt d. II. Med. Abtlg. d. Allg. Krankenhauses, Hamburg-Harburg, Haakestraße 17.

283. Frau ,, Daniel-Graf, Gertrud, Fachärztin f. innere Krankheiten, München 25, Farchanterstraße 45.

284. Herr ,, Dansczyk, H., Facharzt f. innere Krankheiten, Hamburg-Wandsbek, Schädlerstraße 16.

285. ,, ,, Dautwitz, Rudolf, Prakt. Arzt u. Geburtshelfer, Tensfeld, Kr. Segeberg/Holstein.

286. ,, ,, David, Werner, Facharzt f. innere Krankheiten, Neuruppin, Präsidentenstraße 48.

287. ,, ,, Dechésne, Arnold, Facharzt f. innere Medizin, Chefarzt u. Leitender Arzt d. inneren Abtlg. d. St. Josef-Krankenhauses, Troisdorf b. Köln, Friedrich-Ebert-Straße 34.

288. ,, ,, Deck, Alfons, Facharzt f. innere Krankheiten, Köln-Bayenthal, Hölderlinstraße 5.

289. ,, ,, Dehnhardt, Hans-Georg, Chefarzt d. Rhön-Sanatoriums Bad Kissingen, Ringstraße 4.

290. ,, ,, Deike, Erich, Solingen-Gräfrath, Melanchthonstraße 12.

291. ,, ,, Deindl, Alfons, Facharzt f. innere Krankheiten, Chefarzt d. inneren Abtlg. d. Städt. Krankenhauses, Deggendorf/Bayern.

292. ,, ,, Deis, Kurt, Facharzt f. innere Krankheiten, Chefarzt i. R., unbekannt verzogen.

293. ,, ,, Deist, Hellmuth, Professor, Dr. med. habil., Gerlingen über Stuttgart-Feuerbach, Leit. Arzt des Sanatoriums Schillerhöhe.

294. ,, ,, Delfs, H., Facharzt f. innere Krankheiten, Flensburg, Krankenhaus Duburg, Duburger Straße 44—46.

295. ,, ,, Delhougne, Franz, Professor, Chefarzt d. Med. Klinik d. Josef-Krankenhauses, Bremen, Parkallee 119.

296. ,, ,, Delius, Ludwig, Professor, Baden-Baden, Städt. Krankenhaus.

297. ,, ,, Demling, Ludwig, Assistent a. d. Med. Poliklinik, Würzburg, Klinikgasse 8.

298. ,, ,, Demme, Hans, Professor, Leiter d. Neurol. Abtlg. d. Krankenhauses Barmbeck, Hamburg 13, Jungfrauental 16.

299. ,, ,, Denck, Paul, Stendal, Am Dom 14.

300. ,, ,, Denecke, Gerhard, Professor, Chefarzt d. inneren Abtlg. d. Bethesda-Krankenhauses, Duisburg, Zum Drachenstieg 2.

301. ,, ,, Dennig, Helmuth, Professor, Chefarzt am Karl-Olga-Krankenhaus, Stuttgart O, Metzstraße 62.

302. ,, ,, Dercum, Adolf, Leitender Arzt d. inneren Abtlg. d. Friederikusstiftes Hannover-W.

303. ,, ,, Determann, Alexander, Dr. med. habil., Friedberg/Hessen, Bürgerhospital, Gutenbergstraße 18.

304. ,, ,, Deterts, Udo, Oberarzt d. inneren Abtlg. d. Krankenhauses a. Sund, Stralsund, Gustav-Adolf-Straße 35.

305. ,, ,, Deupmann, Josef, Chefarzt am Prosperhospital, Recklinghausen-West 29, Erlbruchstraße 23.

306. Herr Dr. D e u s c h, Gustav, Professor, Direktor d. Städt. Krankenhauses, Mainz, Hindenburgstraße 47.
307. „ „ D e u t s c h, Erwin, Dozent, J. Med. Univ.-Klinik, Wien 62/VII, Siebensterngasse $2^1/_{15}$.
308. „ „ D i e f e n h a r d t, Hans-Henning, Facharzt f. innere Krankheiten, Düsseldorf-Lohausen, Pallenberger Straße 16.
309. „ „ D i e g n e r, Albrecht, Dr. med., Facharzt f. innere Krankheiten, (19b) Wernigerode/Harz, Johann-Sebastian-Bach-Straße 17.
310. „ „ D i e h l, Friedrich, Professor, Direktor d. Krankenanstalt Rotes Kreuz, München, Nymphenburgerstraße 163.
311. „ „ D i e h l, Karl, Dr. med. habil., Chefarzt d. Heilstätte Paulinenberg, Bad Schwalbach/Ts.
312. „ „ D i e k e r, Wilhelm, Professor, Chefarzt u. ärztl. Direktor d. Krankenhauses Speyererhof, Heidelberg, Ludolf-Krehl-Straße 10.
313. „ „ D i e t l e n, Hans, Professor, Saarbrücken 1, Bürgerhospital, Nußbergstraße 28.
314. Frau „ D i e t r i c h, Kläre, Fachärztin f. innere Medizin, Bonn, Schlegelstraße 12.
315. Frl. „ D i l t h e y, Christel, Fachärztin f. innere Medizin, Frankfurt-Niederrad, Blauenstraße 21.
316. Herr „ D i n g e b a u e r, Friedrich-Wilhelm, Oberarzt d. inneren Abtlg. d. Vereinigten Celler Krankenhäuser, (20a) Celle, Allg. Krankenhaus.
317. „ „ D i r i n g s h o f e n, Heinz v., Professor, Frankfurt/Main, Feldbergstraße 10, ins Ausland verzogen.
318. Frl. „ D i s c h r e i t, Irene, Dr. med. habil., München, Maria-Theresia-Klinik.
319. Herr „ D i s s é, Werner, Facharzt f. innere Krankheiten, Bad Kissingen, von Hessingstraße 2.
320. „ „ D i t g e s, Ernst, Facharzt f. innere Medizin, Leitender Arzt d. inneren Abtlg. d. St. Antonius-Krankenhauses, Eschweiler (Kreis Aachen), Grabenstraße 30.
321. „ „ D i t t m a r, Friedrich, Professor, Facharzt f. innere Krankheiten, Wiesbaden, Taunusstraße 44.
322. „ „ D i t z e n, Klaus, Facharzt f. innere Medizin, Bad Homburg v. d. H., Promenade 114.
323. „ „ D o e n e c k e, Friedrich, Professor, Chefarzt d. Med. Klinik a. Landeskrankenhaus, Homburg (Saar).
324. „ „ D o e r f l e r, Julius, Facharzt f. innere Krankheiten, Hamburg-Altona, Am Rathenaupark 5.
325. „ „ D o e r r, Karl G., Facharzt f. innere Krankheiten, Stuttgart 13, Haussmannstraße 192.
326. „ „ D ö n h a r d t, Axel, Oberarzt a, Krankenhaus Altona, Hamburg-Blankenese, Blankeneser Landstraße 68.
327. „ „ D o l a i n s k i, Otto, Facharzt f. innere Krankheiten, Berlin-Lichterfelde West, Drakestraße 23.
328. „ „ D o m a g k, G., Professor, Wuppertal-Elberfeld, Jägerstraße 11.
329. „ „ D o n a l i e s, H., Facharzt f. innere Krankheiten, Kempten/Allgäu, Mozartstraße 5.
330. Frau „ D o n a t h, Vera, Ärztin, Berlin-Charlottenburg, Waitzstraße 17—11.
331. Herr „ D o n n e r, Martin, Facharzt f. innere Krankheiten u. Röntgenologie, Bonn, Thomastraße 14.
332. „ „ D ö r k e n, Horst, wiss. Assistent, Facharzt f. innere Krankheiten, Hamburg 20, Martinistraße 52.
333. „ „ D o r n, Erwin, Chefarzt d. Lungenheilstätte Charlottenhöhe, Calmbach/Enz (Württbg.).
334. „ „ D o r s z e w s k i, Erwin, Dirig. Arzt d. Theresien-Krankenhauses, Mannheim, Philosophenstraße 41.
335. „ „ D r e e s e n, Hans, Chefarzt d. Krankenhauses d. Barmherzigen Brüder, Trier, Bahnhofstraße 8.
336. „ „ D r e h s e n, Hans, Facharzt f. innere Krankheiten u. Röntgenkunde, Chefarzt d. Städt. Krankenhauses, Saarlouis/Saarland.
337. „ „ D u d e l, Gerhard, Facharzt f. innere Medizin, Coburg, Angerstraße 7.

338. Herr Dr. Duesberg, Richard, Professor, Direktor d. Med. Univ.-Poliklinik, Mainz, Langenbeckstraße 1.
339. „ „ Dürbeck, Karl, Chefarzt d. Krankenhauses Bethesda, Wuppertal-Elberfeld, Lenbachstraße 9.
340. „ „ Düster, Herbert, Facharzt f. innere Krankheiten, Mönchen-Gladbach, Lüpertzenderstraße 31.
341. „ „ Dutz, Harald, Dozent, Oberarzt d. II. Med. Klinik d. Charité, Berlin NW, Schumannstraße 21.
342. „ „ Dyck, Lothar, Facharzt f. innere Krankheiten, (19a) Sangershausen, Rosa-Luxemburg-Straße 11.
343. „ „ Ebersbach, Wolfgang, Oberarzt d. inneren Abtlg. a. Waldkrankenhaus, Gera/Thür., Rathenaustraße 15.
344. „ „ Eckardt, Paul, Leitender Arzt d. Med. Klinik d. Städt. Krankenhauses Itzehoe, Langer Peter.
345. Frl. „ Ecknigk, Magdalene-Barbara, München 19/Volkartstraße 35.
346. Herr „ Effenberger, Heinrich, Facharzt f. Lungenkrankheiten, Prov.-Ober-Med.-Rat, Direktor d. Westfälischen Krankenhauses u. d. Heilstätte Stillenberg, (21b) Warstein/Sauerland.
347. „ „ Effing, Wilhelm, Leitender Arzt d. inneren Abtlg. d. Vincenz-Hospital, Köln-Nippes, Leipziger Platz 5.
348. „ „ Eggers, Paul, Ärztl. Direktor u. Chefarzt d. Allg. Krankenhauses Hamburg-Barmbeck.
349. „ „ Eggert, Walter, Facharzt f. innere Krankheiten, Berlin-Lichterfelde Ost, Berliner Straße 46.
350. „ „ Eichholtz, Professor, Direktor d. Pharm. Insituts d. Universität, Heidelberg, Hauptstraße 47—51.
351. „ „ Eichhorn, Josef-Wilhelm, Lungenfacharzt, Köln, Hansaring 11.
352. „ „ Eichler, Felix, Mitinhaber d. Sanatoriums Liebenstein, Bad Liebenstein/Thür.
353. „ „ Eickenbusch, Fritz, Facharzt f. i. Med., Hamm/Westf., Ostenallee 55b.
354. „ „ Eidt, Fritz, Facharzt f. innere Krankheiten, Göllheim/Pfalz.
355. „ „ Einhauser, Marbod, Chefarzt d. inneren Abtlg. d. Kreiskrankenhauses, Wolfratshausen/Obb.
356. Frl. „ Eisfeld, Susanne, Prakt. Ärztin, Stuttgart-W, Grimmstraße 24.
357. Herr „ Eitel, Josef, Facharzt f. innere Krankheiten, Düsseldorf, Beethovenstraße 1, Städt. Krankenhaus, Düsseldorf-Benrath.
358. „ „ Eitel, Th., Chefarzt d. Sanatorium Stillachhaus, Oberstdorf/Allgäu.
359. „ „ Ellenbeck, Hans Dieter, Facharzt f. innere Medizin, Düsseldorf z. Zt. Hilden, Klotzstraße 3.
360. „ „ Ellerbrake, Karl, Facharzt f. Magen-, Darm- u. Stoffwechselkrankheiten, (24a) Hamburg-Altona, Altonaer Bahnhofstraße 44—48.
361. „ „ Eltester, Udo, Facharzt f. inn. Krankh., Kaiserslautern, Kohlbruchstr. 1.
362. „ „ Emmrich, Rolf, Professor, Medizinische Akademie Gustav-Richter-Krankenhaus, Med. Klinik, Magdeburg, Leipziger Str. 44.
363. „ „ Encke, Bernhard, Facharzt f. innere Krankheiten, Remscheid, Bismarckstraße 49.
364. „ „ Engel, Arthur, Chefarzt d. Klinik f. innere Medizin, Falun (Schweden).
365. „ „ Engel, Charles, Professor, Sydney (Australien), 201 Macquare Street.
366. „ „ Engel, Rudolf M. D., Privatdozent a. d. University of Oregon Medical School in Portland, 5260 Broadway, West Linn, Oregon, USA.
367. „ „ Englmann, Karl, Professor, Dozent f. Radiologie, Leitender Oberarzt d. Zentralröntgeninstitutes a. Allg. Krankenhaus Hamburg-Harburg, Hamburg 13, Moorweidenstraße 10.
368. „ „ Enkling, Hans, Chefarzt d. inneren Abtlg. a. Vincenz-Hospital, Duisburg, Karl-Jarres-Straße 154.
369. „ „ Epping, Heinrich, Chefarzt a. St. Gertrauden-Krankenhaus Berlin-Wilmersdorf, Berlin-Dahlem, Löhleinstraße 43.
370. „ „ Erbslöh, Friedrich, München-Gräfelfing, Schulstraße 50.
371. „ „ Ernst, Curt, Dozent, Facharzt f. innere Krankheiten, Berlin-Grunewald, Egerstraße 12.

372. Herr Dr. Ernst, Hans, Chefarzt d. Kaiserin-Friedrich-Krankenhauses Kronberg/Ts., Bürgerstraße 22.
373. „ „ Ernst, Rudolf, Leitender Arzt d. inneren Abtlg. a. Maria-Hilf-Krankenhaus, (22c) Bergheim.
374. „ „ Ernst, Wolfgang, Sanatorium Dr. Ernst, Bad Neuenahr, Hochstraße.
375. „ „ Ervenich, Paul, Chefarzt d. inneren Abtlg. d. St. Anna-Krankenhauses, Duisburg-Huckingen/Rhld., Kissinger Straße 6.
376. Frl. „ Erz, Liesel, Assistenzärztin, Düren/Rhld., Josef-Schregel-Straße 42.
377. Herr „ Eskuchen, Ernst, Facharzt f. innere Krankheiten, Hamburg-Groß Flottbek, Groß Flottbeker Straße 29.
378. „ „ Eskuchen, K., Professor, Hamburg 13, Heimhuder Straße 10.
379. „ „ Essen, Werner, Professor, Leitender Arzt d. inneren Abtlg. d. Kreiskrankenhauses Schleswig-Holstein, (24b) Eutin, Bismarckstraße 16.
380. „ „ Esser, Heinz, Med. Poli-Klinik, Düsseldorf, Fährstraße 250.
381. „ „ Euteneuer, Max, Chefarzt, Brake/Unterweser, Rönnelstraße.
382. „ „ Evers, Arrien, Leiter d. Staatl. Balneolog. Institutes, Bad Nenndorf, Hauptstraße 2.
383. „ „ Eversbusch, Gustav, (14b) Schömberg, Kreis Calw.
384. „ „ Ewig, Wilhelm, Professor, Chefarzt d. inneren Abtlg. d. Evgl. Krankenhauses, Göttingen, Kirchweg 6.
385. „ „ Faber, Knud, Professor, Kopenhagen (Dänemark), Med. Klinik, Kronprinzessegade 6.
386. „ „ Fähndrich, Wilhelm H., Professor, Dr. med. habil., Chefarzt u. ärztl. Direktor d. Staatl. Krankenhauses „Landesbad", Baden-Baden, Gernsbacher Straße 47.
387. Frl. „ Falck, Ingeborg, Fachärztin f. innere Medizin, wiss. Assistentin Charité I. Med. Klinik, privat: Berlin-Steglitz, Grillparzerstraße 2.
388. Herr „ Fanconi, Professor, Zürich (Schweiz), Univ.-Kinderklinik.
389. „ „ Fasshauer, Wolfram, Facharzt f. innere Medizin, Chefarzt d. Allg. Krankenhauses, Viersen, Lindenallee 21.
390. Frl. „ Fastje, Helene-Marie, Prakt. Ärztin, Fachärztin f. innere Medizin u. Chirurgie, Hannover M, Marstallstraße 13.
391. Herr „ Fechner, Viktor Erich, Facharzt f. innere Krankheiten, Lüneburg/ Hann., Graalwall 3.
392. „ „ Fedtke, Heinz, Oberarzt d. inneren Abtlg. d. Städt. Krankenhauses, Facharzt f. innere Medizin, Ulm/Donau, Heidenheimer Straße 94.
393. „ „ Feer, E., Professor, Zürich (Schweiz), Freiestraße 108.
394. „ „ Feldbaum, Facharzt f. innere Medizin, Landau/Pfalz, Ostring 27.
395. „ „ Feldhoff, Karl, Essen-Borbeck, Borbecker Straße 215, Franziskus-Krankenhaus.
396. Frl. „ Feldkirchner, Elisabeth, Assistenzärztin a. Allg. Krankenhaus Barmbeck, Hamburg 33, Rübenkamp 148.
397. Herr „ Felix, Kurt, Professor, Leiter d. Instituts f. Veget. Physiologie d. Universität, Frankfurt/Main-Niederrad-10, Schottensteinstraße 6.
398. „ „ Fenner, Gerhard, Facharzt f. innere Krankheiten, Leitender Arzt d. inneren Abtlg. d. Krankenhauses Waldfriede, Berlin-Zehlendorf, Lindenthaler Allee 32.
399. „ „ Ferenbach, Heinz, Assistenzarzt, Düsseldorf, Moorenstraße 5, I. Med. Klinik d. Akademie.
400. „ „ Feser, Albert, Chefarzt a. St. Katharinen-Krankenhaus, Frechen bei Köln, Elisabethstraße 145.
401. „ „ Feuerhake, Ernst, Facharzt f. innere Krankheiten, Hannover, Gellertstraße 15.
402. „ „ Fieschi, A., Professor, Direttore Istituto Patologia Policlinica Siena, Siena (Italia).
403. Frau „ Finck, Gerda v., Möschenfeld üb. München 8/Obb.
404. Herr „ Fink, Werner, Leitender Arzt d. Kreiskrankenhauses, Schorndorf/ Württbg., Werder Straße 69.
405. Frl. „ Firgau, Lotte, Fachärztin f. innere Medizin, Rendsburg/Holstein, Königstraße 9.

406. Herr Dr. Fischel, Walter, Facharzt f. innere Krankheiten, Chefarzt d. inneren
          Abtlg. d. Krankenhauses Berlin-Scharnhorststraße, Berlin NW 7,
          Am Kupfergraben 6a II.
407. ,, ,, Fischer, Ernst, Assistenzarzt d. Med. Klinik d. Städt. Kranken-
          anstalten, Essen, Essen-Bredeney, Meisenburgstraße 95.
408. ,, ,, Fischer, Fritz-Walter, Assistenzarzt a. Allg. Krankenhaus Barmbek,
          Hamburg 33, Am Rübenkamp 148.
409. ,, ,, Fischer, Ludolph, a. o. Professor f. Tropenmedizin, Tübingen, Neckar-
          halde 7.
410. ,, ,, Fischer, Rudolf, Facharzt f. innere Medizin, Oberarzt a. Stadtkranken-
          haus Lindenberg, Kassel.
411. Frau ,, Fischer, Waltraude, Leipzig W 33, Dreilindenstraße 9.
412. Herr ,, Fischer, Werner, Facharzt f. Kinderkrankh., Stuttgart-N, Herdweg 59.
413. ,, ,, Fitzthum, Artur, Leitender Arzt d. inneren Abtlg. a. Evgl. Kranken-
          haus, Unna/Westf., Hertinger Straße 60.
414. ,, ,, Flach, E., Frankenthal/Pfalz, Trappenschuß 4.
415. ,, ,, Fleisch, Alfred, Dr. med., Professor, Insitut d. Physiologie d. I. Uni-
          versität, Lausanne (Schweiz), Bugnon 7.
416.   Fleischhauer, Kurt, Chefarzt d. Krankenhauses d. Dominikanerinnen
          Düsseldorf-Hoerdt, Düsseldorf-Oberkassel, Düsseldorfer Straße 145.
417. Frl. ,, Focken, Anne-Kathrein, wiss. Assistentin a. d. Med. Univ.-Klinik,
          Greifswald, Friedrich-Loeffler-Straße 23a.
418. Herr ,, Foerst, Wilhelm, Gummersbach/Rhld., Hohestraße 11.
419. ,, ,, Foerster, Klaus, Assistenzarzt a. Allg. Krankenhaus Barmbek, Ham-
          burg 33, Am Rübenkamp 148.
420. ,, ,, Foohs, Ludwig, Facharzt f. innere Krankheiten, Kirchheim-Teck,
          Teckstraße 26.
421. ,, ,, Forst, A. W., Dr. phil., Professor f. Pharmakologie a. d. Universität,
          München 27, Schönbergstraße 12.
422. ,, ,, Fraenkel, Konrad A., Chefarzt d. II. inneren Abtlg. d. Städt. Augusta-
          Viktoria-Krankenhauses, Berlin-Schöneberg, Kufsteiner Straße 16.
423. Frl. ,, Franck, Elisabeth, Fachärztin f. innere Medizin, Sanatorium Dr.
          Schorlemer, Bad Godesberg/Rhein, Rheinallee 37.
424. Herr ,, Franck, Rudolf, Berlin-Zehlendorf, Am Fischtal 12.
425. ,, ,, Francke, Ernst, Dr. med. habil., München 23, Ohmstraße 3.
426. ,, ,, Frank, Adolf, Privatdozent, Facharzt f. innere Medizin, U. M. Oberarzt
          d. Med. Univ.-Klinik, Göttingen, Kirchweg 1.
427. ,, ,, Frank, Erich, Ordtl. Professor d. II. Med. Klinik d. Universität Istan-
          bul, Istanbul (Türkei), Taksim Cumhuriyet apart. 7.
428. ,, ,, Frank, Heinz, Dr. med. habil., Memmingen/Allgäu, Leitender Arzt
          d. inneren Abtlg. d. Städt. Krankenhauses.
429. Frau ,, Frank, Liselotte, z. Z. Bern (Schweiz), Univ.-Röntgen-Insitut.
430. Herr ,, Franke, Hans, Professor, Facharzt f. innere Medizin u. Röntgenologie,
          Ärztl. Direktor d. I. inneren Abtlg. d. Augusta-Viktoria-Kranken-
          hauses Berlin-Schöneberg, Berlin-Friedenau, Canovastraße 9.
431. ,, ,, Franke, Hans, Professor, Oberarzt d. Med. Univ. Poli-Klinik, Würz-
          burg.
432. ,, ,, Franke, Hermann, Facharzt f. innere Krankheiten, Dahnarzt, Wies-
          baden, Eigenheimstraße 11.
433. ,, ,, Franke, Kurt, Dr. med. habil. Facharzt f. innere Krankheiten, Leiten-
          der Arzt d. Kneipp-Sanatoriums Bad Lauterberg/Harz,
434. ,, ,, Franz, Wolfgang, Assistent d. II. Med. Univ.-Klinik, Frankfurt/Main,
          Saalburgallee 5.
435. ,, ,, Franzen, Josef, wiss. Assistent a. Univ.-Röntgen-Institut d. Johann-
          Gutenberg-Universität Mainz, Bodenheim/Rhein, Rheinstraße 2,
          Facharzt f. innere Krankheiten.
436. ,, ,, Franzen, Josef, Facharzt f. innere Medizin, Gladbeck/Westf., Mittel-
          straße 38.
437. ,, ,, Frehse, K., Chefarzt d. inneren Abtlg. d. Kreiskrankenhauses Köln,
          Köln-Mülheim, Frankfurter Straße 89.

438. Herr Dr. Frentzel-Beyne, Albert, Ärztl. Direktor d. Krankenhauses u. d. Poliklinik, Blankenburg/Harz, Silberbornstraße 3, Facharzt f. innere Krankheiten.
439. ,, ,, Frercks, Rudolf, Leitender Arzt d. inneren Abtlg. d. Städt. Krankenhauses, Alfeld/Leine.
440. ,, ,, Frese, Klaus, Facharzt f. innere Medizin, Wuppertal-Elberfeld, Roonstraße 12.
441. ,, ,, Fresen, Otto, Professor, Oberarzt am Pathologisches Institut d. Med. Akademie, Düsseldorf, Moorenstraße 5.
442. ,, ,, Fresenius, Walter, Facharzt f. innere Krankheiten, Weissach am Tegernsee/Obb., Post Rottach.
443. ,, ,, Fressel, Hans, Facharzt f. innere Krankheiten, Lüchow/Hann., Burgstraße 4.
444. ,, ,, Frey, Joachim, Professor, Oberarzt d. Med. Univ.-Klinik, Freiburg/Brsg., Lugostraße 2.
445. ,, ,, Frey, Walther, Professor, Oberhofen (Thuner See) Schweiz, Im Äbnit.
446. ,, ,, Freyberger, Hellmuth, Tübingen,f Med. Univ.-Nervenklinik.
447. ,, ,, Freyer, Otto-Heinrich, Facharzt . innere Medizin, Schloßberg über Rosenheim/Obb., Wasserburger Straße 5.
448. ,, ,, Frick, P., Professor, Vorstand d. Kinderklinik d. Städt. Krankenhauses, Mainz, Auf der Steig 6.
449. ,, ,, Friderici, Lothar, Facharzt f. innere Medizin, Marienberghausen über Wiehl, Bez. Köln.
450. ,, ,, Friederich, Ludolf, Facharzt f. innere Krankheiten, Backnang/Württbg., Röntgenstraße 28.
451. ,, ,, Friedrichs, Hans, Chefarzt, Facharzt f. innere Krankheiten, List/Sylt, Thomasplatz 14.
452. ,, ,, Friemann, H., Facharzt f. innere Krankheiten, Herne/Westf., Schäfer straße 31.
453. ,, ,, Fries, Wilhelm, Sanitätsrat, Chefarzt d. inneren Abtlg. d. Städt. Krankenhauses Pirmasens/Pfalz, Landauer Straße 1.
454. ,, ,, Friesdorf, Carl, Facharzt f. innere Medizin, Solingen-Ohligs, Suppheidenstraße 4.
455. ,, ,, Friton, Bruno, Prakt. Arzt u. Geburtshelfer, Laufen a. d. Salzach/Obb.
456. ,, ,, Fritsch, Franz E., Emer. Primararzt, Werksinternist d. Gewerkschaft Diergardt, (22a) Merissen in Rheinhausen-Oestrum, Schauenstraße 26.
457. ,, ,, Fritz, Heinrich, Direktor d. Strahlenklinik, Dresden A 53, Goetheallee 30.
458. ,, ,, Fritze, Eugen, Priv.-Doz., Göttingen, Med. Univ.-Klinik, Hainholzweg 38.
459. ,, ,, Frommelt, Erwin, Reg.-Med.-Rat, Neumünster/Holstein, Marienstraße 10.
460. ,, ,, Frost, Ulrich, Facharzt f. innere Krankheiten, Celle, Berggartenstr. 13.
461. ,, ,, Fürstenau, Leo, Facharzt f. Röntgenologie, Wiesbaden, Mainzer Str.8.
462. ,, ,, Fuhrmeister, Hans, Chefarzt d. inneren Abtlg. d. Landeskrankenhauses, Detmold, Lageschestraße 51.
463. ,, ,, Gabbe, Erich, Professor, Chefarzt d. inneren Abtlg. d. Evgl. Diakonissenhauses, Bremen 1, Schleifmühle 77.
464. ,, ,, Gäbert, Erich, Facharzt f. innere Krankheiten u. Röntgenologie, Freiberg/Sachsen, Turnerstraße 6.
465. Frau ,, Gaede, Ursula, Fachärztin f. innere Medizin u. Lungenkrankheiten, Chefärztin d. Tbc-Abtlg. d. Waldkrankenhauses Spandau, Berlin-Wilmersdorf, Nassauische Straße 54.
466. Herr ,, Gännslen, Max, Professor, Direktor d. Med. Univ.-Poliklinik, Frankfurt/Main, Paul-Ehrlich-Straße 5.
467. ,, ,, Garmsen, Hans, Facharzt f. innere Krankheiten, Bad Dürkheim/Pfalz, Sonnenwendstraße 26.
468. ,, ,, Garn, Werner-Willi, Prakt. Arzt, Oststeinbek b. Hamburg üb. Bergedorf, Molkelandstraße 12.

469. Frau Dr. Gassner, Edith, Fachärztin f. innere Medizin, München 22, Bürklein-
straße 17 IV.
470. Herr „ Gaube, Alfred, Facharzt f. innere Krankheiten, unbekannt verzogen.
471. Frl. „ Gaupp, Vera, Chefärztin d. Kinderkrankenhauses Stuttgart-Berg.,
Stuttgart-Degerloch, Waldstraße 7.
472. Herr „ Gebauer, A., Priv.-Doz., Frankfurt/Main, Ludwig-Rehn-Straße 1.
473. „ „ Gebhardt, Hans, Dr. med., Dr. phil., Facharzt f. innere Krankheiten,
Nordhausen/Harz, Köllingstraße 9.
474. „ „ Gehrig, Hans, Reg.-Med.-Rat, Magdeburg, Poltestraße 2.
475. „ „ Genner, Julius, Facharzt f. innere Medizin, Essen-Bredeney, Hohe
Buchen 8.
476. „ „ Gentzsch, Wilhelm-Günther, Facharzt f. innere Krankheiten, Neckars-
ulm, Wilhelmstraße 13.
477. „ „ Gerhartz, Heinrich, Facharzt f. Pathologie, I. Med. Univ.-Klinik
Berlin-Westend, Berlin-Nikolassee, Prinz-Friedrich-Leopold-
Straße 32.
478. „ „ Germer, Wolfdietrich, Tübingen, Med. Univ.-Klinik u. Poliklinik.
479. „ „ Gertler, Hans, Facharzt f. innere Medizin, Chefarzt d. Med. Abtlg. 1a,
Klosterkrankenhaus, Heiligenstadt/Eichsfeld.
480. „ „ Gessler, Hans, Professor, Radevormwald, Städt. Krankenhaus.
481. „ „ Geyer, Herbert, Chefarzt d. Kreiskrankenhauses, Mechernich/Eifel.
482. „ „ Gibert-Queralto, Joan, Professor, Catedratico Patologia Medica,
Barcelona (Spanien), Muntaner 292 Ente o 2 A.
483. „ „ Giegler, Gustav, Facharzt f. innere Medizin u. Röntgenologie, (19b)
Halberstadt, Humboldtstraße 17.
484. „ „ Giese, Walter, Prakt. Arzt, Hennen üb. Schwerte-Ruhr/Westf.
485. „ „ Gietz, Kurt, Enkirch/Mosel, Kniesenstraße 180.
486. „ „ Giewekemeyer, Wilhelm, Facharzt f. innere Krankheiten, Meppen,
Schullendamm 39.
487. „ „ Gigon, Alfred, Professor, Basel (Schweiz).
488. „ „ Giovannini, Marco, Pharmakologe, Kundl/Tirol (Österreich).
489. „ „ Glaeser, Jürgen, Prakt. Arzt, Wiesbaden, Scharnhorststraße 1.
490. „ „ Glaser, Hans, Facharzt f. innere Krankheiten, Bad Nauheim, Alicen-
straße 5.
491. „ „ Glatzel, Hans, Professor, Flensburg, Liliencronweg 7.
492. „ „ Gleichmann, Friedrich, Facharzt f. innere Krankheiten, Hannover-N,
Grünewaldstraße 26.
493. „ „ Gleissner, Edgar, Facharzt f. innere Medizin, Zweibrücken, Frucht-
marktstraße 21.
494. „ „ Glitsch, W., Facharzt f. inn. Med., Leitender Arzt d. Kreiskrankenhauses, Bad Hersfeld, Röntgendiagnostik Eichhofstr. 2.
495. „ „ Globig, Hans, Facharzt f. innere Krankheiten, Chefarzt d. Kreiskrankenhauses, Ebersdorf/Thür., Brudergemeine 1b.
496. „ „ Gloor-Meyer, Walter, Professor, Zürich (Schweiz), Höttingerstraße 20.
497. „ „ Glose, Walter, Facharzt f. Magenkrankheiten, Duisburg, Am Buchen-
baum 2.
498. „ „ Göckeler, Ferdinand, Chefarzt d. inneren Abtlg. d. St. Josef-Krankenhauses, Moers, Uerdinger Straße 18.
499. „ „ Gödeke, Franz, Facharzt f. innere Medizin, Leitender Arzt d. inneren
Abtlg. d. St. Vincenzstiftes, Hannover, Gellertstraße 2.
500. „ „ Göpfert, Herbert, Dozent Dr. med., Dr. phil., Heidelberg, Physiol.
Institut u. Universität., Akademiestraße 3.
501. „ „ Göpfert, Kurt-Michael, Facharzt f. innere Krankheiten, Leitender Arzt
d. inneren Abtlg. d. Krankenhauses St. Josef, Schweinfurt.
502. „ „ Goerke, Heinz, Facharzt f. innere Medizin, Kumla (Schweden),
Odengatan 5.
503. „ „ Goette, Kurt, Professor, Leitender Arzt d. inneren Abtlg. d. Diakonissenhauses, Freiburg/Brsg., Lerchenstraße 6.
504. „ „ Goetze, Hellmut, Berlin-Halensee, Joachim-Friedrich-Straße 19 II.

505. Herr Dr. Götting, Hermann, Facharzt f. innere Medizin, Rheydt/Rhld., Hugo-Preuß-Straße 34.
506. „ „ Götz, Otto, Professor, Facharzt f. innere Krankheiten, Ärztl. Direktor d. Marien-Hospital, Stuttgart N, Birkenwaldstraße 90.
507. „ „ Goldeck, Hans, Dozent, Oberarzt d. II. Med. Univ.-Klinik Eppendorf, Hamburg 20, Eppendorfer Landstraße 27.
508. „ „ Goll, Werner, (24a) Hamburg-Altona, Julius-Leber-Straße 21.
509. „ „ Gorke, Hans, Chefarzt i. R., Baden-Baden, Stadelhoferstraße 6.
510. „ „ Gotsch, Karl, Professor, Vorstand d. Med. Univ.-Klinik, Graz (Österreich), Riesstraße 1.
511. „ „ Graeber, Helmut, Priv.-Doz., Facharzt f. innere Medizin, München 22, Maximilianstraße 44 II.
512. „ „ Graebner, Hans, Facharzt f. innere Krankheiten, Coburg, Spitalgasse 3 II.
513. „ „ Graefe, Julius, Chefarzt d. Tbc-Abtlg. d. Landeskrankenhauses Detmold, Freiligrathstraße 5.
514. „ „ Grafe, Erich, Professor, Garmisch-Partenkirchen, Kurheim Dr. Wiggers.
515. „ „ Graubner, W., Wiesbaden, Adolfsallee 13.
516. „ „ Greif, Stefan, Dozent, Vorstand d. II. Med. Abtlg. d. Landeskrankenhauses, Graz (Österreich), Grillparzerstraße 27.
517. „ „ Gress, Franz, Bad Kissingen, Ludwigstraße 18.
518. „ „ Griep, Franz-Joachim, Facharzt f. innere Krankheiten, Schwerte/Ruhr, Hörder Straße 11.
519. „ „ Grill, Hermann, Hofrat, Leitender Primarius d. Landeskrankenhauses, Leoben (Österreich), Steiermark, Parkstraße 25.
520. „ „ Grimm, Erwin, Facharzt f. innere Krankheiten, Saarbrücken/Saar, Sophienstraße 15.
521. „ „ Grimm, Hermann, Landau/Pfalz, Albrecht-Dürer-Straße 21.
522. „ „ Grimm, Reg.- u. Med.-Rat, Wiesbaden, Kl. Frankfurter Straße 2.
523. „ „ Grober, Professor, Direktor d. Institutes f. physikal. Therapie d. Universität, Jena, Bachstraße 18.
524. „ „ Grögler, Fritz, Leitender Arzt der inn. Abteilung des Kreiskrankenhauses, Göppingen/Württbg., Hohenstaufenstraße 76.
525. „ „ Grohé, Hans-Georg, Facharzt f. innere Medizin u. Röntgenologie, Chefarzt d. inneren Abtlg. d. Städt. Krankenhauses, Gevelsberg/Westf., Kampstraße 12.
526. „ „ Gromelski, Bruno, Facharzt f. innere Krankheiten, Salzgitter-Bad, Gittertor 40.
527. „ „ Gronemeyer, Wilhelm, Facharzt f. innere Krankheiten, Bad Lippspringe, Arminiusstraß e24.
528. „ „ Gropler, Hans, Assistenzarzt, Berlin NW 7, Schumannstraße 20—21.
529. „ „ Gropp, Wolfgang, Oberarzt d. Med. Klinik d. Städt. Krankenanstalten I, Braunschweig, Jasperallee 13.
530. „ „ Gros, Helmut, Priv.-Doz. u. Oberarzt d. Med. Univ.-Klinik, Mainz, Langenbeckstraße 1.
531. „ „ Gros, Joachim, Assistenzarzt a. d. Städt. Krankenanstalten Wiesbaden, Wiesbaden, Loreleiring 5.
532. „ „ Gros, Walter, Professor, Garmisch-Partenkirchen, Krankenhaus Kainzenbad.
533. „ „ Gross, Dieter, Oberarzt, (21a) Höxter, Weserberglandklinik.
534. „ Gross, Eberhard, Professor, Gewerbetoxikologische Abtlg. a. Pharmakolog. Institut d. Universität, Bonn, Reuterstraße 2b.
535. „ „ Gross, Rudolf, Assistenzarzt, Marburg/Lahn, Mannkopfstraße 1.
536. „ „ Grosse-Brockhoff, F., Professor, Städt. Ferd.-Sauerbruch-Krankenanstalten Wuppertal-Elberfeld.
537. „ „ Gross-Hardt, Franz, Chefarzt d. inneren Abtlg. d. St. Josefhospitals, Duisburg-Ruhrort, Apostelstraße 16.
538. „ „ Grossmann, Otto, Facharzt f. innere Krankheiten, Rastatt, Hessenstraße 1.
539. „ „ Grote, Louis R., Professor, Glotterbad bei Freiburg/Brsg.

540. Herr Dr. Gruber, Georg B., em. ordtl. Professor d. Pathologie d. Universität, Göttingen, Planckstraße 8.
541. ,, ,, Grübel, Walter, Chefarzt, Facharzt f. innere Medizin, Klettwitz NW, Bergmannskrankenhaus.
542. ,, ,, Grühn, Friedrich, Facharzt f. innere Medizin, Oberarzt d. Med. Klinik d. Städt. Krankenhauses, Heilbronn/Neckar.
543. ,, ,, Grümer, Heinz, Chefarzt d. inneren Abtlg. d. St. Vincenz-Krankenhauses, Datteln/Westf., Rottstraße 18.
544. ,, ,, Grün, Richard, Chefarzt d. inneren Abtlg. d. Marienhospital, Witten/ Ruhr, Schillerstraße 21.
545. ,, ,, Grüneis, Paul, Priv.-Doz., Primararzt, Wien VIII, Langegasse 70 (Österreich).
546. ,, ,, Grütz, Professor, Direktor d. Univ.-Klinik f. Hautkrankheiten, Bonn, Kölnstraße 208.
547. ,, ,, Grund, Georg, Professor, Halle/S., Med. Poliklinik, Bernburger Str.25a.
548. ,, ,, Grundig, Julius, Direktor d. Balneol. Instituts, Bad Schwalbach/Ts., Genthstraße 2.
549. ,, ,, Grunke, Wilhelm, Professor, Leitender Arzt d. Med. Abtlg. d. Städt. Krankenhauses, Burg b. Magdeburg, Straße der Einheit 12.
550. ,, ,, Grunze, Heinz, Facharzt f. innere Krankheiten, Oberarzt a. Landes-Tuberkulose-Krankenhaus Heckeshorn, Berlin-Wannsee, Am großen Wannsee 80.
551. ,, ,, Gsell, Otto, Professor, Med. Univ.-Poliklinik, Basel (Schweiz), Hebelstraße 1.
552. ,, ,, Gülden, Werner-Friedrich, Assistenzarzt a. d. Med. Klinik d. Städt. Krankenanstalten, Essen, Ruhrallee 54.
553. ,, ,, Gülzow, Martin, Professor, Leitender Arzt d. internen Abtlg. d. Krankenhauses am Sund, Stralsund.
554. ,, ,, Günther, Franz, Chefarzt a. Hamburgischen Krankenhaus, (20a) Bevensen, Kreis Uelzen.
555. ,, ,, Günther, Hermann, Frauenarzt, Frankfurt/Main-Süd 10, Holbeinstraße 8.
556. ,, ,, Günther, Paul-Georg, Dr. rer. nat., Assistenzarzt d. Med. Univ.-Klinik Mainz, Facharzt f. innere Krankheiten, Mainz, Langenbeckstraße 1.
557. ,, ,, Günzel, Otto, Chefarzt d. inneren Abtlg. d. Stadtkrankenhauses, Pirna/Elbe, Schandauer Straße 12.
558. ,, ,, Gussone, Josef, Facharzt f. innere Medizin, Leitender Arzt d. inneren Abtlg. d. Städt. Elisabethenkrankenhauses Grevenbroich, von-Werth-Straße.
559. ,, ,, Gut, Herbert, wiss. Mitarbeiter bei der LVA. Karlsruhe.
560. ,, ,, Guth, Karl, Prakt. Arzt, Kirchheim an der Eck, Pfalz.
561. ,, ,, Guttentag, O. E., Professor, University California, School of Medicin, The Medical Center, San Francisco, USA.
562. ,, ,, Gutzeit, Kurt, Professor, Bayreuth, Kulmbacher Straße 103.
563. ,, ,, Haager, Berthold, Dr. med. habil., Chefarzt a. St. Josef-Krankenhaus, Simmern/Hunsrück, Kirchberger Straße 4.
564. ,, ,, Haake, Georg, Facharzt f. innere Krankheiten, Essen-Bredeney, Zeunerstraße 28.
565. ,, ,, Haas, Hans, Chefarzt a. Krankenhaus, Rheydt/Rhld.
566. ,, ,, Haase, Günther, Facharzt f. innere Medizin, Betriebsarzt, Rostock, Stephanstraße 14.
567. ,, ,, Haase, Hermann, Leipzig O 27, Äußere Lausitzer Straße 37.
568. ,, ,, Habrock, Wilhelm, Chefarzt d. Mariannenhospitals, Werl/Westf., Kreis Soest, Schützenstraße 22.
569. ,, ,, Habs, Hubert, Professor, Direktor d. Med. Klinik, Frankfurt/Main-Höchst, Städt. Krankenhaus, Gotenstraße.
570. ,, ,, Hach, Jakob Ludwig, Prakt. Arzt, Finthen b. Mainz, Neugasse 48.
571. ,, ,, Hach, Kurt, Hettstedt/Südharz, Markt 39.
572. ,, ,, Hadorn, W., Professor, Direktor d. Med. Poliklinik, Spezialarzt f. innere Krankheiten, Tiefenauspital, Bern (Schweiz,) Junkerngasse 31.

573. Herr Dr. Häcker, Werner, Chefarzt a. Stadtkrankenhaus, (19b) Osterburg/Altmark, Hilligesstraße 5.
574. „ „ Hänsch, Guido, Ober-Reg.-Med.-Rat a. D., Leitender Arzt ə. Versorgungsamt, Goslar, Tappenstraße 5.
575. „ „ Haferkamp, Hans, Arzt f. biolog. Heilbehandlung, Mainz, Schulstr. 13.
576. „ „ Hagen, Joachim, Facharzt f. innere Medizin, Kleve/Ndrh., Frankenstraße 36.
577. „ „ Hager, Frithjof, Facharzt f. innere Medizin, Leitender Arzt d. Sanatoriums Lindenbrunn, (20a) Coppenbrügge, Kreis Hameln/Westf.
578. „ „ Haggenmiller, Theodor, Nürnberg A, Zeltnerstraße 25.
579. „ „ Hahn, Helmut, Professor, Chefarzt d. Med. Abtlg. d Städt. Krankenhauses Mannheim.
580. „ „ Hahn, Hermann, Reichenbach/Vogtl., Weststraße 23.
581. „ „ Hahn, Wilhelm, Facharzt f. innere Krankheiten, Leitender Arzt d. inneren Abtlg. d. Kreiskrankenhauses, Plochingen/Neckar.
582. „ „ Hahndorf, Horst, Bad Nauheim, Lessingstraße 12.
583. „ „ Hain, Johann-Baptist, Chefarzt d. Willehad-Hospitals, Wilhelmshaven, Holtermannstraße 36.
584. „ „ Haller, Hans, Facharzt f. innere Krankheiten, Dresden A 27, Eisenstuckstraße 37.
585. „ „ Hallermann, Chefarzt ə. Franziskushospital, Ahlen/Westf., Parkstraße 28.
586. Frl. „ Hambrook, Anneliese, Fachärztin f. Kinderkrankheiten, Berlin-Charlottenburg 5, Kaiserdamm 99.
587. Herr „ Hamburger, Franz, Professor, Vorstand d. Univ.-Kinderklinik, Wien VIII/65, Alserstraße 45.
588. „ „ Hamke, Herbert, Oberarzt a. d. I. Med. Klinik d. Städt. Krankenanstalten, Dortmund, Am Knappenberg 54.
589. „ „ Hammer, Franz, Assistenzarzt a. Kreiskrankenhaus Göppingen/Wttbg.
590. „ „ Hammer, Josef, Facharzt f. innere Krankheiten, Ludwigshafen/Rh., Kaiser-Wilhelm-Straße 72.
591. „ „ Hammerschlag, Josef, Leitender Arzt d. inneren Abtlg. d. Maria-Hilf-Krankenhauses, Hamburg-Harburg, Haakestraße 83.
592. „ „ Hampe, Johannes G., Facharzt f. innere Krankheiten, Berlin-Spandau, Augusta-Ufer 15.
593. „ „ Hampel, Eberhard, Facharzt f. Neurologie u. Psychiatrie, Frankfurt/Main, Scheffelstraße 15.
594. „ „ Handmann, Ernst, Döbeln/Sachsen, Heinrich-Heine-Straße 6.
595. „ „ Handovsky, Professor, Gent (Belgien), 3 Albert Baertsoenkaai.
596. „ „ Hanebuth, Walter, Herrenalb/Schwarzw., Sanatorium Kurhaus.
597. „ „ Hänel, Joachim, Assistenzarzt, Allg. Krankenhaus, Hamburg-Barmbeck, I. Med. Klinik.
598. „ „ Hanf-Dressler, Kurt, Facharzt f. innere Krankheiten, Frankfurt/Main, Bürgerhospital, Bockenheimer Landstraße 69.
599. „ „ Hanfland, Franz, Chefarzt d. Marienhospitals, Gelsenkirchen-Buer/Westf., Romanusstraße 32.
600. „ „ Hangarter, Werner, Professor, Leitender Arzt d. inneren Abtlg. d. Kreiskrankenhauses, Bad Oldesloe b. Hamburg, Schützenstr. 55.
601. „ „ Hangleiter, Hans, Chefarzt d. inneren Abtlg. a. Krankenhaus Rotes Kreuz, Stuttgart-O, Gänsheidestraße 44.
602. „ „ Hansen, Karl, Professor, Lübeck, Allg. Krankenhaus.
603. „ „ Hansen, Knut, Facharzt f. innere Medizin, Hamburg 1, Bergstr. 24—26.
604. „ „ Hanssen, Olav, Professor, Oslo (Norwegen), Med. Univ.-Klinik.
605. „ „ Hantschmann, Leo, Professor, Chefarzt d. Städt. Krankenanstalten, Remscheid, Burgerstraße 211.
606. „ „ Harders, Harald, wiss. Assistent I. Med. Univ.-Klinik Hamburg-Eppendorf, Hamburg 39, Rondeel 8.
607. „ „ Haring, Wilhelm, Professor, Innere u. Nerven-Abtlg. d. Städt. Krankenanstalt, (10a) Bautzen/Sa., Martin-Hoop-Straße 6.
608. „ „ Harth, Victor, Facharzt f. innere Medizin, Bamberg, Schützenstraße 30.

609. Herr Dr. Hartl, Karl, Chefarzt d. inneren Abtlg. d. Allg. Krankenhauses, Hagen/Westf., Grünstraße 18. (Buscheystr. 15a.)

610. „ „ Hartleben, Hans, Facharzt f. innere Medizin, Bad Godesberg, Friesenstraße 11.

611. „ „ Hartmann, Fritz, Priv.-Doz., Göttingen, Kirchweg 5.

612. „ „ Hartwich, Adolf, Professor, Berlin-Charlottenburg 2, Niebuhrstr. 77.

613. „ „ Harwerth, Hans-Günther, Assistenzarzt d. Med. Univ.-Klinik, Freiburg/Brsg., Malteserstraße 18.

614. „ „ Hattingberg, Immo v., Professor, Med. Univ.-Klinik, Freiburg/Brsg., Wintererstraße 58 und Sanatorium Bühlerhöhe.

615. „ „ Haumer, Franz, Ludwigsburg, Leonberger Straße 25.

616. „ „ Haupt, Karl-August, Facharzt f. innere Medizin, Bad Soden/Ts., Königsteiner Straße 17.

617. „ „ Hauptmann, Karl, Facharzt f. innere Krankheiten, (13a) Fürth/Bay., Bahnhofstraße 11.

618. „ „ Hausbrandt, Fritz, Dozent, Dr. med. habil., Facharzt f. innere Medizin u. f. Röntgenologie, Bozen (Italien), Dr.-Streiter-Gasse 1-3.

619. „ „ Hauschild, Kurt, Professor, Leipzig W 31, Stieglitzstraße 26.

620. „ „ Hauss, Werner H., Professor, Oberarzt d. Med. Univ.-Klinik, Frankfurt/Main.

621. „ „ Hausser, Rudolf, Ob.-Med.-Rat, Chefarzt d. Heilstätte Gundelsheim, (14a) Gundelsheim/Neckar, Schloß Horneck.

622. „ „ Haussmann, Hans, Assistenzarzt, Frankfurt-Niederrad, Buchenrodestraße 11.

623. „ „ Hauth, Walter, Facharzt f. innere Krankheiten, Chefarzt d. inneren Abtlg. d. Krankenhauses d. Borrom. in Trier, Trier/Mosel, Saarstraße 12.

624. „ „ Haverbeck, Kurt, Chefarzt d. inneren Abtlg. d. Krankenhauses Siloah, Hannover, Hohenzollernstraße 55.

625. „ „ Heber, Heinz-Jürgen, Facharzt f. innere Krankheiten, Chefarzt d. Internen Krankenhauses, Gronau/Westf., Enscheder Straße 23.

626. „ „ Hecht, Rudi, Leitender Arzt d. inneren Abtlg. d. Städt. Krankenhauses, Frankfurt/Oder, Wildenbruchstraße 12.

627. „ „ Hecker, Hans v., Facharzt für Röntgenologie und Strahlenkunde, Kassel, Friedrich-Ebert-Str. 41.

628. „ „ Hedinger, Max, Baden-Baden, Ludwig-Wilhelm-Platz 4, Sanatorium Quisisana.

629. „ „ Heeren, Josef-Gerhard, Univ.-Professor, Würzburg, Med. Klinik, Oberer Dallenbergweg 22.

630. „ „ Hegemann, Ferdinand, Dozent, Med. Klinik, Münster/Westfalen, Westring 3.

631. „ „ Hegglin, Robert, Priv.-Doz., Chefarzt d. Med. Klinik des Kantonsspital, St. Gallen (Schweiz).

632. „ „ Heidelbach, Hans, Chefarzt d. Landestuberkulose-Krankenhauses Montabaur/Westerwald.

633. „ „ Heidelmann, Gerhard, wiss. Assistent, Halle/Saale, Mozartstraße 21.

634. „ „ Heidenreich, Robert, Facharzt f. innere Krankheiten, Heiligenberg/Baden.

635. „ „ Heilemann, Harri, Facharzt f. innere Medizin, Leitender Arzt d. inneren Abtlg. d. Stadtkrankenhauses, Karl-Marx-Stadt, Weststraße 18.

636. „ „ Heilmeyer, Ludwig, Professor, Direktor d. Med. Univ.-Klinik, Freiburg/Brsg.

637. Frau „ Heimpel, Hella, Oberärztin d. innere Abtlg. a. Krankenhaus d. Diakonissen-Krankenanstalt, z. Z. Frankfurt-Niederrad, Schwarzwaldstraße 160.

638. Herr „ Heimsoeth, Fritz, Radiumbad Brambach/Vogtl., Talstraße 131e.

639. „ „ Hein, Joachim, Dr. med. habil., Professor, Direktor d. Krankenhauses Tönsheide üb. Hohenwestedt/Holst., Post Innien (24b).

640. „ „ Heine, Godehard, Assistenzarzt d. II. Med. Klinik d. Akademie Düsseldorf, Oberhausen/Rhld., Bismarckstraße 20.

641. Herr Dr. Heineke, Albert, Badenweiler, Kuranstalt Villa Hedwig.
642. „ „ Heinermann, Egon, Facharzt f. innere Krankheiten, Zell a. d. Mosel, Balduinstraße 69.
643. „ „ Heinkele, Theo, Leitender Arzt d. inneren Abtlg. d. Kreiskrankenhauses, Biberach a. d. Riss, Ulmer Straße 5.
644. „ „ Heinrich, Horst-Joachim, Facharzt f. innere Medizin, Oberarzt a. d. Röntgen-Abtlg. d. Küchwaldkrankenhauses, Karl-Marx-Stadt, Waldrand 21.
645. „ „ Heinrich, Kurt, Chefarzt d. Med. Klinik d. Städt. Krankenhauses I, (20b) Braunschweig, Celler Straße 1.
646. „ „ Heinsen, Heinz-Adolf, Professor, Chefarzt a. Waldkrankenhaus, (23) Zeven/Hannover, Bezirk Bremen.
647. „ „ Heintz, Robert, Assistenzarzt, Frankfurt/Main, Am Niederräder Ufer.
648. „ „ Heinzler, Franz, Vol.-Assistent, Duisburg, Lerchenstraße 8.
649. „ „ Heising, Helmut, Facharzt f. innere Krankheiten, Leitender Arzt d. inneren Abtlg. a. Kreiskrankenhaus Hoya/Weser.
650. „ „ Held, A., Dr. med. habil., Facharzt f. innere Krankheiten, Chefarzt d. inneren Abtlg. d. Städt. Krankenhauses, Hamm/Westfalen, Brückenstraße 11 (Werler Straße 110).
651. „ „ Held, Fritz, Facharzt f. innere Medizin, Wiesbaden, Rheinstraße 59.
652. „ „ Hellweg, Josef, Facharzt f. innere Krankheiten, Aachen, Zollernstr. 30.
653. „ „ Hemmerling, H. J., Facharzt f. innere Krankheiten, Düsseldorf, Rochusstraße 34.
654. „ „ Heni, Felix, Professor, Tübingen, Medizinische Universitäts-Klinik u. Poliklinik.
655. „ „ Henkel, Gerhard, Facharzt f. innere Medizin, Leitender Arzt d. Krankenhauses Oberstdorf/Allgäu.
656. „ „ Henneberg, Georg, Professor, Abteilungsdirektor a. Robert-Koch-Institut Berlin, Berlin-Dahlem, Wachtelstraße 15.
657. „ „ Hennemann, Heinz-Harald, Professor und Oberarzt d. I. Med. Univ.-Klinik d. Charité, Berlin NW 7, Schumannstraße 21.
658. Frl. „ Hennig, Anneliese, Oberärztin, Fachärztin f. innere Medizin, Jena, Schillbachstraße 5.
659. Frau „ Henning, Elisabeth, Prakt. Ärztin, Essen-Altenessen, Schönnefeldstraße 7.
660. Herr „ Henning, Norbert, Univ.-Professor, Direktor d. Med. Univ.-Klinik Erlangen.
661. „ „ Hensle, Walter, Leitender Arzt d. inneren Abtlg. d. Krankenhauses Donaueschingen, Krankenhausstraße 2.
662. „ „ Herberg, Hans-Joachim, Assistenzarzt, Düsseldorf, Düsselstraße 66.
663. „ „ Herbert, L., Chefarzt d. Evgl. Krankenhauses, Katzenelnbogen / Ts.
664. „ „ Herbst, Robert, Professor, Facharzt f. innere Krankheiten, Berlin SW 61, Kreuzbergstraße 31.
665. „ „ Herkel, Walter, Dozent, Dr. med. habil., Chefarzt d. Krankenhauses Maria-Hilf, Geisenheim/Rhein, Weberstraße 27.
666. „ „ Hermann, Edgar, Internist, Frankfurt/Main-Rödelheim, Fuchstanzstraße 41.
667. „ „ Hermann, Gerd, Facharzt f. innere Krankheiten, Bremen, Dobbenweg 4.
668. „ „ Herrlich, Albert, Professor, München, Zambonistraße 19.
669. „ „ Herrmann, Hellmut, Facharzt f. innere Medizin, Leitender Betriebsarzt d. Esso AG., Hamburg 36, Neuer Jungfernstieg 21.
670. „ „ Herrmannsen, Johannes, Dozent, Chefarzt a. Kreiskrankenhaus Heide, Heide/Holstein, Sophie-Detlef-Straße 38.
671. „ „ Hess, Hans Henrich, Facharzt f. innere Krankheiten, Bad Nauheim, Hauptstraße 50.
672. „ „ Hess, Joachim, Facharzt f. innere Krankheiten, Berlin-Wannsee, Kyllmannstraße 4.
673. „ „ Hess, Otto Fr., Professor, Bautzen/Sa., Wallstraße 8.
674. „ „ Hess, Otto, Professor, Bremen, Bismarckstraße 22.

675. Herr Dr. Hess, Werner, Facharzt f. innere Krankheiten, Baden-Baden, Mark-
       grafenstraße 34.
676. ,,   ,,   Hesse, Bernhard, Chefarzt d. Strahleninstituts d. Allg. O.K.K., Düssel-
       dorf, Grafenberger Allee 107.
677. ,,   ,,   Hesse, Edmund, Facharzt f. innere Krankheiten, Alsdorf b. Aachen,
       Bahnhofstraße 6.
678. ,,   ,,   Hesse, Erich, Professor, Hamburg 1, Lohmühlenstraße 5.
679. ,,   ,,   Hessel, Georg, Professor, Sanderbusch i. O., Landeskrankenhaus.
680. ,,   ,,   Hetényi, Stephan, Primarius d. Charité-Poliklinik Budapest V,
       Vilmosczaszar ul. 48.
681. ,,   ,,   Hetzer, Walter, Facharzt f. innere Krankheiten, Merseburg/Saale,
       Ernst-Thälmann-Straße 13.
682. ,,   ,,   Heubner, Dietrich, Facharzt f. innere Krankheiten, Werdau/Sa.,
       Königswalder Straße 19, Stadtkrankenhaus.
683. ,,   ,,   Heubner, W., Professor, Heidelberg, Ladenburger Straße 69.
684. ,,   ,,   Heuchel, Georg, Dozent, Dr. med. habil., Oberarzt der Med. Univ.-
       Klinik, Jena.
685. ,,   ,,   Heun, Theo, Chefarzt d. Herz-Jesu-Krankenhauses, Trier, Hettner-
       straße 9
686. ,,   ,,   Heupke, Wilhelm, Professor, Frankfurt/Main, Sophienstraße 27, Ho-
       spital zum Heiligen Geist.
687. ,,   ,,   Heveling, Norbert, Facharzt f. innere Krankheiten, M.-Gladbach,
       Hermannstraße 10.
688. ,,   ,,   von der Heyden, Hans, Facharzt f. innere Krankheiten, (16) Treysa,
       Weyrauchsweg 14.
689. ,,   ,,   Heymanns, Eduard, Facharzt f. innere Medizin, Kamp-Lintfort/Ndrh.,
       Kreis Moers, Sternstraße 2.
690. ,,   ,,   Heymer, Adolf, Professor, Chefarzt d. Med. Klinik d. Städt. Kranken-
       hauses, Abtlg. Kamillus-Haus, Essen, Virchowstr.149.
691. ,,   ,,   Hickl, Wilhelm, Facharzt f. innere Krankheiten, Hain/Oberfranken,
       Post Küps.
692. ,,   ,,   Hildebrandt, Fritz, Professor, z. Z. Bad Nauheim, Kerckhoff-Institut,
       Burgallee 2.
693. ,,   ,,   Hildebrand, K. Heinz, Professor, Fulda, Städt. Krankenhaus, Edel-
       zellerstraße 2.
694. ,,   ,,   Himmelreich, Alfred, Facharzt f. innere Krankheiten, Arzt a. Franzis-
       kus-Krankenhaus, Berlin W 15, Kurfürstendamm 212.
695. ,,   ,,   Hindemith, Dr. med. habil., Oberarzt, (23) Delmenhorst, innere
       Abtlg. Städt. Krankenhaus.
696. ,,   ,,   Hinrichsen, Hans, Facharzt f. innere Krankheiten, Wiesbaden,
       Taunusstraße 6.
697. ,,   ,,   Hintzelmann, Ulrich, Priv.-Doz., Dr. Dr., Wiesbaden, Schloßplatz 3.
698. ,,   ,,   Hinz, Curt E., Facharzt f. innere Krankheiten, Erfurt, Windhorst-
       straße 53.
699. ,,   ,,   Hippke, Erich, Professor, Generaloberstabsarzt a. D., Fachbakterio-
       loge u. Luftfahrtmediziner, Prakt. Arzt u. Kassenarzt, Berlin-
       Wilmersdorf, Holsteinische Straße 26.
700. ,,   ,,   Hirsch, Paul, Professor, Perleberg, Krs. Prignitz, Lenzener Straße 16.
701. ,,   ,,   Hirsch-Kauffmann, Herbert, Professor, Chefarzt d. Kinderklinik d.
       Stadtkrankenhauses, Worms/Rhein.
702. ,,   ,,   Hirscher, Herbert, Oberarzt, Med. Univ.-Klinik Rostock, Cl.-Gott-
       wald-Straße 63.
703. ,,   ,,   Hittmaier, Anton, o. ö. Univ.-Professor, Vorstand d. Med. Univ.-
       Klinik Innsbruck (Österreich).
704. ,,   ,,   Hochheimer, Walter, Chefarzt d. inneren Abtlg. zu Bethel, Bethel b.
       Bielefeld, Kantensiek 15
705. ,,   ,,   Hochkeppler, Josef, Facharzt f. Chirurgie, Mainz, Kaiserstraße 24$^1/_{10}$,
       Hildegardis-Krankenhaus.
706. Frau ,, Hochrein-Schleicher, Irene, Dozent, Dr. med. habil., Ludwigshafen/
       Rhein, Med. Klinik d. Städt. Krankenanstalten.

707. Herr Dr. Hochrein, Max, Professor, Chefarzt d. Med. Klinik, Ludwigshafen/ Rhein, Städt. Krankenhaus.
708. „ „ Hoenig, Werner, Facharzt f. innere Medizin, Chefarzt a. Thermalbad Füssing.
709. „ „ Hoer, Erwin, Abtlgs.-Chefarzt, Hüttenkrankenhaus, Völklingen/Saar.
710. „ „ Hoeren, Ludwig, Chefarzt d. Josef-Hospitals, Oberhausen/Rhld.
711. „ „ Hoesslin, Heinrich v., Professor, München 13, Georgenstraße 9. (Grundner Hof, Post Gmunden am Tegernsee).
712. „ „ Hödl, J., Oberarzt d. Med. Klinik d. Stadtkrankenhauses Friedrich-stadt, Dresden A I, Friedrichstraße 41.
713. „ „ Höfel, Georg, Facharzt für innere Medizin, Wiesbaden, Webergasse, Ecke Langgasse.
714. „ „ Höhn, Wilhelm, Rodalben, Friedhofstraße 10.
715. „ „ Hönigschmid, Wolfgang, Facharzt f. Lungenkrankheiten, München 2, Jutastraße 14.
716. „ „ Höpfner, Hans, Leitender Oberarzt d. Med. Abtlg. d. Städt. Kranken-hauses, Hameln/Weser, Wilhelm-Mertens-Platz 2.
717. „ „ Höring, Felix O., Professor, Worms, Stadtkrankenhaus, innere Klinik.
718. „ „ Hörlein, Heinrich, Oberarzt, Wuppertal-Vohwinkel, Steinmetzstr. 17.
719. „ „ Hörstrup, Anton, Chefarzt d. Rochus-Hospital, Castrop-Rauxel/Westf.
720. „ „ Hof, Armin, Chefarzt d. Kreiskrankenhauses, Ginsterhof, Tötensen üb. Hamburg-Harburg.
721. „ „ Hofer von Lobenstein, Freiherr, Schloß Wildenstein über Crails-heim/Württbg.
722. „ „ Hoff, Ferdinand, Professor, Frankfurt/Main-Niederrad, Flughafenstr. 8.
723. „ „ Hoffmann, Hans Wilhelm, Chefarzt d. inneren Abtlg. d. Bertha-krankenhauses, (22a) Rheinhausen.
724. „ „ Hoffmeister, Wolfgang, Dr. med habil., Heidelberg-Ziegelhausen, Schulbergweg 10.
725. „ „ Hofmann, Ernst, Assistenzarzt, Facharzt f. innere Krankheiten, Bochum, Krümmen 3a.
726. „ „ Hofmann, Rudolf, Facharzt f. innere u. Lungenkrankheiten, Chefarzt d. inneren Abtlg. a. Kreiskrankenhaus Meiningen/Thür.
727. „ „ Hofmeier, Kurt, Professor, Stuttgart-N, Lenzhalde 18.
728. „ „ Hohenner, Karl, Professor, Chefarzt d. Med. Abtlg. a, Stadtkranken-haus Fürth/Bayern.
729. „ „ Holm, Kurt, Leitender Arzt d. inneren Abtlg. d. Vereins-Krankenhaus Goslar/Harz, Vititorwall 7.
730. „ „ Holler, Gottfried, Professor, Direktor d. Wilhelminenspitals u. Vor-stand d. I. Med. Abtlg., Wien VIII (Österreich), Alserstraße 27/6.
731. „ „ Hollmann, Werner, Chefarzt d. inneren Abtlg. d. Städt. Kranken-hauses, Potsdam, Stalinallee 155.
732. „ „ Holtermüller, Karl, Chefarzt d. Städt. Kinderklinik, Saarbrücken/ Saar, Graf-Johann-Straße 28.
733. „ „ Holtmeier, Otto, Facharzt f. innere Krankheiten, Bielefeld, Augusta-straße 4.
734. Frl. „ Holz, Anneliese, Hilfsärztin, Köln-Sülz, Dauner Straße 15.
735. Herr „ Holzgraefe, August, Leitender Arzt d. inneren Abtlg. d. Evgl. Kran-kenhauses, Höxter/Weser, Bismarckstraße.
736. „ „ Holzhauer, Herbert, Assistenzarzt, Med. Univ.-Klinik, Leipzig C 1, Johannisallee 32.
737. „ „ Holzmann, Max, Zürich (Schweiz), Med. Univ.-Klinik, Bahnhofstr. 56.
738. „ „ Homann, Ernst, Facharzt f. innere Medizin, (22b) Moringen/Solling, Einbecker Straße 10.
739. „ „ Hommer, Edgar, Leitender Arzt d. Med. Abtlg. d. Herz-Jesu-Kranken-hauses, Montabaur/Westerw., Gerichtsstraße 4.
740. „ „ Hopmann, Rudolf, Professor, Chefarzt d. inneren Abtlg. a. Kranken-haus, Köln-Mülheim, Clostermannstraße 1.
741. „ „ Horn, Friedrich, Facharzt f. innere Krankheiten, Wiesbaden, Taunus-straße 11.

742. Herr Dr. Hornbostel, Hans, Priv.-Doz., Dr. med., Oberarzt d. I. Med. Univ.-
      Klinik Hamburg-Eppendorf, Hamburg 20, Arnold-Heise-Straße 9.
743. ,,   ,, Hornig, Friedrich, Chefarzt d. Tbc-Heilstätte Stralsund, Rostocker
      Chaussee 100.
744. ,,   ,, Horster, Hermann, Professor, Wuppertal-Barmen, Carnaper Straße 48.
745. ,,   ,, Horsters, Hans, Univ.-Professor, Dr. phil., Ärztl. Direktor a. Rudolf-
      Virchow-Krankenhaus, privat: Berlin W 30, Landshuter Straße 15.
746. ,,   ,, Hotz, H. W., Luzern (Schweiz), Haldenstraße 37a.
747. ,,   ,, Huber, Helmut, Dozent, Ravensburg/Württbg., Josefs-Krankenhaus.
748. ,,   ,, Huber, Siegfried, Primarius, Ob.-Med.-Rat, Linz/Donau (Ober-Öster-
      reich), Mozartstraße 49.
749. ,,   ,, Huber, Walter, Chefarzt a. Bezirksspital, Biel (Schweiz), Neuhaus-
      straße 34.
750. ,,   ,, Huebschmann, Paul, Professor, (22c) Pleiserhohn üb. Oberpleis-Köln.
751. ,,   ,, Hueck, Wilhelm, Chefarzt d. inneren Abtlg. d. Städt. Krankenhauses,
      Lüdenscheid/Westf., Siegesstraße 50.
752. ,,   ,, Huenges, Max, Facharzt f. innere Krankheiten, Kempen/Ndrh.,
      Hospital zum Heiligen Geist.
753. ,,   ,, Hübener, August-Wilhelm, Facharzt f. innere Medizin, Chefarzt d.
      Krankenhauses im Evgl. Johannisstift, Berlin-Spandau.
754. ,,   ,, Hübener, Gottfried, Bad Nauheim, Karlstraße 31.
755. ,,   ,, Hügelschäffer, Facharzt f. innere Medizin, Königshofen i. Grab-
      feld/Ufr.
756. ,,   ,, Hüren, Anton, Leitender Arzt d. inneren Abtlg. d. Städt. Kranken-
      hauses, Heinsberg/Rhld.
757. Frau ,, Hürter, Kathinka, Dortmund, Wilringweg 6.
758. Herr ,, Hürthle, Rudolf, Chefarzt d. Med. Klinik d. St.-Marien-Kranken-
      hauses, Frankfurt/Main 1, Brahmsstraße 3.
759. ,,   ,, Hufschmid, Wolfgang, Chefarzt d. inneren Abtlg. d. Städt. Kranken-
      hauses, Singen/Hohentwiel, Feuerwehrstraße 9.
760. ,,   ,, Hufschmidt, Otto, Wuppertal-Barmen, Engelstraße 11.
761. ,,   ,, Huhn, Otto, Arzt, Facharzt f. innere Krankheiten, Wuppertal-Barmen,
      Werthstraße 26.
762. ,,   ,, Hult, Hans, Stockholm (Schweden).
763. ,,   ,, Hurtz, Anton-Wilhelm, Facharzt f. innere Krankheiten, (19a) Halle/
      Saale, Leninstraße 41.
764. ,,   ,, Huzly, Adalbert, Facharzt f. innere Krankheiten u. Oberarzt d. Heil-
      stätte Gundelsheim/Neckar.
765. ,,   ,, Ibeling, Heinrich, Facharzt f. innere Medizin, Düsseldorf, Friedrich-
      straße 51.
766. ,,   ,, Ickert, Franz, Professor, Generalsekretär beim Deutschen Zentral-
      komitee zur Bekämpfung der Tuberkulose, Hannover, Sallstr. 41.
767. ,,   ,, Illing, Wolfram, Köln-Deutz, Luxemburger Straße 181.
768. ,,   ,, Imhäuser, Kurt, Dr. med. habil., Chefarzt u. Leitender Arzt d. inneren
      Abtlg. d. Städt. Krankenhauses Wetzlar/Lahn.
769. ,,   ,, Irion, Gunther, Volontärarzt a. Pathol. Institut d. Städt. Katharinen-
      Hospitals, Stuttgart N, Hermann-Pleuer-Straße 28.
770. ,,   ,, Isenschmid, Robert, Professor, Bern (Schweiz), Hirschengraben 6.
771. Frl. ,, Jacob, Elisabeth, Assistenzärztin, Düsseldorf-Lohausen, Neußer
      Weg 85.
772. Herr ,, Jacob, Werner, Facharzt f. innere Krankheiten, (23) Rotenburg/Hann.,
      Kantor-Helmke-Straße 4.
773. ,,   ,, Jacob, Wilhelm, Assistenzarzt, Düsseldorf-Lohausen, Neußer Weg 85.
774. ,,   ,, Jacobi, Josef, Professor, Chefarzt d. Marienkrankenhauses, (24a) Ham-
      burg 24, Gaedeckenweg 18.
775. ,,   ,, Jacobsgaard, Johannes, Facharzt f. innere Krankheiten, Hamburg-
      Fuhlsbüttel, Justus-Strandes-Weg 6.
776. ,,   ,, Jaeger, Gerold, Facharzt f. innere Krankheiten, (24b) Tellingstedt üb.
      Heide-Holstein/Nord, Dithmarschen.
777. ,,   ,, Jaenisch, Rudolf, Facharzt f. innere Medizin, Celle/Hann., Trift 28.

778. Herr Dr. Jäggi, Hans, Spezialarzt f. innere Medizin, F. M. H., Solothurn (Schweiz), Bielstraße 8.
779. ,, ,, Jagdhold, Herbert, Dr. phil., Facharzt f. innere Krankheiten, Dresden A 24, Hettnerstraße 4.
780. ,, ,, Jahn, Dietrich, Professor, Nürnberg 5, I. Med. Klinik, Flurstraße 17.
781. ,, ,, Jahn, F., Leitender Arzt d. inneren u. Röntgenabtlg., Facharzt f. innere Medizin, Schmalkalden/Thür., Kreiskrankenhaus, Bergstraße 11.
782. ,, ,, Jahn, Hellmut, Facharzt f. innere Krankheiten, Kellinghusen/Holst., Otto-Ralf-Straße 1.
783. ,, ,, Jahnke, Karl, Assistenzarzt, Wuppertal-Küllenhahn, Küllenhahner Straße 41.
784. ,, ,, Janke, Facharzt f. innere Krankheiten, (19b) Schönebeck/Elbe, Schillerstraße 28.
785. ,, ,, Jansen, Karl, Facharzt f. innere Krankheiten, Bochum, Rottstraße 8.
786. ,, ,, Jansen, Wilhelm, Professor, Bad Godesberg, Kronprinzenstraße 22.
787. Frau ,, Janssen, Margot, Ärztin, Leipzig C 1, Philipp-Rosenthal-Straße 11.
788. Herr ,, Janssen, S., Professor, Direktor d. Pharmak. Institut Freiburg/Brsg., Katharinenstraße 29.
789. ,, ,, Janzen, Rudolf, Professor, Dr. Dr., Chefarzt d. Neurolog. Klinik d. Städt. Krankenanstalten Dortmund, Beuerhausstraße 40.
790. ,, ,, Jarisch, Professor, Innsbruck (Österreich), Peter-Mayr-Straße 1.
791. ,, ,, Jeddeloh, Benno zu, Professor, Lüneburg, Neue Sülze 25.
792. ,, ,, Jelito, Fritz, Leitender Arzt d. inneren Abtlg. d. Diakonissenhauses, Mannheim, Lachnerstraße 13.
793. ,, ,, Jenke, Martin, Professor, Stuttgart S, Filderstraße 45.
794. ,, ,, Jennemann, Karl, Facharzt f. innere Medizin u. Lungenkrankheiten, Essen, Kölner Straße 16 (am Frohnhauser Markt).
795. ,, ,, Jörgensen, Gerhard, Assistenzarzt, Neumünster/Holstein, Ehndorfer Straße 106.
796. ,, ,, John, Chefarzt d. inneren Abtlg. d. St. Marienkrankenhauses i. R., Mülheim/Ruhr, Bleichstraße 7.
797. ,, ,, Jordan, Herbert, Facharzt f. innere Medizin, Oberarzt d. Staatl. Rheumaforschungsanstalt, Staatsbad Bad Elster/Sa., Badehaus.
798. ,, ,, Jores, Arthur, Professor, Direktor d. II. Med. Univ.-Klinik Eppendorf, (24a) Hamburg 20, Martinistraße 52.
799. ,, ,, Josenhans, W., Staatl. Badearzt, Bad Wildbad/Schwarzwald.
800. ,, ,, Julich, Horst, Dozent, Oberarzt a. d. I. Med. Univ.-Klinik Halle/Saale, Straße der Opfer des Faschismus 7 (Eingang Leninstraße 17).
801. ,, ,, Jung, Willi, Chefarzt d. Roten-Kreuz-Krankenhauses, Osterstraße 1, Bremen 1, Dobben 21.
802. ,, ,, Jünger, Josef, Chefarzt d. inneren Abtlg. d. Philippus-Stift, Essen-Borbeck, Essen, Schönleinstraße 28.
803. ,, ,, Junghans, Rolf, Assistent, Köln-Buchheim, Herler Straße 74.
804. ,, ,, Jungk, Gerhard, Facharzt f. innere Krankheiten, Oberarzt d. Klinik f. Berufskrankheitnn, Berlin-Rummelsburg, Nöldnerstraße 42.
805. Frau ,, Junker-Gressler, Elsbeth, Facharztin f. Kinderkrankheiten, Wuppertal-Barmen, Am Nordpark 2.
806. Herr ,, Junker, Hellmut, Facharzt f. innere Medizin, Leitender Arzt d. inneren Abtlg. d. St. Martinus-Hospitals, Olpe i. W., Im Berg 2.
807. ,, ,, Junkersdorf, Johannes, Leitender Arzt a. Staatl. Krankenhaus ,,Landesbad", Baden-Baden, Sanatorium Quisisana.
808. ,, ,, Junkmann, Karl, Professor, Pharmakologe, Berlin N 65, Müllerstraße 170—172.
809. ,, ,, Jürgens, Rudolf, Dr. med., Dr. h. c., Professor, Riehen bei Basel (Schweiz), Hohlweg 7.
810. ,, ,, Kabitzsch, Kurt, Leitender Arzt d. Hauptamtl. Tbc-Fürsorgestelle, Sonneberg/Thür., Juttastraße.
811. ,, ,, Käding, Kurt, Ob.-Med.-Rat, Chefarzt d. Med. Klinik, Priv.-Doz., Dr. med. habil., (23) Delmenhorst, Bahnhofstraße 37.
812. ,, ,, Kähler, Joachim, Facharzt f. innere Medizin, Lübeck, Adolfplatz 1.

813. Herr Dr. **Kämmerer**, Hugo, Univ.-Professor, Chefarzt d. inneren Abtlg. d. Nymphenburger Krankenhauses, München 38, Hundingstraße 6.
814. „ „ **Kämmerling**, Hans, Internist a. St. Josef-Krankenhaus, Essen-Kupferdreh, Hinsbeckerberg 56.
815. „ „ **Kahler**, Otto-Hans, Facharzt f. innere Krankheiten u. Röntgenologie, Chefarzt d. inneren u. Röntgen-Abtlg. St. Georgen/Schwarzwald, Städt. Krankenhaus.
816. „ „ **Kahlstorf**, Adolf, Professor, Chefarzt d. inneren Abtlg. d. Städt. Krankenhauses, Lüneburg, Bögelstraße 1.
817. Frl. „ **Kaiser**, Gertrud, Fachärztin f. innere Medizin, Bautzen/Sa., August-Bebel-Straße 3.
818. Herr „ **Kaiser**, Hanns, Oberarzt d. Med. Klinik, Augsburg, Oberländerstr. 58.
819. „ „ **Kaliebe**, Hans, Facharzt f. innere Medizin, Schwerin/Mecklenburg, Lübeckstraße 41.
820. „ „ **Kalk**, Heinz, Professor, Chefarzt d. inneren Abtlg. d. Städt. Krankenhauses, Kassel, Stadtkrankenhaus Möncheberg.
821. „ „ **Kallee**, Ekkehard, Assistenzarzt, Med. Klinik, Tübingen, Frondsbergstraße 51.
822. „ „ **Kamisek**, Hans, Facharzt f. innere Krankheiten, Assistenzarzt a. d. Med. Klinik d. Städt. Krankenanstalten, Wiesbaden, privat: Luxemburgstraße 7.
823. „ „ **Kampmann**, Detlev, Bad Nauheim, Westsanatorium im Alicenhof, Alicenplatz 7.
824. „ „ **Kampmann**, Werner, Bad Nauheim, Terrassenstraße 8, Westsanatorium.
825. „ „ **Kanther**, Reinhard, Assistenzarzt d. inneren Abtlg. d. Gertrauden-Krankenhauses, Berlin-Wilmersdorf, Paretzer Straße 11/12.
826. „ „ **Kanzow**, Ulrich, Internist, Med. Klinik d. Städt. Krankenanstalten, Köln-Merheim/Rhein.
827. „ „ **Karcher**, J., Oberarzt d. Med. Abtlg. d. Krankenhauses d. Diakonissenanstalt Riehern/Basel, Ehrendozent f. Geschichtl. Medizin d. Universität Basel, Basel (Schweiz), Eulerstraße 33.
828. „ „ **Kastein**, Julius, Facharzt f. innere Medizin, Leitender Arzt d. inneren Abtlg. d. Kreiskrankenhauses, Hameln/Weser, Wittekindstraße 12—14.
829. „ „ **Katsch**, Gerhard, Professor, Direktor d. Med. Univ.-Klinik, Greifswald, Straße der Nationalen Einheit 5.
830. „ „ **Katschrowski**, Franz, Facharzt f. innere Krankheiten, Selb/Obfr., Hutschenreuther Straße 17.
831. „ „ **Kauffmann**, Friedrich, Professor, Chefarzt d. Med. Klinik d. Städt. Krankenanstalten, Wiesbaden, Schwalbacher Straße 62.
832. „ „ **Kaufmann**, Karl, Leitender Arzt d. Sanatorium Wehrawald-Todtmos, bad. Schwarzwald.
833. „ „ **Kause**, Leonhard, Facharzt f. innere Medizin, Leitender Arzt d. inneren Abteilung am Kreiskrankenhaus, Bleckede/Elbe, Breitestraße 27.
834. „ „ **Kautzsch**, Eberhard, Städt. Krankenhaus, München-Oberföhring, Effnerstraße 19.
835. „ „ **Kayser**, Josef, Chefarzt d. inneren Abtlg. a. Dreifaltigkeitshospital, (21b) Lippstadt/Westf., Königsau 1.
836. „ „ **Kazmeier**, Fritz, Priv.-Doz., II. Med. Klinik u. Poliklinik, Düsseldorf, Moorenstraße 5.
837. „ „ **Keilhack**, Heinz, Facharzt f. innere Krankheiten, Fürth/Bayern, Espanstraße 22.
838. „ „ **Keitlinghaus**, Bernhard, Facharzt f. innere Krankheiten, Leitender Arzt d. inneren Abtlg. a. Hospital zum Heiligen Geist, Hagen-Haspe/Westf., Berliner Straße 104.
839. „ „ **Keller**, Heinz, Assistenzarzt, Belp/Bern (Schweiz).
840. „ „ **Keller**, Josef, Professor, Chefarzt d. Stadtkrankenhauses St. Georg, Leipzig N 21, Mörikestraße 1.
841. „ „ **Keller**, Norwin, Dr. rer. nat., Dipl.-Chemiker u. Arzt, Gießen, Bruchstr. 3.

842. Herr Dr. Kellersmann, Franz, Osnabrück, Martinistraße 33.
843.   ,,   ,, Kels, Richard, Facharzt f. innere Medizin, Leitender Arzt d. inneren
           Abtlg. d. Krankenhauses, Uerdingen, Krefeld, Bockumer Allee 57.
844.   ,,   ,, Kelzenberg, Hans, Essen-Bredeney, Am Ruhrstein 28.
845.   ,,   ,, Kemmerich, A. M., Bremen 1, Feldstraße 30.
846.   ,,   ,, Kempmann, Wilhelm, Chefarzt d. inneren Abtlg. d. Mathiasspitals,
           Rheine/Westf., Dutumer Straße 33.
847.   ,,   ,, Kerber, Jürgen, Oberarzt, Karl-Marx-Stadt 30, Liliencronstr. 8.
848.   ,,   ,, Kerkhoff, Franz-Heinrich, Facharzt f. innere Medizin, Schleiden/Eifel,
           Steinstraße.
849.   ,,   ,, Kersting, Theodor, Facharzt f. innere Krankheiten, Chefarzt, Stol-
           berg/Rhld., Hermannstraße 2.
850.   ,,   ,, Kesseler, August, Facharzt f. Lungenkrankheiten, Düsseldorf, Königs-
           allee 20.
851.   ,,   ,, Kestermann, Ewald, Professor, Facharzt f. innere Krankheiten,
           Chefarzt d. Evgl. Krankenhauses, Bochum-Linden.
852.   ,,   ,, Ketterer, Erwin, Bad Mergentheim, Sanatorium.
853.   ,,   ,, Keuper, Erich, Düsseldorf, Hohenzollernstraße 26.
854.   ,,   ,, Keysselitz, Gustav, Dr. phil., Facharzt f. innere Krankheiten, Aachen,
           Wilhelmstraße 73.
855.   ,,   ,, Kezdi, Paul, Adams Friendships Hospital, Adams Wisconsin USA.
856.   ,,   ,, Kibler, M., Facharzt f. innere Krankheiten, Chefarzt d. inneren Abtlg.
           a. Städt. Krankenhaus, Heilbronn/Neckar.
857.   ,,   ,, Kienle, Franz, Dozent, Dr. med. habil., Chefarzt d. II. Med. Klinik,
           Karlsruhe, Städt. Krankenanstalten.
858.   ,,   ,, Kiese, Manfred, Professor, Marburg/Lahn, Pilgrimstein 2.
859. Frl. ,, Kihn, Lilli, Fachärztin f. innere Medizin, Lehrbeauftragte f. physikal.
           Therapie, Jena, Ob.-Phil.-Weg 46.
960. Herr ,, Kikuth, Walter, Professor, Hygienisches Institut, Düsseldorf, Witzel-
           straße 109 I.
861.   ,,   ,, Kindermann, Karl, Facharzt f. innere Krankheiten, (20b) Göttingen,
           Bürgerstraße 23.
862. Frl. ,, Kirchmann, Liselotte, Volontärassistentin, Euschede (Holland),
           Oldenzaalsestraße 121.
863. Herr ,, Kirchner, Elimar, Facharzt f. innere Medizin, (20) Salzhemmen-
           dorf 141 üb. Elze/Hann.
864.   ,,   ,, Kirchner, Hans, Wiesbaden, Sanatorium Nerotal.
865.   ,,   ,, Kirn, Alexander, Werkarzt d. Robert Bosch GmbH., Stuttgart-Bosch,
           Schließfach 50.
866.   ,,   ,, Kirnberger, Ernst Josef, (24b) Uetersen/Holstein, Moltkestraße 45
           bei Glüsing.
867.   ,,   ,, Kittel, Walter, Professor, Wiesbaden, Bahnhofstraße 25.
868.   ,,   ,, Klaes, Hansheinrich, Facharzt f. innere Medizin, Ass. Arzt d. Med. Klinik
           des Städtischen Krankenhauses, Nürnberg, Bayreuther Straße 15.
869.   ,,   ,, Klausenberg, Walter, Chefarzt d. inneren Abtlg. i. Urban-Kranken-
           haus Berlin-Tempelhof, Renate Privatstraße 4.
870.   ,,   ,, Klee, Philipp, Professor, Wuppertal-Sonnborn, Boltenberg-Straße 10.
871. Frl. ,, Kleemann, Annaluise, Fachärztin f. innere Krankheiten, (14a) Stutt-
           gart W, Hölderlinstraße 42.
872.   ,,   ,, Kleinschmidt, Arnold, Professor, Dr. med. habil., Oberarzt a. d. Med.
           Poliklinik d. Universität Mainz, Wiesbaden, Schöne Aussicht 46.
873.   ,,   ,, Kleinsorge, Hellmuth, Professor, Direktor d. Med. Univ.-Poliklinik,
           Jena, Sickingenstraße 22.
874.   ,,   ,, Klepzig, Helmuth, wiss. Assistent, Freiburg/Brsg., Med. Klinik.
875.   ,,   ,, Klewitz, Professor, Med. Univ.-Poli-Klinik, Marburg/Lahn, Friedrich-
           Naumann-Straße 1.
876.   ,,   ,, Klimpel, Wolfgang, Assistenzarzt, Ludwigshafen/Rhein, Städt. Kran-
           kenhaus, Med. Klinik.
877.   ,,   ,, Klingmüller, Priv.-Doz., Dr. med. habil., Wetzlar, Sophienstraße 47,
           Krankenhaus.

878. Herr Dr. Klingner, Rudolf, Dr. phil., Leitender Arzt d. inneren Abtlg. d. Krankenhauses Bethanien, Iserlohn i. W., Piepenstockstraße 3.

879. Frl. „ Klose, Felicitas, Fachärztin f. innere Medizin, Kiel, Sophienblatt 42, Eingang Ringstraße 1a.

880. Herr „ Klotz, Lothar, Leitender Arzt d. inneren Abtlg. d. Evgl. Krankenhauses, Köln-Lindenthal, Krementzstraße 1.

881. „ „ Klug, Willy, Prakt. Arzt u. Facharzt f. innere Krankheiten, Bitburg, Trierer Straße 6.

882. „ „ Klusemann, Ernst, Facharzt f. innere Krankheiten, Wanne-Eickel, Hauptstraße 223.

883. „ „ Klütsch, Adolf, Facharzt f. innere Krankheiten, Oberhausen/Rhld., Mülheimer Straße 49.

884. „ „ Knaack, Fritz, Facharzt f. innere Krankheiten, Leitender Arzt d. Hilfskrankenhauses, (24b) Risum/Südtondern.

885. „ „ Knebel, Rudolf, Professor, Dr. med., Oberarzt, Münster/Westf., Med. Univ.-Klinik, Westring 3.

886. „ „ Knettenbrech, Hermann, Prakt. Arzt, Wiesbaden-Amöneburg, Fröbelstraße 8.

887. „ „ Knick, Bernhard, wiss. Assistent d. Med. Univ.-Klinik Mainz, Langenbeckstraße 1, Facharzt f. innere Medizin.

888. „ „ Knipping, H. W., Professor, Köln-Lindenthal, Med. Univ.-Klinik Lindenburg.

889. „ „ Knoblauch, Willy, Facharzt f. innere Medizin und Röntgenologie, Hamburg-Wandsbek 1-Br., Jüthornstraße 75.

890. „ „ Knorre, Georg v., Facharzt f. innere Medizin, Leitender Arzt d. inneren Abtlg. d. Kreiskrankenhauses, (19b) Neindorf üb. Oschersleben/ Bode.

891. „ „ Koberg, Otto, Primarius d. Landeskrankenhauses, Facharzt f. innere Krankheiten, Graz 11 (Österreich), Unterer Plattenweg 41.

892. „ „ Koch, Alfred, Dozent, Dr. med. habil., Chefarzt d. Städt. Clemenshospitals, Münster/Westf., Wolbecker Straße 17.

893. „ „ Koch, Eberhard, Professor, Vorstand d. W.G.-Kerckhoff-Institutes, Gießen, Stephanstraße 32.

894. „ „ Koch, Felix, Facharzt f. innere Krankheiten, Wiesbaden, Parkstraße 25.

895. „ „ Koch, Franz, Professor, Chefarzt d. Städt. Hautklinik, Wuppertal-Elberfeld, Arrenberger Straße.

896. „ „ Koch, Friedrich, Dr. med. et phil., Herkenrath b. Bensberg. Volbachstr.

897. „ „ Koch, Harald, Berlin-Wilmersdorf, Landauer Straße 5.

898. „ „ Koch, Roland, Facharzt f. innere Medizin, Chefarzt d. Kreis-Poliklinik u. Leitender Arzt d. inneren Abtlg. d. Stadtkrankenhauses, (19a) Delitzsch/Sa., Straße der D. S. F. 18a.

899. „ „ Koch van den Bosch, Dietrich, Ob.-Med.-Rat, Facharzt f. innere Medizin, Wiesbaden, Mainzer Straße 18.

900. „ „ Koehler, Georg-Dietrich, Dr. med., Facharzt f. innere Medizin, Beratender Arzt d. L. V. A. Westfalen, Münster i. W., Piusallee 130 I.

901. „ „ Koelsch, Kurt-August, Facharzt f. innere Medizin, Leitender Arzt d. inneren Abtlg. d. Pfeiffer'schen Stiftungen, Magdeburg-Cracau, Seestraße 22.

902. „ „ Koenen, Hans, Wuppertal-Elberfeld, Städt. Krankenanstalten, Mozartstraße 61.

903. „ „ Koeppe, Hans-Werner, Dozent, Dr. med. habil., Oberarzt d. I. Med. Univ.-Klinik, Halle/Saale, Mozartstraße 23.

904. „ „ Koeppen, Siegfried, Dr. med. habil., Leitender Arzt d. inneren Abtlg. d. Stadtkrankenhauses, Wolfsburg (20a).

905. „ „ Koepplin, F., Prakt. u. Spezialarzt f. innere Krankheiten F. M. H., Basel (Schweiz), Güterstraße 139.

906. „ „ Koerber, Hermann, Stadt-Ob.-Med.-Rat, Bayreuth/Bayern, Julius-Kniese-Straße 5 I.

907. „ „ Köbberling, Jacob, Chefarzt d. inneren Abtlg. d. Evgl. Krankenhauses, Holzminden/Weser, Bergstraße 21.

908. Herr Dr. K ö b c k e, Heinz, Professor a. d. Universität Tübingen u. Schriftleiter d. D. M. W., Tübingen, Chirurg. Univ.-Klinik, Fürststraße 39.
909. „ „ K ö h l e r, Hans-Erich, Facharzt f. inn. Medizin, Kassel, Germaniastr. 10. straße 10.
910. „ „ K ö h l e r, Rolf, Dozent, Dr. med. habil., Oberarzt d. Med. Univ.-Poliklinik, Leipzig C 1, Härtelstraße 16—18.
911. „ „ K ö h l e r, Udo, Facharzt f. innere Medizin, wiss. Assistent d. I. Med. Univ.-Klinik, Halle/Saale C 2.
912. „ „ K ö l z e r, Alois, Oberarzt d. Med. Abtlg. d. Städt. Krankenanstalten Koblenz-Moselweiß, Gülserstraße 71.
913. „ „ K ö p p e n, Wilhelm, Facharzt f. innere Medizin, Hamburg 43, Oberschlesische Straße 17.
914. „ „ K ö r b e r, Georg, Arzt, Straubing/Niederbayern, Theresienplatz 6.
915. „ „ K ö r n e r, Gerhard, Facharzt f. innere Krankheiten, St. Vinzentius-Krankenhaus, (17b) Offenburg/Baden, Am Rittweg 22.
916. Frau „ K ö r n e r, Paula, Fachärztin f. innere Krankheiten, Pfullendorf/Baden, Am alten Spital 12.
917. Herr „ K ö r n e r, Wolfgang, Facharzt f. innere Krankheiten, Pfullendorf/Baden, Am alten Spital 12.
918. „ „ K ö s t e r s, August, Chefarzt, Beckum Bez. Münster, Hirschgraben 25.
919. „ „ K ö t t g e n, Ulrich, Professor, Direktor d. Univ.-Kinderklinik, Mainz.
920. „ „ K o g g e n h o r s t, Josef, Facharzt f. innere Krankheiten, Dortmund-Hörde, Penningskamp 19.
921. „ „ K o h b r o k, Hans-Jürgen, Facharzt f. innere Medizin, Leitender Arzt d. inneren Abtlg. d. Städt. Krankenhauses, Bassum, Bez. Bremen, Sulinger Straße 26.
922. „ „ K o h l, Hans, Professor, Chefarzt d. inneren Abtlg. d. St. Petrus-Krankenhauses, Bonn, Lennéstraße 37.
923. „ „ K o h l e r, Rudolf, Univ.-Professor, Chefarzt d. inneren Abtlg. d. Krankenhauses, Rathenow a. H., Friedrich-Lange-Straße 28.
924. „ „ K o h l r a u s c h, Wolfgang, Univ.-Professor, Marburg/Lahn, Friedrichplatz 5.
925. „ „ K o l l, Werner, Professor, Dr. med. et phil., Med. Forschungsinstitut d. Max-Planck-Gesellschaft, (20b) Göttingen, Bunsenstraße 10.
926. „ „ K o l l e, Kurt, Professor, München 15, Nußbaumstraße 7.
927. „ „ K o l l e r, Fritz, Professor, Zollikerberg b. Zürich (Schweiz), Krankenhaus u. Diakonissenanstalt.
928. „ „ K o l l m e i e r, Karl, Facharzt f. innere Medizin, Chefarzt d. inneren Abtlg. d. Evgl. Krankenhauses, Gelsenkirchen, Kirchstraße 54.
929. „ „ K o m a n t, Walter, Dozent, Dr. med. et phil., Bad Kreuznach, Bühlerweg 27.
930. Frau „ K o n z e r t - W e n z e l, Marie-Luise, Fachärztin f. innere Krankheiten, Frankfurt/Main-Niederrad, Königslacher Straße 47.
931. Herr „ K o o p m a n n, Claus, Assistenzarzt a. Allg. Krankenhaus Barmbek, Hamburg 33, Am Rübenkamp 148.
932. „ „ K o r b, Herbert, Facharzt f. innere Medizin, Neuruppin, Schinkelstraße 13, Krankenhaus des Kreises Ruppin.
933. „ „ K o r t e, Karl-Ernst, Facharzt f. innere Krankheiten, Chefarzt d. inneren Abtlg. d. Evgl. Krankenhauses Hagen-Haspe, Hagen i. W., Blumenstraße 6.
934. „ „ K o r t h, Carl, Professor, Direktor d. Med. Poliklinik d. Universität Erlangen, Erlangen, Östliche Stadtmauer 29.
935. „ „ K o s s m a n n, Felix, Oberarzt d. Med. Univ.-Klinik i. Landeskrankenhaus Homburg/Saar.
936. „ „ K o w i t z, Hans Ludwig, Professor, Chefarzt a. D., Hamburg-Altona, Bei der Rolandsmühle 18.
937. Frau „ K r a a z, Eleonore, Prakt. Ärztin, Goslar/Harz, Am Heiligen Grabe 6.
938. „ „ K r a t z, Luise, Fachärztin f. innere Medizin, Wuppertal-Barmen, Friedrich-Engels-Allee 472.
939. Herr „ K r a u e l, Günter, Facharzt f. innere Krankheiten, Hamburg 36, Dammtorstraße 31.

940. Herr Dr. Kraus, Fritz, Dr. rer. nat. habil., Chefarzt d. Heilstätte Lindenberg d. L. V. A. Schwaben, Augsburg, Uhlandstraße 28.
941. „ „ Krause, Franz, Professor, Bremerhaven-Geestemünde, Städt. Krankenhaus, Hohenstaufenstraße 42.
942. „ „ Krause, Werner, Oberarzt a. Städt. Virchow-Krankenhaus, Berlin N 65, Togostraße 29.
943. „ „ Krauss, Erich, Professor, Chefarzt a. Knappschaftskrankenhaus, Sulzbach/Saar, Lazarettstraße 2.
944. „ „ Krautwald, Alfons, Professor, Direktor d. II. Med. Klinik der Chatrié, Berlin NW 7, Schumannstraße 21.
945. „ „ Krautwig, Josef, Facharzt f. innere Krankheiten, Polch, Kreis Mayen.
946. „ „ Kreis, Egon, Städt. Krankenanstalten Koblenz-Kemperhof, Niederlahnstein, Blücherstraße 17.
947. „ „ Kreis, Helmut, Lothar, Facharzt f. innere Krankheiten, Kassel, Brunnerstraße 3.
948. „ „ Kress, Freiherr Hans v., o. Professor, Chefarzt d. Städt. Krankenhauses Westend, Berlin-Charlottenburg 9, Lindenallee 40.
949. „ „ Kretschmer, Rudolf, Dozent, Chefarzt d. Deutschen Reichsbahn, Direktor des Zentral-Institutes für den bahnärztlichen Dienst, Berlin-Baumschulenweg, Südostallee 7.
950. „ „ Kretz, Johannes, Primarius, Facharzt f. innere Krankheiten, Wien I, Universitätsstraße 11.
951. „ „ Kretzschmar, Wolfgang, Prakt. Arzt, Langensalza/Thür., Rathenaustraße 20.
952. „ „ Kreutzpointner, Richard, Arzt u. Kurarzt, (13b) Bad Reichenhall, Wittelsbacherstraße 9¹/₂.
953. „ „ Kreuziger, Hanns, Frankfurt/Main, I. Med. Univ.-Klinik.
954. „ „ Krieger, Heinz, Facharzt f. innere Medizin, Leitender Arzt d. inneren u. Röntgen-Abtlg. d. Städt. Krankenhauses Kaufbeuren/Allgäu, Gutenbergstraße 8.
955. „ „ Kroetz, Christian, Professor, Allg. Krankenhaus Hamburg-Barmbek, privat: Hamburg-Wandsbek, Lesserstraße 180.
956. „ „ Krogh, Georg-Friedrich v., Oberarzt a. LVA.-Krankenhaus, Mölln/Lbg.
957. „ „ Krüger, Benno, Facharzt f. Lungenkrankheiten, Wuppertal-Elberfeld Wall 3.
958. „ „ Krüger, Wilhelm, Oberursel/Ts., Kuranstalt Hohemark.
959. „ „ Krüskemper, Caspar, Chefarzt d. inneren Abtlg. d. St. Bernwards-Krankenhauses, (20a) Hildesheim, Kaiser-Friedrich-Straße 26.
960. „ „ Kuckuck, Walter, Bielefeld, Werther Straße 179.
961. „ „ Kunsch, P., Dr. med., Linz-Urfahr, (Österreich), Rudolfstraße 42.
962. „ „ Küchemann, Alfons, Facharzt f. innere Krankheiten, Bochum/Westf., Stolzestraße 24.
963. „ „ Küchmeister, Heinrich, Dozent, wiss. Assistent, II. Med. Univ.-Klinik Hamburg-Eppendorf, Hamburg 20, Curschmannstraße 31.
964. „ „ Kück, Heinrich, Facharzt f. innere Krankheiten, Eutin-Fissau, Seeschloß L.V.A. Hamburg.
965. „ „ Kühl, Egbert, Prakt. Arzt, Röllshausen üb. Treysa.
966. „ „ Kühle, Eckart, Assistenzarzt a. d. I. Med. Abtlg. d. Allg. Krankenhauses Harburg, privat: Hamburg 33, Fuhlsbütteler Straße 458 III.
967. „ „ Kühn, Hans, Leitender Oberarzt a. Krankenhaus Bethanien, Hamburg 20, Eppendorfer Landstraße 27.
968. „ „ Kühn, Hans-Adolf, Facharzt f. innere Krankheiten, Freiburg / Brsg., Steinackerstraße 8.
969. „ „ Kühn, Richard, Facharzt f. innere Krankheiten, Behandelnder Arzt am Kursanatorium, Bad Neuenahr, Hauptstraße 36.
970. „ „ Kühnau, Professor, Direktor d. Physiol. Chem. Inst., Hamburg 20, Martinistraße 52.
971. „ „ Kühne, Rudolf, Leipzig S 3, Kurt-Eisner-Straße 15.
972. „ „ Külbs, Professor, Direktor d. Med. Univ.-Klinik Köln, Hoffnungsthal, Bez. Köln.

973. Herr Dr. Künzel, Ottomar, Dr. med. habil., Facharzt f. innere Medizin, Köln-Marienburg, Tiberiusstraße 14.
974. „ „ Küppers, Karl, Facharzt f. innere Medizin, Oedt bei Krefeld, Johann-Girmes-Straße 138.
975. „ „ Kürten, Hans Fred, Dr. med. habil., Dr. phil., Facharzt f. innere Krankheiten, München 59, Tangastraße 52.
976. „ „ Kürten, Heinz, Professor, München 13, Georgenstraße 4.
977. „ „ Kugelmeier, Leo M., Facharzt f. innere Medizin, (22b) Saarburg, Bez. Trier, Chefarzt des Kreiskrankenhauses.
978. „ „ Kuhlmann, Fritz, Professor, Essen-Werden, Evgl. Krankenhaus.
979. „ „ Kuhn, Walter, Facharzt f. innere Krankheiten, Ärztl. Dir. d. Heilstätte Königstuhl, Heidelberg-Kohlhof.
980. „ „ Kunstmann, H., Professor, Leiter d. Gerh.-Wagner-Krankenhauses, Hamburg 1, Steindamm 9.
981. „ „ Kuntze, Oberarzt, Allg. Krankenhaus Barmbek, Hamburg 33, Am Rübenkamp 148.
982. „ „ Kunz, Günther, wiss. Assistent d. II. Med. Klinik Charité, Berlin O 17, Rotherstraße 1.
983. „ „ Kunz, Walther, Facharzt f. innere Krankheiten, Leitender Arzt d. inneren Abtlg. d. Städt. Krankenhauses, Hofheim/Ts., Rossertstraße 18.
984. „ „ Kuschinsky, Gustav, ordentlicher Professor, Direktor des Pharmakol. Inst. Mainz, Johannes-Gutenberg-Universität, Langenbeckstraße 1.
985. „ „ Kutschera von Aichbergen, Hans, Professor, Graz (Österreich), Naglergasse 14.
986. „ „ Laberke, Johannes A., Facharzt f. innere Medizin, Dr. Dr., Eßlingen/Neckar, Städt. Krankenhaus.
987. „ „ Lade, Fritz, Facharzt f. innere Krankheiten, Essen, Krawehlstraße 40.
988. „ „ Laessing, Fritz, Ärztl. Direktor d. Städt. Krankenanstalten, (24a) Cuxhaven, Strichweg 76.
989. Frau „ Lagrèce, geb. Betz, Maria Elisabeth, Duisburg, Konradistraße 8.
990. Herr „ Lämmerhirt, Fritz-Günter, Facharzt f. innere Krankheiten, Schwelm (Westf.), Hauptstraße 111.
991. „ „ Lampé, A. Ed., Professor, Priv.-Doz., München 15, Uhlandstraße 8.
992. „ „ Lampen, Heinrich, Priv.-Dozent, Bielefeld, St. Franziskushospital.
993. „ „ Lampert, H., Professor, Chefarzt a. d. Weserberglandklinik, Höxter/Westf. I.
994. Frl. „ Lamprecht, Ilse, Fachärztin f. innere Medizin, (10a) Bautzen/Sa., Taucherstraße 22.
995. Herr „ Landen, Heribert C., Dozent, Facharzt f. inn. Medizin, Neuß/Rhein, Kaiser-Friedrich-Str. 90.
996. „ „ Landes, Professor, Chefarzt d. inneren Abtlg. d. Stadt-Krankenhauses, Landshut/Bayern.
997. „ „ Lang, Konrad, Professor f. Physiol. Chemie, Mainz, Johannes-Gutenberg-Universität.
998. „ „ Lange, Fritz, a. o. Univ.-Professor, Ärztl. Direktor d. Abtlg. f. innere Krankheiten d. Kreiskrankenhauses, Göppingen.
999. „ „ Langebeckmann, Fritz, Facharzt f. Lungenkrankheiten, Schömberg Kr. Neuenbürg, Waldsanatorium Dr. Schröder.
1000. „ „ Langendorff, H. W., Direktor d. Städt. Krankenhauses a. D., (17b) Konstanz a. Bodensee, Friedrichstraße 8a.
1001. „ „ Langreuter, Rolf, Facharzt f. i. Medizin, Bad Nauheim, Ludwigstr. 21.
1002. „ „ Lapp, F. W., Professor, Marburg/Lahn, Hess. Diabetikerberatung, Liebigstraße 21.
1003. „ „ Lasch, Fritz, Primararzt, Chefarzt d. Landeskrankenhauses, Villach (Österreich), Nikolaigasse 43.
1004. „ „ Latty, Samuel G., M. D., Chef d. inneren Kranken-Abtlg. d. US-Army-Hospital, Wiesbaden, Holsteinstraße 54, (Heimatadresse): US. Hope Valley, Durham, No. Carolina USA.

1005. Herr Dr. **Lauf**, Edmund, Chefarzt d. inneren Abtlg. d. Städt. St. Petri-Hospitals, (21a) Warburg/Westf.
1006. „ „ **Laur**, Otto, Professor, Chefarzt d. Städt. Krankenhauses, Ravensburg.
1007. „ „ **Laurentius**, Paul, Dr. med. habil., Leitender Arzt d. Med. Klinik d. Allg. Krankenhauses Barmbek, privat: Hamburg 39, Hudtwalckerstraße 21.
1008. „ „ **Laves**, Wolfgang, o. Professor f. gerichtl. Medizin, München, Frauenlobstraße 11.
1009. „ „ **Lechleitner**, Hermann, Facharzt f. innere Krankheiten, Innsbruck/Tirol (Österreich), Meraner Straße 8.
1010. „ „ **Legel**, Christian, Facharzt f. innere Medizin, Bad König i. O., Med. Klinik Dr. Legel.
1011. „ „ **Lehmann**, Gerhard, Prakt. Arzt, Cottbus-Ströbitz, Chausseestr. 13-15.
1012. „ „ **Lehmann**, Karl, Facharzt f. innere Krankheiten, Stuttgart W., Paulusstraße 2 A.
1013. „ „ **Leiblein**, Hilmar, Facharzt f. innere Krankheiten, München 13, Wormser Straße 1/2.
1014. „ „ **Leineweber**, H. G., Facharzt f. innere Krankheiten, Hamburg 6, Schäferkampsallee 5.
1015. „ „ **Leisner**, J. O., Facharzt f. innere Krankheiten, Bregenz/Bodensee, Rheinstraße 62 (Kaiserstraße 16).
1016. „ „ **Leitner**, Rolf v., Prakt. Arzt, Berlin-Charlottenburg, Sybelstraße 37.
1017. „ „ **Lemmel**, Arthur, Facharzt f. innere Krankheiten, Leitender Arzt d. Tbc-Rekonvaleszentenheim „Rhönheim", Brückenau-Stadt/Ufr.
1018. „ „ **Lendle**, Ludwig, Professor, Direktor d. Pharmak. Instituts, Göttingen, Geiststraße 9.
1019. „ „ **Lengemann**, Wolf, Facharzt f. Magen-, Darm- u. Stoffwechselkrankheiten, Bremen, Am Dobben 45.
1020. „ „ **Lenhartz**, Hermann, Chefarzt d. inneren Abtlg. am Roten-Kreuz-Krankenhaus, Hamburg 20, Geffckenstraße 13.
1021. „ „ **Lennée**, Heinrich, Facharzt f. innere Krankheiten, Chefarzt d. inneren Abtlg. d. Pius-Hospitals, (23) Oldenburg i. O., Raiffeisen- vormals Rosenstraße 38.
1022. „ „ **Lentrodt**, Hans-Wilhelm, Facharzt f. innere Krankheiten, Bad Pyrmont, Schloßstraße 9.
1023. „ „ **Leonhardi**, Gottfried, Priv.-Doz.. Physiol.-chem. Laborat. d. Univ.-Hautklinik, Frankfurt/Main-Sachsenhausen, Ludwig-Rehnstr. 14.
1024. „ „ **Lepel**, Gerhard, Dozent, Facharzt f. innere Medizin, Jever/Friesland, Alter Markt 13.
1025. „ „ **Leppert**, Hermann, Facharzt f. innere Krankheiten, Bad Wildungen, Brunnenallee 27.
1026. „ „ **Lethaus**, Heinz, Leitender Arzt d. inneren Abtlg. d. Kreiskrankenhauses, Wolffsche Stiftung, Lemgo/Lippe, Slavertrift 32.
1027. „ „ **Letterer**, Erich, Professor, Direktor d. Pathol. Inst. d. Universität Tübingen, Liebermeisterstraße 8.
1028. „ „ **Leupold**, Friedrich, wiss. Assistent, Med. Univ.-Klinik Kiel, Feldstraße 12.
1029. „ „ **Leutenegger**, Friedrich, Facharzt für innere Medizin, F.M.H., Chur (Schweiz), Obere Plessurstraße 5.
1030. „ „ **Leuze**, Alfred Martin, Facharzt f. innere Krankheiten, Chefarzt d. Sanatoriums Erholung, Sülzhayn/Südharz.
1031. „ „ **Lickint**, Fritz, Professor, Dr. med. habil., Leitender Arzt, Extraordinarius d. TH Dresden, Dresden A 20, Rungestraße 39.
1032. „ „ **Liebau**, Gerhart, Dozent, Dr. med. habil., Facharzt für innere Med., Chefarzt d. inn. Abtlg. d. Kreiskrankenhauses Peine-Kl. Bülten/Hann., Peine/Hann., Mühlenstraße 16.
1033. „ „ **Liebermeister**, Karl H., Leitender Arzt d. inn. Abtlg. d. Knappschaftskrankenhauses, Neunkirchen/Saar, Hospitalstraße 40.
1034. „ „ **Liebig**, Hans, Professor, Bad Orb, Kinderheilanstalt u. Spessartsanatorium, Am Quellenring 11.

1035. Herr Dr. Liesenfeld, Fridolin, Chefarzt d. inneren Abtlg. d. Anna-Hospital, Wanne-Eickel/Westf., Schwerinstraße 11.
1036. „ „ Lindemann, Hans, Düsseldorf, Cranachstraße 21 I.
1037. „ „ Lindner, Werner, Dr. med. habil., Leitender Arzt d. inneren Abtlg. d. Städt. Krankenhauses, (20b) Drütte (üb. Braunschweig).
1038. „ „ Linke, Adolf, Facharzt f. innere Medizin, Priv-Doz. Oberarzt der Med.Univ.-Klinik (Ludolf-Krehl-Klinik), Heidelberg, Bergheimer Straße 58.
1039. „ „ Linneweh, Friedrich, Professor, Direktor d. Univ.-Kinderklinik, Marburg/Lahn, Deutschhausstraße 12.
1040. „ „ Linneweh, Wilhelm, Dr. med. habil., Amtskrankenhaus, (21b) Hemet Kr. Iserlohn/Westf., Im Ohl 34.
1041. „ „ Lippmann, Richard v., Chefarzt i. R., Facharzt f. innere Medizin, Frankfurt/Main I, Bleichstraße 52.
1042. „ „ Lippross, Otto, Dr. med. habil., Facharzt f. innere Medizin, Dortmund, Heiliger Weg 49.
1043. „ „ Litzner, Stillfried, Professor, Chefarzt d. inneren Abtlg. d. Städt. Krankenhauses, Wolfenbüttel/Braunschweig, Neuer Weg 51.
1044. „ „ Loenhardt, Arthur, Facharzt f. innere Medizin, Duisburg, Vom-Rath-Straße 19.
1045. „ „ Loes, Paul, Facharzt f. innere Krankheiten, Freiburg/Brsg., Schwaighofstraße 18.
1046. „ „ Loeser, Arnold, Professor, Dr. med. et phil., Leiter d. Pharmak. Inst. d. Westf. Landes-Universität, Münster/Westf., Westring 12.
1047. „ „ Loewenstein, Wilfried, Med.-Rat, Wien VI/56, Windmühlgasse 14.
1048. „ „ Löffler, Wilhelm, Professor, Direktor d. Med. Univ.-Klinik, Zürich (Schweiz), Zürichbergstraße 44.
1049. „ „ Löser, Alois, Facharzt f. innere Krankheiten u. Röntgenologie, Karlsruhe, Schnetzlerstraße 1.
1050. „ „ Lötz, Franz Josef, Facharzt f. innere Krankheiten, Chefarzt d. inneren Abtlg. d. Vinzenz-Hospitals, (21b) Menden/Westf., Kreis Iserlohn.
1051. „ „ Loddenkemper, Robert, Leitender Arzt d. Viktoria-Vers.-Gesellschaften, Düsseldorf, Bahnstraße 2—8.
1052. „ „ Lohmann, Friedrich Wilhelm, Facharzt f. innere Krankheiten, Essen-Stadtwald, Ahornstraße 6.
1053. „ „ Lohmann, Volker, Facharzt f. Magen-, Darm- u. Stoffwechselkrankheiten, Hamburg 20, Eppendorfer Baum 34 I.
1054. „ „ Lommel, F., Professor, Direktor d. Med. Univ.-Poliklinik, Jena, Gutenbergstraße 1.
1055. „ „ Lorentz, Karl, Internist, Berlin SW 29, Cottbuser Damm 90.
1056. „ „ Lorenz, Hanns, Hannover-Wülfel, Hildesheimer Chaussee 126.
1057. „ „ Lorenz, Karl, Facharzt f. innere Krankheiten, Wiesbaden, Schenkendorfstraße 4.
1058. „ „ Lorenz, Wolfram, Facharzt f. innere Krankheiten, Eßlingen/Neckar, Katharinenstraße 51.
1059. „ „ Losse, Heinz, Dr. med., Ass. Arzt, Med. Univ.-Klinik, Münster i. W., Westring 3.
1060. „ „ Lossen, Heinz, Professor, Direktor d.Univ.-Röntgen-Institutes, Mainz, Langenbeckstraße 1.
1061. „ „ Luckner, Herbert, Professor, Hamburg 20, Univ.-Krankenhaus, Eppendorf, Martinistraße 52.
1062. „ „ Ludwig, H. Professor, II. Med. Klinik Bürgerhospital, Basel (Schweiz) Schützenmattstraße 42.
1063. „ „ Lueg, Werner, Professor, Chefarzt d. inneren Klinik Konitzkystift, Bad Nauheim, Ernst-Ludwig-Ring 8.
1064. „ „ Lübken, Wulf, Arzt, Med. Univ.-Klinik, Greifswald, Langefuhrstr. 23a.
1065. „ „ Lückhoff, Fr. P., Facharzt f. innere Krankheiten, Erfurt, Hirnzigenweg 3—4.
1066. „ „ Lüderitz, Bernhard, Dozent, Facharzt f. innere Krankheiten, Münster i. W., Westring 3.

1067. Herr Dr. Lühr, Karl, Dozent, Dr. med. habil., Chefarzt d. Staatsbades, Leiter d. staatl. Klinik u. Rheumaforschungsanstalt, (10b) Bad Elster, Richard-Schmincke-Straße 2.

1068. „ „ Lührs, Arthur, Facharzt f. innere Krankheiten, Chefarzt d. inneren Abtlg. d. Kreiskrankenhauses, Rinteln/Weser, Klosterstraße 21.

1069. „ „ Lührs, Walter, Leitender Internist a. d. Geschwulstklinik d. deutschen Akademie d. Wissenschaft, Berlin-Buch, Lindenberger Weg 80.

1070. „ „ Lürmann, Otto-Wilh., Chefarzt d. inneren Abtlg. d. Krankenhauses vom Roten Kreuz, Frankfurt/Main, Bockenheimer Landstraße 93.

1071. „ „ Lurz, Ludwig, Leitender Arzt a. Krankenhaus, Aschaffenburg, Grünewaldstraße 5.

1072. Frau „ Luschka - Severin, Marianne, Prakt. Ärztin, Essen, Margaretenstraße 35.

1073. Herr „ Lusicky, Karl, Univ.-Prof., Dr. med., Sarajevo-Vase, Miskina 9/III (Jugoslavien).

1074. „ „ Lutterbeck, Hermann, Facharzt f. innere Krankheiten, Berlin-Zehlendorf-West, Goethestraße 42.

1075. „ „ Luz, Karl, Facharzt f. innere Medizin, Kronach/Obfr., Amtsgerichtsstraße 7.

1076. „ „ Lydtin, H., Facharzt f. innere Krankheiten, Partenkirchen, Dreitorspitzstraße 15.

1077. „ „ Lydtin, Kurt, a. o. Professor, München 19, Romanstraße 16.

1078. „ „ Mahr, G. H., Freiburg/Brsg., Hohenzollernstraße 6.

1079. „ „ Mainzer, Fritz, Professor, Dr. med., Alexandrien (Ägypten), 63. Avenue Fouad 1er, Boite Postale 13 07.

1080. „ „ Mainzer, Gustav, Bremerhaven-M., Zeppelinstraße 15.

1081. „ „ Malamos, Basil, Athen (Griechenland), Homerstraße 54.

1082. „ „ Malluche, Chefarzt d. Lungenheilstätte, Falkenstein/Ts., Landes-Heilstätte.

1083. „ „ Mancke, Rudolf, Professor, Leitender Arzt d. inneren Abtlg. d. Städt. Krankenhauses II, Rendsburg/Holstein, Lilienstraße 25.

1084. „ „ Mann, Wilhelm, Facharzt f. Magen-, Darm- u. Stoffwechselkrankheiten, Leitender Arzt d. inneren Abtlg. d. Burgfeld-Krankenhauses, Kassel, Rundstraße 31.

1085. „ „ Mannhardt, Gilbert, Facharzt f. innere Medizin, (24a) Hamburg 36, Dammtorstraße 27.

1086. „ „ Manthey, Georg, Lungenfacharzt, Hamburg 36, Jungfernstieg 44.

1087. „ „ Mantz, Josef, Facharzt f. innere Krankheiten, Offenbach/Main, Rathenaustraße 21.

1088. „ „ Marchand, Fritz, Facharzt f. innere Medizin, Herford/Westf., Janup 8, Kreis- und Stadtkrankenhaus.

1089. „ „ Maret, Friedrich, Leitender Arzt d. inneren Abtlg. d. Elisabeth-Krankenhauses, Trier, Glockenstraße 17.

1090. „ „ Maring, Leo, Chefarzt d. Allg. O. K. K., Koblenz/Rhein, Frankenstr. 31.

1091. „ „ Mark, R., Professor, Direktor d. Med. Poliklinik, Rostock.

1092. „ „ Marker, Rudolf, Facharzt f. innere Krankheiten, Frankfurt/Main-Höchst, Königsteiner Straße 39.

1093. „ „ Markoff, Nicola, Priv.-Doz., Chefarzt d. Med. Abtlg. d. Kantonspitals Chur (Schweiz).

1094. „ „ Martin, H., Assistent d. II. Med. Univ.-Klinik, Frankfurt/Main, Bad Homburg v. d. Höhe, Kisseleffstraße 9.

1095. „ „ Martin, Richard-Wilhelm, Dozent, Dr. med. habil., Facharzt f. innere Krankheiten, z. Z. Bad Homburg v. d. Höhe, Gluckensteinweg 5.

1096. „ „ Martini, H., Facharzt f. innere Krankheiten, Brühl, Bez. Köln, Friedrichstraße 28.

1097. „ „ Martini, Paul, Professor, Direktor d. Med. Univ.-Klinik, Bonn/Rhein, Venusberg.

1098. „ „ Martins, Werner, Leitender Arzt d. inneren Abtlg. d. Evgl. Krankenhauses Köln-Lindenthal, Köln-Marienburg, Post Köln-Bayenthal, Mehlemer Straße 17.

1099. Frl. Dr. Marx, Dorothe, Heidelberg, Bleichstraße 2.
1100. Herr „ Marx, Heribert, Facharzt f. innere Medizin, Med. Klinik d. Städt. Krankenanstalten, Darmstadt, Grafenstraße 9.
1101. „ „ Masing, Ernst, Professor, Heidelberg-Schlierbach. Im Grund.
1102. „ „ Maske, Helmut, München-Obermenzing, Reginbaldstraße 18.
1103. „ „ Masorsky, Peter, Direktor i. R., Prov.-Ob.-Med.-Rat, Wiesbaden, Niederwaldstraße 45 I. lk.
1104. „ „ Massini-Speiser, R., Professor, Basel (Schweiz), Missionsstraße 7.
1105. Frl. „ Masur, Erika, Fachärztin f. innere Krankheiten, Essen-Stadtwald, Hagelkreuz 4.
1106. Herr „ Matakas, Frank, Spezialarzt f. Magen-, Darm- u. Stoffwechselkranke, Köln, Hohenzollernring 2—10 (Concordiahaus).
1107. „ „ Mathes, Hubert, Facharzt f. innere Krankheiten, Essen, Rüttenscheider Straße 83.
1108. „ „ Matthes, Karl, Professor, Direktor d. Ludolf-Krehl-Klinik, (17a) Heidelberg. Bergheimer Straße 58.
1109. „ „ Matthes, Max, Freiburg/Brsg., Med. Univ.-Klinik, Hugstetter Str. 55.
1110. „ „ Mauch, Heinrich-Otto v., Facharzt f. innere Krankheiten, Oberarzt a. d. Poliklinik Dresden-Trachau, Dresden N 23, Boxdorfer Straße 40.
1111. „ „ Mauel, W., Facharzt f. innere u. Nervenkrankheiten, Chefarzt am Dreikönigshospital, Köln-Mülheim, Fürstenbergstraße 31.
1112. „ „ Maul, Helmut, Facharzt f. innere Medizin, Founder Fellow of the South African Colledge of Physicians and Surgeons, Windhoek, S. W. Africa, P. O. Box 393.
1113. „ „ Maurer, Gustav, Chefarzt, Zürich-Zollikerberg (Schweiz), Lärchenstraße 18.
1114. „ „ May, Albert, Facharzt f. innere Medizin, Leitender Arzt d. inneren Abtlg. d. Liebfrauenkrankenhauses, Düsseldorf, Uhlandstraße 2.
1115. „ „ May, Herbert, Facharzt f. innere Krankheiten, Lahr i. B., Bezirks-Krankenhaus, Wasserklammstraße 10.
1116. „ „ May, Wilhelm, San.-Rat, Leitender Arzt d. Krankenanstalt d. Wildbades Kreuth (Dorf) bei Tegernsee.
1117. „ „ Mayer-List, Richard, Professor, Vorstand d. Paulinenhospital, Stuttgart N., Herdweg 15.
1118. „ „ Mayer-List, Rudolf, Geh. San.-Rat, Stuttgart W., Herdweg 15.
1119. „ „ Mayerle, Emil, Facharzt f. Magen-, Darm- u. Stoffwechselkrankheiten, Karlsruhe, Kriegsstraße 123.
1120. „ „ Mechelke, Kurt, Dozent, Assistenzarzt a. d. Med. Univ.-Klinik, Heidelberg, Ludolf-Krehl-Klinik.
1121. „ „ Mecke, Walter, Facharzt f. innere Krankheiten, Rotenburg/Hann., Lindenstraße 6.
1122. „ „ Meerwein, Felix, Facharzt f. innere Medizin, F.M.H., Basel (Schweiz), Missionsstraße 6.
1123. „ „ Meese, Josef, Leitender Arzt d. inneren Abtlg. d. Vinzenzkrankenhauses, Essen-Stoppenberg, Rathenaustraße 6.
1124. „ „ Meiffert, Günther, Oberarzt a. Allg. Krankenhaus Barmbek, Hamburg 33, Am Rübenkamp 148.
1125. „ „ Meinertz, J., Professor, Leitender Arzt d. inneren Klinik d. Stadtkrankenhauses, Worms/Rhein, Gewerbeschulstraße 1.
1126. „ „ Meinhardt, Otto, Chefarzt d. inneren Abtlg. d. Kaiser-Wilhelm-Krankenhauses, Duisburg-Meiderich, Pfarrstraße 10.
1127. „ „ Meinke, Elmar, Assistenzarzt, Berlin-Grunewald, Hubertusallee 36.
1128. „ „ Meins, Hermann, Facharzt f. innere Krankheiten, Berlin-Neukölln, Schierkerstraße 29.
1129. „ „ Meitner, Hans-Joachim, Oberarzt d. Med. Klinik a. Stadtkrankenhaus, Hof/Saale.
1130. „ „ Mellinghoff, C. H., Professor, Leiter d. inneren Abtlg. d. Kreiskrankenhauses, Kirchheim-Teck.
1131. „ „ Melzer, Heinz, Assistenzarzt, Neviges/Rhld., Haus Asbruch.

1132. Herr Dr. Menschig, Carl, Facharzt f. innere Krankheiten, Berlin-Friedenau, Fregestraße 80.
1133. „   „ Mentz, Richard, Leitender Arzt d. inneren Abtlg. d. Stadtkranken-hauses, Soest/Westf., Pagenstraße 31.
1134. „   „ Menzel, Martin, Facharzt f. innere Medizin, Hamburg 13, Hansastr. 17.
1135. „   „ Menzel, Werner, Professor, Dozent, Hamburg 1, An der Alster 25.
1136. „   „ Merk, Richara, wiss. Assistent, Freiburg/Brsg., Med. Univ.-Klinik, Hugstetter Straße 55.
1137. „   „ Merkel, Generaloberstabsarzt a. D., Wiesbaden, Rüdesheimer Str. 24.
1138. „   „ Merkel, Klaus, Facharzt f. innere Krankheiten a. Krankenhaus, Teterow/Meckl.
1139. „   „ Merkelbach, Priv.-Doz., Spezialarzt f. innere Medizin, Basel (Schweiz), Mittlere Straße 41.
1140. „   „ Merten, Richard, Priv.-Doz., Mainz, Stadtkrankenhaus, Med. Univ.-Poliklinik.
1141. Frl. „ Mertens, Elisabeth, Dr. med., Dr. phil. nat., Fachärztin f. innere Medizin, Hamburg 20, Lehnhartzstraße 20 II.
1142. Herr „ Mertens, Otto, Oberarzt d. II. Med. Klinik, Charité, privat: Berlin-Dahlem, Falkenried 30.
1143. „   „ Mertens, Wilhelm, Köln-Merheim, Städt. Krankenanstalten.
1144. „   „ Meschede, Franz, Facharzt f. innere Krankheiten a. St. Marien-Hospital, Hamm/Westf., Südring 14.
1145. „   „ Metallinos, Gerassimos, Facharzt f. innere Krankheiten, Berlin SO 36, Skalitzerstraße 99.
1146. Frl. „ Metelmann, Ursula, Fachärztin f. innere Krankheiten, Tuttlingen, Rathausstraße 7 I.
1147. Herr „ Metz, Emil, Facharzt f. innere Medizin, Witzenhausen/Werra, Städt. Krankenhaus, Steinstraße 26.
1148. „   „ Metzner, Karl-Hans, Facharzt f. innere Krankheiten, Mainz, Guten-bergplatz 10.
1149. „   „ Meuret, W., Chefarzt d. inneren Abtlg. d. Kreiskrankenhauses, Tutt-lingen/Württbg., Zeppelinstraße 15.
1150. „   „ Meyer, Ernst, Nervenarzt, Baden-Baden, Werderstraße 30.
1151. „   „ Meyer, Fritz, Professor, Düren/Rhld., Med. Klinik d. Städt. Kranken-hauses, Roonstraße 30.
1152. „   „ Meyer, Hans, Min.-Rat, Chefarzt d. Krankenhausstiftes, Koblenz, Wendelinusstraße 31.
1153. „   „ Meyer, Hans, Honorarprofessor a. d. Philipps-Universität Marburg/Lahn, Grassenberg 1.
1154. „   „ Meyer, Volkmar, Oberarzt d. Med. Klinik d. Städt. Krankenanstalten, Wiesbaden.
1155. „   „ Meyer, Walter-Constantin, Professor, Chefarzt d. Med. Abtlg. a. Krankenhaus Nymphenburg, München 38, Menzinger Straße 48.
1156. „   „ Meyer-Börnecke, Erich, Blankenburg/H., Kurstraße.
1157. „   „ Meyer-Laack, Helmut, Oberarzt d. Röntgeninstitutes des Kranken-hauses Karl-Marx-Stadt, Nordstraße 27.
1158. „   „ Meyeringh, Heinz, Oberregierungs-Med.-Rat, Neumünster, Roon-straße 25.
1159. „   „ Meyer zu Schwabedissen, Otto, Med. Univ.-Klinik, Freiburg/Brsg., Silberbachstr. 21.
1160. „   „ Meythaler, Friedrich, Professor, Vorstand d. II. Med. Klinik d. Allg. Städt. Krankenhauses Nürnberg.
1161. „   „ Mezger, M. D., H. J., 5532 N. 3rd. Street, Philadelphia 20, Pa. USA.
1162. „   „ Michaelsen, Otto, Facharzt f. innere Krankheiten, Wiesbaden, Nero-tal 2.
1163. „   „ Michel, Hermann, Facharzt f. innere Medizin, Oberarzt d. inneren Abtlg. a. Berufsgenossenschaftlichen Unfallkrankenhaus, (13b) Murnau, Alte Mühlhagener Straße 311.
1164. „   „ Mietzsch, Fritz, Prof. Dr. ing., Ehrendoktor d. Med. Fakultät d. Uni-versität Münster i. W., Wuppertal-Elberfeld, Farbenfabriken Bayer.

1165. Herr Dr. Mikat, Berthold, Facharzt f. innere Medizin, Referent i. Staatl. Bundesamt, Wiesbaden, Dotzheimer Straße 86.
1166. „ „ Milark, Hans, Landesvertrauensarzt d. L. V. A., Frankfurt/Main, Parlamentstraße 19.
1167. „ „ Minks, Wilhelm, Leitender Arzt d. inneren Abtlg. d. Evgl. Krankenhauses Simmern/Hunsrück, Haus Rheinbach.
1168. „ „ Mirus, Georg, Facharzt f. innere Medizin, Chefarzt d. Städt. Krankenhauses am Berg, Wertheim/Main, Brombergstraße 3.
1169. „ „ Misgeld, Franz-Josef, Ärztl. Direktor d. Augusta-Viktoria-Krankenhauses, Berlin-Schöneberg, Post Friedenau, Canovastraße 9.
1170. „ „ Missmahl, Peter, Assistenzarzt, Tübingen, Lichtensteinstraße 8.
1171. „ „ Mittermaier, Richard, Professor, Direktor d. Univ.-Ohrenklinik, Marburg/Lahn, Wilhelm-Roser-Straße 32.
1172. „ „ Mixius, Otto-Helmut, Facharzt f. innere Krankheiten, Bad Oeynhausen, Sültebusch 5.
1173. „ „ Moehlis, Joachim-Hiller, Facharzt f. innere Medizin, Berlin-Friedenau, Stierstraße 4.
1174. „ „ Moeller, Curt, Facharzt f. innere Krankheiten, Hamburg-Rahlstedt, Ramstedtstraße 33.
1175. „ „ Moeller, Hans-Christian, stellvertr. Oberarzt d. Med. Univ.-Poliklinik, Rostock.
1176. „ „ Moeller, Julius, Priv.-Doz., (13a) Würzburg, Med. Univ.-Klinik, privat: Rotscheibengasse 45.
1177. „ „ Moers, Hermann, Professor, Leitender Arzt d. inneren Abtlg. d. St. Franziskus-Hospitals, Köln-Ehrenfeld, Schönsteinstraße.
1178. „ „ Moeschlin, Sven, Priv.-Doz., Chefarzt, Med. Klinik, Bürgerspital Solothurn (Schweiz).
1179. „ „ Möbius, Walter, Facharzt f. innere Medizin, Bonn, Kaiserstraße 39.
1180. „ „ Möller, Paul, Leitender Arzt d. Kreiskrankenhauses, Laupheim b. Ulm (Donau).
1181. „ „ Möller, Wilhelm, Facharzt f. innere Krankheiten, Kassel, Frankfurter Straße 46.
1182. „ „ Mössmer, Hermann, Chefarzt a. Krankenhaus d. Miss. Benediktinerinnen, Tutzing/Obb.
1183. Frau „ Möwius, Eva, Fachärztin f. innere Medizin, Berlin-Wilmersdorf, Detmolder Straße 14.
1184. Herr „ Mohnike, Gerhard, Oberarzt d. Diabetikerheims Garz und Karlsburg, Anstalt zur Erforschung und Behandlung der Zuckerkrankheit, Karlsburg, Kreis Greifswald.
1185. „ „ Mohr, Werner, Professor, Chefarzt d. klinischen Abtlg. d. Tropeninstituts, Hamburg 20, Rosenbrook 10a.
1186. „ „ Mohr, Wilhelm, Oberarzt a. Stadtkrankenhaus, Hof a. d. Saale/Bay.
1187. „ „ Moldenschardt, Hans, Leitender Arzt d. inneren Abtlg. d. Kreiskrankenhauses, Wernigerode/Harz, Im Kuntz'schen Garten 5.
1188. „ „ Moll, Albrecht, Priv.-Doz., Facharzt f. innere Krankheiten, Erlangen, Med. Univ.-Poliklinik, Östl. Stadtmauerstraße 29.
1189. „ „ Moll, Karl, Facharzt f. innere Krankheiten, Aachen, Heinrichsallee 24.
1190. „ „ Mommsen, Helmut, Professor, Frankfurt/Main, Baseler Straße 21.
1191. Frl. „ Mommsen, Ulla, Frankfurt/Main, Im Burgfeld 143.
1192. Herr „ Mond, O., Professor, Hamburg 13, Oberstraße 25.
1193. „ „ Moog, Otto, Professor, Facharzt f. innere Krankheiten, Lauenburg (Elbe)/Schlesw.-Holstein, Weingarten 18.
1194. „ „ Moormann, Hans, Facharzt f. innere Krankheiten, Chefarzt d. inneren Abtlg. d. Krankenhauses, (23) Bramsche, Hasestraße 19.
1195. „ „ Morr, Heinz, Facharzt f. innere Krankheiten, (20b) Helmstedt i. Br., Dr.-Heinrich-Jasper-Straße 11.
1196. „ „ Mory, Ernst, Saarbrücken 5, Rheinstraße 2.
1197. „ „ Mosler, P., Mainz, Eichelsteinstraße 6.

1198. Herr Dr. Motschmann, Heinz, Oberarzt d. inneren Abtlg. d. Städt. Krankenhauses Salzgitter-Drütte, Facharzt f. innere Krankheiten, (20b)
Wolfenbüttel, Am kurzen Holze 19.
1199. „   „ Mücke, Willy, Facharzt f. innere Medizin, Berlin-Lichterfelde West,
Drakestraße 68.
1200. „   „ Mühlich, Hans, Facharzt f. innere Krankheiten, Limbach i. Sa.,
üb. Karl-Marx-Stadt, Feldstraße 13.
1201. „   „ Müller, Bruno-Walter, Chefarzt d. Kreiskrankenhauses Empelde,
Hannover-Empelde.
1202. „   „ Müller, Christian, Facharzt f. innere Medizin, Rastatt, Kasselstraße 5.
1203. „   „ Müller, Erich, Oberarzt d. Med. Klinik d. Städt. Krankenanstalten,
Facharzt f. innere Krankheiten, Essen, Alexanderstraße 29.
1204. „   „ Müller, Friedrich, Facharzt f. Kinderkrankheiten, Hameln, Ostertor-
wall 35b.
1205. „   „ Müller, Friedrich, Dozent, Dr. med. habil., Oberarzt d. Med. Univ.-
Klinik, Greifswald, Langefuhrstraße 23a.
1206. „   „ Müller, Fritz, Hagen/Westf., Wehringshauser Straße 78.
1207. „   „ Müller, Hans Robert, Dozent, Chefarzt d. Nervenabtlg. d. Allg.
Krankenhauses St. Georg, Hamburg 13, Hagedornstraße 49.
1208. „   „ Müller, Heinrich, Chefarzt d. priv. Krankenanstalten, München 25,
Isartalstraße 84.
1209. „   „ Müller, Heinrich, Professor, Prosektor d. Städt. Krankenhauses,
Mainz, Welschstraße 5.
1210. „   „ Müller, Hermann, Chefarzt d. Evgl. Krankenhauses Elsey, Hohen-
limburg/Westf., Bismarckplatz 3.
1211. „   „ Müller, A. Hermann, Facharzt f. innere Medizin, Wildeshausen/Oldbg.
Bahnhofstraße 6.
1212. „   „ Müller, Johannes-Alfons, Leitender Arzt d. inneren Abtlg. d. Elisabeth-Krankenhauses, Bochum, Graf-Engelbert-Straße 19.
1213. „   „ Müller, Konrad, Facharzt f. innere Krankheiten, Chefarzt d. St. Wal-
burga-Krankenhauses, Meschede/Westf., Osterweg 4.
1214. „   „ Müller, L. R., Professor, Erlangen, Loewenichstraße 19 I.
1215. „   „ Müller, Leo, Krankenhausdirektor i. R., Baden-Baden, Maria-Viktoria-Straße 33.
1216. „   „ Müller, Pius, Priv.-Doz., Bamberg, Weide 8.
1217. „   „ Müller, Siegfried, Facharzt f. innere Krankheiten, Halberstadt, An
der Pfeffermühle 19.
1218. „   „ Müller-Bardey, August, Leitender Arzt d. inneren Abtlg. d. Evgl.
Krankenhauses Bethesda, Mönchen-Gladbach, Regentenstr. 59a.
1219. „   „ Müller-Jensen, Wilhelm, Facharzt f. Neurologie u. Psychiatrie,
Hamburg 13, Isestraße 63.
1220. „   „ Müller-Matheesen, Wolfgang G., Facharzt f. Röntgenologie, Düsseldorf, Marktplatz 10.
1221. „   „ Mull, Wilhelm, Hildesheim, Bergstraße 26.
1222. „   „ Mumme, Carl, Dr. med. habil., Chefarzt d. Allg. Krankenhauses,
Hamburg-Bergedorf, Hamburg-Groß Flottbek, Bellmannstr. 36.
1223. „   „ Mundt, Erich, Priv.-Doz., Bonn/Rhein, Med. Klinik Venusberg,
Schillerstraße 19.
1224. „   „ Munkwitz, Günther, Oberarzt a. Krankenhaus, Facharzt f. innere u.
Nervenkrankheiten, Rödgen b. Eilenburg.
1225. „   „ Musshoff, Karl, wiss. Assistenzarzt, Freiburg/Brsg., Eisenbahnstr. 10.
1226. „   „ Müting, Dieter, wiss. Assistent, Greifswald, Hunnenstraße 26.
1227. „   „ Mutke, Fritz, Facharzt f. innere Krankheiten, Herzberg/Harz, Mühl-
graben 2.
1228. „   „ Naber, Julius, Facharzt f. innere Krankheiten, Krankenhaus Marienhof, Koblenz, Schenkendorfstraße 5.
1229. „   „ Nagel, Otto, Ärztl. Direktor d. LVA.-Krankenhauses Mölln/Lauen-
burg, (24a) Mölln/Lauenburg, Hindenburgstraße 5—16.
1230. „   „ Nagel, Wilhelm, Dr. med. habil., Chefarzt d. Med. Klinik d. St. Johan-
nis-Hospitals, Dortmund.

1231. Herr Dr. Natorp, Werner, Chefarzt, Stuttgart O, Wagenburgstraße 6.
1232. „ „ Nausch, Bernhard, Oberarzt, Med. Klinik B, Städt. Krankenanstalten, Osnabrück.
1233. Frau „ Neef-Feldhaus, Elisabeth, Stuttgart-Sillenbuch, Rudolf-Brenner-Straße 40.
1234. Herr „ Nehb, Wolfgang, Assistent d. Med. Klinik d. Allg. Krankenhauses, Hamburg-Langenhorn, Willersweg 12.
1235. „ „ Neidhardt, Karl, Dozent, Dr. med. habil., Chefarzt d. inneren Abtlg. d. Kreiskrankenhauses, Ludwigsburg b. Stuttgart.
1236. „ „ Neumann, Ernst-Heinrich, Prakt. Arzt, Heppenheim/Bergstr., Gräffstraße 7.
1237. „ „ Neumann, Hans, Facharzt f. innere Krankheiten, Bad Orb/Spessart, Hauptstraße 60.
1238. „ „ Neumann, Helmut, Dr. med. habil., Chefarzt d. inneren Abtlg. d. Städt. Krankenanstalten, Koblenz, Krankenhaus Kemperhof.
1239. „ „ Niedieck, Otto, Nervenarzt, Düsseldorf-Oberkassel, Markgrafenstraße 66 II.
1240. „ „ Niedner, Roland, Facharzt f. innere Medizin, Dannenberg/Elbe, Lüneburger Straße 10.
1241. „ „ Niekau, Bruno, Professor, Direktor d. Med. Klinik d. Städt. Krankenhauses i. R., Eßlingen/Neckar, Ebershaldenstraße 29.
1242. „ „ Niemeyer, Richard, Leitender Arzt d. Knappschafts-Sanatoriums, Helmarshausen, Kreis Hofgeismar.
1243. „ „ Nierhoff, Leo, Facharzt f. innere Krankheiten, Chefarzt d. inneren Abtlg. d. Knappschaftskrankenhauses, Völklingen/Saar, Stadionstraße 23.
1244. „ „ Nissen, Karl, Professor, Minden/Westf., Stadt- u. Kreiskrankenhaus, Friedrichstraße 5.
1245. „ „ Nitsch, Wolfgang, Leitender Arzt, Wuppertal-Barmen, Gemarkerstraße 12.
1246. „ „ Nitschke, Alfred, Univ.-Professor, Chefarzt d. Univ.-Kinderklinik, Tübingen, Rümelinstraße 21.
1247. „ „ Nixdorf, Hermann, Facharzt f. innere Medizin, Frankfurt/Main, Breslauer Straße 9.
1248. „ „ Nock, Hans, Facharzt f. innere Krankheiten, Rastatt, Kaiserstraße 47.
1249. „ „ Nocke, Hugo, Leitender Arzt d. inneren Abtlg. d. Städt. Krankenhauses, Achern/Baden, Am Höhenweg
1250. „ „ Noebel, Hans, Reg.-Med.-Rat a. D., Schwenningen/Neckar, Beethovenstraße 19.
1251. „ „ Noeske, Hans-Dietrich, Facharzt f. innere Krankheiten, Frankfurt/Main, Kettenhofweg 66.
1252. „ „ Nöcker, Josef, Med. Univ.-Klinik, Leipzig, Johannisallee 32, privat: Leipzig S 3, Arminiushof 7.
1253. „ „ Nörr, Hanns, Professor, Dr. Dr. h. c., München 23, Brangänestraße 4.
1254. „ „ Nolte, Friedrich Adolf, Facharzt f. innere Krankheiten, Lüneburg, Barckhausenstraße 27.
1255. „ „ Nonnenbruch, Wilhelm, Professor, Höxter/Weser, Chefarzt d. Weserberglandklinik.
1256. „ „ Nonn, Walter, Bad Neuenahr/Rh., Lindenstraße 3.
1257. „ „ Norpoth, Ernst, Facharzt f. innere Krankheiten, Hamburg 39, Rondeel 37.
1258. „ „ Norpoth, Leo, Professor, Dr. med. et phil., Chefarzt d. inneren Abtlg. d. Elisabeth-Krankenhauses, Essen, Moltkestraße 61.
1259. „ „ Nückel, Anton, Facharzt f. innere Krankheiten, Jülich, Nr. 27, Wilhelmstraße 7.
1260. „ „ Oberbeck, Victor, Chefarzt d. inneren Abtlg. d. Oskar-Ziethen-Krankenhauses in Berlin-Lichtenberg, Hubertusstraße 4.
1261. „ „ Oberdisse, Karl, Professor, Dr. med. habil., Chefarzt d. Städt. Krankenanstalten, Wuppertal-Elberfeld.

1262. Herr Dr. Obert, Ludwig, Direktor d. Med. Klinik d. Waldkrankenhauses Köppern im Taunus, Hospital zum Heiligen Geist.
1263. „ „ Ochse, Willy, Facharzt f. innere Krankheiten, (21a) Borgholzhausen/ Westf.
1264. „ „ Odefey, Theodor, Prakt. Arzt, Reinbek, Bez. Hamburg.
1265. „ „ Oehme, C., Professor, Direktor d. Med. Klinik d. St. Josefs-Krankenhauses, Heidelberg, Landhausstraße 25.
1266. „ „ Oestreich, Carl, Dr. Dr., Facharzt f. innere Krankheiten, Chefarzt a. Elisabeth-Krankenhaus, Kassel, Obere Königstraße 11.
1267. „ „ Oettel, Hans-Jürgen, Dozent, Dr. med. habil., Ärztl. Direktor d. Wenckebach-Krankenhauses (Berlin-West), Berlin-Tempelhof, Moltkestraße 23.
1268. „ „ Oettel, H., Professor, Pharmakol. Inst. BASF, Ludwigshafen/Rhein, Schwanthaler Allee 20.
1269. „ „ Oetzmann, Hans Jost, Facharzt f. innere Medizin, Leitender Arzt d. inneren Abtlg. d. Landeskrankenanstalt, Bad Pyrmont.
1270. „ „ Ohlendorf, Heinrich, Leitender Arzt d. inneren Abtlg. d. Krankenhauses St. Josefstift Hannover-Linden, Hannover, Bennostr. 4.
1271. „ „ Ohnesorge, Gerhard, Dr. med. et rer. nat., Hamburg 36, Jungfernstieg 7.
1272. „ „ Oldershausen, Hans-Felch, v., wiss. Assistent a. d. Med. Univ.-Klinik, Marburg/Lahn.
1273. „ „ Olivet, Jeannot, Facharzt f. innere Krankheiten, Leitender Arzt d. Krankenhauses, Northeim/Hann., Breitestraße 11.
1274. „ „ Omonsky, Felix, Chefarzt a. Kreiskrankenhaus, Ochsenhausen, Kreis Biberach/Riss.
1275. „ „ Orel, Herbert, Univ.-Professor, Vorstand d. internen Kinderabtlg. d. Wilhelminenspitals in Wien, Wien IX/71, Garnisongasse 4.
1276. „ „ Osmers, Friedemann, Chefarzt u. Leitender Arzt d. inneren Abtlg. d. Kreiskrankenhauses, Nordenham/Oldbg., Bernhardstraße 9.
1277. „ „ Osten, Walter, Facharzt f. innere Krankheiten, Wernigerode/Harz, Leninstraße 120a.
1278. „ „ Osterwald, Karl-Hans, Priv.-Doz., Leitender Arzt d. Kreiskrankenhauses, Eckernförde, Steinstraße 4.
1279. „ „ Otten, Professor, Direktor d. Med. Klinik d. Krankenhauses Altstadt, Magdeburg, Gr. Diesdorfer Straße 5.
1280. „ „ Otto, Hellmut, wiss. Mitarbeiter a. Allg. Krankenhaus Barmbek, Hamburg 33, Am Rübenkamp 148.
1281. „ „ Otto, Johann H. F., Dr. med. habil., Dozent f. innere Medizin d. Universität Hamburg, Leitender Arzt d. inneren Abtlg. d. Nordsee-Klinik, Westerland/Sylt.
1282. „ „ Overzier, Claus, Priv.-Doz., Dr. med. habil., Facharzt f. innere Medizin, Röntgenologie u. Strahlenheilkunde, Oberarzt d. Med. Univ.-Klinik, Mainz, Langenbeckstraße 1.
1283. „ „ Paal, H., Professor, Dozent, Leiter d. inneren Abtlg. d. Loretto-Krankenhauses, Freiburg/Brsg., Erwinstraße 55.
1284. „ „ Paetzel, Hugo, Facharzt f. innere Krankheiten, Itzehoe/Holstein, Carlstraße 10.
1285. „ „ Pagenstecher, Alexander, Facharzt f. innere Medizin, Braunschweig, Jasperallee 13.
1286. „ „ Pannenbecker, Joseph, Facharzt f. innere Medizin, Camberg/Nassau, Haus Höhenblick.
1287. „ „ Pannhorst, Rudolf, Professor, Dozent f. innere Medizin, Chefarzt d. inneren Abtlg. d. Kreiskrankenhauses Gelnhausen.
1288. „ „ Panzel, Adolf, Stadt-Ob.-Med.-Rat, Direktor d. Stadtkrankenhauses, Zittau/Sachsen.
1289. „ „ Papen, Hans v., Wiesbaden-Biebrich, Biebricher Allee 92.
1290. „ „ Parade, G. W., Professor, Neustadt/Weinstraße, Krankenhaus.
1291. „ „ Parrisius, Walter, Professor, Essen-Steele, Am Deimelsberg 37, Knappschaftskrankenhaus.

1292. Herr Dr. Parow, Wilhelm, Hamburg-Altona, Allee 249.
1293. „ „ Paschlau, Günther, Facharzt f. innere Medizin, z. Z. Vertragsarzt beim Versorgungsamt Koblenz-Pfaffendorf, Göbensiedl., Block I.
1294. „ „ Pässler, H. W., Dr, med. habil., Facharzt f. Chirurgie, Stadt-Ob.-Med.-Rat, Chefarzt d. Städt. Krankenhauses, Leverkusen, Am Vogelsfeldchen 26, Ecke Bismarckstraße.
1295. „ „ Patrassi, Gino, Professor, Direttore dell' Insituto di Patologia Speziale Medica e di Metodologia Clinica dell' Universita di Padova, Padova, Ospedale Civile, Via Morgagni 30 (Italien).
1296. „ „ Patzig, Bernhard, Abtlgs.-Leiter a. Max-Planck-Insitut f. Hirnforschung, Abtlg. Konstitutionsforschung, Marburg/Lahn, Cappeler Straße 90.
1297. „ „ Paul, Maria Aug. Seraphim, Facharzt f. innere Krankheiten, Miltenberg/Main, Düsseldorfer Siedlung 26.
1298. „ „ Pausch, Hans, Facharzt f. innere Krankheiten, Vertragsarzt beim Versorgungsamt in Verden/Aller, Verden/Aller, Georgstraße 18.
1299. „ „ Pein, H. v., Professor, Leiter d. Med. Abtlg. d. Städt. Krankenhauses, Offenburg, Frauenweg 21.
1300. „ „ Peiser-Frey, Peter, Basel (Schweiz), Alemannengasse 88.
1301. „ „ Pendl, Fritz, Leitender Arzt d. Kreiskrankenhauses, Heidenheim/Brenz (Württbg.), Schnaitheimer Straße 13.
1302. „ „ Pentschew, Angel, Professor, Facharzt f. innere Krankheiten, Sofia (Bulgarien), Bvd. Patr. Eftimi 28.
1303. „ „ Perger, Hans, Dr. med. et phil., Leitender Arzt d. Krankenhauses Maria-Hilf, Krefeld, Ostwall 27.
1304. „ „ Perlick, Eberhard, Dozent, Dr. med. habil., Halle/Saale, II. Med. Univ.-Klinik, Leninstraße 22c.
1305. „ „ Peters, Herbert, Facharzt f. innere Medizin, Chefarzt d. Krankenhauses der Stadt München, Schlehdorf u. Kochel, Kochel a. See.
1306. „ „ Petrides, Platon, Priv.-Doz., Düsseldorf, Oberarzt d. I. Med. Klinik d. Akademie, Moorenstraße 5.
1307. „ „ Pette, Heinrich, Professor, Leiter d. Univ.-Nervenklinik Krankenhaus Eppendorf, Hamburg 13, Rothenbaumchaussee 136.
1308. „ „ Pezold, Fritz A., Professor, Oberarzt d. Med. Klinik d. Freien Universität, Berlin-Charlottenburg, Spandauer Damm 130.
1309. „ „ Pfaffenberg, R., Facharzt f. Lungenkrankheiten, Chefarzt d. Heilstätte Schielo-Ostharz/Sachsen-Anhalt.
1310. „ „ Pfalz, Willibald, Ob.-Med.-Rat, Chefarzt d. Heilstätte Neuenahr d. L. V. A. Rheinprovinz Düsseldorf, Neuenahr, Hochstraße 15/17.
1311. „ „ Pfankuch, Kurt, Facharzt f. innere Medizin, Kassel, Obere Königstraße 21.
1312. „ „ Pfeffer, Gustav, Chefarzt d. inneren Abtlg. d. Marienhospital, Düsseldorf, Sternstraße 91.
1313. „ „ Peffer, Karl-Heinz, Facharzt f. innere Krankheiten, Marburg/Lahn, Med. Klinik.
1314. „ „ Picard, Rudolf, Chefarzt d. Städt. Krankenhauses a. Biederstein, München, Von-der-Tann-Straße 14.
1315. „ „ Pickert, Heinz, Priv.-Doz., Oberarzt, der I. Med. Klinik d. Städt. Krankenhauses Moabit, Berlin NW 21, Turmstraße 21, privat: Berlin-Grunewald, Wangenheimstraße 23.
1316. „ „ Pielsticker, Felix, Essen, Rellinghauser Straße 231.
1317. „ „ Pielsticker, Gustav, Leitender Arzt d. inneren Abtlg. d. Städt. Krankenhauses, Facharzt f. innere Medizin, Versmold 1 i. W., Münsterstraße 37.
1318. „ „ Pierach, Alexander, Professor, Bad Nauheim, Konitzkystift.
1319. „ „ Pies, Rolf, Oberarzt a. Bürgerhospital, Saarbrücken 1, Feldmannstr. 76.
1320. „ „ Pietsch, Paul, Facharzt f. innere Krankheiten, Stationsarzt, Dresden A 39, Lindenheim 4.
1321. „ „ Pilgerstorfer, Walter, Dozent, Linz/Donau (Österreich), Schubertstraße 9.

1322. Herr Dr. Pilling, Erich, Wiesbaden, Sanatorium Nerotal, Weinbergstraße 13.
1323. „ „ Piltz, Fritz, Facharzt f. innere Krankheiten, (21a) Gütersloh/Westf., Eickhoffstraße 22.
1324. „ „ Pitow, Hans, Berlin-Hermsdorf, Friedrichsthaler Weg 23.
1325. „ „ Plath, Werner, Facharzt f. Neurologie, Bielefeld, Herforder Straße 2.
1326. „ „ Plesch, Janos, Professor, London 40, Hereford House North Row Park Lane W 1 (England).
1327. „ „ Plesmann, Eduard, Bad Salzuflen, z. Z. Bismarckstraße 8.
1328. „ „ Plesmann, Kurt, Facharzt f. innere Krankheiten, Bad Salzuflen, Roonstraße 5.
1329. „ „ Plötner, Kurt, Dozent f. innere Medizin, Dr. med. habil., Dr. phil. nat., Freiburg/Brsg., Med. Univ.-Klinik.
1330. „ „ Plügge, Herbert, Professor, Direktor d. Univ.-Poliklinik Heidelberg, Hospitalstraße 3.
1331. „ „ Poehls, Dr. Dr., Facharzt f. innere Medizin, Chefarzt d. Lungen-Heilstätte Zepernick bei Berlin.
1332. „ „ Poetz, Theodor, Facharzt f. innere Krankheiten, Remscheid, Brüderstraße 71.
1333. „ „ Poezka, Niels, Facharzt f. innere Medizin, Berlin-Charlottenburg 9, Fürstenplatz 3.
1334. Frau „ Pohl, Annemarie, Oberärztin d. inneren Abtlg. d. Krankenhauses Forst, Aachen, Lütticher Straße 79.
1335. Herr „ Pohle, Fritz, Dr. med. habil., Reichsbahnarzt, Facharzt f. innere Krankheiten, Bielefeld, Detmolder Straße 49.
1336. „ „ Pöllnitz, Wolfgang v., Freiherr, Dr. med. et dipl. chem., wiss. Mitarbeiter Farbwerke Höchst, Frankfurt/Main-Höchst, Gebeschußstr. 60.
1337. „ „ Pomp, Hans, Leiter d. inneren Abtlg. a. Stiftskrankenhaus, Andernach/Rhein.
1338. „ „ Popp, Bruno, Facharzt f. innere Medizin, Leiter d. inneren Abtlg. d. Josefkrankenhaus, Dessau, Mainstraße 6.
1339. „ „ Poppendiek, Helmut, Oldenburg i. Oldbg., Gottorpstraße 23
1340. „ „ Popken, Wilhelm, Wilhelmshaven, Bebelallee 9.
1341. „ „ Preiser, Facharzt f. innere Medizin, Seestadt Wismar/Mecklbg., Turnerweg 8.
1342. „ „ Prehn, Thomas, Erfurt, Holbeinstraße 10.
1343. „ „ Pribilla, Walter, Assistent, Köln-Brück, Lindlarer Straße 37.
1344. „ „ Prött, Rolf, Castrop-Rauxel 1, Herner Straße 10.
1345. „ „ Prüfer, Joachim, Internist, Leitender Arzt d. inneren Abtlg. d. Elisabeth-Diakonissen-Krankenhauses, Berlin-Charlottenburg 9, Reichsstraße 103.
1346. „ „ Pühmeyer, Werner, Facharzt f. innere Krankheiten, (14a) Eßlingen/Neckar, Hasenrainweg 63.
1347. „ „ Pütz, Lothar, Oberarzt d. inneren Abtlg. d. Städt. Krankenanstalten, Wuppertal-Barmen, Sanderstraße 12.
1348. „ „ Puhl, Heinrich, Facharzt f. innere Krankheiten, Bad Godesberg, Chefarzt d. Vinzenzkrankenhauses, Kronprinzenstraße 12.
1349. „ „ Pult, Heinz, Assistenzarzt a. Kathol. Krankenhaus Maria-Hilf, Mönchen-Gladbach, Berbericherstraße 45.
1350. „ „ Pulver, W., Chefarzt d. Kantonspitals, Luzern (Schweiz).
1351. „ „ Quechenstedt, Hans, Oberarzt a. d. Städt. Krankenanstalten, Eisenach/Thür.
1352. „ „ Quincke, Professor, Istanbul-Beyoglu (Türkei), Sira Selvi 119.
1353. „ „ Raab, Ernst, Chefarzt d. inneren Abtlg. a. Knappschafts-Krankenhaus, Bottrop, Osterfelder Straße 157.
1354. „ „ Raabe, Rudolf Paul-Edmund, Facharzt f. innere Krankheiten, Dresden N 23, Stephanstraße 68.
1355. „ „ Radermacher, Hans, Facharzt f. innere Krankheiten, Essen, Kettwiger Straße 1 (Eickhaus).
1356. „ „ Raffauf, Karl J., Chefarzt d. Forster-Krankenhauses, Aachen, Lütticher Straße 79.

1357. Herr Dr. Randerath, E., Professor, Direktor d. Pathol. Institut d. Universität Heidelberg, Voßstraße 2, Dekan d. Med. Fakultät d. Universität.
1358. „ „ Rapp, Fritz, Oberarzt, Ulm/Donau, Heidenheimer Straße 96.
1359. „ „ Rasche, Herbert, Facharzt f. innere Medizin, Frankfurt/Main, Sternstraße 9.
1360. „ „ Rath, Arthur, Prakt. Arzt, Krefeld, Jungfernweg 34.
1361. „ „ Rating, Bernhard, Chefarzt d. Städt. Krankenhauses „Haniels-Krankenstiftung", Duisburg-Ruhrort, Karlsplatz 4.
1362. „ „ Ratschow, Professor, Chefarzt d. Med. Klinik d. Städt. Krankenhauses, Darmstadt, Bismarckstraße 28.
1363. „ „ Rauch, Eberhard, Leitender Arzt d. inneren Abtlg. d. Kreis-Krankenhauses, Clausthal-Zellerfeld.
1364. „ „ Rausch, Franz, Krankenhausdirektor u. Chefarzt d. inneren Abtlg., Bad Rothenfelde/T. W.
1365. „ „ Rautmann, Hermann, Professor, Dr. Dr., Leitender Arzt d. inneren Abtlg., Ärztlicher Direktor d. Städt. Krankenanstalt I, i. R., Braunschweig, Theaterwall 6.
1366. „ „ Rave, Edmund, Leitender Arzt d. inneren u. Röntgenabtlg. d. Städt. Krankenhauses, Mayen/Rhld., Im Bannen 19.
1367. „ „ Rechenberger, Joh., Dozent, Dr. med. habil., Oberarzt d. Med. Univ.-Klinik, Leipzig C 1, Johannisallee 32.
1368. „ „ Recknagel, Karl, Chefarzt d. inneren Abtlg. d. Kreiskrankenhauses, Eningen-Reutlingen/Württbg.
1369. „ „ Regelsberger, Hermann, Professor, Chefarzt d. inneren u. Nervenklinik, Dortmund-Aplerbeck, Krankenhaus Westfalendamm, Marsbruchstraße 179.
1370. „ „ Rehberg, Chefarzt d. inneren Abtlg. d. Evgl. Krankenhauses, Essen-Borbeck, Rüttenscheider Straße 60.
1371. „ „ Reich, Hans, Chefarzt d. Med. Klinik a. Clementinenhaus, Hannover N, Lützerodestraße 1.
1372. Frau „ Reiche-Grosse, Renate, Fachärztin f. innere Medizin, Stuttgart-Vaihingen, Hauptstraße 8.
1373. Herr „ Reichel, Hans, Bad Wiessee, Breitenbachuferweg 34.
1374. „ „ Reichel, Helmuth, Priv.-Doz., Dr. med. habil., Leiter d. Instituts f. Bäderkunde, Bad Pyrmont, Goethestraße 4.
1375. „ „ Reichmann, Professor, Bochum, Silikose-Forschungs-Institut, Hunscheidtstraße 12.
1376. „ „ Reil, Georg, Chefarzt a. Krankenhaus „Friesische Wehde", Bockhorn i. Oldenburg.
1377. „ „ Reimann, Heinz, Chefarzt d. innere Abtlg. d. Krankenhauses d. Jüd. Gemeinde Berlin, Berlin-Friedenau, Friedrich-Wilhelm-Platz 15 II.
1378. „ „ Reindell, Herbert, Professor, Oberarzt d. Med. Univ.-Klinik, Freiburg/Brsg., Hugstetter Straße 55.
1379. „ „ Reinecke, Albert, Facharzt f. innere Medizin, unbekannt verzogen.
1380. „ „ Reiners, Hermann, Chefarzt d. inneren Abtlg. d. Josef-Hospitals, Bochum, Gudrunstraße 7.
1381. „ „ Reinery, Ferdinand, Chefarzt d. inneren Abtlg. d. Elisabeth-Krankenhauses, Herten/Westf., Hospitalstraße 26.
1382. „ „ Reinhart, Alfred, Chefarzt d. inneren Abtlg. d. Bürgerhospitals, Solothurn (Schweiz), Stalden 29.
1383. „ „ Reinhold, Albert, Chefarzt d. Städt. Krankenhauses a. D., Peine/Hann., Kammerwiesen 4.
1384. Frl. „ Reinhold, Hiltgund, Assistenzärztin a. d. Heilstätte Schielo/Ostharz, üb. Gernrode.
1385. Herr „ Reinwein, Helmut, Professor, Direktor d. Med. Univ.-Klinik u. Poliklinik, Kiel, Feldstraße 12.
1386. „ „ Reissmann, Gerhard, Facharzt f. innere Medizin, Chefarzt d. inneren Abtlg. d. Stadtkrankenhauses, Plauen/Vogtl., Reichenbacher Straße 42.
1387. „ „ Remmlinger, Heinz, Bad Krozingen, Staufener Straße 5.

1388. Herr Dr. Rentel, Walter, Hannover-Kleefeld, Schellingstraße (5 A), Privat-klinik.
1389. „ „ Reupcke, Adolf, Prakt. Arzt, Hamburg-Billstedt, Steinbeker Haupt-straße 67.
1390. „ „ Reuter, Andreas, Professor, Chefarzt d. inneren Abtlg. a. Evgl. Krankenhaus (Morianstiftung), Duisburg-Hamborn, Altmarkt 17.
1391. „ „ Rewerts, Gebhardt, Facharzt f. innere Medizin, Bremen, Schwach-hauser Heerstraße 163.
1392. „ „ Rey, Wilhelm, Leitender Arzt f. innere Krankheiten a. d. Raphaels-klinik, Münster/Westf., Fürstenberg-Straße 7.
1393. „ „ Rheindorf, Günther, Facharzt f. innere Krankheiten, Kitzingen/ Main, Ritterstraße 27 („Capitol").
1394. „ „ Richels, Karl-Dietrich, Frankfurt/Main-Eschersheim, Hollbergstr. 36.
1395. „ „ Richter, Erich, Kiel, Dreieckplatz 5.
1396. „ „ Richter, Rudolf, Facharzt f. innere Medizin, Kreiskrankenhaus, Kaufbeuren, Schmiedgasse 2.
1397. „ „ Rick, Walter, Facharzt f. innere Krankheiten, Mönchen-Gladbach, Schillerstraße 75.
1398. „ „ Ricken, Paul, Leitender Arzt d. inneren Abtlg. d. Knappschafts-Krankenhauses, Gelsenkirchen, Munkelstraße 15.
1399. Frau „ Riderer-Kleemann, Margarete, Fachärztin f. innere Krankheiten, Ludwigsburg, Moserstraße 6.
1400. Herr „ Rieder, Karl-Eugen, Facharzt f. innere Krankheiten, Landau/Pfalz, Xylanderstraße 4.
1401. „ „ Rieffert, Rolf, Facharzt f. innere Krankheiten, München 22, Tatten-bachstraße 7 I.
1402. „ „ Rieker, Paul, Facharzt f. Lungenkrankheiten, Ärztl. Direktor d. Tbc-Krankenhauses d. Stadt Stuttgart, Freudental, Kreis Ludwigs-burg.
1403. „ „ Rienmüller, Josef, Facharzt f. innere Krankheiten, Stuttgart, Rotebühl 98.
1404. „ „ Ries, Werner, Assistenzarzt d. Med. Univ.-Klinik, Leipzig C 1, Riemannstraße 25b.
1405. „ „ Rietschel, Hans Georg, Professor, Chefarzt d. Stadt- u. Kreiskranken-hauses, Herford.
1406. „ „ Rietschel, Hans, Professor, Würzburg, Hofmeierstraße 11a.
1407. „ „ Rikl, Alexander, Ob.-Reg.- u. Med.-Rat a. D., Leitender Arzt d. inneren Abtlg. d. Marien-Krankenhauses, Trier, Kaiserstraße 17.
1408. „ „ Risak, Erwin, Professor, Wien I, Grillparzerstraße 1/11.
1409. „ „ Rissel, Ernest, Dozent, I. Med. Univ.-Klinik, Wien I, Rathaus-straße 15 (Österreich).
1410. „ „ Rissmann, E. F., Facharzt f. innere Krankheiten, Berlin NO 55, Chefarzt d. Städt. Krankenhauses Prenzlauer Berg, Nordmark-straße 15.
1411. „ „ Ritter, Felix, Chefarzt d. inneren Abtlg. d. Marienhospitals, Hagen/ Westf., Bahnhofstraße 9.
1412. „ „ Robbers, Hans, Dr. med. habil., Leitender Arzt d. inneren Abtlg. d. Fürst-Carl-Landeskrankenhauses, Sigmaringen-Hohenzollern.
1413. „ „ Robert, Franz, Facharzt f. innere Medizin, Krefeld, Dreikönigen-straße 56.
1414. „ „ Rodenacker, Georg, Berlin-Zehlendorf, Schlettstadter Straße 46.
1415. „ „ Roder, Eugen, Facharzt f. Lungenkrankheiten, Heilbronn, Karlstr. 35.
1416. „ „ Rodewyk, B., Chefarzt d. St. Josef-Hospital, Dortmund-Hörde, Benninghoferstraße 10.
1417. „ „ Rodt, Erhard, Facharzt f. Röntgenologie u. innere Krankheiten, Celle, Allg. Krankenhaus.
1418. „ „ Roemheld, Bezirkskrankenhaus, Eberbach, Badisches Neckartal.
1419. „ „ Roesener, Georg, I. Assistent d. II. Med. Klinik d. Allg. Kranken-hauses, Hamburg-Eilbek, Hamburg 21, Haus 33.
1420. „ „ Rödiger, Erich, Oberarzt, Wesel, Lipperheystraße 9.

1421. Herr Dr. Röhrs, Günter, Facharzt f. innere Krankheiten, Bahnarzt d. Deutschen Bundesbahn, Hagen/Westf., Ewaldstraße 8.
1422. „ „ Römer, Carl, Professor, Stuttgart W, Hauptmannsreute 80.
1423. „ „ Römer, Helmut, Facharzt f. innere Medizin, Leitender Arzt d. Sanatoriums, Hirsau/Württbg., Kreis Calw.
1424. „ „ Römer, Miguel Alejandro, Hamburg 20, Falkenried 67 III.
1425. „ „ Römmert, Albert, Dollbergen, Kreis Burgdorf üb. Lerthe.
1426. „ „ Rörig, Josef, Facharzt f. innere Krankheiten, Chefarzt d. inneren Abtlg. d. Marienhospitals, Niedermarsberg, Kreis Brilon/Westf., Sauerland.
1427. Frau „ Rösgen, Maria, Düsseldorf, Goethestraße 34.
1428. Herr „ Rösler, Otto, Hofrat, Professor, Vorstand d. III. Med. Klinik, Graz (Österreich), Hilmteichstraße 10.
1429. „ „ Rössing, Paul, Chefarzt a. Städt. Krankenhaus im Friedrichshain, Berlin-Wilmersdorf, Nassauische Straße 54—55.
1430. „ „ Rogner, Wilhelm, Facharzt f. innere Krankheiten, München-Solln, Buchhierlstraße 7.
1431. „ „ Rohlff, Klaus, Facharzt f. innere Krankheiten, Remscheid-Lennep, Sauerbronnstraße 21.
1432. „ „ Rohr, Karl, Professor, Med. Univ.-Klinik, Zürich I (Schweiz).
1433. „ „ Roller, Dietrich Alfred, Dozent, Dr. med. habil., Wien III/40, (Österreich), Hauptstraße 136.
1434. „ „ Rominger, Erich, Professor, Freiburg/Brsg., Bergleweg 4.
1435. „ „ Roos, Herbert, Facharzt f. innere Krankheiten, Simmern/Hunsrück, Gartenstraße 6.
1436. „ „ Rosellen, Anton, Facharzt f. innere Krankheiten, Oberhausen-Sterkrade/Rhld., Wilhelmstraße 24.
1437. „ „ Rosenbaum, Franz-Joseph, Assistenzarzt, an der Med. Klinik Köln-Merheim, Köln-Nippes, Baudriplatz 13.
1438. „ „ Rosenblatt, Wilhelm, Facharzt f. innere Krankheiten, Hopemont, W. Va. USA, Hopemont-Sanatorium.
1439. „ „ Rossmann, Heinz, Werksarzt d. Bad. Anilin- u. Sodafabrik, Ludwigshafen/Rhein, Hauserstraße 1.
1440. „ „ Rost, Edo, Reg.-Med.-Rat, Facharzt f. innere Medizin, Leitender Arzt d. Versorgungsamtes, Soest/Westf., Conradstraße 60.
1441. „ „ Rostoski, Otto, Professor, Direktor d. Med. Klinik d. Stadt-Krankenhauses Friedrichstadt, Dresden A 1, Friedrichstraße 41, privat: Dresden-Weißer Hirsch, Straußstraße 4.
1442. „ „ Roth, Heinrich, Facharzt f. innere Krankheiten, Mainz, Parkusstr. 3.
1443. „ „ Rothacker, Alfons, Gera-Ernsee, Forststraße 1.
1444. „ „ Rother, Julius, Professor, Facharzt f. innere Krankheiten, Leiter d. Röntgeninstitutes, Berlin-Steglitz, Schloßstraße 5.
1445. „ „ Rothlin, Ernst, Professor, Basel (Schweiz), Sonnenweg 6.
1446. „ „ Rüdiger, Hugo, Facharzt f. innere Krankheiten, Siegen/Westf., Hubertusweg 34.
1447. „ „ Rühl, Arthur, Professor, Direktor der Medizinischen Univ.-Klinik, Münster/Westf., Westring 3.
1448. „ „ Rühlmann, Konrad-Franz, Facharzt f. innere Krankheiten, Apolda/Thür., Lessingstraße 36.
1449. „ „ Rümler, Paul, Chefarzt d. Städt. Krankenhauses d. Universitätsstadt Jena, Facharzt f. innere Medizin, Jena, Gillesstraße 2.
1450. „ „ Rüppel, Hans Wilhelm, Facharzt f. Magen-, Darm- u. Stoffwechselkrankheiten, Düsseldorf, Fürstenwall 65.
1451. „ „ Rüther, Wilhelm, Oberarzt d. Med. Poliklinik d. Med. Akademie, Düsseldorf-Oberkassel, Düsseldorfer Straße 29.
1452. „ „ Ruff, Siegfried, Dozent, Dr. med. habil., Bonn, Baumschulallee 18 B.
1453. „ „ Ruffin, Hanns, Professor, Direktor d. Univ.-Nervenklinik, Freiburg/Brsg., Hauptstraße 5.
1454. „ „ Ruge, Walther, Facharzt f. innere Medizin, Hannover O, Gretchenstraße 23 I.

1455. Herr Dr. Ruhland, Horst, Oberarzt d. inneren Klinik d. Stadtkrankenhauses, Worms/Rhein, Liebfrauenring 2.
1456. „ „ Rummert, Otto, Facharzt f. innere Krankheiten, Lübeck, Parade 5.
1457. „ „ Rumpf-Breuninger, Franz, Spezialarzt f. Säuglings- u. Kinderkrankheiten, Basel (Schweiz), Eulerstraße 42.
1458. „ „ Ruppert, F., Assistenzarzt d. Med. Univ.- und Nerven-Klinik Würzburg, privat: Erthalstraße 34 I.
1459. „ „ Ruppert, Hans, Facharzt f. innere Krankheiten, Leitender Chefarzt d. St. Josefstiftes, Celle/Hann.
1460. „ „ Ruppert, Viktor, Köln, Schildergasse 111.
1461. „ „ Rusche, H. August, Hattingen/Ruhr, Friedrichstraße 20.
1462. „ „ Sachs, Ferdinand, Facharzt f. Kinderkrankheiten, Darmstadt, Hügelstraße 41.
1463. Frl. „ Sachs, Paula, Dr. med. et phil., München 22, Maximilianstraße 23 II.
1464. Herr „ Sack, Georg, Chefarzt d. inneren Abtlg. d. Städt. Krankenhauses, Rastatt, Engelstraße.
1465. „ „ Sack, Heinz, Professor, Städt. Krankenanstalten, (22a) Krefeld.
1466. „ „ Salen, Ernst, Dozent a. Karolinska-Institut, Stockholm, Birger-Jarlsgad 2.
1467. „ „ Salomon, Hugo, Professor, Buenos Aires (Argentinien), 2166 Ave. Libertador General San Martin.
1468. „ „ Saltzmann, Frederik, Professor, Leitender Arzt d. inneren Abtlg. d. St. Maria-Krankenhauses, Helsingfors (Finnland), Nylandsgatan 15.
1469. „ „ Sambeth, Wolfgang, Chefarzt d. Sanatoriums Stammberg, Schriesheim/Bergstraße.
1470. „ „ Sanen, Franz-Josef, Facharzt f. innere Medizin, Bergen Pines County Hospital Paramus, N.J., USA.
1471. „ „ Sannmann, Werner, Facharzt f. innere Krankheiten, Hannover-Kleefeld, Soltauer Straße 31.
1472. „ „ Saracoglu, Kemal Sakir, Dahilye mütehassisi, Istanbul (Türkei), Ankara-Caddesi Nr. 15.
1473. „ „ Sardemann, Otto, Facharzt f. innere Krankheiten, Remscheid, Salemstraße 4.
1474. „ „ Sarre, Hans, Professor, Direktor d. Med. Univ.-Poliklinik, Freiburg/Brsg., Jacobistraße 20.
1475. „ „ Sasse, Alfred, Cottbus N 2, Spreestraße 3, am Goethepark.
1476. „ „ Sattler, Waldemar, Facharzt f. Lungenkrankheiten, Darmstadt, Alexandraweg 8.
1477. „ „ Scalabrino, Rosario, Professor, Medico-Primario, Mailand (Italien), Via Moscova.
1478. „ „ Schaefer, Hans, Professor, Direktor d. Physiologischen Instituts d. Universität Heidelberg, Akademiestraße 3.
1479. „ „ Schaefer, Reinhard, Facharzt f. innere Krankheiten, Hamburg-Harburg, Bansenstraße 15.
1480. „ „ Schäfer, Ernst Ludwig, Dozent, Assistent d. I. Med. Klinik d. Akademie, Düsseldorf, Moorenstraße 5.
1481. „ „ Schäfer, Wilhelm, Leitender Arzt d. inneren Abtlg. d. Kreiskrankenhauses, Sonneberg/Thür., Schöne Aussicht 45.
1482. „ „ Schaffer, Otto Hermann, Facharzt f. innere Krankheiten, Stuttgart, Leibnitzstraße 28.
1483. „ „ Schallert, Robert, Siegburg, Humperdinckstraße 40.
1484. „ „ Schaltenbrand, Georg, Professor, Direktor d. Neurolog. Univ.-Klinik, Würzburg, Zeppelinstraße 43.
1485. „ „ Schanen, Alfred, Facharzt f. innere Krankheiten, Bremen, Dijonstraße 23.
1486. „ „ Scharlau, Bernhard, Chefarzt d. inneren Abtlg. d. St. Johannes-Hospitals, Duisburg-Hamborn, An der Abtei 7.
1487. „ „ Scharpff, Walther, Chefarzt d. inneren Abtlg. a. Krankenhaus vom Roten Kreuz, Stuttgart N, Lenzhalde 51a.

1488. Herr Dr. Schaumann, Otto, a. o. Professor, Innsbruck (Österreich/Tirol), Peter-Mayr-Straße 1.
1489. Frau „ Schedel, Gertrud, Fachärztin f. innere Medizin, Wutha bei Eisenach/ Thür., Gothaer Straße 72.
1490. Herr „ Scheer, Kurt, a. pl. Professor f. Kinderheilkunde a. d. Universität Frankfurt/Main, Leitender Arzt d. Städt. Kinderkrankenhauses, Frankfurt/Main NO 14, Böttgerstraße 22.
1491. „ „ Scheidemantel, Eduard, Stadt-Ob.-Med.-Rat i. R., San.-Rat, Rückersdorf-Ludwigshöhe b. Nürnberg.
1492. „ „ Scheld, Friedrich, Facharzt f. innere Medizin, Leitender Arzt d. Krankenhauses Bleibergquelle, Velbert-Neviges / Rhld., Bergstraße 5a.
1493. „ „ Schembra, F. W., Dozent, Direktor d. Städt. Krankenhauses, Berlin-Pankow, Kissinger Straße 48a.
1494. „ „ Schemensky, Werner, Facharzt, Wuppertal-Elberfeld, Uellendahler Straße 559.
1495. „ „ Schennetten, Felix, Facharzt f. Röntgenologie, Professor, Oberarzt d. I. Med. Klinik, Charité, Berlin NW 7, Schumannstraße 21, privat: Berlin-Charlottenburg, Schlüterstraße 35.
1496. „ „ Schenk, Paul, Professor, Chefarzt a. Krankenhaus Paulinenstift, Wiesbaden, Emser Straße 30.
1497. „ „ Schepers, Walter, Facharzt f. innere Krankheiten, Dortmund-Kirchlinden, Werksarzt d. Zechen Zollern I u. II und Zentralschacht Germania.
1498. „ „ Schettler, Gotthart, Oberarzt, Dozent, Dr. med. habil., Med. Univ.-Klinik Marburg/Lahn, privat: Calvinstraße 26.
1499. „ „ Scheufler, Carl, Facharzt f. innere Medizin, Weidenhausen, Kreis Biedenkopf, Bahnhofstraße.
1500. „ „ Schieck, Hans, Facharzt f. innere Krankheiten, Dresden N 6, Friedrich-Engels-Straße 3.
1501. „ „ Schierge, Manfred, Leitender Arzt d. Krankenhauses Küchwald, Chefarzt d. inneren Klinik, Karl-Marx-Stadt, Bürgerstraße 2.
1502. „ „ Schildknecht, Otto, Chefarzt a. Kantonspital, Münsterlingen (Schweiz).
1503. „ „ Schilling, Carl W., a. o. Professor, Facharzt f. innere Krankheiten, Chefarzt d. inneren Abtlg. d. St. Josefskrankenhauses, Freiburg, Mercystraße 41.
1504. „ „ Schilling, Erich, Professor, Duisburg, Krennerstraße 37.
1505. „ „ Schilling, Fritz, Facharzt f. innere Krankheiten, Bremen, Fedelhören 46.
1506. Frl. „ Schilling, Ilse, Fachärztin f. innere Krankheiten, Bernburg/Saale, Dr.-John-Rittmeister-Straße 23e.
1507. Herr „ Schilling, Viktor, Professor, Direktor d. Med. Univ.-Klinik, Rostock, Goethestraße 9.
1508. „ „ Schimert, Gustav, Professor, Oberarzt d. II. Med. Univ.-Klinik, München 15, Ziemssenstraße 1a.
1509. „ „ Schindlbeck, Robert, Facharzt f. innere Krankheiten, Privatklinik Herrsching am Ammersee, Summerstraße 3.
1510. „ „ Schittenhelm, Alfred, Professor, Rottach a. Tegernsee, Seestr. 50$^{1}/_{2}$.
1511. „ „ Schlagkamp, Heinz, Facharzt f. innere Medizin, Röntgenologie u. Strahlenkunde, Halle/Saale, Wittekindstraße 111.
1512. „ „ Schlegel, Bernhard, Professor, Marburg/Lahn, Deutschhausstraße 22.
1513. „ „ Schliack, Volker, wiss. Assistent, Diabetikerheim, Karlsburg, Kreis Greifswald.
1514. „ „ Schlief, Eugen, Chefarzt d. Marien Hospitals, Osnabrück, Schloßstraße 15.
1515. „ „ Schliephake, Erwin, Professor, Gießen/Lahn, Wilhelmstraße 14, Med. Klinik.
1516. „ „ Schlippe, Paul, Ob.-Med.-Rat, Direktor d. Stadtkrankenhauses, Darmstadt, Ohlystraße 68.

1517. Herr Dr. Schlomka, G., Professor, Direktor d. Klinik u. Poliklinik f. Berufskrankheiten a. Zentral-Institut f. Sozial- u. Gewerbehygiene,
Berlin-Rummelsburg, Nöldnerstraße 42.
1518. ,, ,, Schlumm, Hans-Eugen, Chefarzt d. Poliklinik, Nordhausen/Harz,
Stadtring 9 I.
1519. ,, ,, Schlusina, Erich, Facharzt f. innere Krankheiten, Karlsruhe, Eisen-
lohrstraße 6.
1520. ,, ,, Schlüter, Hermann, Dozent, Dr. med. habil., Cuxhaven, Leitender
Arzt d. Deutschen-Roten-Kreuz-Krankenhauses, Nordholz, Kreis
Wesermünde, Grandenerstraße 3.
1521. ,, ,, Schmengler, F. E., Professor, Oberarzt d. Med. Akademie, Düsseldorf,
Moorenstraße 5.
1522. ,, ,, Schmid, Hans, Chefarzt d. inneren Abtlg. i. Kantonsspital, Schaff-
hausen (Schweiz), Durachweg 16.
1523. ,, ,, Schmid, Karl Eugen, Facharzt f. innere Medizin, Zell i. Wiesental,
Städt Krankenhaus, Karl-Maria-von-Weber-Straße 3.
1524 ,, ,, Schmidt, Curt, Dozent, Bonn, Rheinweg 1.
1525 Frl ,, Schmidt, Elsbeth, Frankfurt/Main NO 14, Habsburgerstraße 63.
1526 Herr ,, Schmidt, Hans-Walter, Facharzt f. innere Medizin, Naila/Obfr.
1527. ,, ,, Schmidt, Helmut, Dozent, Chefarzt d. inneren Abtlg. d. Land-
krankenhauses, (13a) Coburg.
1528. ,, ,, Schmidt, Heinrich, Ärztl. Direktor a. D. d. inneren Abtlg. d. Bürgerspitals, Stuttgart N, Am Kriegsbergturm 53.
1529. ,, ,, Schmidt gen. Steinhoff, Hugo, Prakt. Arzt, Gelsenkirchen, Hüller-
straße 15.
1530. ,, ,, Schmidt, Joachim, Chefarzt d. inneren Abtlg. d. Städt. Krankenhauses, Stade, Holtermannstraße 24.
1531. ,, ,, Schmidt, Kurt, E. A., Facharzt f. innere Medizin, Oberarzt d. I. Med.
Klinik d. Allg. Krankenhauses Hamburg-Rissen, Hamburg-
Rissen, Suurheid 20.
1532. ,, ,, Schmidt-Kessen, Dozent, Med. Univ.-Klinik, Greifswald.
1533. ,, ,, Schmidt, Paul Georg, Professor, Chefarzt d. Lungenheilstätte Wald-
breitbach, Kreis Neuwied/Rhein.
1534. ,, ,, Schmidt, Theodor, Leitender Arzt a. Evgl. Krankenhaus, Ober-
hausen/Rhld., Arndtstraße 14.
1535. ,, ,, Schmidt, Wolfgang, Facharzt f. innere Medizin, Heilstätte Solbad
Pfisterwald, Sulz/Neckar.
1536. Frau ,, Schmidtmann, Professor, Vorstand d. Pathol. Institutes d. Städt.
Krankenhauses, Stuttgart-Bad Cannstatt, Theodor-Veiel-Str. 75.
1537. Herr ,, Schmidt-Ott, Albrecht, Dr. med. habil., Facharzt f. innere Krankheiten, Fulda, Bahnhofstraße 11.
1538. ,, ,, Schmiedel, Edward, Facharzt f. innere Medizin, Leitender Arzt d.
inneren Abtlg. a. Evgl. Diakonissenhaus, Halle/Saale, Humboldtstraße 20.
1539. ,, ,, Schmilowski, Günther, Facharzt f. innere Krankheiten, Chefarzt d.
inneren Abtlg. d. Marienkrankenhauses, Berlin SO 36, Görlitzer
Straße 74.
1540. ,, ,, Schmitt, Erich, Oberarzt d. inneren Abtlg. d. Neuen St. Vinzentius-
Krankenhauses, Karlsruhe, Südendstraße 32.
1541. ,, ,, Schmitt, Karl, Facharzt f. innere Medizin, Frankfurt a. M., Heine-
straße 2.
1542. ,, ,, Schmitt, Werner, Facharzt f. innere Medizin, Wiesbaden, Schlichter-
straße 2.
1543. ,, ,, Schmitt, W., Professor, Facharzt f. innere u. Nervenkrankheiten,
Leipzig C 1, Philipp-Rosenthal-Straße 22.
1544. ,, ,, Schneider, Adolf, Facharzt f. Magen-Darm-Krankheiten, Mannheim,
Rathausstraße 1.
1545. ,, ,, Schneider, Fritz, Facharzt f. innere Medizin, Bellheim/Rheinpfalz.
1546. ,, ,, Schneider, Johann A., Dr. med. habil., Dozent f. innere Medizin,
Oberarzt, Berlin-Frohnau, Alemannenstraße 63.

1547. Herr Dr. Schneider, Hermann-Josef, Facharzt f. innere Krankheiten, Krefeld, Ostwall 93.
1548. „ „ Schneiderbaur, Alfred, Primarius, Dozent, Vorstand d. I. Med. Abtlg. u. Ärztl. Direktor d. Krankenhauses Lainz, Wien VII, Kirchgasse 43.
1549. „ „ Schnetz, Hermann, Priv.-Doz., Primarius d. I. Med. Abtlg. d. Landeskrankenhauses, Salzburg (Österreich).
1550. „ „ Schnorrenberg, Josef, Lungenfacharzt, Chefarzt d. Tbc-Krankenhauses Kempfenhausen b. Starnberg, Post Percha.
1551. „ „ Schoen, Rudolf, Professor, Direktor d. Med. Univ.-Klinik, Göttingen, privat: Gebr.-Grimm-Allee 48.
1552. „ „ Schoen, Werner, Facharzt f. inn. Krankheiten, Kirn/Nahe, Jakob-Müller-Straße 5.
1553. „ „ Schoenborn, S., Professor, Remscheid, Ehringhausen 46.
1554. „ „ Schöbel, Edmund, Facharzt f. innere Medizin, Leitender Arzt d. inneren Abtlg. a. d. Poliklinik Nord, Leipzig C 1, Lessingstraße 17.
1555. „ „ Schölmerich, Paul, Dozent, Marburg/Lahn, Haspelstraße 6.
1556. „ „ Schönbrunner, Egon, Facharzt f. innere Medizin, Wien III, Dapontegasse 10 (Österreich).
1557. „ „ Schöndube, Wilhelm, Leitender Arzt d. inneren Abtlg. a. St. Markuskrankenhaus, Frankfurt/Main, Niedenau 80.
1558. „ „ Schöneberg, Georg, Facharzt f. innere Krankheiten, Bochum, Uhlandstraße 30, Ecke Körnerstraße 8.
1559. „ „ Schönfeld, Peter, Assistenzarzt, Med. Klinik d. Univ.-Kliniken, Leipzig C 1, Lampestraße 9.
1560. „ „ Schönmehl, Hans-Ludwig, Assistenzarzt a. d. Med. Klinik d. Städt. Krankenanstalten Wiesbaden, privat: Schulberg 15.
1561. „ „ Schoger, Gustav-Adolf, Facharzt f. innere Medizin, Chefarzt a. Staatl. Sanatorium „Römerbad", Schlangenbad i. Taunus.
1562. „ „ Scholderer, Hanns, Chefarzt a. Krankenhaus Eilbeck, Hamburg-Harburg, Eisendorfer Pferdeweg 49.
1563. „ „ Scholer-Seiler, Spezialarzt f. innere Krankheiten, Liestal (Schweiz), Bahnhofplatz 12.
1564. „ „ Scholten, Jan, Chefarzt a. Krankenhaus Rissen, Hamburg 13, Isestraße 141.
1565. „ „ Schoppe, Walther, Facharzt f. innere Krankheiten, Siegburg, Bahnhofstraße 23.
1566. „ „ Schorer, G., Spezialarzt f. innere Krankheiten, Bern (Schweiz), Spitalackerstraße 38.
1567. „ „ Schotten, Ernst-Wolrad, Prakt. Arzt, Fritzlar, Allee 6.
1568. „ „ Schotten, Ferdinand, Facharzt f. innere u. Kinderkrankheiten, Fritzlar, Werkelstraße B-12.
1569. „ „ Schrade, Werner, Professor, Oberarzt d. I. Med. Univ.-Klinik, Frankfurt/Main.
1570. „ „ Schrader, Adolf, Priv.-Doz., II. Med. Univ.-Klinik, München 15, Ziemssenstraße 1a.
1571. „ „ Schrank, Alfred, Chefarzt a. Heilig-Geist-Hospital, Wiesbaden, Adelheidstraße 49.
1572. „ „ Schraube, Kaspar, Facharzt f. innere Medizin, Traunstein/Obb., Maximilianstraße 14.
1573. „ „ Schrecker, Klaus-Hermann, Facharzt f. innere Krankheiten, Wiesbaden, Emser Straße 2. Praxis: Bleichstraße 43.
1574. „ „ Schretzenmayer, Professor, Dr. med. habil., Facharzt f. innere Krankheiten, Augsburg, Karlstraße 5.
1575. „ „ Schroeder, Hermann, Dr. med. Dr.phil., Professor, Chefarzt a. Luisenhospital, Aachen, Boxgraben 99.
1576. „ „ Schroeder, Kurt, sen., Facharzt f. innere Krankheiten, Braunlage/Harz, Sanatorium Dr. Schroeder, Herzog-Wilhelm-Straße 2.
1577. „ „ Schroeder, Kurt, jun., Facharzt f. innere Medizin, Braunlage/Harz, Sanatorium Dr. Schroeder.

1578. Herr Dr. Schroer, Heinrich, Facharzt f. innere Krankheiten, Duderstadt-
Eichsfeld/Hann., Martinikrankenhaus, Bahnhofstraße 28.

1579.   „   „ Schröder, Josef, Leitender Arzt d. inneren Abtlg. d. St. Antonius-
Krankenhauses, Wissen/Sieg, Bergstraße 12.

1580.   „   „ Schrott, Ferdinand, Facharzt f. innere Krankheiten, München,
Johannisplatz 1.

1581.   „   „ Schubert, René, Professor, Tübingen, Univ.-Klinik u. Poliklinik.

1582.   „   „ Schubothe, Helmut, Assistent d. Med. Univ.-Klinik, Freiburg/Brsg.,
Robert-Koch-Straße 26.

1583.   „   „ Schüpbach, A., Professor, Chefarzt a. Inselspital, Bern (Schweiz),
Seftigenstraße 2.

1584.   „   „ Schürer, Joh., Facharzt f. innere Medizin, Chefarzt a. Evgl. Krankenhaus, Mülheim/Ruhr, Schulstraße 1.

1585.   „   „ Schürmann, Heinrich, Facharzt f. innere Medizin, Alzey/Rheinhess.,
Kirchplatz 1.

1586.   „   „ Schürmeyer, Albert, Professor, Chefarzt d. Med. Klinik d. St. Elisabeth-Krankenhauses, Köln-Hohenlind, Post Köln-Lindenthal.

1587.   „   „ Schütt, Hans, Hannover, Joachimstr. 8, Eisenbahndirektionsgebäude.

1588.   „   „ Schütz, Erich, Professor, Direktor d. Physiol. Institutes d. Universität, Münster/Westf., Westring 1.

1589.   „   „ Schütz, Franz-Walter, Chefarzt d. inneren Abtlg. d. St. Cornelius-
Hospitals, Dülken i. Rhld., Rathausplatz 2.

1590.   „   „ Schüz, Hermann, Facharzt f. innere Medizin, Worms, Rudi-Stephan-
Allee 28.

1591.   „   „ Schuler, Bruno, Professor, Chefarzt d. Heilstätte der L. V. A. Rheinprovinz, (22c) Aachen, Butscheider Markt 24.

1592.   „   „ Schuler, Heinrich, Vorstand d. inneren Abtlg. d. Elisabeth-Krankenhauses, Ravensburg, Schussenstraße 8.

1593.   „   „ Schulte, Fritz, Facharzt f. innere Krankheiten, Lüdenscheid/Westf.,
Parkstraße 41.

1594.   „   „ Schulte-Bahrenberg, Hellmut, Essen-Stadtwald, Eginhardhöhe 22.

1595.   „   „ Schulten, Hans, Professor, Köln-Meerheim (rechtsrhein.), Städt.
Krankenhaus Ost, Meerheimer Straße 390.

1596.   „   „ Schultes, Werner, Elmshorn/Holstein, Alter Markt 13.

1597.   „   „ Schultz, Werner, Univ.-Professor, Berlin-Charlottenburg 9, Kaiserdamm 31.

1598.   „   „ Schultze-Heubach, Ob.-Med.-Rat, Leitender Arzt d. Städt. Krankenhauses, Wilhelmshaven, Walbertstraße 9.

1599.   „   „ Schulz, Detlev v., Facharzt f. innere Krankheiten, Leitender Arzt d.
inneren Abtlg. a. Kreiskrankenhaus Walsrode/Hann., Hannover-
sche Straße 16.

1600.   „   „ Schulz, Fr. H., Dozent, Dr. med. habil., Facharzt f. innere Krankheiten, Oberarzt d. Med. Univ.-Klinik, Leipzig C 1, Johannisallee 32.

1601.   „   „ Schulz, Herbert C. C., Facharzt f. innere Medizin, München 9, Lauter-
straße 18.

1602.   „   „ Schulz, Otto-Heinrich, Oberarzt a. Krankenhaus, Facharzt f. innere
Krankheiten, Neuruppin, Fehrbelliner Straße 38.

1603.   „   „ Schulz, Walter, Facharzt f. innere u. Röntgenologie, (10b) Köthen,
Querallee 9.

1604.   „   „ Schulze-Buschoff, Hermann, Leitender Arzt d. inneren Abtlg. d.
Krankenhauses St. Trudpert, Pforzheim, Wolfsbergallee 50.

1605.   „   „ Schulze, E., Professor, Oberarzt d. Med. u. Nervenklinik, Gießen,
Grünberger Straße 70.

1606. Frl.   „ Schulze, Gertrud-Marie, Leiterin d. innere Abtlg. d. Krankenhauses
u. Poliklinik, Marienberg/Sa., Krankenhaus.

1607. Herr   „ Schulze, G. Wilhelm, Facharzt f. innere Krankheiten, Bad Nauheim,
Ludwigstraße 17a.

1608.   „   „ Schulze, Karl, a. o. Professor der Universität Berlin, Chefarzt der
inneren Abtlg. d. Krankenhauses Harzburg, z. Z. Goslar, Fische-
märker 14.

1609. Herr Dr. Schulze, Werner, Oberarzt d. Med. Univ.-Klinik, Leipzig C 1, Johannisallee 32.
1610. „ „ Schumacher, Günther, Facharzt f. innere Medizin, Wermelskirchen/ Rhld., Viktoriastraße 3.
1611. „ „ Schumann, Günther, Facharzt f. innere Krankheiten, Chefarzt d. Abtlg. Bergbau i. Heinrich-Braun-Krankenhaus, Zwickau/Sa., Marienthaler Straße 25.
1612. „ „ Schunk, Josef, Priv.-Doz., Facharzt f. innere Medizin, Würzburg, Med. Univ.-Klinik, Luitpoldkrankenhaus.
1613. „ „ Schuntermann, Carl-Erich, Ob.-Reg.-Med.-Rat, Facharzt f. innere Krankheiten, Hamburg-Blankenese, Wittsallee 12.
1614. „ „ Schwab, Max, Priv.-Doz., wiss. Assistent, Göttingen, Kreuzbergweg 10 I.
1615. „ „ Schwab, Robert, Ob.-Med.-Rat, Dr. med. habil., Chefarzt d. Juliushospitals, Würzburg, Juliuspromenade.
1616. „ „ Schwabe, Willmar, Arzt u. Apotheker, Mitinhaber u. wiss. Leiter d. Fa. Willmar Schwabe, Karlsruhe-Durlach, Gritznerstraße 11.
1617. „ „ Schwalb, Hans, wiss. Assistent a. d. I. Med. Klinik d. Universität München, München-Groß Hadern, Pfundmayerstraße 11.
1618. „ „ Schwarz, F. K. Theo, Facharzt f. innere Krankheiten, Chefarzt d. Oststadt-Klinik, staatl. anerkanntes Institut f. klinische Diagnostik u. experimentelle Therapie, Mannheim, Otto-Beck-Str. 38.
1619. „ „ Schwedler, Hugo v., Facharzt f. innere Krankheiten, Duisburg, Mülheimer Straße 44.
1620. „ „ Schweers, Adolf, Leitender Arzt d. St. Marien-Hospitals, Letmathe/ Westf., Brabeckstraße 14.
1621. „ „ Schweitzer, Albert, Professor, Dr. med., D. theolog., Dr. phil., Lambarene (Gabun), Französisch Äquatorial Afrika.
1622. „ „ Schweitzer, Lorenz, Assistenzarzt, Facharzt f. innere Medizin, Bad Ems/Lahn, Wilhelmsallee 38.
1623. „ „ Schwendemann, Robert, Facharzt f. innere Krankheiten, München 17, Malsenstraße 37.
1624. Frl. „ Schwender, Erika, Assistenzärztin, Wiesbaden, Med. Klinik d. Städt. Krankenanstalten, privat: Wiesbaden-Biebrich, Lutherstraße 16.
1625. Herr „ Schwenk, Rudolf, Facharzt f. innere Krankheiten, Leitender Arzt d. inneren Abtlg. d. Krankenhauses Hermülheim b. Köln, Luxemburger Straße 93.
1626. „ „ Schwenkenbecher, Friedrich Alfred, Professor, Chefarzt u. Direktor d. Med. Univ.-Klinik, Marburg/Lahn, Renthofstraße 12.
1627. „ „ Schwenkenbecher, Wolfgang, Chefarzt d. inneren Abtlg. d. Stadtkrankenhauses Sulingen/Hann.
1628. „ „ Schwiegk, Herbert, Professor, Direktor d. Med. Poliklinik, Marburg/ Lahn, Deutschhausstraße 14.
1629. „ „ Schwoerer, Max, Leitender Arzt d. Evgl. Krankenhauses, Holzminden, Forsterweg 37.
1630. „ „ Seckfort, Helmut, wiss. Assistent, Facharzt f. innere Medizin, Mainz, Med. Univ.-Klinik, Langenbeckstraße 1.
1631. „ „ Seeber, Franz, Facharzt f. innere Krankheiten, Chefarzt d. inneren Abtlg. d. Städt. Krankenanstalten, Dessau-Alten, Posener Str. 49.
1632. „ „ Seegers, J., Chefarzt d. Tbc-Krankenhauses, Hoheneimberg, Brilon-Wald.
1633. „ „ Seeligmüller, Erwin, Facharzt f. innere Krankheiten, Nassau/Lahn, Emser Straße 17.
1634. „ „ Seidlmeyer, Hubert, Facharzt f. Kinderkrankheiten, Kempten/Allg., Parkstraße 14c.
1635. „ „ Seige, Konrad, Assistenzarzt a. d. Med. Univ.-Klinik i. Stadtkrankenhaus St. Jakob, Leipzig O 27, Komm.-Prendel-Allee 105.
1636. „ „ Seiler, Johannes, Dr. med. habil., Düsseldorf-Oberkassel, Luegallee 12.
1637. „ „ Seitz, Walter, Professor, Direktor d. Univ.-Poliklinik, München 15, Pettenkoferstraße 8a.

1638. Herr Dr. Semrau, Hubert, Facharzt f. inn. Krankheiten, Pers. Arzt S. M. König
　　　　　　　　Saud, Leitender Arzt d. inn. Abtlg. d. Hofhospitals, Oberstabsarzt
　　　　　　　　a.D., Riyadh, Saudi-Arabia, Royal palace.
1639. „　　„　Seybold, Gerhard, Assistenzarzt, Tübingen, Justinus-Kerner-Str. 35.
1640. „　　„　Seydl, Günther, Facharzt f. innere Medizin, Kassel-Wilhelmshöhe,
　　　　　　　　Oberarzt am Stadtkrankenhaus, Heerstraße 4.
1641. „　　„　Seyfert, Bernhard, Facharzt f. innere Krankheiten, Berlin-Wilmers-
　　　　　　　　dorf, Bundesallee 56.
1642. „　　„　Siebeck, Richard, Professor, Heidelberg, Ludolph-Krehl-Straße 11.
1643. „　　„　Siebert, Hans Bernhard, Facharzt f. innere Krankheiten, Bad Hom-
　　　　　　　　burg v. d. Höhe, Viktoriaweg 8, Sanatorium Dr. Baumstark.
1644. „　　„　Siebert, Paul, Facharzt f. innere Krankheiten, Alfeld/Leine, Kaiser-
　　　　　　　　Wilhelm-Straße 14.
1645. „　　„　Siede, Werner, Professor, Darmstadt, Elisabethenstift.
1646. „　　„　Sieke, Wilhelm, Facharzt f. innere Krankheiten, Hagen/Westf., Graf-
　　　　　　　　von-Galen-Straße 27.
1647. „　　„　Siems, Harald, Dr. med. habil., Chefarzt d. internen neurologischen
　　　　　　　　Abtlg. d. Städt. Krankenhauses, Elmshorn/Holstein, Kalten-
　　　　　　　　weide 100.
1648. „　　„　Sievers, Klaus, Assistent d. Med. Univ.-Klinik, Freiburg/Brsg.,
　　　　　　　　Kellerstraße 6.
1649. „　　„　Silberborth, Ob.-Reg.-Med.-Rat, Karlsruhe, Kriegsstraße 131.
1650. „　　„　Simokat, Werner, Assistenzarzt a. d. Med. Klinik d. Städt. Kranken-
　　　　　　　　anstalten, Wiesbaden, Schwalbacher Straße 62.
1651. „　　„　Simon, Otto, Dozent, Dr. med. habil., Chefarzt a. St. Johannesstift,
　　　　　　　　Homberg/Ndrh., Hubfeldstraße 19.
1652. „　　„　Simsch, Gerhard, Facharzt f. innere Medizin, Ob.-Reg.-Med.-Rat,
　　　　　　　　Leiter d. versorgungsärztl. Untersuchungsstelle Nürnberg, Bären-
　　　　　　　　schanzstraße 8c, privat: Helenenstraße 35 I.
1653. „　　„　Singer, Ambros, Primarius, Facharzt f. innere Medizin, Baden b.
　　　　　　　　Wien, Franz-Josef-Ring 26 (Österreich).
1654. „　　„　Singer, Bernhard, Ärztl. Direktor u. Chefarzt d. inneren Abtlg. d.
　　　　　　　　Städt. Elisabeth-Krankenhauses, Leipzig S 3, Markkleeberg b.
　　　　　　　　Leipzig, Thälmannstraße 5.
1655. „　　„　Slauck, Arthur, Professor, Chefarzt d. Landesbades, Aachen, Altdorf-
　　　　　　　　straße 12.
1656. „　　„　Solnzew, Professor, Wiesbaden, Adelheidstraße 50.
1657. „　　„　Sonnenschein, Herbert, Assistent, Essen-Rüttenscheid, Suthers-
　　　　　　　　garten 13.
1658. „　　„　Sons, Engelbert, Chefarzt d. inneren Abtlg. a. Maria-Hilf-Hospital,
　　　　　　　　Mönchen-Gladbach, Beethovenstraße 39.
1659. „　　„　Sorg, Erwin, Facharzt f. innere Krankheiten, Bad Kissingen, Untere
　　　　　　　　Marktstraße 14.
1660. „　　„　Sotgiu, Giulio, Professor, Direktor d. Institutes f. Med. Pathologie d.
　　　　　　　　Universität, Bologna 8, Orsola Abtlg. Viale Filopanti 18 (Italien).
1661. „　　„　Spang, Konrad, Professor, Stuttgart S, Hauptstätter Straße 142,
　　　　　　　　Katharinen-Hospital.
1662. „　　„　Spatz, Hans, Facharzt f. innere u. Nervenkrankheiten, Schriftführer
　　　　　　　　d. Münchener Med. Wochenschrift, München 38, Eddastraße 1.
1663. „　　„　Spencker, Hermann, Facharzt f. innere Krankheiten, Ärztl. Direktor
　　　　　　　　u. Chefarzt d. inneren Abtlg. d. Kreiskrankenhauses, Quedlinburg
　　　　　　　　a. Harz, Klara-Zetkin-Straße 25.
1664. „　　„　Spiegel, Arnold, Dr. med. et phil., Arzt, Jena, Teutonengasse 1.
1665. „　　„　Spiegelhoff, Werner, Oberarzt d. Med. Univ.-Klinik Lindenburg,
　　　　　　　　Köln-Lindenthal, Sielsdorfer Straße 3.
1666. „　　„　Spies, Kurt, Facharzt f. inn. Medizin, Miltenberg, Steingaesserstr. 9.
1667. „　　„　Spitzbarth, Herbert, Facharzt f. innere Medizin, Priv.-Doz., Med.
　　　　　　　　Univ.-Poliklinik, Mainz, Langenbeckstraße 1.
1668. „　　„　Sprackties, Werner, Facharzt f. innere Medizin, Iserlohn, Treppen-
　　　　　　　　straße 5, privat: Friedrichstraße 71.

1669. Herr Dr. Sprenger, Ernst, Facharzt f. innere Medizin, Mainz, Welschstraße 9.
1670. „ „ Sprenger, Philipp, Arzt, Oberhausen/Rhld., Saarstraße 115.
1671. „ „ Spühler, Otto, Priv.-Doz., Chefarzt d. Med. Abtlg. d. Stadtspitals Waid, Zürich, privat: Bionstraße 15, Zürich 6 (Schweiz).
1672. „ „ Stadler, Eduard, Professor, Direktor d. Städt. Krankenhauses, Plauen/Vogtl., Wilhelm-Pieck-Straße 10.
1673. „ „ Stahl, Rudolf, Professor, Chefarzt d. Städt. Krankenhauses II, Braunschweig, Salzdahlumer Straße 90.
1674. „ „ Stamm, Ludwig, Darmstadt, Heinrich-Rink-Weg 1.
1675. „ „ Stanojevic, Lazar, Dozent, Belgrad II, Lole Ribara 12 (Jugoslavien).
1676. „ „ Starck, Hugo, Professor, Direktor a. D. d. Städt. Krankenhauses, Karlsruhe/Baden, Südendstraße 4.
1677. Frau „ Starfinger, Ursula, geb., Simonson, Referentin beim Landesversorgungsamt Berlin, Prakt. Ärztin, Berlin-Wilmersdorf, Holsteinische Straße 26.
1678. Herr „ Starke, Otto, Assistenzarzt, Essen-Bredeney, Brucker Holt 40.
1679. „ „ Starlinger, Wilhelm, Professor, z. Z. (23) Varel - 10/Oldenburg, Berliner Straße 2.
1680. „ „ Starrach, Walter, Facharzt f. innere Medizin, Chefarzt, Künzelsau/Württbg., Hindenburgstraße 8.
1681. „ „ Staub, Hans, Professor, Basel (Schweiz), Bürgerspital, Spitalstr. 21.
1682. „ „ Staudacher, Kurt, Facharzt f. innere Medizin, Warburg/Westf., Sternstraße 53.
1683. „ „ Staudacher, Walter, Leiter d. inneren Abtlg. d. Diakonissen-Krankenhauses, Speyer, Bahnhofstraße 7.
1684. „ „ Stawowy, Kay Georg, Facharzt f. innnere Krankheiten, Düsseldorf, Elisabethstraße 63.
1685. Frl. „ Stecher, Gisela, Assistentin a. d. Med. Klinik d. Universität Leipzig, Leipzig C 1, Johannisallee 32.
1686. Herr „ Steffen, Friedrich, Facharzt f. innere Medizin, Badenweiler, Badstraße 110.
1687. „ „ Stein, Hans, Facharzt f. innere Krankheiten, Koblenz, Krankenhaus Marienhof, Friedrich-Ebert-Ring 44.
1688. „ „ Steinbrinck, Walther, Facharzt f. innere Krankheiten, Primararzt, Lippstadt/Westf., Evgl. Krankenhaus, Klusestraße, ggb. Post.
1689. „ „ Steiner, Ottmar, Oberarzt a. Allg. Krankenhaus, Hamburg-Harburg.
1690. „ „ Steinert, Wilhelm, Prakt. Arzt u. Knappschaftsarzt, Püttlingen/Saar, Marktstraße 39.
1691. „ „ Steinhoff, Franz, Facharzt f. innere Medizin, Göttingen, Kirchweg 10/12, Krankenhaus Neu-Maria-Hilf.
1692. „ „ Steinke, Friedrich, Facharzt f. innere u. Stoffwechselkrankheiten, Bad Hersfeld, Bezirk Kassel, Kurpark 25.
1693. „ „ Stelzner, Walter, Facharzt f. innere Krankheiten, Pirmasens/Pfalz, Turnstraße 27.
1694. „ „ Stepp, Wilhelm, Professor, München 27, Vilshofener Straße 10.
1695. „ „ Stertenbrink, Alois, Leitender Arzt d. inneren Abtlg. d. Krankenhauses Marienwörth, Bad Kreuznach, Kaiser-Wilhelm-Straße 28.
1696. „ „ Sterzing, Paul, Chefarzt d. Städt. Krankenanstalten, Krefeld, Friedrich-Ebert-Straße 3.
1697. „ „ Steude, Kurt, Stadtrat u. Amtsarzt, Leipzig C 1, Liebigstraße 23.
1698. „ „ Steudemann, Karl, Herne/Westf., Hermann-Löns-Straße 47.
1699. Frl. „ Steuer, Herta, Fachärztin f. innere Medizin, Burglengenfeld, Innere Regensburger Straße 6.
1700. Herr „ Steuer, Kurt, Dozent, Städt. Krankenhaus, Emden.
1701. „ „ Stich, R., Professor, Göttingen, Gosslerstraße 9.
1702. „ „ Stich, Walter, Dozent, I. Med. Univ.-Klinik, München, Ziemssenstraße 1a.
1703. „ „ Stieve, Friedrich-Ernst, Priv.-Doz., wiss. Oberassistent a. Institut f. physikal. Therapie u. Röntgenologie d. Universität, München 25, Lindenschmitstraße 45 I.

1704. Herr Dr. Stockert, v., Professor, Frankfurt/Main-Niederrad, Bruchfeldstr. 40 p.
1705. „ „ Stockhausen, Josef, Dortmund, Hansaplatz 2.
1706. „ „ Stockhausen, Viktor, Leitender Arzt d. inneren Abtlg. d. Städt. Krankenhauses, Rheydt/Rhld., Vierhausstraße 5.
1707. „ „ Stodtmeister, Rudolf, Professor, Dr. phil., Chefarzt d. inneren Abtlg. d. Städt. Krankenhauses, Pforzheim/Baden, Obere Rodstraße 12.
1708. „ „ Stoevesandt, Karl, Bremen 1, Kohlhökerstraße 56.
1709. „ „ Stöcker, Konrad, Facharzt f. innere Krankheiten, Herborn/Dillkreis, Friedrich-Zimmer-Krankenhaus, Franzosenweg 13.
1710. „ „ Störmer, Alfred, Professor, München-Oberföhring, Oberföhringer Straße 10.
1711. „ „ Stötter, Georg, Dozent f. innere Medizin a. d. Universität Göttingen, Chefarzt d. inneren Abtlg. d. Städt. Krankenanstalten Augsburg.
1712. „ „ Stollreiter, Hans, Priv.-Doz., Facharzt f. innere med. Röntgenologie u. Strahlenkunde, wiss. Assistent d. Ludolf-Krehl-Klinik, Heidelberg, Bergheimer Straße 40.
1713. „ „ Stolz, August, Kandahar (Afghanistan).
1714. „ „ Stratmann, Friedrich-Wilhelm, Facharzt f. innere Krankheiten, Stuttgart-Berg, Karl-Schurz-Straße 28.
1715. „ „ Straaten, Theodor, Professor, Chefarzt d. Chirurg. Klinik d. Städt. Krankenanstalten Wiesbaden, privat: Biebricher Allee 46.
1716. „ „ Strassburger, Alfred, Facharzt f. innere Krankheiten, Goslar, Bäringerstraße 34.
1717. „ „ Straub, Heinz-Helmut, Facharzt f. innere Krankheiten, (14a) Heidenheim-Brenz. Schnaitheimer Straße 22.
1718. „ „ Straube, Günther, Dr. med. habil., Chefarzt d. Schloß-Sanatoriums, Waldleiningen/Odenwald, Post Ernsttal.
1719. „ „ Straube, Karl-Heinz, Oberarzt, Zwickau/Sa., Heinrich-Braun-Krankenhaus.
1720. „ „ Strauch, Alfred, Facharzt f. innere Krankheiten, Koblenz-Pfaffendorf, Ravensteynstraße 26.
1721. „ „ Strauch, Friedrich-Wilhelm, Facharzt f. innere Krankheiten, Wernigerode, Winde 42.
1722. „ „ Strauch, Wilhelm, Facharzt f. innere Krankheiten, Heppenheim/ Bergstraße, Städt. Krankenhaus, Lorcher Straße 27.
1723. „ „ Strauss, Heinrich, Professor, Chefarzt, Münster/Westf., St. Franziskus-Hospital.
1724. „ „ Strelow, Kurt, Facharzt f. innere Krankheiten, Köln, Neußer Str. 58.
1725. „ „ Strench, Rolf, Wiesbaden, Riederbergstraße 33.
1726. „ „ Strenger, Wolfgang, Assistenzarzt d. inneren Abtlg. d. Diakonissenkrankenhauses Paulinenstiftung, Wiesbaden, Schiersteiner Str. 43, privat: Kapellenstraße 81.
1727. „ „ Strieck, Fritz, Univ.-Professor, Schweinfurt, Ernst-Sachs-Straße 10.
1728. „ „ Strnisko, Rudolf, Rotenburg/Hann., Unterstedter Straße 4.
1729. „ „ Stroebe, Fritz, Professor, Direktor d. Med. Klinik d. Städt. Krankenanstalt, Bremen, Parkallee 73.
1730. „ „ Ströder, Ulrich, Chefarzt d. inneren Abtlg. d. Kreiskrankenhauses, Schlüchtern, Brückenauer Straße 29.
1731. „ „ Stroomann, Gerhard, Professor, Chefarzt d. Kurhauses Bühlerhöhe, Bühl/Baden.
1732. „ „ Stromeyer, Fritz, Facharzt f. innere Krankheiten, Uelzen/Hann., Städt. St. Viti-Krankenhaus, Baumschulenweg 12.
1733. „ „ Struppler, Theodor, Geh. San.-Rat u. Hofrat, München 23, Ohmstraße 5 III.
1734. „ „ Stuhlfauth, Konrad, Facharzt f. innere Krankheiten, München, Agnesstraße 34.
1735. „ „ Sturm, Alexander, Professor, Wuppertal-Barmen, Heussnerstraße 29.
1736. „ „ Sturm, Richard, Facharzt f. innere u. Nervenkrankheiten, Kaiserslautern, Hackstraße 15.

1737. Herr Dr. Sturm, Rudolf, Facharzt f. innere Krankheiten, München 22, Maximilianstraße 20 II/re.
1738. „ „ Sturm, Wolf-H., Facharzt f. innere Krankheiten, I. Oberarzt d. inneren Abtlg. d. Küchwaldkrankenhauses, Karl-Marx-Stadt (Bezirksarbeitsarzt, Gewerbearzt), Friedrich-Schlöffel-Straße 17.
1739. „ „ Sudhoff, Heinz, Facharzt f. innere Krankheiten, unbekannt verzogen.
1740. „ „ Südhof, Heinrich, Priv.-Doz., wiss. Assistent, Med.-Univ.-Klinik, Göttingen, Jüdenstraße 23.
1741. „ „ Sundermann, August, Professor, Direktor d. Med. Klinik d. Städt. Krankenanstalten, Erfurt, Nordhäuser Straße 74.
1742. „ „ Sylla, Adolf, Professor, Chefarzt d. inneren Abtlg. d. Städt. Krankenhauses, Cottbus, Bahnhofstraße 49.
1743. „ „ Szerreiks, Emil, Professor, Dr. med. habil., Internist u. Fürsorgearzt, Bad Tölz/Obb., Merzstraße 1.
1744. „ „ Szonell, Chefarzt, Facharzt f. innere Krankheiten, Oberölkofen, Post Markt-Grafing/Obb.
1745. „ „ Taeger, Harald, Dozent, Dr. med. habil.. Facharzt für innere Krankheiten, Fürstenfeldbruck/Obb, Münchner Straße 41.
1746. „ „ Taeubner, Willi, Facharzt f. innere Krankheiten, Chefarzt d. inneren Abtlg. d. Krankenhauses Leninstraße, Karl-Marx-Stadt, Heinrich-Beck-Straße 23.
1747. „ „ Tannert, Siegfried, Facharzt f. innere Krankheiten, wiss. Arzt u. Oberarzt, Lehrbeauftragter, Med. Poliklinik, Institut d. Karl-Marx-Universität, Leipzig C 1, Härtelstraße 16—18, privat: Leipzig C 1, Simonstraße 7 II.
1748. „ „ Thauer, Rudolf, Professor, Dr. med., Bad Nauheim, William-G.-Kerckhoff-Herzforschungs-Institut i. a. Max-Planck-Gesellschaft.
1749. „ „ Teitge, Heinrich, Professor, (23) Melle, Gesmolder Straße 22.
1750. „ „ Teitge, J. E., Leitender Arzt d. inneren Abtlg. a. d. Kreis-Poliklinik Wernigerode u. a. Kreiskrankenhaus Osterwieck, Wernigerode, Sonnenbrink 10.
1751. „ „ Terbrüggen, A., Prof., Dr. med., (21a) Bielefeld, Städt. Krankenhaus.
1752. „ „ Terhedebrügge, Alois, Facharzt f. innere Krankheiten, Röntgenologie u. Strahlenkunde, Berlin-Wilmersdorf, Brabanter Straße 17.
1753. „ „ Teschendorf, Werner, Professor, Köln-Marienburg, Strahleninstitut d. O. K. K., Wolfgang-Müller-Straße 12.
1754. „ „ Tetzner, Ernst, Leitender Oberarzt d. inneren Abtlg. a. Kreiskrankenhaus, Soltau/Hann., Bornemannstraße 10.
1755. „ „ Tevfik, Saglam, Ordtl. Professor, T. C. Istanbul Universitesie Tip Falcultesi, Istanbul (Türkei), 3 I (C) Hastaliklari Klinigi.
1756. „ „ Thede, Kurt, Facharzt f. innere Krankheiten, (21a) Lübbecke/Westf., Bleichstraße 9.
1757. „ „ Thedering, Franz-Josef, Tübingen, Med. Univ.-Klinik u. Poliklinik, privat: Im Schönblick.
1758. „ „ Theiss, Wolfgang, Assistenzarzt, Düsseldorf-Oberkassel, Salierstr. 7.
1759. „ „ Thelen, Erich, Facharzt f. Augenkrankheiten, Wiesbaden, Taunusstr. 6.
1760. „ „ Thermann, Gustav, Bremen-Grohn, Bergstraße 7.
1761. „ „ Thiel, Karl, Priv.-Doz., Dr. med. habil., Leitender Arzt d. inneren Abtlg. d. Johanniter-Krankenhauses, Oberhausen-Sterkrade, Bahnhofstraße 51.
1762. „ „ Thiel, Rudolf, Professor, Direktor d. Univ.-Augenklinik, Frankfurt/Main Süd 10, Burnitzstraße 40.
1763. „ „ Thiele, W., Dozent, Dr. med. habil., Univ.-Nervenklinik, Würzburg, Füchsleinstraße 15.
1764. „ „ Thill, Otto, Frankfurt/Main Süd 10, Waidmannstraße 45.
1765. „ „ Thoenies, Heinz, Facharzt für innere Medizin, Oberarzt der Medizin. Klinik Dresden-Friedrichstadt, Dresden A 27, Friedrich-Hegel-Straße 28.
1766. Frl. „ Thöne, Hannelise, I. Assistenzärztin, Fachärztin f. innere Medizin, Hattingen/Ruhr, Bahnhofstraße 5.

1767. Herr Dr. Thoma, Emil, Facharzt f. innere Krankheiten, Freiburg/Brsg., Josef-
          straße 1.
1768. ,,   ,, Thomas, Hugo, Volontärarzt, Kirchberg/Hunsrück, z. Z. II. Med.
          Univ.-Klinik, Frankfurt/Main.
1769. ,,   ,, Tidow, Rudolf, Facharzt f. innere Medizin, Leitender Arzt d. inneren
          Abtlg. d. Kreiskrankenhauses, Steinburg, Glückstadt/Elbe
          (Schleswig-Holstein), Grill-Chaussee.
1770. ,,   ,, Tiedke, Hans, Facharzt f. innere Krankheiten, unbekannt verzogen.
1771. ,,   ,, Tiefensee, Kurt, Facharzt f. innere Krankheiten, Chefarzt d. inneren
          Abtlg. a. Diakonissenkrankenhaus, Schwäbisch Hall/Württbg.
1772. ,,   ,, Tiemann, Professor, Direktor d. Med. Univ.-Poliklinik, Bonn/Rhein,
          Poppelsdorfer Allee 26.
1773. ,,   ,, Tietze, Karl-Heinz, Dozent, Dr. med. habil., Oberarzt d. Med. Univ.-
          Klinik, Leipzig C 1, Philipp-Rosenthal-Straße 27.
1774. ,,   ,, Tigges, Franz, Facharzt f. innere Medizin, Leitender Arzt d. inneren
          Abtlg. d. St. Vincenz-Hospitals, Coesfeld i. Westf., Schüppenstr. 19.
1775. ,,   ,, Tillgren, J. Professor, Stockholm (Schweden), Bergsgatan 16.
1776. ,,   ,, Tillmanns, Horst, Facharzt f. innere Krankheiten, Wuppertal-Elber-
          feld, Ludwigstraße 21.
1777. ,,   ,, Tinschert, Julius, Hans-Jürgen, Assistenzarzt, Facharzt f. innere
          Medizin, Sanatorium Bühler Höhe, Bühl/Baden.
1778. ,,   ,, Tirala, Lothar, Dr. med. et phil., Professor, Facharzt f. innere Krank-
          heiten, Wiesbaden, Bierstadter Straße 1.
1779. ,,   ,, Tischendorf, W., Professor, Chefarzt d. inneren Abtlg. d. Nordstadt-
          Krankenhauses, Hannover W, Hultenhoffstraße 41.
1780. ,,   ,, Toenissen, Erich, Professor, Dir. Arzt d. Med. Abtlg. a. Landes-
          krankenhaus, Kassel-Wilhelmshöhe, Kölnische Straße 52.
1781. ,,   ,, Tölle, Heinrich, Oberarzt, Facharzt f. innere Medizin, Quakenbrück,
          Marschlandstraße 10, Krankenhaus Bethanien.
1782. Frl. ,, Tönges, Elisabeth, Frankfurt/Main Süd 10, Med. Univ.-Klinik, Gar-
          tenstraße 16.
1783. Herr ,, Töppner, Rudolf, Professor, Leiter d. Röntgenabtlg. d. Med. Univ.-
          Klinik, Münster/Westf., Hammer Straße 56.
1784. ,,   ,, Tornow, Hans-Otto, Facharzt f. innere Medizin, Luckenwalde, Städt.
          Krankenhaus, Saarstraße 24.
1785. ,,   ,, Trappe, Wolfgang, Oberarzt d. inneren Abtlg. a. Stadt- u. Kreis-
          Krankenhaus, Minden/Westf., Friedrichstraße 5.
1786. ,,   ,, Trappen, Paul von der, Chefarzt d. inneren Abtlg. d. Krankenhauses,
          Sangerhausen, Alte Promenade 30.
1787. ,,   ,, Trautwein, Herbert, Dozent, Chefarzt a. Beobachtungskrankenhaus
          Hainerberg, Königstein/Taunus.
1788. ,,   ,, Travers, Facharzt für innere Krankheiten, Wiesbaden, Luisenplatz 8.
1789. Frau ,, Tretow-Knell, Maria-Elisabeth, Fachärztin f. Chirurgie, Berlin-
          Schöneberg, Hauptstraße 107.
1790. Herr ,, Trimborn, Heinrich, Chefarzt d. inneren Abtlg. d. Marien-Kranken-
          hauses, Ludwigshafen/Rhein, Gartenstadt.
1791. ,,   ,, Trimborn, Franz, Facharzt f. innere Krankheiten, Wiesbaden, Bier-
          stadter Straße 4.
1792. ,,   ,, Trommer, Curt, Facharzt f. innere Krankheiten, (23) Wittmund/Ost-
          friesland, Kampstraße 27.
1793. ,,   ,, Tropp, Caspar, Professor, Dr. med. habil., Dr. phil., Direktor d. Med.
          Klinik d. Universität Tabriz (Iran), z. Z. Stuttgart, Salzmann-
          weg 1.
1794. Frl. ,, Trossel, Irene v., Wittenberg/Lutherstadt, Lutherstraße 12a.
1795. Herr ,, Tschakert, Oswald, Chefarzt d. inneren Abtlg. d. Marienhospitals,
          Duisburg, Böningerstraße 37.
1796. ,,   ,, Tschilow, Konstantin, Professor, Direktor d. Med. Univ.-Klinik,
          Sofia (Bulgarien), Bulevard Partriarch Eftimi 54.
1797. ,,   ,, Tschopp, Werner, Spezialarzt f. innere Krankheiten, Basel (Schweiz),
          Militärstraße 46.

1798. Herr Dr. Tschuschke, Erich, Facharzt f. innere Krankheiten, Göttingen, Wilhelm-Weber-Straße 14.
1799. „ „ Tünnerhoff, Friedrich, Priv.-Doz., Oberarzt, Facharzt f. innere Medizin, Kommissarischer Direktor d. Med. Univ.-Poliklinik, Bonn, Wilhelmstraße 31.
1800. „ „ Turban, Karl, Chefarzt d. Evgl. Diakonissenhauses, Karlsruhe/Baden, Kaiserstraße 190.
1801. „ „ Uexküll, Thure v., Professor, München, Harthauser Straße 73.
1802. „ „ Ufer, Hermann, Karlsruhe/Baden, Klauprechtstraße 36.
1803. „ „ Uhlenbruck, Paul, a. o. Professor, Köln-Lindenthal, Decksteiner Straße 17.
1804. „ „ Uhles, Johann-Baptist, Leitender Arzt d. Herz-Jesu-Hospitals, Facharzt f. innere Krankheiten, Bonn/Rhein, Baumschulallee 15a.
1805. „ „ Ulbrich, Josef, Facharzt f. innere Krankheiten, Dortmund-Löttringhausen, Haus Waldhügel, Hohle Eiche 29.
1806. „ „ Unger, Adalbert, Chefarzt d. Landesheilstätte, Bad Homburg v. d. Höhe, Promenade 76, Facharzt f. innere Krankheiten.
1807. „ „ Unger, Herbert, Facharzt f. innere Krankheiten, Zwickau-Planitz, Rottmannsdorfer Straße 19 (Sachsen).
1808. „ „ Unverricht, W., a. o. Professor, Berlin W 15, Pariser Straße 3.
1809. „ „ Urra, Andreu Juan, Professor, Sevilla (Spanien), Avenida Borbolla Villa Gunda.
1810. „ „ Vagedes, Michael, Facharzt f. innere Med., Höxter/Weser, Albaerstraße 10.
1811. „ „ Vannotti, A., Professor, Direktor d. Med. Univ.-Klinik, Kantonsspital, Lausanne (Schweiz).
1812. „ „ Vaubel, Ernst, Dr. med. habil., Facharzt f. innere Krankheiten, Wiesbaden, Mainzer Straße 5.
1813. „ „ Veiel, Konrad, Leitender Arzt d. inneren Abtlg. d. Kreiskrankenhauses, (14a) Öhringen/Württbg.
1814. „ „ Velde, Gustav, Professor, Facharzt f. innere Krankheiten, Pforzheim, Calwer Straße 145.
1815. „ „ Venrath, Helmut, Köln-Lindenthal, Med. Univ.-Klinik.
1816. „ „ Vetter, Hans, Chefarzt d. Patholog.-Bakteriolog. Institutes, Aarau (Schweiz).
1817. „ „ Vieten, Hermann, Facharzt f. innere Medizin, Salzgitter, Wilhelm-Busch-Weg 12.
1818. „ „ Viethen, A., Professor, Dr. med., Berchtesgaden, Kinderkrankenhaus „Felicitas".
1819. „ „ Vill, Hermann, Facharzt f. innere Medizin, Erlangen, Badstraße 19.
1820. „ „ Virchow, Reg.-Med.-Rat, Irxleben b. Magdeburg.
1821. „ „ Vischer, E. Andreas, Spezialarzt f. innere Medizin, F. M. H., Chefarzt d. Med. Klinik i. Diakonissenspital Riehen-Basel (Schweiz), Bahnhofstraße 66.
1822. „ „ Vogel, Otto, Facharzt f. innere Medizin, Assistant-Professor, Baylor University, Jefferson Davis Hospital, Poliomyelitis Respiratory Center, Houston (Texas).
1823. „ „ Vogel, Walter, Leiter d. Städt. Krankenhauses, Haiger/Dillkreis, Allendorfer Straße 10.
1824. „ „ Voegt, Hans, Priv.-Doz., Facharzt f. innere Krankheiten, Oberarzt a. d. Med. Klinik d. Justus-Liebig-Hochschule, Gießen.
1825. „ „ Vogt, Bruno, Facharzt f. innere Krankheiten, Düsseldorf, Duisburger Straße 81.
1826. „ „ Vogt, Helmut, Professor, Leitender Arzt d. inneren Abtlg. d. Evgl. Luth. Diakonissen-Anstalt, Flensburg.
1827. „ „ Vogt, Karl-Ernst, Leitender Arzt d. inneren Abtlg. a. Roten-Kreuz-Krankenhaus, Kassel, Geysostraße 22.
1828. „ „ Voigt, Fritz, Kurarzt, Bad Oeynhausen, Am Kurpark 4.
1829. „ „ Voigt, Gerhard, Oberarzt d. inneren Abtlg. a. Evgl. Krankenhaus, Weende üb. Göttingen.

1830. Herr Dr. Voigt, Werner, Facharzt f. innere Krankheiten, Herisau (App.),
          Höhenweg 3036 (Schweiz).
1831.   „   „   Voit, Hermann, Ob.-Reg.-Med.-Rat i. R., Facharzt f. innere Krank-
          heiten, Nürnberg S, Kesslerplatz 3 I.
1832.   „   „   Voit, Kurt, Professor, Direktor d. Med. Univ.-Klinik, Mainz, Langen-
          beckstraße 1.
1833.   „   „   Volhard, Ernst, Dozent, Chefarzt d. I. Med. Klinik d. Städt. Kran-
          kenhauses, Karlsruhe/Baden, Moltkestraße 14.
1834.   „   „   Volkwein, Walter, Hamburg 20, Loehrsweg 1.
1835.   „   „   Vollbrandt, Hansjürgen, Med.-Rat, Vertrauensarzt, Wiesbaden,
          Rheinstraße 98.
1836.   „   „   Vollmar, Fritz, Chefarzt d. Krankenhauses, Facharzt f. innere Medi-
          zin, Geislingen/Steige, Württbg., Schloßhalde 6.
1837.   „   „   Vonkennel, Josef, Professor, Direktor d. Univ.-Hautklinik Köln.
          Köln-Lindenburg.
1838.   „   „   Vonnegut, Prakt. Arzt, Warstein/Westf., Auf dem Bruch 15.
1839.   „   „   Vorlaender, Karl-Otto, Priv.-Doz., Med. Univ.-Klinik, Bonn/Rhein,
          Bachstraße 41 I.
1840.   „   „   Voss, Hans, Leitender Oberarzt a. Krankenhaus, Marne/Holstein,
          Süderstraße 52.
1841.   „   „   Vossbeck, Julius, Facharzt f. innere Krankheiten, Evgl. Kranken-
          haus, Dinslaken/Ndrh., Wiesenstraße 81.
1842.   „   „   Vrhovac, Spezialist f. innere Medizin, o. ö. Professor d. Endokrino-
          logie a. d. Med. Fakultät d. Universität Zagreb u. Vorstand d.
          Institutes f. klinische Endokrinologie a. d. Universität Zagreb,
          Brezovackoga 6, Kroatien (Jugoslavien).
1843.   „   „   Vuletic, Vinko, Professor, an der Universität Zagreb, Jugoslavien.
1844.   „   „   Wachter, Rudolf, Bad Nauheim, Lessingstraße 4.
1845.   „   „   Wachter, Franz, Leitender Arzt d. inneren Abtlg. a. Privatkranken-
          haus Sachsenhausen, Frankfurt/Main Süd 10, Schweizerstraße 13.
1846.   „   „   Wachter, Osfried, Dr. med. et phil., Chefarzt d. inneren Abtlg. d.
          Städt. Krankenhauses, Heidelberg, Landhausstraße 19.
1847.   „   „   Wackerbauer, Anton, Medizinaldirektor, Chefarzt d. Heilstätte
          Roderbirken, Leichlingen/Rhld.
1848.   „   „   Wadulla, Hans, Frankfurt/Main, Krögerstraße 1.
1849.   „   „   Wagenfeld, Ernst, Dozent, Dr. med. habil., Facharzt f. innere
          Krankheiten, (21a) Burgsteinfurt/Westf.
1850.   „   „   Wagner, Rudolf, Deutsche Akademie d. Wissenschaften, Geschwulst-
          klinik, Berlin-Buch, Lindenberger Weg 80.
1851.   „   „   Wagner, Siegfried, Facharzt f. innere Medizn, Nürnberg-N., Haller-
          straße 15.
1852.   „   „   Waldhecker, Max, Dr. Dr., Facharzt f. innere Medizin, Düsseldorf,
          Schäferstraße 8.
1853.   „   „   Waller, Hans, Facharzt f. innere Krankheiten, Kiel, Niemannsweg 170.
1854.   „   „   Wallgreen, Arvid, Professor d. paediatrischen Klinik Karolinska
          Sjukhuset, Stockholm 60 (Schweden).
1855.   „   „   Walther, Georg, Dozent, Chefarzt a. Kreiskrankenhaus, Facharzt f.
          innere Medizin, Westerstede/Oldbg.
1856.   „   „   Walther, Richard, Dr. med. habil., Facharzt f. innere Krankheiten,
          Hof/Bay., Ludwigstraße 91.
1857.   „   „   Wannagat, Leo, Facharzt f. innere Medizin, Leitender Arzt d. Kur-
          anstalt Haus Schwaben für Stoffwechselkranke der Landesversi-
          cherungsanstalt Württemberg, Bad Mergentheim.
1858.   „   „   Weber, Arthur, Professor, Bad Nauheim, Sprudelhof.
1859.   „   „   Wecker, Karl, Med. Direktor b. d. Ruhrknappschaft, Bochum, Ruhr-
          knappschaft, Pieperstraße 28.
1860.   „   „   Wedekind, C. Hermann, Bad Kissingen, Haus Collard, Am Kur-
          garten 2.
1861.   „   „   Wedikind, Theodor, Professor, Chefarzt d. Kreiskrankenhauses,
          Lüdenscheid-Hellersen.

1862. Herr Dr. Wedler, Hans Wilfrid, Professor, Braunschweig, Städt. Krankenanstalten, Salzdahlumer Straße 90.
1863. „ „ Weese, Hellmut, Professor, Vorstand d. Pharmak. Laboratoriums
d. Farbenfabriken Bayer A.-G., Wuppertal-Elberfeld, Friedrich-
Ebert-Straße 217.
1864. „ „ Wehmeyer, Hermann, Facharzt f. innere Krankheiten, Hildesheim,
Viktoriastraße 26.
1865. „ „ Weicker, Bruno, Professor, Dozent, Aachen, Städt. Krankenanstalten, Med. Klinik.
1866. „ „ Weicksel, Johannes, Professor, Leipzig C 1, Schwägrichenstraße 15.
1867. „ „ Weicksel, Paul, Assistent d. Med. Klinik, Würzburg, Wörthstr. 14 I.
1868. „ „ Weigel, Herbert, Oberarzt, Facharzt f. innere Krankheiten, Mülheim
a. d. Ruhr, Evgl. Krankenhaus, Teinerstraße 62.
1869. „ „ Weil, Heinrich, Dr. med. habil., Leitender Arzt d. inneren Abtlg. d.
Krankenhauses Rastpfuhl, Saarbrücken.
1870. „ „ Weilguny, Franz G., München 54, Pellkofenstraße 129.
1871. „ „ Weinand, Josef, Facharzt f. innere Medizin, Chefarzt d. St.-Josef-
Krankenhauses, Koblenz, Ritzzastraße 21.
1872. „ „ Weis, W., Direktor d. Städt. Krankenhauses i. R., Kaiserslautern,
Eisenbahnstraße 57.
1873. „ „ Weise, Georg, Facharzt f. innere Krankheiten, Heringen/Werra, Ge-
brüder-Grimm-Straße.
1874. „ „ Weise, Hermann, Dozent, Dr. med., Düsseldorf, Poststraße 7.
1875. „ „ Weiss, Arnold, Professor, Dr. med. habil., Hamburg 20, Beim Andreas-
brunnen 5.
1876. „ „ Weiss, Carl, Facharzt f. innere Medizin, Vertrauensarzt, Berlin,
Charlottenburg 4, Clausewitzstraße 2 I
1877. „ „ Weiss, Hans, Chefarzt d. inneren Abtlg. d. Industrie-Krankenhauses,
Wolfen, Kreis Bitterfeld, Freiherr-vom-Stein-Straße 7.
1878. „ „ Weiss, Theodor, Facharzt f. innere Krankheiten, Ebersbach/Sachsen,
Hainbergstraße 29.
1879. „ „ Weissbecker, Hans, Facharzt f. innere Medizin, Hilden/Rhein.
Elberfelder Straße 65.
1880. „ „ Weissbecker, Ludwig, Professor, Dozent, Med. Klinik, Freiburg-
Zähringen/Brsg., Wildtalstraße 29.
1881 „ „ Weissenfels, F., Facharzt f. innere Medizin, Göttingen, Hoher Weg 9.
1882. „ „ Weisswange, W. R., Dr. med. habil., Kreiskrankenhaus, Bad Homburg v. d. Höhe.
1883. „ „ Weitz, W., Professor, Direktor d. II. Med. Univ.-Klinik u. Poliklinik,
Hamburg-Eppendorf, Hamburg 13, Hochallee 47.
1884. „ „ Weitzmann, Georg, Dr. med. habil., Facharzt f. innere Krankheiten,
Braunschweig, Bohlweg 64—65.
1885. „ „ Weitzsäcker, Joachim, Brackenheim/Württbg., Obertorstraße 17 II.
1886. „ „ Welte, Eduard, Professor, Med. Univ.-Kliniken, Bonn/Venusberg,
kommissarischer Direktor d. Univ.-Poliklinik.
1887. „ „ Wenderoth, Heinz, Professor, Oberarzt, I. Med. Univ.-Klinik, Hamburg 20.
1888. „ „ Wendt, Helmuth, Professor, Chefarzt d. inneren Abtlg. d. Städt.
Krankenhauses, Solingen.
1889. „ „ Wenger, Rudolf, I. Med. Univ.-Klinik, Wien II/27 (Österreich),
Schüttelstraße 31.
1890. „ „ Wenner, Paul, Facharzt f. innere Medizin, Chefarzt d. St. Elisabeth-
Krankenhauses, Ibbenbühren/Westf., Ubostraße 1.
1891. „ „ Wens, Gerhard, Bad Nauheim, Ernst-Ludwig-Ring 6.
1892. „ „ Wenzel, Eduard, Facharzt f. innere u. Nervenkrankheiten, Potsdam,
Tizianstraße 5.
1893. „ „ Wenzel, Karl, Facharzt f. innere Krankheiten, Schleswig/Holstein,
Lutherstraße 7.
1894. „ „ Werner, Georg, Facharzt f. innere Krankheiten, Frankfurt/Main,
Jahnstraße 19.

1895. Herr Dr. **Werner**, Martin, Professor, Dr. med. habil., Facharzt f. innere Medizin, Bad Nauheim, Luisenstraße 1.
1896. ,, ,, **Werner**, Max, Dr. med. habil., Chefarzt d. Kreiskrankenhauses, Pinneberg/Holstein.
1897. ,, ,, **Werner**, Otto, Facharzt f. innere Krankheiten, Hannover O, Bernstr. 1.
1898. ,, ,, **Werner**, Richard, Oberarzt a. Kreiskrankenhaus, Berg.-Gladbach.
1899. ,, ,, **Weselmann**, Hans, Facharzt f. innere Medizin, Hannover O., Bödekerstraße 23.
1900. ,, ,, **Wesemeier**, Karl, Facharzt f. innere Krankheiten, Schöningen/ Braunschweig, Wallstraße 15.
1901. ,, ,, **Weski**, Herbert, Facharzt f. innere Krankheiten, Sophien-Klinik, Hannover, Dieterichstraße 3.
1902. ,, ,, **Westenhoeffer**, Otto, Leiter d. inneren Abtlg. d. Kreiskrankenhauses, Ehingen/Donau, Georg-Zoller-Straße 1.
1903. ,, ,, **Westergren**, Alf, Professor, Chefarzt, Stockholm (Schweden), ö Eriksbergsg, 12 St. Görans Sjukhus.
1904. ,, ,, **Weth**, Gerhard von der, Dr. med. habil., Facharzt f. Lungenkrankheiten, Bad Salzuflen, Am Schliepsteiner Tor 59.
1905. ,, ,, **Wetzel**, Leo, Facharzt f. innere Krankheiten, Ingelheim/Rhein, Bahnhofstraße 98.
1906. ,, ,, **Wetzel**, Rolf, Priv.-Doz., Dr. med. habil., Facharzt f. innere Medizin, Chefarzt d. inneren Abtlg. d. Städt. Krankenhauses, Säckingen, Untere Flüh 18.
1907. ,, ,, **Wetzel**, Ulrich, Dozent, Dr. med. habil., Oberarzt d. Med. Klinik, Kiel, Hasseldickdammenweg 46.
1908. ,, ,, **Wichels**, Paul, Professor, Hanau, Stadtkrankenhaus.
1909. ,, ,, **Wichert**, Erich v., Facharzt f. innere Krankheiten, Bahrendorf, Kr. Wanzleben, Post üb. Schönebeck, Bez. Magdeburg.
1910. ,, ,, **Wicht**, Edo v., Dozent f. innere Medizin, Chefarzt d. klinischen Sanatoriums f. Herz- u. Kreislauferkrankungen d. Landesversicherungsanstalt Rheinland-Pfalz i. Münster a. Stein/Nahe, z. Z. Speyer, Albert-Pfeiffer-Straße 6.
1911. ,, ,, **Wicke**, Gerhard, Facharzt f. innere Medizin, Hannover-M., Marschallstraße 23.
1912. ,, ,, **Wiechmann**, Ernst, Professor, Chefarzt d. Med. Abtlg. d. Stadtkrankenhauses, Fürth/Bayern.
1913. ,, ,, **Wiechmann**, Rüdiger, Facharzt f. innere Krankheiten, Eutin/Holstein, Albert-Mahlstedt-Straße 6.
1914. ,, ,, **Wiede**, Kurt, Leitender Arzt d. inneren Abtlg. a. Krankenhaus, Bad Bramstedt/Holstein.
1915. ,, ,, **Wiedemann**, Julius, Facharzt f. innere Krankheiten, Halle/Saale, Schmeerstraße 4.
1916. ,, ,, **Wieland**, Otto, Priv.-Doz., München 19, Malsenstraße 27.
1917. ,, ,, **Wiepking**, Wilhelm, Facharzt f. innere Medizin, Neustadt a. Rübenberge, Wunstorfenstraße 9.
1918. ,, ,, **Wiesner**, Bernhard, Leitender Arzt d. inneren Abtlg. a. Städt. Krankenhaus, Seesen/Harz, Ringstraße 7.
1919. ,, ,, **Wigand**, Gerhard, Bad Seegeberg/Holstein, Gartenstraße 2.
1920. ,, ,, **Wigand**, Hellmut, Bad Münster a. Stein, Oberarzt d. Klinischen Sanatoriums.
1921. ,, ,, **Wigand**, Rudolf, Professor, Städt. Krankenhaus, Hildesheim, Struckmannstraße 25.
1922. ,, ,, **Wild**, Hans, Priv.-Doz., Chefarzt d. inneren Abtlg. d. Evgl. Krankenhauses, Düsseldorf.
1923. ,, ,, **Wildführ**, Georg, Professor, Dr. med. habil., Direktor d. Hygiene-Instituts d. Universität, Leipzig C 1, Liebigstraße 24.
1924. ,, ,, **Wildhirt**, Egmont, Assistenzarzt a. d. Med. Abtlg. d. Stadtkrankenhauses, Kassel-Harleshausen, Wilhelmshöher Weg 28.
1925. ,, ,, **Wildt**, Walter, Facharzt f. innere Krankheiten, Chefarzt d. inneren Abtlg. i. Johannes-Hospital, Hagen-Boele, Schwerterstraße 138.

1926. Herr Dr. Wilhelm, Herbert, Facharzt f. innere Krankheiten u. Röntgenologie, Leitender Arzt d. inneren Abtlg. d. Städt. Krankenhauses, (14a) Schwenningen, Brückenstraße 31.
1927. „ „ Willems, Emil, Chefarzt d. inneren Abtlg. d. Agathakrankenhauses, Köln-Niehl, Merkenischer Straße 112.
1928. „ „ Willer, H., Prosektor, Mannheim, O, 5, 7 (Planken).
1929. „ „ Willert, Heinz, Facharzt f. innere Medizin, Leitender Arzt der Krankenanstalt Hohenlohe, Bad Mergentheim.
1930. „ „ Willener, Hans, Spezialarzt f. innere Medizin, F. M. H., Chefarzt, Erlenbach (Bern), Schweiz.
1931. „ „ Willms, Johs., Facharzt f. innere Medizin, Neumünster/Holstein, Friedrich-Ebert-Krankenhaus, Parkstraße 20.
1932. „ „ Wilmanns, Hilmar, Dozent, Brackwede/Westf., Asta-Werke.
1933. „ „ Winckelmann, Helmut, München 9, St. Martinstraße 38.
1934. „ „ Winckelmann, Walter, Med.-Rat i. R., Bayreuth, Meistersingerstraße 5.
1935. „ „ Winkler, Josef, Facharzt f. innere Medizin, Krumbach/Schwaben.
1936. „ „ Wippern, Gerd, Leitender Arzt d. inneren Abtlg. d. Marienhospitals, Wesel/Ndrh., Kaiserring 22.
1937. „ „ Wirtz, Hans, Chefarzt d. inneren Abtlg. d. St. Martinuskrankenhauses, Düsseldorf, Gladbacher Straße 26—32.
1938. „ „ Witt, Karl, Facharzt f. innere Krankheiten, Wedel/Holstein, Mühlenstraße 6.
1939. „ „ Witzgall, Hans, Chefarzt a. Martin-Luther-Krankenhaus, Berlin-Grunewald.
1940. „ „ Woelke, Gerhard, Facharzt f. innere Krankheiten, Hamburg-Groß Flottbek, Giesestraße 44.
1941. „ „ Woenckhaus, Ernst, a.o. Professor d. Universität Münster, Chef d. Med. Klinik d. Städt. Krankenhauses, Dortmund, Beurhausstraße 40.
1942. „ „ Wördehoff, Philipp, Facharzt f. innere Medizin, Würzburg, Wolframstraße 1.
1943. „ „ Wörner, Hans, Facharzt f. innere Medizin, Chefarzt d. inneren Abtgl. d. Krankenhauses, Weißenfels, Haydnstraße 2a.
1944. „ „ Wolf, Hans Julius, a. o. Professor, Leiter d. inneren Abtlg. d. Städt. Krankenhauses, Bielefeld, Lessingstraße 23.
1945. Frau „ Wolf-Jacob, Elsbeth, I. Vorsitzende d. ärztl. Bezirksvereinigung, Ansbach/Mittelfr., Karolinenstraße 5.
1946. Herr „ Wolf, Konrad, Oelsnitz/Vogtl., Gerichtstraße 6.
1947. „ „ Wolf, Richard, Oberarzt d. Med. Poliklinik, Facharzt f. inn. Krankheiten, Leitender Arzt a. Allg. Krankenhaus St. Georg, Hamburg 21, Uhlenhorst, Auguststr. 15 I.
1948. „ „ Wolff, Bardo, Facharzt f. innere Krankheiten, Vertragsarzt b. Versorgungsamt Trier, Trier, Kaiserstraße 3 I.
1949. „ „ Wolfram, Oskar, Internist, München 27, Scheinerstraße 7, Facharzt f. innere u. Nervenkrankheiten.
1950. „ „ Wölke, Franz, Facharzt f. innere Medizin, Oberarzt d. I. Med. Abtlg. a. Allg. Krankenhaus Harburg, Hamburg-Marmstorf, Nixenstieg 5.
1951. „ „ Woll, Julius, Leitender Arzt d. inneren Abtlg. d. Städt. Krankenhauses, Oberndorf/Neckar, Hölderlinstraße 54.
1952. „ „ Wollheim, Ernst, Professor, Würzburg, Direktor d. Med. Univ.-Klinik, Luitpold-Krankenhaus.
1953. Frau „ Wollheim, Hedda, Würzburg, Med. Univ.-Klinik.
1954. Herr „ Wolpers, Carlheinrich, Facharzt f. innere Krankheiten, Lübeck, Königstraße 23.
1955. „ „ Wotzka, Adolf, Facharzt f. innere Medizin, Hamburg, Lübecker Straße 76.
1956. „ „ Wülfing, Hans-Walter, Prakt. Arzt, Wuppertal-Ronsdorf, Ascheweg 2.
1957. „ „ Wünsche, Gottfried, Freiburg/Brsg., Kirner Straße 3.
1958. „ „ Wuhrmann, F., Professor, Chefarzt d. Med. Abtlg. a. Kanton-Spital, Winterthur (Schweiz), Hofstraße 86.

1959. Herr Dr. W u r m , Hans, Professor, Leiter d. Pathol. Institutes d. Städt. Krankenanstalten, Wiesbaden.
1960. ,,   ,, W u r m , Karl, Dozent, Dr. med. habil., Höchenschwand/Schwarzw-,
Kurhaus.
1961. ,,   ,, Z a h l e r , Heinrich, Professor, Berlin W 15, Fasanenstraße 71.
1962. ,,   ,, Z a n g e , J., Professor, Direktor d. Univ.-Hals-, Nasen-, Ohren-Klinik,
Jena, Lessingstraße 2.
1963. ,,   ,, Z e d d e l m a n n , v., Chefarzt, Berlin-Lichterfelde Ost, Mariannenstr. 47.
1964. ,,   ,, Z e h b e , Internist d. Poliklinik d. Stadt Gera, Gera, Mathilde-Wurm-
Straße 6.
1965. ,,   ,, Z e l l e r , Heinrich, Facharzt f. innere Krankheiten, Gewerbehygienisch-
Pharmakolog. Institut d. Bad. Anilin- u. Sodafabrik, Ludwigs-
hafen/Rhein, Luitpoldstraße 168.
1966. ,,   ,, Z e l l e r , Rudolf K., Facharzt f. Kinderheilkunde, Peine/Hann., Boden-
stedtstraße 21.
1967. ,,   ,, Z e m b r o d , Hans Joachim, Facharzt f. innere Medizin, Hückes-
wagen/Rhld., Kölner Straße 3.
1968. ,,   ,, Z i c k g r a f , Hermann, Priv.-Doz. f. innere Medizin, München 27, Merzstraße 8.
1969. ,,   ,, Z i e g e r t , Hans Joachim, Facharzt f. Röntgenologie, Oberarzt d. Diakonissen-Krankenhauses, Karlsruhe-Rüppurr, Tulpenstraße 28.
1970. ,,   ,, Z i e s c h a n k , Ehrhard, Facharzt f. innere Medizin, Leitender Arzt im
Sanatorium Regina, Bad Nauheim.
1971. ,,   ,, Z i m m e r m a n n , Heinz, Facharzt f. innere Medizin, München 27,
Ismaninger Straße 102 I.
1972. Frl. ,, Z i n n , Ingeborg, Assistenzärztin a. d. Med. Klinik d. Lazaruskranken
hauses, privat: Berlin-Zehlendorf, Hüningerstraße 6.
1973. Herr ,, Z i n n , Wilhelm, Institut f. physikalische Therapie, Basel, Bürgerspital, privat: Basel (Schweiz), Weiherweg 20.
1974. ,,   ,, Z i p f , Hans Friedrich, Professor, Dozent, wiss. Ober-Assistent a.
Pharm. Institut, Bonn, Reuterstraße 2b.
1975. ,,   ,, Z i p f , Karl, Professor, Kempten/Allgäu, Hausdorfstraße 237.
1976. ,,   ,, Z i p p , Helmut, Leitender Arzt d. Sanatoriums Küppelsmühle, Bad Orb.
1977. ,,   ,, Z o l l e r , Alfons, Facharzt f. innere Krankheiten, Leitender Arzt d.
inneren Abtlg. a. Hüttenkrankenhaus, Dillingen/Saar, Merziger
Straße 39.
1978. ,,   ,, Z o n t s c h e f f , Wassil T., Professor, Med. Klinik, Sofia (Bulgarien),
Neofit Rilski 48.
1979. ,,   ,, Z u b e r , Otto, Chefarzt a. Stadtkrankenhauses Wismar, Facharzt f.
innere Medizin, Wismar/Mecklenburg, Dr.-Unruh-Straße 1.
1980. ,,   ,, Z u r , Georg, Angermünde, Kreiskrankenhaus, Bahnhofsplatz 4.

Nachtrag.

1981. ,,   ,, R e m u s , Alexander, Generalstabsarzt a. D., Facharzt f. inn. Krankheiten, Kassel, Goethestraße 34 I.
1982. ,,   ,, F u c h s , Erich, Ass. Arzt, Facharzt f. inn. Krankheiten, Lübeck, Läm-
merstieg 5.
1983. .,   ,, S c h w e e r s , Bernhard, Facharzt für innere Krankheiten, Leiter der
inneren Abteilung am Marienhospital, Dortmund-Hombruch.

Eröffnung.

Von

Prof. Dr. H. H. Berg (Hamburg).

Herr Präsident!

Meine Damen und Herren!

Zum erstenmal in ihrer Geschichte haben sich Internisten und Chirurgen zu einer gemeinsamen Sitzung auf ihren Tagungen zusammengefunden. Mit dieser Sitzung beginnt der 60. Kongreß der Deutschen Gesellschaft für Innere Medizin und schließt der 71. Kongreß der Deutschen Gesellschaft für Chirurgie. An Bedenken gegen dies neue Ereignis hat es in beiden Lagern nicht gefehlt. Nicht wenige empfanden es als Verstoß gegen die Tradition. Für die Internisten war zudem ein Wechsel vom gewohnten Tagungsort Wiesbaden nach München nötig. Die Vorbedingungen für eine so große gemeinsame Sitzung hat die Stadt München durch den Ausbau des großen Kongreß-Saales im Ausstellungsgelände geschaffen, der gerade fertig gestellt ist und heute erstmalig benutzt wird. In einer Zeit unaufhaltsam fortschreitender und sachlich notwendiger Spezialisierung erschien ein Bekenntnis zur Einheit der klinischen Medizin einmal notwendig. Erblicken Sie also in dieser Zusammenkunft ein Symbol ärztlicher Zusammenarbeit im Dienst am kranken Menschen. Häufiger als Vertreter anderer Spezialitäten stehen Internist und Chirurg an Krankenbetten, um in gemeinsamer Beratung den besten Weg zur Behandlung eines Menschen zu finden. Nicht zuletzt beruhen viele erstaunliche Fortschritte der modernen Chirurgie auf dem Einbau internistischer Forschungsergebnisse in das chirurgische Handeln. Es erschien daher ebenso angemessen wie lohnend, Themen gemeinsamen Interesses auf einer gemeinsamen Sitzung abzuhandeln. Die Deutsche Gesellschaft für Anaesthesie, welche mit der Österreichischen Gesellschaft für Anaesthesiologie und der Schweizerischen Gesellschaft für Anaesthesiologie an der Tagung der Chirurgen teilnimmt, wird auch mit der Deutschen Gesellschaft für Innere Medizin eine gemeinsame Sitzung (über das Thema der Behandlung der akuten narkotischen Vergiftungen) abhalten. Die Deutsche Gesellschaft für Allergieforschung veranstaltet mit der Deutschen Gesellschaft für Innere Medizin einen gemeinsamen Sitzungstag, deren Verhandlungsthema (Nebenwirkungen der modernen medikamentösen Therapie) auch für das chirurgische Fachgebiet Interesse bietet. Leider konnte sich die Deutsche Röntgengesellschaft nicht anschließen. Durch die Zusammenlegung der Tagungen sollte dem wenig bemittelten Nachwuchs die Möglichkeit geboten werden, mit einer

Reise mehrere Kongresse besuchen zu können. Die Fachgruppen der optischen, pharmazeutischen Industrie und der Elektromedizin begrüßten die Gelegenheit zu einer Ausstellung, deren Umfang vom Aufbauwillen nach der Zerstörung im Kriege Zeugnis ablegt.

Der Gedanke an eine gemeinsame Sitzung von Internisten und Chirurgen entsprang aber der persönlichen Begegnung der beiden heutigen Vorsitzenden vor mehr als 30 Jahren an der Universität Frankfurt a. M. Unser verehrter Präsident der Deutschen Gesellschaft für Chirurgie sagte damals als Oberarzt der SCHMIEDENschen Klinik im Operationssaal zu mir, der ich mit dem Ausbau der Röntgendiagnostik des Ulcus duodeni an der G. v. BERGMANNschen Klinik beschäftigt war: ,,Lieber BERG, waschen Sie sich, ziehen Sie sich Handschuhe an und greifen Sie mit in den Bauch, damit Sie mittels eigener Palpation Ihren Röntgenbefund vergleichen und Ihr morphologisches Bedürfnis befriedigen können!" Damals begann mit dieser menschlichen Begegnung bei unserer internistisch-chirurgischen Zusammenarbeit auch die Geschichte der heutigen gemeinsamen Sitzung. Sie ist ein Experiment, das mit Nachsicht beurteilt werden muß und zunächst nicht als ständige Einrichtung gedacht ist. Über seine Berechtigung wird der Verlauf und die Zeitgeschichte urteilen. Auch darüber, ob es zulässig war, einem solchen Experiment zuliebe eine Sünde gegen die Arbeitsphysiologie durch Tagen an einem Sonntag zu begehen. Wenn jetzt die Deutsche Gesellschaft für Innere Medizin die Deutsche Gesellschaft für Chirurgie zum gemeisamen Vorhaben glückwünschend begrüßt, vermag sie es nicht besser zu tun als mit den Worten des Urvaters der Medizin HIPPOKRATES, in denen das Ethos des ärztlichen Konsiliums am Krankenbett festgelegt ist:

,,Es ist durchaus keine Schande, wenn ein Arzt, in Verlegenheit über den augenblicklichen Zustand bei einem Kranken und infolge mangelnder Erfahrung im Unklaren sich befindend, auch das Beiziehen anderer Ärzte verlangt, um durch gemeinsame Besprechung die Verhältnisse des Kranken zu erörtern, und wenn so auch diese anderen Ärzte Mithelfer werden zu einem glücklichen Ausgange der Genesung."

Eröffnung.

Von
Prof. Dr. O. GOETZE (Erlangen).

Meine Damen und Herren!

Die Innere Medizin und die Chirurgie sind wohl die ältesten historisch bezeugten Spezialfächer der ärztlichen Kunst. Sie kommen schon bei Homer vor. Der Chirurg hieß Machaon und der Internist Podaleirios.

Es waren Zwillingsbrüder und gelten als die Söhne des Asklepios oder auch des Poseidon. Die Abkunft ist nicht völlig klar.

Sie kommen in dem alten homerischen Epos „Aithiopis" vor. Dieses Epos stammt aus dem 8. bis 7. Jahrhundert vor Christi Geburt und ist eine Fortsetzung der Ilias. Hier heißt es:

autos gar edoke pater gera Ennosigeios. Es heißt auf deutsch: Es gab aber ihnen Beiden der alte Erderschütterer Poseidon Jeder Jedem seinen eigenen Ruhm:

Dem Einen die Fähigkeit der geschickteren Hände, um die Geschosse aus den Wunden zu ziehen, zu schneiden und alle Wunden zu heilen.

Dem Anderen die Genauigkeit in die Brust, das Unsichtbare zu erkennen und Unteilbares zu teilen. Ihm, der als Erster an den blitzenden Augen des zornigen Ajas dessen Schwermut erkannte.

Diese Angaben verdanke ich Herrn LEIBBRAND, der in Erlangen Medizinhistoriker war und vor kurzem in gleicher Eigenschaft hierher nach München berufen wurde.

Meine Damen und Herren! Es sind fast 3000 Jahre her, daß die Innere Medizin und die Chirurgie sich voneinander trennten. Es dürfte Zeit sein, daß die beiden Zwillingsbrüder wieder zusammenfinden. Heute wollen wir damit beginnen!

Berichte
nebst den anschließenden Vorträgen und Aussprachen.

I.

Aus der Chirurgischen Universitätsklinik Marburg/Lahn
(Direktor: Prof. Dr. R. ZENKER).

Akut-bedrohliche Erkrankungen im Bereich der Bauchhöhle (akutes Abdomen) *.
Chirurgischer Überblick.
Von
R. ZENKER
unter Mitarbeit von Dr. H. HAMELMANN.
Referat.

Die Bauchchirurgie, insonderheit die *dringliche Bauchchirurgie*, ist *für jeden Chirurgen ein wichtiges und verantwortungsvolles Betätigungsfeld*, das von dem Wandel der gesamten Medizin, in dem wir uns seit geraumer Zeit befinden, nicht unberührt blieb. Wie der Chirurg bei chronischen Baucherkrankungen im Erkennen, Beurteilen und Abwägen der Behandlungsmöglichkeiten die Mitarbeit erfahrener Internisten und

---

* Abbildungen s. Bericht der Deutschen Gesellschaft für Chirurgie 1954.

Röntgenologen nicht entbehren kann, so ist bei den akut-bedrohlichen Zuständen in der Bauchhöhle ein reibungsloses Hand-in-Hand-Arbeiten besonders erstrebenswert. Man darf es deshalb als einen glücklichen Gedanken der Herrn Präsidenten der Deutschen Gesellschaft für Innere Medizin und für Chirurgie, der Herren Professoren BERG und GOETZE, bezeichnen, vor einem gemeinsamen Forum von Internisten und Chirurgen die akut-bedrohlichen Baucherkrankungen aus der Sicht des Chirurgen, Internisten und Röntgenologen darstellen zu lassen.

Seit über 20 Jahren ist ein besonderes Anliegen BERGs, die Sicherheit der Erkennung akuter Baucherkrankungen mit Hilfe der Röntgendiagnostik zu fördern, um zuverlässige Grundlagen für das therapeutische, sei es nun konservatives oder operatives Handeln zu gewinnen. Die von BERG ausgearbeitete „Taktik der Untersuchung beim akuten Bauchfall" (Abb. 1) zur schnellen Klärung „immer wiederkehrender Fragestellungen unter engster Verschmelzung der klinischen und der röntgenologischen Einzelhandlungen" ist auch uns Chirurgen zur Richtschnur diagnostischer und therapeutischer Erwägungen bei den akuten Baucherkrankungen geworden. BERGs Gedankengänge besitzen bis heute volle Gültigkeit. An sie anknüpfend möchte ich in großen Zügen vom chirurgischen Standpunkt aus aufzeigen, wie sich vor allem im letzten Jahrzehnt unter dem Einfluß neuer Erkenntnisse und Entdeckungen, die sich die Chirurgie zu Nutzen machte, die Taktik der Untersuchung beim akuten Bauchfall verändert und die Indikation zum konservativen oder operativen Vorgehen gewandelt hat und welche Ergebnisse unseren derzeitigen Bemühungen bei den zum *akuten Oberbauchsyndrom* führenden Erkrankungen — der akuten Cholecystitis, der Pankreasnekrose und dem perforierten Magengeschwür — *beim Dünndarmileus*, bei der *massiven Magenblutung* und den *Bauchverletzungen* beschieden sind.

Die akuten Baucherkrankungen mit ihren stürmischen, oft lebensbedrohlich erscheinenden Symptomen erforderten bis vor nicht allzu langer Zeit zumeist schnellstes Entscheiden und Handeln, häufig sofortiges Eingreifen des Chirurgen zum Teil ohne Rücksichtnahme auf die Genauigkeit der Diagnose und auf den Gesamtzustand des Kranken. Folgen dieses eiligen Handelns waren nicht selten *Fehloperationen, Schwierigkeiten in der Durchführung eines Eingriffs und ein sorgenvoller postoperativer Verlauf*, bedingt vorwiegend durch den Schock, das Fortschreiten einer Peritonitis und durch die Magen-Darmatonie mit der von ihr verursachten oder verschlimmerten Störung des Wasser- und Elektrolythaushaltes. Wenn auch die Bestrebungen BERGs und anderer während der letzten fast 3 Jahrzehnte wesentlich dazu beigetragen haben, die Diagnose bei den akuten Baucherkrankungen im Rahmen der zur Verfügung stehenden Zeit sicherer zu gestalten, so beherrscht doch den Chirurgen sowohl wie den Internisten noch immer die Sorge,

durch diagnostische Maßnahmen den Zustand des Kranken zu ver-
schlechtern und den günstigsten Zeitpunkt für eine Operation zu versäumen.

Ohne einer Verschleppungstaktik bei akuten Baucherkrankungen das
Wort zu reden, kann man sagen, daß der Chirurg heute nicht mehr in
der Zeitnot wie früher ist, sondern dank verschiedener Mittel und Maßnahmen, wie der Dauerabsaugung des Intestinaltraktes, der Schockbehandlung, der Möglichkeiten eines uneingeschränkten Blutersatzes und
der Antibiotica und Chemotherapeutica, in der Lage ist, auch bei bedrohlichen Erkrankungen der Bauchhöhle die *Diagnose weitgehend zu klären*
und den *Kranken in einen bestmöglichen Zustand zu bringen*, um ebenso
planmäßig und annähernd unter den gleich günstigen Bedingungen zu
operieren, wie wir es als unbedingte Voraussetzungen für die nicht dringlichen Eingriffe in der Bauchhöhle betrachten (LEZIUS). Unter ge-
schickter Ausnützung einer kurzen Warte- und Beobachtungszeit bei
manchen, natürlich nicht allen Situationen des akuten Bauchfalles gelingt es, nicht nur der Verschlimmerung eines Schocks und dem Fortschreiten einer Peritonitis vorzubeugen, sondern beide günstig zu beeinflussen.

Bevor ich in engster Anlehnung an das Schema von BERG Vorschläge
zur Untersuchung und Vorbehandlung beim akuten Bauchfall machen
werde, sei auf die *Zusammensetzung des Krankengutes von akuten Baucherkrankungen an einer chirurgischen Klinik* hingewiesen (Abb. 2).

Diese Aufstellung, die das Krankengut der Chirurgischen Universitätsklinik Marburg während der letzten 6 Jahre wiedergibt, läßt den großen
Anteil der *akuten Appendicitis* und der mit ihr differentialdiagnostisch
in Erwägung stehenden Krankheitszustände erkennen, über die Herr
JUNGHANNS berichtet wird. Dann folgen das *akute Oberbauchsyndrom*,
dem verschiedenste Erkrankungen wie die akute Cholecystitis, die Pankreatitis und die Magenperforation zugrunde liegen können, *die manig-
faltigen Formen des Ileus*, die *massive Magenblutung*, die *Bauchverletzungen*
und die *Peritonitis* zunächst unklarer Genese. Ferner kommt noch eine
kleine Gruppe seltener akuter Baucherkrankungen hinzu. Zu den größten
Ausnahmen in einer chirurgischen Klinik zählen akute abdominale Zustände, die durch interne Erkrankungen wie Pneumonie, Pleuritis,
Angina pectoris oder Aortenaneurysma verursacht werden, während
Erkrankungen der Harnorgane und des weiblichen Genitale stets in
Erwägung zu ziehen sind.

Die *Klärung eines akuten Bauchfalls* soll stets nach den BERGschen
Richtlinien erfolgen, dann können sich Laparotomien in der Annahme
einer Appendicitis beim Vorliegen eines Uretersteins oder wegen Magenperforation beim Vorliegen einer Pankreatitis oder Pneumonie mit basaler
Pleuritis kaum mehr ereignen. Die „Taktik der Untersuchung" nach

BERG sollte einhergehen mit einer „Taktik der präoperativen Vorbereitung oder der Sofortbehandlung" (Abb. 3), um die Zeit der diagnostischen Klärung, die etwa 1—2 Std beanspruchen kann, zur Bekämpfung eines Schocks, einer Magen-Darmatonie oder einer Peritonitis und zum Ausgleich von Störungen des Wasser- und Elektrolythaushaltes zu nutzen..

Liegt nicht eine eindeutige, dringliche Operationsindikation vor, wie sie bei zweifelsfreier akuter Appendicitis gegeben ist, so handelt es sich zumeist, wie die Häufigkeitsstatistik zeigt, um Krankheiten, die durch ein *akutes Oberbauchsyndrom* gekennzeichnet sind, oder um *eine Form des mechanischen oder dynamischen Ileus.* Allen diesen akuten Baucherkrankungen gemeinsam sind mehr oder minder heftige *Schmerzen, Blähung des Abdomens* mit oder ohne *Symptome einer Peritonitis* und *Zeichen eines Schocks.* Wir zögern in der Klinik nicht, nach der allgemeinen Untersuchung einschließlich Palpation und Auskultation des Abdomens und vor Einleitung der Laboratorium- und Röntgenuntersuchungen beim akuten Bauchfall *heftige Schmerzen und Spasmen medikamentös zu dämpfen und zu lösen.* Bewährt haben sich uns Dolantin mit oder ohne Atropin, Novalgin und andere Spasmolytica.

Als eine wichtige Sofortmaßnahme hat sich *bei allen unklaren, akuten Baucherkrankungen* das *sofortige Einführen einer dünnen Magensonde* und das *Absaugen des Mageninhaltes* erwiesen. Bei etwa $^2/_3$ aller akuten Baucherkrankungen besteht eine Magenatonie. Das intermittierende oder kontinuierliche Absaugen des Magensaftes begünstigt offensichtlich den Verlauf bei der *Magenperforation,* indem ein weiteres Ausfließen von Mageninhalt in die freie Bauchhöhle verhindert wird. Hierauf hat zum ersten Male 1946 der englische Chirurg TAYLOR hingewiesen, 1950 QUENU und ISELIN. Bei der *Pankreasnekrose* vermindert das von KATSCH und MELLINGHOFF schon 1933 empfohlene Absaugen des Magensaftes den Einfluß des chemischen Faktors auf die äußere Pankreassekretion. Die Trockenlegung des Magens bessert bei beiden Erkrankungen das Allgemeinbefinden oft schlagartig.

Auch im Ileus, bei dem nahezu immer eine Magenatonie vorliegt, schätzen wir diese einfache Maßnahme, es sei denn, daß man sofort eine Darmsonde nach MILLER-ABBOTT, CANTOR oder HARRIS einführt.

Nach diesen ersten therapeutischen Sofortmaßnahmen kann man in aller Ruhe die speziellen Röntgen- und Laboratoriumsuntersuchungen vornehmen. Werden sie sorgsam der Besonderheit jedes Krankheitsfalles angepaßt und ausgewertet, so bringen sie zumeist eine weitgehende, für den Entschluß zum Handeln ausreichende Klärung.

Eine etwa erforderliche Operation darf *niemals vor Ausgleich eines bestehenden Schocks oder einer noch so geringfügigen Kreislaufdepression erfolgen.* Aber auch in der konservativen Behandlung akuter Baucherkrankungen spielt die Schockbehandlung eine wesentliche Rolle. Die *Hauptursache des Schocks im akuten Bauchfall* ist in dem Verlust von Blut, Plasma und elektrolythaltigen Körpersäften zu erblicken. Nur zum geringsten Teil kann man den Blut- oder Flüssigkeitsverlust messen; zumeist ist man auf Schätzungen angewiesen. Aus dieser Erkenntnis ergibt sich die zweckmäßigste Behandlung, nämlich der Ausgleich des Blut-, Plasma- und Flüssigkeitsverlustes.

Beim *Blutungsschock* überragt Vollblut alle Blutersatzflüssigkeiten. Wir pumpen es nur ausnahmsweise, z. B. bei akuten großen Blutverlusten, schnell in den Kreislauf, wenn nötig auch intraarteriell. In der Regel lassen wir das Blut langsam intravenös eintropfen. Vollblut bewährt sich aber auch bei Schockzuständen infolge von Plasmaverlusten, wie bei der diffusen Peritonitis, im Ileus oder bei der akuten Pankreatitis. Vollblut vergrößert nachhaltig das zirkulierende Flüssigkeitsvolumen und normalisiert bei den oft chronisch eiweiß- und hämoglobinverarmten Kranken die *Sauerstoffträger und die Plasmaeiweißwerte.*

Besteht eine stärkere Eindickung des Blutes, erkenntlich an Hämatokritwerten über 60%, so infundiert man Plasma oder Serum, notfalls kolloidale Blutersatzlösungen wie Periston oder Dextran.

Die Prognose operativer Eingriffe bei akuten Baucherkrankungen bessert sich wesentlich, wenn man die so häufig bestehenden schweren *Störungen im Wasser- und Elektrolythaushalt vor der Operation ausgleicht.* Dabei werden reine Wasserverluste, z. B. der Normaltageswasserverlust von 2 Liter, durch 5%ige Glucose- oder durch 5—10%ige Lävuloselösung gedeckt. Gehen aber infolge Erbrechen, Durchfall oder durch eine Dauerabsaugung des Magen-Darmtractus Körpersäfte verloren, dann werden dem Organismus neben Flüssigkeit immer auch Salze entzogen. Unter diesen Umständen muß die *verlorengegangene Flüssigkeit quantitativ und qualitativ, d. h. ionenäquivalent* durch entsprechende, für jeden Körpersaft besonders ausgewählte Infusionslösungen ersetzt werden, um Störungen im Wasser- und Elektrolythaushalt zu verhüten. Genaues Messen der verlorengegangenen Flüssigkeit ist unbedingt erforderlich. Sehr wertvoll ist auch das Wiegen des ganzen Kranken, was mit einer von meinem Mitarbeiter HEGEMANN konstruierten Bettwaage genügend exakt gelingt (Abb. 4)[1].

Sind Störungen im Wasser- und Elektrolythaushalt schon manifest, so ist ihre Beseitigung erheblich schwieriger. Als Minimalkontrolle sind dann täglich Kochsalz im Harn, Natrium, Chlor und Alkalireserve im Blut zu bestimmen. Außerdem muß man den Kranken alle 24 Std wiegen. Wir berechnen an Hand dieser Werte täglich neu die erforderlichen Flüssigkeitsmengen und Äquivalente.

---

[1] Herstellerfirma: *H.Theofel*, Marburg a. d. Lahn, Pilgrimstein 30.

Die im Einzelfall zweckmäßige Ersatzlösung für die verschiedenen Körpersäfte stellen wir uns, dem Vorschlag RANDALLs folgend, durch verschiedene Mischungen von vier Stammlösungen (0,9%ige Kochsalzlösung, 5%ige Glucoselösung, $^1/_6$molare Natriumlactatlösung und 0,75%ige Ammoniumchloridlösung) her. Das Schema meines Mitarbeiters HEGEMANN (Abb. 5) erleichtert Auswahl und Zusammensetzung der jeweils erforderlichen Infusionslösung. So infundieren wir z. B. zum Ersatz des mit der Miller-Abbott-Sonde abgesaugten Jejunalsaftes eine Mischung von 2 Teilen 5%iger Glucoselösung, 7 Teilen 0,9%iger NaCl-Lösung oder Ringerlösung und 1 Teil $^1/_6$molare Natriumlactatlösung, während wir Magensaft bei hohen Säurewerten durch eine Mischung von 2 Teilen 5%iger Glucoselösung, 3 Teilen 0,9%iger NaCl-Lösung oder Ringerlösung und 5 Teilen 0,75%iger Ammoniumchloridlösung ersetzen.

Auf die geschilderte Weise gelingt es zumeist, den *Schock* und die *Mangelerscheinungen* bei akuten Baucherkrankungen so weit auszugleichen, um auch größere dringliche Operationen mit Erfolg vorzunehmen. Als Beispiel hierfür sei eine ausgedehnte *Dünndarmresektion bei Mesenterialvenenthrombose* (J. S., 55 Jahre) angeführt, die nach entsprechender Behandlung des schweren Schockzustandes glatt verlief (Abb. 6).

Besteht ein Schock längere Zeit, so entwickelt sich eine *schwere Nierenschädigung* mit den Zeichen der akuten Niereninsuffizienz, wie wir sie kürzlich bei einer über 44 Std alten freien Magenperforation beobachteten (Abb. 7). Eine solche, auch nach Behebung der peripheren Kreislaufinsuffizienz fortbestehende Oligurie beruht auf degenerativen Veränderungen an den Nierentubuli und stellt eine ernste Komplikation dar. Das Nierenparenchym kann sich aber erholen und der Kranke ist zu retten, wenn er die nächsten 8—14 Tage überlebt. Zur Überbrückung dieser kritischen Periode scheint uns die von BULL und Mitarbeiter (1949) angegebene calorienreiche und eiweißfreie Kost (Öl und Glucose durch eine Dauernährsonde), die den Hunger ausschaltet, das Anfallen von Eiweißstoffwechselschlacken vermindert, eine Überfüllung mit Flüssigkeit vermeidet, für den allgemeinen Gebrauch besser geeignet, als die künstliche Niere und die Peritoneal- oder Intestinaldialyse.

In der *Behandlung der diffusen eitrigen Peritonitis* steht auch in der Epoche der Antibiotica die Forderung nach *Beseitigung der Infektionsquelle* an erster Stelle. Der Verschluß einer Perforationsöffnung im Magen innerhalb der ersten 6 Std, eine Cholecystektomie bei rezidivierender Cholecystitis im akuten Schub oder die Appendektomie bei akuter Appendicitis mit frischem perityphlitischen Exsudat machen eine zusätzliche antibiotische Behandlung zumeist überflüssig. Besteht jedoch eine diffuse Peritonitis, die Wahrscheinlichkeit des Fortschreitens einer umschriebenen Peritonitis, eine mehr als 6 Std alte Magenperforation oder eine Perforation des Dünn- oder Dickdarms, so zögern wir nicht mit der Verabreichung von Antibiotica. Da die vom Intestinaltractus ausgehende diffuse Peritonitis immer durch eine vielfältige Mischflora hervorgerufen wird, kommen zur Behandlung die parenteral applizierbaren Antibiotica mit breitestem Wirkungsspektrum, Terramycin und Aureomycin, in erster Linie in Frage. Nach unseren klinischen Erfahrungen sind diese beiden Mittel bei einer gefährlichen diffusen Peritonitis wesentlich wirksamer als die klassischen Antibiotica, Penicillin und Streptomycin, was die auf statistisch gesicherten Zahlen beruhende Tabelle (Abb. 8)[1] veranschaulicht. Die allgemeine Verabreichung schnell wirkender Antibiotica macht das Einbringen von Antibiotica und Sulfonamiden in die Bauchhöhle überflüssig, zumal diese örtlich applizierten Chemotherapeutica höchstens für die Dauer von 4 Std wirksam bleiben und in stärkerer Konzentration Reizerscheinungen am Peritoneum mit nachfolgenden Verwachsungen verursachen können.

Ist eine parenterale Verabreichung der Antibiotica nicht erforderlich, so kann man auch Leukomycin wählen, das nach unseren Erfahrungen sehr gut verträglich ist.

In welchem Umfang die verschiedenen Maßnahmen, wie Schockbehandlung und -verhütung, Entlastung des Magen-Darmkanals durch Dauerabsaugung, Anwendung von Antibiotica den Verlauf nach Eingriffen wegen akuter Baucherkrankungen oder nach einer ausschließlich konservativen Behandlung beeinflussen, sei gezeigt an Hand des Krankengutes der Chirurgischen Klinik Marburg unter Hinzuziehung des Krankengutes der Medizinischen Klinik, dessen Auswertung Herr Kollege Bock mir freundlicherweise überließ.

Die diffuse Peritonitis bei akuten Baucherkrankungen, der man früher oft machtlos gegenüber stand, ist heute in den meisten Fällen zu beherrschen. So haben wir bei der Peritonitis infolge Perforation der Appendix während der letzten 2 Jahre keinen Todesfall mehr erlebt, während die Mortalität in den Jahren 1948—1951 noch etwa 7,5% betrug (Abb. 9). Dieses Ergebnis ist wohl im wesentlichen auf die intensive, wenn auch nicht wahllose antibiotische Behandlung zurückzuführen.

Sehr eindrucksvoll ist auch der Rückgang der *Mortalität nach freier Magenperforation.* Schon in Mannheim konnte die Mortalität nach vorwiegend einfacher Übernähung der Perforationsöffnung auf 2,5% ± 1,8%) gesenkt werden (Abb. 10), während sie in den Jahren 1943 bis 1947 noch 24,6% (± 8,6%) betrug. In Marburg hatten wir in den letzten 3 Jahren keinen Todesfall als Folge einer *Peritonitis* nach perforiertem Magengeschwür, deren Mortalität in den Jahren 1948—1950

---

[1] Die Tabellen wurden in dankenswerter Weise von Herrn Prof. Soldt, dem Lehrbeauftragten für Statitistik an der Universität Marburg, überprüft.

noch 50,0% betrug (Abb. 11). Bei den 6 in den Jahren 1951—1953 nach
Magenperforation Verstorbenen wurde als Todesursache 2mal Blutung
aus einem Geschwür, 1mal Pankreasnekrose nach Resektion, 1mal
doppelseitige Pneumonie, 1mal Sekundenherztod bei schwerer Coronar-
sklerose und 1mal ein unerkannter Strangulationsileus festgestellt.

Wir geben der Übernähung als dem einfachsten und damit schonen-
sten Eingriff den Vorzug. Die primäre Resektion führen wir nur ausnahmsweise bei langer Ulcusanamnese oder nachgewiesenem callösen
Geschwür, bei kurzer Perforationszeit, geringer Peritonitis und beim
Fehlen eines schweren Kollapses sowie bei gleichzeitiger Blutung aus.

Die Zahl der Krankheitsfälle an *akuter Pankreasnekrose* nimmt an der
Chirurgischen Klinik in Marburg seit 1948 von Jahr zu Jahr erheblich
zu (Abb. 12), so daß wir bei jedem geringsten auf Pankreatitis verdächtigen akuten Bauchfall die Diastaseprobe im Harn anstellen. Die
souveräne Behandlung ist die „aktive interne Therapie", wie sie KATSCH
schon 1933 empfohlen hat. Wird sie mit Hingabe und Intensität durchgeführt, so ist zumeist mit einer Heilung zu rechnen. An der Chirurgischen
und Medizinischen Klinik Marburg liegt die Mortalität der konservativ
behandelten akuten Pankreatitis während der letzten 10 Jahre unter 3%
(Abb. 13). Antibiotica sind nur dann zu verabreichen, wenn das Ansteigen der Temperatur und die anhaltende Vermehrung der Leukocyten oder ihr Wiederanstieg auf das Hinzutreten einer bakteriellen
Infektion hinweisen. Nach Abklingen des akuten Zustandes ist die
Sanierung der Gallenwege anzustreben, um einem Pankreatitisrezidiv
vorzubeugen.

Beim *Ileus* sank die Gesamtmortalität in den letzten beiden Jahren
von 22% auf 10% (Abb. 14), ein Ergebnis, das durch mehrere Faktoren
bedingt ist. Sehr wesentlich erscheint uns die *Entleerung des Dünndarms*
mit Hilfe einer Darmsonde (Abb. 15) und eine *entsprechende Infusionstherapie*. Kontraindiziert ist die Anwendung einer Darmsonde beim
Volvulus, bei Strangulation und Inkarzeration des Darmes, bei der
Invagination und beim Verschluß des Dickdarms mit Überdehnung des
Coecum.

Die einer *massiven Magenblutung* zugrunde liegende Krankheit ist
zunächst anfangs oft nicht bekannt. Als Blutungsquelle (Abb. 16) ließ
sich bei mehr als $^2/_5$ der Fälle der Chirurgischen und Medizinischen Klinik
in Marburg anamnestisch, röntgenologisch oder durch die Operation
ein callöses Magen- oder Zwölffingerdarmgeschwür nachweisen. In 10%
lag eine Gastritis vor. In 15% war die Ursache der Blutung ein Magencarcinom; nur 5% der Blutungen waren auf Oesophagusvaricen auf dem
Boden einer portalen Hypertension zurückzuführen. Die *Prognose einer
massiven Magenblutung* ist im wesentlichen von der Art des Grundleidens
abhängig (Abb. 17). Beim Magen- und Zwölffingerdarmgeschwür und

bei der Gastritis steht die Blutung fast stets auf konservative Maßnahmen. Nur bei unstillbarer Blutung und bei Rezidivblutung erachten
wir eine Operation für erforderlich, die unter dem Schutz von Bluttransfusionen heute ziemlich gefahrlos ist. An der Chirurgischen und
Medizinischen Klinik in Marburg betrug die Mortalität während der
letzten 6 Jahre bei dieser weitgehend konservativen Einstellung nur
etwa 1%. Für ein solches günstiges Gesamtergebnis sind der schnelle
Ausgleich des Blutungskollapses und die Erfassung des richtigen Zeitpunktes zur Operation unerläßliche Voraussetzungen.

Aktive Maßnahmen zur Blutstillung wie Spülung des Magens mittels
eines weichen, dicken Gummischlauches mit oder ohne Verwendung von
Hämostyptica halten wir nur beim Vorliegen einer Pylorusstenose für
erforderlich. In diesen Fällen ist eine Operation mit dem Ziel der Magenresektion möglichst bald durchzuführen.

Mit einer Röntgenuntersuchung nach massiver Magenblutung sind
wir innerhalb der ersten 14 Tage zurückhaltend, es sei denn, daß eine
Klärung der Blutungsursache dringlich ist. Dann ist es empfehlenswert,
den Magen vor der Röntgendurchleuchtung durch eine vorsichtige Magenspülung zu entleeren.

Daß sich die bei akuten Baucherkrankungen in einer Klinik heute
üblichen Allgemeinmaßnahmen auch auf den Verlauf von Bauchverletzungen günstig auswirken (Abb. 18) ist verständlich. Von 24 Bauch-
verletzten, die in den Jahren 1952 und 1953 in die Klinik eingewiesen
wurden, starb nur einer unabhängig von dem Bauchtrauma.

Der kurze chirurgische Überblick über Ergebnisse und Probleme der
akuten Bauchchirurgie sollte zeigen, welche Faktoren Erfolge oder Mißerfolge in der Behandlung akuter Baucherkrankungen wesentlich bestimmen. Für eine weitere Verbesserung unserer heutigen Ergebnisse
scheint neben einer sorgfältigen Vorbereitung und Planung des Eingriffs
ein enges Zusammenarbeiten von praktischem Arzt, Internisten und
Chirurgen ausschlaggebend zu sein.

Literatur.

BERG, H. H.: Über die Technik und Taktik der Röntgenuntersuchung im
Rahmen der klinischen Bauchdiagnostik. Med. Welt **1932**, Nr 46. — Fortschritte
auf dem Gebiet des Verdauungskanals (Klinische Röntgenuntersuchung des akuten
Bauchfells). Röntgenprax. 4, 217 (1937). — Zur Erkennung und Behandlung der
Pankreasnekrose. Zbl. inn. Med. **27**, 517 (1938). — Zur Erkennung und Behandlung
akuter Pankreaserkrankungen. Verh. Ges. Verdgskrkh. **1939**. — Über einige akute
Bauchsyndrome in der inneren Klinik und ihre Röntgendiagnostik. Fortschr.
Röntgenstr. **75**, Sonderheft (1951). — BULL, G. M. u. Mitarb.: Conservative treat-
ment of anuric uraemia. Lancet **1949 II**, 229. — DEUCHER, F.: Über die konserva-
tive Behandlung der Perforationsperitonitis. Schweiz. med. Wschr. **1952**, 1. —
Le traitement de l'ulcère perforè haut situè de la petite courbure de l'estomac
Gastroenterologia (Basel) **80**, Nr 2/3 (1953). — GÜLZOW, M.: Akutes Abdomen durch

Pankreaserkrankungen. Med. Welt **1952**, Nr 43, 1347. — HEGEMANN, G.: Einfache Maßnahmen bei der prä- und postoperativen Untersuchung und Behandlung. Erg. Chir. **39** (1954) (im Druck). — HENNING, N., u. K. HEINKEL: Entstehung, Erkennung und Behandlung der Pankreaserkrankungen. Dtsch. med. Wschr. **1953**, 519. — JIRZIK, H.: Erfahrungen bei 327 freien Magen-Zwölffingerdarmperforationen. Dtsch. Z. Chir. **277**, 611 (1954). — KATSCH, G.: Aktive internistische Therapie der akuten Pankreatitis. Z. klin. Med. **135**, 554 (1939). — KATSCH, G., u. M. GÜLZOW: Die Krankheiten der Bauchspeicheldrüse. In Handbuch der inneren Medizin, Bd. III/2, S. 295—488. 1953. — KONJETZNY, G. E.: Die vom Magen ausgehenden akuten Baucherkrankungen. Med. Welt **1951**, 873. — MAINTZ, G.: Erfahrungen bei den akuten Erkrankungen der Bauchspeicheldrüse. Dtsch. Z. Chir. **272**, 345 (1952). — RANDALL, H. T.: Water and electrolyte balance in surgery. Surg. Clin. N. Amer. **32**, No 2 (1952). — WOLFBAUER, J.: Über die Behandlung der appendicitischen Perforationsperitonitis an der Chirurgischen Univ.-Klinik Marburg in den Jahren 1944—1948. Bruns' Beitr. **180**, 169 (1950). — ZENKER, R.: Fortschritte und Probleme in der Bauchchirurgie. Münch. med. Wschr. **1952**, 15. — Kirschners Operationslehre: Die Eingriffe in der Bauchhöhle, II. Aufl. Berlin: Springer 1951. — ZUKSCHWERDT, L., W. HAHN u. I. PETERSEN: Die Behandlung der Massenblutung des peptischen Geschwürs. Dtsch. med. Wschr. **1953**, 1725.

II.

Aus der Chirurgischen Abteilung des Evangelischen Krankenhauses Oldenburg/Oldb.
(Chefarzt: Prof. Dr. HERBERT JUNGHANNS).

Akut-bedrohliche Erkrankungen im rechten Unterbauch *.

Von

HERBERT JUNGHANNS.

Korreferat.

Die Tatsache, daß unser Herr Vorsitzender neben dem internistischen und dem chirurgischen Hauptvortrag über das „akute Abdomen" noch über den akuten Schmerz im rechten Unterbauch referieren läßt, zeigt die wichtige Sonderstellung des rechten Unterbauches. Dies wird noch weiter erhärtet durch ausgedehnte statistische Erhebungen (TOLAND), nach denen der Schmerz im rechten Unterbauch, und ganz besonders die akute Appendicitis, die häufigste Ursache für einen lebensrettenden, dringlich erforderlichen operativen Eingriff überhaupt ist. In den chirurgischen Abteilungen der Allgemeinkrankenhäuser, die nicht auf ein Sondergebiet ausgerichtet sind, steht die *Appendektomie an der Spitze der Operationszahlen*. Nach PETREN erkrankt in Schweden jeder 7. Einwohner (14% der Bevölkerung) an akuter Appendicitis. Aber nicht nur die Appendicitis, sondern viele andere Krankheitszustände, über die noch zu sprechen sein wird, sind verantwortlich für Schmerzzustände im rechten Unterbauch, den wir für praktisch-klinische Zwecke mit

---

* Auszugsweise vorgetragen auf dem gemeinsamen internistisch-chirurgischen Kongreßtag, München 25. 4. 54.

einer senkrecht nach unten und einer quer nach rechts vom Nabel gezogenen Linie begrenzen. Neben der differentialdiagnostischen Abgrenzung ist die Entscheidung zwischen konservativen und operativen Behandlungen auf diesem Gebiet so oft Gegenstand ärztlicher Zweifelsfragen, daß eine weitaus engere Zusammenarbeit zwischen Innerer Medizin und Chirurgie, als dies im allgemeinen auf diesem Gebiete üblich ist, angestrebt werden muß. Das hoffe ich durch meine folgenden Ausführungen Ihnen besonders nahe zu bringen.

Mit Recht gilt die *akute Appendicitis* als die häufigste Erkrankung im Bauchraum und damit gleichzeitig als die häufigste Ursache für den akuten Schmerz im rechten Unterbauch. Genaue Zahlenvergleiche sind

Tabelle 1. *Ursachen des Unterbauchschmerzes bei 1321 Appendektomien.*

	Männer %	Frauen %	Kinder %
Appendicitis	60	34˙	35
„Coecum mobile"	30	49	9
Lymphadenopathia mes.	3	3	39
Vermes intest.	3	4	15
Verschiedenes	4	10	2
Zahl der Operationen	330	617	374

aus den Angaben im Schrifttum allerdings erschwert, weil nicht immer die echte akute Appendicitis und ihre Folgezustände von denjenigen Appendektomien abgegrenzt werden, die zwar unter der Diagnose einer akuten Appendicitis vorgenommen wurden, bei denen sich jedoch ein unveränderter Wurmfortsatz (ein „Unschuldswurm") ergab (Junghanns). Das eigene Krankengut enthält unter 1321 Kranken mit der Einweisungsdiagnose Appendicitis acuta nur 534 (40,4%) operativ bestätigte Fälle von akuter Appendicitis neben zahlreichen anderen Krankheitszuständen, denen das Symptom des rechtsseitigen Unterbauchschmerzes gemeinsam ist (Tabelle 1). Auf die diagnostischen Schwierigkeiten und auf die zum Teil noch recht ungeklärten vielfältigen Ursachen der Entstehung solcher Schmerzzustände werden wir zurückkommen. Bleiben wir zunächst noch bei der akuten Appendicitis, die uns trotz ihrer Häufigkeit so viele Rätsel in bezug auf ihre Entstehungsursachen und besonders auch auf die rechtzeitige Erkennung aufgibt. Schon die Lage des Wurmfortsatzes ist so variationsreich, daß man kaum von einer „Normallage" sprechen kann. Dadurch erklärt sich auch die unterschiedliche Lage des schmerzhaften Punktes bei der beginnenden Entzündung, und es wird klar, daß im Anfangszustand einer Wurmfortsatzentzündung weder der allgemein bekannte MacBurney-Punkt noch andere angegebene Schmerzpunkte die entzündliche Wurmfortsatzerkrankung beweisen oder ausschließen lassen. Das Schema der verschiedenen Wurmfortsatzlagerungen erklärt außerdem noch das Fehlen der Bauchdeckenspannung bei denjenigen Wurmfortsatzlagen (retrocoecal, tief im kleinen Becken usw.), bei denen die Entzündung, ja sogar die Bildung eines umschriebenen Abscesses nach Perforation das parietale Peritoneum nicht erreicht. Die Angabe des Spontanschmerzes und der Nachweis eines Druckschmerzes sind für viele Formen der Wurmfortsatzentzündung also keineswegs an das übliche Schema gebunden. Diese Lageverschiedenheiten des Wurmfortsatzes sind eine der Tatsachen, die auch für den Erfahrenen die Differentialdiagnostik im rechten Unterbauch beträchtlich erschweren. Sofort taucht die Frage auf, ob es andere sichere Erkennungszeichen für die akute Wurmfortsatzentzündung gibt. Leider verbietet es die Kürze der Zeit, diese Frage, der im Schrifttum viele eingehende Veröffentlichungen gewidmet sind, hier eingehend zu behandeln. Im Überblick eigener Erfahrungen und auf Grund des Schrifttums kann aber gesagt werden, daß es kein einziges Einzelzeichen gibt, das sicher für alle Fälle von Appendicitis zutrifft. Weder die Vorgeschichte noch Schmerzdruckpunkte oder die Leukocytenzahlen und das Verhalten des Fiebers noch einzelne Palpationsbefunde, können für sich allein bestimmend für die Diagnose Appendicitis acuta sein. Nur das gleichzeitige Vorkommen mehrerer Befunde ergibt im Zusammenhang mit der persönlichen Erfahrung des Untersuchers eine hohe Wahrscheinlichkeit für das Vorliegen einer akuten Wurmfortsatzentzündung. Vielen Versuchen, diesen oder jenen einzelnen Untersuchungsbefund als besonders beweisend für die Appendicitis in den Vordergrund zu schieben, sind immer wieder die mahnenden Worte Erfahrener entgegengestellt worden.

Vor diesem Kreis braucht der weitere Verlauf der akuten Wurmfortsatzentzündung nicht näher erläutert zu werden. Die Ausbreitung auf die Nachbarschaft ergibt eine Bauchdeckenspannung dann, wenn die Entzündungsvorgänge das Bauchfell der Bauchdecken erreichen. Die Perforation kann sich sofort durch Verklebungen mit der Umgebung oder mit herangezogenem Bauchnetz verschließen, oder sie kann zunächst zu umschriebener, später zu allgemeiner Peritonitis führen und Ileus nach sich ziehen. Damit überschreiten die Folgen der akuten Appendicitis wesentlich den Raum des rechten Unterbauches. Restabscesse in den bekannten Buchten und Schlammfängen des Bauchraumes bringen ein schweres und monatelanges Krankenlager mit sich. Die seltene aber sehr ernste Mesenterialvenenthrombose mit anschließenden Leberabscessen entwickelt sich oft in denjenigen Fällen, in denen die akuten Erscheinungen der Ursprungs-Appendicitis nur flüchtig waren und kaum erkannt wurden.

Wie steht es nun bei dieser schwierigen Erkennbarkeit und bei den
zahlreichen Komplikationsmöglichkeiten mit den Heilungsaussichten
bzw. mit der *Sterblichkeit bei der akuten Appendicitis*? Nach den Zu-
sammenstellungen von Toland beträgt die Sterblichkeit an Appendicitis
auf 100000 Einwohner in Europa 3—7 und in USA 15. Glücklicherweise
läßt sich aus Schrifttumangaben und eigenen Erfahrungen in den letzten
Jahren eine zunehmende Verringerung in der Sterblichkeit erkennen
(Tabelle 2). Dabei bleibt allerdings unklar, wieweit die zusätzliche Anwendung von Antibiotica und Sulfonamiden hierbei beteiligt ist. Während diese Frage von einigen Bearbeitern bejaht wird, streiten andere
diesen Zusammenhang
ebenso leidenschaftlich
ab. Im eigenen Kran-
kengut wurden Sulfon-
amide und Antibio-
tica niemals grundsätz-
lich bei allen Formen
der Wurmfortsatzent-
zündung, sondern nur
in den Fällen mit aus-

Tabelle 2. *Sterblichkeit in Prozent.*

Appendicitis acuta	Aus dem Schrifttum		Eigene Statistik 1945—1953
	vor 1940	nach 1950	
Ohne Perforation .	4— 2	2—0,5	1,2
Mit lok. Absceß. .	10— 8	6—2	2,8
Mit diff. Peritonitis	40—20	20—10	10
Durchschnitt . . .	7—3	2,5—0,5	1,9

gesprochen schweren Komplikationen (örtliche und allgemeine Peritonitis) angewendet, wobei sie sicher Gutes wirken. Sulfonamide
und Antibiotica dürfen niemals alleiniges Behandlungsverfahren sein,
sondern sollen nur zusätzlich zur Operation helfend eingesetzt werden.
Das gilt auch für die Altersappendicitis, die eine Perforationshäufigkeit
von 50% aufweist, und für die oft die Operation ein großes Risiko darstellt. Wenn es hier auch gelingt, das akute Stadium in das Intermediär-
stadium überzuführen, und umschriebene, fühlbare Absceßtumoren zu
verkleinern, so hat sich leider auch im eigenen Krankengut bei operations-
unfähigen alten Menschen nach vorübergehender Besserung die plötzliche Wiederkehr der Erscheinungen mit tödlichem Ausgang gezeigt.
Jene Arzneimittel sind also keinesfalls in der Lage, dem Chirurgen die
schwere Verantwortung über die Frage des operativen Eingreifens abzunehmen.

Die *Appendicitis bei Säuglingen und Kleinkindern* scheint besonders
in ihren schweren Formen mit Perforation und Peritonitis in den letzten
Jahren zuzunehmen. Dabei bleibt die Frage noch offen, ob und wieweit
dafür die allzu häufige Anwendung von Sulfonamiden und Antibiotica
beim Auftreten von zunächst schwer erkennbaren Fieberzuständen verantwortlich zu machen ist. Die Bauchdiagnostik bei Säuglingen und
Kleinkindern ist immer recht schwierig und unterliegt deshalb häufigen
Fehldeutungen in den Anfangszuständen. Eine zu rasche und zu häufige
Anwendung der neuartigen Heilmittel verschleiert das Bild noch weiter,

senkt unter Umständen das Fieber, ohne aber das Fortschreiten der Wurmfortsatzentzündung und die gefahrbringende Perforation zu verhindern. In der Operationsvorbehandlung und in der Nachbetreuung nach der Operation spielen nach Ansicht der Kinderchirurgen in den schweren Fällen von appendicitisbedingter Peritonitis die Bluttransfusion und intravenöse Zuführung von Kalium und die Allgemeinbehandlung eine wichtigere Rolle als die genannten Heilmittel (SNYDER, SINGER), was aber auch bei Erwachsenen beherzigt werden sollte (BOHMANSSON).

Während der *Schwangerschaft* auftretende rechtsseitige Unterbauchschmerzen verursachen große differentialdiagnostische Schwierigkeiten (Adnexkrankheiten, Nierenbecken- und Blasenentzündung, Ruptur des Musculus rectus und ähnliches). Wenn eine Appendicitis in den ersten $7^1/_2$ Monaten entsteht, ist die Appendektomie in üblicher Weise durchzuführen. Eine Appendicitis acuta im letzten Monat der Schwangerschaft und unter der Geburt verlangt die transperitoneale Schnittentbindung mit sofortiger Appendektomie (MEILING). Die diagnostische Klärung der Verhältnisse ist für die Schwangere von allergrößter Wichtigkeit, denn die Sterblichkeit bei Appendicitis in der Schwangerschaft beträgt nach POTTER 20—70%. Nach MEILING sterben 27% der Mütter und in 26—34% kommt es zu einem Abort bzw. zur Totgeburt.

Wenn bisher in meinem Vortrag die Ansichten über die *Entstehungsursachen der Appendicitis* übergangen worden sind, so müssen darüber jetzt noch einige Worte gesagt werden, weil diese Fragen eng mit den anschließend zu besprechenden verschiedenen Formen der Wurmfortsatzentzündung zusammenhängen, über deren Genese unter den Forschern keineswegs Einigkeit herrscht. Seitdem DIEULAFOY die Stauung in der „cavité close" und ASCHOFF den Primärinfekt in der Schleimhaut als Ursachen der akuten Wurmfortsatzentzündungen beschrieben haben, nachdem der enterogene (ASCHOFF, SPRENGEL) und der hämatogene Infektionsweg (ADRIAN, KRETZ) sowie chemisch-toxische Entstehungsursachen (HEILE) für die Wurmfortsatzentzündung verantwortlich gemacht wurden, und nachdem RIEKER auf Grund seiner Gefäß-Nerven-Theorie die bakterielle Infektion nur als zweitlinig gelten läßt, sind noch viele andere Erklärungsversuche herangezogen worden. Man kann ohne Übertreibung sagen, daß jede Richtung in der medizinischen Ursachenforschung von ihrem Standpunkt und aus ihren Erfahrungen heraus auch einen Beitrag zur Lösung dieser Fragestellungen beigesteuert hat. REISCHAUER, STÖHR, OELMEYER u. a. haben sich seit Jahren die RIEKERschen Gedankengänge in bezug auf die Bedeutung der Nerven für die Entstehung der Appendicitis zu eigen gemacht. SUNDER-PLASSMANN und seinen Schülern verdanken wir wertvolle histologische Untersuchungen auf diesem besonderen Forschungsgebiet. Trotzdem haben

solche Erklärungsversuche noch nicht alle Fragen befriedigend beantworten können. Während im Alter alle Körperendgebiete vermehrt zu
Durchblutungsstörungen neigen, ist die Appendicitis im Alter weniger
häufig als in jungen Jahren. Auch konnte bisher nicht gefunden werden,
daß in Zeiten besonders heftiger neuro-vegetativer Krisen eine Vermehrung der Appendicitis häufiger auftrat. STURM nennt die Appendicitis „eine vegetativ-nervös vermittelte hyperergische Entzündungsbereitschaft mit Zirkulationsstörungen in der Darmwand". Anklänge
an die „Ileitis circumscriptum" liegen also nahe.

Das große Interesse an diesen Fragen ist nicht verwunderlich, wenn
wir uns daran erinnern, daß aus der vielfältigen Gruppe der schweren
lebensbedrohenden akuten Krankheitszustände die Schmerzzustände
im rechten Unterbauch (und damit auch die echte akute Appendicitis als
die häufigste Ursache von rechtsseitigen Unterbauchschmerzen) zweifellos die absolut häufigste Ursache für ärztliche Behandlung sind. Deshalb
spielt das „Syndrom des rechtsseitigen Unterbauchschmerzes" diese
große Rolle in der täglichen Arbeit jeder chirurgischen Fachabteilung
und in der engen Zusammenarbeit der Chirurgen mit Internisten, praktischen Ärzten und Kinderärzten.

Die Beschäftigung mit den Fragen über die Entstehungsursachen
der Appendicitis hat zweifellos nicht nur einen akademischen Charakter,
sondern die Klärung ist von größter Wichtigkeit für die Behandlung.
Das gilt besonders für die sog. „*neurogene Appendicitis*", die auch als
„Appendicopathia neuromatosa" und von den Italienern als „Malum
appendiculare" bezeichnet wird. KNOFLACH hält die Bezeichnung „neurogene Appendicitis" für nicht glücklich gewählt, weil nach seinen histologischen Untersuchungen kein entzündlicher Vorgang vorliegt, sondern
eine allmähliche Aufsplitterung des normalen Wurmfortsatzgewebes
durch neurale Wucherungen. Auf diesem Gebiete liegen vor allem die
vielen ungeklärten Fragestellungen der häufig wiederkehrenden rechtsseitigen Unterbauchbeschwerden und ihre Beziehungen zu denjenigen
Krankheitsformen des Wurmfortsatzes, die als primär-chronische oder
chronisch-rezidivierende Appendicitis bezeichnet worden sind. Die Häufigkeit derartiger rechtsseitiger Unterbauchschmerzen bei Frauen könnte
für den Einfluß des vegetativen Nervensystems ebenso sprechen, wie
auch das so oft beobachtete Weiterbestehen der Beschwerden nach der
Appendektomie (TRISKA). Man hat von Neuralgien des Bauchnerven-
systems gesprochen (SAWITZKY), und MANDL empfiehlt bei Beschwerden
nach Appendektomie die paravertebrale Heilanaesthesie. Obwohl sich
viele Ärzte mit diesen Fragen eingehend beschäftigt haben, sind die
Ergebnisse widersprechend, indem die einen dem Nervensystem die
primäre Rolle in der Entstehung des ganzen Beschwerdekomplexes zusprechen, während die anderen meinen, daß die ursprünglich akute oder

schleichend-subakute Entzündung im Wurmfortsatz die Nervenstö-
rungen erst als Zweitfolge nach sich zieht. Eingehend gemeinsame For-
schungsarbeiten der interessierten medizinischen Fachdisziplinen sind
zur endgültigen Klärung erforderlich. Die bisherigen Forschungsergebnisse berechtigen keineswegs dazu, in akut-bedrohlichen Schmerzzuständen im rechten Unterbauch paravertebrale Einspritzungen als
Heilanaesthesie anzuwenden, weil dadurch der warnende Schmerz be-
täubt werden kann, während die Wandgangrän des Wurmfortsatzes zum
Durchbruch des Eiters und zur gefährlichen Peritonitis führt. Die Be-
freiung vom Schmerz erhöht besonders bei versteckter Wurmfortsatzlage
die diagnostische Unsicherheit und belastet den Arzt mit einer schweren
Verantwortung. (Die Erfolge der Peridural-Anaesthesie, über die GRIESS-
MANN bei der Ileitis circumscripta berichtet, lassen sich nicht auf die
akute Appendicitis ausdehnen.)

Bei der Besprechung über die Entstehungsursache der akuten
Appendicitis muß der Vollständigkeit halber auch der *Einfluß der Ernährung* erwähnt werden (FINGER, KEUSENHOFF). Die kohlenhydrat- und
schlackenreiche Ernährung von Kriegs- und Notzeiten, auch in Ge-
fangenenlagern, verminderte die Anfälligkeit an Appendicitis, während
bei eiweiß- und fettreicher Nahrung häufiger akute Wurmfortsatzentzündungen auftreten, Nach PETREN sind verschiedene Berufsschichten
anfällig für eine akute Appendicitis. Besondere Häufigkeit an Appendicitis fand er bei Krankenschwestern. Jahreszeitlich verschiedene Gipfelpunkte in der Häufigkeit der Appendicitis und die Abhängigkeit von
Klimabedingungen (DE RUDDER) sind oft untersucht worden (SÖRENSEN,
ROVSING).

Eng verknüpft mit den Fragen der chronischen und chronisch-rezidivierenden Appendicitis sind diejenigen Krankheitszustände, die durch
ein übermäßig *bewegliches Coecocolon*, das bei Frauen häufiger vorkommt
als bei Männern, hervorgerufen werden können (JUNGHANNS). Da die
Beschwerden dieser anlagemäßig bedingten Veränderungen meist einen
schleichenden Charakter haben, gehört eine ausführliche Besprechung
nicht in den Rahmen unseres heutigen Themas. Gelegentlich kommen
aber dabei hochakute Schmerzzustände vor, deren Differentialdiagnose
schwierig ist. Ein Subvolvulus oder ein echter Volvulus mit stürmisch
verlaufendem Ileus, Nekrose des abgedrehten Mesenteriums und anschließender Peritonitis können Ursache der Beschwerden sein, und sofortiges chirurgisches Eingreifen ist nötig. Wenn quälende Rezidiv-
beschwerden vorliegen, beseitigen Anheftungs- oder Raffungsverfahren
(JUNGHANNS) die Kotstauung mit den nachfolgenden Entzündungs-
schüben, die Obstipation und die Neigung zum Subvolvulus und Subileus. Es war auffallend, daß in den Notzeiten der Mangelernährung eine
Überfüllung des Darmes durch einmalige Massenmahlzeit den Volvulus

coeci ebenso wie den Sigmavolvulus viel häufiger als in Normalzeiten in Erscheinung treten ließ.

Besonders unangenehme und oft akut schmerzhaft einsetzende Entleerungsstörungen stellen sich beim tief im kleinen Becken liegenden *Coecum pelvinum* ein. Schmieden hat uns gelehrt, wie hierbei die Abklemmung des Darmes in der Enge zwischen Psoaswulst und Bauchdecke eintritt. In derartigen schweren Formen ist eine Ileocoecalresektion oft unvermeidlich.

Eine besonders bei Kindern häufige Ursache für akuten rechtsseitigen Unterbauchschmerz sind *Schwellungen der Mesenteriallymphknoten im Ileocoecalwinkel.* Die Schmerzen können plötzlich und schlagartig aus voller Gesundheit heraus eintreten, wenn stürmische Entzündungsvorgänge zur Lymphknotenschwellung führen. Häufiger aber äußert sich das Krankheitsbild in wiederholten Schmerzzuständen mit verschieden langen Zwischenräumen, und meist sind die erkrankten Kinder

Tabelle 3.
Funde im Mesenteriallymphknoten.

Trichinen	Virchow
Pentastonium	Orth
Echinokokken	Kaufmann
Schistomum jap.	Nakamuro
Amoeba hist.	Flu
Balantidium	Bowman
Tuberkelbac. Typ. bov.	Kramer
Hefezellen	Kramer
Ascaridenlarven	Fülleborn

blaß, essen schlecht, versäumen auch die Schule ab und zu wegen ihrer Schmerzen. Bei stürmischem Verlauf wird stets der Verdacht auf eine akute Appendicitis ausgesprochen, während bei wiederholten Schmerzzuständen die Diagnose ,,chronische Wurmfortsatzentzündung" lautet. Im allgemeinen ist aber erst bei der Laparotomie, die oft auch von den Eltern wegen der wiederholten und quälenden Schmerzzustände gewünscht wird, als Ursache der Unterbauchschmerzen die ,,*Lymphadenopathia mesenterialis*" festzustellen. Schon die vorsichtig gewählte Bezeichnung ,,Lymphadenopathia" sagt Ihnen, daß eine umschriebene Ursache für die Lymphknotenschwellungen meist nicht zu finden ist. Der Nachweis einer Tuberkulose läßt sich nur selten erbringen, wenn auch neuere, darauf besonders gerichtete Untersuchungen (Kramer) die Häufigkeit der Tuberkulose wieder mehr betonen. Das Vorhandensein verkalkter Lymphknoten neben akut geschwollenen Lymphknoten beweist noch nicht, daß eine Tuberkulose vorliegt, weil auch andere Ursachen zur Verkalkung von Bauchlymphknoten führen. Verschiedenste Parasiten und Bakterien sind in den entzündlich veränderten Mesenteriallymphknoten gefunden worden (Tabelle 3). Eingehende Überprüfungen der damaligen Kenntnisse führten 1924 Gulecke zu dem Schluß, daß von einem einheitlichen Krankheitsbild bei der ,,Hyperplasie der Mesenteriallymphknoten" nicht gesprochen werden kann. In neuester Zeit werden die Lymphknotenschwellungen als allergisch-

2*

hyperergische Reaktion (OELLRICH und KESTING) als Ausdruck einer lymphotropen Viruskrankheit (MASSHOFF), einer Virus-Grippe (KNOTHE) oder als Reaktion auf die Einwanderung von Erregern, Toxinen oder artfremden Eiweißkörpern (FEYERABEND) aufgefaßt. Die differential-diagnostische Abgrenzung gegenüber einer akuten oder rezidivierenden Appendicitis ist eine verantwortungsvolle Aufgabe. Sehr häufig ist der Chirurg infolge der Plötzlichkeit und der Erheblichkeit der Beschwerden zur Laparotomie gezwungen, um die schweren, lebensbedrohenden Folgen einer übersehenen Appendicitis zu vermeiden. In diesen Zweifels-fällen kann die Appendektomie auch deshalb mit gutem Gewissen vor-geschlagen werden, weil die Lymphknoten gelegentlich vereitern und zur Peritonitis oder durch Darmverklebungen zum Ileus führen. Außer-dem hat die ärztliche Erfahrung gelehrt, daß die Öffnung der Bauch-höhle (in der oft neben der Lymphknotenschwellung auch noch ein Ex-sudat gefunden wird) und die Entfernung des meist reizlosen Wurmfort-satzes das Krankheitsbild rasch zum Abklingen bringt. Danach erholen sich die Kinder rasch, und eine Wiederholung der früher oft wieder-kehrenden Schmerzzustände wird kaum jemals nach der Operation beobachtet.

Oxyuriasis und Ascaridiasis verursachen oft heftigste rechtsseitige Unterbauchschmerzen. Wahrscheinlich werden diese von der gleich-zeitigen Lymphknotenschwellung bedingt, die durch Toxinwirkung in Form einer Resorptionstoxikose (WELKER) entsteht. Bei der Oxyuriasis ist die Entfernung des Wurmfortsatzes anzuraten, weil er als Schlupf-winkel für die Parasiten dient und nicht sicher von den Wurmmitteln erreicht wird. Ascariden können durch ihre mechanische Wirkung Spas-men der BAUHINschen Klappe, subileusartige Zustände mit Schmerzen im rechten Unterbauch oder vollen Ileus hervorrufen.

Mit den bisher geschilderten Krankheitsbildern sind aber bei weitem noch nicht alle Schmerzzustände geklärt, die von Krankheitsherden des rechten Unterbauches ausgehen, akut-bedrohliche Schmerzzustände hervorrufen und deshalb gegenüber der akuten Appendicitis abgegrenzt werden müssen. Von den *entzündlichen Krankheiten des rechten Unter-bauches* gehören hierher noch die Tuberkulose der Ileocoecalgegend, die Ileitis terminalis mit starker Neigung zu fortschreitender Entzündung, zu Perforationen und Fistelbildungen, die rechtsseitige Colitis ulcerosa, Typhusgeschwüre und -perforationen in der Ileocoecalgegend, Dysenterie, Invagination, die Entzündung im Divertikel des Coecocolon oder in einem MECKELschen Divertikel des Dünndarms, die akute Entzündung einer Appendix epiploica. Einige dieser Krankheiten können im rechten Unterbauch Erscheinungen auslösen, die der echten akuten Appendicitis so täuschend ähnlich sind, daß trotz vorhandener typischer rechtsseitiger Unterbauchnarbe und trotz der Angabe des Kranken über die früher durchgeführte Appendektomie ernste Zweifel über die angegebene Entfernung des Wurmfortsatzes auftauchen können. In solchen Fällen wird sich eine nochmalige Laparotomie nicht vermeiden lassen, wenn entsprechende akute Symptome vorliegen, da es möglich ist, daß früher nur ein appendicitischer Absceß eröffnet wurde ohne Entfernung des Wurmfortsatzes, und daß jetzt eine akute Rezidiv-Appendicitis vorliegt.

Die *gutartigen Neubildungen des Wurmfortsatzes* (Carcinoid, Mucocele) und seine bösartigen Tumoren verursachen meist schleichendchronische Schmerzen. Dagegen verursacht das Carcinom der Ileocoecalgegend oft akut-schmerzhafte Ileuszustände und nicht allzu selten Perforationen.

Oft sind „*benachbarte*" *Krankheiten* Ursachen für appendicitisartige akut-bedrohliche Schmerzzustände. So kann die Erkrankung einer tiefstehenden Gallenblase Zeichen einer Entzündung im rechten Unterbauch ebenso hervorrufen wie der nach Perforation eines Zwölffingerdarmgeschwüres in den rechten Unterbauch sickernde Mageninhalt. Deshalb kommt es gelegentlich vor, daß bei der Duodenalperforation fälschlicherweise der rechte Unterbauch geöffnet wird. Andererseits hat wohl jeder Chirurg auch schon eine Magenperforation vermutet, den Oberbauch eröffnet und als Ursache der Peritonitis eine Appendicitis perforata vorgefunden.

Die vom Steinleiden des rechten Ureter und die von den weiblichen Genitalen ausgehenden rechtsseitigen Unterbauchbeschwerden sollen nur kurz Erwähnung finden. Alle eben aufgeführten Leiden können im akuten Schmerzanfall so dramatisch verlaufen, daß ein sofortiger Eingriff meist unter der Diagnose „akute Appendicitis" beschlossen wird. Wenn die Erscheinungen weniger stürmisch sind und dadurch Zeit und Gelegenheit zu längerer Beobachtung und auch zu eingehender Röntgenuntersuchung nach den Grundsätzen von BERG gegeben ist, wird es meist gelingen, die anfängliche Verdachtsdiagnose der Appendicitis richtigzustellen. Wir dürfen aber nicht verkennen, daß schwerste akute Erscheinungen zur Probeöffnung des rechten Unterbauches zwingen können, auch wenn keine Bauchdeckenspannung vorliegt, weil der Wurmfortsatz oft eine versteckte Lage hat, und weil auch ein prall mit Empyemeiter gefüllter Wurmfortsatz, der kurz vor der Perforation steht, nur geringfügige Erscheinungen machen kann. Die diagnostische Laparoskopie verbietet sich in den meisten Fällen, da akute und oft entzündlicheitrige Krankheitszustände bestehen. Auch andere krankhafte Veränderungen, die dem rechten unteren Bauchraum benachbart liegen, verursachen oft differential-diagnostische Schwierigkeiten. Das gilt für Senkungsabscesse im Ileopsoas bei Wirbeltuberkulose, die bisweilen bei der unter dem Verdacht einer Appendicitis vorgenommenen Laparotomie entdeckt werden, und dann unter Umständen erster Hinweis auf eine Wirbeltuberkulose überhaupt sind, weil vorher die Tuberkulose stumm verlaufen ist. Das gleiche gilt für retroperitoneale Abscesse bei Harnleitersteindurchbruch und für paranephritische Abscesse. Osteomyelitis der Beckenknochen oder eine rechtsseitige Beckenvenenthrombose können ebenso wie sich gelegentlich nach rechts unten ausbreitende retroperitoneale Entzündung und Eiterung bei Pankreatitis eine akute Wurmfortsatzentzündung vortäuschen. Das ist auch durch eine aufsteigende Samenleiterinfektion bei Epididymitis möglich. Die retroperitonealen Hämatome bei Becken- oder Wirbelbruch und bei Nierenzerreißungen vermögen Schwierigkeiten in der Abgrenzung gegenüber einer Appendicitis zu verursachen. Die seltenen spontanen Bauchdeckenhämatome bei Infektionskrankheiten gehen mit großer Schmerzhaftigkeit und Bauchdeckenspannung und mit fühlbaren Verhärtungen einher. Eine Verwechslung mit einem intraabdominalen Entzündungsherd ist deshalb vor allem dann möglich, wenn infolge der Infektionskrankheit Fieber und Leukocytose bestehen.

Erfahrungsgemäß können auch einige *allgemeine Krankheiten und entfernt vom rechten Unterbauch liegende Krankheitsherde* Ausstrahlschmerzen in den rechten Unterbauch erzeugen. Von rechtsseitiger Pneumonie und Pleuritis ist dies allgemein bekannt. Verschiedene Infektionskrankheiten (vor allem Scharlach, Masern, Polyomyelitis, Grippe) verursachen häufig allgemeine Bauchsymptome, gelegentlich aber auch ausgesprochene Schmerzzustände im rechten Unterbauch, die wahrscheinlich auf entzündlich-allergische Mitbeteiligung der Lymphknoten im Ileocoecalwinkel zurückgehen. Gewisse Beziehungen zwischen entzündlichen Veränderungen der Gaumenmandeln und akuter Wurmfortsatzentzündung haben dem lymphatischen Gewebe des Wurmfortsatzes den Beinamen „Tonsille des Bauches" eingetragen. Auch bei Bleivergiftung und verschiedenen Nervenkrankheiten, die zu kolikartigen Leibschmerzen führen, stehen manchmal die Schmerzzustände im rechten Unterbauch sehr im Vordergrund und die Möglichkeit zu Fehldeutungen ist gegeben. Daß ein im entsprechenden Segment liegender Bandscheibenvorfall Ausstrahlschmerzen in den rechten Unterbauch hervorruft, die dann als chronisch-rezidivierende Appendicitis oder auch als gynäkologisches Leiden gedeutet werden, kommt bei Aufmerksamkeit auf diese Fragen immer häufiger zur Beobachtung. Auch Intercostalneuralgien und Herpes zoster können bei entsprechender Segmentbeteiligung Verwechslungen mit einer akuten rechtsseitigen, intraabdominalen Erkrankung (meist Appendicitis) hervorrufen. Besonders häufig kommen „Begleitbauchschmerzen" im Kindesalter vor (KÖLITZ).

Daß die häufigste und typischste Ursache des akuten Schmerzzustandes im rechten Unterbauch, die *akute Appendicitis, an anderen Stellen der Bauchhöhle* vorkommt, darf der Vollständigkeit halber nicht unerwähnt bleiben. Die Ursache einer links liegenden Appendicitis (deren Diagnose oft schwierig ist und zu vielen Verwechslungsmöglichkeiten Veranlassung gibt), ist jedoch nur selten ein echter Situs inversus der Bauchorgane, sondern wird meist durch ein Mesenterium ileocolicum commune bedingt. Die durch diese angeborene Anomalie hervorgerufene übermäßige Colonbeweglichkeit erlaubt das ,,Umherschweifen des Coecums" in alle Gegenden des Bauchraumes (Coecocolon migrans, Wanderblinddarm). Auf dieser Grundlage können Entzündungen und umschriebene Eiterherde im linken Unterbauch entstehen und von der Niere ausgehende paranephritische Abscesse vortäuschen. Beim Vorliegen eines Coecum pelvinum bringt die akute Appendicitis Abscesse mit Durchbruch in Mastdarm oder Scheide mit sich. Selbst außerhalb der Bauchhöhle kann es zu einer Appendicitits kommen, das wird gelegentlich beobachtet, wenn das Coecocolon mit dem Wurmfortsatz tief in einen Leistenbruch eingetreten ist. Einen rechtsseitigen subphrenischen Absceß konnte ich beobachten, als bei einer Interposition des beweglichen Coecocolon zwischen Zwerchfell und Leber eine akute Appendicitis mit Perforation hinzutrat.

Es darf nicht vergessen werden, daß eine Erkrankung des Wurmfortsatzes — auch wenn er an richtiger Stelle im rechten Unterbauch liegt — *fernliegende Folgezustände* gelegentlich erzeugen kann. Leberabscesse auf dem Wege einer appendicitisbedingten Mesenterialvenenthrombose wurden schon erwähnt. Unmittelbarer Übergang einer Entzündung und Eiterung vom Wurmfortsatz auf Gallenblase oder weibliches Genitale wird gelegentlich beobachtet, wenn der kranke Wurmfortsatz infolge Verlagerung diesen Organen aufliegt. Viel interessanter aber ist die Tatsache noch, daß ein langzeitig bestehender Restabsceß nach Wurmfortsatzeiterung oder ein schleichend-schwelendes Wurmfortsatzempyem als Focus wirken und ebenso wie ein chronisch-entzündliches Gallenblasenleiden Herzstörungen und Allgemeinbeschwerden nach sich ziehen kann, die sich nach Entfernen des Eiterherdes bessern. Daß man bei akuten Krankheitszuständen des Wurmfortsatzes und bei anderen entzündlichen Veränderungen im Bauchraum gelegentlich strichförmige Lungenatelektasen röntgenologisch feststellt, sei nur nebenbei hier erwähnt. Die häufig beobachtete Pupillenerweiterung rechts (Sawitzkij) bei chronischer (neurogener?) Appendicitis und die eine Appendicitis begleitenden Hämaturien, Anurien und Miktionsstörungen (Luze) sind Fernleitungen von appendicitisbedingten Sympathicusreizungen.

Obwohl akut-bedrohliche Krankheitszustände im rechten Unterbauch die häufigste Ursache für die Notwendigkeit zum raschen chirurgischen Handeln sind, bergen die im rechten Unterbauch liegenden oder mit ihren Schmerzen dorthin ausstrahlenden Krankheiten noch viele ungelöste Fragestellungen, die ich infolge der Zeitbedrängnis heute nur andeuten konnte. Selbst die Fragen, die mit den Entstehungsursachen der so häufigen Appendicitis acuta zusammenhängen und die Fragen über die Ursachen der chronischen und chronisch-rezidivierenden Schmerzzustände im rechten Unterbauch sind keineswegs eindeutig geklärt. Am Krankenbett ist es trotz Anwendung sorgfältiger körperlicher und laboratoriumsmäßiger Untersuchungsverfahren oft sehr schwierig oder sogar unmöglich, die dem Schmerzanfall zugrunde liegende pathologisch-anatomische Veränderung so einwandfrei zu klären, daß mit Sicherheit die Anzeigestellung zur Ausführung eines operativen Eingriffes getroffen oder die Ablehnung eines solchen verantwortet werden kann. Große persönliche Erfahrung des Untersuchers ist hier letzten Endes ausschlaggebend. Bei allen klinischen Fragestellungen und bei der Ursachenforschung über den Schmerz im rechten Unterbauch begegnen sich Chirurgen und Internisten auf einem gemeinsamen Interessengebiet, dessen weitere Durchforschung in Gemeinschaftsarbeit dringend erforderlich erscheint. Dabei sollten sich Kinderärzte, Pathologen, Bakteriologen und für gewisse Teilgebiete auch Urologen und Gynäkologen ernstlich beteiligen. Dann wird es gelingen, in das vielgestaltige ,,Syndrom des rechtsseitigen Unterbauchschmerzes'', das noch immer ein echtes Problem darstellt, mehr Klarheit in bezug auf Diagnostik und Behandlung zu bringen.

Literatur.

Adrian: Angef. nach Schreckenbach. — Berg, H. H.: Med. Welt **1932**, Nr 46. — Röntgenprax. **1933**, H. 1. — Bohmansson, G.: Acta chir. scand. (Stockh.) **105**, 11 (1953). — K. Feyerabend u. W. Bufe: Bruns' Beitr. **179**, 445 (1950). — Finger, J.: Med. Klin. **1949**, 1017. — Gulecke, M.: Arch. klin. Chir. **133**, 575 (1924). — Heile: Angef. nach Schreckenbach. — Junghanns, H.: Chirurg **1947**, 580. — Zbl. Chir. **1953**, 1609. — Keusenhoff, W.: Dtsch. Gesundheitswesen **3**, 41 (1948). — Knoflach, J.: Wien. klin. Wschr. **1950**, 663. — Knothe, H.: Ärztl. Wschr. **1950**, 740. — Kölitz, E.: Med. Klin. **1945**, 360. — Kretz: Angef. nach Schreckenbach. — Luze, W.: Wien. med. Wschr. **1953**, 438. — Mandl: Angef. nach Luze. — Masshoff, W.: Dtsch. med. Wschr. **1953**, 532. — Meiling, R.: Surg. etc. **85**, 512 (1947). — Oellrich u. Kesting: Beitr. klin. Chir. **178**, 131 (1949). — Oelmeyer, H.: Med. Klin. **1950**, 711. — Petrén, G.: Chirurg **1941**, 193, 236. — Acta chir. scand. (Stockh.) **91**, 132 (1944); **95**, 327 (1947). — Reischauer, F.: Beitr. klin. Chir. **148**, 283 (1930). — Rovsing: Angef. nach Sörensen. — Rudder de: Angef. nach Schreckenbach. — Sawitzkij, J.: Arch. klin. Chir. **168**, 610 (1932). — Schmieden, V.: Beitr. klin. Chir. **139**, 130 (1927). — Arch. klin. Chir. **157**, 525 (1929). — Zbl. Chir. **1942**, 1013. — Schreckenbach, G.: Beitr. klin. Chir. **184**, 129 (1952). — Singer: Dtsch. med. Wschr. **1954**, 110. — Snyder, W.: Arch. Surg. **64**, 549 (1952). — Sörensen, F.: Ref.: Z.org. Chir. **112**, 355 (1949). — Sprengel: Dtsch. Chirurgie **46** (1906). — Stöhr, Ph.: Ärztl. Wschr. **1946**, 8. — Sturm: Angef. nach Finger. — Sunderplassmann mit Fischer-Brugge und Röper: Langenbecks Arch. u. Dtsch. Z. Chir. **265**, 120 (1950). —Toland, J.: Ref. Z.org. Chir. **128**, 243 (1953). — Triska H.: Wien. med. Wschr. **1951**, 611. — Welker, E.: Dtsch. Gesundheitswesen **1950**, 456.

III.

Aus der Chirurgischen Universitätsklinik Erlangen
(Direktor: Prof. Dr. OTTO GOETZE).

Neueres zur Therapie der akuten Appendicitis*.

Von

Priv.-Doz. Dr. FRIEDRICH STELZNER, Oberarzt.

Die Frühoperation der rechtzeitig diagnostizierten Appendicitis ist ein allgemein anerkannter Eingriff geworden. Umstritten ist aber heute noch die Operation der zu spät erkannten Wurmfortsatzentzündung. Ich will sie kurz komplizierte Appendicitis nennen und umgehe damit das Definitionsdilemma: lokale oder diffuse Peritonitis, perforierte oder abgegrenzte Appendicitis.

Eine entscheidende Hilfe in der Therapie der Wurmfortsatzentzündung überhaupt wurden die antibiotischen Mittel. Sie haben die Gesamtsterblichkeit dieser Kranken von 5% um 1930 auf 0,2% gesenkt. Die Grundlage dieser und folgender Zahlen sind 1987 eigene Fälle. Die Fehldiagnose liegt bei ihnen statistisch gesichert zwischen 7,6 und 16,6% (Buch der Statistik von KOLLER, S. 24). Die ganz wenigen Todesfälle werden nur durch die diffuse Peritonitis verursacht.

Die antibiotischen Mittel haben aber die Operationsindikation keineswegs eingeengt, im Gegenteil, sie haben sie erweitert. Und eben darüber möchte ich ausführlicher sprechen.

Die uns hier allein interessierende komplizierte Appendicitis tritt am häufigsten im Gefolge unsicherer Diagnostik vor unsere Augen. (Herr Prof. JUNGHANNS hat dieses schwierige Kapitel der Diagnostik Ihnen eindringlich geschildert.)

Meines Erachtens sind es nun die viel zu wenig berücksichtigten Lageanomalien des Wurmfortsatzes, die uns auch heute noch eine Appendicitis übersehen lassen. Von 418 daraufhin von uns genau untersuchten Fällen lag der Wurmfortsatz in 70% der Fälle in der Fossa iliaca, also typisch. In 20% der Fälle lag er retrocaecal und in 10% der Fälle konnte er mesocoeliaccal oder im Beckenbereich festgestellt werden.

Dabei ist nun zu berücksichtigen, daß nicht nur der Wurmfortsatz allein, sondern auch das Caecum durch Form und Lage eine atypische Situation hervorrufen kann.

Während nun bei der Appendicitis in der Fossa iliaca nur in 3% der Fälle eine Peritonitis beobachtet werden konnte, so konnte dieses fatale Ereignis bei den atypisch gelegenen Appendicitiden in 30% registriert werden.

---

* Erscheint ausführlich in der Münch. med. Wschr.

Von ganz enormen Seltenheiten abgesehen, handelte es sich bei diesen verkannten Appendicitiden nur um Appendices, die mesocoeliacal oder im kleinen Becken zu liegen kamen.

Sie bieten ein klassisches Symptomenbild. Schon in den ersten Stunden tritt ein Subileus auf, der sich bis zum vollständigen Ileus steigern kann. Regelmäßig ist Fieber vorhanden. Und der Entzündungsprozeß ist es also, der sozusagen als mechanisches Hindernis den Ileus einleitet und zugleich auch eine Darmlähmung hervorruft. Dieser Ileus wird nie vermißt. Da die Schmerzursache tief und in die Mitte des Abdomens zu liegen kommt, so kann man nur eine diffuse Schmerzhaftigkeit des Unterbauches nachweisen — nicht selten sind die Schmerzen sogar links! — und erst später kommt es zu einer ausgesprochenen Abwehrspannung. Sehr verschieden also von dem klassischen Symptomenbild der bauchwandnahen typischen Wurmfortsatzentzündung Nicht selten kann man auch rectal den sehr schmerzhaften DOUGLASschen Raum tasten und dies für die Erhärtung der Diagnose verwenden.

In diesen Fällen wird man median oder pararectal laparotomieren und sich so das Vorgehen sehr erleichtern.

Eine ähnlich komplizierte Situation entsteht bei der Appendicitis in der Gravidität. Um einige Zahlen zu nennen: MEILING fand unter 49681 Entbindungen und 10752 Appendektomien nur 26 einschlägige Fälle. Die Sterblichkeit betrug — die Statistik geht bis zum Jahre 1946 — 28%. In 86,6% der Fälle fiel die Krankheit in die erste Hälfte der Schwangerschaft. Übersieht man das Weltschrifttum, so wird empfohlen bis zum 8. Monat nur zu appendektomieren, später aber gleichzeitig transperitoneal zu entbinden. Der Zufall wollte es, daß wir im letzten Jahr 3 Gravide in der ersten Hälfte der Schwangerschaft appendektomieren mußten. Wir empfehlen besonders das hochzudosierende Gelbkörperhormon und hatten in allen 3 Fällen Glück.

Auch in anderen schwierigen Situationen wie einer fraglichen Pneunokokkenperitonitis oder beim Kleinkind wird man heute eher und leichteren Herzens operieren können.

Ein ganz vergessenes Unglück sollte uns aber anspornen diese häufig übersehenen Fälle zu vermeiden. Das ist die Sterilität der Frau. V. MIKULICZ-RADECKI und RUBIN errechneten an großen Zahlen für die unkomplizierte Appendicitis 12,7% Sterilität, für die komplizierte Appendicitis 20% Unfruchtbarkeit. Und bei gleichzeitigen Drainagen im Douglas 27,3%.

Um zusammenzufassen: Die schwierig zu diagnostizierenden Fälle bringen uns um die Frühoperation.

Ist nun der 2. Tag verstrichen, so hat der Körper den entzündeten Wurmfortsatz mehr oder weniger gut gegen die Umgebung abgeriegelt.

Wie soll man sich nun dem appendicitischen Infiltrat gegenüber heute verhalten? Ich bin mir bewußt, daß diese 3-Tagesgrenze sehr schematisch ist und es gibt Fälle, die mit kurzer Anamnese schon einen Conglomerattumor aufweisen, während andere noch nach 8 Tagen unergründlich erscheinen.

Ist ein solcher Conglomerattumor gut abgegrenzt tastbar, schwanken Fieber und Leukocyten nicht, so kann man auch heute zuwarten und oft verschwinden auch riesige Infiltrate überraschend schnell.

Nun trifft man nicht selten bei einer Operation schon ein kleines Infiltrat, manchmal tief im Becken oder hinter der Blase versteckt, das man eigentlich nicht hätte operativ angehen sollen. Dieses kann man aber heute aufbrechen, den Eiter absaugen und den Wurm entfernen.

Man erlebt dann Fälle, wo das Infiltrat nicht abgegrenzt ist. Der ganze Leib ist gespannt, besonders rechts. Hohes Fieber und hohe Leukocytenzahlen lassen nicht erraten, ob der Körper den Prozeß beherrschen wird. In diesen Fällen versuchen wir es zuerst konservativ mit hohen intravenösen Gaben eines Antibioticums. Stündliche Kontrolle des örtlichen Befundes. Häufig grenzt sich der Prozeß jetzt ab. Sonst wird operiert. Aber man kommt in diesen Fällen in ein riesiges Verwachsungsfeld zwischen hochrote Darmschlingen und kann niemals eine Abgrenzung finden. Wenn man schon eröffnet hat, geht man auf den mutmaßlichen Absceß los, entleert den Eiter, entfernt aber den Wurm nur, wenn er sich anbietet. Nichts darf forciert werden. Der Eingriff wird mit gewöhnlicher Drainage abgeschlossen, keine massive Tamponade. Wir halten sie für überholt und schädlich.

Trotz der antibiotischen Medikation konnten wir uns nicht entschließen bei einer komplizierten Appendicitis den Leib ohne Drainage zu verschließen, wenn der Wurm oder Absceßmembranen zurückgeblieben waren.

Ich komme zum Schluß. Die Antibiotica regieren auch bei der komplizierten Appendicitis die Stunde. Sie haben aber die Operation nicht überflüssig gemacht, sie gestatten uns im Gegenteil eine aktivere Einstellung. Wir sollen aber nicht regellos operieren. Und ich darf an die Worte eines Präsidenten der Deutschen Gesellschaft für Chirurgie erinnern, der eine heiße Debatte über die Appendektomie mit den Worten abschloß: Er könne heute mit Genugtuung vom Wurmfortsatz sagen: ,,Man trägt ihn wieder".

Literatur.

Meiling: Surg. Gyn. Obst. **85,** 513 (1947). — Mikulicz-Radecki: Arch. Gynäk. **166,** 327 (1938) (Kongreßband). — Rubin: Zit. nach Mikulicz.

IV.

Die akuten Erscheinungen bei Entwicklungsanomalien am Duodenum.

Von

GEORG MAURER (München).

In den letzten 10 Jahren habe ich 6 Patienten operiert, bei denen immer das gleiche Symptomenbild zur Laparotomie zwang.

Die abgemagerten Kranken klagten über Schmerzen im Bereich des Duodenum (= Duodenalspasmen), über häufiges Erbrechen, Meteorismus, Appetitlosigkeit, gelegentliche Stuhl- und Windverhaltung. Man mußte jeweils an ein Duodenalulcus, an einen arterio-mesenterialen Darmverschluß, auch an Gallenwegserkrankungen denken. Freilich bei keinem der Patienten konnte die röntgenologische Untersuchung vor der Operation eine wirkliche Klärung bringen. Die Erscheinungen verliefen manchmal außerordentlich stürmisch, so daß sie unter der Diagnose „akuter Bauch" zur sofortigen Laparotomie zwangen.

Erst die Eröffnung der Bauchhöhle zeigte bei diesen 6 Kranken eine Entwicklungs- und Lageanomalie der Darmschlingen, besonders des Duodenum.

Zunächst fiel das stark geblähte Duodenum auf, das auf das 2- bis 3fache seiner normalen Dicke erweitert, manchmal ballonartig aufgetrieben war. Dann war festzustellen, daß der horizontale Duodenalschenkel nicht unter der Mesenterialwurzel hindurchzog, sondern an dieser steil nach oben stieg, *über* sie hinwegführte und die Flexura duodenojejunalis bildete. Die Flexura duodenojejunalis lag also vor den oberen Mesenterialgefäßen, gewissermaßen auf ihnen reitend, während sonst das Duodenum hinter diesen Gefäßen liegt. Man könnte von einer *intra*peritonealen Lage des Zwölffingerdarmes sprechen, während er ja sonst in seinem mittleren Abschnitt retroperitoneal liegt. Schließlich fiel bei allen Fällen noch eine mehr oder weniger hochgradige abnorme Lage und abweichender Verlauf des Colon auf, wobei das Coecum nahe der Leber lag und der Dickdarm (= ascendens und transversum) schräg nach links über die Gekrösewurzel zog.

An jener Stelle, an der das Duodenum über die Mesenterialwurzel läuft, wurde der Zwölffingerdarm leicht abgeknickt, einerseits durch die Mesenterialwurzel selbst und andererseits durch das darüber hinwegziehende, meist mit der Unterlage durch dünne Schleier verklebte Colon.

Klinisch kann dadurch das Bild des hohen Ileus entstehen, wie wir es bei einem Patienten gesehen haben. Das Bild des *Sub*ileus zeigte sich bei fast allen Fällen.

EDUARD PERNKOPF gibt in seinen grundlegenden Arbeiten die Analyse für diese Lageanomalie von Duodenum und Colon. Normalerweise — d. h. bei vollständiger embryonaler Darmdrehung — kommen distaler Duodenalabschnitt und Flexura duodenojejunalis *hinter* die Arteria mesenterica cranialis, also *retro*vasculär, zu liegen. In den von uns beobachteten Fällen liegt — der Bezeichnung von PERNKOPF folgend — eine „teilweise inverse Drehung" der Nabelschleife vor. Bei dieser unvollständigen Darmdrehung kommen dann die *prä*vasculäre Lage von unterem Duodenalabschnitt mit Flexura duodenojejunalis und die Verlaufsanomalie des Colon ascendens zustande.

So selten derartige Entwicklungsanomalien auch zur Beobachtung gelangen, so ist deren Kenntnis doch sehr wichtig, um so mehr, als sie einerseits der röntgenologischen Diagnostik entgehen, andererseits aber ihre Beschwerden operativ wirksam bekämpft werden können.

Die erfolgreiche Behandlung bei dieser Lageanomalie des Duodenum besteht in einer Gastroenterostomie oder bei jüngeren Kranken — nach entsprechender Vorbereitung — in einer Magenresektion nach Billroth II.

V.

Über die Behandlungserfolge bei der „akuten Pankreatitis" mit intravenös verabreichten Lokalanaestheticis.

Von

P. KYRLE.

Mit 4 Textabbildungen.

Auf die auffallende zahlenmäßige Zunahme der „akuten Pankreatitis" in den letzten Jahren wurde verschiedentlich hingewiesen, so von MAINTZ, WILDEGANS, ZENKER u. a. Ebenso wie die Zunahme der Erkrankungen der Gallenwege wird auch die Zunahme der „akuten Pankreatitis" zumeist mit der Besserung der Ernährungslage gegenüber

Tabelle 1.

Vorstand	Jahr	Eingriffe an der Gallenblase und Gallenwegen, Zahl der Fälle	„Akute Pankreatitis", Zahl der Fälle
Prof. Dr. R. DEMEL	1946	51	1
	1947	112	1
	1948	92	—
	1949	89	4
	1950	115	2
	1951	104	4
Vakanz!	1952	91	5
Doz. Dr. P. KYRLE	1953	143	16
	1954	44	8
	1. 1.—31. 3.		

der Kriegs- und Nachkriegszeit in Zusammenhang gebracht. Auch an dem Krankengut der II. Chirurgischen Abteilung der Krankenanstalt Rudolfstiftung in Wien ist die Zunahme dieser Morbiditätsziffern deutlich feststellbar (Abb. 1).

Die Tabelle 1 zeigt eine zahlenmäßige Zunahme der Eingriffe an Gallenblase und Gallenwegen, sowie der „akuten Pankreatitisfälle" während der Amtszeit meines Vorgängers von 1946—1951; ferner eine weitere Zunahme der „akuten Pankreatitisfälle" bei Abnahme der Gallenoperationen während des Jahres der Vakanz der Abteilung. Seit 1. 1. 53 ist eine starke Zunahme sowohl der Eingriffe an Gallenblase und Gallenwegen als der „akuten Pankreatitisfälle" feststellbar!

Von den insgesamt 24 Fällen von „akuter Pankreatitis" der letzten 1¹/₄ Jahre (1. 1. 53 bis 31. 3. 54) soll über 21 Fälle, in denen bei der Behandlung ein Lokalanaestheticum als intravenöse Tropfinfusion verwendet wurde, wegen des günstigen Krankheitsverlaufes besonders berichtet werden.

Tabelle 2.

| Fall | Diastase (Höchstwerte) | | Leukocyten-werte |
	im Serum	im Harn	
1	256	1024	22 600
2	256	1024	12 600
3	128	512	15 400
4	256	1024	17 600
5	1024	2048	12 000
6	64	1024	11 700
7	32	1024	10 200
Nachschub	64	256	11 600
8	128	512	15 000
Nachschub	64	2048	10 400
9	128	1024	14 700
10	128	512	nicht bestimmt!
11	8	1024	11 000
12	562	1024	19 500
13	32	2048	8 200
14	16	1024	11 900
15	64	1024	20 100
16	128	2048	15 200
17	128	nicht bestimmt!	10 800
18	64	1024	8 200
19	64	2048	8 300
20	16	4096	10 500
21	128	1024	9 250

Neben der bekannten klinischen *Symptomatologie* der Erkrankung konnte in diesen Fällen eine beträchtliche Erhöhung der „Diastase" in Serum und Harn und der Zahl der weißen Blutkörperchen nachgewiesen werden (Abb. 2).

Die Tabelle 2 zeigt die hohen Diastasewerte nach der Wohlgemuthschen Probe der mit intravenösen Lokalanaestheticis behandelten 21 Fälle zu Beginn der Behandlung in Serum und Harn.

In 6 von diesen wegen unsicherer Diagnose operierten Fällen wurden bei der Operation überdies folgende pathologisch-anatomische Veränderungen in der Bauchhöhle erhoben (Abb. 3).

Fall 1: Pankreasödem, Fettgewebsnekrose, hämorrhagisches Exsudat;
Fall 2: Pankreasödem, Fettgewebsnekrose, trübes Exsudat;
Fall 5: Pankreasödem hämorrhagisches Exsudat;
Fall 7: Pankreasödem, hämorrhagisches Exsudat;
Fall 8: Pankreasödem;
Fall 11: Hämorrhagische Infarzierung.

Es handelte sich in 2 Fällen um ein Pankreasödem mit Fettgewebsnekrose und hämorrhagischem Exsudat, in 2 weiteren Fällen um ein Pankreasödem mit hämorrhagischem Exsudat, in je 1 Fall um ein Ödem und eine hämorrhagische Infarzierung des Organs.

Klinisch oder operativ ließ sich in 17 der 21 Fälle neben der Pankreasaffektion eine Erkrankung der Gallenblase oder der Gallengänge feststellen.

Die *Behandlung* der „akuten Pankreatitis" war bei sicherer Diagnose eine *konservativ-aktive*. Die Anzeige zur *Operation* wurde nur bei unsicherer Diagnose gestellt. Bei der Laparotomie wurde an der Bauchspeicheldrüse selbst kein Eingriff vorgenommen, sondern lediglich die Bursa omentalis durch das Lig. gastrocolicum hindurch drainiert.

Bei der *konservativen* Behandlung zeigte sich folgendes Vorgehen als zweckmäßig:

Wärmeapplikation,
Belladonna-Papaverin in Zäpfchenform (Extr. bellad. 0,02, Papav. hydroch.
0,4, Ol cacao 0,2),
oder Atropin in höheren Dosen von 0,0005—0,001 subcutan,
völlige Nahrungs- und Flüssigkeitskarenz,
Dauerabsaugung des Magen- und Duodenalsekretes nach dem Vorschlag von
ZENKER,
Kreislaufmittel, eventuell Antibiotica
und das *Lokalanaestheticum als intravenöse Tropfinfusion* sobald als möglich.

Bei den operativ festgestellten Fällen wurde zugleich mit der üblichen Nachbehandlung das *Lokalanaestheticum sofort als intravenöse Tropfinfusion* zugeführt.

Als Lokalanaestheticum verwendeten wir in 1 Fall Procain 2,0/500 Ringerlösung.

In 20 Fällen wurde *Panthesin*, der Diäthylleucinolester der Paraaminobenzoesäure von der Firma *Sandoz*, 0,25—0,5/500 Ringerlösung verabreicht. Nach den Feststellungen von SIGG u. a. besteht bei Panthesin gegenüber dem Procain eine länger dauernde und intensivere Wirkung, eine geringere relative Toxicität, daneben eine gute Verträglichkeit und rasche Spaltung bei normaler Leberfunktion.

Die 1- bis 2mal täglich verabreichte Infusion mit einer Tropfenzahl von 40 je Minute wurde bis auf 1 Fall (leichtes Schwindelgefühl) gut vertragen. In diesem Fall reduzierten wir die Infusionsgeschwindigkeit, worauf das Schwindelgefühl verschwand.

Die Behandlungsergebnisse bei den so behandelten Fällen von „akuter Pankreatitis" sind bemerkenswert. Es wurden zwar außer den intravenös verabreichten Lokalanaesthetica noch andere ansonsten übliche Medikamente herangezogen, doch ließ die klinische Beobachtung der Fälle den Schluß zu, daß sich gerade die Anwendung der Lokalanaesthetica auf den Krankheitsverlauf der „akuten Pankreatitis" günstig auswirkte.

Der meist schwer geschädigte Allgemeinzustand der Kranken besserte sich gewöhnlich schon am ersten Behandlungstage nach Verabreichung von 1—2 Infusionen wesentlich. Die Kranken ließen den schockartigen Eindruck sowie die peritonealen Reizerscheinungen bald vermissen, die Kreislaufverhältnisse erholten sich rasch. Die Diastasewerte im Serum und Harn sowie die Leukocytenwerte kehrten in der Regel in kurzer Zeit zur Norm zurück (Abb. 4).

Die Abb. 4 zeigt an 4 verschiedenen Fällen das Absinken der Diastase in Serum und Harn in Kurvenform.

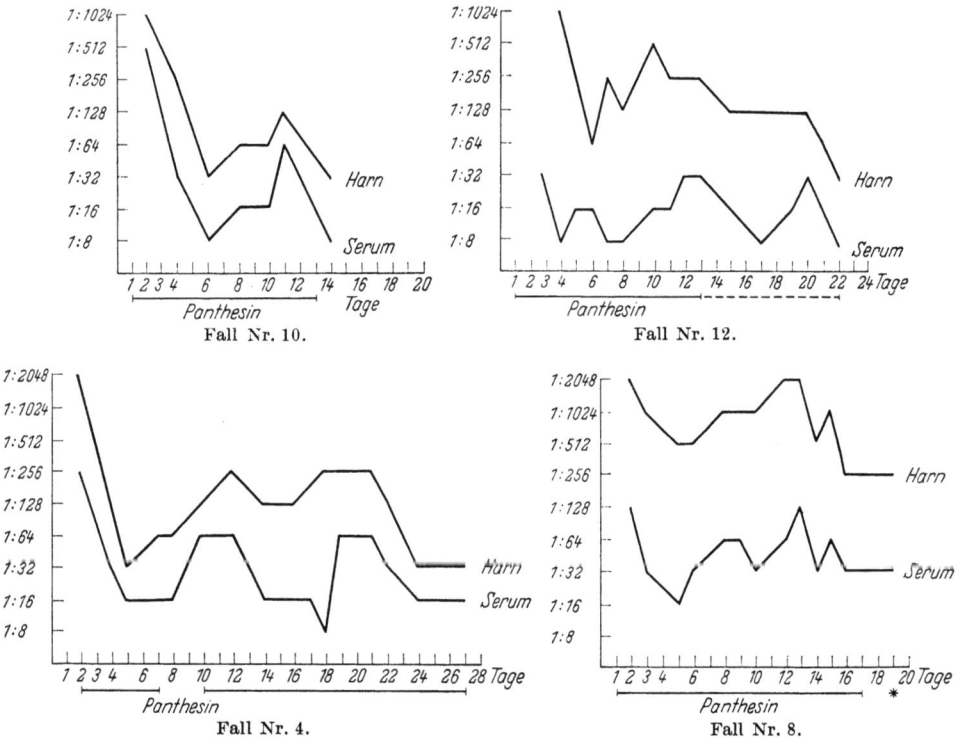

Fall Nr. 10.   Fall Nr. 12.

Fall Nr. 4.   Fall Nr. 8.

In den Fällen Nr. 10 und 12 handelt es sich um je einen Fall von Pankreatitis acuta, der konservativ u. a. mit Panthesin i.v. behandelt worden war,

im Fall Nr. 4 um einen operierten Fall von „akuter Pankreatitis", der postoperativ mit Panthesin i.v. behandelt worden war, im Fall Nr. 8 um einen Nachschub nach „akuter Pankreatitis", der zuerst konservativ mit Panthesin i.v. und nach Abklingen der akuten Erscheinungen im Intervall operiert worden war.

In allen 4 Fällen zeigte sich innerhalb der ersten 5—6 Tage nach Beginn der Behandlung ein steiles Absinken der Diastasewerte in Serum und Harn, in den darauffolgenden Tagen meist ein 1—3maliger Wiederanstieg zu nicht mehr so hohen Werten mit nachfolgendem Wiederabfall. In allen Fällen erfolgte ein Rückgang zu normalen, beständigen Werten innerhalb von 2—3 Wochen nach Beginn der Behandlung.

Das nächste Diapositiv (Abb. 5) zeigt die Behandlungserfolge bei allen Fällen von „akuter Pankreatitis" (während des Zeitraumes vom 1.1. 53—31. 3. 54, und zwar der 21 Fälle, die mit und der 3 Fälle, die ohne intravenös verabreichten Lokalanaestheticis behandelt worden waren.

In der 1. Gruppe wurden 15 Fälle konservativ behandelt. 6 Fälle operiert. Wir verloren keinen dieser Fälle. In 1 Fall kam es zu einer Komplikation (Pankreasabsceß), in 2 Fällen zu einem Nachschub. In der 2. Gruppe verloren wir von 2 konservativ behandelten Fällen einen Fall und außerdem noch den einen operierten Fall (Tabelle 3).

Tabelle 3.

21 mit intravenösem Lokalanalgeticum behandelte Fälle					3 ohne intravenösem Lokalanalgeticum behandelte Fälle	
15 konservativ behandelte Fälle		6 operierte Fälle; Nachbehandlung mit intravenösem Lokalanalgeticum			2 konservativ behandelte Fälle	1 operierter Fall
geh. 15	+ ∅	Komplikation 1 (Absceßbildung Incision, Heilung)	geh. 6	p. op. + ∅	Komplikation 2 Fälle Nachschub mit Lokalanalgeticum i.v. behandelt, Heilung	geh. 1 · + 1 · + 1
Summe 21 mit Lok.:	geheilt . . . . 21 Fälle Komplikationen . . . . 3 Fälle gestorben . . . . 0 Fälle				*Summe 3,* geheilt 1 Fall ohne Lok.: gestorben 2 Fälle	

Die klinische Nachuntersuchung Mitte April dieses Jahres ergab alle 21 mit einem intravenösen Lokalanaestheticum behandelten Kranken in gutem Allgemeinzustand. Über die Operationen an den Gallenwegen, die in der Zwischenzeit in 7 Fällen vorgenommen wurden, gibt die Abb. 6 Aufschluß.

Fall 2: Cholecystektomie   (nach 2 Wochen)
         Chronische Cholecystitis (Schleim)   geheilt
Fall 3: Cholecystektomie   (nach 2 Wochen)
         Cholelithiasis,   geheilt

Fall 9: Incision und Drainage eines Pankreas-
       abscesses und Cholecystektomie   (nach 3 Wochen)
       Cholelithiasis,   geheilt
Fall 16: Cholecystektomie, äußere Choledochus-
       drainage   (nach 2 Wochen)
       Cholelithiasis,
       Choledocholithiasis,   geheilt
Fall 19: Cholecystektomie   (nach 1 Woche)
       Cholelithiasis,   geheilt
Fall 20: Cholecystektomie, äußere Choledochus-
       drainage   (nach 4 Wochen)
       Cholelithiasis,
       Choledocholithiasis,   geheilt
Fall 21: Cholecystektomie, äußere Choledochus-
       drainage   (nach 2 Wochen)
       Cholelithiasis,
       Choledocholithiasis   geheilt

In allen 7 Fällen wurde cholecystektomiert; bis auf Fall 2, fanden sich in der Gallenblase Steine. In 3 Fällen wurde wegen Choledocholithiasis choledochotomiert und eine äußere Choledochusdrainage angelegt. In 1 Fall wurde ein Pankreasabsceß incidiert. Die operativen Eingriffe wurden zumeist 2—3 Wochen nach der Normalisierung der Diastase und Leukocytenwerte vorgenommen, alle 7 Patienten wurden geheilt.

Ob es sich bei der Behandlung der „akuten Pankreatitis" mit intravenös zugeführten Lokalanaestheticis um eine symptomatische, unspezifische oder bei Heranziehung der neurogenen Entstehungstheorie vielleicht doch um eine kausale Therapie handelt, kann nicht mit Sicherheit gesagt werden; ebensowenig, welche der vielfältigen pharmakodynamischen Wirkungen der Lokalanaesthetica, auf die in den letzten Jahren EICHHOLTZ, FLECKENSTEIN, SIGG, BENKE, RAPPERT u. a. hingewiesen haben, bei der Behandlung der „akuten Pankreatitis" besonders zur Wirkung kommen. Vermutlich könnten sich folgende Komponenten günstig auswirken:

    1. Die Analgesie und Spasmolyse,

    2. Die vegetativ-stabilisierende Wirkung (Ganglienblockade und Schockverhütung),

    3. vielleicht auch die antiphlogistische und antiallergische Wirkung.

Jedenfalls berichten auch einige andere Autoren in den letzten Jahren über ähnliche günstige Erfahrungen bei der Verabreichung von intravenösen Lokalanaestheticis bei der „akuten Pankreatitis", und zwar: AOSTIN, LONGO und Mitarbeiter, LAUTERBACH. Es scheint somit, daß man diese harmlose Behandlung häufiger anwenden sollte.

VI.

Aus der Medizinischen Universitätsklinik Erlangen
(Direktor: Prof. Dr. N. Henning).

Akut-bedrohliche Zustände im Bereich der Bauchhöhle.

Von

N. Henning.

Referat.

Es war nicht reine Freude, was ich empfand, als mich die Herren Präsidenten dieser gemeinschaftlichen Tagung aufforderten, einen internistischen Bericht über akut-bedrohliche Symptome im Bauch zu liefern, einen Bericht über ein Thema, das so breit ist, über ein Syndrom so mannigfaltig in der Ätiologie und so schwierig in der Deutung. Es existiert wohl kaum eine Gegend im menschlichen Organismus mit einer so großen Zahl von örtlichen und entfernten Quellen für akute Beschwerdezustände wie das Abdomen. Ich habe mein Thema so abgegrenzt, daß ich fast ausschließlich Krankheitsbilder erwähne, bei denen ein chirurgischer Eingriff nicht in Betracht kommt. Ebensowenig können gynäkologische Ursachen berücksichtigt werden. Aber auch bei dieser Begrenzung bleiben mir Möglichkeiten von beklemmender Vielfalt. Akute Bauchsymptome begegnen uns bei vielen internen Krankheitsgruppen. Ich zeige Ihnen eine Übersicht, die zugleich eine Gliederung darstellt:

1. Kreislaufkrankheiten, 2. Stoffwechsel- und inkretorische Krankheiten, 3. Blutkrankheiten, 4. Infektionskrankheiten, 5. Nervenkrankheiten, 6. Allergische Krankheiten, 7. Verdauungskrankheiten. Das wären 7 Krankheitsgruppen. Da in jeder von ihnen bis zu 5 Krankheiten erscheinen, die akute Bauchsymptome hervorrufen können, hätte ich, um einigermaßen vollständig zu sein, etwa 30 Möglichkeiten zu besprechen und das in 30 min. Das ist nicht möglich, wäre nicht einmal möglich, wenn wir eine brauchbare Stummelsprache analog der Stenographie besäßen. Ich muß mich daher auf eine willkürliche Auswahl beschränken, die den Vorzug besitzt, daß Allzubekanntes unerwähnt bleibt.

Beginnen wir also mit den *Kreislaufkrankheiten*. Wir greifen den Herzinfarkt, die akute Rechtsinsuffizienz und das Aneurysma dissecans heraus.

Es ist allgemein bekannt, daß beim Hinterwandinfarkt die Schmerzen in den Bauch ausstrahlen können. Seltener sind schon Fälle, wo die subjektiven Empfindungen im Thorax völlig zurücktreten hinter dem akuten Oberbauchsyndrom, so daß etwa der Eindruck einer Ulcusperforation entstehen kann. Dabei ist die Lokalisation des Infarktes

3*

gleichgültig. Die Gefahr eines chirurgischen Eingriffs droht, da solche Fälle gern in eine chirurgische Klinik eingeliefert werden. Die verhängnisvolle Laparotomie wird vermieden durch eine sorgfältige Anamnese. Insbesondere wird das EKG einen fraglichen Infarkt fast immer bestätigen oder ausschließen. Diagnostisch am schwierigsten liegen jene seltenen Fälle, wo ein Coronarverschluß eine Ulcusperforation begleitet.

Andere Züge trägt das Oberbauchsyndrom, das bei *Herzinsuffizienz* durch eine *akute Stauungsleber* entstehen kann. Erbrechen und heftige Schmerzen im rechten Oberbauch beherrschen das Bild. Diese Möglichkeit kann übersehen werden, wenn die Ursache des Herzversagens nicht erkannt wird, wie z. B. bei einem langdauernden Anfall von paroxysmaler Tachykardie. In 1 Falle CURSCHMANNs, einer Mitralstenose, war die Cholecystektomie bereits vorgeschlagen worden. Die Koliken verschwanden auf Strophanthin.

Das dramatischste Ereignis in der Kreislaufpathologie ist neben dem Herzinfarkt das *Aneurysma dissecans*. Es macht in rund 25% der Fälle abdominelle Symptome. Als charakteristisch gelten der akute heftige Bauchschmerz mit Bauchdeckenspannung, Erbrechen, ileusartige Bilder mit Zeichen des Mesenterialgefäßverschlusses, Hypertension, Fieber, Leukocytose, Ausstrahlung in die oberen und unteren Extremitäten mit Verschwinden des Pulses, Nierenkolik mit Hämaturie und Anurie. Das EKG läßt im Stich. Es zeigt die Bilder des Myokardinfarktes, der Perikarditis oder der Linkshypertrophie. Im Röntgenbild sieht man manchmal Verbreiterung und Doppelkonturierung des Aortenschattens. Es leuchtet ein, daß derartige Fälle relativ häufig operiert worden sind: wegen der schwierigen Abgrenzung gegen eine Ulcusperforation, eine akute Peritonitis anderer Genese, einen Mesenterialgefäßverschluß und andere akute chirurgische Baucherkrankungen. Andererseits wird die Krankheit auch von speziell geschulten Internisten nur selten erkannt. Hier gilt wieder die alte Binsenwahrheit, daß man oft nur findet, wonach man sucht. Die Häufigkeit des Erkennens wird sich steigern, wenn beim akuten Thorax- und Bauchsyndrom an das Aneurysma dissecans gedacht wird. Nach LEVINSON ist der heftige akute Oberbauchschmerz mit hohem Blutdruck suspekt.

Damit nähern wir uns dem *Punkt 2*, den *Stoffwechsel- und inkretorischen Krankheiten*. Eine Aufstellung zeigt akute Bauchsymptome beim Coma diabeticum, Morbus Addison, Tetanie, Porphyrinurie, Urämie und bei der Hämochromatose. Ich greife das Coma diabeticum, die Porphyrinurie und die Hämochromatose heraus.

Jeder Kliniker kennt das Bild der *diabetischen Pseudoperitonitis* im Präkoma oder Koma. Die ungeklärte Genese kann ich hier nicht berühren. Das Syndrom entwickelt sich meist schleichend mit Müdigkeit, Erbrechen und Bauchschmerzen, gelegentlich auch ganz akut.

Das Vollbild setzt sich zusammen aus heftigen Oberbauchschmerzen, die nach links ausstrahlen können. Dazu treten Erbrechen, Facies abdominalis, brettharte Bauchdeckenspannung, Hypotension, hohe Leukocytose und Sistieren von Stuhl und Winden. Nichts scheint die Diagnose einer echten Peritonitis zu stören, zumal KUSSMAULsche Atmung und Acetongeruch fehlen können. So lag ein junges Mädchen unserer Beobachtung bereits auf dem Operationstisch einer auswärtigen chirurgischen Abteilung, als es der Mutter gelang, einem vorübereilenden Chirurgen mitzuteilen, daß das Kind zuckerkrank sei. Die toxische Granulation der Leukocyten fehlt (HOFF, BERNING). Eine Untersuchung des Urins und des Blutzuckers läßt die fehlerhafte Operation vermeiden. Eine Proteinurie, ein hoher Rest-N dürfen die Diagnose nicht beeinträchtigen. Über die von BERNING beschriebene akute Magendilatation wird uns der Autor selbst berichten. Sehr schwierig kann die Differentialdiagnose werden, wenn einmal eine akute chirurgische Baucherkrankung bei einem Diabetiker ein Koma auslöst. Auch hier soll man primär für einige Stunden das Koma behandeln und erst dann zum Eingriff schreiten, wenn das Bild sich nicht ändert.

Nun einige Worte über die *Porphyrinurie*, ein Krankheitsbild, das gemeinhin als avis rarissima gilt, über dessen Häufigkeit jedoch das letzte Wort noch nicht gesprochen ist. Wir sehen jedenfalls immer wieder Fälle, die jahrelang, oft bis zum letal endenden neurologischen Stadium verkannt worden sind. Die Krankheit verläuft unter Bauchsymptomen vieler Schattierungen. Hier interessieren nur die stürmischen. Ich nenne eine Anzahl von akuten Zeichen: heftige Schmerzen in verschiedenen Gegenden des Abdomens, teils kolikartig, teils in Form eines dumpfen Dauerschmerzes, Erbrechen einschließlich des Retentionserbrechens, schwere Obstipation, Meteorismus, Bauchdeckenspannung, Exsiccose, Leukocytose, niedrige Na-, Cl- und K-Werte, hoher Rest-N. Kein Wunder, daß derartige Patienten relativ häufig auf dem Operationstisch landen. Bis 1937 passierte das nach WALDENSTRÖM in 40% der Fälle. Die präoperative Diagnose lautet meistens Ulcusperforation oder Ileus. Eine meiner Patientinnen war sogar 2mal ergebnislos wegen Ileus operiert worden. Stellen wir nun heraus, was gegen eine chirurgische Abdominalerkrankung spricht. Es handelt sich in der Regel um Frauen mit neuropathischen Zügen, die ähnliche Attacken schon früher hatten. Weiterhin gibt die Kombination von normalen Temperaturen, frequentem Puls und relativ hohem Blutdruck zu denken. Entscheidend bleibt der Urinbefund. Es ist immer wieder eindrucksvoll, wenn ein dunkler Urin in solch dramatischen Fällen auf den richtigen Weg deutet. Manchmal dunkelt er erst nach vielen Stunden nach und manchmal überhaupt nicht. Man sollte daher in allen nicht eindeutigen Fällen den Urin auf Porphyrin untersuchen. Ich erinnere daran, daß die Bleikolik unter ähnlichen Symptomen verlaufen kann. Auch hier finden wir eine erhöhte Prophyrinausscheidung.

Die letzte Krankheit dieser Gruppe, die ich erwähnen will, ist die *Hämochromatose*. Auch hier sind anfallsweise auftretende Bauchkoliken beschrieben „kombiniert mit schwerem Schock". Ein Fall TAYLORs wurde unter der irrigen Diagnose akute Pankreasnekrose operiert. Über das Zustandekommen dieses akuten Abdomens wissen wir nichts.

Damit kommen wir zu den *Blutkrankheiten*. Hier können akute Bauchsymptome entstehen bei hämolytischen Anämien nnd bei Leukämien. Am bekanntesten sind derartige Attacken bei der *konstitutionellen hämolytischen Anämie*. Man wird sie in der Regel richtig deuten, wenn das Primärleiden vorher bekannt war. Wenn die Krankheit aber bisher latent verlief, so kann das Syndrom einer akuten hämolytischen Krise mit hohem Fieber, Erbrechen, Diarrhoe, schweren Oberbauchkoliken und Somnolenz leicht zu einer chirurgischen Diagnose und zur Laparotomie führen, wie die Erfahrung zeigt. Die richtige Diagnose ergibt sich aus der Blutuntersuchung. Dabei darf nicht vergessen werden, daß Gallensteine beim familiären Icterus haemolyticus sehr häufig vorkommen.

Derartige hämolytische Krisen mit Bauchsymptomen finden wir auch bei erworbenen hämolytischen Anämien einschließlich der Vergiftungen und bei der Sichelzellenanämie.

Bei den *chronischen myeloischen Leukämien* bedürfen die drückenden Schmerzen im linken Bauch infolge der großen Milz keiner Erwähnung. Akute abdominelle Erscheinungen kommen aber beim häufigen Milzinfarkt gelegentlich vor. So schildert NAEGELI einen Fall, der mit der Diagnose Perforationsperitonitis in die Klinik kam. Erst beim Nachlassen der Bauchdeckenspannung wurde der Milztumor fühlbar. Ähnliche Bilder können durch Blutungen in die Milz oder durch Rupturen entstehen.

Bei den *lymphatischen Formen* treten akute Symptome von seiten der Milz zurück. Dafür können Infiltratbildungen in den PEYERschen Plaques zu Bauchbeschwerden führen, die jedoch die Intensität des akuten Abdomens nicht erreichen. Bei den leukämischen Krankheiten besteht die Neigung zu Uratsteinbildung in den ableitenden Harnwegen. Steinkoliken imponieren gern als Ileus.

Bei *akuten Leukämien* sind akute Bauchsyndrome mit Erbrechen, Schmerzen und Abwehrspannung durch Perforation einer infiltrierten Appendix, eines Darmgeschwürs und durch subseröse Blutungen beschrieben worden. Man sieht also, daß bei leukämischen Erkrankungen ein Teil der akuten Bauchsyndrome chirurgischer Intervention bedarf. Indessen sind das sehr seltene Ereignisse Der hämatologische Befund der Leukämie zwingt beim akuten Bauchsyndrom in der Regel zur Reserve.

Von den *Infektionskrankheiten* unserer Breiten machen die Masern und die Pneumonie manchmal akute Bauchsymptome. Indessen ist diese Konstellation zu geläufig, als daß ich darauf eingehen könnte.

Von den *neurologischen Krankheiten* interessieren uns die Tabes und der Herpes zoster. Bei der *Tabes* liegen die Dinge in unserer Blickrichtung etwas verwickelter. Einerseits können akute Bauchsymptome, die zum Eingriff zwingen, völlig fehlen, wenn eine viscerale Anaesthesie vorliegt. So entdeckte ein Kranker KRECKEs während eines ungeklärten Fiebers zufällig einen schmerzlosen Tumor im rechten Unterbauch, der einem perityphlitischen Absceß entsprach. Andererseits täuschen die tabischen Krisen leicht chirurgische Abdominalerkrankungen vor.

Unter den Krisen interessieren hier vor allem die gastrischen. Sie treten nach dem großen Material von NUZUM in 17% der Fälle als Initialsymptom auf. Die Magenkrise ist bekanntlich gekennzeichnet durch plötzlichen Beginn, heftige, kolikartige Oberbauchschmerzen, ständige Übelkeit und unstillbares Erbrechen, das sich bei Nahrungsaufnahme, Bewegungen, ja beim Sprechen wiederholt. In der Regel werden beträchtliche Mengen eines sauren Sekrets entleert. Bisweilen sind die Massen bluthaltig. Blässe, Exsikkationszeichen und Tachykardie, Leukocytose und Glykosurie vervollständigen das dramatische Geschehen. Offensichtlich spielen Mineralverluste und Rest-N-Erhöhung bei längerer Dauer eine Rolle. Tritt eine Magenkrise initial auf, so ist die Fehldiagnose einer akuten chirurgischen Abdominalkrankheit verständlich. Nach Erhebungen von BENNET sollen in rund 10% aller Tabiker Laparotomien ausgeführt worden sein, ein Prozentsatz, der uns zu hoch erscheint. Die neurologische Untersuchung dürfte die Ursache des akuten Abdomens praktisch stets klären.

Beim *Herpes zoster* werden die Rumpfsegmente mit Vorliebe befallen. Machen sich Schmerzen vor der Eruption bemerkbar und treten dazu noch Symptome von seiten der Verdauungsorgane wie Colonspasmen und Erbrechen — Hämatemesis ist beschrieben worden — auf, so ist die Möglichkeit von Fehldiagnosen wie Ulcus, Appendicitis, Cholecystitis und Peritonitis (GAIS, ELMER und ABRAHAMSON) gegeben. Indessen ist man hier zur Operation nur selten geschritten. Es fehlt die Bauchdeckenspannung, die oberflächlich-radiculäre Natur des Schmerzes mit Begrenzung an der Mittellinie, im Zweifelsfall auch die Lymphocytose im Liquor weisen den richtigen Weg. Mit dem Aufschießen der Bläschen pflegen sich die abdoninellem Zeichen zurückzubilden. Ich weise darauf hin, daß man bei nur vereinzelten Bläschen zur Sicherstellung ihrer Natur die von TZANCK beschriebenen Riesenzellen im Ausstrichpräparat des Blasengrundes sucht und findet.

Damit kommen wir zu den *allergischen Krankheiten*. Ich erwähne akute allergische Reaktionen, die Periarteriitis nodosa und die HENOCH-sche Purpura.

Unter den *akuten allergischen Reaktionen* macht die *Serumkrankheit* kaum jemals akute Abdominalsymptome. Aber andere allergische Reaktionen auf parenterale und nutritive Allergene können unter Erbrechen, schweren Bauchkoliken und blutigen Diarrhoen verlaufen. Bei der Laparotomie hat man Ileus durch örtliches Wandödem und durch Spasmen gefunden (KAIJSER, LAFARGUE, REDON). Nach Adrenalin-Calcium gingen die Erscheinungen schnell zurück.

Die *Periarteriitis nodosa* hat trotz ihrer proteusartigen Symptomenbilder 2 Seiten, eine chirurgische und eine internistische. Ich darf die chirurgische mit Mesenterialarterienverschluß, multiplen Darmperforationen und intraabdominellen Blutungen übergehen. Die Krankheit beginnt manchmal mit kolikartigen Bauchschmerzen oder unklaren Oberbauchbeschwerden. Sehr bekannt ist ein von GRUBER beschriebener Fall, wo eine Cholecystitis diagnostiziert wurde, und wo die Diagnose Periarteriitis erst histologisch an der exstirpierten Gallenblase gestellt werden konnte. Man erinnert sich in zweifelhaften Fällen der Symptome unklares Fieber, Milztumor, rheumatische Gliederschmerzen, Leukocytose und hohe Eosinophilie, Albuminurie und Hochdruck. O. MÜLLER hält das Syndrom kolikartige Bauchschmerzen, Albuminurie und Polyneuritis für verdächtig. Man denke in allen Zweifelsfällen an die Muskelbiopsie.

Bei der *Purpura abdominalis* (HENOCH) stoßen wir auf das Syndrom Erbrechen, Darmkrämpfe und Blutstühle. Wenn die begleitende Hautpurpura fehlt oder erst später auftritt, kann ein chirurgisches akutes Abdomen vorgetäuscht werden. Eine hämorrhagische Nephritis, Gelenkschwellungen oder Purpuraschübe in der Anamnese weisen auf die richtige Fährte.

Bei den *Krankheiten der Verdauungsorgane* muß ich wiederum Geläufiges auslassen. Ich greife heraus die Hiatushernie, akute Ulcusblutung, die Gallenwegsdyskinesie, die Colica mucosa, die Ileitis terminalis, die akute Pankreasnekrose und Darmparasiten.

Das klinische Bild der *Hiatushernie* ist wohlbekannt. In seltenen Fällen kommt es — meist nachts — zu heftigen Attacken mit Übelkeit, Erbrechen, Hämatemesis, Schwindel, Palpitationen, schwerstem epigastrischem Schmerz mit Meteorismus. Dabei kann sich ein Schockzustand entwickeln (KLEITSCH, CLERF und Mitarbeiter, HARRINGTON, ROSSIEVS). In solchen Fällen sind Fehldiagnosen wie Ulcusperforation, Gallenwegsdyskinesie und Mediastinitis gestellt worden (McGLANE, BERRING). Zur richtigen Diagnose führt die frühere Anamnese, die Steigerung der Schmerzen durch Liegen und Bücken, vor allem aber eine vorsichtige Röntgenuntersuchung. Alle Autoren vertreten die Auffassung, daß die Therapie möglichst konservativ sein soll. Sie besteht in Hoch-lagerung, Spasmolyse und Phrenicusblockade (CLERF, ZUKSCHWERDT). Chirurgisch sollen nur irreponible Einklemmungen behandelt werden.

Eine praktisch wichtige Situation schafft die *akute Magenblutung* beim Ulcus. Auf die Schilderung der Symptome muß ich verzichten. Zweifellos stellt dieses Ereignis ein Grenzgebiet zwischen innerer Medizin und Chirurgie dar. Indessen hat sich in den letzten 20 Jahren eine Einigkeit in der therapeutischen Abgrenzung herausgebildet. Große Statistiken ergaben, daß die Mortalität mit dem Alter ansteigt. Sie liegt bei Kranken unter 40 Jahren, die konservativ behandelt wurden, nur zwischen 1 und 5%. Das zeigen besonders die großen Reihen von MEULENGRACHT, dessen Behandlung mit sofortiger reichlicher Er-nährung revolutionierend wirkt. Jenseits des 45. Lebensjahres steigt die Sterblichkeit bei konservativer Behandlung stark an. Deshalb muß hier eingegriffen werden, wenn die Blutung unter langsamen Trans-fusionen und Topostasin nicht innerhalb der ersten 24 Std steht.

Die *Dyskinesie der Gallenwege*, genauer gesagt, die hypertonische Dyskinesie des Sphincter *Oddi* führt manchmal zu akuten Anfällen mit Erbrechen, schweren Oberbauchkoliken. Druckschmerz in der Gallen-blasengegend, Abwehrspannung und Kollapsneigung. Das Bild kann so bedrohlich sein, daß auch ein so erfahrener Spezialist wie MALLET-GUY eingreift. Er findet jedoch nichts von Belang, es sei denn, daß er die Methode der Radiomanometrie anwendet. Differentialdiagnostisch ist zu bemerken, daß der Anfall sich auf Nitritmedikation lösen muß. Man kann ihn provozieren durch kleine Morphindosen und wiederum lösen durch Nitrit. Im anfallsfreien Stadium leistet die laparoskopische Cholangiographie nach ROYER gute Dienste. Man findet den Chole-dochus nicht erweitert, die intrahepatischen Gallenwege jedoch gefüllt. Die Therapie soll möglichst konservativ sein. Für schwere Fälle wird die Sphincterotomie empfohlen.

Die *Colica mucosa* verläuft unter Koliken, die manchmal eine ge-waltige Intensität erreichen können. Dazu treten Ohnmachtsanfälle und Menière-Zeichen. Das Gesamtbild wirkt dann alarmierend und kann bei flüchtiger Untersuchung ein akutes Abdomen vortäuschen. Derartige Fälle werden gewöhnlich als Appendicitis oder Peritonitis eingewiesen. Gegen einen peritonealen Prozeß spricht aber das weiche Abdomen, der Befund eines walzenförmig kontrahierten und druckschmerzhaften Colonabschnittes und das Fehlen von Fieber und Leukocytose. Be-weisend sind schließlich die entleerten Membranen oder Schleimmassen.

Bezüglich der *Ileitis terminalis*, der CROHNschen Krankheit kann ich mich kurz fassen. Sie ähneln in ihrer akuten Form so sehr der akuten Appendicitis, daß eine Unterscheidung erst bei eröffnetem Abdomen möglich ist.

Das dramatische Syndrom der *akuten Pankreasnekrose* ist fast zu vielgestaltig für einen Stichwortbericht. Im allgemeinen sollte sie zu erkennen sein, wenn man der wichtigsten Zeichen gedenkt. Ich weise hier auf den akut einsetzenden vernichtenden Schmerz in Oberbauchmitte mit Linksausstrahlung, auf die schnell folgenden Schocksymptome, auf Singultus, gehäuftes Erbrechen, manchmal mit Blut, Meteorismus mit mäßiger Abwehrspannung und gelegentlich fühlbarem walzenförmigem Tumor und Gittercyanose. Manchmal findet man in einem linksseitigen Pleura- oder Peritonealerguß hohe Diastasewerte. Dieses Syndrom wird ergänzt durch die Laboratorienbefunde, Hyperglykämie, Fermententgleisung, Hypocalcämie, in schweren Fällen auch Rest-N-Erhöhung. Die Beachtung dieser Zeichen, unter denen die hohen Blut- und Harnfermente in praxi immer noch beweisend sind, sollte die Diagnose im allgemeinen ermöglichen. Sie ist wichtig, weil damit die Frühoperation vermieden wird. Es herrscht heute Einigkeit darüber — Katsch war der Vorkämpfer —, daß das akute Stadium konservativ behandelt werden muß. Sollte trotzdem wegen der Fehldiagnose Magenperforation, Peritonitis, mechanischer Ikterus die Krankheit erst bei eröffnetem Abdomen erkannt werden, so sollte der Bauch ohne weiteren Eingriff wieder verschlossen werden. Denn es geht eindeutig aus dem Weltschrifttum hervor, daß die interne Therapie mit einer weit geringeren Mortalität belastet ist als die chirurgische Frühoperation. Die konservative Behandlung setzt sich zusammen aus Schockbehandlung, der Schmerzbekämpfung mit Nitriten, der Anwendung von Ganglienblockern, Antibiotica, der Auffüllung der Wasser- und Ionenverluste, der Absaugung des Mageninhalts und Nahrungskarenz.

Schließlich können auch *Darmparasiten* zu Täuschungen führen. Ich denke hier nicht an den allgemein bekannten Verschlußileus durch Ascaridenknäuel. Auch ohne grob mechanischem Hindernis kann der Befall mit Spulwürmern zu den Erscheinungen eines akuten Abdomens führen (Schwarzwelder). Ich selbst sah einen Mann in mittleren Jahren, der mit schweren Bauchkoliken und Stuhlverhaltung eingeliefert wurde. Nach Anlegen einer Periduralanaesthesie wurden 3 Ascariden in einem breiigen Stuhl entleert. Damit waren allen Symptome behoben.

Damit, meine Damen und Herren, komme ich zum Schluß. Ich habe Ihnen aus einer Fülle von internen Krankheitsbildern, die akute bedrohliche Bauchsymptome verursachen können, einige herausgegriffen, bei denen Fehldiagnosen möglich sind, die zur Laparotomie führen. Ich habe vorsorglich betont, daß ich eine Vollständigkeit nicht anstreben konnte. An dieser Stelle pflegt der aufmerksame und kritische Zuhörer Folgerungen zu erwarten.

Wie soll man nun eine interne Krankheit mit akut bedrohlichen Bauchsymptomen von den chirurgischen Krankheiten abgrenzen. Vor allem dadurch, daß in jedem Falle an die Möglichkeit einer internen Krankheit gedacht wird. Schon damit ist vieles geschehen. Weiterhin kann eine ganze Reihe von Möglichkeiten ausgeschlossen werden durch eine möglichst genaue Untersuchung, insbesondere des Urins, des Blutbildes, des Rest-N, des Blutzuckers, der Blut- und Harndiastase, des Blutcalciums und des EKG. Dazu tritt, wo irgendmöglich, eine schonende Röntgenuntersuchung. Sollten nach Erschöpfung aller Mittel noch Zweifel an der Diagnose bestehen, so würde ich für die Laparotomie plädieren.

Es gilt für den internen Kliniker als altes Gesetz, den Chirurgen zu bitten, wenn er vor der Situation eines akuten Bauchsyndroms steht, das nicht ganz eindeutig als intern definiert werden kann, weil er die chirurgische Komplikation mit ihren deletären Folgen fürchtet. Analog muß der Chirurg fürchten, daß einem akuten Bauchsyndrom eine interne Krankheit zugrunde liegt, die ihn zu einem unnötigen und schädlichen Eingriff verleiten kann. Wenn an den chirurgischen Kliniken der entsprechende Brauch geübt wird, den Internisten zuzuziehen, wo die Symptome nicht ganz typisch erscheinen, so ist die Zusammenarbeit vollkommen.

Man hat das Verhältnis des Chirurgen zum Internisten oft mit einer Ehe verglichen, wobei die Frage offenbleibt, wer der Mann und wer die Frau ist. Das ist bei der neuesten Rechtslage gleichgültig. Eine Ehe gilt aber im allgemeinen dann als besonders harmonisch, wenn gemeinschaftliche Aufgaben vorliegen, wenn Kinder vorhanden sind. Ein derartiges Kind, ein Sorgenkind, ist das akute Abdomen. Es bedarf der gemeinschaftlichen Pflege. Da dieses Sorgenkind aber niemals heranwächst, so gehört keine Prophetie dazu, festzustellen, daß unsere Ehe, die sich so sichtbar durch diese Tagung manifestiert, aus inneren Gründen unauflösbar ist.

VII.

Aus der Medizinischen Abteilung des Allgemeinen Krankenhauses Wien
(Vorstand: Prof. Dr. R. BOLLER).

Zur absoluten Operationsindikation unter Berücksichtigung der Spätergebnisse.

Von

Prof. Dr. REINHOLD BOLLER.

Mit 4 Textabbildungen.

Bei der Durchsicht der Kranken mit Beschwerden nach Magen-, Darm- oder Gallenblasenoperationen gewinnt man die Überzeugung, daß die Fälle am schlechtesten wegkommen, bei denen ein noch funktionsfähiges, lebenswichtiges Organ ausgeschaltet oder entfernt worden ist. Nachdem unter den Kranken mit postoperativen Beschwerden sich auch eine beträchtliche Anzahl von Fällen befindet, die auf Grund einer absoluten Indikation operiert worden sind, lag es nahe, zu untersuchen, ob die Fernergebnisse die üblichen Anschauungen über die Indikation bzw. Art der Operation bei akuten Bauchzuständen stützen oder abschwächen können. Die statistische Erfassung der operierten akuten Gallenblasen mit Spätbeschwerden eignete sich zur Klärung dieser Frage infolge des uneinheitlichen Krankenmaterials nicht, weil

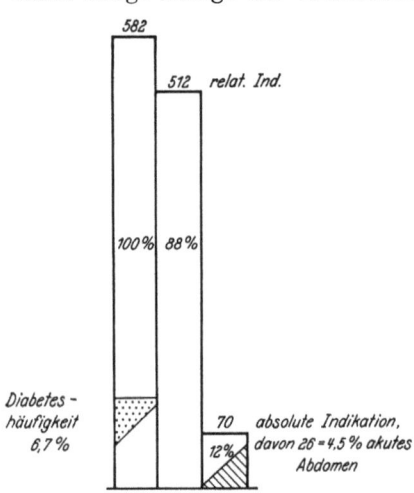

Abb. 1. Indikation zur Gallenblasenentfernung. 582 Fälle mit Beschwerden nach Cholecystektomie. Punktiert: Diabetes nach der Operation; schraffiert: Operation bei akutem Abdomen.

die Behandlung der akuten Gallenblasen im Laufe der letzten Jahre einem entscheidenden Wandel unterworfen war und die konservative Therapie, die wir schon vor Jahren empfohlen haben, der Operation vorgezogen wird (Abb. 1). Die im akuten Geschehen operierten Darmfälle sind selten und lassen sich daher zahlenmäßig nicht fassen und die häufigen Appendixoperationen betreffen ein nicht lebenswichtiges Organ und stehen daher außer der Fragestellung. Anders die wegen eines gutartigen Leidens Magenoperierten! Die perforierten Magen- und Zwölffingerdarmgeschwüre stellen die überwiegende Mehrzahl aller akuten Bauchzustände, wenn man vom Appendix absieht. Das Krankenmaterial setzt sich vorzugsweise aus Männern im 3.—5. Lebensjahrzehnt zusammen, deren weiteres Schicksal aus den Angaben der Kranken- bzw. Invalidenversicherung verfolgt werden kann. Wir können uns daher im Rahmen der Fragestellung vorzugsweise auf diese Fälle, sowohl in bezug auf die Zahlen, als auch auf die Rückverfolgung stützen.

Zunächst eine kurze Übersicht über unser einschlägiges Material. Zuerst zum Vergleich eine Aufstellung der Operationsindikationen an 729 nachuntersuchten chirurgischen Fällen, über die ich seinerzeit mit MÜHLBAUER berichtet habe, und eine 2. Untersuchungsserie, die sich auf 589 stationär behandelte Magenresezierte mit Beschwerden meiner Abteilung, die wegen eines gutartigen Leidens operiert worden sind, bezieht (Abb. 2). Die Indikation zur Operation ist, obwohl es sich um pro- und retrospektive Indikationsstellungen handelt, nicht so verschieden, wie man annehmen sollte. Auf derselben Abbildung ist die Anzahl der

Perforationen zu sehen. Die Anzahl der arbeitsunfähigen Rentner des internen Materials ist schraffiert angezeichnet. Abb. 3 zeigt, daß die absolute Indikation bei den Fällen, die im 1. Jahre nach dem Beginn ihres Leidens operiert werden mußten, höher liegt, als bei solchen mit längerer Krankheitsdauer. Es ist dies weiter nicht verwunderlich, weil sich in dieser Gruppe die Frühperforationen befinden. Die schraffierten

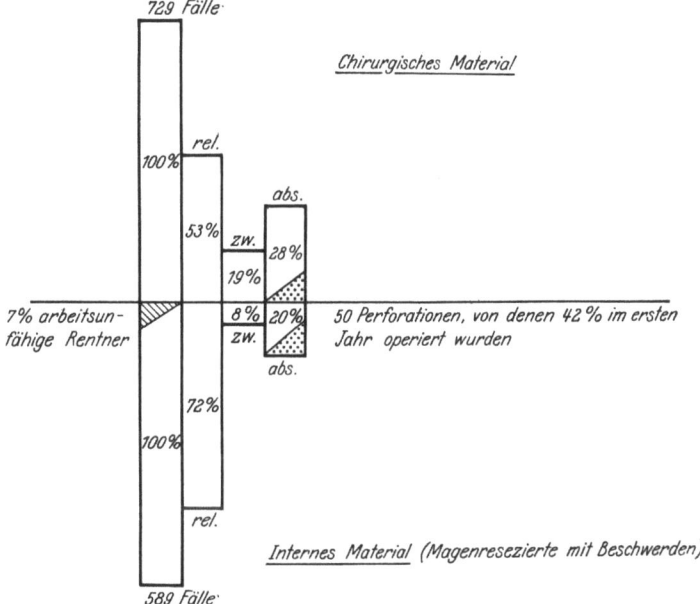

Abb. 2. Indikation zur Magenresektion (gutartiges Leiden). *rel.* relative Indikation; *zw.* zweifelhafte Indikation; *abs.* absolute Indikation. Punktiert: Perforationen; schraffiert: Rentner.

Partien zeigen den Anteil der Perforationen im Rahmen der absoluten Indikation.

Neben den Beschwerden, die sich im Bereich des operierten Organes selbst abspielen, gibt es Folgekrankheiten nach Operationen, die bei der Indikationsstellung in der Regel nicht ins Gewicht fallen. Hierzu gehört z. B. bei den operierten Gallenblasen die Diabeteshäufigkeit, die auf Abb. 1 zu sehen war, und bei den operierten Mägen die Häufigkeit der Lungenkomplikationen. Die Tuberkuloseanfälligkeit der Resezierten wird etwa 10mal so hoch geschätzt, als die der Nichtresezierten (Abb. 4). In den Vorgeschichten der Magenoperierten finden sich vor der Operation Lungenkrankheiten wesentlich häufiger, als in einem gemischten chirurgischen Material.

Aus der Tabelle 1 zeige ich Ihnen die verschiedenen Invaliditätsursachen der Wiener Invalidenversicherung. Unter den Magen- und

Darmkranken, die wegen eines gutartigen Leidens berentet werden mußten, befinden sich 1050 Magenresezierte; außer diesen gibt es keine wegen eines gutartigen Magenleidens Berenteten! Auf die Gesamtzahl der Rentenempfänger berechnet, machen die Magenresezierten fast 2% aller Berenteten aus und wenn wir die Kriegsinvaliden abziehen, so sind es mehr als 2%. Das muß doch zu denken geben!

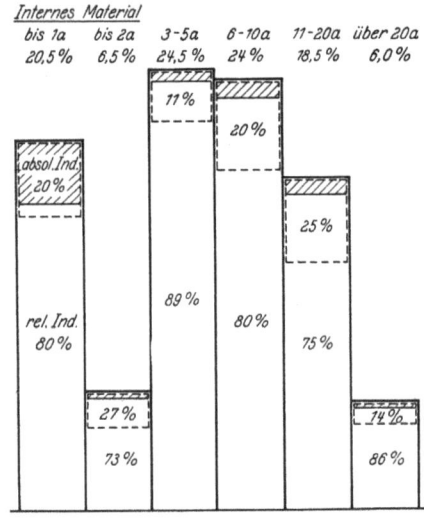

Abb. 3. Operationsindikation auf den Beginn des Leidens bezogen. Schraffiert: Perforationen.

Wenn man bei der Perforation chirurgisch vorgeht, soll man sich, entgegen den Erfolgsberichten der chirurgischen Literatur, die Frage vorlegen, ob die Erhaltung des Magens durch die Übernähung nicht der Resektion vorzuziehen sei, obwohl durch die Übernähung „nur" 30 — 40% geheilt werden, $1/3$ die Beschwerden wieder bekommt und $1/3$ später reseziert werden muß. Wir Internisten können leider nicht annähernd auf 30—40% konservativ geheilte Ulcusfälle hinweisen. Nach der Magenresektion, bei relativer und absoluter Indikation zusammengenommen, sind nach chirurgischen Statistiken 90% als geheilt, 10% aber als Mißerfolge anzusprechen und belasten zum Teil als Rentenempfänger die Allgemeinheit. Während bei älteren Personen das callöse Ulcus und die Carcinomgefahr die Resektion nach einer Perforation rechtfertigt, soll man jüngeren Leuten durch die Übernähung doch die Möglichkeit geben, ihren Magen zu erhalten. Die Übernähung wird weiterhin bei *den* durchgebrochenen Geschwüren der Resektion vorzuziehen sein, in deren Vorgeschichte eine Lungenkrankheit vorkommt, oder deren Ascendenz sie diesbezüglich belastet, oder deren Habitus die Möglichkeit einer solchen Erkrankung für die Zukunft

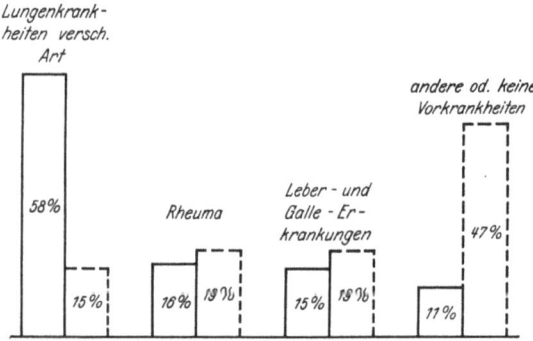

Abb. 4. Krankheiten, die vor der Operation durchgemacht wurden. ——— Resezierte Mägen mit Beschwerden (internes Material); — — — gemischtes chirurgisches Material ohne Magenoperierte.

Tabelle 1. *Invaliditätsursachen der Invalidenversicherung Wien (1953).*

Herz	16,138	Harn	684
Gelenke	6,988	Venerische Erkrankungen	612
Tuberkulose	5,175	Neurose	576
Atmung	3,304	Neuritis	552
Hirn	3,225	Leber	466
Unfälle	2,633	Blut	353
Marasmus	2,506	Ohren	284
Augen	1,967	Knochen	260
Stoffwechsel	1,841	Haut	87
Asthma	1,840	Klimax	85
Magen und Darm	1,462 *(1050 Resezierte)*	Berufskrankheiten	37
Neoplasma	1,415	Infektiöse Folgen	30
Gefäße	968	Sucht	26
Wirbelsäule	880		54,394

Wegen eines gutartigen Leidens *Magenresezierte* = 1,93%.

Summe ohne Kriegsverletzungen und Marasmus = 50,766, davon Magen-resezierte = 2,04%.

wahrscheinlich machen könnte. Man soll bei der Indikationsstellung nicht nur an die unmittelbaren Folgen sondern auch an die Spätfolgen denken; das gilt sowohl für die Magenresektion in Ansehung der Fehlergebnisse und der arbeitsunfähigen Magenkrüppel, als auch für die Gallenblasenentfernung, in Berücksichtigung der großen Anzahl von Nachbeschwerden und der erhöhten Diabetesfrequenz. Gerade beim akuten Abdomen ist der kleinste Eingriff nicht nur für den Augenblick der schonendste, sondern er gibt dem Kranken auch die besten Chancen für die Zukunft. Ich glaube, daß das noch funktionierende, lebenswichtige Organ, solange es ärztlich zu vertreten ist, geschont werden muß und daß wir es durch verbindliche Richtlinien oder Pflichtkonsilien vor jedem voreiligen Zugriff bewahren müssen.

Meine Damen und Herren! Ich habe mich bemüht, Ihnen an Hand eines großen postoperativen Materials zu zeigen, daß über das augenblickliche Erfordernis hinaus, die Erhaltung des noch funktionsfähigen, lebenswichtigen Organes für den Einzelnen und die Allgemeinheit in weiterer Sicht von ausschlaggebender Bedeutung ist.

VIII.

Zur Röntgendiagnostik akuter Baucherkrankungen.

Von

R. PRÉVÔT (Hamburg).

Referat.

Wenn man von der Röntgenologie des akuten Bauchfalls spricht, denkt man wohl unwillkürlich an 2 Situationen, nämlich: entweder an die Perforation eines ulcerösen Prozesses des Magen-Darmkanals in die

freie Bauchhöhle mit der charakteristischen Luftsichel unter dem
Zwerchfell (Alwens 1914), oder an den mechanischen Ileus mit den
typischen Flüssigkeitsspiegeln in den aufgestellten, überblähten Darmschlingen (Schwarz 1911).

Diese beiden Möglichkeiten und ihre schwierige Differentialdiagnose
bilden, abgesehen von den massiven Magen-Darmblutungen das Kern-
stück der gesamten Röntgendiagnostik am akuten Bauchfall. Meist
ist der Zustand des Kranken bedrohlich und es ist nicht viel Zeit zu
verlieren. Um so ausgiebiger sollte man von einer diagnostischen
Methode Gebrauch machen, die rascher, eindeutiger und überzeugender
oft als Laboratoriumsuntersuchungen geeignet ist Klarheit zu schaffen,
wo die üblichen klinischen Methoden versagen.

Derartige Untersuchungen, die bei günstigen räumlichen Bedingungen und gut funktionierenden Transportmöglichkeiten ohne wesentliche Belastung des Kranken innerhalb weniger Minuten durchgeführt
werden können, verzögern einen eventuell notwendigen chirurgischen
Eingriff noch nicht einmal um $1/2$ Std. Man braucht dazu außer einer
leistungsfähigen Apparatur nur noch ein leidlich modernes Durch-
leuchtungsgerät, das sich mittels Motorantrieb von der Vertikalen bis
zur Beckenhochlagerung beliebig kippen läßt.

Nach einer orientierenden Thoraxdurchleuchtung, bei der besonderer
Wert auf die Zwerchfellbeweglichkeit oder basale Lungeninfiltrationen
zu legen ist, werden *ohne* jegliche Vorbereitung, also *ohne* Reinigungs-
einlauf, unter Durchleuchtungskontrolle lediglich eine Anzahl von Aufnahmen im Großformat (35×35 cm oder 30×40 cm) hergestellt.

Die Aufnahmen werden, wenn es der Zustand des Patienten erlaubt,
in aufrechter Stellung, wenn er es nicht erlaubt, stattdessen in rechter
oder besser linker Seitenlage bei horizontalem Strahlengang gemacht.
Sie können durch Übersichtsaufnahmen in flacher Bauch- oder Rückenlage bei vertikalem Strahlengang, oder in Schräglagen ergänzt werden.
Dem Geübten vermitteln diese Aufnahmen bereits einen weitgehenden
Einblick in das vorliegende Zustandsbild und seine klinische Prognose.
Ihre Auswertung und Deutung ist in jahrelanger müheliger vergleichen-
der röntgenologischer und pathologisch-anatomischen bzw. chirurgisch-
klinischen Arbeit von Laurell, Frimann-Dahl und ihren Schülern
sowie in den letzten Jahren vor allem von Mucchi und Pellegrini
bis zu einer an das Artistische grenzenden Differenzierung betrieben
worden, deren Treffsicherheit z. B. bei der Peritonitis heute schon mit
94% angesetzt werden darf.

Blutungen.

Beginnen wir mit dem Kapitel der großen Magen-Darmblutungen,
so ist hier zunächst die Frage aufzuwerfen, ob man denn überhaupt
in einem so bedrohlichen Zustand berechtigt ist, irgendwelche dia-

gnostischen Maßnahmen durchzuführen. Die Art der Blutung gibt
uns ja schon gewisse Anhaltspunkte über den Sitz der Blutungsquelle.
Hämatemesen und Melänen werden aus dem oberen Abschnitt des
Magen-Darmkanals stammen, klarrote Dickdarmentleerungen in erster
Linie wohl aus dem Dünndarm oder dem Colon. Während einer Blutung
wird man naturgemäß am besten überhaupt nicht untersuchen, am
wenigsten während der Hämatemesis oder im Shok. Denn nach PEDER-
SEN ist an den letalen Blutungen des oberen Magen-Darmkanals die
Hämatemesis mit 85% beteiligt, die Meläna dagegen nur mit 15%. Wir
selbst sind mit der Röntgenuntersuchung von Blutungen immer sehr
zurückhaltend gewesen. Fast nie haben wir vor dem 10. Krankheitstage
untersucht, es sei denn, daß eine Blutung tagelang nicht zum Stehen
kommt und die klinische Situation auf eine Entscheidung drängt.
Andere Autoren sind weniger zurückhaltend. So hat SCHATZKI z. B.
keine Bedenken, innerhalb der ersten 24—48 Std zu untersuchen.
Barium könnte nicht schädlicher sein als Essen, wenn man sich darauf
beschränken würde, den Kranken im Liegen zu untersuchen und auf
jegliche Palpation zu verzichten.

Wir konnten bereits in den Jahren 1937—1939 an 200 massiven
Magen-Darmblutungen in 78,5% röntgenologisch die Blutungsquelle
nachweisen. In 21,5% dagegen konnte eine eindeutige Klärung nicht
erzielt werden. Unter diesen ungeklärten Fällen hatten 3 Patienten
eine Hiatushernie, ein Befund, der in den letzten Jahren in zunehmendem
Umfang als Blutungsquelle anerkannt wird, allerdings nicht für massive,
sofern kein Krater nachzuweisen ist. Zwei Kranke hatten einen Lungen-
bzw. Mediastinalprozeß. Also Befunde, die als Blutungsquelle nicht zu
bewerten waren. Drei Fälle wurden später noch geklärt, der eine hatte
eine hämorrhagische Diathese, der andere eine myeloische Leukämie, bei
dem 3. fand sich bei der Operation ein blutendes Ulcus in einem MECKEL-
schen Divertikel, das röntgenologisch nicht gefunden worden war.

Unter unseren positiven Fällen bildeten die Magen-Duodenal-
geschwüre den Hauptanteil. Sie bestritten allein 60% aller großen
Blutungen, während das Magencarcinom und die Oesophagusvaricen
dagegen weit in den Hintergrund traten.

Eine Übersicht über unsere Befunde vermittelt die Tabelle 1.

Tabelle 1.

Ulcus duodeni	79	= 39,5%
Ulcus ventriculi	42	= 21,0%
Carcinoma ventriculi	15	= 7,5%
Oesophagusvaricen	12	= 6,0%
Plastische bzw. polypöse Gastritis	6	= 3,0%
Dünndarmtumoren	1	= 0,5%
Dickdarmtumoren	1	= 0,5%
Innere Hämorrhoiden	1	= 0,5%
Ohne Befund	43	= 21,5%

Ähnliche Ergebnisse werden in den letzten Jahren auch aus der amerikanischen Literatur berichtet.

1951 untersuchten Ritvo, Cotter und Zamcheck 52 Kranke mit frischen Blutungen aus dem oberen Magen-Darmkanal, und zwar mehr als die Hälfte davon — entsprechend dem Vorschlag von Schatzki — innerhalb der ersten 72 Std nach Einlieferung ins Krankenhaus.

Sie fanden:

Ulcus duodeni . . . . 22×
Ulcus ventriculi . . . . . . 10×
Ca. ventriculi . . . . 1×
Oesophagusvaricen . . . . . 3×
Gastritis . . . . 12×
Duodenitis . . . . 4×
Duodenaldivertikel . . . . . 6×
Ulcera der Mundschleimhaut . 2×

Wenn die Zahl der aufgeführten Diagnosen die Zahl 52 übersteigt, so ist das so zu verstehen, daß der eine oder andere Kranke 2 verschiedene Befunde bot, wie z. B. ein Ulcus duodeni und ein Duodenaldivertikel.

95% der großen Blutungen stammen nach Smith, Good und Gray aus den oberen Magen-Darmabschnitten und nur 5% aus dem Dünndarm. Dedick und Collins konnten unter 51 Dünndarmblutungen — nicht alle hatten massive Melänen wie unsere Fälle — 43mal einen anatomischen Befund erheben; und zwar fanden sie 25mal ein Neoplasma, 7mal gutartige Tumoren, 2mal Tuberkulose und 9mal eine regionale Enteritis.

Besonders ungünstig liegen die Dinge bei der Röntgendiagnostik der Oesophagusvaricen. Brink und Palmer untersuchten 147 Patienten mit Lebercirrhose, von denen 59 geblutet hatten, einige Zeit nach der Blutung oesophagoskopisch und röntgenologisch. Sie fanden Varicen in 62,5% bei der Oesophaguoskopie, dagegen nur in 21% bei der Röntgenuntersuchung. In einigen Fällen gelang es uns, die Blutungsquelle besonders deutlich darzustellen. H. H. Berg war 1932 der erste, der an Hand eines autoptisch bestätigten Falles auf das uns heute allen mehr oder weniger geläufige Symptom des Gefäßstumpfes hinwies, das Akerlund 1938, Hansen 1943 und andere später in größeren Serien bestätigten. In einigen Fällen konnten wir bereits vor Einsetzen der Blutung die drohende Gefahr voraussagen. Unter 60000 Magenuntersuchungen notierten wir Gefäßstümpfe nur 21mal, also halb so oft wie Hansen. Die heute noch vielfach verbreitete Ansicht, daß sich blutende Geschwüre schlechter darstellen lassen als nicht blutende, stützt sich auf eine anatomische Beobachtung von Windhorst. Er konnte nachweisen, daß sich Geschwüre gelegentlich dem Nachweis entziehen, weil sie mit Gerinnsel oder Thromben angefüllt sind.

Perforation.

Bei der Perforation ist die röntgenologische Treffsicherheit etwas größer als bei den Blutungen. Sie beträgt im Durchschnitt etwa 90%. KLASON fand bei seinem Material von perforierten Magen-Darmgeschwüren in 90,7% der Fälle röntgenologisch Luft in der freien Bauchhöhle, und zwar in 92% bei den Magengeschwüren und in 89% bei den Doudenalgeschwüren. Knapp 10% der Perforationen entziehen sich dem röntgenologischen Nachweis.

Es muß also damit gerechnet werden, daß unter Umständen (wie wir es selbst erlebt haben) selbst bei fingerkuppengroßen Wanddefekten am Magen-Darmkanal im Röntgenbild keine Luft in der freien Bauchhöhle gefunden wird. In derartigen Fällen werden Spezialuntersuchungen in linker Seitenlage bei horizontalem Strahlengang, gelegentlich aber auch Übersichten in flacher Bauchlage empfohlen, wobei sich dann kleinere Gasmengen als spindelige Aufhellungen außerhalb des Magen-Darmkanals am unteren Leberrand darstellen sollen. Gelingt der Nachweis auch unter diesen Umständen nicht, so hat sich der Röntgenologe darauf zu beschränken festzustellen, daß er eine Perforation *nicht beweisen* kann, *ausschließen* kann er sie nicht.

In diesem Zusammenhang ist — wenn auch nicht unmittelbar dazugehörig — vielleicht eine Feststellung von Interesse, die sich auf den röntgenologischen Ulcusnachweis im allgemeinen bezieht. WILLIAMS hat 1944 eine vergleichende chirurgisch-röntgenologische Studie über 100 Fälle von Ulcusperforationen veröffentlicht — es handelt sich um 97 Männer und 3 Frauen — von denen die meisten mehrfach voruntersucht waren. Das Verhältnis Ulcus ventriculi zu Ulcus duodeni betrug wie auch bei den KONJETZNYschen von LINDENSCHMIDT veröffentlichten Fällen etwa 2:1 (70:30 bzw. 96:40). In 69% stimmten Röntgenologie und Biopsie überein, in 14% bestand eine leichte und in 16% eine völlige Diskrepanz.

Ich glaube daher, daß die seinerzeit von KEUTNER gemachten Angaben, bei denen von einer Treffsicherheit von 94% die Rede ist, insofern etwas blenden, als es sich hier größtenteils um ein zur Operation ausgesuchtes Material handelt.

Bei den von uns beobachteten Fällen war es unmöglich aus Form oder Größe der Nische die bevorstehende Perforation zu vermuten. Wir sahen riesige Nischen sich in wenigen Wochen zurückbilden und kleinste innerhalb von Tagen in die freie Bauchhöhle durchbrechen. Ja selbst nachdem sich eine ursprünglich haselnußgroße Nische bis auf Pfefferkorngröße verkleinert hatte, trat plötzlich noch eine Perforation ein (RAUSCH).

Ausschlaggebend für die Diagnose Perforation ist demnach der klinische Befund. Wird er durch die Röntgenologie gestützt, so besteht kein Zweifel an der chirurgischen Indikation, wird er es nicht, so muß der Kliniker unbeeinflußt durch den Röntgenbefund seine Entscheidung treffen. Diese Einstellung ist unter anderem auch dann zu vertreten, wenn der Röntgenbefund scheinbar für eine freie Perforation spricht, der klinische Befund jedoch dagegen.

Ich denke hier nicht an die uns allen bekannten Zustandsbilder des Bauchpneus aus therapeutischen Gründen oder nach Laparoskopie, Tubendurchblasungen oder Pneumatosis intestini, sondern an Kranke mit einer sich zusehends verschlimmernden Ulcusbeschwerde, die uns mit der Frage der Penetration zugeschickt wurden und bei denen wir Luft in der freien Bauchhöhle nachweisen konnten. Allerdings traten im Laufe der nächsten Stunden und Tage klinisch keine peritonitischen Symptome auf, und der Röntgenbefund bildete sich zurück, so daß eine Kontrastuntersuchung des Magen-Darmkanals durchgeführt werden konnte. Dabei fanden sich, wenn wir die von KLOSTERMEYER veröffentlichten Fälle miteinbeziehen, 5mal ein gröberes Ulcus, 1mal ein ulceriertes Magenmyom mit langem, bis unter die Serosa reichenden Fistelkanal, 1mal ein gedeckt perforiertes Typhusgeschwür.

Im röntgenologischen Schrifttum gehen derartige Beobachtungen schon auf das Jahr 1916 zurück (WEIL, ASSMANN u. a.). BARKLY erwähnt 1933 einen Fall, der von DUNCAN WHITE untersucht worden war, bei dem es mehrfach gelang, das Auftreten und Verschwinden von Luft in der freien Bauchhöhle röntgenologisch zu beobachten. MOBERG berichtet über 2 Patientinnen, bei denen das Auftreten eines spontanen Pneumoperitoneum über den Genitaltrakt entstanden sein soll. Andere Autoren sahen symptomlose bzw. symptomarme Perforationen, oder besser gesagt, symptomlose Pneumoperitoneen bei Magencarcinom, Sigmadivertikel, Ruhr und Typhusgeschwüren bzw. bei Pankreasnekrose (IWANESSEWICH 1934). MERLER beobachtete das Auftreten eines Pneumoperitoneums nach Natron bicarbonicum. Bei der Sektion fand sich keine freie Perforation. Dagegen war die Magenwand von zahlreichen erbs- bis bohnengroßen Luftblasen mit Ekchymosen bedeckt.

Aber auch in der chirurgischen und in der gastroskopischen Literatur sind derartige Beobachtungen gemacht worden. So berichten SCHIFF, SCHINDLER, BERK, GILBERT-KNIGH und DALTON von symptomlosen Pneumoperitoneen nach bzw. bei Gastroskopie, wobei auffiel, daß der Magen während der Untersuchung plötzlich zusammenfiel und sich nicht mehr aufblähen ließ.

Nur ein Teil der beschriebenen Fälle (CHAMBERLIN) hatten Ulcera wie unsere Fälle. Bei den übrigen blieb der Vorgang des abnormen Gasaustausches unklar. Es muß daher angenommen werden, daß nicht nur eine durch ein Ulcus oder Carcinom verdünnte, sondern auch eine weniger stark veränderte Magenwand unter Umständen für gasförmige Stoffe permeabel ist.

Akute Gastritis.

Differentialdiagnostisch kommt beim Verdacht auf Perforation in erster Linie ein Zustandsbild in Frage, das KONJETZNY als die sog. „akute Gastritis" beschrieben hat. Gelegentlich begegnet man im Schrifttum auch der Bezeichnung „Gastritis dolorosa". Es handelt sich dabei um eine innerhalb kurzer Zeit die gesamte Magenwand durchsetzende Entzündung mit Lymphangitis und Lymphadenitis an der Serosa, die vorübergehend das Symptom einer Peritonitis mit brettharter Bauchdeckenspannung hervorruft. Im akuten Stadium ist es selbst für den geübten Kliniker schwierig, eine Perforation auszuschließen. Es wird daher im allgemeinen auch keine Kontrastmitteluntersuchung vorgenommen. Klingen die peritonealen Erscheinungen in den nächsten 1—2 Tagen ab, so findet man röntgenologisch meist kein charakteristisches Bild. Nur in einem geringen Prozentsatz sahen wir Faltenverbreiterungen im Antrum mit oder ohne Pelotteneffekte durch vergrößerte Lymphknoten. Andere Fälle zeigten außer einer vermehrten Schleimsekretion im Magen, Duodenum und im Dünndarm nichts auffälliges, sie unterschieden sich in nichts von den mehr oder weniger geringfügigen Befunden eines akuten Magen-Darmkatarrhs. Nur ein einziger Fall wies die Veränderungen einer chronischen Gastritis auf mit Pylorushypertrophie, Faltenwulstung und granulärer Schleimhautoberfläche. Der Nachweis von Erosionen, die pathologisch-anatomisch bei den meisten akuten Formen der Gastritis gefunden werden, ist bisher außer SCHATZKY und ABEL nur noch dem Italiener LORENZO FELCI gelungen.

Magenphlegmone.

Phlegmonöse oder abscedierende Magenwandentzündungen können klinisch außerordentlich stürmische Symptome verursachen, brauchen es aber nicht. In der Mehrzahl der Fälle verlaufen sie sogar subakut. Röntgenologisch sind sie unter den verschiedensten Bildern beschrieben worden. In den meisten Fällen bestand wegen der mächtigen Magenwandverdickung Verdacht auf ein Neoplasma. Einer der eindrucksvollsten Fälle stammt von OLSSON.

Gastrische Krisen.

Differentialdiagnostisch muß in diesem Zusammenhang unter anderem auch an tabische Krisen gedacht werden. Schon in den Jahren 1908—1912 wurde im neurologischen Schrifttum ein auffälliges Zusammentreffen von gastrischen Krisen und organischen Magenerkrankungen festgestellt (SCHÜLLER, EWALD, ROQUE und CHALIER). Eine Anzahl Kranker wurde wegen der Heftigkeit der Beschwerden operiert, andere starben an Magenblutungen. SCHEID ist auf eine Anregung

Bergs hin auf der Neurologischen Universitätsklinik in Eppendorf diesen Dingen nachgegangen. Er untersuchte 280 Fälle von Tabes und konnte dabei festellen, daß ein großer Teil der Kranken mit gastrischen Krisen ein organisches Magenleiden hatte. Es fanden sich sowohl Ulcera ventriculi und duodeni, sowie Carcinome und schwere Formen der Gastritis.

Der Beschwerdetyp der jeweils vorliegenden Magenerkrankung wird durch die bestehende Tabes offenbar ins Groteske verzerrt. Ähnliche Symptome sahen wir bei hochgradigen Pylorus- bzw. Duodenalstenosen und schwersten Formen der Enteritis mit Hypochlorämie und acetonämischem Erbrechen.

Pankreatitis.

Ungewöhnlich dramatisch — und in der klinischen Symptomatologie einer Perforation sehr ähnlich — kann unter Umständen die akute Pankreatitis verlaufen.

Schon im Jahre 1916 wurden von Case die ersten wertvollen Röntgenbefunde beschrieben. Später folgten ausführliche Berichte von Hultén (1928), Lindblom (1928), Laurell, Ehrmann, Goldmann und zahlreichen anderen Autoren. Schon das Ergebnis der Thoraxdurchleuchtung kann richtungweisend, um nicht zu sagen charakteristisch sein. Ein linksseitiger Zwerchfellhochstand, eine eingeschränkte Beweglichkeit, kleine Winkelergüsse und basale Lungeninfiltrate vom Typ der plattenförmigen Atelektasen sprechen für einen subphrenischen entzündlichen Prozeß. Man hat diese Veränderungen an den Lungenbasen als ein Durchwanderungssymptom angesprochen, was auch zu überzeugen scheint, sofern sie sich auf die linke Seite beschränken. Merkwürdigerweise aber finden wir ebenso oft gleichartige Verdichtungen auch auf der gegenüberliegenden rechten Seite, und zwar nicht nur bei der akuten Pankreatitis, sondern auch bei Pankreascarcinomen und bei Cysten. Besonders eindrucksvoll jedoch ist in vielen Fällen ein hochgradiger Magen- und Colonmeteorismus mit oder ohne Deformität der Konturen durch Eigenschatten des vergrößerten druckschmerzhaften Pankreas. Gelegentlich sind Konkremente, und zwar nicht nur in der Gallenblasengegend, sondern im Verlauf des Ductus choledochus sichtbar. Die Psoasschatten können verstrichen sein.

Gibt man in derartigen Situationen einige Schlucke Kontrastmittel und lagert den Kranken auf die rechte Seite, so sieht man unter Umständen nach einigen Minuten eine Darstellung des erweiterten oft atonisch erscheinenden absteigenden Duodenum und ein Anstauen des Kontrastbreies vor der Plexura duodeno-jejunalis, die bei einer umschriebenen Vergrößerung des Pankreasschwanzes deutlich nach abwärts gedrängt sein kann.

Durch das Ödem des Pankreas kommt es zu einer Kompression der Mesenterialwurzel und damit zu einer Abklemmung oder zum mindesten zu einer Impression der Flexura duodeno-jejunalis. Man kann die Vergrößerung des Pankreasraumes entsprechend den Angaben von LYSHOLM und ENGEL gelegentlich an einer Impression der Magenhinterwand und dem vergrößerten Abstand derselben von der Wirbelsäule erkennen.

Motilitätsstörungen im absteigenden Duodenum im Sinne einer Atonie oder einer Widerstandsperistaltik — auch als Dyskinesien bezeichnet — werden beobachtet. Bei rezidivierenden Attacken kann man als Ausdruck einer überstandenen Fettgewebsnekrose gelegentlich ausgedehntere fleckige Verkalkungen in der Pankreasgegend erkennen, die sich von Pankreassteinen praktisch nicht unterscheiden lassen.

Rupturen der Bauchaorta.

GRAYSON und KENNEDY berichten über 3 Fälle, die hinsichtlich ihrer klinischen Beschwerde an eine Pankreatitis hätten denken lassen. Es handelte sich jedoch um Rupturen der Bauchaorta. Auf den Übersichtsaufnahmen des Bauches konnte man Kalkeinlagerungen im Verlauf der Bauchaorta bzw. pathologische Weichteilschatten im linken Mittelbauch erkennen, die einem großen Hämatom entsprachen. Auch wir erlebten einen tödlich verlaufenden Fall eines Aneurysma dissecans der Bauchaorta mit Infarzierung des unteren Ileums, konnten jedoch röntgenologisch lediglich die Vermutung eines paralytischen Ileus aussprechen.

Es lassen sich bei Röntgenuntersuchungen so häufig Aneurysmen der Bauchaorta nachweisen, ohne daß es jemals zu Rupturen kommt, daß man aus diesem Befund allein sicherlich noch keine so weitgehenden Schlüsse ziehen kann.

Enteritis necroticans und regionalis.

Als weitere differentialdiagnostische Möglichkeit wird vor allem im ausländischen Schrifttum auf die verschiedenen Formen der Enteritis hingewiesen. Und zwar neben der Enteritis necroticans (LUBARSCH, SIEGMUND, DORMANNS, MEYER-BURGDORF, FRIK) vor allem auf die regionalen Formen der sklerosierenden im Sinne von CROHN, GINZBERG und OPPENHEIMER und die nichtsklerosierenden im Sinne von STRÖMBECK und GOLDEN.

Schwere Formen der Enteritis necroticans gehen auch röntgenologisch mit ileusähnlichen Bildern einher (FRIK). Es finden sich Spiegelbildungen und Faltenveränderungen. Die erkrankten Abschnitte scheinen völlig erstarrt. Die Falten sind plump, gewulstet und quergestellt. Oft erscheinen die Faltenspitzen wie angenagt, stellenweise ist eine Schleimhaut überhaupt nicht mehr zu erkennen. Man sieht statt dessen eine ungegliederte Fläche mit wabiger bzw. polypöser Struktur.

Die sklerosierenden Formen der Enteritis können in fortgeschrittenen Stadien zu einem ausgesprochenen Ileus führen, wenn ihr Beginn meist auch schleichend ist. Die Veränderungen sitzen keinesfalls nur im unteren Ileum, wie ursprünglich angenommen worden war, sondern können ebenso gut im Duodenum wie im Dickdarm vorkommen. Ihr Bild ist trotz der Vielgestaltigkeit des Einzelfalles und der einzelnen Stadien verhältnismäßig charakteristisch, schon wegen der oft ungewöhnlichen Ausdehnung. Marshak und Wolf beschrieben in letzter Zeit 71 Fälle von teils stenosierenden, teils nichtstenosierenden Enteritiden, von denen ein Teil (12) auf das Jejunum beschränkt war, während der Rest (59) das Jejunum und Ileum betraf. Sie konnten im Laufe der sich über Jahre hinziehenden Kontrollen bei einigen Fällen den Übergang einer nichtstenosierenden Enteritis in eine stenosierende beobachten.

Bei der von Golden beschriebenen, nichtsklerosierenden Form der Enteritis soll es sich um ein selbständiges Krankheitsbild handeln, das mit den stenosierenden, sklerosierenden Formen nichts zu tun hat. Akute Magen-Darmbeschwerden scheinen unserer Ansicht nach eher von diesen nichtsklerosierenden, nichtstenosierenden Formen, oder soll man besser sagen Stadien, verursacht zu werden, worauf vielleicht Herr Lassrich noch hinweisen wird. Sie sind gekennzeichnet durch ein ausgesprochen polypöses Reliefbild, das Golden als Kopfsteinpflaster-Relief bezeichnet hat.

Appendicitis.

Obgleich die akute Appendicitis die häufigste und gewöhnlichste Form des akuten Bauchfalles darstellt, macht man im allgemeinen bei uns in Deutschland wenig Gebrauch von der Röntgendiagnostik. Man beschränkt sich fast ausschließlich auf den Nachweis der chronischen Formen. Im Ausland, und zwar besonders in den nordischen Staaten, ist es anders. Hier nimmt die Röntgenologie auch bei der akuten Appendicitis einen verhältnismäßig breiten Raum ein. Vor allem Laurell und Hellmer, Hultén und Perman, aber auch Kadrnka berichten über größere Serien von Röntgenuntersuchungen im akuten Anfall.

Besonders eindrucksvoll ist eine Arbeit von Steiner, Harheide und Christiansen. Es handelt sich um 104 Fälle von akuter Appendicitis, von denen 98 unmittelbar vor der Operation geröntgt wurden. In etwa 50% der Fälle werden die Befunde als charakteristisch bezeichnet. In 10% fand sich ein obliteriertes Lumen oder eine abnorme Lage (retrocoecal, subhepatisch). In 24 Fällen war der Befund negativ.

Da wahrscheinlich Herr FRIMAN-DAHL die röntgenologische Symptomatologie andeutet, kann ich mich auf die Differentialdiagnose beschränken.

Es kommen in Frage: Nierensteinkoliken, akute Formen der regionalen Enteritis, eventuell perforierte Tubargravidität, oder stielgedrehte Ovarialtumoren.

Was zunächst die differentielle Diagnose zwischen Appendicitis und rechtsseitiger Nieren- bzw. Uretersteinkolik angeht, so kann hier die Röntgenologie oft eine rasche Klärung herbeiführen. HELLNER empfiehlt zu diesem Zweck die intravenöse Urographie. Sie soll ohne Kompression durchgeführt werden, weil beim Vorliegen eines Steines ja bereits eine Entleerungsbehinderung bestehen würde. Sein Mitarbeiter WULFF konnte nachweisen, daß während einer Nierensteinkolik im Gegensatz zur Appendicitis die Kontrastmittelausscheidung auf der erkrankten Seite gestört ist.

Er führte an einer Serie von 125 Kranken mit akuten Oberbauchbeschwerden Urographien durch, und zwar bei 80 Fällen unmittelbar im Anfall, bei 45 Fällen innerhalb der ersten 2 Tage nach dem Anfall. Dabei stellte sich heraus, daß während einer Nierensteinkolik in 90% der Fälle Zeichen einer Ausscheidungsblockade auf der erkrankten Seite vorlagen. Diese Blockade bestand entweder in einer langanhaltenden Kontrastmittelanschoppung im Nierenparenchym ohne erkennbare Ausscheidung ins Nierenbecken, oder aber in einer erheblich verzögerten Kontrastmittelausscheidung ins Nierenbecken. Sie kann je nach Dauer und Grad des Steinverschlusses 40, 30 oder nur 10 Std anhalten, d. h., man kann das injizierte Kontrastmittel, das auf der gesunden Seite meist schon nach 10—20 min abgeflossen ist, auf der erkrankten Seite oberhalb des obturierenden Steines unter Umständen noch nach 40 Std nachweisen.

Nur in 4 Fällen war das Pyelogramm trotz klinisch als Steinkolik imponierender Beschwerde unverdächtig. Es fand sich Blut im Urin. Ein Steinabgang konnte jedoch bei keinem der 4 Fälle später beobachtet werden, so daß die Diagnose ungeklärt blieb.

Erstaunlich war für uns die Tatsache, daß nach WULFFs Angaben nur $2/_3$ aller Fälle mit sichergestellter Steinblockade mikroskopisch Erythrocyten im Urin hatten, eine Feststellung, die nach einer der letzten Arbeiten von PFLAUMER absolut bestritten wird.

Akutes Gallenblasenempyem, Perforation, Leberabsceß, Gas bei Cholangitis.

Bei der akuten Gallenblasenentzündung — der Cholecystitis und dem Gallenblasenempyem — sind die direkten Röntgensymptome meist wenig eindrucksvoll. In den seltensten Fällen läßt sich eine palpatorisch vergrößerte Gallenblase auch auf der Röntgenaufnahme erkennen. Im

Gegenteil besteht meist eine ausgesprochen verwaschene Weichteilzeichnung, zuweilen verbunden — ähnlich wie bei der Pankreatitis —
mit einem Zwerchfellhochstand, einer Bewegungseinschränkung und
basalen Lungeninfiltraten.

Kommt es im Verlaufe einer langanhaltenden Kolik zur Perforation
eines Steines in das Colon oder das Duodenum, so dringt Luft oder Gas
über die Fistel in die Gallenwege. Derartige Gasfüllungen, die wohl
erstmalig von Carman (1915) beschrieben wurden, lassen sich sowohl
auf Übersichtsaufnahmen in flacher Bauchlage, als auch besonders auf
Schrägaufnahmen in halbrechter Rücken-Seitenlage nachweisen, einer
Einstellung, die zur besseren Differenzierung von Leber und Nierenschatten von de Abreu angegeben wurde. Die Fistel selbst kann je
nach dem Organ, in das das Konkremeut durchgebrochen ist, mit Hilfe
von Barium dargestellt werden.

Größere Steine klemmen sich gelegentlich während ihrer weiteren
Passage durch den Magen-Darmkanal irgendwo ein und führen zum
Ileus. Ausgezeichnete Röntgenbilder derartiger Zustände, die bereits
vor der Operation geklärt werden konnten, stammen von Lüdin (1926),
Carane (1931), Schéle (1935) und Säwenberg (1936).

Mayo und Brown berichten über 18 derartige Fälle, von denen 17 ins
Duodenum perforiert waren, 6mal wurde der Verschluß im Duodenum,
1mal im Jejunum, 10mal im Ileum und 1mal im Colon gefunden. Nur
$^1/_3$ der Fälle wurde vor der Operation röntgenologisch geklärt.

Aber auch dann, wenn keine spontanen oder operativen Gallenwegs-
fisteln bestehen, sehen wir gelegentlich bei infektiösen cholangitischen
Prozessen — mit oder ohne Steinbildung — Gas in den Gallenwegen.
Kleinere oder größere cholangitische Abscesse lassen sich meist erst in
fortgeschrittenen Stadien erkennen. Zunächst bestehen, wie bereits
oben erwähnt, indirekte Symptome an den Lungenbasen oder der
Pleura. Erst später werden im Verlauf der Gallenwege unregelmäßige
Aufhellungen beobachtet, die zu größeren, eventuell gashaltigen Abscessen zusammenfließen können.

Das gleiche gilt auch für die Diagnose subphrenischer Abscesse
andercr Genose. Es findet sich dann eine diffuse Verschattung im
rechten oder linken Oberbauch, gelegentlich mit Verlagerung der angrenzenden Organe. Enthält ein Absceß Gas, so ist seine Diagnose leicht.
Gelegentlich jedoch läßt sich bei stärkerem Zwerchfellhochstand schwer
unterscheiden, ob es sich um einen intrapleuralen oder subphrenischen
Prozeß handelt. Für derartige Fälle empfiehlt sich die Untersuchung
in einer Seitenlage, in der sich dann der Verlauf des Zwerchfelles oft
besser erkennen läßt.

Hinsichtlich der Röntgendiagnostik para- und perinephritischer
Prozesse stützen wir uns immer noch auf die von Alexander (1912),

Laurell (1921), Petrén (1935), Mathé (1937), Mäder (1947) u. a. aufgestellte Symptomatologie. Es werden direkte und indirekte Symptome beschrieben, die sich aus der pathologischen Anatomie ergeben. Spielt sich ein umschriebener oder diffuser entzündlicher Prozeß in der Gegend des perirenalen Fettgewebes ab, so geht die normalerweise zwischen Nierenparenchym und perirenalem Fett bestehende unterschiedliche Absorption für Röntgenstrahlen verloren. Die Kontur wird verwaschen, die Form des Nierenschattens unter Umständen unregelmäßig vergrößert. Zuweilen sieht man sogar Gas in dem Absceßschatten, oder als Ausdruck eines rezidivierenden Prozesses Kalkeinlagerungen. Einige Autoren fordern die Untersuchung in 2 Ebenen, um die Ventralverlagerung des Nierenschattens deutlicher erkennen zu können.

Bei der Urographie stellt sich der Nierenschatten auf der kranken Seite oft dichter dar als auf der gesunden. Das Nierenbecken ist gefüllt. Es zeigt jedoch als Ausdruck des raumfordernden Prozesses oft eine ausgesprochene Deformität, die an einen Tumor erinnert. Eines der wichtigsten Symptome ist die mangelhafte Atemverschieblichkeit der erkrankten Seite, die man dadurch nachweisen kann, daß man auf ein und denselben Film eine Aufnahme bei tiefer Exspiration und eine bei tiefer Inspiration macht. Die gesunde Niere bewegt sich dabei um etwa 5 cm nach abwärts, die kranke jedoch infolge der entzündlichen Infiltration nicht. Man bekommt auf diese Weise ein doppeltes Pyelogramm der gesunden und ein einfaches der kranken Seite.

Mathé empfiehlt aus den gleichen Überlegungen die Untersuchung des Kranken im Liegen und Stehen, wobei die Atemverschieblichkeit der normalen Seite noch markanter hervortreten soll (bis zu 10 cm Atemdifferenz). Durch die Form des Pyelogramms lassen sich Pyonephrosen oder schwere pyelonephritische Prozesse differentialdiagnostisch meist leicht ausschließen.

An indirekten Symptom enwerden vor allem Veränderungen der Psoaskontur sowie der Lungenbasen erwähnt.

Skarby hebt die, durch Hyperämie und Ödeme veränderte Weichteilzeichnung über der erkrankten Seite hervor, die uns von anderweitig lokalisierten Ödemen ja mehr oder weniger allen bekannt ist.

Ileus.

Die ersten Mitteilungen über Röntgenbefunde beim Ileus stammen von Schwarz (1911) und Kloiber (1919). Sie schilderten bereits damals die uns heute allen bekannten Symptome der aufgestellten Dünndarm- bzw. Dünn- und Dickdarmschlingen mit erweitertem Lumen und der Spiegelbildung bei der Untersuchung des Kranken in aufrechter Stellung, also bei horizontalem Strahlengang.

Die von ihnen aufgestellte Symptomatologie ist von der Schule
Laurell, insbesondere von Frimann-Dahl und seinen Mitarbeitern
sowie von italienischer Seite (Mucchi und Pellegrini) erweitert, und
wie bereits anfangs betont zu einer, man möchte sagen, Spezialwissen-
schaft ausgearbeitet und differenziert worden, so daß ich mich auf
Andeutungen beschränken kann, da Sie Einzelheiten hierüber von den
Autoren selbst zu hören bekommen.

Während die meisten Autoren neben den sonst in der Magen-Darm-
diagnostik üblichen Aufnahmeverfahren im Liegen (also bei vertikalem
Strahlengang) schon mit Rücksicht auf die Darstellung von Flüssigkeitsspiegeln beim Ileus unbedingt auch eine Untersuchung in aufrechter Stellung (also in horizontalem Strahlengang) fordern, glauben
einige Autoren (z. B. Abel) auf diese Möglichkeit verzichten zu können.
Sie bevorzugen die Übersichtsaufnahme in flacher Rückenlage. Sie sei
zweckmäßiger, technisch meist einwandfreier und stelle für den Kranken
keine so starke Belastung dar, wie die Untersuchung im Stehen.

Dieses Ablehnen der Untersuchung im horizontalen Strahlengang
beruht offenbar auf der Tatsache, daß sich die in der Röntgenologie als
typisch beschriebenen Ileussymptome erst im Verlaufe der ersten 6 bis
7 Std herausbilden. Frimann-Dahl, aber auch Olivier und Ferrari
haben hierauf mehrfach hingewiesen. Es sind daher in unklaren Fällen
eventuell Kontrolluntersuchungen notwendig.

Zweifellos ist die Leerdiagnostik nicht 100%ig. An Hand einer der
letzten Übersichten von 300 Fällen schätzt Frimann-Dahl, sie, soweit
ich orientiert bin, auf etwa 65%. Olivier und Ferrari konnten unter
45 Fällen von tiefliegendem Dünndarmileus 40mal röntgenologisch die
richtige Diagnose stellen, wenn das Krankheitsbild mindestens 7 Std
lang bestand. Ein Fall war röntgenologisch völlig negativ, 4 weitere
zeigten geringfügige Symptome. Eine Verbesserung der Ergebnisse
ist möglich, wenn man die Kontrastmittelmethode mit einbezieht. Die
Durchführung eines Kontrasteinlaufes ist immer gerechtfertigt, weil
man sich hierbei ja stets unterhalb der Hindernisse bewegt. Es kann
auf diese Weise zum mindesten die Differentialdiagnose zwischen Dünn-
und Dickdarmileus geklärt werden. Dagegen ist vor der Verabfolgung
von Kontrastmittel per os für die Diagnose des Dünndarmileus mehrfach
gewarnt worden. In hochakuten Fällen, in denen die Diagnose klinisch
und röntgenologisch mit Ausnahme einer genaueren Lokalisation des
Hindernisses so gut wie sicher ist, pflegen wir kein Barium per os zu
geben. Bei der meist ungewöhnlich stark verzögerten Passage wird das
Hindernis von dem Kontrastmittel meist erst nach 10—15 Std erreicht,
so daß hierdurch die Diagnostik und die eventuell sich daraus ableitenden therapeutischen Maßnahmen allzusehr hinausgezögert werden. In

weniger bedrohlichen Fällen dagegen haben wir von der Kontrastdarstellung des Magens und des Dünndarms gern und mit gutem Erfolg
Gebrauch gemacht.

Unter der Vielzahl der Möglichkeiten sollen hier nur einige angedeutet werden. Zunächst einmal sind hier neben den verschiedenen
Formen des Magenvolvulus, wie sie von Frostberg, Hamilton u. a.
beschrieben wurden, die verschiedenen Spielarten der Magen-Invagi-
nation zu nennen. Wir kennen sie aus den Berichten von Henschen
und Lindenschmidt. Mucchi und Pellegrini sowie Zdansky haben
ausgezeichnete Röntgenbilder derartiger Zustände gebracht. Nur ein
Teil dieser Fälle, und zwar die primären Dauerinvaginationen gehen
klinisch mit stürmischen Erscheinungen einher, während die intermittierenden oft völlig symptomlos verlaufen.

Die Röntgendiagnostik ist im ersten Falle nicht schwierig, sofern
keine Kardiastenose besteht, die eine Magenfüllung unmöglich macht.
Meist handelt es sich um Zwerchfellhernien oder um Lageanomalien.

Bei den Invaginationen jedoch liegen die Verhältnisse ungünstiger.
Wir sahen 3mal am nicht operierten Magen eine gastro-duodenale
Invagination durch einen größeren Polypen, und 1mal eine jejuno-
gastrische Invagination nach retrocolischer Gastroenterostomie.

Von Beck wurden (1946) 4 Fälle von akutem Duodenalverschluß
bei verwundeten Soldaten beschrieben, die wochenlang gezwungen
waren, auf dem Rücken zu liegen. Die Kranken erbrachen große Flüssigkeitsmengen und klagten über heftige Schmerzen in der Nabelgegend.
Röntgenologisch fanden sich je nach dem Sitz des Hindernisses mächtige
Erweiterungen der prästenotischen Duodenalabschnitte.

Im Dünndarm finden wir Torsionen und Stenosen auf entzündlicher
oder neoplastischer Basis, oder Invaginationen, hervorgerufen durch
lymphatische Hyperplasien (Laurell) oder durch gut- oder bösartige
Dünndarmtumoren. Gelegentlich spielen Meckelsche Divertikel durch
Persistenz des Ductus omphalomesentericus eine Rolle. In derartigen
Fällen allerdings darf man eine röntgenologische Darstellung des Divertikels wohl kaum erwarten.

Zum Schluß seien noch kurz die verschiedenen Möglichkeiten der
Dickdarmstenose erwähnt. Ich denke hier neben den entzündlichen
oder neoplastischen Obturationen an die in letzter Zeit häufiger im
Schrifttum erwähnten Fälle von Coecumvolvulus (Abrams und Wass,
Lindner und Marcus) sowie an den Sigmavolvulus und die verschiedenen röntgenologisch jedenfalls nicht weiter zu differenzierenden
selteneren Stenosen bei der regionalen Enteritis, dem Lymphogranuloma inguinale und der Endometriose.

Literatur.

ABEL, W: Zur Technik und Auswertung des Röntgenbildes bein akuten Darm-verschluß. Chirurg 10 (1938). — Die Röntgendiagnose der Gastritis erosiva. Fortschr. Röntgenstr. 80 (1954). — ABRAMS, H. L., and W. A. WASS: The diagnosis of volvul. of the cecum. Radiology 60 (1953). — ÅKERLUND, A.: Duodenaldivertikel und gleichzeitige Erweiterung des VATERSchen Divertikels bei einem Fall von Pankreatitis. Fortschr. Röntgenstr. 25 (1918). — Die Anatomische Grundlage des Röntgenbildes der sog. „erworbenen Hiatusbrücke". Acta radiol. (Stockh.) 14 (1933). — Ulcusnischen mit zapfenförmigen Arteriendefekt. Radiol. Glasnik 2 (1938). — Ulcer niches with stopper-shaped vascular defect. Radiology 33 (1939). — ALEXANDER, F.: Die Untersuchung der Nieren und der Harnwege mit X-Strahlen. Leipzig 1912. — ALWENS: Beiträge zur Röntgendiagnostik seltener abdomineller und subphrenischer Erkrankungen. Fortschr. Röntgenstr. 27 (1919). — ANDRE-JEVIC, M., e STANKOVICS: Beitrag zur Klinik und Röntgendiagnostik der Pankreas-carcinome. III. Congr. Europ. d. soc. nat. de gastro-enterol. Bologna 1952. — ARNELL, S.: Roentgenological Signs of Appendicitical Abscesses. Acta radiol. (Stockh.) 12 (1931). — ARNESEN, A.: Der akute Nierensteinanfall. Z. urol. Chir. 45 (1939). — ASCHENBRENNER, R.: Akuter Oberbauchschmerz. Med. Klin. 1953. — ASSMANN, H.: Klinische Röntgendiagnostik der inneren Erkrankungen. Leipzig: F. C. W. Vogel 1921. — BAUMEL, J., et E. FASSIO: Les Dyskinesies duodenales au cours des pancreopathies. III. Congr. Europ. des sociétées nat. de gastro-enterology, Bolonga 1952. — BECK, W.: Acute gastroduodenal obstruction. Arch. Surg. 52 (1946). — BERG, H. H.: Röntgenuntersuchungen am Innenrelief des Verdauungs-kanals. Leipzig: Georg Thieme 1929 und 1930. — Über Technik und Taktik der Röntgenuntersuchung im Rahmen der klinischen Bauchdiagnostik. Med. Welt 1932. — Über den Nachweis von Arterienstümpfen auf dem Grund von Ulcus-nischen. Fortschr. Röntgenstr. (Verh. der dtsch. Röntgenges.) 24 (1932). — Prä-und postoperative Gallenwegsdiagnostik mit Hilfe des Röntgenverfahrens. Bad Mergentheimer ärztl. Vorträge 1936, Bd. II. — Über einige akute Bauchsyndrome in der inneren Klinik und ihre Röntgendiagnostik. Fortschr. Röntgenstr. 75 (1951). — Fortschritte auf dem Gebiete des Verdauungskanals. Röntgenprax. 9 (1937). — BERLIN, L., and R. COTTON: Gastrointestinal manifestations of porphyria. Amer. J. Digest. 17 (1950). — BERNING, H.: Über die Hiatushernie. Z. klin. Med. 130 (1936). — Die Bauchsymptomatologie des diabetischen Komas. Erg. inn. Med. 57 (1939). — BLAKEMORE, A. H.: An eurysma of the abdominal Aorta. Surg. Clin. N. Amer. 26 (1946). — BRINK, and PALMER: Incidence and diagnose of esophageal varices in cirrhosis of the liver, an esophagoskopie study. Gastro-enterology 25 (1953). — BRONNER, H.: Die Untersuchung bei der akuten Pankreatitis. Zbl. Chir. 55 (1928). — BÜCKER, J.: Röntgenologische Untersuchungen bei Häma-temesis und Meläna. Fortschr. Röntgenstr. 59 (1939). — CARANE: Gallstonse obstruction of duodenum. Amer. J. Radiol. 26 (1931). — CARMAN, R. D.: Roentgen observation of the gallbladder and hepatic ducts after perforation into the duo-denum. J. Amer. Med. Assoc. 65 (1915). — CARTER, R. F.: Left Subphrenic Abscess. Ann. Surg. 110 (1939). — CASE, J. D.: Pancreas Disease. Amer. J. Roentgenol. 2 (1916). — Roentgenoscopie of liver and biliary passage with special reference to gallstones. J. Amer. Med. Assoc. 61 (1916). — Roentgen Observations on the Duodenum, with special Reference to Lesions beyond the first Portion. Amer. J. Roentgenol. 3 (1916). — Roentgenology of pancreatic disease. Amer. J. Roent-genol. 44 (1940). — CROHN, B.: Regional Ileitis. London 1949. — DAVIS, B. B., and H. A. O'NEIL: Gastro-intestinal symtoms in disease of urinary tract. Texas State J. Med. 43 (1946). — DITTRICH, J. K., u. J. OEHNE: Hiatushernie als Ursache schwerer Anämie im Kindesalter. Dtsch. Med. 79 (1954). — DUNPHY, J. E., J. R. BROOKS and

D. ACHROYD: Acute postoperative pancreatitis. New England J. Med. 1953, 248. — EHRMANN, R.: Zur Diagnose und Therapie der akuten Pankreasnekrose. Med. Klin. 1930. — ELMANN, A., and E. LEMMER: The Pancreas. Gastroenterology 12 (1949).— ENGEL u. LYSHOLM: A new roentgenological method of pancreas examination and its practical results. Acta radiol. (Stockh.) 15 (1934). — EVANS, W.: Obstructions of the Alimentary Tract in Infancy. Radiology 51 (1948). — FINKELSTEIN, L. S.: Roentgendiagnosis of acute abdominal conditions. Surg. Clin. N. Amer. 31 (1951). — FINSTERBUSCH, B., u. F. GROSS: Der Wert der Röntgenuntersuchung bei Perforationen im Bereich des Magen-Darmkanals. Chirurg 4 (1932). — Der Wert des frühzeitigen röntgenologischen Nachweises des spontanen Pneumoperitoneum bei perforierten Magengeschwüren und sonstigen Erkrankungen des Verdauungstraktes. Acta radiol. (Stockh.) 13 (1932). — FLEISCHER, F.: Plattenförmige Atelektasen in den Unterlappen der Lunge. Fortschr. Röntgenstr. 54 (1936). — FRIEDRICH, L. V.: Luft in den Gallenwegen als diagnostisches Merkmal. Fortschr. Röntgenstr. 39 (1929). — FRIK, W.: Röntgenuntersuchung beim Darmbrand. Röntgenprax. 17 (1949). — FRIMANN-DAHL, J.: Roentgenologie Examinations of acute Abdominal Lesions. Acta radiol. (Stockh.) 20 (1939). — Röntgenologic examination of ileus. Acta radiol. (Stockh.) 28 (1947). — Roentgen examination in acute Dilatation of the Stomach. Acta radiol. (Stockh.) 24 (1948). — Direct Demonstrations of perforated Ulcers. Acta radiol. (Stockh.) 25 (1948); 1951, 64. — Radiological Experiences in True Strangulating Obstructions. Acta radiol. (Stockh.) 25 (1951). — FROSTBERG, W.: Characteristic duodenal deformity in cases of different kinds of perivaterial enlargement of the pancreas. Acta radiol. (Stockh.) 19 (1938). — Magenvovulus. Acta radiol (Stockh.) 24 (1943). — FRÜND, H.: Gasbildung in der freien Bauchhöhle. Dtsch. Z. Chir. 130 (1914). — GILBERT, R. L., W. A. KNIGHT and A. A. DALTON: Pneumoperitoneum following gastroskopy without demonstrable perforation at laparotomy. Gastroenterology 12 (1949). — GOLDEN, R.: Radiologic examination of the Small Intestine. Philadelphia: J. B. Lipping-cott Company 1945. — GOLDMANN, K. H.: Ein Beitrag zur Röntgendiagnostik der akuten Pankreatitis. Röntgenprax. 3 (1931). — GRABERGER, G.: Beitrag zur Röntgendiagnose innerer Gallenfisteln. Acta radiol (Stockh.) 12 (1931). — GRAYSON, C. E., and B. R. KENNEDY: Roentgendiagnosis of ruptured aneurysma of the abdominal Aorta. Radiology 54 (1950). — GUINARD: Pancréatite hémorrh. et pancréatite suppuré. Bull. et mém. Soc. de chirurgie de Paris 1907. — HAMILTON, J. B.: Gastric volvulus and other abnormal rotations of the stomach. Amer. J. Roentgenol. 54 (1948). — HANSEN, G.: Über die Ulcusnischen mit zentraler Aufhellung im Röntgenbild. Röntgenprax. 15 (1943). — HARING, W.: Die Erkrankungen der Bauchspeicheldrüse im Röntgenbild. Erg. med. Strahlenforsch. 6 (1933). — HARRINGTON, D.: Mesenteric Thrombosis. Amer. J. Roentgenol. 58 (1947). — HELLMER, H.: On the technique in urography and the roentgen picture in acute renal and uretral stasis. Acta radiol. (Stockh.) 16 (1935). — Die Konturen des rechten Leberlappens bei Ascites. Acta radiol. (Stockh.) 23 (1942). — Nephrography. Acta radiol. (Stockh.) 23 (1942). — Intussusception in children. Acta radiol (Stockh.) Suppl. 65 (1948). — HENNING, N., u. R. SCHATZKY: Gastritis ulcerosa. Fortschr. Röntgenstrahlen 48 (1933). — HENSCHEN, C.: Über die Invaginationen im Bereich des Magens, insbesondere die gastro-duodenalen Invaginationen. Verh. Dtsch. Ges. Chir. 1927. — HESSEL, P.: Pankreaserkrankungen. Verh. dtsch. Röntgen-Ges. 12 (1921). — HJELM, R., u. H. LAURELL: Etwas über die Verschieblichkeit der Pleuraexsudate und eine Methode, um minimale solche Exsudate röntgenologisch nachzuweisen. Uppsala Läk.för. 36 (1931). — HOLMGREN, B.: Zwei interessante Fälle von Sigmavolvulus. Acta radiol. (Stockh.) 22 (1941). — HOMB, A.: On acute regional enteritis. Acta chir. scand (Stockh.) 94 (1946). — HUBLIN, H.: Ileus after

Stomach operation. Acta chirg. scand (Stockh.) **101** (1951). — HULTÉN, O.: Beitrag zur Röntgendiagnose der akuten Pankreasaffektionen. Acta radiol. (Stockh.) **9** (1928). — Über den Nutzen von Röntgendiagnostik bei akuten Bauchfall. Acta radiol. (Stockh.) **21** (1940). — HUSEBY, O.: On Roentgenological Diagnosis of „Jejunitis Acuta Phlegmonosa". Acta radiol. (Stockh.) **29** (1948). — KEUTNER, H.: Die heutige Treffsicherheit der Röntgendiagnostik bei Erkrankungen des Magens und Zwölffingerdarms. Fortschr. Röntgenstr. **60** (1939). — KIRKLIN, B.R.: Röntgenologic diagnosis of cancer of the cardia. Amer. J. Röntgenol. **41** (1939). — KLASON, T.: On perforated gastro-duodenal ulcer. Acta radiol. (Stockh.) **22** (1941). — KLOIBER, H.: Die Röntgendiagnose des Ileus ohne Kontrastmittel. Münch. med. Wschr. **119**. — KLOSTERMEYER, W.: Symptomarme okkulte Ulcusperforationen am Magen-Duodenum mit spontaner Heilung. Arch. klin. Chir. **192** (1938). — KNUTSON, F.: Closed Perforating Ulcer Manifesting Itself by Subhepatic Gasbubble. Acta radiol. (Stockh.) **12** (1931). — KOENIG, E. G., and G. J. CULVER: Retroperitonel perforation of the duodenum. Radiology **48** (1947). — KUHLMANN, F.: Röntgenuntersuchung des Pankreas. Fortschr. Röntgenstr. **57** (1938). — LAURELL, H.: Ein Beitrag zur Röntgendiagnostik der Peri- bzw. Paranephritis. Uppsala Läk.fär Förh. **26** (1921). — On the Differentia-Diagnosis: Pyenephrosis or Retroperitonel Tumor. Acta radiol (Stockh.) **3** (1924). — Freies Gas in der Bauchhöhle. Acta radiol. (Stockh.) **4** (1925). — Röntgenologische Zeichen abdomineller Ergüsse. Zugleich ein Beitrag zur Röntgendiagnostik der Peritonitis. Acta radiol (Stockh.) **7** (1926). — Über die Lagerung von freier Flüssigkeit, freiem Gas und gasgeblähten Därmen in der Bauchhöhle. Acta radiol. (Stockh.) **8** (1927). — Über die Röntgensymptome bei einem Fall von intra- und retroperitonealer Entzündung und über frühe röntgenologische Zeichen der akuten Osteomyelitis. Acta radiol. (Stockh.) **8** (1927). — Über Röntgenuntersuchungen bei Typhus abdominalis und bei einigen seiner abdominellen Komplikationen. Acta radiol. (Stockh.) **10** (1929). — Röntgenbefunde bei akuten Erkrankungen der Bauchhöhle. Chirurg **2** (1930). — Beitrag zur Röntgendiagnose der Dünndarminvagination nebst einigen Worten über die Ursache von Invaginationen überhaupt. Acta radiol. (Stockh.) **13** (1932). — Röntgenbilder bei Flüssigkeit in der Bauchhöhle und in den Dünndärmen bei vertikaler Strahlenrichtung. Uppsula Läk.för. Förh. **1933**. — A Contribution to Roentgenological Differential-Diagnosis in the Presence of free Fluid in the Abdomen. Acta radiol. (Stockh.) **16** (1935). — Der Nachweis minimaler, bei gewöhnlicher Lungenuntersuchung unsichtbarer Pleuraexsudate. Acta radiol. (Stockh.) **16** (1935). — LINDBLOM, A.: Des altérations roentgenologiques de l'estomac et du duodénum dans le pancréatitis. Acta radiol. (Stockh.) **9** (1928). — LINDENSCHMIDT, Th. O.: Zur Pathologie und Klinik der Invaginationen im Bereich des Magens. Bruns' Beitr. **182** (1951). — Zur chirurgischen Behandlung gutartiger und bösartiger Erkrankungen des Magens, Duodenums und Jejunums mit klinischen, röntgenologischen und sekretorischen Nachuntersuchungen. Bruns' Beitr. **182** (1951). — LINDNER, E., and C. J. MARCUS: Acute volvulus of the cecum — a method of diagn. with report of a case. California Med. **72** (1950). — LÜDIN, M.: Röntgendemonstration. Schweiz. med. Wschr. **1926**. — Pankreas. Arch. Verdgskrkh. **63** (1938). — MÄDER, H.: Significance of retrograde Pyelography in the Diagnosis of Paranephritic Abscess. Schweiz. med. Wschr. **77** (1947). — MAGNUSSON, W.: On Meteorism in Pyelography and on the Passage of Gas through the Small Intestine. Acta radiol. (Stockh.) **12** (1931). — MARSHAK, R.H., M. FRIEDMAN, W. A. WOLF and B.B. CROHN: Röntgen findings in ileo-jejunitis. Gastroenerology **9** (1947). — MATHÉ, C.P.: Diagnosis and Treatment of Perinephritic Abscess: Renal Fixation, a New Röntgenographie Diagnostic Sign. Amer. J. Surg. **38** (1937). — MAYO, C.W., and P.W. BROWN: Intestinal obstruction causend by a gallstone. Surgery **25** (1949). — MILLBOURN, E.: On acute pancreatic affektions following gastic resektion for ulcer or cancer and the possibilities of avoiding them. Acta chir. scand. (Stockh.) **98** (1948). — MONDOR, H., P. PORCHER et C. OLIVER: Radio-diagnostics urgts. Paris: Masson & Co. 1943. — MONROE, M. M., and P. MCIVER: Acute intestinal obstruction. Amer. J. Surg. **19** (1933). — MUCCHI, J., e A. PELLEGRINI: Diagnostica clinica e radiologica delle sindromi addominali acute. Licinio Capelli Bologna 1948. — NORDENTOFT, P.: The Conservative Treatment with Barium Enema of Intussusception in Children. Acta radiol. (Stockh.) **20** (1939). — OLIVIER, J., ARVAY et FERRARI: Radiodiagn. des occlusions du grêle par brides et adhérences. Presse méd. **1953**. — OLSSON, O.: Two cases of phlegmonosus gastritis. Acta radiol. (Stockh.) **13** (1932). — OSGOD, O.: The Role of the Radiologist in the Management of Patients with intestinal Obstruction, with Special Reference to the Use of the Miller-Abbott Tube. Radiology **49** (1947). — OTT, P.: Überlagerungsstreifen im Röntgenbild. Fortschr. Röntgenstr. **46** (1932). — PEDERSEN, J.: Letaliy rate of hematemesis and melena treated non operatively and criteria for surgical intervention in bleeding peptik ulcer. Gastroenterology **12** (1949). — PERMAN, E.: Appendizitis bei Kindern. Acta chirg. scand. (Stockh.) **79** (1937). — PETRÉN, G.: Über Urographie bei akuten Nieren- und Bauchkrankheiten. Chirurg **7** (1935). — Über den diagnostischen Wert des röntgenologischen Nachweises freien Gases in der Bauchhöhle bei Ulcusperforation. Chirurg **9** (1937). — PFLAUMER, E.: Differentialdiagnose Appendicitis oder Harnsteinkolik? Med. Klin. **1953**. — POPPEL, L.: Röntgenmanifestations of pancreatic disease. Springfield, Ill.: Charles Thomas Publisher. — PRÉVÔT, R.: Zur Röntgendiagnose des intermittierenden Ileus. Röntgenprax. **6** (1934). — Symptomlose Perforationen am Magen-Darmkanal. Röntgenprax. **10** (1938). — Grundriß der Röntgenologie des Magen-Darmkanals. Nölke 1948. — RAUSCH, W.: Zum Röntgenbefund bei Ulcus perforans. Fortschr. Röntgenstr. **79** (1953). — RIGLER, L.: Roentgendiagnosis of acute Abdominal Conditions: A Reviewe Read as Refresher Course at the Annual Meeting of the Radiological Society of North America, Boston Dec. 1947. — Acute abdominal Conditions. Minnesota Med. **34** (1951). — RIGLER, L., and O. LIPSCHULTZ: Roentgenologic Findings in acute Obstruction of the Colon. Radiology **35** (1940). — RITVO, M., H. COTTER and K. ZAMCHEK: Early Röntgendiagnose in acute bleeding from the upper gastrointestinal tract. Amer. J. Roentgenol. **66** (1952). — SÄFWENBERG, O.: Über die Röntgendiagnose von Gallensteinileus. Acta radiol. (Stockh.) **17** (1936). — SANTE, L.: Basal Exudates of Subphrenic Origin. Amer. J. Roentgenol. **3** (1940). — SCHATZKI, R.: Roentgen Examination in patients with bleeding from gastrointestinal tract. New England J. Med. **235** (1946). — SCHEID, W.: Gastrische Krisen und organische Prozesse der Oberbauchorgane. Nervenarzt **18** (1947). — SCHÉLE, A.: A contribution to the roentgen diagnosis of gallstone ileus. Acta radiol. (Stockh.) **16** (1935). — SCHWARZ, G.: Die Erkennung der tieferen Dünndarmstenose mittels des Röntgenverfahrens. Wien. klin. Wschr. **1911**. — SIMON F., u. R. WEIDNER: Magenatonie nach Magenresektion. Zbl. Chir. **1953**. — SINGER, H. A., and R. T. VAUGHAN: The „formes frustes" type of perforated peptic ulcer. Surg. etc. **50** (1930). — SKARBY, H. G.: Freies Gas in der Bauchhöhle als Zeichen von Perforation. Acta radiol (Stockh.) **21** (1935). — Beiträge zur Röntgendiagnostik der Paranephritiden. Acta radiol. (Stockh.) Suppl. **62** (1946). — SMITH, R., and E. SAMUEL: Acute Intestinal Obstruction. London 1948. — STEINER, R., J. HAREIDE u. T. CHRISTIANSEN: Röntgen. Examination of acute appendicitis. Acta radiol. (Stockh.) **24** (1943). — STRÖMBECK, J. P.: Terminal ileitis and its roentg. picture. Acta radiol. (Stockh.) **22** (1911). — TENGWALL: To the diagnosis of gall-stone ileus. Acta chir. scand. (Stockh.) **57** (1924). — VISCHER: Zur Differentialdiagnose der Darmblutungen. Praxis (Bern) **1953**. — WAHREN, H.: Studien über die Gaswechselverhältnisse im Darm bei sogenannten paralytischem Ileus. Acta chir. scand. (Stockh.) Suppl. **23** (1933). — WALDENSTRÖM, J.: Studien über Porphyrie. Acta med. scand. (Stockh.) Suppl. **1932**. — WANKE, R.: Über die Behandlung des chronischen Ulcusleidens im Magen und Duodenum. Dtsch. Z. Chir. **1930**, 228. — WEIL, M.: Über die röntgenologische Bedeutung am Innenrelief des Verdauungskanals. Leipzig: Georg Thieme 1929 und 1930. — WESTERBORN, A.: Die Bedeutung der Röntgenuntersuchung für die Diagnose der akuten Peritonitis. Arch. klin. Chir. **157** (1929). — WILLIAMS, B.: Perforated peptic ulcer, a follow-up study of one hundred cases. New England J. Med. **230** (1944). — WINDHOLZ, F.: Zur Frage der Röntgendarstellbarkeit blutender Magengeschwüre. Fortschr. Röntgenstr. **52**. — Zur Differentialdiagnose gutartiger und bösartiger Schleimhauthypertrophien des Magens. Radiol. Rdsch. **5** (1936). — WOLF, G.: Die Erkennung von Ösophagusvaricen im Röntgenbild. Fortschr. Röntgenstr. **37** (1923). — WULFF, H. B.: Urography in **125** cases of acute renal and abdominal conditions. Acta radiol (Stockh.) **16** (1935). — Die Zuverlässigkeit der Röntgendiagnostik bei Nieren-Harnleitersteinen. Acta radiol. (Stockh.) Suppl. **32** (1936). — Ist die Urographie ein zuverlässiges und wertvolles differentialdiagnostisches Hilfsmittel bei der akuten Appendicitis? Acta chir. scand. (Stockh.) **84** (1941). — ZDANSKY, E.: Über Invaginationen des Magens. Röntgenprax. **11** (1939).

IX.

Ullevål Krankenhaus Oslo (Norwegen).

Leerdiagnostik der abdominellen Entzündungen.

Von

J. FRIMANN-DAHL.

Die diagnostischen Möglichkeiten der Röntgenologie bei abdominellen Entzündungen sind sehr verschieden und sind von der Intensität, der Lokalisation und der Dauer des Leidens abhängig. Die Voraussetzung einer effektiven und zuverlässigen Diagnose ist, daß die meisten akuten Abdominalkrankheiten konsequent zur Röntgenuntersuchung gesandt werden. Nur dadurch wird das Personal der Röntgenabteilung die Routine bekommen, die notwendig ist um einen hohen diagnostischen Standard zu erreichen.

Wenn im folgenden von abdominellen Entzündungen die Rede ist, dann wird nur über akute bedrohliche Leiden gesprochen. Im Bereich des Darmes will ich zuerst die akute Appendicitis erwähnen, weil sie am häufigsten vorkommt. In unserer Klinik haben wir Tag und Nacht etwa 15 Jahre hindurch alle akute Appendicitiden röntgenologisch untersucht. In etwa 50% der Fälle gibt die Untersuchung eine positive Antwort auf eine lokale peritoneale Irritation, und selbst wenn negativ, kann man mittels drei oder vier Leeraufnahmen viele andere Möglichkeiten ausschließen. Charakteristisch ist: Zeichen von Retention im terminalen Ileum und Spiegelbildung im Coecum in aufrechter Stellung oder in linker Seitenlage. Dazu kann ödematöse Verdickung der Darmwand oder Verdichtungen in der Appendixregion durch eine kuchenähnliche Zusammenlötung der Därme und des großen Netzes kommen.

Man soll auch daran denken, daß gerade solche Fälle einem mechanischen Dünndarmileus sehr ähnlich sein können.

Nach unseren Erfahrungen ist die Röntgenuntersuchung besonders bei kleinen Kindern wertvoll. Diese können oft sehr unvollständige Angaben über ihre Beschwerden machen, so daß die klinische Untersuchung manchmal im Stiche läßt. Die Röntgenuntersuchung dagegen kann überraschend schöne Befunde zeigen und gibt auch eine Grundlage für die Beurteilung des Grades der Entzündung. Dies ist speziell der Fall, wenn Appendixsteine demonstriert werden können. Es zeigt sich nämlich, daß akute Appendicitiden mit Steinen so gut wie immer gangränöse Appendicitiden sind. Sie kommen in etwa 15—20% der Fälle vor. Bei den akuten Appendicitiden soll man die Coecalregion genau studieren und nach Einkerbungen oder Verdickungen der Darmwand, die durch Ödem hervorgerufen werden, suchen. Untersuchung der Appendix mit Bariumeinlauf im akuten Stadium ist kaum zu empfehlen.

Die akute Jejunitis (Darmbrand) ist eine besondere, meist phlegmonöse Entzündung auf Grund einer bakteriellen Infektion. Eine insuffiziente Ernährung ist wahrscheinlich eine Voraussetzung für die Entwicklung dieses Leidens. Schon die Leeraufnahmen geben die Möglichkeit einer exakten Diagnose, die nach einigen Schlucken Barium sich sofort bestätigt. Das Bild wird durch federförmige Zeichnungen und ödematöse Schwellung der Darmwand gekennzeichnet und das Kontrastmittel wird als ein feiner Belag der Schleimhaut 8—12 Std hindurch retiniert. Das Colon ist immer gashaltig und zeigt Spiegelbildungen. Bei uns geschieht es nun, dank der Sicherheit der Röntgendiagnose, nur selten, daß dieses Leiden operiert wird. Die Behandlung ist konservativ mit Antibiotica. Etwa 50 Fälle sind von Dr. HERTZBERG in unserer Klinik im Verlauf der letzten 15 Jahre gesammelt worden.

Bei den akuten Ileiten ist die Diagnose oft zweifelhaft und röntgenologisch kann vielleicht nur eine peritoneale Irritation gezeigt werden, man soll aber beachten, daß diese oft im linken Unterbauch lokalisiert ist. Gelegentlich sieht man Fremdkörper als Ursache der Entzündung, z. B. kleine Fischgräten oder Knochenstücke. Im MECKELschen Divertikel kommen Konkrementbildungen vor, die vor der Operation demonstriert werden können.

Die häufigsten Organentzündungen im Bauch sind Cholecystitis und Pankreatitis. Die erstere gibt oft schöne lokale Befunde, charakterisiert durch geblähte Därme im Bereich der rechten Flexur mit Pelotteneffekt der gespannten Gallenblase mit oder ohne sichtbare Steine. Was die Biligrafinuntersuchung bei den akuten Cholecystiden leisten wird, können wir heute noch nicht sagen. Wahrscheinlich wird sie eine gute Stütze für die Diagnose sein.

Pankreatitis (sowie Cholecystitis) kommt recht häufig vor und gibt bisweilen charakteristische Bilder, die so gut wie pathognomonisch sein können. Wenig beachtet sind die Befunde bei den Leeraufnahmen. Die Duodenalschlinge wird paretisch und gashaltig und dadurch kann die Schwellung der Schleimhaut ohne Kontrastmittel demonstriert werden. Einkerbungen durch Schwellung des Caput pancreatis und den bekannten umgekehrten Dreizahlfiguren an der inneren Fläche des Hufeisens wird mit ergänzendem Kontrastmittel bestätigt. Kleine Pankreassteine sind in der Nähe der Papille oft sichtbar und gegebenenfalls wie das „Tüpfelchen des i" für die Diagnose anzusehen. Gelegentlich sind weiterhin auch im Schwanz Konkremente zu finden, und hier können bei schwerer Pankreasnekrose zahlreiche Gasblasen oder einzelne Hohlräume mit Spiegelbildungen beobachtet werden. Pneumoperitoneum in einem schweren Fall von Pankreasnekrose haben wir auch gesehen.

Peritonitis, eine Krankheit im Rückgang, gibt ein variiertes Bild, aber grundsätzlich sind Gas und Spiegelbildungen im Bereich des Dünndarmes, sowie im Dickdarm zu finden. Parese der Därme und Flüssigkeit in der Peritonealhöhle sind charakteristisch. Bei schweren Entzündungen und Ödem der Bauchwand können abnorme netzähnliche Zeichnungen bis zur Subcutis verfolgt werden. Intraperitoneale Abscesse sind schwer zu beurteilen wenn sie zwischen den Eingeweiden liegen. Sie können aber auch in solchen Fällen diagnostiziert werden und als lokalisierte Verdichtungen, die oft lange Ausläufer, Kamm- oder Sternfiguren bilden, beobachtet werden. Wenn sie gashaltig sind, wie es am häufigsten in der Coecalregion oder im subphrenischen Raum der Fall ist, wird die Diagnose einfacher zu stellen sein. Die Größe des Abscesses wird durch Aufnahmen in mindestens vier verschiedenen Lagen klar gestellt.

Retroperitoneale Entzündungen werden oft durch phlegmonenartige Infiltrationen in den Flanken gekennzeichnet. Durch Lageveränderung kann bestätigt werden, ob eine Flankenverdichtung retro- oder intraperitoneal liegt und dadurch ist es möglich, Ansammlungen von freier Flüssigkeit und Phlegmonen zu trennen.

Die Paranephritiden sind in so vielen Arbeiten der skandinavischen Literatur bearbeitet (LAURELL, WELIN, SKARDY), daß es hier nicht notwendig ist weiter darauf einzugehen. Es soll jedoch das einfache Veratmungsbild, mit zwei Aufnahmen (in Ex- und Inspiration) auf einem Film erwähnt werden. Wenn die Niere durch die paranephritische Entzündung fixiert ist, wird das Nierenbecken sich scharf abzeichnen, während die gesunde mobile Niere ein Doppelkontur gibt.

X.

Differentialdiagnose zwischen mechanischem und dynamischem Ileus mit Röntgenstrahlen.

Von

Ludovico Mucchi (Mailand).

Mit 4 Textabbildungen.

Die mechanischen und dynamischen Ileusformen verlangen nicht nur eine schnelle allgemeine Diagnose, sondern die beiden Formen müssen auch einzeln gemäß den verschiedenen pathologischen Prozessen, welche die bestimmenden Ursachen darstellen, anerkannt werden.

Die Wichtigkeit einer Differentialdiagnose der verschiedenen mechanischen und dynamischen Ileusformen wird klar, wenn man bedenkt, daß die therapeutischen Verfahren für die beiden Formen verschieden und manchmal widersprechend sind. Die Schwierigkeiten dieser Differentialdiagnose auf Grund der klinischen Semeiotik sind jedermann bekannt. Diese Schwierigkeiten werden noch größer, wenn sich die beiden Formen verbinden. Dies kann z. B. bei der umschriebenen Bauchfellentzündung vorkommen. Auch bei Drehungen wird die gewundene Schlinge durch Nerven- und Gefäßschaden paralytisch, während das Verhalten der sich oberhalb der Drehung befindlichen Schlingen das des mechanischen Ileus ist.

In allen diesen Formen stellt die radiologische Untersuchung ein wertvolles diagnostisches Hilfsmittel dar: vor allen Dingen unterscheidet man den mechanischen Ileus von dem dynamischen und das in den allgemeinen oder zum Distrikt gehörigen Erscheinungen; zweitens gibt man durch die Identifikation der abdominalen oder extraabdominalen Prozesse welche den Ileus verursachen, die maßgebende Ursache der einen oder der anderen Form, an.

Welche sind die radiologischen Zeichen, die den pathologischen Veränderungen entsprechen, welche beim mechanischen und dynamischen Ileus erscheinen?

A. Beim mechanischen Ileus:

1. Beschränkung der meteorischen Ausdehnung nur auf dem Darmabschnitt, der oberhalb des verschlossenen Punktes liegt. Dies ist das wichtigste Zeichen, das bei der Diagnose des mechanischen Darmverschlusses, auch bei Fehlen anderer Kennzeichen, in die höchste Betrachtung gezogen werden muß. Die unterhalb des Verschlusses liegenden Abschnitte enthalten weder Gas noch Flüssigkeit.

2. Die Dünndarmschlingen bieten eine reiche Zeichnung von dünnen kreislauf- und bogenförmigen Falten, die ordnungsgemäß auf der Darmwand, als Ausdruck der Kontraktion der M. mucosae, die die inneren Querfalten hervortreten läßt, verteilt sind (Abb. 1).

3. Die ausgedehnten Schlingen sind schlangenförmig angeordnet, in langen halbkreisförmig aufgelegten Spiralen und stufenweise von oben nach unten und von links nach rechts.

4. In den durch Gas aufgetriebenen Schlingen sammelt sich frühzeitig Flüssigkeit an, die bei Beobachtung des Patienten in aufgerichteter Stellung, eine Serie von waagerechten Wasser-Luft-Niveaux hervorruft

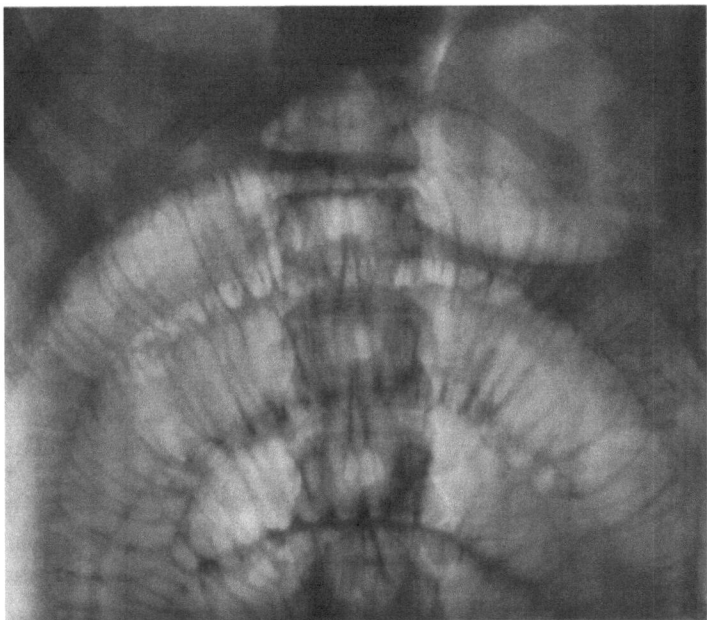

Abb. 1. Mechanischer Ileus: Meteorische Ausdehnung nur oberhalb der Okklusionen. Schlingen schlangenförmig, halbkreisförmig angeordnet mit reicher Zeichnung von dünnen zirkulären Falten.

5. Die Folge dieses radiographischen Bildes ist das Hervortreten kleiner bogen-rosenkranzförmig angeordneter Gasblasen, typische Bilder des mechanischen Ileus, welche auf kleine Mengen von Gas, das hinter den zirkularen Falten geblieben ist, zurückzuführen sind (Abb. 2).

B. Beim dynamischen paralytischen Ileus (Abb. 3).

1. Der Meteorismus betrifft, mehr oder weniger ausgedehnt, die verschiedenen Sektoren des Darmkanals: Magen, Dünndarm, Dickdarm samt der Rectalampulle.

2. Die Außenlinie der verschiedenen Schlingen ist glatt; durch die vollständige Muskelerschlaffung fehlt die Zeichnung der inneren Querfalten und besonders die der zirkulären Falten der M. muscosae.

3. Die ausgedehnten Schlingen bieten keine besonders geregelte Anordnung dar.

4. In den aufgetriebenen Schlingen sammelt sich die Flüssigkeit spät an, doch immer in Beziehung zum Auftreten des Schadens eines Gefäßes, wie in der Bauchfellentzündung.

5. Die Abwesenheit von Niveaux hat einen differentialdiagnostischen Wert, nur in den ersten Stunden.

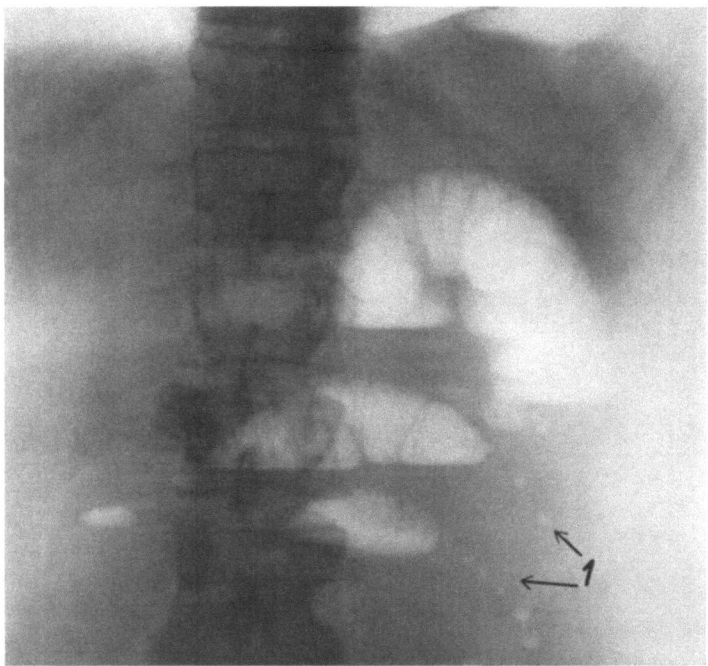

Abb. 2. Aufgerichtete Stellung: waagerechtes Wasserluftniveaux. Kleine bogen-rosen-kranzförmige angeordnete Gasblasen (1).

6. Kleine rosenkranzförmig angeordnete Gasblasen werden nie beobachtet.

In den kombinierten Formen zeigt das radiologische Bild eine oder zwei stark von Gas ausgedehnte Schlingen mit glatten Wänden, in denen bei aufrechter Stellung sich zwei oder drei Wasser-Luft-Niveaux bilden, die oben und links von Schlingen umgeben sind, welche die Kennzeichen reproduzieren, die für den mechanischen Ileus beschrieben wurden (Abb. 4).

Bei der inneren Strangulation einer Dünndarmschlinge sieht man radiologisch nur den Befund einer paralytischen und vollkommen unbeweglichen Schlinge mit ganz glatter und halbkreisförmiger Umrandung. Es ist der Ausdruck des dynamischen Darmverschlusses, der sich wegen motorischer Lähmung durch Nervengefäßschaden verursacht von Kompression des Mesenterium, auf die gewundene Schlinge begrenzt.

Welche sind die Beweiszeichen des mechanischen Darmverschlusses?

a) Der Befund einer oder zwei von Flüssigkeit und Gas überdehnten Dünndarmschlingen mit reicher Zeichnung von zirkulären Falten auf der Wand;

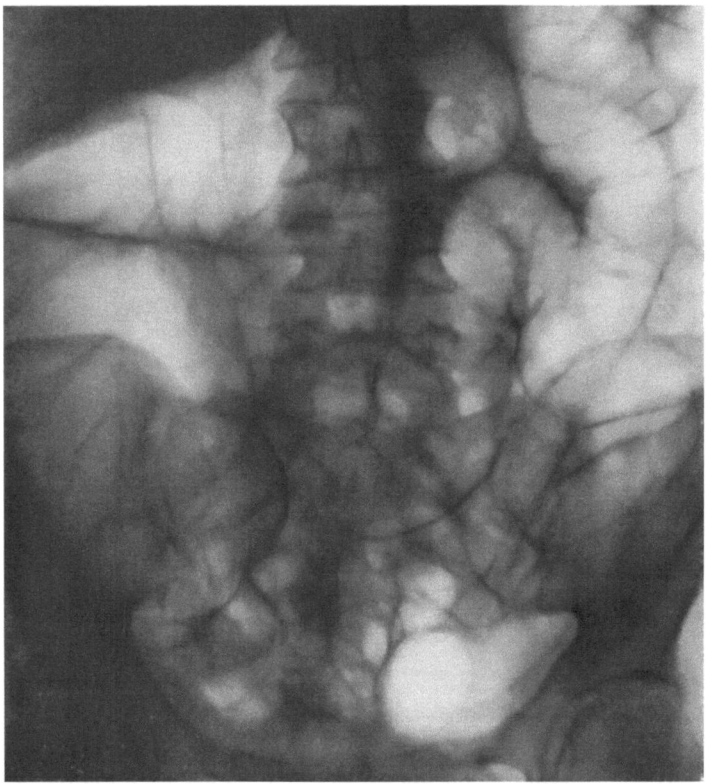

Abb. 3. Dynamischer Ileus: der Meteorismus betrifft Magen, Dünndarm, Dickdarm gesamt der Rectalampulleschlingen mit glatten Wänden.

b) der Befund einer Serie von kleinen Gasblasen, bogen-rosenkranz-förmig angeordnet.

Für die Frühdiagnose des mechanischen Ileus, in den Fällen, in denen die Flüssigkeit die Gasbildung überwiegt, ist dies ein äußerst wichtiges Zeichen.

Die klinische Diagnose in diesen Fällen ist tatsächlich besonders schwierig.

Nachdem der Radiolog die diagnostischen Differentialelemente zwischen mechanischem und dynamischem Ileus hervorgehoben hat, darf er sich nicht mit der Erkenntnis der beiden Formen begnügen, sondern muß es, um zu einer genauen und ausführlichen Diagnose zu kommen, dieselben in bezug zu allen anderen Zeichen, die die radiologische Semeiotik der akuten Bauchsyndrome bilden, verwerten. Wir wünschen hier die folgenden grundlegenden Bedingungen zu erwähnen, die durch ein eigenes radiologisches Bild unterschieden werden können und von denen ich eine Dokumentation aufgestellt habe.

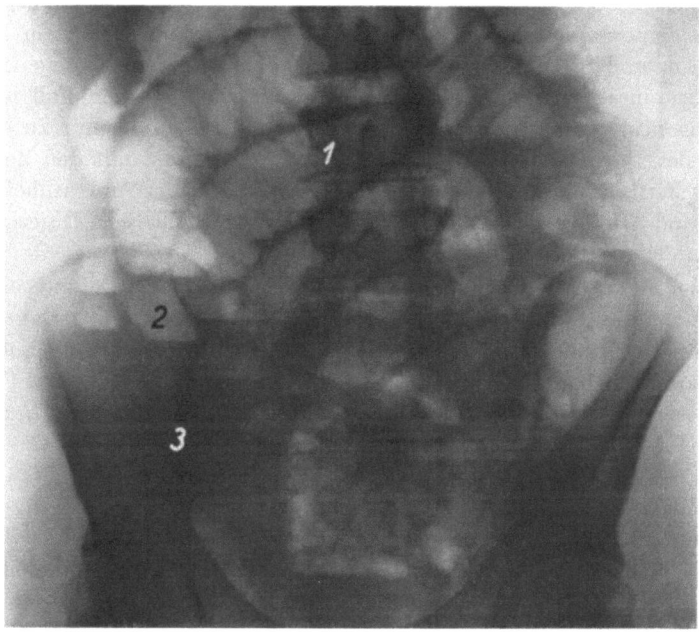

Abb. 4. In den kombinierten Formen: Schlingen mit Kennzeichen mechanisches Ileus (1): Paralytische Schlingen mit glatten Wänden (2), Absceß (3).

Für den mechanischen Ileus: Einfache Okklusionen, hervorgerufen durch Stränge oder Verwachsungskrümmungen; Okklusionen durch äußerliche Kompression; Gallensteine; Spulwürmer; Invagination; Neoplasie.

Für den einfachen dynamischen Ileus: Einfache abdominale Trauma; Beckenbrüche; Leber- oder Milzbrüche, mit Hämoperitoneum; Nieren- oder Leberkoliken; postoperative Darmparesis; ausgebreitete oder umschriebene Peritonitis; akute Pankreatitis; Mesenterialgefäßverletzungen; Drehung gestielter Organe; extra-abdominale Krankheiten, besonders die des Lungen- und Herzblutgefäßsystems; Krankheiten des Zentralnervensystems.

Für den Darmverschluß durch vereinigten dynamischen und mechanischen Ileus: Torsionen und Volvolus; innere und äußere erdrosselnde

Brüche; Okklusionen auf Grund von umschriebenen akuten und subakuten Bauchentzündungen.

Es ist notwendig die möglichen Fehlursachen bei der Diagnose von
mechanischem und dynamischem Ileus gut vor Augen zu halten. Beim
mechanischen Ileus kann der unterhalb der Okklusion liegende Darmabschnitt noch Gas oder Stuhlflüssigkeit enthalten. Man muß auch
denken, daß die Anwesenheit von Gas unterhalb der Okklusion der Ausdruck einer anfänglichen Auflösung der Okklusion selbst sein kann.

Eine andere Fehlerursache bei der Okklusion wegen Stränge ist das
Fehlen einer zirkulären Faltenzeichnung; in einem solchen Fall ist die
Beobachtung wichtig, daß die meteorische Ausdehnung nur zu einem
Teil des Darmkanals begrenzt ist. Ist dieser Befund mit den Zeichen
eines Peritonealergusses oder — schlimmer — mit der Anwesenheit von
Gas und Stuhl im Colon verbunden, so ist die radiologische Differential-
diagnose mit Peritonitis unmöglich.

Bei dem dynamischen Ileus dagegen kann der Befund einiger
Schlingen mit zirkulärer Faltenzeichnung, wie man sie in der Bauchfellentzündung beobachtet, eine Fehlerquelle sein, doch — von den anderen
Kollateralzeichen der Peritonitis abgesehen — sind die zirkulären Falten
in diesem Falle, kurz und kaum angedeutet und sie treten nicht in bezug
mit einer Muskelreizung, sondern mit dem Ödem der Darmwand das
auch die inneren Querfalten betrifft, auf.

Zuletzt möchte ich daran erinnern, daß in den Fällen von dynamischem und mechanischem Ileus, die lange Zeit nach Einsetzen der Krisis
und schon im ernstem Zustande untersucht werden, das radiologische
Bild komplex wird und schwierig zu erklären.

Das führt mich dazu, meine Darlegung mit der Bestätigung zu
schließen, daß die radiologische Untersuchung bei den akuten Bauch-
syndromen und besonders in der Differentialdiagnose zwischen mechanischem und dynamischem Ileus reich an diagnostischen Beiträgen ist,
doch muß sie rechtzeitig angewendet werden und die Bewertung und Aus-
legung des radiologischen Bildes werden immer in enger Verbindung mit
den klinischen und Laboratoriumsdaten gehalten.

XI.

Aus der Universitäts-Kinderklinik Hamburg-Eppendorf
(Direktor: Prof. Dr. K.-H. SCHÄFER).

Differentialdiagnose der Nabelkoliken.

Von

M. A. LASSRICH.

Bei Kindern im Spielalter und Schulalter gehören Leibschmerzen zu
den häufigsten Beschwerden. Die Differentialdiagnose ist oft schwierig,

eine rasche Klärung aber dringlich, da sich hinter den Schmerzen eine gefährliche abdominelle Erkrankung verbergen kann. Die Schwierigkeiten der Diagnostik wachsen dadurch, daß auch Krankheiten außerhalb des Bauchraumes abdominelle Symptome hervorrufen können und zur Klärung alle Organe eingehend untersucht werden müssen.

Die rezidivierenden Leibschmerzen der Kinder, die sog. Nabelkoliken, bilden die größte Gruppe. Der Begriff wurde von Moro 1913 geprägt und gibt die heftigen Schmerzattacken und die häufigste Schmerzlokalisation diffus im Bauch oder um den Nabel treffend wieder. Nach der Ansicht von Moro handelt es sich ausschließlich um funktionelle Störungen am Magen-Darmtrakt bei neuropathischen Kindern, wobei ein Substrat nicht eruierbar ist. Diese Anschauung — Leibschmerzen ohne Befund — ist in vielfacher Hinsicht unbefriedigend. In den beiden letzten Jahrzehnten wurden in zunehmendem Maße bei Kindern mit Nabelkoliken organische Ursachen gefunden und mit der Schmerzentstehung in Zusammenhang gebracht. Es ließen sich u. a., allerdings immer nur bei einem Teil der Kinder, Ulcera am Magen und Duodenum, Eingeweidewürmer, Lymphknotenaffektionen, ferner Veränderungen an den Nachbarorganen des Verdauungstraktes finden, nämlich Erkrankungen der Harnorgane, Leber- und Gallenwegserkrankungen. Seit längerer Zeit wird ferner die Ansicht diskutiert, daß Nabelkoliken auch Migräne- und Epilepsieäquivalente sein können. Die unmittelbare Entstehung der Schmerzattacken dürfte an funktionelle Ereignisse gebunden sein, wahrscheinlich an kurzdauernde Darmspasmen, an Invaginationen und akute Gefäßkrämpfe. Es erhebt sich die Frage, wieviele solcher scheinbar rein funktioneller Störungen schließlich doch durch anatomische Veränderungen ausgelöst werden.

Wir haben uns in den letzten $2^1/_2$ Jahren bemüht, durch röntgenologische Magen-Darmuntersuchungen eine weitere Klärung zu erreichen. Wir untersuchten 500 Kinder aller Altersstufen mit rezidivierenden Leibschmerzen nach Art der Nabelkoliken. Hierbei ließen sich an unserem Kollektiv in der erstaunlichen Zahl von $2/_3$ der Kinder krankhafte Befunde erheben.

Es werden an Hand von Röntgenbildern folgende Veränderungen demonstriert, die sich unter dem Bild der Nabelkolik maskierten (die Auswahl ist überwiegend auf Dünndarmveränderungen beschränkt):

1. Ulcus duodeni,
2. Enteritis ohne Durchfall,
3. Schwere funktionelle Dünndarmstörungen bei frischer Mesenteriallymphknotentuberkulose,
4. Dünndarminvagination,
5. Verkalkte und unverkalkte vergrößerte mesenteriale Lymphknoten,
6. Unspezifische Lymphadenitis mesenterialis,

7. Ascaridenileus,
8. Nichtsklerosierende Ileitis (Ileitis catarrhalis), Höhepunkt,
9. Nichtsklerosierende Ileitis (Ileitis catarrhalis), nach Heilung,
10. Schwellung der Ileocoecalklappe,
11. Chronische Appendicitis.

Ohne eine röntgenologische Untersuchung des Magen-Darmtraktes stellt heute die Diagnose *Nabelkolik* lediglich die Bezeichnung für ein klinisches Syndrom dar, das viele Möglichkeiten organischer und funktioneller Erkrankungen einschließt und prognostisch meist günstig ist. Mit zunehmendem Alter entwickelt sich auch beim Kinde die Fähigkeit zur genaueren Schmerzlokalisation und zur präziseren Angabe des Schmerzcharakters. So ist es erklärlich, daß beispielsweise Ulcusschmerzen beim jungen Kinde als Nabelkoliken auftreten können, vom älteren Kinde aber bereits als recht typische Beschwerden angegeben werden. Die von MORO in den Mittelpunkt seiner pathogenetischen Betrachtungen gestellte neuropathische Konstitution hat sich auch bei den von uns untersuchten Kindern häufig gefunden. Wir sehen sie als Voraussetzung an, daß von den Abdominalorganen ausgehende geringe Schmerzreize zu heftigen Beschwerden führen. Wir möchten trotz der erhobenen Befunde nicht daran zweifeln, daß es auch Nabelkoliken ohne ein nachweisbares Substrat gibt, aber andererseits die Notwendigkeit einer sorgfältigen diagnostischen Klärung unterstreichen.

XII.
Akut-bedrohliche Erkrankungen im Bereich der Bauchhöhle.

Von
HEINRICH BERNING (Hamburg).

Mit 3 Textabbildungen.

Zur Diskussion aufgefordert möchte ich mich nur zur Bauchsymptomatologie des diabetischen Komas, zur akuten Magendilatation und zum sog. arteriomesenterialen Darmverschluß äußern. Die den Chirurgen und Internisten geläufigen akuten Bauchsymptome bei der diabetischen Acidose fanden nach unseren Untersuchungen ihre Erklärung in Schüben einer akuten Pankreatitis, die das leistungsschwache Inselorgan in seiner Funktion weiter beeinträchtigte und so zum Koma führte. Diese Auffassung vertreten auch WARFIELD und KATSCH. Der hohe Prozentsatz akuter Pankreatitiden, den SHIELDS WARREN bei im diabetischen Koma Verstorbenen autoptisch nachweisen konnte, spricht im gleichen Sinne. Eine irrtümliche Laparotomie kommt in dieser Situation meist einem Todesurteil gleich, während bei konservativer Behandlung gute Erfolge erzielt werden. Auf Steinleiden der Gallenwege oder des Pankreas als auslösenden Faktor dieser pankreatitischen Schübe ist beim älteren, sthenischen Diabetiker besonders zu achten. Der Nachweis der Diastaseerhöhung gelingt nur bei zweistündlicher Kontrolle über mehrere Tage.

Unsere systematischen röntgenologischen Untersuchungen beim diabetischen Koma ließen die Abhängigkeit des Tonus der oberen Magen-

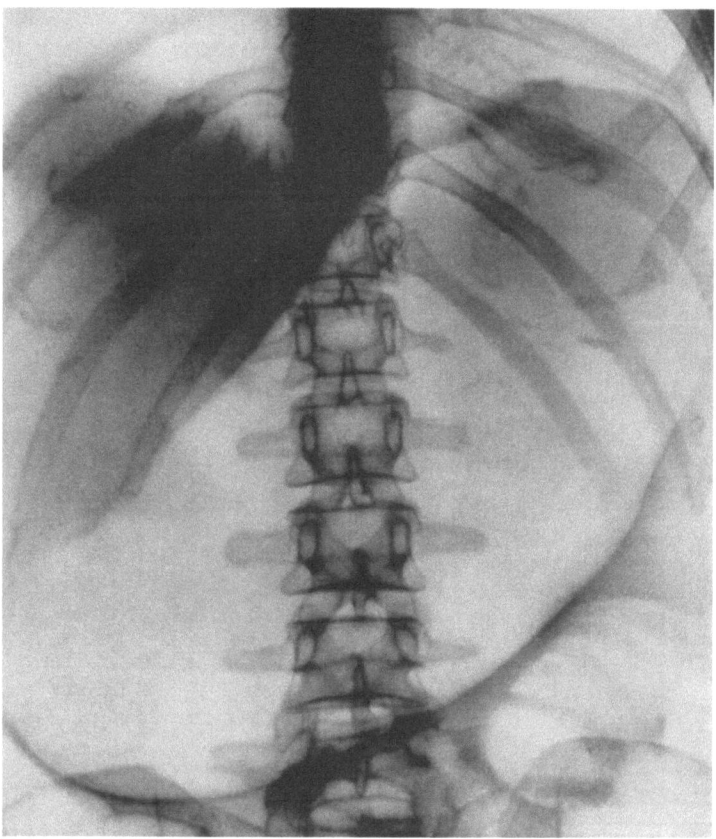

Abb. 1. Leeraufnahme in Rückenlage im tiefen diabetischen Koma bei 43jähriger Diabetikerin. Starke Dilatation und Atonie des Magens mit erheblicher Luftblähung des Dünndarmes.

Darmabschnitte von der Stoffwechsellage erkennen. Fast jedes Coma diabeticum geht mit einer Atonie und Erweiterung des Magens einher, die in ihrem Umfang der Tiefe der diabetischen Acidose entsprechen und sich mit deren Beseitigung erstaunlich schnell normalisieren. Ihre Ursache ist in einer zentralen Lähmung der vegetativen Regulation, speziell des N. vagus durch die Stoffwechselstörung zu sehen. Bei der Bedeutung der Ketose für die Pathogenese des diabetischen Komas vermuteten wir in der Vermehrung der Blutketonkörper den ursächlichen Faktor. Das in den letzten Jahren erfolgte genauere Studium des Kaliumstoffwechsels bei der diabetischen Acidose ließ die Häufigkeit von Kaliummangelzuständen erkennen. Angesichts der Bedeutung dieses Minerals für die Funktion

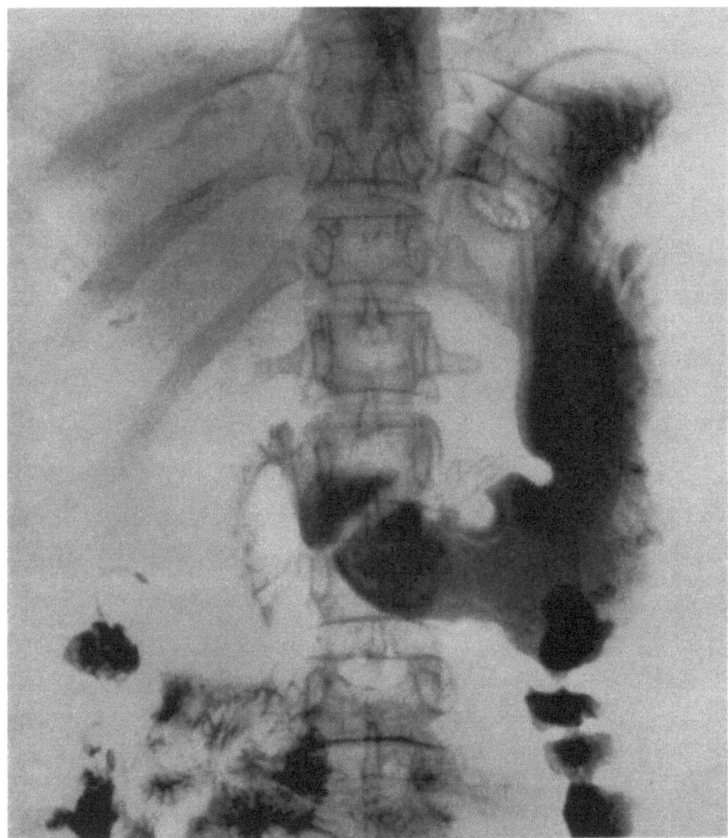

Abb. 2. Kontrolle nach 24 Std bei gebessertem Stoffwechsel. Normale Form, Größe und Peristaltik des Magens, Rückgang der Luftblähung des Dünndarmes.

des Nervensystems liegt die Vermutung nahe, ob nicht der Kalium-mangel ein pathogenetischer Faktor ist. Vergleichende klinische und röntgenologische Untersuchungen des Blutkaliumgehaltes und des Magen-tonus bei Kaliummangelzuständen können hier vielleicht Klarheit bringen. Jedenfalls ist heute erwiesen, daß die akute Magenlähmung durch tiefgreifende Stoffwechselstörungen hervorgerufen werden kann. Wir sehen darin eine wichtige Ursache der funktionellen, nicht durch ein mechanisches Hindernis ausgelösten Form und nützen dies therapeutisch. Bei einem röntgenologisch bewiesenen, klassischen Fall einer schweren, postoperativen Magenlähmung gelang ohne alle Lagerungsmanöver durch Dextroseinfusionen mit kleinen Dosen Insulin schnelle Heilung. Heute würden wir gleichzeitig den Kaliumstoffwechsel studieren und

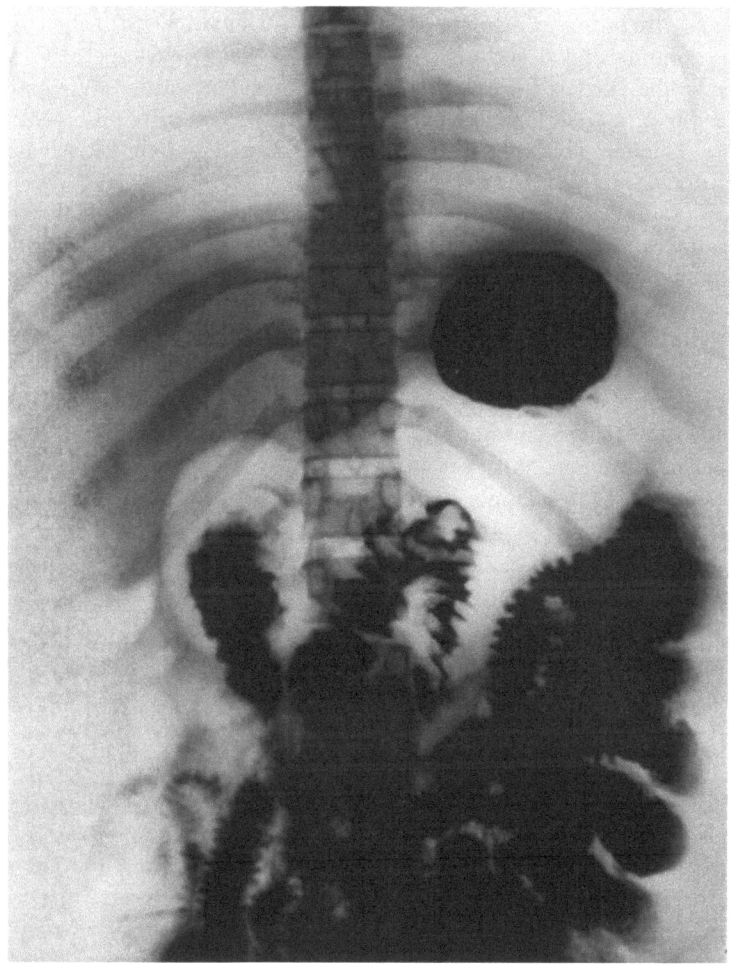

Abb. 3. Akute Magendilatation und Magenatonie bei Jejunitis necroticans in Venezuela. Junger Venezolaner mit chronischer Hakenwurminfektion (necator americanus), starker parasitärer Anämie, hämorrhagischen Durchfällen. Autoptisch bestätigt (Prof. BRASS). Kein mechanisches Hindernis.

im Bedarfsfall Kalium intravenös zuführen. Bei der Seltenheit dieses Krankheitsbildes besteht wenig Gelegenheit zur Sammlung größerer Erfahrungen.

Unsere Beobachtungen boten auch für den sog. arteriomesenterialen Darmverschluß neue Gesichtspunkte. MELCHIOR hatte schon auf die

Diskrepanz zwischen der angenommenen primären Darmkompression, die oft viele Tage bestanden haben soll, und den bei der Autopsie gefundenen lokalen Veränderungen hingewiesen. Die verbindende Brücke unter den verschiedenen Krankheitszuständen, in deren Verlauf sich der sog. arteriomesenteriale Darmverschluß entwickelte, sehen wir in der Veränderung der Stoffwechsellage, die, sei es postoperativ, sei es durch eine chronische Erkrankung hervorgerufen wurde. Wir glauben, daß die Annahme einer mechanischen Genese nur selten Berechtigung hat. Bei der Therapie ist eine enge Zusammenarbeit zwischen dem Chirurgen und Internisten sehr am Platze.

KATSCH hat mit Recht auf die Bedeutung der Konstellation im vegetativen Nervensystem für die Auslösung einer akuten Magenlähmung hingewiesen. Die Häufung der Erkrankung in Hungerzeiten spricht dafür, daß mit der Abmagerung durch Unterernährung die Bereitschaft wächst. Tritt die akute Magenlähmung bei kachektischen Kranken auf, so ist schwer zu entscheiden, ob es sich um die Folge der Grundkrankheit oder der durch diese verursachten Stoffwechselstörung handelt. So beobachteten wir z. B. dieses Krankheitsbild bei einem Bronchialcarcinom mit autoptisch nachgewiesener Umwachsung des N. vagus durch den Tumor und außerdem in Venezuela bei einer Enteritis necroticans.

XIII.

Aus der Chirurgischen Univ.-Klinik Bonn (Direktor: Prof. Dr. A. GÜTGEMANN).

Der Ileusschock und ein Versuch seiner Coupierung im Tierexperiment.

Von
Doz. Dr. M. REIFFERSCHEID.

Die schwere, oft tödliche Vergiftung beim Darmverschluß ist bis heute nicht lückenlos aufgeklärt. Sie ist sicher mit der Wasser- und Salzhaushaltstörung nicht zu erklären. Heute wissen wir, daß diese Stoffwechselstörung bei fast allen schweren Schockformen auftritt und nur ein Teilausdruck eines neuro-humoralen Entgleisungsvorganges darstellt. Deshalb machten wir es uns zur Aufgabe, zu untersuchen, ob beim Ileus ein Schockmechanismus vorliegt und wenn ja, welchen Ausgangspunkt er hat. Zu diesem Zweck mußten wir die bisher übliche Methodik verlassen und eine Versuchsanordnung ausarbeiten, die es im Tierexperiment ermöglicht, unter Ausschaltung des Narkose- und Laparotomieschockes beliebig oft einen Verschluß anzulegen.

Die Kürze der Zeit erlaubt es hier nur, die Ergebnisse der Darmmotorik als Indicator der vegetativen Entgleisung herauszugreifen. Serumcholinesterase, Sekretion, Resorption, Serum-Eiweißfraktionen sowie Motilität der Darmwand ergaben hinsichtlich der vegetativen Entgleisung dazu parallele Werte.

Die *Abb. 1* zeigt uns die Methodik. Oben im Bild wird an der Darmkontinuität, d. h. an einer in einen Hautschlauch vorgelagerten Dünndarmschlinge ein Ileus angelegt. Gleichzeitig wird unten im Bild an einer anderen aus der Kontinuität ausgeschalteten und mit beiden Enden in die Bauchdecke eingenähten Dünndarmschlinge die Motilität registriert. Die Abbildung zeigt Ihnen weiter, daß im Moment des Abklemmens — kenntlich am ersten Pfeil der Motilitätskurve — schlagartig die Peristaltik aufhört und der Tonus abfällt. Nach der Lösung des Verschlusses — beim 2. Pfeil — stellt sich die alte Motilität wieder her. Es ist dies das gleiche Bild, das BAYLISS und STARLING mit der Splanchnicusreizung erzielten. Wir bezeichnen diese Reaktion als den *Ileusreflex.*

Abb. 2: Dieser Ileusreflex nimmt, wie wir vermuten, von der Klemmstelle seinen Ausgang. Denn, wenn wir die Klemmstelle mit Novocain infiltrieren, kommt kein Reflexablauf zustande, d. h. wir blockieren die Receptoren. Eine intravenöse Gabe von Novocain im Sinne einer Endoanaesthesie blieb wirkungslos.

Abb. 3: Der Reflexbogen geht über das Ganglion coeliacum, den Splanchnicus zum Rückenmark und Gehirn. Eine Umschaltung ist möglich im Ganglion coeliacum, im Grenzstrang, im Rückenmark und im Zentralnervensystem.

Abb. 4: Die Vagotomie kann diesen Ileusreflexablauf, wie wir auf dieser Abbildung sehen, nicht verhindern. Der Tonus fällt auch bei dieser für das Sympathicusüberwiegen typischen Motilität wieder ab.

Abb. 5: Im Gegensatz hierzu gelingt es, wie wir hier sehen, durch die Splanchnicotomie, die Reflexleitung, die vom Ileus ausgeht, zu unterbrechen. Wir erreichen, daß der Ileus keine generalisierte Fernhemmung der Peristaltik und des Tonus mehr auslöst. (In späteren Versuchen hat sich der Ileusreflex wieder hergestellt.)

Abb. 6: Ein Versuch, mit Megaphen die Höhe der Reflexschaltung auszutesten, führt zu wechselnden Ergebnissen, d. h. wie wir auf dieser Abbildung sehen, läßt sich die Leitungsunterbrechung nur 2mal reproduzieren — die Versuche sind untereinander angeordnet — bei den folgenden Wiederholungen bleibt trotz Erhöhung der Dosis das Ergebnis aus. Offenbar hat sich eine Reflexbahnung im tieferen Bereich, d. h. im Grenzstrang oder im Ganglion eingespielt.

Abb. 7: Bemerkenswert ist aber nun, daß die Gabe des Sympaticolyticums Regitin nach wie vor zu einer deutlichen, immer wieder reproduzierbaren Unterbrechung des Ileusreflexbogens führt, auch bei den auf Megaphen nicht mehr reagierenden Fällen.

Abb. 8: Auch der bereits eingespielte Reflex des bestehenden Ileus kann durch Regitingaben unterbrochen werden.

Aus diesen Versuchsergebnissen resultiert: Es besteht mit ungezielter Applikation eines Sympathicolyticums die Möglichkeit, die Reflexleitung zu unterbrechen und wie noch durch weitere, noch laufende Versuche zu erhärten ist, mit rechtzeitiger Gabe möglicherweise eine Generalisation der vegetativen Entgleisung zu verhindern.

Aussprache.

Herr M. M. Forell (München):

Bei der tierexperimentellen Erprobung eines von Frey und Kraut gefundenen Trypsinhemmkörpers zur Therapie der akuten Pankreaserkrankungen, über dessen Wirksamkeit wir heute noch nichts Sicheres aussagen können, gelang es, Wesentliches über den Entstehungsmechanismus des so gefürchteten Kreislaufkollapses bei der akuten Pankreasnekrose in Erfahrung zu bringen. Es fand sich im Blutserum eine in inaktiver Form vorliegende Substanz, die im aktiven Zustand stark blutdrucksenkend wirkt und wesentliche Eigenschaften mit dem Kallikrein gemeinsam hat. Ihre Aktivierung erfolgt, wie Werle, Forell und Maier zeigen konnten, durch die proteolytische Einwirkung des Trypsins (wir verwendeten reines, kristallines Trypsin) oder einer anderen stark wirkenden Proteinase. — Durch intravenöse Trypsininfusion ist es nun möglich, einen schweren, ja tödlichen Kreislaufkollaps hervorzurufen, wobei die Untersuchung einer Blutprobe vor und nach der Infusion den völligen Aufbrauch der zuerst vorhandenen kallikreinartigen Substanz ergibt. Es mußte demnach zur Aktivierung in der Blutbahn gekommen sein. Den gleichen Vorgang konnten wir nun bei gewissen Fällen von experimentell erzeugter Pankreasnekrose beobachten. Die Tiere, die einen Kollaps im Anschluß an die Pankreasschädigung bekamen — wir injizierten Galle in den Pankreasgang —, wiesen ebenfalls kein Kallikrein mehr in der im Kollaps entnommenen Blutprobe auf. Die Tiere aber, die trotz gleicher, auch zum Tode führender Pankreasschädigung keinen Kollaps bekamen, behielten ihren inaktiven Blutkallikreingehalt unverändert. — Es liegt demnach nahe, das Auftreten des Kollapses mit der Aktivierung des im Blute inaktiv kreisenden Kallikreins in Verbindung zu bringen. Der zündende Funke dürfte bei der Pankreasnekrose das in die Blutbahn entgleiste und aktivierte Trypsin sein. Ein Grund mehr seine Inaktivierung therapeutisch anzustreben.

Herr H. E. Bock (Marburg):

Unter den Infektionskrankheiten, die bei der Differentialdiagnose akuter abdomineller Zustände besprochen werden müssen, werden in praxi oft die das lymphoreticuläre System bevorzugt befallenden Viruskrankheiten, besonders Hepatitis und infektiöse Mononucleose, vergessen. Bei den ersteren ist — entgegen mancher chirurgischen Auffassung — Operation gefährlich, bei den zweiten oft unumgänglich, wenn Milzruptur vorliegt. Appendicitisartige Symptome und erhebliche Oberbauchdrucksymptome kommen bei beiden vor.

Herr H. Bernhardt (Berlin):

Die Tetanie muß als Ursache eines akuten Abdomens besonders Beachtung finden, da dieses Vorkommnis gar nicht selten ist. Ein „akutes Abdomen" kann die erste Manifestation einer Tetanie sein. Oft ist die Tetanie selbst gar nicht sehr stark ausgeprägt, sondern gehört zu den larvierten, latenten Formen. Es ist erstaunlich, wie dann eine Calciuminjektion ein schweres Krankheitsbild innerhalb ganz kurzer Zeit zum Verschwinden bringt. Auch der Addisonismus kann ein „akutes Abdomen" bedingen. Manche Addisonkrise beginnt mit einem solchen Bilde.

Aus dem Bereiche der Infektionskrankheiten, die sich mit dem Bilde eines „akuten Abdomens" einleiten können, möchte ich noch die Diphtherie nennen. Die abdominellen Erscheinungen sind hierbei unter Umständen so stark ausgeprägt, daß man wirklich zunächst an eine abdominelle Störung denken muß. Auch im weiteren Verlauf treten „abdominelle Krisen" gar nicht selten bei der schweren Diphtherie auf.

Herr P. SCHENK (Wiesbaden):

Redner weist auf die auffallende Zunahme der Erkrankungen der Bauchspeicheldrüse im hessischen Raum seit Herbst 1953 hin und berichtet über eine Anfang Januar 1954 zunächst unklar beginnende, Anfang April ganz akut zum Tode führende krebsige Erkrankung der Drüse bei der 50jährigen Lehrerin einer Land-Frauenschule.

Da die Kranke häufig mit der Bekämpfung der Rindertuberkulose beschäftigt war, wurde auch an die Möglichkeit der Infektion der Bauchspeicheldrüse durch den Typus bovinus des Tuberkelbacillus gedacht, insbesondere, als die Tastempfindlichkeit der Bauchspeicheldrüse plötzlich nachließ, sich unter zunehmendem Kräfteverfall eine täglich stärker werdende Meningitis entwickelte, und der Röntgenfilm der zu Beginn der Erkrankung freien Lunge das Bild einer diffusen Tuberkulose beider Lungen — insbesondere ihrer unteren Teile — in lymphatischer Ausbreitung zu zeigen schien. Im — spärlichen — Auswurf, im Kehlkopfabstrich und im Stuhl wurden jedoch niemals Tuberkelbacillen gefunden.

Bei der am 22. 4. 54 durchgeführten Autopsie fand Herr Prof. Dr. WURM von den Städtischen Krankenanstalten Wiesbaden ein kleines, derbes Primärcarcinom an der Rückseite des linken Quercolonteiles, Durchbruch in die Bauchspeicheldrüse, diffuse krebsige Erkrankung des Bauchspeicheldrüsenschwanzteiles, von hier Durchbruch in den Brustlymphgang und eine diffuse Carcinose beider Lungen, insbesondere in den Unterlappengebieten. (Die Öffnung des Schädelraumes war leider nicht gestattet worden.) Der Durchbruch in den Brustlymphgang dürfte erfolgt sein, als die bisher sehr große Tastempfindlichkeit der Bauchspeicheldrüse unter unerklärlich schneller Verschlechterung des Allgemeinzustandes plötzlich nachließ.

Herr E. WOLLHEIM (Würzburg):

Auf dem von Herrn ZENKER gezeigten Schema findet sich unter den therapeutischen Empfehlungen auch Strophanthin. Das Digitaloid Strophanthin bewirkt ebenso wie die Digitalis purpurea akut, d. h. innerhalb von 20—40 min, eine Verminderung der aktiven Blutmenge. Diese ist aber infolge der Gefäßinsuffizienz oder des Schockzustandes bei den akuten Prozessen des Abdomens bereits verkleinert. Es ist daher sehr unzweckmäßig, die Gefahren von seiten des peripheren Kreislaufs noch zu erhöhen. Liegt eine dringende kardiale Indikation für die Anwendung eines Digitalispräparates vor, so empfiehlt sich in solchen Fällen die Verabreichung von Präparaten der Digitalis lanata oder Bulbus Scillae (z. B. Cedilanid oder Scillaren), da diese keine derartige unmittelbare Wirkung auf die aktive Blutmenge ausüben.

Für die Schockbehandlung ziehen wir die Infusion von 400 cm³ Plasma der Bluttransfusion vor. Nach unseren Untersuchungen ist die gewünschte Wirkung auf die aktive Blutmenge nach äquivalenten Mengen von Plasma dauerhafter als nach Vollblut [WOLLHEIM, SCHNEIDER, ZISSLER, EIFERT, Cardiologia (Basel) 21,

320 (1952)]. Ferner sind Plasmatransfusionen im Gegensatz zu der Übertragung von Vollblut für die Niere nicht gefährlich. Derartige Patienten haben bereits durch ihren abdominalen Grundprozeß und die damit verbundene Gefäßinsuffizienz eine besondere Neigung zu tubulärer Insuffizienz der Niere.

Entgegen den Angaben von Herrn Henning können große Magenblutungen auch jenseits des 45. Lebensjahres konservativ behandelt werden. 27 von 36 Patienten mit großen intestinalen Blutungen, über die ich morgen ausführlich berichten werde, waren über 50 Jahre alt und konnten trotzdem erfolgreich konservativ behandelt werden.

Unter den akuten abdominellen Prozessen sei noch auf die Embolie in die Arteria mesenterica hingewiesen, die gelegentlich auch nach Myokardinfarkt zu beobachten ist.

Herr R. Zenker (Marburg), Schlußwort:

Die Frage, ob die Ergebnisse der bisherigen „aktiven konservativen Behandlung" nach Katsch bei der akuten Pankreatitis durch intravenöse Verabreichung von Novocain, wie sie Kyrle-Wien vorgeschlagen hat, durch Verwendung von Ganglienblocker oder durch Gaben von Padutin (E. K. Frey) signifikant verbessert werden können, läßt sich nur durch alternierende Behandlungsreihen klären. — Zu dem Vortrag von Herrn Lastrich-Hamburg sei bemerkt, daß die Symptome des apteriomesenterialen Darmverschlusses beim Mesenterium commune häufig als Nabelkoliken gedeutet werden, was Herrn Lastrich sicher bekannt sein wird. Herr Wollheim-Würzburg danke ich für die vielfachen Hinweise.

Zum Schluß möchte ich zum Ausdruck bringen, daß ich als Chirurg aus den internistischen und röntgenologischen Referaten und Vorträgen sehr große Anregungen empfangen habe.

XIV.
Über Operationsgefährdung.
Die ungewollten Nebenwirkungen der Operation und die Wege zu ihrer Verhütung.
Von
Ed. Rehn (Ettenheim, Freiburg i. Br.).

Referat.

Unter ungewollten Nebenwirkungen der operativen Handlung ist die Summe aus neuro-vegetativen Irritationen, innersekretorischen Reaktionen und chemischen Vorgängen zu verstehen, welche ja nach Überwiegen der einen oder anderen Komponente nachhaltigen Einfluß auf den Ablauf der Lebensfunktionen während und nach der Operation gewinnen.

Die Operationsgefährdung in ihrer vielfältigen Erscheinung und Abstufung, bald akut, bald mehr chronisch auftretend, entweder reversibel oder organisch fixiert, sich durch innere und äußere, teils unwägbare Einflüsse nach bestimmten Richtungen entladend, betrachte ich als bedeutsamen Multiplikator, welcher durch Konstitution gegeben oder durch Krankheit entstanden ist.

Hier ausgesprochen internistische Belange, dort mehr chirurgisches Anliegen, geben sie beide in der Summierung ihrer Folgen Anlaß zu den bekannten postoperativen Komplikationen.

Da die neue, zur Besprechung stehende potenzierte Narkose deren Vermeidung anstrebt, muß ihr an den Dogmen der allgemeinen Chirurgie das Maß genommen werden.

Fassen wir das Operationstrauma und seine Folgen, den Operationsschock als vegetativ hormonal mit dem Einfall des Reizes über Zwischenhirn und Hypophyse auf, so ist es als solches für pharmakologische Einwirkungen, welche die Fähigkeit vegetativer Dämpfung besitzen, durchaus zugänglich.

Über die Möglichkeit dieser Ausschaltung bestehen seit langem keine Zweifel. Ich erinnere an die wohlbekannte Novocainblockade des Ganglion coeliacum.

Einen gewaltigen Fortschritt durch seinen ubiquitären Ansatz bedeutet das Curare und in glücklicher Weiterentwicklung ist die vorzügliche Eigenschaft der potenzierten Narkose mit Blocker als enttraumatisierende Maßnahme erwiesen; es wird bei der Gefährdung auf sie zurückzukommen sein.

Für alle operierten Kranken aber mit Ausnahme einiger weniger Gebiete besteht unabwendbar eine zweite, durch das Operieren gesetzte Phase, welche sich scharf von der ersten unterscheidet. Dort das reine Trauma als Ursache, hier als zweite Phase die Folgen der operativen Gewebsläsionen mit Zellzerfall und aus diesem entstehenden toxischen Eiweißzerfallsprodukten.

Wenn auch die Schocktheorie von Dale, Gohrfandt-Habelmann u. a. nicht erschöpfend genug gefaßt ist, so scheinen mir die Feststellungen der beiden letzteren Autoren sehr wichtig, und, wenn wir von der reinen vegetativen stress-Wirkung absehen, für einen Teil der postoperativen Komplikationen, zumal bei Operationsgefährdung, verantwortlich zu sein.

Ich spreche hier zunächst über die Gewebsläsion bei operationsfesten Kranken und glaube die von uns für die postoperative Periode von 8 bis 10 Tagen festgestellte vegetative Labilität als Ausdruck eines allergisch hyperergischen Zustandes ansprechen zu sollen. Stoßen auf diese Hyperergie im Verlauf der Wundheilung exogene oder endogene Reize irgendwelcher Art, so sind krankhafte Komplikationen die Folge und unter diesen finden wir auch die Thromboembolie und den Spätkollaps.

Dagegen stehen am Ende des ersten vegetativ hormonalen Trauma von den bekannten postoperativen Komplikationen der Schock und die Krampfatelektase bzw. Pneumonie. Diese Unterteilung ist deshalb notwendig, weil die Ausschaltung der neuro-vegetativen Störungen vortrefflich gelingt, während die gleichen Verfahren hierzu ohne jede

Wirkung auf die zweite humorale Phase sind, welche in den postoperativen Besonderheiten ihren Niederschlag findet.

Wir haben diese letzteren am Verhalten des K/Ca-Quotienten, des Prothrombinindex, des occulo-kardialen Reflexes, des Kreislaufs, des elektrischen Hautwiderstandes und des Wärmehaushaltes, somit sehr ausgiebig, nachgewiesen.

Für die potenzierte Narkose wurden diese Untersuchungen in neuerer Zeit nur insoweit durchgeführt, als sie Beziehungen zur Thromboembolie hatten. Hierauf komme ich später noch zu sprechen.

Im übrigen nehme ich Gelegenheit, besonders auf die Kontrolle des Wärmehaushaltes aufmerksam zu machen. Hierzu ist die thermoelektrische Dauermessung und Schreibung am besten mit dem 3—6-Farbenschreiber unbedingt notwendig, weil sie nicht nur den Kern, sondern auch an verschiedenen peripheren Ableitungen mißt.

Diese Kontrolle hat sich nun nicht auf die Dauer der Narkose oder Unterkühlung zu erstrecken, sondern es kommt darauf an, den Wärmehaushalt über 10—14 Tage fortlaufend zu registrieren. Wenn man so mißt, finden sich die feinsten Schwankungen und Nuancierungen an der Peripherie, welche haargenau mit dem Kreislauf gekuppelt sind.

Diese periphere Erwärmung hat nichts mit der GOSSETschen Hyperthermie zu tun, die wir vor vielen Jahren am Kern und zwar bei großen Gehirnoperationen beschrieben haben. Die RIECHERTsche Klinik hat neuerdings bemerkenswerte Befunde erhoben und mit thermoelektrischen Dauermessungen bei Eingriffen am Stammhirn bewiesen, daß die potenzierte Narkose den direkt, d. h. zentral ansetzenden stress nicht verhindert.

Bei seinen Wärmemessungen in der hyperergischen Phase fand VON BRANDIS eine verschiedene Aggressionsintensität der einzelnen Narkotica, welche sich in der Störungsdauer der Wärmeregulierung ausdrückte.

Sie ist: für Evipan, Narkogen, Lachgas = 9 Std, für die örtliche Betäubung = 1—2 Tage, für die Lumbalanaesthesie = 2—3 Tage und die Äthernarkose = 5—6 Tage.

Das Gleiche mit gelegentlichen Kreislaufkrisen gilt für Chloroform, Avertin und ACTH-Gemisch.

Wo die potenzierte Narkose ohne Unterkühlung steht, entscheidet das Grundnarkoticum, wobei zu bemerken ist, daß Kernabkühlungen bis zu 34^0 sich in jeder Vollnarkose ereignen. Dies ist keine echte Unterkühlung.

Was sich an der Wärmeregulierung nach wahrhafter Abkühlung bis zu 25^0 und darunter ereignet, darüber fehlen noch die Untersuchungen.

Zur Entstehung der zweiten Phase ist, wie betont wurde, die operative Gewebsläsion mit Entstehung von Zellzerfall und seinen Abbauprodukten als Folge Voraussetzung.

Somit dürften sich nach der Art der Operation und Modus ihrer Durchführung Unterschiedlichkeiten zeigen. Beides trifft zu, denn die feinfühlende Hand des chirurgischen Meisters erlebt weniger Komplikationen.

Auch will der Augenarzt nach seinen Operationen nicht eine Embolie zu sehen bekommen, es sei denn bei bestehender Thrombose durch psychischen oder metereologischen stress.

So überraschte mich weiterhin die Feststellung, daß bei den neurochirurgischen Eingriffen in die periphere Gehirnsubstanz die zweite, sog. hyperergische Phase der Operation nahezu völlig fehlen kann, weil eben nach den wichtigen Feststellungen von BARON aus Düsseldorf das Gehirn bezüglich seines Zellzerfalls sehr geringe Toxicität besitzt im Gegensatz zu Muskeln, Lunge, Herz und vor allem von Schilddrüse, Pankreas und Milz.

Dementsprechend fanden wir vor und während der Operation und in der postoperativen Phase von Gehirnoperationen ohne Stammhirntrauma bei potenzierter Narkose völlige Konstanz der Serum-Calcium-Werte und des Prothrombinindex. Dies bedeutet gute Enttraumatisierung und Fehlen der zweiten Phase.

Somit ist hier keine Embolie zu erwarten.

Auch die stumpfe Dehnung der Mitralklappe und das schonende Operieren an den großen Gefäßen gehören vielleicht hierher.

Von diesen Feststellungen am operationsfesten Organismus müssen scharf jene Beobachtungen getrennt werden, welche die Operationsgefährdung unter dem gleichen Aspekt zum Gegenstand haben.

Der Begriff der Operationsgefährdung darf wohl als bekannt vorausgesetzt werden. Die hier zur Katastrophe führende Geringfügigkeit einer therapeutischen Handlung kann oft kaum als wirkliches Trauma bezeichnet werden. Somit verwischen sich hier die Grenzen zwischen Schock und Kollaps. Da es sich abgesehen von der Gefährdung durch Alter, schwere anderweitige Organerkrankungen und namentlich Erkrankung der innersekretorischen Organe um vorwiegend toxische Störungen handelt, welche bei an und für sich primären chirurgischen Krankheiten durch Bakterientoxine oder körpereigene Zerfallsprodukte entstanden sind, handelt es sich im Ganzen stets um fixierte Veränderungen.

Wir haben die Zustände der Operationsgefährdung ätiologisch mit Dysregulation bis zur Dysfunktion der Nebennierenrinde identifizieren können. Ihr wichtigster klinischer Ausdruck sind vegetative und hormonale Dysfunktion somit auch hochgradige Kreislauflabilität.

Dazu kommt als weitere Belastung, daß die geschädigte Leber in der Entgiftung narkotischer Substanzen schlecht gestellt ist, und daß oft eine paradoxe Reaktion auf bewährte Medikamente mit einkalkuliert werden muß.

Wie stellt sich dazu die potenzierte Narkose?

Es konnte als starkes Aktivum für den operationsfesten Kranken ihre vorzügliche enttraumatisierende Fähigkeit herausgestellt werden. Angesichts der hohen Reizempfindlichkeit der Gefährdung müßte indessen die vegetative Dämpfung bis zur Reaktionslosigkeit getrieben werden. Da aber der Gefährdungskreislauf hoch labil ist, würde allein die starke Blutdrucksenkung unfehlbar eine Kreislaufkrise nach sich ziehen.

JENTZER und CAHN haben weiterhin im Tierversuch für die Hibernation eine Funktionseinstellung von Hypophyse und Nebennierenrinde nachgewiesen. Für die fixierte klinische Gefährdung kann dies ein Keulenschlag sein, denn diese beruht auf einer Dysfunktion des genannten Systems. Zudem haben wir bei schwerster Gefährdung durch allgemeine Peritonitis geradezu Lebensrettung durch Cortison-Gaben, also die Substitutionstherapie, einwandfrei beobachtet.

Diese lebenswichtige Notwendigkeit des Hypophysennebennieren-rinden-Systems für das Überstehen toxischer Zustände beweist vollends die segensreiche Wirkung von ACTH und Cortison bei schwersten Verbrennungen. Hierüber wußten die Heidelberger und die Freiburger Klinik eingehend zu berichten.

Es ist nun weiterhin ein Charakteristicum der ausgesprochenen Operationsgefährdung, daß eine hochgradige Überempfindlichkeit gegen jede Art von Reizwirkung besteht, und man wohl in solchen Fällen von allergischem Schock sprechen kann, der nicht selten zum Tode führt. So sind wohl die 10 Todesfälle während der Hibernation zu erklären, über welche JENTZER bei 20 Hibernationen zur Operation Schwerkranker zu berichten hatte.

Theoretisch genommen könnte ein günstiger Verlauf solcher Fälle dann eintreten, wenn das Aktivum des Eingriffs, nehmen wir an nach Eiterentleerung, durch sofort einsetzende Entgiftung noch während der Hibernation solche positiven Grade erreichen könnte, daß die beim Erwachen oder beim Erwärmen unvermeidliche Reaktion nicht mehr ungünstig einzuwirken vermag.

Kommt es namentlich bei hoch sensibilisierten Organismus zu irgendeiner Stufe in dem Ablauf der Lebensvorgänge, so bedeutet eine solche unweigerlich ein schweres Trauma, zum mindesten eine hyperergische Reaktion.

Angesichts dieser eminenten Bedeutung der Operationsgefährdung ist es verwunderlich, daß dieser Begriff in den zahlreichen klinischen und experimentellen Arbeiten über die pozenzierte Narkose nicht erscheint. Diejenigen Chirurgen aber, welche die Bedeutung dieses unheilvollen Zustandes erkannt haben, sind seit Jahren mit uns bemüht gewesen, den operationsgefährdeten Organismus in eine operationsfeste Lage zu bringen, ehe man sich zur Hauptoperation entschließt; und diese Mühe hat sich offenbar gelohnt.

Auf die bekannten Möglichkeiten hierzu kann ich heute nicht eingehen. Ich will nur andeuten, daß den postoperativen Mißerfolgen durch mehrzeitiges Operieren und schonende Schmerzbetäubung begegnet wurde, daß mit Erfolg von Bluttransfusionen, Periston-N, den Hormonen, mit thyreotropem Hormon, dem alten Corten, ACTH, dem Cortison Gebrauch gemacht wurde. Auch Antibiotica haben erfolgreiche Verwendung gefunden, und einen besonderen Hinweis verdient die Behandlung der chirurgischen Nierentuberkulose mit Thiosemicarbazon. Dieses hat durch zentrale Bindung der tuberkulösen Toxine die postoperativen Komplikationen mit einer Mortalität von 15—18% auf nahezu 0% gesenkt und erlaubt die isolierte Therapie der Nierencaverne.

Ich will schließlich noch auf eine neuerdings wieder zur Diskussion gestellte postoperative Komplikation eingehen, nämlich auf die Thromboembolie.

Wenn auch die Emboliegefahr mit der Operationsgefährdung nicht identisch ist, so kann sie sich doch bei Lipoidentspeicherung der Nebennierenrinde und erheblichem Eiweißmangel aus dieser letzteren entwickeln.

Ebenso zahlreich allerdings sind die Fälle von schicksalsmäßiger Embolie bei operationsfesten chirurgischen Kranken. Jörg Rehn aus der Kraussschen Klinik registrierte bei 8 potenzierten und 8 nicht potenzierten Leistenhernien, sämtlich in örtlicher Betäubung, Prothrombinindex, Gerinnungszeit, Fibrinolyse und Serum-Calcium. Beide Gruppen stimmten in der festgelegten Freiburger Norm überein, auch in je einer Lungenembolie am 8. und 13. Tag, also jenseits jeder Unterkühlungsmöglichkeit.

Auch die durch antikoagulierende Prophylaxe ergänzte Hibernation gewährt keinen Emblieschutz, da eine derart prolongierte Heparinisierung keinesfalls durchführbar ist. Dagegen läßt sich vielleicht mit einem physiologischen Weg der präoperativen Prophylaxe aushelfen, welcher sich in einem örtlich umgrenzten Milieu gangbar erwiesen hat. Er weist daraufhin, daß nicht nur physikalische und chemische Vorgänge Gerinnung und Thrombose beherrschen, sondern daß ein 3. Faktor, nämlich die innersekretorischen Organe der Nebennierenrinde und Epithelkörper, und zwar über den Calciumhaushalt dabei tätig sind. — Gelingt es, diesen stabil zu machen, so gewinnen wir 1. einen Schutz vor thromboembolischen Überraschungen. 2. Können wir die Wirkung der bewährten antikoagulierenden Substanzen normalisieren und ihr Ansetzen in allen Fällen sicher gestalten.

Es ist somit vom Standpunkt der allgemeinen Chirurgie Folgendes festzustellen:

Die chirurgischen Bemühungen, die ungewollten Nebenwirkungen der Operation und ihre verhängnisvollen Folgen einzuschränken, haben durch die potenzierte Narkose mit Ganglionblocker und Unterkühlung wertvolle Bereicherung erfahren, weil diese eine schonende Enttraumatisierung mit möglicher Blutdrucksenkung erlaubt.

Zur Enttraumatisierung gehören die psychische Schonung und der gute Schutz, welchen das Megaphen gegen alle von außen einfallenden Reize gewährt. Deshalb ist Megaphen bei Wundstarrkrampf heilsam, ohne indessen die Atemlähmung verhindern zu können, denn es wirkt nicht entgiftend.

Dagegen liegt es in der Wirkung der Operation und dem Wesen ihrer Folgen begründet, daß die hyperergische postoperative Phase, welche auf Zellzerfall und der davon ausgehenden toxischen Wirkung basiert, von der potenzierten Narkose unbeeinflußt bleibt. Damit können die Spätkomplikationen der Thromboembolie, des Spätkollapses und der Infektpneumonie nicht verhütet werden.

Hierbei kann sich die Gefahrenzone der hyperergischen Phase durch schonendes Operieren verringern; auch läßt sich feststellen, daß die Baronsche Toxicitätsskala für die einzelnen Gewebe und Organe Anwendung zu finden hat und Ausnahmen zuläßt.

Dagegen bedeutet die Operationsgefährdung, wenn sie organisch fixiert ist, was in der Friedenschirurgie meistens der Fall sein dürfte, einen Multiplikator von größter Tragweite für alle intra- und postoperativen Störungen. So kann die starke vegetative Dämpfung der potenzierten Narkose von vornherein bei nachweisbarer fixierter Operationsgefährdung strikt kontraindiziert sein.

Wenn wir vor Jahren durch Testung feststellen konnten, daß mitunter wochenlange Bemühungen mit Teileingriffen und allen damaligen Möglichkeiten der Therapie nötig waren, um einen Organismus aus der hoch labilen Phase heraus zu bringen, und operationsfest zu machen, so dürfte die Nutzlosigkeit von Augenblickseffekten auch neuzeitlicher Substanzen nicht abzustreiten sein.

Somit bleibt die präoperative Beseitigung der Gefährdungslage nach wie vor wichtigstes Anliegen. Wir wissen hierzu die großen Fortschritte der Narkose gebührend zu würdigen, doch dürfte der weiteren Entwicklung der entgiftenden Methoden größere Bedeutung zukommen. Hierdurch erhebt sich das von mir angeschnittene Problem über den eng gespannten chirurgischen Rahmen und wird zu einem gemeinsamen Arbeitsvorhaben der beiden Disziplinen von größter Bedeutung.

XV.
Potenzierte Narkose.

Von

H. LABORIT (Paris).

R e f e r a t.

Ich habe den Ausdruck „Potenzierte Narkose" vorgeschlagen, um
damit eine Narkoseform zu bezeichnen, die folgende Eigenart aufweist:
„Der Organismus wird durch pharmakodynamische Substanzen, die
selbst keine oder nur geringe narkotische Eigenschaften aufweisen, in
eine besondere Lage versetzt. In dieser Lage können schwache Narkotica in einer Dosierung, die unter gewöhnlichen Umständen nicht die
für einen größeren chirurgischen Eingriff erforderliche Narkosetiefe
ergeben würde, eine unbedingt wirksame Narkose gewährleisten (Erleichterte Narkose durch medikamentöse Synergie, Verlag Masson & Cie,
1951).

Diese Definition hat sich inzwischen nicht verändert. Aber es sind
seither neue pharmakodynamische Substanzen aufgetaucht, weil sich
die organische Synthese auf die Entdeckung von Mitteln zur Potenzierung von Narkotica ausgerichtet hat.

In meiner Eigenschaft als Chirurg habe ich mich vor allem darum
bemüht, den Organismus gegen Aggressionen aller Art zu schützen.
Dabei bin ich zwangsläufig auf das Gebiet der Narkose geraten. Die
Tatsache, daß die Methode über den engen Rahmen der Narkose hinaus-
gegriffen hat und in die allgemeine Pathologie Eingang gefunden hat,
spricht nur für sie.

Ich habe mir hier die Aufgabe gestellt, den Wert der „Potenzierten
Narkose" für die Anaesthesiologie und die allgemeine Therapie zu
beleuchten.

Physiologisch-biologische Grundlagen.

Die im einzelnen noch nicht bekannten Erscheinungen, die bei der
Narkose eine Rolle spielen, lassen sich in periphere und zentrale Phänomene unterteilen.

A. Zentrale Phänomene.

a) Biologische Phänomene: Sie bestehen wahrscheinlich in einer
enzymatischen Blockierung des Hirnstoffwechsels, der im wesentlichen
ein Kohlenhydratstoffwechsel ist.

Nun hat es aber den Anschein, als ob die *Phenothiazine,* die bei
potenzierter Narkose die Hauptrolle spielen, den Kohlenhydratstoffwechsel hemmen. Verschiedene Feststellungen haben uns auf diesen
Gedanken gebracht. 1. Haben wir bei hibernisierten Tieren häufig eine
Hyperglykämie beobachtet, die weder mit einer Glykogenolyse noch mit

einer Neoglykogenolyse zu erklären ist. Diese Tatsache wird durch
TAVERNA und SAGREPANTI[14] bestätigt. 2. Ist immer eine Senkung
des Atmungsquotienten festzustellen, die natürlich auch andere Ursachen
haben kann. Die Tatsache, daß sie mit den anderen Erscheinungen
gleichzeitig auftritt, spricht allerdings in unserem Sinne. 3. Magern die
Tiere, die in tiefe Hibernisation versetzt sind, bei längerem Andauern
dieses Zustandes stärker ab als die Kontrolltiere, deren gesamter Stoffwechsel allerdings viel höher liegt. Diese Tatsache hat uns zu der
Annahme geführt, daß letztere keine Kohlenhydrate verbrauchen,
sondern ein anderes, weniger energiehaltiges Material.

Biologisch gesehen nehmen die Phenothiazine wahrscheinlich auf
die Funktion des Zentralnervensystems insofern Einfluß, als sie eine
bestimmte Etappe des Kohlenhydratstoffwechsels hemmen. PERUZZO
und FORNI ist der Nachweis gelungen, daß ein Potentialisator, das
Largactil, den Hirnstoffwechsel nach WARBURG senkt, aber Nieren- und
Leberstoffwechsel unbeeinflußt läßt. Die Hemmung des Kohlenhydratstoffwechsels im Gehirn ist vielleicht einer der Gründe für die Potenzierung der Narkose.

b) Physiologische Phänomene: Wir haben bereits 1951 vermutet,
daß es sich bei der zentralen Wirkung einiger der von uns benutzten
Mittel um eine Wirkung auf die interneuronalen Verbindungen zwischen
Hirnrinde und den Zwischenhirnzentren handeln könne (Erleichterte Narkose, S. 8, 49, 59). Genauere Angaben über diese Wirkung bringen die
Arbeiten von TERZIAN[2] und DELL. Diese Forscher haben gezeigt, daß
Largactil auf die retikuläre Substanz, d. h. also im Gebiet dieser ver-
bindenden Zellelemente, die für die Korrelationen die wichtigste Rolle
spielen, einwirkt. Diese Zellelemente stellen die Relais zwischen den
von der sensiblen Peripherie ausgehenden sensitiv-sensorischen Bündeln
und der Rinde einerseits, den zentrifugalen Bahnen andererseits dar.

B. Periphere Phänomene.

In meinem 1951 erschienenen Buch habe ich darauf hingewiesen, daß
zur Erzielung einer erleichterten Narkose nach GUEDEL eine Senkung
des Grundumsatzes erforderlich ist.

Wenn nun auch die Medikamente, die wir verwenden, beim Menschen
einen wirklichen Grundstoffwechsel ergeben, weil auf vegetativem,
endokrinem und affektivem Gebiet Ruhe eintritt, so dürften sie doch
bei getrennter Anwendung und ohne Hypothermie keine Stoffwechselsenkung ergeben. Diese Feststellung habe ich in meiner ersten Arbeit
über Largactil[3] bereits getroffen. Zweifellos unterbinden diese Medikamente eine Stoffwechselsteigerung als Reaktion auf eine Gemüts-
erregung und auf die chirurgische Aggression. Hält man aber beim
Menschen die Thermolyse unter Kontrolle, so erzeugt Largactil allein

keine nennenswerte Stoffwechselsenkung. Bei kleinen Tieren beobachtet man eine Stoffwechselsenkung. Das liegt daran, daß bei ihnen nach dem VANT'HOFFschen Gesetz eine starke Hypothermie in Erscheinung tritt, falls das nach der Raumtemperatur, unter der das Tier steht, möglich ist. Diese Hypothermie rührt von einer starken Thermolyse infolge Gefäßerweiterung an der Peripherie her, weil bei kleinen Tieren die Körperoberfläche im Vergleich zu dem Volumen des aktiven Plasmas relativ groß ist und weil ihre Wärmeregulation überdies blockiert ist. Die Thermogenese kann diesen hohen Calorienverlust nicht ausgleichen.

Trotz der von JENTZER[4], BOBBIO[5], CASTAIGNE[6], ARON und Mitarbeiter[7] und LI VOTI[8] erzielten Resultate ist es meines Erachtens noch keineswegs bewiesen, daß die unter dem Einfluß von Largactil oder potenzierter Narkose beobachtete endokrine Hemmung mit der pharmakologischen Wirkung der Medikamente in Zusammenhang steht. Es ist denkbar, daß die Hypothermie für das Aufhören der endokrinen Tätigkeit verantwortlich zeichnet (CAHN und Mitarbeiter[9]). Ich muß hier allerdings anführen, daß es uns gelungen ist, unter dem Einfluß des lytischen Gemischs allein eine Hypophysenhemmung zu beobachten. Diese Hemmung erkennt man daran, daß der Eosinophilensturz während und nach der Operation gebremst ist[10]. Die Ergebnisse einiger Experimente lassen allerdings darauf schließen, daß den Bestandteilen der lytischen Mischung adrenocorticotrope Eigenschaften innewohnen. Wie soll man sich diese widersprechenden Ergebnisse erklären? Es muß zunächst festgestellt werden, daß eine Beeinflussung der Nebennierenrinde beim kleinen Tier (Ratte) nachgewiesen werden konnte, weil beim kleinen Tier die lytische Mischung nicht mit der gleichen Langsamkeit zugeführt werden kann, wie beim Menschen. Dabei läßt es sich dann nicht vermeiden, daß die Effekte der Medikamente auf die Vasomotoren der Peripherie geradezu brutal zur Geltung kommen und „aggressiven" Charakter annehmen. Hieraus erklärt sich das Einsetzen einer endokrinen Reaktion, die bei langsamer und allmählicher Zufuhr vermieden worden wäre.

Andererseits kann man annehmen, daß es nach einer unmittelbaren Reizwirkung auf das endokrine System zu einer sekundären Hemmung in einem Stadium kommt, wo jegliche Reflexbereitschaft der Vasomotoren aufgehoben ist. Das sind aber Hypothesen, die erst durch umfangreiche Arbeiten zu beweisen sind.

Ich bin allerdings der Ansicht, daß die Medikamente, wenn sie auch die physiologische Tätigkeit der endokrinen Drüsen nicht blockieren, immerhin eine Überfunktion nach einem Stress verhüten. MARQUAST[15] hat kürzlich r ichgewiesen, daß Largactil stark adrenolytisch, aber nur schwach nor- .drenolytisch ist. Unter Bezugnahme auf HOLTZ erklärt er damit die Tatsache, daß eine „Minimal"-Funktion des vegetativen Nervensystems erhalten bleibt und die „Gefahr-Funktion" blockiert wird. In den endokrinen Drüsen scheint direkt oder indirekt das gleiche vor sich zu gehen.

Die Stoffwechselsenkung, die jede der Substanzen für sich allein beim Menschen auslöst, ist unbedeutend. Eine Mischung der Substanzen ist dagegen eindeutig mit stoffwechselsenkender Wirkung begabt. Medikamente wie z. B. Demerol mit einer schlafmachenden Wirkung und vor allem die Barbitursäurepräparate mit ihrer bekannten Wirkung auf den Zellstoffwechsel werden nämlich in ihrer Wirkung potenziert.

Aus diesem Grunde muß man wohl zwischen der Wirkung im Sinne einer Erleichterung der Narkose und der Schutzwirkung gegenüber Aggressionen, unter anderem auch chirurgischer Art, zu unterscheiden wissen. Die von uns empfohlenen lytischen Mischungen besitzen beide Wirkungsarten.

Die Narkoseerleichterung ist der geringere ihrer Vorteile. Wichtiger ist der Schutz des Organismus gegen Aggressionen.

1. Erleichterte Narkose.

In meinem 1951 erschienenen Buch (S. 6) habe ich geschrieben, daß es darauf ankommt, „den Organismus mit Medikamenten, die meist wenig toxisch oder sogar strikt atoxisch sind, in einen Zustand verlangsamten Lebens ähnlich dem der Tiere im Winterschlaf" zu versetzen. Alsdann „läßt sich eine Narkose mit ganz geringen Narkoticadosen erzielen: die Wirkung des Narkoticums ist nämlich durch die verschiedenen pharmakodynamischen Substanzen potenziert".

Ich bin nicht so weit gegangen, von einer „Narkose ohne Narkoticum" zu sprechen, wie HUGUENARD meine Methode bezeichnete. Diesen Ausdruck hat man ihm angekreidet. Man hielt ihm entgegen, daß die von uns verwendeten Mittel wohl Narkotica sein müßten, weil sie zur Narkose führen. HUGUENARD scheint trotzdem Recht gehabt zu haben. Nimmt man nämlich unter potenzierter Narkose ein EEG auf[11], so zeigen sich so lange normale Schlaf-, nicht aber Narkosewellen, als kein als Narkoticum anerkanntes Medikament zur Vervollständigung des Narkosezustandes angewendet wird. Bei Croison ist das häufig der Fall. Die gleiche Feststellung hat man auch bei Anwendung von Largactil, dem neuen Potentialisator, treffen können[2].

Wir haben jedenfalls die Feststellung gemacht, daß eine Substanz allein nicht ausreicht, um einen Zustand vegetativen Desinteresses herbeizuführen. Man muß vielmehr mit nicht aggressiv wirkenden Dosen verschiedener pharmakodynamischer Mittel auf allen Ebenen des vegetativen Nervensystems zur Wirkung kommen. Auf diese Weise kann man eine ausbalancierte, nicht toxische und wirksame Hemmung des vegetativen Nervensystems erzielen.

Es wäre nicht logisch, den Parasympathicus, der offensichtlich den Stoffansatz reguliert und den Schlaf steuert, zu blockieren. Wir hemmen vielmehr den adrenergischen Sympathicus, der für den Stoffwechsel, die Reaktion des Organismus auf seine Umgebung und für den Kohlenhydratstoffwechsel verantwortlich ist.

Wenn ich auch der Ansicht bin, daß ein leichtes Vorherrschen des Vagus wünschenswert ist, so muß ich doch ganz klar herausstellen, daß das nur für einen sowohl im adrenergischen als auch im cholinergischen Sinne bereits tief blockierten Organismus zutrifft. Die Erklärung hierfür ist folgende: gewisse niedere Lebewesen verfügen nur über ein cholinergisches System, während das orthosympathische System bei ihnen entweder gar nicht existiert oder nur schwach ausgebildet ist. Bei den Säugetieren und beim Menschen aber bildet das cholinergische System im physiologischen Zustand ein Gegengewicht gegen das mächtige adrenergische System. Man kann sich also vorstellen, daß das cholinergische System um so aktiver ist, je wirksamer sein Antagonist ist. Tatsächlich wäre eine ausschließlich adrenergische Blockade im Rahmen der allgemeinen Pathologie unheilschwanger, bei der Narkose gefährlich. Philogenetisch bildet sich der Atemapparat parallel zum adrenergischen System aus. Zur motorischen Freiheit des Individuums gegenüber seiner Umgebung, die vom adrenergischen System abhängig ist, weil dieses System die Sauerstoff- und Kohlenhydratversorgung der Zentren, des Herzens und der Lungen vornimmt, ist ein Lungenapparat erforderlich, der eine erhebliche Menge Sauerstoff absorbieren kann. So läßt sich entwicklungsgeschichtlich die Tatsache erklären, daß der adrenergische Sympathicus die Bronchien erweitert, die Atmung beschleunigt und allen anabolischen Erscheinungen, unter anderem auch den Verdauungsprozessen, entgegenwirkt.

Eine vorzugsweise Hemmung des adrenergischen Systems hat Spasmen der glatten Muskulatur des ganzen Atembaumes zur Folge. Welche Gefahren das bei einer Narkose bedeutet, brauche ich nicht näher zu erläutern. Man sieht sich also gezwungen, eine ausgeglichene Blockade des vegetativen Nervensystems zu verwirklichen und später, wenn man es wünscht, den Vagus leicht vorherrschen zu lassen, wie es auch beim winterschlafenden Tier der Fall ist.

Bei gewissen Sonderindikationen (in erster Linie Thorax- und Lungenchirurgie) ist dagegen eine vorzugsweise Blockade des Vagus erwünscht. Gewisse Medikamente, wie Diparcol (= Latibon), ein Ganglienblocker und Parasympathicolyticum, sind insofern von Wert, als sie die Bronchien weitstellen, die Sekretion zum Versiegen bringen und die Atmung anregen.

Auf Grund der Vielzahl der pharmakologischen Mittel ist es möglich geworden, eine multifokale Blockade des Vegetativums, d. h. sowohl

an der Peripherie als auch in den Zentren, zu erzielen. Je nach den
Umständen läßt sich dabei die Wirkung auf der einen oder anderen
Ebene akzentuieren. Aufgabe des Narkotiseurs ist es, auf pharmako-
dynamische und physiologische Kenntnisse gestützt, die gewünschte
Hemmung herbeizuführen.

Die erzielte Neuroplegie kann sich unter vielen verschiedenen
Aspekten darstellen.

Verfügt man über *Ganglienblocker* wie Tetraäthylammonium, Me-
thoniumsalze, Procaniamid, Pendiomid oder Arfonad, so kann man unter
gewissen Umständen eine vorwiegend vasomotorische Hemmung
erzielen, die bei Hochlagerung des Operationsfeldes kontrollierte Hypotonie ermöglicht.

Adrenolytica wie Largactil und Sympathicolytica wie Hydergin
sind fast immer unumgänglich erforderlich, um die Reaktion des
Organismus auf eine Aggression abzublocken und um die Narkose zu
erleichtern.

Parasympathicolytica sind nicht immer in gleichem Maße erforderlich. Meist genügen die kräftige vagolytische Wirkung des Demerols,
das fast immer in der lytischen Mischung anzutreffen ist, ferner die
vagolytischen Eigenschaften der synthetischen Antihistaminica (in
erster Linie Phenergan = Atosil), um den Muskarineffekt zu blockieren.
Wünscht man eine noch kräftigere Wirkung, wie etwa Atropin sie besitzt,
dessen Wirkung auf die terminalen Erfolgsorgane des Parasympathicus
mit einem nicotinartigen Effekt auf die Ganglien vergesellschaftet ist,
so ziehen wir Diparcol bei weitem vor. Dieses Medikament verbindet
mit einer atropinartigen Wirkung eine kräftige ganglioplegische Wirkung,
die geeignet ist, sich dem sympathomimetischen Effekt wirksam ent-
gegenzusetzen[12].

Die *Antihistaminica* (Phenergan) sind wegen ihrer Antihistaminwirkung auf die präcapillaren Sphincter, die infolgedessen geschlossen
bleiben, ohne Zweifel wertvoll. Diese Wirkung bildet auch ein Gegengewicht gegen die Histaminwirkung zahlreicher Medikamente, unter
anderem der Curaremittel.

Die Wirkung der Antihistaminica auf die Permeabilität der Capillaren
und ihre zentrale Wirkung haben mich besonders beschäftigt. Gleich
anfangs, als wir sie wegen ihrer Antihistamineigenschaften in Narkose
und Chirurgie einführten, habe ich mich für ihre schlafmachende,
fiebersenkende und antiemetische[13] Wirkung interessiert. Diese Wirkungen beruhen auf zentralen Eigenschaften, die wir auch bei Diparcol
zu entdecken suchten und die bei Largactil besonders ausgeprägt sind.

Wie ich anfangs angenommen hatte und wie auch die Tierversuche
von DELL mit Largactil bestätigten, rührt die Narkoseerleichterung von
einer kombinierten Wirkung der Medikamente auf das vegetative
Nervensystem an der Peripherie und den Zentren her.

DELL hat nachgewiesen, daß nach suprabulbärer Sektion beim Tier corticale Schlafwellen erscheinen, die von einer Unterbrechung der sensitiv-sensorischen Bündel herrühren, während im normalen Zustand der Durchgang von Reizen von der Peripherie durch diese Bündel das Tier im Wachzustand hält. Setzt man dann aber einen Reiz des N. ischiadicus, so erscheinen Wachwellen, was als direkte Wirkung des als Reaktion auf die Aggression freigewordenen Adrenalins auf das Gehirn zu deuten ist.

Nach Largactilinjektionen ohne suprabulbäre Sektion findet man physiologische Schlafwellen infolge der Wirkung des Medikamentes auf die reticuläre Substanz verzeichnet. Es liegt also eine zentrale Wirkung vor. Da aber das Mittel gleichzeitig auch adrenolytisch wirkt, treten nach Reiz des N. ischiadicus keine Wachwellen auf, d. h. daß das Medikament auch periphere Wirkung besitzt. Die potenzierte Narkose beruht also auf der durch Largactil ausgelösten Neuroplegie, d. h. auf der zentralen und peripheren Hemmung des Nervensystems.

2. Schutz des Organismus gegen Aggression.

Die potenzierte Narkose ist vor allem aber eine Methode zur Schock-prophylaxe und zur Verhütung posttraumatischer und postoperativer Krankheitserscheinungen.

Hier bin ich einige Erklärungen schuldig. Bei einem Organismus, der einer Aggression ausgesetzt war, muß man zwischen Störungen unter-scheiden, die direkt auf die Aggression selbst zurückzuführen sind (Zerquetschung von Gewebe oder Organen) und die das „Läsions-syndrom" darstellen, und den durch die Reaktion des Organismus auf die Aggression ausgelösten Störungen, dem „Reaktionssyndrom".

Letzteres ist anfangs rein funktionell, wird später, wie LERICHE lehrt, organisch. Der Entstehungsmechamisnus der Läsionen infolge des Reaktionssyndroms trägt in erster Linie vasomotorischen Charakter, aber endokrine Faktoren, Störungen der Diastase und des Elektrolyt-gleichgewichts spielen ebenfalls eine Rolle. Diese Faktoren wirken auf das Membranpotential, auf Kollagen, die Durchlässigkeit der Gewebe, und verbinden ihre Effekte mit den Effekten einer Anoxie vasomotori-schen Ursprungs. Die Schäden, die hieraus entstehen, sind also zu vermeiden, wenn man die Reaktion des Organismus auf die Aggression dämpfen kann.

Wenn eine Krankheit auch recht oft diese Reaktion des Organismus auf eine Aggression darstellt, so darf man das primäre Läsionssyndrom darum nicht unterschätzen. Für die Therapie ist es also von größter Wichtigkeit festzustellen, wo das Läsionssyndrom aufhört und wo das Reaktionssyndrom anfängt. Potenzierte Narkose, auf pharmakologischer Neuroplegie beruhend, kann nur das Reaktionssyndrom und die durch dieses hervorgerufenen Schäden bekämpfen. Gegen das Läsionssyndrom vermag sie dagegen nichts.

Die Reaktion des Organismus auf eine Aggression steht oft in keinem Verhältnis zu dem Läsionssyndrom, das sie ausgelöst hat und kann selbst bei unerheblichen Organschäden zum Tode führen. In einer solchen Lage bringt Neuroplegie die Rettung.

Dagegen gestatten diese Reaktion in gewissen Lagen, die korrekte Versorgung der Zentren und des Herzens vorübergehend aufrechtzu-erhalten. Würde man die Reaktion unterbinden, so wären Kollaps und Tod die Folge.

Hierzu möchte ich ein Beispiel anführen. Bei schwerer Blutung ist das Charakteristicum der Reaktion des Organismus eine Vaso-constriction an der Peripherie. Sie gestattet für eine gewisse Zeit eine ausreichende Durchblutung der Zentren, der Lungen und der Herz-kranzgefäße, allerdings auf Kosten einer Anoxie der Nieren und der Leber, die später zum Tode führen kann. Unterbindet man in dieser Lage die Reaktion durch Neuroplegie, ohne die Blutmasse aufzufüllen, so sind Kollaps und Tod zu befürchten.

Ist dagegen die Blutmasse aufgefüllt und gleichzeitig die vaso-constrictorische Reaktion unterbunden worden, so wird das physio-logische Gleichgewicht wiedergewonnen. Die Organe an der Peripherie, vor allem Nieren und Leber, werden von der Anoxie gerettet.

Eine Neuroplegie ist also nur dann von Wert, wenn der Arzt das physiologische Gleichgewicht entweder aufrechterhalten oder wiederherstellen kann, d. h. wenn er das Läsionssyndrom unterbinden kann, das die Reaktion des Organismus auf die Aggression in Gang gebracht hat.

Ist das Läsionssyndrom der vorherrschende Faktor, unabhängig davon, ob es primär oder erst nach dem Reaktionssyndrom eingetreten ist, so hilft nur eine mehr oder weniger tiefe Stoffwechselsenkung. Man versetzt den Organismus vermittels Hibernisation in einen Zustand verlangsamten Lebens und darf dann hoffen, damit so viel Aufschub gewonnen zu haben, daß man eine verzweifelte Lage noch retten kann.

Wem diese Begriffe klar sind, der wird verstehen, daß potenzierte Narkose den Organismus gegen eine ungeordnete Reaktion auf eine Aggression zu schützen vermag. Ferner wird man dann verstehen, daß das physiologische Gleichgewicht, die Konstanz des inneren Milieus, die Integrität der Blutmasse und das elektrische Potential strikt gewahrt werden müssen.

Ich habe bereits über Blutungen gesprochen und möchte nunmehr ein Wort über Infektionen sagen. Es ist allgemein bekannt, daß Staphy-lokokken in einem Reagensglas keinen Furunkel hervorrufen, selbst wenn das Glas einen geeigneten Nährboden enthält. Ein Furunkel kann sich nur bilden, wenn ein Organismus vorhanden ist, der auf den Staphylo-coccus reagiert. Unterdrückt man nun in einem solchen Organismen die

Reaktionen, die er gegen die Mikroben mobilisiert, so unterdrückt man damit das, was wir gemeinhin als Krankheit bezeichnen. Tierversuche von HALPERN und REBER haben uns klar erkennen lassen, daß bei Verwendung von Phenothiazinabkömmlingen die Dinge in dieser Weise ablaufen. Diese Forscher haben Kaninchen, die mit Typhusbacillen infiziert worden waren, Phenergan verabreicht. Auf diese Weise gelang es, die örtlichen und allgemeinen Reaktionen gegen die Mikroben zwar zu unterbinden, aber diese Tiere gingen später in einem viel höheren Prozentsatz als die Kontrollen an Sepsis zugrunde. Das Läsionssyndrom hat also letzten Endes den Sieg davon getragen, weil das Reaktionssyndrom ausgeschaltet war. Bei Vorliegen einer Infektion kann die Neuroplegie also im Endeffekt nur dann wirksam sein, wenn man gegen die Mikroben gleichzeitig mit Antibiotica, usw. vorgeht. Dagegen ist die Neuroplegie geeignet, den Organismus vor dem malignen Syndrom der Infektionskrankheiten, das durch eine ungeordnete Reaktion auf eine Mikrobenaggression gekennzeichnet ist, zu behüten. Klinische Beobachtungen, die meine Worte bekräftigen, liegen heute schon in großer Anzahl vor.

Schlußbetrachtungen.

Ich habe mich bemüht, Ihnen darzulegen, daß eine Neuroplegie, wie sie durch potenzierte Narkose verwirklicht wird, bestimmte ungeordnete Reaktionen unterbindet, d. h. Reaktionen, die in einem Organismus, der einer Aggression ausgesetzt war, in Gang gekommen sind. Eine solche Neuroplegie ist in der Lage, eine ganze Reihe von pathologischen Reaktionen zu neutralisieren, zu deren ätiologischen Faktoren unter vielen anderen auch ein chirurgischer Eingriff zählt. Aus diesem Grunde ist es aber auch erforderlich, daß der Arzt das innere Gleichgewicht des Organismus sorgfältig unter Kontrolle hält. Angesichts der Tatsache, daß die Intensität der Lebensvorgänge in den Zellen nur in mäßigen Grenzen herabgesetzt ist, muß die Energieversorgung der Zellen in einem bestimmten, genügend hohen Ausmaß sichergestellt sein, damit es zu keinerlei Schädigungen kommt. Die Blutmasse muß unter allen Umständen auf ihrer gewohnten Höhe gehalten werden.

Ist ein Läsionssyndrom bereits eingetreten, so schreiten wir zu Hibernisation, und zwar unabhängig davon, ob das Läsionssyndrom primär eingetreten und direkt auf die Aggression zurückzuführen ist, oder ob es erst nach einer ungeordneten Reaktion des Organismus, die durch prophylaktische Neuroplegie nicht aufgehalten werden konnte, in Erscheinung getreten ist. Hibernisation reduziert die Intensität der Lebensvorgänge. Der hieraus resultierende Zeitgewinn kann vom Arzt dazu ausgenutzt werden, um selbst die Schäden infolge eines Läsionssyndroms, die man als irreparabel hätte ansprechen müssen, gelegentlich zu beheben.

XVI.

Aus dem Pharmakologischen Institut der Farbenfabriken Bayer AG.
Werk Elberfeld (Leiter: Prof. Dr. Dr. W. WIRTH).

„Neuroplegie", „potenzierte Narkose" und „kontrollierte Hypothermie" (zur Pharmakologie.)

Von

WOLFGANG WIRTH.

Mit 8 Textabbildungen.

R e f e r a t.

Nach den vielen Diskussionen über „Neuroplegie", „potenzierte Narkose" und „kontrollierte Hypothermie" erscheint es mir zweckmäßig, uns mit diesen Begriffen und den Substanzen, die solche Zustände herbeiführen, kurz vom pharmakologischen Standpunkt aus auseinanderzusetzen:

Unter „Neuroplegie" wird im Sinne der Nomenklatur LABORITS sowohl Dämpfung oder Lähmung des zentralen Nervensystems (ZNS) als auch des vegetativen Nervensystems (VNS) verstanden. Befassen wir uns zunächst mit dem VNS:

Die bei der LABORITschen Technik angewandten Stoffe haben ihren Angriffspunkt teils peripher von den Nervenendigungen in den Receptorzellen. Es sind also parasympathicolytisch wirksame Substanzen von der Art des Atropin oder sympathicolytisch wirkende Stoffe, wie wir sie von der Ergotamingruppe her kennen. Teils haben sie eine lähmende Wirkung auf die autonomen Ganglien; dies fand eine besondere Betonung. Hier hat eine Vielzahl von Stoffen Eingang in die neue Narkosetechnik gefunden, die ihr manchmal den Vorwurf der Polypragmasie eintrug.

In Tabelle 1 finden Sie einige bekannte ganglienlähmende Stoffe: *Nicotin* ist hier angeführt als das klassische Ganglioplegicum, das LANGLEY 1890 als Testsubstanz zur Erkennung autonomer Ganglien benützt hat, was schließlich durch DALE 1933 zur Aufstellung und Differenzierung des cholinergischen und adrenergischen Systems führte. Nicotin hat in unserem Zusammenhang nur theoretisches Interesse. Das gleiche gilt für *Acetylcholin*. Hier handelt es sich bekanntlich um den physiologischen Überträgerstoff in sämtlichen vegetativen Ganglien, dessen Überträgerfunktion durch Ganglienblocker ausgeschaltet wird, der aber in hoher Konzentration, wie Nicotin selbst, blockierend wirkt. Wir finden *Curare* angegeben, das ebenso wie die folgenden Stoffe in der LABORITschen Narkosetechnik verwendet wurde, wobei es nicht nur die neuromuskuläre Übertragung lähmt, sondern in hoher Konzentration auch die vegetativen Ganglien. Weiterhin sind angeführt das *Magnesium-*

Tabelle 1. *Wirkungen am vegetativen Nervensystem.*

Receptorzellen		Vegetative Ganglien	
parasympathicolytisch	sympathicolytisch	erregend	lähmend
Atropin-gruppe			Atropin (in hoher Konzentration, kurzdauernd)
	Ergotamin-gruppe		
		Nicotin ⎫ in Acetyl- ⎬ schwacher cholin ⎭ Dosis	Nicotin ⎫ Acetyl- ⎬ große Dosen cholin ⎭
			Methoniumgruppe (nur lähmend)
		Lobelin in schwacher Dosis	Spartein⎫ schwächer als Lobelin ⎬ Methonium- ⎭ gruppe
			Curare ⎫ in hoher Magnesium-⎬ Dosis Ion ⎭

Phenothiazin-Derivate.

Padisal			Padisal
Atosil			Atosil
			Dibutil
Latibon			
	Megaphen		Megaphen

ion, das ebenfalls erst in höheren Dosen wirksam ist, dann die *Methoniumgruppe* (Penta- und Hexamethoniumbromid, Pendiomid), deren Wirkungsweise als reine Ganglienblocker die Arbeitsgruppe um ROLF MEIER (1951) in so klarer Weise herausgearbeitet hat. Auch *Spartein* und *Lobelin* sind angewandt worden: beide deutlich schwächer als die Präparate der Methoniumgruppe. Spartein, das Alkaloid aus dem Besenginster, ist in Frankreich mehr als bei uns bekannt. Gegen dieses Alkaloid wird neuerdings besonders von KEWITZ und REINERT (HERKEN) 1953 der Einwand erheblicher Herzunverträglichkeit erhoben. Weniger bekannt dürfte sein, daß *Atropin*, der Prototyp eines Parasympathicolyticum, in hoher Dosis eine gewisse gangliendämpfende Wirkung besitzt, die ebenfalls im Zusammenhang mit der LABORITschen „Neuroplegie" ausgenützt wird, aber wohl eine größere Rolle bei der Verwendung dieses Alkaloids als Antidot gegen insecticide Phosphorsäureester spielt. Besondere Bedeutung im Rahmen der neuen Narkosetechnik haben *Phenothiazinderivate* erlangt, die im Mittelpunkt der Diskussion stehen. Um die Eingruppierung dieser Stoffklasse in unser Schema haben sich verschiedene Autoren bemüht: Zur

Pharmakologie hat die Forschergruppe COURVOISIER-FOURNEL-DUCROT-KOLSKY-KOETSCHET unter Leitung von VIAUD viele Einzeltatsachen publiziert (1953). In eigenen Versuchen wurden diese Arbeiten erweitert. Hierüber trug ich zum Neurochirurgen-Kongreß in München im vergangenen Jahr zum Teil bereits vor. Seitdem sind aber die Erkenntnisse über die pharmakologischen Wirkungen dieser Stoffe durch Beiträge zahlreicher Untersucher und eigene Arbeiten weiterhin vertieft worden, so daß heute bereits ein erheblicher Einblick in ihre Wirkungsweise besteht — und die Theorie die Praxis inzwischen weitgehend eingeholt hat.

Die chemischen Zusammenhänge zwischen den einzelnen klinisch wichtigen Produkten sind aus den folgenden Formeln erkennbar:

Padisal   Atosil

Dibutil   Latibon   Megaphen

Es ist bemerkenswert, wie relativ geringfügige chemische Variationen nicht nur quantitative sondern auch erhebliche qualitative pharmakologische Wirkungsunterschiede bedingen (vgl. auch FRIEBEL). Die Verbindungsklasse ist ursprünglich wegen ihrer Antihistaminwirkung entwickelt worden. Diese ist beim Atosil tatsächlich auch sehr stark ausgebildet, tritt aber bei dem letzten Vertreter der Gruppe, dem Megaphen, gänzlich zurück. Ihr Angriffspunkt im VNS ist besonders komplex. In dem schon klassisch gewordenen Nickhauttest an der Katze, am isolierten Meerschweinchendarm nach TRENDELENBURG, im Blutdruckversuch an der Katze (Adrenalinumkehr, Vagusreizung) u. dgl. wurden die Wirkungen dieser Stoffe von uns und anderen Autoren untersucht, besonders auch von MALORNY, der die nicotinolytische Wirksamkeit zusammen mit ihrer adrenolytischen prüfte. Auf Grund all dieser Untersuchungen sind Padisal, Atosil, Dibutil und Megaphen als Stoffe mit ganglionär-lähmender Komponente anzusehen, gleichzeitig mit blokkierenden Wirkungen ganz an der Peripherie entsprechend den Stoffen der Atropin- bzw. der Ergotamingruppe. Latibon hat praktisch vorwiegend parasympathicolytische Wirkung.

Hinsichtlich der ganglienblockierenden Wirkung der genannten 4 Stoffe haben wir quantitative Abstufungen: grundsätzlich beeinträchtigen sie in hoher Dosis die parasympathischen *und* die sympathischen Ganglien. Megaphen ist jedoch vorwiegend auf der sympathischen Seite wirksam, bei den übrigen drei Stoffen liegt der Schwerpunkt mehr auf der parasympathischen Seite (WIRTH). Die ganglioplegische Wirkung des Megaphen ist schwieriger nachweisbar, da sie experimentell weitgehend durch die starke periphere adrenolytische Wirkung überdeckt wird. Sie wird aber unter anderem deutlich bei Durchströmung des Cervicalganglions der Katze mit Megaphen, wobei es zu einer deutlichen Abschwächung präganglionärer Reize kommt (KEWITZ 1953). Die von DECOURT geäußerte Ansicht, daß Megaphen überhaupt keine Wirkung auf Ganglien habe, ist demnach nicht zutreffend.

Megaphen hat als wirksamster Stoff dieser Gruppe wegen seiner auffälligen polyvalenten Wirkung besonderes Interesse erregt. Auf dieses Präparat möchte ich daher noch näher eingehen: Es ist, wie COURVOISIER und besonders MARQUARDT klar nachwiesen, ein starkes Adrenolyticum, weniger ein Nor-Adrenolyticum. Die Bedeutung dieses Stoffes in unserem Zusammenhang liegt auch besonders in der Ausschaltung der adrenergischen Gegenreaktionen bei einem Stress u. dgl. Hierauf kommen wir im Zusammenhang mit der Frage der Stoffwechselwirkung noch zu sprechen.

Neben diesen peripheren Qualitäten kommt dem Megaphen eine deutliche zentrale Wirksamkeit zu, die bekanntlich in der Psychiatrie heute weitgehend ausgenützt wird. Die zentrale Wirkung des Stoffes äußert sich unter anderem in einem sedativen, hypnoticumartigen Effekt mit Muskelatonie, bei dem ich im Tierversuch bei wiederholter Gabe Tachyphylaxie nachgewiesen habe. Auf die interessanten Befunde, die sich bei Megapheneinwirkung am EEG ergeben, brauche ich nicht hinzuweisen, da dies von berufener Seite nach mir geschehen wird (FLÜGEL-BENTE).

Wie Versuche von WERNER (1953) an großhirnlosen Katzen zeigten, kommt dem Stoff auch eine ausgesprochene Wirkung auf das Stammhirn zu[1]. In erster Linie mit diesen Wirkungen am ZNS hängt der sog. „potenzierende" Effekt von Megaphen mit zentrallähmenden Stoffen zusammen, was sich praktisch in der Einsparung von Narkoticis auswirkt. Auf die *Narkoticaeinsparung* und damit Verringerung der Narkotica-Nebenwirkungen kommt es in erster Linie an! Ob nun im Sinne der BÜRGIschen Regel ein überadditiver Effekt, eine sog. „potenzierte" Wirkung vorliegt oder nicht, ist von sekundärer Bedeutung. — Dem Chirurgen sind solche Kombinationseffekte bekannt. Ich erinnere

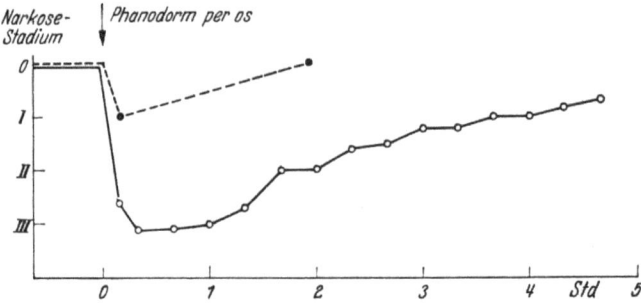

Abb. 1 Vertiefung und Verlängerung der Schlafmittelwirkung durch Megaphen bei der Maus. - - - - Phanodorm 100 mg/kg per os (↓); —o—o—o 10 mg/kg Megaphen subcutan, nach 30 min Phanodorm 100 mg/kg per os (↓) (jeweils Mittelwerte von 10 Tieren. Narkosestadien nach MAGNUS-GIRNDT: Stadium I Herumlaufen, schwankend; Stadium III Seitenlage mit erhobenem Kopf; Stadium VI tiefe Vollnarkose.)

nur an die „potenzierte Narkose" bei Anwendung von Morphin-Scopolamin mit Äther. Hier haben die Medikamente einen verschiedenen Angriffspunkt. Es kommt zu Wirkungen, die über eine gewöhnliche Addition hinausgehen. — Ein Verstärkung der Narkose durch ein Phenothiazinderivat wurde übrigens erstmals von KONZETT (1938) am Beispiel des Methylenblau (Tetramethyldiamino-Phenothiazin) beobachtet, das bei sonst unterschwelligen Dosen von Chloralhydrat, Luminal und Paraldehyd narkotische Wirkungen erzeugen läßt. Verlängerung der Schlafdauer im Tierversuch durch Atosil nach Einwirkung von Barbituraten wurde von WINTER (1948) beschrieben. Ähnliche Ergebnisse mit Atosil und Äther erzielte LABORIT (1948), mit Megaphen COUR-VOISIER.

Die *Vertiefung* der Wirkung durch Megaphen am Beispiel eines Hypnoticum (Phanodorm-Na) zeigt nach eigenen Versuchen (Abb. 1) auf die Verlängerung der Hypnose allein kommt es nicht an. ZIPF (1953) hat unter Zuhilfenahme der LOEWEschen Auswertungsmethoden diese

---

[1] Die klinischen Beobachtungen über Unverträglichkeiten des Megaphen bei Hirnstammverletzungen, die H. P. JENSEN soeben auf dem Anaesthesisten-Kongreß vorgetragen hat, scheinen mir in gleicher Richtung zu liegen.

Verhältnisse quantitativ verfolgt. Hiervon ein Beispiel in Abb. 2: Auf
Ordinate bzw. Abszisse sind die Dosen der Kombinationspräparate
Megaphen bzw. Luminal angegeben, die beide subcutan weißen Mäusen
zugeführt wurden. Die gestrichelte Linie ist die theoretische Grenzlinie
der minimal hypnotischen Dosen, wenn man additive Wirkungen zugrunde legen würde. Die von den gleichen Endpunkten ausgehende
dick ausgezogene Linie gibt uns die tatsächlichen minimal hypnotischen
Dosen der beiden Komponenten in den verschiedenen Mischungsver-
hältnissen an. Liegt diese ausgezogene Linie — wie in unserem Beispiel — unterhalb der gestrichelten Grenzlinie, so sprechen wir von

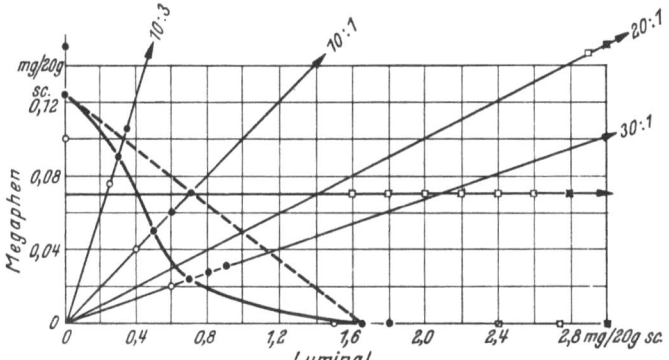

Abb. 2. Potenzierung der Luminalwirkung durch Megaphen. Versuche an Mäusen von
H. F. ZIPF und R. ALTSTAEDTER [Arzneimittelforschung 4, 14 (1954)].

Synergismus bzw. im Sinne von BÜRGI von einer echten „Potenzierung".
In unserem Fall — und das gilt für Luminal und Megaphen — führen zur
Erreichung des gleichen narkotischen Effektes geringere Dosen, als es
einer einfachen Addition, z. B. jeweils der halben Dosen, entspricht. Läge
die Wirkungskurve oberhalb der gestrichelten Grenzlinie, so sprächen wir
von Antagonismus; es wäre dann also die Wirkung geringer als es einer
einfachen Addition der Einzelkomponenten entspräche. Im Beispiel
Evipan + Megaphen war bei gleichzeitiger subcutaner Verabreichung ein
solcher relativer Antagonismus feststellbar, der aber in Potenzierung
überging, wenn Megaphen einige Zeit *vor* der Evipanverabreichung gegeben worden war. In jedem Fall kam eine erhebliche Dosisersparnis
an Barbiturat heraus. Dies gilt ebenso für intravenöse Evipan-Na-Zu-
fuhr. In diesem Fall kam es nach unseren Versuchen nur zu Potenzierung,
wenn Megaphen subcutan $1/2$ Std vor dem Barbiturat verabreicht wurde.

In Versuchen in unseren Laboratorien mit VORMANN sahen wir, daß
schon durch Evipan allein an der weißen Maus die Körpertemperatur
herabgesetzt wird und zwar synchron mit der Ausbildung der ersten
Narkosestadien (Abb. 3). Das war zu erwarten. In der nächsten Abb. 4

mit einer Vorgabe von Megaphen erkennen wir Vertiefung und Verlängerung der Narkose bei erheblicher weiterer Senkung der Körpertemperatur infolge der Narkose.

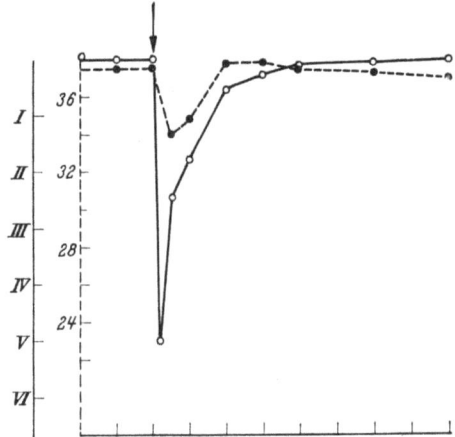

Abb. 3. Einwirkung von 50 mg/kg Evipan intravenös (↓). — —●— —●— Rectaltemperatur
(Umgebungstemperatur 24°). —○—○—○ Narkose (I—VI: Narkosestadien nach
MAGNUS-GIRDNDT). Abszisse: Zeit Unterteilung ¹/₂ Std.

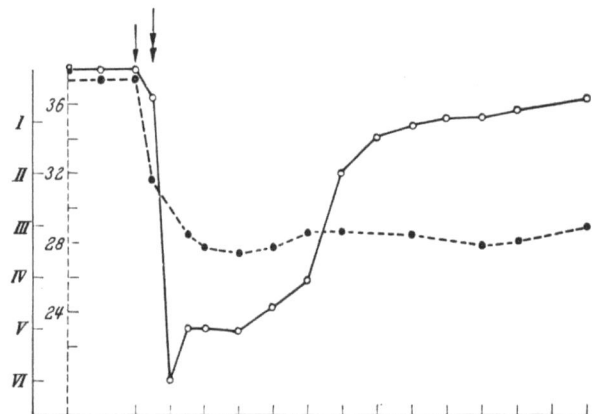

Abb. 4. Verstärkung der Evipannarkose: 50 mg/kg Evipan intravenös (↑) bei einer Vorgabe
von 5 mg/kg Megaphen subcutan (↓), bei Mäusen (Anordnung wie Abb. 3).

Da wir speziell bei unseren kleinen Tieren die Senkung der Körpertemperatur weitgehend mit der adrenolytischen Wirkung des Megaphen,
also mit dem capillarerweiternden Effekt, in Zusammenhang bringen
können, ergibt sich, daß die Wirkungsverstärkung der Narkotica nicht
nur mit den zentralen sondern auch mit den peripheren Effekten des
Megaphen zusammenhängt. Beim großen Tier und beim Menschen ist
der Einfluß der peripher adrenolytischen Wirkung auf die Körpertempe-

ratur wegen der relativ geringeren Oberfläche sehr viel weniger deutlich. Trotzdem kommt auch hier eine Vertiefung der Narkose bzw. eine Einsparung an Narkoticum zustande. Etwas anders sind die Verhältnisse bei Analgeticis gelagert. Die Verstärkung von morphinähnlichen Analgeticis durch Megaphen ist von COURVOISIER und von mir an mehreren Beispielen nachgewiesen worden. Ich konnte feststellen, daß die Analgeticaverstärkung im Gegensatz zur Narkoticapotenzierung viel weniger durch Abkühlungseffekte der Tiere beeinflußt wird. Hier dürfte es sich also mehr um rein zentrale Wirkungen von Megaphen handeln. Auf diese zentral-lähmenden Stoffe, zu denen auch die Antipyretica vom Pyramidontyp gehören, wirkt demnach Megaphen synergistisch. Demgegenüber gibt es eine große Gruppe von zentral-erregenden Stoffen, die Megaphen antagonistisch beeinflußt. In Tabelle 2 sind einige Beispiele zusammengestellt: In zahlreichen Tierversuchen (Zitterkäfig-Maus, weiterhin Feststellung der Überlebensquote) haben wir beobachtet, daß es leichter ist, die Erregung und auch Krämpfe durch diese Stoffe mit Megaphen

Tabelle 2.
Zentrale Wirkungen von Megaphen.

1. *Synergismus (Potenzierung)* mit
   Hypnoticis ⎫
   Narkoticis ⎬ lähmende Stoffe
   Analgeticis ⎪
   Antipyreticis ⎭

2. *Antagonismus* mit
   Coffein ⎫
   Pervitin ⎪
   Cardiazol ⎪
   Coramin ⎬ erregende
   Pikrotoxin ⎪ Stoffe
   Hexeton ⎪
   Cocain (geringe Dosen) ⎪
   Emetica (Apomorphin) ⎭

zu dämpfen, als umgekehrt die zentrale Megaphenwirkung durch sie aufzuheben. Gerade letzteres hätte für die Klinik besonderes Interesse. Jedoch kann ein Teil der Megaphenwirkung, z. B. Atemdepressionen nach hohen Dosen, auch bei Anwendung in dem sog. „lytischen Gemisch" („Cocktail lytique") im Tierexperiment besonders günstig durch Pikrotoxin und auch durch Hexeton, ein Campherpräparat, beeinflußt werden. Aus der Tabelle ist auch zu entnehmen, daß Megaphen auf das zentral wirksame Emeticum, Apomorphin, antagonistisch wirkt. Dies steht durchaus im Einklang mit der Klinik, wo sich ja Megaphen als ein gutes Gegenmittel bei zentralem Erbrechen erwiesen hat.

Bei der Diskussion über die Phenothiazinderivate steht ihre Wirkung auf Stoffwechsel und Körpertemperatur besonders im Vordergrund. Bereits COURVOISIER und Mitarbeiter und LOESER haben tierexperimentell gezeigt, daß nach einmaliger Megapheneinwirkung eine mäßige Stoffwechselsenkung resultiert (Versuche an Ratten), während bei wiederholter Megaphenverabreichung dieser Effekt nicht mehr nachweisbar ist, also Gewöhnung eintritt.

In Versuchen an geschorenen Meerschweinchen sind der Stoffwechsel-frage in letzter Zeit besonders HOFFMEISTER, VORMANN und WEESE

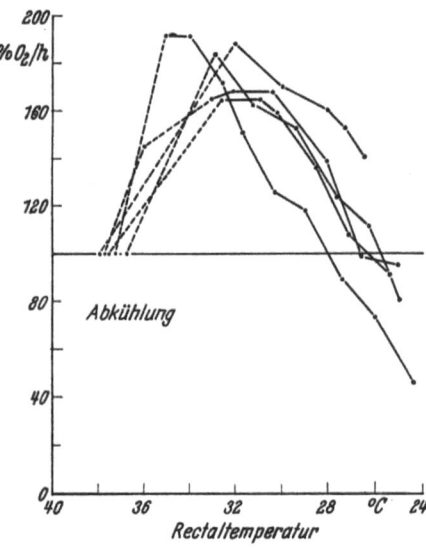

nachgegangen. In Erinnerung an WEESE, der diesen Versuchen besonderes Gewicht beimaß, möchte ich die Abb. 5—7 bringen: Abb. 5 zeigt, daß Kontrolltiere bei Einwirkung einer Außentem-peratur von 6⁰ mit einer mäch-tigen Stoffwechselsteigerung — wie bekannt — reagieren. In der Abbildung ist mit 100% auf der Ordinate der normale Sauerstoff-verbrauch bei 28⁰ Außentempe-ratur angegeben, auf der Ab-szisse die Rectaltemperatur. Die Messungen sind alle 15 min durch-geführt. Bei Verabreichung von Megaphen (Abb. 6) haben wir nach Abkühlung teilweise eine kontinuierliche Minderung der Stoffwechselgrößen zu verzeich-

Abb. 5. Sauerstoffverbrauch von Meer-schweinchen bei Abkühlung (Kontrollver-suche, Erklärung im Text).

nen, teilweise aber erhebliche Stoffwechselsteigerungen — letztere bei unruhigen Tieren — wobei die Steigerung das Ausmaß der Kontrollen

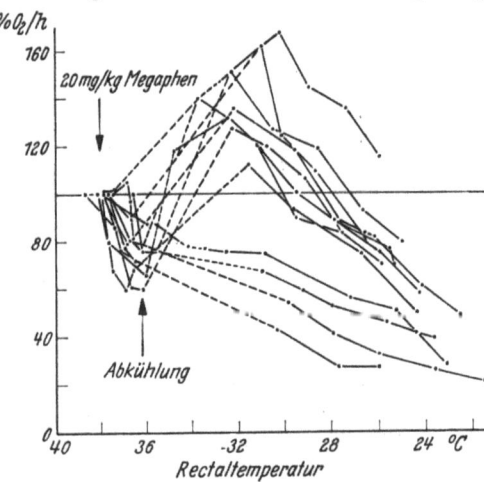

nicht erreicht. Auch bei Anwendung von Atosil, einer der Komponenten der „lytischen Mischung", kam es bei Abkühlung zu einer Stoffwechselsteigerung und schließlich in ähnlicher Weise nach Dolantin. Wird jedoch die „lytische Mi-schung" in der üblichen Zusammensetzung: Atosil-Megaphen-Dolantin im Ver-hältnis 1:1:2 subcutan in-jiziert, so sehen wir aus-nahmslos einen starken Abfall des Sauerstoffver-brauches entsprechend der abfallenden Körpertempe-

Abb. 6. Sauerstoffverbrauch von Meerschweinchen bei Abkühlung nach 20 mg/kg Megaphen subcutan.

ratur, wie Abb. 7 aufweist. Dies ist wohl eine gute tierexperimentelle Bestätigung der klinischen Effekte durch diese Kombination. BÉNITTE, einer der aktivsten Pioniere auf diesem Gebiet, hat am Hund nach Entblutungsschock oder schwerem Trauma mit dem „Cocktail lytique" bei gleichzeitiger Anwendung von Eis ganz ähnliche Befunde herbeizuführen vermocht, wie seine gelegentlich des Pharmakologenkongresses in Bonn 1953 vorgewiesenen Kurven eindrucksvoll aufzeigten. Den gleichen Effekt, nämlich starke Herabsetzung des Stoffwechsels, sah ich bei Verwendung von *Cetarin* an Stelle von Dolantin in Versuchen an Ratten (Abb. 8, bisher nicht veröffentlicht), wobei der Anteil von Atosil und Megaphen ganz erheblich herabgesetzt werden konnte. Diese Wirkung ist nicht zuletzt auch auf den starken Kühleffekt des Cetarin zurückzuführen.

Es entsteht natürlich die Frage nach dem Mechanismus dieser Stoffwechselwirkungen. Wie sich in Kontrollversuchen mit reinen Adrenolyticis zeigen ließ, werden bei Kombination mit Narkoticis, z. B. mit Luminal, ebenfalls deutliche Stoffwechselsenkungen festgestellt. Wir möchten daraus schließen, daß ein ganz erheblicher Teil der

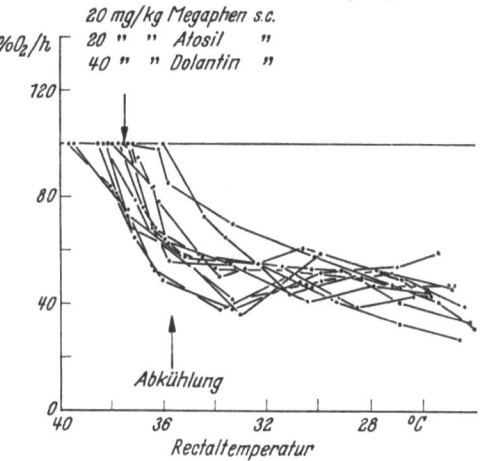

Abb. 7. Sauerstoffverbrauch von Meerschweinchen bei Abkühlung nach Einwirkung der „lytischen Mischung".

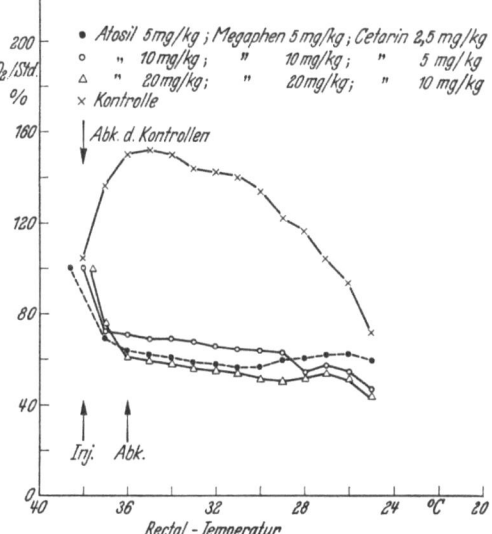

Abb. 8. Sauerstoffverbrauch von Ratten bei Abkühlung nach „Einwirkung einer lytischen Mischung" aus Atosil-Megaphen-Cetarin im Vergleich zu unbehandelten Kontrolltieren.

Stoffwechselwirkung der Megaphenkombinationen auf seiner adrenolytischen, also der capillarerweiternden Wirkung beruht. Wir machen — um einen alten Vergleich herbeizuführen — mit Megaphen das Fenster auf und lassen die Wärme hinaus. Es läßt sich also ein erheblicher Teil der

Stoffwechselwirkung als peripherer Natur erklären. Hinzu kommen aber zweifellos noch andere Komponenten, die in erster Linie zentral bedingt sind: Hierher gehört die Ruhigstellung der Muskulatur, der starke, so charakteristische Muskeltonusverlust unter Megaphen, auch die Atemdepression, alles Faktoren, die natürlich mit einer Herabminderung des O_2-Verbrauches verbunden sind. Durch Analgetica vom Typ des Dolantin oder Cetarin werden solche Wirkungen verstärkt. Wir glauben, daß eine unmittelbare Einwirkung auf das Wärmeregulationszentrum für eine Erklärung der Megaphenwirkung nicht unbedingt erforderlich ist, eine Ansicht, die auf der Pharmakologentagung 1953 auch THAUER vertrat. Die Megaphenwirkungen sind jedoch mit reinen Adrenolyticis nicht zu erreichen, da diesen die zentralen Komponenten, so wie wir sie besprochen haben, mehr oder weniger fehlen.

Die zentralen Wirkungen des Megaphen sind von PERUZZI und FORNI mit einer spezifischen Senkung der Gewebsatmung der Hirnsubstanz in Zusammenhang gebracht worden: Sie geben im Warburg eine Beeinflussung bei einer Konzentration von 10^{-6} molar an. Wir sind ebenfalls dieser Frage nachgegangen, fanden aber keine so grundsätzlichen Unterschiede in der Atmung von Hirn- und Lebergewebe wie diese Autoren.

Auf einige Wirkungen sei aber hier hingewiesen, die darauf hindeuten, wie sehr Megaphen auf viele Lebensvorgänge hemmend einwirkt: So werden Zellteilungen pflanzlicher und tierischer Zellen gebremst. Solche Feststellungen stammen von DECOURT an Seeigeleiern, von PETERS und LEHR an den Wurzelspitzen von Bohnen, von mir mit KREISKOTT (bisher nicht veröffentlicht) an Ascariseiern[1]. Diese Wirkungen sind reversibel, an den Ascariseiern noch bei Konzentrationen, die etwa eine Zehnerpotenz über den therapeutischen lagen. Selbstverständlich gibt es hohe, therapeutisch uninteressante Konzentrationen, bei denen sie irreversibel werden.

Zum Schluß ein paar Worte zum *Schicksal* des Megaphen *im Organismus!* Versuche über die Verteilung des Stoffes mit einem Isotopenpräparat (markierter Schwefel) sind eingeleitet. Ihr Ergebnis ist noch nicht spruchreif. Nach persönlicher Mitteilung von POPPE-Göttingen findet sich nach einigen Stunden ein auffällig hoher Anteil von S^{35} in der Haut und in den Nebennieren.

Nach Megaphen erhält man einen auffällig geringen Blutspiegel, im Harn wird nur relativ wenig wieder ausgeschieden, z. B. innerhalb von 3 Tagen nur etwa 4—6% der injizierten Dosis (COURVOISIER). Dieser Befund macht wahrscheinlich, daß der Stoff im Organismus weitgehend abgebaut wird. In eigenen, bisher nicht veröffentlichten Versuchen, zusammen mit v. EICKEN habe ich nachgewiesen, daß 2stündiges Schütteln

---

[1] Die Versuche an Ascariseiern wurden bei gleichzeitiger Anwendung von Hyaluronidase ausgeführt, um ein besseres Eindringen von Megaphen in das Eiinnere zu ermöglichen.

von Megaphenlösungen einer Konzentration von 10^{-3}—10^{-4} molar bei Körpertemperatur im Warburg-Apparat mit Leberschnitten etwa die Hälfte des Stoffes abbaut. Die Leber ist also an der Ausschaltung dieser Substanz weitgehend beteiligt, sicher aber auch andere Gewebe, dies lassen zur Zeit laufende Versuche erkennen. Wie ich in Versuchen mit chronischer Verabreichung von Megaphen an Kaninchen und Katzen nachweisen konnte, wird das Lebergewebe auch nach monatelanger Einwirkung hoher Mengen nicht geschädigt. Die Cholerese wird nicht beeinflußt.

Mit meinen Ausführungen sind nur einige Punkte aus diesem großen Fragenkomplex herausgegriffen. Die Zeit ist nicht hinreichend, um viele interessante Probleme, die noch offenstehen, zu beleuchten. Hierher gehört z. B. die Frage der Einwirkung auf die innersekretorischen Drüsen u. a. Es ist mir daher auch nicht möglich gewesen, viele umfangreiche und wertvolle wissenschaftliche Arbeiten im einzelnen zu würdigen.

Literatur.

BEIN, H. J., u. R. MEIER: Schweiz. med. Wschr. **1951**, 446—452. — BÉNITTE, A.: Arch. exper. Path. u. Pharmakol. **222**, 20—41 (1954). — COURVOISIER, S., J. FOURNEL, R. DUCROT, M. KOLSKY et P. KOETSCHET: Arch. internat. Pharmacodynamie **92**, 305—361 (1953). — DECOURT, PH., M. BRUNAND et S. BRUNAND: C. r. Soc. Biol. Paris **147**, 1602—1605 (1953). — FILK, H., K. RITTER, E. STÜRMER u. A. LOESER: Klin. Wschr. **1954**, 265—266. — FRIEBEL, H.: Arch. exper. Path. u. Pharmakol. **222**, 77—78 (1954). — HOFFMEISTER, F., R. VORMANN u. H. WEESE: In Handbuch von KILLIAN-WEESE, Die Narkose. S. 643—644. Verlag: Georg Thieme 1954. — KEWITZ, H.: Arch. exper. Path. u. Pharmakol. **222**, 235—237, 323—329 (1954). — KEWITZ, H., u. H. REINERT: Ärztl. Wschr. **1953**, 732—735. — KONZETT, H.: Arch. exper. Path. u. Pharmakol. **188**, 349—359 (1938). — LABORIT, H.: Arch. exper. Path. u. Pharmakol. **222**, 41—58 (1954). Dort weitere Literatur. — MALORNY, G.: Arch. exper. Path. u. Pharmakol. **222**, 73 (1954). — MARQUARDT, P.: Arch. exper. Path. u. Pharmakol. **222**, 74—75 (1954). — THAUER, R.: Arch. exper. Path. u. Pharmakol. **222**, 80 (1954). — WEESE, H.: Arch. exper. Path. u. Pharmakol. **222**, 15—20 (1954). — WERNER, G.: Arch. exper. Path. u. Pharmakol. **222**, 168—169 (1954). — WINTER, CH.: J. of Pharmacol. **94**, 7—11 (1948). — WIRTH, W.: Neuro-Chirurgen-Kongreß München 1953 (im Druck). — Arch. exper. Path. u. Pharmakol. **222**, 75—76 (1954). — ZIPF, H. F., u. R. ALSTAEDTER: Arzneimittel-Forsch. **4**, 14—19 (1954).

XVII.
Physiologische Beobachtungen über die experimentelle Hypothermie beim Hunde.

Von

CARL WEGELIUS und JOHN LIND (Stockholm).

Mit 8 Textabbildungen.

Referat.

Im Rahmen der zugelassenen Zeit wird sich unsere Mitteilung auf einige zirkulationsphysiologische Beobachtungen beschränken. Die

experimentell hervorgerufene Hypothermie provoziert bei allen warm-
blütigen Nichtwinterschläfern einzigartige, gewaltige Umstellungen der
Zirkulation, die klinisch äußerst bedeutungsvoll sind. Die hier von uns
erwähnten Versuchsresultate sind beim Hunde erzielt worden, sie scheinen

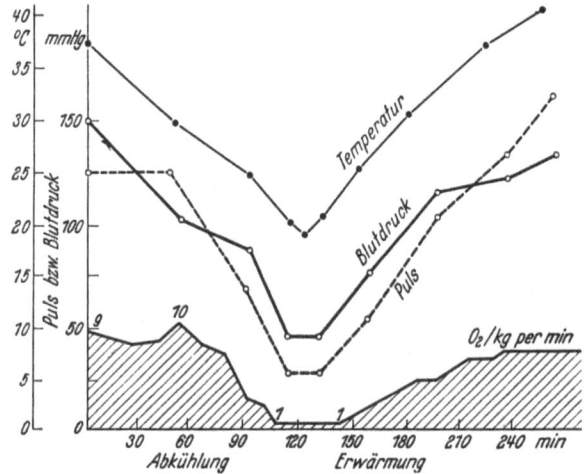

Abb. 1. Typische Relationen zwischen Temperatur, Blutdruck, Pulsfrequenz und Sauerstoffverbrauch, wie sie bei der Immersionshyperthermie beim Hunde (18° C) zu sehen sind.

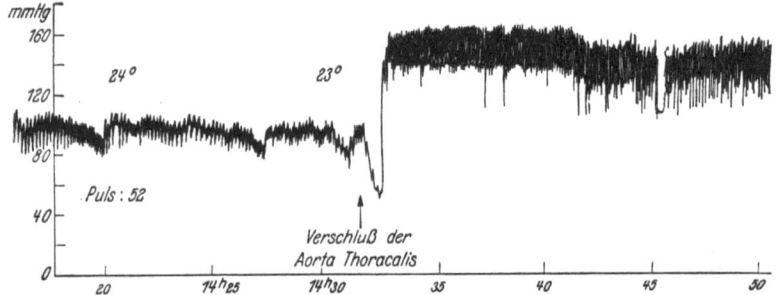

Abb. 2. Der Blutdruck ist gestiegen nach Abschließung der Aorta thoracica von innen
durch einen Katheter, der in die A. femoralis eingeführt und mit einem in situ aufgeblasenem Gummiballon versehen war. Der Hund war dabei bis zu einer Körpertemperatur
von 23° C abgekühlt worden.

aber durchgehend auch für andere nichtwinterschlafende Warmblüter
charakteristisch zu sein.

　　1. Die Relationen zwischen Temperatur, Blutdruck, Pulsfrequenz und
Sauerstoffkonsumption gehen aus Abb. 1 und entsprechendem Bildtext
hervor. Zur Beseitigung einer fatalen Senkung des Blutdruckes und mit
Rücksicht auf die Beibehaltung befriedigenden Coronar- und Gehirnzirkulation haben wir mit A. Juvenelle die thorakale Aorta erfolgreich
von innen geschlossen mit Hilfe eines in die Femoralarterie eingeführten
Katheters mit in situ aufgeblasenem Gummiballon (Abb. 2).

2. Das Abnehmen der Pulsfrequenz und das Übergehen der Herztätigkeit bei einer kritischen Temperatur in ein fatales Kammerflimmern
wird durch Abb. 3 erleuchtet.

3. Es wurde untersucht, inwiefern es dank der extrakorporalen Zirkulation mit artifiziellem Herz und künstlichen Lungen möglich ist, die
Versuchstiere während des Kammerflimmerns und nach demselben, das
bei einer Senkung der Körpertemperatur unter 20⁰ auftritt, am Leben zu
erhalten. Die Tiere wurden nach
Initialnarkose mit Nembutal in
einem Eiswasserbad abgekühlt. Die
Zirkulation wurde bei einer Körpertemperatur von ungefähr 20⁰ C
von dem artefizeillen System übernommen. Das Blut von der venösen
Seite wurde durch eine Kanüle
herausgeleitet, mit Sauerstoff

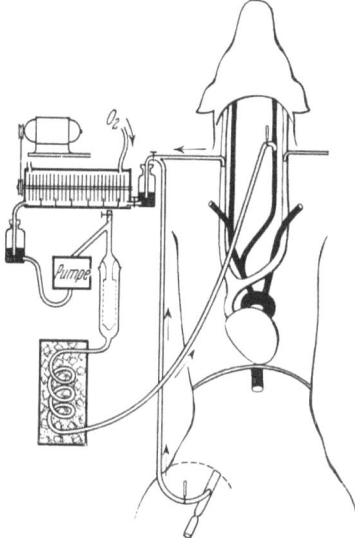

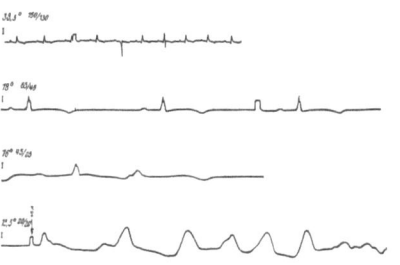

Abb. 3. Typische Veränderungen des EKG,
die während der Immersionshyperthermie
beim Hunde auftreten. Das normale EKG
(oben) wurde bei einer normalen Körpertemperatur von 38,5⁰ C erhalten. Bei 18⁰ C
tritt schon eine ausgesprochene Bradykardie
auf; der QRST-Komplex ist im ganzen aus-
gezogen. Bei einer Temperatur von 16 bis
15,5⁰ C erscheinen die typischen Unregelmäßigkeiten einschließlich
Kammerflimmern.

Abb. 4. Schematische Darstellung der Anordnung der extrakorporalen Zirkulation
bei Abkühlung des Blutes und dadurch
erzielter Hypothermie. Der venöse Blutkreislauf ist weiß und der arterielle schwarz
gezeichnet. Links oben befindet sich die
künstliche Lunge zur Sauerstoffsättigung
des Blutes, unter dieser sieht man einen
Pumpmechanismus, der das Blut durch
eine Kühlschlinge zum Körper
weiterbefördert.

gesättigt und in die A. carotis sinistra eingepumpt. Die Abkühlung
wurde bis zu einer Temperatur von 11—13⁰ C fortgesetzt; Kammerflimmern trat bei einer Temperatur von ungefähr 19—14⁰ C auf.
Nach gleichzeitigem Kammerflimmern und gleichzeitiger Perfusion von
1¹/₂—3 Std Dauer wurde der Hund in einem Warmbad wiedererwärmt.
In einzelnen Fällen wurde der Herzrhythmus dabei spontan reguliert,
meistens gingen aber die Tiere ein, wenn keine Maßnahmen getroffen
wurden um das Flimmern abzubrechen. Es konnte dann (nach Angaben
von A. JUVENELLE) gezeigt werden, daß ein erfolgreiches Entflimmern
mit Elektroschock von 0,2 sec Dauer bei einer Stromstärke von 160 bis

300 Volt und 3—5 Ampère durch große Elektroden, die sich beiderseits
auf der intakten Brustwand befanden, möglich war. Die Wiedererwärmung der Tiere und die Regulierung ihrer Herztätigkeit gelangen nachher fast ausnahmslos. Die Mehrzahl der Tiere ging aber rund 10 Std
später an schockähnlichen Symptomen ein. Die Resultate sprechen
dafür, daß man vom Gebrauche einer Kombination von tiefer Hypothermie mit extrakorporaler Zirkulation und artifiziellem Lungen-

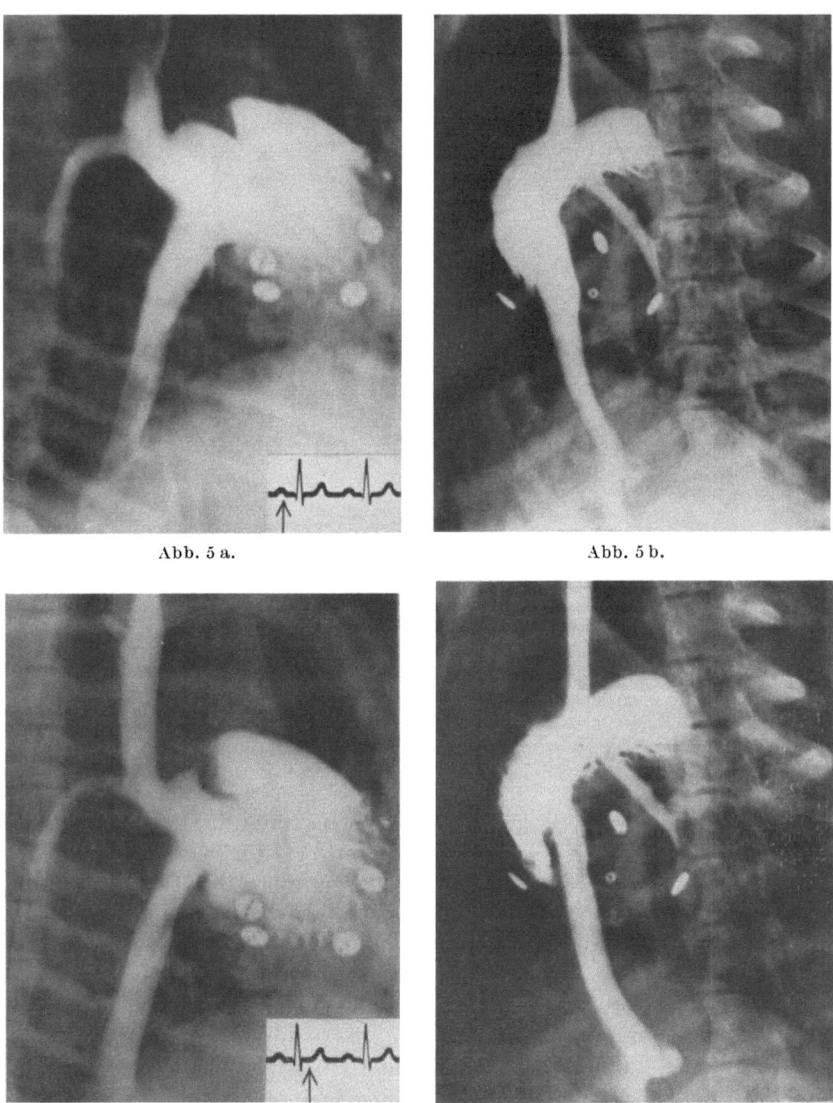

Abb. 5 a.   Abb. 5 b.

Abb. 5 c.   Abb. 5 d.

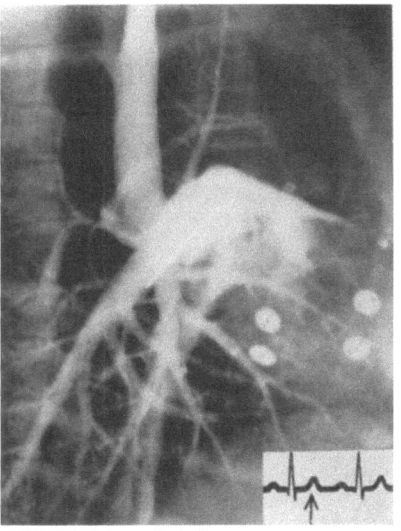 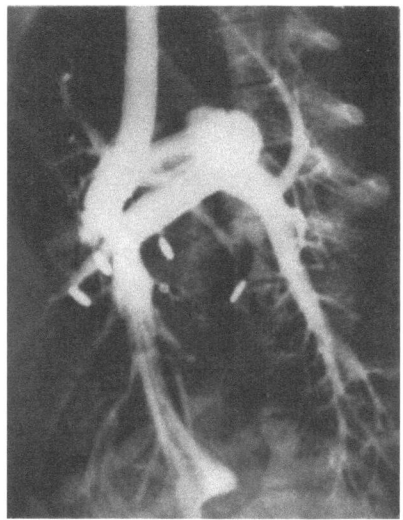

<table>
<tr><td>Abb. 5 e.</td><td>Abb. 5 f.</td></tr>
</table>

Abb. 5 a—f. Angiokardiographie beim Hunde während der Immersionshypothermie (19° C). Die Bilder wurden paarweise in zwei senkrechten Ebenen aufgenommen; die Intervallen betrugen 0,08 sec, die Exponierungszeit war 0,02 sec. Die 4 Metallknöpfe, welche sich innerhalb des Herzens befinden, wurden bei einer früheren Operation an bestimmten Stellen der Herzklappen und inneren Herzwand fixiert, um eine dreidimensionale Erfassung der inneren Herzdynamik zu ermöglichen.

Herzsystem bei der kardiovasculären Chirurgie gewisse Vorteile zu erwarten hätte.

4. Es wird über gleichzeitige Versuche relatiert, bei welchen der hypothermische Zustand anstatt nur mit Hilfe des Wasserbades auch

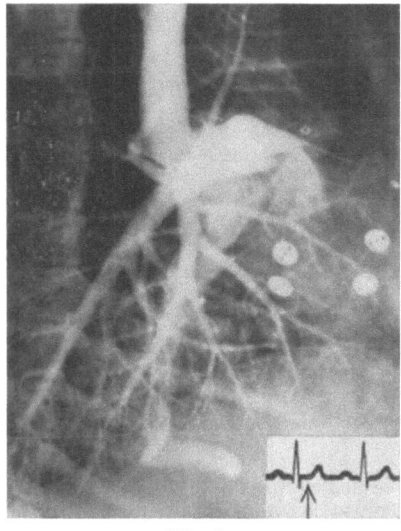 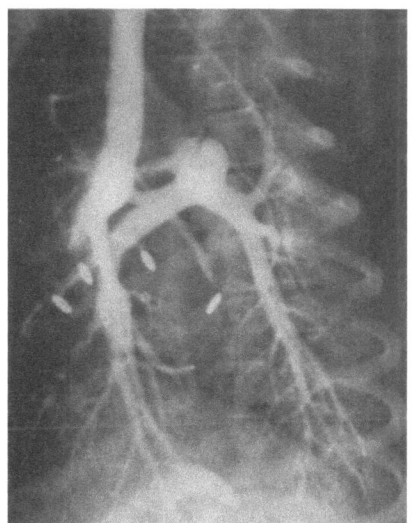

<table>
<tr><td>Abb. 6 a.</td><td>Abb. 6 b.</td></tr>
</table>

8*

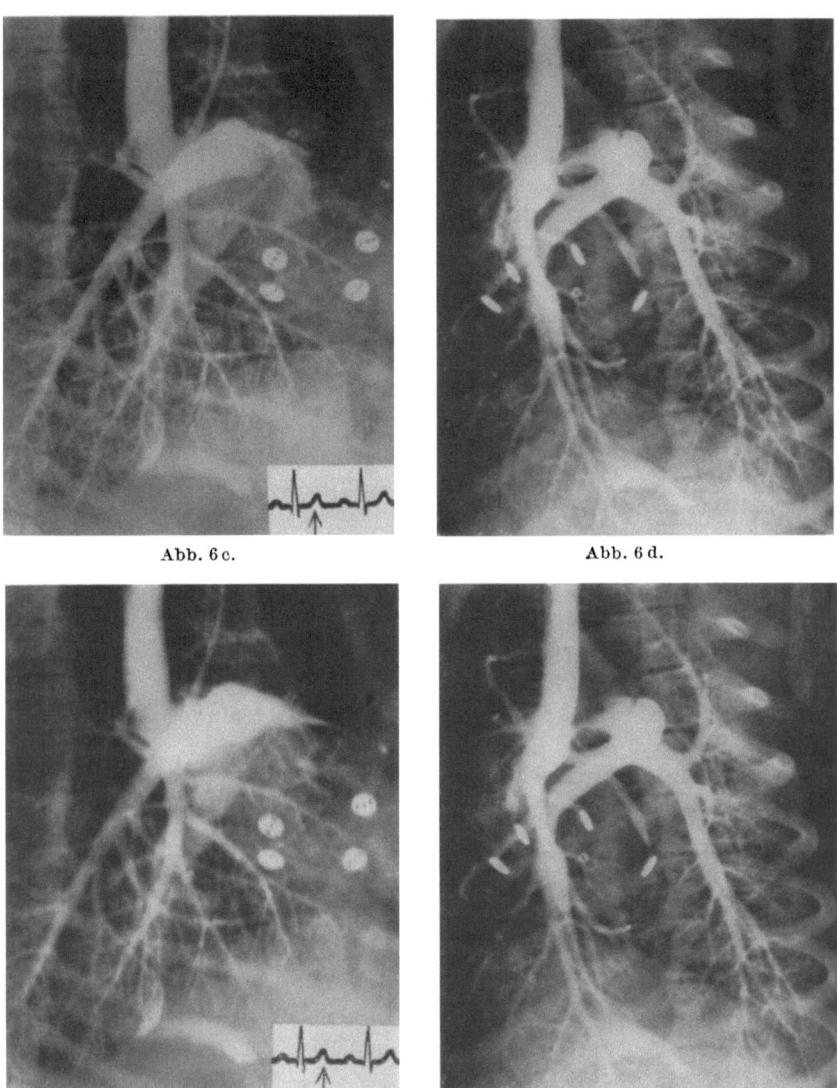

Abb. 6 c.   Abb. 6 d.

Abb. 6 e.   Abb. 6 f.

Abb. 6 a—f. Fortsetzung derselben Angiokardiographie, die in Abb. 5 dargestellt ist. Alle drei Bildpaare wurden während der gleichen Kammerkontraktion aufgenommen (s. synchrones EKG). Infolge der Hypothermie ist die Kammerkontraktion äußerst schwach und kann angiokardiographisch nicht nachgewiesen werden. Die Lungenzirkulation weist vollständigen Stillstand auf.

durch Abkühlung des Blutes in dem artifiziellen Zirkulationssystem erreicht wird (Abb. 4).

5. Die Verlangsamung bis zu praktisch genommenem Stillstand der Blutzirkulation wurde angiokardiographisch visualisiert (Abb. 5 und 6).

6. Die durch Hypothermie ermöglichten intrakardialen Operations-
bedingungen wurden unter anderem zum Anlegen von Metallindicatoren
in bestimmten Punkten innerhalb des Herzens benutzt; dabei konnte
man nach Heilung der Operationswunde röntgenologisch in situ am
lebenden Herzen die innere kardiale Dynamik bei normaler Körpertemperatur und während der Hypothermie
studieren.

7. Die Resultate von einer Versuchsserie (diese wurden in Zusammenarbeit
mit P. OLSSON ausgeführt) werden erörtert
bzw. Versuche besprochen, die Hypothermie mit einer bestimmten Calcium-
verabreichung zu verbinden. Anstatt zu
fibrillieren ging das Herz dabei in Asystole
über; dies geschah bei einer Temperatur
von 9—11⁰ C. Mit dieser Methode hat
man die Temperatur bis zu 7⁰C senken
können, und 4 von 6 Tieren überlebten
den Versuch.

8. In dieser Versuchsserie (auch in
Zusammenarbeit mit P. OLSSON ausgeführt) wurde das zentrale Nervensystem
bis ungefähr 10⁰ C durch Perfusion des
Gehirns mit kaltem Blut isoliert abgekühlt. Die Atmung hörte bei 24—25⁰ C
auf. Mydriasis erschien bei 15⁰ C. Der
Blutdruck begann bei 20⁰ C zu fallen und
erreichte bei 14—15⁰ C einen allgemein
als fatal angesehenen Tiefstand von nur
10—30 mm Hg; dieser Blutdruck konnte
bis zu 45 min unter fortgesetzter Abkühlung beibehalten werden, und 8 der 9 Versuchstiere überlebten (Abb. 7 und 8). Ein
anderer beachtenswerter Umstand ist,
daß die gewöhnlichen hypothermischen
Zirkulationsreaktionen mit einer Verlang-

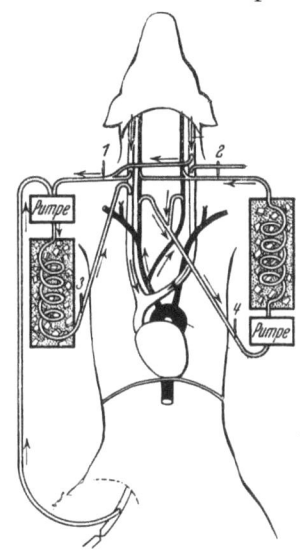

Abb. 7. Schematische Darstellung
der Anordnung der gleichzeitigen
Perfusion des Gehirns mit kaltem
Blut (Kühlschlange rechts) und
des übrigen Körpers mit warmem
Blut (Wärmeschlinge links). Die
Richtung der beiden Zirkulationen
wird mit Pfeilen angegeben. Der
venöse Blutkreislauf ist weiß,
der arterielle schwarz gezeichnet.
1 Thermometer zur Messung der
Temperatur des Blutes vom Gehirn; *2* Thermometer zur Messung
der Temperatur des Blutes zum
Gehirn; *3* Thermometer zur Messung der Temperatur des Blutes
zum Herzen; *4* Thermometer zur
Messung der Temperatur des
Blutes vom Herzen.

samung des Pulses bis zum Flimmern usw., unter diesen Versuchsbedingungen nicht auftraten, sondern daß die Herztätigkeit und das
EKG normal verblieben.

Die Hypothermie ist, wie bekannt, bei nichtwinterschlafenden Warm-
blütern mit beträchtlichen, sogar lebensbedrohenden Gefahren verbunden, was auch aus dem oben Angeführten hervorgeht. Es schien
deswegen dringend motiviert, durch pathologisch-anatomische Studien

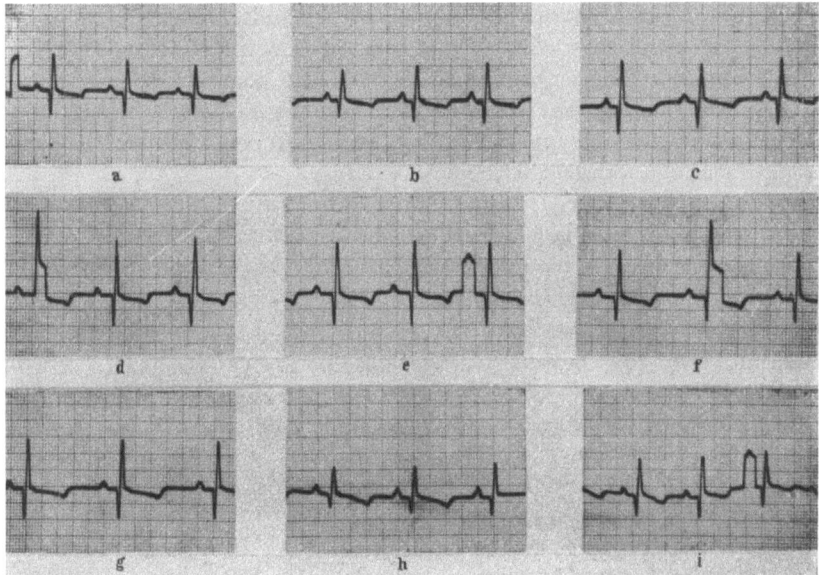

Abb. 8 a—f. Während des Versuches, welcher in Abb. 7 schematisch dargestellt ist, verbleibt das EKG normal bis zu Bluttemperaturen, die zum Gehirn 5° C und vom Gehirn 8,5° C betragen.

der experimentellen Hypothermie die dabei mitspielenden pathologischen Faktoren näher zu beleuchten versuchen. Unser Mitarbeiter, SARAJAS, wird im zweiten Teil unserer Vorführung über die von ihm erzielten vorläufigen Resultate dieser Studien berichten, die er in unserem Institut durchführt.

XVIII.
Beobachtungen über die Pathologie der experimentellen Hypothermie beim Hunde*.

Von

H. S. SAMULI SARAJAS (Helsinki **) und TORSTEN E. NILSSON (Stockholm).

Mit 2 Textabbildungen.

Referat.

Es ist bekannt, daß die Hunde, wie die Majorität der nichtwinterschlafenden Säugetiere, keine tiefere Hypothermie ertragen können. Bei Hypothermieversuchen an Hunden, vorausgesetzt, daß eine geeignete

* Aus der Pathologischen Abteilung der Königlichen Tierärztlichen Hochschule, aus der Pathologischen Abteilung des Sabbatsberg Hospital und aus dem Kardiovaskulären Forschungslaboratorium des Wenner-Gren Institutes, Stockholm, Schweden.
** Gegenwärtige Adresse: Norrtulls Hospital, Stockholm Va, Schweden.

Initialnarkose und eine artifizielle Respiration zur Anwendung kommen, tritt der Tod im allgemeinen unter dem Bilde von Kammerflimmern ein, wenn die Temperatur unter 20⁰ C sinkt. Wenn es gelingt das Herz zu defibrillieren und wenn die Hunde die Wiedererwärmung überleben, gehen sie gewöhnlich binnen kurzem jedenfalls ein, und zwar an einem akuten Tod[4]. Dieser posthypothermische Tod erfolgt in den meisten Fällen auch obgleich die Hunde nicht zur direkt letalen Temperatur, sondern nur bis zum Range von 20—25⁰ C abgekühlt werden[1, 4, 8]. Die Ursachen und Mechanismen dieses posthypothermischen Todes, der einer der zentralen Probleme der experimentellen Herzchirurgie ist, sind noch immer unbekannt. Um zusätzliches Licht auf diese Probleme zu werfen, haben wir systematische pathologisch-anatomische Untersuchungen an hypothermischen Hunden durchgeführt.

Die von uns untersuchten, 12 offenbar gesunden Hunde wurden mit einer intraperitonealen Injektion von Nembutal (30 mg/kg) narkotisiert und dann heparinisiert (2 mg/kg), wonach Intubation und für spezielle Messungen erforderliche Chirurgie schnell durchgeführt wurden. Während der Immersion im Eisbade wurden kleine Mengen von Äther appliziert um Schütteln und Zunahme des Muskeltonus zu verhindern. Diese Ätherapplikation und später eine artifizielle Respiration, die man bei einer Rectaltemperatur von 25—28⁰ C* einschaltete, wurden mit dem CRAFOORD-AGA Spiropulsator durchgeführt. Zusätzliche Drogen und Faktoren, welche die funktionellen und morphologischen Äußerungen der Hypothermie hätten modifizieren können, wurden bei diesen Untersuchungen vermieden.

Sechs von unseren Versuchstieren wurden bis zum Kammerflimmern, welches bei unseren Hunden bei der Rectaltemperatur von 16—20,3⁰ C auftrat, abgekühlt. Drei Tiere wurden bis zur Rectaltemperatur von 21⁰ C abgekühlt und dann unmittelbar getötet. Drei Hunde wurden gleicherweise abgekühlt, aber durch Regulierung der Temperatur des Bades wurde die Rectaltemperatur der Tiere 4—5 Std im Range von 21—23⁰ C gehalten, wonach sie wiedererwärmt und bei normaler Rectaltemperatur sofort getötet wurden, um mögliche terminale Erscheinungen zu eliminieren. Die Sektion wurde mit 3 Ausnahmen innerhalb 1 Std nach der Tötung der Tiere bzw. nach dem Auftreten des Kammerflimmerns durchgeführt. — Im folgenden werde ich die beachtenswertesten makroskopischen und mikroskopischen Sektionsbefunde darstellen.

Das *makroskopische Sektionsbild* zeigte bei allen Hunden eine offenbare Übereinstimmung. Der erste auffallende Befund war ein subcutanes Ödem, das in der Mehrzahl der Fälle deutlich zur Erscheinung

---

* Thermoelektrisch gemessen mit TE3, Elektrolab. Kopenhagen.

kam. Die Subcutis solcher Hunde war abnormal los und feucht. In der Bauchhöhle konnte eine seröse Transsudation, variierend von deutlicher Zunahme der Feuchtigkeit der serösen Häute bis zu echtem Ascites ad 75 cm³, beobachtet werden. Die Milz war in allen Fällen, wie die relativen Gewichte ergaben, stark vergrößert und hyperämisch durch Überfüllung ihrer Pulpa mit venösem Blut. An der Leber konnte in einzelnen Fällen makroskopisch nur eine leichte Hyperämie beobachtet werden. Dagegen wurde bei den meisten Hunden ein deutliches Gallen-blasenbettödem gefunden, welches ein makroskopischer Ausdruck für das Ödem im Leberparenchym ist. Ein durchlaufender Sektionsbefund war ein submuköses Ödem im Portalgebiet. Dieses Phänomen war besonders auffallend im oberen Dünndarm. Bei Untersuchungen der Brustorgane wurde in 1 Fall seröses Transsudat in den Pleurahöhlen gefunden. Die Lungen selbst waren meistens intakt. Nur in einigen Fällen konnte Lungenödem mit begleitenden emphysematösen und/oder atelektatischen Herden beobachtet werden. Das Herz aller unserer Hunde war bei der Sektion auffallend schlaff und von etwas teigiger Konsistenz und der rechte Ventrikel zeigte oft eine deutliche Dilatation. Bei 2 Hunden, welche nach Hypothermie wiedererwärmt wurden, konnten subendokardiale petechiale Blutungen am linken Ventrikel gefunden werden.

Bei der Beschreibung der *mikroskopischen Befunde* werde ich mich darauf beschränken, nur die morphologischen Veränderungen an den lebenswichtigen Organen, d. h. am Herzen, an der Leber und am Gehirn darzustellen. — Die Gewebsstücke aus diesen Organen wurden in 10%igem Formol, in erwärmter 20%iger Formollösung und in Carnoy-scher Flüssigkeit fixiert, in Paraffin eingebettet und mit Hämalaun-Eosin gefärbt. Die Fettschnitte wurden nach Formolfixierung am Gefrierschnitt mit Scharlach R gefärbt.

Sorgfältige histologische Untersuchungen des *Myokards* unserer Hunde ergaben Veränderungen sowohl am Parenchym als auch an den Gefäß- und Bindegewebsstrukturen. In allen Fällen wurde im Herz-gewebe ein interstitielles Ödem mit begleitendem perivasculärem Ödem gefunden. Diese Phänomene hatten ihre bevorzugte Lokalisation in den subendokardialen Anteilen des linken Ventrikels, wo auch die Gefäß- und Parenchymveränderungen am deutlichsten zur Erscheinung kamen. Als charakteristische Veränderung der Gefäße kann man die basophile, meistens spiralförmige Pigmentierung der Coronararterien und -arteriolen betrachten. Insbesondere bei Hunden, welche nach Hypothermie wiedererwärmt worden waren, konnte man zusätzlich eine offenbar durch ödematöse Durchtränkung der Wand entstandene Stenosierung kleinerer Herzmuskelarterien feststellen. Die morpho-logischen Zeichen der Schädigung des Herzparenchyms selbst waren auch, wie bereits betont wurde, in den subendokardialen Muskelschichten des linken Ventrikels am deutlichsten zu sehen. Die gerade subendokardial gelegenen Muskelfasern zeigten in der Mehrzahl der Fälle eine

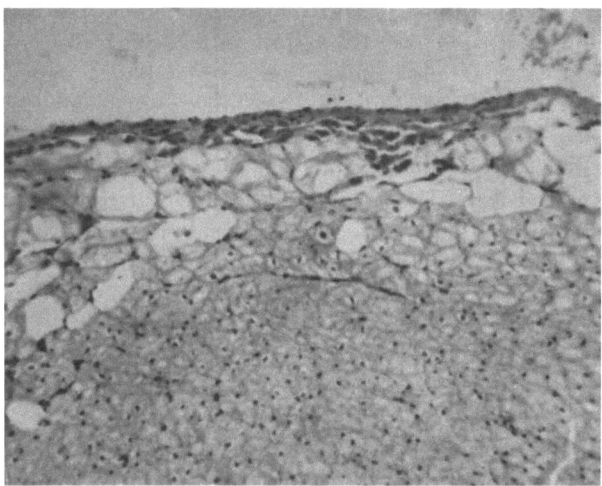

Abb. 1. Markierte Vacuolisierung der Zellen des Reizleitungssystems und beginnende Vacuolisierung mit perinucleärem Ausgang auch in den mehr oberflächlich liegenden Muskelzellen.

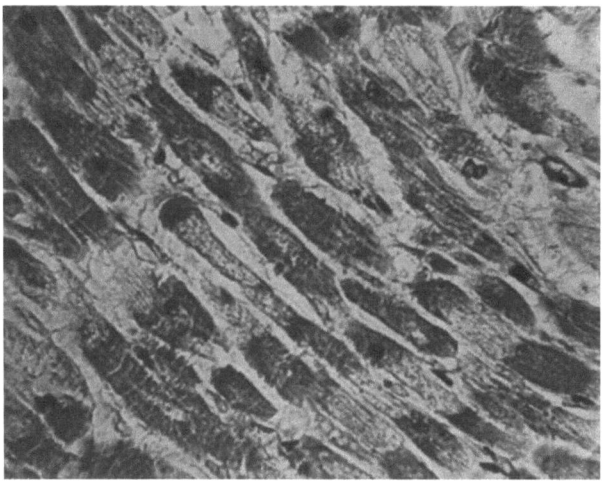

Abb. 2. Interstitielles Ödem sowie herdförmiger, kornartiger Zerfall des Sarkoplasmas (Sarkolyse) mit Verlust der eosinophilen Eigenschaften desselben.

ganz starke Anschwellung mit begleitender vacuoliger Umwandlung ihres Cytoplasma. Diese fettnegativen, optisch leeren Vacuolen waren oft so groß, daß nur leere Sarkolemmaschläuche zur Erscheinung

kamen. In etwas tiefer gelegenen Muskelschichten zeigten die Muskelfasern eine unterschiedliche Färbung und bei allen Tiergruppen zeigten
solche Gebiete herdförmige Abschnitte, in denen Homogenisierung und
Zerfall der Muskelfasern mit reaktiver bzw. ohne reaktive Leukocyten-
einwanderung festgestellt werden konnte. Auch die Zellkerne waren in
allen genannten Herzteilen schwer verändert. Neben dem Bilde der
Kernpyknose und Verbreiterung des perinucleären Feldes wurden einzelne Stadien der Kernauflösung gefunden.

Die histologische Untersuchung der *Leber* ergab Veränderungen,
welche in verschiedenen Tiergruppen deutliche Unterschiede in ihrer Ausbreitung und Intensität zeigten. Durchlaufende Befunde waren ein peri-
capilläres Ödem, d. h. eine Markierung der sog. DISSEschen Räume, eine
Verfettung der Endothelzellen und eine Hyperämie. Alle diese Veränderungen kamen in den zentralen Läppchenpartien am stärksten ausgeprägt
zur Erscheinung. Bei den bis zum Kammerflimmern abgekühlten Hunden
erschienen die ersten Anzeichen der degenerativen Parenchymveränderungen; die zentralen Läppchenzellen zeigten eine Anschwellung mit
schwach gefärbtem Cytoplasma. Bei Hunden, die nach Hypothermie
wiedererwärmt wurden, waren die wahrscheinlich mehr avanzierten
Stadien dieser Veränderungen zu sehen. Die zentrolobulären Leberzellen zeigten bei solchen Hunden eine fettige Degeneration und waren,
wie auch die Endothelzellen bei diesen Hunden, teilweise kernlos geworden. Neben diesen Veränderungen wurden in vereinzelten Fällen
disseminierte teilweise leukocytinfiltrierte miliäre Nekrosen gefunden.

Die histologische Untersuchung des *Gehirns* ergab in allen Fällen
ziemlich gleichwertige Befunde. Auch hier kamen die Anzeichen der
Extravasation deutlich zur Erscheinung. Im Bereiche aller Gehirnteile
konnte man ein mehr oder minder markiertes subpiales Ödem mit
Hyperämie der subpialen Gefäße feststellen. In der Gehirnsubstanz
selbst wurde ein perivasculäres und periganglionäres Ödem gefunden.
Auch die Ganglienzellen zeigten konstant morphologische Veränderungen. Wegen leichterer und sicherer Beurteilung dieser offenbaren
Ganglienzellenschaden werde ich kurz nur die Befunde an den PURKINJE-
Zellen des Kleinhirns beschreiben, da wir es hier mit einer charakteristischen, leicht zu beurteilenden Zellart zu tun haben. Neben wenigen noch
erhaltenen PURKINJE-Zellen zeigte die Mehrzahl derselben stark regressive
Veränderungen. Teils zeigten die PURKINJE-Zellen eine Schrumpfung
mit stark färbbarem Cytoplasma und Kernpyknose. In solchen pyk-
notischen Kernen konnte man kein Kernkörperchen finden. Teils
zeigten sie eine Schwellung und eine Ausnahme der normalen Färbbarkeit des Cytoplasma bis zu völligem Schwund der Zelle, wobei die
einzelnen Stadien der Kernauflösung zur Erscheinung kamen. Nicht

selten konnte man in diesen PURKINJE-Zellen zusätzlich eine vacuolige Umwandlung des Cytoplasma beobachten.

Auf Grund der beschriebenen Sektionsbefunde ist es wohl berechtigt festzustellen, daß die *Abkühlung der Hunde bis zur direkt letalen oder nicht direkt letalen Temperatur zu generalisierten Transsudationserscheinungen führt, wobei einige lebenswichtige Organe, wie das Herz, die Leber und das Gehirn histologisch nachweisbare Schädigungen zeigen, welche an sich teils reversibel, teils irreversibel sind, und daß diese Veränderungen nach längerer Hypothermie mit folgender Wiedererwärmung teilweise als mehr avanziert zur Erscheinung kommen.*

Unsere Untersuchungen bekräftigen völlig die wenigen pathologisch-anatomischen Befunde, wie subendokardiale Blutungen, Herzdilatation, Hyperämie am Portalgebiete, über welche man schon früher berichtet hat[2, 5, 6, 7]. In der Literatur findet man dagegen keine Mitteilungen über das von uns enthüllte mehr oder minder generalisierte Ödem mit begleitenden Organschädigungen bei hypothermischen Hunden. Die verschiedenen ätiologischen Faktoren, welche möglicherweise für die Entstehung dieses Sektionsbildes verantwortlich sind, verdienen in diesem Zusammenhang keiner Erörterungen. Bis auf weiteres will ich auch keine endgültige Stellung zur funktionellen Bedeutung unserer Sektionsbefunde, besonders *ad vitam*, nehmen. Um ihre Natur und mögliche funktionelle Bedeutung zu beleuchten, werde ich nur auf folgende klinisch-pathologische Korrelationen hinweisen. 1. Soweit wir wissen, hat man das Schicksal des verlorenen Plasma, welches sich in einer Zunahme des Hämatokrits bei den hypothermischen Hunden manifestiert[3, 4], nicht sicher interpretieren können. Unser Befund, das Trias: subcutanes Ödem, Höhlenhydrops und Organtranssudation scheint zu beweisen, daß die Zunahme des Hämatokrits bei den hypothermischen Hunden auf dem Plasmaaustritt in die Gewebsspalten beruht. 2. Die Natur des typischen Hypothermie-EKG, d. h. die Negativierung und Deformation des S-T und T, insbesondere in Ableitungen II und III[4, 8], welche auf schwere Störungen des Repolarisationsprozesses in der Kammermuskulatur hinweisen, ist noch immer undeutlich. Nach unseren pathologischen und elektrokardiographischen Untersuchungen ist es wahrscheinlich, daß diese EKG-Veränderungen wenigstens teilweise den von uns gefundenen subendokardialen Myokardschaden reflektieren. Die frequenten multifokalen Kammerextrasystolen, welche öfters dem Kammerflimmern vorangehen[2, 4] und welche bei unseren Hunden besonders während der Wiedererwärmung auftraten, können auch mit Myokardschädigung korreliert werden. 3. Es ist berichtet worden, daß die Hunde vor dem posthypothermischen Tod ikterisch sind[2]. Unsere histologischen Befunde an der Leber sprechen dafür, daß es sich um einen hepatocellulären Ikterus handelt. 4. Die beschriebenen Gehirnveränderungen, insbesondere die am Kleinhirn, stehen im Einklang mit der Tatsache, daß die Hunde ziemlich konstant nach der Wiedererwärmung typische Kleinhirnsymptome, d. h. Nystagmus, Ataxie und tonische Rigidität der Hinterextremitäten zeigen[4].

Im Rahmen dieser präliminären Studien will ich keine weiteren Diskussionen darstellen. Komplettierende Untersuchungen sind nötig. Von theoretischem und praktischem Interesse ist besonders die Frage, was für eine Rolle Temperatur, Dauer des Hypothermiezustandes, Qualität und Quantität der Initialnarkose, Respiration usw. in den klinischen und morphologischen Äußerungen der Hypothermie spielen. Solche vergleichende Studien sind schon eingeleitet und die Resultate werden später mitgeteilt werden.

Literatur.

[1] BIGELOW, W. G., J. C. CALLAGHAN and J. A. HOPPS: Ann. Surg. **132**, 531 (1950). — [2] BIGELOW, W. G., W. K. LINDSAY and W. F. GREENWOOD: Ann. Surg. **132**, 849 (1950). — [3] D'AMATO, H. E., and A. H. HEGNAUER: Amer. J. Physiol. **173**, 100 (1953). — [4] Eigene Beobachtungen. — [5] HEGNAUER, A. H., JEAN FLYNN and H. E. D'AMATO: Amer. J. Physiol. **167**, 69 (1951). — [6] HEGNAUER, A. H., W. J. SHRIBER and H. O. HATERIUS: Amer. J. Physiol. **161**, 455 (1950). — [7] JUVENELLE, A., A. BERGSTRAND, J. LIND, B. NORBERG, P. OLSSON u. C. WEGELIUS: Nord. Med. **51**, 229 (1954). — [8] OSBORN, J. J.: Amer. J. Physiol. **175**, 389 (1953).

XIX.

Arbeit aus dem Centre Chirurgical, Marie Lannelongue, Paris
(Direktor: Dr. O. MONOD) und der Medizinischen Univ.-Klinik Freiburg i. Br.
(Direktor: Prof. Dr. L. HEILMEYER).

Über die künstliche Unterkühlung.

Definition, tierexperimentelle Ergebnisse, klinische Anwendungsmöglichkeiten.

Von

ANDRÉ JUVENELLE (Paris) und WALTER SCHIESSLE (Freiburg i. Br.).

Mit 3 Textabbildungen.

Referat.

Seit einigen Jahren sind Begriffsbildungen, wie ,,pontenzierte Narkose", ,,künstlicher Winterschlaf" und ,,Hypothermie', in den Mittelpunkt des medizinischen Interesses gerückt. Diesen schlagwortartigen Formulierungen liegt der Versuch zugrunde, durch Anwendung von Pharmaka und Kälte die Anaesthesie im allgemeinen zu erleichtern, die Möglichkeiten der allgemeinen und operativen Chirurgie zu erweitern und nicht zuletzt die Behandlung innerer Krankheiten zu verbessern.

Tabelle 1. *Verschiedene Hypothermieformen mit ausgeprägter Temperatursenkung.*

Hypothermieformen	Wesen	Besonderheiten
1. *Natürlicher Winterschlaf* bei gewissen Säugetieren	Fakultativ-poikilothermer Zustand: Schlaf, Temperatursenkung, Reduktion des Stoffwechsels und aller Organfunktionen. Reaktionsvermögen erhalten	Auch im Wachzustand weniger stark ausgeprägte Homoiothermie
2. *Künstlicher Winterschlaf* (Hibernation artificielle)	Außerhalb des normalen Jahresrhythmus künstlich herbeigeführter Schlafzustand beim Winterschläfer	Die LABORITsche Hibernation artifizielle hat nichts mit dem Winterschlaf zu tun
3. *Allgemeine Kälteschäden* bei Säugetieren, die *ungeschützt* äußeren Kälteeinwirkungen ausgesetzt werden	Gegenregulation zur Konstanterhaltung des „inneren Milieus". Bei Temperaturabfall zunächst weitere Steigerung der Abwehrvorgänge, nach Erlahmen um 25°C Scheintod, um 20°C Kältetod	Unterscheidung zwischen: a) akuter oder schneller Unterkühlung b) langsamer Unterkühlung
4. *Künstliche Unterkühlung* (Hypothermie im engeren Sinne oder Refroidissement provoquée) a) geringgradige, bis 32°C b) mittelgradige, bis 25°C c) tiefe, unter 25°C	Nach einleitender Anaesthesie und künstlicher Beatmung, physikalische Temperatursenkung. Entsprechend der Hypothermie, Reduktion aller Lebensvorgänge. Keine Gegenregulationen	Unterhalb 25°C lebensbedrohend
5. *Abkühlung* (Réfrigération)	Örtliche, auf einen bestimmten Körperabschnitt beschränkte Temperatursenkung, ohne allgemeines Ziel	z. B. sog. Eisanaesthesie

Uns scheint, daß mit der Zunahme der Veröffentlichungen und Diskussionen über dieses gleichzeitig Physiologen, Pharmakologen, Anaesthesisten, Chirurgen und Internisten angehende Arbeitsgebiet nicht immer eine wissenschaftliche Klärung einherging. Im Gegenteil, es bestehen die verschiedenartigsten Auffassungen. Wir werden deshalb zunächst eine Definition der Hauptbegriffe der Hypothermie vornehmen (Tabelle 1).

Definition der verschiedenen Hypothermieformen.

1. Der *natürliche Winterschlaf* mancher Säugetiere (wie Igel, Hamster, Murmeltier) ist ein Schlafzustand in der kalten Jahreszeit mit nahezu vollkommener Angleichung der Körperinnentemperatur an die Außentemperatur. Es besteht entsprechend der Temperatursenkung eine erhebliche Reduktion des Stoffwechsels, alle Organfunktionen sind stark verlangsamt. Das Herz und die Atmung stehen aber niemals still. Die Wärmeregulation und die Ansprechbarkeit auf Reize bleiben erhalten. Jedenfalls wachen die Tiere beim Absinken der Kerntemperatur unter

ein gewisses Niveau (z. B. 3—5⁰ C) spontan wieder auf, erwärmen sich durch Bewegung, um dann wieder einzuschlafen.

Das Erreichen des tiefen Winterschlafes nimmt längere Zeit in Anspruch, das Erwachen mit gleichzeitiger Erwärmung kann in wenigen Minuten erfolgen.

Die *Ursachen* des Winterschlafes sind noch nicht genau bekannt. Sicher spielen jahreszeitlich bedingte Veränderungen der Hormondrüsen, das Auftreten eines bestimmten Kältegrades in der Umgebungstemperatur, Nahrungsentzug, tiefgradige Umstellungen der vegetativen Funktionen eine bedeutende Rolle.

Es braucht wohl nicht besonders darauf hingewiesen werden, daß es bis jetzt noch niemals gelungen ist, *künstlich* einen solchen Zustand bei nicht-winterschlafenden Säugetieren, noch weniger beim Menschen herbeizuführen.

2. Beim „*künstlichen Winterschlaf*" oder der „pharmakodynamischen Hibernation" nach LABORIT werden durch eine Reihe lytisch wirkender Medikamente, insbesondere durch die Phenothiazinderivate, die vegetativen Regulationsmechanismen und das zentrale Nervensystem stark gedämpft.

Weiter sollen, was in unserem Zusammenhang besonders interessiert, spezifische Wirkungen auf den Stoffwechsel und die Wärmeregulation erfolgen. Jedoch kann die temperatursenkende Wirkung nicht ausgeprägt sein, denn LABORIT sieht sich gezwungen das Prinzip der reinen „pharmakologischen Hibernation" aufzugeben und die Kälte in Form von Eisbeuteln anzuwenden, wenn er Temperaturen bis zu 30⁰ C erreichen will.

Vergleichen wir den natürlichen Winterschlaf mit dem „künstlichen Winterschlaf" nach LABORIT, so fallen erhebliche quantitative und qualitative Unterschiede auf. Wir wollen sie nicht besonders aufzählen, sondern ziehen nur die Schlußfolgerungen, die besagen, daß beide Mechanismen prinzipiell verschieden sind und nichts miteinander zu tun haben.

Die Bezeichnung *künstlicher Winterschlaf* möchten wir nur dem außerhalb des üblichen jahreszeitlichen Rhythmus auftretenden, *künstlich* herbeigeführten Schlafzustand des Winterschläfers vorbehalten. Wir schlagen vor, den Ausdruck „künstlicher Winterschlaf" im Sinne LABORITs ganz aufzugeben.

3. Der *allgemeine Kälteschaden*, d. h. die beim nicht oder nur oberflächlich anaesthesierten Warmblütler durch äußere Kälteeinwirkungen erfolgende Temperatursenkung und die damit einhergehenden Veränderungen aller Lebensvorgänge beschäftigt schon lange die experimentelle Medizin. Zunächst stand die Erforschung der Ursachen des Kältetodes im Vordergrund des Interesses. Es zeigte sich, daß jeder Warmblütler

bei intensiver Kälteeinwirkung (wie bei jeder andereren Aggression) mit Abwehrvorgängen antwortet, die der Aufrechterhaltung des „inneren Milieus" dienen. Im Falle der drohenden Unterkühlung erfolgt ein verstärkter Einsatz der Wärmeregulation. Der Stoffwechsel, das Atem- und Herzminutenvolumen erhöhen sich beträchtlich und die medullären Zentren sind in maximaler Erregung. Diese Abwehrvorgänge bedeuten eine enorme Belastung für den Organismus und führen schließlich zum Erlahmen der Gegenregulationen. Jetzt erst kann entsprechend dem Kerntemperaturabfall eine Reduktion aller Lebensvorgänge erfolgen. Es tritt Bewußtseinsverlust ein, der bei etwa 25⁰ C in Scheintod, und bei ungefähr 20⁰ C in den endgültigen Kältetod übergeht.

Als *Ursache* des Kältetodes werden folgende Theorien angenommen:

1. Lähmung der medullären Atmungs- und Kreislaufzentren.

2. Sauerstoffmangel infolge Absinken des Sauerstoffdruckes unter kritische Werte und damit einhergehend eine ungenügende Sauerstoffversorgung der Gewebe.

3. Herzstillstand, ohne oder mit vorausgehender Insuffizienz, durch direkte Kühlwirkung des Blutes.

Die Kältewirkung hängt aber nicht nur von dem Temperaturgrad als solchem, sondern auch von der Einwirkungszeit ab. So hat man eine *schnelle* oder *akute* Unterkühlung, bei der der Organismus gewissermaßen von der Kälte überfahren wird, von einer *langsamen* Unterkühlung zu unterscheiden. Bei letzterer treten neben reinen Kältesymptomen solche der *Erschöpfung* hinzu.

Das Unterkühlungsproblem wurde während des 2. Weltkrieges in Deutschland von WELTZ, v. WERZ, LUTZ, BÜCHNER, GROSSE-BROCK-HOFF und SCHOEDEL u. a. bearbeitet. Neben vertieften Einblicken in das Wesen des Kältetodes wurde als neues Behandlungsprinzip Unterkühlter die „schnelle Erwärmung" gefunden.

Nach dem Kriege war es in Amerika dann BIGELOW, der die Möglichkeiten einer tiefen Hypothermie für die Herzchirurgie erkannte. Durch seine Veröffentlichungen wurde die tiefe, künstliche Unterkühlung, von der wir jetzt sprechen wollen, zu dem heutigen therapeutisch aktuellen Problem.

4. Die *künstliche Unterkühlung* oder Hypothermie im engeren Sinne (hypothermie provoquée oder refroidissement) besteht aus einer einleitenden tiefen Anaesthesie mit anschließender trachealer Intubation zur künstlichen Beatmung. Die tiefe Anaesthesie bewirkt bekanntlich nicht nur Amnesie, Atonie und Areflexie, sondern lähmt auch die Wärmeregulation und die übrigen vegetativ gesteuerten Reflexvorgänge. Es tritt weiter eine Stoffwechselreduktion bis zu Grundumsatzwerten oder noch tiefer und eine leichte Temperatursenkung ein. (Wirkungen, die nicht nur auf die Phenothiazine beschränkt sind!) Durch

die künstliche Sauerstoffbeatmung soll die drohende Gewebshypoxie bzw. Anoxie verhindert werden.

Die notwendige tiefe Temperatursenkung wird durch physikalische Maßnahmen, wie Auflegen von Eisbeuteln, wirkungsvoller durch Eintauchen des Körpers in Eiswasser oder Anwendung von speziell konstruierten Kältedecken, am raschesten durch direktes Abkühlen des Blutes erreicht. Je nach dem Absinken der Kerntemperatur kann man bis 32° C von einer *geringgradigen* Unterkühlung, bis 25° C von einer *mittelgradigen* und unterhalb 25° C von einer *tiefen*, künstlichen Hypothermie sprechen. Während eine Temperatursenkung bis 25° C unter der angegebenen Methodik im allgemeinen nicht lebensbedrohend ist, häufen sich die Gefahren bei tiefer Unterkühlung. Im Tierexperiment tritt der Tod zwischen 10—20° C ein.

Um eine einschneidende Reduktion aller Lebensvorgänge, also eine Vita minima, zu erreichen, muß man — wie wir später noch zeigen werden — bis in die lebensgefährlichen tiefen Temperaturbereiche unterkühlen. Neben der unmittelbar drohenden Todesgefahr besteht immer die Möglichkeit des Auftretens irreversibler Gewebs- und Organschäden, die dann nachträglich das Leben gefährden können.

Die der Temperatursenkung nachfolgende *Wiedererwärmungsphase* enthält eigene und in mancher Hinsicht noch kompliziertere Probleme. Auch wenn die Normaltemperatur wieder erreicht ist, so bedeutet das noch nicht, daß alle anderen Funktionen ebenfalls normal ablaufen. Es muß mit der Möglichkeit von Spätschäden gerechnet werden und der Tod kann Stunden bis Tage oder noch später nach der tiefen Hypothermie eintreten.

5. Als *Abkühlung* (réfrigeration) bezeichnen wir eine örtliche, auf einen bestimmten Körperabschnitt beschränkte Temperatursenkung, ohne allgemeines Ziel. Der Chloräthylspray und die neuerdings bekanntgewordene sog. Eisanaesthesie, bei der eine Extremität durch Kälteapplikation auf 8—10° C abgekühlt wird, sind Beispiele.

Um den Autoren gerecht zu werden, die verschiedene Techniken der Hypothermie anwenden, schlagen wir vor, daß jeder definiert wie er vorgeht. Zum Beispiel beim Kranken X wurde eine künstliche Unterkühlung bis 25° C unter Verwendung eines Eiswasserbades durchgeführt. Als Anaesthetica dienten Äther, Curare oder Phenothiazinderivate u. a. An Stelle vielsagender Ausdrücke würden somit klare, präzise Angaben treten.

Eigene tierexperimentelle Untersuchungen zur tiefen, künstlichen Unterkühlung.

Es kann an dieser Stelle nicht auf das ganze Bild der tiefen künstlichen Unterkühlung im Tierexperiment eingegangen werden. Wir ver-

weisen auf unsere früheren, mit den Herren LIND und WEGELIUS durchgeführten Arbeiten und besprechen jetzt nur einige wesentliche Ergebnisse und Probleme.

Die tiefe Hypothermie bewirkt eine beträchtliche *Senkung des Stoffwechsels*. Bei einer Rectaltemperatur von 30° C ist der Sauerstoffverbrauch um etwa die Hälfte, bei 20° C auf etwa $^1/_{10}$ des Ausgangswertes
gesunken. Es erfolgt nicht, wie beim nicht oder nur oberflächlich
narkotisierten Tier, zunächst ein enormer Anstieg des Stoffwechsels,

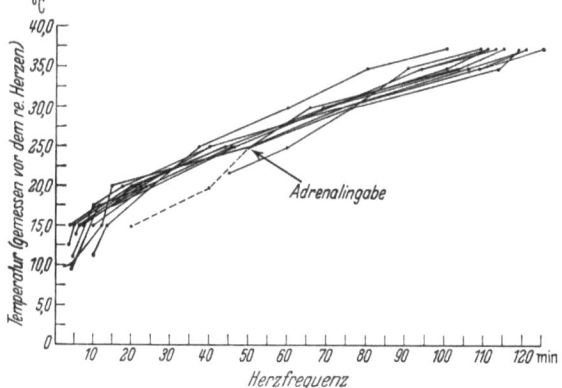

Abb. 1. Herzfrequenz in Abhängigkeit von der Temperatur bei Unterkühlung des Blutes
(bei 10 nach STARLING isolierten Hundeherzen).

sondern gleich zu Beginn fällt, entsprechend der Temperatursenkung,
auch der Sauerstoffverbrauch ab.

Aus dieser enormen Verminderung des Stoffwechsels zieht die
klinische Anwendung der Unterkühlung ihre Hauptvorteile. Die Frage
ist berechtigt, ob eine einschneidende Reduktion der Stoffwechseltätig-
keit nicht zu irreversiblen Zellschädigungen führe. Im allgemeinen
dürfte dies wohl nicht zutreffen, da entsprechend der Stoffwechselreduktion auch der Leistungsbedarf eingeschränkt ist. Doch sind z. B.
für die hoch differenzierten und sehr sauerstoffbedürftigen Nervenzellen
und Herzmuskelfasern bleibende Schädigungen nicht von der Hand zu
weisen. Das gilt ganz besonders für sehr tiefe Temperaturen und für die
der Unterkühlung nachfolgende Wiedererwärmungsphase.

Wie sich *Temperaturveränderungen auf die Organfunktion* auswirken,
soll am Beispiel des nach STARLING isolierten Hundeherzens gezeigt
werden (Abb. 1). Die aus 10 Versuchen gewonnene Kurve demonstriert
die Abhängigkeit der Herzfrequenz von der Herztemperatur. Sie
beweist einmal, daß man sehr tiefe Temperaturen erreichen muß, um
eine erhebliche Herzschlagverlangsamung, wie sie z. B. die „Chirurgie
des offenen Herzens" fordert, zu erreichen. Zum anderen ist auffällig,

daß die Gerade bei etwa 20° C einen Knick nach unten macht und somit eine Parabel-ähnliche Kurve entsteht.

An der Tatsache, daß alle *biologischen Vorgänge temperaturabhängig* sind, ist nicht zu zweifeln. Wir wissen, daß alle Organe und Funktionssysteme auf das Optimum von 37° C eingestellt sind. Erhöhung der Temperatur bedeutet Beschleunigung, Senkung der Temperatur Verlangsamung der Reaktionsabläufe. Als Regel für diese Änderungen dürfte das von der Chemie her bekannte VAN'T HOFFsche Gesetz, wo $Q_{10} = 2$—3 ist, gelten. Allerdings sind Einschränkungen zu machen, denn biologische Vorgänge sind im allgemeinen sehr komplizierte Kettenreaktionen. Für die ablaufende Reaktionsgeschwindigkeit gilt die langsamste Reaktion. Geht nun die Rolle als Schrittmacher von einer Reaktion auf eine andere über, so ist mit Änderungen im Kurvenbild, z. B. mit einem Knick oder Sprung zu rechnen.

Da alle biologischen Vorgänge von Fermenten bzw. Fermentsystemen gesteuert werden, so dürfte letzten Endes die Kältewirkung von der temperaturbedingt veränderten Arbeitsweise der Fermente, d. h. von ihrer fortschreitenden Hemmung oder ihrem Ausfall abhängen. Der Kältetod wäre demnach ein „Fermenttod".

Um die *Widerstandsfähigkeit der Gewebe gegenüber der Ischämie* zu prüfen, haben wir bei Hunden in tiefer Unterkühlung (20° C) die Blutzirkulation durch Abklemmen der Brustaorta unterhalb der A. subclavia unterbrochen. Die längste Abklemmung mit Rückkehr zum Normalzustand betrug $2^1/_4$ Std, während sich bei Normaltemperatur schon nach 30 min irreversible Lähmungen der unteren Extremitäten zeigen. Eine längere vollständige Unterbrechung der Coronar- und Gehirnzirkulation in tiefer Unterkühlung scheint uns jedoch immer schwere Organschäden nach sich zu ziehen. Die Experimente von LUTZ, die allerdings an Meerschweinchen durchgeführt wurden, sprechen zwar dagegen. Denn es gelang ihm, Tiere, deren Herzen bis 72 min stillgestanden hatten, allein durch eine rasche Erwärmung, künstliche Beatmung und Anwendung von Elektroschocks ohne erkennbaren Dauerschaden wieder zu beleben. Eine künstliche Blutzirkulation während des Herzstillstandes hatte nicht stattgefunden.

Bei unseren zahlreichen Unterkühlungsexperimenten an Hunden, die nach einer einleitenden tiefen Anaesthesie und unter künstlicher Beatmung vorgenommen wurden, trat der Tod gewöhnlich zwischen 20 und 10° C ein. Er erfolgte fast immer *durch Herzkammerflimmern*. Wie wir zeigen konnten, gelingt es regelmäßig, das flimmernde Herz zu normaler Kontraktion zu bringen, wenn eine künstliche Herz-Lungenapparatur in den Kreislauf des Tieres eingeschaltet und im Laufe der Wiedererwärmung durch Anwendung von Elektroschocks das Herz defibrilliert wird. Wir haben auf diese Weise alle Herzen einer Versuchs-

reihe von 16 Hunden nach einer Fibrillationsdauer von 35 min bis
$3^{1}/_{4}$ Std, bei einer entsprechenden Perfusionsdauer von 55 min bis 5 Std
defibrilliert. Die längste Fibrillationsdauer, die mit Überleben des
Tieres einherging, betrug 55 min, bei einer Minimaltemperatur von
14^{0} C.

Nach unserer Auffassung steht bei der tiefen künstlichen Unterkühlung das *Herz im Mittelpunkt des Geschehens.* Wir haben deshalb
zum Studium der direkten Kältewirkung auf das Herz, das von der

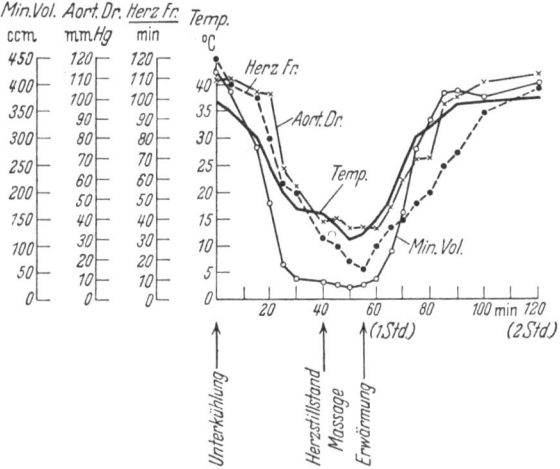

Abb. 2. Herzfrequenz, Aortendruck und Herz-Minutenvolumen in Abhängigkeit zur Temperatur bei langdauernder tiefer Abkühlung. Starlingpräparat (Hund Nr. 5, Gew. 10 kg).
Methode: Intubationsnarkose: 300 mg Pentothal, 1 mg Curare; O_2-Beatmung
mit CO_2-Absorption. Direktes Abkühlen und Erwärmen des Blutes.

Physiologie her bekannte Herz-Lungenpräparat nach STARLING verwendet. Es wurden in einer Versuchsreihe von 15 Hunden die Veränderungen von Herzfrequenz, Minutenvolumen, Aorten- und Venendruck
während direkter Unterkühlung und Erwärmung des Blutes registriert.

Als Beispiel einer *kurzen* tiefen Unterkühlung dient die Abb. 2,
während die Abb. 3 eine typische *langandauernde,* tiefe Unterkühlung
wiedergibt. Der Unterschied beider Kurvenbilder ist auffällig. Bleibt
man nur kurze Zeit im Bereich tiefer Temperaturen, so gelangt man durch
die nachfolgende Erwärmung regelmäßig wieder zu den Ausgangswerten.
Anders bei der langandauernden tiefen Unterkühlung. Hier waren in
unserem Beispiel der Aortendruck und das Minutenvolumen auf 0 abgefallen, das Herz schlug bei einer Temperatur von 9^{0} C noch 1 mal/min.
Die Kontraktionen waren wurmförmig, jedoch kräftig, bei entsprechend
langen Intervallen. Der Venendruck war verhältnismäßig wenig angestiegen. In dieser Periode, in der das Herz sich also 1—3mal kontrahiert
und sozusagen nur für sich lebt, d. h. keine Blutzirkulation mehr zustande

9*

bringt, ist es dann leicht möglich, den Ventrikel während längerer Zeit operativ zu eröffnen. In unserem Beipsiel hatten wir die rechte Herzkammer 40 min offen. Während den Kontraktionen quoll etwas Blut heraus. Nach dem Verschluß der Herzwunde arbeitete das Herz regelmäßig weiter. Erst bei der nachfolgenden Wiedererwärmung trat Herzkammerflimmern auf, das trotz Massage, intraventriculäre Adrenalin- und Calciuminjektionen sowie Anwendung von Elektroschocks nicht beseitigt werden konnte. Wir sind überzeugt, daß die künstliche

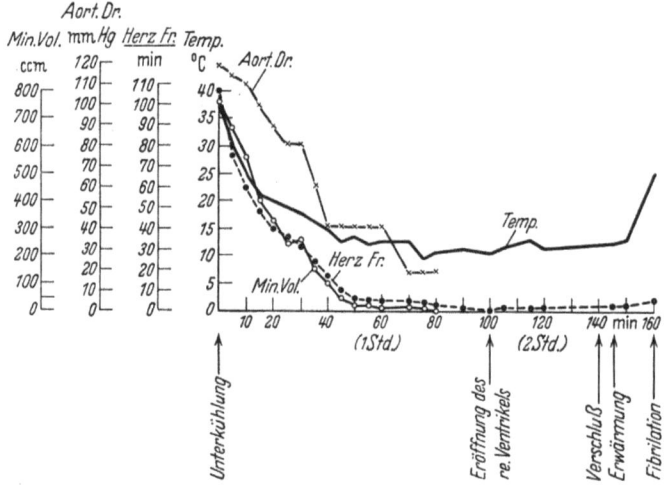

Abb. 3. Pulsfrequenz, Aortendruck und Herz-Minutenvolumen in Abhängigkeit zur Temperatur bei kurzer tiefer Unterkühlung. Starlingpräparat (Hund Nr. 10, Gew. 20 kg). Methode: Intubationsnkose: 500 mg Parentothal, 2 mg Curare; O₂-Beatmung mit CO₂-Absorption. Direktes Abkühlen und Erwärmen des Blutes.

Coronarzirkulation uns hierbei weiterbringen wird. Entsprechende Versuche sind bereits im Gange.

Wir haben die *Versuche von* BIGELOW und Mitarbeiter wiederholt und festgestellt, daß es möglich ist, bei 20⁰ C nach Abklemmung der beiden Venae cavae und der Azygos die Herzhöhlen ohne jegliche Blutung zu eröffnen und sie nach 10—15 min wieder zu verschließen. Die Mortalität in den Händen von BIGELOW, der zum ersten Male unter den beschriebenen Bedingungen operierte, war ungefähr 80%. Wir hatten eine etwas geringere Ziffer bei weniger Tieren.

Wir haben auch angefangen *bei bestehendem Herzkammerflimmern* unter Verwendung der oben beschriebenen Herz-Lungenapparatur zu operieren. Das Herz ist fast trocken, wenn es fibrilliert, und man wird kaum durch die vorhandene Coronarzirkulation gestört. Wir hoffen augenblicklich, durch Konstruktion einer verbesserten Herz-Lungenapparatur weiterzukommen.

Klinische Anwendungsmöglichkeiten der tiefen künstlichen Hypothermie beim Menschen.

Im Jahre 1940 haben SMITH und FAY und nach ihnen DILL und FORBES über die Behandlung von Krebskranken und Schizophrenen durch die Unterkühlung bis zu 23⁰ C berichtet. Die Erfolge waren ermutigend. Die Unterkühlung wurde auch mit Erfolg bei cyanotischen und asphyktischen Neugeborenen, nach vorausgehender Bronchospiration, bei künstlicher Atmung durchgeführt. Da bekanntlich die Wärmeregulation in diesem Alter noch nicht gut funktioniert, so erreicht man die Temperatursenkung einfach dadurch, daß man die Säuglinge unbedeckt läßt, anstatt sie — wie früher — in einem Wärmeschrank unter Normaltemperatur zu halten. Wie wir schon selbst beobachteten, werden die Kinder bei der Unterkühlung rosiger und atmen besser.

Die größte Verbreitung erlangte die tiefe künstliche Hypothermie am Menschen bisher in der Herzchirurgie. Aus Amerika liegen schon zahlreiche Berichte über erfolgreiche Operationen bei Temperatursenkung bis zu 20⁰ C mit oder ohne Hilfe einer künstlichen Herz-Lungenapparatur vor. Es muß jedoch gesagt werden, daß man bis heute mit Hilfe der Unterkühlung auch nicht mehr Herzfehler operieren konnte als dies ohne Hypothermie möglich ist. Der entscheidende Fortschritt, d. h. die Chirurgie des „offenen und trockenen" Herzens wird erst dann kommen, wenn es — wie wir glauben gezeigt zu haben — möglich ist, Kerntemperaturen von 10—15⁰ C während längerer Zeit und ohne Dauerschaden für den Organismus mit Sicherheit zu erreichen.

Die Möglichkeiten, die sich für die künstliche Anwendung der Kälte in der inneren Medizin ergeben, sind noch nicht abzusehen. Spekulative Überlegungen haben keinen Sinn, solange wir die Grundlagen der Hypothermie nicht besser beherrschen. Wir sind jedoch überzeugt, daß eines Tages die Anwendung der tiefen künstlichen Unterkühlung sich auf alle Zweige der Medizin ausdehnen wird.

Zum Schluß seien einige *spezielle Hinweise auf die Unterkühlungstechnik* angegeben, wie wir sie im Centre chirurgical in Paris, das unter Leitung von Dr. OLIVIER MONOD steht, anwenden.

Als Hauptprinzip dient, dem Organismus so wenig als möglich Medikamente und Anaesthetica zuzuführen; denn es hat sich gezeigt, daß diese in der Erwärmungsphase und noch später toxisch wirken können. Die Prämedikation wird demnach so sparsam wie möglich durchgeführt. Morphin und seine Abkömmlinge werden nie verwendet. Die Intubation erfolgt unter Pentothal und Curare. Zur eigentlichen Anaesthesie verwenden wir Äther, da es als Gasnarkoticum sofort wieder ausgeschieden wird. Je tiefer die Temperatur sinkt, um so weniger Anaesthetica werden notwendig.

Die eigentliche Unterkühlung erfolgt beim Kinde in einer, mit Eiswasser gefüllten Badewanne; beim Erwachsenen haben wir zunächst
mit Eisbeuteln die ganze Oberfläche des Körpers bedeckt, neuerdings
stehen uns speziell konstruierte Kältedecken, die mit Hilfe von Kälte-
bzw. Wärmemaschinen unterkühlt oder erwärmt werden, zu Verfügung.
Je nach dem Ausmaß der Körperoberfläche und der „Vitalität" des
Patienten geht die Unterkühlung verschieden schnell vor sich. Die
Anaesthesie muß immer tief gehalten werden, zumindestens darf kein
Kältezittern auftreten. Laufende Temperatur-, Puls-, Blutdruck- und
EKG-Kontrollen sind unerläßlich. Ab 25° C Kerntemperatur ist Vorsicht
geboten. Unter 21° C sollte nach dem heutigen Stand der Kenntnisse
nicht unterkühlt werden.

Wir verfügen bisher über 20 Fälle mit Eingriffen am Herzen (angeborene Mißbildungen und erworbene Klappenfehler), Lunge und Oeso-
phagus. Das Alter der Patienten war zwischen 6 Wochen und 60 Jahren.
Teilweise waren die Kranken in so schlechtem Zustand, daß sie mit
einer gewöhnlichen Anaesthesie nicht hätten operiert werden können. Der
postoperative Verlauf war — von einigen Ausnahmen abgesehen —
unkompliziert. Es kamen 4 Todesfälle in der Wiedererwärmungsphase
und 2 auf dem Operationstisch vor.

In der Hypothermie sieht der Patient blaß aus. Der Blutdruck
ist systolisch bis auf Werte von 50—70 mm Hg abgefallen. Die Pulsfrequenz ist reduziert. Die Spontanatmung ist erhalten, wenn auch verlangsamt, sofern kein Curare gegeben wird.

Während des operativen Eingriffes blutet es bedeutend weniger als
sonst. Die Organe fühlen sich kalt an. Die Blutstillung muß sorgfältig
vorgenommen werden, da es unter normalen Zirkulationsverhältnissen
zu Nachblutungen kommen kann. Wir sind bis heute sehr vorsichtig
vorgegangen und haben noch keine klar umgrenzte Indikationsstellung.
Wir glauben, daß die tiefe Unterkühlung bei sehr ausgedehnten und
blutreichen Operationen und bei stark operationsgefährdeten Patienten
angewandt werden kann. Sie kann speziell auch bei Operationen am
Herzen Verwendung finden. Wir sind aber, wie wir bereits betonten,
noch nicht soweit um eine so einschneidende Reduktion aller Lebensvorgänge mit Sicherheit zu beherrschen zu können wie sie z. B. die
„Chirurgie des offenen Herzens" fordert.

Der Klinik kann, beim heutigen Stand des Wissens, diese neue
Methode noch *nicht* ohne weiteres empfohlen werden. Die Gefahren
sind zu groß, so daß man mehr schaden als nützen und außerdem
das Leben eines Menschen unnötig gefährden würde. Wer sich mit der
Anwendung der tiefen, künstlichen Unterkühlung am Menschen beschäftigt, darf dies nur nach ausgedehnten tierexperimentellen Erfahrungen tun.

Schlußbetrachtungen.

Die Methode der tiefen, künstlichen Unterkühlung ist in ihrer vollen Entwicklung. Man weiß heute bereits, daß ein Mensch bis 25⁰ C Kerntemperatur ohne Lebensgefahr unterkühlt werden kann. Ab 20⁰ C droht bei weiterem Absinken der Zentraltemperatur der Kältetod und es besteht die Möglichkeit des Auftretens von Spätschäden. Im Tierexperiment konnten schon mehrfach 10⁰ C mit Überleben des Tieres erreicht werden. Die Gesamtmortalität ist jedoch noch zu hoch. Diese neue Methode muß also weiter ausgebaut werden. Wir müssen zunächst lernen die Temperaturgrade um 20⁰ C gründlich zu beherrschen, um dann hoffen zu können, die tiefst möglichen Bereiche des Lebens sicher in der Hand zu haben. Wir wissen, daß dieser Weg nicht leicht sein wird und erwarten demnach keine überraschenden Lösungen. Nur zähe und zielbewußte experimentelle Arbeit bringen uns vielleicht dem begehrten Ziel näher.

Literatur.

BIGELOW, W. G.: Ann. Surg. **132**, 541 (1950). — BÜCHNER, F.: Klin. Wschr. **1943**, 89. — DILL, D. B., and W. H. FORBES: Amer. J. Physiol. **132**, 685 (1944). — GROSSE-BROCKHOFF, F., u. W. SCHOEDEL: Arch. exper. Path. u. Pharmakol. **201**, 417 (1943). — JUVENELLE, A., J. LIND et C. WEGELIUS: Presse méd. **60**, 973 (1952) (dort weitere, vorwiegend amerikanische Literatur). — Amer. Heart. J. (im Erscheinen). — JUVENELLE, A., B. NORBERG, J. LIND, A. BERGSTRAND et C. WEGELIUS: J. de Physiol. **45**, 633 (1953). — KAYSER, CH.: Thèse Doct. en Sciences, Strasbourg 1940. — KÖRNER, M.: Dtsch. med. Wschr. **1953**, 1514. — LUTZ, W.: Z. exper. Med. **115**, 615 (1950). — SCHIESSLE, W., et A. JUVENELLE: J. de Physiol. (in Vorbereitung). — SMITH, L. W., and T. FAY: Amer. J. Clin. Path. **10**, 11 (1940). — WELTZ, G. A., H. J. WENDT u. H. RUPPIN: Münch. med. Wschr. **1942**, 1092. — WERZ, R. v.: Arch. exper. Path. u. Pharmakol. **202**, 561 (1943).

XX.

Aus der Universitäts-Nervenklinik Erlangen (Direktor: Prof. Dr. F. FLÜGEL).

Erfahrungen mit Megaphen in der psychiatrischen und neurologischen Klinik.

Von

F. FLÜGEL.

Referat.

In der Psychiatrie und Neurologie haben sich bisher 2 verschiedene Anwendungsformen der Megaphentherapie herausgebildet:

Durch die eine Methode soll eine sofortige Ruhigstellung erzielt und ein Schlafzustand herbeigeführt werden, der dann auch über längere Zeit fortgesetzt werden kann. Es handelt sich dabei um die stoßartige Anwendung hoher Dosen von Megaphen meist intravenös oder intramuskulär und um den Zusatz von Schlafmitteln und anderen

Medikamenten, beispielsweise Derivaten der Morphinreihe. Dieses Verfahren hat große Ähnlichkeit mit den chirurgischerseits üblichen Methoden der potenzierten Narkose und der sog. Hibernisation.

Bei der 2. Methode soll durch langdauernde meist perorale reine Megaphenmedikation eine Umstimmung erreicht werden. Bestehende Störungen seelischer oder vegetativ nervöser Art, die schon einen mehr oder weniger eingefahrenen Dauerzustand bilden, können beseitigt oder zumindest verschoben und umgestimmt werden.

Bei der unter 1. genannten Therapie handelt es sich darum, eine bestehende Erregungsspitze schnell abzubrechen und dann für längere Zeit einen schlafähnlichen Zustand zu unterhalten. Die Indikation hierzu ist daher vor allem gegeben bei sehr erregten maniakalischen, katatonen oder deliranten Zuständen verschiedener Ätiologie, bei denen sofort eine Einwirkung erfolgen muß. Der initiale Behandlungseffekt ist meist prompt. Als Nebenwirkung kann es vor allem bei intravenöser Applikation des Megaphens zu einem Vagusschock kommen. — Auf diese Behandlung soll im folgenden nicht näher eingegangen werden. Der schnelle Effekt bei sehr erregten Kranken ist eindrucksvoll und bei vorübergehenden Krankheitsvorgängen ist die Gesamtprognose günstig. Wir haben aber den Eindruck, daß bei Krankheitsprozessen mit von Haus aus ungünstiger Dauerprognose diese auch hierdurch nicht gebessert werden kann.

Bei der unter 2. angeführten Umstimmungstherapie handelt es sich im wesentlichen um eine reine Megaphenwirkung, die bei den verschiedensten seelischen und vegetativen Störungen erfolgreich sein kann. Nach unseren jetzt der Zahl und Zeit nach schon recht eingehenden Erfahrungen glauben wir im Laufe der Behandlung 3 Phasen, die im Einzelfall mehr oder weniger deutlich abgesetzt sind, unterscheiden zu können.

In der 1. Phase sofort nach Beginn der Megaphentherapie pflegt es zu einer gesteigerten Schlafbereitschaft und Müdigkeit zu kommen. Man findet eine Blutdrucksenkung, eine Bradykardie und manchmal eine geringe Hypothermie um wenige Teilstriche. Psychisch ist eine verminderte Irritabilität und Reizempfindlichkeit deutlich sowie eine Dämpfung der Emotionalität. Interessanterweise finden sich in diesem Stadium — wie MORGENSTERN in einer Dissertation an unserem Krankengut nachweisen konnte — psychologisch-experimentell im Arbeitsversuch gesteigerte Leistungen, die im wesentlichen wohl durch eine verminderte Störbarkeit bedingt sind. Die Konzentration ist gut. Die Arbeitskurve zeigt eine Umkehr des typischen Verhaltens: Es findet sich eine hohe Anfangsspannung als Zeichen einer guten Anpassung an die gestellte Aufgabe und dann bei längerem Arbeitsversuch ein leichtes Absinken. Die Dauer dieser 1. Phase ist mit ungefähr 2—8 Tagen anzusetzen.

Die jetzt folgende 2. Phase ist charakterisiert durch eine gesteigerte Unruhe. Auffallend ist, daß bei der Exploration die subjektiv empfundenen Unruheerscheinungen mehr in das Somatische als in das Psychische projiziert werden. In diesem Stadium findet sich außerdem eine charakteristische Traumaktivierung. Motorisch läßt sich meist ein leicht gesteigerter Bewegungsdrang nachweisen. An sensiblen Erscheinungen wird ab und zu über Dysaesthesien und schmerzartige Phänomene, die oft halbseitig lokalisiert werden, geklagt. Vegetativ kann man eine ausgesprochene Pulslabilität und eine orthostatische Labilität beobachten. Es finden sich gröbere Schwankungen der Temperatur, anfallsartig auftretende Hyperhidrosis, Wechsel zwischen Obstipation und Diarrhoe, nicht selten auch Aktivierung von Hauterscheinungen, besonders bei Frauen Auftreten von Exanthemen. Es ist auffällig, daß jetzt manchmal über Wechsel von gesteigerter Schlafneigung und Schlaflosigkeit geklagt wird. Laboratoriumsbefunde zeigen ein Ansteigen der Blutkörperchensenkung, Veränderungen des Blutbildes und im Bluteiweiß, über die an besonderer Stelle noch des Näheren berichtet werden soll.

Die Intensität der Phase 2 kann verschieden ausgeprägt sein. Manchmal spielt sie eine ganz untergeordnete Rolle. In einigen Fällen können aber die Unruheerscheinungen so stark sein, daß ein Abbruch der Medikation erforderlich ist. Zur Korrektur unangenehmer sympathicoton gefärbter Reizerscheinungen hat sich die zusätzliche Applikation von Hydergin gut bewährt.

Auch die Dauer der 2. Phase kann von wenigen Tagen bis zu Wochen wechseln. In vereinzelten Fällen ist sie so lang, daß sie anscheinend überhaupt nicht überschritten und die Behandlung deshalb ergebnislos abgebrochen wird. Im Durchschnitt ist die 2. Phase 2—3 Wochen nach dem Beginn der Behandlung beendet.

Hier ist darauf hinzuweisen, daß in manchen Fällen sich ein parkinsonähnlicher Zustand ausbilden kann, der gelegentlich bereits in der 2. Phase beginnt und dann weiter durchgehalten und intensiviert werden kann. Manches spricht dafür, daß es sich hierbei um eine spezifische Regulationsvariante handelt, deren Bedingungen und besondere Bedeutung im einzelnen heute noch nicht bestimmt werden können.

Unter Rückbildung der genannten Unruheerscheinungen und amphotonen Schwankungen wird dann die 3. Phase erreicht, die als ein neuer Gleichgewichtszustand gelten kann. Psychisch zeigt sie ihre Auswirkungen in einer zunehmenden Ausgeglichenheit der emotionalen Sphäre. Sowohl manische Erregungen wie depressive Hemmungen sind verschwunden. Stachelbildende Inhalte — etwa in Richtung zwangshafter Befürchtungen — haben an Penetranz verloren. Situative und lebensgeschichtliche Konflikte, die nach der Vorgeschichte eine irritierende Rolle spielten, sind zurückgetreten. Wenn in manchen Fällen auch noch nicht ein völliger Ausgleich der bestandenen seelischen

Störungen eingetreten ist, so ist doch ein seelischer Zustand erreicht, der — wie unsere zunehmenden Erfahrungen gezeigt haben — jetzt eine ausgesprochene Aufgeschlossenheit für weitere psychotherapeutische Maßnahmen abgibt. Gleichzeitig bilden sich die bei Phase 2 erwähnten körperlichen Störungen zurück. Die gesteigerte Schlaftendenz ist nicht mehr nachweisbar. Die vegetativen Irritationen blassen ab. Die Stoffwechselbefunde zeigen einen deutlichen Rückgang zur Norm.

Dies unter der chronischen Megaphendosierung jetzt neu stabilisierte Gleichgewicht kann vom klinischen Standpunkt aus betrachtet, meist mit einer Heilung des Krankheitsgeschehens gleichgesetzt werden. In manchen Fällen, beispielsweise bei Zwangsneurosen, kann man, wie wir jetzt nach länger dauernder Erfahrung immer besser sehen lernten, zwar nicht immer von einer Heilung sprechen. Es ist hier aber fast stets eine Abkapselung der psychischen Störungen erfolgt, so daß sie sich auf das gesamte Verhalten nicht mehr störend auswirken. Dieser Zustand erinnert an manche Heilungsvorgänge bei schizophrenen Erkrankungen, wie sie KRETSCHMER in seinen Psychotherapeutischen Studien anschaulich geschildert hat. Es kommt fast in allen Fällen zu einer aktiven Zuwendung zur Umwelt und zu wirksamen Bestrebungen, die Lebensaufgabe wieder zu bewältigen. Man kann daher mit Recht von einer Harmonisierung der Persönlichkeit sprechen.

Zur Praxis der Megaphenmedikation ist zu sagen, daß die Dosierung individuell recht verschieden sein kann, nnd dem Therapeuten oft Schwierigkeiten bereitet. Die Dosen, die für das Durchstoßen bis zur Phase 3 erforderlich sind, können zwischen 250 und 500 mg pro die schwanken. Gesetzmäßige Beziehungen zwischen Symptombild und Dosierung haben sich im einzelnen noch nicht feststellen lassen. Es kommt hier der individuellen Erfahrung des Behandlers noch wesentliche Bedeutung zu. Beim Absetzen des Megaphens hat sich mit gewisser Gesetzmäßigkeit eine kritische Grenze bei 100—150 mg gezeigt. Beim Unterschreiten dieser Grenze wurden daher oft Rückfälle beobachtet. Diese können vermieden werden, wenn eine länger dauernde Erhaltungsdosis in dieser Höhe verabreicht wird.

Aus den geschilderten klinischen Erfahrungon mit der Umstimmungstherapie durch Megaphen zeigt sich, daß diesem Stoff eine Wirkungsweise zukommt, die über das mit pharmakologischen Methoden heute Bestimmbare hinausgeht und nur durch eingehende und langdauernde klinische Erfahrungen völlig erfaßt und beurteilt werden kann. Wir sind heute zweifellos noch nicht in der Lage, das Wirkungsspektrum dieses Stoffes exakt oder erschöpfend zu erfassen. Immerhin haben sich aber schon gewisse Gesetzmäßigkeiten feststellen und Analogien zu ähnlichem Geschehen finden lassen. Anscheinend ist das Megaphen in der Lage, auf die vegetativen zentralen Apparate im Gehirn einen

Daueranstoß im Sinne einer Reglerfunktion auszuüben. Bei einem solchen Sachstand kommt der jeweiligen Ausganslage und dem individuellen Fehlverhalten im Einzelfall eine besondere Bedeutung zu. Bei systematischen EEG-Untersuchungen, die sowohl akute als vor allem Dauerfälle betreffen, haben sich interessante Befunde feststellen lassen, die in einer ähnlichen Weise zu verstehen sind und als Veränderungen und Umstellungen koordinativer Art aufgefaßt werden können. BENTE und ITIL haben das vorliegende große Material ausgearbeitet und werden demnächst darüber berichten. Auch viele Vorgänge im Stoffwechselgeschehen und im Verhalten der Bluteiweißkörper, über die BRUSCHA berichtet hat, sind in bezug auf die genannten Gesichtspunkte von Interesse.

Wenn mit dem Megaphen und seinen Wirkungsmöglichkeiten zur Zeit noch eine große Reihe ungelöster theoretischer Fragen verbunden sind, die sich nur langsam und schrittweise klären werden, so stellt doch heute schon für die klinische Praxis dieses Medikament ein kaum mehr entbehrbares Mittel dar. Zum Schluß soll daher zur Anwendung für die Praxis noch in kurzen Zügen eine Indikationstabelle zusammengestellt werden, wie sie dem heutigen Stand unserer klinischen Erfahrungen entspricht:

1. Psychosen des manisch-depressiven Formenkreises.

Sie stellen wohl das Hauptgebiet der Megaphenbehandlung im Sinne der Umstimmungstherapie dar. Erregungen, Verstimmung und Hemmung werden meist sehr gut beeinflußt. In manchen Fällen, besonders bei älteren Kranken und solchen mit erheblichen heterogenen Einschlägen, bei denen es trotz langdauernder Therapie nicht zu einer völligen Wiederherstellung kommt, läßt sich meist durch ein oder einige wenige Elektroschocks der definitive Umschwung erreichen.

2. Schizophrene Psychosen.

Schwere katatone Erregungen erfordern hochdosierte Injektionsbehandlung und sind Objekt der Dauerschlaftherapie. In manchen Fällen paranoid halluzinatorischer Form und seltener auch bei Hebephrenen läßt sich durch eine Umstimmungstherapie eine Dämpfung der inneren Spannung, eine Distanzierung der pathologischen Erlebnisse und eine Auflockerung des Autismus erreichen.

3. Organische Hirnstörungen.

Gut beeinflußt werden Delirien, Erregungen und Drangzustände verschiedener Genese und Ätiologie, beispielsweise Alkoholdelirien, encephalitische Affektionen, Hirngefäßstörungen, sog. Kommotionspsychosen, posttraumatische Folgezustände usw. Je nach dem initialen Zustandsbild empfiehlt sich hier in manchen Fällen mit einer Schlaftherapie zu beginnen und den weiteren Verlauf im Sinne der geschilderten Umstimmungstherapie zu gestalten.

4. Neurosen, neurovegetative und psychosomatische Störungen verschiedener Art und Genese.

Diese Fälle können zu einem sehr großen Teil durch Umstimmungstherapie geheilt oder gebessert werden. Überraschende Erfolge haben wir besonders bei Zwangsneurosen und phobischen Zuständen beobachtet. Oft ist allerdings eine länger dauernde Medikation notwendig mit zusätzlichen psychotherapeutischen Maßnahmen. Es hat sich interessanterweise gezeigt, daß in solchen Fällen, in denen auch durch früher durchgeführte, eingehende und große psychotherapeutische Prozeduren keinerlei Beeinflussung zu erreichen war, jetzt ein überraschender Erfolg zu beobachten war.

5. Schmerzzustände mit zentralen Irritationen.

Diese Fälle, beispielsweise kausalgiforme Syndrome, Phantomschmerzen usw. stellen ein großes Indikationsgebiet für die Umstimmungstherapie dar. Für den günstigen Effekt können hier allerdings Besonderheiten der Dosierung und Kombination mit anderen Präparaten, besonders Atosil und Hydergin, eine wesentliche Rolle spielen.

6. Epilepsie.

Bei der Epilepsie hat sich eine gute Wirkung auf psychische Äquivalente wie Dämmerzustände und Verstimmungen und teilweise auch beim Status epilepticus feststellen lassen. Es ist hier aber ausdrücklich darauf hinzuweisen, daß Megaphen unter Umständen eine anfallsprovozierende und krampffördernde Wirkung entfaltet, wie wir dies bei elektroencephalographischen Untersuchungen an einem größeren klinischen Material nachweisen konnten (BENTE und ITIL). Die Megaphentherapie bei Anfallsleiden sollte daher streng an die Klinik gebunden sein.

XXI.

Aus der Anaesthesieabteilung (Leiter: Dr. L. ZÜRN) der Chirurgischen Klinik der Universität München (Direktor: Prof. Dr. E. K. FREY).

Potenzierte Narkose und künstlicher Winterschlaf.

Von

Dr. L. ZÜRN.

Mit 6 Textabbildungen.

Referat.

Auch die Medizin bleibt nicht von Strömungen verschont, die man auf anderen Gebieten des täglichen Lebens unter dem Begriff der „Mode" kennt. Man spricht von „Modekrankheiten" und wohl auch von „Modetherapie". Nun, LABORITs und HUGUENARDs Ideen, Konzeptionen und klinische Methoden sind diesem Verdacht der „Modetherapie" in hohem Maße ausgesetzt. Wenn man sich die Themen wissenschaftlicher Tagungen und das Schrifttum der letzten $1^1/_2$ Jahre ansieht, ist man nicht nur beeindruckt, sondern eher verzweifelt über die unübersehbare Fülle dessen, was in dieser kurzen Zeit an nützlichen Beiträgen wie auch kritiklosen Verallgemeinerungen zum Thema „Potenzierte Narkose" und „Künstliche Hypothermie" beigesteuert worden ist. Es war geradezu wohltuend, in dieser Zeit hier und da einen erfahrenen Kliniker sagen zu hören: ich warte noch ein Jahr ab, dann sehe ich mir die Sache nochmal an. Wer jedoch nur einmal gesehen hatte, wie ein hoffnungslos darniederliegender Kranker unter der Einwirkung neuroplegischer Mittel und einiger Eisbeutel sich in wenigen Stunden erholte, in einen ruhigen, tiefen Schlaf verfiel und nach einigen Tagen zwar nicht gesund, aber außerhalb der akuten Lebensgefahr erwachte — wer dies gesehen hatte, war von der Bedeutung der Methode überzeugt.

Meine Herren Vorredner haben über den Stand der pharmakologischen Grundlagenforschung und über die Ausweitung der Indikationsgebiete dieser Therapie auf dem Gebiet der Psychiatrie berichtet. Vor allem LABORITs Ausführungen ergänzen zu wollen, brächte mich in einige Verlegenheit. Ich fasse deshalb den Auftrag, als *Anaesthesist* zum heutigen Thema zu sprechen, dahingehend auf, eine Zusammenfassung der bis heute erarbeiteten Technik der „Potenzierten Narkose" und einige praktische Hinweise zum sog. „Künstlichen Winterschlaf" zu geben, unter Weglassung theoretischer Erörterungen und vor allem zugeschnitten auf die Erfordernisse der Praxis. Dies erscheint vor allem deshalb wichtig, weil durch eine kaum übersehbare Zahl von Veröffentlichungen insofern einige Verwirrung angerichtet wurde, als fast jeder Autor ein eigenes Behandlungsschema vorgeschlagen hat.

Es hat sich als zweckmäßig erwiesen, eine Unterteilung der Methodik je nach Intensität der medikamentösen Einwirkung auf das neurovegetative und endokrine Geschehen zu treffen.

FOREGGER[1], FREY[2], KOOTZ[3] u. a. hatten gesehen, daß bei Verwendung von natürlichem Curare durch Prämedikation mit Antihistaminica die Freisetzung von körpereigenem Histamin stark reduziert werden konnte. Komplikationen, wie z. B. Bronchospasmus, die man auf eine solche Histaminausschüttung zurückzuführen glaubte, wurden tatsächlich danach kaum mehr gesehen. *So kamen die Antihistaminica in die Prämedikation.* Bei dieser Gelegenheit machte man die überraschende und bemerkenswerte Feststellung, daß besonders bei Verwendung des *Atosil* eine Wirkungssteigerung der Narkotica zu beobachten war. Mit anderen Worten: Der Zusatz von Atosil zur Prämedikation führt bei gleicher Narkosetiefe zu einer deutlichen Einsparung von Narkoticum. Diese Beobachtung war es wohl, die Laborit veranlaßte, sich die Gruppe der Antihistaminica unter Hinblick auf seine theoretischen Vorstellungen der Dämpfung des Vegetativums näher anzusehen. Nachfolgendes Prämedikationsschema verwenden wir heute für die „*Erleichterte Anaesthesie*":

Erleichterte Anaesthesie

Am Vorabend der Operation:

1 Tabl. (0,3 g) Luminal + 2 Dragées (0,05 g) Atosil

90 min vor Anaesthesiebeginn:

0,015 g Morphin + 0,0004 g Scopolamin + 0,05 g Atosil i.m.

Die Mengenangaben betreffen einen Erwachsenen in normalem Kräftezustand und bedürfen für Morphin-Scopolamin je nach Alter und körperlicher Verfassung individueller Dosierung. Natürlich können auch die anderen üblichen Kombinationen (Morphium-Atropin, Dilaudid-Atropin, S.E.E. usw.) verwendet werden. Bei allen kleineren und mittleren Eingriffen läßt sich durch diese Prämedikation der Verbrauch von Narkoticum einschränken und damit die postoperative Belastung des Kranken vermindern. Auch für jede Art der Lokalanaesthesie stellt diese Medikation eine wirkungsvolle Vorbereitung dar. Während man von den meisten neueren Anaesthesieverfahren sagen muß, daß sie nur von speziell geschulten Ärzten ausgeführt werden sollen, kann die „Erleichterte Anaesthesie" selbstverständlich auch vom kleineren Krankenhaus übernommen werden, wo die Durchführung der Narkose in den Händen von Schwestern liegt.

Bei größeren Eingriffen genügt diese Medikation nicht. Hier liegt das Indikationsgebiet für ein Verfahren, das die logische Weiterentwicklung der „Erleichterten Anaesthesie" darstellt und für das sich die Bezeichnung „*Potenzierte Narkose*" eingebürgert hat. Wieder handelt es sich um eine bestimmte Art der Prämedikation und wieder fällt eine deutliche Wirkungssteigerung der Narkotica auf. Letztere wird diesmal in verstärktem Maße durch die Kombination zweier Antihistaminica, Atosil und *Megaphen*, mit Dolantin erreicht. Darüber hinaus steht hier schon die neuroplegische Wirkungskomponente im Vordergrund. In der Praxis zeigt sich die vago- und sympathicolytische Wirkung dieser Ganglienblockade im stark gedämpften Reaktionsvermögen des sympathischen und adrenergischen Systems. Die Kontrollkurven von Puls, Blutdruck und Atemfrequenz verlaufen selbst bei langen und schweren Eingriffen gleichförmig und scheinbar unbeeinflußt. In der

Abb. 1, dem Narkoseprotokoll einer $7^1/_2$stündigen Gastrektomie mit Kardiaresektion (Zwei-Höhleneingriff) und Oesophago-Jejunostomie, kommt dies deutlich zum Ausdruck. Neben einer Dauerverabreichung von 50% Stickoxydul im Inhalationsgemisch wurden als Narkoticum lediglich 0,2 g Evipan benötigt. Andererseits liegt gerade hier, in unerfahrener Hand, die Gefahr der Methode: Blutdruckreaktionen auf Hypoxie oder CO_2-Ansammlung bleiben aus, Blutverlust löst keine Warnreaktion aus. Kollaps und Schock pflegen sich in solchen Fällen erst bei abklingender Wirkung der Pharmaka einzustellen. Größere

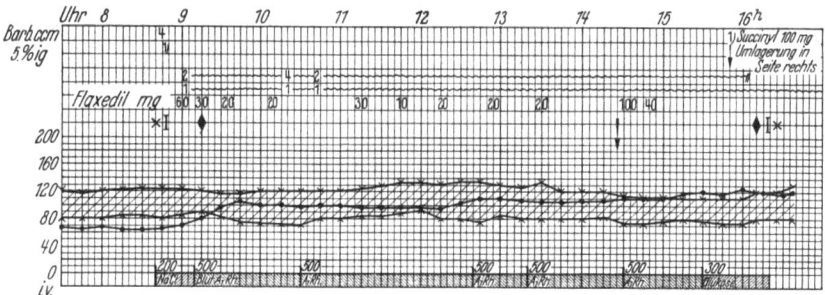

Abb. 1. F. W., 31 Jahre. Diagnose: Kardiacarcinom. Operation: Gastrektomie, Oesophago-Jejunostomie. Prämedikation: Am Vorabend 300 mg Luminal + 50 mg Atosil per os, am Operationstag 3 Std vor Anaesthesiebeginn 50 mg Megaphen + 50 mg Atosil intramuskulär, 2 Std vor Anaesthesiebeginn 100 mg Dolantin intramuskulär. Anaesthesiemittel: Evipan, Celocurin, Flaxedil. N₂O/O₂. Anaesthesiebeginn und Schluß ×. Intubation und Extubation I. Operationsbeginn und -schluß ♦. Puls ●—●. Blutdruck ×.

Blutverluste müssen deshalb Veranlassung geben, das Volumen der kreisenden Flüssigkeitsmenge auch bei konstanten Kontrollkurven durch entsprechende Infusions- und Transfusionsmaßnahmen aufrechtzuerhalten. Ich zeige Ihnen hier, den Vorschlägen von IRMER und KOSS[5] folgend, ein zur „Potenzierten Narkose" sehr geeignetes Prämedikationsschema:

Potenzierte Narkose

Am Vorabend der Operation:

1 Tabl. (0,3 g) Luminal + 2 Dragées (0,05 g) Atosil

3 Std vor Anaesthesiebeginn:

0,05 g Megaphen-K + 0,05 g Atosil i.m.

2 Std vor Anaesthesiebeginn:

0,1 g Dolantin i.m.

Die Kranken sind anzuhalten, wegen der Gefahr eines orthostatischen Kollapses schon nach der 1. Injektion das Bett nicht mehr zu verlassen. Unter der Wirkung dieser Mittel kommen die Patienten in einem psychisch merkwürdig indifferenten Zustand, desinteressiert und meist schlafend in den Operationssaal. Sie sind ansprechbar, verfallen aber sogleich nach Beendigung eines Gespräches wieder in Schlaf. An diese Prämedikation schließt sich die Einleitung der Narkose an, wobei an Hand eigener Erfahrung bei mehr als 1000 solcher „Potenzierter Narkosen" niemals ein Excitationsstadium beobachtet wurde. Jede der geläufigen Narkosemethoden ist möglich, in der Regel wird es die Einleitung mit einem Barbitursäurederivat, Curarisierung und Fortführung mit Stickoxydul oder Äther sein. Ob man dabei die tracheale Intubation durchführen soll oder nicht, richtet sich nach den Indikationen, die bisher schon für die Anwendung dieser Technik Gültigkeit hatten. Während der ersten postoperativen Stunden besteht oft noch eine nachhaltige Schmerzdämpfung, die sich zugunsten eine Einsparung von Opiaten auswirkt.

Man wird an dieser Prämedikationstechnik die früher vorgeschlagene *intravenöse* Zufuhr der sog. lytischen Mittel vermissen. Wir meinen, daß die intramuskuläre Verabreichung ausreicht, um den gewünschten Effekt zu erzielen, und das Verfahren weniger kompliziert. Bei zusätzlicher intravenöser Infusion der Mittel *nach* vorangegangener intramuskulärer Injektion wird man eine Überdosierung häufig nicht vermeiden können und die Toxicitätsgrenze nicht selten überschreiten. Wie anders sollte man sich das von uns und anderen noch *vor* Operationsbeginn beobachtete Auftreten eines Lungenödems bei kardial geschädigten Kranken oder die häufig während der Infusion einsetzende beunruhigende Tachykardie mit ausgeprägtem Blutdruckabfall erklären? Man sollte in der Begeisterung nicht über das Ziel hinausschießen. Alle neueren Fortschritte der Narkosetechnik basieren doch auf der Erkenntnis, Narkose und Muskelentspannung nicht durch Anwendung eines einzigen Narkoticums zu erzwingen, sondern die verschiedenen Angriffspunkte und Entgiftungswege *mehrerer* Pharmaka in a- oder subtoxischer Dosierung wirkungsvoll auszunutzen. Polypragmasie, in der Therapie mit Fug und Recht verachtet, führt den Anaesthesisten unter praktischer Anwendung pharmakologischer Erkenntnisse zu immer besseren Ergebnissen. Was aber für die alleinige Verwendung eines *Narkoticums* zutrifft, hat auch Gültigkeit für die alleinige Anwendung von Mitteln einer *chemisch gleichartigen Gruppe*. Huguenard[6] muß man der von ihm erarbeiteten klinischen Ergebnisse wegen die größte Achtung zollen. Von ihm stammt auch der vielzitierte Ausspruch „Narkose ohne Narkotica". Aber abgesehen davon, daß man die sachliche Richtigkeit dieser Formulierung bezweifeln kann, muß man sich fragen, ob eine ausschließlich in dieser Richtung gehende Entwicklung wünschenswert ist. Es gibt Anaesthesisten, die sich große Mühe machen, Narkose ohne Narkotica zu demonstrieren. Huguenard wollte mit diesem Ausdruck sicher nur einen gelegentlichen Nebenbefund charakterisieren, wohl kaum aber damit das Endziel seiner Bemühungen andeuten.

Schließlich gibt es aber tatsächlich eine Gruppe von Kranken, die bei intramuskulärer Injektion der Ganglioplegika kaum eine Wirkung zeigt. Fast regelmäßig handelt es sich dabei um Patienten mit erhöhtem Grundumsatz. Insbesondere bei Morbus Basedow ist mit der intra-

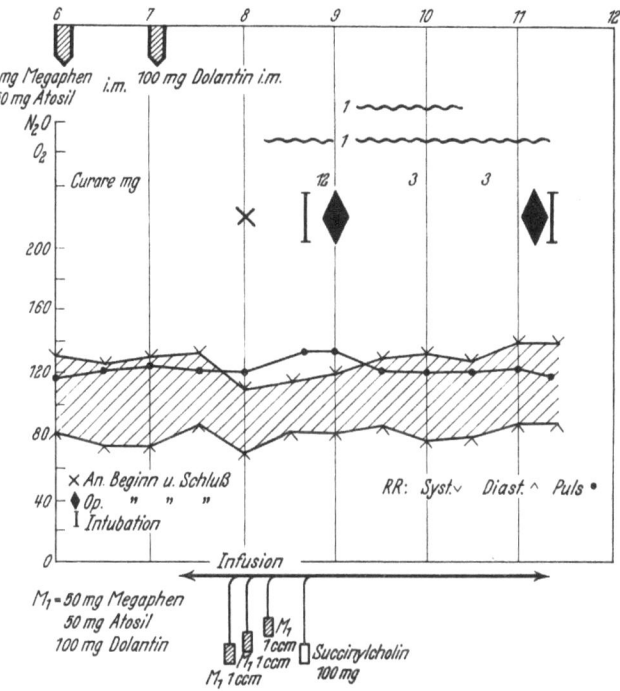

Abb. 2. W. G., 36 Jahre. Diagnose: Morbus Basedow (G. U. + 65%). Operation: Strumektomie. Prämedikation am Vorabend 300 mg Luminal + 50 mg Atosil.

muskulären Verabreichung allein wenig zu erreichen. Hier ist die zusätzliche intravenöse Zufuhr der sog. „lytischen Mischung" (Abb. 2) angebracht. Bei extrem erhöhtem Grundumsatz — +90% und mehr — sind die besten Ergebnisse bei regelrechter Anwendung der sog. Winterschlaftechnik mit äußerlicher Kälteapplikation zu erreichen.

Das Indikationsgebiet der „Potenzierten Narkose" erstreckt sich auf alle größeren Operationen, thoraxchirurgische, insbesondere Herzeingriffe mit einbezogen. Besonders zu letzteren wäre noch einiges zu sagen. Es liegen bis heute keine Anhaltspunkte vor, daß bei diesen Operationen durch eine Verstärkung der Ganglioplegika und durch zusätzliche Unterkühlung bessere Ergebnisse zu erzielen wären, als dies mit der „Potenzierten Narkose" der Fall ist. DOGLIOTTI und CIOCATTO[7] haben kürzlich über ihre Erfolge bei intrakardialen Eingriffen berichtet, wobei als einziger Ganglienblocker Pendiomid verwendet und durch äußere Kälteeinwirkung die Kerntemperatur bis auf 26° herabgesetzt wurde. Die Ergebnisse sind zweifellos gut, aber nicht besser als unter „Potenzierter Narkose".

Man spricht viel von einer *Senkung des Stoffwechsels*. Wir haben bei Temperaturmessungen während der Operation keinen nennenswerten Unterschied gegenüber Vergleichsfällen gesehen. Daß in Narkose in jedem Falle eine begrenzte Abkühlung beobachtet wird, ist bekannt. Ebenso ergaben Grundumsatzbestimmungen keine signifikanten Unterschiede, die mit Sicherheit außerhalb der physiologischen Schwankungsbreite lagen[24]. Bernsmeier[11] hat allerdings unter Atosil und Megaphen bei isolierten Untersuchungen des oxydativen *Hirnstoffwechsels* eine Senkung um 20—25% gemessen. Wir wollen also festhalten, daß neben der *Wirkungssteigerung* von Narkotica wie auch Lokalanaesthetica das Hauptmerkmal der „Potenzierten Narkose" in der *Ganglienblockade* mit sympathicolytischer und adrenolytischer Wirkung liegt.

Welche Nachteile sind zu fürchten? Vorläufig sind 3 bekannt: Die blutdrucksenkende Wirkung von Novocainamid wird sehr verstärkt. Wenn es Verwendung finden soll, ist die Dosierung erheblich zu reduzieren, jedenfalls sollen nicht mehr als etwa 300 mg gegeben werden. Ausnahmen bestätigen die Regel. So sahen wir bei einem 11jährigen Mädchen, das sich unter „Potenzierter Narkose" unter Verwendung von Äther und Curare wegen Pulmonalstenose einer Brockschen Operation unterziehen mußte, nach 300 mg Novocainamid Salven von Extrasystolen mit zunehmender Bradykardie schon bei der ersten Berührung der Perikards. Die Narkose war zu diesem Zeitpunkt im Stadium III/3, also genügend tief. Erst nach Erhöhung der Novocainamidmenge auf 900 mg kam es wieder zu einer regulären Schlagfolge, die im weiteren Verlauf auch durch stärkste chirurgische Manipulationen am und im Herzen nicht mehr beeinträchtigt wurde. *Als zweites* sollte die Nierenfunktion beachtet werden. Trotz gegenteiliger Ansichten muß man auf die Untersuchungen von Forster und Mitarbeiter[8] verweisen, die fast regelmäßig einen starken Anstieg des Reststickstoffes nach „Potenzierter Narkose" bei niedrigem Harnstoffgehalt im Urin festgestellt haben. Bei Nierenparenchymschäden ist deshalb besondere Vorsicht geboten, wenn diese nicht überhaupt als Kontraindikation anzusehen sind. *Drittens* schließlich ist postoperativ gelegentlich eine stärkere Austrocknung der Schleimhäute, verbunden mit einer Eindickung des Bronchialsekretes, zu beobachten. Wegen der hierdurch bedingten erschwerten Expektoration kommt es nach intrathorakalen Eingriffen etwas häufiger zu Atelektasenbildung, verglichen mit Kontrollfällen.

Die Frage: Gibt es eine überzeugende Statistik, die allein die Überlegenheit dieser Narkoseform beweisen kann? muß man mit *nein* beantworten[9, 10]. Bisher kann man lediglich an Hand der klinischen Erfahrungen bei einigen tausend „Potenzierten Narkosen" sagen, daß die Kreislaufverhältnisse geringeren Schwankungen unterliegen, der Narkosemittelverbrauch eingeschränkt und das Befinden der Kranken

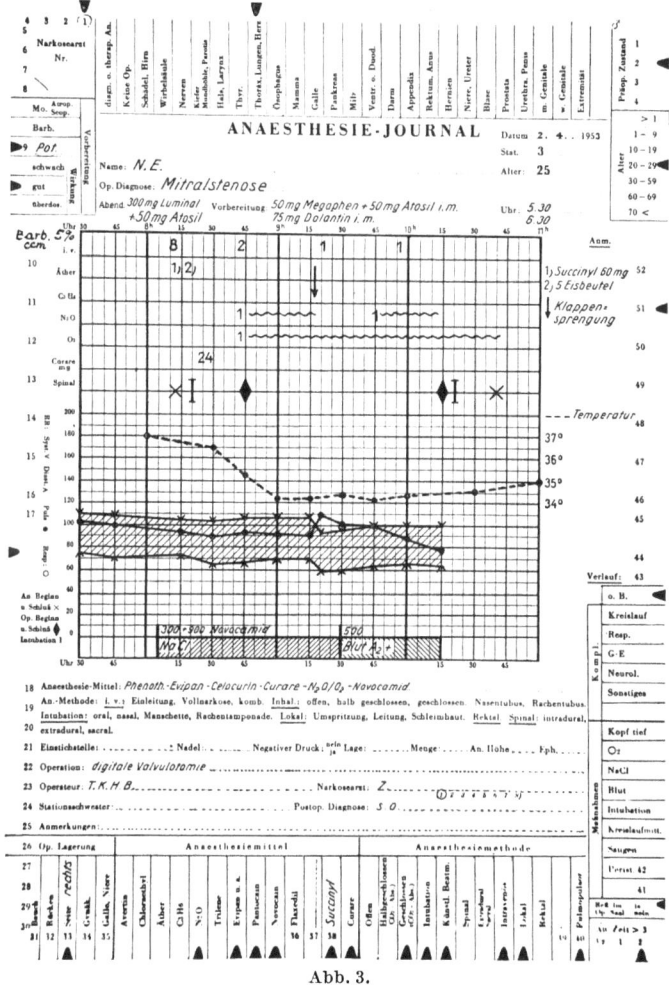

Abb. 3.

nach der Operation besser ist. Die Abb. 3 mag dies veranschaulichen. Sie zeigt das Narkoseprotokoll bei der operativen Klappensprengung einer Mitralstenose. Abgesehen davon, daß die Körpertemperatur zusätzlich durch Eisbeutel auf etwa 34,2° herabgesetzt wurde und trotz Megaphen 900 mg Novocainamid zu keiner Blutdrucksenkung führten, muß man dazu sagen: Niemand kann behaupten, daß ohne „Potenzierte

Narkose" der Eingriff nicht gleichermaßen erfolgreich verlaufen wäre. Niemals zuvor jedoch sahen wir bei vielen Vergleichsfällen ähnlich gleichförmige und von dem schweren operativen Trauma offenbar unbeeinflußte Kreislaufkurven. Hinsichtlich des Auftretens postoperativer Komplikationen besteht nach unseren Untersuchungen *kein* Unterschied zu der üblichen Kombinationsnarkose.

Man hatte also gesehen, daß die Kombination von Phenothiazinen in der Lage war, einen bestimmten Schutz gegen das operative Trauma zu geben. Der Gedanke lag nahe, durch eine über Tage fortgesetzte Verabreichung dieser und anderer ganglienblockierender Mittel überschießende Abwehrreaktionen des Organismus zu dämpfen, die sonst erfahrungsgemäß in Erschöpfung und völligem Zusammenbruch enden. Die Idee, durch Unterkühlung die organischen Verbrennungsvorgänge zu reduzieren, ist keineswegs neu (Lutz[14], v. Werz[15], Allen[12], Fay[13] u. a.). Laborit war jedoch der erste, dem es mit den Phenothiazinen gelang, die adrenergischen Notwehrreaktionen gegen Kälteeinwirkung *für längere Zeit* zu unterbinden. Damit schien der Weg frei, eine Unterkühlung mehrere Tage lang fortzuführen. Im Verlaufe der letzten 2 Jahre hat sich aber gezeigt, daß „*Künstlicher Winterschlaf*" wohl über 2 oder 3 Tage leicht durchzuführen ist, dies aber in vielen Fällen nicht genügt. Bei längerer Dauer setzen jedoch Störungen im gesamten Stoffwechselgeschehen ein, die sicher zu erkennen und richtig zu behandeln wir noch weit entfernt sind. Ich darf daran erinnern, daß Morphin, Atropin und Latibon sich aus den verschiedensten Gründen als nicht günstig erwiesen haben[19]. Störungen im Kohlenhydratstoffwechsel führen zu einem vermehrten Fett- und Eiweißabbau. Die Ergebnisse sollen durch Verwendung von somatotropem Hormon verbessert worden sein[16], wir selbst besitzen hierüber keine Erfahrungen.

Als *Indikationen* für den „Künstlichen Winterschlaf" sind anzusehen: Besonders ausgedehnte Eingriffe im Schädelinnern (Abb. 4), schwere Schädigungen durch Hypoxämie, postoperative Hyperthermie[23] und schwere Infektionen[18], ausgedehnte Verbrennungen, Tetanus mit kurzer Inkubationszeit[20], Basedowpsychose[21, 22]. Wir stehen also auf dem Standpunkt, „Künstlichen Winterschlaf" nur bei Patienten anzuwenden, deren Erkrankung oder Operation trotz Aufbietung aller sonstigen therapeutischen Mittel erfahrungsgemäß mit einer hohen Mortalität belastet ist. Dabei darf nicht übersehen werden, daß dem Organismus die Auseinandersetzung mit der Krankheit nicht erspart bleibt. Sie wird lediglich in die Länge gezogen und auf einen späteren, günstigeren Zeitpunkt verschoben. Huguenard[17] drängt dazu, die Methode auch in nicht primär aussichtslosen Fällen anzuwenden. Sicher würde das die Statistik des „Winterschlafes" verbessern, ich sehe aber keinen zwingenden Grund, ein kompliziertes und mit viel Aufwand belastetes

Verfahren auch dann anzuwenden, wenn erfahrungsgemäß einfachere Maßnahmen zu einem guten Resultat führen.

Unter Berücksichtigung aussichtsloser Fälle — in der Literatur finden sich Berichte über etwa 300 solcher Patienten — schwankt die Erfolgsziffer zwischen 10 und 30%. Mir erscheinen schon etwa 6%, wie das unseren eigenen Ergebnissen entspricht, als Überlebenszahl ein bemerkenswertes Ergebnis, wenn man bedenkt, daß der Zustand der Kranken von den behandelnden Ärzten als hoffnungslos bezeichnet wurde. Mag man das Verfahren auch eine „schreckliche, permanente

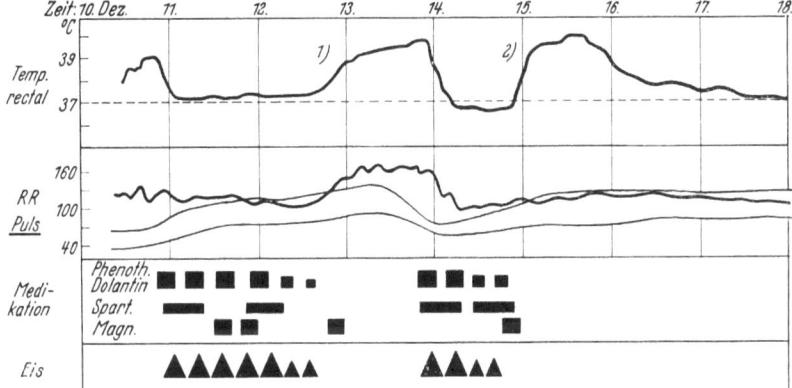

Abb. 4. B. F., 48 Jahre. „Winterschlaf" nach operativer Entfernung eines Glioblastoms (Dr. Weber). 1) Erster Ausschleusungsversuch — mißlungen.
2) Zweiter Ausschleusungsversuch.

Vergiftung" nennen — die Zahl der Überlebenden hat doch gezeigt, was die Methode leisten kann und was bei einer Verbesserung und größerer Erfahrung vielleicht noch zu erwarten ist.

Eine oft gestellte Frage wurde von Laborit[18] nach eingehenden Untersuchungen beantwortet: Die Wundheilung scheint *nicht* verzögert, die Vermehrung der Mikroorganismen ist im Stadium der Unterkühlung verlangsamt, Antibiotica bleiben voll wirksam.

Nachteile der Methode. Eitrige Bronchitiden sind nach mehreren Tagen „Künstlichen Winterschlafes" regelmäßig zu beobachten, verbunden mit der Neigung zu allgemeiner Ödembildung. Es empfiehlt sich dann, Atosil abzusetzen und regelmäßige, sorgfältige tracheobronchiale Absaugung durchzuführen. Gegebenenfalls ist ein Endotrachealtubus einzulegen. Bei der Mehrzahl der Verstorbenen fanden sich als Nebenbefund hypostatische pneumonische Herde. Ständiger Lagewechsel des Kranken ist deshalb wichtig. Phlebitiden muß durch häufige Lageänderung der Dauerinfusion oder durch subcutane Infusion + Hyaluronidase vorgebeugt werden. Tachyphylaxieerscheinungen auf die Phenothiazine treten ab dem 3. Tag fast immer in Erscheinung, desgleichen eine hartnäckige Obstipation. Tägliche Einläufe, Magensonde und Dauerkatheter sind notwendig. Manche Patienten reagieren auch z. B. auf Atosil in unvorhergesehener Weise. Es ist vorgekommen, daß Atosil gerade *die* Erscheinungen auslöste, die es unterbinden sollte[4]. Laborit führt dies auf eine paradoxe Reaktion gewisser Erfolgsorgane, etwa der Hypophyse, zurück. Bedrohliche Temperaturanstiege in der Phase der Wiedererwärmung sprechen oft auf Pyramidon oder schwache Dosen von Thyroxin an[25].

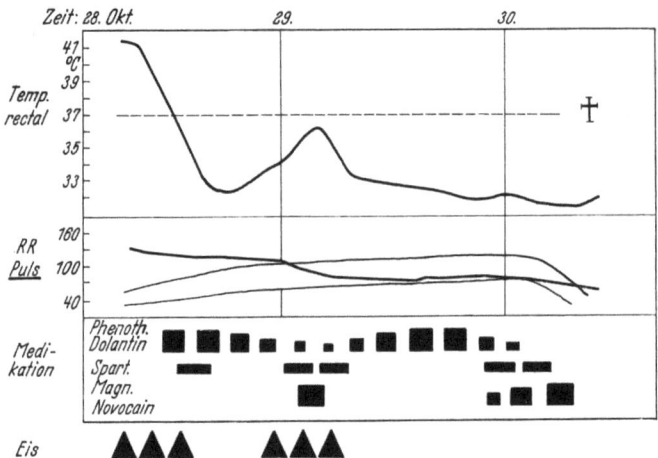

Abb. 5. G. K., 65 Jahre. Zustand nach Oesophago-Gastrostomie (25. Okt.). „Winterschlaf“ bei Peritonitis. Exitus bei Ausschleusungsversuch.

Die meisten Todesfälle ereignen sich, nach unbestreitbarer Verlängerung des Lebens, in der Wiedererwärmungsphase. *Während* der Hypothermieperiode sind unglückliche Ausgänge seltener (Abb. 5). Auch gibt es vollständige Versager der Methode, wobei eine Temperatursenkung trotz hoher Dosen neuroplegischer Mittel und verstärkter Eisapplikation nicht gelingt (Abb. 6).

Schließlich interessiert uns heute in der Herzchirurgie, dem Chirurgen bessere Möglichkeiten zur Vornahme intrakardialer plastischer Eingriffe zu geben. Mit anderen Worten: Für 15—20 min ein blutleeres Herz zu schaffen. Hierzu ist zusätzliche Unterkühlung unbedingt notwendig. Ich gestehe offen, daß ich nach dem Studium von Laborits ersten Experimenten mit vielen anderen der Ansicht war, diese Methode würde sehr bald alle komplizierten und kostspieligen Herz-Lungenapparate entbehrlich machen. Die Verwirklichung dieses Gedankens scheint aber wieder in die Ferne gerückt zu sein. Man fand nämlich, daß die Körpertemperatur etwa bei 15° liegen müsse, wenn ein 15—20 min dauernder Kreislaufstillstand ohne ernstere Anoxieschäden überstanden werden sollte[19]. Leider ist aber das Auftreten von Herzflimmern bei dieser Temperatur eine regelmäßige Erscheinung. Im Tierversuch war es bisher nur in einer begrenzten Zahl der Fälle möglich, in der Wiedererwärmungsphase eine reguläre Schlagfolge herbeizuführen. Solange diese Maßnahme aber nicht mit absoluter Sicherheit gelingt, steht eine klinische Anwendung des Verfahrens nicht zur Diskussion. Laborit sah sich deshalb vor kurzem zu der Feststellung veranlaßt, daß entgegen den gehegten Hoffnungen mechanische Herz-Lungenapparate für solche Operationen noch unersetzlich sind[19].

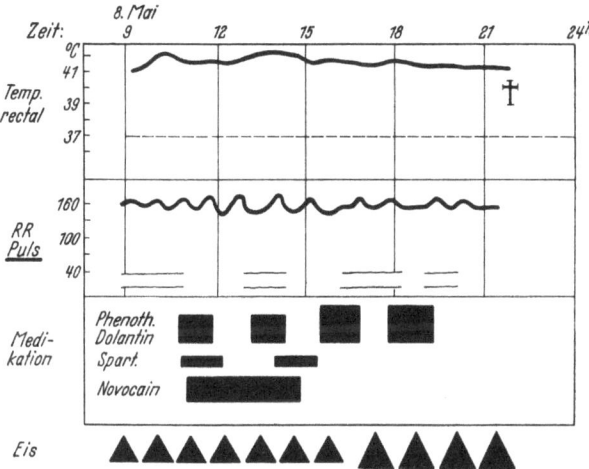

Abb. 6. S. B., 33 Jahre. „Winterschlaf" bei Peritonitis.

Leider fehlt die Zeit für einige Bemerkungen zur *Terminologie*. In der Hitze des Gefechtes haben sich Wortbildungen eingeschlichen, die vielleicht nützlich sein mögen, um einem Laien das Grundsätzliche des neuen Vorgehens zu erklären. Keinesfalls sollten aber von einer Publikation zur anderen *Schlagworte* weitergereicht werden, die einer exakten wissenschaftlichen Fundierung zum großen Teil entbehren. Man fördert damit Skepsis und Abneigung gerade bei den Wissenschaftlern, die wenig auf empirisch gewonnene klinische Resultate geben und sich noch immer und mit Recht an das Gebäude halten, das sich aus den Ergebnissen genauer Laboratoriumsuntersuchungen zusammensetzt. Den Nutzen hätte ein Verfahren, das dem Kliniker neue, erfolgreiche Wege für die Behandlung gerade seiner schwerstkranken Patienten eröffnet.

Literatur.

[1] Foregger, R.: J. Amer. Med. Assoc. **142**, 1344 (1950). — [2] Frey, R., O. Just u. E. v. Lüttichau: Langenbecks Arch. u. Dtsch. Z. Chir. **268**, 368 (1951). — [3] Kootz, F.: Anaesthesist **1**, 13 (1952). — [4] Laborit, H.: Brux. méd. **33**, 17, 863 (1953). — [5] Irmer, W., u. F. Koss: Mündliche Mitteilung. — [6] Huguenard, P.:

Anesth. et Analg. 10, 16 (1953). — [7] DOGLIOTTI, A. M., u. E. CIOCATTO: Schweiz. med. Wschr. 1953, 31 (1952). — [8] FORSTER, E., S. FORSTER, A. MAIER et H. BLUM: Sem. Hôp. Ann. Chir. 2, 47 (1953). — [9] GOSSET, J.: Journées Transfusionelles 12.—13. Sept. 1953, Genf, Verlag Méd. et Hyg. Genf. — [10] LASSNER, J.: Disk. zu HUGUENARD [6]. — [11] BERNSMEIER, A.: Kongr. Ges. Dtsch. Neurol. u. Psych. München 1953. — [12] ALLEN, F. M.: Current Res. Anesth. a. Analges. 24, 2 (1945). — [13] FAY, N.: N. Y. State J. Med. 40, 1351 (1940). — [14] LUTZ, W.: Anaesthesist 2, 5, 161 (1953). [15] WERZ, R. v.: Arch. exper. Path. u. Pharmakol. 262, 561 (1943). — [16] LABORIT, H., R. FAVRE, J. DECHEN et G. BASTIT: Presse méd. 61, 1249 (1953). — [17] HUGUENARD, P.: Siehe [6]. — [18] LABORIT, H.: Dtsch. Med. J. 1953, 381. — [19] LABORIT, H.: Rev. Path. comp. et Hyg. gen. 1953, 644, S. 65. — [20] AOUSTIN, B., P. COUAILLIER, B. GASPAR et L. MUEHLETHALER: Soc. Méd. des Hôp. de Paris 1952, S. 414. — [21] PERRAULT, M., et B. KLOTZ: Presse méd. 61, 221 (1953). — [22] SAMAIN, A.: Acta chir. belg. 7, 588 (1952). — [23] TAUVERON, N., R. TISSOT et J. AYMOS: Dauphiné Méd. 42, 8 (1952). — [24] IRMER, W.: Anaesthesist 3, 2, 79 (1954). — [25] SENEQUE, J.: Bull. Acad. Nat. Méd. (Paris) 136, 587 (1952).

XXII.
Behandlung der Arteriitis mit der Blockade des neurovegetativen Systems.

Von

Prof. Dr. KURT DENECKE.

Wer sich intensiver mit der Arteriitis obliterans in der Praxis beschäftigt hat, muß zugeben, daß wir dieser so oft tragisch verlaufenden Krankheit trotz einer großen Zahl von Therapievorschlägen noch nicht Herr zu werden imstande sind. Selbst die lumbale Sympathektomie hat — wenigstens bei den schweren Fällen — keine grundsätzliche Änderung zu bringen vermocht. Immerhin zeichnet sich seit langem ab, daß medikamentöses und operatives Vorgehen mit dem Ziel der Unterbrechung neurovegetativer Reflexe oder der Blockade neurovegetativer Schaltstationen doch zu Teilerfolgen geführt haben. Das ist ja auch verständlich, da die Schlagadern zu den Organen gehören, die die stärkste vegetative Nervenversorgung haben und von zentralen vegetativen Steuerungen in jeder Hinsicht abhängig sind. Ihre Erkrankung *muß* daher zwangsläufig das reiche Nervengeflecht der Adventitia miteinbeziehen und dadurch reflektorische Vorgänge auslösen, die viel verheerendere Folgen haben als das primäre *morphologische* Geschehen: der Verschluß des Lumens durch Verquellung, Proliferation oder Thrombose.

Schon die Ursache der Entarteriitis ist, im Gegensatz zur Sklerose oder Atheromatose der Gefäße, die Folge einer biochemischen Reaktion, die neurovegetativen Einflüssen unterworfen ist: Die Folge einer Antigen-Antikörperreaktion.

Sie führt zur Entzündung in der Gefäßwand, die neben dem thrombotischen bzw. proliferierenden Prozeß Spasmen, lokale und zentrifugale, und Schmerzen auslöst. Es entsteht damit wieder ein Reflex mit Gefäßkrämpfen. Jede lokale Behandlung wird unmöglich. Und selbst im Ausheilungsstadium, in dem die ganze Schlagader in einen Narbenstrang verwandelt wird, lösen die in ihn eingemauerten Nerven wiederum Krämpfe und Schmerzen aus. Aus allem gemeinsam ergibt sich als letzte Konsequenz der O_2-Mangel und der Gewebstod.

Daher muß die Forderung für eine konsequente Behandlung peripherer arteriitischer Prozesse lauten: Möglichst weitgehende Lahmlegung aller pathologischen neurovegetativen Reflexvorgänge. *Es waren daher von der pharmakodynamischen Blockade des Vegetativums mit den Phenothiazinen von vornherein die zur Zeit größtmöglichen Erfolge zu erwarten.* Dabei ist zu berücksichtigen, daß wir auf diesem Gebiet erst am Anfang stehen und noch vorhandene Lücken bestimmt zu schließen sein werden.

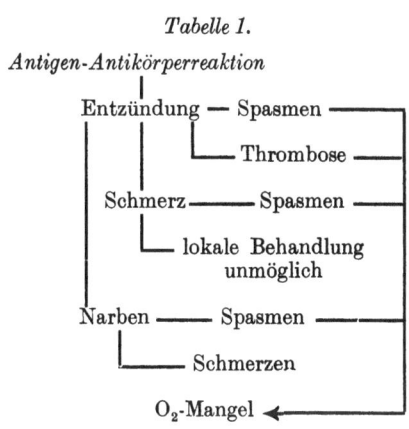

Tabelle 1.

Antigen-Antikörperreaktion

Auf der eben gezeigten Übersicht habe ich nun alle Vorgänge rot durchstrichen, die wir mit den Phenothiazinen direkt ausschalten. So können wir theoretisch unter gleichzeitiger Ausnützung des Antihistamineffektes besonders des peripher angreifenden Atosils bzw. Padisals den Ablauf der Antigen-Antikörperreaktion sofort unterbrechen und damit das Leiden zum Stillstand bringen. Darüber hinaus vermag die Ausschaltung der pathologischen Reflexe eine wesentliche Besserung auf längere Zeit zu erzielen.

Gestatten Sie, daß ich kurz vom Thema abweiche und Ihnen an dem relativ unkomplizierten Geschehen bei zwei peripheren arteriellen Embolien über den Erfolg der pharmakologischen Blockade berichte:

Älterer, adipöser Mann in schlechtem Allgemeinzustand. Embolischer Verschluß an der Teilungsstelle der Iliaca communis. Das Bein war bis zur Mitte des Oberschenkels blutleer, kalt und gefühllos. Embolektomie wegen des Allgemeinzustandes nicht zumutbar. 1 Stunde nach der Embolie Einleitung der Blockade durch intravenösen Tropfer.

Was sich nun unter unseren Augen vollzog, *war wie ein Wunder:* Nach 5 min bereits fleckige Blaufärbung bis zum Fuß, nach 10 min schon waren die Zehen rosig, obgleich der periphere Puls nicht wiederkehrte. Dieser Zustand blieb.

In einem Fall einer Embolie der Poplitea war 12 Std später noch fast der ganze Unterschenkel anämisch und kalt. Einige Tage nach Einleitung des Winterschlafes bereits Abgrenzung der Nekrosen an Großzehe und Schienbeinkante durch starke hyperämischen Höfe. Nach 14 Tagen brauchten nur die Zehen amputiert zu werden. Primäre Wundheilung.

Damit ist *eindeutig* bewiesen, welche ausschlaggebende Rolle bei Erkrankungen der Schlagadern die neurovegetativen Reflexe spielen. An sich nichts Neues, aber in diesen Fällen so eindrucksvoll vor Augen geführt, wie es selbst durch direkte Ausschaltung des lumbalen Grenzstranges kaum möglich ist.

Nun zurück zum eigentlichen Thema! Im Laufe des letzten $^3/_4$ Jahres haben wir an der Erlanger Klinik 17 Kranke mit Arteriitis der pharmakologischen Blockade unterzogen und zwar ausgesucht Schwerkranke mit jahrelanger Anamnese. Es hat sich dabei wieder einmal gezeigt, daß meine frühere Forderung berechtigt ist, zwischen der meist peripheren entzündlichen Form und den stumm sich entwickelnden Verschlüssen der zentraleren Gefäße, der Oberschenkel- und Beckenarterien zu unterscheiden.

Erwartungsgemäß sind die Erfolge bei den ersteren sehr gut. In jedem Fall hörten die unerträglichen Schmerzen *sofort* auf. Die Beine wurden nicht mehr aus dem Bett gehängt, sie konnten sogar hochgelagert und mit Alkoholverbänden behandelt werden. Schwellungen gingen oft schon nach 24 Std zurück und die Farbe wurde normal. Man konnte getrost einzelne Zehen amputieren ohne ein Weitergreifen der Gangrän befürchten zu müssen.

Die zentrale Form reagiert schlechter. Vielleicht ist der Grund dafür in der Ausdehnung der organischen Verschlüsse zu suchen, die eben nicht beeinflußbar sind.

Tabelle 2. *Endarteriitis obliterans.* 17 Kranke behandelt mit pharmakologischer Blockade.

Verschlüsse am	Gut	In-different	Schlecht
Unterschenkel	7		
Oberschenkel	1	2	
Becken		2	5

Wir lassen unsere Patienten zur Zeit etwa 3 Tage mit intravenösen Tropfen in der vorgeschriebenen Zusammensetzung mit kurzen Unterbrechungen schlafen, ohne eine stärkere Temperatursenkung zu erzwingen. Sie werden dann noch für 2—3 Tage unter Megapheneinwirkung gehalten. In einigen Fällen haben wir den Schlaf 2—3mal wiederholt. In der lytischen Mischung haben wir das Atosil durch Padisal ersetzt und damit die anfangs gelegentlich beobachteten Erregungszustände vermieden.

Ob ein Dauererfolg zu erzielen ist, läßt sich noch nicht übersehen. Auch ist es fraglich, ob die von uns zur Zeit angewandte Methodik der Blockade nicht korrigiert werden muß bzw. ob nicht bei weiterem Ausbau der pharmakologischen Blockade — wie eingangs schon angedeutet — in Zukunft *noch* mehr zu erreichen ist.

XXIII.
Struktur und Reagibilität des Kreislaufs in Phenothiazinnarkose.

Von
R. Duesberg und H. Spitzbarth (Mainz).

Mit 3 Textabbildungen.

Referat.

Das funktionelle Verhalten des Herzgefäßapparates bietet unter Phenothiazinnarkose (Megaphen, Atosil und Dolantin[1]) bei erster Betrachtung keine wesentlichen Unterschiede gegenüber dem normalen Zustande: Der Blutdruck zeigt systolisch und diastolisch die gewohnte oder eine gering gesenkte Höhe, die Herzfrequenz ist kaum beschleunigt, die Pulswellengeschwindigkeit unverändert und ebenso sind Schlag- und Minutenvolumen sowie peripherer Widerstand im normalen Bereich. Es liegen also völlig andere Verhältnisse wie bei einer Barbitursäure- z. B. Evipan-Narkose vor; hier ist die Förderleistung des Herzens erheblich verringert, der periphere Widerstand und die Gefäßwandspannung deutlich erhöht, die Blutdruckamplitude verkleinert; in dieser zentralisierten Zwangsstellung ist die Tätigkeit des Kreislaufs in engen Grenzen sozusagen erstarrt und seine Reagibilität sonst sicher wirksamen Reizen gegenüber in höherem Maße herabgesetzt, während bei Phenothiazinnarkose starke Schwankungen durch physikalische Maßnahmen hervorgerufen werden können und gegenüber stofflichen Einwirkungen im Vergleich zum Normalzustande eine erhöhte Empfindlichkeit bzw. abwegige Reaktionsweise festzustellen ist. Bereits diese kurze Gegenüberstellung läßt vermuten, daß die Kreislauftätigkeit unter Phenothiazin Eigentümlichkeiten bietet, die der pathologischen Physiologie bisher nicht bekannt waren.

---

[1] 50 mg Megaphen + 50 mg Atosil + 100 mg Dolantin = 14 cm³ in einer Mischspritze intramuskulär; nach 1—1¹/₂ Std 2 cm³ einer Mischung von 50 mg Megaphen + 50 mg Atosil + 100 mg Dolantin (= 6 cm³) intravenös und weiterhin in Abständen von etwa 15 min je 1 cm³.

Der bei horizontaler Lagerung dem physiologischen Optimum anscheinend entsprechende Funktionsablauf wird bereits in ein gefährliches Stadium überführt, wenn der Narkotisierte in eine senkrechte Haltung bewegt wird; der Blutdruck sinkt stark ab, oft bis unter die kritische Grenze, und die oberen Körperpartien leiden unter zunehmendem Volumenmangel, weil die physiologisch obligatorisch zu erwartende regulatorisch Gegenmaßnahme, die in einer arteriellen Konstriktion bestehen würde, ausbleibt, so daß also alle Zeichen der hypodynamen Form einer

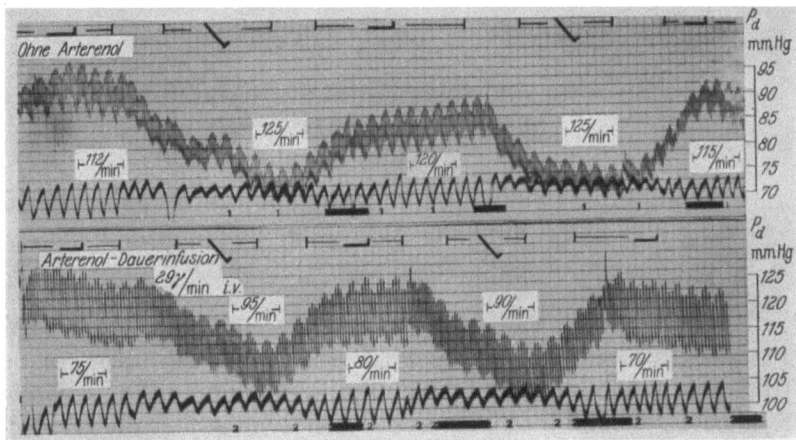

Abb. 1. Fortlaufende Registrierung des Blutdruckes (nach Schroeder) und der Atmung im Phenothiazin-Schlaf in Horizontallage (–) und Schräglage (⌣) ohne und unter intravenöser Arterenol-Dauerinfusion (29 γ je Minute). Zeitschreibung: 2 sec. Maßstab nur für diastolische Drucke. Vp. E. Th., 47 Jahre, männlich, 168 cm, 87 kg.

orthostatischen Insuffizienz vorliegen. Noradrenalin vor und während der Lageänderung zugeführt, hebt das systolische und diastolische Niveau, vermag aber die Druckhöhe in Orthostase nicht zu halten (Abb. 1); hieraus kann geschlossen werden, daß zwar ein konstriktorischer Effekt auf die arterielle Strombahn ausgeübt wird, daß jedoch eine Volumenpassivierung in die venösen Gebiete nicht verhindert werden kann. Immerhin ist aber darauf hinzuweisen, daß Arterenol eine der wenigen Substanzen ist, welche bei Phenothiazinnarkose den Blutdruck zu erhöhen befähigt ist.

Adrenalin führt in kleinen und größeren Dosen zu einem stärkeren Druckabfall, zeigt somit stets die sog. Umkehr seiner Wirkung (Abb. 2), welche ihre Erklärung nur in einer Arteriolenerweiterung finden kann. Der periphere vasale Effekt ist also erhalten, während offenbar infolge Unterbrechung des autonom-nervösen Weges die im Normalfalle vorherrschenden Zeichen der Adrenalinwirkung nicht zur Ausbildung gelangen. Ein völlig analoges Verhalten wird unter Sympatolzufuhr beob-

achtet. Hieraus ist die praktisch wichtige Folgerung abzuleiten, daß all-
fällige Drucksenkungen keinesfalls durch Injektion der gebräuchlichen
Sympathicomimetica behandelt werden dürfen, da sie die bestehende
periphere Kreislaufinsuffizienz nur intensivieren würden. Auch Hypo-
physin bietet unter Phenothiazin den Nachteil, daß es zunächst einen
mäßiggradigen Abfall des Blutdruckes herbeiführt, der allerdings von
einer länger dauernden geringen Steigerung gefolgt ist. Sogenannte
Weckmittel wie Cardiazol bleiben ohne jeden Effekt auf die Kreislauftätigkeit.

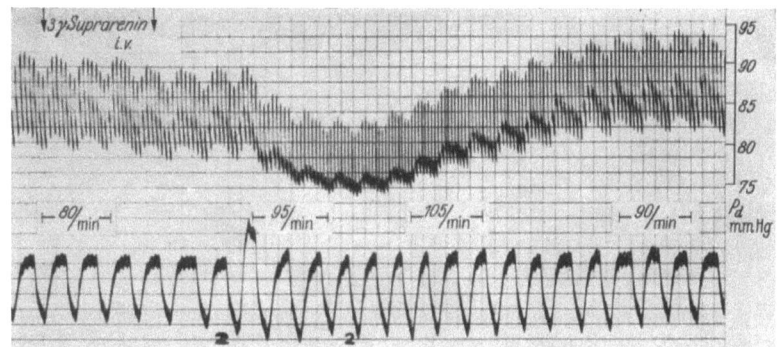

Abb. 2. Fortlaufende Registrierung des Blutdruckes (nach SCHROEDER) und der Atmung
im Phenothiazin-Schlaf nach 3 γ Suprarenin intravenös. Zeitschreibung: 2 sec. Maßstab
nur für diastolische Drucke. Vp. H. II., 25 Jahre, männlich, 179 cm, 87,5 kg.

Besonders aufschlußreich waren Untersuchungen mit Acetylcholin,
dessen Wirkung am intakten Zirkulationsapparat bekanntlich in keiner
Weise einer parasympathischen Gesamtumstellung entspricht; sofort
einsetzende Gegenregulationen verhindern die eigentlich zu erwartende
Bradykardie und Drucksenkung, so daß im Gegenteil meist nur eine
Frequenzerhöhung festgestellt wird. Im Phenothiazinschlaf dagegen
präsentiert sich der vagale Effekt in reiner Form (Abb. 3), und man
wird hierfür wohl eine Ausschaltung bzw. Unterbrechung der nervalen
Zentren und Bahnen verantwortlich machen dürfen, welche im Normalfalle die Stabilität der Kreislauftätigkeit überwachen und gewährleisten.

Wenn pharmakologisch bei Stoffen, welche das autonome System
und seine Erfolgsorgane zu beeinflussen vermögen, die vegetative Ausgangslage hinsichtlich der Wirkungsintensität zu berücksichtigen ist,
so ist für Phenothiazinnarkose eine geradezu indifferente Basis anzunehmen. Die Effekte zeigen bei den Probanden eine große Einheitlichkeit und sind in ihrem Ausmaße vorauszusehen, der Wirkungsablauf
ist nicht kompliziert oder überdeckt von gegenregulatorischen Maßnahmen. Hiermit mag auch die erhöhte Irritabilität und vom Normalfalle wesensverschiedene Reaktionsweise bei Einwirkung bestimmter

Stoffe zusammenhängen. Diese Eigentümlichkeiten bedeuten für die Analysierung des Zustandsbildes zweifellos eine Vereinfachung, sie weisen aber funktionell gesehen daraufhin, daß lebenswichtige Regulationsvorgänge ausgelöscht sind. Für die Austestung von Stoffen, welche die vegetative Situation zu ändern befähigt sind, scheint der Zustand des Kreislaufs in Phenothiazinnarkose besonders günstige Voraussetzungen zu bieten.

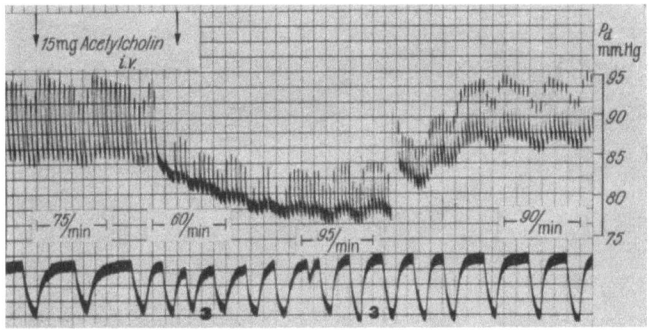

Abb. 3. Fortlaufende Registrierung des Blutdruckes (nach Schroeder) und der Atmung im Phenothiazin-Schlaf nach 15 mg Acetylcholin intravenös. Zeitschreibung: 2 sec. Maßstab nur für diastolische Drucke. Vp. F. W., 36 Jahre, männlich, 175 cm, 70 kg.

Bei Anwendung der Phenothiazinnarkose in der praktischen Chirurgie sind insbesondere folgende Gesichtspunkte zu beachten: Ein Blutverlust muß unverzüglich durch Volumenersatz ausgeglichen werden, da die Fähigkeit einer reaktiven Vasoconstriction, also Anpassung an die Volumenverringerung eingebüßt worden ist, wie bereits aus den Orthostaseversuchen eindeutig erkannt werden kann. Ein Blutdruckabfall darf nicht mit den üblichen Analepticis behandelt werden, da die sympathicomimetischen unter ihnen eine zusätzliche Druckminderung herbeiführen würden, andere überhaupt wirkungslos bleiben; hier ist allein Noradrenalin, am besten als Dauerinfusion verabreicht, befähigt, den abgesunkenen Blutdruck zu heben. Schließlich sei grundsätzlich vor der Operation eines Phäochromocytoms unter Phenothiazin gewarnt, da unkontrollierbare Senkungen und Steigerungen des Blutdruckes durch das im Tumor enthaltene Gemisch von Adrenalin und Arterenol eintreten können.

Literatur.
Arch. exper. Path. u. Pharmakol. **222**, 15—88 (1953).

XXIV.
Schockbekämpfung mit Megaphen am Unfallort.

Von

E. WEBER (Essen).

Referat.

Die Bekämpfung des Schockzustandes bzw. die Verhütung des Überganges vom Schock zum Kollaps verdient in der Unfallchirurgie eine besondere Beachtung.

Wichtig erscheint uns der Zeitpunkt, der zwischen der Verletzung und der Einlieferung in die Klinik liegt, denn in dieser Zeit beobachtet man die Entstehung und die Vertiefung des Schocks bzw. den Übergang zum Kollaps.

Unsere ärztliche Behandlung setzte bisher erst ein, wenn der Schockzustand bereits eingetreten oder schon seinen Höhepunkt erreicht hatte.

Die schweren Verletzungen, z. B. Verbrennungen, verursachen durch das Einwirken des Schmerzes auf das vegetative Nervensystem einen Schockzustand, der bei Bestehenbleiben des Schmerzes vertieft wird.

Das Bestreben ist, den Verletzten so schnell wie möglich vom Unfallort durch gut organisierten Krankentransport zum Krankenhaus zu bringen.

Wir haben im Raum Essen einige Zechen herausgegriffen und durch Übungen die Zeit ermittelt, die vom Unfallereignis bis zum Beginn der ärztlichen Behandlung verstreicht.

Tabelle 1. *Transportdauer vom Unfallort zum Krankenhaus.*

Nr.	Zeche	1. weitestes Revier	2. nächstes Revier	Transport zum Krankenhaus	Insgesamt
		min	min	min	min
1.	Katharina	60	20	25	45— 85
2.	Dahlhauser Tiefbau.	55	18	20	38— 75
3.	Pörtingsiepen	75	22	30	52—105
4.	Karl Funke	50	25	30	55— 80
5.	Gottfried-Wilhelm	65	20	25	45— 90
6.	Hugo	55	23	10	*33*— 85
7.	Amalie	115	32	20	52—*135*
8.	Wolfsbank	105	25	20	45—125
9.	Helene	95	45	20	65—115

Aus der Tabelle ist ersichtlich, daß die geringste Transportzeit 35 min und die längste 135 min beträgt. Der Durchschnitt liegt weit über 1 Std.

Zu erwarten ist, daß im Ernstfall wahrscheinlich die Zeiten noch höher liegen dürften.

Gleichzeitig überprüften wir die Transportzeiten in Übertagebetrieben Wir nahmen wahllos 100 Durchgangsarztberichte, und zwar schwere Unfälle aus unserem Krankenmaterial der Jahre 1952/53 heraus. Hier betrug die Durchschnittszeit vom Eintreten der Verletzung bis zum Behandlungsbeginn 45 min. Erfaßt wurden durch diese Statistik 47 verschiedene Essener Betriebe.

Auch in den Kruppschen Betrieben betrug die Zeitspanne trotz günstigster Bedingungen — im Zentrum der Fabrik stationierter Krankenwagendienst, Unabhängigkeit von öffentlichen Krankenwagen mit langer Anfahrtzeit — noch 18—35 min.

Wir sehen aus diesen Untersuchungen, daß Schwerverletzte oft über 1 Std dem Trommelfeuer des Schmerzes, der zu schweren Schockzuständen führen muß, ausgesetzt werden. Aus diesem Grunde geht unser Bestreben dahin, die Schockbekämpfung und Vorbeugung näher an den Unfallort zu verlegen.

Wir stellten uns die Frage, ob wir dem Heilgehilfen am Unfallort ein Mittel geben könnten, das die Entstehung des Schocks verhindert bzw. die Schmerzhaftigkeit des langen Transportes vermindert.

Angeregt durch die Veröffentlichungen LABORITs, der für Kriegs- und Katastrophenfälle die Herstellung einer Syrette mit 50 mg Megaphen und 100 mg Dolantin vorgeschlagen hat, und in Zusammenarbeit mit dem verstorbenen Herrn Prof. WEESE sahen auch wir die Möglichkeit der frühzeitigen Bekämpfung des Schocks durch das Megaphen.

Seit $^3/_4$ Jahren geben wir jedem Unfallverletzten, der im Schockzustand eingeliefert wird, 50 mg Megaphen intramuskulär mit gleichzeitiger Infusion von Periston bzw. Blut. Der Schock konnte in allen Fällen in kürzester Zeit behoben werden, der Blutdruck wurde stabil, der periphere Puls kräftig, die Schmerzen ließen nach. Ohne Analgetica und ohne Anaesthesie konnten wiederholt Repositionen durchgeführt werden.

Wenn wir nun die Megapheninjektion am Unfallort geben, so wäre die Frage zu klären, ob diese Injektion auch ohne gleichzeitige Infusion anzuwenden ist und eine wirksame Bekämpfung des Schocks verursacht.

WEESE als Pharmakologe sah keine Gegenindikation der Injektion bei jedem Schwerverletzten, da hierdurch der Schock in den meisten Fällen verhindert bzw. die Auswirkung stark herabgesetzt wird, ferner der Schmerz gemildert und die Wirkung auf das vegetative Nervensystem wegfällt. Zu diskutieren bleibt noch, ob man — wie WEESE vorschlug — dem Megaphen ein Analgeticum wie z. B. das Cetarin zusetzt.

Auf Grund unserer Versuche, der gewonnenen Erfahrung in Übereinstimmung mit WEESE unterbreiteten wir im Dezember des vergangenen Jahres dem Sozialministerium von Nordrhein-Westfalen zusammengefaßt folgenden Vorschlag:

In Katastrophenfällen und bei schweren Verletzungen soll für besonders ausgebildete Laien, z. B. Heilgehilfen in Fabriken und auf Zechen die Möglichkeit geschaffen werden, am Ort der Verletzung eine Megapheninjektion zu verabfolgen. Die Bayer-Werke sollen mit der Herstellung einer Spezialampulle beauftragt werden. Eine besondere Ampullenart wird seit langer Zeit von Bergsteigern in der Schweiz gebraucht, die Morphium darin mitführen, ohne daß deren Anwendung Schwierigkeiten bzw. Zwischenfälle ergab.

Die von uns geforderte Spezialampulle mit Megaphen ergibt in ihrer Anwendung folgende Vorteile:

1. Die Entstehung eines Schockzustandes wird weitgehend verhindert.

2. Die Vertiefung des Schocks durch den auf dem zum Teil langen Transport anhaltenden Schmerz ist herabgesetzt.

3. Die Entstehung eines hämorrhagischen Schocks wird durch das Ausbleiben der Gefäßverengerung und die Herabsetzung des Blutdrucks zumindest verzögert.

4. Durch die Herabsetzung des Blutdrucks ist nach Kraft und Fular die Gefahr der Fettembolie bei Knochenbrüchen vermindert.

Unsere Eingabe wurde inzwischen an das zuständige Bundesministeriums weitergeleitet. Der endgültige Entscheid steht noch aus.

Ich versuchte Ihnen hier kurz aufzuzeigen, unter welchen Gesichtspunkten wir speziell in der Unfallchirurgie das Problem der Schockbekämpfung betrachten.

Die zu fällende Entscheidung, ob ein stark wirkendes Medikament dem Laien in die Hand gegeben werden soll, bedarf auch im Hinblick auf andere größere Katastrophen, in denen nicht immer der Arzt zur Verfügung steht, der Klärung.

Die Diskussion hierüber anzuregen bzw. vorzuschlagen, von seiten der Deutschen Gesellschaft für Chirurgie zu diesem Problem Stellung zu nehmen, war Sinn meiner Ausführung.

XXV.

Aus der Chirurg. Universitätsklinik Heidelberg (Direktor: Prof. Dr. K. H. Bauer) und der Med. Universitätsklinik Heidelberg (Direktor: Prof. Dr. Matthes).

Tierexperimentelle Untersuchungen über Atmung und Gasstoffwechsel bei pharmakologisch unterstützter Hypothermie bis 20° Kerntemperatur.

Von

Berthold Löhr und Wolfgang Ulmer.

Mit 3 Textabbildungen.

Künstliche Hypothermie bis zu 30° Rectaltemperatur ist häufig geübt und wird aus verschiedenen Gründen angewandt. Dagegen sind

Berichte über noch stärkere Temperatursenkung beim Menschen relativ
spärlich. Entsprechende tierexperimentelle Untersuchungen sind dagegen durchgeführt, weichen aber in den Ergebnissen beträchtlich voneinander ab. BENITTE betonte die Häufigkeit von Zwischenfällen, und
SCHNEIDER hat erst kürzlich wieder hervorgehoben, daß sich die meisten
Komplikationen beim Wiedererwärmen einstellen. Im Gegensatz hierzu
haben BIGELOW und Mitarbeiter und auch GOLLAN, BLOS und SCHUMAN
sowie andere Untersucher Hunde bis zu 15° C abkühlen und zu normaler

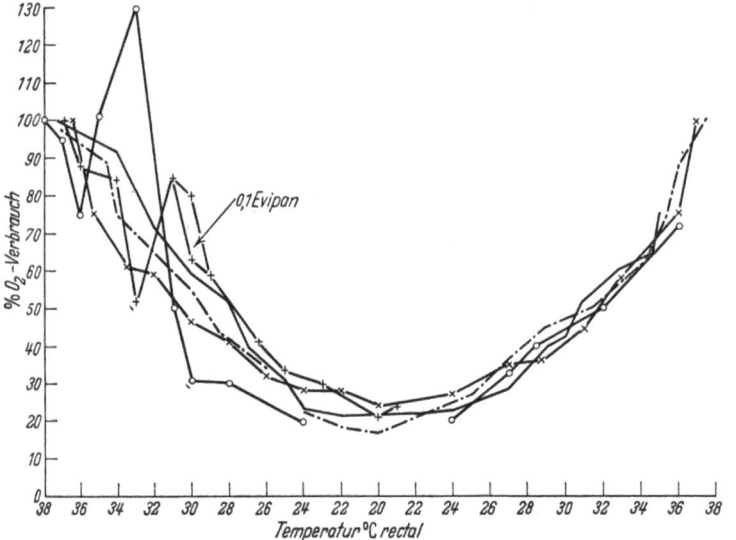

Abb. 1. Abhängigkeit des prozentualen Sauerstoffverbrauchs von der Rectaltemperatur.

Temperatur wieder erwärmen können, ohne daß letale Störungen aufgetreten wären.

Wir haben ähnliche Versuche an 18 Hunden durchgeführt und dabei
regelmäßig Störungen des Gasstoffwechsels beobachtet; unsere Versuchsergebnisse könnten in der Lage sein, manchen scheinbaren Widerspruch früherer Untersuchungen zu erklären.

In Abb. 1 ist die Abhängigkeit des prozentualen Sauerstoffverbrauches von der Rectaltemperatur aufgezeigt, links einige Verlaufskurven
ohne Gegenregulation, dann zwei Kurven mit deutlicher Gegenregulation.
Alle Tiere hatten die gleiche Menge Pentothal bzw. lytische Mischung
je Kilogramm Körpergewicht erhalten. Wir führen das unterschiedliche
Verhalten der Tiere auf verschiedene Ausgangslagen zurück. Die einmal
in Gang gekommene Gegenregulation läßt sich mit Megaphen oder
lytischer Mischung — wenn überhaupt — nur schwer dämpfen, was
dagegen mit einem intravenösen Barbiturat leicht erreicht werden kann.

Wir stehen hier in Übereinstimmung mit den Herren L'Allemand und Brendel, die in ihrem anschließenden Vortrag zu diesen Fragen eingehender Stellung nehmen werden.

Die Abb. 2 zeigt die Abhängigkeit der spezifischen Ventilation $\left(\dfrac{\text{Atem-Volumen/min}}{O_2\text{-Verbrauch/min}}\right)$ von der Körperwärme. Während der Abkühlungsperiode bleibt das Atem-min-Volumen in seiner Beziehung zum Sauerstoffverbrauch nahezu konstant; nur bei den ungenügend gedämpften Tieren übersteigt das Atem-min-Volumen dasjenige Maß, das sonst für die entsprechende Sauerstoffaufnahme benötigt wird. Bei der Wieder-

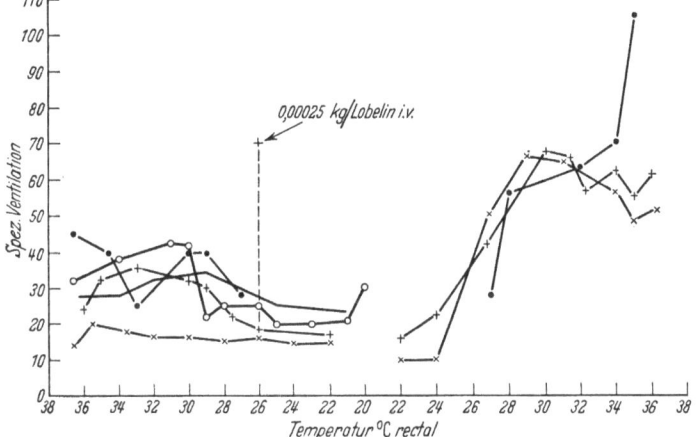

Abb. 2. Abhängigkeit der spezifischen Ventilation von der Körperwärme.

erwärmung ist dieses ungewöhnliche Verhalten bei allen Tieren zu finden, wobei das Ausmaß der Atemveränderung besonders ins Auge fällt. Die Klärung dieses Verhaltens ist weiteren Untersuchungen vorbehalten; doch können die Kurven der Abb. 3 vielleicht einen Hinweis geben.

Hier ist die Wasserstoffionenkonzentration des arteriellen Serum aufgetragen, wie wir sie bei den verschiedenen Körpertemperaturen fanden. (Die Messungen wurden bei den entsprechenden Bluttemperaturen mit der Gaselektrode durchgeführt.) Der Kurvenverlauf zeigt, daß regelmäßig bei sinkender Körpertemperatur zunehmende Säuerung eintritt. Bei Rectaltemperaturen um 20^0 C wurden im arteriellen Serum Wasserstoffionenkonzentrationen gemessen, die um $^3/_{10}$ pC-Einheiten unter den Ausgangswerten lagen. Hiermit sind Verschiebungen zur sauren Seite erreicht, die, jedenfalls beim Menschen, kaum mehr mit dem Leben vereinbar sind. Unter zunehmender Wiedererwärmung zeigte sich, daß diese Vorgänge reversibel sind: In Abhängigkeit von der jeweiligen Körpertemperatur erreicht die Wasserstoffionenkonzentration wieder

11*

ziemlich genau den Ausgangspunkt. Um näheren Aufschluß über die Ursache der p_H-Verschiebungen zu erhalten, bestimmten wir den Kohlensäuregehalt, ebenfalls im arteriellen Serum. Es zeigte sich, daß bei gut gedämpften Tieren keine wesentliche Abnahme oder Zunahme der CO_2-Vol.-% eintritt. Bei nicht genügend gedämpfter Gegenregulation kommt es jedoch zu Abnahme der Kohlensäure, was sich zwanglos aus der dabei beobachteten Hyperventilation erklären läßt. Im Verlauf der Wiedererwärmung treten nun aber Verschiebungen des

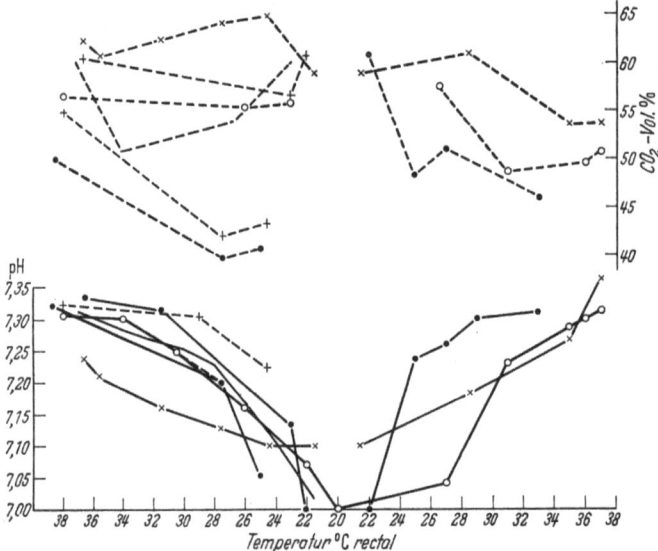

Abb. 3. Abhängigkeit von Wasserstoffionenkonzentration im arteriellen Serum und von Kohlensäuregehalt im arteriellen Serum von der Körpertemperatur.

Kohlensäuregehaltes auf, die sich immer in einer mehr oder weniger starken Verminderung der Vol.-% äußern. Wie wir aus dem Verhalten der spezifischen Ventilation sahen, geschieht dies in der Phase einer Hyperventilation, die den Sauerstoffverbrauch beträchtlich übersteigt. Als Ursache dieses Verhaltens von p_H und CO_2-Vol.-% könnten Stoffwechselstörungen in Frage kommen, deren weitere Beobachtung uns notwendig zu sein scheint. Betrachtet man die dargestellten Verhältnisse im Hinblick auf die Kohlensäurespannung, so läßt sich nach Hasselbalch-Henderson berechnen, daß mit fortschreitender Abkühlung die Kohlensäurespannung zunimmt. Dieses besagt, daß die Kohlensäurespannung nicht mehr die ihr sonst als Atmungsregulativ eingeräumte Bedeutung besitzt. Grosse-Brockhoff und Schoedel haben bereits 1943 darauf aufmerksam gemacht, daß mit abnehmender Temperatur eine Stimulation der Atmung durch Kohlensäuregabe immer weniger möglich wird. Unsere Versuchsergebnisse bestätigten diese Befunde vollkommen und zeigten, daß als Folge der verminderten Empfindlichkeit der Atmungsregulation auf Kohlensäurespannung erhebliche p_H-Verschiebungen zur sauren Seite auftreten.

Damit ergibt sich die Frage, durch welche Maßnahmen man diese Gefahren vermeiden oder vermindern könnte. Als Möglichkeiten stehen zur Verfügung: einmal Alkaligaben, zum anderen Verminderung der Kohlensäure. Betrachten wir unter diesem Gesichtswinkel noch einmal die Angaben des Schrifttums:

Immer ist dann der größere Teil der Versuchstiere am Leben geblieben, wenn Alkali verabfolgt oder durch rechtzeitige künstliche Beatmung die Möglichkeit einer Abrauchung der entsprechenden Kohlensäuremenge gegeben war. Auch wir konnten diejenigen Versuchstiere am Leben erhalten, die rechtzeitig künstlich beatmet wurden. Es war hiermit möglich, die Wasserstoffionenkonzentration über die gesamte Periode der Abkühlung und Wiedererwärmung in normalen Bereichen zu halten. Wir haben keinen Anhalt dafür, daß diese Verhältnisse nicht auch für die künstliche Unterkühlung beim Menschen zutreffen. Der beste Weg zur Vermeidung der geschilderten Komplikationen scheint uns in der rechtzeitigen künstlichen Sauerstoffbeatmung vorgezeichnet zu sein; fortlaufende Registrierung der Kohlensäurespannung in der Ausatmungsluft gestattet es dann, das Optimum für die Sauerstoffausnutzung des Blutes bei einer für den Organismus tragbaren Wasserstoffionenkonzentration zu gewährleisten.

Auf die hier angewandten Methoden werden wir in einer an anderer Stelle erscheinenden Arbeit eingehen.

Zusammenfassung.

Das Atemminutenvolumen zeigt im Verhältnis zur O_2-Aufnahme während der Abkühlungsphase keine Veränderung gegenüber der Norm; während der Erwärmung tritt starke Hyperventilation auf. Mit zunehmender Unterkühlung wird eine progrediente Verschiebung des Plasma p_H zur sauren Seite beobachtet. Diese p_H-Verschiebungen sind nicht der Ausdruck einer Kohlensäureretention. Möglichkeiten zur Vermeidung dieser Veränderungen werden diskutiert.

Literatur.

Benitte, A.: Pharmakologische Hibernisation; experimentelle Grundlagen. Vortr. auf der 20. Tagg der dtsch. Pharmakol. Ges. 1953 in Bonn. — Bigelow, W. G., J. L. Gallaghan and J. A. Hopps: General Hypothermia for experimental intracardiac. surgery. Amer. Surg. 132, 531 (1950). — Gollan, F., P. Blos and H. Schuman: Studies on hypothermia by means of a pump oxygenator. Amer. J. Physiol. 171, 331 (1952). — Grosse-Brockhoff u. W. Schoedel: Bild der akuten Unterkühlung im Tierexperiment. Arch. exper. Path. u. Pharmakol. 201, 417 (1943). — Schneider, M.: Verh. dtsch. Ges. Kreislaufforsch. 1953, 3. — Swan, H., J. Zeavin, S. G. Blount jr. and W. Firtner: Chirurgie unter direkter Sicht am offenen Herzen während Hypothermie. J. Amer. Med. Assoc. 153, 1081 (1953).

XXVI.

Aus der Chirurgischen Klinik der Medizinischen Akademie Gießen
(Direktor: Prof. Dr. K. VOSSSCHULTE) und dem W. G. Kerckhoff-Institut
der Max-Planck-Gesellschaft Bad Nauheim (Direktor: Prof. Dr. R. THAUER).

Zum Mechanismus der gesteuerten Hypothermie.

Von

H. L'ALLEMAND und W. BRENDEL.

Die Verwendung der Phenothiazine zur Erzielung einer gesteuerten Unterkühlung — irreführend als pharmakodynamischer Winterschlaf bezeichnet — wird damit begründet, daß durch diese Pharmaka die wärmeregulatorischen Reaktionen des Warmblüters in spezifischer Weise beeinflußt werden. Da prinzipielle Bedenken gegen diese Auffassung bestehen, wurde in über 50 Versuchen an 5 dressierten Carotisschlingen-Hunden untersucht:

1. Die Fähigkeit zur Gegenregulation bei Kältebelastung (Umgebungstemperatur von 0^0 C) in pharmakologisch unbeeinflußtem Zustand, unter Megaphen, Cocktail lytique und Pernocton-Narkose;

2. Die Beeinflussung der Wärmeproduktion (des Sauerstoffverbrauchs) durch dieselben Substanzen in thermoindifferenter Umgebungstemperatur von 23—24^0 C.

Methode.

Ein- und Ausatmung des Tieres erfolgte über eine speziell angepaßte Atemmaske, in die ein Dräger-Ventil eingesetzt war. Die Messung des inspiratorischen Atemvolumens geschah über eine Gasuhr; die Ausatmungsluft wurde in einem Douglas-Sack gesammelt und alle 20 min im Haldane-Apparat analysiert. Aus Atemvolumen, O_2- und CO_2-Gehalt der Exspirationsluft wurde der Sauerstoffverbrauch bzw. die Calorienproduktion berechnet. Außer diesen Größen wurden die Rectaltemperatur und die Lufttemperatur fortlaufend gemessen. — Die Injektion der genannten Pharmaka erfolgte intravenös: Megaphen in einer Dosierung von 2 und 10 mg/kg mit isotonischer Kochsalzlösung; der Cocktail lytique in der ursprünglich angegebenen Dosierung von 2 mg Megaphen + 2 mg Atosil + 4 mg Dolantin/kg; Pernocton bis zu 50 mg/kg intravenös.

I. Ergebnisse der Versuche mit Kältebelastung (0^0 C).

1. Die pharmakologisch nicht beeinflußten Tiere waren bei konstanter Umgebungstemperatur von 0^0 C in der Lage, die Rectaltemperatur gegenüber dem Ausgangswert konstant zu halten. Die Calorienproduktion — gemessen am Sauerstoffverbrauch — stieg sofort nach Beginn der Kältebelastung auf Werte an, die etwa 100% über den Ausgangswerten lagen. Diese Steigerung des Sauerstoffverbrauches konnte über 5 Std beobachtet werden.

2. Unter 2 mg Megaphen fiel die Rectaltemperatur im Verlauf der ersten Stunde im Mittel um $1,5^0$C ab, um dann langsam zum Ausgangswert zurückzukehren, der nach 5 Std wieder erreicht war. Unter 10 mg Megaphen war die Senkung der Temperatur etwas stärker und anhalten-

der wie unter 2 mg Megaphen. Prinzipiell die gleiche Wirkung wie Megaphen allein zeigte der Cocktail lytique, und zwar sowohl in qualitativer wie in quantitativer Hinsicht. Im Gegensatz dazu sank in Pernocton-Narkose die Rectaltemperatur in den ersten 3 Std steil und fast linear um 6^0 C ab und stieg bei Abklingen der Narkose nur langsam wieder an. Der Sauerstoffverbrauch der mit Megaphen und Cocktail lytique behandelten Tiere stieg nach kurzer Zeit in der Kältekammer (0^0 C) deutlich an und hatte nach 60 min Werte erreicht, die nur unerheblich unter denen der pharmakologisch nicht beeinflußten Tiere lagen. Dagegen verhielt sich der Sauerstoffverbrauch bei den mit Pernocton narkotisierten Hunden grundsätzlich anders: Der Anstieg fehlte, d. h. die Gegenregulation war während der Zeit der tiefen Narkose völlig unterdrückt.

II. Ergebnisse der Versuche in thermoindifferenter Umgebungstemperatur (23—24⁰ C).

1. Megaphen bewirkte bei Tieren unter sog. Grundumsatzbedingungen (nüchtern, ruhige Seitenlage, thermoindifferente Umgebungstemperatur von 23—24⁰ C) eine Senkung des Sauerstoffverbrauches gegenüber dem Ausgangswert um im Mittel 20—30%.

2. Die unter Megaphenwirkung erreichten Minimalwerte des Sauerstoffverbrauches unterschritten jedoch niemals den bei den einzelnen Tieren ermittelten Ruhe-Minimalumsatz. Die beobachteten Senkungen des Sauerstoffverbrauches unter Megaphen sind deshalb — wie die unter Pernocton — dadurch zu erklären, daß die Ruhe-Ausgangswerte auch unter sog. Grundumsatzbedingungen im allgemeinen wesentlich höher als die nur selten zu beobachtenden Ruhe-Minimalwerte liegen.

Zusammenfassung.

1. Eine spezifische Beeinflussung der wärmeregulatorischen Reaktionen durch die Phenothiazine (Megaphen und Cocktail lytique) findet nicht statt.

2. Eine histoplegische Wirkung der Phenothiazine ist nicht nachweisbar.

XXVII.

Aus der II. Medizinischen Klinik der Martin-Luther-Universität Halle-Wittenberg
(Kommiss. Direktor: Prof. Dr. R. EMMRICH).

Regulationen der Gerinnungsfaktoren im Verlaufe des Winterschlafes und der potenzierten Narkose.

Von
EBERHARD PERLICK.

Mit 1 Textabbildung.

Referat.

Die nähere Analyse des Blutes zeigt, daß nach unseren Untersuchungen die Gerinnungsverzögerung während des natürlichen Winterschlafes vorwiegend auf einem ausgeprägten Anstieg des Heparin-Anti-thrombins und einer Verminderung des Faktors V sowie des Prothrombins beruht. Die deutliche Heparinvermehrung und die starke Verminderung der vorgenannten Faktoren verhindern das Auftreten von Mikrothromben bei einer Bluteindickung und Abnahme der Blutströmungsgeschwindigkeit in der Phase des Winterschlafes[1].

Eine Abhängigkeit des Heparin-Blutspiegels von der Körpertemperatur bzw. von der Winterschlaftiefe liegt vor. Mit abfallender Körpertemperatur nimmt die Höhe des Heparintiters zu, jedoch sind bei tieferen Temperaturen krisenhafte Gegenregulationen und damit ein Übergang in eine spontane Heparinverminderung zu erkennen. An der unteren Grenze des tiefen Winterschlafes treten sympathicotone Regulationsmechanismen in Erscheinung.

Im Zustand der Erregung — gleichgültig ob diese Erregung zentral über corticale Reaktionen oder peripher nach Ausschaltung der Pressoreceptoren und des Halsvagus zustande kommt — wird eine Verminderung des Heparins und eine auffallende Steigerung der gerinnungsfördernden Faktoren beobachtet[2].

Werden Tiere einem orthostatischen Kollaps ausgesetzt, so kommen reaktiv ausgeprägte Aktivitätsänderungen der einzelnen Gerinnungsfaktoren zustande. Bei Verabreichung von Phenothiazin-Derivaten werden diese para- und postaggressiven Blutgerinnungsveränderungen eingeengt und zum Teil unterbunden[3].

Soweit unsere tierexperimentellen Erfahrungen.

Wie verhalten sich die Gerinnungsfaktoren im Verlaufe der potenzierten Narkose am chirurgischen und internen Krankengut? Auch hier sind ausgeprägtere Aktivitätsänderungen der einzelnen Gerinnungskomponenten festzustellen. Jedoch bleibt nach unseren Beobachtungen unter der lytischen Kombination von Phenothiazin-Derivaten — auch bei Eingriffen im Bereiche der Lungen — die Aktivität der Fibrinolyse unbeeinflußt[3]. Diese Tatsache dürfte von praktischer Bedeutung sein, zumal wiederholt berichtet wurde, daß gelegentlich bei solchen Eingriffen und unter Anwendung verschiedener Narkoseverfahren unstillbare Blutungen infolge einer hochgradigen Fibrinolyseaktivität auftraten.

Unter dem Einfluß der Phenothiazinpräparate kommt intra operationem, aber auch schon präoperativ mit Beginn der Phenothiazinverabreichung eine Erhöhung des körpereigenen Heparins zustande. Das gleiche beobachteten wir bei der Durchführung des Heilschlafes bzw. der Schlaftherapie.

Die biologische Bedeutung einer verstärkten Heparinausschüttung ins Blut ist vielseitig. Unter anderem verhindert Heparin das Auftreten von histaminartigen und gerinnungsaktiven Substanzen, die beim Zerfall von Zellen frei werden. Heparin senkt ferner die Komplementaktivität und greift so hemmend in die Antigen-Antikörperreaktionen ein.

Die Inaktivierung des Komplements bedeutet für den Organismus eine Sicherung gegen den erhöhten Zerfall von Erreger-Eiweiß und körpereigenem Eiweiß, da dieser Zerfall für den sensibilisierten Organismus eine besondere Gefahr darstellt. Beim Wegfall dieser Hemmung reagiert der Organismus mit einem anaphylaktischen Schock oder adäquaten Schockfragmenten[4].

Andererseits wird mit der Hemmung der Komplementaktivität zugleich auch die bakteriolytische Eigenschaft des Blutes weitgehend herabgesetzt, so daß bei längerer Anwendung der Phenothiazine die Widerstandsfähigkeit gegenüber Infekten vermindert ist.

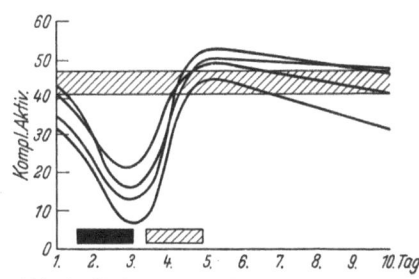

Abb. 1. Verhalten der Komplementaktivität während der Schlaftherapie.
■ Megaphen/Atosil; ▨ NaCl-Injektion

Zum Schluß ein Wort zur postoperativen Thrombosegefahr. Im Vergleich zur Äthernarkose sind die postoperativen Schwankungen der Blutgerinnung nach Ausklingen der potenzierten Narkose ausgeprägter, so daß eine erhöhte Thrombosegefährdung vorliegt. Eine postoperative Prophylaxe mit Antikoagulantien ist daher unbedingt erforderlich.

Literatur.

[1] PERLICK, E., P. RATHS u. A. BERGMANN: Z. inn. Med. 1954, 400 — RATHS, P., u. E. PERLICK: Z. Biol. 106, 109, 305 (1953). — [2] PERLICK, E., u. W. KALKOFF: Kongreßreferat bei der Internat. Tagg über Thrombose und Embolie. Basel 1954. — [3] PERLICK, E.: Z. inn. Med. (im Druck). — [4] LEUSDEN, P.: Ärztl. Prax. 3, Nr 17 (1951).

Aussprache.

Herr G. JÖRGENSEN (Neumünster):

Wir haben aus der BROGLIEschen inneren Abteilung Neumünster verschiedentlich über unsere Erfahrungen mit Phenothiazinkörpern berichten können. Herauszustellen als internistische Indikation ist unter anderem vor allem der Schmerz im weitesten Sinne, insbesondere der „vegetative und hyperpathische Schmerz".

Hier sei kurz auf besondere *psychische Reaktionen* unter der lytischen Behandlung eingegangen.

Die Mehrzahl der Kranken zeigt eine psychische Entspannung sowie eine Verminderung der Antriebskräfte und Affekte. Manchmal besteht eine vermehrte Traumneigung und Schreckhaftigkeit.

In 17 Fällen von 178 Kranken kam es jedoch zu mehr oder weniger ausgeprägten *psychotisch anmutenden Reaktionen* mit Logorrhoe, Verfolgungsideen, Wahnvorstellungen, motorischer Unruhe, Wandertrieb, deliranten und aggressiven Tendenzen.

Diese Erscheinungen traten meist am 2.—4. Tag der lytischen Therapie bei einer Tagesdosis von durchschnittlich 200 mg Megaphen und 200 mg Atosil auf, um 1—3 Tage nach Absetzen der Behandlung zu schwinden, wobei eine Amnesie für die „psychotische "Phase bestand. Nur bei 1 Patienten mit peripheren arteriosklerotischen Durchblutungsstörungen kam es bereits am ersten Tag *nach 50 mg Megaphen* zu psychotischen Erscheinungen, die trotz Abbruch der Therapie noch 1 Woche andauerten.

Disponiert scheinen zu derartigen Verhaltensweisen besonders die *älteren Jahrgänge.* Das Lebensalter von 8 Patienten mit stärkeren Entäußerungen lag zwischen *39 und 83,* im Mittel bei *57,7 Jahren,* das von *9* leichter Alterierten zwischen *18 und 61,* im Mittel bei *51,7 Jahren.* Bei einer 18jährigen Patientin handelte es sich um einen Zustand nach Hirntumoroperation.

Wir haben Dauerschäden nicht gesehen, möchten das Auftreten dieser „psychotischen" Reaktionen aber deshalb herausstellen, weil sie die *Problematik* der empfohlenen *Herzinfarktbehandlung* mit Megaphen beleuchten und unsere verschiedentlich vertretene Zurückhaltung rechtfertigen.

Noch ein kurzes Wort zu den bei der intramuskulären Anwendung auftretenden schmerzhaften *Infiltraten* und *Gewebsreaktionen,* die wir anfänglich häufiger sahen. Nach Einführung von *Megaphen K,* das einen *Periston*zusatz enthält, traten diese Reizerscheinungen weitgehend in den Hintergrund, und auch die in unseren ersten Mitteilungen erwähnten Temperatursteigerungen traten weniger häufig und stark in Erscheinung, so daß diese wohl nicht — wie anfangs vermutet — auf gegenregulatorische Effekte, sondern auf den Reiz der lokalen Gewebsschädigung zurückgeführt werden müssen. In gleicher Weise sind die früher beobachteten sehr hohen *Blutsenkungs*anstiege erklärlich. Es empfiehlt sich also zur therapeutischen Anwendung das verbesserte *Megaphen K.*

Literatur.

BROGLIE, M.: Tagg der Nordwestdtsch. Ges. Innere Med., Hamburg 1954. — BROGLIE, M., G. JÖRGENSEN u. G. VOSS: Ärztl. Wschr. 1953, 1148. — JÖRGENSEN, G., A. FLACH u. G. VOSS: Med. Klin. 1954, 445.

Eröffnung.

Von

Prof. Dr. H. H. Berg (Hamburg).

Magnifizenz,
Herr Ministerpräsident,
Meine sehr verehrten Damen und Herren,
Liebe Kolleginnen und Kollegen!

Die Deutsche Gesellschaft für innere Medizin begrüßt Sie, die Vertreter der Staatlichen und Akademischen Behörden, der mit uns tagenden wie der örtlichen wissenschaftlichen Gesellschaften, die Teilnehmer aus dem Osten Deutschlands, die Gäste aus den befreundeten europäischen und überseeischen Ländern auf das Herzlichste zu ihrem 60. Kongreß in München. Bereits zweimal in der Geschichte unserer Kongresse, die 1882 begann, ist München Tagungsort gewesen: 1895 unter dem Vorsitz von Professor v. Ziemssen und 1906 unter dem Vorsitz von Professor v. Strümpell. So ist dieser dritte Kongreß in München kein Bruch mit der Tradition. Im Jahre 1891 wurde sogar beschlossen, daß neben dem traditionellen Tagungsort Wiesbaden auch Berlin (1884, 1897, 1901), Leipzig (1892, 1904) und Wien (1890, 1908, 1923, 1943) berücksichtigt werden sollten. Die Geschichte der Kongresse mit ihren Unterbrechungen durch zwei Weltkriege weist aber noch andere Tagungsorte auf: Karlsbad 1899, Kissingen 1924. Im ersten Weltkrieg 1916 Warschau. Die erste Tagung nach dem zweiten Weltkrieg fand 1948 in Karlsruhe statt. Für die Wahl von München sprachen mehrere Gründe. In Wiesbaden hatten sich in den letzten Jahren die Raum- und Unterbringungsverhältnisse nicht immer als ausreichend erwiesen. Ein gemeinsamer Sitzungstag mit der Deutschen Gesellschaft für Chirurgie war nur in München möglich. Sie fand erstmalig in der Geschichte beider Gesellschaften am gestrigen Tage statt. Eine Sitzung mit einer so großen Teilnehmerzahl von über 4000 war nur dadurch möglich geworden, daß die Stadt München diese Halle mit hohen Kosten (800000 DM) zu einem wohl vorbildlichen Kongreßsaal ausgebaut hat, der durch unsere Tagung erstmals benutzt wird. Sie hat gestern bereits ihre Eignung erwiesen. Außer der Deutschen Gesellschaft für Chirurgie wurde auch die Deutsche Gesellschaft für Anästhesie mit ihren Schwestergesellschaften für das Thema der akuten Schlafmittelvergiftungen und vor allem die Deutsche Gesellschaft für Allergieforschung zu einem gemeinsamen Sitzungstag eingeladen. Leider konnte sich die Deutsche Röntgengesellschaft nicht anschließen. Dem wenig bemittelten Nachwuchs sollte die Gelegenheit geboten werden, mehrere Tagungen mit einer Kongreßreise zu besuchen, nach München, das einst die Alma mater vieler Teilnehmer, auch des Vorsitzenden, gewesen ist. Die jetzige Münchner Jubiläumstagung ist ein Experiment, das gestern vielversprechend begann, dessen Ergebnis noch aussteht.

Seit der letzten Tagung hat die Gesellschaft eine Reihe von *Toten*
zu beklagen, deren Andenken wir ehren wollen. Von einigen gelang es,
Bilder zu erhalten.

Am 14. Mai 1953 starb 55jährig der Ordinarius für Physiologie in
Göttingen, zuletzt Direktor des Max-Planck-Instituts in Heidelberg,
Professor Dr. FRIEDRICH HERMANN REIN. Sein lebensvolles Bild ist
im Gedächtnis von uns allen. Wie kein zweiter der zeitgenössischen
Physiologen hat er die innere Medizin seiner Epoche befruchtet. Seine
und seiner Schüler Arbeiten berührten nahezu alle Fragen der Physiologie. Im Vordergrund stand der Blutkreislauf mit dem Herzen, der
Stoffwechsel mit der Muskulatur, den Nieren. Weltberühmt wurde seine
nach ihm benannte Stromuhr. Unvergessen sind viele Verbesserungen
der Methodik zur Untersuchung normaler und gestörter Funktionen.
Auf unseren Kongressen ist er durch ausgezeichnete Referate und als
häufiger Gast in bester Erinnerung.

Am 16. Mai 1953 starb in Braunschweig, wo er fast 40 Jahre lang
das Landeskrankenhaus geleitet hat, Professor Dr. ADOLF BINGEL:
74 Jahre alt. In unserer Gesellschaft hat er oft und zu den verschiedensten Themen gesprochen. Er hat eine große Zahl von Veröffentlichungen
aus vielen Gebieten der inneren Medizin verfaßt. Besonders bekannt
wurde er durch seine heiß umkämpfte Forschung über das Diphtherie-
serum. Als erster in Deutschland hat er unabhängig von ausländischen
Forschern die Luftfüllung der Hirnventrikel vom Lumbalkanal aus
angegeben und propagiert. Seine aufrechte Gesinnung wie seine kritische
Begabung sind unter uns unvergessen.

Am 8. September 1953 starb, 79jährig, Professor Dr. KARL KIESS-
LING, dessen Entwickelung im Eppendorfer Krankenhaus begann und
in Mannheim vollendet wurde, wo er das große Krankenhaus von 1923
bis 1939 geleitet hat. Sein besonderes Interesse galt der Diphtherie,
der Fokalinfektion, der Agranulocytose und anderen großen Krankheitsbildern der inneren Medizin (Addison, Sepsis u. a.). Lungenabscesse
und Lungengangrän hat er selbst operativ behandelt. Nach der Pen-
sionierung hat ihm der Bombenkrieg Heim, Habe und Gesundheit
geraubt.

Am 25. September 1953 starb in New-York, fast 92 Jahre alt, der
Erfinder der Duodenalsonde, Dr. MAX EINHORN, welcher in seiner Zeit
die berühmteste Autorität auf dem Gebiete der Verdauungskrankheiten
war und durch seine Methodik und seine Veröffentlichungen die deutsche
innere Medizin vielfach beeinflußt und bereichert hat.

Lassen Sie uns auch des am 19. November 1953 im 51. Lebensjahr
an den Folgen eines Herzinfarkts verstorbenen Ordinarius für Chirurgie
Professor Dr. ALBERT LEZIUS gedenken, obwohl er nicht Mitglied
unserer Gesellschaft war. Als einer der geschicktesten Chirurgen der
jüngeren Generation hat er die Thorax- und Herzchirurgie in Deutschland nachhaltig gefördert und auf internationales Niveau gehoben.
Durch sein Referat über den Lungenkrebs ist er uns in bester Erinnerung.

Am 24. Januar 1954 starb, 57jährig, unerwartet, an den Folgen
eines Unfalls Professor Dr. HELMUT WEESE, Leiter der pharmako-

logischen Laboratorien der Farbenfabriken Bayer in Elberfeld und ordentlicher Professor an der Medizinischen Akademie in Düsseldorf. Die innere Medizin verdankt ihm vor allem eine ausgezeichnete Bearbeitung der Digitalisdroge. Ihm, wie auch Lezius, war ein Referat auf der gestrigen gemeinsamen Sitzung mit der Deutschen Gesellschaft für Chirurgie zugedacht gewesen. Beide wurden uns durch ein schmerzliches Geschick viel zu früh entrissen.

Am 23. Februar 1954 starb Professor Dr. med., Dr. med. dent. h. c. Herbert F. Karl Siegmund, der Direktor des pathologischen Instituts der Universität Münster. Er war ein Vertreter der pathologischen Anatomie, welcher für die Fragestellungen des Klinikers besonders aufgeschlossen war und der uns durch Referate auf verschiedenen Gebieten in dankbarer Erinnerung ist. Herdforschung und Herdwirkung waren sein spezielles Arbeitsgebiet. Die ärztliche Fortbildung wie die soziologische Stellung des Arztes lagen diesem weit über die Grenzen des Faches gebildeten Manne am Herzen.

Am 2. März 1954 starb im 59. Lebensjahr unerwartet Frau Professor Dr. Klothilde Gollwitzer-Meier, Direktor des Instituts für experimentelle Pathologie und Balneologie in Hamburg. Als Schülerin von Romberg, Straub und Volhard wurde sie eine ausgezeichnete Bearbeiterin der Physiologie des Kreislaufs, des Arbeitsstoffwechsels des gesunden und kranken Menschen, zusammen mit den Besten der Welt genannt. Sie war eine Gelehrte mit scharfem Verstand und klarem Denken und mit einem außergewöhnlichen experimentellen Geschick. Als Referentin und Vortragende ist sie auf den Kongressen der inneren Medizin wie der Kreislaufgesellschaft in lebendiger Erinnerung.

Am 18. April 1954 starb, 72jährig, Professor Dr. Hermann Schlecht, der langjährige Mitarbeiter von Kraus und Schittenhelm, bekannt durch seine Arbeiten auf dem Gebiete des Stoffwechsels und der Diätetik.

Am 6. September 1953 starb in Philadelphia, 79jährig, Professor Dr. Rudolf Höber, einst Physiologe der Universität Kiel. Er war einer der besten Lehrer und hat an der Ausbildung vieler Internisten entscheidend mitgewirkt. Sein besonderes Interesse galt den bioelektrischen Erscheinungen und der Permeabilität der Zellen. Sein Lehrbuch hat viele Internisten auf ihrem Lebensweg begleitet.

Professor Dr. Friedrich Hiller, früher in München, starb in Eveston (Ill.) USA. Er ist bekannt durch ein ausgezeichnetes neurologisches Kapitel im Lehrbuch der inneren Medizin.

Ferner gelangten Todesnachrichten über folgende Mitglieder seit dem letzten Kongreß zur Kenntnis der Gesellschaft:

Herr Dr. med. Brogsitter, C. M., Dirig. Arzt des Franziskusstifts, Bad Kreuznach, Herr Dr. med. Diener, Josef, Chefarzt des Albert-Kurheims, Bad Ems, Herr Dr. med. Dotzel, Edward, Facharzt für innere Krankheiten, Krefeld, Herr Dr. med. Herrmann, Franz, Facharzt für innere Medizin, Bremen, Herr Dr. med. Heyer, Karl, Chefarzt des Asthma-Krankenhauses, München-Gladbach, Herr Dr. med. Ludwig, Wilhelm, Dozent und Facharzt für innere Medizin, Innsbruck, Herr Dr. med. Morgenstern, Kurt, Ober-Medizinalrat, Chefarzt der

Med. Klinik der städtischen Krankenanstalten in Aue/Sa., Herr Dr. med.
PETTERSON, München, Herr Dr. med. REITTER, KARL, Univ.-Professor
für innere Medizin, Krankenhaus der Stadt Wien-Lainz, Wien 89/XIII,
Herr Dr. med. ROST, E., Geheimrat, Professor, Heidelberg, in der
inneren Medizin durch sein Interesse für Allergieforschung bekannt,
Herr Dr. med. RUHEMANN, WERNER, Facharzt für innere Krankheiten
und Chefarzt der inn. Abtlg. des Berliner städtischen Krankenhauses
Wannsee, Berlin-Grunewald, Herr Dr. med. SARDEMANN, AD., Fach-
arzt für innere Krankheiten, Remscheid, Herr Dr. med. SCHOTTEN, FERD.,
Facharzt für innere Medizin und Kinderkrankheiten, Fritzlar, Herr
Dr. med. SEELIGMÜLLER, AD., Nervenarzt, Halle/Saale, Herr Dr. med.
WIELE, GERHARD, Chefarzt der Kruppschen Krankenanstalten, Essen,
der durch einen tragischen Unfall mit einem Teil seiner Familie ums
Leben kam.

Die Liste kann unvollständig sein. Wir wollen die uns noch unbekannten Toten in unsere Ehrung einbeziehen, die Sie durch Erheben
von den Sitzen vollzogen haben.

Der großen Heroen der medizinischen Wissenschaft, EMIL v. BEH-
RING und PAUL EHRLICH, welche im März, nur um einen Tag getrennt,
vor 100 Jahren geboren wurden, wird in je einer Gedächtnisvorlesung
am heutigen Tage gedacht werden, welche die Herren Professor Dr.
G. DOMAGK-Elberfeld und Professor Dr. HANS SCHMIDT-Marburg übernommen haben.

Nachdem wir der Toten gedacht haben, wenden wir uns den Lebenden
und ihren Problemen zu. Wir gedenken auch der Gefangenen, welche
als schmerzliche Folge des letzten Krieges in einzelnen Ländern noch
immer, fast ein Jahrzehnt zurückgehalten werden. Urteile über die
Gründe stehen uns nicht zu. Wir denken nur an die Kanzlerrede im
ersten Akt des zweiten Teils von Goethes Faust über die „Gerechtigkeit,
Was alle Menschen lieben, Was alle fordern, wünschen, schwer entbehren".
Wir erinnern uns auch des großen Franzosen PASCAL und seiner Kritik
des Rechts bei den Menschen (Pensées, 297 u. 294, Ausg. Lambert
Schneider Verl.): „Weil man das Recht nicht finden konnte, hat man
die Macht gefunden" — „Spaßhafte Gerechtigkeit, die ein Fluß begrenzt!
Diesseits der Pyrenäen Wahrheit, jenseits Irrtum".

In manchen Ländern, z. B. in der Schweiz ist es üblich, daß der
Vorsitzende zur Eröffnung einen wissenschaftlichen Vortrag hält. In
der Deutschen Gesellschaft für Chirurgie pflegt der Vorsitzende seines
Lehrers zu gedenken, indem er dessen Förderung an seinem eigenen
Lebensweg schildert. In der Deutschen Gesellschaft für innere Medizin
ist das nicht Sitte. Durch sein Programm aber darf der Vorsitzende
zeigen, wie er die ihm zuteil gewordene Aufgabe auffaßt. Auf einem
Jubiläumkongreß sind ihm einige Worte der Umschau gestattet. Die
Gegenwart im westlichen Teil von Deutschland demonstriert eine
mächtig aufstrebende Erholungsphase nach einem Zusammenbruch von
astronomischen Ausmaßen. Auf die Zeiten der Not sind Zeiten der Fülle,
der Überhöhung aller Produktion gefolgt. Die Gefahren des **Mangels**
werden abgelöst von den Sorgen der Übersättigung. Auch die **wissen-**

schaftliche Produktion wird unübersehbarer mit jedem Tag. Man ist versucht, einen Malthusianismus der wissenschaftlichen Produktion herbeizuwünschen, wenn so etwas möglich wäre. Die Zeit des Nachholens der Fortschritte des Auslandes ist abgelöst durch das Wiedererstarken der deutschen Forschung. Der mit der Technisierung beschrittene Weg muß weitergegangen werden. Unerbittlich schreitet der Spezialismus fort, er ist nicht aufzuhalten. Er darf auch nicht aufgehalten werden. Die Ausdehnung des Wissens nimmt zu entsprechend den modernen Vorstellungen vom All. Wir wissen, ,,daß wir den geistigen Konsequenzen unserer eigenen technischen Erfindungen nicht entrinnen können" (TOYNBEE)! ,,Bisher sind wir dem Dämon der analytischen Gelehrsamkeit ausgeliefert geblieben." ,,Genaue Mosaikarbeit ist gewiß unerläßlich." (RENE GROUSSET). ,,Die eigentliche Aufgabe des Geistes aber ist, darüber hinauszuschreiten, sich zum Allgemeingültigen zu erheben." Überforderung des Einzelnen bis zum Zusammenbruch oder zur verstandesmäßigen Verzweiflung sind die Kehrseiten des Fortschritts, überdies gekoppelt mit wirtschaftlichem Druck. Universalität ist nicht mehr gefragt. Spezialistische Beschränkung und damit Bindung an bestimmte Denkweisen sind der Weg zur lockenden Verbesserung der materiellen Existenz. Der praktische Arzt wie der Internist am kleineren Krankenhause sind besonders benachteiligt. Denn wie wenige nur besitzen die Fähigkeit zur Zusammenarbeit, die für einen Orchestermusiker selbstverständlich ist ? Wie steht es mit der Humanitas medici in unserer Zeit ? Ein Tropfen dieser Essenz wäre jedem Kongreß der Gegenwart wohl bekömmlich. Leider konnten weder KARL JASPERS noch ALBERT SCHWEITZER unserer Bitte nach einem Beitrag hierzu aus gesundheitlichen Gründen Folge leisten. Auch Herr Bundespräsident HEUSS war verhindert. Chaotisch ist das Bild der modernen Medizin aus der Perspektive des Kranken. Das ausgezeichnete Buch der amerikanischen Ärzte PINNER-MILLER: ,,Was Ärzte als Patienten erlebten" enthält eine Fülle des Grotesken. Es gibt für die Humanitas medici keine Ziffer in der Gebührenordnung. ,,O glücklich, wer noch hoffen kann, Aus diesem Meer des Irrtums aufzutauchen".

Ein einfaches Rezept gibt es nicht. Man spricht von einem ,,aperspektivischen Zeitalter". Mit dem Gespenst der Unübersehbarkeit wachsen die Möglichkeiten des Mißverstehens.

Von diesen Gefahren scheint die innere Medizin ganz besonders betroffen. Deshalb wird als erstes Hauptthema ,,Die Stellung der inneren Medizin in der Gegenwart" von Herrn Professor W. LÖFFLER-Zürich referiert, der um eine vergleichende Schau der inneren Medizin in den Kulturländern der Erde gebeten wurde. Stimmen aus dem In- und Auslande werden in der Aussprache wie in einer Fuge das Thema zu Ende führen. Ein weiterer Pfeiler des Programms ist der gemeinsame Sitzungstag mit der Deutschen Gesellschaft für Allergieforschung, die erstmalig gemeinsam mit uns tagt. Die Themen: Arteriitis wie die Nebenwirkungen der modernen medikamentösen (aggressiven) Therapie sind aktuell in jedem Alltag in Klinik und Praxis der Gegenwart. Sie gehen uns alle an. Arzt heute und morgen sein, schließt mehr als je zuvor die Verpflichtung zu lebenslänglicher Fortbildung ein. Neue diagnostische Methoden erweitern unsere Möglichkeiten auf verschiedenen Gebieten. Beiträge aus neuester Krankheitsforschung im In- und Ausland enthält das Programm neben einer großen Zahl von Einzelvorträgen aus vielen Gebieten der inneren Medizin. Den Abschluß wird die innere Krankheit im Lebensbogen des Menschen (Referat: Altern und Krankheit von Prof. M. Bürger-Leipzig) bilden. Vielleicht wird am Ende der Tagung besser erkennbar sein, was im Zeitalter der Technik und der Spezialisierung, die wir weder aufhalten wollen noch können, innere Medizin noch bedeutet. Jeder Einzelne von uns wird sich mit dem Gebotenen auseinandersetzen. Es ist nicht beabsichtigt, zu Resolutionen oder Programmen zu kommen. Ein einfaches Rezept gibt es nicht. Unser verehrtes Ehrenmitglied, Professor Albert Schweitzer sagt: „Auf die Füße kommt unsere Welt erst wieder, wenn sie sich beibringen läßt, daß ihr Heil nicht in Maßnahmen, sondern in neuen Gesinnungen besteht." Hiermit eröffne ich den 60. Kongreß der Deutschen Gesellschaft für innere Medizin.

XXVIII.
Die Stellung der inneren Medizin in der Gegenwart.

Von

W. Löffler (Zürich).

Referat.

„Es handelt sich um die Stellung der inneren Medizin zu den übrigen Gebieten der Heilkunde in ihrer wissenschaftlichen Bearbeitung wie in ihrer Vertretung nach außen."

Mit diesen Worten begrüßte Frerichs, Vorsitzender des 1. Kongresses am 20. April 1882 die Versammlung. Die Gesellschaft zählte 188 Mitglieder und stand im Begriff den Tuberkelbacillus aus der Taufe zu heben.

Dieses Thema der Stellung der Medizin durchzieht die Chronik unseres Kongresses, des obersten Forums der inneren Medizin, in vielen Variationen, bald in Dur, bald — immer häufiger — in Moll.

Morawitz erklärte (1932): „*Der Universalcharakter muß der innern Medizin trotz aller notwendigen und unvermeidlichen Spezialisierung erhalten bleiben*, denn wir behandeln nicht Organe, sondern *Menschen*. Die deutsche Gesellschaft für innere Medizin hat diese Gedanken ihrer Gründer als treues Erbe zu wahren."

Sorge um Einheit und Zusammenhalt der inneren Medizin erfüllte alle die hervorragenden Ärzte, die diesen Posten bis auf den heutigen Tag inne hatten, und Alle konnten verkünden: Es ist noch gelungen; die *allgemeine* innere Medizin hat sich *mit* oder *gegen* die von so vielen Seiten vordringenden, *in ihren Bereichen stets siegreichen Spezialitäten* behaupten können.

Die gewaltige, beängstigende Ansammlung von Wissensstoff und die Entwicklung technischen Könnens, überschäumende Vitalität, bedingen die zentrifugalen Tendenzen.

Dieses Wissen und Können ruft nach Organisation unter größere Gesichtspunkte, Besinnung und Rückgriff auf die Fundamente. Die in ihrem Umfang nicht geringere Physiologie steht im Begriffe, eine „integrale Physiologie" aufzubauen, unter Zugrundelegung der Ordnungsgesetze im Organismus, die auch weit ins pathologische Geschehen hinein wirken, wenn auch die Klinik keineswegs etwa nur angewandte Physiologie bedeutet. Diese Tendenz zeigt sich auch in der Medizin überall, wenn auch zunächst nur Partial-Integrationen gelingen. Diese Möglichkeiten aber erweisen und verlangen zugleich, daß das Reich der inneren Medizin ein einziges und unteilbares bleibe.

Die Lösung des Problems darf als nicht in einem „aut — aut" gesucht, sie kann nur in einem „et — et" gefunden werden für Fachentfaltung und für Fachausbildung. Sie muß schon im klinischen Unterricht ansetzen. Er legt den Grund zu medizinischer und ärztlicher Denkweise wie zu medizinischen Vorurteilen. Die Ausbildung von heute ist die ärztliche *Betreuung* der nächsten Generation. Die Ausbildung schon muß die Überzeugung vermitteln, *daß* es geht, daß es daher gehen *muß* im Interesse der Krankenbetreuung, des Ansehens der Heilkunde und nicht zuletzt des Ärztestandes. Daraus ergibt sich der Wille zur Durchführung.

Vieles, wohl das Meiste über die einschlägigen Fragen ist schon gesagt und füllt Bücher — darin viele goldene Worte. Jeder setzt die Akzente wieder etwas anders. Die Grundauffassung aber ist die gleiche.

Nur einige Probleme können hier kurz beleuchtet werden, naturgemäß subjektiv gefärbt. Es sollen zur Sprache kommen: die Spannung zwischen wissenschaftlich dozierter und angewandter Medizin, einige Fragen der Ausbildung, die zentri*petale* Wirkung neuerer Forschung, Frage des Nachwuchses, der Spezialisierung innerhalb der Medizin, Einiges über sogenannte Querfächer, dann Psychosomatik, Gerontologie, soziale Medizin.

Die Medizin und der Arzt. Jede Generation sieht das Problem wieder verschieden. An ewigen ärztlichen Wahrheiten fließt der anschwellende Strom der Erkenntnisse, ständig sich wandelnd vorbei, Dauerwechsel in der Auffassung vom Krankheitsgeschehen, seiner Rückwirkungen auf Individuum und Allgemeinheit.

Selbst wohlumschriebene Krankheiten sind stetem Wechsel unterworfen, bald in sekulären Wellen, bald in Schwankungen innerhalb einer Generation, wie sie etwa die alte lobäre Pneumonie jüngst erfahren hat.

Akuter Gelenkrheumatismus mit Endokarditis hatte je ein anderes Gesicht zur Zeit BOUILLAUDS, ein anderes zur Zeit GERHARDTS, ein anderes heute. Dies wird spontanes Geschehen genannt, weil wir seine Ursachen kaum kennen. Nicht zuletzt haben auch therapeutische und prophylaktische Eingriffe am Einzelnen und an der Gruppe auf das Gesamtkrankheitsgeschehen grundlegend eingewirkt, nicht nur auf Infekte und auf das Kommen und Gehen von Epidemien. Auch nicht übertragbare Krankheiten haben ihre „Epidemiologie".

Wäre das „πάντα ῥεῖ" nicht zweieinhalb Jahrtausende alt, es müßte angesichts dieses Wogens gesprochen werden.

Eines aber hat Bestand in all' dem Wechsel: das *Wesen des Arztes.* So sehr ärztliche Technik zeitgebunden ist, so wenig hat sich die Einstellung des Arztes zum Kranken geändert, trotz glücklicherweise grundverschiedener geistiger Veranlagung der einzelnen Ärzte. Die Auseinandersetzung mit dem leidenden Menschen lehrt uns eine innere Haltung und Sprache, so tief verankert wie die Muttersprache. Dadurch sind wir befähigt, uns mit Ärzten auch fremder Zunge und über alle nationale Grenzen hinweg unmittelbar zu verstehen: es ist die *humanitas medici.*

Diese ärztliche Grundhaltung kann *primär* von keiner anderen Disziplin eindrücklicher vermittelt werden als von der inneren Medizin. Warum? *Sie* zeigt das Krankheitsgeschehen und dessen Beeinflussung an der ganzen, lebenden Person, in der Konstellation ihrer Umwelt.

Als klinische Grundlage einmal erkannt, muß die innere Medizin es bleiben, wenn die *Heilkunde ihre Sendung* erfüllen soll. Diese Aussage schließt große Verantwortung in sich für den Internisten im Lehramt.

Greifen wir zum „Enchiridion medicum", dem Vermächtnis Hufelands, erschienen hart an der Grenze der neuen Heilkunde (1836) und in 10. Auflage (1857) am Vorabend der „Zellularpathologie", so vermissen wir darin *alles damals* wissenschaftlich und technisch *Moderne.* Nur ein halb ablehnender Satz streift Perkussion und Auskulation, denen Piorry in Paris einige Jahre zuvor (1828) ein umfangreiches Werk gewidmet hatte. So war das Buch in seinem diagnostischen Teil schon bei seinem Erscheinen *technisch* weit überholt. In seinem *ärztlich-ethischen* Gehalt aber ist es heute so gültig wie vor 120 Jahren.

Die Spannung zwischen wissenschaftlich-dozierter Medizin und angewandter Heilkunst ist eine der Hauptquellen des heutigen *Unbehagens.* Sie geht schon auf den Beginn der wissenschaftlichen Medizin zurück. Karl Pfeufer kennzeichnet sie in seiner Antrittsvorlesung in Zürich (1840) wie folgt: „Von den wirklichen Fortschritten unserer gegenwärtigen Medicin verdanken wir den Franzosen viel wesentlichere, als den Deutschen, doch gibt es in Deutschland viel mehr gute Ärzte als in Frankreich. Die Deutschen beobachten und behandeln, die Franzosen untersuchen und diagnostizieren besser, diesen scheint die *Krankheit,* jenen der *Kranke* würdigster Gegenstand ärztlicher Beschäftigung." — „Den entschiedensten Vorzug vor ihren beiden Schwestern hat aber die englische Medicin durch ihre innige Verbindung mit der Physiologie." Pfeufer, (immer 1840), ist „überzeugt, daß der unbekannte Praktiker in jedem deutschen Landstädtchen ein gastrisches Fieber besser zu behandeln versteht als viele berühmte Lehrer der französischen Hauptstadt." Was aber ein gastrisches Fieber bedeutete, wußte weder Pfeufer, noch der deutsche Landarzt, noch die Pariser, noch wissen wir es.

Lange suchte man nach Erklärungen für diese zunehmende Spannung zwischen jeweiliger wissenschaftlicher Medizin und praktischer Ausübung. Man sprach von Krisen und stellte der naturwissenschaftlichen Medizin die Kunst gegenüber, die intuitiv einfühlend zum Erfolg führen sollte.

Tief in den Naturwissenschaften schöpfend, eklektisch-katexochaen, ist die Medizin aber *nicht nur angewandte Naturwissenschaft, geschweige denn Naturwissenschaft selbst.* Ihr geisteswissenschaftlicher Gehalt ist weit stärker, als man lange anzunehmen geneigt war. Sie steht in engster Abhängigkeit von der jeweiligen Philosophie ihrer Zeit.

Von KREHL und seine Schule, und besonders v. BERGMANN und Mitarbeiter sind in Erforschung der Psychogenese organischer Krankheiten zur Forderung einer „*biographischen Medizin*" gekommen, in der gelegentlich die „Anamnese *alles*, der objektive Befund *nichts* bedeutet", und die der *Individualität* medizinischen Geschehens größeren Spielraum gewährt.

Diese *biographische Medizin* wird etwa der *rein klinischen* gegenüber gestellt (MITSCHERLICH). In Anlehnung an geschichtsphilosophische Untersuchungen (von WINDELBAND, RICKERT, MAX WEBER) konnte KARTAGENER (Zürich) die Bedeutung des *historischen* Elements im klinischen Denken überzeugend nachweisen, *historisch im methodologischen Sinne.*

Das Einmalig-Individuelle, das uns in der klinischen Medizin entgegentritt, ist der Naturwissenschaft fremd, liegt aber im Beobachtungsfeld der historischen Forschung und *Wertung.*

Die Naturwissenschaft als Ereigniswissenschaft zeigt, was *immer* ist, ohne Wertungstendenzen. Die historische Wissenschaft zeigt, was *einmal* gewesen ist, wertet und proportioniert, Wertung nicht etwa im moralischen Sinn, sondern im Sinne der Bedeutungsqualität. Deutungen dieser Art kommt aber ebensoviel wissenschaftlicher Gehalt zu, wie solchen der Naturwissenschaften.

Von der Erstellung der Kranken*geschichte* an, über Diagnose, Prognose, Therapie, spielt historisches Denken, *als Methode begriffen*, ausschlaggebende Rolle, wurde unbewußt immer geübt, nur in ihrem Wesen viel zu wenig beachtet.

Man denke an FRACASTORO, der, lange vor es eine Bakteriologie gab, wertend aus den Fieberkrankheiten das Fleckfieber abgrenzte, wohl weniger durch Intuition, wie man zu sagen pflegt, als durch *Assoziation.* Auch in Praxi wird ja nicht immer aus den wissenschaftlich gesicherten, angehäuften Bausteinen die Diagnose *konstruiert.* Nicht so selten werden umgekehrt aus der *assoziativ* gestellten Diagnose Bausteine *postuliert*, gesucht und dann auch gefunden, und damit die Diagnose bewiesen.

Die Schwierigkeit für den Mediziner liegt im Übergang von seiner fachlich eingeschulten naturwissenschaftlichen Denkweise zurück in die wertend assoziierende, historische Methode, die am Krankenbett wieder so wichtig wird.

Die Einstellung des künftigen Arztes zur Gesamtheilkunde und zur inneren Medizin wird weitgehend bestimmt durch den *Geist*, in dem seine Vorbildung erfolgt. Daher die Frage: was ist an der heutigen Ausbildung entscheidend? Wo ist, je in den großen Linien, „ja" zu sagen, wo zu kritisieren?

Die naturwissenschaftlichen Grundlagen werden überall in ausgezeichneter Weise vermittelt. Das historisch-philosophische Denken bedarf wesentlicher Förderung.

Ein Grundfehler in der Ausbildung meiner Generation war die apodiktische Krankheitsdarstellung: „So ist es und so bleibt es!". Aus jeder Klinik trug man ein abgerundetes Krankheitsbild nach Hause, beziehungslos, isoliert, unproblematisch, dafür leicht zu merken. Durch die *heutige Dynamik* ist die *damalige Statik* überwunden.

Eine Forderung heißt heute: *mehr Praxis im Studium.* Aber was heißt *hier* Praxis ? Das heißt vor allem nicht, daß man sich in seiner Gebahrung den *Äußerlichkeiten* ärztlicher Praxis annähert, heißt auch nicht, sich lediglich alle möglichen Techniken aneignen, von Kurs zu Kurs laufen, nur perkutieren, punktieren, skopieren. Gewiß, Praxis heißt auch Technik, unter keinen Umständen aber Technik allein. Zu Ihrer Beruhigung, wir sind nichts weniger als technophob und betrachten nicht nur die Nadel als wesentliches Verlängerungsmittel unseres Sensoriums.

Das Entscheidende, Wesentliche an *dieser* Praxis *innerhalb des Studiums ist das unmittelbare Erlebnis des kranken Menschen,* bedeutet also vor allem *geistigen* Erwerb, wobei die technischen Forderungen nebenher gehen. Der Kranke *als Person,* die Geschichte seines Leidens im ärztlichen und menschlichen Detail, die Anamnese, das Auf und Ab der diagnostischen Erwägungen, das Auf und Ab der Therapien, die Bewertung von Anzeigen und Gegenanzeigen, die Hoffnungen, die Enttäuschungen — dies alles muß erlebt werden zu einer Zeit, da der Famulus noch empfänglich und formbar ist, und nicht schon durch die Last des Wissens und den Ballast des Überwissens deformiert.

Zwei praktische Semester sollen als integrierender Bestandteil in die Mitte des klinischen Studiums eingebaut werden: 2—3 klinische Semester voran, 2—3 danach. Das berührt natürlich in keiner Weise die obligatorische praktische Tätigkeit nach der Fachprüfung, [die bei uns, in d. Schweiz nebenbei bemerkt, im Durchschnitt $6^1/_2$ Jahre beträgt].

Deutsche und französische Unterrichtsmethoden vergleichend habe ich kürzlich in London ausgeführt: Die Franzosen schicken ihre Kandidaten klinisch völlig unvorbereitet in den Krankensaal. Im deutschen Sprachgebiet bereiten wir so lange vor, daß die nötige Zeit für den Krankensaal fast fehlt. Um klinisch schwimmen zu lernen, werfen die *Franzosen* ihre Kandidaten ins Wasser etwa mit den Worten: „Debrouillez-vous" — Schwimm oder stirb! Sie, meine Herren, wie *wir,* verfahren etwa nach dem englischen Kinderreim:

„Mother may I go to swim ?
Yes my darling daughter,
Hang your clothes on the hickory limb,
But don't go near the water."

Es handelt sich für unser System also lediglich um *Umgruppierung,* um optimale Nutzung von Zeit und Aufnahmebereitschaft. Dann sollte das ganze Gerede, ob Unterricht in großer klinischer Vorlesung oder nur in Gruppen, gegenstandslos geworden sein.

Vielleicht ist aber doch noch ein Wort am Platze zur Verteidigung der großen klinischen Vorlesungen, wie sie im ganzen deutschen Sprachgebiet üblich sind. In London war der Sprechende allein, diese Unterrichtsform zu verteidigen, — trotz der wenigen zugebilligten Minuten nicht ganz ohne Erfolg, denn ein englischer Kollege sagte mir nachher: „Ich erwartete, dem Begräbnis der großen klinischen Vorlesungen beizuwohnen. Sie haben es verhindert.‟

Sie Alle, m. H., sind durch diese „Kliniken‟ gegangen, kennen Wert und Nachteile der Methode, wie sie von LUKAS SCHÖNLEIN eingeführt, von WUNDERLICH und all den würdigen Gestalten der Medizingeschichte in deutschsprachigen Landen ausgebaut worden ist. Sie haben alle teure Erinnerungen an große Kliniker und große Kliniken. Die Kliniken können natürlich nicht allen Hörern alle Feinheiten der Beobachtung vermitteln, sollen und wollen nicht Techniken lehren, sondern systematisch Einblick geben in Krankheitsgeschehen, durch Konzentration eine Ökonomie der Erfahrung vermitteln.

Noch ein Punkt. Man spricht immer nur vom Hörer, kaum vom Kliniker. Man vergißt dabei, daß die Kliniken vom Fachvertreter abgehalten werden, in täglichem Kontakt mit den Hörern, mit zündender Dynamik, wissenschaftlicher Durchschlagkraft, menschlicher Einfühlung und Erfahrung des Gereiften, oft in Form der Aussprache unter direkter Beteiligung aller Zuhörer. Diese Form des Unterrichts verbindet die Leçon magistrale der Franzosen mit ihrem Unterricht am Krankenbett.

M. H., „um freudig für die Vorlesungen arbeiten zu können, ist das Bewußtsein, eine nicht zu kleine Anzahl intelligenter Zuhörer vor sich zu haben, *eine wesentliche Bedingung*‟. Kein geringerer als HERMANN HELMHOLTZ hat diese Worte gesprochen, so selbstverständlich, daß sie keines Kommentars bedürfen. Ich erwähne einzig noch die Affektbetonung als Mittel der Resonnanz, die so entscheidend ist, denn all unser Wissen geht durch den Affekt.

„Seien Sie guter Laune,‟ hat mir KARL SPIRO als einzigen Rat auf den Weg gegeben, als ich das Zürcher Lehramt übernahm. Viel kann man vermitteln, wenn beide Seiten durch lebendiges Fluidum verbunden sind.

Verlangt man von den „Kliniken‟ nicht Dinge, die sie naturgemäß nicht zu bieten vermögen, dann bleiben sie in ihrem Bereich die eindrücklichste und ökonomischste Form, in der medizinisches Wissen und Erleben vermittelt und erworben werden können.

Der poliklinische Unterricht mit Situationen, die auch neu sind für den Dozenten, soll stärker als die Klinik den Stempel der Improvisation tragen, soll zeigen, daß man trotz der Vorläufigkeit der Maßnahmen folgerichtig, wirksam und rasch handeln kann, sich umstellen muß, mit relativ wenig auskommt, diagnostisch und therapeutisch, usw., womit man sich den Bedingungen der ärztlichen Praxis nähert.

Hausbesuche mit den Studenten, die ich mit einer gewissen Begeisterung versucht hatte, bedeutet für innere Medizin Verschleuderung kostbarer Zeit. Gewiß hat schon Hippokrates gesagt, es komme auch auf die an, die drum herum sind. Man soll aber Studierende, die noch mit den klinischen Begriffen und Fertigkeiten kämpfen, nicht auch noch in einen Kampf mit dem Milieu verwickeln. Auf das Klavierspielen übertragen hieße das, vom Notenlesen zum Konzert überspringen, über Fingerübung und Etüde hinweg.

Vor zwei Dingen sind wir verschont geblieben: den Facharztexamina und den Wettbewerben. Examina, wenigstens bei uns, verzögern die Entwicklung der freien Persönlichkeit, stärken schulhaftes Wesen, stärken geistigen Infantilismus. Wettbewerbe bevorzugen die rein rezeptiven, was unerwünscht ist.

Das Postulat des All-round-Mediziners als *Arzt* kann und soll erfüllt werden.

Forschung aber ist heute nur noch möglich in Beschränkung auf begrenzte Gebiete. ,,We know more and more about less and less", wie ein angelsächsischer Kollege ausführte. Forschung ist vielfach nur noch in *Equippen* möglich, je nach Bedürfnis gruppiert und umgruppiert. Die Equippe, viel gerühmt, — auch kritisiert —, wird sich für viele Arbeiten durchsetzen. Das schließt den Einzelforscher, — bei entsprechendem Talent, — nicht aus. *Wir haben, wir Alemannen*, besonders Mühe, uns in die Equippe zu finden. Denken Sie nur an die verstreute alemannische Siedlung, von der wir schon in der Schule lernten: ,,Jeder *Freie* gründete auf dem Gute, das ihm zugefallen war, sein *Einzelgehöfte wo es ihm gefiel.*" Die entsprechenden Gene sind noch wirksam. *Wir* müssen uns disziplinieren. Den Angelsachsen liegt das Teamwork im Blute und wird in der Ausbildung mächtig gefördert.

Die Frage, ob ,,Theorie" notwendig sei, ist eigentlich kein Problem. [CLAUDE BERNARD schon hat erklärt, die Wissenschaft bestehe nicht aus den Tatsachen, sondern aus den *Schlüssen*, die aus diesen Tatsachen gezogen werden.] Am *Schluß* steht *die Theorie*, aber, — wichtiger für die Forschung, *am Anfang* steht *auch Theorie*, nicht im Sinne einer zu beweisenden Behauptung oder Meinung, sondern als *Arbeitshypothese*, etwa in dem Sinne, wie sie HENLE schon vor 100 Jahren formuliert hat in seiner berühmten Abhandlung: ,,Von den Miasmen und Kontagien" (1840), die für sehr viele Forschungsgebiete gilt: ,,Es gibt in dem ganzen Gebiet kaum eine Behauptung, die nicht auf Erfahrung gegründet und wieder durch Erfahrungen widerlegt wäre. Unter diesen Umständen wird man der Theorie raten zu warten, bis die Erfahrungen reifer sind; aber ich glaube vielmehr, daß die Erfahrungen, um zu reifen, des Lichtes einer vernünftigen Theorie bedürfen."

Der Krankenhaus-Internist. An den Universitäten benötigen wir nicht *nur* Gelehrte, sondern ärztliche Persönlichkeiten, die bewußt ausgewählt und gefördert werden müssen: [Aufgabe und große Verantwortung der Leiter]. In Deutschland besteht die kluge Gepflogenheit, die Krankenhausleiter aus den Oberärzten der großen Kliniken zu wählen. Damit gewinnen Sie Krankenhausärzte mit glänzender Ausbildung, und die Kliniken sichern sich gute Oberärzte, die lang genug bleiben, weil sie die Opfer der Ausbildung bringen können, wenn Aussicht auf Beförderung besteht.

Bei Wahlverhandlungen zwecks Besetzung internistischer Chefarztstellen wird in der Schweiz die Hauptfrage gestellt, wenn die persönliche Eignung des Kandidaten gegeben ist: ,,Ist er für uns nicht zu wissenschaftlich ?" Diese Frage ist zu übersetzen und heißt: Ist er nicht zu weit in einen Sektor der inneren Medizin hinein spezialisiert ? Ist er praktisch All-round-Internist? Der Laie als Privatmann sucht den Organspezialisten. Der Laie als Mitglied einer Spitalbehörde verlangt den All-round-Mediziner.

Für die *Grundausbildung* sollte das auch unser Ideal bleiben. Wir streben ihm auf unserer Klinik nach, indem wir spezialistische Stationen ablehnen. [Sie sind administrativ bequem, ebenso wissenschaftlich. Wir schwimmen damit bewußt gegen den Strom. Dieses alte System ist gut für mittlere Verhältnisse.] Dem *wissenschaftlichen* Mitarbeiter, der auf irgendeinem Spezialgebiet tätig ist, stehen *alle* einschlägigen Fälle zur Verfügung. Als behandelnder Arzt führt er eine gemischte Abteilung. So werden wir der Forderung gerecht der allgemein-internen medizinischen und spezialistischen Ausbildung in einem besonderen Sektor.

Das Gesagte möchte ich durch ein Bild illustrieren. Der Internist als *Arzt* sollte das ganze Spektrum der intern-medizinischen Erkrankungen beherrschen, also, auf das Spektrum des weißen Lichtes bezogen, rot bis violett. Als Forscher kann er nur Einzelabschnitte der Medizin pflegen, um beim Spektrum zu bleiben, nur ein oder einige Elemente, deren Linien in seinem Gesamtspektrum noch besonders aufleuchten, als Kennzeichen seiner Spezialforschungen, Na.-Li.-Linien, oder, wenn Sie wollen, die eines Edelgases.

Oft hat man der klinischen Medizin den Vorwurf gemacht, zu sehr *experimentelle* Medizin zu sein. Aber was ist in der Medizin schließlich *nicht* Versuch?

Die Forderung BOUILLAUDS: „Clinica clinice demonstranda", kann schon längst nicht mehr aufrecht erhalten werden, doch werden auch heute grundsätzlich viele medizinische Probleme am Krankenbett gestellt, unter künstlich vereinfachten Bedingungen experimentell geprüft, und durch das Laboratorium geläutert kehren sie ans Krankenbett zurück.

Das Laboratorium lehrt nicht nur zählen, messen, wägen, es lehrt auch unterscheiden zwischen signifikanten *Zahlen* und belanglosen *Ziffern*.

Eine sorgfältige, kleine Laboratoriumsarbeit hat mehr Wert als das Studium eines ganzen Lehrbuches zwecks Wettbewerbes oder Examens. Wer das beglückende Gefühl eines gelungenen Versuches oder einer entscheidenden Analyse kennt, wird das Laboratorium richtig in eine klinische Gesamtkonzeption einbauen können. Wer erlebt hat, wieviel Tücke einem Stückchen Glas oder Messing entströmen kann, gewinnt die richtige Einstellung zur Laboratoriums*leistung* und wird andererseits befreit vom Glauben des Naiven an die Unfehlbarkeit des Laboratoriums.

Die persönliche, laboratoriumsmäßige Bearbeitung medizinischer Fragen vermittelt eine Freiheit der Auffassung krankhaften Geschehens, wie sie kaum anders erreicht werden kann.

Zur Forschung. Es soll hier nicht über den Stand der Forschung gesprochen werden. Die innere Medizin ist funktioneller und dynamischer geworden. ROKITANSKY war mit seiner Humoralpathologie und Krasenlehre der Zeit weit voraus mit Ahnungen und Postulaten wenn er schreibt: „Das Wesen der speziellen Krase *bei so heterogenen Zuständen aufzufinden*, ist die Aufgabe künftiger Zeiten und *nicht wohl der Anatomie*, sondern der *Chemie.*" Allgemeine, allzu allgemeine Gesichtspunkte beherrschten *damals* die Gedankengänge.

Rückblickend ist klar, daß die Cellularpathologie *zwischen*-geschaltet werden mußte, bis die Kolloidchemie methodisch und begrifflich nachgerückt war.

Neben der morphologischen Hämatologie ist eine *humorale* Hämatologie entstanden, die bald ebenbürtig neben der älteren Schwester stehen wird. Wie diese hat sie vereinigende Prinzipien erkannt, Begriffe geschaffen von weittragender, allgemeinpathologischer Bedeutung, so etwa den Begriff der *Vehikelfunktion* der *Eiweißkörper*, der *Eiweißkonstellationen*, nicht typisch mehr für Krankheitseinheiten, sondern für Entwicklung und Ablauf pathologischer Erscheinungen *in Gruppen*, und die Konzeption der Myokardose hat das Beziehungsspiel gezeigt zwischen Leberschaden, Blutplasmaveränderungen und Myokardläsionen. Aus drei einfachen Reaktionen kann sich der Arzt nun ein Bild machen, wohin ein seinem Wesen nach gegebener Krankheitszustand eingereiht werden muß. Es handelt sich um anfangs rein funktionelle Zustände, noch jenseits der üblichen histologischen Methoden liegend, schließlich aber in greifbare Läsionen ausmündend.

Daneben erhebt sich die eng mit der Eiweiß-Forschung gekoppelte Elektrolyt-Forschung. Analoge Entwicklungen hat die Gerinnungsforschung genommen, in der Aufstellung eines komplexeren, aber plausibleren Reaktionsverlaufes, der sich prophylaktisch und therapeutisch unmittelbar nutzen läßt.

Im Hinblick auf diese weitgehende Spezialisierung unterschied jüngst der Herausgeber der Zeitschrift „Blood", nicht ohne Augurenlächeln, den orthodoxen Hämatologen, den reinen Kliniker, den Transfusionisten, den Immunohämatologen, darunter zwei Typen, den „Iso" und den „Auto", schließlich, am weitesten spezialisiert, den Koagulationisten, die sich an Kongressen nur treffen, um entgegengesetzte Meinungen zu äußern. Als *Querschnitt* durch wissenschaftliche Forschung ist dies durchaus zutreffend, im *Längsschnitt* aber wird die Sedimentation der entscheidenden Werte *für die Anwendung* der Hämatologie in der Medizin ein wesentlich einfacheres Resultat geben.

Es handelt sich hier natürlich nicht um Spezialitäten oder die Tendenz zu *klinischer* Spezialisierung, sondern um Forschungssektoren, Forschung, die auf andere Weise gar nicht möglich ist. Erst die praktisch verwertbaren Resultate dieser Forschung dringen in die allgemeine Medizin ein. Auch der All-round-Internist wird heute nicht mehr die Typhus-Agglutinationen selbst durchführen, auch in der Regel nicht einmal Resistenzbestimmungen der Bakterien, sondern den Spezialisten damit betrauen. Grundsätzlich liegt hier das Gleiche vor. Analoges gilt bezüglich Apparaturen. Wir beginnen die Lehre vom Puls auch nicht mit der Erklärung der Konstruktion der Stoppuhr; auch Kenntnisse der Feinheiten der Röntgenröhre und des Elektrokardiographen, des Geigerzählers usw. usw. sind nicht Bedingung, um mit den Apparaturen zu arbeiten. Entscheidend für den Internisten ist die Interpretation der Leistung der Methoden und Apparate in bezug auf ihre Bedeutung für das Krankheitsgeschehen.

So aufgefaßt enthalten diese neu erschlossenen oder ausgebauten Gebiete viel *vereinigendes Gedankengut*, führen damit zurück zur allgemeinen Medizin.

Schließlich darf natürlich die Zelle nicht vergessen werden. Auch hier heißt es nicht: entweder — oder. Man denke an die Zusammenhänge zwischen Eosinophilie und Allergie, und Eosinopenie und Glucocorticoidwirkung, sowie Leukocytose und Glucocorticoid, oder Agranulocytose und wieder Allergie.

Es handelt sich bei all diesen Beziehungen auch um vereinigende Prinzipien, die das Krankheitsgeschehen im ganzen Menschen betreffen. Ähnliche, vereinigende Prinzipien hat die Physiologie der Regulation geschaffen in den für die Klinik wertvoll gewordenen Begriffen der ergotropen und trophotropen Reaktionsweisen, dann der Alarmreaktion. Es ist nicht entscheidend, ob die so suggestive Bezeichnung „Stress" sich halten läßt. Es kommt auf den dynamischen Gehalt des Gedankens an, und der ist bedeutend.

Analoges wäre aus manch anderen Gebieten zu nennen, etwa der Endokrinologie, den Stoffwechselkrankheiten, Störungen durch Unter- und Überernährung, in Arbeiten unseres Herrn Präsidenten, der Allergielehre, der Kardiologie usw. Will man der Einseitigkeit nicht verfallen, so muß man im Aufbau der modernen Spezialitäten stets *vom Fundament* ausgehen und wieder zu demselben zurückkehren.

Das führt zurück zur Frage der *Teilfächer* und der Querdisziplinen, der sog. Horizontalfächer wie etwa Röntgen und physikalische Therapie. Die Fülle des Spezialwissens sowie die Zahl der auf jede Gruppe entfallenden Kranken verlangt auch in praxi *Arbeitsteilung*, Konzentration von Erfahrung und Hilfsmitteln. Daraus ergibt sich die Notwendigkeit regen Gedankenaustausches unter Spezialisten, in Spezialgesellschaften, Zeitschriften, Kongressen usw.

Die Wertschätzung der offiziellen inneren Medizin für Stätten mit spezifischer Heilerfahrung kommt ja gerade in der Wahl Wiesbadens als Haupttagungsort zum Ausdruck.

Gedenken wir aber der Worte BRAUERs als Vorsitzenden des Kongresses vor 32 Jahren: „Die *geistigen Quellen*, nicht nur die brodelnden Wasser schufen und erhalten den Ruf unserer deutschen Kurorte."

Unter großen Verhältnissen war die Spezialisierung infolge Patientenandranges von jeher sehr weit vorgetrieben. Darüber haben WUNDERLICH und HASSE aus dem Paris vor 120 Jahren berichtet.

Bronchologie, Gastroskopie, Proktologie usw. sind Spezialfächer innerhalb der Teilspezialitäten. Auch hier handelt es sich um Konzentration spezieller Forschung, aber auch um Konzentration besonderer Patientengruppen.

Selbstverständlich müssen solche Techniken gelehrt und müssen erworben werden können. Lehr- und Lernfreiheit dürfen in keiner Weise angetastet werden. Und die Privatdozenten sollen von ihrem Vorrecht ausgiebig Gebrauch machen, über Spezialthemata vorzutragen, wobei sie viel weiter in Einzelheiten gehen können, als dies dem Fachvertreter gestattet ist.

Der Hämatologe OTTO NAEGELI hatte geradezu eine Scheu, über Hämatologie zu lesen und mußte stets besonders darum gebeten werden, denn, so erklärte er, er sei *Internist*, und Hämatologe als Forscher.

Ohne Verlust an innerem Halt ist es aber nicht möglich, rein aus der Teilspezialität heraus Fachärzte heranzubilden. Jeder Spezialist in einem Sektor der Medizin sollte *echter Sohn* derselben sein und sich als solcher fühlen können, nicht Abkömmling zur linken Hand.

Nicht von solchen sogenannten Spezialisten ist hier die Rede, die von einer U-Zacke im EKG., oder vom W. P. W. nicht mehr zurückfinden, kaum zum Herzen, geschweige denn zum Patienten, oder die dem Patienten etwa mitteilen: ,,Ihr Cholesterin ist an der oberen Grenze der Norm'', oder ,,Ihre T-Zacke ist zu flach. Passen Sie auf!'' Der Explorand, der vielleicht nur zu einer Kontrolle gekommen war, verläßt den Arzt bedrückt, ja krank. *Wie* soll er aufpassen? — Für die Anwendung derartiger Psychosomatik mit negativem Vorzeichen wird dann die Technik verantwortlich gemacht. Und doch ist nur der schuld, der sie mißbraucht. Nicht der Vergolder macht den Götzen, sondern der Anbeter, sagt GRAZIAN.

Das Rezept zur Lösung solcher Fragen wurde auf der Londoner Konferenz gegeben, nämlich: Die Mediziner sollen sich aus dem obern Drittel der Intelligenz rekrutieren. Gutes Rezept, es bleibt nur seine Übertragung in die Realität.

Eine allgemeine Regel findet sich immer wieder bestätigt. Je jünger ein Spezialfach oder ein Splitter innerhalb der Medizin, um so größer seine zentrifugalen Tendenzen, und desgleichen, je jünger ein Vertreter einer schon länger anerkannten Spezialität.

Wir müssen aber auch den Bedürfnissen solcher Ärzte entgegenkommen, die im Drucke des Alltags den wissenschaftlichen Teil der Medizin nicht pflegen können. Die Ausübung der Heilkunde ist ein Kampf, wir brauchen in diesem Kampfe auch Soldaten, nicht nur Offiziere.

Es ist unsere Aufgabe, durch Ärztekliniken, Fortbildungskurse, Ärzteversammlungen, Kongresse, an die Weiterbildung unser Möglichstes zu leisten, nicht zuletzt auch um einen unabhängigen Ärztestand zu erhalten. Um unabhängig zu sein, muß der Arzt vor allem geistig unabhängig sein, muß durch sein Studium so viel Selbstvertrauen gewonnen und durch die Weiterbildung gefestigt haben, um sich mit den Situationen der Praxis mit der notwendigen Autorität auseinandersetzen zu können, auch mit Behörden.

Vor allzu enger Spezialisierung schützt uns im deutschen Sprachgebiet bis zu einem gewissen Grad unsere Veranlagung, man kann wohl sagen unser *Bedürfnis* nach Ergänzung unseres Wissens, mit einem Blick auf das Ganze, das Bedürfnis auch nach philosophischer Abrundung.

Die Tendenz der Briten und Amerikaner geht in entgegengesetzter Richtung. Sie spezialisieren sich äußerst leicht. Ihre Stärke, aber auch ihre Schwäche liegt in der Beschränkung auf ein kleines Gebiet, um darin Bestes zu leisten. To be the man who knows most about irgend ein Hobby. Dabei läuft dieser Gefahr, in der Enge stecken zu bleiben, jener ins Vage zu geraten.

Die Querfächer, Horizontalfächer benannter Disziplinen sagen schon durch diese Bezeichnung, daß innere Medizin ein integrierender Bestandteil derselben sein soll.

Die schweizerische Ordnung über Spezialärzte hat die physikalische Therapie und Balneologie der inneren Medizin eingeordnet, nicht als Sonderfach anerkannt.

Der physikalische Therapeut, gleichgültig welche Forschungsrichtung er pflegt, ist seinem Wesen nach Internmediziner. Nur zum Schaden seines Sektors, wie zum Schaden der Gesamtmedizin, würde sich eine Distanzierung auswirken.

Die *Radiologie* als Querfach durch alle Zweige der Heilkunde überhaupt hindurchgehend, steht für die innere Medizin an erster Stelle.

Nicht von der Röntgenologie als Forschungs- und Lehrgebiet ist die Rede, nicht von der Spurenforschung mit gezeichneten Atomen, die dem Röntgenologen kraft seiner physikalischen Vorstellungswelt besonders nahesteht, und die ja einen neuen Kontakt zur Medizin vermittelt in der Bildung besonders erfolgreicher Teams. Wir sprechen von Röntgenologie als *Mitarbeiterin* der Medizin.

1912 gab der Kongreß das erste Wort den Radiologen in stetem Bestreben des engeren Zusammenschlusses, wie ja ein solcher Gedankenaustausch mit all den Spezialdisziplinen gerade von dieser Stelle aus mit ganz besonderer Sorgfalt und Umsicht gepflegt worden ist.

Die Röntgen*therapie* legt die innere Medizin in die Hand des Fachtechnikers und folgt, wenn nötig beratend, den internmedizinisch faßbaren Strahlenwirkungen.

Von der Diagnostik kann allgemein nur gesagt werden, daß viele Wege zum *Bild* führen. Von wem, wie und wo das Bild gemacht wird, richtet sich nach örtlichen Verhältnissen. Dann aber tritt auch der Internist wieder in Funktion.

Lesen und Lesenlehren des Bildes im Rahmen der Gesamtkrankheit aber ist auch eine Aufgabe des medizinisch-klinischen Fachvertreters und seiner Mitarbeiter. Es gehört das Bildlesen so in den Gesamtstatus, wie etwa die Beurteilung der chemischen, kolloidchemischen oder morphologischen Daten des Blutes.

Durchleuchtung der Thoraxorgane zum mindesten bildet integrierenden Teil des internen Status, genau wie die üblichen Harnreaktionen, und wird wie diese wohl allgemein auf den Abteilungen durchgeführt.

Das ist die Röntgenologie im Dienste der innern Medizin, entscheidender Dienst, bei dem man sich in der Tat, nach einem Bild von KANT, die Frage stellen kann, ob „diese Dienerin ihrer gnädigen Frau die Fackel *vor*trägt oder die Schleppe *nach*trägt", wohl bald das Eine, bald das Andere.

Ein neues Spezialgebiet mit Querfachtendenz scheint sich in der *Psychosomatik* anzubahnen.

In Zürich, wo stets enge Beziehungen zwischen innerer Medizin und Psychiatrie bestanden, haben wir auch in bezug auf die Psychosomatik mit den Psychiatern Fühlung genommen, besonders auf endokrinologischem Gebiet. Ob das Eindringen in die Persönlichkeit, die Gewinnung der Anamnese gewissermaßen unter Hochdruck viel weiter führen wird, bleibt uns fraglich.

Psychosomatik gab es immer, sie ist Bestandteil des Arztseins. Psychotherapie stand am Anfang der Heilkunde. Ein Heilbericht aus Epidauros sagt: ,,Nikanor — lahm. Während er wach im Tempel saß, entriß ihm ein Knabe seine Krücke und lief damit weg. Da stand er auf, lief ihm nach und war von da an gesund." Jede Therapie, selbst somatisch so wirksame wie antibiotische, enthält psychotherapeutische Komponenten.

Von nichtmedizinischen Schriftstellern wie Plutarch, Lukian, wird die hohe psychosomatische Befähigung des Erasistratos erwähnt: Als Stratonike ins Zimmer trat, bemerkte Erasistratos das plötzliche Ansteigen der Herzfrequenz des (körperlich verfallenden) Antiochus und erkannte als Ursache die Liebe zu Stratonike; er erwies sich als Psychotherapeut, indem er Seleukos Nikator bewog, sie ihm zur Frau zu geben.

Erasistratos hieß später Paracelsus, dann Charcot, dann Freud oder auch Coué. Am Kongreß von 1927 hat Gaupp den psychosomatischen Beziehungen eindrückliche und eindringliche Worte verliehen.

Zur Pathologie. Durch die Schule der pathologischen Anatomie gegangen zu sein, ist für den Internisten hoher Gewinn.

Die Pathologie ist funktioneller geworden. Es ist ihr gelungen, in Zusammenarbeit mit der Medizin mit den zunächst klinisch verwendeten Methoden der Elektrophorese und Chromatographie Alterationen an Zellen und Gewebsflüssigkeiten zu finden in Stadien, die von der üblichen Histologie noch nicht erfaßbar sind, und diese Veränderungen mit den Veränderungen der Bluteiweißkörper und mit klinischen Syndromen in Einklang zu bringen. [Letterer und seine Schule.]

Die Auffassung der Pathologie als ,,Richtstätte" ist längst aufgegeben, ebenso die Bezeichnung der Pathologie als ,,Gewissen der Medizin", was stets eine Hybris bedeutete.

Der Internist kommt kaum mehr in die Lage, zur Selbsthilfe greifen zu müssen, wie nach einer Laboratoriumsanekdote Naunyn in Straßburg. Nachdem Recklinghausen ihm eine Fehldiagnose vorgehalten hatte, soll er für einen schwierigen Fall Recklinghausen auf die Klinik haben bitten lassen. Nach der Diagnose befragt, erklärte dieser, dazu müßte der Fall schon ,,hinüber" gebracht werden. Darauf Naunyn: ,,Ja, drüben kann ich's auch!"

Das Zürcher Spitalreglement enthält folgenden Paragraphen aus dem Jahre 1882: ,,In bezug auf den Modus der Sektion sind die Wünsche des Klinikers zu berücksichtigen." Ein einziges Mal haben wir ihn anrufen müssen. Als gegenüber der Pathologie die Berechtigung zur Autopsie öffentlich angegriffen wurde, konnten wir mit Hilfe des Paragraphen ihre Bedeutung für die Klinik auch den Politikern und weiterem Publikum begreiflich machen.

Medizin und Chirurgie stehen, wie der heutige Kongreß zeigt, im Verhältnis weitgehender Ergänzung. Die Chirurgie ist durch die neuen Narkosen und die Prophylaxe von Thrombose und Embolie, Geschenke von Pharmakologie und Medizin an ihre Schwester, in der Lage, in Herz- und Lungenpathologie aufs allerkühnste einzugreifen und ist auch damit in diesem Sektor der Medizin näher gerückt. Bei all den bewunderns- werten Leistungen ist doch gelegentlich leise daran zu erinnern, daß der Organismus trotz allem immer noch den Gesetzen der Physiologie unter- steht, vor allem auch den Gesetzen tuberkulösen Geschehens; ein be- scheidener Beitrag der Medizin.

Zur internen Therapie der Gegenwart. Die Kürze des Lebens, ge- messen an der Entwicklung medizinischer Erkenntnisse, läßt seit einem Jahrhundert jeder Ärztegeneration den medizinischen Fortschritt ihrer Zeit gewaltig erscheinen. Erstaunt fragen jeweils die Jungen, geblendet durch den Glanz des neu Erworbenen, wie der vorausgegangenen Gene- ration ärztliches Handeln möglich gewesen sei, mit den geringen damaligen Hilfsmitteln.

Noch eine wichtige Feststellung: Jeder therapeutische Fortschritt geht über Unglücksfälle. Dies ist auch wichtig für die Einstellung des Arztes dem Arzte gegenüber.

„Ärzte sind impulsiv wie Kinder", hat ein schweizerischer Praktiker einst im Standesblatt geschrieben. Aber wären wir nicht impulsiv, wären wir nicht Ärzte. Nur die wissenschaftliche Überprüfung der Hoff- nungen, Wünsche, Illusionen, insbesondere therapeutischer, sichert vor größten Fehlschlüssen. Nichts schadet aber dem Fortschritt, dem An- sehen der Medizin so sehr wie kritiklose Anwendung neuer Methoden.

Krankheiten, die uns nur als eine Form des Sterbens bekannt waren, können plötzlich in hohem Prozentsatz geheilt werden. Schon aber hört man Klagen über Verfall der Diagnostik. Man frage kaum mehr nach dem Erreger, nur noch nach der Resistenz. Bei jedem Morbus febrilis werde die ganze Kette der Antibiotica losgelassen unter Ver- nachlässigung der Diagnose.

Nicht lang ist es her, da war der Vorwurf umgekehrt gerichtet! Er hieß: Überschätzung der Diagnostik auf Kosten der Therapie. Wie streng hat man die sog. II. Wiener Schule unter SKODA und seinen Nachfolgern kritisiert, weil sie Diagnostik um der Diagnostik Willen pflegte. Heute ernten wir aber die Früchte dieser kühlen und strengen Einstellung gegenüber dem Krankheitsgeschehen, in der wir aufge- wachsen sind, in der Frühdiagnostik, Bedingung des Erfolges.

Eine weitere Nebenwirkung: Änderung der Nosologie durch anti- biotische Therapie bedingt Schwierigkeiten, das Erleben der Sepsis, der Pneumonie, der Meningitis etc. zu vermitteln. Die Krankheiten, domesti- ziert, können nur noch referierend geschildert werden. Es vermittelt kein Erlebnis, wenn man Studenten erklärt, die Pneumonie, in alter Weise symptomatisch behandelt, verhalte sich zur antibiotisch kupier- ten wie ein Auerochse zum modernen Rindvieh.

Die Therapie schafft neue Krankheitssituationen, nicht nur im Infektionssektor. Diabetes und Perniciosa im Schach gehalten, Tumoren durch Hormone und Cystostatica tiefgreifend beeinflußt, gelangen in ungewohnte Entwicklungsstadien.

Die durch die Medizin erreichte Verschiebung von Morbidität und besonders Letalität vom aufsteigenden Ast der Lebenskurve immer weiter in den absteigenden Ast stellt nun das Problem der Betreuung Betagter und chronisch Kranker in großer Zahl.

Die Medizin kommt damit in eine ähnliche Lage wie die Göttin Eos, die einst für ihren Geliebten von Zeus ewiges Leben erwirkte, aber vergessen hatte, auch ewige Jugend zu verlangen. So schrumpfte der Unglückliche schließlich auf kleines Volumen, und Eos stand den Problemen der Gerontologie gegenüber.

Die innere Medizin ist auch als Lehre von den unheilbaren Krankheiten bezeichnet worden. Angesichts moderner Therapie wäre man geneigt zu sagen: medicus sanat. Immer wieder ist es aber der Organismus selbst, der die Krankheit überwindet, der Beitrag der Medizin hierzu ist nur viel größer.

Aber nicht ausschließlich Langlebigkeit bedingt Abnutzung. Hast, Unruhe sollen zur „Manager-Krankheit" führen, die jetzt die Kliniken füllt. Unsere Manager sind Arbeiter, Staatsangestellte etc. Nicht alle sind Raucher. Und die statistische Sicherung? wird man einwenden. Sie zeigt daß Hastberufe ein großes Kontingent stellen.

Wenn wir lesen: „Daß sich leider unsere Lebensfeinde in neuern Zeiten fürchterlich vermehrt haben, und daß der Grad von Luxus, Cultur, Verfeinerung und Unnatur — unser Leben beträchtlich exaltirt und verkürzt", wie HUFELAND sich vor 120 Jahren ausdrückt, so fragen wir uns, wo damals die Manager-Krankheit war.

HEBERDEN hat 1768 die Angina pectoris beschrieben. Wo aber waren die Infarkte in den 130 Jahren danach? Faszinierendes Problem im Wandel des Krankheitsgeschehens, im Wandel der ärztlichen Auffassung. Man sieht doch nur, was man weiß.

Manche Ärzte der jungen Generation, aufgewachsen in der Tradition der Behandlung Jugendlicher oder von Menschen in den besten Jahren, lebenswertesten und ökonomisch-wertvollsten Lebens, sind nicht mehr befähigt, die große Kunst auszuüben, unheilbar Kranke zu behandeln.

Als integrierenden Bestandteil der inneren Medizin bilden daher die Alterskrankheiten wesentlichen, immer wichtiger werdenden Lehrbereich. Studium und Assistenz müssen über dieselben eingehenden Erfahrungen vermitteln.

Der gegenwärtige Kongreß wird sich ja mit diesen Problemen auseinandersetzen.

Die Unmöglichkeit, ein wesentliches Kennzeichen der Alterskrankheiten, die *Abnützung*, rückgängig zu machen, ruft nach Prophylaxe, nicht nur individuell, sondern allgemein. Dies führt zu kurzer Erörterung über *Gruppenmedizin*.

„Soll die Medizin ihre Aufgabe wirklich erfüllen, so muß sie in das große politische und soziale Leben eingreifen; sie muß die Hemmnisse angeben, welche der normalen Erfüllung der Lebensvorgänge im Wege stehen und ihre Beseitigung erwirken." Es war kein geringerer als VIRCHOW, der mit diesen Worten der Medizin den Weg wies.

Gruppenmedizin bedarf ganz besonders sorgfältiger wissenschaftlicher Fundierung. Denn das Instrument des Gesetzes vervielfacht medizinische Maßnahmen ins schier Ungemessene, vervielfacht aber auch die Nebenwirkungen. Ein kleiner Fehler der Methode oder der Ausführungstechnik kann sich in der Gruppe unheilvoll auswirken und nicht nur die Methode, sondern die ganze Medizin in Mißkredit bringen, den Fortschritt auf Jahrzehnte hemmen.

Erfolge von Gruppenmaßnahmen, etwa Röntgenreihenuntersuchungen, BCG-Impfung, Prophylaxe von Silikose, Rachitis usw. haben bei gewissen Behörden und Politikern die simplistische Meinung aufkommen lassen, die ganze Medizin könne grundsätzlich oder überwiegend gruppenmedizinisch aufgezogen werden. Dann werde die Individualmedizin entbehrlich. Schwerster Irrtum! Gruppenmedizin ist ja stets auf ein beschränktes, scharf umschriebenes Ziel gerichtet, unter Außerachtlassung der Gesamtpersönlichkeit. Würde der freie Individualarzt heute verschwinden, morgen würde überall der Ruf nach ihm laut werden.

Aus der deutschen Sozialversicherung, einer *medizinischen Großtat*, haben wir in der Schweiz, — ich möchte sagen, glücklicherweise etwas nachhinkend —, Bestes übernommen, unter Vermeidung einiger Klippen, bis jetzt wenigstens.

Wir hoffen verschont zu bleiben vor der englischen Entwicklung, die überhastet, unüberlegt, mit einer Ablenkung von ärztlicher Arbeit und Finanzen auf Nebensächlichkeiten und Bagatellen die Ärzte den eigentlichen ärztlichen Leistungen entfremdet, zum Schaden von Patient und Arzt.

Viel Selbstverständliches ist gesagt worden, aber es ist vielleicht nicht ganz nutzlos, auch Einfaches und Selbstverständliches wieder einmal zu sagen.

So sicher die Tatsache des enormen Ansteigens des Wissens und Könnens in allen Sektoren besteht, so entsprechend das Wachsen der Literatur ins schier Ungemessene, so unangenehm die Überflutung des Marktes mit Medikamenten und Reklame, so unwissenschaftlich die Polypragmasie, so wenig dürfen diese Feststellungen zu *Jammerparolen* werden mit auto- und heterosuggestiver Wirkung. Der Mediziner ist weder Handbuch noch Katalog, und die Organisation der gesamten Literatur gestattet doch den Überblick, erleichtert die Scheidung von Spreu und Weizen.

Und nun wiederhole ich Ihnen das Selbstverständlichste und Bekannteste: Immer kommt es auf die beteiligten Persönlichkeiten an.

Neben vielen Äskulap-Statuen steht fast unbeachtet ein Männchen im Kapuzenmantel, Telésphoros, der kleinste der Söhne des Heilgottes, der Dämon des *Technischen* in der Heilkunde, der, die Übertragung des Geistigen ins Handwerkmäßige vermittelnd, die Genesung anbahnt.

Telésphoros, in seiner Gestalt einem einst hochwichtigen technischen Hilfsmittel nachgebildet, dem Schröpfkopf, droht heute dem Äskulap über den Kopf zu wachsen, der technische Teil der Heilkunde droht, den geistigen zu überschatten.

Dieser geistige Teil bedeutet einmal Vertiefung *ärztlichen Denkens*, des wissenschaftlichen wie des klinischen. Immer noch klingen mir die

Worte Bunges im Ohr, Worte an seinen hervorragendsten Schüler
Abderhalden, im Laboratorium zugerufen: ,,Abderhalden, meditieren Sie, arbeiten Sie nicht so drauf los, — meditieren Sie!"
Äskulap verkörpert aber noch eine andere Seite des Geistigen in
der Heilkunde, die Seite, die dem Exakttechnischen diametral gegenüber steht, ohne es auszuschließen, verkörpert das *Irrationale* in unserer
Kunst, das Magische, ohne das sie nicht bestehen kann. Ein Blick in
die Geschichte der Heilkunde zeigt, wie so häufig Irrtümer fruchtbar
geworden sind und kraft energischer Persönlichkeiten mit großer
Durchschlagskraft zu Erfolgen führten. Andererseits sind von *richtigen*
wissenschaftlichen *Erkenntnissen* Hemmungen ausgegangen. Vernachlässigung des Irrationalen, — nicht nur in *Ausübung* der inneren
Medizin —, bedeutet schwerste Verkennung. Darin liegt die Spannung
zwischen dem rationalen Kritisch-Technischen, auf dem unsere Wissenschaft ruht, und dem Magisch-Irrationalen, das in der *Anwendung* der
Heilkunde eine so große Rolle spielt. Dieses kann nur schwer gelehrt
werden. Das Irrationale kann aber nur durch die Ratio begriffen
werden.

Möge Telésphoros stets dem Äskulap dienstbar bleiben, und
nicht umgekehrt.

XXIX.
Von den Aufgaben der inneren Klinik.

Von
A. Schittenhelm (Rottach).

Die innere Medizin nimmt von jeher eine zentrale Stellung in der
Gesamtmedizin ein. Sie bildet mit ihren mannigfachen Untersuchungsmethoden einschließlich des Röntgenverfahrens die Grundlage für alle
Spezialfächer. Damit wird das tägliche Handwerkszeug des Arztes,
ohne das eine gute Diagnose und Therapie nicht durchgeführt werden
können, nach wie vor in der inneren Klinik gelehrt. Auf diese Kenntnisse sind der praktische Arzt und der Facharzt für innere Medizin
besonders auf dem Lande in erster Linie angewiesen. Je besser und
umfassender er sie besitzt, desto fruchtbarer wird sein Wirken sein.

Man könnte daran denken, eine *Propädeutische Klinik* voraus-
gehen und die weitere Ausbildung in Spezialkliniken der Lungen-,
Herz-, Magen-Darm-, endokrinen, Infektionskrankheiten usf. vornehmen zu lassen. Ich würde eine solche Zerstückelung der inneren
Medizin in Spezialfächer für einen schweren Schaden halten, weil dem
Studenten und dem angehenden Arzt im zweiten Teil seiner Ausbildung
nirgends mehr die klaren Zusammenhänge in ihrer Einheitlichkeit
vorgetragen und eingehämmert würden.

Voraussetzung ist natürlich, daß die Vertreter der inneren Medizin
selbst *universelle* Kenntnisse besitzen und in der Lage sind, die Gesamtheit der inneren Klinik zu lehren, was weiter voraussetzt, daß die innere
Klinik in allen ihren Teilen entsprechende Einrichtungen besitzt, mit
diesen durch ihre eigens für sie ausgebildeten Dozenten und Assistenten

arbeiten kann und mit der genügenden Bettenzahl ausgestattet ist. Eine einseitig in Lehre und Forschung ausgerichtete Klinik kann unmöglich das bieten, was die Praxis später verlangt.

Als einzige Ausnahme würde ich an einzelnen Universitäten eine *Abteilung für exotische und Tropenkrankheiten* zugeben, wie sie Hamburg schon seit langem in dem Tropeninstitut besitzt. Die stärkere Mischung der Gesamtbevölkerung unserer Erde als Folge der Kriege und die Steigerung des Verkehrs bringen es mit sich, daß heute Kranke zum Arzt kommen, deren Erkrankungen Spezialkenntnisse verlangen.

Unbedingt wünschenswert erscheint es mir, daß an größeren Universitäten einzelne *gesonderte Forschungsstellen*, evtl. mit einer Anzahl von Krankenbetten, für besondere Gebiete eingerichtet werden, sofern hervorragende Vertreter dafür vorhanden sind, von deren Tätigkeit wichtige Fortschritte unserer Kenntnisse erwartet werden. Diese Forschungsstellen dürfen aber *nicht* zu einer Schrumpfung der inneren Klinik führen, die vielmehr in ihrer Gesamtheit erhalten bleiben muß. Ein Vorbild solcher Forschungsanstalten haben wir in München in der Deutschen Forschungsanstalt für Psychiatrie.

Die Klinik hat also die Aufgabe, den Studenten und Ärzten die innere Medizin in ihrer Gesamtheit zu übermitteln so, wie sie vom Arzt in seiner Praxis und an den Krankenhäusern ausgeübt werden muß. Dazu gehört unbedingt die volle Kenntnis des Einbaus der *röntgenologischen Untersuchungen* in die Gesamtdiagnostik, der genau so selbstverständlich ausgeübt, gelehrt und gelernt werden muß wie bei den übrigen klinischen Untersuchungsmethoden. Man kann nicht einzelne Teile herausnehmen, ohne dem Ganzen zu schaden. Vor 15 Jahren habe ich im Auftrag unserer Gesellschaft auf der 30. Tagung der Deutschen Röntgen-Gesellschaft in Stuttgart mich dazu eingehend geäußert und eine Entschließung unserer Gesellschaft vom 28. März 1939 verlesen, in der sie zur Errichtung von Zentralröntgeninstituten an Universitätskliniken bzw. an großen Krankenanstalten nach eingehender Aussprache Stellung nahm. Dabei wurde einmütig die Auffassung vertreten und begründet, daß das Bedürfnis der Einrichtung bzw. Fortführung eines Zentralröntgeninstitutes nur an *einzelnen*, besonders großen Universitätsinstituten gegeben ist und zwar vor allem zum Zweck der Lehrtätigkeit und der speziellen Ausbildung in der Röntgenologie. Aber auch da müsse den verschiedenen Fachkliniken ihr *eigenes* Röntgeninstitut belassen werden. „*Es braucht also*", sagt die Entschließung, „*jede innere Klinik ihr eigenes Röntgeninstitut*". Die gründliche Ausbildung in der Röntgendiagnostik und -Therapie *innerer Krankheiten* gehöre zum Rüstzeug jedes Facharztes für innere Medizin und könne nur im Röntgeninstitut einer inneren Klinik erworben werden. [Wer sich genauer dafür interessiert, findet diese Entschließung und meine dazu gegebenen Erläuterungen, die sehr temperamentvollen Äußerungen des leider so früh verstorbenen Chirurgen KIRSCHNER, die Stellungnahmen von MARTIUS u. a. sowie das Hauptreferat von HOHLFELDER, dem die Debatte galt, im Kongreßbeiheft zu den Fortschritten auf dem Gebiet der Röntgenstrahlen 1939.]

Daß auch heute noch diese Ansicht bei den meisten deutschen inneren Klinikern besteht, zeigte mir eine vor einem Jahr durchgeführte Rundfrage bei 22 deutschen und schweizerischen Klinikern, bei denen ich nicht nur über ihre Stellung zum Zentralröntgeninstitut, sondern auch zur zentralisierten physikalischen Therapie anfragte. Bis auf drei Kliniker haben alle ein *eigenes, völlig unabhängiges Röntgeninstitut* als Bestandteil ihrer Klinik gefordert. Drei der Herren haben sich mit einem Zentralröntgeninstitut einverstanden erklärt, aber verlangt, daß sie in ihrer Klinik eine *eigene Durchleuchtungseinrichtung* besitzen. Für mich ist auch heute noch eine eigene Röntgenuntersuchung jedes stationären Kranken ein unbedingtes Bedürfnis.

Was die *physikalische Therapie* angeht, so trifft für sie dasselbe zu. Die meisten Kliniker äußerten sich *gegen* ein Zentralinstitut. Sie haben — wie ich — den begreiflichen Wunsch, die Behandlung der Patienten völlig in der Hand zu haben nicht nur vom ärztlichen sondern auch vom didaktischen Standpunkt aus.

Meine Damen und Herren! Gingen die Universitätskliniken mit einer Aufteilung in Spezialkliniken voraus, so würde dieser Zerfall zur verfrühten Ausbildung und vermehrten Niederlassung von Spezialärzten der verschiedensten Kategorien führen, deren Kenntnisse oftmals die notwendige breite Grundlage vermissen ließen. Eine weitere Folge wäre, daß auch die Krankenhäuser größeren und kleineren Formates sich entsprechend aufteilen müßten, daß schließlich eine Verstaatlichung notwendig würde, weil die schon heute stark beanspruchten Krankenkassen, mit denen wir Ärzte schon genug Scherereien haben, die vermehrten Kosten der vielen, oft vielleicht nicht nötigen Spezialuntersuchungen und -Behandlungen nicht mehr tragen könnten. Mit der Freiheit des Arztes wäre es dann vorbei. Wir würden wie im Osten oder bei unseren englischen Nachbarn Zustände bekommen, über die man nicht viel Gutes hört.

Die *übermäßige Spezialisierung* ist eine allgemeine Klage auch in anderen Disziplinen. WERNER VON SIEMENS z. B. warnte davor: „Nur nicht zu früh spezialisieren! Der Blick wird zu eng. Es wäre verkehrt, an den Technischen Hochschulen mit dem Spezialisieren schon anzufangen".

ZIEMSSEN hat vor 58 Jahren auf dem 13. Kongreß der Deutschen Gesellschaft für innere Medizin, der übrigens *auch in München* tagte, sich in seiner Eröffnungsrede folgendermaßen ausgesprochen: „Unser Kongreß ist von Anbeginn bestrebt gewesen, den *Einheitsgedanken* in der klinischen Medizin aufrecht zu erhalten. Wir haben der Abtrennung der sogenannten Spezialitäten konsequent entgegengearbeitet". FRIEDRICH MÜLLER hat vor 46 Jahren in seiner Eröffnungsrede zum 25. Internistenkongreß, der 1908 in Wien tagte, ganz ausführlich zu diesem Problem Stellung genommen. Er sagte u. a.: „Wir bekämpfen es, wenn die Spezialärzte den Zusammenhang mit der inneren Medizin verlieren. Dieses Spezialistentum ist eine Gefahr für den Kranken. Wir bekämpfen es, wenn aus dem Vorhandensein weitgehender Spezialisierung geschlossen wird, die innere Medizin als Lehrgegenstand, also die innere Klinik, müsse in eine Reihe von Spezialfächern zerlegt werden. Wir brauchen eine zentrale innere Klinik".

Meine Damen und Herren! Es gibt nur *eine innere Medizin*, die nicht Organe behandelt sondern von der Ganzheit des Menschen und seiner Persönlichkeit ausgeht. Dieser wollen wir treu bleiben!

In Kiel war es mir vergönnt, eine innere Klinik ganz nach meinem Herzen in größter Vollkommenheit zu errichten, in der ich mit meinen Mitarbeitern die glücklichsten Jahre verbrachte. Wenden wir den Wahlspruch Schleswig-Holsteins auch auf unsere innere Medizin an:

Up ewig ungedeelt!

XXX.
Die allgemeine klinische Pathologie als Aufgabe der inneren Medizin.
Von
L. R. Grote (Glotterbad).

Drei Merkmale scheinen heute für die innere Medizin wesensbestimmend zu sein. Die Zahl der von ihr sich trennenden Sonderfächer wächst. Durch ihre Begrenzung auf die spezielle Pathologie und Therapie innerer Krankheiten wurde sie selbst Spezialfach. Um die innere Medizin gruppiert sich ein ausgedehntes Außenseitertum, welches zur wissenschaftlichen Medizin der Hochschule kaum Zugang findet (die Mehrzahl) oder in bewußter Gegeneinstellung diese Verbindung ablehnt (die Minderzahl). Die einigende Kraft der inneren Medizin hat abgenommen, weil der geistige Gehalt ihrer Theorie nicht Schritt hielt mit der Zunahme der Einzelkenntnisse. Sie entbehrt ihres Mittelpunktes: Der allgemeinen klinischen Krankheitslehre. Diese Aufgabe wuchs der Morphologie zu und dem theoretischen Experiment. Die innere Medizin glaubte in der Handhabung des sich analytisch immer mehr komplizierenden Laboratoriums, in der durch die Entwicklung der pharmakologischen Chemie sich differenzierenden Arzneibehandlung, in dem Ausbau verfeinerter physikalischer Untersuchungsmethoden, der in ihrer Bedeutung wachsenden diätetischen Therapie genügend Inhalt zu besitzen. Indem sie aber die Erörterung der *Grundlagen* der Klinik Forschungsrichtungen anvertraute, deren Untersuchungsobjekt das tote Substrat oder das quantitativ orientierte Experiment ist, verlor die klinische Arbeit an menschlich-universaler Bedeutung.

Das *Spezialistentum* ist eine Folge der analytischen Forschung, der sich aus ihr ergebenden Vielfalt der Diagnostik und Therapie und der offenbaren Zweckmäßigkeit, solche Ergebnisse der geübten Geschicklichkeit eines besonders ausgebildeten Arztes anzuvertrauen. Die Spezialisierung führt zur Sammlung von Einzelkenntnissen, die sich unter verschiedenen Gesichtspunkten entwickelt haben: Unter dem einer besonderen Krankheitsart (z. B. Tuberkulose, Allergie), unter dem eines besonderen Organsystems (Niere, Haut, Herz), unter dem Gesichtspunkt bestimmter hochentwickelter Techniken (z. B. Radiologie), nach dem Gesichtspunkt der Lebensphase (z. B. Kinder, Greise) u. a. m. Man darf sich fragen, ob die innere Medizin noch als ein geschlossener geistiger Besitzstand überhaupt existiert — und man wird nicht unter allen Umständen und nicht überall auf der Welt diese Frage bejaht erhalten.

Die Spezialisierung ist unvermeidlich, weil die Methodik der Analyse für die Naturwissenschaft unerschöpft und unerschöpflich ist. Die Medizin kann auf sie nicht verzichten. Und die technische Differenzierung ist nicht nur unbedenklich, sondern sogar zu begrüßen, solange ein geistiges Zentrum, ein Mittelpunkt alles wissenschaftlichen und ärztlichen Nachdenkens besteht. Der Verlust dieses Mittelpunktes kann aber die Medizin in einen Unterrichtsgegenstand einer technischen Fachschule verwandeln. Die Techniken werden Selbstzweck. Daß daraus die oberflächlichste Auffassung des Krankheitsablaufes, daß schematisierte Urteile, daß eine bürokratisch-kartothekisierte Heilkunde und ein Verlust der menschlichen Freiheit sich ergeben muß, ist eine heute durchaus erkennbare Folge.

Die *Systeme an der Außenseite der Wissenschaft* haben eine etwas andere Gestalt als die wissenschaftlichen Spezialfächer. Ihr Ausgangspunkt ist vielfach ein einzelner starker therapeutischer Eindruck, eine einmalige methodische Entdeckung. Diese Funde entstammen der „Erlebnis-Medizin" und daher rührt ihre Gefühlsgetragenheit. So versteht sich auch der oft große Anspruch der Autoren und ihr Zorn auf die Skepsis der Lehrmedizin. Die Neigung zu axiomatischen Formulierungen ist bei diesen Ärzten deutlich. Allgemeine aus dem Erleben geborene Einsichten gewinnen leicht dogmatischen Charakter. Wenn wir diesen der Annahme einer unbedingten Heilkraft der Natur oder etwa dem Simile-Prinzip der Homöopathie zusprechen, so wäre es aber kurzsichtig, wenn man die Dogmatismen in der naturwissenschaftlichen Medizin gutheißen würde. Das Kausalitätsbedürfnis dieser ein wenig isolierten Methodiker an den Außenseiten der Wissenschaft verlangt nach einer Begründung für ihren therapeutischen Erfolg durch ein allgemein-pathologisches System. Das macht sich dann dieser Arzt oder seine Anhänger selbst. Solche Versuche sind selten wissenschaftlich, sie sind oft vorwissenschaftlich, sie sind aber auch beziehungsfreie Phantasien. Irgendwie krystallisieren sie sich um einen Kern Wirklichkeitserkenntnis und sie sind oft getragen von einem großen ärztlichen Talent. Die Klinik läßt sich in eine ernsthafte Prüfung der Verfahren der Außenseiter besonders deshalb ungern ein, weil sie deren theoretische Begründung als naiv erachtet, ihnen Kurzschlüsse, kritische Anspruchslosigkeit und vorbehaltlosen Optimismus nachweisen muß und weil der einmalige Erfolg, der Ausgangspunkt des betreffenden Autors, kein Beweismittel im Sinne der Statistik ist. Den Fortschritt in der Heilkunde bringt aber nicht ausschließlich die schrittweise induktive analytische Methode. Er entsteht auch dann, wenn der richtige Mann sich an der richtigen Stelle wundert.

Wir würden eine Quelle ärztlichen Wirkens verschütten, wenn die „Erlebnis-Medizin" in der Entwicklung der Heilkunde nicht zu Wort käme oder wenn man ihr Nachprüfung und Anerkennung überkritisch versagte. Denken wir an GOETHES Reflexion: ,,Was ist das Allgemeine ? Der Einzelfall — Was ist das Besondere ? Millionen Fälle —.'' Der häufigste Fall und die Ausnahme von der statistischen Regel stehen beide im Geschehen des Lebens. Die Ausnahmen sind nicht immer falsche Beobachtungen, öfter unzulängliche Beurteilungen. Bei anderer Fragestellung erscheinen hinter den Ausnahmen übergreifende Gesetze. Die Naturgesetzlichkeit ist eine menschliche Formulierung, mit der wir die gegebene Vielfalt der Wirklichkeit nach unserem logischen Bedürfnis ordnen. Die Annäherung der Wissenschaft an die Wirklichkeit geschieht in asymptotischer Kurve.

Der Entdecker an der Außenseite der wissenschaftlichen Medizin bleibt vereinzelt, gewinnt nur einen engen Kreis von Anhängern, weil die Basis der Erlebnis-Medizin den statistischen Ansprüchen der Naturwissenschaft wenig entspricht. Es ist die Frage seines Temperaments, ob er zu einem Propheten wird, dessen Überzeugungskraft die Skepsis schließlich überwindet, oder ob ein starres Ressentiment ihn von einer Verständigung abschließt. In der praktischen Heilkunde spielt die Gefühlswelt des Arztes eine große Rolle. Es ist für mich keine Frage, daß es der ,,Aufstand des Herzens'' ist, der so manche Ärzte bestimmt, sich gegen die harte Diktatur des Quantitativen und gegen das Axiom der Spezifität zu wehren. Aus sich selbst heraus gelangen aber diese Krankheitslehren nicht zur Klarheit. Und deshalb dürfte sich die Nährmutter innere Medizin diesen in die Irre gehenden Kindern nicht versagen — man verschließe ihnen nicht die Tür und suche sie zu verstehen. Wenn die klinische Medizin wirklich eine umfassende Lehre vom Gesundsein, Krankwerden und vom Heilen aufgestellt haben wird und danach handelt, dann verschwindet das Außenseitertum von selbst.

Es ist also möglich, daß die innere Medizin in Fachtechniken zerfällt, denen nur noch die Tendenz zur quantitativen Formulierung gemeinsam ist. Um sie herum entstehen, zufällig und willkürlich, isolierte medizinische Weltanschauungen, die keinen Ausgleich finden und denen der Zugang zur Wissenschaft verschlossen bleibt. Diese Lage darf wohl ernstlich als die Problematik der inneren Medizin angesehen werden.

Eine *allgemeine klinische Pathologie* müßte eine klärende und einigende Kraft haben. Folgende Fragestellungen erwachsen ihr im Sinne einer Grundlagenforschung.

1. Erörterung und Umgrenzung der *Begriffe vom Gesundsein und Kranksein*. Sie müssen in ihrer gesamten Wirklichkeit erschöpfend gesehen werden. Ihr naturwissenschaftlicher Tatbestand, ihr menschliches Erleben, ihre soziologische Bedeutung, ihre Metaphysik bedürfen umfassender Durcharbeitung. Alles das ist in den Anfängen, obwohl nicht wenige Autoren seit einigen Dezennien sich schon kritisch bemüht haben. Aber gemeinhin ist die Klinik, die ärztliche Praxis, ist namentlich das Gutachterwesen damit zufrieden, Gesundsein und Kranksein mit Begriffen und Zahlen aus der statistischen Normalitätslehre zu messen.

2. *Die allgemeine Physiologie* muß befragt werden nach den verstehbaren Mechanismen, welche die Methoden der heutigen Forschung der Erscheinung des Lebens überhaupt unterlegen können. Die Kritik

der Lebenstheorien steht nicht vor der Aufgabe ihrer Lösung, aber
vor der Notwendigkeit, den Umfang dieser Fragen dem Arzt bewußt
zu machen, denn die Medizin ist Biologie.

3. Die naturwissenschaftliche Grundlegung der allgemeinen klinischen Pathologie wird aus der unmittelbaren Anschauung *die teleologische und chronophysiologische Bezogenheit aller Lebenserscheinungen*
beachten. Sie ist das Grundelement jeder Therapie. Diese teleologische
Betrachtung fällt völlig innerhalb des Kausalitätsdenkens. Es ist dabei
unwichtig, ob eine teleologische Konzeption, wie das MAX HARTMANN
immer wieder unterstreicht, nur zu einer neuen Fragestellung führt, die
die kausale Forschung induktiv zu beweisen hätte — oder ob das Telos
als wirklich und wirkend erlebt, als zweifelsfrei allgemeingültig verstanden wird.

4. Diese allgemeine naturwissenschaftlich-logische Grundlagenforschung bedarf einer Überbauung durch eine *Theorie der Persönlichkeit*,
die die Bedeutungsanalyse der Symptome und die eine „menschliche"
Würdigung des Krankseins ermöglicht. Psychologische Fragestellung
ist hier Mittel aber nicht Endziel der Betrachtung. Die subjektive Seite
des Krankseins, das Erlebnis des Leidens, bedarf genauesten und nach-
fühlenden Studiums. Der unmittelbare Eindruck menschlichen Krankseins zeigt uns die absinkende Gesamtleistung dieses Menschen, seine
Einbuße an Freiheit, seinen Verlust an lebendiger und schöpferischer
Zeit, die Notordnung seines Regulationsgefüges, seine Angst, seinen
Schmerz: alles konvergierend schließlich in dem drohenden Zerfall der
Persönlichkeit. Diese „Urphänomene" der allgemeinen Krankheitslehre
erfaßt die exakte Analyse unzureichend, wenn sie sich nicht mit der
Verwirklichung jener ärztlichen Fundamentalqualitäten paart, denen
PAUL MARTINI kürzlich eine nachdenkliche Betrachtung gewidmet hat:
Des Verantwortungsbewußtseins, der Verpflichtung zur Führung, der
Demut, die Selbstgerechtigkeit und die Funktion des Richteramtes aus-
schließt, der Liebe, des Wahrheitssinnes und der Ehrfurcht.

5. Eine so gesehene *allgemeine klinische Pathologie* kann den verloren
gehenden *Mittelpunkt der inneren Medizin* festigen und erneut deutlich
machen. Sie kann allen spezialistisch-technisierten Einzelvorstellungen
ebenso wie allem abseitigen, allgemeinen Theoretisieren mit proble-
matischem Wirklichkeitsgehalt gerecht werden und sie kann die goldenen
Körner aus dem großen Haufen der Spreu sondern. Ihre Voraussetzung
ist der unbegrenzte und unerschöpfliche gute Wille auf Seiten der das
große ärztliche Erbe verwaltenden Geister.

6. Eine solche allgemeine klinische Pathologie enthüllt eine über-
wältigend großartige Perspektive. Aus ihr erwächst eine in jedem theoretischen und praktischen Aspekt begründete *Indikationslehre* für jedes
Verfahren, das einmal einen Erfolg gehabt hat. Diese Indikationslehre
ist Sinn und Ende aller allgemein-pathologischen und aller allgemein-
therapeutischen Forschung. Sie eint die sachliche Methodik, die indivi-
duale Person des Arztes und den einzelnen kranken Menschen. Ihr
Ausbau und ihre langsam wachsende Begründung ist für die innere
Medizin eine um so wichtigere und unabdingbarere Aufgabe als mit

ihr — das mag wie eine Utopie klingen — jeglicher Methodenstreit verschwinden wird. Eine Methode an sich ist eine wertfreie „Energiegestalt". Insofern sind sämtliche therapeutischen Methoden von vorneherein wertgleich, ob es sich um kaltes Wasser, um eine Operation, um einen spezifischen Stoff, um ein psychologisches Verfahren handeln mag. Ihre Bedeutung gewinnt die Methode in der Anwendung durch den Menschen auf den Menschen. Die menschliche Beziehung, die zwischen dem Kranken und dem Arzt besteht, ist es, welche der dinglichen Natur eines Verfahrens den Wert einer lebensfördernden oder lebenszerstörenden Tat verleiht. Daher denn der rechte Mann, der aus klarer Indikation handelt, Ausschlag gebend ist für den Nutzen des Verfahrens und nicht umgekehrt die Methode entscheidend für die Beurteilung eines Arztes.

Alle Methoden sind fragwürdig. Es ist die tragische Seite des ärztlichen Fortschritts, daß alle Behandlungsverfahren sich bewähren müssen und daß diese Prüfung mit soviel menschlichen Opfern und Enttäuschungen belastet ist.

Unter diesen Gesichtspunkten das unübersehbar große Gut an Heilverfahren, welches der ärztliche Geist erworben hat und täglich neu hervorbringt, unablässig neu zu ordnen, erscheint uns als eine Aufgabe, die der inneren Medizin einen ewigen Inhalt gibt.

XXXI.
Die Zusammenarbeit der Spezialisten am Krankenbett.

Von

R. SCHOEN (Göttingen).

Im Interesse der Krankenbehandlung und des medizinischen Unterrichtes ist es nach allgemeiner Übereinstimmung von unschätzbarem Wert, wenn der Universalcharakter der inneren Medizin erhalten werden kann; es fragt sich aber, wie weit dieses heute und in Zukunft noch möglich sein wird. Denn es besteht kein Zweifel, daß der Fortschritt der Medizin mit zunehmender Spezialisierung erkauft werden muß, und daß sich diese nicht mehr aufhalten läßt. Das Problem ist also, wie man die Spezialisten unseres Faches, deren Zahl heute schon beträchtlich ist, auf der Ebene der inneren Medizin (ebenso natürlich der anderen „Hauptfächer") zu gemeinsamer Arbeit zusammenführen kann oder — anders ausgedrückt — den Kardiologen, Gastroenterologen, Rheumatologen, Endocrinologen usw. in den Rahmen der Klinik einpaßt. Voraussetzung dafür ist, daß jeder solche Spezialist den Überblick für das Gesamtgebiet behält und dessen Probleme ihm vertraut bleiben. Jede einseitige Spezialisierung ohne diesen Kontakt ist tödlich. Es führt auch zu nichts Gutem, wenn mehrere Spezialisten einen Kranken unabhängig voneinander behandeln, z. B. der Kardiologe den Kreislauf, der Hämatologe das Blut. Es muß vielmehr ein gemeinsamer Plan aufgestellt und gegenseitig abgestimmt werden, welcher dann verantwortlich von dem „Internisten" durchgeführt wird.

In amerikanischen Kliniken ist dieser der Stationsarzt. Er hat auf
seiner Station unsortierte innere Fälle liegen, so daß er vor Einseitigkeit
bewahrt bleibt. Über ihm steht der Chef der inneren Klinik. Die verschiedenen Spezialisten werden je nach Lage des Einzelfalles zur Beratung
zugezogen und können nach Absprache sich in die Behandlung einschalten. Sie stellen gleichzeitig eine wichtige *Querverbindung* mit den übrigen
Disziplinen her, da sie ebenfalls von ihnen zugezogen werden. Der Kardiologe z. B. sieht ebenso Kinder wie Erwachsene, er ist in der chirurgischen
Abteilung genauso zu Hause wie in der inneren oder pädiatrischen oder
geburtshilflichen Klinik.

Diese ständige enge Zusammenarbeit ist die Grundlage für die Ko-
ordinierung der Einzelfächer zu einem größeren Ganzen, welche den
Spezialisten vor Einseitigkeit bewahrt und ihm den Blick für das ganze
Fach und die Nachbargebiete offen hält. Neben der gemeinsamen Sta-
tionsarbeit bewirken dieses die regelmäßigen Colloquien, klinischen Konferenzen und großen Visiten (grand rounds), wobei einzelne, meist wichtige und schwierige Fälle vorgestellt und von allen beteiligten Fachleuten,
den Assistenten und Studenten unvoreingenommen und ohne Scheu diskutiert werden. Hier profitieren alle, nicht zuletzt der Patient. Der
Kardiologe sieht z. B. die Überschneidungen mit Stoffwechsel- oder psychiatrischen Problemen, es werden chirurgische Indikationen, Epikrisen
zu Sektionsbefunden, theoretische Grundlagen des Physiologen und Bio-
chemikers gemeinsam besprochen. Jeder Beteiligte lernt die Bedeutung
und die Grenzen seines Gebietes kennen und sieht zugleich über dieses
hinaus, er bekommt den Blick für das Ganze und seine Teile.

Die Voraussetzung dafür ist eine örtliche und zeitliche. Die beste Lösung
des örtlichen Zusammenschlusses ist das Hochhaus, welches die einzelnen
Kliniken in vertikaler Anordnung und rascher und bequemer Verbindung
umfaßt. Die zeitliche Frage erfordert eine Entlastung des Einzelnen, um
ihm die notwendige Zeit zum Kontakt zu geben. Wichtiger noch ist die
menschliche Voraussetzung, nämlich die Fähigkeit und Bereitwilligkeit
zur Zusammenarbeit. Diese umfaßt Unvoreingenommenheit, Offenheit,
Belehrbarkeit ohne Geltungsbedürfnis, Achtung vor der Meinung des Anderen, Einfühlungsvermögen und Takt. Solche Eigenschaften lassen sich
durch Erziehung fördern und entwickeln. Diese Erziehung muß beim
Studenten beginnen, der durch seine überwiegend praktische Tätigkeit
auf der Station und durch Teilnahme an den gemeinsamen Konferenzen
der „Großen" das Beispiel täglich vor sich sieht, sich bescheiden lernt,
aber auch zu aktiver Mitarbeit und eigener Meinungsäußerung herangezogen wird. Er erlebt so die Medizin als Ganzes unter ihren verschiedenen
Aspekten besser, als in Einzelvorlesungen, an denen er nur receptiv teilnimmt. Er lernt frühzeitig, daß man oft mit Hilfe anderer weiter kommt,
als der Einzelne es vermag und die Hinzuziehung eines Spezialisten kein
Eingeständnis eigenen Versagens ist, vielmehr ein Maßstab des Verant-
wortungsgefühls gegen den anvertrauten Patienten.

In unserem mehr auf die Autorität des Chefs gestellten System lösen
wir das Problem der Zusammenarbeit mit unseren älteren Assistenten und
Dozenten, welche im Rahmen des Faches spezialisiert sind und den Chef

auf ihren Spezialgebieten beraten und unterstützen, der seinerseits sorgt, daß sie vor Einseitigkeit bewahrt bleiben. Leider ist der Wechsel unserer Mitarbeiter zu rasch, um die nötige Stabilität zu gewährleisten. Der heutige Stand der inneren Medizin erfordert in einer Klinik einen großen Stab erfahrener Spezialisten. Es ist für uns ein dringliches Anliegen, dafür zu sorgen, daß unser Mitarbeiterstab so gestellt wird, daß er die unumgänglich notwendige Größe, Vielseitigkeit und Dauerhaftigkeit erhält, auch wenn dafür größere Mittel erforderlich sind.

Die ideale Zusammenarbeit zwischen Lehrer und Schülern im Rahmen der inneren Klinik kann nicht besser ausgedrückt werden, als in den Worten von SOMA WEISS, weiland Professor für innere Medizin der Columbia-Universität: ,,Hier habe ich das Geheimnis gelernt, eine erfolgreiche innere Klinik zu führen: Der Chef muß um sich eine Anzahl von Mitarbeitern sammeln, von denen jeder ihn auf einem Gebiet übertrifft. Wenn dies, ohne Ängstlichkeit oder Eifersucht entstehen zu lassen möglich ist, wird sich eine vorzügliche Abteilung entwickeln, deren Chef eine enorme Genugtuung aus dem Wachstum seines Mitarbeiterstabes empfängt.''

Die bei uns bewährte klinische Vorlesung wollen wir gerade im Hinblick auf die Spezialisierung nicht missen. Zugegeben, daß der ,,Ordinarius'' sein Fach nicht mehr spezialistisch in allen Details beherrschen kann, so kann er es doch zusammenschauend überblicken und den Studenten das vermitteln, was nicht im Lehrbuch steht: Den Blick für das Wesentliche, die lebendige Anschauung, die größeren Zusammenhänge, das menschliche Beispiel des Arztes. Daneben muß aber die aktive und verantwortliche Arbeit des Studenten in kleinen Gruppen in Übungen und klinischer Tätigkeit am Krankenbett und in Colloquien ihren gebührenden Platz einnehmen, ohne Überlastung mit entbehrlichem Spezialwissen. Auch die Fortbildung des Arztes nach Abschluß des Studiums wird den gleichen Grundsätzen folgen müssen. Neben großen Themen, die von verschiedenen Seiten beleuchtet und allgemein diskutiert werden, Fortbildung in kleinen Gruppen am Krankenbett, im Laboratorium und in Colloquien. Beide Formen der Fortbildung haben sich bei uns eingeführt und bewährt.

Das Problem, trotz der unaufhaltsam fortschreitenden Spezialisierung die Einheitlichkeit der Medizin zu wahren, ist dringlich. Nur die vorbehaltlose, systematisch auszubauende Zusammenarbeit vermag die Nachteile des Spezialistentums zu überwinden, seine Vorteile zu entwickeln und dem Spezialisten den Blick auf die gesamte Medizin zu erhalten, ihn vor Einseitigkeit zu bewahren. So wird es möglich sein, die Einheit der inneren Medizin zu erhalten, allerdings in neuer Form und ohne Dogmatismus. Die Gefahr der Zersplitterung wird nicht bedrohlich werden, solange es universelle klinische Persönlichkeiten gibt. Die Geschichte unserer Gesellschaft bewahrt uns viele verehrungswürdige Namen, deren Ansehen auch mit zunehmender Spezialisierung der Medizin nicht verblassen wird.

XXXII.
Innere Medizin und pathologische Anatomie.

Von

CORNELIA VAN BEEK (Leiden).

Erlauben Sie bitte, daß ich an einigen von mir untersuchten Fällen erläutere, wie ich die Zusammenarbeit zwischen innerer Medizin und pathologischer Anatomie für die Zukunft sehe.

I. Pankreas.

1. Diagnostik des mütterlichen Diabetes mittels Sektion ihres totgeborenen Kindes.

Im Jahre 1938 stellte ich am Sektionstisch bei Neugeborenen unzureichend behandelter Diabetikerinnen ein Syndrom auf, womit umgekehrt die Diagnose des mütterlichen Diabetes mittels Sektion ihrer toten Frucht zu stellen ist.

Es sind große, dicke, bisweilen ödematöse Kinder, welche autoptisch gekennzeichnet sind durch eine große glykogen- und fettreiche Leber, ein vergrößertes glykogenreiches Herz und ein nicht vergrößertes Pankreas, welches die hypertrophischen LANGERHANSschen Inseln makroskopisch als Punkte zeigt.

Auf diese Weise wurde seit 1938 in fünf Fällen mütterlicher Diabetes diagnostiziert, ohne daß dies dem Hausarzt und dem Geburtshelfer bekannt war. In allen fünf Fällen wurde diese Diagnose vom Internisten bestätigt. Einige Fälle sind heute noch in Bearbeitung. Diese Untersuchungen deuten meines Erachtens darauf hin, daß die älteren französischen und deutschen Ärzte recht hatten, wenn sie die Embryopathia diabetica mit der mütterlichen Hyperglykämie erklärten, welche zur Insulinmastkur der Frucht führte. Gleichzeitig bedeutet dies, daß der Internist seine Diabetikerinnen während der Schwangerschaft mittels Erhöhung der Insulindosis so normoglykämisch wie möglich zu erhalten hat.

2. Perniziöser Hyperinsulinismus.

Alle Fälle von perniziösem Hyperinsulinismus in Holland sind von mir pathologisch-anatomisch bearbeitet worden. Bekanntlich bildet die WHIPPLEsche Trias die operative Indikation. Die letzten Jahre habe ich auf diesem Gebiet einige klinische Beratungen gehabt. Von praktischem Wert ist das an schwerer Spontanhypoglykämie leidende 3jährige Kind, das ich vor einem Jahr zu beurteilen hatte. Die WHIPPLEsche Trias war anwesend, aber weil die Anfälle nicht deutlich progressiv waren und nie morgens früh auftraten, meinte ich, ein Inselzelladenom mit an Sicherheit grenzender Wahrscheinlichkeit ausschließen zu können. Meine klinische Diagnose lautete B-zellenhyperplasie, weshalb ich eine konservative Therapie mit kohlenhydratarmer und eiweißreicher Diät und falls diese scheitern sollte, eine Behandlung mit ACTH vorschlug. Die Professoren für Kinderheilkunde und Endokrinologie waren aber fast überzeugt von der Anwesenheit eines Inselzelladenoms und wünschten so bald wie möglich eine Probelaparotomie vorzunehmen. Ich war damit einverstanden, allein unter drei Bedingungen, welche vollständig erfüllt worden sind. Eine von diesen war, daß eine dem Schwanz der Bauchspeicheldrüse zu entnehmende Probeexcision von Herrn Professor FERNER untersucht werden sollte. Dieser hat meine klinische Diagnose bestätigt, und gemeinsam werden wir die morphologische Seite dieses Falles veröffentlichen.

Seit der Probelaparotomie, welche April 1953 vorgenommen wurde, ist das Kind mit konservativer Therapie ohne Anfälle geblieben und wie neugeboren.

Ferner möchte ich die Gelegenheit benützen, um nachdrücklich zu betonen, daß, wenn Sie je einer an perniziösem Hyperinsulinismus leidenden Krankenschwester oder Diabetikerin begegnen werden, vor allem zu bedenken ist, daß Sie an der Nase herumgeführt werden, weil die Patientin sich heimlich Insulin spritzt, um nur, wenn Sie diese Möglichkeit ausgeschlossen haben, an das Bestehen eines Inselzelladenoms zu glauben. Bis heute sind 10 Fälle von Insulinsucht in der Weltliteratur veröffentlicht worden, wovon eine Patientin siebenmal vergeblich operiert worden ist und bei einer eine totale Pankreatektomie ausgeführt wurde.

II. Laparoskopie mit gezielter Leber- und Milzpunktion.

Daß es zu empfehlen ist, daß der pathologische Anatom bei jeder Laparoskopie anwesend sei, ist ohne weiteres klar.

III. Blinde Leberpunktion.

Gerne möchte ich hervorheben, daß diese schon 1884 von PAUL EHRLICH ausgeführt worden ist. Wir verdanken es IVERSEN und ROHOLM (1939), die blinde Leberpunktion zu einer wertvollen diagnostischen Methodik ausgebaut zu haben. Herr Dr. HAEX hat diese im Jahre 1941 in Holland eingeführt, und in engster Zusammenarbeit haben wir unsere eigenen Indikationen und Gegenindikationen aufgestellt. Herr Dr. HAEX hat mehr als 2500 Leberblindpunktionen ausgeführt, ohne je eine schwere Blutung gesehen zu haben oder auf andere Weise einen Patienten verloren zu haben. Die Diagnostik und insbesondere die Frühdiagnostik der Tuberkulose ist unsere Hauptindikation geworden. Wir haben festgestellt, daß in mehr als 90% der Fälle von aktiver Tuberkulose — ungeachtet des Sitzes und des Ernstes des Prozesses — die in Serienschnitten bearbeitete Leberbiopsie positiv ist. Wir konnten durch den Nachweis von submiliaren Tuberkeln und Granulomen im Leberpunktat in vielen Fällen frühzeitig die Diagnose einer hämatogen streuenden Tuberkulose stellen, welche eine schnelle bakteriostatische Therapie, öfters mit glänzendem Erfolg, ermöglichte.

Ende dieses Jahres wird hierüber eine Monographie in englischer Sprache erscheinen. Die kleine Gefahr, die mit der Leberblindpunktion verbunden ist, fordert aber, daß man diese Methodik nur dann für die

Diagnostik der Tuberkulose und der Besnier-Boeck-Schaumann-
schen Krankheit anwenden darf, wenn die nachfolgenden drei Bedingungen erfüllt sind:

1. Der Internist soll genau die Indikationen und Gegenindikationen
einhalten und muß über eine meisterhafte Technik verfügen.

2. Der pathologische Anatom muß nicht nur sein Fach beherrschen,
doch überdies bereit sein, die Biopsien in Serienschnitten zu studieren.

3. Der pathologische Anatom muß über eine Technikerin verfügen,
die die Biopsien tadellos in Serienschnitten bearbeiten kann.

IV. Mesenteriallymphdrüsen.

In Zusammenarbeit mit Herrn Dr. Haex habe ich im Jahre 1946 den
ersten Fall in Holland von der bisher unheilbaren Whippleschen Krankheit diagnostiziert. Der Patient war in einer unserer Großstädte von
mehreren Internisten unter verschiedenen Diagnosen vergeblich behandelt worden, und auch auf eine bei der Probelaparotomie entnommene Mesenteriallymphdrüse war von mehreren pathologischen
Anatomen keine Diagnose gestellt worden. Kachektisch kam dieser
schwerkranke Mann zwecks weiterer Untersuchung nach Leiden. Sowohl der angeforderte Schnitt der Mesenterialdrüse als auch die klinischen Symptome waren typisch für die Whipplesche Krankheit,
welche öfters anfängt mit polyarthritischen und polyserositischen
Erscheinungen und sich fortsetzt mit erst uncharakteristischen Ver-
dauungsbeschwerden und später Durchfällen mit Fettstühlen, bisweilen mit Blutbeimengungen, starker Abmagerung, hypochromer
Anämie, niedrigem Blutdruck, Achlorhydrie und oft Hautpigmentie-
rungen.

Unser Patient, der alle diese Symptome gezeigt hat, ist seit sieben
Jahren völlig gesund, und wir meinen, die Heilung der Behandlung mit
Salazopyrin zuschreiben zu dürfen, welches Arzneimittel er im Früh-
ling 1947 als Prophylaktikum für eine vorzunehmende Laparoskopie
bekam. Weil es die klinische Symptomatologie schlagartig besserte,
wurde dieses Mittel — jetzt als Therapeutikum — während einiger
Monate verschrieben.

Zusammenfassend möchte ich sagen, daß der pathologische Anatom
durch enge Zusammenarbeit mit der Klinik — und dies gilt für jeden
Einzelteil der inneren Medizin, wobei ich gerne erinnere an die schönen
Arbeiten von Volhard und Fahr — von großem Nutzen sein kann.
Er muß dazu seinen Elfenbeinturm verlassen und als klinischer Pathologe den Schwerpunkt nach dem lebenden Menschen verlegen. Dazu
soll er sich nicht nur über seine eigene Fachliteratur, sondern auch
über die wichtigsten klinischen Veröffentlichungen auf dem laufenden
halten. Und er soll regelmäßig die klinischen Demonstrationen besuchen. Und jeder der die Berichte der klinisch-pathologischen Konferenzen in Boston, USA., die wöchentlich in the New England Journal
of Medicine veröffentlicht werden, kennt, wird verstehen, daß ich diese
Konferenzen gerne zur Nachahmung über die ganze Welt empfehlen
möchte.

Weiter soll jedes Sektionsprotokoll mit einem Auszug aus der Krankengeschichte anfangen, welcher sofort nach dem Tode vom Kliniker überreicht werden muß.

Überdies soll der pathologische Anatom in Zusammenarbeit mit dem Kliniker alle seine zweifelhaften Diagnosen verfolgen und diese eventuell bei der Sektion, auch wenn diese in ganz anderen Städten vorgenommen wird, überprüfen. Denn ich kenne Menschen, welche das Odium der Hodgkinschen Krankheit auf einen Lymphdrüsenschnitt hin bekommen haben, doch die seit vielen Jahren ganz gesund sind, ohne daß der pathologische Anatom weiß, daß seine Diagnose falsch war. Und wenn er in einem Fall gar keine Diagnose stellen kann, dann ist es seine Pflicht, nicht zu ruhen, bevor er alles getan hat, um zur richtigen Diagnose zu gelangen. Falls der pathologische Anatom sagt: Ich habe dafür keine Zeit, bin viel zu beschäftigt, dann ist das für mich keine Entschuldigung.

Die pathologische Anatomie ist als dynamische Wissenschaft noch immer die Basis der klinischen Medizin, und wer nicht ganz davon überzeugt ist und nicht bereit ist, eventuell auch seine Abende und Wochenenden zu opfern, soll sich gar nicht mit pathologisch-anatomischen Untersuchungen beschäftigen.

Lange Rede, kurzer Sinn: meine Schlußfolgerung lautet, daß ich es für die Zukunft für sehr wünschenswert halte, daß die Universitätskliniken für innere Medizin über einen ganz auf dieses Fach abgestimmten pathologischen Anatomen verfügen.

XXXIII.
Über die heutige Stellung der inneren Medizin in den Vereinigten Staaten.

Von

Thure von Uexküll (München).

Die Vorstellungen, die viele von uns über die Medizin in den USA haben, stammen noch von Beobachtungen aus der Zeit vor dem Kriege, die heute nicht mehr zutreffen. Bis etwa 1939 ging dort die Entwicklung zu einer fortschreitenden Aufsplitterung in Spezialfächer. Zwischen 1930 und 1939 wurden die meisten „Boards" gegründet. Diese entsprechen ungefähr unseren Fachgesellschaften, unterscheiden sich von diesen aber durch zwei Dinge: Sie machen die Aufnahme der Mitglieder von einer Prüfung abhängig, und sie erteilen die Erlaubnis zur Führung des Facharzttitels. Dadurch spielen sie eine wesentlich größere Rolle als unsere Fachgesellschaften. Vor 1939 war es möglich, Facharzt z. B. für Kardiologie oder Gastroenterologie zu werden, ohne Facharzt für innere Medizin zu sein.

Diese Tendenz, „immer mehr und mehr über weniger und weniger zu wissen", wie die Amerikaner es ausdrücken, führte zum Verschwinden des Hausarztes, des „family-doctors", der im Leben der Amerikaner eine außerordentliche Bedeutung hat. Sein Verschwinden ist einer der Gründe für die große Rolle, die heute der Psychotherapeut drüben spielt.

Etwa seit 1939 hat eine Gegenbewegung eingesetzt, die mit den Jahren das Bild völlig veränderte. Wenn ich im folgenden versuchen will, auf Grund der Erfahrungen einer 3monatlichen Studienreise, die ich auf Einladung der Rockefeller-Foundation unternahm, ein Bild von der heutigen Situation der inneren Medizin in den USA zu entwerfen, so kann das in 10 Minuten nur eine sehr grobe Skizze sein, die sich auf die wesentlichsten Punkte beschränkt. Dabei ist die Gefahr einer groben Verallgemeinerung kaum zu vermeiden. Das wird sofort deutlich, wenn man bedenkt, daß drüben die Gestaltung des Lehrplans und der ärztlichen Fortbildung weitgehend Sache der Ärzteschaft und nicht staatlicher Lenkung ist und daß an den einzelnen der mehr als 80 Universitäten ständige Experimente zur Verbesserung des Lehrplanes unternommen werden. Das Problem der ärztlichen Ausbildung, der „Medical Education" hat drüben eine Bedeutung ersten Ranges, und je nach der mehr konservativen oder mehr fortschrittlichen Einstellung ergeben sich von Universität zu Universität oft recht erhebliche Unterschiede. Trotzdem läßt sich mit mehr oder weniger allgemeiner Berechtigung folgendes sagen:

Die Notwendigkeit, einen neuen Typus von family-doctor zu erziehen, der sowohl spezialistisch wie allgemein-medizinisch ausgebildet ist, wird heute allgemein als dringend anerkannt. Daraus entspringen seit etwa 1939 ständig wachsende Bemühungen um eine „Reïntegration" der inneren Medizin.

Als erstes schaffte man die Möglichkeit ab, das Diplom eines Spezialfaches zu erwerben, ohne vorher Facharzt für innere Medizin zu sein. Weiterhin entstanden konkrete Projekte für die Heranbildung von neuen Allgemein-Praktikern, von denen mir folgende besonders bedeutsam erscheinen:

1. Der Internist soll der Allgemein-Praktiker der Zukunft werden. Dies Programm wird seit Jahren am Presbyterian-Hospital der Columbia-Universität in New York verfolgt. Der Lehrplan ist darauf abgestellt, den Studenten an jedem einzelnen Krankheitsfall immer wieder die Störungen der einfachen biologischen Grundmechanismen und deren Auswirkungen auf den Organismus zu demonstrieren. Zu diesem Zweck werden Biochemie, Physiologie, Pharmakologie, Bakteriologie usw. nicht nur in theoretischen Vorlesungen, sondern auch im Rahmen der klinischen Visiten in ihrer Anwendung auf den konkreten Krankheitsfall gelehrt. In besonderen Vorlesungen der sogenannten „combined clinic" sprechen außerdem die betreffenden Fachlehrer über die verschiedenen Spezialaspekte der einzelnen Krankheitsbilder.

2. Ein weiteres Projekt ist die Gründung eines „Board of General Practice", einer Art Fachgesellschaft für allgemeine Medizin, welche die Mitgliedschaft von einer zusätzlichen ein- bis zweijährigen Ausbildung an der Universität abhängig macht mit dem Ziel, gewissermaßen Spezialisten für das Allgemeine heranzubilden.

3. Ein drittes Projekt ist die Gründung der „Academy of General Practice", die das Niveau der bereits niedergelassenen Allgemein-Praktiker heben will. Sie macht die Mitgliedschaft von dem Nachweis

der Teilnahem an einer Mindestzahl von Kursen abhängig, die alle 3 Jahre besucht werden müssen.

4. In der gleichen Richtung liegen die Bestrebungen, die Kluft zwischen Universität und niedergelassenen Ärzten zu überbrücken. Das wird dadurch versucht, daß man besonders qualifizierte Praktiker zu Lehraufgaben an der Universität heranzieht. Sie müssen sich verpflichten, eine bestimmte Anzahl von Vorlesungen und klinischen Visiten abzuhalten. Dafür stehen ihnen die Fortbildungsmöglichkeiten und der Kontakt mit den Instituten der Universitätsklinik zur Verfügung.

5. Einen nicht zu unterschätzenden Einfluß auf die Bestrebungen, die Medizin wieder einheitlich zu gestalten, hat die psychosomatische Medizin gehabt. Sie lenkte die Aufmerksamkeit auf die Bedeutung, die das Arzt-Patient-Verhältnis als besondere menschliche Situation für den Behandlungserfolg hat. Um den werdenden Arzt mit den psychologischen Besonderheiten des Umgangs mit Kranken, den sog. ,,bedside manners", vertraut zu machen und ihm Gelegenheit zu geben, die Schwierigkeiten kennen- und beherrschen zu lernen, die ihm später aus einer falschen Einstellung zum Patienten oder des Patienten zu ihm entstehen können, hat man an einigen Universitäten das sogenannte ,,follow up-program" entwickelt. Es besteht darin, daß die werdenden Ärzte die stationär behandelten Kranken an den Ambulatorien der Klinik während der ganzen Zeit der medizinischen Ausbildung weiterbetreuen.

Das Resultat all dieser Bemühungen zeigt sich in dem organisatorischen Aufbau vieler amerikanischer Universitätskliniken, in denen es um die Heranbildung von Allgemein-Klinikern geht, die Spezialisten gewissermaßen im Nebenberuf sind.

Vorherrschend ist das Prinzip: Spezialeinrichtungen, aber Allgemeinstationen. Die Tendenz geht deutlich zum ,,general hospital", zum Allgemeinkrankenhaus.

Ich glaube, diese Tendenz der heutigen amerikanischen Medizin nicht besser charakterisieren zu können, als dadurch, daß ich zum Schluß ein Zitat wiedergebe, das drüben als vorbildlich für die Einstellung zu diesen Fragen gerühmt wurde und das von niemand anderem als von THEODOR BILLROTH aus dem Jahre 1876 stammt. Das zeigt auch, wie sehr die zukünftige Gestaltung der Medizin eine Aufgabe von überzeitlichem und übernationalem Charakter ist. Das Zitat lautet: ,,Es entspricht sicher der Aufgabe der großen Universitäten, wissenschaftliche Forschung durch Eröffnung von Spezialkliniken zu ermutigen und Studenten von der ganzen zivilisierten Welt zum Studium der Spezialfächer anzuziehen. Das bringt einer Universität den Ruhm und das Prestige, auf das deren Mitglieder und das ganze Land stolz sind. Aber das darf nicht auf Kosten der Allgemeinkliniken gehen, in denen der Student all das findet, was er später in seiner Praxis braucht. Er muß nicht gezwungen sein, seine medizinisch-klinischen Studien anderswo zu ergänzen. Die Fälle von Hals-, Lungen-, Hirn-, Rückenmarks- und Nervenkrankheiten müssen nicht von den Allgemeinkliniken weggenommen werden, um Spezialkliniken zu füllen. Der Student sollte

nicht daran gewöhnt werden, den Professor jeden Tag sagen zu hören:
Sie sind heiser, gehen Sie in die Halsklinik. Oder: Sie husten, gehen Sie
in die Abteilung für Lungenkranke. Solch eine Aufsplitterung des
medizinischen Denkens und Handelns macht sicherlich einen sehr
schlechten Eindruck auf die Studenten. Sie werden sich daran gewöhnen,
nicht jeden Fall nach bestem Können zu untersuchen und zu behandeln,
sondern im Gegenteil denken: Wenn sogar der Professor mit diesem
Fall nicht fertig wird, warum soll ich das später in meiner Praxis versuchen"[1].

XXXIV.
Zur Gestaltung des Unterrichts in der inneren Medizin.

Von
H. WENDEROTH (Hamburg).

Über die zweckmäßige Ausbildung des Medizinstudenten und des
jungen Arztes stritt man sich schon vor Jahrzehnten. Seit 1950 be-
faßten sich fünf internationale Konferenzen mit diesem Thema. Einigkeit herrschte nur in 2 Punkten: daß nämlich die einzelnen Länder
verschiedene Methoden bevorzugen, und daß manche Unterrichts-
formen nicht mehr den Anforderungen entsprechen, die man billiger-
weise stellen muß.

Wie weit trifft das auf die innere Medizin zu, die dank ihrer zentralen
Stellung besondere Verpflichtungen gegenüber dem späteren praktischen
Arzt und Internisten hat?

Die Wünsche und Vorschläge der Kliniker werden in den Reform-
ausschüssen nicht immer genügend berücksichtigt, da dort oft die
Vertreter der theoretischen Fächer tonangebend sind. Manipulationen
am Lehrplan tragen außerdem wenig oder nichts dazu bei, daß die
Ausbildung ökonomisch wird, d. h., daß organisatorischer und Zeit-
aufwand in einem vernünftigen Verhältnis zum Erfolg stehen. Auf
welche Weise der Unterricht erteilt wird, ist ebenso wichtig wie die angesetzte Stundenzahl.

Alle Einsichtigen stimmen darin überein: Das riesige Tatsachen-
material, das heute in der inneren Medizin steckt, kann dem Studenten
nur in Auswahl angeboten werden, und zwar so, daß das Wesentliche
und Häufige, das zugleich meist generell bedeutend oder beispielhaft
ist, ganz im Vordergrund steht. Ungelöst ist die Frage, wieweit der Lehrer
auf die verschiedenen Intelligenzgrade der Lernenden Rücksicht zu
nehmen hat. Für helle Köpfe mag der Ausspruch EINSTEINS zutreffen,
daß der obligate Unterricht das wissenschaftliche Streben ersticke,
um so mehr, als der deutsche Hochschullehrer mit unersprießlichen
Nebenarbeiten überlastet ist und seine Aufgabe notgedrungen beendet,
sobald er den Hörsaal oder Kursraum verläßt. So ist die Bindung
zwischen Dozenten und Studenten sehr locker.

---

[1] THEODOR BILLROTH, „Über das Lehren und Lernen der medizinischen Wissenschaften an den Universitäten der Deutschen Nation nebst allgemeinen Bemerkungen über Universitäten". Verlag Carl Gerald's Sohn, Wien 1876.

Sie alle wissen, wie sich das Krankengut der medizinischen Kliniken seit Kriegsende geändert hat, vor allem durch die Wirkung moderner Heilmittel und — z. T. im Zusammenhang damit — durch das höhere Durchschnittsalter der Bevölkerung. ALDER hat kürzlich die Befürchtung geäußert, daß unsere Kliniken Greiseninstitute werden. Der Student trifft heute in den Krankenhäusern viele Fälle an, die er in der Praxis nicht behandeln wird, daneben natürlich auch solche, die gar nicht ins Krankenhaus gehören. Dagegen fehlen oft monatelang akute Krankheitsbilder, denen der Arzt in der Sprechstunde oder im Privathaus täglich gegenübersteht. Auch in der Poliklinik stellen sich hauptsächlich Patienten mit chronischen Leiden vor. Solange die Universitätskliniken die Aufgaben städtischer Krankenhäuser zu erfüllen haben, ist kaum mit einem Wandel zu rechnen. Das Recht, Patienten auszuwählen und nach abgeschlossener Untersuchung weiterzuverlegen, ist im Interesse des Unterrichts zu fordern. Andererseits darf eine medizinische Abteilung kein Raritätenkabinett sein. Nur wenige Kliniken verfügen über Demonstrationsräume, in denen Infektionskrankheiten ohne Belästigung des Patienten und ohne Gefährdung des Hörers gezeigt werden können. So kommt es, daß 30 und mehr Prozent der Examenskandidaten niemals einen Scharlach oder eine Diphtherie gesehen haben, wie unsere Erkundigungen ergaben.

Der Unterricht in der inneren Medizin ist in Deutschland dreigeteilt: An der Spitze steht, schon nach der darauf verwandten Zeit gemessen, die sog. große klinische Vorlesung, für deren Beibehaltung sich LÖFFLER verschiedentlich eingesetzt hat. Ihr Vorteil ist, daß sich in ihr die Persönlichkeit des Lehrers, meist des Ordinarius, ausgezeichnet widerspiegelt, und daß das Krankengut durch Abwechslung interessant wird. In der Propädeutik ist die klinische Vorlesung wohl unersetzlich. Ihr Nachteil ist, daß der ausgewählte Fall mehr als Typus denn als Individuum präsentiert und der Verlauf der Krankheit nur selten gezeigt wird. Gelegentlich werden im Hörsaal Beobachtung durch Autorität und logischer Schluß durch Dogma ersetzt, wobei die kritische und synthetische Denkarbeit des Studierenden zu kurz kommt. Überschneidungen sind bei einem Kolleg, das der Student während mehrerer Semester hört, unvermeidlich, aber unökonomisch. Manche Lehrer wissen nicht und bemühen sich auch nicht, es zu erfahren, ob und welchen Widerhall ihre Vorlesung bei den Hörern findet. Im Ausland bedient man sich dazu eines Fragebogens, der aber vermutlich bei uns aus bekannten Gründen abgelehnt werden würde.

Eine zweite Form systematischen Unterrichts, nämlich die theoretische Vorlesung, nimmt in der inneren Medizin keinen großen Raum ein. Inhaltlich geht sie meist über das Lehrbuch nicht hinaus, hat gegenüber dem eigenen Buchstudium jedoch den Nachteil, daß sich das Tempo des Vorgehens nicht den geistigen Fähigkeiten des einzelnen anpassen kann. Als ausgesprochenen Mangel betrachten wir das fast durchgehende Fehlen einer Vorlesung, die den Studenten frühzeitig mit der normalen Röntgenanatomie vertraut macht, da doch pathologische Röntgenbilder schon bei den ersten klinischen Vorstellungen gezeigt werden.

Drittens haben wir die praktischen Übungen und Kurse, die großenteils am Krankenbett stattfinden. Hier besteht ein guter Kontakt des Lernenden mit dem Lehrer, hier fördern unmittelbare Anschauung und Handhabung der Methoden, ebenso wie Frage und Antwort das Verständnis. Der größte Nachteil solcher Übungen ist unseres Erachtens der, daß ihnen viel zu wenig Zeit gewidmet wird. Die äußerst wichtige und gern besuchte klinische Visite umfaßt nur 2 Wochenstunden eines einzigen Semesters, in zwei westdeutschen Universitäten nur 1 Stunde; in einer anderen Universitätsklinik wird überhaupt keine klinische Visite abgehalten. Nachteile ergeben sich aus den großen Teilnehmerzahlen und unzureichenden Demonstrationen in engen Krankenräumen. Auch kann am Krankenbett nicht alles gesagt werden, was den Patienten angeht.

Einige Verbesserungen, die großenteils in anderen Ländern schon erprobt sind, wären kurz wie folgt vorzuschlagen:

1. Zunehmende Verlagerung der Ausbildung an das *Krankenbett* mit frühzeitigem, jedoch kontrolliertem Mitwirken des Studenten bei der Untersuchung und Behandlung, desgleichen Mitarbeit des Studenten an geeigneten Fällen der Poliklinik.

2. Unterricht in kleinen Arbeitsgruppen, womöglich verbunden mit einer *Dezentralisierung* der Ausbildung, die an Großstadtuniversitäten durch Beteiligung der anderen Krankenhäuser erreicht werden kann.

3. Die *Vorlesung* soll zusammenfassenden Darstellungen aus dem Gebiet der inneren Medizin vorbehalten bleiben und nicht der Kasuistik dienen.

4. Steigende Anwendung moderner optischer und akustischer Hilfen wie Film, Tonband, Schaukasten usw.; Schaffung optimaler Demonstrationsräume.

5. Die Famulatur muß einstweilen die Lücke füllen, die unser Unterrichtssystem noch aufweist. Dazu soll der Famulus auf der inneren Abteilung nicht als zusätzlicher Laborant, sondern am Krankenbett beschäftigt werden.

Die Ausbildung des angehenden Internisten nach dem Staatsexamen ist hier nicht näher zu schildern. Wir treten aber der Neigung vieler junger Klinikärzte entgegen, sich so bald wie möglich einem engumgrenzten Teilgebiet zu verschreiben. Oft ist dabei nicht ein primäres Interesse am Forschungsgegenstand maßgebend, sondern die Ausnutzung einiger scheinbarer Vorteile: Ein kleines Feld ist leicht zu überschauen und zu bestellen; das Kompetenzgefühl wird gestärkt, da das einschlägige Schrifttum höchstens umfangreich, aber nicht uferlos ist; der Name des jungen Autors wird bald bekannt, weil er immer wieder mit einander ähnlichen Themen gekoppelt ist. Dagegen scheint uns eine breit fundierte klinische Tätigkeit in den ersten Jahren nach dem Examen auch heute noch die beste Voraussetzung für eine spätere „weitere — oder eigentlich engere — Spezialisierung" zu sein.

Im übrigen haben alle Überlegungen in diesen Ausbildungsfragen nur einen Sinn, wenn auch in Deutschland einige medizinische Kliniken bald von dem 50 Jahre alten Lehrplan abgehen und den Unterricht modernisieren und damit intensivieren. Es bedarf dazu freilich großzügiger Unterstützung durch den Staat, der seinerseits aus dem besseren Wissensstand seiner Ärzte Nutzen ziehen würde.

XXXV.
Spezialisierung und Synthese in der inneren Medizin, dargestellt am Beispiel der Infektionslehre.

Von

F. O. HÖRING (Worms).

Die Kunst der Gegenwart wurde durch das Wort vom ,,*Verlust der Mitte*" (SEDLMAYR) gekennzeichnet. Trifft das auch die Heilkunst? Strebt auch sie ,,*fort von der Mitte*", ,,*fort vom Menschen*"? Eines ist sicher: das zu verhindern, ist wie keine andere Fachdisziplin die innere Medizin berufen. Bringt es doch ihre zentrale Stellung mit sich, daß sie einerseits die schier unübersehbar gewordene Menge des Einzelwissens auf den Menschen als Zentralpunkt zu beziehen und andererseits vom Menschen her die Fragestellungen der Einzelforschung zu korrigieren und zu lenken hat. Der Mensch als Ganzes ist ihre klinische Aufgabe, er ist die ,,Mitte", und nur durch diese Einstellung kann die innere Medizin selbst die Mitte der Medizin bleiben, die sie nun einmal ist.

Wohin gehört nun die Infektionslehre? Kann sie einer der inneren Medizin gar nicht zugehörige ,,-logie", ,,Infektiologie", werden, oder ist sie vielleicht ein Sektor, der zwar im Rahmen der inneren Medizin bleibt, aber aus ihm ausschneidbar ist — oder gar ein theoretisches Fach, das unter die nichtklinischen Fächer einzureihen ist? Was ich darauf zu antworten habe, gilt zwar auch für andere ,,-logien"; aber ich glaube: An keinem Beispiel einer solchen kann das Verhältnis von Spezialfach und Mitte der Medizin so klar exemplifiziert werden wie an der Infektionslehre. Weil ich das glaube, bin ich der Aufforderung des Herrn Vorsitzenden gefolgt, zum heutigen Thema zu sprechen.

Schon im Begriff ,,Infektion" taucht sofort einerseits der Gedanke an den Erreger auf, also der Gegenstand der Bemühungen der Viro-, Bakterio-, Protozoo- und Helminthologie, andrerseits der an die Krankheits-Entstehung mit Pathogenese, Toxinlehre und Immunbiologie und an die Krankheits-Heilung mit Serologie, Chemotherapie und Lehre von den Antibiotica, also wie man zu EHRLICHS Zeit sagte: Der experimentellen Therapie. Also: Was braucht der Internist nicht alles, wenn er z. B. einen Scharlachfall verstehen will; aber wie nötig brauchen auch alle die genannten Spezialdisziplinen die Infektionsabteilung des Internisten, wenn sie sich mit dem Scharlach befassen wollen! Und den Scharlach verstehen, tut leider immer noch keiner!

In der *theoretischen* Medizin hat die Infektionslehre zwar von jeher mit der alten Lehre von den Kontagien und Miasmen und dem niederschmetternden Erlebnis großer Seuchenausbrüche eine Sonderstellung gehabt; aber erst seit LEUWENHOEK und HENLE schälte sich diese klarer heraus, und mit R. KOCH und PASTEUR gewann das ätiologische Denken, mit BEHRING und EHRLICH die spezifisch gerichtete Therapie die Vorherrschaft. Das fällt historisch zusammen mit der Entwicklung

14*

der mechanistisch orientierten Naturwissenschaften. Und die Erfolge dieses heroischen Zeitalters der Bakteriologie haben sich deshalb wie keine andere Grundidee der gesamten Medizin aufgeprägt. Ihre spätesten und reifsten Früchte sind die Chemotherapie von EHRLICH bis DOMAGK, und die Antibiotica sind ihr jüngstes Kind. Die Infektionslehre schien bis in unsere Tage diesen Siegen der theoretischen Forschung völlig unterworfen. — Wenn sich die Klinik in neuerer Zeit von diesem Einfluß der Spezialwissenschaften wieder etwas befreit hat, so hauptsächlich durch die Revision gerade des Infektionsbegriffs. Zunächst haben Pathologen wie RÖSSLE den Spezifitätsbegriff und die Allergie, RICKER die Entzündungslehre revidiert und vom übertriebenen Ätiologismus befreit; die großen Neuralpathologen, SPERANSKI in Rußland und REILLY in Frankreich, haben sich vorwiegend an Infektionsproblemen versucht, und die moderne Humoralpathologie — ich nenne TONUTTI und SELYE — haben Empfänglichkeit und Adaptation in weitem Maße gerade an Infektionsexperimenten studiert. Allgemeinpathologisches Denken, vom Krankheitsgeschehen am Menschen ausgehend, hat somit die einseitige Ursache-Wirkungs-Betrachtung wieder korrigiert.

Ich muß darauf verzichten, darzutun, wie so viele andre grundlegende Begriffe der Klinik gerade in der Infektionslehre besonders klar zu entwickeln sind. Ich nenne nur die folgenden: Der Gegensatz von Lokalprozeß und Allgemeinkrankheit kann anderswo kaum so überzeugend aufgezeigt werden wie in der Infektionslehre; das Zeit-Denken, die Gesetzmäßigkeiten des Zeitfaktors, treten anderswo kaum so deutlich hervor wie in der Stadienlehre der cyclischen Allgemeininfektionskrankheiten; das Anlage-Umwelt-Problem findet heute in den engen Berührungspunkten von Viruslehre und mutativem Geschehen, also von Erregerkunde und Erbbiologie, neue Befruchtung; die Infektionslehre ist ja überhaupt nur ein spezieller Gesichtspunkt, aber einer der wichtigsten in dem die ganze Medizin immer wieder beschäftigenden Problem ,,Mensch und Umwelt". — Kurz, wenn man die Stellung der Infektionslehre in der Theorie der Medizin, aber auch zugleich die Bedeutung des Bildes vom Menschen für eine fruchtbare Infektionslehre überblickt, so ist es wohl kaum zuviel gesagt, wenn man sie als das dauernde Korrektiv der geistigen Schulung für den Mediziner — historisch und didaktisch gesehen — bezeichnet.

In Praxi symbolisiert sie die Unteilbarkeit der inneren Medizin aber nicht weniger. Es wäre ein Irrtum, die praktische Bedeutung der Infektionslehre auf die Infektionskrankheiten zu beschränken. Schlägt man ein Lehrbuch der inneren Medizin auf, so stößt man in jedem Kapitel auf Infektionsfragen, voran bei den Atemwegs- und Darmkrankheiten, also denjenigen der schon normalerweise bakteriell besiedelten Organsysteme, weiter auf Fragen der bakteriellen Allergien bei Herz- und Kreislauf-, Nieren- und Gelenkkrankheiten. Umgekehrt kann keiner, der Infektionskranke behandeln will, dies ohne gründliche Kenntnis von Kreislauf, Stoffwechsel, endokrinen und mesenchymalen Funktionen tun. M. a. W.: Durch ihre ubiquitäre Problematik richtet sich die Infektionslehre automatisch gegen jede Überspezialisierung. Und es ist unmöglich, sie etwa als einen Sektor aus der inneren Medizin herauszuschneiden. Sie kann daher auch nie eine Wissenschaft für sich, eine „Infektiologie", sein. Infektionsprobleme sind ubiquitär; sie sind andrerseits aber auch nur *ein* Spezialfall der Beziehungen des Menschen zu seiner Umwelt, welche Gegenstand auch so vieler anderer Spezialfächer sind.

Zum Abschluß noch eine Frage: Wie wirkt sich das im Krankenhauswesen aus? Ist etwa durch den zahlenmäßigen Rückgang der Infektionskrankheiten in den Kulturländern die Infektionslehre immer mehr Sache von einigen wenigen Spezialisten geworden? Nein! Nur die Millionenstädte können sich organisatorisch reine Infektionskrankenhäuser leisten. In kleineren Städten und ländlichen Bezirken bleibt zur Isolierung der ansteckend Kranken die an eine innere Abteilung angeschlossene Infektionsabteilung eine unumgängliche und auch gesetzlich verankerte Notwendigkeit für jedes Durchschnittskrankenhaus. Es braucht die Infektionsabteilung auch zur Ausbildung des ärztlichen Nachwuchses. Aber auch abgesehen von der Isolierabteilung ist die Führung einer inneren Abteilung ohne dauernde Orientierung des Internisten über die Infektionslehre undenkbar. Jede Cystitis, Cholangitis, Bronchitis bietet Infektionsprobleme, und diese sind heutzutage durch die breite — oft allzu breite Anwendung von Chemotherapie und Antibiotica nur um so dringlicher geworden. Ganz zu schweigen von der Behandlung der verschiedenen Pneumonien oder der Hepatitis epidemica, also zwei Krankheiten, die allein einen ganz erheblichen Anteil des Krankengutes jeder inneren Abteilung (auch ohne Isolierstation) ausmachen. Jeder Krankenhausinternist muß sich also auch mit Infektionsproblemen beschäftigen; er muß selbst in der Lage sein, die klinische Bakteriologie in seiner Diagnostik auszuwerten und durch Empfindlichkeitsprüfungen von Erregern seine Therapie zu überwachen. Sei es, daß er diese Dinge im eigenen Laboratorium oder in enger Zusammenarbeit mit einem Untersuchungsamt ausführt. Der Krankenhausinternist steht so zwischen dem praktischen Arzt und der wissenschaftlichen Forschung als wichtigstes Verbindungsglied, und wir können zusammenfassen:

Die Forschung muß sich spezialisieren,

die Praxis strebt naturnotwendig zur Synthese,

dazwischen steht — der Krankenhausarzt.

Der Krankenhausinternist braucht die Infektionsabteilung,

die innere Medizin — die Infektionslehre und

die Spezialforschung braucht die Infektionsklinik.

Spezialisierung und Synthese schließen einander also nicht aus, sondern bedürfen einander wechselseitig, und das eigentliche Problem von Spezialisierung und Synthese liegt gar nicht in der Natur der Sache oder der Arbeitsweise der Wissenschaft, sondern im ärztlichen Individuum. Der einzelne Arzt ist es, der am Scheidewege steht, entweder ein guter Praktiker oder ein guter Spezialist zu werden. Und jeder von diesen sollte sich immer bewußt bleiben, daß der Praktiker den Spezialist und dieser den Forscher braucht, ebensosehr wie der Forscher den Krankenhausspezialisten und dieser den Praktiker. Hier in einer guten Zusammenarbeit ist *die* Synthese, die jede Gefahr der Spezialisierung aufhebt. Und alles zusammen gruppiert um den Patienten, den kranken Menschen als die „Mitte".

Aussprache.

Herr ENGEL (Portland/Oregon USA.):

Wir haben heute mehrfach von der Neuorientierung gehört, die die innere Medizin in den Vereinigten Staaten unternommen hat. Daher ergreife ich das Wort als ein Internist, der an mehreren Universitäten beider Länder gelernt und gelehrt hat und ständig weiter lernt. Ich habe nicht nur Physikum und Staatsexamen nach 20 Jahren wiederholt, ich habe auch den amerikanischen Doktor abgelegt und die Facharztprüfung des American Board of Internal Medicine, die in ihrem schriftlichen Teil absichtlich sehr unpersönlich und schwierig gestaltet ist.

Dies allgemein-internistische Frage- und Antwortspiel im Diplomexamen müssen auch diejenigen bestehen, die im Grunde nur ein engumschriebenes Spezialgebiet wie Kardiologie oder Endokrinologie anstreben.

Die Auslese beginnt in den USA schon bei der Zulassung zum Medizinstudium. Nur die besten Collegestudenten werden genommen. Überdies werden sie fachlich erneut geprüft und psychologisch getestet. Die Zahl der Medizinstudenten ist beschränkt und beträgt z. B. an meiner jetzigen Universität (U. of Oregon Medical School) 75 im Jahre, während z. B. in Minnesota 120 jährlich zugelassen werden.

Der Student in den beiden letzten Jahren ist schon mitverantwortlich für Krankengeschichte, Befund und Verlaufsbetrachtung sowie den ärztlichen Umgang mit den Kranken.

Alle Kranken, die der Universitätsklinik zugewiesen werden, seien es Augenkranke, oder Kranke mit Frauenleiden — wenn nicht ein unmittelbarer chirurgischer Eingriff angezeigt ist — unterziehen sich zuerst einer gründlichen Untersuchung in der medizinischen Abteilung. Die Oberaufsicht wird von qualifizierten Internisten geführt, die an anderen Tagen vielleicht Privatpraxis haben. Den gehobenen Professorenstand, noch ein Überbleibsel aus dem Zunft- und Ständestaat, gibt es in USA nicht. Die innere Medizin ist wieder der Stamm aller Zweige. Vielfach heißt es schon gar nicht mehr Internal Medicine, sondern General Medicine = Allgemein-Medizin.

Die Richtlinien der Ausbildung werden einmal von den ärztlichen Dachorganisationen gegeben, d. h. den Ausschüssen der A. M. A. und des American College of Physicians, das unserem Internistenkongreß entspricht, auf der anderen Seite aber auch von den ständigen Dekanen, die ihrerseits von den Studenten Kritik an Lehrern und Lehrplan fordern und mit der Fragebogenmethode auch erhalten. Die Resultate der von den Universitäten ganz unabhängigen Staatsexamina werden jährlich statistisch miteinander verglichen und schlechtere Schulen dadurch gewarnt.

Das Bedürfnis, sich auch nach der Approbation durch Universitätskurse fortzubilden, ist weit verbreitet. Die Aufstellung der Fortbildungskurse wird mit der gleichen Sorgfalt vorbereitet wie der reguläre Lehrplan und kurze Inhaltsangaben im voraus gedruckt wie bei unserem diesjährigen Kongreß. Lehrer von anderen Universitäten werden als Hauptvortragende eingeladen, insbesondere solche, an denen die Fakultätsmitglieder gerade besonderes Interesse haben. Dadurch wird der Kontakt mit anderen Universitäten auch außerhalb der Kongresse gefördert.

Die Verantwortung für den Lehrplan liegt auf den Schultern des Ordinarius. Er schlägt zusätzliche Mitarbeiter und Privatdozenten aus den Kreisen der praktizierenden Internisten vor und ist gleichzeitig vom Vorlesungsbetrieb selbst viel mehr entlastet als hierzulande. Der Gedankenaustausch bei den Konferenzen ist frei und befruchtet Praktiker und Theoretiker in gleicher Weise. Auch die engeren Spezialisten nehmen teil, einmal um Auskunft zu geben, zum anderen um Anregungen zu empfangen.

In beiden Ländern gilt die Forderung: Der Internist muß auch Hausarzt sein können. Es gehört zum ärztlichen Rüstzeug des Internisten, daß er die hausärztlichen Fähigkeiten nicht verliert.

Herr H. NEUFFER (Stuttgart):

Ich möchte zum Referat LÖFFLER zwei Bemerkungen machen:

1. LÖFFLERs Forderung, daß der Medizinstudent nach 2 bis 3 klinischen Semestern 1 bis 2 Jahre praktisch in Kliniken und Krankenhäusern tätig sein soll, ist leider von den Vertretern der deutschen medizinischen Fakultäten abgelehnt worden; die Ärzteschaft hatte 1 Jahr praktischer Tätigkeit nach dem 3. klinischen Se-

mester und das 2. praktische Jahr nach abgelegtem medizinischen Staatsexamen vorgeschlagen.

2. Löffler sprach vom *Ballast des Überwissens*. Das medizinische Spezialwissen ist tatsächlich heute so groß geworden, daß es niemand ganz erfassen kann. Die Kunst des akademischen Lehrers muß daher darin bestehen, ein gutes Allgemeinwissen zu vermitteln, wie es der Allgemeinpraktiker braucht. Es hat keinen Sinn, wenn er Spezialkenntnisse seines besonderen Forschungsgebietes vorträgt.

Der Ballast des Überwissens, könnte aber auch noch dadurch verringert werden, daß die Klinikvorstände und Krankenhausdirektoren für Veröffentlichungen sorgen, die mitteilen, was sich *nicht* bewährt hat. Ich könnte mir vorstellen, daß man sich damit einen Namen machen könnte. Es besteht nämlich eine Vertrauenskrise zwischen dem praktischen Arzt und dem ärztlichen Schrifttum. Die Natur streut zwar verschwenderisch ihre Samen aber nur wenig wird befruchtet und noch weniger reift zu einer nahrhaften Frucht. Ich muß das Wort Albert Schweizers wiederholen, das ich schon beim Begrüßungsabend erwähnt habe. *Die Wahrhaftigkeit ist die Grundlage allen geistigen Fortschritts*. Zur Wahrhaftigkeit gehört es aber auch, daß man mitteilt, was sich *nicht brauchbar* erwiesen hat.

Herr P. Martini (Bonn):

Herrn Hein stimme ich zu, daß die Lungentuberkulose eine Sonderstellung in der inneren Medizin gewonnen hat. Ähnliches wird sich in den kommenden Jahren aber auch noch für andere Teile herausstellen. Wenn wir diesem Problem gegenüber die richtige Einstellung haben, dann wird es bewältigt werden können: Die einzelnen Teile werden nur das an Rechten für sich fordern dürfen, was sie wirklich brauchen, sei es in der Forschung, sei es für den Unterricht; „wirklich", d. h. ohne daß Eitelkeit oder sonstige persönliche Ambitionen dabei eine Rolle spielen. Umgekehrt gilt das gleiche auch von der großen inneren Medizin, daß sie auf das Großzügigste die Selbständigkeit von Unterabteilungen begünstigen kann und muß, soweit und wenn nur das Ganze und die Einheit der inneren Medizin erhalten bleiben. Man muß sich klar darüber sein, daß bei dieser kommenden Entwicklung und bei ihrer Lösung sehr viel von persönlichen, menschlichen Qualitäten abhängen wird.

Ein Zweites: Wir haben heute des öfteren vom Menschen als der Mitte der Medizin, von psychosomatischer Medizin, von Teleologie und von dem Irrationalen in der Medizin gehört. Es ist auch ganz unzweifelhaft, daß der Mensch immer die Mitte der Medizin wird sein müssen. Ebenso ist selbstverständlich, daß ganzheitliche Elemente immer notwendig sein werden für das medizinische Denken — wie nahe wir hier an eine Gefahrenzone kommen, scheint mir aber im Gegensatz zu Herrn Höring schon offenbar zu werden aus den Erfahrungen, die wir mit den Methoden von Speransky gemacht haben. Auch sind die psychosomatischen Beziehungen beim Menschen keineswegs strittig — strittig aber ist ihr Ort und ihre Reichweite. Unstrittig ist auch die Realität der *Entelechie* bzw. des Teleologischen, des Zweckmäßigen; aber ebenso sicher ist es, daß es im Einzelfall, d. d. am einzelnen Kranken unbeweisbar ist. Und schließlich ist auch selbstverständlich, daß das Irrationale auch in der Medizin seinen Platz hat: aber wo ist dieser Platz, wo beginnt er, wo sind seine Grenzen? Das wird bei künftigen Diskussionen in unserem Kreis gefordert werden müssen, daß wir nicht nur von der (unbestrittenen) Existenz von Ganzheit, Zweckmäßigkeit, psychosomatischen Beziehungen und vom Irrationalen sprechen, sondern daß wir uns vorerst bemühen, deren Grenzen aufzuzeigen.

Herr K. J. Blumberger (Aschaffenburg):

Herr Löffler fcrderte heute: „Mehr Praxis im Studium!" Zu dieser Praxis im Studium gehört auch das öffentliche Konsilium im Hörsaal. Schon seit Jahren hatte ich den Plan dieses öffentliche Konsilium zusammen mit einem Chirurgen, später mit anderen Fachkollegen vor Studenten aufzunehmen, ein Plan, der bisher aus äußeren Gründen gescheitert ist. Ich meine aber, er müsse sich verwirklichen und in den Studienplan aufnehmen lassen und Herr Schön hat ja berichtet, daß in USA ähnliche Versuche bereits erfolgreich verwirklicht wurden. Dabei hege ich die Auffassung, daß solch ein öffentliches Konsilium in der Regel nicht die Wiederholung einer schon vorbesprochenen Beratung sein sollte, sondern möglichst die unmittelbare und erste Begegnung der verschiedenen Fachvertreter bei dem vorgestellten

Kranken, damit die Studenten den Vorgang, die Schwierigkeiten und den Ernst des Konsiliums in seiner echten Unmittelbarkeit kennenlernen. Hierbei sollte auch das Konsilium zwischen Internisten verschiedener Arbeitsrichtung und -erfahrung mit einbezogen werden. Natürlich setzt die Verwirklichung des öffentlichen Konsiliums die Kraft einer reifen Persönlichkeit voraus, Bescheidenheit und Wahrhaftigkeit und das Eingeständnis der Grenze des eigenen Wissens und Urteils. Aber gerade auf die Notwendigkeit rückhaltloser Ehrlichkeit vor den Studenten wurde ja bereits hingewiesen.

Das öffentliche Konsilium könnte auch die Beziehung zwischen Hochschule und Praxis, die vielfach gefährdet scheint, fördern und wieder verbessern, indem es auch den praktizierenden Ärzten zugänglich gemacht wird. Ich glaube, beide Teile könnten hier gewinnen.

Herr Löffler (Zürich) Schlußwort:

Die zahlreichen Voten weisen weitgehende Übereinstimmung auf. Das Bestreben der Aufrechterhaltung der innern Medizin als zentrales, entscheidendes, klinisches Gebiet und Fach ist allen eigen. Einheit im Studium, Bestreben den Allround-Mediziner als Krankenhausarzt und allgemein-intern-medizinischen Praktiker auszubilden. Von dieser Basis aus sollen die einzelnen Fachgebiete der innern Medizin ihren Ausgang nehmen.

Für die *Forschung* drängt sich weitgehende Spezialisierung auf. Selbst innerhalb der Teilfachgebiete der innern Medizin ist weitergehende Spezialisierung notwendig. Viele Probleme sind nur noch mit Erfolg anzugehen im Zusammenschluß der einzelnen Spezialforscher zu Forschungsgruppen ad hoc unter Heranziehung von Exponenten der Grundlagenforschung.

Um das Konsilium bei ,,der Dame Innere Medizin'' mit der Epikrise abzuschließen, kann gesagt werden: Es besteht keine Krankheit. Gewisse Störungen sind durch die rasche und hochbedeutende Entwicklung der innern Medizin bedingt, deren Kurve besonders in den letzten Dezennien ungewöhnlich steilen Anstieg aufwies, besonders auch durch die Verfeinerung der technischen Hilfsmittel. Es wäre müßig, von einer Krise zu sprechen, denn derartige ,,Krisen'' liegen in der natürlichen Entwicklung eines jeden Gebietes der Heilkunde.

Zahlreiche moderne Konzeptionen dienen viel mehr der Integration als der weiteren Spaltung der innern Medizin. Die Heilkunde als Kunst, ihr irrationaler Gehalt darf nicht übersehen und nicht vernachlässigt werden.

Das Vermächtnis der Begründer der Deutschen Gesellschaft für innere Medizin konnte gewahrt werden. Allseits zeigt sich der Wille, ihm nachzuleben und Mittel und Wege zu diesem Ziel zu finden.

XXXVI.

Stand und Ziel der Chemotherapie.

Von

G. Domagk (Wuppertal-Elberfeld).

(Paul-Ehrlich Gedächtnisvorlesung).

Man muß sie gekannt haben, die verlorene Heimat jenseits der Oder-Neiße, jene schlesischen Kleinstädte mit ihrer Behaglichkeit und ihrem Wohlstand wie Bunzlau und die noch kleineren, diese den meisten Menschen im Westen selbst dem Namen nach unbekannten Städte. Die schlesische Kleinstadt Strehlen ist Paul Ehrlichs Geburtsstadt. Hier wurde er am 14. März 1854 als Sohn eines wohlhabenden Bürgers geboren. Man muß sie erlebt haben, die schlesischen Mittelstädte wie Görlitz und Liegnitz, um zu wissen, welcher Fleiß, welche Sauberkeit, welcher Sinn für Städtearchitektur, für Bürgerbauten, Villenvorstädte, Park- und Gartenanlagen hier lebte. Man muß die Luft der Breslauer

Landesuniversität geatmet haben, vor dem Breslauer Rathaus, gegenüber der Oderinsel gestanden und Breslau mit seinem Dom gesehen haben, um sich eine Vorstellung machen zu können, wo PAUL EHRLICH aufwuchs und wie er sich in dieser Umgebung entwickelte. Man muß die Zeit einer kulturellen Hochblüte in Schlesien erlebt haben, wo heute freudlose Menschenleere herrscht in Städten, aus denen die Erbauer vertrieben wurden, wo das fruchtbare Land allmählich mehr und mehr versteppt, um sich dessen bewußt zu werden, daß sich heute dort kein PAUL EHRLICH mehr zu dem entwickeln könnte, was er wurde: der Bahnbrecher einer neuen Heilkunde, die unzählige Menschen von Krankheit, Leid und Sorge befreite oder ihnen sogar das Leben überhaupt rettete.

PAUL EHRLICH hat uns als erster bewiesen, wie man eine Infektionskrankheit nicht nur symptomatisch, sondern auch kausal in einer bis dahin unvorstellbaren Weise behandeln konnte, nachdem die Arbeiten von UHLENHUTH, EHRLICH und seinen Mitarbeitern die experimentellen Grundlagen für die Chemotherapie der Syphilis erbracht hatten.

Gegenüber der Möglichkeit einer Chemotherapie bakterieller Infektionen verhielten sich PAUL EHRLICH wie auch EMIL VON BEHRING skeptisch. Diese wurde erst durch die Entdeckung der Heilwirkung der Sulfonamide im Jahre 1932 eingeleitet. Heute verfügen wir über eine so große Zahl von wirksamen Sulfonamiden und Antibiotica gegenüber den akuten Infektionskrankheiten, daß es fraglich erscheinen könnte, ob man sich mit diesen in Zukunft in der Forschung überhaupt noch intensiv weiterbeschäftigen soll.

Das erste Sulfonamid, an dem wir im Tierexperiment an Streptokokken-infizierten Mäusen die Heilwirkung entdeckten, war das von KLARER und MIETZSCH hergestellte Prontosil sowie das Prontosil solubile.

Prontosil rubrum

$$H_2N \left\langle \underset{\underset{NH_2}{|}}{} \right\rangle N{=}N \left\langle \right\rangle SO_2NH$$

Prontosil solubile

$$H_3C.CO.HN \underset{NaO_3S}{\overset{OH}{\bigwedge}} SO_3Na {-}N{=}N \left\langle \right\rangle SO_2NH_2$$

Eine deutlich verbesserte Wirkung wurde später in entsprechenden Versuchen sowohl bei Streptokokken- wie Pneumokokkem-Infektionen mit den Pyrimidinverbindungen *Debenal* (Pyrimal, Sulfadiazine)

$$H_2N \left\langle \right\rangle SO_2NH \left\langle \underset{N}{\overset{N}{}} \right\rangle \qquad (I)$$

und *Debenal-M* (Methyldebenal, Sulfamerazine)

$$H_2N \langle \rangle SO_2NH \left[{\overset{N}{\underset{N}{}}} \right] - CH_3$$

erzielt. Da bei vielen Infektionen, z. B. den Puerperalinfektionen, neben hämolytischen Streptokokken auch noch Anaerobier wie der FRÄNKEL-sche Gasbrandbacillus, der Pararauschbrandbacillus u. a. eine Rolle spielen, erwies es sich zweckmäßig, die bestwirksamsten Sulfonamide Debenal resp. Debenal-M mit den anaerobierwirksamen Präparaten aus der Marfanilgruppe zu kombinieren.

Marfanil $H_2N.CH_2 \langle \rangle SO_2NH_2 . HCl$

Supronal enthält aus diesem Grund neben Methyldebenal auch Marbadal:

$$H_2N.CH_2 \langle \rangle SO_2NH_2 . H_2N \langle \rangle SO_2NHCSNH_2 \qquad (II)$$

Seine Wirkung entspricht nicht nur dem Gehalt an Streptokokken-wirksamem Debenal, sondern ist gegenüber Streptokokken verdoppelt; auch gegenüber Anaerobiern ist nicht nur der Marbadaleffekt, sondern ein wesentlich verstärkter nachweisbar.

Nach Auffindung des ersten Antibioticums, des Penicillin, durch FLEMING, CHAIN und FLOREY zeigte sich, daß man seine Wirkung noch wesentlich verbessern konnte, indem man das Penicillin anstatt in Wasser in Solusupronal löste.

Eine Aufführung aller gegenüber weiteren Infektionserregern wirk-samen Sulfonamide und Antibiotica ist in diesem Rahmen unmöglich. Die Weiterentwicklung der Chemotherapeutica und Antibiotica war darauf gerichtet, Substanzen mit immer breiterem Wirkungsspektrum zu finden, ein Ziel, dem auch gewisse Grenzen gesteckt sind. Denn durch eine zu intensive Coli-Wirkung wird auch die normale Darmflora zu stark beeinträchtigt, und es treten nach einiger Zeit Magen- und Darm-störungen auf, so daß es wünschenswert ist, in Zukunft sich wieder der Suche nach stärker spezifisch wirksamen Substanzen zuzuwenden. Mög-licherweise könnten beispielsweise die von uns neu aufgefundenen Chinon-Derivate, die von PETERSEN hergestellt wurden, Bedeutung erlangen, z. B.

$$H_2N.C.NH.N- \langle \rangle -N.NH.CS.NH_2 \qquad (III)$$
$$\underset{NH}{\overset{\|}{}}$$

und sein Reduktionsprodukt

$$H_2N.C.NH.NH \langle \rangle NH.NH.CS.NH_2 \qquad (IV)$$
$$\underset{NH}{\overset{\|}{}}$$

sowie gewisse Salze dieser Verbindung, z. B. das propionsaure Salz u. a.

Mäuse infiziert mit β-hämolytischen Streptokokken der Gruppe A (Versuch vom 6. 1. 1953). Behandlung 3mal: 1, 24 und 48 Stunden nach der Infektion. Dosierung je zwei Tiere 1% 0,2; 0,3; 0,5; 0,8; 1,0 ccm s. c. bzw. per os.

	Anzahl der Tiere	Es lebten 24 Stunden nach der Injektion	Es lebten 48 Stunden nach der Injektion	
Kontrollen	20	0	0	
Penicillin 1 ccm = 100 E. s. c.	10	3	1 }	9
1 ccm = 1000 E. s. c.	10	10	8 }	
Debenal s. c.	10	9	6 }	13
per os	10	10	7 }	
Debenal-M s. c.	10	10	8 }	15
per os	10	10	7 }	
Präparat III s. c.	10	10	10 }	20
per os	10	10	10 }	

Mäuse i. p. mit Enterokokken Stamm 13 infiziert. Behandlung einmalig eine Stunde nach der Infektion. Dosierung je zwei Tiere 1% 0,2; 0,3; 0,5; 0,8; 1,0 ccm s. c. und per os.

	Anzahl der Tiere	Es lebten 24 Std. nach der Infektion	Es lebten 48 Std. nach der Infektion	Es lebten 1 Woche nach der Infektion	
Kontrollen:	20	0	0	0	
Penicillin 1 ccm = 100 E. s. c.	10	3	0	0 }	0
1 ccm = 1000 E. s. c.	10	9	0	0 }	
Debenal-M 1% s. c.	10	1	0	0 }	1
1% per os	10	1	1	1 }	
Supronal 1% s. c.	10	0	0	0 }	1
1% per os	10	3	1	1 }	
Präparat III 1% s. c.	10	9	3	3 }	8
1% per os	10	10	10	5 }	

Mäuse i. p. mit 0,3 ccm einer 1:200 verdünnten 24stündigen β-hämolytischen Streptokokkenkultur der serologischen Gruppe A infiziert (Versuch vom 18. 8. 1953). Behandlung einmalig 1 Stunde nach der Infektion. Dosierung: je zwei Tiere 1% 0,2; 0,3; 0,5; 0,8; 1,0 ccm pro 20 g Körpergewicht s. c. und per os.

	Anzahl der Tiere	Es lebten 24 Std. nach der Infektion	Es lebten 48 Std. nach der Infektion	Es lebten 1 Woche nach der Infektion	
Kontrollen	20	1	0	0	
Debenal s. c.	10	10	7	1 }	3
per os	10	10	6	2 }	
Debenal-M s. c.	10	10	8	1 }	2
per os	10	10	6	1 }	
Penicillin 1 ccm = 1000 E. in Solusupronal gelöst .	10	10	10	2	
Aureomycin s. c.	10	10	10	8 }	13
per os	10	10	9	5 }	
Präparat III s. c.	10	10	10	5 }	11
per os	10	10	9	6 }	
Präparat IV s. c.	10	10	10	10 }	19
per os	10	10	10	9 }	
Debenal-M + Präparat III (9 + 1) s. c.	10	10	10	6 }	8
per os	10	10	10	2 }	

Der entsprechende Versuch mit Enterokokken Stamm 13. (Versuch vom 18. 8. 1953.)

		Anzahl der Tiere	Es lebten 24 Std. nach der Infektion	Es lebten 48 Std. nach der Infektion	Es lebten 1 Woche nach der Infektion	
Kontrollen		20	2	0	0	
Debenal	s. c.	10	0	0	0	0
	per os	10	0	0	0	
Debenal-M	s. c.	10	0	0	0	0
	per os	10	0	0	0	
Penicillin	1 ccm = 1000 E. in Solusupronal gelöst	10	10	10	7	
Aureomycin	s. c.	10	10	10	9	12
	per os	10	10	10	3	
Präparat III	s. c.	10	7	4	1	4
	per os	10	9	9	3	
Präparat IV	s. c.	10	8	8	5	14
	per os	10	10	10	9	
Debenal-M + Präparat III (9 + 1)						
	s. c.	10	9	9	6	12
	per os	10	8	7	6	

Entsprechender Versuch mit Enterokokken Stamm 14 (Versuch vom 28. 8. 1953).

Kontrollen		20	3	2	1	
Debenal	s. c.	10	9	8	3	7
	per os	10	10	6	4	
Debenal-M	s. c.	10	7	7	3	6
	per os	10	8	7	3	
Penicillin	1 ccm = 1000 E. in Solusupronal gelöst .	10	10	10	9	
Aureomycin	s. c.	10	10	10	9	17
	per os	10	10	10	8	
Präparat III	s. c.	10	10	7	5	12
	per os	10	10	10	7	
Debenal-M + Präparat III (9 + 1)						
	s. c.	10	10	10	6	15
	per os	10	10	10	9	

Entsprechender Versuch mit Stamm Viridans V (Versuch vom 19. 8. 1953).

Kontrollen		20	1	0	0	
Debenal	s. c.	10	0	0	0	1
	per os	10	1	1	1	
Debenal-M	s. c.	10	0	0	0	1
	per os	10	2	1	1	
Penicillin	1 ccm = 1000 E. in Solusupronal gelöst .	10	10	9	7	
Aureomycin	s. c.	10	10	10	8	16
	per os	10	10	10	8	
Präparat III	s. c.	10	9	5	1	2
	per os	10	10	10	1	
Präparat IV	s. c.	10	9	9	6	11
	per os	10	10	10	5	
Debenal-M + Präparat III (9 + 1)						
	s. c.	10	8	8	6	12
	per os	10	8	8	6	

Mäuse mit β-hämolytischen Streptokokken der serologischen Gruppe A infiziert.
Einmalige Behandlung 1 Stunde nach der Infektion. Dosierung 1% je zwei Tiere
s. c.: 0,2; 0,3; 0,5; 0,8; 1,0 ccm.

	Anzahl der Tiere	Es lebten 24 Std. nach der Infektion	Es lebten 48 Std. nach der Infektion	Es lebten 1 Woche nach der Infektion
Kontrollen	20	1	0	0
Eleudron	10	7	0	0
Debenal......................	10	10	8	4
Präparat III	10	10	10	6
Präparat IV	10	10	10	9
Syncillin (Supronal + Penicillin) .	10	10	9	7

Entsprechender Versuch mit oraler Behandlung.

Kontrollen	20	0	0	0
Eleudron	10	2	0	0
Debenal......................	10	10	10	3
Präparat III	10	10	10	7
Präparat IV	10	10	10	9
Syncillin (Supronal + Penicillin) .	10	10	10	10

Auch in der Mischung Debenal 9 Teile + 1 Teil Präparat III bzw. IV oder
Debenal 19 Teile + 1 Teil Präparat III bzw. IV zeigen die neuen Chinon-Derivate
noch sehr gute Wirkung:

Mäuse inf. mit β-hämolytischen Streptokokken der serologischen Gruppe A.
Subcutane bzw. orale Behandlung 1% je zwei Tiere 0,2; 0,3; 0,5; 0,8; 1,0 ccm pro
20 g Maus.

	Anzahl der Tiere	Es lebten 24 Std. nach der Infektion	Es lebten 48 Std. nach der Infektion	Es lebten 3 Tage nach der Infektion	
Kontrollen	20	1	1	0	
Debenal s. c.	10	10	10	8	14
per os	10	10	8	6	
Debenal + Präparat IV (9 + 1)					
s. c.	10	10	10	10	20
per os	10	10	10	10	
Debenal + Präparat IV (19 + 1)					
s. c.	10	10	10	10	20
per os	10	10	10	10	

Mit Debenal vermischt, und zwar im Verhältnis 9 resp. 19 Teile
Debenal + 1 Teil der neuen Chinon-Derivate, gaben diese Kombinationspräparate im Experiment bei Streptokokken-infizierten Tieren
sowie bei Enterokokken- und Viridans-Infektionen eine Wirkung, wie
wir sie mit der Reinsubstanz IV oder bestenfalls noch mit Aureomycin
und Terramycin erreichen können. Da die aus Kulturen gewonnenen
Antibiotica aber nicht selten auch schwerste allergische Erscheinungen
hervorrufen (bisher vor allem vom Streptomycin und Penicillin beschrieben), sollte man in lebensbedrohlichen Fällen vielleicht die ange-

gebenen Kombinationspräparate versuchen. Im Vergleich zu den Antibiotica haben die Sulfonamide bei der breiten Anwendung, die sie fanden, nur selten zu schweren allergischen Reaktionen Anlaß gegeben.

Volle Berechtigung zum Einsatz antibiotischer und chemotherapeutischer Substanzen, selbst auf die Gefahr von Nebenwirkungen hin, liegt m. E. in allen den Fällen vor, in denen es bisher keine bewährte Therapie zur Erhaltung des Lebens gab. In allen anderen Fällen sollte man zweckmäßigerweise zurückhaltend sein und bei dem bleiben, was sich in den vergangenen Jahren und Jahrzehnten bewährt hat. Seit der Einführung der Sulfonamide habe ich gefordert, daß sie nur bei ernsten Erkrankungen, nicht aber bei jeder banalen Infektion oder gar grundsätzlich bei jeder Operation prophylaktisch angewendet werden sollen.

Die Chemotherapie der Tuberkulose begegnete zunächst der allergrößten Skepsis. Daß sie entsprechend den von uns erarbeiteten experimentellen Befunden auch beim Menschen möglich war, dafür erbrachten Moncorps, Kalkhoff, Grütz u. a. den Beweis am Hautlupus, später Arold, Loebell und Eichhoff auch für den Schleimhautlupus und zwar mit Tb I (Tibione oder Conteben):

$$CH_3 \cdot CO \cdot NH \langle \rangle CH = N \cdot NH \cdot C \cdot NH_2$$
$$S$$

Den schlagendsten Beweis für einen gesicherten chemotherapeutischen Effekt erbrachte die Streptomycin- und Neoteben-Behandlung bei der früher stets tödlich verlaufenden Meningitis tuberculosa.

Gegenüber normalempfindlichen Stämmen ergeben sich folgende Hemmungswerte der einzelnen Substanzen:

Streptomycin 1:100000
Conteben . . . . 1:1 Million
Neoteben . . . . 1:10 Millionen.

Neoteben-resistente Stämme zeigen gegenüber Thiosemicarbazonen nicht nur dieselbe Empfindlichkeit wie Neoteben-empfindliche Stämme, sondern sogar eine noch größere·

Conteben . . . . 1:10 Millionen

Präp. V $N \langle \rangle CH = N = N \cdot C \cdot NH_2$ 1:100 Millionen.
$$SH$$

Auch die Mischung von Neoteben resp. Neoteben-Derivaten + Präparat V im Verhältnis 8 Teile Neoteben + 2 Teile Präparat V gibt sehr gute Hemmungswerte gegenüber normalempfindlichen wie auch Streptomycin- und INH-resistenten Tuberkelbakterienstämmen.

Hemmungsversuch mit Tuberkelbacillen vom Typus humanus Stamm H 37, Versuch vom 8. 3. 1954.
1. Ablesung am 15. 4. 1954 (A); 2. Ablesung am 22. 4. 1954 (B); 3. Ablesung am 30. 4. 1954 (C).
0 = kein Wachstum   +++ = starkes Wachstum

	1:100000			1:1 Million			1:10 Millionen			1:50 Millionen			1:100 Millionen		
	A	B	C	A	B	C	A	B	C	A	B	C	A	B	C
I. Streptomycin	0	0	0	?	++	++	++	+++	+++	++	+++	+++	++	++	++
II. Conteben	0	0	0	0	0	0	0	0	0	0	0	0	(+)	(+)	(+)
III. Neoteben	0	0	0	0	0	0	0	0	0	0	0	0	0	0	0
IV. 4-Pyridinaldehyd-Thiosemicarbazon	0	0	0	0	0	0	0	0	0	0	0	(+)	0	0	+
V. Formaldehydderivat des Neotebens	0	0	0	0	0	0	0	0	0	0	0	0	0	0	0
VI. Neoteben + Streptomycin āā	0	0	0	0	0	0	0	0	0	(+)	++	++	+	++	++
VII. Neoteben + Conteben (8 + 2)	0	0	0	0	0	0	0	0	0	0	0	0	0	0	0
VIII. Neoteben + IV (8 + 2)	0	0	0	0	0	0	0	0	0	0	0	0	0	0	0
IX. V + Streptomycin āā	0	0	0	0	0	0	0	0	0	0	0	0	0	0	+
X. V + Conteben (8 + 2)	0	0	0	0	0	0	0	0	0	0	0	0	0	0	0
XI. V + IV (8 + 2)	0	0	0	0	0	0	0	0	0	0	0	0	0	0	0
Kontrollen	++	+++	+++												

Versuch vom 2. 4. 1954. Normalempfindlicher Typus humanus.
1. Ablesung am 15. 4. 1954 (A), 2. Ablesung am 22. 4. (B).

	1:100000 A	1:100000 B	1:1 Million A	1:1 Million B	1:10 Millionen A	1:10 Millionen B	1:50 Millionen A	1:50 Millionen B	1:100 Millionen A	1:100 Millionen B
a) Streptomycin	0	0	(+)	++	++	++	++	++	++	++
b) Neoteben (INH)	0	0	0	0	0	0	0	0	0	0
c) Formaldehydderivat des Neoteben	0	0	0	0	0	0	0	0	0	0
d) Conteben	0	0	0	0	0	(+)	0	(+)	+	+
e) Verbindung V	0	0	0	0	0	0	0	0	0	0
f) Formaldehydderivat des Neoteben + V (8 + 2)	0	0	0	0	0	0	0	0	0	0

Versuch mit Streptomycin-resistentem Stamm (Versuch vom 3. 3. 1954).
1. Ablesung am 18. 3. 1954 (A), 2. Ablesung am 25. 3. 1954 (B).

	1:100000 A	1:100000 B	1:1 Million A	1:1 Million B	1:10 Millionen A	1:10 Millionen B	1:50 Millionen A	1:50 Millionen B	1:100 Millionen A	1:100 Millionen B
a) Streptomycin	++	++	++	+++	++	++	++	++	++	++
b) Neoteben (INH)	0	0	0	0	0	0	0	0	0	0
c) Formaldehydderivat des Neoteben	0	0	0	0	0	0	0	0	0	0
d) Conteben	0	0	0	0	0	0	0	0	0	0
e) Verbindung V	0	0	0	0	0	0	0	0	0	0
f) Formaldehydderivat des Neoteben + V (8 + 2)	0	0	0	0	0	0	0	0	0	0

Entsprechender Versuch mit Neoteben-resistentem Stamm Nr. 289 vom 3. 3. 1954.
1. Ablesung am 18. 3. 1954 (A), 2. Ablesung am 25. 3. 1954 (B).

	A / B	A / B	A / B	A / B	A / B	A / B	A / B	A / B	A / B
a) Streptomycin	0 / +	0 / +	++ / +	++ / ++	++ / ++	++ / ++	++ / ++	++ / ++	++ / ++
b) Neoteben (INH)	+	++ / +	++ / +	++ / +	++ / +	++ / +	++ / +	++ / +	++ / +
c) Formaldehydderivat des Neoteben	+(+) / 0	+(+) / 0	+ / 0	+ / o	+ / o	+ / o	+ / o	+ / o	+ / o
d) Conteben	0	0	o	o	o	o	o	o	+ / o
e) Verbindung V	0	0	o	o	o	o	o	o	o
f) Formaldehydderivat des Neoteben + V (8 + 2)	0	0	o	o	o	o	o	o	+

0 = kein Wachstum der Tuberkelbacillen.
+ = schwaches Wachstum.
++ = Wachstum.
+++ = sehr starkes Wachstum entsprechend den Kontrollen.

Auch am infizierten Meerschweinchen zeigte die Kombination von Neoteben + Präparat V bessere Heilerfolge als Streptomycin, PAS, Conteben und INH.

Um eine Resistenzbildung zu verhindern, ist nach unseren experimentellen Befunden eine Kombination von Neoteben oder anderen Neoteben-Derivaten mit den genannten wirksamsten Thiosemicarbaconen oder gleichwertigen Verbindungen, die ebenfalls Hemmungswerte bis zu Verdünnungen von 1:100 Millionen zeigen und in therapeutisch gut verträglichen Dosen im Blut, Liquor und den Geweben des Menschen wirksam sind, im Verhältnis 8:2, d. h. 8 Teile Neoteben + 2 Teile der genannten Verbindungen zu empfehlen.

Ziel der Chemotherapie ist es, durch die Frühbehandlung der Tuberkulose mit hochwirksamen und gut verträglichen Verbindungen in Zukunft die Kavernenbildung überhaupt zu vermeiden und dadurch die weitere Ausbreitung der Tuberkulose zu verhindern. Dieses Ziel würde dann erreicht werden, wenn nach dem Urteil der Pharmakologen und Kliniker die Chemotherapie der Tuberkulose bei Erwachsenen und Kindern — nicht nur in akut lebensbedrohlichen Fällen — für längere Zeit völlig gefahrlos für den Patienten bis zur Ausheilung der Prozesse durchgeführt werden könnte. Ob dieses Ziel mit den genannten Kombinationspräparaten schon erreicht werden kann, kann nur der Kliniker endgültig entscheiden.

Noch zu einem weiteren Problem der Chemotherapie möchte ich kurz Stellung nehmen, einem Problem, das auch PAUL EHRLICH sein ganzes Forscherleben lang beschäftigt hat, nämlich das Gebiet der Chemotherapie der bösartigen Geschwülste, das auch heute noch größerer Skepsis begegnet als seinerzeit die Chemotherapie der Tuberkulose, da die malignen Tumoren ja weder durch Bakterien noch durch Viren hervorgerufen werden, oder wenigstens nur in ganz seltenen Ausnahmen neben Hunderten von anderen bekannten Ursachen. Wir kennen also keine körperfremden Erreger, gegen die wir uns richten könnten. Die Krebszelle entwickelt sich aus der Körperzelle des Wirtes selbst; nur sofern sie qualitativ und quantitativ ein anderes fermentatives und Stoffwechselverhalten bietet als die normale Zelle, dürfte überhaupt ein Angriffspunkt vorhanden sein. Seitdem wir aber wissen, daß auch die Chemotherapie der bakteriellen Infektionen letztlich darauf beruht, daß wir die Vermehrung der Krankheitserreger nur durch eine spezifische Beeinflussung ihrer fermentativen Lebensprozesse drosseln können, dürfte doch eine gewisse Hoffnung auch auf eine kausale Therapie des Krebses für die zukünftige Forschung nicht ganz ausgeschlossen sein. Für die Berechtigung dieser Auffassung scheinen auch einige neuere Versuchsergebnisse von Experimenten zu sprechen, die wir mit Derivaten der genannten Chinone durchführten und über die ich zusammen mit PETERSEN und GAUSS in der Zeitschrift für Krebsforschung kurz berichtete (Zschr. f. Krebsf. 59, 617, 1954). Mit der Substanz VI gelang es,

z. T. noch walnußgroße Geschwülste des sehr rasch wachsenden Yoshida-Sarkoms bei der Ratte zur Rückbildung zu bringen. Diese und ähnliche Substanzen zeigen eine Hemmung der Gärung von Hefe- und Tumorzellen.

Vielleicht noch etwa wirksamer als Substanz VI sind ihre Alkoxy-Derivate

VII   und   VIII

Ratten i. m. injiziert mit Yoshida-Tumorbrei am 10. 2. 1954.

Tumorgröße am 21. 2. 1954

Kontrollen: 6   4 haselnußgroße Tumoren
2 walnußgroße Tumoren

Präparat VII 0,01%	0,2	kein Tumor	0,001%	0,2	haselnußgroßer Tumor
s. c.	0,2	kein Tumor		0,2	haselnußgroßer Tumor
	0,5	kein Tumor		0,5	haselnußgroßer Tumor
	0,5	kein Tumor		0,5	kein Tumor
	1,0	kein Tumor		1,0	kein Tumor
	1,0	kein Tumor		1,0	kein Tumor

Präparat VIII in entsprechender Dosierung wie oben.
Bei allen zwölf Tieren kommt kein Tumor zur Entwicklung.

Weiter interessant an den Substanzen VII und VIII erscheint mir die Beobachtung, daß sie in einigen Versuchen von tumortragenden Tieren nicht nur eindeutig besser vertragen wurden als TEM, sondern auch besser als Präparat VI. Die bessere Verträglichkeit dieser Substanzen bei tumortragenden Tieren gegenüber normalen Tieren spricht für eine noch höhere Affinität und Wirkung der Substanzen auf die Zellen maligner Tumoren.

Ratten i. m. am 19. 1. 1954 mit Yoshida-Sarkom geimpft. Behandlung vom 10. 2. bis 20. 2. 1954 einmal täglich bei Tieren, bei denen die Tumoren zumindest erbsgroß bis haselnußgroß waren. Die Tiere mit den größten Tumoren kamen zur Behandlung, die kleineren Tumoren blieben als Kontrollen sitzen.

	Tumorgröße am 10. 2. 1954	Körpergewicht des Versuchstieres g	Tumorgröße am 20. 2. 1954	Körpergewicht des Versuchstieres g
Kontrolle 1	erbsgroß	140	haselnußgroß	150
Kontrolle 2	haselnußgroß	170	gut haselnußgroß	190
Kontrolle 3	haselnußgroß	160	gut haselnußgroß	180
Kontrolle 4	haselnußgroß	165	gut haselnußgroß	190
Kontrolle 5	haselnußgroß	160	gut haselnußgroß	200
Kontrolle 6	haselnußgroß	160	fast walnußgroß	170
Kontrolle 7	haselnußgroß	170	mehr als haselnußgroß	190
Kontrolle 8	haselnußgroß	170	mehr als haselnußgroß	190
Kontrolle 9	haselnußgroß	150	mehr als haselnußgroß	170
Kontrolle 10	haselnußgroß	180	mehr als haselnußgroß	180
Substanz VI				
0,005% 0,2 s.c.	walnußgroß	140	walnußgroß	170
0,2	walnußgroß	170	gut walnußgroß	200
0,5	haselnußgroß	150	gut haselnußgroß	150
0,5	walnußgroß	170	haselnußgroß	180
1,0	walnußgroß	170	spontan verstorben	160
1,0	haselnußgroß	140	negativ	160
0,01% 0,5	haselnußgroß	140	haselnußgroß	130
0,5	haselnußgroß	170	negativ	180
1,0	haselnußgroß	150	negativ, aber am 17. 2. spontan verstorben	
1,0	haselnußgroß	150	negativ, aber am 17. 2. spontan verstorben	

Insgesamt sind am 20. 2. 1954 beim Abschluß der Behandlung drei Rückbildungen feststellbar.

15*

Substanz VIII

0,005%	0,2	haselnußgroß	160	negativ	170
	0,2	fast walnußgroß	145	erbsgroß	165
	0,5	haselnußgroß	170	negativ	180
	0,5	haselnußgroß	160	negativ	160
	1,0	walnußgroß	130	fast walnußgroß	100
	1,0	haselnußgroß	210	negativ	210
0,01%	0,5	haselnußgroß	170	negativ	200
	0,5	walnußgroß	150	haselnußgroß	160
	1,0	haselnußgroß	170	erbsgroß	190
	1,0	haselnußgroß	160	negativ	160

Die mit Präparat VIII behandelten Tiere zeigen also alle Tumorrückbildungen; bei sechs Tieren ist der Tumor am Abschluß der Behandlung nicht mehr feststellbar. *TEM* zeigt im Vergleich zu den Chinonen wesentlich geringere Wirkung und ist außerdem giftiger.

0,005%	0,2	haselnußgroß	155	negativ	160
	0,2	walnußgroß	120	gut haselnußgroß	140
	0,5	walnußgroß	160	walnußgroß	140
	0,5	walnußgroß	140	walnußgroß	110
	1,0	fast walnußgroß	130	verstorben mit Tumor	
	1,0	fast walnußgroß	190	erbsgroß	170
0,01%	0,5	haselnußgroß	150	negativ	110
	0,5	walnußgroß	150	haselnußgroß	85
	1,0	} verstarben spontan nach der Behandlung.			
	1,0				

Impft man Ratten mit dem Yoshida-Sarkom i. p., so entwickelt sich ein Ascites. Namentlich an den frei im Ascites schwebenden Tumorzellen kann man gute Beobachtungen über die Veränderungen der Zellstruktur unter der Behandlung sammeln.

Die erwähnten Chinone sind nicht nur wirksamer als TEM, sondern auch stabiler und haltbarer. Beim Umgang mit diesen Stoffen muß man jedoch auch eine gewisse Vorsicht üben, da der Staub die Schleimhäute der Nase, Conjunctiva usw. reizen kann. Die Reizung bleibt aus, wenn man die Präparate gelöst oder in Wasser suspendiert verwendet. In Dosen von 0,1 mg, in denen sie bei Ratten verträglich und wirksam sind, dürften sie vielleicht auch beim Menschen verträglich sein. Vielleicht sind aber auch noch kleinere Dosen mit Milchzucker vermischt für längere Zeit verträglich, was eine sorgfältige Prüfung unter genauer Verfolgung des Blutbildes, der Leber- und Nierenfunktionen zuverlässig erweisen muß bei Patienten, denen sonst auf keine andere Weise mehr zu helfen ist.

Ich habe Ihnen nur skizzenhaft grob über die Entwicklung der Chemotherapie berichtet. Man könnte sich — glaube ich — vorstellen, daß eine Kette weiterer großartiger Erfolge diese Reihe fortsetzen würde. Aber schon PAUL EHRLICH mahnte uns zur Bescheidenheit, indem er in bezug auf die Entwicklung der Chemotherapie seinerzeit folgendes aussprach: ,,Die Institute für experimentelle Chemotherapie haben die Aufgabe, Substanzen ausfindig zu machen, die durch ungezählte Tierversuche aus einer großen Zahl Verbindungen herausgesiebt sind. Die Arbeit ist sehr schwierig. Die chemotherapeutischen Institute werden daher die Welt nicht mit einer Unmenge neuer Heilstoffe überschwemmen." Wir sollten also trotz der glänzenden Erfolge der letzten Jahrzehnte nicht überheblich sein. Was wir in bezug auf die Möglichkeiten einer Chemotherapie der Tuberkulose hörten, läßt noch mehr Fragen offen als beantwortet sind.

Vielleicht wird es überhaupt viele befremden, daß sich ein einzelner Mensch mit so vielen Fragen der Chemotherapie der Infektionen und zugleich auch der Tumoren beschäftigte, wie PAUL EHRLICH es tat. Sollte nicht *eine* Aufgabe mehr als ausreichend sein, und wäre es nicht klüger, sich zu bescheiden als sich auf mehreren Gebieten zu zersplittern ? Man muß es aber zu verstehen suchen, indem man sich darüber klar wird, daß PAUL EHRLICH von der Seite der Pathologie her an die Chemotherapie herankam. „Beiträge zur Theorie und Praxis histologischer Färbungen" ist der Titel seiner Doktor-Dissertation. In seinem Drang, festzustellen, wo sich bestimmte Farbstoffe ablagern, die man dem lebenden Organismus einverleibt, stellte sich schon ein Anfangsprinzip der chemotherapeutischen Forschung heraus. Durch enge Zusammenarbeit mit seinen Chemiker-Kollegen gab er diesen Anregungen und empfing solche für seine eigene Weiterarbeit. Nur auf diese Weise kann sich auch heute eine Weiterentwicklung der Chemotherapie in der weiteren Zukunft anstreben lassen. Die Zeiten sind m. E. endgültig vorbei, in denen man durch „screening" endlos viele chemische Substanzen, Schlafmittel, schmerzstillende Mittel und auch chemotherapeutisch wirksame Substanzen ausfindig zu machen suchte. Diese Bemühungen haben zu erstaunlich primitiven Vorstellungen geführt, indem man im Gegensatz zu der Auffassung EHRLICHS über die Bedeutung des Tierversuchs zur Auffindung chemotherapeutisch wirksamer Substanzen sich bisweilen fast ausschließlich auf in vitro Ergebnisse bei der Entwicklung von neuen chemotherapeutischen Substanzen oder Antibiotica stützte. Ich habe vielfach auf die Unzulänglichkeit solcher Auffassungen hingewiesen, auch auf die in der Klinik häufig gebräuchliche Methode, durch Zusatz eines Chemotherapeuticums oder Antibioticums zum Nährboden mit einem Testkeim feststellen zu wollen, ob ein therapeutischer Effekt zu erwarten ist oder nicht. Durch solche Untersuchungen wird Exaktheit nur vorgetäuscht, aber nicht erreicht.

Wie sehr es von der Methode abhängt, ob man zu einem richtigen oder falschen Urteil kommt, möchte ich Ihnen an einem ganz einfachen Beispiel erläutern. Wir alle sind sicher der Überzeugung gewesen, daß an der Zweckmäßigkeit der lange geübten Händedesinfektion kein Zweifel bestehen konnte, da die Methoden hierfür doch einfach und schnell überprüfbar zu sein scheinen. Seit Jahrzehnten waschen und bürsten sich die Chirurgen vor der eigentlichen Desinfektion 10—15 Min. in Wasser und Seife die Hände: wegen der möglichen mechanischen Schädigungen könnte man allerdings Bedenken gegen diese unzweckmäßige Strapazierung der Hände haben. Wie unnütz diese Prozedur außerdem ist, zeigt der folgende einfache Versuch: Läßt man die Hände der Versuchsperson vor der Seifenwaschung und Bürstung in 1 Liter sterilem Wasser abspülen und filtriert davon 10 ccm

durch bakteriendichte Filter, die man anschließend auf geeignete Nährböden aufbringt, so kann man an Hand der auswachsenden Kolonien
die der Hand anhaftende Keimzahl beurteilen. Nach 15 Min. Seifenwaschung und Bürsten hat sich die Zahl der Keime gar nicht oder nur
unbedeutend verändert. Überprüft man die Zweckmäßigkeit vieler zur
Händedesinfektion empfohlener Präparate mit dieser Methode in analoger Weise, so kann man über den erhaltenen Befund und noch mehr
über die allgemeine Unwissenheit über die Unzulänglichkeit dieser
Methoden zur Händedesinfektion nur erschüttert sein. Hingegen erreicht
man mit bestimmten quaternären Ammonium-Verbindungen (Zephirol-
Derivaten) ohne Seifenwaschung in 7—10 Min. eine fast völlige Keim-
freiheit der Hand, die auch unter dem Gummihandschuh noch nach
etwa 1 Stunde vorhanden ist.

Wenn aber schon bei so einfachen primitiven Methoden wie der
Händedesinfektion Schwierigkeiten in der richtigen Beurteilung auftreten, wie sieht es dann erst mit der richtigen Beurteilung auf anderen
Gebieten aus, z. B. der zweckmäßigen Vernichtung von Tuberkelbacillen. Wieviel schwieriger aber noch als diese ist nun erst ein Urteil
über die zweckmäßigste und rationellste Anwendung eines Sulfonamids
oder Antibioticums. Wie wäre es sonst erklärlich, daß so unzählige
Sulfonamide und immer wieder neue für die Praxis empfohlen werden,
während wir experimentell Forschenden längst ganz klare Vorstellungen
über die best wirksamsten Präparate haben. Uns selbst kann nur an
der strengen sachlichen Kritik des Klinikers gelegen sein, deren Urteil
sich allein darauf stützt, ob das Mittel geholfen hat oder nicht. Alle
heute im Handel befindlichen Sulfonamide beispielsweise *wirken*, deshalb ist es für den Kliniker sehr schwer zu sagen, welches Mittel am
besten wirksam ist. Selbstverständlich ist der klinische Erfolg entscheidend, und wenn er mit vielen Mitteln etwa gleichwertig zu erzielen
ist, ist es schließlich mehr oder weniger gleichgültig, mit welchem Mittel
er erreicht wurde. Vielleicht gibt es aber doch Methoden, die dem
Kliniker gestatten, exakter als bisher zu entscheiden, nicht nur welches
Mittel das wirksamste ist, sondern auch welche Dosierung objektiv am
besten ist. Als die Chemotherapie der Tuberkulose eingeführt wurde,
gab GEKS auch bei behandelten Patienten eine Methode an, mit der
man z. B. nach Gaben von Conteben nachprüfen konnte, ob man im
Blut Blutspiegelwerte erzielen konnte, die die chemotherapeutische
Wirkung erklärten, indem er zu geeigneten Nährböden 50, 20, 10 ccm
des Blutes resp. Serums der behandelten Patienten zusetzte und nun
prüfte, ob auf diesem Medium Tuberkelbacillen noch wuchsen oder
nicht. Er konnte auf diese Weise den Beweis für die auf den Tuberkelbacillus gerichtete direkte chemotherapeutische Wirkung erbringen und
andere spekulative Betrachtungen weitgehendst widerlegen. In bezug
auf Streptomycin konnte man in analoger Weise zeigen, daß durch die
parenterale Darreichung von Streptomycin kein genügend sicherer
Medikamentspiegel im Liquor erreicht werden kann, ferner daß nur
die entzündeten Meningen für Streptomycin überhaupt durchlässig sind
und daß man auf diese Weise die relativ große Zahl von Rezidiven

erklären könnte, wenn nicht auch die intralumbale Injektion des Streptomycin genügend lange durchgeführt wird. Für Neoteben hingegen ließ sich beweisen, daß es auch die intakten Meningen durchdringt und nach 5 resp. 10 mg Neoteben per os im Blut und Liquor Werte auftreten, die den chemotherapeutischen Effekt erklären. Auch die Empfehlung von Kleinschmidt, bei Kindern mit Miliartuberkulose ohne Meningitis Neoteben zu verabreichen, um eine Meningitis tuberculosa zu verhüten, ließ sich mit dieser Methode untermauern. Um eine objektive Methode dafür zu finden, ob man durch eine Kombination von Neoteben mit Thiosemicarbaconen ein Resistentwerden der Tuberkelbacillen verhindern kann, gaben wir Kaninchen 10 mg der Mischung von Neoteben und Neoteben-Derivaten mit Thiosemicarbaconen und stellten fest, daß nunmehr Blut- resp. Serumzusatz zu Tb-Nährböden das Wachstum auch Neoteben-resistenter Stämme verhindert.

Analoge Methoden kann man natürlich auch bei der Überprüfung der zweckmäßigsten Anwendung von chemotherapeutischen Mitteln zur Bekämpfung anderer und chronischer Infekte anwenden. Durch Darreichung einer Kombination von Debenal mit Chinonen lassen sich Hemmungswerte im Blut erreichen, die weder mit Sulfonamiden noch Antibiotica allein oder in Kombination zu erzielen waren.

Vielleicht könnte diese Methode auch für den Kliniker zweckmäßig sein um festzustellen, ob er das richtige Medikament anwendet und wie er es am zweckmäßigsten anwendet. Ich hege sogar die Hoffnung, daß man entsprechende Methoden in Zukunft einmal zur Anwendung bringen kann um festzustellen, ob man mit gewissen parenteral oder per os verabreichten Cytostatica einen Wert im Blut und in den Geweben wird erzielen können, der einen therapeutischen Effekt in der Behandlung echter Geschwulstkrankheiten verspricht, oder, was noch besser wäre, um natürliche Schutzstoffe im Blut des Menschen objektiv nachweisen zu können.

Bei der Nutzbarmachung der Isotopenforschung werden wir m. E. in Zukunft weniger darauf hoffen dürfen, über die mit den heutigen Methoden mögliche Entdeckung neuer Heilmittel hinauszudringen, als vielmehr zu überprüfen, welche alten Behandlungsmethoden zu primitiv und unberechtigt geworden sind und einer Verbesserung bedürfen. Die Verantwortlichkeit des Arztes wird durch die Auffindung immer neuer Heilmittel nicht geringer, sondern erheblich größer. Um hier dem Chemiker richtunggebend sein zu können, wird er sich allerdings mehr und mehr auch neuer objektiv einwandfreier naturwissenschaftlicher Methoden bedienen müssen und alle Spekulationen, die in unserer heutigen Medizin noch üppig wuchern, einschränken müssen.

Wir können das Andenken von Paul Ehrlich, Emil von Behring und anderen großen Forschern nicht besser pflegen, als daß wir uns erneut zu den schon von ihnen vertretenen Grundsätzen bekennen und danach handeln.

XXXVII.
Auto-Antikörper.

Von

Prof. Dr. HANS SCHMIDT (Marburg).

(Emil von Behring-Gedächtnisvorlesung.)

Antikörper haben bekanntlich Globulineigenschaft mit einer zusätzlichen chemischen Affinität zu Molekülen, die ihrerseits als Antigen die Bildung der Antikörper in bestimmten dazu geeigneten Körperzellen veranlaßt haben. Ein Antigen ist in allgemeinster Fassung definiert als eine Substanz, die im Körper als fremd empfunden wird, und die der Körper zu eliminieren oder sonstwie unschädlich zu machen versucht. Nach EHRLICHS Formulierung als „Horror autotoxicus" soll in einem Organismus kein Antikörper gegen arteigenes und ganz sicher kein Antikörper gegen körpereigenes Gewebe entstehen können. Da dies aber doch der Fall sein kann und Auto-Antikörper tatsächlich vorkommen, so ist das EHRLICHsche Dogma, wie wir später sehen, einzuschränken.

Ein Auto-Antikörper ist also ein Antikörper mit einer Spezifität gegen Zellen, also z. B. ein Organ-Antikörper, oder mit einer Spezifität gegen bestimmte Bestandteile von Zellen, z. B. ein Lipoid-Antikörper. Ein Organ-Antikörper setzt somit eine Organspezifität voraus, die zusätzlich zu der Artspezifität besteht und z. B. Zellen von Leber, Niere, Herz u. a. unterscheiden läßt. Das Vorhandensein solcher Gewebsspezifität ist durch die zahlreichen Arbeiten von PRESSMAN und Mitarbeitern (1), KRAKOWER und GREENSPON (2) u. a. bewiesen worden.

Ein Organ-Antikörper kann ein heterologer oder ein homologer oder ein Auto-Antikörper sein, wie die folgenden Beispiele zeigen sollen:

Ein heterologer Organ-Antikörper ist z. B. der Antikörper, den MASUGI (3) durch Immunisierung von Enten mit Nierenzellen von Kaninchen erhielt, und der dann bei Kaninchen eine Glomerulonephritis bewirken kann. Hier bekam das Kaninchen das artfremde Enteneiweiß injiziert, das vermöge seiner Antikörperspezifität in den Glomeruluszellen der Nieren fixiert wurde. Die dann folgende Nephritis scheint weniger durch die Bindung des cytotoxischen Antikörpers bedingt zu sein als durch dessen Artfremdheit. Nach KAYS (4) Vorstellung bildet nämlich das Kaninchen einen neuen Antikörper gegen das artfremde EntenAntikörper-Eiweiß. Erscheint dann nach einer Inkubation von einigen Tagen dieser Antikörper im Blut, so reagiert er mit dem in den Glomeruli fixierten Enteneiweiß, und erst diese Reaktion soll die Nephritis auslösen.

Im Gegensatz zum heterologen Organ-Antikörper fällt beim homologen Organ-Antikörper die Artverschiedenheit fort. SCHWENTKER und COMPLOIER (5) sowie CAVELTI (6) haben z. B. von Kaninchen durch Immunisierung dieser Tiere gegen Kaninchen-Nierenzellen einen Antikörper gegen Kaninchen-Niere erhalten, der, anderen Kaninchen injiziert, eine Glomerulonephritis bewirkte. Um von Kaninchen einen Antikörper gegen arteigene Nierenzellen zu erhalten, benutzte CAVELTI besondere Adjuvantien, auf die ich noch zurückkomme.

Dieser Organ-Antikörper ist also arthomolog, aber deswegen noch nicht streng identisch mit einem Auto-Organ-Antikörper, denn trotz der gleichen Organzellen als Antigen und trotz der gleichen Tierart bei Spender und Empfänger des Antikörpers können noch genetische Antigenverschiedenheiten vorliegen, wie sie sich bekanntlich bei der arthomologen Hauttransplantation störend bemerkbar machen.

Beispiele arthomologer Organ-Antikörper sind z. B. die Anti-A- bzw. Anti-B-Hämagglutinine bei Menschen. Diese sind in Wirklichkeit gegen Antigene gerichtet, die im Organismus des betreffenden Antikörper tragenden Menschen nicht vorkommen. Diese sonst als Isohämagglutinine bezeichneten Antikörper sind somit nicht einmal streng arthomolog, sondern heterologer Natur und lassen sich experimentell bei Menschen, die das betreffende Antigen nicht haben, erzeugen. Nur wenn z. B. ein Anti-A bei einem A-Menschen aufträte, würde man von einem Auto-Antikörper sprechen können.

Wir sehen also, daß z. B. eine rote Blutzelle in einem artgleichen Organismus, z. B. die A-Blutzelle bei einem B-Menschen, dann antigen wirken kann, wenn die Zelle über ein antigenes Merkmal verfügt, das normal dem antikörperbildenden Organismus fremd ist. Wenn also allgemein im gleichen Organismus eine Körperzelle durch eine chemische Einwirkung sich so ändert, daß sie in irgendeiner Weise nunmehr vom Organismus als fremd empfunden wird, so daß der Organismus sie zu entfernen sucht, oder wenn durch Zellschädigung aus der Zelle Substanzen in Lymphe und Blut gelangen, die humoral vom Körper fremd empfunden werden, dann ist mit dem Bestreben des Körpers diese Substanzen zu entfernen auch die Möglichkeit der Auto-Antikörperbildung gegeben.

Da zur Antikörperbildung das betreffende Antigen nur über Lymphe und Blut in die dazu befähigten Zellen gelangen kann, so erscheint es zur Auto-Antikörperbildung wesentlich zu sein, daß das Antigen als blutfremd empfunden wird.

Somit beginnt jede Auto-Antikörperbildung damit, ein bis dahin nicht als blutfremd empfundenes Molekül blutfremd zu machen. Das kann im Körper auf verschiedene Weise geschehen:

1. z. B. durch chemische Änderung eines mit Lymphe und Blut in Berührung stehenden Zellbestandteiles. So könnte sich z. B. ein bakterielles Protein mit einem Gewebspolysaccharid verbinden, wie es GLYNN und HOLBOROW (7) experimentell mit β-hämol. Streptokokken und Chondroitinschwefelsäure zeigten. Eine Zelle kann durch eine primäre Gewebsschädigung aus ihrem Zellverband gelöst sein und dann fermentativ angegriffen werden.

So können Blutzellen von Mensch oder Tier durch Proteasen so verändert werden, daß ein damit von Kaninchen erzeugter Antikörper imstande ist, diese veränderten Zellen von normalen zu unterscheiden DODD (8) und nach DAUSSET (9) können im menschlichen Organismus Antikörper auftreten, die vorwiegend durch trypsinbehandelte Blutzellen gebunden werden.

2. Es können als Folge von Zellschädigungen aus der Zelle Substanzen, die bis dahin nicht mit Blut und Lymphe in Kontakt waren, disponibel werden, wobei sich diese Stoffe entweder auf Grund einer chemischen Änderung oder bereits als solche ohne letztere antigen auswirken können. Hier ist z. B. an den Autolipoid-Antikörper bei der Lues zu denken.

Jedenfalls scheint es, daß zwei verschiedene Gruppen von Auto-Antikörpern möglich sind.

1. Auto-Antikörper, die gegen Zellen gerichtet sind, bei denen das affine Antigen ein Bestandteil der Zelloberfläche ist und

2. solche, die gegen Bestandteile des Zellinnern (z. B. Lipoide oder Polysaccharide) gerichtet sind, die normal als Antigen nicht in Kontakt mit dem Blute kommen.

Bei experimentell mittels Organzellhomogenaten bei Tieren erzeugten heterologen Organ-Antikörpern sind Antikörper beider Gruppen vorhanden, weswegen zwischen dem Präzipitintiter solcher Sera und ihrem cytotoxischen Effekt keine Korrelation besteht. — SMADEL (10).

Diese Einteilung der Auto-Antikörper in zwei Gruppen hat auch Bezug auf deren Nachweismöglichkeit, insofern gegen Zellen gerichtete Antikörper in der Regel fixiert bleiben und nur ausnahmsweise bei Krankheitsschüben nachweisbar sind, im Gegensatz zu z. B. Autolipoid-Antikörpern, die, wenn sie einmal gebildet sind, jederzeit im Serum nachgewiesen werden können. Es ist bemerkenswert, daß Auto-Antikörper, nachdem sie durch geschädigte Zellen entstanden sind, sich auch an die homologen normalen Zellen binden können, wie es z. B. bei hämolytischen Anämien vorkommt. Die Serologie kennt aber analoge Beobachtungen, die dieses Übergreifen verständlich machen (11).

Stellt man z. B. von Kaninchen Antisera her unter Benutzung sogenannter konjugierter Proteine, bei denen ein gleiches Hapten (R) an verschiedene Proteine gebunden ist, so reagieren alle Kaninchen-Immunsera mit allen benutzten R-konjugierten Protein-Antigenen aber deutlich optimal mit dem bezüglich Artcharakter des Eiweißes homologen Antigen. Daraus geht hervor, daß die Spezifität des Antikörpers nicht nur durch das Hapten (R) bedingt ist, sondern mitbestimmt wird durch „art"-gemäß strukturiertes konjugiertes Protein. Schließlich beruhen die serologischen Nachweisverfahren, sowie die von PRESSMAN (1) durchgeführte Reinigung der Organ-Antikörper durch Absorption mit anschließender Elution auf der Tatsache, daß sich Organ-Auto-Antikörper auch an normale homologe Zellen binden können.

Eine Auto-Antikörperbildung setzt also die Bildung von blutfremd gewordenen antigenen Strukturen aus dem eigenen Material des Körpers voraus. Um solcherlei blutfremde Substanzen zu eliminieren, verfügt der Organismus über verschiedene Möglichkeiten:

1. fermentativer Abbau, wie z. B. durch die ABDERHALDENschen Proteinasen (12).

2. Die Phagocytose mit folgender intrazellulärer Verdauung.

3. Bildung von Antikörpern, die entweder die Phagocytose fördern oder mittels Complement zur Cytolyse führen.

Alle 3 Möglichkeiten sind nachgewiesen.

Die Entstehung von blutfremd gewordenen antigenen Strukturen setzt aber zunächst eine primäre Zellschädigung voraus. Diese erfolgt in vivo nur durch einen der Ganzheit des Organismus gegenüber als Schädigung zu betrachtenden Vorgang. Vorgänge dieser Art können sein:

1. Infektionen aller Art besonders solche durch Bakterien oder durch Virus.

2. Physikalische Einwirkungen wie Erfrierungen, Verbrennungen, mechanische Traumen, an die sich fermentative Prozesse anschließen.

3. Pathologische Vorgänge regressiver Art, z. B. Entmarkungsprozesse bei der Multiplen Sklerose, Arthritiden, Alterungsprozesse u. a. progressiver Art, z. B. bei Silikose, Tumoren u. a.

So relativ einfach es ist, einen heterologen Organ-Antikörper experimentell zu erzeugen, so schwierig ist es, einen arthomologen z. B. bei Kaninchen zu erzeugen, was erst gelingt, wenn man die antigenen Zellen irgendwie verändert z. B. durch proteolytische Fermente. Der bisher gangbarste Weg war, der Zellsuspension Bakterien, wie tote Mycobakterien, Strepto- oder Staphylokokken oder deren toxinhaltige Bouillonkultur zuzusetzen. Man erhält auf diese Weise Antikörper gegen arteigene Zellen. Das sind noch keine echten *Auto*-Antikörper, aber umgekehrt, wenn sich chronische Krankheitsprozesse durch Tuberkelbacillen, Strepto- oder Staphylokokken in gewissen Organen entwickelt haben, sind die Möglichkeiten gegeben, daß der erkrankte Organismus Auto-Antikörper gegen die Zellen der betreffenden Organe bildet.

Die Nachweisverfahren für die experimentell erzeugten arthomologen Organ-Antikörper sind auch zum Nachweis von Auto-Organ-Antikörpern geeignet, aber der Nachweis kann durch die bereits erwähnten Fixierungen der Antikörper an Gewebszellen schwierig sein und evtl. nur gelegentlich unter günstigen Bedingungen gelingen. Die benutzten Nachweisverfahren sind die folgenden:

1. Das Antigen, wenn es in gelöster Form z. B. als Extrakt aus Gewebszellen benutzt wird, wird an feste Teilchen gebunden, die dann unter Einwirkung von Antikörpern sichtbar agglutiniert werden. Als feste Teilchen werden benutzt

a) Kollodiumteilchen (13),

b) Blutzellen (14).

Letztere können auch unter Co-Mitwirkung gelöst werden.

2. Die quantitativ auszuführende Complement-Bindungsreaktion, die den Vorteil hat, als Antigen Zellsuspensionen ebenso gut wie gelöste Antigene benutzen zu können.

3. Die Hauttestung am Patienten.

Zu der letztgenannten Möglichkeit einer Hauttestung ist auf folgendes hinzuweisen:

Nach DIENES (15) bringt es die mit der Verwendung toter Tuberkelbacillen zwangsläufig verbundene Tuberkulinsensibilisierung des Tieres mit sich, daß gegenüber einem Antigen (z. B. Serumeiweiß), das zusammen mit den Tuberkelbacillen injiziert wird, die Tiere nicht mit einer Art von Sofort-Reaktion im Sinne der Arthus-Reaktion auf die Hauttestung mit diesem Antigen reagieren, sondern nach Art der spät auftretenden

Tuberkulinreaktion. Das konnte später von FRICK und LAMP'L (16) wie auch von JERVIS und Mitarbeitern (17) bestätigt werden.

Ist das Antigen ein gelöster Zellbestandteil, wie es in Form des Cardiolipoids nach PANGBORN (18) zum Nachweis von Auto-Lipoid-Antikörpern benutzt wird, so hängt die Spezifität von der Reinheit der betreffenden antigenen Substanz ab. Ist das Antigen aber eine Zellsuspension oder ein Zellextrakt, dann ist bei der Komplexität des Antigens von vorneherein mit einer Vielheit von Auto-Antikörpern zu rechnen, und der Nachweis der Spezifität der Reaktion wird erschwert durch die unvermeidliche Tatsache, daß ein Organ, dessen geschädigtes Gewebe zu Auto-Antikörperbildung Anlaß gibt, Gewebselemente enthält, wie z. B. Gefäß- und Bindegewebs-Substanzen, die überall vorkommen und keine besondere Organspezifität aufweisen. Dann liegt die Schwierigkeit des Spezifitätsnachweises analog der bei der Substratherstellung zum Nachweis der ABDERHALDENschen Proteasen. Durch quantitatives Arbeiten unter Benutzung der Absorption nichtorganspezifischer Antikörper durch geeignete Substrate läßt sich jedoch die Spezifität der Organ-Antikörper unter Beweis stellen, wie das PRESSMAN (1) hat zeigen können.

Wenn ich das bisher Gesagte zusammenfasse, so steht einmal die Tatsache der experimentellen Erzeugung von Auto-Antikörpern fest, wie auch eine Zellschädigung als Vorbedingung für deren spontane Entstehung, und damit kann EHRLICHS als „Horror autotoxicus" bezeichneter Grundsatz in dem Sinne aufrecht erhalten werden, daß eine Antikörperbildung gegen eine Substanz nur dann eintritt, wenn letztere vom Körper als gewebs- und blutfremd empfunden wird. Der Körper bemüht sich, solche Stoffe zu eliminieren, wozu er neben anderen Maßnahmen auch Antikörper bilden kann. Ich stelle als Arbeitshypothese zur Erwägung, daß überall da, wo man spezifische ABDERHALDENsche Organproteinasen nachweisen kann, auch Auto-Antikörper gebildet werden, ein Gedanke, den für die Tuberkulose bereits (1926) LOESCHKE und LEHMANN-FACIUS (19) geäußert haben. Aber während Proteinasen im Serum und Urin nachweisbar sind, bleiben Auto-Antikörper unter Umständen zellgebunden und entziehen sich dem serologischen Nachweis.

Wie bereits erwähnt, lassen sich experimentell arthomologe Organ-Antikörper unter Mithilfe von Tuberkelbazillen, Strepto- oder Staphylokokken u. a. Mikroorganismen erzeugen, und somit liegt es umgekehrt nahe, wenn wir uns jetzt der Frage zuwenden, unter welchen pathologischen Bedingungen wir mit dem Auftreten von Auto-Antikörpern rechnen können, letztere Möglichkeit bei chronischen mit Gewebsschäden verbundenen Krankheiten anzunehmen, die durch die genannten u. a. Mikroben bedingt sind.

In der Tat sind Auto-Antikörper beim Menschen bei verschiedenen chronischen Krankheiten nachgewiesen; allerdings ist die Zahl der positiven Befunde recht gering, was einmal darauf beruhen kann, daß bisher nur wenige Forscher sich intensiver mit der Auto-Antikörper-Frage befaßt haben, und ferner darauf, daß der Nachweis solcher Antikörper, wenn er der Kritik standhalten soll, mit vielen Kontrollversuchen einhergehen muß und eine subtile Technik verlangt, worüber nachher mein langjähriger Mitarbeiter, Herr Dr. VORLAENDER berichten wird.

Wenn ich im Folgenden einige Arbeiten erwähne, die über positive Befunde von Auto-Organ-Antikörpern bei menschlichen Erkrankungen berichten, so lasse ich bewußt die zahlreichen Arbeiten fort, in denen mit heterologen oder auch arthomologen Organ-Antikörpern gearbeitet wurde, die vorher bei Tieren experimentell erzeugt wurden; sondern ich beschränke mich bewußt auf Angaben über „*spontan*" bei Menschen entstandene Auto-Antikörper.

Im Verlauf menschlicher Erkrankungen wurden Gewebs-Auto-Antikörper bei Glomerulonephritis durch SCHWENTKER und COMPLOIER (5), ferner durch LANGE und Mitarbeiter (20), PFEIFFER und BRUCH (21), VORLAENDER (22) u. a. nachgewiesen. Bei Leberkrankheiten fanden EATON und Mitarbeiter (23), SCHEIFFARTH und BERG (24), sowie VORLAENDER (22) Auto-Antikörper gegen Lebergewebe und BJÖRNEBOE und Mitarbeiter (25) spezifische Leberlipoid-Antikörper. Beim Rheuma hatten BROCKMAN und Mitarbeiter (26) nur dann eine positive Complement-Bindungsreaktion erhalten, wenn sie Leber und weniger deutlich, wenn sie Herzmuskel von an Rheuma gestorbenen Patienten als Antigen verwendet hatten. Antigene aus gesunden Organen gaben keine Reaktion. VORLAENDER (22) fand vorwiegend Auto-Antikörper gegen Gelenksubstrate und gegen Antigene aus Herz und Aorta.

Auto-Antikörper gegen Lungengewebe bei Tuberkulose wurden von Ö. FISCHER (28) mittels Complement-Bindungsreaktion und von A. ASCHKENASY (29) mittels Flockungsreaktion unter Benutzung alkoholischer Extrakte normaler Lungen nachgewiesen. Hierbei handelte es sich aber um Antikörper gegen acetonlösliche lipoidartige Substanzen. Diese Arbeiten sind für die Existenz von Lungengewebs-Auto-Antikörpern nicht so beweiskräftig wie die spezifische Präcipitation der Seren Lungentuberkulöser mit den durch Kochsalz-Extraktion gewonnenen Antigenen von Organgeweben, darunter auch von Lungen, über die LEHMANN-FACIUS und LOESCHCKE (30) bereits (1926) berichteten. Letzthin hat H. HIPPIUS (31) in meinem Laboratorium bei Lungentuberkulösen spezifische Complement bindende Antikörper gegen menschliches Lungengewebe nachgewiesen.

Kürzlich haben RÖMER, SCHRADER und SCHILD (32) im Serum von Patienten mit Multipler Sklerose mit einem alkoholischen Extrakt aus Kleinhirngewebe eine positive Complement-Bindungsreaktion erhalten. Dies gelang anscheinend nur, wenn das Kleinhirn von einem an Multipler Sklerose gestorbenen Patienten herrührte. Die positive Reaktion spricht nach Ansicht der Autoren mehr für ein besonderes phosphatidartiges Antigen im Hirn von Multiple-Sklerose-Kranken als für Auto-Antikörper. Ich selbst aber möchte beide Ansichten nicht für miteinander unvereinbar halten. Hier sind weitere Arbeiten abzuwarten.

Auto-Organ- und Gewebs-Antikörper sind m. E. noch bei manchen anderen Krankheitszuständen zu erwarten, wie z. B. bei Hitzeschäden, (Verbrennungen, Verbrühungen), bei Strahlenschäden, bei Frostschäden, bei Traumen mit Gewebsquetschungen, bei sklerotischen Intimaschäden, bei länger bestehenden Myocardschäden, vielleicht auch bei malignen Tumoren und zwar nicht nur gegen die Zellen des durch das destruierende Wachstum des Tumors geschädigten Organs, sondern auch gegen die Tumorzellen und zwar dann, wenn Teile des Tumors der Nekrose anheimfallen. Bei den angeführten und noch anderen pathologischen Zuständen sollte man den Nachweis von Auto-Antikörpern versuchen trotz mancher Enttäuschungen, die sicher nicht ausbleiben und durch die Natur der Dinge bedingt sind. Besonders möchte ich aber auf die Möglichkeit hinweisen, daß der mit der Alterung verbundene normale Zellverschleiß mit Auto-Antikörperbildung einhergeht. So spricht manches dafür, daß die von KAHN und Mitarbeitern (33) in der sogenannten serologischen Universal-Reaktion unter Variierung der NaCl-Konzentration auch in sicher nicht syphilitischen Seren nachgewiesenen Lipoid-Antikörper solche Auto-Antikörper sind. Genau so gut wie bei Zellschädigung lipoide Zellstoffe auto-antigen werden können, dürfte dies nach PELS-LEUSDEN (34) auch für Zelleiweißstoffe und Polysaccharide im Prinzip möglich sein. Nur sind solche Antikörper z. B. neben den Lipoid-Antikörpern bei Lues serologisch noch nicht nachgewiesen, vielleicht weil sie sich durch Bindung an die ubiquitär im Organismus disponibel vorhandenen gleichartigen Antigene dem Nachweis entziehen, vielleicht aber auch, weil sie aus dem gleichen Grunde überhaupt nicht entstehen, da das Antigen nicht genügend blutfremd empfunden wird. Jedenfalls erblicke ich in der Universal-Reaktion nach KAHN einen methodologischen Fortschritt, um evtl. Auto-Antikörper besonders gegen lipoidartige Antigene nachzuweisen.

Und nun noch einige Bemerkungen zur Spezifität der Gewebs-Auto-Antikörper:

Bei ihren Arbeiten zur Spezifität und Lokalisierung der Bindung eines heterologen experimentell hergestellten Antinierenserums haben PRESSMAN und Mitarbeiter (35) die bevorzugte Bindung an den Zellen der Basalmembran der Nierenglomeruli erst feststellen können, nachdem sie durch Absorption mit Blutgefäßzellen die Antikörper entfernten, die nicht nur Nieren-, sondern auch andere Organ-Antikörper mit z. B. solchen gegen Aortagewebe gemeinsam haben. Eine genauere Definierung dieses gemeinsamen Antigens gelang dann HILL und CRUICKSHANK (36) in dem Reticulum der Blutgefäße als einer Substanz vom histochemischen Charakter eines Mucopolysaccharids. COLE und Mitarbeiter (37) erhielten nach tryptischer Verdauung des Rattennierengewebes eine solche Mucopolysaccharid-Substanz, die mit dem von Kaninchen erhaltenen heterologen Anti-Ratten-Nieren-Antikörper präcipitierte, und GLYNN und HOLBOROW (7) haben, wie schon erwähnt, gefunden, daß, wenn Kaninchen mit β-hämolytischen Streptokokken, die in dem tryptischen Nierenverdauungsprodukt suspendiert sind, immunisiert werden, sie einen dem Ratten-Nieren-Antikörper sehr ähnlichen Antikörper bilden. Dieses Mucopolysaccharid-Substrat vermittelt auch, daß das Kaninchen-Anti-Ratten-Nieren-Serum nicht nur mit den Zellen der Basalmembran der Nierenglomeruli, sondern auch mit dem Reticulum vieler anderer Rattenorgane und auch mit Sarcolemm- und Neurilemm-Substanz reagiert, aber nicht mit Kollagen (CRUICKSHANK und HILL [38]).

Es sieht so aus, als ob das die primäre Schädigung auslösende Agens, das erst die Vorbedingung zur Auto-Antikörper-Bildung schafft, in erster

Linie die mesenchymalen Bindegewebszellen trifft, aus denen dann Reti-
culum- oder Kollagen-Substanzen die Matrix der Antigene liefert, die
zur Auto-Antikörperbildung führen, deren Vorhandensein daher bei allen
Krankheiten anzunehmen ist, die diese Systeme betreffen.

Ich streife zum Schluß die Frage, ob den Auto-Antikörpern eine
pathogenetische Bedeutung zukommt. Darauf ist nicht einfach „ja" oder
„nein" zu antworten. Ich habe mit Absicht die Arbeiten nicht herangezogen, die mit arthomologen Gewebe-Antikörpern eine pathogenetische
Bedeutung von Auto-Antikörpern beweisen wollen. In letzteren Fällen
werden relativ große Mengen Gewebs-Antikörper auf einmal in einen bis
dahin normalen Organismus injiziert, wobei noch zu berücksichtigen ist,
daß die experimentelle Erzeugung dieser Organ-Auto-Antikörper in der
Regel mit normalen und nicht vorher geschädigten Zellen geschieht, so
daß der Angriff der Antikörper weitgehend normale Zellen trifft.

Aber auch die pathogenetische Auswirkung von Gewebs-Antikörpern
bei dem Tier selbst, bei dem man die Antikörper experimentell unter
Mitwirkung von Adjuvantien (z. B. tote Tuberkelbacillen) erzeugt, soll
hier nicht zur Diskussion stehen. Sie ist zweifellos vorhanden. So konnte
FRICK (39) beim Kaninchen mittels der FREUNDschen Immunisierungs-
technik (40) (Mineralöl + tote Tuberkelbacillen) Antikörper gegen arteigenes Hirngewebe erzeugen, die den heterolog erzeugten Hirn-Anti-
körpern serologisch entsprachen. Bei der arthomologen experimentellen
Erzeugung von Nieren-Antikörpern erkrankten die Tiere mit Albuminurie und Hämaturie und wiesen p. m. pathologische Nierenveränderungen auf. Bei analoger Erzeugung von Lungen-Antikörpern erkrankte ein
Teil der Tiere an Pneumonitis und bei der Erzeugung von Herz-Antikör-
pern wiesen 30% der Tiere Myocardschädigungen auf (FRICK).

Daß also ein heterologer Organ-Antikörper sich pathogenetisch auswirken kann, ist seit MASUGIS Arbeiten bekannt. Daß ein arthomologer
Organ-Antikörper sich beim Tier, in dem er experimentell erzeugt wird,
pathogen sein kann, haben Sie soeben auf Grund der FRICKschen Beobachtungen gehört, und daß ein solcher Antikörper bei Injektion in einen
normalen Organismus schädigend wirken kann, ist eine Mengenfrage und
im Prinzip auf Grund der Experimente von SCHWENTKER und COM-
PLOIER (5), von CAVELTI (6), von PRESSMAN (1) u. a. zu bejahen.

Wie ist es nun aber bei einem spontan entstehenden Auto-Antikörper?
Wir wollen zunächst unterscheiden, ob er gegen eine Zelle gerichtet ist
oder nur, wie beim Lipoid-Auto-Antikörper der Lues, gegen ein intracelluläres Antigen.

Im letzteren Falle ist eine pathogenetische Bedeutung nicht anzunehmen. Der Antikörper ist frei im Plasma vorhanden, woraus hervorgeht, daß das entsprechende Antigen nur in geringem Grade disponibel
vorliegt. Aber selbst, wenn man relativ viel von dem betreffenden Antigen z. B. bei Lues vom PANGBORNschen Cardiolipoid, das nebenbei bemerkt aus Rinderherzen gewonnen wird und nicht unbedingt identisch
mit dem Lipoidantigen des syphilitisch erkrankten Menschen zu sein
braucht, einem Wassermann-positiven Luetiker intravenös geben würde,
um seine freien Wassermann-Antikörper abzusättigen, so würde man

m. E. voraussichtlich ebenso wenig bemerken, wie bei den Versuchen bei einer Gravida ante partum durch eine i. v. injizierte Lecithinemulsion (41) die Rh-Antikörper abzubinden, um deren diaplacentare Passage zu verhindern. Ferner dürfte, von der Gefahr der Infektion durch Spirochäten abgesehen, die Transfusion von Serum mit positiver Wassermann-Reaktion weder bei einem Gesunden noch bei einem Luetiker eine durch den Antikörper bedingte Schädigung verursachen.

Ich glaube daher die Ansicht vertreten zu können, daß Antikörper gegen in Blut gelöste Antigene, so lange deren Bindung an Antigene nicht in Massen, wie nach einer experimentellen intravenösen Injektion erfolgt, keine pathogenetische Bedeutung zukommt. Sie sind Begleiterscheinungen und Folgen primärer Zellschäden, aber sie sind nicht imstande, normale Zellen zu schädigen.

Wohl aber ist eine pathogenetische Auswirkung von Auto-Antikörpern im Prinzip da möglich, wenn es sich um Auto-Antikörper gegen Zellen handelt. Hier bedürfen die Auto-Antikörper gegen Blutzellen einer besonderen Erwähnung, denn sie gehören, dank den zahlreichen Arbeiten von HEILMEYER (42, 43) und seinem Mitarbeiter SCHUBOTHE (44—47), ferner von TISCHENDORF (48), LIPPELT (49, 50), SCHLEYER (51) und vielen anderen [Literatur bei H. SCHMIDT (52)], zu den bestbekannten Auto-Antikörpern und können offensichtlich Ursache hämolytischer Anämien sein. Sie können als sogenannte Kälte-Auto-Antikörper bei atypischer Viruspneumonie, Virusinfluenza und wahrscheinlich noch anderen Viruskrankheiten und als Wärmeagglutinine als Komplikation von malignen Affektionen des Knochenmarkes wie auch bei Systemerkrankungen, wie Lupus erythematosus und Periarteriitis nodosa auftreten, aber in vielen Fällen idiopathisch ohne uns bisher bekannte Ursache. Diese Auto-Antikörper wirken ohne Vermittlung anderer Substanzen direkt auf die Blutzellen und trotz teilweiser für die bekannten Antikörper ungewöhnlicher Eigenschaften, woraufhin SCHUBOTHE (53) die Antikörpernatur dieser Hämo-Auto-Antikörper in Zweifel stellte, entsprechen sie in ihrer Eigenschaft als Globuline [erwiesen durch den Coombstest (54)], ihrer Eluierbarkeit (55) und Spezifität den bei Antikörpern vorausgesetzten Merkmalen. Es treten aber auch Auto-Antikörper gegen Blutzellen auf, die nur bei Gegenwart einer die Blutzellen sensibilisierenden Substanz wirken, wie z. B. Pyramidon, Sedormid u. a., und ihre Antikörpereigenschaft ist diskutierbar.

Es gibt auch spezifische Auto-Antikörper gegen Thrombocyten und gegen Leukocyten. DAUSSET (56) erwähnt die Möglichkeit, daß alle drei Antikörper gegen Blutzellen gleichzeitig bei einem Patienten vorkommen, aber es ist bemerkenswert, daß Agglutination oder Lyse der dem Kranken eigenen Thrombo- und Leukocyten bisher noch nicht mit dem eigenen Serum des Kranken beobachtet sind (57), wohl aber Hämolyse durch Auto-Antikörper, und es liegen genügende Beobachtungen vor, um gerade diese Auto-Antikörper als schädlich zu bezeichnen.

Wenn man also im Prinzip Auto-Antikörpern eine gewisse pathogenetische Bedeutung zusprechen muß, so ist deren schädliche Auswirkung mindestens in klinischem Sinne durch rein quantitative Verhältnisse bedingt.

Nimmt man z. B. an, daß 1 ccm Serum eines Patienten mit durch Auto-Antikörper bedingter hämolytischer Anämie noch bei 1:5000 Verdünnung noch 0,5 ccm einer 1:1000 verdünnten Blutzellensuspension lösen kann, wobei angenommen werden soll, daß zur Lösung einer Blutzelle mindestens 40 Antikörpermoleküle sich an der Zelloberfläche binden müssen, dann läßt sich rechnerisch zeigen, daß 1 ccm Serum 25 Milliarden Blutzellen löst, mithin 1 Billion Antikörper enthalten muß, was bei einem Molekulargewicht von 150000 für das Antikörperglobulin einen Gehalt von etwa 1,25 Gamma Antikörperprotein pro 1 ccm Blut entspricht.

Ich schließe hiermit meine Ausführungen und hoffe, das Wesentliche über die Bedeutung, Vorkommen und Nachweis von Auto-Antikörpern gebracht zu haben.

Literatur.

SCHMIDT, H.: Fortschritte der Serologie. Darmstadt: Steinkopff 1953. Die zytotoxischen Antikörper. S. 830—891. — 1. PRESSMAN, D. u. Mitarb.: J. of Immunol. **59**, 141 (1948); **64**, 273, 281 (1950); **65**, 543, 559 (1950); **66**, 609 (1951); **67**, 15, 21 (1951). — 2. KRAKOWER, C. A. u. GREENSPON, S. A.: Arch. of Path. **51**, 529 (1951); J. Amer. chem. Soc. **72**, 2226 (1950). — 3. MASUGI, M.: Klin. Wschr. **14**, 373 (1935), dort frühere Lit. — 4. KAY, C. F.: J. exper. Med. **72**, 559 (1940). — 5. SCHWENTKER, F. F. u. F. C. COMPLOIER: J. exper. Med. **70**, 223 (1939). — 6. CAVELTI, PH. A. u. E. STAEHELIN-CAVELTI: Arch. Path. **39**, 148 (1945); **40**, 158, 163 (1945); **44**, 1, 119 (1947). — 7. GLYNN, L. E. u. E. J. HOLBOROW: Lancet No. 6732, **263 II**, 449 (1952). — 8. DODD, M. C., CL. STARR-WRIGHT, J. A. BAXTER, B. A. BOURONCLE u. H. J. WINN: Blood 8, 640 (1953). — 9. DAUSSET, J.: Blood 7, 816 (1952). — 10. SMADEL, J. E.: J. exper. Med. **64**, 621 (1936). — 11. SCHMIDT, H.: Fortschritte der Serologie. Darmstadt: Steinkopff 1950, S. 98. — 12. SARRE, H. u. H. MAHR: Klin. Wschr. **26**, 661 (1948). — 13. CANNON P. R. u. Ch. E. MARSHALL: J. of Immunol. **38**, 365 (1940). — CAVELTI, PH. A.: J. of Immunol. **49**, 365 (1944); **57**, 141 (1947). — SCHEIFFARTH, F. u. G. BERG: Klin. Wschr. **28**, 349 (1950). — 14. BOYDEN, ST. V.: J. exper. Med. **93**, 107 (1951). — 15. DIENES, J. L.: J. of Immunol. **15**, 153 (1928). — 16. FRICK, E. u. F. LAMP'L: Z. Hyg. **137**, 130 (1953). — 17. JERVIS, G. A., A. FERRARO, L. M. KOPELOFF u. N. KOPELOFF: Arch. of Neur. **45**, 733 (1941). — 18. PANGBORN, M. C.: Proc. Soc. exp. Biol. a. Med. 48, 484 (1941); J. biol. Chem. **168**, 351 (1947), dort frühere Lit. — 19. LOESCHKE, H. u. H. LEHMANN-FACIUS: Münch. med. Wschr. **73**, 1578 (1926). — 20. LANGE, K., M. A. GOLD, D. WEINER u. V. SIMON: J. Clin. Invest. **28**, 50 (1949). — 21. PFEIFFER, E. F. u. H. E. BRUCH: Erg. inn. Med. N. F. 4, 670 (1953). — 22. VORLAENDER, K. O.: Z. exper. Med. **118**, 352 (1952). — 23. EATON, M. D., MURPHY u. HANFORD: J. exper. Med. **79**, 539 (1944). — 24. SCHEIFFARTH, F. u. G. BERG: Klin. Wschr. **28**, 349 (1950); **31**, 441 (1953). — 25. BJÖRNEBOE, M., P. KRAG u. F. LUNDQUIST: Acta path. scand. **25**, 175 (1948), ref. Kongr. Zbl. **120**, 415 (1949). — 26. BROCKMAN, H., J. BRILL u. J. FRENDZEL: Klin. Wschr. **16**, 508 (1937). — 27. VORLAENDER, K. O.: Z. exper. Med. **120**, 9 (1952). — 28. FISCHER, Ö.: Z. Tbk. **68**, 50 (1933). — 29. ASCHKENASY, A.: Revue d'Immunol. **6**, 224 (1941). — 30. LEHMANN-FACIUS, H. u. H. LOESCHKE: Münch. med. Wschr. **73**, 1578 (1926). — 31. HIPPIUS, H.: Behring-Institut, Marburg/L., unveröffentlicht. — 32. ROEMER, G. B., A. SCHRADER u. W. SCHILD: Klin. Wschr. **31**, 946 (1953). — 33. KAHN, R. L.: Amer. J. Clin. Path. **19**, 347, 401 (1949). — 34. PELS-LEUSDEN, F.: Zbl. Bakter. I Orig. **155**, 301 (1950). — 35. PRESSMAN, D. u. B. SHERMAN: J. of Immun. **67**, 21 (1951). — PRESSMAN, D., B. SHERMAN u. L. KORNGOLD: Proc. Soc. Exper. Biol. a. Med. **80**, 427 (1952). — 36. HILL, A. G. S. u. B. CRUICKSHANK: Brit. J. Exper. Path. **34**, 27 (1953). — 37. COLE, L. R., W. J. CROMARTIE u. D. W. WATSON: Proc. Soc. Exper. Biol. a. Med. **77**, 498 (1951). — 38. CRUICKSHANK, B. u. A. G. S. HILL: J. of Path. a. Bact. **66**, 283 (1953). — 39. FRICK, E.: Klin. Wschr. **30**, 193 (1952). — 40. FREUND J. u. McDERMOTT: J. of Immun. **60**, 383 (1948). — 41. SIEGERT, R. u. W. SPIELMANN: Z. exper. Med. **115**, 491 (1950). — 42. HEILMEYER, L., FR. HAHN u. H. SCHUBOTHE: Klin. Wschr. **24/25**, 193 (1947). — 43. HEILMEYER, L. u. H. SCHUBOTHE: Sang **19**, 473 (1948); Med. Klin. **41**, 557 (1947). — 44. SCHUBOTHE,

H.: Zbl. Bakter. I Orig. **154**, 223 (1949). — 45. SCHUBOTHE, H. u. H. W. ALTMANN: Z. klin. Med. **146**, 428 (1950). — 46. SCHUBOTHE, H. u. M. MATTHES: Klin. Wschr. **29**, 228 (1951). — 47. SCHUBOTHE, H.: Dtsch. med. Wschr. **77**, 1515 (1952). — 48. TISCHENDORF, W., A. FRANK u. W. PUNIN: Klin. Wschr. **26**, 262, 403 (1948). — 49. LIPPELT, H.: Zbl. Bakter. I Orig, **154**, 217 (1949). — 50. LIPPELT, H. u. J. NOGALSKI: Klin. Wschr. **27**, 196 (1949). — 51. SCHLEYER, F.: Med. Mschr. **12**, 889 (1950). — 52. SCHMIDT, H.: Fortschritte der Serologie. Darmstadt: Steinkopff 1950, S. 717—735. — 53. SCHUBOTHE, H.: Diskussion Schweiz. med. Wschr. **83**, 1037 (1953). — 54. DAVIDSOHN, I. u. A. OYAMADA: Amer. J. Clin. Path. **23**, 101 (1953), ref. Kongr. Zbl. **146**, 166 (1953). — 55. KOMNINOS, Z. D. u. M. C. ROSENTHAL: J. Labor. a. Clin. Med. **41**, 887 (1951). — 56. DAUSSET, J., BERNARD u. TSEVRENIS: Rev. d'Hématol., Schweiz. med. Wschr. **83**, 1037 (1953). — 57. DAUSSET, J.: Schweiz. med. Wschr. **83**, 1037 (1953).

XXXVIII.

Aus der Medizinischen Universitätsklinik Bonn
(Direktor: Professor Dr. P. MARTINI).

Neuere Ergebnisse zum Auto-Immunisierungsproblem.

Von

K. O. VORLAENDER.

Mit 2 Textabbildungen.

Die für den Kliniker grundsätzliche Frage aus dem Auto-Immunisierungsproblem ist die folgende:

Kann die Reaktion eines Auto-Antikörpers, also eines Antikörpers gegen art- bzw. körpereigenes Gewebe oder Bestandteile eines solchen Gewebes, Krankheitsursache sein; oder kann sie den Verlauf einer klinischen Erkrankung maßgeblich beeinflussen?

Amerikanische Autoren (1) z. B. führen die Entstehung der akuten diffusen Glomerulonephritis auf die Bildung und Reaktion eines Auto-Antikörpers gegen Nierengewebe, genauer gesagt gegen die Endothelzellen der Glomeruluscapillaren, zurück.

Ätiologische Zusammenhänge zwischen Auto-Sensibilisierung und besonderem Krankheitsverlauf werden von JAHIEL (2) bei der Lymphogranulomatose, aber auch bei der multiplen Sklerose angenommen. Die Autoren erklären die Schübe und Remissionen dieser Erkrankung als Folge der Auswirkung von Auto-Antikörper-Reaktionen. Ähnliches steht für chronisch recidivierend verlaufende rheumatische Prozesse zur Diskussion. Schließlich wurde die Bedeutung von Auto-Antikörpern für die Klinik bestimmter hämatologischer Erkrankungen gerade in den letzten Jahren erkannt, wobei zunächst unberücksichtigt bleiben soll, ob eine Auto-Allergisierung gegen Organgewebe oder Organeiweiß zu der Antikörperbildung gegen Blutzellen und ihren klinischen Auswirkungen in direkte Parallele gesetzt werden darf.

Die Beispiele mögen genügen, um die Berechtigung der Frage nach der klinischen Bedeutung von Auto-Immunisierungsvorgängen zu begründen.

Zur Beantwortung darf der einfache, qualitative serologische Nachweis nicht genügen. Man hat zwar allein aus dem Nachweis der Existenz von Auto-Antikörpern gegen bestimmte Gewebe oder Gewebszellen Konsequenzen für die Klinik zu ziehen versucht; aber solche Betrachtungen bleiben Hypothesen, solange nicht bewiesen ist, daß zwischen dem Auto-Antikörper und dem zugehörigen Gewebe eine Reaktion eintritt und zu welchem Zeitpunkt der Erkrankung das geschieht.

Es sei daher zunächst eine ganz kurze Stellungnahme zur Frage nicht nur der qualitativen, sondern auch der quantitativen Erfassung von Auto-Immunisierungsvorgängen gestattet.

Hierzu hat sich nach eigenen Ergebnissen weder das bisher übliche Verfahren der Komplementbindung noch das der Kollodiumpartikelreaktion bewährt. Erst die 1953 von BOYDEN (3) ursprünglich für serologische Probleme der Tuberkulose entwickelte Methode der Agglutination mit Antigen beladener Blutkörperchen gestattet eine quantitative Bewertung.

Dazu werden menschliche Blutkörperchen nach Vorbehandlung mit Tanninsäure so verändert, daß sie Träger eines Antigens, also eines Gewebsextraktes, werden können. Oberflächenveränderungen durch Reaktion eines Antikörpers mit diesem an den Blutkörperchen haftenden Gewebsextrakt bewirken eine Agglutination der Erythrocyten, wobei letztere gleichsam als Indikator für die immunbiologische Reaktion gelten können.

Wenn man Blutgruppenfaktoren ausschließt, ist dieser qualitative Nachweis weniger Fehlern ausgesetzt, als es bei den bisher üblichen Methoden möglich war.

Zur quantitativen Bewertung ist zu sagen, daß eine einfache Serumtitration, also die Bestimmung derjenigen Serumverdünnung, bei der gerade noch eine Agglutination möglich ist, nicht zum Ziele führt. Agglutinationsphänomene kommen bis in höchste Verdünnungsstufen vor, wobei unspezifische Serumeigenschaften, vor allem die Auswirkung von Muco-Globulinen, verantwortlich zu machen sind.

Es ergab sich die Notwendigkeit, mit konstanten, also unverdünnten Seren zu arbeiten und durch Absorption diejenige Antigenkonzentration zu bestimmen, die geeignet ist, aus einem Serum den Auto-Antikörper vollständig zu binden und damit zu entfernen.

Voraussetzung ist die Wahl einer geeigneten, konstanten Blutkörperchenkonzentration (wir nehmen eine 2,5%ige Suspension) und weiterhin die Herstellung eines Standard-Antigens, also eines lyophil getrockneten Gewebsextraktes aus verschiedenartigen Geweben, der keinen weiteren Veränderungen mehr unterworfen sein kann und dessen Stickstoffgehalt mit der Mikro-Kjeldahl-Methode eingestellt ist.

Im Prinzip wird das auszuwertende Serum für die Dauer von zwei Stunden bei 37 Grad mit steigender Antigenverdünnung absorbiert und nach hochtourigem Abzentrifugieren sofort gegenüber einem Standard-Antigen nochmals ausgewertet: eine Agglutination kann jetzt nur dort eintreten, wo auch nach Absorption noch Antikörper im Serum vorhanden sind.

Es läßt sich auf diese Weise diejenige Antigenkonzentration bestimmen, die gerade noch in der Lage ist, einen Antikörper vollständig zu binden. Kleine Antikörpermengen werden natürlich durch wenig Antigen, große durch viel Antigen absorbiert. Je höher der Verdünnungsgrad des Antigens, desto kleiner muß also der Antikörpergehalt sein und umgekehrt.

Auch diese Methode hat ihre Fehlerquote: Bei Blutkörperchenüberschuß werden nicht alle Blutzellen mit Gewebsextrakt beladen, können also nicht reagieren. Damit geht der Nachweis kleinster Antikörpermengen verloren. Sehr große Antikörpermengen erfordern unter Umständen eine schwer erreichbare sehr hohe Konzentration der Antigenlösung. Die gleichen Ursachen sind es, die es verbieten, einfach durch Antigenverdünnung ohne nachfolgende Absorption die Grenze der erreichbaren Agglutination bestimmen zu wollen. Auch ist es nicht möglich, aus dem Stickstoffgehalt der kleinsten Extraktverdünnung, die als Antigen den Antikörper absorbiert, durch Umrechnung auf die absolute Eiweißmenge des Antikörpers zurückzuschließen. Man bedenke, daß das Antigen an die Blutkörperchenoberfläche gebunden ist, wodurch Fehler in der absoluten Größenbestimmung auftreten müssen.

16a*

Die Erfahrung an über 100 klinischen Fällen mit einer Mehrzahl von Einzelauswertungen hat aber gezeigt, daß die bei klinischen Erkrankungen nachweisbaren Auto-Antikörpermengen innerhalb der beschriebenen Fehlergrenzen zwar nicht in ihrer absoluten Größe, doch in relativen quantitativen Unterschieden erfaßbar sind.

Damit ergibt sich die Möglichkeit, das Ergebnis wiederholter serologischer Auswertungen zu den klinischen Daten bestimmter Erkrankungsformen in Beziehung zu setzen; es muß zunächst die Frage beantwortet werden: Was vermögen derartige Untersuchungen über die klinische Auswirkung von Auto-Immunisierungsvorgängen auszusagen? Dazu einige Beispiele:

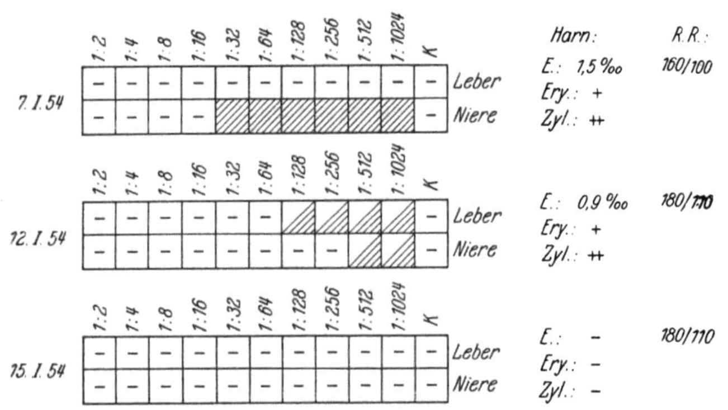

Abb. 1.

Abb. 1 zeigt Ihnen die wiederholte Auswertung des Serums von einem Patienten mit einer chronischen Glomerulonephritis und Übergang in Schrumpfniere, wobei diese klinische Diagnose auch durch den Ausfall wiederholter Clearance-Untersuchungen belegt ist. Zum Vergleich sind das Verhalten des Blutdrucks und die Urinbefunde mitangegeben.

Man erkennt zwei wesentliche Dinge, nämlich

1., daß wirklich im Verlauf der klinischen Erkrankung relative quantitative Unterschiede in der Antikörperkonzentration auftreten; man erkennt

2., daß die Auto-Antikörper nicht spezifisch, aber in relativ größerer Menge an dasjenige Organ gebunden werden, dessen Erkrankung auch klinisch im Vordergrund steht. (Alle Auswertungen werden prinzipiell mit mehreren Gewebsarten durchgeführt.)

Verfolgt man aber den serologischen Vorgang im Vergleich zu den Harnveränderungen und zum Verhalten der Blutdruckwerte, so zeigt sich keine sicher verwertbare Parallele: Zwar bessert sich der Urinbefund im Anschluß an einen Krankheitsschub, während gleichzeitig die Antikörperkonzentration abnimmt; aber der Blutdruck bleibt unverändert. Abb. 2 gibt ein weiteres Beispiel: Es handelt sich um das LIBMANN-SACHS-Syndrom, also einen Lupus erythematodes disseminatus acutus, kombiniert mit schweren Gelenk-Veränderungen, mit einer Carditis und mit Nierenbeteiligung. Die stationäre Behandlung der Kranken erforderte $1\frac{1}{2}$

Jahre, ein Zeitraum, in dem immer wieder Untersuchungen auf Auto-Antikörper durchgeführt wurden.

Die Kurve gibt einen sehr begrenzten Ausschnitt aus diesen Bestimmungen wieder. Aber man erkennt das positive serologische Ergebnis während eines frischen Krankheitsschubes, der sich klinisch durch Temperaturanstieg, durchzunehmende Gelenksymptome und durch Senkungs-

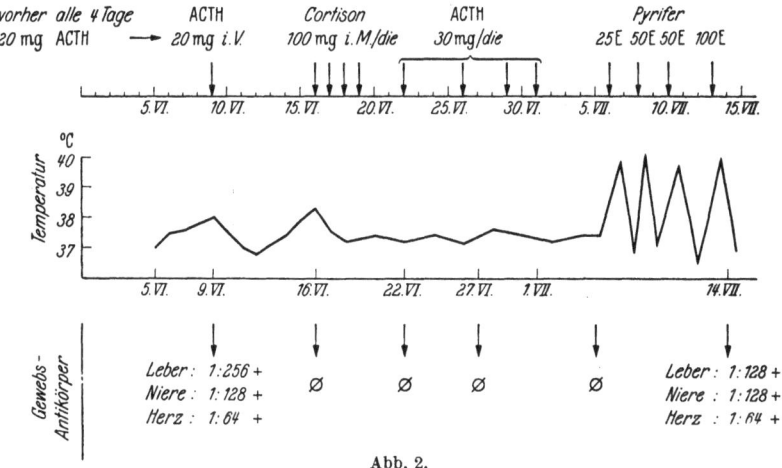

Abb. 2.

beschleunigung ausdrückt; man erkennt weiterhin, wie unter Cortison- und anschließender ACTH-Verabfolgung die serologischen Befunde negativ werden. Nach Absetzen der Hormonbehandlung kommt es erneut zum Rezidiv und nach einem therapeutischen Versuch mit Pyrifer sogar zum Auftreten neuer Hauterscheinungen. Zur gleichen Zeit werden auch wieder Gewebsantikörper nachweisbar. Das kann natürlich die Folge der Pyrifer-Injektionen sein und damit eine sogenannte anamnestische Reaktion ausdrücken. Der positive serologische Befund könnte aber auch Ausdruck der Aktivität des Krankheitsprozesses sein; auf diese Frage soll an anderer Stelle näher eingegangen werden.

Es ist aber nicht möglich, einen Antikörperverbrauch durch Reaktion mit dem Gewebe zu beweisen.

Auch ein weiteres Beispiel zeigt die Schwierigkeiten, die sich dem Beweis eines Antikörperverbrauches entgegenstellen: Es handelte sich um den Fall einer chronischen Hepatitis mit Übergang in Cirrhose, der über Monate serologisch verfolgt wurde und durch bioptische Untersuchungen gesichert ist. Das Verhalten der Auto-Antikörper in Vergleich zum Serumbilirubinspiegel und zum zeitlichen Eintritt notwendiger Ascitespunktionen erweckte hier den Eindruck, daß jeweils eine Ascitespunktion von einem Anstieg der Antikörper im Serum gefolgt war, aber damit ist nicht gesagt, daß vorher ein Verbrauch der Antikörpereiweiße stattgefunden hat.

Alle Beispiele zeigen also, daß der Antikörpergehalt im Serum von verschiedenartigen Faktoren bestimmt wird, nicht allein vom Verbrauch oder Nichtverbrauch im Gewebe. Ein Antikörperverbrauch als Vorbedingung für eine allergische Reaktion ist also unter klinischen Bedingungen auch durch quantitative serologische Bestimmungen nicht exakt zu beweisen. In diesem Zusammenhang hat auch die Messung der absoluten Komplementverminderung im Patientenserum, wie sie in Amerika als Beweis für den Antikörperverbrauch bewertet wird, enttäuscht, weil auch unspezifische Faktoren das Serumkomplement vermindern können.

Bindende Aussagen über die Bedeutung der Autoimmunisierung für Entstehung oder Verlaufsbeeinflussung klinischer Erkrankungen sind also aus Untersuchungen der Patientenseren allein nicht möglich.

Es gelang, aus Tierversuchen näheren Einblick in die Entstehungsbedingungen für Auto-Antikörper zu erlangen.

Nach CAVELTI (4), FREUND (5) und anderen gelingt eine künstliche Sensibilisierung gegen artgleiches Gewebe, also die experimentelle Erzeugung von Auto-Antikörpern nur dann, wenn man dieses Gewebe zusammen mit Bakterien parenteral injiziert.

Einzig auslösendes Agens für einen analogen Autoimmunisierungsvorgang kann unter klinischen Bedingungen nur der initiale Infekt sein.

Es ließ sich zunächst im Experiment bestätigen, daß eine Autoallergisierung tatsächlich als alleinige Folge eines Infektes zustandekommen kann. Nach gemeinsamen Untersuchungen mit FITTING sind hierzu zwei Wege möglich:

1. Wenn man Tieren wiederholt lebende oder abgetötete Streptokokken injiziert, können Auto-Antikörper gegen das Gefäßbindegewebe aus verschiedenen Organen, z. B. Herz, Leber, Niere, entstehen, ohne daß dabei die Sensibilisierung gegen diese bakteriellen Antigene zu histologischen Gewebsveränderungen geführt haben muß. Man könnte daran denken, daß man in solchen Fällen nur Antikörper gegen Bakterien nachweist, die nach Bindung dieser Bakterien an Gewebszellen einfach auf diese Zellen hingelenkt würden. Absorptionsversuche sprechen gegen diese Annahme. Wahrscheinlicher ist es, daß aus der Bindung der Bakterien oder ihrer Stoffwechselprodukte an die Gewebszellen ein neues, komplexes Autoallergen entsteht, das seinerseits die Antikörperbildung veranlaßt. Das geschieht in zeitlicher Abhängigkeit vom Grundprozeß und darum haben auch FISCHEL und PAULI (6) unter ähnlichen Vorstellungen beim Rheumatismus von einer sogenannten ,,Phasenreaktion'' gesprochen.

2. Eine über genügend lange Zeit fortgeführte Sensibilisierung gegen Bakterien, aber auch gegen andere artfremde Eiweiße führt nach Ergebnissen von SIEGMUND (7), DIETRICH (8), MURPHY und SWIFT (9), KLINGE (10) und anderen zu Gewebsveränderungen, die zumeist als allergische Entzündung charakterisiert wurden.

In eigenen Versuchen ergab sich, daß auch unter dem Einfluß eines derartigen entzündlichen Geschehens sekundär eine Auto-Antikörper-Bildung auftreten kann.

Tiere, die einen positiven diesbezüglichen Befund aufwiesen, ließen histologisch nur produktive Gewebsveränderungen erkennen.

Injiziert man aber vermehrungsfähige Erreger, so kann das Bild einer Sepsis entstehen. Bei Tieren mit septischen Prozessen wurden zu keiner Zeit der Krankheitsentwicklung Auto-Antikörper nachweisbar, was wiederum mit dem Ergebnis klinischer Untersuchungen in Übereinstimmung steht.

Nach KLINGE sind nur hoch immunisierte Tiere zu produktiven Gewebsreaktionen befähigt, Tiere ohne Immunitätsleistung erliegen der Sepsis. Der hohe Immunisierungsgrad ist dabei aber bedingt durch die Sensibilisierung gegen die bakteriellen oder nichtbakteriellen Fremdeiweiße. Offenbar werden erst dann unter dem Einfluß der Entzündung Stoffe frei, die nun ihrerseits zur Antikörperbildung führen. Diese Auto-Antikörper verhalten sich nicht organspezifisch, richten sich aber gegen Extrakte vor allem aus solchen Geweben, die sich auch histologisch als verändert erweisen. Übertragungsversuche von Tierseren mit hohem Auto-Antikörpergehalt auf andere gesunde Tiere blieben ohne Auswirkung.

Die Versuche sprechen also dafür, daß nicht die Sensibilisierung gegen Gewebe und die dadurch erfolgte Gewebsantikörperbildung zu den charakteristischen histologischen Gewebsveränderungen geführt haben kann, sondern daß umgekehrt die entzündliche Gewebsschädigung Ursache der nachfolgenden Autoallergisierung ist, die nun auch ihrerseits Ausdruck der hohen Immunitätsleistung solcher Tiere wird.

Nach dieser Auffassung gibt es keine Autoallergisierung in dem Sinne, daß sich der Körper gegen seine eigenen Zellen oder Gewebseiweiße zu sensibilisieren vermag, ohne daß Veränderungen vorausgegangen sind, welche diese Autoallergenbildung ermöglicht haben. Zu ähnlicher Auffassung kam DOERR aus anderen, zum Teil auch theoretischen Gründen. Diese sogenannte Autoallergisierung ist damit immer ein sekundäres Ereignis und setzt Einwirkungen voraus, die Körperzellen oder lösliche Eiweiße im Sinne der Blutfremdwerdung beeinflußt haben. Die Auto-Antikörper-Bildung kann danach nicht primäre Krankheitsursache sein, womit die erste der eingangs gestellten Fragen im Gegensatz zur Auffassung einiger amerikanischer Autoren ablehnend beantwortet wird.

Parallelen ergeben sich auch zur Klinik hämatologischer Erkrankungen: Vor nicht langer Zeit haben BETKE, RICHARZ, VIVELL und SCHUBOTHE (11) den Fall einer erworbenen hämolytischen Anämie bei einer Coxsackieinfektion beschrieben. Bezüglich der Entstehung von Auto-Antikörpern gegen die Erythrocyten werden auch hier die Möglichkeiten diskutiert, daß entweder das Virus an der Blutzelle haftet und den Virus-Antikörper auf diese Blutzelle lenkt, oder daß unter Einfluß der Infektion eine Veränderung am Blutkörperchen eintritt, die den Charakter des Artfremden bewirkt und damit die Sensibilisierung ermöglicht.

Weiterhin wurde bei menschlichen Nierenerkrankungen untersucht, inwieweit der entzündliche Charakter einer Organschädigung Voraussetzung für die Autosensibilisierung ist. Dazu wurden bei 34 klinischen Fällen von Nierenerkrankungen verschiedener Ätiologie die serologischen Bestimmungen in Vergleich gesetzt zum Ergebnis der heute in der Diagnostik üblichen Clearance-Untersuchungen. Es fand sich, daß der Grad der Funktionseinschränkung, wie sie sich durch Veränderungen der Glomerulusfiltration bzw. der Nierendurchblutung darstellt, keinen Ausdruck im serologischen Ergebnis hat, daß also ein Auto-Antikörper-Nachweis nicht ganz allgemein bei Organschädigung gelingt. Ein positiver serologischer Befund wurde immer nur bei einwandfrei entzündlicherÄtiologie der Nierenerkrankung ermittelt und zum Beispiel bei Nephrosklerosen oder bei Cystennieren auch dann nicht gefunden, wenn nach den Clearance-Ergebnissen eine erhebliche Funktionseinschränkung vorlag.

Der positive serologische Befund ist also nicht Ausdruck der Organschädigung schlechthin, sondern diagnostischer Hinweis auf ihre entzündliche Ätiologie und möglicherweise, jedenfalls bei den Formen des „infektiösen Rheumatismus", Ausdruck der Aktivität des Grundprozesses.

Es bleibt noch die Frage zu besprechen, ob Zusammenhänge zwischen Autoallergisierung und der chronisch-schubweisen Verlaufsform einer klinischen Erkrankung bewiesen sind.

Auto-Antikörper werden dank ihrer Hapten-Natur von normalen Zellen oder Gewebseiweißen gebunden, wenn auch nicht erzeugt. Dieser Umstand ist es auch, der die Beibehaltung des Begriffes „Auto-Antikörper" gestattet.

Diese Bindung kann bei Blutkörperchen zur Hämolyse führen; die Frage aber, ob die Bindung auch eines gegen Gewebe gerichteten Auto-Antikörpers an sein Substrat zu ähnlicher Auswirkung, also zur Zellschädigung oder zur histologisch faßbaren Gewebsveränderung führen kann, ist bis heute eher negativ als positiv beantwortet worden.

Die Nachprüfung der CAVELTIschen Befunde, nach denen Auto-Antikörper sowohl eine Nephritis wie auch rheumatische Granulome hervorrufen können, blieb nicht allein in den Händen von HUMPHREY (12) ergebnislos. Eigene Übertragungsversuche hochpositiver Seren auf gesunde Tiere der gleichen Art waren ebenfalls, wie bereits kurz gestreift wurde, ohne klinische oder histologisch faßbare Auswirkung.

Andererseits sind in jüngster Zeit von JAHN (13) Untersuchungen an Gewebekulturen mitgeteilt worden, wonach doch eine Schädigung auch von Zellen innerhalb eines Gewebsverbandes durch Auto-Antikörper möglich sein soll. Aber es handelt sich hier offenbar um zellständige Antikörper.

Die Beurteilung des Problems wird also auch dadurch erschwert, daß man mit mehreren Arten von Gewebsauto-Antikörpern zu rechnen hat, deren Auswirkungen vielleicht verschieden sein können; den zuletzt angeführten zellständigen Auto-Antikörpern stehen die im Serum nachweisbaren Auto-Antikörper gegenüber; diese letzteren wieder wurden verschieden charakterisiert, nämlich entweder gegen Zellen als solche oder gegen Stoffe gerichtet, die erst unter dem Ablauf der Entzündung gebildet werden.

Eigene Versuche haben nun immer wieder gezeigt, daß die Bindung der im Serum nachweisbaren Auto-Antikörper vorwiegend an solches Gewebe erfolgt, das auch klinisch erkrankt oder verändert ist. Der Befund läßt daran denken, ob nicht in derart entzündlichem Gewebe die Autoallergene zum größeren Teil am Ort der Schädigung verbleiben und nur zum kleineren Teil ins Blut und an das RES gelangen. Jeder unspezifische Einfluß, der die Wiederausschüttung dieser Auto-Antikörper zu provozieren vermag, müßte ihre neue Bindung an immer das gleiche Organ oder Gewebe zur Folge haben. Anders ausgedrückt, würde ein unspezifischer Reiz durch die Autoimmunisierung immer wieder auf ein bestimmtes Organ hingelenkt werden, er würde also dorthin lokalisiert werden, wo sich die primäre Entzündung ausgewirkt hatte.

Doch bleiben die Konsequenzen einer solchen wiederholten Bindung der Auto-Antikörper am Ort der primären Entzündung hypothetisch, solange nicht näheres über die Art der unter Einfluß dieser Entzündung entstandenen Autoallergene bekannt ist. Wir wissen nicht, ob es sich um Enzündungsstoffe handeln kann, wie sie MENKIN (14) beschrieben hat oder um Fermente oder um Paraproteine, die beim Eiweißabbau entstehen.

Zusammenfassend sind Auto-Antikörper die sekundäre Folge einer mikrobiellen Infektion oder einer allergischen im Gewebe ablaufenden Entzündung. Damit können sie nicht primäre Krankheitsursache, vielleicht aber Ausdruck der Aktivität des zugrundeliegenden entzündlichen Gewebsvorganges sein, eine Tatsache, die klinisch-diagnostisches Interesse beanspruchen darf.

Mögliche pathogenetische Zusammenhänge zwischen Autoallergisierung und besonderer, nämlich chronisch-rezidivierender Verlaufsform bestimmter klinischer Erkrankungen sind bis heute nicht einwandfrei bewiesen und setzen die nähere Kenntnis über die Art der unter der Entzündung entstehenden Stoffe voraus.

Literatur.

1. LANGE, K., M. A. GOLD, D. WEINER und V. SIMON: J. Clin. Invest. 28, 50 (1949). — 2. JAHIEL, R. H. und R. JAHIEL: J. Allergy 21, 102 (1950). — 3. BOYDEN, ST. V.: J. of exper. Med. 93, 107 (1951). — 4. CAVELTI, PH. A.: Schweiz. Med. Wschr. 1948, 83. — 5. FREUND und McDERMOTT: J. Immunol. 60, 383 (1948). — 6. FISCHEL, E. E. und R. H. PAULI: J. exper. Med. 89, 669 (1949). — 7. SIEGMUND, H.: Verhandlg. Dtsch. Gesellsch. Pathol. N 20, 1925. — 8. DIETRICH, A.: Z. ges. exper. Med. 50, 85 (1926). — 9. MURPHY, G. E. und H. F. SWIFT: J. exper. Med. 89, 687 (1949). — 10. KLINGE, F.: Ergebn. d. allg. Pathol. Bd. 27 „Der Rheumatismus" 1933, 236ff. — 11. BETKE, K., H. RICHARZ, H. SCHUBOTHE und O. VIVELL: Klin. Wschr. 1953, 373. — 12. HUMPHREY, J. H.: J. Pathol. a. Bacteriol. 60, 211 (1948). — 13. JAHN, B.: Virchow's Archiv 324, 65 (1953). — 14. MENKIN, V.: a) Arbeitstagung Nauheim Juni 1953; b) New Concepts of Inflammation: Springfield/Illinois, 1950.

XXXIX.

Aus der I. Medizinischen Universitätsklinik der Charité Berlin
(Direktor: Prof. Dr. Th. BRUGSCH).

Klinik und Diagnostik erworbener hämolytischer Anämien.

Von

H. H. HENNEMANN.

Von den Substanzen mit Auto-Antikörperwirkung haben die erythrocytenspezifischen Serumfaktoren eine sichere pathogenetische Bedeutung, da sie die Ursache des größten Teiles der erworbenen hämolytischen Anämien darstellen. Unter den verschiedenen hämagglutinierenden und hämolysierenden Serumbestandteilen spielen die bei Körpertemperatur wirksamen, mit dem Coombstest nachweisbaren sogenannten inkompletten Auto-Antikörper die größte praktische Rolle.

Wir haben in den letzten Jahren 20 erworbene hämolytische Anämien klinisch beobachten und serologisch analysieren können. Hierbei waren 15 symptomatische hämolytische Anämien in Begleitung einer anderen

Tabelle 1. 20 erworbene hämylotische Anämien.

	Anzahl der Fälle	Geschlechts-verteilung
A. Symptomatisch bei		
lymphoidzelliger Reticulose	4	
chronischer Lymphadenose	1	
Lymphogranulomatose	1	♀:8
Osteomyeloreticulose	3	♂:7
γ-Plasmozytom	1	
Zustand nach Hepatitis epidemica	1	
Lebercirrhose	1	
perniziöser Anämie..................	3	
B. Idiopathisch	5	♀:3 ♂:2

Grundkrankheit und 5 idiopathische Verlaufsformen, bei denen eine andere Erkrankung nicht festgestellt werden konnte. Es überwogen also die symptomatischen hämolytischen Anämien im Verhältnis 3:1, während Dausset in Paris im Gegensatz hierzu häufiger idiopathische Krankheitsbilder sah.

Tabelle 2. Häufigkeit Coombstest-positiver Fälle.

Erkrankung	Zahl der untersuchten Fälle	davon mit positivem Coombstest
Lymphatische Leukämie	20	1
Myeloische Leukämie	13	
Paramyeloblastenleukämie	2	1
Lymphogranulomatose	13	1
Lymphoidzellige Reticulose	4	4
Osteomyeloreticulose	6	3
γ-Plasmozytom	10	1
Perniziöse Anämie................	17	6 schwach positiv
Hepatitis epidemica	15	1 schwach positiv
Zustand nach Hepatitis epidemica .. (posthepatitisches Syndrom)	15	1
Chronische Hepatitis	7	
Lebercirrhose	12	1

Aus dieser Aufstellung (Tabelle 1) ersieht man, bei welcher Erkrankung wir durch sogenannte Auto-Antikörper bedingte hämolytische Anämien gefunden haben, wobei ihr gehäuftes Auftreten bei lymphoidzelligen Retikulosen, der Osteomyeloretikulose und der Perniciosa auffällig ist. Am Patientengut überwiegen leicht die Frauen.

Auf die grundsätzliche Frage, ob derartige hämolytische Zustände häufig vorkommen, gibt die Tabelle 2 Auskunft. Wir haben bei den Erkrankungen, die erfahrungsgemäß am häufigsten mit positivem Coombs-test einhergehen, laufend serologische Untersuchungen durchgeführt und man erkennt, um nur einige Beispiele herauszugreifen, daß von 20 lymphatischen Leukämien nur 1 Fall einen positiven Coombstest hatte, während 13 Myelosen sämtlich negativ reagierten. Von 13 Lymphogranulomatosen war 1 Fall positiv, von 6 Osteomyeloretikulosen 3, während alle 4 untersuchten lymphoidzelligen Retikulosen positiv reagierten. Ein schwach positiver Coombstest fand sich relativ häufig bei der perniziösen Anämie, auch einmal bei einer Hepatitis epidemica, ohne daß hier hämolytische Veränderungen bestanden. Das in der Literatur viel diskutierte posthepatitische Syndrom mit intermittierender Hyperbilirubinämie haben wir von 15 Untersuchungen in einem Fall positiv gefunden, wobei auch hämolytische Veränderungen bestanden. Alle chronischen Hepatitiden waren dagegen negativ und von 12 Lebercirrhosen reagierte eine mit hämolytischer Anämie positiv. Wir dürfen also sagen, daß die durch sogenannte inkomplette Auto-Antikörper bedingte hämolytische Anämie selten vorkommt. Das wird auch aus der nächsten Tabelle erkenntlich: Hier haben wir Leukämien und Lymphogranulomatosen klinisch (jedoch leider ohne Verwendung von Isotopen, wobei die Ausbeute sicher größer gewesen wäre) auf hämolytische Zeichen untersucht. Dabei waren unter 49 Leukämien 4 sichere und 3 fragliche hämolytische Anämien und nur in einem Fall der Coombstest positiv. Unter 52 Lymphogranulomatosen war nur eine hämolytische Anämie, diese mit positivem Coombstest. Symptomatische hämolytische Veränderungen brauchen also nicht etwa nur antikörperbedingt zu sein.

Die idiopathischen Verlaufsformen zeigten zumeist eine hochgradige Anämie mit Subikterus, nur einmal bestand ein ausgeprägter Ikterus. Die symptomatischen Hämolysen waren oft der Anämie des Grundleidens beigesellt, ohne daß sie diese immer alleine ausreichend erklärt hätten. Um in solchen Fällen die Bezeichnung „hämolytische Anämie" oder „Ikterus" zu vermeiden, ist es besser, vom „hämolytischen Syndrom" zu sprechen analog den „hemolytic disorders" des angelsächsischen Schrifttums. Die oft nur leicht herabgesetzte osmotische Resistenz der roten Blutzellen, ihre zumeist verstärkte mechanische Verletzlichkeit und Mikrocytose sind kennzeichnende Veränderungen der Erythrocyten.

Gelegentlich bestand auch eine Leukopenie und Thrombocytopenie, die vermutlich ebenfalls serologisch bedingt waren. Man muß bei den zur Rede stehenden erworbenen hämolytischen Anämien stets mit der Möglichkeit des Vorkommens mehrerer verschiedenartiger irregulärer spezifischer und unspezifischer Antikörper rechnen, wenngleich das nur gelegentlich der Fall zu sein scheint. So waren z. B. in einem Fall die Wassermann-Nebenreaktionen positiv, nach Behandlung der Anämie mit ACTH und Splenektomie negativ. Eine Infektion war sicher auszuschließen. Auch hierbei wird es sich um irreguläre Antikörper gegen lipoidhaltige Antigene gehandelt haben. Auch waren vereinzelt hochavide Kälteagglutinine vorhanden. Dagegen konnten wir die von Lucia und Hunt erhobene Beobachtung des gehäuften Vorkommens der Blutgruppe 0 unter den Patienten mit erworbener hämolytischer Anämie nicht bestätigen.

Von den serologischen Untersuchungen war bei allen Patienten der direkte Coombstest positiv, der indirekte dagegen nur in drei Fällen. In vier Fällen mit positivem Coombstest zeigte die Zusammenballung der Erythrocyten in hochviskösen Medien (AB-Serum, Gelatine, Dextran, Kollidon) das Vorhandensein von Substanzen mit Auto-Antikörperwirkung an. In drei weiteren Fällen war diese Reaktion positiv, nachdem die Erythrocyten mit Trypsin behandelt worden waren. Der Trypsintest selbst, den wir nur in der Hälfte der Fälle durchführen konnten, war stets negativ. Der Coombstest erwies sich also als das sicherste Verfahren zum Nachweis der Substanzen vom Charakter inkompletter Auto-Antikörper.

Die dringende Frage, wie es zum Auftreten derartiger Substanzen kommen kann, ist noch ungeklärt. An anderer Stelle haben wir auf die in den meisten Fällen nachweisbare Verschiebung im Serumeiweißbild aufmerksam gemacht und zum Ausdruck gebracht, daß die Substanzen vom Charakter inkompletter Auto-Antikörper bei Eiweißstoffwechsel- bzw. -synthesestörungen entstehen können. Ist dagegen eine quantitative Verschiebung der Serumeiweißkörper im Sinne einer Dysproteinämie nicht nachweisbar, steht zur Diskussion, ob die mit dem Coombstest nachweisbaren Eiweißsubstanzen mit Antikörperwirkung nicht das einzige Zeichen einer Eiweißstoffwechselstörung sind. Wir haben daher für solche Substanzen die Bezeichnung „Pseudoimmunoproteine" vorgeschlagen und SCHUBOTHE nannte sie jüngst „Paraantikörper". Die Tatsache, daß sie anscheinend auch gelegentlich spezifischen Charakter haben können, wie im Schrifttum in vereinzelten Fällen mitgeteilt wird, braucht an der Auffassung eines derartigen Entstehungsmechanismus nichts zu ändern.

Bei der Behandlung der symptomatischen hämolytischen Syndrome wird man zunächst auf das Grundleiden Rücksicht nehmen. Bluttransfusionen werden bei den serologisch bedingten hämolytischen Anämien nicht immer gut vertragen, vor allem dann nicht, wenn sie sehr hochgradig sind. Dagegen kann man mit ACTH eindrucksvolle Besserungen des klinischen Bildes erzielen. Die hämolytischen Erscheinungen gehen zurück und der Coombstest kann negativ werden, wenngleich er etwa in der Hälfte der Fälle nur schwächer wird oder sogar unverändert positiv bleiben kann. Die Erklärung, daß ACTH die Antikörperproduktion hemmt, genügt in solchen Fällen zweifellos nicht. Man muß vielmehr annehmen, daß durch das Hormon vielleicht über eine Inaktivierung lytisch wirkender Substanzen wie z. B. Lysolecithin (MOULINIER und SARRAT) der hämolytische Mechanismus unterbrochen werden kann.

Bei den idiopathischen Verlaufsformen, deren Prognose ohne Behandlung im allgemeinen sehr ungünstig ist, hat die Splenektomie die nachhaltigste Wirkung. Wir haben bisher zwei Patientinnen splenektomieren lassen, in beiden Fällen mit sehr gutem Erfolg. In dem einen Fall war der Coombstest 14 Tage nach der Operation zwar noch positiv, hämolytische Zeichen waren jedoch nicht mehr nachweisbar. Gerade bei dieser Patientin war bemerkenswert, daß sie beinahe alljährlich seit ihrem 15. Lebensjahr hämolytische Schübe bekam, die sich auch ohne gezielte Behandlung meist im Verlauf von 2—3 Monaten spontan besserten. Die zweite Patientin, deren Kurve ich Ihnen zum Abschluß zeigen möchte, wurde zur Splenektomie mit Bluttransfusionen und ACTH vorbehandelt. Kurz vor der Operation betrug das Hämoglobin 73%, die Zahl der Reticulocyten aber noch $135^0/_{00}$ und es bestand ein Ikterus von 3,18 mg% Bilirubin. Die osmotische Resistenz der Erythrocyten war erniedrigt, ihre mechanische Verletzlichkeit mit 81% Hämolyse hochgradig gesteigert. Nach der Splenektomie stieg das Hämoglobin schnell auf normale Werte, die Reticulocytose verschwand und der Ikterus ging innerhalb weniger Tage zurück. Die osmotische und mechanische Resistenz der Erythrocyten normalisierten sich. In diesem Fall war der Coombstest etwa 2 Wochen nach der Operation negativ, wenngleich sich in Dextran und Gelatine noch eine Zusammenballung der Erythrocyten nachweisen ließ.

Literatur.

DAUSSET, J.: Concours méd., Paris 1952, 2095. — GILLERT, K. E. und H. H. HENNEMANN: 6. Internationaler Mikrobiologenkongreß, Rom 1953. — HENNEMANN, H. H. und K. E. GILLERT: Dtsch. Arch. klin. Med. 201, 158, 1954. — LUCIA, S. P. und M. L. HUNT: Sience 118, 183 (1953). — MOULINIER, J. und P. SARRAT: 4. Europäischer Hämatologenkongreß, Amsterdam 1953. — SCHUBOTHE, H.: Schweiz. Med. Wschr. 83, 1041 (1953).

XL.

Aus der Medizinischen Universitätsklinik Zürich
(Direktor Prof. W. LÖFFLER)
und aus der Medizinischen Abteilung des Bürgerspitals Solothurn
(Chefarzt: S. MOESCHLIN).

Die Sulfapyridin-Agranulocytose als Immuno-Leukopenie.

Von

SVEN MOESCHLIN.

Mit 2 Textabbildungen.

1952 haben wir im Rahmen dieses Kongresses erstmals über experimentelle Untersuchungen zur Abklärung des näheren Mechanismus der Pyramidon-Agranulocytose berichtet. Es gelang uns, bei dieser Agranulocytose-Form auf dem Höhepunkt der Erkrankung im Serum ein sehr stark wirkendes Leukocyten-Agglutinin und eine hierdurch bedingte massive periphere Zerstörung der Leukocyten nachzuweisen. Seither haben wir in den letzten 3 Jahren auch bei Leukopenien anderer Genese nach dem Vorhandensein solcher Leukocyten-Agglutinine gesucht und bisher 14 Fälle von solchen Immunoleukopenien nachweisen können, die in der folgenden Tabelle zusammengestellt sind: (Tabelle 1).

Weitere Autoren haben unsere Beobachtungen bestätigt, so DAUSSET und NENNA in Paris, KISSMEYER und NIELSEN in Dänemark, GOUDSMIT und VAN LOGHEM in Amsterdam, MIESCHER in Lausanne und NYFELDT in Dänemark. Experimentell gelang es (MOESCHLIN, MEYER, ISRAELS und GLOOR) solche Immunoagranulocytosen durch agglutinierende Anti-Leukocyten-Sera beim Kaninchen und bei Ratten zu

Tabelle 1. Immunoleukopenien.

Fall	Ursache	Jahr	Lkc-Agglutin.	Transf. Versuch	Tier-Versuch
1 (42; ♀)	Pyramidon	1951	+++	+++	
2 (40; ♂)	Virus-Pneumonie	51/52	—	+++	++
3 (22; ♀)	Mononukleosis inf.	1952	+++		—
4 (37; ♀)	Lupus eryth.	1952	+++		—
5 (43; ♀)	Lupus eryth.	1953	+++		—
6 (65; ♀)	Pyramidon	1953	+++		+++
7 (32; ♂)	Felty	1953	++		—
8 (67; ♀)	Pyramidon	1953	+++		—
9 (18; ♀)	Lupus eryth.	1953	+++		—
10 (57; ♂)	Sulfapyridin	1954	+++		—
11 (56; ♀)	Plasmocytom	53/54	+++		—
12 (72; ♀)	Milz-Tbc ?	53/54	+++		—
13 (26; ♀)	Pyramidon ?	1954	+++		—
14 (34; ♀)	Pyramidon	1954	+++		—

reproduzieren (LINKE und WENTZE). Im folgenden sei von den in der obigen Tabelle aufgeführten Fällen die Sulfapyridin-Agranulocytose besprochen, für die BICKEL und DUBOIS-FERRIÈRE (1943) zeigten, daß auch hier eine allergische und nicht eine toxische Form vorliegt.

Vorgeschichte: Es handelte sich um einen 57j. Mann mit „Morbus Duhring" der auswärts während 3 Wochen mit dem hier spezifisch wirkenden Sulfon, „Sulfapyridin" (4 g täglich) behandelt wurde. Im Verlauf dieser Behandlung entwickelte sich eine typische neutrophile Agranulocytose mit einem Abfall der Leukocyten auf 1300, wobei aber die bei dieser Hauterkrankung typische Eosinophilie auch während der Agranulocytose mit noch 50% bestehen blieb.

Blutbild: Vor Beginn der Sulfapyridin-Therapie (19. 12. 1953): Hb.: 108%, Erythro. 5,1 Mill., Lkc. 5600, Differenzierung: Neutro. 67%, davon Stabkernige 11%, Eosino. 9% (= 504 Eos.) Basophile $1\frac{1}{2}$% Mono. 12,5%, Lympho. 9,5%, Plasmazellen 0,5%.

Blutbild nach 3 Wochen Sulfapyridin-Therapie (16. 1. 1954): Hb. 73%, Erythro. 3,3 Mill., FJ. 1,1, Lkc. 1300. Differenzierung: Neutro. 0%, Eosino. 54% (= 702!), Mono. 6%, Lyz. 40%, Retikuloc. 43‰. Keine Innenkörper mehr nachzuweisen.

Verlauf: Unter Abschirmung von Penicillin und Streptomycin rasche Erholung. Die Leukocyten steigen innert einer Woche wieder auf 4000 und erreichen nach 14 Tagen sogar 22000 mit 17500 Neutrophilen. Die Eosinophilen fallen in der Heilungsphase zuerst etwas ab um dann nach dem Abklingen der neutrophilen Leukocytose auf maximale Werte von 5000 anzusteigen.

Durchgeführte Untersuchungen: Leukocyten — Agglutinationsprobe nach der von uns anderweitig beschriebenen Technik (MOESCHLIN und SCHMID) ergab die folgenden Resultate (Tabelle 2 und Abb. 1).

In einem weiteren Versuche wurden noch sorgfältig gewaschene Leukocyten von zwei mit Sulfapyridin vorbehandelten Patienten verwendet. Die Agglutinationsproben dieser Leukocyten mit dem Serum des blutgruppengleichen Agranulocytose-Patienten vom 6. und 8. Tag fielen negativ aus. Die Injektion (i. v. und i. k.) des Serums vom 2. und 3. Tag an, Meerschweinchen und Kaninchen, führte zu keiner langdauernden Leukopenie. Es ließen sich also keine heterophilen Agglutinine nachweisen.

Tabelle 2. Lkc-Agglutination bei Sulfapyridin-Agranulocytose.

Tag:	2.	3.	5.	9.	11.	15.	30.
Agrc.Serum	+++	++	+—	—	—	—	—
30 Min. 56° C erhitztes Agrc-Serum	++++	+++	+	+—	—	—	—
30 Min. 65° C erhitztes Agrc.-Serum	—	—	—	—	—	—	—
Kontroll-Serum	—	—	—	—	—	—	—
Agrc.-Serum mit Sulfapyridin (20 mg%)			++++	+++	++	+—	—
Kontroll-Serum + Sulfapyridin (20 mg%)			—	—	—	—	—
Agrc.-Serum + Sulfapyridin-Lkc. gewaschene			·+—	+—	—	—	—

Diskussion der Befunde.

Die obigen Versuche zeigen also, daß sich bei der Sulfapyridin-Agranulocytose auf dem Höhepunkt der Agranulocytose, analog zu den Beobachtungen bei der Pyramidon-Agranulocytose (MOESCHLIN 1952), im Serum Leukocyten-Agglutinine nachweisen lassen (Abb. 1 und Tabelle 2). Vier Tage nach Absetzen des Sulfapyridins ließen sich im Serum in vitro keine deutlichen Agglutinine mehr nachweisen. Eine Agglutination trat aber deutlich wieder in Erscheinung, wenn diesem Serum jetzt eine kleine Menge von Sulfapyridin (5—20 mg%) zugefügt wurde. Es ist also anzunehmen, daß der Agglutinationsvorgang nur solange in Erscheinung tritt, als im Blut oder Serum auch noch etwas Antigen, d. h. die wahrscheinlich als Antigen wirkende Sulfapyridin-Eiweiß-Verbindung vorhanden ist.

Beim Pyramidon gelang es uns bisher nicht, die Leukocyten-Agglutination durch das Hinzufügen einer Pyramidonlösung zum Serum des sensibilisierten Patienten hervorzurufen. Vielleicht beruht dies darauf, daß hier in vitro keine deutliche Bindung des Amidopyridins an einen Eiweißkörper zustande kommt. Versuche, das Serum von mit Pyramidon vorbehandelten blutgruppengleichen Kontroll-Personen als Antigen-quellen zu benützen, sind noch nicht abgeschlossen. Vielleicht wird das Pyramidon erst durch die Leberpassage an einen Eiweißkörper gebunden und löst nun als Antigen bei sensibilisierten Patienten den Agglutinationsvorgang aus.

Man kann sich nun noch fragen, ob das Antigen hauptsächlich im Serum oder in den Lkz. vorhanden ist? Schon die Tatsache, daß die Agglutinationsprobe im Serum des Agranulocytose-Patienten mit allen Lkz.-Aufschwemmungen von gesunden Kontrollpersonen positiv ausfällt, weist darauf hin, daß hier das Antigen vor allem im Serum vorhanden sein dürfte. Dieser Umstand wird dadurch erhärtet, daß auch von mit Sulfapyridin vorbehandelten Kontroll-Patienten gewonnene und vorerst gewaschene Lkz.-Suspensionen mit dem in der Rekonvaleszenz gewonnenen Serum des Sulfapyridin-Agranulocytose-Patienten keine

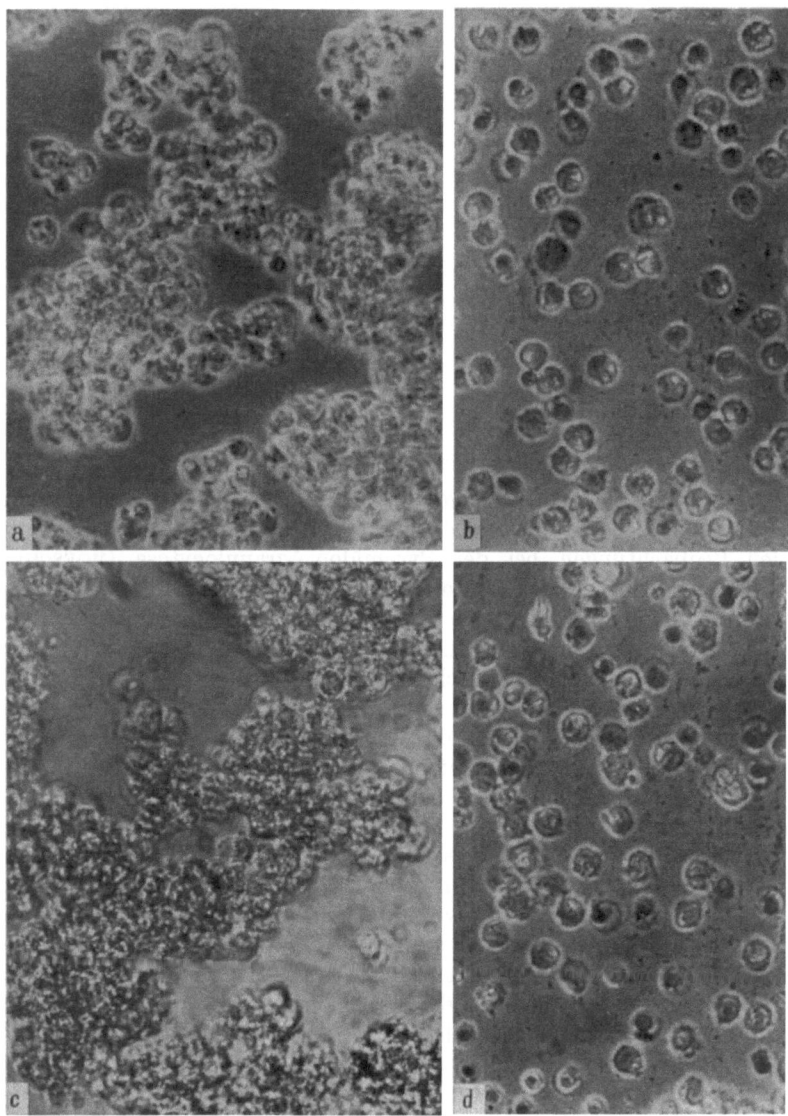

Abb. 1. a) Serum des Sulf.-Agrz. (2. Tag) positive Agglutination. b) Heilungsphase (9. Tag) negative Agglutination. c) Zusatz von 20 mg% Sulfapyridin (9. Tag) jetzt positve Agglutination. d) Kontrollserum mit Sulfapyridin, keine Agglutination.

sichere Agglutination mehr erkennen lassen, während ein Zusatz von Sulfapyridin zum Serum dieses Patienten die Agglutination wieder prompt in Erscheinung treten läßt. Diese Ergebnisse zeigen, daß für das Zustandekommen der Agglutination vor allem die Anwesenheit des Antigens im Serum und nicht in den Leukocyten von Bedeutung sein dürfte.

Auf Grund der obigen Feststellungen ist auch für die Sulfapyridin-Agranulocytose ein analoger Mechanismus wie für die von uns früher beschriebene Pyramidon-Agranulocytose anzunehmen. Es liegt also auch hier eine *Immuno-Agranulocytose* vor. Das primäre Geschehen ist demnach nicht eine Schädigung des Knochenmarks, sondern eine durch die massive Agglutination der Leukocyten in der Peripherie bedingte enorm gesteigerte Zerstörung der agglutinierten Leukocyten in den Lungen-Capillaren (siehe MOESCHLIN, MEYER, ISRAELS und GLOOR) und vielleicht auch in der Milz und Leber (MIESCHER). Durch diese enorme Überbeanspruchung des Knochenmarks kommt es dann zu einer Linksverschiebung des Knochenmarks mit Zunahme der unreifen Zellen und schließlich in schweren Fällen zu einer totalen Entleerung und Erschöpfung des Marks mit nur noch retikulärem Mark. Diese Vorgänge, die sehr wahrscheinlich auch für andere solche medikamentöse Agranulocytosen zutreffen, sind in dem folgen-

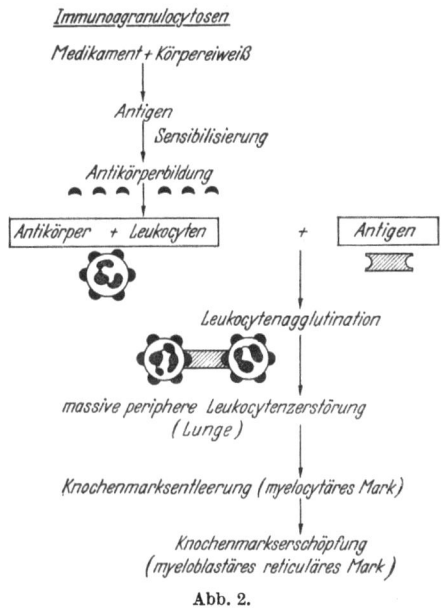

Abb. 2.

den Schema (Abb. 2) graphisch dargestellt. Es erscheint uns dabei als am wahrscheinlichsten, daß die Antikörper sich [ähnlich wie bei gewissen hämolytischen Anämien für die Erythrocyten] an die Zelloberfläche der Leukocyten adsorbieren und dann mit dem Antigen in Reaktion treten.

Interessant war bei dieser Sulfapyridin-Agranulocytose das Verhalten der Eosinophilen, die zufolge der vorhandenen Grundkrankheit (Morbus Duhring) stark erhöht waren. Ihre absolute Zahl blieb während der Agranulocytose, die eigentlich zur Hauptsache eine neutrophile Agranulocytose war, relativ unbeeinflußt. Man kann sich auf Grund ähnlicher Beobachtungen bei andern Agranulocytosen (Urethan [MOESCHLIN und BODMER], Benzol, Gold usw.) fragen, ob dieses Zellsystem vielleicht auch in bezug auf die Agranulocytose andern Gesetzen folgt als die neutrophilen Zellen. Leider war es in diesen Fällen nicht möglich, genügend Eosinophile aus dem Blute des Patienten zu gewinnen um damit isolierte Agglutinationsversuche durchzuführen. Die Anämie war in dem vorliegenden Fall in Analogie zu früheren Fällen sehr wahrscheinlich als eine Innenkörper-Anämie aufzufassen (MOESCHLIN und HURSCHLER).

Vergleichen wir die hier mit dem Sulfapyridin gemachten Feststellungen, so ergibt sich eine deutliche Parallele zu den Versuchen von ACKROYD bei der *Sedormid-Thrombocytopenie*. Auch dort gelang es durch Zusatz des Sedormids zum Serum von sensibilisierten Patienten eine Agglutination der Thrombocyten auszulösen. Mit dem Nachweis des gleichen Phänomens für die Leukocyten der Sulfapyridin-Agranulocytose ist also damit der Beweis erbracht, daß sich die *Immunothrombocytopenien* (HARRINGTON) *und Immunoleukopenien* prinzipiell gleich verhalten und auch in eine direkte Parallele zu den ebenfalls immunologisch bedingten *erworbenen hämolytischen Anämien* setzen lassen. In gewissen Fällen werden alle drei Zellsysteme befallen und man kann dann von einer eigentlichen *Immuno-Pancytopenie* sprechen (siehe MOESCHLIN, SIEGENTHALER, GASSER und HAESSIG).

Auf Grund der bisher vorliegenden Untersuchungsergebnisse kann man die immunologisch bedingten Agranulocytoseformen ursächlich in folgende Untergruppen einteilen:

1. *Medikamentös:* Pyramidon, Sulfapyridin, Gold usw.

2. *Immunkörper entzündlicher Ätiologie:* Viruspneumonie, Mononukleose, Lupus erythematodes, (FELTY), Milz-Tbc (Fall MIESCHER).

3. *Paraproteine:* Plasmocytom (Fall MOESCHLIN und FORSTER mit erworbener hämolytischer Anämie).

4. *Unbekannte Ätiologie:* Fälle von DAUSSET, VAN LOLGEM, MIESCHER (Thermolabile Globuline, Komplement ohne Bedeutung, DAUSSET).

5. *Durch Leukocyten-Lysine:* Bis heute noch nicht nachgewiesen (in Analogie zu der Beobachtung von Thrombocyten-Lysinen bei der Chinidin-Thrombocytopenie [BARKHAM] vielleicht möglich).

Ob es sich bei den Fällen der Gruppe 4 wirklich um eigentliche *Autoantikörper* handelt, ist weitgehend eine Frage der Definition. Wenn man darunter lediglich diejenigen Antikörper versteht, die sich eiweißspezifisch gegen die eigenen Zellen richten, dann muß man wohl diese Frage verneinen. Definiert man aber die Autoantikörper „grosso modo" als gegen die eigenen Zellen gerichtete Antikörper, dann kann man natürlich auch alle „nicht-spezifischen" sich vielleicht einfach auf die Zellen auflagernden besonderen Globuline („Agglutinine") (z. B. in unserem Myelomfall) als „Autoantikörper" bezeichnen, was wir aber nicht für richtig erachten. BOYDEN zeigte kürzlich, daß gewisse Substanzen bakterieller Herkunft sich auf die Erythrocyten und Leukocyten-Oberfläche fixieren können, wobei dann diese Zellen nachträglich durch die spezifischen antibakteriellen Seren agglutiniert werden können.

Zusammenfassung:

Bei der Sulfapyridin-Agranulocytose lassen sich auf dem Höhepunkt der Agranulocytose im Serum Lkz.-Agglutinine nachweisen. Eine Zugabe von Sulfapyridin verstärkt die Agglutination oder ruft in der Rekonvaleszenz wieder eine deutliche Lkz.-Agglutination hervor. Die Lkz.-Agglutination und die dadurch ausgelöste enorme periphere Zerstörung der Granulocyten mit Überbelastung des Knochenmarks ist als Folge einer Antigen-Antikörper-Reaktion aufzufassen.

Leukocyten-Agglutinine, die bei verschiedenen Erkrankungen und bei medikamentösen Überempfindlichkeiten in Erscheinung treten können, fanden wir bisher als Ursache von Leukopenien und Agranulocytosen bei 14 Patienten.

Literatur.

ACKROYD, J. F.: Clin. Science 7, 249 (1949). — BARKHAM, P. und Mitarbeiter: Blood, 9, 134, 1954. — BICKEL, G. und H. und DUBOIS-FERRIÈRE: Rév. Méd. Suisse Romande 63, 130 (1943). — BOYDEN, S. V.: Nature 171, 402 (1953). — DAUSSET, J. und A. NENNA: C. R. Soc. Biol. Paris 146, 1539 (1952); Le Sang 24, 410 (1953). — DAUSSET, J., A. NENNA, H. TSEVRENIS und J. BERNARD: Rév. d'Hémat. 8, 316 (1953). — GOUDSMIT, R. und J. J. VAN LOGHEM: Vox Sanguinis 3, 58 (1953). — HARRINGTON, W. J., J. W. HOLLINGSWORTH und C. V. MOORE: J. Lab. Clin. Med. 38, 1 (1951). — KISSMEYER-NIELSEN, F.: Acta Haemat. 9, 337 (1952). — LINKE, A. und A. WENKE: 4. Kongreß der Europ. Haemat. Ges. Amsterdam 1953. — MIESCHER, P.: Acta Haemat. 11, 152 (1954); Schweiz. med. Wschr. 1953, 1185. — MOESCHLIN, S. und H. HURSCHLER: Schweiz. med. Wschr. 1940, 972. — MOESCHLIN, S. und A. BODMER: Blood 6, 242 (1951). — MOESCHLIN, S. und K. WAGNER: Kongr. f. Inn. Med. Wiesbaden 1952, 673; Acta Haemat. 8, 29 (1952). — MOESCHLIN, S.: Rév. d'Hémat. 8, 249—262 (1953). — MOESCHLIN, S., H. MEYER, L. G. ISRAELS und E. GLOOR-TARR: Acta Haemat. 11, 73 (1954). — MOESCHLIN, S., W. SIEGENTHALER, C. GASSER und A. HAESSIG: Blood 9, 214 (1954). — MOESCHLIN, S. und G. FORSTER: Schweiz. med. Wschr. 1954, im Druck. — NYFELDT, A.: persönliche Mitteilung (1954).

XLI.

Aus der II. Medizinischen Klinik
(Direktor: Professor Dr. M. GÄNSSLEN)
und dem Blutspendedienst
(Leiter: Priv.-Doz. Dr. W. SPIELMANN)
der Universitätskliniken der Stadt Frankfurt am Main.

Beitrag zur Frage der Immunopancytopenie.

Von

HELMUT MARTIN, JUTTA VOSS und WILLI SPIELMANN.

Mit 1 Textabbildung.

Zu den vorausgegangenen Vorträgen möchten wir Ihnen über einen einschlägigen Fall berichten.

Im Jahre 1952 haben wir eine damals 42jährige Frau aufgenommen, die bereits seit 7 Jahren in ärztlicher Behandlung stand. 1945 wurde bei ihr erstmalig eine ätiologisch unklare Anämie (Hämoglobin 48%) festgestellt, die mit Gelenkschmerzen einherging und mit Transfusionen behandelt wurde. Neben dem Verdacht auf eine Endocarditis lenta wurde auf Grund eines Sternalmarkbefundes eine aleukämische Myelose vermutet. 1946 wurde ein Milztumor festgestellt und positive Seroreaktionen führten dazu, daß das Krankheitsbild als Lues aufgefaßt wurde. Fünf kombinierte Salvarsan-Wismut-Kuren und eine spätere hoch dosierte Penicillinbehandlung hatten weder auf die Seroreaktionen, noch auf die Anämie, den Milztumor oder die Gelenkbeschwerden bessernd gewirkt. Im Frühjahr 1952 wurde hausärztlich wegen stärkerer Gelenkschmerzen, die jetzt als chronische rheumatische Polyarthritis gedeutet wurden, mit Pyramidon (0,8 g/Tag, 4 Tage lang) behandelt, woraufhin sich eine generalisierte allergische Dermatitis entwickelte,

17*

die zur Einweisung in die Frankfurter Dermatologische Universitätsklinik Veranlassung gab. Es bestand eine Leukopenie zwischen 2000
und 2700 mit Neutropenie zwischen 35% und 40% und eine Anämie mit
Hämoglobinwerten zwischen 60% und 70%. Als wir die Kranke am
6. Mai 1952 übernahmen, fanden wir einen Hämaglobinbestand von 60%
mit 3,0 Mill. Erythrocyten und Leukocytenwerte zwischen 2600 und
5400, die Reticulocyten schwankten zwischen $18^0/_{00}$ und $42^0/_{00}$, die
Thrombocytenzahlen um 50000. An den Gelenken war — auch röntgenologisch — kein krankhafter Befund zu erheben. Die Milz überragte den
Rippenbogen um 4 Querfingerbreite. Im Sternalmark fand sich bei
etwa normalen Zahlenverhältnissen eine Linksverschiebung in der
weißen Reihe, eine leichte Vermehrung der ausgereiften Megakaryocyten und eine leichte Linksverschiebung bei den Erythroblasten.

Bei den serologischen Untersuchungen fanden sich sowohl vollständige als auch unvollständige Kälte-Agglutinine mit gelegentlich
erhöhter Wärmeamplitude bis maximal 34° C. Die Titerwerte betrugen
maximal bis 1:512/1024. Die unvollständigen Kälte-Agglutinine konnten
sowohl im Papain-Test als auch im indirekten Coombs-Test nach
Kälte-Inkubation nachgewiesen werden; der direkte Coombs-Test war
dagegen bei wiederholten Untersuchungen konstant negativ. Auto-
Hämolysine (DONATH-LANDSTEINER) waren bis zum Titer 1:8 positiv.
Die Blutgruppenbestimmung ergab die Antigenformel: A_1, MNS, P,
ccDEe, Lu^a+, Le^a—, Fy^a+. Als Nebenbefund stellten wir einen Rh-
Antikörper vom Typ Anti C+C^w mit Titern von 1:16 bzw. 1:8 fest.
(Diese Ergebnisse wurden von Herrn Dr. MOURANT, Lister-Institut

Tabelle 1.

Datum	WaR	Meinicke	Citochol	Cardiolipin KBR	MFT	Nelson-Test
25. 6. 1946	∅	+	+			
20. 8. 1946	∅	+	(+)			
12. 5. 1952	(+)	+	(+)			
16. 5. 1952	++	++	+			
23. 5. 1952	∅	+	+			
19. 6. 1952	(+)	+++	+++			
1. 7. 1952	∅	∅	∅			
7, 7. 1952	+/—			+	+/—	
15. 7. 1952				∅	∅	
	13. bis 30. 8. 1952 ACTH 1010 mg					
21. 1. 1953	∅					
	14. bis 28. 1. 1953 ACTH 900 mg					
28. 1. 1953	∅					
7. 3. 1953	+/—			+++	+++	
2. 4. 1953	++			+++	++	
13. 4. 1953	+/—	+	+	∅		
4. 5. 1953				++		
14. 8. 1953						∅
	16. 11. 1953 Splenektomie					
21. 11. 1953				∅	∅	
6. 3. 1954	∅	∅		∅	∅	
9. 4. 1954	∅			∅	∅	

London bestätigt, der ausdrücklich darauf hingewiesen hat, daß ein solcher Befund bei einer Rh₂-Person äußerst selten ist). Der wechselnde Ausfall der Seroreaktionen (vergl. Tabelle 1) einschließlich der Cardiolipin-Komplementbindungs- und -Flockungs-Reaktionen ließ uns an der Diagnose „Lues" zweifeln, das fand seine Berechtigung, als der Nelson-Test im August 1953 negativ ausfiel. (Wir sind der Dermatologischen Universitätsklinik in Lausanne für dessen Ausführung zu Dank verpflichtet).

Das gleichzeitige Vorkommen von Kälte-Agglutininen — und zwar der kompletten und der inkompletten Fraktionen —, der Kälte-Hämolysine, der Wassermann-Reagine und endlich der sehr seltene Rh-

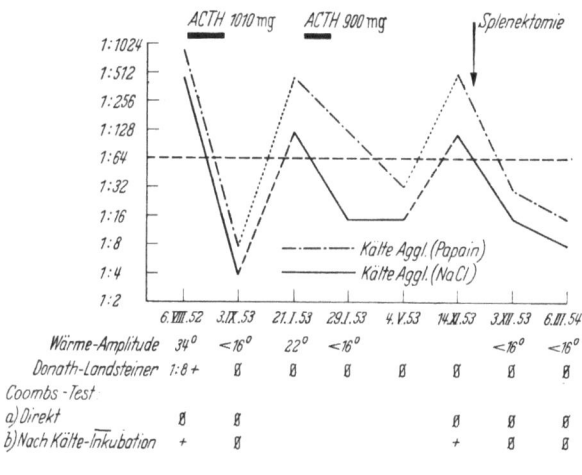

Abb. 1.

Antikörperbefund (C+Cw, bei einem Rh₂-Menschen, der seit 9 Jahren keine Schwangerschaft durchgemacht und nur eine Bluttransfusion von unbekanntem Rh-Typus erhalten hat) mußten den Verdacht auf die immunbiologische Natur des Leidens hinlenken.

Das elektrophoretische Bild der Plasmaproteine zeigte eine Vermehrung der gamma-Globulin-Fraktion auf 29,1 Rel.-% an.

Immunisierungsversuche an Kaninchen mit dem Ziele mit dem Patientenserum bei Kaninchen eine Leukopenie zu provozieren, zeigten im Vergleich zu verschiedenen Normal-Seren keinen überzeugenden Unterschied.

Eine im Juli 1952 und im Januar 1953 durchgeführte i. v. ACTH-Behandlung führte zum endgültigen Schwinden der Hämolysine, aber nur zur vorübergehenden Senkung der vollständigen und der unvollständigen Kälte-Agglutinine. Der Rh-Antikörper blieb unbeeinflußt und unbeeinflußt blieb auch der wechselnde Ausfall der Seroreaktionen auf Lues. Die Anämie besserte sich um etwa 10% Hb und stieg auf Werte über 70%, die Erythrocytenzahl auf 3,5 Mill. an, die Reticulocyten gingen auf normale Werte zurück; dieser begrenzte Erfolg hielt jedoch nur kurze Zeit an.

Am 2. November 1953 bestand bei der Wiederaufnahme eine Anämie von Hb. 62% mit 3,1 Mill. Erythrocyten, eine Leukopenie von 2000, Reticulocyten $8^0/_{00}$, Thrombocyten zwischen 80000 und 90000. Die Kranke fühlte sich elend und drängte jetzt selbst auf die ihr mehrfach anempfohlene Splenektomie, die am 16. November 1953 ausgeführt wurde. — Histologisch fand sich in der 16 × 13 × 6 cm großen Milz eine Follikelhyperplasie und eine geringe Plasmazellvermehrung. Es bestanden keine Befunde, die für eine Lues gesprochen hätten. Das histologische Bild konnte zu einem Felty-Syndrom, zum Bilde der splenogenen Markhemmung und auch zum Bilde der Panmyelopathie passen, es war jedenfalls nicht pathognostisch.

Nach der Splenektomie besserte sich das subjektive Befinden schlagartig und die Untersuchungsbefunde normalisierten sich. Die Kältehämolysine und die Wassermannreagine waren bei mehrfachen Kontrolluntersuchungen (vergl. Tab. 1 und Abb. 1) nicht mehr nachweisbar, die Kälteagglutine zeigen keine erhöhte Wärme-Aplitude mehr und ihr Titer steigt nicht mehr über 1:32 an. Der Hämoglobin-Bestand hat Werte über 80% erreicht, die Erythrocytenzahlen liegen über 4,0 Millionen, die Leukocytenzahlen schwanken um 8000, die Thrombocytenzahlen um 150000 und die Reticulocyten um $4^0/_{00}$.

Die erhobenen Befunde und der Krankheitsverlauf zeigen an, daß es sich im vorliegenden Falle um eine auf immunbiologischer Grundlage beruhende Pancytopenie gehandelt hat, die durch die Splenektomie — jedenfalls bislang — als geheilt betrachtet werden kann.

XLII.

Immunpancytopenie.

Von

P. A. MIESCHER (Lausanne).

Mit 2 Textabbildungen.

Die Immunhämatologie der Leuko- und Thrombocyten hat in letzter Zeit eine wichtige Entwicklung durchgemacht. Leuko- und Thrombocyten besitzen als Antigen eine hohe Organspezifität. Diese ermöglicht spezifische Reaktionen entsprechender Antikörper mit diesen Zellen.

Die polynukleären Leukocyten können nach den biologischen Reaktionen in zwei verschiedene Antigen-Einheiten getrennt werden, in Cytoplasma und Kern (1). Für die Leukocyten-Spezifität ist das Cytoplasma allein verantwortlich. Es ist bestimmend für die Reaktion eines Anti-Leukocyten-Serum mit den Leukocyten. In der Klinik konnten bis jetzt zwei verschiedene Antikörper gegen Cytoplasma gefunden werden: Iso-Antikörper nach multiplen Transfusionen, ohne klinische Bedeutung, und Auto-Antikörper, die verantwortlich sein können für gewisse Fälle chronischer, idiopathischer Leukopenie (2—6). Die serologische Reaktion manifestiert sich in einer Agglutination der Leukocyten durch den betreffenden Iso- oder Auto-Antikörper. — Der Kern weist eine andere Antigen-Spezifität auf, die nicht allein an den Leukocytenkern gebunden ist, sondern auch in anderen Zellkernen gefunden wird. Gegen den Kern kann experimentell ein spezifisches Antiserum gewonnen werden durch Sensibilisierung von Tieren mit Kern-Substanz (7, 8). Die serologische Reaktion besteht in einer Kernphagocytose, wenn Leukocyten mit Anti-Kernserum inkubiert werden. — In der Klinik vermuten wir einen entsprechenden Auto-Antikörper beim disseminierten Lupus erythematodes mit Leukopenie und positivem L.E.-Phänomen. Hier führt der Anti-Kern Faktor ebenfalls zu einer Leukopenie, aber durch einen anderen Mechanismus als bei der chronischen, idiopathischen Leukopenie infolge spezifischer Anti-Leukocyten-Auto-Antikörper. Hier wird der Leukocyt nicht infolge seiner Leukocyten-Spezifität, sondern als Träger eines Kernes betroffen. Wir möchten noch erwähnen, daß die serologische Reaktion von Anti-Kern-Serum und Leukocyten neben der Kern-Phagocytose ebenfalls zu Agglutinationen führen kann, wenn auch weniger ausgesprochen als mit dem Anti-Cytoplasma-Serum. Entsprechend fallen die Leukocyten-Agglutinationsteste leicht positiv aus mit dem Serum von Patienten, die den L. E. Faktor aufweisen.

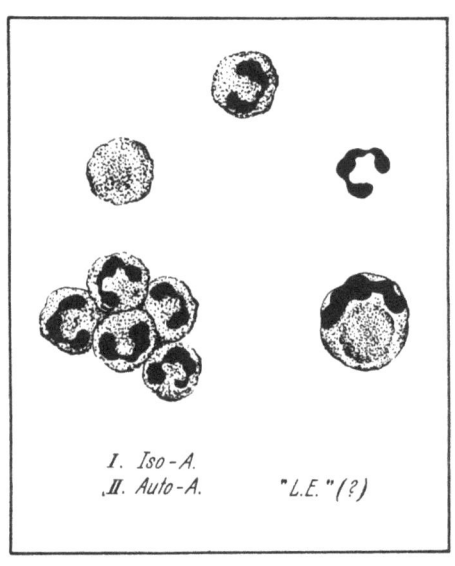

Abb. 1.: Verschiedene biologische Antigen-Einheiten der Leukocyten und serologische Reaktion mit entsprechendem Antikörper. 1. Cytoplasma. AA-Reaktion-Leukocytenagglutination. 2. Kern. AA-Reaktion: Kernalterationen, Nucleophagocytose.

Was die Thrombocyten anbelangt, so sind die Antigen-Verhältnisse einfacher. Bei einer großen Zahl von chronischen Werlhof-Fällen konnte ein Serum-Faktor von Antikörper-Charakter nachgewiesen werden, der spezifisch mit Thrombocyten reagiert (9—12). Mit entsprechend feinen serologischen Methoden konnten auch Iso-Antikörper nachgewiesen werden. STEFANINI berichtet über das Vorliegen von einer ganzen Anzahl verschiedener Thrombocyten-Gruppen (13—15). Neben natürlichen Iso-Antikörpern konnte er Iso-Antikörper nach Transfusionen nachweisen. Es ist möglich, daß unter gewissen Bedingungen ein Iso-Antikörper seine Gruppenspezifität verlieren kann und zum Pan- und Auto-Antikörper wird. Es liegt eine Beobachtung von STEFANINI vor, wo sich bei einem Patienten nach multiplen Transfusionen eine Thrombopenie entwickelt hat (16). Die Tatsache, daß der Thrombocyten-Auto-Antikörper in der gleichen COHNschen Fraktion gefunden wird wie die natürlichen Iso-Erythrocyten-Agglutinine (17), weist vielleicht ebenfalls auf seine Beziehung zu den Iso-Antikörpern hin. Auch der Leukocyten-

Auto-Antikörper konnte in der gleichen COHNschen Fraktion lokalisiert werden (17), was von Bedeutung ist, wenn wir berücksichtigen, daß es auch Leukocyten-Gruppen gibt.

In letzter Zeit konnten bei einer zweiten Form immunologischer Thrombopenie und Leukopenie Agglutinationsphänomene beobachtet werden, die nichts mit dem eben beschriebenen Mechanismus zu tun haben. Es handelt sich vor allem um medikamentöse, allergische Thrombopenien und Agranulocytosen. Wir erinnern an die bedeutungsvollen

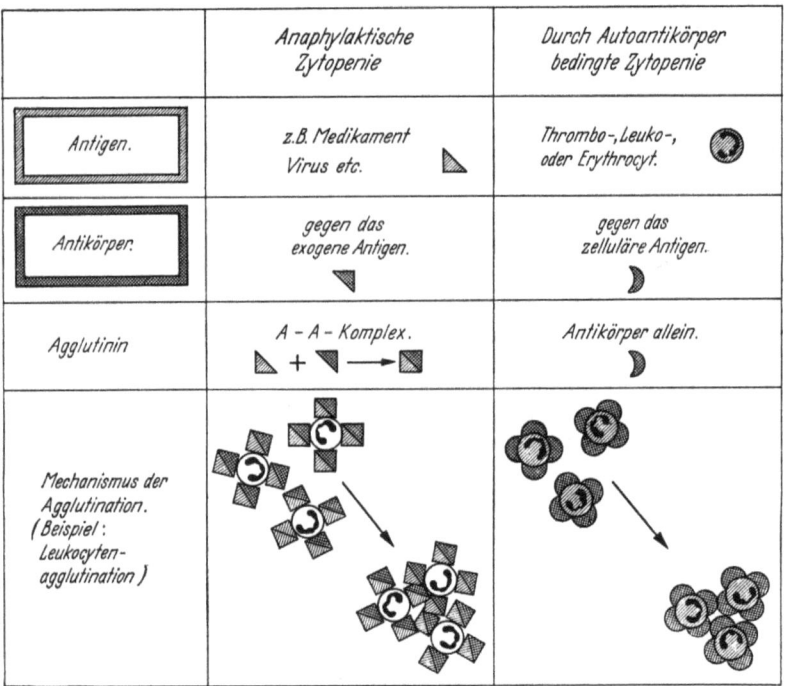

Abb. 2. Unterschied des Mechanismus zwischen Zellagglutination der ,,anaphylaktischen Cytopenie" und Zellagglutination von durch ,,Autoantikörper" bedingter Cytopenie. (Beispiel: Leukocytenagglutination.)

Arbeiten von ACKROYD und MOESCHLIN (18—20). Während man bei der chronischen, durch Auto-Antikörper bedingten Cytopenie zu irgendeinem Zeitpunkt, unabhängig von zusätzlichen Faktoren, ein Agglutinin im Serum nachweisen kann, ist die Agglutination der Leukocyten und Thrombocyten bei diesen medikamentösen Cytopenien von der Reaktion eines Serum-Antikörpers mit seinem exogenen Antigen abhängig. Eingehende Untersuchungen stützen die schon verschiedentlich ausgesprochene Vermutung, daß die allergischen medikamentösen Thrombopenien und Agranulocytosen der Cytopenie des anaphylaktischen Schockes des Tieres entsprechen. Wir schlagen deshab vor, diese Cytopenien wieder als anaphylaktische Cytopenien zu bezeichnen. Versuche über das Zustandekommen der Thrombo- und Leukopenie im anaphylaktischen Schocke haben gezeigt, daß dabei dem Antigen-Antikörper-Komplex eine große Rolle zukommt (21, 22). Im Antigen-Antikörper-Komplex haben wir neben dem körpereigenen Antikörper das körperfremde Antigen. In der klassischen Allergie handelt es sich dabei um Eiweißkörper. In der medikamentösen Allergie dagegen haben wir es mit den verschiedensten, differenten Körpern zu tun und wir halten es für wahrscheinlich, daß je nach der Natur des Antigen der Antigen-Antikörper-Komplex verschiedene Reaktionen im Organismus auslöst. Die medikamentgebundene Spezifität der allergischen Ausdrucksform findet darin eine zwangslose Erklärung. Im Fall der Sedormid-Anaphylaxie besteht die medikamentgebundene Spezifität der allergischen Ausdrucksform in einer thrombopenischen Purpura, im Fall der Pyramidon-Anaphylaxie in einer Agranulocytose.

Neben der Zellschädigung durch den AAK haben wir im Falle der Leukocyten auch eine Zellschädigung durch die Reaktion der zellständigen Antikörper im Leukocyt mit dem Antigen zu erwarten, entsprechend der Leukocytenschädigung der Tuberkulinallergie, die inzwischen vor allem durch WAKSMAN (23) auch bei anderen AA-Systemen gezeigt werden konnte. Aber durch diesen Mechanismus kann der Übertragungsversuch der Leukopenie im anaphylaktischen Schock wie bei Pyramidon-Agranulocytose nicht erklärt werden, noch die Agglutinationsfähigkeit des Serum nach Pyramidon-Applikation.

In der schematischen Abbildung 2 haben wir versucht, den Unterschied aufzuzeichnen zwischen dem Mechanismus der durch Auto-Antikörper bedingten Cytopenien und der anaphylaktischen Cytopenien.

Literatur.

1. MIESCHER, P. und M. FAUCONNET: Schweiz. Med. Wschr. 84, Nr. 35 (1954). — 2. DAUSSET, J. und A. NENNA: C. r. s. Soc. Biol. 146, 1539 (1952); Le Sang 24, 410 (1953). — 3. DAUSSET, J., A. NENNA, H. TSEVRENIS und J. BERNARD: Rev. Hémat. 8, 316 (1953). — 4. MIESCHER, P.: Helvet. Medica Acta 20, 421 (1953); Acta Haematol. 11, 152 (1954).— 5. MIESCHER, P. und A. VANNOTTI: Bull. schweiz. Akad. med. Wiss., 10, 85 (1954). — 6. MIESCHER, P. und M. FAUCONNET: Schweiz. Med. Wschr., 84, 597 (1954). — 7. MIESCHER, P., M. FAUCONNET und TH. BÉRAUD: J. exper. Med. u. Surg. 11, 173 (1953). — 8. MIESCHER, P.: Schweiz. Med. Wschr. 83, 1042 (1953); Experientia: 10, 252 (1954). — 9. MIESCHER, P., A. VANNOTTI, S. CRUCHAUD und G. HEMMELER: J. exper. Med. u. Surg. 10, 265 (1952). — 10. DAUSSET, J., P. DELAFONTAINE und Y. FLEURIOT: Sang 23, 373 (1952). — 11. STEFANINI, M., W. DAMESHEK, J. B. CHATTERJEA, E. ADELSON und I. B. MEDNICOFF: Blood 8, 26 (1953). — 12. MIESCHER, P., A. REYMOND und A. VANNOTTI: J. exper. Med. u. Surg., im Druck. — 13. HARRINGTON, W. J., C. C. SPRAGUE und R. D. LANGE: J.A.M.A. 150, 1193 (1952). — 14. STEFANINI., M, G. I. PLITMAN, W. DAMESHEK, J. B. CHATTERJEA und J. B. MEDNICOFF: J. Lab. and Clin. Med. 42, 273 (1953). — 15. STEFANINI, M. und G. PLITMAN: J. Clinic. Invest. 32, 606 (1952). — 16. STEFANINI, M., W. DAMESHEK und E. ADELSON: Proc. Soc. exper. Biol. u. Med. 80, 230 (1952). — 17. MIESCHER, P. und R. STRAESSLE: 5. Int. Kongreß Bluttransfusion, Paris 1954. — 18. ACKROYD, J. F.: Progress in Allergy 3, 531 (1952) (Karger, Basel). — 19. MOESCHLIN, S. und K. WAGNER: Schweiz. Med. Wschr. 82, 1104 (1952); Acta Haematol. 8, 29 (1952). — 20. MOESCHLIN, S.: Rev. Hémat. 8, 249 (1953). — 21. MIESCHER, P., R. STRAESSLE und S. NEUKOMM: Schweiz. Kongr. Inn. Med. 1954. — 22. MIESCHER, P. und R. STRAESSLE: Internat. Haemat. Kongreß, Paris 1954. — 23. WAKSMAN, B. H. und D. GAULITZ: J. Immunol. 70, 331 (1953).

XLIII.
Untersuchungen
über radioaktiv markierte Organantikörper.

Von

H. Schwiegk, N. Lang, H. Jahrmärker, K. H. Bässler, J. G. H. Schmidt
und M. Hertl.

Mit 2 Textabbildungen.

In den vorangegangenen Vorträgen haben Sie eine Darstellung des aktuellen Problems der Autoantikörper erhalten. In engem Zusammenhang damit, aber begrifflich davon zu trennen sind die heterologen Organantikörper, deren klassisches Beispiel die Masugi-Nephritis ist. Ein vielbearbeitetes Teilproblem davon ist die Frage, ob man die spezifische Bindung solcher Organantikörper an das betreffende Erfolgsorgan nachweisen kann.

In unseren Versuchen haben wir heterologe Nierenantikörper radioaktiv markiert, um deren Bindung an Zellen und Organe mengenmäßig zu erfassen. Pressman und Mitarbeiter haben durch Immunisierung von Kaninchen mit Rattennierengewebe ein Antinierenserum erzeugt, radioaktiv markiert und dann Ratten i. v. injiziert. Beim Vergleich der Radioaktivität der verschiedenen Organe zeigte sich, daß das radioaktiv markierte Antinierenserum am stärksten in der Niere und dort besonders im Glomerulus gebunden wurde, in schwächerem Maße auch in anderen Organen, da ja bei der Immunisierung mit heterologem Nierengewebe nicht nur organspezifische lokalisierende Antikörper erzeugt werden, sondern auch allgemeine artspezifische Antikörper.

Pressman und Mitarbeiter schließen aus weiteren Versuchen, daß die Blutgefäße der Niere das eigentliche Antigen dieser lokalisierenden Nierenantikörper darstellen, Greenspon und Krakower verlegen es in die Basalmembran der Glomeruli.

Wir haben nun versucht, eine größere Organspezifität des Antinierenserums zu erreichen, indem wir

1. nur die γ-Globulinfraktion des Antinierenserums verwendeten, die ja den Hauptteil der Antikörper enthält und indem wir

2. zur Immunisierung die Mitochondrienfraktion von Nierenzellen benutzen. Angeregt wurden wir hierzu durch Versuche von Frecksa und Mitarbeitern, die zeigen konnten, daß man ein gegen Lebercarcinomzellen spezifisches Antiserum erzeugen kann, wenn man die Mitochondrienfraktion der Carcinomzellen zur Immunisierung verwendet, während die Kernfraktion kein carcinomspezifisches Antiserum ergibt.

Prof. Haas und Prof. Schultze von den Behringwerken in Marburg hatten die Liebenswürdigkeit, mittels Ultrazentrifugierung nach der Methode von Frecksa die Mitochondrienfraktion von Nierengewebe herzustellen und damit 40 Kaninchen hochaktiv zu immunisieren. Aus diesem Antinierenserum wurde dann die γ-Globulinfraktion gewonnen und von uns nach der Methode von FRANCIS mit J^{131} radioaktiv markiert. Wir haben dann zunächst die Versuchsanordnung von PRESSMAN mit unserem markierten Antirattennieren-γ-Globulin wiederholt, d. h. dieses bei Ratten intravenös injiziert und die Radioaktivität der einzelnen Organe bestimmt. Wir sind damit zu prinzipiell gleichartigen Ergebnissen wie PRESSMAN gekommen, d. h. die Nieren zeigten eine doppelt so hohe spezifische Aktivität wie die anderen Organe und auch eine doppelt so starke Aktivität wie bei Verwendung von normalem markierten γ-Globulin.

Diese in vivo Versuche haben jedoch den Nachteil, daß man größere Mengen des so schwierig und kostspielig zu gewinnenden Antinieren-gammaglobulins benötigt, so daß die zur statistischen Sicherung not-

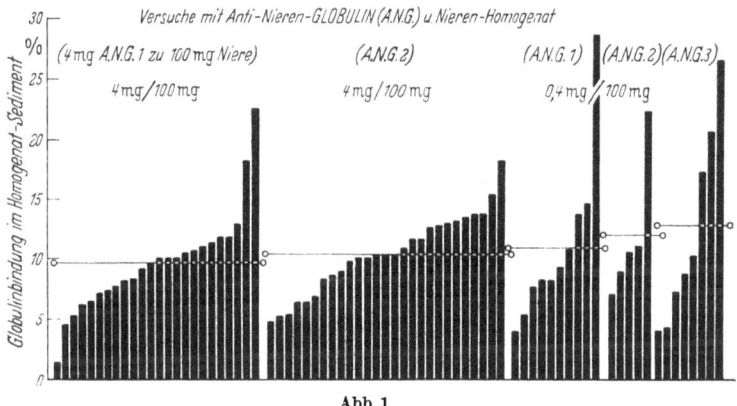

Abb. 1.

wendigen großen Versuchsreihen kaum durchführbar sind; auch PRESSMAN kann seine Versuche nicht statistisch sichern.

Wir haben daher ein anderes Verfahren ausgearbeitet, nämlich die Bestimmung der Bindung des markierten Antinieren-γ-Globulins an Organhomogenate in vitro. Wir haben aus verschiedenen blutfreien Rattenorganen 10%ige Homogenate in Phosphatpuffer hergestellt, mit unserem markierten Antinieren-γ-Globulin zusammengebracht, 30 Min. im Brutschrank bei 37° inkubiert und dann zentrifugiert. Die lokalisierenden Antikörper werden, wie andere Versuche von PRESSMAN gezeigt haben, im Sediment wiedergefunden, während sich im Überstehenden nur wasserlösliche, nicht lokalisierende Antikörper finden.

Zur Kontrolle wurden die Organhomogenate auch mit gewöhnlichem markiertem γ-Globulin von Kaninchen inkubiert und dann ebenfalls die Radioaktivität des Sedimentes bestimmt. Der Vergleich ergibt dann, ob aus dem Antinieren-γ-Globulin mehr von dem Nierenhomogenatsediment gebunden ist als vom gewöhnlichen γ-Globulin.

Wegen der Kürze der Zeit haben wir nur einige Teilergebnisse in Kurven zusammengestellt.

Die schwarzen Säulen in Abb. 1 und 2 zeigen den im Sediment haftenden Prozentsatz der gesamten zugesetzten Radioaktivität. Jede Säule stellt einen Versuch dar.

Bei den in Abb. 1 dargestellten fünf Versuchsgruppen liegen die Mittelwerte bei erheblicher Streuung der Einzelwerte alle etwa gleich hoch
bei 10%. 10% des Antinieren-γ-Globulins sind also an das Sediment
gebunden worden. Bei den ersten beiden Gruppen wurden 4 mg Anti-
nieren-γ-Globulin zu 1 cm³ Nierenhomogenat, d. h. 100 mg Organfeucht-
gewicht, zugesetzt, bei den letzten drei Gruppen nur 0,4 mg. Die pro-
zentuelle Bindung ist dieselbe.

Bei der zweiten und vierten bzw. der fünften Versuchsgruppe wurde
Antinieren-γ-Globulin verwendet, das vorher an Rattenlebermitochondrien bzw. Rattenerythrocyten absorbiert worden war, um gewöhnliche
artspezifische Antikörper zu entfernen. Der Gehalt an nierenspezifischen
Antikörpern ist dadurch nicht vermindert worden.

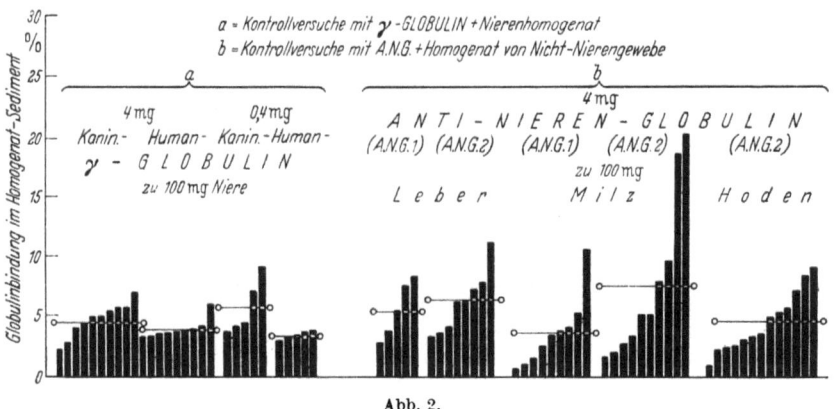

Abb. 2.

Die zweite Abbildung zeigt links die Kontrollversuche mit gewöhnlichem markiertem γ-Globulin. Hier liegt die Bindung an das Nierenhomogenatsediment einheitlich bei etwa 5%, d. h. der Hälfte der vorigen
Versuche.

Die letzten Säulengruppen in Abb. 2 zeigen Vergleiche zur Bindung
von Antinierenglobulin an Leber-, Milz- und Hodengewebe. Hier liegen die
Werte teilweise höher als bei gewöhnlichem γ-Globulin, da ja hier auch
noch artspezifische Antikörper gebunden werden.

Die statistische Auswertung dieser Versuche zeigt die Tab. 1. In
der Mitte sind die Versuche mit Antinieren-γ-Globulin und Nieren
homogenat dargestellt, unten bei Verwendung von erythrocytenabsor-
biertem Globulin, rechts die Kontrollversuche mit gewöhnlichem
γ-Globulin und Nierenhomogenat und links die Kontrollversuche mit
Antinierenglobulin und anderen Organen. Es ist jeweils der Mittelwert
(M), die Streuung des Mittelwertes (σ_M) und die Versuchszahl (n)
angeführt.

Die Unterschiede der Mittelwerte sind bei Zugrundelegung der
3-σ-Grenze unter Berücksichtigung des Fehlers der kleinen Zahl großenteils signifikant, was durch dick ausgezogene Verbindungslinien zwischen
den betreffenden Gruppen gekennzeichnet ist. Bei den durch dünn aus-

gezogene Linien verbundenen Gruppen genügen die Unterschiede nur den weniger strengen Anforderungen der 2,5-σ-Grenze, sind also doch statistisch gesehen diskutabel.

Betrachten wir jetzt nur die Versuche mit dem Nierenhomogenat, so ist der Schluß erlaubt, daß vom Antinieren-γ-Globulin im Mittel

Tabelle 1.

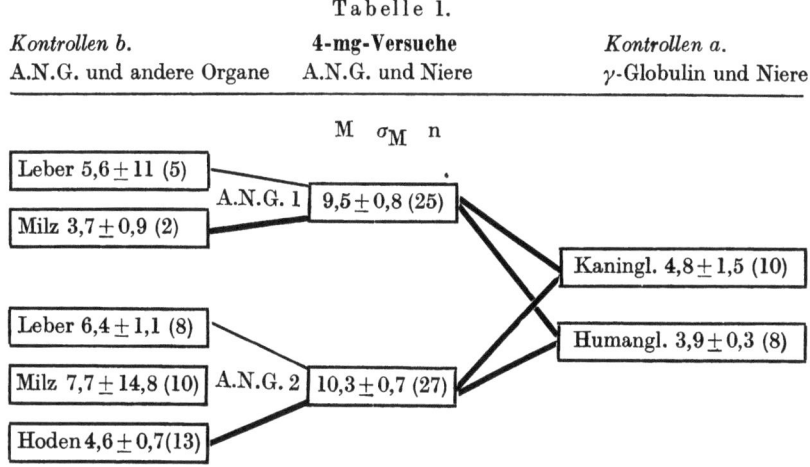

| Kontrollen b. | 4-mg-Versuche | Kontrollen a. |
| A.N.G. und andere Organe | A.N.G. und Niere | γ-Globulin und Niere |

M σ_M n

Leber 5,6 ± 11 (5)

Milz 3,7 ± 0,9 (2)

A.N.G. 1 | 9,5 ± 0,8 (25)

Kaningl. 4,8 ± 1,5 (10)

Leber 6,4 ± 1,1 (8)

Humangl. 3,9 ± 0,3 (8)

Milz 7,7 ± 14,8 (10) | A.N.G. 2 | 10,3 ± 0,7 (27)

Hoden 4,6 ± 0,7 (13)

etwa 10%, vom gewöhnlichen γ-Globulin etwa 5% gebunden wurden. Wenn 0,4 mg Antinieren-γ-Globulin auf 100 mg Niere verwendet wurden, bedeutet dies, daß die Mehrabsorption von 20 γ „Antikörper tragendem Eiweiß" nachgewiesen worden ist. Es gibt keine andere Methode, die die Bindung so kleiner Mengen lokalisierender Antikörper rechnerisch erfassen läßt.

Das war der Grund zur Veröffentlichung dieser Versuche, obwohl wir uns bewußt sind, daß noch größere Versuchsreihen notwendig sind, die wir gegenwärtig in Angriff genommen haben.

Nach orierentierenden Versuchen erscheint die Methode auch verwendbar für die mengenmäßige Erfassung der Bindung von Antikörpern an Bakterien und von Toxinen an bestimmte Gewebe.

Das zweite Ergebnis dieser Versuche ist der Nachweis, daß es möglich ist, mit der Mitochondrienfraktion von Nierengewebe lokalisierende Antikörper zu erzeugen.

XLIV.

Aus der I. Med. Klinik der Universität München
(Direktor: Professor Dr. K. Bingold).

Untersuchungen über die Bedeutung gewisser Zerfalls-produkte in gangränösen Zähnen für die Pathogenese rheumatischer Erkrankungen.

Von

E. Hiller (München).

Das Ergebnis der Herdforscher-Tagung in Bad Nauheim hat gezeigt, daß sich über eine mögliche Fokaleinwirkung auf den Organismus zwei extreme Meinungen entwickelt haben. Während die eine eine Herd-bedeutung ganz ablehnt, sieht die andere nachweisbare Zusammen-hänge. Diese Diskrepanz der Meinungen beruht nicht zuletzt in den weitgehend fehlenden experimentellen Grundlagen für dieses klinisch bedeutende Problem.

Rabel referierte auf obengenanntem Kongreß über interessante Veränderungen am Gefäßsystem, der Hypophyse und des Hypothala-mus, die die von uns anschließend berichteten klinisch faßbaren Regu-lationsstörungen dieses Systems als tatsächliche Herdfolge erklären lassen.

Die Einbeziehung der Allergielehre in die Betrachtung des Herd-geschehens und damit bedingt die Auffassung der Herderkrankung als Antigen-Antikörper-Reaktion vermag tatsächlich manche Vorgänge beim Herdgeschehen zu klären. Einschränkend muß jedoch dazu gesagt werden, daß wir leider das auslösende Allergen noch nicht kennen und es überhaupt fraglich erscheint, ob ein Allergen für das gesamte klinische Bild als Auslöser in Frage kommt. Von der Vorstellung des infizierten Herdes, besonders im Mundbereich, vermögen wir uns als Kliniker nur ungern zu trennen, und nach unseren Untersuchungen besteht die An-nahme eines infizierten Herdes weitgehend zu Recht.

Wir sind der Frage nach dem Entstehungsort gewisser als Antigene wirkender Eiweißstoffe im Zahn nachgegangen und untersuchten zu-nächst, ob gewisse Amine Ursache einer Sensibilisierung sein könnten, wie dies von verschiedenen Autoren angenommen wird.

Es wurden 40 gangränöse Pulpen mit stark verdünnter Salzsäure extrahiert. Bei dieser Behandlung müßten Amine als Hydrochloride in Lösung gehen. In einer besonderen Apparatur wurde das dann alkalisch gemachte Filtrat mit Äther extrahiert und dieser in verdünnter Salzsäure ausgewaschen. In der eingedampften Salzsäurelösung wurde die Probe auf aliphatische Amine mittels Ninhydrin durchgeführt. Sie war negativ.

Der chemische Nachweis auf Amine war damit nicht möglich.

Im Tierversuch gingen wir daran, aktiv und passiv eine Sensibili-sierung zu erreichen. Dies gelang nicht. Ein Anhalt, daß eine Sensibili-sierung gegen verschiedene Amine möglich ist, wurde nicht gefunden.

In der Überlegung, daß evtl. durch die bei der Caries entstehenden Abbauprodukte des Dentins Allergene entstehen könnten, untersuchten wir mittels Papierchromatographie die Aminosäurezusammensetzung des normalen und kranken Dentins und der Pulpa.

Nach Ansicht englischer Autoren sollen bei der Caries des Dentins die Asparagin- und Glutaminsäure vermindert sein bzw. einige Aminosäuren immer fehlen.

Nach sorgfältiger Trennung des normalen vom cariösen Dentin wurden die chromatographischen Ergebnisse von je 20 Dentinen einander gegenübergestellt, ein Fehlen gewisser Aminosäuren konnte dabei nicht festgestellt werden.

Weitere Untersuchungen zeigten, daß auch durch das Auswaschen des Dentins durch Wasser (Speichel) eine Lösung freier Aminosäuren und damit ein Umbau des Dentins nicht zustande kommt.

Papierchromatographisch wurde weiterhin die normale Pulpa untersucht.

In den Hydrolysaten normaler und gangränöser Pulpen fanden sich konstant folgende Aminosäuren: Asparaginsäure, Glutaminsäure, Serin, Glycin, Alanin, Lysin, Arginin, Prolin, Valin, Leucin und Serinphosphorsäure. Histidin trat in 50% der Fälle auf, häufiger war Oxyprolin und Phenylaeanin. Thyrosin fehlte bei vorhandener Gangrän immer, umgekehrt trat Methionin in 80% der gangränösen Pulpen auf. Vereinzelt fanden sich auch atypische Substanzflecken. Trotz der beschriebenen Veränderungen in der Aminosäurezusammensetzung konnte ein signifikanter Unterschied in der Zusammensetzung der gesunden und gangränösen Pulpa nicht erkannt werden.

Mit dieser Feststellung kann wiederum der Theorie der Aminbildung im gangränösen Zahn entgegengetreten werden, da bei der hierbei nötigen Decarboxylierung die entsprechenden Aminosäuren im Chromatogramm fehlen müßten, was nicht der Fall ist.

Offensichtlich gehen in einer cariösen Pulpa Zerfallserscheinungen vor sich. Ohne vorherige Hydrolyse haben wir den gangränösen Pulpeninhalt untersucht.

Das mit Ninhydrin entwickelte Papierchromatogramm wies sechs verschiedene Substanzflecken auf, deren RF-Werte 0,04, 0,14, 0,24, 0,40, 0,7 und 0,92 betrugen.

Die Beschaffenheit der Flecken ließ darauf schließen, daß es sich hierbei um Zwischenprodukte des Eiweißabbaues, um Peptide handelt. Der RF-Wert entsprach keiner bekannten Aminosäure.

Offensichtlich werden Proteine in der Zahnpulpa durch autolytische Vorgänge in größere Spaltprodukte zerlegt, die chromatographisch nachweisbar sind. Die hierbei wirksamen Faktoren sind einerseits die bei der Entzündung vorhandenen Leukocyten, die tryptische Fermente enthalten, und proteolytische Bakterien.

Es besteht nun theoretisch die Möglichkeit, daß die gefundenen Eiweißspaltprodukte infolge ihrer Wasserlöslichkeit über die Wurzelspitze in die Blutbahn gelangen. Damit könnten sie, falls sie antigene Eigenschaften hätten, zu einer Sensibilisierung Anlaß geben.

Vor Beantwortung dieser Frage untersuchten wir die in den Wurzelkanälchen gefundenen Bakterien auf ihre proteolytischen Fähigkeiten. Wir
fanden verschiedene stark proteolytische Keime, die Löffler-Serum verflüs-
sigten. Eingangs haben wir schon auf ein Chromatogramm des nichthydrolysierten Pulpeninhaltes und die dort gefundenen Peptide hingewiesen,
deren Entstehung sicherlich der bakteriellen Proteolyse zuzuschreiben
sind.

In den Wurzelkanälchen fand sich eine Mischflora, u. a. auch der
Mikrococcus tetragenes, der ebenfalls in der Lage ist, unter bestimmten
Bedingungen Eiweiß abzubauen.

Diese Proteolyse nachzuahmen gelang mit einem Nährboden, der
2,5% Traubenzucker und 2,5% Humanalbumin enthielt. Es zeigte sich
im Nährboden eine starke *Trübung* (Eiweißabbau).

Die Intensität der tryptischen Fermentwirkung der Bakterien wurde
durch Bestimmung des Aminostickstoffes überwacht. Er betrug im
unbeimpften Nährboden 12,75 mg-%, im beimpften 16,75 mg-%. Als
Ausdruck des bakteriellen Eiweißabbaues ließ sich eine Zunahme des
Aminostickstoffes um 31,3% nachweisen.

Diesem nachweislichen Eiweißabbau entsprach auch das Chromatogramm. Während das Bild des unbeimpften Nährbodens völlig leer erscheint, läßt der beimpfte Nährboden infolge des bakteriellen Abbaues
drei Fraktionen erkennen. Bei vollständiger Hydrolyse zeigten sich acht
Aminosäuren.

Diese Feststellung läßt darauf schließen, daß es sich bei den gefundenen Substanzen wiederum um Peptide handelt, und daß im Modellversuch die Bakterien in der Lage sind, aus körpereigenem Albumin
die gleichen Peptide zu erzeugen, wie wir sie im cariösen Zahn ohne
Hydrolyse chromatographisch nachweisen konnten.

Wir haben nun im Laboratorium aus Albumin durch Ansetzen mit
Trypsin Abbaustufen gewonnen und durch Filterung ein eiweißfreies
Filtrat hergestellt.

Die Abb. zeigt die chromatographischen Untersuchungen nach einstündiger Trypsineinwirkung. Die ermittelten RF-Werte waren mit 0,04,
0,16, 0,40, 0,74, 0,90 fast die gleichen wie die, die wir bei der Chromatographie der nichthydrolysierten gangränösen Pulpa erhalten hatten.

Folgerung: Es gelang uns anscheidend, in vitro durch tryptische
Verdauung Spaltprodukte herzustellen, wie sie bei der Gangrän im
Zahn durch die Bakterien entstehen.

Da wir sie aber aus menschlichem Albumin gewannen, drängt sich
der Gedanke auf, daß die Abbaustufen in der Gangrän des Zahnes auch
aus Albumin bzw. dem Blutserum stammen würden. Bei der ablaufenden
Entzündung wäre das nicht verwunderlich.

Für den Nachweis, daß diese von uns hergestellten Albuminabbaustufen, die so weitgehend denen im Zahn ähneln, tatsächlich antigene
Eigenschaften hätten, benutzten wir den Prausnitz-Küstner-Versuch.

Nachweis des Antigens: In ausgedehnten Tieruntersuchungen konnten wir den Nachweis der Möglichkeit einer Sensibilisierung gegen diese
Stoffe führen.

Meerschweinchen erhielten Patientenserum von Herdkranken in beide Ohren injiziert und nach 24 Stunden in die vorbehandelten Hautstellen Granulomextrakt bzw. Albuminabbaustufen. Schon nach 20 bis 30 Minuten zeigte sich ein pralles Ödem, das nach 2 bis 3 Tagen in eine Nekrose überging.

Im Gegensatz hierzu konnte mit dem Serum von Gesunden allein oder mit den von Herdkranken allein oder mit dem Kontrolltest keine allergische Reaktion beobachtet werden. Auch unsere Abbaustufen allein ergaben keine Hautreaktion.

Das Ergebnis zeigt, daß im Serum von Rheumatikern bzw. Fokalkranken Antikörper vorhanden sind, die sich gegen körpereigenes Eiweiß bzw. dessen Abbaustufen richten.

Von Boehmig und Klein wurde auf die große Bedeutung von A-Streptokokken beim Rheumatismus hingewiesen. Die Autoren äußerten die Meinung, daß möglicherweise der Boden für die später durch die A-Streptokokken ausgelöste Katastrophe auch mit gänzlich anderen Maßnahmen vorbereitet werden könnte, sie dachten an die Wirkung von Eiweißstoffen.

Wir stellen zur Diskussion, ob der in vorliegenden Untersuchungen gezeigte Weg zur Sensibilisierung durch Abbaustufen menschlichen Albumins in gangränösem Zahn nicht der Weg sein könnte, der zunächst eine Sensibilisierung induziert.

Unsere Untersuchungen dürften weiterhin für die Wurzelbehandlung von Bedeutung sein, da die bislang verwendeten eiweißfällenden Mittel den Boden für eine Sensibilisierung des Organismus in oben genannter Weise bilden können.

XLV.

Antikörperbildung nach parenteraler Zufuhr fötaler tierischer Organe.

Von

Dr. Fritz Knüchel (Heidelberg).

Mit 2 Textabbildungen.

In gemeinsamen Untersuchungen mit W. Kuhn konnten wir feststellen, daß sich beim Menschen nach i. m. Injektion getrockneter fötaler tierischer Organe präzipitierende oder agglutinierende Antikörper (AK) bilden, die sich mit der Kollodiumpartikelreaktion nachweisen lassen. Zu quantitativen Vergleichsuntersuchungen modifizierten wir die Reaktion folgendermaßen: nach erfolgter Sedimentierung der koagulierten Kollodiumpartikel wird in einem Anteil der überstehenden Flüssigkeit der in Suspension verbliebene Kollodiumrest durch photometrische Bestimmung der Nitrogruppen des Kollodiums mit Diphenylamin gemessen.

Es ergibt sich hierbei eine lineare Beziehung zwischen der Konzentration an präzipitierenden Antikörpern und der Menge des Präzipitats resp. der Menge des direkt gemessenen, nicht präzipitierten Kollodium-

anteils. Bei den zwischen den einzelnen Versuchen nicht völlig beherrsch-
baren Versuchsbedingungen ist es angebracht, den Reaktionsausfall
quantitativ nicht in einer absoluten Maßeinheit, sondern relativ in Bezug
zu einer normalen Kontrolle (Mischserum) auszuwerten.

Abb. 1 zeigt den Ausfall der Reaktion bei Verwendung von drei
verschiedenen antikörperhaltigen Seren und einer Serumverdünnung
1:10, 1:20 und 1:40 im Vergleich zum Ausfall der Reaktion mit den
entsprechenden Verdünnungen eines normalen Serums. Da die Agglutination der Kollodiumpartikel nach Zusatz von AK-haltigem Serum
stärker ist als nach Zusetzung von normalem Serum, erfolgt bei den
Proben mit AK-haltigem Serum eine stärkere Sedimentation des Kollodiums, wodurch die mit Diphenylamin entstandene Farbintensität

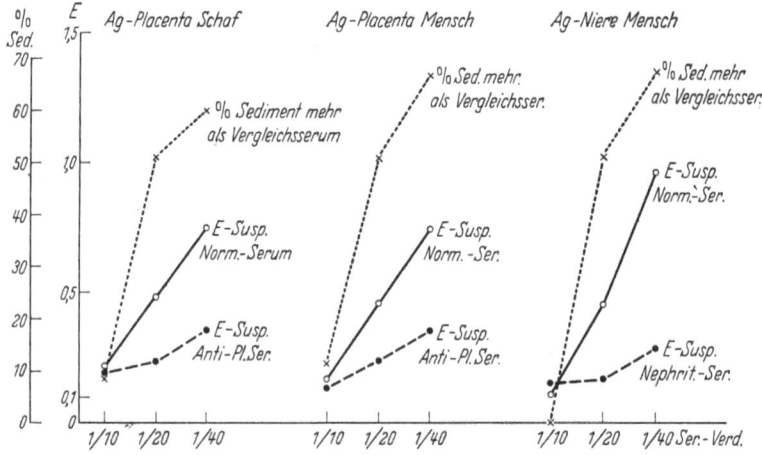

Abb. 1: Vergleichende photometrische Auswertung der Kol. Part. Reaktion zwischen AK-freien und
AK-haltigen Seren. E = gemessene Farbintensität. %-Sed.: errechnete Zunahme der Sedimentmenge
im Vergleich zum Normalserum.

— gemessen als Extinktion — in den einzelnen Proben geringer ausfällt. Aus dieser Differenz der Farbintensität läßt sich die in den Proben
mit AK-haltigem Serum erfolgte stärkere Agglutination in % der durch
Normalserum bewirkten Agglutination errechnen. Bei Verwendung von
1:40 verdünnten Seren lassen sich die Unterschiede des Antikörpergehal-
tes von Normal- und Immunseren nach unseren bisherigen Ergebnissen
mit Hilfe dieser Reaktion am deutlichsten erfassen. Diese Bestimmungen
sagen zwar nichts über den absoluten Gehalt an AK aus, erlauben aber
die relativ zum Normalserum vorhandene AK-Konzentration quantitativ zu ermitteln und ihre Schwankungen über einen beliebigen Zeitraum zu verfolgen, was nach der bisher üblichen Technik nicht sicher
gelingt.

Mit Hilfe der Kollodiumpartikelreaktion und, wo erforderlich, bestätigt durch die angeführte Modifikation, konnten wir feststellen, daß
die nach Injektion fötaler tierischer Organe beim Menschen gebildeten

AK sich nicht nur gegen Antigene (AG) des homologen tierischen Organs (Hammel) richteten, sondern auch mit den homologen menschlichen Organen reagierten. Die Bildung der Antikörper gegen menschliche Organantigene erfolgt zeitlich etwas später als die gegen die zur Sensibilisierung angewandten tierischen Organe. Erstere lassen sich andererseits länger nach der sensibilisierenden Injektion nachweisen.

Diese Hetero- und Auto-Antikörper sind demnach nicht völlig identisch. Absättigung des AK-haltigen menschlichen Serums mit entsprechenden Hammelorganantigenen führt zu einer Präzipitation, wobei die AK gegen das Hammelorgan zum größten Teil oder ganz schwinden, die AK gegen die homologen menschlichen Organ-AG aber voll wirksam bleiben, u. U. sogar noch eine geringe Verstärkung erfahren können.

Die nach Injektion fötaler tierischer Organe entstehenden Antikörper sind weitgehend organspezifisch mit Ausnahme der AK gegen tierische Placenta. Nach Injektion von Hammelplacenta bilden sich Antikörper nicht nur gegen Hammel- und menschliche Placenta, sondern auch solche, die mit Antigenen aus Niere, Milz, Herz und Lunge reagieren. Die Wirksamkeit der Antikörper gegen diese heterologen Organantigene ist allerdings immer geringer als gegen Antigene aus Placenta.

Die Antigenstruktur fötaler tierischer Organe unterscheidet sich offenbar von der erwachsener Organe. Dies geht aus folgender Beobachtung hervor: Durch Sensibilisierung von Meerschweinchen und Kaninchen mit Suspensionen getrockneter Organpulver oder mit eiweißhaltigen Extrakten aus solchen, die von fötalen tierischen Organen stammten, ließ sich keine Allergisierung, die zum anaphylaktischen Schock oder zu Schockfragmenten Anlaß gab, erzeugen, wohl dagegen durch Vorbehandlung mit entsprechenden Antigenen aus Organen erwachsener Tiere.

Die unterschiedliche antigene Beschaffenheit fötaler und erwachsener tierischer Organe konnten wir außerdem dadurch zeigen, daß Kaninchenantihammelserum eine starke Präzipitation mit Organeiweißen erwachsener Hämmel gibt, während mit Eiweißen fötaler Organe vom Hammel keine oder eine wesentlich schwächere Präzipitation erfolgt.

Für die heute vielgeübte Therapie mit fötalen tierischen Zellen ergibt sich aus den geschilderten serologischen Befunden, daß nach einer solchen Behandlung beim Menschen u. a. ,,Auto-Antikörper'' gegen das zur Behandlung verwandte Organ gebildet werden.

Dies ist nicht oder in wesentlich schwächerem Maße der Fall, wenn die zur Behandlung verwandten tierischen Organe von erwachsenen Individuen entnommen werden. Die Antigenstruktur fötaler und erwachsener Organe scheint demnach verschieden zu sein.

Auch NIEHANS und andere folgern auf Grund klinischer Beobachtungen eine unterschiedliche Wirkung fötaler Organe gegenüber derjenigen Erwachsener. Unsere Beobachtungen, daß fötale Organe zum Unterschied von erwachsenen Organen nicht zur Bildung anaphylaktischer Antikörper, wohl dagegen zur Bildung von präzipitierenden Hetero- und Auto-Antikörpern führen, kann daher als experimentelle Stütze für diese klinisch-empirischen Daten gelten.

Da eine Einwirkung von Auto-Antikörpern auf die Funktionen des betreffenden Organs wahrscheinlich ist, und die klinischen Besserungen gleichzeitig mit dem Auftreten von Auto-Antikörpern beobachtbar sind, halten wir den geschilderten Mechanismus für den therapeutischen Effekt mitverantwortlich.

Unterschiede in der Auto-Antikörperbildung nach Frisch- und Trockenzellenbehandlung konnten wir nicht feststellen. Vorausgesetzt, daß die Antikörpererzeugung als therapeutisch erwünschtes Prinzip anzustreben ist, ist die Verwendung von getrockneten fötalen tierischen Organen resp. von daraus extrahierten intakten Antigenen — nach Prüfung ihrer Sterilität — der sog. Frischzelltherapie vorzuziehen.

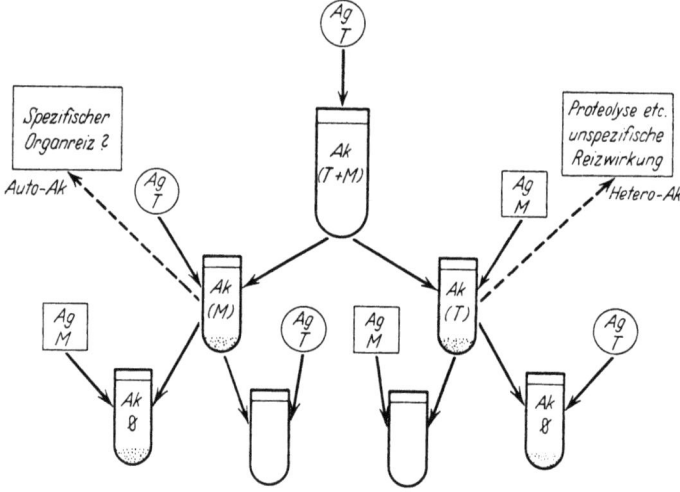

Abb. 2.: Schematische Darstellung der nach Injektion fötaler tierischer Organe beim Menschen nachgewiesenen Antikörper.

In Abb. 2 sind die geschilderten Befunde schematisch dargestellt: die parenterale Zufuhr eines fötalen tierischen Antigens (AgT) führt zur Bildung von verschieden wirkenden Antikörpern (AK T und M). Diese reagieren mit den zur Injektion verwandten tierischen Antigenen (AgT). Nach Beseitigung des entstehenden Präzipitates lassen sich mit der Kollodiumpartikelreaktion die in Lösung verbliebenen Antikörper (AK M) gegenüber den aus den homologen menschlichen Organen gewonnenen Antigenen (Ag M) nachweisen. Andererseits bleiben nach Absättigung des antikörperhaltigen Serums mit Antigen aus den homologen menschlichen Organen (AgM) die Antikörper gegen die zur Injektion verwandten tierischen Organe (AgT) unbeeinflußt, die sich ihrerseits nach erfolgter Absättigung ebenfalls mit der Kollodiumpartikelreaktion erfassen lassen. Die Möglichkeit, eine verschiedenartige Wirkung dieser AK einmal im Sinne einer „unspezifischen Reizkörpertherapie" und zum anderen in Form einer „spezifischen Organbeeinflussung" aufzufassen, wird zur Diskussion gestellt.

XLVI.

Aus der I. Medizinischen Universitätsklinik Frankfurt am Main
(Direktor: Prof. Dr. F. HOFF).

Vergleichende Bestimmungen von Serumkomplement und Bluteiweißkörpern bei entzündlichen Gefäßerkrankungen und anderen internen Krankheitsbildern.

Von

E. F. PFEIFFER, W. SPIELMANN und H. BRÜCKNER.

Mit 2 Textabbildungen.

Fortlaufende Bestimmungen des Serumkomplementgehaltes sind bei menschlichen Erkrankungen immer dann von Wert, wenn wir eine Antigen-Antikörper-Reaktion als Ursache des Leidens vermuten, ohne diese Ansicht durch den Nachweis von spezifischen Antikörpern sicher stützen zu können. Eine Erniedrigung des Komplementtiters ist dann der einzige Hinweis auf eine pathogenetisch bedeutsame allergische Reaktion, da wir vom Tierexperiment her wissen, daß das Komplement ebenso wie im Reagenzglas auch in vivo oft an einen Antigen-Antikörper-Komplex gebunden wird und beim Zustandekommen anaphylaktischer Gewebsschäden eine wichtige Rolle spielen kann (1—17). Wir haben über das Verhalten des Serumkomplementes bei der experimentellen Serumkrankheit und experimentellen Nierenentzündung bereits im vergangenen Jahre vor diesem Forum berichtet und möchten jetzt nur darauf hinweisen, daß der Komplementschwund im Blute sensibilisierter Tiere gerade zu dem Zeitpunkt einsetzt, zu dem sich die ersten morphologischen Veränderungen am Gefäßbindegewebe feststellen lassen und zirkulierende Antikörper noch nicht freigeworden und damit auch nicht nachweisbar sind (3, 15). Allein der Komplementsturz dient dann als Indikator einer aktiven Antigen-Antikörper-Reaktion.

Ebenso wie im Tierexperiment ließen sich nun auch bei der Serumkrankheit des Menschen kurzfristige Komplementerniedrigungen nachweisen und deuteten auf den vermehrten Verbrauch des Komplementes bei diesem akuten allergischen Geschehen hin. Als aber in der Folge auch bei anderen Leiden, z. B. solchen des rheumatischen Formenkreises langanhaltende Komplementsenkungen gefunden wurden (18 bis 33), schien die *Verbrauchstheorie* allein nicht mehr zuzutreffen. Wegen der bei diesen Krankheitsbildern oft vorliegenden Verschiebung der Proteinfraktionen des Serumeiweißbildes mußte auch an eine *mangelhafte Produktion* des Bluteiweißkörpers Komplement gedacht werden, ja manche Autoren gingen sogar so weit, jede überhaupt vorkommende Komplementerniedrigung beim Menschen allein auf die Dysproteinämie zurückzuführen (34).

Eine Klärung war erst möglich, nachdem

1. eine exakte, quantitative Methode zur Bestimmung des Komplementgehaltes zur Verfügung stand und

2. fortlaufende Paralleluntersuchungen von Komplementtiter und Serumeiweißkörpern unter Korrelation mit dem klinischen Verlauf sowohl beim einzelnen Kranken wie an einem größeren Krankengut vorlagen.

Nach Entwicklung der spektrophotometrischen Meßtechnik der Komplementaktivität von Mayer, Osler, Bier und Heidelberger (35), mit der komplementhemmende Effekte ebenso ausgeschlossen wie Komplementsteigerungen erfaßt werden können, haben wir deshalb bei 260 Kranken unserer Klinik sowie 60 Gesunden zur Bestimmung der Normalwerte fortlaufende Messungen von Serumkomplement und Serumeiweißkörpern (elektrophoretisch nach Antweiler) durchgeführt. Unser besonderes Interesse wandten wir dabei den entzündlichen Gefäß- und Nierenerkrankungen zu, da bei ihnen viele Anhaltspunkte für eine allergische Pathogenese vorliegen und die Hoffnung bestand, mit der

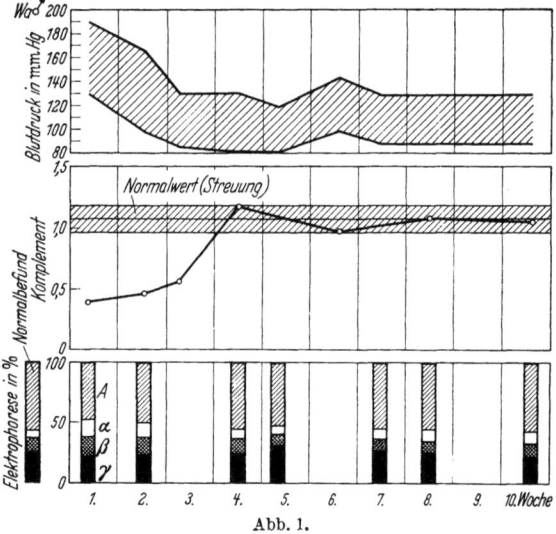

Abb. 1.

Bestimmung der hämolytischen Funktion des Serums die jeweilige immunbiologische Situation zu erfassen.

Bei diesen Untersuchungen ließen sich nun echte Erniedrigungen des Komplementes, die kurvenmäßig über einen längeren Zeitraum verfolgt werden können und nicht durch Hemmeffekte des Serums (37) bedingt sind, nur bei wenigen Krankheitsbildern als konstanter Befund feststellen. Es waren dies die akute Glomerulonephritis, der akute Lupus erythematodes und das wesensgleiche Libman-Sacks-Syndrom sowie verschiedene, seltenere entzündliche Erkrankungen des Gefäßsystems. Bei der chronischen Glomerulonephritis, dem akuten und chronischen Rheumatismus sowie den meisten Infektionskrankheiten einschließlich der Endocarditis lenta fanden wir im Gegensatz zu den älteren Mitteilungen nur normale oder sogar gesteigerte Werte.

Lassen Sie mich nun an Hand eines Falles von akuter Nephritis das typische Verhalten des Serumkomplementes bei dieser Erkrankung,

bei der VEIL und BUCHHOLZ als erste vor 22 Jahren Komplementsenkungen beschrieben, demonstrieren (Abb. 1).

Während der ersten 3—5 Krankheitswochen ist der Komplementspiegel dauernd stark erniedrigt und kehrt erst nach Abklingen der
akuten Erscheinungen (s. Blutdruck) allmählich zur Norm zurück.
Eine Beziehung zwischen dem Verhalten der Bluteiweißkörper und dem
Komplementtiter besteht nicht. Die Komplementwerte steigen bereits
an, während sich die Zeichen der akuten Entzündung im Elektro-
phoresediagramm, das in der unteren Spalte der Abbildung in den
Prozentwerten der einzelnen Fraktionen wiedergegeben ist, noch nicht
zurückgebildet haben.

Dieselben Verläufe waren nun bei fast allen akuten Nephritiden zu
registrieren: Die Abbildung zeigt Ihnen die Verläufe von acht unausgele-

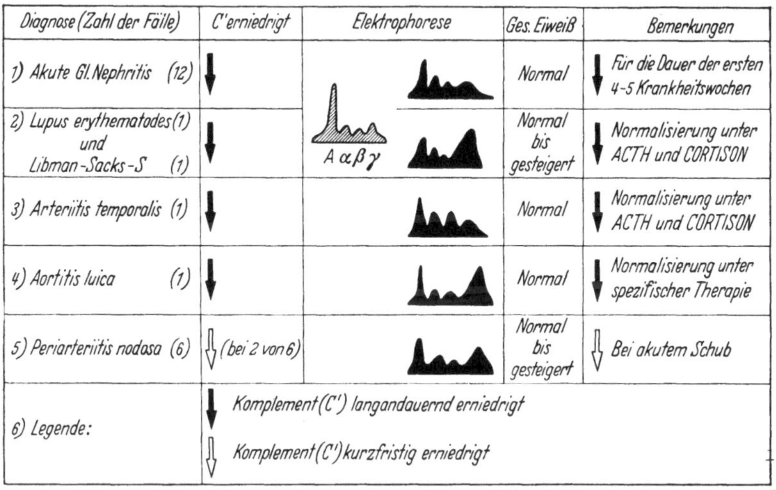

Diagnose (Zahl der Fälle)	C' erniedrigt	Elektrophorese	Ges. Eiweiß	Bemerkungen
1) Akute Gl.Nephritis (12)	↓		Normal	↓ für die Dauer der ersten 4-5 Krankheitswochen
2) Lupus erythematodes(1) und Libman-Sacks-S (1)	↓	A α β γ	Normal bis gesteigert	↓ Normalisierung unter ACTH und CORTISON
3) Arteriitis temporalis (1)	↓		Normal	↓ Normalisierung unter ACTH und CORTISON
4) Aortitis luica (1)	↓		Normal	↓ Normalisierung unter spezifischer Therapie
5) Periarteriitis nodosa (6)	⇓ (bei 2 von 6)		Normal bis gesteigert	⇓ Bei akutem Schub
6) Legende:	↓ Komplement (C') langandauernd erniedrigt			
	⇓ Komplement (C') kurzfristig erniedrigt			

Abb. 2.

senen Fällen unserer zwölf untersuchten Kranken mit akuter Nephritis.
Nur bei einem Kranken mit sehr schwerer subakuter Verlaufsform hielt
die Erniedrigung länger als 5 Wochen an und legt den Gedanken nahe,
aus dem anhaltenden Komplementschwund auf das Fortschreiten der
Erkrankung zu schließen und die Methode somit zu Aussagen über die
Prognose zu verwenden (23, 30—32).

Anders lagen die Verhältnisse beim Lupus erythematodes bzw. dem
Libman-Sacks-Syndrom sowie je einem Fall von Arteriitis temporalis
und Mesaortitis luica. Hier normalisierte sich das Komplement erst
unter dem Einfluß der antiallergischen Therapie mit ACTH und Cortison
bzw. der spezifischen Behandlung bei der luischen Aortitis. Die Komplementwerte stiegen parallel der klinischen Besserung zum Normalwert
an und hielten sich für die Dauer der Remission in diesem Bereich. Als
Beispiel sei der Kurvenverlauf eines jungen Mädchens mit einem über
3 Jahre bestehenden Libman-Sacks-Syndrom demonstriert.

Sie sehen, wie sich der Komplementspiegel unter der Therapie, die mit einer eindeutigen Besserung des Krankheitsbildes einherging, normalisiert. Wiederum bestehen keine Beziehungen zwischen dem Anstieg des Komplementes und dem Verhalten der Proteinfraktionen. Die erhöhten alpha- und vor allem gamma-Globulinwerte, die Zeichen der chronischen Entzündung, bleiben im wesentlichen unverändert bestehen. Wie bei der akuten Nierenentzündung bestand auch hier keine Relation zu der jeweiligen Höhe der Eiweißausscheidung (25, 36).

Fassen wir nun die eben geschilderten Krankheitsbilder, bei denen erniedrigte Komplementwerte über einen längeren Zeitraum (dicker Pfeil) zu beobachten waren, in einer schematischen Darstellung einschließlich des jeweiligen Typs des Elektrophoresediagramms zusammen (Abb. 2), so fällt die schon bei der Darstellung der Einzelfälle beobachtete Unabhängigkeit des Komplementspiegels von der Reaktionskonstellation der Serumproteine auf. Die Komplementsenkungen sind praktisch bei jedem Konstellationstyp der Bluteiweißkörper zu finden. Zusätzlich zu den bisher besprochenen Krankheitsbildern mit anhaltender Komplementerniedrigung ist in der letzten Spalte der Übersicht noch die Periarteriitis nodosa aufgeführt, bei der Einzelfälle kurzfristige Senkungen des Komplementtiters (dünner Pfeil) zeigten. Ähnlich wie bei der akuten Nierenentzündung war dies jedoch nur bei Exacerbationen des im allgemeinen chronisch verlaufenden Leidens, bei unseren Fällen beim präfinalen Schub, der Fall.

Ganz im Sinne des Tierexperimentes war somit auch bei diesen entzündlichen Gefäß- und Nierenerkrankungen des Menschen im Augenblick der Aktivität des Krankheitsprozesses eine meist lang anhaltende Komplementerniedrigung festzustellen, die sich erst bei Beruhigung der Symptome wieder normalisierte. Da auf der anderen Seite bei diesen Kranken ausnahmslos normale bis gesteigerte Gesamteiweißwerte zu finden waren und die Unabhängigkeit des Komplementverlaufes von dem Verhalten der Bluteiweißkörper nachgewiesen werden konnte, läßt sich der Mechanismus der Komplementerniedrigung hier mit der eingangs vorgebrachten Theorie eines *echten Komplementverbrauches* durch eine am Gefäßsystem ablaufende, heftige Antigen-Antikörper-Reaktion erklären.

Diese funktionelle Deutung trifft jedoch nicht für alle vorkommenden Komplementsenkungen beim Menschen zu. So waren mehrfach bei Einzelfällen von schwerer hydropischer Pseudonephrose und dekompensierter Lebercirrhose (38) deutlich erniedrigte Werte inkonstant zu beobachten, die erst beim Ansteigen des Gesamteiweißes ebenfalls zur Norm zurückkehrten. Bei diesen Kranken stand die hochgradige Dysproteinämie und Erniedrigung des Gesamteiweißes so sehr im Vordergrund, und es fehlten alle Zeichen für ein akutes oder chronisches allergisches Geschehen, daß auch wir bei *diesen* Zuständen eine *mangelhafte Produktion* des Komplementes im Rahmen der unzureichenden Bluteiweißkörperbildung annehmen möchten.

Zusammenfassend läßt sich somit sagen, daß Komplementverminderungen unabhängig von dem Verhalten der Serumeiweißkörper unter Korrelation mit dem klinischen Bild und dem Therapieeinfluß bei der akuten Nierenentzündung sowie verschiedenen entzündlichen Gefäßerkrankungen auftreten und auf eine *echte Komplementabsorption* durch einen seiner Natur nach im einzelnen unbekannten, am Gefäßsystem ablaufenden, allergischen Prozeß zurückgeführt werden müssen. Neben dieser funktionell bedingten, konstanten und langanhaltenden Komplementerniedrigung gibt es jedoch noch bei der schweren Pseudonephrose sowie dekompensierten Lebercirrhose inkonstant auftretende Verminderungen des Komplementspiegels, die mit einer *mangelhaften Produktion* im Rahmen der hochgradigen Störung der Eiweißkörpersynthese von der Nachschubseite her am befriedigendsten erklärt werden können.

Die praktische Bedeutung der Komplementerniedrigung für die differential-diagnostischen Belange der Klinik ist in der Konstanz des Befundes vor allem bei der akuten Glomerulonephritis und dem Lupus erythematodes zu sehen.

Literatur.

1. DOERR, R.: Die Immunitätsforschung, Bd. II, Das Komplement. Wien: Springer 1947. — 2. ECKER, E. E.: Ann. Rev. Microbiol. **1948**, 255. — 3. SCHWAB, L., F. C. MOLL, T. HALL, H. BREAN, M. KIRK, E. V. Z. HAWN und C. A. JANEWAY: J. of Exper. Med. **91**, 505 (1950). — 4. FRIEDBERGER, E. und O. HARTOCH: Z. Immunitätsforsch. **2**, 133 (1909). — 5. SLEESWIGK, J. G.: Z. Immunitätsforsch. **2**, 133 (1909). — 6. WITEBSKY, E. und E. NETER: J. of Exper. Med. **61**, 489 (1935). — 7. BIER, O. G. und E. SEILER: Z. Immunitätsforsch. **89**, 211 (1936). — 8. OGOWA, S. H. und S. SATO: Trans. jap. path. Soc. **28**, 212 (1938). — 9. ECKER, E. E.: Enzymologica **7**, 305 (1939). — 10. HEIDELBERGER, M., A. J. WEIL und H. P. TREFFERS: J. of Exper. Med. **73**, 695 (1941). — 11. KULKA, A. M.: J. Immunol. **43**, 273 (1942); **46**, 235 (1943). — 12. OSLER, A. G., M. M. MAYER und M. HEIDELBERGER: J. Immunol. **60**, 205 (1948). — 13. STAVITSKY, A. B., R. STAVITSKY und E. E. ECKER: zit. nach SCHWAB und Mitarbeiter. — 14. SELTZER, G., S. BARON und J. FUSCO: J. Immunol. **69**, 367 (1952). — 15. MOLL, F. C. und C. V. Z. HAWN: Proc. Soc. Exper. Biol. u. Med. **80**, 777 (1952). — 16. PFEIFFER, E. F., K. SCHÖFFLING und H. E. BRUCH: Verh. Dtsch. Ges. Inn. Med. 1953. — 17. PFEIFFER, E. F., K. SCHÖFFLING, H. E. BRUCH und W. SPIELMANN: Z. Ges. exper. Med. **122**, 446 (1954). — 18. GUNN, W.C.: J. Path. u. Bact. **19**, 155 (1914). — 19. VEIL, W. H. und B. BUCHHOLZ: Klin. Wschr. **11**, 2019 (1932). — 20. VEIL, W. H.: Acta rheumatolog. **4**, 21 (1932). — 21. SCHNABEL, P.: Med. Klinik **1933**, 714. — 22. KELLETT, C. E.: Lancet **11**, 1262 (1936). — 23. KELLETT, C. E.: Lancet **11**, 911 (1952). — 24. KELLETT, C. E. und J. G. THOMSEN: J. Path. u. Bact. **48**, 519 (1939). — 25. THOMSEN, G., W. M. ARNOTT und J. D. MATHEW: Lancet **2**, 734 (1939). — 26. RACHMILEWITZ, M. und W. SILBERSTEIN: J. Lab. u. Clin. Med. **22**, 1240 (1937). — 27. MEERSMANN, F. und H. PERROT: Compt. rend. Soc. biol. **124**, 770 (1937). — 28. PAUL, B. und M. PELZ: Klin. Wschr. **1935**, 163. — 29. RUTSTEIN, D. D. und W. H. WALKER: J. Clin. Inv. **21**, 347 (1943). — 30. LANGE, K., L. SLOBODY, F. GRAIG, G. OGUR, J. OBERMANN und F. LoCASTO: Pediatrics **8**, 814 (1951). — 31. LANGE, K., F. GRAIG, J. OBERMANN, L. SLOBODY, G. OGUR und F. Lo CASTO: Arch. Int. Med. **88**, 433 (1951). — 32. LANGE, K., L. SLOBODY und R. STRANG: Proc. Soc. Exper. Biol. u. Med. **82**, 315 (1953). — 33. FISCHEL, E. E. und D. C. GAJDUSEK: Amer. J. Med. **12**, 190 (1952). — 34. HOENE, R.: Schweiz. Med. Wschr. **1952**, 237. — 35. MAYER, M. M., A. G. OSLER, O. G. BIER und M. HEIDELBERGER: J. of exper. Med. **84**, 535 (1946). — 36. SEIFTER, S. und E. E. ECKER: J. Clin. Inv. **25**, 809 (1946). — 37. DAVIS, B. D., E. A. KABAT, A. HARRIS und D. A. MOORE: J. Immunol. **49**, 223 (1944). — THOMAS, L. und J. H. DINGLE: J. Clin. Inv. **22**, 375 (1943). — 38. OLHAGEN, B.: Acta Med. Scand. Suppl. **1945**, 162. — ECKER, E. E., S. SEIFTER, T. F. DOZOIS und L. BARR: J. Clin. Inv. **25**, 800 (1946). Nachtrag bei der Korrektur. Siehe auch: PERLICK, E. u. M. TOST: Dtsch. Arch. Klin. Med. **200**, 616 (1953).

XLVII.

Die klinische Bedeutung der Organ-Autoantikörperreaktion und ihre theoretischen Grundlagen.

Von

F. SCHEIFFARTH (Erlangen).

Mit 2 Textabbildungen.

1950 und 1953 haben wir (SCHEIFFARTH und BERG) auf Grund experimenteller und klinischer Ergebnisse über das Vorkommen von Organ-Autoantikörpern (OAK) bei Erkrankungen des Leberparenchyms berichtet. Inzwischen fortgesetzte Untersuchungen über das gleiche Thema sowie seither begonnene, noch nicht veröffentlichte Untersuchungen über das Vorkommen von OAK bei Erkrankungen der lymphatischen Gewebe, insbesondere der Lymphogranulomatose, lassen übereinstimmend gewisse Gesetzmäßigkeiten erkennen.

Das *Ergebnis* dieser Untersuchungen besteht hauptsächlich im Nachweis

1. eines phasenförmigen Auftretens von OAK im Ablauf einer Organerkrankung (Abb. 1),

2. einer hohen Spezifität dieser Reaktionen.

Die *praktisch-klinische* Bedeutung dieser Untersuchungsergebnisse liegt nach unseren bisherigen Erfahrungen in der diagnostischen Verwertbarkeit solcher Antikörperphänomene, besonders im Hinblick auf ihre Organspezifität. Sie lassen sich also in die geläufige klinische Diagnostik einbeziehen, vornehmlich als Zeichen einer Prozeßaktivität. Der phasenförmige Charakter des Auftretens solcher OAK bedingt allerdings infolge der relativen Seltenheit ihres Vorkommens eine gewisse Einschränkung ihrer praktischen Verwertbarkeit in zeitlicher Hinsicht. Direkte Beziehungen zwischen der Antikörperproduktion und dem Ausmaß der organischen Schädigung — gewertet einerseits an der Titerhöhe sowie andererseits an den klinisch-chemischen Kriterien und am bioptisch-histologischen Befund — lassen sich nicht mit Gesetzmäßigkeit erkennen. Ebensowenig ist eine Unterscheidung zwischen akuten und chronischen Organerkrankungen auf Grund besonderer Eigentümlichkeiten der OAK festzustellen. Wo sie im Verlaufe chronischer Organschädigungen — etwa einer chronischen Hepatitis — vorkommen, bedeuten sie, wie bei der akuten Parenchymerkrankung, eine Prozeßaktivität bzw. eine Prozeßexacerbation. Wieweit bei gelegentlich mehrmals auftretenden Phasen einer OAK-Reaktion exogene Einflüsse im Sinne einer anamnestischen Reaktion mitspielen, läßt sich nach unseren Untersuchungen klinisch nicht nachweisen. Tierexperimentelle Erfahrungen zu dieser besonderen Frage haben wir nicht angestellt. Über die Ätiologie sagen die in den von uns untersuchten Fällen nachgewiesenen OAK nichts aus. U. E. fehlen hierzu wohl auch, schon auf Grund rein theoretischer

Erwägungen, alle Voraussetzungen. Denn das Antigen wird ja doch von der erkrankten Parenchymzelle geliefert. Ob bestimmte Erreger- arten die Antigenentwicklung — sozusagen als Adjuvantien im Sinne des Modellversuches nach FREUND — zu beeinflussen vermögen, läßt sich auf Grund klinischer Untersuchungen im Falle der von uns unter- suchten OAK bei Leberparenchymerkrankungen nicht sicher beurteilen. Da jedoch kein Unterschied im Ablauf der OAK bei Leberparenchym- erkrankungen verschiedener Ätiologie besteht, halten wir den Einfluß dieses Faktors für wenig wahrscheinlich. Diese Frage berührt anderer- seits eng die Frage nach der pathogenetischen Bedeutung der OAK, worauf noch einzugehen bleibt. Wieweit ferner das Tumoreiweiß eine Ausnahme bildet, vermögen wir vorerst nicht sicher zu sagen. Im Falle der von uns zuletzt untersuchten Lymphogranulomatose hat es den Anschein, daß ein spezifischer OAK besteht. Darüber wird in anderem Zusammenhang ausführlich berichtet.

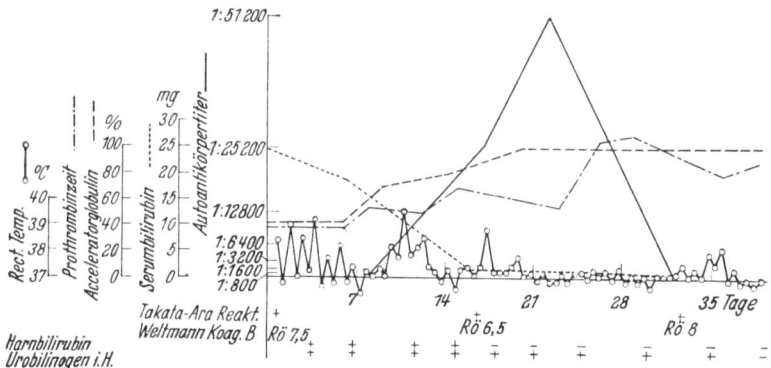

Abb. 1. Vermittelt am Beispiel einer akuten Hepatitis mit Ikterus die Beziehungen zwischen dem Ablauf des AK-Titers und den klinischen Prozeßkriterien. Einzelheiten siehe Text. Ausgezogene Linie (fett) stellt den Ablauf des AK-Titers dar.

Die *theoretischen* Grundlagen der OAK sind in vielerlei Hinsicht noch weitgehend ungeklärt. Für die Diskussion seien lediglich drei wesent- liche Fragestellungen herausgegriffen:

1. die Dignität der methodischen Prinzipien,
2. die Bedeutung der OAK und
3. das Wesen des Autoantigen.

Zu 1: Bei der gebotenen Kürze der Zeit kann auf die Frage, welcher von den derzeit gebräuchlichen *Nachweismethoden* in vitro die höhere Dignität zuerkannt werden soll, nicht näher eingegangen werden. Es hat den Anschein, als ob hier die Anschauungen der Autoren differieren, was möglicherweise dem Maße der Vertrautheit mit der einen oder anderen Methode entspricht. Die Diskussion um die methodischen Prinzipien ist aber u. E. auch gegenüber den beiden anderen noch zu erörternden Gesichtspunkten von zunächst untergeordneter Bedeutung.

Zu 2: Der *Antikörper* ist nach den derzeit üblichen Nachweis- methoden ein Präzipitin oder ein komplementbindender OAK. Seine grobmolekulare Struktur läßt es aber, was auch VORLÄNDER hervorhebt, nicht zu, daß er cellulär fixiert wird. Ob also die in vitro faßbaren OAK lediglich sekundäre Bedeutung haben, d. h. humorale Begleitphänomene einer Organschädigung sind, was wir nach unseren bisherigen Erfahrungen in Übereinstimmung mit anderen Autoren (H. SCHMIDT, VORLÄNDER sowie PFEIFFER und BRUCH) für das Wahrscheinlichste halten — wobei wir insbesondere mit H. SCHMIDT an die Möglichkeit denken, daß es sich hier um einen humoral faßbaren Eliminierungsprozeß handelt — oder ob es sich zugleich um den Ausdruck eines pathogene-

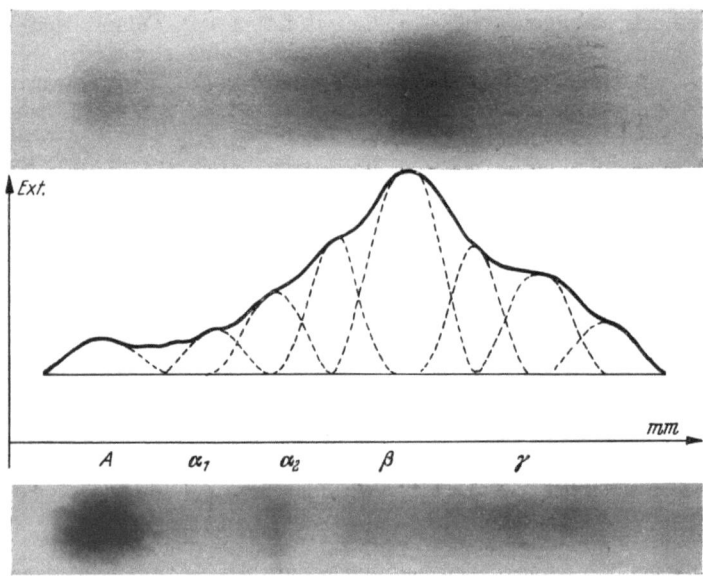

Abb. 2. Elektrophoretische Analyse eines als Antigen verwendeten Leberextraktes (oben). Bei Vergleich eines gleichzeitig gewanderten menschlichen Normalserums (unten) zur Markierung der Lage der Fraktionen zeigt die elektrophoretische Analyse des Leberextraktes vorwiegend beta-Globuline.

tischen, d. h. die Besonderheit der Hyperergiereaktion steuernden Faktors handelt, läßt sich u. E. mit den bisher angewandten Untersuchungsmethoden nicht entscheiden. Dazu müßten völlig neue Aufklärungsmethoden im Modellversuch durchgeführt werden.

Zu 3: Das *Antigen* ist seinem Wesen nach völlig unklar. Das in vitro verwendete Antigen ist, auch bei hoher Reinigung, stets ein Komplex verschieden großer Eiweißmoleküle, in dem das eigentliche Autoantigen wohl enthalten ist. Für das Problem aber, *was* überhaupt untersucht wird, ist die Frage nach dem Wesen des hier zur Erörterung stehenden Autoantigen von größter oder doch jedenfalls mindestens so großer Bedeutung wie die Frage nach der Dignität der Methodik oder der Bedeutung des Antikörpers.

Grob informatorische Untersuchungen der letzten Zeit, über deren Ergebnis vorerst nur andeutungsweise berichtet werden kann, legen uns die Vermutung nahe, daß das in unseren Fällen in Frage kommende Autoantigen mit einem Lipoideiweißkomplex identisch sein könnte. Elektrophoretische Untersuchungen der bei unseren OAK verwendeten Leber- und Lymphdrüsenextrakte ergaben, wie dies schon durch die Untersuchungen von HENNING und Mitarbeitern bekannt ist, im Falle der analysierten Leberextrakte vorwiegend beta-Globulin (Abb. 2), während die Lymphdrüsenextrakte vornehmlich alpha-Globuline erkennen lassen. Beide Fraktionen sind als Lipoidträgerproteine bekannt. Genauere immunchemische Untersuchungen über die Bedeutung der Zell-Lipoide für das Wesen des mutmaßlichen Autoantigen sind eingeleitet.

Die praktischen Erfahrungen im Bereich der OAK stehen vorerst noch in Widerspruch zu den seit EHRLICH von DOERR sowie HALLAUER u. a. postulierten Gesetzmäßigkeiten, daß arteigenes Organgewebe — im großen und ganzen — nicht antigen sein kann. Dieser Gegensatz zwischen praktischen Erfahrungen und theoretischen Forderungen hat zeitweilig sogar Zweifel an der Stichhaltigkeit der nachgewiesenen Phänomene in vitro, d. h. also an den methodischen Voraussetzungen aufkommen lassen. Ob sich diese Widersprüche zwischen Theorie und praktischer Erfahrung durch eine nähere, etwa immunchemische Aufklärung des hier in Frage kommenden Antigen beseitigen lassen, muß abgewartet werden.

Aussprache.

Herr H. J. SARRE (Freiburg im Breisgau):

Ich habe zusammen mit meinem Mitarbeiter ROTHER (Klin. Wschr. **32**, 410 [1954]) das Auftreten von Auto-Antikörpern in der Niere experimentell untersucht. Zum Nachweis verwandten wir die Methode der Agglutination beladener Erythrocyten nach MIDDLEBROOCK und DUBOS, modifiziert nach BOYDEN. Experimentell wurden 1. Nephritiden durch Streptokokkenvaccine erzeugt, 2. Masugi-Nephritiden, 3. Pyelonephritiden durch Enterokokken, 4. Pyelonephritiden durch Coli-Infektion, 5. Hydronephrosen. Es ergab sich erstaunlicherweise, daß *nur bei Nephritiden mit Streptokokkeninfektion Auto-Antikörper gegen Niereneiweiß nachweisbar* waren. Dagegen ließen alle anderen, z. T. sehr schweren entzündlichen und degenerativen Nierenerkrankungen Auto-Antikörper-Bildung gegen Niere vermissen. Auf Grund dieser Versuche ist eine pathogenetische Bedeutung von Auto-Antikörpern zweifelhaft. Sie scheinen nur eine immunbiologische Begleiterscheinung bei Streptokokkeninfektionen zu sein. Offenbar können nur bestimmte Erreger Niereneiweiß zum Vollantigen komplettieren und dadurch Auto-Antikörper-Bildung hervorrufen. Da Nephritiden mit oder ohne Auto-Antikörper-Bildung in gleicher Weise verlaufen, muß die pathogenetische Rolle angezweifelt werden. Beim Menschen sind die meisten akuten Nephritiden Folgen einer Streptokokkeninfektion und darum ist der Nachweis von Auto-Antikörpern bei diesen Erkrankungen verständlich. — Es wäre interessant, ob Pyelonephritiden durch Coli- oder Enterokokkeninfektion sowie degenerative Nierenerkrankungen Auto-Antikörper-Bildung vermissen lassen wie zu vermuten ist. Dies soll in weiteren Versuchsreihen geklärt werden.

Herr JÜRGENS (Berlin):

In Fällen von Antikörperbildung verschiedenster Art, beim anaphylaktischen Schock, bei der Gammahyperglobulinämie, bei der Sensibilisierung, dem Asthma bronchiale und bei der allergisch-rheumatischen Reaktion findet man eine Vermehrung des heparinartigen Antithrombins. Umgekehrt läßt sich mit ACTH die Antikörperbildung, die allergische Reaktion und ebenso die Vermehrung des heparinartigen Antithrombins wieder zurückbringen. ACTH und Heparin scheinen daher

weniger Gegenspieler zu sein, als daß durch ACTH die Reaktion auf den gemeinsamen Entstehungsreiz von Heparinämie und Antikörperbildung blockiert wird.
Die Heparinämie erscheint daher als ein Schutzmechanismus, da Quick die Agglutination von Erythrocyten hemmen konnte und auch die Thrombocytenagglutination durch Heparin gehemmt wird. Auf BEIGLBÖCK geht die Beobachtung zurück,
daß auch die fibröse Entzündung durch Heparin gehemmt und günstig beeinflußt
wird. Der Gedanke liegt daher nahe, in Fällen mit Antigen-Antikörperreaktion
(Rheumatismus, Endocarditis und gesteigerter Antikörperbildung) die ACTH-
Behandlung durch eine ausgiebige Heparinisierung zu unterstützen.

XLVIII.
Behandlung der akuten Schlafmittelvergiftung.

Von

CARL CLEMMESEN.

Mit 4 Textabbildungen.

Es ist mir eine Ehre und Freude, der Einladung des Kongresses
Folge zu leisten und — in kurzen 25 Minuten — eine Übersicht über die
moderne Behandlung der akuten Schlafmittelvergiftung zu geben.

Es ist nicht zu viel gesagt, wenn ich die Entwicklung, die diese Behandlung in den letzten 8—10 Jahren durchgemacht hat, mit Revolution
bezeichne.

Die Todesursachen, die man vor dieser Epoche bei akuten Schlafmittelvergiftungen für die wahrscheinlichsten hielt, haben alle nicht
standgehalten, und die Therapie, die man damals anwandte, hat auch
nicht standgehalten, sogar in solchem Ausmaße nicht, daß wir jetzt
einen Teil der früheren Therapie für direkt schädlich halten.

Viele glaubten früher, daß die vergifteten Patienten an Pneumonie
starben, aber weder Behandlungen mit Sulfonamiden oder Penicillin
erwies sich zur Rettung der Patienten geeignet. Andere glaubten, die
Patienten starben an Respirationslähmungen, aber auch Respirator-
behandlung war ohne Effekt. (M. SCHMIDT, AA. KIRKEGÅRD). Wiederum
andere hielten Kreislauflähmungen für die häufigste Todesursache, aber
wie wir sehen werden, sind auch Stimulantia nun ein überholtes Kapitel.

Die frühere Behandlung bestand aus Ventrikelspülungen und
Stimulantia.

Tabelle 1.
Die Menge der in Spülflüssigkeit gefundenen Schlafmittel bei 72 Fällen
von Schlafmittelvergiftung.

Im Spülwasser gefunden	Anzahl Fälle
0,00—0,01 g	45 ⎫
0,01—0,10 g	17 ⎬ 86%
0,10—0,26 g	8
> 0,50 g	2
Insgesamt	72

Diese Behandlung bekam den
ersten Stoß, als meine Assistentin
Dr. ELISABETH HARSTAD 1942 bei
quantitativen Analysen der Spülflüssigkeit bewies, daß bei 86% weniger
als 10 cg des Schlafmittels hervor-
gebracht wurde (Tabelle 1). Daß
Magenspülung auch für die Patienten
gefährlich war, zeigte ein Zusatz
Carbo medicinalis zum Spülwasser. In
acht von neun Fällen, in denen Patien-

ten starben, fand man Kohlepartikel in den mit Eiter gefüllten Lungen-
alveoli, offensichtlich nach Aspiration (Acta medica scand. Vol. CXII, V 42).

Stimulationsbehandlungen mußten, nach ERIC NILSSONs Dissertation ,,On treatment of barbiturate poisoning" 1951, die größtenteils
an meiner Klinik ausgeführt wurde, auch aufgegeben werden. Die Zeit
erlaubt mir nicht, näher auf die Argumentation dieser Arbeit einzugehen, aber ich kann bestätigen, daß NILSSONs Ansichten durch die
klinische Arbeit und die praktischen Resultate unterstützt werden, und
besonders vermeidet man die schweren Fälle von Hyperthermie, wenn
man jegliche Stimulation unterläßt. Dr. NORDSTRÖM wird dieses Thema
in ihrem Vortrag behandeln.

Grundlegend für die moderne Behandlung der Schlafmittelvergiftungen sind die Tierversuche meines Assistenten Dr. AAGE KIRKEGÅRD,
der in der Zeit 1944—48 zeigte, daß barbitursäurevergiftete Ratten
über 5 Stunden leben, wenn sie mit Serum und künstlicher Respiration
behandelt werden, während sie ohne diese Behandlung oder alleine mit
Serum schon nach 45 Minuten oder mit künstlicher Respiration nach
244 Min. sterben (Abb. 1).

[Den svære akutte Barbituratforgiftning.   Kopenhagen 1951.]

KIRKEGÅRD bewies, daß
der Kreislaufschock die
größte Gefahr für die Schlafmittelvergiftungen ist, und
1945 wurde mit Einführung
der Antischockbehandlung
in der Klinik die moderne
Behandlung in Dänemark
gegründet.

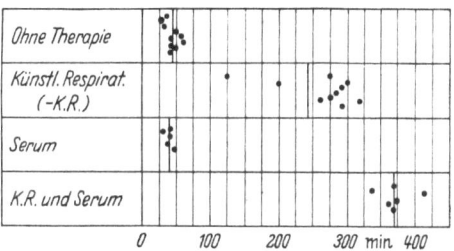

Abb. 1: Lebensdauer der Ratten nach Injektion von 80
mg Allypropymalnatrium pr. 100 g ohne Behandlung
und mit verschiedenen Therapieformen. Jeder Teilstrich
entspricht 25 Minuten.

Ehe ich diese Behandlung, so wie sie heute ist, schildere, möchte ich
mir erlauben auf Grund der offiziellen Statistik des Gesundheitsamtes
über sämtliche schlafmittelvergifteten Patienten, die im Krankenhaus
behandelt sind, die Ergebnisse, die wir erreicht haben, zu illustrieren.

Tabelle 2. Vergiftungsfälle mit Schlafmittel und Morphin in dänischen Krankenhäusern behandelt 1945 bis 1952.

	Kopenhagen		Dänemark		Mortalität in %		
	Anzahl Fälle	davon gestorben	Anzahl Fälle	davon gestorben	Kopen-hagen	Provinz	Dänemark
1945		134	1509	369			24,5
1946		121	1488	369			24,8
1947		122	2122	356			16,8
1948	802	96	2414	330	12,0	14,5	13,7
1949	1041	63	2790	243	6,1	10,3	8,7
1950	1288	48	2925	183	3,7	8,2	6,3
1951	1276	21	3001	111	1,6	5,2	3,7
1952	1115	25	2892	111	2,2	4,8	3,8

Tabelle 2 zeigt die Anzahl der Vergiftungsfälle mit Schlafmittel und
Morphin, die in sämtlichen dänischen Krankenhäusern in der Zeit von
1945 bis 1952 behandelt wurden. Die Aufstellung ist eingeteilt in Kopenhagen und Dänemark als Ganzes inklusive Kopenhagen und zeigt teils
die Anzahl Fälle und die Anzahl Todesfälle, teils die Mortalität, auf-
geteilt für Kopenhagen, für die Provinz und Dänemark als Ganzes.

Abb. 2 zeigt diese Zahlen graphisch registriert. Sie zeigen wie die Anzahl
der Vergiftungen ungefähr verdoppelt ist von etwa 1500 auf etwa 3000,
während gleichzeitig die Mortalität reduziert ist, am meisten in Kopenhagen, aber auch in der Provinz, nach und nach wie die neuen Prinzipien: Antischockbehandlung, Sauerstoff und Nicht-Stimulation durchgedrungen sind.

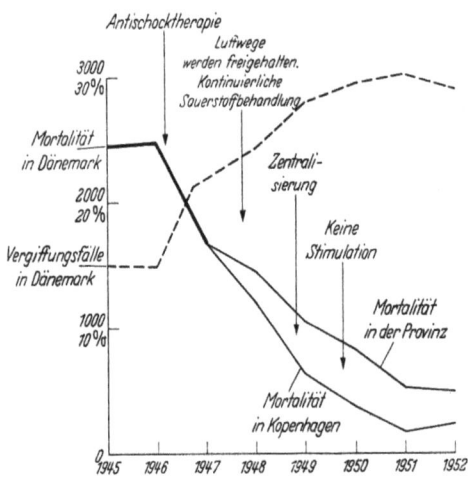

Wir haben in Däne-
mark immer verhältnis-
mäßig viele Selbstmordver-
suche gehabt, und da Schlafmittel unter der Bevölke-
rung sehr verbreitet sind,
sind sie das am häufigsten
angewandte Mittel bei
Selbstmordversuchen.

Wir wollen jetzt diese
Behandlung etwas näher
betrachten.

Unsere drei Grundsätze
für die Behandlung können
wir vielleicht so ausdrücken:

1. Zentralisieren.
2. Kontrollieren.
3. Stabilisieren.

Wir legen großen Wert
auf die *Zentralisierung*.
Während früher die Vergif-

Abb. 2: Anzahl der Vergiftungsfälle (Schlafmittel und Morphin), die in der Zeit 1945 bis 1952 in dänischen Krankenhäusern behandelt wurden. Mortalität in % der kran-
kenhausbehandelten Fälle.

tungen von Kopenhagens 1,2 Mill. Einwohner auf 4—5 verschiedenen, am
meisten psychiatrischen Kliniken behandelt wurden, schlugen wir 1947 vor,
alle schweren Fälle in einer Zentrale zusammenzufassen, die in meiner psychiatrischen Klinik errichtet wurde. Nach 2jährigem Kampf mit den Finanz-
behörden wurde dieser Plan 1949 durchgeführt, und seitdem haben wir
in dieser Zentrale etwa 800 Fälle jährlich behandelt. Die Ärzte der Stadt
und alle Chauffeure der Städtischen Krankenwagen sind darüber unter-
richtet, alle schweren narkotischen Vergiftungen sowie solche bewußtlosen
Patienten, wo keine andere Ursache zur Bewußtlosigkeit bekannt ist,
in die Zentrale zu bringen. Leichtere Vergiftungen, die nicht bewußtlos
sind, sondern nur unter dem Einfluß von Medikamenten stehen, werden
in der Regel anderswo hingebracht. Wenn die Patienten einigermaßen
wach und außer Gefahr sind, werden sie gleich in die Hauptabteilung
oder in andere Krankenhäuser überführt.

Die Zentrale besitzt neun Betten, auf vier Zimmer verteilt, mit
Einrichtungen für Sauerstoffbehandlung und Saugung an allen Betten.

Die Patientenzahl beträgt durchschnittlich sieben, und die Aufenthaltszeit durchschnittlich 3 Tage pro Patient. Drei Krankenschwestern sind Tag und Nacht in Betrieb mit Drei-Schichtwache, also Tag und Nacht die gleiche Anzahl Personal, da die Behandlung kontinuierlich Tag und Nacht vor sich geht. Die Unkosten pro Krankentag betragen ungefähr 110 dänische Kronen, was 66 DM entspricht, gut das Doppelte von dem, was die Krankentage auf den übrigen Stationen kosten. Die Hälfte geht für Löhne, die andere Hälfte für Medikamente, Sauerstoff, Serum und ähnliches.

Der große Vorteil solcher Zentralisierung ist das routinierte Personal, das man dadurch erreicht, und ich meine, daß selbst ein Transport über lange Strecken verantwortlich ist, wenn man dadurch eine Behandlung auf so einer Zentrale erreichen kann. Möglicherweise sollten die Patienten doch erst in einem örtlichen Krankenhaus aus dem Schock aufgerichtet werden, ehe der Transport unternommen wird.

Sobald sie in die Zentrale gebracht sind, beginnt die Aufgabe, den klinischen Zustand möglichst Tag und Nacht zu *kontrollieren*, und, sobald sich Zeichen für Komplikationen zeigen, mit der Therapie zu beginnen, kurz, zu versuchen, die physiologischen Verhältnisse im größtmöglichen Ausmaße zu erhalten.

Es werden keine komplizierten oder kostspieligen Untersuchungen gefordert, sondern die guten alten: Puls, Respiration, Temperatur, Blutdruck und Hämoglobin zwei- oder vierstündlich. Hautfarbe und Allgemeinzustand soll verfolgt und auch die Diurese gemessen werden. Natürlich ist es ein Vorteil, die Barbiturmenge im Blut bestimmen zu können, aber notwendig ist es nicht. Einmal im Laufe von 24 Stunden werden Plasmachloride, Plasmabicarbonat, Bluturinstoff und Serumprotein kontrolliert. Häufige Röntgenuntersuchungen der Lungen sind sehr nützlich.

Alle diese Werte werden von der Ankunft des Patienten an bis er erwacht und in gutem Allgemeinzustand ist, zusammen mit der gegebenen Behandlung auf einem Schema aufgezeichnet, das die Übersicht über den Zustand und die Therapie erleichtert.

Die Behandlung selbst beabsichtigt wie gesagt, physiologische Verhältnisse hervorzubringen und diese, sobald sie erreicht sind, zu *stabilisieren*.

Bei der *Ankunft* wird nur Aspiration des Magens vorgenommen, wenn das Gift in den letzten 4—5 Stunden eingenommen wurde, und wenn die Rachenreflexe des Patienten bewahrt sind. Magenspülung wird nicht vorgenommen.

Der Patient wird im *Bett* die ersten 24 Stunden in leichte Trendelenburger Lage gelegt, um Aspiration des etwaigen Mageninhaltes zu verhindern. Fersen und Knie werden mit Watte umwickelt, um Druckläsionen zu vermeiden.

Ein hohler Zungenhalter wird eingeführt und durch diesen fortlaufende Sauerstoffzufuhr gegeben.

Alle 2 Stunden wird systematisch Lagewechsel von Seite zu Seite vorgenommen, in der Regel mit Bastonnade der Thoraxwand und Aufsaugen des Sekrets der Luftwege.

Prophylaktisch wird täglich Procainpenicillin 300000 Einheiten gegeben.

Es wird für Flüssigkeitsbalance durch subcutane oder intravenöse Zufuhr gesorgt, in der Regel ungefähr 2 Liter Flüssigkeit täglich.

Bei Komplikationen setzt sofort die Therapie gegen diese ein.

Kreislaufschock liegt oft schon bei der Aufnahme vor oder tritt während des Verlaufs der schweren Vergiftung auf. Es wird Bluttransfusion oder Macrodex i. v. gegeben, mitunter konzentriertes Trockenserum. Oft sind $1/2$—1 Liter genug, bei schweren Fällen aber muß man oft bis zu 2 oder 3 Liter geben, indem man jedoch Lungenödem vermeiden muß.

Bei einigen Patienten tritt während des ganzen Verlaufes beinahe täglich Schock auf, andere hören damit schon nach den ersten 12 oder 24 Stunden in der Klinik auf.

Bei bewußtlosen Patienten obstruieren die *Luftwege* leicht, so daß die Respiration erschwert ist, und es kann Tachypnoe, Temperaturerhöhung und Cyanose auftreten. Beim Zeichen der Obstruktion wird Aufsaugung vom Rachen, Trachealtoilette und wenn nötig Intubation vorgenommen. Die Trachealtube muß täglich gewechselt werden und darf nur im Notfalle mehr als 24 oder 48 Stunden liegen. Beim Zeichen der Atelektase oder anderer Lungenkomplikationen muß Bronchoskopie vorgenommen werden, und zu einem frühen Zeitpunkt muß Resistenzbestimmung der Bakterien, aus dem Bronchialsekret gezüchtet, im Hinblick auf die wirkungsvollste antibiotische Behandlung gemacht werden[1]). Röntgenuntersuchung der Lungen gibt oft wertvolle Auskunft, aber selbst schwere Veränderungen verschwinden oft im Laufe von einigen Stunden nach geglückter Bronchoskopie.

Respirationsparese, evtl. totale Apnoe kommt häufig bei schweren Vergiftungen mit Morphinpräparaten vor. Es muß sofort künstliche Respiration mit ,,to and fro aggregat" gegeben werden und selbst schwere Morphinvergiftungen haben dann eine gute Prognose.

Auch bei schweren Barbitursäurevergiftungen kann Apnoe eintreten, aber in der Regel zu einem späteren Zeitpunkt als bei Morphinvergiftungen. Die Prognose ist weit schlechter als bei Morphinvergiftungen, wir haben jedoch Patienten durchgebracht, die 2 Tage und Nächte wegen Barbitursäure totale Apnoe hatten.

Während man übrigens, wie später erwähnt werden soll, jegliche systematische *Stimulation* aufgegeben hat, kann möglicherweise bei Respirationsschwächung eine gewisse Indikation für moderate Stimulation mit Geastimol oder Amphetamin vorliegen, es ist aber außerordentlich selten, daß man in schweren Fällen irgendwelchen Effekt sieht. Dagegen kann z. B. Amphetamin 25 mg i.m. behilflich sein, bessere Blutfülle in zusammengeklappten Venen zu schaffen, was oft nützlich ist, wenn man einem chockierten Patienten intravenöse Injektionen geben muß. Pikrotoxin wird niemals angewandt.

---

[1] Lungenkomplikationen, bei denen öfters im letzten Jahre besonders resistente Staphylokokken nachgewiesen wurden, werden mit Penicillin 2—5 Millionen Einheiten 2mal täglich behandelt.

Herzinsuffizienz sieht man selten bei Patienten, die von vornherein ein gesundes Herz haben.

Lungenödem ist, seitdem die Sauerstofftherapie systematischer und wirkungsvoller geworden ist, eine seltene Komplikation und wird wie gewöhnlich behandelt.

Larynxödem kann in seltenen Fällen auftreten, wenn längere Intubation notwendig war, und kann ausnahmsweise Tracheotomia erfordern.

Hypothermie findet man oft bei vergifteten Patienten bei der Aufnahme, wenn sie im Freien oder unzugedeckt im Bett zu Hause gelegen haben. Unseren Erfahrungen zufolge ist es wichtig, die normale Körpertemperatur zu retablieren, was am besten dadurch geschieht, daß man über den Patienten einen aus der physikalischen Behandlung bekannten Lichtbogen mit Glühbirnen stellt. Der Patient wird mit Laken zugedeckt, und über dem Lichtbogen werden Decken ausgebreitet, so daß die Wärme auf den ganzen Patienten bis zu den Axillen verteilt wird. Durch dieses Verfahren steigt die Körpertemperatur gradweise bis zum Normalen, selbst wenn sie bei der Aufnahme nur minimale Werte aufwies.

Hyperthermie war früher eine häufige und oft sehr ernste Komplikation, die ohne Vorzeichen auftrat, ohne nachweisbare Ursache und bei Steigerung zu maximalen Werten nicht selten zum Tode führte.

Nach totalem Aufhören mit der Stimulation haben diese gefährlichen Temperatursteigerungen sozusagen aufgehört, und wenn Tendenz zu Fieber auftritt, kann es in der Regel beherrscht werden. Zunächst muß natürlich die Ursache der Temperatursteigerung soweit wie möglich ermittelt und bekämpft werden, und hierbei muß man besonders an die Möglichkeit der Atelektase denken. Eventuell müssen andere Antibiotica verschrieben werden. Aber auch die unmittelbare Wärmeregulierung erfordert Aufmerksamkeit, und Wegnahme der Decken, so daß der Patient nur mit einem Laken zugedeckt ist, ist oft ein nützliches Mittel, dem Fieber bei bewußtlosen Patienten entgegenzuwirken. In seltenen Fällen können auch kalte Abwaschungen in Frage kommen oder Magnyl gr. 3 pr. rectum, aber es ist wichtig bei z. B. 39° oder 39,5° Celsius einzusetzen und nicht zu warten, bis das Fieber sehr hoch ist.

Während dieser Behandlung müssen die physiologischen Verhältnisse in möglichst großem Ausmaße in der Zeit, in der der Patient bewußtlos ist, aufrechterhalten werden, bei schweren Vergiftungen mitunter über 10 Tage lang. Und auch nachdem der Patient wach ist, muß in den ersten 24 Stunden genaue Kontrolle über ihn geführt werden, da er in seinem geschwächten Zustand sonst leicht einer Pneumonie oder möglicher Nierenschädigung unterliegen kann.

Die beschriebene Behandlung haben wir seit $4^1/_2$ Jahren angewandt, und ich habe die Ehre, ganz kurz in Tabellenform das Patientenmaterial für 4 Jahre darzustellen.

Tabelle 3 zeigt, daß wir alles in allem 3220 Patienten behandelt haben, von denen waren 3149 Vergiftungen, da wiederum 2549 akute Schlafmittelvergiftungen. Die Anzahl Toter ist relativ klein.

Tabelle 4 spezifiziert die Schlafmittel. Man sieht, daß Allypropymal gut die Hälfte des Materials ausmacht.

Abb. 3 zeigt die Altersverteilung. Es wird gezeigt, daß die Mortalität verhältnismäßig mit dem Alter steigt, aber nicht weniger als 121 Patienten von 144 über 70 Jahre alt überlebten jedoch, was beweist, wie schonend die geschilderte Behandlung ist.

Abb. 4 zeigt die Dauer des Aufenthaltes auf der Vergiftungszentrale ehe die Patienten in andere Krankenhäuser überführt wurden. Ungefähr die Hälfte muß als schwere, lebensgefährliche Vergiftung bezeichnet werden.

Tabelle 3. Patientenmaterial der Behandlungszentrale für Vergiftungen Kopenhagens 1950 bis 1953.

		davon +
Schlafmittel	2549	109
Morphinpräparate	105	8
Diverse Gifte	64	6
Gas	351	33
Alkohol	80	—
Vergiftungsfälle (1287♂ + 1862♀)	3149	156
Koma aus anderen Ursachen	71	35
Insgesamt behandelt.................	3220	

Tabelle 5 zeigt etwas schematisiert die Todesursachen der 109 Schlafmittelvergiftungen. Es wird gezeigt, daß etwa $1/_3$ an Lungenkomplikationen, etwa $1/_3$ an Herzleiden, kaum $1/_6$ an Nierenschädigungen durch Schock und etwa $1/_6$ an protrahiertem Schock nach sehr großen Dosen starben.

Tabelle 6 zeigt, daß über die Hälfte der Toten im voraus ernste somatische Leiden hatten, nämlich 10 Md. cordis, 9 Arteriosklerose und 9 Epilepsie usw. Ungefähr $1/_3$ der Toten waren über 60 Jahre alt.

Obgleich die Therapie so weit gekommen ist, daß die Mortalität kaum viel mehr reduziert werden kann, sind noch eine Reihe Probleme, die näherer Erforschung bedürfen, übrig geblieben.

Tabelle 4.
Hauptmittel spezifiziert.

Präparate	Anzahl Patienten
Allypropymal	1341
Phenemal	269
Hypnofen	245
Enhexymal	136
Diallymal	89
Diemal	62
Äthallymal	29
Brom	36
Diverse	342
Insgesamt	2549

Tabelle 5. Todesursachen.

Lungen	Pneumonie Atelektase Aspiration	35
Herz	Incomp.-Oedem. pulm. 27 Embolia a. pulm. 6 Occl. coron. 4	37
Nieren	Schockschädigung	16
Gestorben innerhalb von 2 Stunden		3
Perfor. aortae		1
Protrahierter Schock nach gr. Dosis		17
Zusammen		109

Tabelle 6.
Somatische Leiden bei Toten.

Mb. cordis	10	Diab. mell.	2
Arterioscl.	9	Asthm. bronch.	2
Epilepsia	9	Cirrh. hep.	2
Alkoh. chr.	6	Anämia pern.	1
Hypert. art.	4	Vasc. Gehirnl.	1
Abus. med.	4	Aneur. diss.	1
Nephr. chr.	3	Adipositas	1
Org. Nerv. L.	3		

Der Grund des Auftretens von Schock ist noch nicht ganz klar und der Zusammenhang mit der Sauerstoffversorgung der Organe bietet Probleme von großem Interesse.

Die Bedeutung der Körpertemperatur für den Verlauf der Vergiftung müßte näher erforscht werden. Auch die Zerstörung und Ausscheidung der Schlafmittel im Organis-mus müßte näher untersucht werden. Mein Mitarbeiter Dr. PER LOUshat bestätigt, daß Diemal fast völlig durch den Urin ausgeschieden wird, während Allypropymal und Phenemal im Organismus zerstört werden. Die Leber spielt jedenfalls eine Rolle für die Zerstörung des Phenemals und Leberbeschädigung scheint den Verlauf der Vergiftung zu verzögern und zu kompromittieren.

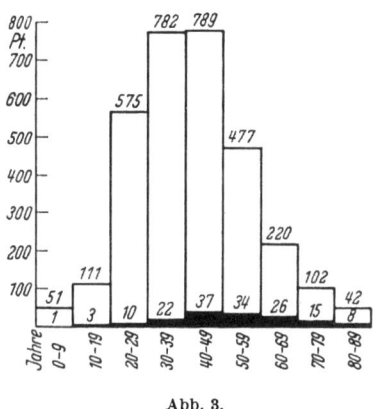

Abb. 3.

Das Erwachen geschieht bei einem Serumniveau von 1,8—4 mg-% bei Allypropymal, 2—5 mg-% bei Diallymal und 5—10 mg-% bei Phenemal.

Der Schwede Dr. W. OHLSSON hat versucht, den Organismus mit großer Flüssigkeitsmenge und Quecksilberdiureticum zu durchspülen. Da die Nieren im voraus stark belastet sind, haben wir nur ausnahmsweise diese Methode angewandt und keine besonderen Ergebnisse dabei erreicht. Wir sind auch davor zurückgewichen, „künstliche Niere" bei Nierenschädigungen zu gebrauchen, da diese eine Heparinisierung von Patienten voraussetzt, und diese im voraus eine erhöhte Tendenz zu Blutungen haben, eine Tendenz die wir mit Erfolg mit Transfusionen mit *frischem* Blut zu behandeln pflegen.

Eine Nachuntersuchung meines Assistenten Dr. HOVE von 500 geretteten Vergiftungsfällen hat gezeigt, daß 95% 2—3 Jahre nach der Krankenhausbehandlung lebten. Ihre Suicidalabsicht hat also den Krankenhausaufenthalt nicht überlebt.

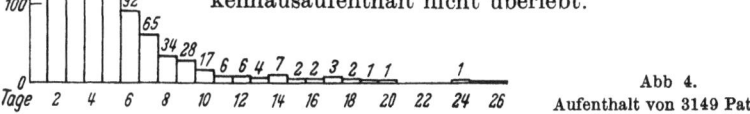

Abb 4.
Aufenthalt von 3149 Patienten.

Ich könnte mir vorstellen, daß der eine oder andere der Versammlung Lust hätte, den Versuch weg von Stimulation, Pikrotoxin und Ventrikelspülung zu wagen, dem aber der Mut hierzu fehlt — ebenso wie man, wenn die Badesaison eröffnet, etwas davor zurückschreckt, den ersten Sprung ins Wasser zu wagen.

Diesen Kollegen möchte ich nur sagen: Versuchen Sie es! Sie werden es nicht bereuen. Diese neue „physiologische" Behandlungsform zeigt sicher auch in Ihren Händen ihren Wert.

XLIX.
Über die Behandlung der akuten Schlafmittelvergiftung.

Von
Dr. Hanna Nordström (Lund).

Ich werde Ihnen hier eine kurze Übersicht über die akute Schlafmittelvergiftung und ihre Behandlung nach den Richtlinien, denen wir in Lund, Schweden, folgen, geben. Da der Chef der Anaesthesie-Abteilung in Lund, Dozent Nilsson, gegenwärtig in Boston ist, habe ich den Auftrag bekommen, diese Diskussionseinleitung, die unter Beratung mit Dozent Nilsson verfaßt worden ist, vorzubringen.

Ich bin sehr erfreut über den Auftrag, vor diesem Auditorium unsere Behandlungsmethoden erläutern zu dürfen.

Da wir zwei Anaesthesiologen sind, die Einleitungsvorträge über dieses Thema halten, haben Dr. Massion und ich versucht, zu einer gewissen Aufteilung zu kommen und zwar so, daß ich das Hauptgewicht auf Schockbehandlung und das Problem über zentrale Analeptica lege.

Theoretische Diskussion.

Die akute Schlafmittelvergiftung kann als eine Narkose betrachtet werden, die so weit hinausgezogen worden ist, daß sie Tage und Nächte dauert anstatt, wie eine gewöhnliche sogenannte chirurgische Narkose, höchstens einige Stunden.

Während einer Schlafmittelvergiftung treten Komplikationen genau derselben Art wie bei einer chirurgischen Narkose auf, und diese können auch im Großen und Ganzen auf dieselben Grundursachen zurückgeführt werden:

1. *Überdosierung der Schlafmittel,*
2. *Sauerstoffmangel.*

Patienten in dieser Situation sind von alters her auf eine ganz andere Weise behandelt worden als die Patienten unter chirurgischer Narkose. Das, was bei der Therapie immer am meisten im Vordergrund gestanden hat, ist die Stimulierung des Cerebrums mit sogenannten zentralen Analeptica. Eine adäquate Sauerstoffzufuhr hat meistens einen sehr bescheidenen Platz in dem Therapieprogramm eingeräumt erhalten. Mit einem freien Luftweg war bestenfalls ein freier Luftweg oberhalb der Stimmbänder gemeint gewesen. Bis vor einigen Jahren ist der periphere Zirkulationskollaps unzureichend oder gar nicht behandelt worden.

Man ist immer gezwungen, mit einer gewissen Sterblichkeit bei den Patienten, die einer Narkose unterzogen werden, zu rechnen, die Sterblichkeit wird aber dabei in Promille oder in Zehnteln gerechnet. Wenn es sich um Schlafmittelvergiftungen handelt, hat man dagegen immer mit einer Sterblichkeit in Prozent oder ...zig Prozenten zu rechnen gehabt. Die beiden Zustände direkt zu vergleichen, ist natürlich nicht ganz korrekt, aber im Großen und Ganzen stimmen sie überein. Will man die Sterblichkeits-Ziffern für die beiden Zustände der chirurgischen Narkose und der schweren Schlafmittelvergiftung vergleichen, so fragt man sich, warum die Ziffern so verschieden sind.

Das, was die beiden Zustände voneinander unterscheidet, ist:

1. *Die Arten der Narkosemittel, die gewöhnlich verabreicht werden, und die Weise, auf welche sie wieder aus dem Körper ausgeschieden werden.*

2. *Die Zeit, die vom Moment der Feststellung allzu tiefer Narkose bis zum Augenblick des Einsatzes von Therapie in irgendeiner Form verstreicht.*

3. *Die Art der Therapie, die zum Einsatz kommt.*

Bei der chirurgischen Narkose, wo das Narkosemittel meistens aus Gasen oder Dämpfen flüchtiger Flüssigkeiten besteht, geschieht das Ausscheiden des Narkosemittels auf dem Wege über die Lungen, und dies geschieht relativ schnell. Bei der Schlafmittelvergiftung soll jedoch das Betäubungsmittel im Körper verbraucht werden, und nur zu einem geringen Teil wird es ausgeschieden und dies dann auf dem Wege über die Nieren. Diemal gehört hierbei zur Ausnahme (SOLLMAN 1945).

Bei der chirurgischen Narkose kommt gegen die lebensbedrohende Situation sofort Therapie zum Einsatz, bei der Schlafmittelvergiftung dagegen dauert es Stunden und manchmal Tag und Nacht, bis der Patient zur Behandlung kommt.

Die Therapie-Form, die bei den beiden Zuständen angewandt wird, ist — wie wir sehen — höchst verschieden. Die Verabreichung von sogenannten zentralen Analepticas verschiedener Art hat das damit erreichte Resultat nur in einem gewissen und geringen Grade geändert. In größeren, publizierten Serien ist die Sterblichkeit nach der Einführung der zentralen Analeptica-Therapie unbedeutend niedriger, als sie war, bevor diese Präparate zugänglich waren. Unter der chirurgischen Narkose, wo 60—70% von den letalen Dosen Narkosemittel eingeführt werden, strebt man danach, die lebenswichtigen Körperfunktionen in einem Zustand zu bewahren, der so nahe als möglich dem physiologischen liegt.

Will man bei Schlafmittelvergiftungen von betäubungstechnischen Gesichtspunkten ausgehen, so fragt man sich folglich, warum man nicht der gleichen Linie bei der Behandlung derselben sollte folgen können. Es kann nicht als physiologisch angesehen werden, ein unter Schlafmittelvergiftung deprimiertes Cerebrum so intensiv zu stimulieren, daß der Organismus ständig auf der Grenze zum Krampfstadium steht. In dieser Therapie hat man ganz von den nicht wünschenswerten Nebeneffekten, die die zentralen Analeptica in großem Ausmaße haben, abgesehen. Über diese Nebeneffekte hat man in den letzten Jahren etwas mehr Klarheit gewonnen, wobei sich erwiesen hat, daß sie speziell bei großen Dosen und bei oft wiederholten Injektionen vorkommen. Innerhalb der modernen Anaesthesiologie sind auch diese Präparate mit starkem Mißtrauen betrachtet und bei den meisten Stellen als nicht wünschenswert und sogar, sie anzuwenden, als riskabel angesehen worden.

Als man anfangs 1930 die sogenannten zentralen Analeptica in die Hand als Waffe gegen die Schlafmittelvergiftungen bekommen hatte, glaubte man, die Situation beherrschen und die Sterblichkeitsziffern senken zu können. Die Entwicklung und Erfahrung zeigte jedoch das Gegenteil, und die großen publizierten Serien haben in der Mitte der 40er Jahre keine niedrigere Sterblichkeitszahlen aufweisen können als im Anfang der 30er Jahre. Die Frage der Stimulation mit zentralen Analepticas ergab also keine Lösung des Problems, so sehr sie sich auch bei gewissen Tierversuchen als mächtige funktionelle Antidoten erwiesen haben. Man hat nämlich auch bei Tierversuchen zeigen können, daß diese funktionellen Antidoten Nebeneffekte nicht wünschenswerter Natur gehabt haben. Größere in relativ kurzen Zeitabständen Tage und Nächte verabreichte Dosen können jedoch eine cerebrale Depression hervorrufen, die sich zu der vom Schlafmittel hervorgerufenen addiert.

Von U. S. A. her, wo doch die Stimulation mit Pikrotoxin bei vielen Stellen einen hervortretenden Platz in der Schlafmittelvergiftungs-Therapie einnimmt, ist jedoch das Ausschließen von Analepticas in der Therapie kritisiert worden. Von vor allem theoretischer Seite her und auf Grund theoretischer Überlegungen wird behauptet, daß es ein Kunstfehler sei, nicht zu stimulieren. Man begründet seine Ansichten vor allen Dingen mit den unzähligen existierenden Publikationen, die den antidotischen Effekt der zentralen Analeptica bei Barbituratvergiftungen zeigen. Gleichzeitig fertigt man die Rapporte, die zeigen, daß zentrale Analepticas in großen Dosen einen deprimierenden zentralen Effekt haben, ab. Es sind also zwei verschiedene Ansichten, die gegeneinander stehen, und ich verstehe, daß es in einzelnen Fällen schwer sein kann, sich für *eine* Linie zu bestimmen. Für diejenigen, die behaupten, daß z. B. Pikrotoxinstimulationen in die Vergiftungstherapie hineingenommen werden *sollen*, bleibt eine Frage von fundamentaler Bedeutung zu beantworten, bestehen. Warum kann man keine besseren Sterblichkeitsziffern in den veröffentlichten Materialien zeigen?

Behandlung.

Die Behandlung, die in den letzten Jahren immer mehr in den Vordergrund gerückt ist, ist die „nicht stimulierende", wie Dozent Nilsson früher in einer größeren Arbeit angegeben hat. Und das ist die Behandlungslinie, der wir in Lund gefolgt sind. Die Komplikationen, gegen die die Therapie eingesetzt wird, sind folgende:

1. *Komplikationen der Luftwege.*
2. *Zirkulations-Komplikationen.*
3. *Nieren-Komplikationen.*
4. *Die Hyperthermie.*

Da Dr. Massion über die Behandlung der Luftwege sprechen wird, werde ich auf dieses Thema nicht näher eingehen.

Wie man auch seine Therapie gegen Vergiftungen betreibt, man muß auf der Hut gegen eine nachlassende periphere Zirkulation sein. Mit dem initialen Blutdruckfall, den so viele Forscher nach Einnahme von großen Barbituratdosen nachgewiesen haben, ist es nicht schwer, fertig zu werden. Im späteren Verlauf, wenn man Resorption und vollen Effekt des Giftes bekommen hat, kann eine andere Art von Zirkulationsstörung auftreten und tritt auch öfters auf.

In den letzten Jahren ist in das fast monotone Auftreten des der Schlafmittelvergiftung folgenden peripheren Gefäßkollapses Klarheit von A. KIRKEGAARD und BRUUN gebracht worden. Sie haben zusammen auf tierexperimentellem Wege die so gut wie immer auftretende Hämokonzentration gezeigt, die — unbehandelt — direkt in einen lebensbedrohenden Schockzustand überleitet. In seiner klinischen Arbeit hat KIRKEGAARD auch deutlich die Bedeutung einer adäquaten Schocktherapie gezeigt, wobei man sich vor allem an Blut, Serumtransfusionen oder Dextraninfusionen hielt. Hämoglobinkontrollen mit 4stündlichem Zwischenraum und häufige Puls- sowie Blutdruckskontrollen helfen dem Kliniker, einen im Kommen begriffenen peripheren Kollaps früh zu entdecken. Ob der Kollaps ein direkter Effekt des Barbitursäure-Derivates ist oder in welchem Maße andere Faktoren und vielleicht vor allen Dingen die Hypoxie eine Rolle spielen können, muß sicherlich ernst geprüft werden.

Der periphere Gefäßkollaps führt auch ein Einwirken auf die Nieren in Form von Gefäßkonstriktion und herabgesetzter Durchblutung, wenigstens der Nierenrinde, sowie herabgesetzte Nierenfunktion mit sich. Die Oligurie kann in eine Anurie übergehen. Hält diese renale Rinden-Ischämie eine hinreichend große Anzahl Stunden an, so erhält man eine sekundäre Phase eines Nierenschadens, und dieser wird so ernst, daß man, wenn sich auch die allgemeine Zirkulation stark verbessert, dennoch keine Verbesserung der Nierenzirkulation und der Nierenfunktion erreicht. Wir erhalten dann eine ausgebildete distaltubuläre Nephritis oder eine sogenannte Lower Nephro-Nephrosis. Dies ist ein ernster Zustand, der zum Tode in Urämie führen, aber auch ausgeheilt werden kann. Sollte sich eine Lower Nephro-Nephrosis entwickeln, so muß besondere Aufmerksamkeit auf die Flüssigkeitszufuhr des Patienten und, wenn er wach ist, auf seine Diät gerichtet sein. Die Flüssigkeitszufuhr muß dann minimal sein und geschieht am besten in Form einer 10—15prozentigen Glykoselösung. Kann sich der Patient 7—8 Tage trotz des steigenden Rest-Stickstoffes halten, so ist eine Aussicht auf Ausheilung vorhanden, und man bekommt dann nachher eine normale Urinfunktion.

Dr. WILHELM OHLSSON, Örebro, hat eine Methode mit sogenannter Blutspülung lanciert, die vielleicht ein anwendbares Komplement in der Therapie gegen Schlafmittelvergiftungen sein kann. Die Methode besteht darin, daß man dem Patienten große intravenöse Flüssigkeitsinjektionen unter gleichzeitiger Verabreichung eines Quecksilberdiureticums gibt. Die Absicht ist, durch die dann auftretende große, schnelle Diurese aus der Blutbahn einen so großen Teil des vergiftenden Mittels als möglich mit herauszurücken und daß man auf diese Weise ein schnelleres Aufwachen des Patienten erreicht.

In den letzten Jahren sind auch Versuche gemacht worden, das eingenommene Gift mittels großer Peritoneal-Spülungen aus der Blutbahn herauszuschaffen. In gleicher Richtung hat man versucht, Barbiturate aus der Blutbahn mittels Dialyse zu eliminieren. Dies hat bezüglich

Phenemal bei Tierversuchen gute Resultete ergeben, aber zu einem nennenswerten klinischen Resultat ist man noch nicht gekommen.

Für alle, die sich mit Schlafmittelvergiftungen und deren Behandlung beschäftigen, ist die Hyperthermie ein Faktor, der gefürchtet und mit Recht gefürchtet ist.

Unter anderem wissen wir, daß wir nach akzidentellen Hypoxyperioden im Zusammenhang mit Narkosen im späteren Verlauf meistens eine Hyperthermie zu erwarten haben. Wenn es richtig ist, daß eine intensive Stimulation mit zentralen Analeptica in einem vorher teilweise hypoxischen Cerebrum eine noch schwerere Hypoxie hervorrufen kann, so haben wir auch in dieser Situation einen Sauerstoffmangel als Faktor. Die effektivste Behandlung einer derartigen Hyperthermie sind kalte oder temperierte Packungen, und die Behandlung soll so lange anhalten, bis man das gewünschte Resultat erreicht.

Heute will ich nur in kurzen Zügen die übrige Pflege des Patienten nach den Linien, denen wir in Lund folgen, berühren.

1. Ventrikelspülung soll nicht vorgenommen werden, weil das Risiko, daß der Ventrikel-Inhalt bei dem reflexlosen, tief comatösen Patienten hinunter in die Trachea aspiriert wird, groß ist. Außerdem hat es sich gezeigt, daß die Mengen Barbiturat, die bei einer Ventrikelspülung heraufgebracht werden können, sehr gering sind. Dagegen kann man eine direkte Aspiration des Ventrikels sowie Eingießen von Kohle vornehmen, wenn der Patient — sagen wir — innerhalb 3—5 Stunden nach der Gifteinnahme eingeliefert wird. Ist seitdem längere Zeit vergangen, so ist mit einer solchen Maßnahme nicht viel zu gewinnen.

2. Etablierung eines freien Luftweges, z. B. durch nasale oder orale Intubation sowie Distribution einer mit Sauerstoff angereicherten Atmosphäre ist unsere wichtigste Maßnahme, Aussaugen der Bronchen und der Trachea, wobei uns Wechsel in der Bettlage des Patienten und intensives Klatschen der Thoraxwand helfen, an das Sekret heranzukommen, sind in die Behandlung einbegriffen.

3. Durch dicht aufeinander folgende Kontrollen des Hämoglobinsprozentsatzes sowie tägliche Kontrollen des Rest-Stickstoffes, der Kohlensäurewerte und des Serum-Eiweißes erhält man eine Auffassung über die Flüssigkeitsbilanz des Patienten. Die Flüssigkeits-Therapie muß mit Sorgfalt und guter Überlegung vorgenommen werden, und gewöhnlich werden 2, höchstens 3 Liter Flüssigkeit per 24 Stunden zugeführt.

4. Antibiotika in großen Dosen werden prophylaktisch gegen Lungenkomplikationen gegeben. Gewöhnlich werden Sulfapräparate und Penicillin kombiniert. Streptomycin soll in sulfa- und penicillinresistenten Fällen nicht vergessen werden. Resistenzbestimmung des Bronchialsekrets soll unmittelbar nach Einlieferung des Patienten erfolgen.

5. Allgemeinpflege und Überwachung des Patienten sollen natürlich ununterbrochen Tag und Nacht vorgenommen werden, was hervorzuheben wohl unnötig ist.

6. Zentrale Analeptica können entbehrt und sollen bei Behandlung von Patienten mit schweren Vergiftungen vermieden werden.

Die genannte Therapie unterscheidet sich, wie gesagt, von der früher üblichen Behandlung vor allen Dingen dadurch, daß die intensive Stimulation aufgegeben worden ist.

Seit Herbst 1949, als man von der Stimulationsbehandlung bei der Universitäts-Klinik in Lund abging und die soeben skizzierte Behandlungsweise eingeführt wurde, ist der Sterblichkeits-Prozentsatz bei Schlafmittelvergiftungen von 10% (in den Jahren 1944—48) auf 2% (in den Jahren 1949—53) gesunken.

Literatur.

1. Clemmesen, C. und J. Bie: Ugeskr. f. Laeger 112-501-1950. — 2. Cornell: Conferences on Therapy, Vol. 3-137-1948 und Vol. 6-1953. — 3. Kirkegaard, A.: Undersøgelser over den svaere akutte barbituratforgiftning. Copenhagen 1951. — 4. Koppanyi, Th. und J. F. Fazekas: Pharmacotherapeutic Nihilism in the Treatment of Acute Barbiturate Poisoning. Amer. J. of Med. Science Nr. 10, 1952. — 5. Meddelser Fra Bispebjerg Hospital: Saertryk av Ugeskr. f. Laeger 114, Nr. 19, Seiten 601-606, 1952. — 6. Nilsson, E. und B. Eyrich: Acta Med. Scand. Vol. CXXXVII-381-1950. — 7. Nilsson, E.: On Treatment of Barbiturate Poisoning. Acta Med. Scand. Vol. 139, 1951. — 8. Ohlsson, V.: A Study on oxygen toxicity at atmospheric pressure. Nord. Med. 36-1471-1941.

L.

Aus dem Physiologischen Institut der Universität Basel
(Direktor: Prof. Dr. F. Verzàr).

Die Rolle des Anästhesisten bei der Behandlung von Schlafmittelvergiftungen.

Von

WALTER MASSION.

Mit 2 Textabbildungen.

Es herrscht wohl allgemeine Übereinstimmung darüber, daß akute, schwere Vergiftungen in der medizinischen Klinik behandelt werden sollen. Der Internist verfügt auf diesem Gebiet über langjährige klinische Erfahrung, er besitzt ein für alle diagnostischen Untersuchungen hinreichend spezialisiertes Labor und kann nicht selten durch Einleitung einer spezifisch gegen das Vergiftungsagens gerichteten Antidot-Therapie das Schicksal eines Vergifteten zum Guten wenden. Ein Beispiel für eine solche gezielte Antidot-Therapie sehen wir in der Einführung des N-Allylnormorphin in die Behandlung der schweren Opiatvergiftung: nach Zufuhr dieser Droge tritt eine dramatische Besserung im Zustand des Morphinvergifteten ein, die Atmung wird besser, das Bewußtsein kehrt zurück und die akute Lebensgefahr ist gebannt. Für die schwere Vergiftung mit Schlafmitteln vom Barbiturattypus besitzen wir leider bis heute kein spezifisches Antidot. Zentrale Analeptica wie Pikrotoxin, Cardiazol und Coramin verdienen nicht diese Bezeichnung, sie sind Weckmittel, die zwar ein Koma für kurze Zeit zu durchbrechen vermögen, die Entgiftung des Organismus jedoch in keiner Weise befördern. In Ermangelung eines echten Barbitursäure-Antagonisten haben die Stimulantien jahrelang eine beherrschende Rolle bei der Therapie der Schlafmittelvergiftungen gespielt. Die Erfolge waren jedoch wenig überzeugend. Es ist das große Verdienst skandinavischer Kliniker, angesichts der ständig steigenden Zahl von Vergiftungen einen neuen Weg der Therapie gesucht und — wie wir glauben — gefunden zu haben.

Die Barbituratvergiftung ist ihrem Wesen nach eine Narkose. Sie unterscheidet sich von der täglich im Operationssaal zur Ermöglichung chirurgischer Eingriffe erzeugten Narkose dadurch, daß sie nicht „steuerbar" ist, das heißt, Narkosetiefe und Dauer können vom Arzt nicht beeinflußt werden. Dem tief narkotisierten Patienten drohen von drei Seiten Gefahren: die Atmung kann insuffizient werden, Herz und Kreislauf können versagen und die Temperaturregulation kann gestört werden. So lange der Arzt nicht durch gezielte Antidot-Therapie die Narkose aufheben kann, muß sich sein ganzes Bemühen darauf richten, diese drei Gefahren zu bannen. Wenn die lebenswichtigen Funktionen des Organismus, vor allem aber die durch die Barbitursäure besonders gefährdete Atmung, sinnvoll gestützt werden, erhält der Organismus eine Chance, mit der Entgiftung des Pharmakons selbst fertig zu werden. BONIFACE und BROWN (1953) haben gezeigt, daß die tödliche Dosis Pentobarbital beim künstlich beatmeten Hund dreimal höher liegt als die zum Atemstillstand führende. Wir dürfen also annehmen, daß eine Anzahl von Schlafmittelvergifteten gerettet werden kann, wenn wir sie „über die Runden bringen", das heißt, ihre Atmung durch geeignete Maßnahmen künstlich erhalten, bis die Plasmakonzentration des Barbiturates auf subnarkotische Werte gefallen ist. Diese Überlegung veranlaßte CLEMMESEN (1952) und seine Schule dazu, das Hauptgewicht bei der Therapie der Schlafmittelvergiftung auf die mechanische Erhaltung der freien Atmung zu legen. Er hat daher schon frühzeitig Anästhesisten zur Mitarbeit herangezogen, die durch Ausbildung und tägliche Praxis mit der Überwachung des Bewußtlosen, mit der Freihaltung der Luftwege und allen Methoden der künstlichen Beatmung bestens vertraut sind.

Die Rolle des Anästhesisten bei der Behandlung von Schlafmittelvergifteten läßt sich kurz folgendermaßen umreißen:

1. *Sorge für die Atemwege.* Bei der Einweisung sind sofort die Luftwege freizumachen: der Mund wird ausgetastet, künstliche Gebisse entfernt und der Rachen bis zum Kehlkopf von Schleim und Erbrochenem gesäubert. Hierzu ist eine kräftige Saugpumpe erforderlich. Sind die Rachenreflexe des Patienten noch erhalten, so wird Hustenreiz ausgelöst, der die Säuberung der tieferen Luftwege bewirkt. Sind die Rachenreflexe aber erloschen und legt rasselnde Atmung den Verdacht auf Aspiration von Fremdmaterial nahe, so wird unverzüglich eine blinde Bronchialtoilette mittels Saugkatheter versucht (Abb. 1*). Scheint sie uns

---

* Die Abbildungen wurden in freundlicher Weise von der Anästhesieabteilung der Chirurgischen Universitätsklinik Basel zur Verfügung gestellt.

unzureichend, so können wir mit dem Bronchoskop unter Kontrolle des Auges den Tracheobronchialbaum reinigen. Sind die Luftwege frei, so bemühen wir uns, ihr Freibleiben zu sichern. Durch geeignete Lagerung läßt sich ein Zurückfallen des Unterkiefers mit der Zunge und eine dadurch bedingte Verlegung des Aditus laryngis vermeiden. Wenn immer möglich, soll der Patient auf die Seite gelagert werden. Das genügt meistens, um ein Zurücksinken des Kiefers zu verhüten. Von den mechanischen Hilfsmitteln ist der Mundtubus (Airway nach MAYO) oftmals von Nutzen, er sollte aus Gummi sein, um Drucknekrosen am weichen Gaumen zu vermeiden. Wir ziehen im allgemeinen die nasopharyngale Intubation vor, da ein solcher Tubus unverrückbar fest liegt

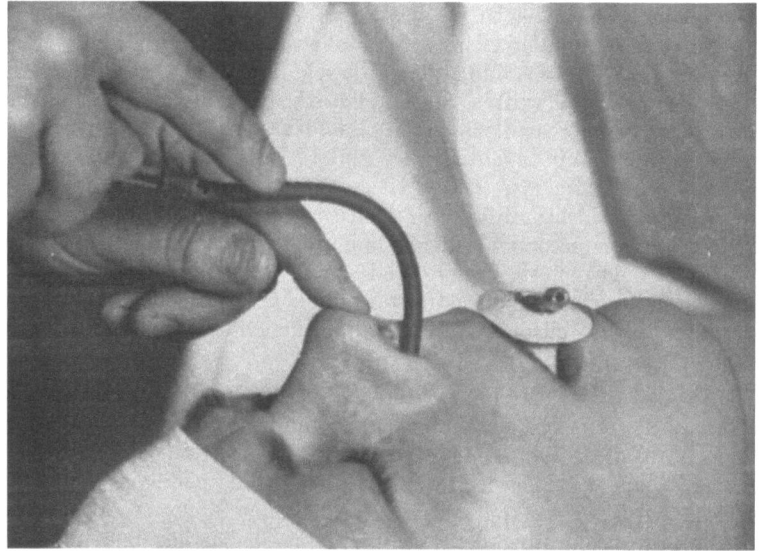

Abb. 1. Blinde Tracheobronchialtoilette mit Saugkatheder. Im Mund: Airway nach MAYO.

und nicht durch Zungenbewegungen, Biß usw. außer Funktion gesetzt werden kann. Wenn es nicht gelingt, die Luftwege mit diesen Maßnahmen auf die Dauer freizuhalten, oder wenn man, wie bei einer bereits bestehenden Bronchitis, sehr häufig Sekret absaugen muß, so soll ein Tubus endotracheal eingelegt werden. Ein Trachealtubus darf ohne Bedenken 24 Stunden liegen gelassen werden, ohne daß ernsthafteSchädigungen befürchtet werden müssen. Es ist aber darauf zu achten, daß die Tubusmanschette nur mäßig gebläht ist, da sonst bei der außerordentlich gesteigerten Decubitusbereitschaft des Barbituratvergifteten Usuren der Trachea entstehen können. Nach 1 bis 2 Tagen sollte die Tracheotomie erwogen werden, die eine Reinhaltung der Luftwege erheblich erleichtert. Auch der tracheotomierte Patient muß regelmäßig mit Kathetern abgesaugt werden, sowohl im Rachen als auch im

Bronchialbaum. Durch Verwendung von besonders gekrümmten Métraskatheten und Erschüttern der Thoraxwand läßt sich die Entfernung von Schleim auch aus peripheren Lungenabschnitten erreichen. Ergibt die tägliche Röntgenkontrolle Verdacht auf Atelektase, so wird das Bronchoskop durch das Tracheostoma eingeführt und unter Sicht abgesaugt.

Die Freihaltung der Luftwege beim Schlafmittelvergifteten ist eine schwierige, stets von neuem zu bewältigende Aufgabe. In der Klinik werden zweckmäßig einzelne Schwestern vom Anästhesisten in der Technik der Tracheo-Bronchialtoilette besonders ausgebildet, doch auch der Internist sollte sie im Notfall beherrschen.

2. *Magenentleerung*. Wir setzen die Magenentleerung und Spülung, die von allen Lehrbüchern als besonders vordringliche Maßnahme bei Vergiftungen empfohlen wird, mit voller Absicht an zweite Stelle. Einmal ist die Freimachung der Luftwege ungleich dringlicher, zum anderen wird der Vergiftete meist erst so spät aufgefunden, daß aus dem Magen keine nennenswerten Barbituratmengen mehr entfernt werden können. Wir möchten aber andererseits nicht generell auf die Spülung verzichten, wie HARSTAD u. a. (1942) empfohlen haben, da nicht selten gleichzeitig mit dem Barbiturat andere, langsamer resorbierbare Gifte eingenommen wurden. Wenn die Trachea intubiert und durch Blähung der Manschette gegen den Pharynx abgedichtet ist, kann eine Magenspülung gefahrlos ausgeführt werden. Ein dünner Schlauch kann eventuell als Verweilsonde zur kontinuierlichen Absaugung liegen gelassen werden.

3. *Sauerstofftherapie*. Befeuchteter Sauerstoff wird mittels dünnem Katheter, der die Exspiration nicht behindern darf, insuffliert. Wir erreichen auf diese Weise eine alveoläre Konzentration von 40 bis 50% O_2, was in einem großen Teil der Vergiftungsfälle genügen dürfte. Der Katheter wird zweckmäßig durch die Nase eingeführt, so daß die Austrittsöffnung direkt über dem Kehlkopfeingang zu liegen kommt. Bei intubierten Patienten wird das Schläuchlein 4—5 cm in den Tubus eingelegt. Ein Nachteil der Insufflation mit Kathetern besteht in einer starken Austrocknung der Schleimhäute. Es sind daher stets leistungsfähige Befeuchter vorzuschalten, deren Wasserstand häufig zu kontrollieren ist.

Wir müssen uns bewußt sein, daß wir mit Sauerstoffzufuhr nur eine Kompensation des O_2-Mangels, nicht aber eine Abrauchung der Kohlensäure erzielen können. Bei jeder schweren Barbituratvergiftung ist eo ipso eine CO_2-Retention vorhanden. Es ist daher falsch, bei schlechter Atmung das Atemzentrum mit CO_2 stimulieren zu wollen. Die ohnehin schon vorhandene respiratorische Acidose des Patienten wird nur noch verschlimmert. Wird die Spontanatmung unzureichend oder droht sie ganz zu erliegen, so muß unverzüglich künstliche Atmung eingeleitet werden. Ein bereits liegender Trachealtubus erleichtert die künstliche Atmung im geschlossenen System mit rhythmischem Überdruck und CO_2-Absorption. (Abb. 2) Diese sogenannte „Pendelatmung" hat den

Vorzug, daß sie an jedem Krankenbett einfach installiert werden kann und zur ständigen Kontrolle der Luftwege zwingt.

Die Technik der manuellen Beatmung ist nach kurzer Anleitung durch einen Anästhesisten, der sie täglich ausübt, einfach zu erlernen. Der Atembeutel wird 18—25mal pro Minute mit der Hand zusammengepreßt. Die Menge Sauerstoff, die mit jedem Zusammenpressen in die Lunge befördert wird, läßt sich bei Beobachtung der Thoraxexkursionen gut dosieren. Die Insufflationsphase soll kurz, die Exspirationsphase lang gewählt werden, und es ist entscheidend, daß die Exspiration ohne Widerstand vor sich gehen kann. Deshalb darf der Atembeutel nie prall gefüllt sein. Die Insufflation muß möglichst kurz sein, weil im Gegen-

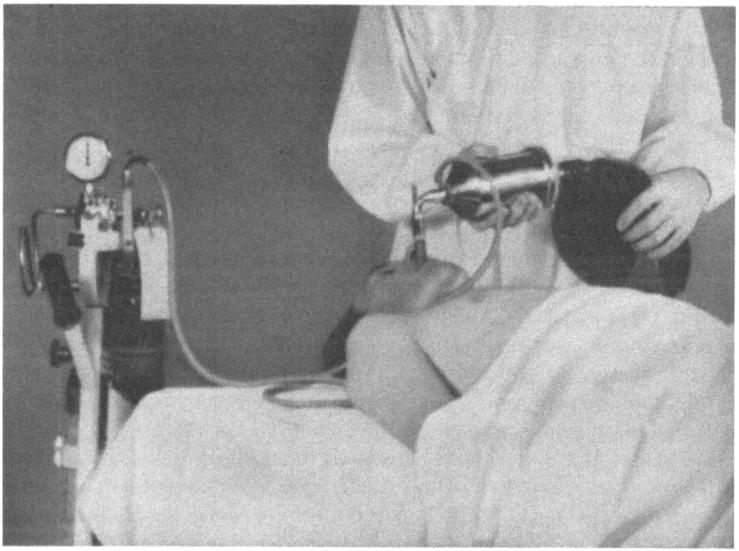

Abb. 2. Pendelatemsystem mit rhythmischem Überdruck und CO_2-Absorption.

satz zur physiologischen Atmung der Druck im Thorax positiv wird, wodurch der Zufluß zum rechten Herzen aus den großen Körpervenen einen kurzen Moment behindert wird. Bei Beobachtung der genannten Vorsichtsmaßregeln kann dem Patienten hieraus jedoch kein Schaden entstehen.

Ein Nachteil des Pendelatemsystems ist die große Zahl der zur gegenseitigen Ablösung benötigten Hilfskräfte. Er hat die Technik dazu angeregt, Beatmungsautomaten in den Handel zu bringen, die das rhythmische Zusammenpressen des Atembeutels übernehmen. Sie sind der Handbeatmung im Prinzip ebenbürtig, jedoch bringt die zum Teil sehr verwickelte Apparatur ein gesteigertes Risiko durch plötzlich auftretende Betriebsstörungen mit sich. Solche Apparate können nur dort die Hand ersetzen, wo ständig ein mit der Behebung von technischen Störungen vertrautes Personal vorhanden ist.

4. *Temperaturausgleich.* Die schwere Barbituratvergiftung kann zum Versagen der Thermoregulation führen. Es werden sowohl extreme Hyper- als auch Hypothermien beobachtet. Die Anästhesiologie hat in den letzten Jahren auf dem Gebiet der künstlichen Temperaturerniedrigung so bedeutende Fortschritte gemacht, daß man vielleicht den Anästhesisten bei einer zentralen Hyperthermie um Rat angehen wird. Wir möchten hier sehr zur Vorsicht mahnen. Die „Hibernation arteficielle" ist — soviel Bestechendes der Gedanke an eine Temperaturherabsetzung mit gleichzeitiger Verminderung des O_2-Bedarfs auch haben mag — bei der Barbituratvergiftung sicher kontraindiziert. Man darf nicht vergessen, daß die ganglioplegischen „Cocktails" einen narkosepotenzierenden Effekt besitzen und so den Zustand des Vergifteten ernstlich verschlimmern könnten. Die Hyperthermie wird in den allermeisten Fällen durch physikalische Abkühlung wie Entzug der Decken, Eiskompressen usw. beherrscht werden können. Die Eisbeutel sollen auf Körperregionen gebracht werden, in denen die großen Gefäße möglichst oberflächennahe liegen. Achselhöhle, Leistenbeuge und Herzgegend sind günstige Applikationsorte.

5. *Klinische Visite.* Entscheidend wichtig ist eine ärztliche Visite beim Vergifteten mindestens jede Stunde. Blutdruck, Atmung und Temperatur, infundierte Flüssigkeitsmengen, Laborbefunde usw. müssen in einem übersichtlichen Protokoll registriert werden, so daß der Arzt sofort die Situation übersehen und seine Maßnahmen treffen kann. Ein Konsilium Internist — Anästhesist sollte täglich einmal am Krankenbett stattfinden, wobei an Hand des Vergiftungsprotokolls das weitere Procedere festgelegt werden kann. Der Anästhesist wird vielleicht auch auf Gebieten, die primär den Internisten angehen, wie Schockbekämpfung und Infusionstherapie, manchen hilfreichen Rat wissen.

Die Behandlung der Barbituratvergiftung mit dem Hauptgewicht auf der mechanischen Erhaltung der freien Atmung unter Verzicht auf Analeptica ist der herkömmlichen Behandlungsweise deutlich überlegen. So konnte in Kopenhagen die Mortalität der Schlafmittelvergiftungen von 25% zur Zeit der stimulierenden Therapie auf 1,6% nach Wegfall der Analeptica gesenkt werden. Diese Erfolge beruhen nicht nur auf der Zweckmäßigkeit der hier geschilderten Behandlungsprinzipien, sondern zum Teil auch auf der Tatsache, daß an spezialisierten Zentren bessere Erfolge erzielt werden. Die Zentralisierung und Koordination fachärztlicher Betreuung fällt dabei stark ins Gewicht. Der Anästhesist, dem durch Erfindung der Barbiturate eine ungeheure Vervollkommnung seiner Kunst ermöglicht wurde, wird immer bereit sein, seinen Beitrag zur Rettung derer zu leisten, denen der Mißbrauch der Droge zum Verhängnis wurde.

Literatur.

BONIFACE, K. J. und J. M. BROWN: Anesthesiology 14, 23 (1953). — CLEMMESEN, C.: Acta Medica Scand. LXCVIII, 83 (1954). — CONROY, W. A.: Anesthesiology 14, 97 (1953). — HARSTADT, E., u. a.: zit. nach NILSSON. — KAHN, J. B.: Current Res. Anesth. Analg. 3, 130 (1952). — MASSION, W.: Anaesthesist 3, 84 (1954). — NILSSON, ERIC: Acta Medica Scand. 139 (1951), Suppl. (Daselbst umfangreiche Kasuistik.) — ZIEGLER, H. und W. HÜGIN: Praxis 42, 399 (1953).

LI.

Aus der Anästhesie-Abteilung
(Leiter: Dr. O. JUST)
der Chirurgischen Klinik der Freien Universität Berlin
(Direktor: Prof. Dr. F. LINDER).

Die Brauchbarkeit der verschiedenen Beatmungsverfahren bei schweren Schlafmittelvergiftungen.

Von

O. JUST.

Mit 2 Textabbildungen.

Bei jeder schweren Schlafmittelvergiftung steht die depressive Wirkung auf das Atemzentrum im Vordergrund der Behandlung. Die Therapie muß deshalb neben der Verabreichung von Weckmitteln vor allem darin bestehen, die insuffiziente Atmung tatkräftig zu unterstützen.

Von den heute in der Klinik angewandten Beatmungsverfahren stehen für diesen Zweck zwei verschiedene Arten zur Verfügung:

1. Geräte, die durch rhythmische elektrische Reize auf den Nervus phrenicus oder direkt auf die Atemmuskulatur Atembewegungen herbeiführen und dadurch die Lunge ventilieren.

2. Apparate, die durch Druckveränderungen in den Luftwegen selbst eine Belüftung erreichen.

Bei der Anwendung von elektrischen Verfahren zur Dauerbeatmung muß scharf unterschieden werden zwischen der Methode der direkten Phrenicusreizung und den Geräten, die durch unmittelbare Reizung des Zwerchfells, der Intercostal- und Bauchmuskulatur eine Beatmung bezwecken wollen. Da letztere in der Behandlung von Asthma bronchiale und Emphysem ganz günstige Ergebnisse gezeigt haben, wurden sie auch als vollwertige Wiederbelebungs- und Dauerbeatmungsgeräte propagiert und beschrieben. Um die Brauchbarkeit dieser Verfahren exakt festzustellen, wurden in Zusammenarbeit mit der Medizinischen Klinik der Freien Universität bei Versuchspersonen und Patienten elektrische Beatmungen unter dem Knipping-Spirographen vorgenommen.

Folgende Ergebnisse haben sich dabei gezeigt:

1. Die Spontanatmung wird bei nicht bewußtlosen Patienten besonders nach wiederholter Anwendung wesentlich vertieft (Abb. 1).

2. Bei bewußtlosen Patienten gleichgültig, ob eine Schlafmittelvergiftung, Gasvergiftung, Narkose, oder ein komatöser Zustand vorliegt, ist mit elektrischer Reizung der Atemmuskulatur keine Beeinflussung der meist abgeflachten Spontanatmung zu erzielen(Abb. 2).

Unsere Erfahrungen stützen sich dabei auf zahlreiche klinische Beobachtungen. Bei zwei Patienten kam es sogar unter intensiver elektrischer Reizung der Atemmuskulatur zum Exitus letalis infolge

Atemlähmung bei kurz vorher noch guten Kreislaufverhältnissen. Auch die zusätzliche endotracheale Intubation, wie sie von LILL und JANTSCH beschrieben wurde, brachte nach unseren Erfahrungen bei dieser Methode keine grundlegende Änderung.

Anders sind die Verhältnisse bei der elektrischen Reizung des Nervus phrenicus. Mit diesem Verfahren konnten wir auch an bewußtlosen Patienten eine wesentliche Vertiefung der Atmung feststellen.

Die Schwierigkeit bei dieser Methode liegt aber in der Auffindung des Nerven und in der Fixierung der Elektroden, so daß dieses Verfahren zur Dauerbeatmung, vor allem bei unruhigen Patienten, nur bei dauernder ärztlicher Überwachung geeignet ist.

Einen wesentlichen Fortschritt in der Dauerbeatmung stellen die Geräte dar, die durch Druckveränderung in den Luftwegen eine Beatmung erreichen, wie die ausgedehnte Poliomyelitisepidemie in Kopenhagen 1952 gezeigt hat. Diese Geräte haben sich im Prinzip aus den Methoden der modernen Anästhesie entwickelt. Sie sind natürlich ebenso

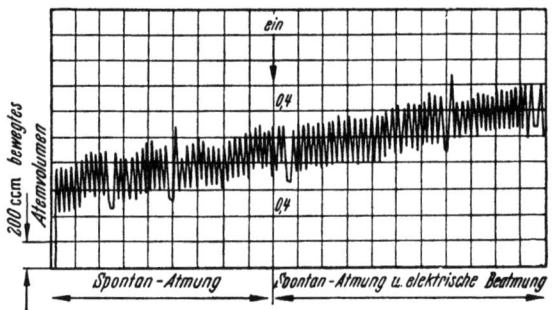

Abb. 1. Beatmung bei akuter Schlafmittelvergiftung.

für die Wiederbelebung und für eine gewisse Zeit auch für die Dauerbeatmung geeignet, da sie gestatten, den Atemrhythmus, Atemvolumen und Atemfrequenz individuell einzustellen. Der Patient liegt dabei vollkommen frei in seinem Bett, kann gedreht und in jede beliebige Lage gebracht werden und ist jeder pflegerischen oder ärztlichen Maßnahme zugänglich. Allerdings macht eine Beatmung über längere Zeit die Tracheotomie nötig, was aber wiederum den Vorteil einer exakten Tracheo-Bronchialtoilette mit sich bringt. Die neueste Schöptung in dieser Beatmungsart stellt der Respirator nach ENGSTRÖM dar.

Das Prinzip des Gerätes besteht darin, daß die Einatmung durch rhythmische Druckerhöhungen in den Atemwegen herbeigeführt wird. Dies setzt natürlich ein geschlossenes System voraus, was erreicht wird, für kurze Zeit mit einer dicht schließenden Gesichtsmaske, für 24 Stunden mittels eines endotrachealliegenden abgedichteten Katheters und für längere Zeit mit einem durch Tracheotomie eingeführten Poliokatheter. Die Ausatmung wird mittels eines Gummithoraxgürtels durch äußeren Druck auf die untere Thoraxapertur unterstützt. Dadurch wird erreicht, daß der Brustkorb und Lungen immer wieder in die Ausgangslage zurückkehren und keine Verschiebung in inspiratorischer Richtung stattfindet. Weiterhin besitzt dieses zweiphasige Beatmungsgerät sowohl für die In- als auch für die Exspiration eine Druckschnellablassung, so daß die die Atmung begleitenden intrathorakalen und intrapulmonalen Druckschwankungen keinen Einfluß auf den Kreislauf zeigen. Selbstverständlich lassen sich Atemfrequenz, Atemvolumen und Überdruck beliebig einstellen, ebenfalls kann der Einatemluft jede gewünschte Menge Sauerstoff zugesetzt werden. Da trockene Gase in den Luftwegen leicht Schleimhautentzündungen hervorrufen, welche die Gefahr der Verlegung durch Sekret und die Neigung zur Atelektasenbildung begünstigen, besitzt das Gerät eine Anfeuchtungsvorrichtung, die den eingeatmeten Gasen ungefähr 95% relative Feuchtigkeit bei etwa 30° C verleiht.

Unsere klinischen Ergebnisse mit dem Engström-Respirator sind bis jetzt ausgezeichnet. Besonders eindrucksvoll war für uns eine über mehrere Tage dauernde erfolgreiche Beatmung einer schweren Schlafmittelvergiftung, die in wirklich hoffnungslosem Zustand mit ausge-

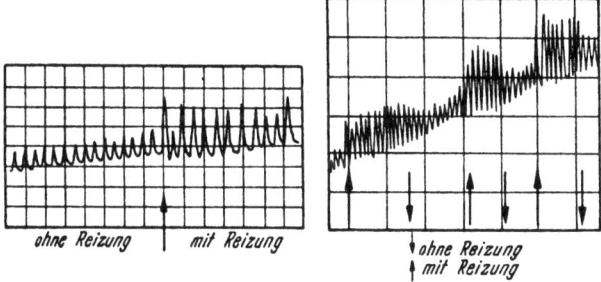

Abb. 2 a und b. Beatmung durch Plirenicusreizung bei bewußtlosen Patienten.

prägter Cheyne-Stokesscher Atmung in unsere Klinik kam. Mit einem Zusatz von 50% Sauerstoff in der Einatemluft, hohen Dosen von Cardiazol sowie entsprechendem Flüssigkeitsersatz konnte die 58jährige Patientin aus diesem schweren Zustand gebracht und 8 Tage später schon wieder entlassen werden.

Zusammenfassend läßt sich also feststellen, daß bei schweren Schlafmittelvergiftungen die ausreichende Belüftung der Lunge im Vordergrund der Behandlung stehen muß. Dafür kommen aber nur Geräte in Frage, die zuverlässig arbeiten und die eine Atmung nachahmen, welche in bezug auf Atemfrequenz, Atemvolumen und Ablauf der Atembewegungen der physiologischen Atmung gleicht. Am besten erfüllt werden diese Forderungen durch Geräte, die durch Druckveränderung in den Luftwegen eine Beatmung herbeiführen, also Geräte, wie sie der Engström-Respirator als letzte Neuschöpfung darstellt.

LII.

Aus der Medizinischen Abteilung des Allgemeinen Krankenhauses Hamburg-Altona
(Ärztl. Direktor Prof. Dr. R. Aschenbrenner).

Ein neues Verfahren zur Dauerbeatmung
über die oberen Luftwege.

Von

Axel Dönhardt.

Mit 2 Textabbildungen.

Im Verlauf der klinischen Erprobung von Geräten zur Behandlung
der Atemlähmung bei der Poliomyelitis und Polyneuritis ergab sich die
Notwendigkeit, neben den früher von uns entwickelten und umfangreich
benutzten Geräten vom Typ der Eisernen Lunge eine Form der Beatmung über die oberen Luftwege zu schaffen, die besonders bei bulbären Atem- und Schluckstörungen anwendbar ist. Ausgangspunkt
unserer Versuche war das während der Kopenhagener Poliomyelitisepidemie des Jahres 1952 von Lassen aus der Narkosetechnik übernommene Verfahren der „bag-ventilation“, bei dem der Patient nach
einer Tracheotomie in einem geschlossenen System mit einem Sauerstoff-
Stickstoffgemisch beatmet wird. Nachdem wir ein einfaches, nach diesem
Prinzip arbeitendes Gerät mit einigen technischen Verbesserungen für
den Einsatz bei Großepidemien entwickelten, gingen unsere Bemühungen dahin, die immer noch erforderliche manuelle Kompression des
Gummibeutels zu vermeiden, durch welche das Gasgemisch in die
Lungen gedrückt wird.

Folgende Voraussetzungen waren für die Neukonstruktion eines
Gerätes zur künstlichen Dauerbeatmung über die oberen Luftwege zu
berücksichtigen:

1. Das Gerät soll unabhängig von einer Stromversorgung arbeiten;
damit kommen als Antriebskraft nur Druckluft bzw. hochgespannter
Sauerstoff in Stahlflaschen in Betracht.

2. Der Materialverbrauch muß gering sein. Um den O_2-Verbrauch
niedrig zu halten, wird mit einem Injektor gearbeitet, der Außenluft
mitreißt. Mit dem Übergang vom geschlossenen zum offenen System
kann auf die CO_2-Absorption mit ihren hohen Kosten verzichtet werden,
es steigt allerdings damit der O_2-Verbrauch wieder etwas an.

3. Das Gerät soll so handlich sein, daß es auch auf dem Transport
Verwendung finden kann.

4. Die Arbeitsweise muß den physiologischen Gegebenheiten der
normalen Atmung weitgehend entsprechen und in bestimmten Grenzen
variierbar sein.

5. Eine Kreislaufschädigung als Folge der Beatmung darf nicht auftreten, ein bereits geschädigter Kreislauf darf nicht infolge der künstlichen Beatmung weiter verschlechtert werden.

Ohne auf die technischen Einzelheiten und sämtliche Probleme der apparativen Dauerbeatmung eingehen zu wollen, sei hier kurz das Prinzip des Gerätes erklärt: In Weiterentwicklung des Pulmotors, der nach dem Injektorverfahren arbeitend eine festeingestellte Überdruck- und Unterdruckphase besitzt, wurde jetzt eine Ventilsteuerung verwendet, deren Empfindlichkeit und damit Umsteuerung veränderlich ist. Durch Variieren der auf den Ventilen lastenden Vorspannung läßt sich die Strömungsgeschwindigkeit innerhalb des Systems und damit das Beatmungs-Minutenvolumen so einstellen, daß die künstliche Beatmung mit Frequenzen zwischen 8—30 und Drucken von — 8 bis — 14 cm WS sowie + 12 bis + 24 cm WS möglich ist.

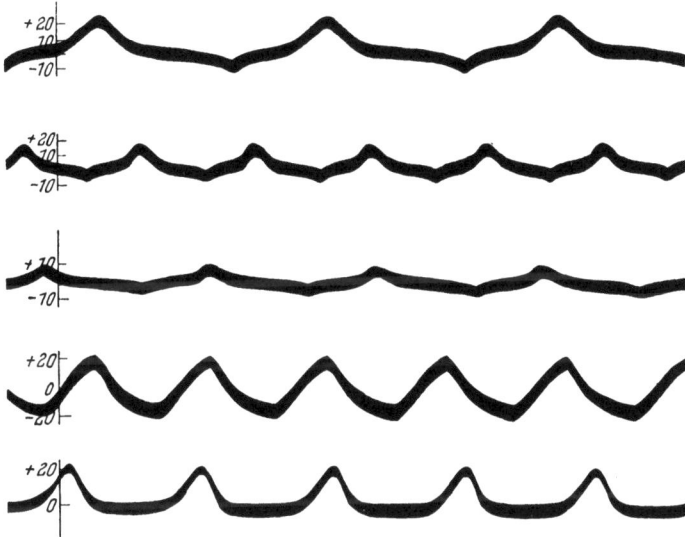

Abb. 1. Druckkurven des Poliomaten (obere drei Kurven), des Pulmotors (4. Kurve von oben) und des Doms der Dräger Lunge E 52 an einem Lungenmodell mit veränderlichen Dehnungswiderständen.

Bei den ersten Versuchen stellte sich heraus, daß bei langdauernder Beatmung mit Sauerstoff und auch einem Gemisch aus Sauerstoff und Luft zu etwa gleichen Teilen, wie es hier Verwendung findet, die relative Feuchte innerhalb der Atemwege zu gering ist und infolgedessen Austrocknungserscheinungen der Schleimhaut und schließlich sehr zähe Schleimbildung auftritt, die zu Atelektasen Anlaß geben kann. Messungen des aus einer Flasche strömenden Sauerstoffs ergaben eine relative Feuchte von 4%. Nach Durchleiten des Gasgemisches durch einen üblichen, mit kaltem Wasser beschickten Anfeuchter, lag die relative Feuchte bei 12%—20%. Für unsere Zwecke haben wir daher einen Anfeuchter in Form einer Heizpatrone in einem Wasserbehälter benutzt, durch den die Raumluft, die in das Gerät angesaugt wird, eine maximale Sättigung erfährt. Gleichzeitig erfolgt damit eine willkommene Erwärmung des O_2-Luftgemisches, dessen Sauerstoffanteil sich nach

Passieren der Druckminderer erheblich abgekühlt hat (Entspannungskälte). Anfeuchtung und Anwärmung des Gasgemisches ist deswegen besonders wichtig, weil im Dauergebrauch das Gerät direkt an eine Trachealkanüle angeschlossen wird und damit die anfeuchtende und anwärmende Einwirkung des Nasen-Rachenraumes fortfällt.

Ein entscheidender konstruktiver Gesichtspunkt war in der Tatsache gegeben, daß bei ausschließlicher Überdruckbeatmung die Drucksteigerung in den oberen Luftwegen zu einer erheblichen Verringerung des venösen Einstromes in das rechte Herz und damit zu einem Absinken der Auswurfleistung und des Blutdruckes führt. Bei normaler Kreislaufregulation kann der Organismus den günstigen Einfluß der Überdruckbeatmung ausgleichen, nicht aber bei schweren Kreislaufschäden, wie sie bei Poliomyelitis, Barbitursäurevergiftungen und evtl. auch sekundär

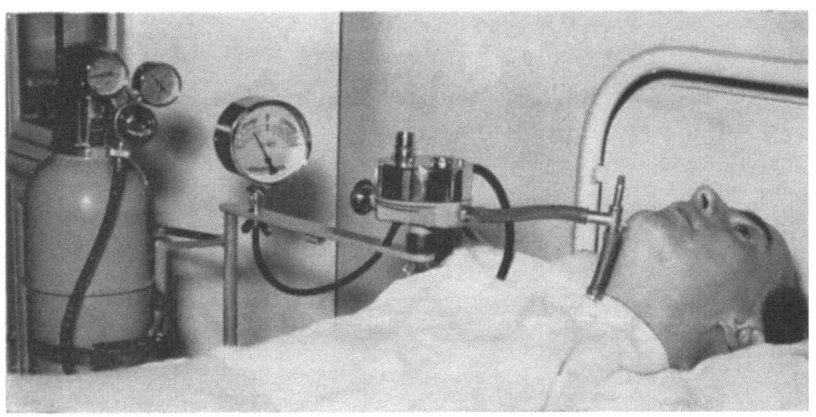

Abb. 2.

bei schweren operativen Eingriffen auftreten können. Wird statt der ausschließlichen Überdruckbeatmung rhythmisch abwechselnd mit Über- und Unterdruck beatmet, wobei die Höhe des Unterdruckes wegen der erforderlichen längeren Phasendauer der Ausatmung (1:1,2—1,5) nicht so groß wie der Überdruck sein soll, so läßt sich die Hemmung des venösen Einstromes während der Überdruckphase kompensieren und die gefährliche Blutdrucksenkung vermieden. Für die Beatmung über die oberen Luftwege haben wir damit das gleiche Prinzip vor uns wie bei der Eisernen Lunge, wo aus den gleichen Erwägungen heraus während des akuten Stadiums der Atemlähmung wegen der bestehenden Herz- und Kreislaufkomplikationen mit Überdruck und Unterdruck beatmet werden soll, die Ausatmung also keineswegs den elastischen Kräften des Thorax überlassen bleiben darf.

Die Abhängigkeit der Druckkurve, wie sie mit dem neuen Gerät in den oberen Luftwegen erzielt wird, von der Elastizität des Thorax bzw. der Lungen zeigt Abb. 1. Jede Verlegung der Bronchien durch Schleim

(Atelektasenbildung) und das Wiederkehren der Spontanatmung bei Vergiftungen zeigt sich sofort durch Veränderung der Füllungszeit und vorzeitiges Umschalten der Steuerventile, so daß entsprechend behandelt werden kann.

Die praktische Erprobung des Beatmungsgerätes („Poliomat", Dräger-Werk, Abb. 2) bei Vergiftungen, Curare-Narkosen mit Intubation sowie bei Polioencephalitis ergab eine gute Beatmungswirksamkeit ohne Hyperventilation. Ist für den Transport Atemgelähmter eine Intubation aus technischen Gründen nicht möglich, so kann das Gerät mit einer festschließenden Gesichtsmaske verwendet werden. Die eigentliche Anwendungsform sehen wir in der Beatmung über einen Intubationskatheter (Vergiftungen, Transport) oder für die künstliche Dauerbeatmung bei der Poliomyelitis über eine Tracheotomiekanüle. Um pflegerische Maßnahmen hier zu erleichtern, wurde ein Absaugezwischenstück entworfen, das die übliche rechtwinklige Abknickung vermeidet sowie eine besondere Tracheotomiekanüle, deren innerer Einsatz nach außen als Schlauchtülle verlängert ist.

Wir glauben, mit dem neuen Gerät ein einfaches, unkompliziertes Mittel zur Behandlung der Atemstörungen angegeben zu haben, das bei bulbären Schlucklähmungen mit der Gefahr der Aspiration und bei zentralen Atemlähmungen die Eiserne Lunge wirksam unterstützen kann, nicht aber sie restlos ersetzt. Wie bei allen Formen der Atemlähmungen, die im Verlauf der Poliomyelitis auftreten, ist auch hier die enge Zusammenarbeit der Internisten, Otologen und Anästhesisten im Rahmen einer Behandlungszentrale wünschenswert.

LIII.
Pharmakologische Grundlagen der Behandlung von Schlafmittelvergiftungen.

Von

FRITZ HAHN (Düsseldorf).

Dem mit der Pharmakologie der Analeptica Vertrauten kommt die jetzige Krise in der Frage der Behandlung der Schlafmittelvergiftungen nicht überraschend. Auch auf einem Gebiet, wo Wert oder Unwert eines Behandlungsverfahrens so schwer zu beurteilen ist wie auf diesem, mußte früher oder später die Vernachlässigung wichtiger pharmakologischer Erkenntnisse über die Analeptica fühlbar werden. Es ist jedoch eine Verkennung dieser Situation, wenn sich nunmehr die Kritik gegen die Möglichkeit einer analeptischen Therapie überhaupt, statt gegen die bisherige Form derselben richtet. Man kommt so zwangsläufig zu Argumenten, die angreifbar sind, weil sie über die aktuelle Seite des Problems hinaus an prinzipiellen Fragen der Pharmakologie rütteln. Man wendet z. B. gegen die Analeptica ein, daß sie auf die Ausscheidung des Gifts ohne Einfluß seien, also nur funktionelle Antagonisten seien, obwohl doch der naheliegende Hinweis z. B. auf die Antihistaminica, Sympathico- und Parasympathicolytica, das soeben von MASSION erwähnte N-Allylnormorphin oder die nicht bestrittene Wirkung der Narkotica auf Krampfgifte, die die einfache Umkehr des hier zur Rede stehenden Antagonismus darstellt, genügen müßte, um dieses Argument zu zerstören.

Die Therapie mit Analeptica ist eine kausale Therapie, welche das erkrankte Organ (durch eine funktionelle Zustandsänderung, die derjenigen der Erkrankung entgegengesetzt ist) in die Lage versetzt, seine Tätigkeit zum Wohle des Ganzen wieder auszuüben. Grundlage einer solchen zugleich rationellen Therapie muß die Erkenntnis sein, daß der Schlafmittelvergiftete an den durch den Ausfall zahlreicher Hirnfunktionen bedingten *sekundären*, d. h. letzten Endes peripheren Komplikationen stirbt. Diese Erkenntnis klingt zwar auch bei den Autoren, die die Analeptica ablehnen, an, ohne jedoch konsequent zu Ende gedacht zu werden. Sonst würde man nicht zu den Erfahrungen des Anästhesisten beim akuten Narkosezwischenfall durch flüchtige Narkotica oder kurzwirkende Barbiturate seine Zuflucht nehmen. Nicht einmal die mittellang wirkenden Barbiturate, auf die sich z. B. Nilssons Erfahrungen hauptsächlich beziehen, vermögen das Charakteristische an dem Problem der Schlafmittelvergiftungen zu beleuchten, sondern allein die langwirkenden mit dem Prototyp des Veronals. Bei allen anderen ist, sobald einmal die akute, nur durch erhebliche Überdosierung bedingte Gefahr der akuten, echtnarkotischen Atemlähmung vorbei ist, was gewöhnlich beim Auffinden des Vergifteten der Fall ist, die Heilung spontan möglich. Eine symptomatische Therapie ist hier meist mehr angebracht als Analeptica. Hat man aber erst einmal erkannt, daß der Spättod bei den langwirkenden Barbituraten einfach die Folge des zu lange dauernden narkotischen Zustandes ist, so muß die Aufweckung des Patienten oder wenigstens eine Abkürzung der Narkose durchaus als ein rationelles Ziel einleuchten. Eine solche Therapie ist zugleich auch Atem- und Kreislauftherapie.

Symptomatische Maßnahmen haben im Rahmen einer solchen Therapie durchaus (wie schon immer) ihren Platz. Aber man muß wissen, daß sie in der Rangordnung unter der rationell-kausalen Therapie stehen. Dies gilt auch für die Behandlung der hypoxischen Zustände, die heute in etwas simplifizierender Weise in den Mittelpunkt gestellt werden (Massion), obwohl auch sie nur die Bedeutung von Sekundärsymptomen haben. Das Wesen der Narkose ist keine O_2-Not des Gehirns, sondern allenfalls eine Verminderung des O_2-Verbrauchs. Ich verstehe daher auch nicht, inwiefern man gegen die analeptische Therapie die Steigerung des O_2-Verbrauchs des Gehirns ins Treffen führt. Gerade das ist es, was wir erstreben müssen, wenn wir den Patienten wieder dem Normalzustand entgegenführen wollen. Die mit Krampfdosen gewonnenen Befunde von Schmidt, auf die man sich gerne in der Stellungnahme gegen die Analeptica bezieht, treffen das Problem in keiner Weise.

Man darf den Wert der Analeptica für die Schlafmittelvergiftung auch nicht an den Erfahrungen bei andersartigen Vergiftungen des ZNS bemessen, z. B. bei CO-, Morphin- oder Cocainvergiftung. Alles dies sind Krampfgifte, also Synergisten und nicht Antagonisten der Analeptica.

Krämpfe als Folge von Überdosierung oder falscher Indikationsstellung der Analeptica können aber nicht dem Verfahren prinzipiell zur

Last gelegt werden. Wir müssen daher auch solche Formulierungen ablehnen, wonach es unphysiologisch sei, ein gelähmtes Gehirn bis an den Rand des Krampfzustandes zu treiben, weil sie auf den unkritischen Leser eine gefährliche Anziehungskraft ausüben, im Grunde aber ganz unwissenschaftich sind. Es gehört zu den elementaren Tatsachen der Pharmakologie, daß ein Stoff, der am Normalen eine Giftwirkung hat, am Kranken zu einem Heilmittel werden kann. Im Übrigen hat das Experiment diese Fragen längst durch den Nachweis einer lebensrettenden Wirkung geeigneter Analeptica (Cardiazol, Pikrotoxin) in massiven Dosen bei tödlichen Dosen von Veronal und anderen Barbituraten entschieden (Maloney und Tatum; Koppanyi, Linegar und Dille; Barlow; Werner und Tatum; Chakravarti; Booker und Mitarbeiter; Einhauser u. a.). Diese Arbeiten werden aber ganz übergangen.

Das Tierexperiment hat in einer so elementaren Frage sicher eine entscheidende Bedeutung, zumal auf dem Gebiet der Narkotica und Analeptica, wo die Wirkungen bei Mensch und Tier so übereinstimmend sind. Scheut man sich ja auch nicht, auf die wenigen experimentellen Befunde von Maloney (1936); Mousel und Essex zurückzugreifen, durch die scheinbar (bei kritischer Stellungnahme jedoch nicht) die günstige Wirkung bestimmter Analeptica erschüttert wird.

Natürlich müssen für eine solche Wirkung die beiden Voraussetzungen erfüllt sein, daß das Analepticum eine ausreichende Spezifität gegenüber dem Schlafmittel hat und frei von schädlichen Nebenwirkungen ist. Es ist einwandfrei erwiesen, daß nur Cardiazol und Pikrotoxin gegenüber Barbituraten eine spezifische und lebensrettende Wirkung haben. Diese führt dazu, daß sich diese Analeptica und Barbiturate bis in den Bereich tödlicher Barbituratdosen gegenseitig entgiften (Booker und Mitarbeiter; Das). Der reziproke Antagonismus bedingt, daß steigende Dosen des Narkoticums steigende Analepticumdosen nötig machen, aber auch ohne Krampfgefahr ermöglichen. Die Dosierung muß daher elastisch sein. Sie muß sich bei eben tödlichen Veronaldosen solcher Analepticumdosen bedienen, die bei Normalen das Mehrfache der tödlichen Dosen betragen.

Nach Einhauser entsprechen 1 Teil Veronal und $2/3$ Teile Cardiazol dem optimalen Dosenverhältnis. Die Beziehung ist auch nach eigenen Untersuchungen annähernd linear.

Die Grundlage dieser spezifischen Wirkung ist die Übereinstimmung in den Angriffspunkten der Analeptica und der Barbiturate. Wir verlegen den Schwerpunkt dieses Antagonismus in den Hirnstamm. Stimmen die Angriffspunkte nicht voll überein, so wird die Weckwirkung *und* die Krampfhemmung geringer. Dies ist z. B. für Cardiazol und Pikrotoxin bei Äthernarkose der Fall, trifft aber mehr noch zu bei Analeptica, die an niederen Abschnitten des ZNS angreifen, z. B. Strychnin, aber auch beim Coramin.

Die Krampfwirkung des Cardiazols wird also hier ganz zu Unrecht so stark betont. Die Krampfdosen steigen unter Veronal je nach Tiefe der Narkose um das 20 bis 40fache an (z. B. Biehler), die des Coramins viel weniger. Wer Krämpfe nach verhältnismäßig kleinen Cardiazolgaben gesehen hat, hatte entweder keine Barbituratvergiftung vor sich oder eine so leichte, daß eine analeptische Behandlung unnötig war.

Auch die Folgen der Krämpfe, von vermeidbarer massiver Überdosierung abgesehen, werden etwas überschätzt. Wir leugnen zwar nicht die Gefahr der postkonvulsiven Depressionen. Pharmakologisch gesprochen liegt aber die Krampfdosis des Cardiazols unter der tödlichen. Dies ist auch bei der Veronalnarkose der Fall, wie z. B. aus einer Arbeit von KOHN und JAKOBI hervorgeht.

Wir müssen auch oft vorsichtig bis an die Krampfgrenze gehen, weil wir bei schweren Barbituratvergiftungen kein anderes Kriterium für eine ausreichende Dosierung haben. Denn im letalen Veronalbereich bleibt die sofortige Weckwirkung des Cardiazols und Pikrotoxins aus, erhalten ist bei ausreichender Dosierung bis zu einer bestimmten Grenze nur die schlafverkürzende, d. h. letalitätssenkende Wirkung. In diesem Falle ist aber Cardiazol bzw. Pikrotoxin absolut angezeigt, nicht aber dort, wo eine sofortige Weckwirkung erzielt wird. Erstaunlicherweise wird oft der umgekehrte Schluß gezogen, die Analeptica dort wegzulassen, wo nicht ein sofortiger Effekt erzielt werde. Die Grenze der Wirkung des Cardiazols und Pikrotoxins liegt in einem so hohen Veronalbereich (etwa dem 3- bis 4fachen der mittleren letalen Veronaldosen), daß eine andere Behandlung wohl kaum ernsthaft konkurrenzfähig sein dürfte. Natürlich ist in diesem Bereich der Behandlungserfolg nur noch statistisch zu erfassen, was klinisch kaum je möglich sein dürfte. Hier bewährt sich also besonders die wegweisende Rolle des Tierversuchs.

Klinisch sind zudem die Chancen für eine solche positive Analepticumwirkung noch dadurch besonders gegeben, daß Veronaldosen, die man als mittlere oder absolut letale Dosen des Menschen ansprechen müßte, wohl sehr selten aufgenommen werden. Die Gültigkeit solcher dosimetrischen Begriffe für den Menschen ablehnen zu wollen (NILSSON), ist ganz abwegig (KOPPANYI und FAZEKAS).

Die wirklichen Gefahren der analeptischen Therapie liegen weniger in den postkonvulsiven Depressionen als in den primären Lähmungswirkungen ungeeigneter Analeptica. Auf diese wird aber merkwürdigerweise kaum hingewiesen, obwohl sie sich bei der Fülle der experimentellen Literatur geradezu aufdrängen. Bezüglich des Coramins sei hier nur auf die Arbeiten von ALBUS; BARLOW 1938; CHAKRAVARTI; DRIESEN, HAHN und RUMMEL; DAS; EICHLER und KLEIN; FISCHER, M. H.; GOODWIN und MARSHALL; GRONEMEYER; GROS; GYLLENSVAARD; HAAS; HAHN; HAHN und ANTWEILER; JÄGER; KLEIN; KOHN und JACOBI; LENDLE; MORITSCH; SCHWAB und JUNG; TARTLER; WERNER und TATUM; YA ARBUSOW; ZIPF und MERTINS; ZIPF, WINDGOIIUE und KOKOSCHKA hingewiesen.

Eine kleine neuerdings von CARLSSON und THEANDER genauer studierte lähmende Wirkungskomponente des Cardiazols spielt sicher praktisch keine Rolle, sonst wäre die lebensrettende Wirkung hoher Cardiazolgaben nicht verständlich. Zudem verschiebt sich, wie diese Autoren gefunden haben, in der Veronalnarkose bei steigender Narkosetiefe und Cardiazoldosierung das Verhältnis von erregender zu lähmender Wirkung noch mehr zugunsten der erregenden. Die Befunde von DILLE und HAZLETON über eine lähmende Pikrotoxinwirkung am normalen Tier in subkonvulsiven Dosen sind anders zu deuten (MALONEY 1940).

Lähmende Wirkungen haben außer Coramin noch Campher, Hexeton, Coffein, Pervitin. Sie bedingen Narkoseverlängerung und -vertiefung, eventuell Überführung nicht tödlicher Schlaftiefe in tödliche. Selbst bei solchen deletären Wirkungen kann anfänglich eine atemanaleptische

Wirkung vorhanden sein. Dies zeigt besonders gut, wie sehr es auf die allgemeine Weckwirkung und nicht auf eine isolierte Analepsis bei der Schlafmittelvergiftung ankommt.

Es gibt noch viele andere Unterschiede zwischen Cardiazol und Coramin, von oft gegensätzlichem Charakter, z. B. auf dem Gebiet des Blutdrucks, der Wärmeregulation, des vegetativen Nervensystems (Hahn; Hahn, Müller und Rummel). Sie verleihen dem Cardiazol einen mehr ergotropen, dem Coramin einen mehr endophylaktisch-histotropen Charakter, was für die Theorie ihrer Wirkung wichtig ist. Es geht in Zukunft nicht mehr an, beide auch chemisch so verschiedenen Stoffe pharmakologisch in denselben Topf zu werfen (z. B. Nilsson). Auch die Systematik in der Pharmakologie sollte diesen fundamentalen Unterschieden Rechnung tragen und den Begriff der Analeptica aufgliedern.

Die von Clemmesen soeben erwähnte hyperthermisierende Wirkung der Analeptica läßt sich im Experiment für Stoffe der Coraminreihe, also auch für Neospiran durchaus demonstrieren (Hahn), ferner auch für Pervitin. Sie kommt aber nicht für Cardiazol oder Pikrotoxin in Frage. Diese wirken am normalen Tier sogar temperatursenkend. Am narkotisierten Tier kehrt sich zwar die Wirkung um, aber unter optimalen Bedingungen nur bis zum Ausgleich der narkotischen Temperatursenkung.

Bei tiefer Narkose kann aber durch den Synergismus mit der Narkose die Krampfwirkung von Analeptica mit stark lähmender Komponente hinter den lähmenden Wirkungen verschwinden. Es sinkt dann die letale Dosis unter die krampferzeugende. Man sieht hieran, wie bedenklich es ist immer nur sein Augenmerk auf die Krampfwirkung zu richten und dabei die leider nicht so unmittelbar sichtbare, aber gefährlichere primäre Lähmungswirkung zu übersehen. Man kann geradezu sagen, daß ein Krampfgift, daß noch bei tiefer Narkose und entsprechend hoher Dosierung in der Lage ist, Krämpfe auszulösen, ein besonders günstiges Verhältnis von erregender zu lähmender Wirkung haben muß. Leider hat man auch hier wieder oft den Sachverhalt auf den Kopf gestellt.

Coramin, Coffein, Pervitin u. a. Analeptica haben bei richtiger Indikationsstellung ihre positiven Seiten, aber aus der Behandlung der schweren Schlafmittelvergiftung insbesondere durch langwirkende Barbiturate gehören sie heraus. Ich zweifle nicht daran, daß die scharfe Trennung zwischen Analeptica mit nützlicher und Analeptica mit schädlicher Wirkung auf die Barbituratvergiftung einmal Klarheit in der jetzt so verworrenen Lage in der Frage der Schlafmittelvergiftung und ihrer Behandlung schaffen wird. In Amerika ist man in dieser Hinsicht schon viel weiter, wie der Council-Bericht von Eckenhoff, Schmidt, Dripps und Kety beweist.

Für die von den Dänen vorgelegte günstige therapeutische Statistik lassen sich nach dem Gesagten mehrere Gründe anführen. Unzweifelhaft spielt hierbei die große Erfahrung der Anästhesisten mit den durchgeführten symptomatischen Maßnahmen sowie auch die Zentralisation der Behandlung eine Rolle. Ein Fortschritt ist inzwischen aber auch durch die Einführung der Antibiotica eingetreten. Von entscheidender Bedeutung erscheint mir aber die Tatsache, daß in den nordischen Ländern im Gegensatz zu Deutschland, wo immer noch die Veronalvergiftung eine große Rolle spielt, kürzer wirkende Barbiturate (Alurat) von der Bevölkerung bevorzugt werden.

Schließlich ist zu beachten, daß in Dänemark als Analepticum besonders viel das Geastimol (= Neospiran) verwendet wird, das chemisch und pharmakalogisch als alkyliertes Säureamid dem Coramin nahe steht.

LIV.

Aus den wissenschaftlichen Laboratorien der CIBA., Basel.

Zur Frage der Behandlung von Schlafmittelintoxikationen.

Von

R. MEIER, F. GROSS und J. TRIPOD.

Mit 1 Textabbildung.

Aus den vorangegangenen Referaten über die Behandlung der Schlafmittelvergiftungen geht hervor, daß die Pharmakotherapie, insbesondere die Anwendung von Analeptica in den letzten Jahren an Bedeutung verloren hat. Der Erfolg der neuen, zurückhaltenderen Behandlungsmethoden ist jedoch, wie sich aus den heute gehörten Mitteilungen deutlich ergibt, an bestimmte Voraussetzungen gebunden, aus denen sich unseres Erachtens wichtige Konsequenzen für das im Einzelfall einzuschlagende Verhalten ergeben. Aus den klinischen Beobachtungen geht hervor, daß die größte Zahl von Schlafmittelvergiftungen mit subletalen Dosen erfolgt, da es gelingt, mit im wesentlichen „symptomatischen" Behandlungsmethoden den tödlichen Ausgang zu verhindern. Weiterhin ergibt sich, daß auch dann, wenn ein narkotischer Zustand während Tagen besteht, noch mit abwartender symptomatischer Behandlung ein günstiger Ausgang erzielt werden kann. Nur bei einer kleinen Zahl von Patienten, die offenbar letale oder überletale Dosen eingenommen haben, ist mit einfachen symptomatischen Methoden kein Erfolg zu erzielen.

Diese wichtigen Feststellungen sind zu berücksichtigen, wenn man die Pharmakotherapie der Schlafmittelvergiftungen, insbesondere die Anwendung antagonistisch wirkender „Analeptica" einer Kritik unterzieht. Es ergibt sich daraus vor allem die Konsequenz, daß es bei den meisten Fällen von Schlafmittelvergiftungen nicht notwendig ist, eine akute Weckwirkung, d. h. eine vollständige Aufhebung des narkotischen Zustandes hervorzurufen. Es genügt vielmehr, durch eine geeignete Anwendung analeptisch wirkender Substanzen eine Abschwächung des Grades der Bewußtlosigkeit zu erzielen und einen außerhalb der Gefahrenzone liegenden Zustand zu erreichen. Ohne auf Einzelheiten einzugehen, sei prinzipiell festgehalten, daß analeptisch wirkende Substanzen nur in Dosen gegeben werden sollten, die die durch die Intoxikation am schwersten beeinträchtigten lebenswichtigen Funktionen der Atmung, des Kreislaufes, der Reflexerregbarkeit (Husten) und der Temperaturregulation soweit verbessern, daß eine akute lebensbedrohende Situation beseitigt wird. Je nach der Schwere der Vergiftung wird es im Einzelfall notwendig sein, dieses Ziel mit höheren oder niedrigeren Dosen zu erreichen, wobei anzustreben ist, mit der niedrigst wirksamen Dosis auszukommen und ein Überwiegen der analeptischen Wirkungskomponente oder gar eine Schädigung durch einen über das erwünschte Ziel hinausgehenden Antagonismus zu vermeiden.

Für eine Reihe von Analeptica sind diese quantitativen Verhältnisse zwischen Narkosetiefe und Weckwirkung experimentell abgeklärt, wobei sich allgemein zeigt, daß schon relativ kleine Dosen genügen, um eine Wiederherstellung autonomer Funktionen zu erzielen, ohne daß ein voller Weckeffekt erreicht wird. Wir haben vor allem mit Coramin entsprechende Untersuchungen durchgeführt und festgestellt, daß durch Dosen von 30—50 mg/kg die Ansprechbarkeit des Atemzentrums auf CO_2, die reflektorische Steuerung der Atmung, der Carotissinusreflex, der Cornealreflex, der Hustenreflex u. a. wieder hergestellt werden, ohne daß eine vollständige Aufhebung des Narkosezustandes vorliegt [MEIER und Mitarbeiter (10)].

Die für die Behandlung der Schlafmittelintoxikation anwendbaren Höchstdosen analeptisch wirkender Stoffe sind durch den vollständigen reziproken Antagonismus zwischen Analepticum und Narkoticum gegeben. Vor allem von HAHN (7) ist wiederholt auf die Bedeutung des verschiedenartigen pharmakodynamischen Wirkungsbildes einzelner Analeptica und den sich daraus ergebenden spezifischen Antagonismen für bestimmte Schlafmittel bzw. Narkotica hingewiesen worden.

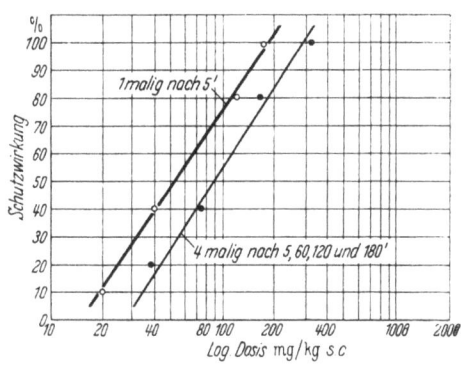

Abb. 1. Schutz vor Pentothal-Tod. 86 mg/kg i. v. bei ein- und vier- maliger Behandlung mit Metrazol/s. c.

So hat sich für einzelne Narkotica und Analeptica experimentell an einigen Tierarten ein reziproker Antagonismus nachweisen lassen, jedoch ist dies nicht die Regel und die bisher vorliegenden Befunde sind in vieler Hinsicht lückenhaft. Die pharmakologischen Untersuchungen, die in diese Beziehung bisher vorgenommen wurden, berücksichtigen die klinischen Verhältnisse nicht immer in genügender Weise und müssen wohl in verschiedener Richtung neu aufgenommen werden. Da bei einem Vergiftungsfall häufig die Art und die Dosis des Hypnoticums nicht genau bekannt sind, ergibt sich, daß die ohne Gefährdung applizierbare Höchstdosis eines Analepticums begrenzt ist und im allgemeinen niedriger sein wird als der bei Vorliegen eines vollständigen reziproken Antagonismus maximal möglichen Dosis.

Für die Behandlung der Schlafmittelvergiftung ergibt sich daraus die Konsequenz, daß es nicht zweckmäßig ist, mehr als die als optimal anzunehmende Dosis eines bestimmten Analepticums zu geben, sondern bei Fällen einer eindeutigen Besserung zu versuchen, mit „symptomatischen" Maßnahmen über den „stationären" Zustand hinwegzukommen und erst nach einem gewissen Zeitintervall das Analepticum wieder zu geben (Abb. 1). Es ist bei der Behandlung von Intoxikationen mit langwirkenden Barbitursäurederivaten vor allem zu berücksichtigen, daß die Analeptica alle wesentlich kürzer wirken, so daß ihre wiederholte

Gabe in regelmäßigen zeitlichen Abständen entsprechend der Ausscheidung bzw. dem Abbau angezeigt ist. Weiterhin ist auch die kontinuierliche Gabe in Form der Dauertropfinfusion geeigneter Dosen in Betracht zu ziehen. In jedem Falle ist zu vermeiden, daß Analeptica in Dosen angewendet werden, die eine zusätzliche Schädigung bedingen können. In entsprechender Weise angewandt, werden wohl die Analeptica auch in der Zukunft ihren Platz bei der Behandlung von Schlafmittelvergiftungen einnehmen.

Schwieriger als diese allgemeinen Schlußfolgerungen ist die Antwort auf die Frage, welche Analeptica besonders geeignet für bestimmte Intoxikationen sind. Auf Grund pharmakologischer Untersuchungen bieten offenbar Pikrotoxin und Cardiazol gewisse Vorteile für die Behandlung bestimmter Barbituratvergiftungen, während Coramin bei der Vergiftung mit aliphatischen Narkotica oder auch mit Morphin wegen seiner größeren therapeutischen Breite zwischen krampferzeugenden und die Atmung anregenden Dosen vorzuziehen ist. Ob heute bereits Substanzen mit optimaler analeptischer Wirkung gegenüber bestimmten Narkotica vorliegen, ist schwer zu beurteilen, doch ist bis jetzt kein Analepticum bekannt geworden, das eine vollständige reziproke Wirkung gegenüber beliebigen Narkotica und gegenüber verschiedener Intensität der Vergiftung besitzt. Es wird Aufgabe für die pharmakologische Forschung sein, weitere Untersuchungen in dieser Richtung anzustellen, um zu Befunden zu gelangen, die geeignet sind, diese Frage zu lösen.

Außer dem spezifischen Antagonismus zwischen Schlafmitteln und Analeptica, seien einige weitere Faktoren erwähnt, denen für die Schwere und den Verlauf der Vergiftung eine maßgebende Bedeutung zukommt.

1. Resorption, Abbau und Ausscheidung des Narkoticums im Organismus,

2. die Verteilung im Organismus, insbesondere auf lebenswichtige Organe,

3. die Abhängigkeit der unter 1. und 2. genannten Faktoren von Stoffwechselvorgängen,

4. die Nachwirkungen des Narkoticums auf den Gesamtorganismus oder auf lebenswichtige Organe.

Über Abbau und Ausscheidung sowie Verteilung der verschiedenen Schlafmittel im Organismus liegen erst verhältnismäßig wenige Befunde vor, doch lassen sich daraus immerhin einige für die Therapie wichtige Schlußfolgerungen ziehen. So ist bekannt, daß die Leber und die Nebennierenrinde für die Entgiftung bestimmter Narkotica von Bedeutung sind. Der Abbau rasch wirkender Barbitursäurederivate, insbesondere der cyclisch substituierten wie Evipan oder der schwefelhaltigen wie Pentothal vollzieht sich zum großen Teil in der Leber (1), während langwirkende Verbindungen wie Veronal weitgehend unverändert ausgeschieden werden. Eine möglichst gute Leberfunktion wird in jedem Fall von Schlafmittelvergiftung anzustreben sein.

Von EICHHOLTZ (3) wurde gezeigt, daß die Schlafdauer von Pentothal an der nebennierenlosen Ratte wesentlich verlängert ist und daß es gelingt, diese Verzögerung durch Desoxycorticosteron zu normalisieren. In unseren Laboratorien konnten Desaulles und Schuler (2) nachweisen, daß Cortison die Verlängerung der Pentothalwirkung an der nebennierenlosen Ratte noch deutlicher aufhebt. Winter und Flataker (14) haben an normalen Mäusen unter Cortison oder ACTH eine Verkürzung der Schlafdauer nach Evipan beobachtet und ebenso eine Abschwächung der Ätherwirkung, während Desoxycorticosteron ohne Wirkung war. Ähnliche Effekte von Cortison sind früher von Winter (15) für die analgetische Wirkung starker Analgetica wie Morphin und Methadon beschrieben worden. Es steht nicht fest, ob diese Wirkung von Cortison auf eine direkte Beeinflussung der cellulären Substrate der Schlafmittel bzw. Analgetica zurückzuführen ist oder auf eine verbesserte Leberfunktion und dadurch beschleunigten Abbau der betreffenden Narkotica. Cortison führt zu einer Glykogenanreicherung in der Leber und dadurch möglicherweise zu wirksamerer „Entgiftung" der durch die Leber abgebauten Barbiturate.

Für die praktische Therapie scheint uns die Anwendung von Nebennierenrindenhormonen, insbesondere von Cortison oder von ACTH als zusätzliche Maßnahme bei der Behandlung der Schlafmittelvergiftung eines Versuches wert.

In einem gewissen Gegensatz zu diesem Befund steht die Beobachtung von Lamson (9), daß Glukose und eine Reihe von Zuckerabbauprodukten eine potenzierende Wirkung auf die Pentothal bzw. Evipannarkose besitzen. Diese Wirkung war allerdings besonders deutlich am Meerschweinchen nachweisbar, weniger ausgesprochen am Kaninchen, Hamster oder am Hund, während sie an der Ratte fehlt. Von Richards (13) wurden diese Befunde teilweise bestätigt, wurden jedoch auch nach Gabe von anorganischen Salzlösungen beobachtet, so daß zweifelhaft ist, ob es sich um einen spezifischen Effekt von Kohlenhydratstoffwechselprodukten handelt. Ob der Effekt beim Menschen eine Rolle spielt, ist unseres Wissens noch nicht sichergestellt. Heim (8) konnte zeigen, daß bestimmte Zucker eine Verbesserung der Alkoholtoleranz bewirken, so daß sich also verschiedene, narkotisch wirkende Stoffe hinsichtlich ihrer Beeinflußbarkeit durch Kohlenhydrate unterschiedlich verhalten.

In diesem Zusammenhang verdient die von amerikanischen Autoren [Graham (5) und Mitarbeiter, Giarman (4) und Mitarbeiter, Gruber (6)] gemachte Beobachtung der Verlängerung der Barbituratnarkose durch Antabus (Tetraaethylthiuram-disulfid) Beachtung, wobei unbekannt ist, ob dieser Effekt auch am Menschen nachweisbar ist und welcher Mechanismus ihm zugrunde liegt. Es ist jedoch anzunehmen, daß das in den Kohlenhydratstoffwechsel eingreifende Antabus hemmend in bestimmte, für den Abbau der Barbiturate notwendige Fermentmechanismen eingreift. Gegenüber der Äther-, Chloroform- oder Urethannarkose wirkt Antabus nicht verlängernd.

Von Quastel (12) wurde bereits vor Jahren mitgeteilt, daß nicht nur die Sauerstoffaufnahme von Gehirnbrei in vitro durch verschiedene Barbiturate gehemmt wird, sondern daß auch die bei Anwesenheit von

Gehirnbrei vor sich gehende Oxydation von Glukose und von Natrium-
lactat bzw. -pyruvat vermindert ist. Später wurden diese Befunde bestätigt [PERSKY und Mitarbeiter (11)] und dahingehend erweitert, daß
Pentobarbital besonders durch Hemmung der Brenztraubensäureoxy-
dation bzw. des Überganges von Acetaldehyd zu Acetat in den intermediären Kohlenhydratstoffwechsel eingreift. Ob allerdings diese in vitro
nachweisbare Hemmung der aeroben Glykolyse durch Barbitursäurederivate von Bedeutung für das durch diese Stoffe ausgelöste Ver-
giftungsbild ist, ist bisher ungeklärt.

Für die Beurteilung der Nachwirkungen von Narkotica sind wohl
in erster Linie biochemische Untersuchungsmethoden anzuwenden, mit
deren Hilfe vor allem Einblicke in Störungen des intermediären Stoffwechsels, insbesondere bestimmter fermentativer Umsetzungen möglich
sind. Die therapeutischen Maßnahmen in diesem sekundären Stadium,
in dem keine direkte Wirkung des nicht mehr oder nur noch in geringer
Menge vorhandenen Narkoticums vorliegen, müssen andere sein als zu
Beginn der Vergiftung. Obwohl schon einzelne Befunde über die Beeinflussung bestimmter Stoffwechselfunktionen nach der Narkose und auch
nach Schlafmittelintoxikationen vorliegen, fehlen bisher systematische
pharmakologische Untersuchungen über die zweckmäßigsten Maßnahmen, die zur Behebung der Spätschädigungen nach einer Intoxikation zu ergreifen sind. Während die bisherigen pharmakotherapeutischen
Überlegungen vor allem in Richtung des funktionellen Antagonismus
zwischen Narkotica und Analeptica gingen, ist es auf Grund der heutigen
Situation notwendig geworden, den kausalen Antagonismus hinsichtlich
seiner verschiedenen Komponenten in eindeutigerer Weise als bisher zu
charakterisieren und daraus die entsprechenden Schlußfolgerungen für
die zweckmäßigsten Behandlungsarten der Schlafmittelvergiftungen zu
ziehen.

Tabelle 1. Herabsetzung der i. v. Toxizität durch zentralhemmende Stoffe.

| Präparat | LD$_{50}$ mg/kg i. v. an der Maus | | | | |
	Präparat allein	Nach Phenobarbital 0,05 g/kg p.o.	Nach Barbital 0,2 g/kg p.o.	Nach Urethan 1,0 g/kg p.o.	Nach Äthylalkohol 5,0 g/kg p.o.
Coramin	180	950 4,3×	900 4×	900 1×	400 1,2×
Metrazol	55	320 4,8×	700 11,7×	270 3,9×	400 6,2×
Pikrotoxin	3,5	3,6 ∅	14 3,3×	6 0,7×	8 1,3×
Ritalin	40	70 0,7×	85 1,1×	80 1×	70 0,7×
Amphetamin	50	73 0,5×	85 0,7×	73 0,5×	90 0,8×

Literatur.

1. COOPER, J. R. und B. B. BRODIE: J. Pharmacol. exper. Therap. 110, 12 (1954).
— 2. DESAULLES, P. und W. SCHULER: persönl. Mitteilung. — 3. EICHHOLTZ, F.
R. HOTOVY, P. COLLISCHONN und H. KNAUER: Arch. exp. Path. Pharm. 207, 576
(1949). — 4. GIARMAN, N. J., F. H. FLICK und J. M. WHITE: Science 114, 35
(1951). — 5. GRAHAM, D. W., E. J. CARMICHAEL und M. G. ALLMARK: J. Pharmacy u. Pharmacol. 3, 497 (1951). — 6. GRUBER, CH. M.: J. Pharmacol. exper. Therap. 110, 22 (1954). — 7. HAHN, F.: Arch. exper. Path. u. Pharm.
205, 552, 572, 582, 1948. — 8. HEIM, F., W. LANZ, G. GRIES und D. AMELUNG:
Arch. exper. Path. u. Pharm. 214, 288 (1952). — 9. LAMSON, P. D., M. E. GREIG und
CH. J. HOBELY: Science 110, 690 (1949); J. Pharmacol. exper. Therap. 103, 460
(1951). — 10. MEIER, R. und R. MÜLLER: Schweiz. Med. Wschr. 68, 130 (1938); 70,
694 (1940). — 11. PERSKY, H., M. J. GOLDSTEIN und R. LEVINE: J. Pharmacol.
exper. Therap. 100, 273 (1950). — 12. QUASTEL, J. H. und A. M. H. WHEATLEY:
Proc. Royal Soc. 112 B, 60 (1933). — 13. RICHARDS, R. K., E. L. BERTCHER und
J. D. TAYLOR: J. Pharmacol. exper. Therap. 103, 359 (1951). — 14. WINTER, CH. A.
und L. FLATAKER: J. Pharmacol exper. Therap. 105, 358 (1952). — 15. WINTER,
CH. A.: J. Pharmacol. exper. Therap. 103, 93 (1951).

LV.

Über die analeptische Behandlung
schwerer Schlafmittelvergiftungen am Krankenbett.

Von

MARBOD EINHAUSER (Wolfratshausen).

Wenn man sich in Kliniken und Krankenhäusern umsieht, wie die
schwere — fast immer suizidale — Barbitursäurevergiftung behandelt
wird, so begegnet man sehr unterschiedlichen Verfahren. Je schwerer
nun die in unsere Behandlung gelangende Schlafmittelvergiftung ist,
um so wichtiger ist es, daß unser Vorgehen pharmakologisch gut fundiert
ist und um so weniger können wir auf die für den Verlauf so wesentliche analeptische Behandlung verzichten. Ob ein bestimmtes Verfahren
in der Behandlung der schweren Schlafmittelvergiftung von Bedeutung
ist, kann nicht ohne vergleichende Reihenversuche am Tier beurteilt
werden; klinische Statistiken eignen sich hier zur vergleichenden Abschätzung therapeutischer Methoden aus mancherlei Gründen weit
weniger. Als wirksamste Gegenmittel gegenüber Vergiftungen mit lange
wirkenden Barbitursäuren, speziell dem Veronal — nicht Kurznarkotica
wie etwa dem Evipan — stehen uns Cardiazol und Pikrotoxin zur Verfügung. Das Pikrotoxin zeigt eine am Krankenbett recht unerwünschte
Latenzzeit auch nach intravenöser Injektion, die seine Dosierung
schwierig und im Einzelfall nicht leicht übersehbar macht. Das Cardiazol
hat demgegenüber eine rasch einsetzende Wirkung mit dem Maximum
ganz kurz nach intravenöser Injektion. Wie wir gehört haben, hat es
daneben noch weitere Vorzüge, so den großen Abstand zwischen der
Krampfdosis und der kleinsten letalen Dosis, bei intravenöser Injektion
etwa im Verhältnis 1:3. Der Antagonismus zwischen Cardiazol und
Barbitursäuren bedingt, daß die Krampfdosis wie die Letaldosen des
Cardiazols in der Barbitursäurevergiftung stark in die Höhe gehen.

Die Frage der zweckmäßigsten Dosierung des Cardiazols nach Veronalvergiftung haben wir in Reihenversuchen an über 7000 Ratten geprüft. Dabei kamen wir zu folgendem Ergebnis:

Die dem Cardiazol innewohnende Fähigkeit zur Entgiftung des Veronals wird bei schweren Vergiftungen erst ausgeschöpft, wenn wir in den Bereich der jeweiligen Krampfdosis steigen. Diese Dosis liegt bei jeder mittelschweren und schweren Veronalvergiftung oberhalb der normalen mittleren letalen Dosis.

Für den Überlebenserfolg im Reihenversuch erweist sich die Konzentration der Cardiazolzufuhr auf eine einmalige Gabe oder einen sehr kurzen Zeitraum als entscheidend. Der Überlebenserfolg einer optimal bemessenen einmaligen Cardiazolgabe kann durch keinerlei beliebig gestaffelte unterteilte oder gar verzettelte Zufuhr übertroffen werden. Er kann bestenfalls näherungsweise erreicht werden, wenn bei Verteilung der Cardiazolzufuhr auf mehrere Injektionen wenigstens die erste Injektion eine normalerweise letale oder überletale Dosis erreicht. EICHLER spricht von einer Anstoßwirkung hoher Analepticumdosen auf das Atemzentrum, ähnlich dem Anstoß auf das Pendel einer Uhr. Je schwerer die Veronalvergiftung ist, um so mehr hängt die Überlebensrate von der Massierung der Cardiazolgegengabe ab.

Ob die Veronalvergiftung frisch oder älter ist — Stunden oder Tage besteht —, ändert an der gesetzmäßigen Abhängigkeit zwischen der zeitlichen Konzentration der Cardiazolzufuhr und dem prozentualen Überlebenserfolg nichts. Es sinken lediglich mit Abklingen der narkotischen Vergiftung auch die krampferzeugende, die in bezug auf Überleben optimale und die letalen Dosen des Analepticums.

Die in bezug auf Überleben optimale Cardiazolgabe liegt etwas unter der in bezug auf Weckwirkung und unter der in bezug auf Narkoseverkürzung wirksamsten Dosis.

Jede Kombination der Cardiazolbehandlung mit sympathicomimetischen Arzneimitteln — Ephedrin, Veritol, Sympatol — ist nachteilig. Offenbar verträgt der in der Barbitursäurevergiftung zentralisierte Kreislauf diese zusätzliche Belastung nicht.

Am Krankenbett gingen und gehen wir nun so vor, daß wir

1. die analeptische Behandlung der schweren Schlafmittelvergiftungen auf Cardiazolzufuhr beschränken und

2. Cardiazol in massierter, stoßweiser Dosierung geben, und zwar bis zur Krampfschwelle bei intravenöser Injektion. Die Krampfschwelle kann bei solchen Vergiftungen sehr hoch liegen. Wir gaben schon bis zu 90 ccm Cardiazol intravenös im Verlauf einer Stunde in rasch gegebenen Einzelinjektionen zu 10 bis 20 ccm, unter sorgfältiger fortlaufender Überwachung des Kranken, schon, um keinesfalls die Krampfdosis zu überschreiten.

Der Erfolg dieser Behandlung, die wir an 24 Patienten bisher anwenden konnten, ist verblüffend. Menschen mit schwerster narkotischer Vergiftung, cyanotisch, pulslos, mit oberflächlicher schnarchender Atmung und fehlendem Muskeltonus ändern innerhalb einiger Minuten ihre Atmung, Hautfarbe und Pulsbeschaffenheit, bekommen einen

Muskelhypertonus und erholen sich innerhalb 6 bis 8 Stunden soweit, daß sie wieder Abwehrbewegungen zeigen.

Ich empfehle also zur analeptischen Behandlung der schweren Schlafmittelvergiftung Cardiazol in massierter Dosis intravenös und rate von sogenannten kreislaufstützenden Medikamenten bei diesen Vergiftungen ausdrücklich ab.

LVI.

Aus der Medizinischen Universitätsklinik Heidelberg (Ludolf-Krehl-Klinik)
(Direktor: Prof. Dr. K. MATTHES).

Das Hirnstrombild im Verlauf der Schlafmittelvergiftung und seine differentialdiagnostische Bedeutung*.

Von

J. E. KRUMP.

Mit 2 Textabbildungen.

Das Barbituratkoma erfordert ein sofortiges therapeutisches Handeln. Da es keine sicheren pathognomischen Zeichen für die Intoxikation gibt, die Vorgeschichte meistens fehlt, ist das Stellen der Diagnose schon ein Problem für den Kliniker. Der Grad der vorliegenden Hirnschädigung und die Tiefe des Komas sind weder durch den neurologischen Befund noch durch die Beurteilung der Kreislauf- und Lungenfunktion sicher abzuschätzen (SWANK, FOLEY, COHN, SAVAGE und REINES). Der klinische Befund kann verwirrend und widersprechend sein. In der schwierigen Differentialdiagnose der komatösen Zustände bietet sich die Methode der Elektroencephalographie als geeignetes klinisches Hilfsmittel an.

Krankengut und Methodik: Bei 18 Patienten im Alter von 17 bis 54 Jahren mit schwerer Barbituratvergiftung wurde unmittelbar nach Aufnahme bis zur Normalisierung des Befundes das EEG abgeleitet. Die Hirnstrombefunde bei 2 akuten Leuchtgasvergiftungen und 51 komatösen Zuständen anderer Ätiologie (9 Urämien, 9 hepatische Comata, 2 diabetische, 22 apoplektische und 9 traumatische durch Hirncontusion bzw. subdurale Hämatome) wurden mit den EEG-Veränderungen der Schlafmittelvergiftung in Beziehung gesetzt.

Benutzt wurde der Schwarzersche Direktschreiber mit Vierfachregistrierung, die Ableitung erfolgte von zehn symmetrischen Punkten der Convexität, teils unipolar, teils bipolar. Für die Auswertung der Kurven wurden die Richtlinien JUNGS beachtet.

Das normale EEG wird von dem bekannten Alpha-Rhythmus bestimmt, der eine Frequenz von 8—13 sec. hat. Zwischen den Alpha-Wellen finden sich raschere Schwankungen (von 16—30 Hz), die sogenannten Beta-Wellen. Zu den pathologischen Hirnwellen gehören bereits die Zwischenwellen, Frequenzen von 5—7 sec, wenn sie vermehrt nachzuweisen sind. Die noch langsameren Abläufe werden Delta-Wellen genannt (1—4 Hz). Mit dem Begriff der ,,Allgemeinveränderung'' beurteilt man das Gesamtbild der Kurve, den Grad der Verlangsamung sowie die Häufigkeit der langsamen Potentiale.

Ergebnisse und Besprechung der Ergebnisse.

Unter den komatösen Zuständen zeigt die Barbituratvergiftung bemerkenswert übereinstimmende Hirnstrombilder, die ein Unterscheiden dreier Stufen zulassen.

---

* Mit Hilfe der Deutschen Forschungsgemeinschaft.

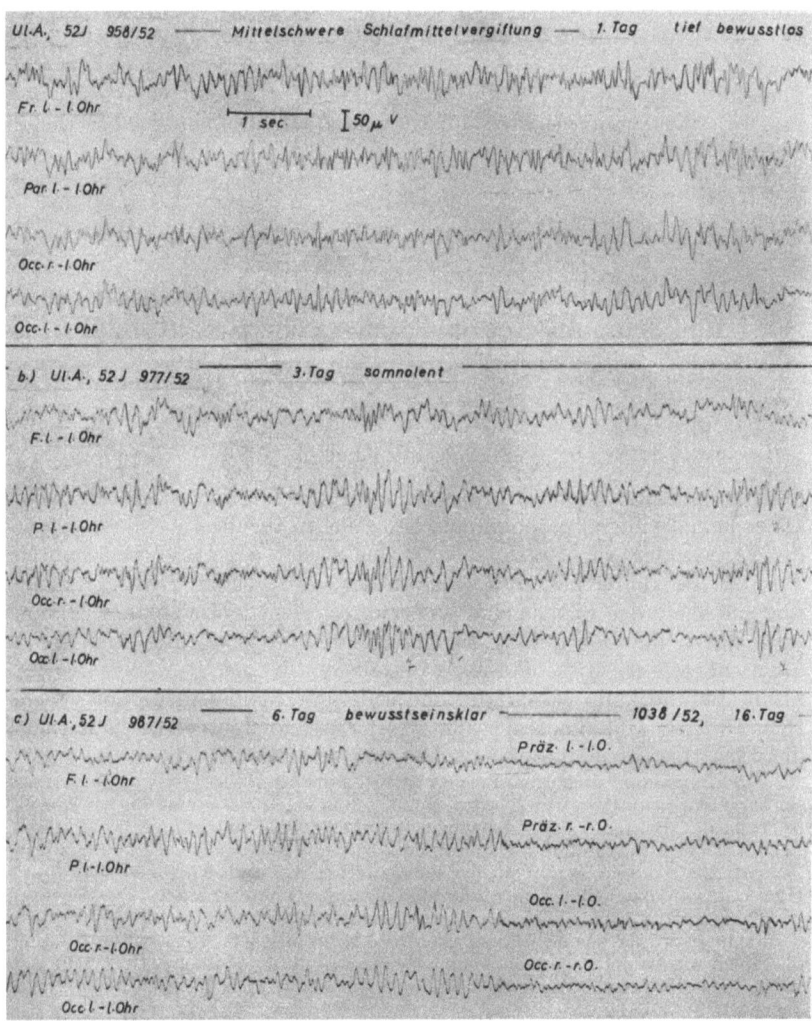

Abb. 1. Mittelschwere Schlafmittelvergiftung (Verlauf),

a) Ull. A. 52 Jahre, tief bewußtlos eingeliefert, als Apoplexie klinisch verkannt. Barbiturate in Suicidabsicht eingenommen. (12 × 0,3 Lum. ?) . Zur Zeit der Ableitung Reaktion auf Schmerzreiz, Reflexe vorhanden.

1. Tag EEG 958/52: Sehr unruhiges, unregelmäßiges EEG mit hohen Amplituden und gesteigerter hirnelektrischer Erregbarkeit. Große, steile Zwischen- und Betawellen mit Amplituden über 70 μV neben hochgespannten langsamen Alphawellen (bis 85 μV). Die frequenteren Abläufe dominieren.

b) 3. Tag EEG 977/52: Die Dysrhythmie und steilen Abläufe haben eher zugenommen, weniger häufig Betareizrhythmus. — Noch „somnolent". — Stelle 14 Hz „Schlafmittelwellen" splittern die hohen 7 Hz Zwischenwellengruppen auf, die paroxysmal in kleinen Betagrundrhythmen neben selteneren langsamen abnormen Alphagruppen — präz. Amplituden bis 90 μV — aufschießen.

c) 6. Tag EEG 987/52: Noch leichter Schwindel bei Lagewechsel und Kopfschmerzen, bewußtseinsklar, Besserung. Der Alpharhythmus tritt jetzt abnorm hoch und verlangsamt deutlich in Erscheinung. Mäßige Dysrhythmie. Häufig Zwischenwellen, deutliche HV-Veränderung. Noch teilweise Betaaktivität frontopräzentral bis 50 μV. Selten paroxysmal steilere Deltagruppen. (Noch pathologisch.)

16. Tag EEG 1038/52: Beschwerdefrei. Weitgehend normalisierter Befund im EEG. (Nurmehr vereinzelt eingestreute, langsame Alphawellen, deutliche Minderung der Amplituden.)

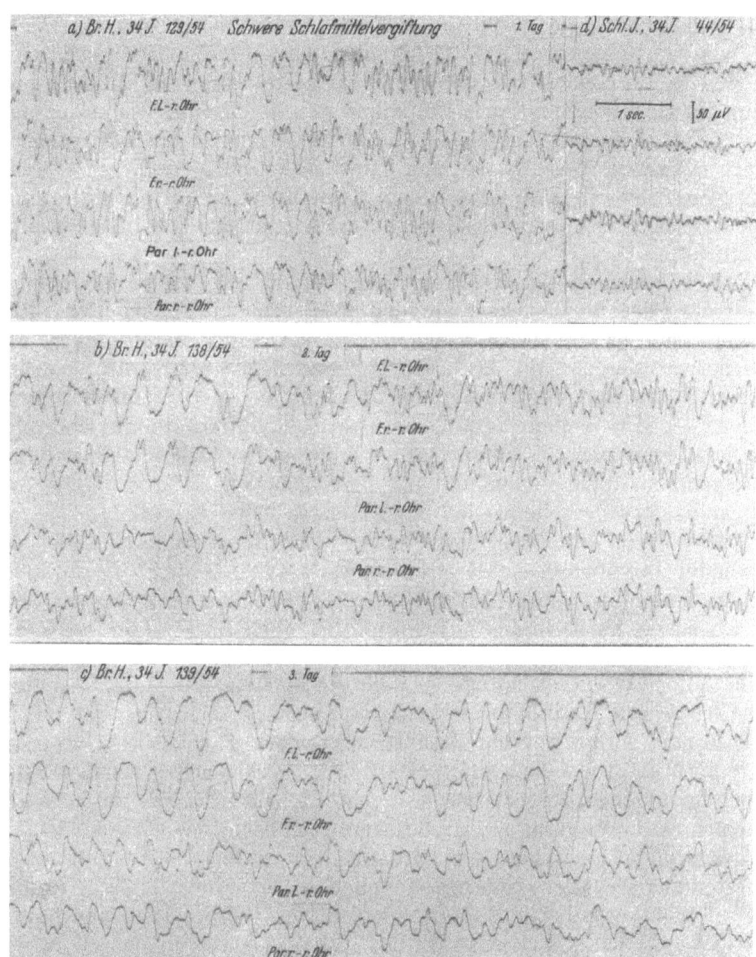

Abb. 2. Schwere Schlafmittelvergiftung (Verlauf).

a) B. H.. 33 J., Krankenschwester, Suicid mit Phanodorm. Tiefe Bewußtlosigkeit, Fehlen der Reflexe, flache Atmung, kurzdauerndes Aussetzen derselben, im Urin reichlich Barbiturate. RR 100/80, Temp. 38⁰, Tox. Granulation der Neutrophilen.

1. Tag. EEG 128/54: Mischform zwischen langsamer „Barbiturataktivität" und abnorm hohen, steilen Zwischen- und Deltawellen (Re: normales EEG).

Besonders über den vorderen Hirnabschnitten 12—14 Hz-Aktivität mit Amplituden bis 150 μV, die von gleich hohen, steilen Zwischenwellen und Deltawellen abgelöst und unterbrochen wird.

b) 2. Tag klinisch: Armreflexe auslösbar, zeitweise auch Licht- und Cornealreflex. 10 ccm Cardiazol i.v. ohne sichtbare Wirkung. Tiefes Koma. Positiver Gordon und Babinski. Temp. 39⁰.

EEG-Kontrolle 138/54: Leichtes Absinken der Amplitudenhöhe, stärkere Verlangsamung. Die Barbituratstrecken — jetzt weniger hohe 12—14 Hz-Aktivität — wechseln mit stärkerer Verlangsamung und teilweise überlagerten sehr trägen Deltawellenzügen ab; (um 2 Hz, frontal 120 μV).

c) 3. Tag. Zwischendurch moribund bei noch guten Kreislaufverhältnissen. Temp. 39,9⁰, Puls 140 Areflexie. 8 Stunden später Exitus (Hirnödem).

EEG 139/54. Die Verlangsamung ist stärker geworden, die raschen Frequenzen fehlen, man sieht nurmehr selten flache 14 Hz-Wellen (bis 30 μV). Den Hauptrhythmus bilden die Deltawellen von 2¹/₂ Hz mit frontalen Amplituden von 140 μV. Die trägen Abläufe sind wenig überlagert, oft diphasisch mit einem steilen absteigenden Schenkel (nurmehr ganz kurzstreckig über 10 sec. Rückkehr des „Barbituratbildes"), Suppressionsphasen deuten sich an. Jetzt erst sieht man das für ein allgemeines Koma charakteristische Hirnstrombild.

1. Bei der leichten Vergiftung erscheint zuerst eine frequente Aktivität in einem Bereich von 14—24 Hz über den vorderen Hirnabschnitten, die sich nach occipital ausdehnt und das ganze Kurvenbild bestimmen kann. (z. B. 5 Stunden nach Einnahme von 4 g Luminal dominierende 14—15 Hz-Aktivität von 40—100 μV). Die schnelle Aktivität steht in einem seltsamen Widerspruch zum bewußtlosen Pat.; ist dieser lediglich somnolent, bevorzugt sie noch die vorderen Hirnabschnitte. Der normale Alpha-Rhythmus tritt zurück, er ist verlangsamt und hat höhere Amplituden.

2. Bei zunehmender Schwere der Vergiftung und zunehmender Resorption des Barbiturates (ungefähr 10—24 Stunden nach der Einnahme) wachsen die Amplituden und mindert sich die Frequenz. Die „Barbituratkämme und Spindeln" (SWANK, BERGER) mit scharfen, spitzen Betawellen werden weniger deutlich, sie werden durch abnorm hohe 12—15 Hz-Wellen ersetzt. Eine starke Spannungsproduktion, eine deutliche Irregularität, eine Gruppenbildung langsamer steil an- und absteigender Alpha-Wellen und ein paroxysmales Entladen steiler oft aufgesplitterter Zwischenwellen charakterisieren jetzt die Kurve.

3. Meist erst am Ende des 2. und 3. Krankheitstages und nur bei schwerster Vergiftung, nicht selten begleitet von flüchtigen Pyramidenzeichen und einer leichten Eiweißvermehrung im Liquor (als Zeichen der toxischen Hirnschädigung) nimmt bei noch immer abnorm hoher Spannungsproduktion die jetzt langsamere Delta-Aktivität (1,5—4 Hz) so zu, daß sie als dominierende Wellenform auftritt. Die Durchmischung und Überlagerung mit den frequenteren, jetzt wesentlich niedereren Wellen läßt nach, kurze typische Barbituratstrecken (z. B. steile 12—14 Hz-Aktivität mit Amplituden von 70—100 μV) erscheinen im tiefsten Koma nur bei genügend langer Registrierung. Flacht die Kurve bei zunehmender allgemeiner Verlangsamung ab, so ist dies ein Zeichen höchster vitaler Gefahr.

Das völlige Erlöschen der Hirnaktivität, unterbrochen von intermittierenden Gruppen langsamer Wellen, wie es bei tiefster Narkose und bei intravenöser Applikation von Schlafmitteln im Tierversuch auftritt (SWANK-WATSON, SWANK-FOLEY, ROSENKÖTTER u. a.), haben wir nicht beobachten können.

Im präfinalen Stadium der Schlafmittelvergiftung, dem Stadium der synchronisierten, großen, trägen Wellen von 1—2 Hz, hat die intravenöse Applikation von 10 ccm Cardiazol keinen Einfluß auf die cerebrale Aktivität. Die gleiche Wirkungsbeschränkung gilt nach den Untersuchungen SWANKs für das Pikrotoxin. Es liegt hier offensichtlich bereits eine irreversible toxische Schädigung des Gehirnstoffwechsels vor (vgl. EPPINGER 1938, QUASTEL 1939, BRAZIER 1948). — In einem etwas früheren Stadium der Vergiftung bewirkte Cardiazol ein rasch vorübergehendes, mäßiges Ansteigen der Amplituden und steilen Abläufe ohne sichere Änderung der Frequenz. Im Behandlungsintervall unterschieden sich die Hirnstrombefunde der bereits behandelten von den unbehandelten Pat. in keiner Weise.

Die Rückbildung der hirnelektrischen Störung geht nur sehr langsam vor sich, bei den schwersten Fällen wurde die Normalisierung der Kurve erst nach 14 Tagen erreicht. Auch bei mittelschwerer Vergiftung findet sich nach dem Aufwachen — offenbar infolge einer Kumulation der Barbiturate im ZNS und eines nur verzögernd einsetzenden Abbaus — eine noch deutliche bis schwere Störung der bioelektrischen Aktivität, die auch in diesen Fällen den Gedanken an eine längerdauernde Permeabilitätsstörung bzw. an das Vorliegen eines morphologischen Substrates nahelegt. Der erhöhten emotionellen und vegetativen Labilität der posttoxischen Phase mit ihren nicht seltenen Benehmensstörungen entspricht meist ein schwer pathologisches Hirnwellenbild: Auch nach dem Verschwinden der Wellen des Barbituratspektrums von 15—30 Hz treten in diesen Tagen paroxysmale Ausbrüche hochgespannter, steiler Zwischenwellen auf, der wiederkehrende Grundrhythmus ist noch längere Zeit verlangsamt und abnorm hoch. Immer findet sich eine erhebliche Hyperventilationsveränderung, die als Hinweis einer besonderen cerebrovasculären Labilität gewertet werden kann.

Während bei der langsamen intravenösen Injektion von Barbituraten initial eine relativ hochgespannte und hochfrequente Aktivität von 18—24 Hz erscheint und bei der Steigerung der Dosis diese schnellen Rhythmen durch langsame Wellen 2—6 pro Sek. ersetzt werden und im tiefen Koma gleichmäßig langsame Wellenformen dominieren (BRAZIER und FINESINGER), führt bei der Schlafmittelvergiftung das langsame Anfluten der Droge durch die gastrointestinale Resorption zu einer Mischform von schneller und langsamer Hirnaktivität, auch wenn ein tiefes Koma klinisch vorliegt. (vgl. PACHE). Dieses charakteristische Hirnwellenbild erlaubt das Abgrenzen der Barbituratvergiftung von den Komaformen anderer Ätiologie. Erst präterminal hören die Unterschiede auf, die bioelektrische Aktivität wird in dieser Endphase amorph, die Formelemente verflachen.

Differentialdiagnose.

Die komatösen Zustände anderer Ätiologie zeigen ein recht gleichförmiges Hirnstrombild: Die allgemeine Verlangsamung der hirnelektrischen Aktivität entspricht meist der Schwere der funktionellen oder strukturellen Hirnschädigung, weniger streng ist die Beziehung zur Bewußtseinsstörung (vgl. DUENSING, MÜSCH). Die auch hier vorhandene anfängliche Amplitudenzunahme erreicht nicht das bei der Barbituratintoxikation übliche Ausmaß. Die Spannungsproduktion verflacht beim beginnenden Versagen der vitalen Funktionen im allgemeinen früher.

Der hypoglykämische Schock (WEINLAND, BERGER, MOELLER-MANTZ u. a.) und das diabetische Koma sind häufig mit einer hohen, langsamen Aktivität verbunden, es fehlen hier ebenso wie beim hepatischen und urämischen Koma die frequenten, hochgespannten Abläufe. Die dominierenden langsamen Wellen sind nur wenig überlagert. Die Verlangsamung der bioelektrischen Tätigkeit bei den zuletzt genannten Komaformen tritt schon vor der Bewußtseinstrübung ein. Steht bei der frischen Schlafmittelvergiftung der „Reizrhythmus" und die gesteigerte hirnelektrische Aktivität in einem auffälligen Kontrast zum tiefen Koma, so ist hier eher das Gegenteil der Fall. Das Erkennen des apoplektischen Komas wird durch die häufigen Seitenunterschiede (Herd-symptome) erleichtert. Die klinisch differentialdiagnostisch weniger schwierige akute Leuchtgasvergiftung zeichnet sich durch hohe, zum Teil steile, irreguläre Delta-Aktivität mit starker Dysrhythmie aus, das Kurvenbild ist weniger gleichförmig als bei der Schlafmittelvergiftung (DAVIS und DAVIS, BERGER, AMYES u. a.).

Abschließend ist hervorzuheben, daß, obgleich von „spezifischen" EEG-Befunden im allgemeinen nicht gesprochen werden kann, das Barbituratkoma Anlaß zu charakteristischen EEG-Abläufen gibt: Die langsame Zwischen- und Delta-Wellen-Aktivität wird im 1. und 2. Sta-dium der Vergiftung von hochgespannten frequenten Wellenbändern (um 12—15 Hz und 18—24 Hz) überlagert und unterbrochen. Die Hirn-stromkurve erweist sich als ein geeignetes differential-diagnostisches Hilfsmittel gegenüber den Comata bei internen Erkrankungen.

Literatur.

AMYES, E. M., J. W. RAY und N. W. BROCKMANN: J. Amer. med. Ass. 142, 1054 (1950). — BERGER, H.: Arch. f. Psychiatr. 101, 113 (1933); 106, 165 (1937); Novo Acta Leopoldina N. F. 6, 173, Halle 1938. — BICKFORD, R. G. und H. K. BUTT: EEG-Clin. Neurophysiol. 5, 480 (1953). — BRAZIER, M. A. und J. E. FINE-SINGER: Arch. of Neur. (Amer.) 53, 51 (1945). — COHN, R. V., C. SAVAGE und G. RAINES: Ann. Intern. Med. 32, 1049 (1950). — DRIESEN, W., FR. HAHN und W. RUMMEL: Arch. exper. Path. u. Pharmacol. 212, 243 (1951). — DROHOCKI, Z. und J. DROHOCKA: Klin. Wschr. 18, 606 (1939). — DUENSING, F.: Arch. f. Psychiatr. 183, 71 (1949). — EPPINGER: Z. Klin. Med. 133, 1 (1938); Z. exper. Med. 103, 664 (1938). — FRANEK, B. und J. PRAST: Med. Klinik 41, 112 (1946). — HOAGLAND, H., H. E. HIMWICH, E. CAMPBELL u. a.: J. Neurophysiol. 2, 276 (1939). — JARCHO, L. W.: J. Neurophysiol. 12, 447 (1949). — JUNG, R.: Verh. Dtsch. Ges. Kreislauf-forsch. 19, 170 (1953); in Hdb. Inn. Med. V 1, 1216ff., Berlin: Springer 1953. — MOELLER, J. und O. R. MANTZ: Klin. Wschr. 29, 400 (1951). — MÜSCH, H. J.: Arch. f. Psychiatr. 181, 256 (1949). — QUASTEL, J. H.: Physiol. Rev. 19, 135 (1939). — PACHE, H. D.: Mschr. f. Kinderheilk. 100, 218 (1952). — ROSENKÖTTER, L.: Mschr. Psychiatr. u. Neurol. 125, 38 (1953). — SWANK, R. L. und J. M. FOLEY: J. Pharma-col. u. exper. Therap. 92, 381 (1948). — SWANK, R. L. und L. W. WATSON: J. Neuro-physiol. 12, 137 (1949). — SWANK, R. L.: J. Neurophysiol. 12, 161 (1949). — SCHÜTZ, E. und H. W. MÜLLER: Klin. Wschr. 29, 20 (1951). — TOMAN, J. E. P. und J. P. DAVIS: Pharmacol. Rev. 1, 425 (1949). — WEINLAND, W. L. und G. WEIN-LAND: Arch. f. Psychiatr. 183, 34 (1949).

LVII.

Zur Frage der Cardiazoltherapie der schweren Schlafmittelvergiftung.

Von

P. FEUDELL (Leipzig).

Die von HEINRICH an der Leipziger Klinik vor 15 Jahren inaugu-rierte Cardiazoltherapie der schweren Schlafmittelvergiftung gilt vieler-orts bis zum heutigen Tage als die Methode der Wahl. Da und dort vor-genommene Modifikationen betrafen im wesentlichen das anzuwendende Analepticum und bestätigten nur die Überlegenheit des Cardiazols. Neuestens sind Tendenzen aufgetaucht, auf Analeptica überhaupt zu verzichten. Argumente und Gegenargumente sind Gegenstand der heutigen Kongreßverhandlung.

Im Besitz von Erfahrungen an mehreren hundert Vergiftungsfällen der Leipziger Klinik möchte ich auf einige praktische Gesichtspunkte hinweisen:

Die Überlegenheit eines bestimmten therapeutischen Vorgehens bei Schlafmittelvergifteten kann man statistisch signifikant kaum dadurch darlegen, daß man auf den geringeren Prozentsatz letal ausgegangener Fälle hinweist. Derartige Statistiken sind mit größter Skepsis aufzunehmen. Es ist im Tierexperiment möglich, gleiche Vorbedingungen zu schaffen. In der Klinik ist es mir unter hunderten Vergiftungsfällen nicht gelungen, mehrere wirklich ganz gleich gelagerte Fälle aufzufinden.

Nach Art und Menge des eingenommenen Schlafmittels, nach Länge des Intervalls zwischen Vergiftung und Behandlungsbeginn und schließlich nach Lebensalter, Konstitution und Disposition stellt in der Praxis fast jede Vergiftung einen Fall für sich dar.

Von den Barbituraten sind nur Luminal, Veronal und gleiche Präparate wirklich gefährlich. Unsere Verluste rekrutieren sich nur aus solchen Vergiftungen. Es überzeugt daher nicht, wenn sich Erfolge neuartiger Behandlungsmethoden vorwiegend auf weniger gefährliche Barbiturate beziehen. Hier sind auch wir oft ohne Cardiazol ausgekommen, wie überhaupt die Cardiazolfälle nur $^2/_5$ unseres ganzen Krankengutes ausmachen.

Daß die Höhe der eingenommenen Barbituratdosis allein niemals ausschlaggebend für die Prognose sein kann, sondern es der Berücksichtigung aller anderen zitierten Faktoren bedarf, erweist die Praxis. Unsere in den Nachkriegsjahren vorübergehend schlechter gewordene Bilanz (14% Letalität gegenüber etwa 10% heute) ist nicht zum wenigsten dem Umstand zuzuschreiben, daß der Krankentransport zu schwerfällig war.

Die Bedeutung des Alters des Patienten wird meist nicht genug gewürdigt. Die Verstorbenen waren bei uns durchschnittlich 55,5 Jahre alt, während das Durchschnittsalter der mit Cardiazol durchgebrachten übrigen schweren Vergiftungsfälle 36,4 Jahre betrug. Diese Zahlen sind bemerkenswert. Behandlungsstatistiken ohne Altersangabe der Patienten verlieren unter diesem Aspekt an Wert.

Anderweitige Krankheiten beeinträchtigen die Prognose im Vergiftungsfall. Die Mehrzahl der uns Gestorbenen wies solche Krankheiten auf, häufig Herzleiden. Nach Lage der Dinge kann oft erst die Sektion den therapeutischen Mißerfolg erklären und die angewandte Methode rehabilitieren.

Art und Menge des eingenommenen Mittels sowie der Zeitpunkt der Einnahme sind oft nicht zu eruieren oder können erst nachträglich ermittelt werden. Fast bei der Hälfte unserer Patienten fehlten uns hierüber verläßliche Angaben. Der Schweregrad der Vergiftung, nach dem sich Dosis und Frequenz der zu verabfolgenden Cardiazolgaben richten muß, läßt sich meist nicht aus den äußeren Daten ablesen, die Tatsache, daß der Pat. komatös ist, besagt auch nicht viel. Der hier meist beschrittene Weg eines orientierenden, über den Vergiftungsgrad informierenden Cardiazolstoßes ist ebenfalls von HEINRICH in Leipzig angegeben worden.

Hohe Cardiazoldosen schädigen nicht, wenn sie in einem entsprechenden Verhältnis zum Grad der Vergiftung stehen. Sie haben andererseits aber auch nur dann therapeutischen Wert, wenn sie hoch genug für den Einzelfall sind. Es geht hier übrigens stets um die Dosis in der Zeiteinheit! Lähmungen oder andere zentralnervöse Schädigungen, wie sie z. B. von Pikrotoxin beschrieben sind, haben wir selbst bei massivster Cardiazolbehandlung nie gesehen. Folgenschwerer für den Patienten ist es, wenn man zu wenig und zu verzettelt Cardiazol gibt. Andere Analeptika erfordern eine andere Handhabung, sie sind dem Cardiazol nicht gleichzusetzen.

Mit der Durchbrechung des Komas wird dem Vergifteten ein Dienst erwiesen, den keine andere noch so durchdachte Behandlung ersetzen kann, so sehr man zusätzliche Maßnahmen (Förderung der Diurese, der Ventilation, Regulierung des Blutchemismus usw.) als unbedingt erforderlich anerkennen muß. Der Verzicht auf die gezielte i. v. Anwendung von Cardiazol belastet u. E. den Arzt mit größerer Verantwortung, welcher er allenfalls in einem komfortablen gut eingearbeiteten Klinikbetrieb gerecht werden kann. Der Praktiker, der Unfallarzt oder der an kleineren Häusern tätige Kollege wird aber kaum seine einzige Aufgabe darin sehen wollen und können, seinen vergifteten Patienten einer solchen großen Klinik zuzuweisen. Die Situation verlangt sofortiges Handeln, Cardiazol bleibt für ihn nach unserer Meinung das Mittel der Wahl.

Ausssprache.

Herr K. KOLLE (München):

Es wird berichtet, daß die Mortalität der nach den alten Methoden behandelten Kranken mit Schlafmittelvergiftungen (hauptsächlich Barbituraten) ungewöhnlich hoch ist. Infolgedessen wurde nach den überzeugenden Ergebnissen der nordischen Forscher auch an der Münchener Nervenklinik eine neue Behandlungsmethode eingeführt. Ref. glaubt, daß milde Stützung der darniederliegenden vegetativen Funktionen wirksamer ist als ein heftiges Bombardement in Gestalt von Beschießung mit Cardiazol, Weckaminen und anderen Präparaten. Nachprüfung der im Norden erprobten Methode ist jedenfalls dringend geboten. Der Kliniker allein ist in der Lage, den Wert des Verfahrens zu beurteilen. Ihm und nicht dem Experimentator gehört das letzte Wort.

Herr LENDLE (Göttingen):

Die Tierversuche von Professor HAHN wurden mit hohen tödlichen Dosen Veronal ausgeführt (600 mg/kg). Dies würde beim Menschen einer Aufnahme von 40 g des Giftes entsprechen. Solche schweren Vergiftungen konnten bei einmaliger Behandlung mit hohen Dosen Cardiazol bei den Tieren überlebt werden, während beim Menschen etwa 10 g Veronal in den meisten Fällen innerhalb einiger Tage zum tödlichen Ende führt. Als Todesursachen werden dabei Pneumonie, Hirnödem, Capillarschädigungen, Nierenschädigungen usw. gefunden — wahrscheinlich mehr als Folge von Hypoxämiezuständen und nicht durch eine direkte Schädigung der Organe bedingt. Beim Menschen wird es daher auch möglich sein, leichtere Vergiftungen, besonders mit den modernen, kürzer wirksamen Barbitalen unter schonender Behandlung mit Beatmungsverfahren ohne Zufuhr von Analeptika in einem höheren Prozentsatz zu retten, als früher die schweren Veronalvergiftungen. Schädigungen durch Analeptika bei Schlafmittelvergiftungen scheinen uns durch die modernen Statistiken nicht erwiesen zu sein. Man wird an der Erstbehandlung mit Analeptika bei Schlafmittelvergiftungen vor Einlieferung in Kliniken festhalten müssen und wird auch dort, wenn es sich um schwere Vergiftungen mit Ausschaltung aller zentralen Regulationsmöglichkeiten handelt, nicht auf Analeptika verzichten können. Ihr Gebrauch sollte allerdings nicht kritiklos erfolgen.

Herr A. BERNSMEIER (München):

Die von Herrn CLEMMESEN vorgetragenen Ergebnisse über die Behandlung akuter Schlafmittelvergiftungen können wir auf Grund unserer Erfahrungen bestätigen. Wir sind aber von einer ganz anderen Seite auf diese Behandlungsmethode gekommen.

Bei der Kontrolle des Hirnstoffwechsels hat sich nämlich gezeigt, daß bei schwersten Schlafmittelvergiftungen der Sauerstoffverbrauch des Hirngewebes, den wir mit der bekannten Stickoxydulmethode und der arterio-venösen Sauerstoffdifferenz bestimmen können, ganz erheblich gedrosselt ist, obwohl vom arteriellen Blut dem Gewebe ausreichend Sauerstoff angeboten wird.

So haben wir bei mehreren Fällen, die mit völliger Reflexlosigkeit einhergingen, eine Drosselung des Sauerstoffverbrauchs um 50 bis 70% analysieren können. Das Hirngewebe nimmt dann etwa 1,3 bis 1,7 cm³ Sauerstoff pro 100 g Gewebe und Minute auf, gegenüber einem Normalverbrauch von 3,7 cm³/100 g Min. im Mittel. Bei einer narkotischen Dosis von Barbituraten lag die Verminderung des Sauerstoffverbrauchs bei etwa 40%.

Gibt man bei solchen Zuständen zentrale Analeptica, so bessert sich zwar die Durchblutungsgröße entsprechend der Blutdrucksteigerung, auf der anderen Seite wird aber die arterio-venöse Sauerstoffdifferenz so verkleinert, daß die Sauerstoffaufnahme des Gewebes aus dem Blut unverändert bleibt. Es ist somit nicht möglich den blockierten oxydativen Gewebsstoffwechsel — im Hirngewebe wird bekanntlich fast ausschließlich Glucose verbraucht — mit Analeptica zu heben. Eine Umsatzsenkung kann indes bei entsprechender Abnahme der Tätigkeit über längere Zeit ohne irreparable Schäden ertragen werden, wenn nur der Strukturumsatz der Zellen gewährleistet ist (OPITZ, E. und M. SCHNEIDER: Erg. Physiol. 46, 124 [1950]). Wir haben nun nach hohen Dosen von Analeptica gelegentlich schwere neurologische Zustandsbilder mit cerebralen Anfällen und einmal sogar mit dem Bild einer Enthirnungsstarre beobachten können, ohne daß die Vergifteten ihr Bewußtsein zurückerlangt hätten.

Auf Grund der aufgezeigten experimentellen Ergebnisse erscheint es aber nicht zweckmäßig durch überhohe Dosen von Analeptica in bestimmten Zentren, die nicht zur Erhaltung lebenswichtiger Regulationen dienen, eine Zellaktivität zu erzwingen, wenn der Stoffwechsel blockiert ist. Aus dieser Überlegung haben wir unsere Therapie der Schlafmittelvergiftungen in ähnlicher Weise, wie Herr CLEMMESEN bereits ausführlich vorgetragen hat, eingerichtet und damit recht gute Erfolge erzielen können. Die Analeptica kommen dabei nur in üblicher Dosierung zur Anwendung, wenn eine Stimulierung von Atmung und Kreislauf erforderlich ist.

Herr MALORNY (Kiel):

Die Beobachtung, daß CO_2 bei der Barbituratvergiftung keine stimulierende Wirkung auf die Atmung entfaltet, läßt sich durch eine allgemeine Kohlensäurerückstauung im Organismus erklären. In Versuchen an der Ratte läßt sich an Hand mikrotonometrischer Gewebsgasanalysen zeigen, daß in der tiefen Luminalnarkose (0,2 g/kg) in den Geweben die CO_2-Spannung signifikant erhöht und die O_2-Spannung gegen die Norm erniedrigt ist. Die Gewebeventilation ist so schlecht wie im Kollaps. Durch 0,1 g/kg Cardiazol gelingt es, die Gewebsgase, allerdings nur für die Dauer von 60 bis 90 Min., zur Norm zu bringen. Die analeptische Wirkung des Cardiazols läßt sich somit in der Körperperipherie nachweisen. Da sie aber flüchtig ist, sind die erwähnten physikalischen Maßnahmen zur Stützung von Kreislauf und Atmung unentbehrlich.

Herr KRULL (Hamm/Westfalen):

Auf Grund der Ergebnisse, über die FEINEN und ich heute morgen berichteten, können wir empfehlen, bei den Barbituratvergiftungen zusätzlich *Zellatmungsfermente* zu verabreichen. Das *Cytochrom*, Ihnen als das Atmungsferment der Warburg-Keilinschen Kette bekannt, ist gerade bei diesen schwersten Störungen der oxydativen Phosphorylierung — wie sie typisch nach Barbituratgaben in hohen Dosen auftreten — in der Lage, den *Sauerstoff-Nutzeffekt* in oft auffälliger Weise *zu steigern*. Dieses soll ja bei der Therapie der Barbituratvergiftungen in jedem Falle erzielt werden, um dem Erstickungstod der Zelle wirksam entgegenzutreten.

Herr E. WOLLHEIM (Würzburg):

Mir scheint es wichtig zu betonen, daß das wesentliche Moment der neuen Behandlung nicht darin liegt, die Anwendung der zentralen Analeptica zu unterlassen und auf ihre Weckwirkung zu verzichten. Wesentlich ist vielmehr jetzt die wirklich intensive Schockbekämpfung. Nach unserem eigenen, relativ kleinen Material kann ich dieser Auffassung nur zustimmen. Alle unsere Patienten mit Barbitursäurevergiftungen hatten oligämische Gefäßinsuffizienzen. Die zum echten Schock gehörende Hämokonzentration sahen wir dagegen nie. Tiefe arterielle Blutdrucksenkung als Zeichen eines zentral ausgelösten Vasomotorenkollapses beherrschen das Bild erst bei lange bestehender Vergiftung. Die Behandlung mit Plasmatransfusionen scheint mir daher nicht in allen Fällen notwendig. Die einfache Gefäßinsuffizienz mit Verkleinerung der aktiven Blutmenge ohne Hämokonzentration kann durch die sog. peripheren Analeptica erfolgreich bekämpft werden (Sympatol, Effortil oder andere Sympathicomimetica, bei tiefer arterieller Blutdrucksenkung auch Veritol). Sehr viel aktiver ist bei der neuen Therapie auch die Bekämpfung der Atemstörungen. Picrotoxin mit seiner sehr geringen therapeutischen Breite wurde in Deutschland m. W. kaum angewandt. Zur Stimulierung der Atmung erscheint mir Cardiazol und Lobelin in mäßiger Dosierung neben den von Herrn CLEMMESEN angegebenen Verfahren nach wie vor berechtigt. Die Behandlung der Komplikationen von seiten des Kreislaufs, der Atmung und damit auch der Nieren sowie eine antibiotische Therapie hat also wesentlich aktiver zu erfolgen als man früher gewöhnt war. Es ist sicher richtig, daß dieses Vorgehen bessere Resultate gibt als die Konzentration aller Bemühungen auf das gewaltsame Erwecken des Patienten.

Herr CLEMMESEN (Kopenhagen) Schlußwort:

Darf ich — auch von Dr. NORDSTRÖM — sämtlichen Teilnehmern dieser Verhandlung danken, nicht am wenigsten den „Rittern" des Cardiazols, welche beigetragen haben, die Diskussion lebhaft zu machen. Es wird mir hoffentlich nicht übel aufgenommen werden, wenn ich ein wenig scherzhaft antworte. Ich bin ganz einverstanden, daß sich der Wert der neuen Behandlungsform in erster Reihe bei den schweren Vergiftungen zeigen muß, ich will aber gerne unterstreichen, daß wir in Dänemark vor der neuen Therapie die ganze Stimulationsperiode mitgemacht haben und große Behandlungsreihen mit sowohl Coramin, Cardiazol und Amfetamin durchgeführt haben, ehe wir die Stimulation aufgaben. Wenn gesagt wird, daß unsere Behandlung durch Weglassung der Stimulation charakterisiert wird, kann ich darauf antworten, daß die Weglassung die *letzte* Veranstaltung in den Modifikationen der früheren Behandlung war, und wir haben sie nicht bereut.

Persönlich habe ich nie bei einer schweren Barbitursäurevergiftung bei Stimulation eine „Weckwirkung" gesehen oder eine sichere Abkürzung des Verlaufes.

Ich verstehe, daß Pharmakologen über medikamentelle Präparate glücklich sind, aber ich will doch anführen, daß unser Professor der Pharmakologie in Kopenhagen Dr. K. O. MÖLLER, dessen Institut früher durch postmortale gerichtliche Analysen hart belastet war, ausgesprochen hat, daß nach unserer neuen Behandlung so wenige Patienten sterben, daß sein Institut eine solche Erleichterung bekommen hat, daß es für wissenschaftliche Arbeiten viel Zeit gewonnen hat. Dies ist zwar nicht Statistik, aber eine Art „pharmakologische Tatsache"!

LVIII.

Aus der Medizinischen Universitätsklinik Würzburg
(Direktor: Professor Dr. E. WOLLHEIM).

Untersuchungen zur funktionellen Pathologie und Therapie großer intestinaler Blutungen.

Von

E. WOLLHEIM und K. W. SCHNEIDER.

Mit 3 Textabbildungen.

Welches Ausmaß der Blutverlust bei großen intestinalen Blutungen hat und ob eine solche Blutung fortbesteht oder sistiert, läßt sich nur durch die direkte Bestimmung der aktiven Blutmenge erkennen. Hierauf wiesen bereits 1938 BENNETT, DOW, LANDER und SAMSON WRIGHT hin. Seit 1951 untersuchten wir systematisch bei allen großen Blutungen fortlaufend, oft im Abstand von 1 bis 3 Stunden, Hämoglobin, Erythrocyten, Hämatokrit und Reticulocyten. Gleichzeitig wurden so häufig, wie aus methodischen Gründen möglich, Bestimmungen der aktiven Blutmenge (Methode Evans blue, mit der an unserer Klinik geübten Modifikation von DEGKWITZ, J. und R. ZISSLER) durchgeführt. Arterieller Blutdruck und venöser Druck wurden ebenfalls fortlaufend kontrolliert. Besondere Aufmerksamkeit wurde dem Eiweißgehalt sowie den Eiweißfraktionen des Plasmas und der Höhe des Rest-N gewidmet (Methoden: Refraktometrie, kjeldahlometrische Bestimmung des Albumins und des Rest-N). Ferner wurde bei allen schwereren Anämien der Eisengehalt des Serums kontrolliert. Bei einer kleineren Gruppe von Patienten wurden auch Stickstoffbilanzen gemacht.

Über einige vorläufige Resultate der Blutmengenbestimmung konnte im Rahmen einer Besprechung des Blutvolumens bei Anämien auf dem 3. Internationalen europäischen Haemotologen-Kongreß in Rom 1951 sowie in einer dem Schockproblem gewidmeten Arbeit (WOLLHEIM, 1952) berichtet werden.

Wir überblicken nunmehr eine Serie von 37 Blutungen bei 36 Patienten. Einer von ihnen (Oesophagusvarizen bei Lebercirrhose) konnte bei zwei großen Blutungen beobachtet werden. 24 Patienten hatten massive Blutungen aus einem Ulcus ventriculi oder duodeni, 2 Duodenaldivertikel. Sechs Blutungen entstanden bei Ca. ventriculi und fünf aus Oesophagusvarizen bei Lebercirrhose. Der Altersgruppierung nach waren 9 Patienten unter 50, 27 über 50 Jahre alt. Das Ziel dieser Untersuchungen war, einen genauen Einblick in die funktionellen Veränderungen zu gewinnen, die sich in den ersten Stunden und Tagen nach großen intestinalen Blutungen im Kreislauf und im hämatopoetischen System abspielen. Es konnte erwartet werden, daß auf diese Weise zu einigen aktuellen, noch immer strittigen Problemen der Therapie dieser Zustände Stellung genommen werden konnte, zu den Fragen: konservative Behandlung oder Frühoperation, zweckmäßigste Schockbehandlung, Nahrungskarenz oder Frühernährung.

25 unserer Kranken hatten nach dem Ergebnis der Bestimmung der in aktiver Zirkulation befindlichen Erythrocytenmenge, verglichen mit den bei den gleichen Patienten nach der Erholung gefundenen Werten, resp. nach den uns bekannten Normalzahlen, 50% und mehr ihres Blutvolumens verloren. Die Vorstellung, daß ein größerer Blutverlust als $^1/_3$ der ursprünglichen Blutmenge mit dem Leben nicht vereinbar ist, muß also abgelehnt werden. 32 Patienten befanden sich nach der Blutung im Zustand einer oligämischen Gefäßinsuffizienz. Wie früher berichtet, ist es zweckmäßig, diese durch eine Verkleinerung der aktiven Blutmenge gekennzeichneten Zustände peripheren Kreislaufversagens einzuteilen in 1. einfache Gefäßinsuffizienz (Abnahme der aktiven Blutmenge ohne Verschiebung der Relation Erythrocyten zu Plasma, oder bei Anämien sogar mit relativer Plasmaplethora). 2. Schocksyndrom (gekennzeichnet durch die Hämokonzentration infolge besonders starken Plasmaverlustes), 3. Vasomotorenkollaps (gekennzeichnet durch das Versagen der vasomotorischen Regulation auch auf der arteriellen Seite des Kreislaufs).

Eine Gruppierung der von uns beobachteten Patienten kann zweckmäßig durch die Einordnung in diese verschiedenen Formen des peripheren Kreislaufversagens geschehen. Nach Grundkrankheiten lassen sich die Patienten nicht einteilen, da sich in allen Gruppen sowohl Ulcuspatienten wie Patienten anderer Genese finden. Das klinisch eindrucksvolle Bild des Schocks, graue Gesichtsfarbe, Schweißausbruch, kleiner, meist sehr frequenter, selten auch langsamer Puls, boten 20 Patienten. Dabei ergaben sich bemerkenswerte Unterschiede zwischen den Kranken, die 1 bis 8 Stunden nach Beginn der Blutung zur Beobachtung kamen: 1. Stadium des Schocks, und jenen Patienten, bei denen die Blutung bereits 24 bis 48 Stunden bestand: 2. Stadium des Schocks. Acht Patienten zeigten eine einfache Gefäßinsuffizienz. In dieser Gruppe fanden wir sechs Patienten mit längerdauernden Blutungen und daraus resultierenden schweren Anämien. Weitere fünf Patienten, durchwegs mit nicht sehr massiven Blutungen, zeigten keine Gefäßinsuffizienz. Als besondere Gruppe faßten wir die vier Kranken zusammen, die ad exitum kamen. Zwei von ihnen boten das eindrucksvolle Bild der akuten Verblutung mit den kleinsten von uns beobachteten Blutmengen.

Um nähere quantitative Vorstellungen des funktionellen Ablaufs bei den verschiedenen Gruppen zu gewinnen, sind in einer Tabelle jeweils die Mittelwerte der ersten Untersuchung mit denen nach Erholung der Patienten zusammengestellt. Sie sehen, daß im Schock Stadium I die aktive Erythrocytenmenge etwa auf die Hälfte der Norm herabgesetzt ist. Die Plasmamenge ist gleichzeitig nur um etwa 25% vermindert (s. Tabelle 1). Bereits in diesem Stadium vor Beginn der Therapie hat also eine Reparation durch Einstrom von Flüssigkeit aus dem Gewebe in die Blutbahn eingesetzt. Das aktive Blutvolumen zeigt aber excessiv niedrige Werte, eine Verminderung um mehr als ein Drittel. Der Albumingehalt des Plasma ist prozentual nur um 0,6% niedriger als nach der Erholung, die tatsächliche Albuminmenge in der Zirkulation aber auf einen besonders niedrigen Wert von 70 g herabgesetzt. Entsprechend vermindert ist der Eiweißgehalt sowohl prozentual wie in absoluten Mengen. Die erste nach-

Tabelle 1. Mittelwerte.

Große intestinale Blutungen	Zahl der Fälle	aktive Plasmamenge ccm	aktive Erythroc.menge ccm	aktive Blutmenge ccm	Hämatokrit %	Eiweiß im Serum %	Eiweiß im Serum g	Albumin im Serum %	Albumin im Serum g
Schock I Anfang	9	2131 ± 121	1030 ± 107	3161 ± 128	32 ± 2,7	5,5 ± 0,1	117 ± 8,0	3,3 ± 0,01	70 ± 2,8
Erholung		2849 ± 139	1934 ± 120	4783 ± 182	40 ± 1,48	6,7 ± 0,03	192 ± 13,5	3,9 ± 0,4	111 ± 5,5
Schock II Anfang	11	2490 ± 111	929 ± 62	3420 ± 96	27 ± 2	5,5 ± 0,3	138 ± 6	3,3 ± 0,2	82 ± 4
Erholung		3168 ± 151	1769 ± 89	4937 ± 190	36 ± 1,4	6,8 ± 0,2	201 ± 11	4,0 ± 0,2	124 ± 7,6
Gefäß-Insuffizienz Anfang	8	2738 ± 217	699 ± 70	3438 ± 257	21 ± 2	5,7 ± 0,3	153 ± 10	3,4 ± 0,1	91 ± 5,5
Erholung		3105 ± 226	2178 ± 152	5283 ± 306	41 ± 2	7,3 ± 0,2	209 ± 18	4,3 ± 0,05	136 ± 2,9

strömende Flüssigkeit ist demnach arm an Eiweiß und insbesondere an Albumin. Da Albumin für die Wasserbindung im Plasma von besonderer Bedeutung ist, ist diese Beobachtung wahrscheinlich für die Entstehung des Schocksyndroms bei diesen Kranken von Bedeutung. Im 2. Stadium des Schocks werden (s. Tabelle 1) bei etwa gleicher Verkleinerung der aktiven Erythrocytenmenge größere Plasmamengen gefunden, die von der Norm nur wenig abweichen, aber noch keineswegs ausreichend sind, um das starke Defizit der aktiven Blutmenge auszugleichen, das durch die Verminderung der Erythrocytenmenge entstanden ist. Die Untersuchung der Albumin- und Eiweißmengen im Plasma zeigt noch ein Defizit von rund $1/3$ gegenüber den Erholungswerten, aber doch bereits einen Einstrom

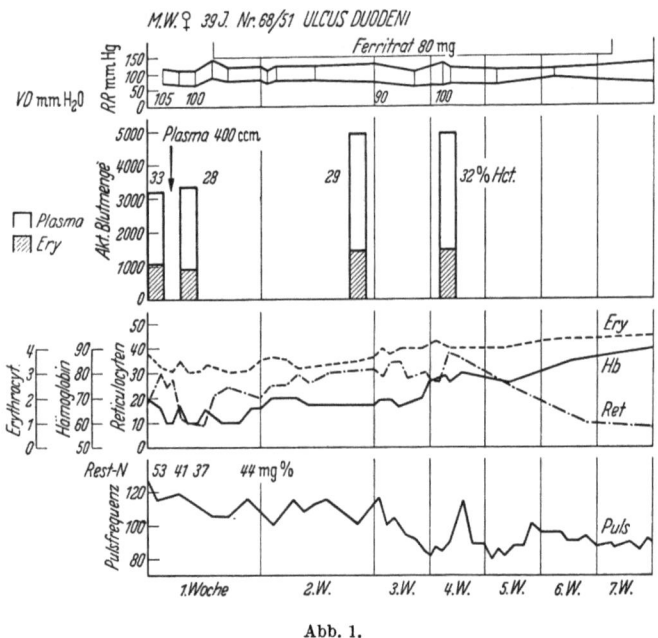

Abb. 1.

eiweißreicher und insbesondere auch albuminhaltiger Gewebsflüssigkeit. Bei den Gefäßinsuffizienzen liegt im Beginn die aktive Erythrocytenmenge noch niedriger als bei den Schocksyndromen. Ihre Plasmamengen sind aber bereits über die Norm erhöht und steigen infolgedessen auch mit der Erholung nicht so stark an wie bei den geschockten Patienten.

Bei sechs Patienten mit großen Ulcusblutungen wurde während der ersten 10 Tage die Stickstoffbilanz verfolgt und ganz in Übereinstimmung mit BÜRGER eine negative Bilanz gefunden. Es kann nicht entschieden werden, ob die Eiweißverarmung bei den großen intestinalen Blutungen nur eine Folge des Blutverlustes ist oder ob hier noch durch das Auftreten eiweißspaltender Fermente der Eiweißzerfall erhöht ist. Für letztere Vorstellung könnte auch die besondere Albuminverminderung im ersten Stadium des Schocks sprechen. Um eine einfache Verdünnung des Plasmas kann es sich nicht handeln, da Eiweißverminderung und Abnahme des Hämatokrits nicht immer parallel erfolgen.

Bei 23 Patienten war der Rest-N z. T. bis auf 70 mg% erhöht. Der Rest-N-Anstieg erfolgt oft erst am 2. bis 4. Tag nach der Blutung. Mit dieser Erhöhung des Rest-N sind bei den Kranken auch die Zeichen der tubulären Insuffizienz der Niere nachweisbar: Herabsetzung der Konzentrationsfähigkeit des Harns, geringe Eiweißopaleszenz, häufig einige Erythrocyten im Sediment sowie meist Verminderung der Wasserausscheidung. Diese Tubulärinsuffizienz ist die Folge der Oligämie. Es handelt sich nicht um sog. chloroprive Urämien, da der NaCl-Gehalt des Blutes eher erhöht ist. Die Niere erweist sich weit empfindlicher gegenüber einer verminderten Durchblutung als etwa das Myokard, da anoxämische EKG-Veränderungen wesentlich seltener gefunden werden (bei nur acht Patienten).

Einige Beispiele mögen diese Beobachtungen im einzelnen verdeutlichen:

1. 39jährige Patientin mit großer Blutung bei Ulcus duod., seit 10 Jahren Ulcusanamnese. Am Morgen des Aufnahmetages plötzlich Bluterbrechen und Teerstühle. Patientin ist bei der Aufnahme sehr unruhig, blaß, schwitzt. Pulsfrequenz 120/Min., Puls klein, weich. RR 115/70 mm Hg, aktive Blutmenge stark vermindert (3200 ccm, 64 ccm/kg). Nach Infusion von 400 ccm Plasma Anstieg der Plasmamenge um 300 ccm. Behebung des Schocksyndroms, Abfall des Hämatokrit von 33,3 auf 27,7% bei fast gleichbleibender Erythrocytenmenge, geringe scheinbare Verminderung von Erythrocyten und Hämoglobin. In den folgenden Wochen unter Zunahme der Reticulocytenzahlen Anstieg von Erythrocyten und Hämoglobin und allmähliche Normalisierung der aktiven Blutmenge mit anfangs erheblich überschießender Plasmamenge (s. Abb. 1).

2. 56jähriger Patient. Große intestinale Blutung bei Ulcus duod. Seit 7 Jahren Ulcusbeschwerden. 1948 leichtere Magenblutung. Jetzt einige Stunden vor Klinikaufnahme Schwindelanfall, Abgang von Teerstühlen. Bei der Aufnahme ist Patient somnolent, kaum ansprechbar. Feuchte, kühle Haut. Puls klein, weich, kaum zu tasten, 70/Min. RR 70/40 mm Hg. Starke Verminderung der Plasmamenge (1826 ccm) bei gleichzeitiger Abnahme der Erythrocytenmenge (784 ccm). Nach Transfusion von 500 ccm Plasma Rückbildung des Schocksyndroms, Anstieg der Plasmamenge um 350 ccm, Blutdruck 115/70 mm Hg, Pulsfrequenz 100/Min. Unter nochmaliger Plasmainfusion weitere Erholung. Trotz Ansteigen der Erythrocytenmenge scheinbarer Abfall des Hämoglobin von 72 auf 56% und der Erythrocyten von 3,5 auf 2,8 Mill. infolge zunehmender Plasmamenge. In der 2. Woche unter Reticulocytenkrise zunehmende Erholung, schließlich Anstieg der aktiven Blutmenge vom Tiefstwert 2610 ccm auf 4300 ccm (s. Abb. 2).

3. 47jähriger Patient mit Blutung aus Oesophagusvarizen bei Lebercirrhose. In der Kriegsgefangenschaft Hungerödem. 1952 zum erstenmal große intestinale Blutung, die bei uns erfolgreich behandelt wurde. Jetzt unmittelbar vor der Aufnahme schwere Hämatemesis und Entleerung von Teerstühlen. Patient ist blaß, schwitzt und erbricht nochmals etwa 300 ccm mit Speiseresten vermengtes Blut. Pulsfrequenz 90, Blutdruck 120/80 mm Hg. Nach Transfusion von 500 ccm Plasma vorübergehende Besserung, kurze Zeit später erneut Erbrechen von geronnenem Blut. Erst nach einer zweiten Plasmatransfusion Behebung des Schocksyndroms. Anstieg der Plasmamenge um fast 600 ccm bei gleichzeitigem Abfall der Erythrocytenmenge nochmals um 400 ccm. Hämatokrit infolgedessen von 44,4 auf 30% absinkend. Das Schocksyndrom verschwindet, obgleich die Anämie zunimmt. Die Abnahme der Erythrocyten und Hb-Werte ist in diesem Fall teilweise bedingt durch die Vergrößerung der Plasmamenge, teilweise aber auch echt infolge Fort-

dauer der Blutung. Erst in der 4. Woche nimmt unter kräftigem Anstieg der Reticulocyten die Erythrocytenmenge in der Zirkulation zu bis zur Normalisierung. Es besteht jetzt bei normaler Erythrocytenmenge noch eine deutliche Plasmaplethora (s. Abb. 3).

Für die Beurteilung des Zustandes bei Patienten mit massiven intestinalen Blutungen kann also die Untersuchung allein der Erythrocyten und Hb-Werte recht irreführende Resultate ergeben. Initial hohe Werte für Erythrocyten, Hämoglobin und Hämatokrit können ein Schocksyndrom bedeuten und der spätere Abfall braucht nicht ein Fortbestehen der Blutung anzuzeigen. Trotzdem pflegen wir fortlaufend den kapillären

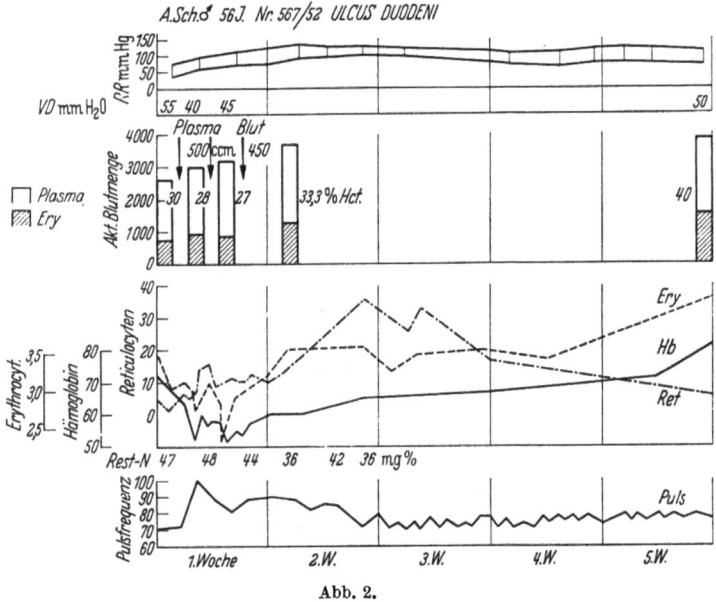

Abb. 2.

Hämatokrit (nach der in unserer Klinik entwickelten Methode, EIFERT) zu kontrollieren, da er im Zusammenhang mit dem klinischen Bild die Beurteilung erleichtert.

Das Schicksal der Patienten mit großen intestinalen Blutungen hängt ab von der Bekämpfung des Schocks und dem raschen und ausreichenden Ersatz ihres großen Eiweißverlustes. Die erste Aufgabe ist Auffullung der Plasmamenge. Dies geschieht am zweckmäßigsten je nach Schwere des Falles durch eine oder wiederholte Transfusion von 400 oder 500 ccm Plasma. Das gleiche Ziel kann auch durch die Injektion von Human-Albumin erreicht werden. Wir ziehen aber Plasma vor, da wir nach Human-Albumin in einigen Fällen unerwünschte Nebenwirkungen sahen, insbesondere bei Patienten mit geschädigter Leber. Die Plasmatransfusion hat neben der unmittelbaren Kreislaufwirkung, die sich oft unter der Infusion zeigt, noch den Effekt, als Eiweißnahrung zu dienen. Vom 2. Tag ab hat die Ernährung zu beginnen. Dieses Prinzip hat sich seit MEULENGRACHT immer wieder durchgesetzt. Wir bevorzugen ein Ernährungsgemisch aus Trockenmilch, kleinen Mengen Haferflocken als Vehikel und beginnend mit 20 g Butter, insgesamt 500 bis 1000 Kalorien. Die Nahrungsaufnahme wird täglich gesteigert, so daß etwa nach einer Woche zum 5. Tag des Kalkschen Diätschemas übergegangen werden kann. Es ist eindrucksvoll, wie viel rascher sich die Patienten bei dieser Therapie erholen, verglichen mit der früher üblichen Nahrungskarenz. Bluttransfusionen sind nicht notwendig. Wie Untersuchungen von WOLLHEIM, SCHNEIDER, ZISSLER und EIFERT zeigten, ist ein gleiches

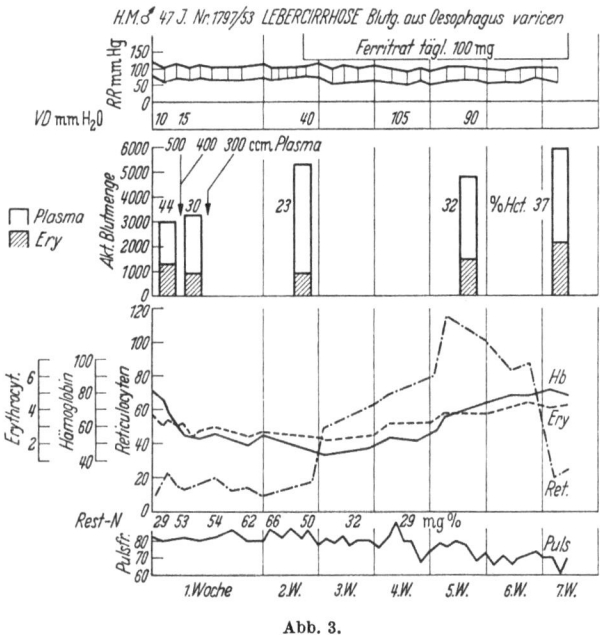

Abb. 3.

Volumen Plasma bei der Schockbekämpfung effektiver als Vollblut. Anscheinend fördern auch die Plasmatransfusionen die Blutgerinnung. Die so gefürchteten Wiederholungsblutungen am 2. oder 3. Tag sahen wir nur 2mal und konnten sie durch nochmalige Plasmainfusion zum Stehen bringen. Zu große und rasche Infusionen von Vollblut dagegen verstärken die Neigung zu Blutungsrezidiven. Gegen die Anwendung von Vollblut spricht auch die bei mehr als der Hälfte gefundene Tubulärinsuffizienz der Niere (WOLLHEIM) mit Rest-N-Erhöhung. Die zugeführten Erythrocyten zerfallen und stellen eine weitere Belastung der geschädigten Niere dar. Selbst so kleine aktive Erythrocytenmengen wie nur 500 ccm bedeuten nach unseren Erfahrungen keine Indikation für eine Bluttransfusion. Für die Erythropoese ist die Transfusion von Vollblut nicht notwendig. Wie unsere Kurven zeigen, kommt es bereits nach der Schockbekämpfung durch Plasma in der Regel zu deutlichen Reticulocytenkrisen. Bei ausreichender Eiweißzufuhr und unter Hinzugabe von Eisen, falls der Serum-Eisenwert herabgesetzt ist, entwickelt sich die Erythro-

22*

poese rasch und ausreichend. Seitdem wir die hier vorliegenden Untersuchungen durchführen und die eben beschriebene Therapie anwenden, sind nur vier Patienten mit großen intestinalen Blutungen ad exitum gekommen. Zwei von ihnen hatten Oesophagusvarizen, zwei andere Magencarcinome. Bei den Ulcuskranken war somit die Mortalität null Prozent. Dies ist besonders bemerkenswert bei dem hohen Anteil von über 50jährigen Patienten unter unserem Material, die als besonders gefährdet angesehen werden. Wenn auch die Gesamtzahl der von uns beobachteten Kranken (36) noch zu klein erscheinen mag, um definitive Schlüsse auf eine prozentuale Mortalitätsberechnung zu ziehen, so scheint mir doch der Vergleich zu früheren Zahlen der Würzburger Klinik eindrucksvoll. Von 1936 bis 1950 wurden 145 Patienten mit großen Magenblutungen beobachtet. 28 von ihnen wurden in die Chirurgie verlegt, von den restlichen 117 starben 11. Unter diesen elf Patienten waren zehn Ulcuskranke. Selbst wenn man drei dieser Patienten, die älter als 70 Jahre waren, abzieht, bleibt immer noch eine Mortalität von 5,9%. In jedem Fall abzulehnen ist in Konsequenz des hier Gesagten die Frühoperation und ebensowenig können wir der Empfehlung beistimmen, die neuerdings wiederholt von chirurgischer Seite geäußert wurde, daß auch ohne die Absicht einer Frühoperation Patienten mit großen intestinalen Blutungen in die chirurgische Klinik gehörten. Die für die Therapie entscheidenden diagnostischen Methoden und die aus ihnen sich ergebenden therapeutischen Konsequenzen scheinen mir mehr in der inneren Klinik beheimatet.

Zusammenfassung.

1. Die fortlaufende Bestimmung der aktiven Blutmenge bei großen intestinalen Blutungen ermöglicht es, die Größe des Blutverlustes und den funktionellen Verlauf quantitativ zu erfassen.

2. Für die Bekämpfung des Schocksyndroms ist die einmalige oder wiederholte Transfusion von 400 oder 500 ccm Human-Plasma das Mittel der Wahl.

3. Neben der Schockbekämpfung ist die Frühernährung wesentlich, um die Eiweißverluste der Patienten aufzufüllen.

4. Mit diesem therapeutischen Vorgehen zeigte eine Serie von 26 massiven Ulcus- bzw. Divertikelblutungen keinen Todesfall. 20 dieser Patienten waren über 50 Jahre alt. Die Frühoperation wird abgelehnt.

Literatur.

BENNETT, F. I., J. DOW, F. P. LEE LANDER und SAMSON WRIGHT: Lancet **235** 651 (1938). — DEGKWITZ, R., J. ZISSLER und R. ZISSLER: Z. klin. Med. **148**, 288 (1951). — EIFERT, M.: Z. klin. Med. **147**, 437 (1951). — MARKOFF, N.: Klinik u. Therapie der massiven Magen-Darmblutung, Monogr. Bern 1950. — MEULENGRACHT, E.: Klin. Wschr. **1934**, 49; Acta med. Scand. Suppl. **59**, 375 (1934); Münch. Med. Wschr. **1937**, 1565; Arch. Int. Med. **80**, 697 (1947). — MOELLER, J. und W. REX: Z. klin. Med. **150**, 103 (1952). — WOLLHEIM, E.: Cardiologia **20**, 327 (1952); Helv. Med. Act. 18, 340 (1951); Verh. Dtsch. Ges. inn. Med., Wiesbaden 1952, 211.— WOLLHEIM, E. und K. W. SCHNEIDER: Cpt. rend. 3. Congrès de la Societé internat. europ. d'Hématologie. Rom 1952, 27. — WOLLHEIM, E., K. W. SCHNEIDER, J. ZISSLER und M. EIFERT: Cardiologia **21**, 320 (1952).

LIX.
Über die Behandlung der frischen profusen Magenblutung.

Von

Victor Struppler (München).

Ein einheitlicher, klarer Standpunkt in der Behandlung der akuten, profusen Magen- oder Duodenalgeschwürsblutung ist noch nicht erreicht. Durch eine Umfrage bei Krankenhaus- und Klinikleitern, die Mitglieder der Deutschen Gesellschaft für innere Medizin oder Mitglieder der Deutschen Gesellschaft für Chirurgie sind, wurde versucht, die Meinung der Einzelnen zu hören und kritisch nebeneinander gestellt zu betrachten. Mit wenigen Ausnahmen wurden bisher fast alle Fragebogen beantwortet und ich darf ganz besonders allen den Herren danken, die geantwortet haben.

Die übergroße Mehrzahl der Internisten und Chirurgen ist bei der akuten, profusen Magenblutung zunächst für eine rein konservative Therapie, wobei aber die Frage offenbleiben muß, wie lange die Blutung schon besteht und was der einzelne Beobachter als schwer oder weniger schwer bezeichnet.

Die Dauer der rein konservativen Behandlung ist bei Chirurgen wesentlich kürzer als bei Internisten. Die kürzeste konservative Behandlung beträgt bei einigen Chirurgen nur Stunden, d. h. die Zeit, die nötig ist, den Schockzustand durch Transfusion zu beseitigen und die Diagnose aus Anamnese oder gegebenenfalls durch sofortige Röntgenuntersuchung weitgehend zu klären. Wenn dann trotz Auffüllung des Gefäßsystems keine rasche nennenswerte Änderung eintritt, operieren sie sofort.

Bei der größeren Mehrzahl der Chirurgen beträgt die konservative Warte- und Beobachtungszeit 24 bis 48 Stunden. Tritt mehrfaches Bluterbrechen auf, so entschließen sie sich rascher zum operativen Eingriff.

Ganz vereinzelte Chirurgen teilten mit, bisher nie gezwungen gewesen zu sein wegen bedrohlicher Ulcusblutung zu operieren.

Von den Internisten behandelt die überwiegende Mehrzahl rein konservativ, nur einige verlegen die akute Ulcusblutung gleich auf die chirurgische Abteilung. Die Anhänger der konservativen Therapie blieben aber in manchen Fällen ihrer anfänglichen Behandlungsart nicht treu, sondern gaben dann die Patienten bei weiterer Verschlechterung oft erst nach 4 bis 7 Tagen zur Operation weiter.

Die Anwendung von Hämostyptika wird fast von allen Internisten und Chirurgen geübt, aber kein Präparat wird als sicher erfolgversprechend bezeichnet. Viele glauben in einer sog. kleinen Bluttransfusion von 200 ccm das beste Hämostyptikum zu haben.

Die Feststellung des Grades eines Blutverlustes ist für alle gleich schwierig. Weder das Zählen der roten Blutkörperchen, noch der Hb- oder Hämatokritwert gibt einen sicheren Aufschluß. Fast alle Beobachter sind sich einig, daß sämtliche Laborergebnisse der momentanen tatsächli-

chen Lage des Organismus nachhinken. Praktisch entscheidet der Allgemeinzustand und bei fortdauernder Blutung besonders die weitersteigende Pulsfrequenz und das Absinken des Blutdruckes trotz laufender Blutzufuhr.

Die Schwere des Blutverlustes spielt erfreulicherweise bei Internisten
und Chirurgen nur noch eine untergeordnete Rolle und es werden erfolgreich verlaufene Operationen bei voroperativen Hämoglobinwerten von
15 bis 10% erwähnt unter Hinweis auf die moderne Narkosetechnik und
die dauernde Blutzufuhr vor, während und nach dem Eingriff.

Interessanterweise werden von einigen Internisten Todesfälle bei
schweren Ulcusblutungen berichtet, die während der Nacht eintraten.
Wir verfügen über zwei Fälle, bei denen nach mehrstündiger Beobachtung und Bluttransfusionen die scheinbar sistierende Blutung am Abend
bzw. in der Nacht so bedrohlich wurde, daß sofort operiert werden mußte,
wobei die Lage des Ulcus erst durch eine breite Gastrotomie während der
Operation entdeckt werden konnte. Wir sind der festen Überzeugung, daß
solche Fälle ohne eine dauernde Kontrolle rasch in einen Zustand geraten,
der den Erfolg einer Operation sehr in Frage stellt. In einer derart bedrohlichen Lage ist eine weitere diagnostische Klärung nicht mehr möglich.

Das Gesamtergebnis der Umfrage läßt uns die Bitte aussprechen, die
bedrohlichen akuten Ulcusblutungen möglichst umgehend auf eine chirurgische Abteilung zu legen, so wie es schon 1918 FINSTERER vorschlug und
wofür sich auch GULEKE, VON HABERER, LANG, VON REDWITZ, ZUK-
SCHWERDT und jüngst SEIFERT einsetzte.

Ein sicheres, rechtzeitiges Kriterium für die Stärke oder für das
Sistieren einer Blutung gibt es ja noch nicht.

Die Schockbekämpfung mit allen zur Verfügung stehenden Mitteln
ist dem Chirurgen am Geläufigsten. Sie ist gleichzeitig die Vorbereitung
für eine eventuelle nötigwerdende Operation. Bei Beobachtung auf der
chirurgischen Abteilung tritt zwischen konservativer und operativer
Therapie kein weiterer Zeitverlust mehr ein.

Die Lokalanästhesie oder die moderne, schonende Narkose unter
dauernder Blutzufuhr läßt heute die frühzeitige operative Behandlung
bei schwerer Magenblutung als durchaus sicherer erscheinen als die ab-
wartende Behandlung, besonders wenn es sich um rezidivierende Blutung
bei älteren Individuen handelt. Wir wissen von allen Blutverlusten, der
erste wird leicht ertragen, der zweite wirkt sich wesentlich schwerer aus
und bei der wiederholten Blutung kann selbst der kleinste Eingriff nicht
mehr überwunden werden, da durch die dauernde vorausgegangene Anoxämie der Organe irreversible Schäden aufgetreten sein können.

SALTZSTEIN und Mitarbeiter berichten aus dem Harper Hospital in
Detroit über ein Krankengut von 1367 Patienten mit Magen-Duodenal-
geschwüren. Von 343 Patienten mit sicher nachgewiesener Blutungsquelle wurden 80% konservativ mit 5,1%iger Mortalität behandelt, und
20% operativ mit 5,9%iger Mortalität. Die Mortalitätsziffern liegen
zwar für die chirurgisch behandelten Fälle um eine Spur höher. Man
darf aber dabei nicht vergessen, daß die chirurgisch behandelten Fälle
diejenigen waren, die nach Ansicht der Bearbeiter für eine rein konservative Therapie nicht in Frage kamen. Sie waren also die schwereren Fälle.

Weiter darf nicht übersehen werden, daß durch den operativen Eingriff meist die Blutungsquelle sofort beseitigt werden kann und gleichzeitig ein Zustand geschaffen wird, der in der Regel zur Ausheilung des Ulcusleidens führt.

Über das Schicksal der konservativ behandelten Patienten wird leider nichts berichtet und es muß die Frage offen bleiben, wieviele von den konservativ behandelten Fällen später doch noch einer Operation unterzogen werden mußten. Bei der Unsicherheit in der Beurteilung der tatsächlichen Sachlage bei massiven Magenblutungen darf abschließend nochmals die Bitte ausgesprochen werden, Kranke mit schweren Ulcusblutungen frühzeitig zur Mitbeobachtung dem Chirurgen zu zeigen oder sofort einer chirurgischen Abteilung zu übergeben.

LX.

Die kindliche Peritonitis im Lichte der Diagnostik und Therapie.

Von

Doz. Dr. WEIDENMANN (Berlin).

Der letzte Tag des Chirurgen-Kongresses war dem Thema der „akut bedrohlichen Erkrankungen im Bereich der Bauchhöhle" gewidmet. Aus der Zusammensetzung der Vortragenden konnte man die Wichtigkeit entnehmen, die man diesem Thema beigemessen hat. Wenn auch bei diesen Besprechungen dem kindlichen Bauch keine Sonderstellung eingeräumt wurde, so halte ich doch auf Grund der heute vorliegenden Ergebnisse aus speziell kinderchirurgischen Kliniken sowie auf Grund der eigenen Beobachtungen die Herausstellung einiger Gesichtspunkte für so wesentlich, daß sie einem größeren Kreis von Kollegen vorgetragen werden können.

Wegen der Kürze der Zeit, die zur Verfügung steht, ist eine erschöpfende Darstellung des akuten kindlichen Abdomens nicht möglich, so daß meine Ausführungen sich lediglich auf die kindliche Peritonitis beziehen müssen. Die Peritonitis in diesem Lebensabschnitt hat im großen und ganzen zwei wesentliche Ursachen. Einerseits ist sie die Folge von Erkrankungen der Bauchhöhle selbst, auf der anderen Seite entsteht sie fortgeleitet auf dem Blut- oder Lymphwege oder, wie auch angenommen wird, infolge Durchwanderung von einer Körperhöhle in die andere. Diese letzte Möglichkeit verliert immer mehr an Bedeutung. Es ist bei der Pneumokokken-Peritonitis beispielsweise in den seltensten Fällen möglich gewesen, gleichzeitig den Nachweis einer Lungenerkrankung zu erbringen. Umgekehrt fand PEARCE bei der Sektion von 121 Fällen lobärer Pneumonie nur einmal gleichzeitig eine diffuse Peritonitis.

Wir unterscheiden heute ganz allgemein zwischen sekundärer und primärer Peritonitis. Die sekundäre Peritonitis, jene Bauchfellerkrankung, die ihren Ausgang von einem unmittelbar in der Bauchhöhle liegenden Organ nimmt, ist beim Kinde in 70% die Folge der Appendicitis. Die restlichen 30% verteilen sich auf Durchwanderungsperitonitiden infolge Darmstenosen im Säuglingsalter, Perforation des

MECKELschen Divertikels, Invagination, Fremdkörperperforation, abscedierende Lymphknoten usw.

In diesem Zusammenhang interessiert die Frage der Häufigkeit der Appendicitis im Kindesalter überhaupt. Wir konnten an Hand von Statistiken aus einem Krankenmaterial, das sich über 20 und mehr Jahre erstreckt, feststellen, daß die Appendicitis in den ersten 15 Lebensjahren genau so häufig ist, wie in den restlichen 45 Lebensjahren zusammengenommen. Die Altersgrenze ist dabei willkürlich mit 60 Jahren festgesetzt. Bei der Bedeutung der Appendicitis für den Organismus im allgemeinen kommt ihr schon aus diesem Grunde eine besondere Stellung im Kindesalter zu. LADD und GROSS sagen über die Appendicitis: „Bei Kindern ist es schwieriger eine genaue und frühzeitige Diagnose zu stellen. In einem großen Teil der Fälle kommt es zu einer generalisierten d. h. diffusen Peritonitis."

Es ist leider so, daß in den seltensten Fällen die Peritonitis beim Kinde rechtzeitig diagnostiziert wird. Bei den 46 Fällen der letzten 2 Jahre wurde nur zweimal vom einweisenden Arzt verdachtsweise die richtige Diagnose angegeben. Diese Feststellung ist keineswegs als Kritik zu werten, sondern sie bestätigt die Auffassung, daß das klinische Bild der kindlichen Peritonitis von der des Erwachsenen erheblich abweicht. Schuld daran sind Herz und Kreislauf, die infolge der enormen Leistungsfähigkeit des kindlichen Herzmuskels nicht nur den Ablauf, sondern auch das Bild der Erkrankung ganz wesentlich beeinflussen. Das gute Aussehen des erkrankten Kindes täuscht über den tatsächlich vorhandenen Befund im Abdomen. Andererseits muß man berücksichtigen, daß dem kindlichen Herzmuskel das Training des Erwachsenenherzens fehlt und er sich viel rascher erschöpft. Man kann von einem unrationellen Arbeiten des kindlichen Herzmuskels sprechen. Eine Parallele haben wir in der verhältnismäßig geringen Narkosebreite des Kindes. So wird es erklärlich, daß Katastrophen beim Kind viel überraschender für den Arzt eintreten als beim Erwachsenen. Hinzu tritt die niedrige Immunitätslage des kindlichen Organismus, die einmal voll entwickelte Krankheiten meist viel schwerer verlaufen läßt als beim Erwachsenen, so auch die Peritonitis. Die Abkapselung eitriger Prozesse im kindlichen Abdomen in Form der lokalen Peritonitis geschieht ebenfalls anders als beim Erwachsenen. Sie ist vor allem beim Kleinkind keineswegs ideal. Beim Säugling und Kleinkind reicht das Netz im Gegensatz zum Erwachsenen noch nicht bis zur Ileocöcalgegend und scheidet sehr oft als wichtiger Schutzfaktor aus. Wir erleben es daher sehr häufig, daß der appendicitische Absceß seine Grenzen überschreitet und zur diffusen Peritonitis führt. Daher unsere Forderung nach Frühoperation des appendicitischen Abscesses im Kindesalter.

Die zweite in diesem Zusammenhang interessierende Gruppe eitriger Erkrankungen des kindlichen Abdomens ist die primäre Peritonitis. Sie verlangt nicht nur wegen ihres klinischen Bildes, sondern auch wegen ihrer anders gearteten Therapie eine Abgrenzung gegenüber der sekundären Peritonitis. Das Krankheitsbild ist in Deutschland mehr unter dem Begriff der metastatischen oder idiopathischen Peritonitis bekannt, während das Ausland es auf Grund seiner Bedeutung zu einer eigenen Gruppe der primären Peritonitis zusammenfaßt. Die Krankheit befällt hauptsächlich Säuglinge und Kleinkinder, nach dem 4. Lebensjahr wird sie seltener angetroffen. Nach vorausgegangenem Schnupfen oder anderen Erkrankungen der Luftwege kommt es gewöhnlich bei hohen Temperaturen zum Einsetzen von heftigen Bauchsymptomen. In der Hälfte der Fälle treten infolge der Darmreizung am ersten Tag Durchfälle auf, die jedoch bald durch eine hartnäckige Obstipation abgelöst werden. Das weiße Blutbild ist charakteristisch auf 20 bis 50000 erhöht, wobei die Segmentkernigen etwa 80—90% ausmachen. Der Krankheitscharakter als solcher ist sehr schwer. Pathologisch-anatomisch stellt die Erkrankung eine diffuse Entzündung des parietalen und visceralen Peritonealblattes dar, wobei meistens noch kleine Flüssigkeitsansammlungen zwischen den Darmschlingen gefunden werden. Je nach der Art des Erregers, Pneumokokken oder Streptokokken, ist das Exsudat dünn- oder dickflüssiger. LADD und GROSS fanden bei 120 Kindern, die an primärer Peritonitis erkrankt waren, in 85 Fällen einen hämolytischen Streptococcus und in 35 Fällen den Pneumococcus. Ihre Vermutung, daß die Erkrankung auf dem Blutstrom übertragen wird, haben sie durch Blutkulturen gefestigt. Von 31 ihrer Patienten, bei denen Blutkulturen angelegt wurden, hatten 12 eine Pneumokokken-Infektion des Peritoneums und bei 10 konnte derselbe Mikro-Organismus im Blutstrom nachgewiesen werden. Die 19 Patienten mit dem Streptokokkennachweis im Abdomen erbrachten in fünf Fällen ebenfalls den Nachweis im Blutstrom. Es ist anzunehmen, daß bei wiederholten und frühzeitiger angelegten Kulturen der Nachweis in einem noch höheren Prozentsatz gelingen würde.

Zur Therapie ist zu sagen, daß die Behandlung der sekundären Peritonitis im großen und ganzen sich nicht von der des Erwachsenen unterscheidet, während die primäre Peritonitis eigene Richtlinien erfordert. Die Probelaparotomie dient außer dem exakten Nachweis des Erregers in der Bauchhöhle dem Ausschluß eines diagnostischen Irrtums im Sinne einer akuten Appendicitis. Die Drainage der Bauchhöhle sieht ihre Aufgabe in der Ableitung der Giftstoffe und in der lokalen Applikation von Antibiotica und Sulfonamiden. Bemerkenswert ist, daß im ausländischen Schrifttum davor gewarnt wird, die mehr oder weniger unveränderte Appendix zu entfernen, da diese Maßnahme geeignet ist, die Mortalität um ein erhebliches zu vergrößern. In der lokalen intraperitonealen Applikation von spezifischen Antibiotica evtl. Sulfonamiden, sowie in intensiver Herz- und Kreislauftherapie werden die wesentlichen Gesichtspunkte für die Behandlung der primären Peritonitis gesehen.

Zusammenfassend kann gesagt werden:

1. Die kindliche Peritonitis ist in 70% die Folge der Appendicitis, die wiederum im Kindesalter keineswegs seltener als beim Erwachsenen angetroffen wird. Die Prognose der Peritonitis im Kindesalter ist um so schlechter, je jünger der Patient ist.

2. Die diagnostischen Schwierigkeiten zur Erkennung der Peritonitis sind in den für das Kindesalter charakteristischen Eigenschaften sowie physiologischen und anatomischen Gesichtspunkten zu suchen.

3. Die primäre Peritonitis ist ein eigenes Krankheitsbild und erfordert sowohl diagnostisch als auch therapeutisch eine klare Abgrenzung gegenüber der sekundären Peritonitis.

LXI.
Nachweis unklarer abdominaler Infektionen durch das Blutbild.*

Von

VIKTOR SCHILLING (Rostock).

Mit 2 Textabbildungen.

Nach bereits früher mitgeteilten klinischen Erfahrungen ist die Blutbilduntersuchung in dem einfachen Routineverfahren des Hämogramms und der Hgr.-Serie unseres Erachtens die einfachste und beste Methode[1], um das Vorliegen eines „akuten Abdomens" praktisch zu erkennen. Merkwürdigerweise haben alle Referenten zu diesem Thema nur von den schon von ARNETH vor etwa 50 Jahren als nicht ausreichend bezeichneten Gesamtleukocytenzahlen (CURSCHMANN), höchstens noch von „Neutrophilen" gesprochen, während sie die wichtige Operationsindikation aus der „Biologischen Leuko-Kurve" überhaupt nicht zu kennen scheinen. Der rasch sich entwickelnde schwere Krankheitszustand der Patienten erlaubt in der Regel nicht die Anwendung der sonst üblichen klinischen Methoden, obgleich sie natürlich zur Differentialdiagnose oft unbedingt notwendig wären. So wird die Grundursache eines akuten abdominalen Prozesses am häufigsten durch die Probelaparotomie, leider manchmal auch erst durch die Sektion erkannt. Erstaunlich ist, wie oft uns dabei die Temperaturkurve, die sonst als empfindliches Symptom akuter Infektionen anerkannt ist, grade bei den abdominalen Prozessen infolge einer schockartigen Gesamteinstellung im Stiche läßt.

Man sollte nun glauben, daß eine relativ einfache, für jede Klinik mindestens, ohne weiteres ausführbare Methodik für diese lebenswichtigen Entscheidungen bereits Allgemeingut geworden wäre. Selbst auf diesem, dem „Akuten Abdomen" gewidmetem Kongreß, wurde die dafür so wichtige Hämogramm-Untersuchung bzw. Biologische Leukocytenkurve von keinem der Referenten gewürdigt. Die mehrfach zitierte Angabe von BERG, „Röntgenpraxis" 5, 1933 lautet: „Blutbild, insbesondere Leukocytenzahlen, Linksverschiebung ?". Es war schon damals lange bekannt, daß die Leukocytenzahlen (CURSCHMANN) gerade in den schweren Fällen des akuten Abdomens uns im Stiche lassen und daß nach ARNETH und Verf. für diese Fälle die Kernverschiebung von ausschlaggebender Bedeutung ist. Die folgende beliebige Auswahl aus unserem klinischen Krankengut der letzten 3 Jahre beweist, daß auch in der klinischen Praxis die Anwendung noch zu wünschen übrig läßt. Allerdings betreffen etwa die Hälfte der Einweisungen Praktiker und Fachärzte, von

---

* Da nach den Schriftleitungsbestimmungen nur 2 Abbildungen aufgenommen werden können und die Vortragszeit nur 10 Minuten betrug, werden die übrigen elf Demonstrationskurven mit klinischen Ergänzungen in „Der Medizinischen" H. 35 u. 36 erscheinen.

[1] Technik siehe Verfasser, Praktische Blutlehre, G. Fischer, Jena.

denen man unter der heutigen Arbeitsüberlastung derartige subtilere Feststellungen nicht mehr erwarten kann. Die andere Hälfte aber kommt von Kliniken und Polikliniken, die auf Grund der Nichtanwendung des Blutbildes ihre Fälle der Inneren Klinik überwiesen, von 17 mitgeteilten Fällen *7mal chirurgische und gynäkologische Fachstellen*, und in einigen Fällen mußte die unmittelbare Rückverlegung in die Ursprungsstellen erfolgen. 15mal behielt das Hämogramm mit seiner überraschenden Warnung recht, 12mal wurde die Diagnose entscheidend beeinflußt und führte rechtzeitig zu dem notwendigen operativen Eingriff.

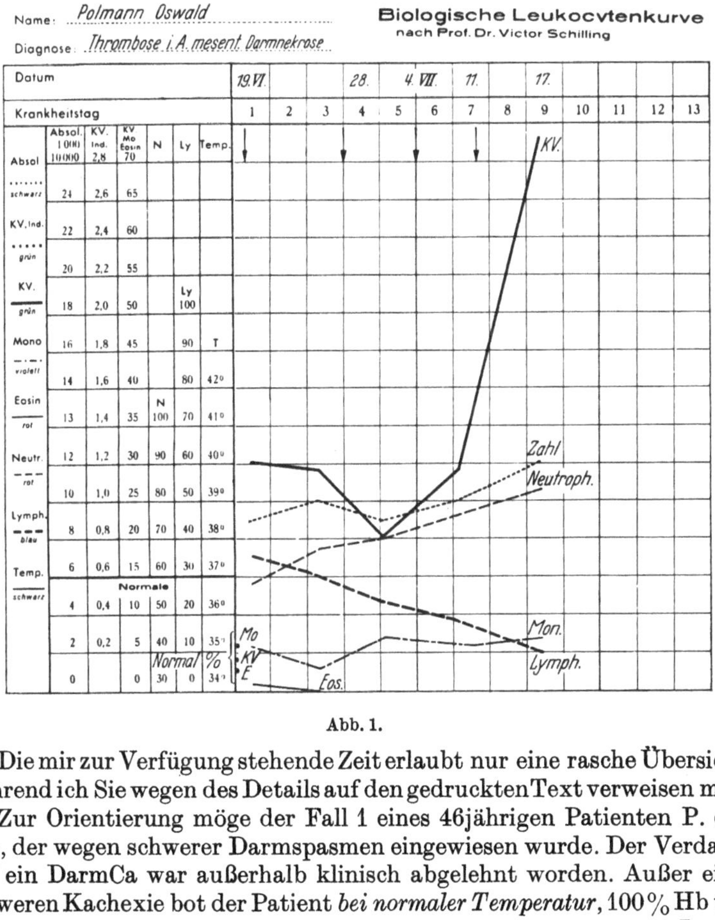

Abb. 1.

Die mir zur Verfügung stehende Zeit erlaubt nur eine rasche Übersicht, während ich Sie wegen des Details auf den gedruckten Text verweisen muß.

Zur Orientierung möge der Fall 1 eines 46jährigen Patienten P. dienen, der wegen schwerer Darmspasmen eingewiesen wurde. Der Verdacht auf ein DarmCa war außerhalb klinisch abgelehnt worden. Außer einer schweren Kachexie bot der Patient *bei normaler Temperatur*, 100% Hb und nur geringen abdominalen Schmerzen keine faßbaren Symptome. Im Gegensatz dazu stand die ungewöhnlich hohe Kernverschiebung (KV) = 32% (statt 4—5%), die sich innerhalb etwa eines Monates der Beobachtung zu extremer Höhe = 76% entwickelte. Nach einer kurzen Spanne subjektiver Besserung hatten plötzlich neue heftige Spasmen, Koliken und Erbrechen eingesetzt und führten in $1\frac{1}{2}$ Tagen zum Tode. An eine Operation war bei der Unbestimmtheit der Symptome und der geringen Resistenz des P. nicht zu denken. Die Sektion enthüllte das seltene Ereignis einer arteriosklerotischen Einengung des Abganges der Art. mesent sup. mit Wandthrombose und Teilnekrose des Dünndarms. *Die Biol. L. Kurve zeigt in vollster Klarheit den unaufhaltsamen Verlauf des Leidens.* Die B. L. K. sind für den Geübten nach dem Kurvenverlauf ohne Zahlen abzulesen.

Statt der Kurven werden von den Fällen zwei bis zwölf nur die Hämogrammserien wiedergegeben.

Die nächsten sechs Fälle betreffen die häufigste Ursache übersehener „akuter Abdomen", *die Appendicitis.* In der Regel handelt es sich um Fälle, die durch besondere Lage des Appendix atypisch verlaufen.

Den vollen Ablauf einer akuten Appendicitis zeigte Fall 2, eine 45jährige Frau, die wegen rheumatischer Beschwerden, *Hilusprozeß* und Myokarditis von einer Poliklinik eingeliefert war. Hb 91%; SR $^{42}/_{90}$.

Hämogramm zu Fall 2:

Datum	L. Zahl	B	E	M	J	St	S	Ly	Mo	KVJ
14. 7.	normal	—	2	—	—	16	52	22	8	1:3,25
20. 7.	etwas vermehrt	—	—	—	—	17	51	28	4	1:3
27. 7.	etwas vermehrt	—	1	—	—	13	56	25	5	1:4,3
27. 7.	etwas vermehrt	—	8	—	—	18	56	12	6	1:3
31. 7.	hochnormal	1	3	—	—	11	59	20	6	1:5,4
4. 8.	vermehrt	—	2	—	—	16	70	8	4	1:4,4
9⁰⁰ 15⁰⁰	vermehrt	—	1	—	1	30	59	2	7	1:2

Die Höhe der KV bei fehlendem Fieber sprach sofort gegen den unbedeutenden Hilusprozeß als Ursache. Mit typischem Anstieg von Neutrophilie und KV, mit Absturz der Lymphocyten entwickelte sich ohne jede Beteiligung der Temperatur die *akute Appendicitis.* Bei der Operation wurde der Wurmfortsatz schwer entzündet mit Eiterblasen, aber noch unperforiert bei *beginnender Peritonitis* gefunden. Ausgang mit völliger Heilung der Perityphlitis. (Es folgte eine Übersicht von fünf Kurven.)

Einem ähnlichen Beginn entsprachen die zwei Fälle 3 und 4 der Übersicht, nur daß hier *ein* Hgr bereits die Indikation zum Eingriff erhärtete.

Fall 3. *Appendicitis acuta.* 30jähriger Mann. Eingewiesen vom Chirurgen.
Hämogramm:

Datum	L. Zahl	B	E	M	J	St	S	Ly	Mo	KVJ
Aufnahme	normal	—	1	—	—	17	54	21	7	1:3
5. Tag 12 Uhr	vermehrt	—	—	—	—	29	57	8	6	1:2
18 Uhr	stark vermehrt	—	—	—	1	31	51	10	7	1:1,6

Die typischen Leibschmerzen traten ganz plötzlich um 11 Uhr vorm. auf. Die Operation ergab retrocoëkalen, stark entzündeten Wurmfortsatz.

Fall 4, 16jähriger Junge. Einweisung als *Ty-Verdacht.* SR $^{41}/_{63}$, Hb 83.

| Aufnahme | starke Hyperleukocytose | — | — | — | — | 21 | 77 | 1 | 1 | 1:3,7 |

89% Neutrop.

Operation: Appendicitisperforation, abgegrenzte Peritonitis; Coliabsceß. Tod an eitriger Peritonitis nach 6 Tagen.

Fall 5, 19jähriger Mann, betraf eine postoperative Komplikation nach Appendektomie einige Tage vorher, die als *Ikterus, Hepatitis* ? der Med. Klinik von chirurgischer Seite zuging.

Fall 5. 19jähriger Mann. Einweisung aus Chirurgischer Klinik als nicht entzündlicher Ikterus. Temperatur 39°, SR 38/63.

Hämogramm:

Datum	L.-Zahl	B	E	My	Ju	St	Sg	Ly	Mo	KVJ
2 Std. nach Aufnahme	hochnormal	1	1	—	—	16	55	23	4	1:3
nachmittags	hochnormal	—	—	—	—	30	52	13	4	1:1,7

Der P. wurde zur Chirurgie zurückverlegt, die Operation aber abgelehnt. Es ergab sich als Ursache wochenlang später ein *Coliabsceß* im kleinen Becken, dessen Operation bei der Verlegung dem P. mehrere Wochen Kranksein erspart hätte.

Der 6. Fall eines 39jährigen Mannes erweist durch die ungewöhnliche Höhe seiner KV seine Schwere, eine *Appendicitis gangränosa*, die von chirurgischer Seite als *Paratyphusverdacht* mit abgelehnter Operationsindikation zuging und sofort zurückverlegt wurde. Ausgang in Heilung.

Fall 6. 39jähriger Mann, am Vortage plötzlich erkrankt. Paratyphus ? Temperatur 39°

Hämogramm:

Datum	L.-Zahl	B	E	My	Ju	St	Sg	Ly	Mo	KVJ
bei Aufnahme	stark vermehrt	—	—	2	33	33	30	1	1	2,3:1
morgens	stark vermehrt	1	—	1	16	41	21	11	5	2,8:1

Operation ergab bereits gangränösen Wurmfortsatz.

Der letzte Appendicitis-Fall (7), ein 22jähriger Mann, nahm so rasch einen günstigen Verlauf, daß von einer Operation zunächst abgesehen werden konnte, doch bestand nach der Vorgeschichte eine chronische Appendicitis, die nur exazerbiert war.

Fall 7. 22jähriger Mann, eingewiesen von der Medizinischen Poliklinik als Paratyphusverdacht. Temperatur 39,5°, Extrasystolen bei Tachykardie (23. Dezember)

Hämogramm:

Datum	L.-Zahl	B	E	My	Ju	St	Sg	Ly	Mo	KVJ
24. Dezember	vermehrt	—	2	—	1	33	53	4	7	1:1,5
27. Dezember	vermehrt	—	4	1	1	17	57	13	7	1:3
2. Januar	normal	—	1	—	—	9	48	33	9	1:5,3

Die zweithäufigste Ursache „akuter Abdomen" sind die *Gallenblasenerkrankungen* verschiedener Form.

Fall 8, eine 66jährige Frau mit „hartnäckiger Cholecystopathie oder Hepatitis" erwies sich röntgenologisch als *Spontanperforation* der Gallenblase mit Abgang großer Steine in das Duodenum.

Die Kurve zeigt ganz anders als die indifferente Temperaturkurve den Durchbruch und die Fortdauer schwerer entzündlicher Veränderungen, als man von chirurgisch-konsiliarischer Seite die Entlassung der P. befürwortete. Der erneute Anfall führte sie in die Chir. Klinik, da wir die weitere Verantwortung nicht übernehmen wollten. Dort gelang durch längere konservative Behandlung die Beruhigung der entzündlichen Prozesse, so daß der alten Frau die drohende Operation erspart blieb.

Hämogramm zu Fall 8.

Datum	L.-Zahl	B	E	My	Ju	St	Sg	Ly	Mo	KVJ	
28. 8.	hochnormal	—	—	—	1	33	54	6	6	1:1,3	Spontanperforation in den Darm, schwerste Koliken
30. 8.	hochnormal	1	—	—	6	22	24	33	14	1,1:1	
1. 9.	normal	—	1	—	1	15	73	7	3	1:4,0	
2. 9.	normal	—	—	—	—	18	57	18	7	1:2,2	
3. 9.	normal	—	4	—	—	16	53	20	7	1:3,0	Röntgenbefund
6. 9.	normal	—	—	—	—	9	53	29	9	1:6,0	Temperatur vom
15. 9.	tiefnormal	—	4	—	—	19	55	9	13	1:3,0	20. 8. bis 16. 9. normal
19. 9.	normal	—	—	—	1	31	56	6	6	1:1,7	erneut schwere Entzündung, Temp. 38,4°

Fall 9 der Übersicht von vier Fällen gibt eine drohende Gallenblasenperforation wieder. Sie war als „*Hydrops*" überwiesen von chirurgischer Seite und sollte auch nach erfolgter Operation trotz „Verklebungen" *nicht* entzündlich gewesen sein.

Fall 9. 67jähriger Mann, von Chirurgischer Klinik eingewiesen.
Hämogramm

Datum	L.-Zahl	B	E	My	Ju	St	Sg	Ly	Mo	KVJ
23. Oktober	normal	1	—	—	—	28	49	11	11	1:1,8
24. Oktober	vermehrt	—	—	—	2	34	48	5	11	1:1,35

Die bakteriologische Untersuchung der bei der Operation prall gefüllten Blase mit Perforationsgefahr an der Spitze ergab *Typhus* in Reinkultur. Der folgende Fall 10 eines 56jährigen Arztes ging von chirurgischer Seite als Gallenleiden mit Coronarinsuffizienz „nach glücklich beseitigtem Subileus" zu.

Fall 10. 46jähriger Mann, als Herzleiden eingewiesen.

Datum	L.-Zahl	B	E	My	Ju	St	Sg	Ly	Mo	KVJ
15. Juli	22 200	—	—	1	4	30	55	6	4	1:1,6
16. Juli	vermehrt	—	—	1	6	29	41	12	11	1:1,4
17. Juli	hochnormal	—	1	1	6	36	33	13	10	1,3:1
18. Juli	hochnormal	—	—	1	10	44	22	7	18	2,7:1

Die zunehmende Schwere der Blutbildkurve veranlaßte die Rückverlegung und ergab eine peritoneale Reizung bei Cholelithiasis und Pankreasentzündung mit Nekrosen. Der Patient verstarb etwa 2 Monate darauf als „Morphinist" an *akuter Darmblutung*. Die beiden letzten Fälle 11 und 12 betreffen perforierte Steingallen, bei denen die sofortige Höhe der KV und Neutrophilie trotz unbedeutender Temperatur die Indikation zur Operation abgaben.

Fall 11. 45jährige Frau, als akute Magen-Darm-Erkrankung behandelt.

Datum	L.-Zahl	B	E	My	Ju	St	Sg	Ly	Mo	KVJ	
28. 9.	vermehrt	—	—	—	3	35	50	9	3	1:2,3	28. 9. Gallenkolik
29. 9.	vermehrt	—	—	—	4	31	48	6	11	1:1,3	

Operation: perforierte Gallenblase, eitrige Peritonitis. Tod nach 5 Tagen.

Fall 12. 43jährige Frau, aus Frauenklinik als Hepatitis? eingewiesen.

Datum	L.-Zahl	B	E	My	Ju	St	Sg	Ly	Mo	KVJ
12. 12.										
morgens	vermehrt	—	—	—	—	18	66	5	11	1:3,7
4 Std. später	stark vermehrt	—	—	—	—	24	72	1	3	1:3

2 Std. später verlegt zur Chirurgie. Perforierte Steingalle. Glatte Operation.

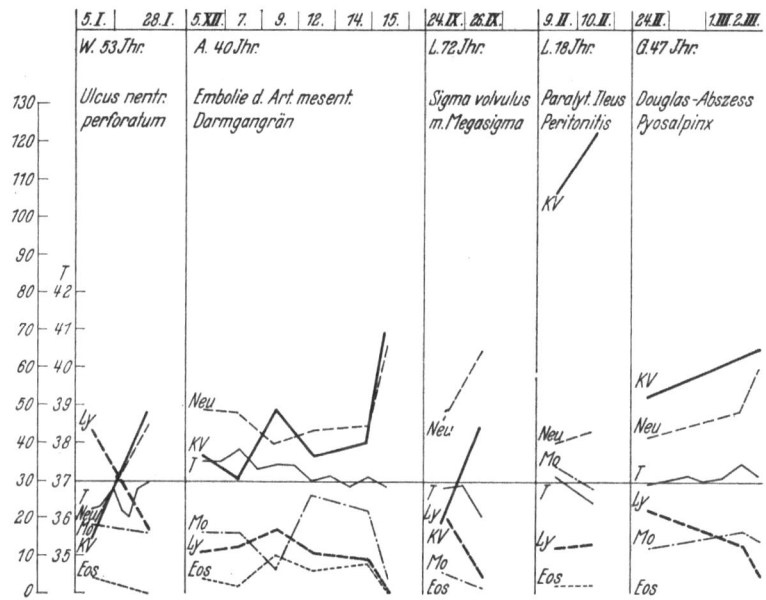

Abb. 2. (Fälle 13—17, S. 351 ff.)

Die letzte Übersicht (Abb. 2) zeigt in der demonstrierten Kurvenform seltenere Vorkommnisse. Sie beweist, wie gleichgültig die %-Zahlen zum Ablesen der gezeichneten Kurve sind. Nur Fall 13 gibt die stets rasch gelingende Erkennung einer Magengeschwürperforation wieder. Die schnell steigende BLK in Verbindung mit den charakteristischen Magenschmerzen macht die Diagnose leicht, wenn auch die Temperatur oft versagt, wie auch in den folgenden vier Fällen.

Der zur Klärung von *Gelbsucht* und Leibschmerzen überwiesene Fall 14, ein 40jähriger Mann, blieb klinisch unklar. Es bestanden *Pankreassymptome* neben dem Ikterus. Trotz auf normal sinkender Temperatur stieg die BLK ständig an. Die Chirurgie lehnte zunächst jeden Eingriff ab, da die Symptome zu unklar blieben, auch röntgenologisch usw. Mit 41400 L verlegten wir zur Chirurgie, wo man sogar bis 65000 L beobachtete. Die erst nach einer Woche erfolgte Operation deckte eine etwa 80 cm lange *Darmgangrän* infolge Embolie der Art. mesent. und Teilthrombose der Bauchaorta auf bei schon bestehender *hämorrhagischer Peritonitis*, der der P. erlag. Bei der folgenden 72jährigen Patientin, Fall 15, wurde als Ursache langdauernder ileusartiger Teilsymptome ein Volvulus eines Megacolon rechtzeitig operiert; sie erlag aber einer postoperativen fibrinösen Peritonitis. Fall 16, ein 18jähriger junger Mann, wurde ein Jahr nach Appendektomie mit der Diagnose *Duodeno-Cholecystitis* eingeliefert und nach dem katastrophalen Blutbilde sofort *als Peritonitisverdacht* und *paralytischer Ileus* zur Chirurgie ververlegt, wo sich eine'Darmstriktur durch Narbenstrang nahe der Bauhinischen Klappe herausstellte. Infolge der rechtzeitigen Aufdeckung des schweren Zustandes ohne Fieber wurde er geheilt. Der letzte Fall (17) stammt aus gynäkologischer Quelle und war 5 Wochen klinisch behandelt, eine 47jährige Frau mit Verdacht auf „*Anämia perniciosa*" ohne abdominelle Beschwerden. Wir stellten sogleich schweren infektiösen Prozeß mit sekundärer Anämisierung fest und verlegten zurück, worauf eine *Pyosalpinx mit Douglasabsceß* bestätigend gefunden und geheilt wurde.

Trotzdem diese Demonstrationen nur eine alte Erfahrung auffrischen, glaubte ich im Interesse der auf diese Weise allein oft zu rettenden Patienten bei der Erörterung des „*akuten Abdomen*" nicht auf sie verzichten zu sollen. Gewiß haben auch wir einige Fehlschläge gehabt, wenn aus irgendwelchen äußeren Gründen die bei uns konsequent durchgeführte sofortige und bei jeder zweifelhaften Lage wiederholte Blutuntersuchung einmal vergessen wurde. Wenige Male waren wir auch angesichts der steigenden BLK zu pessimistisch, und der Chirurg behielt mit erfahrener konservativer Behandlung recht. Im ganzen aber bestätigte der Operationsbefund unsere Deutung und den richtigen Entschluß zum raschen operativen Eingriff, wobei der leicht erkennbare *sehr hohe* Ausschlag der KV be Niedergang der Ly und Eosinophilen klinisch so besonders wertvoll ist

LXII.
Die Häufigkeit von Perforationsprozessen bei der Cholecystitis.

Von
HUBERT KUNZ (Wien).

Während bei der akuten Appendicitis die Gefahr des Durchbruches schon vor langer Zeit erkannt wurde und daher die Forderung nach Frühoperation seit Jahrzehnten Allgemeingut der Ärzte geworden ist, wird diese Gefahr bei der akuten, meist durch ein Steinleiden bedingten Gallenblasenentzündung ganz verschieden beurteilt. Die vorherrschende Meinung geht dahin, daß bei der akuten Cholecystitis im Gegensatz zur Appendicitis die Gefahr des Durchbruches recht gering einzuschätzen ist und daher die Notwendigkeit der dringlichen Operation im akuten Stadium nur selten gegeben ist. Auch ich habe seinerzeit in meinem Buch „Dasüber akute Abdomen" diese Ansicht vertreten, da ich in der Zeit von 1933 bis 1942 unter 1000 wegen eines Gallensteinleidens bzw. wegen Gallenblasenentzündung aufgenommenen Kranken nur 19 freie Perforationen der Gallenblase beobachtete, was einer Häufigkeit von 1,9% entsprach. Diese Ansicht mußte revidiert werden, da die Erfahrung gemacht wurde, daß nicht nur Perforationsprozesse jetzt häufiger beobachtet werden, sondern daß überhaupt die Fälle von akuter Cholecystitis in den letzten Jahren häufiger sind und öfter schwere bedrohliche Symptome zeigen, als dies früher der Fall war. Die Häufigkeit des freien Durchbruches kann durch folgende Zahlen belegt werden: In den Jahren 1943 bis 1953 wurden unter 1754 wegen eines Gallensteinleidens aufgenommenen Kranken 74 freie Perforationen beobachtet. Dies entspricht einer Häufigkeit von 4,3% gegenüber der im früheren Zeitabschnitt festgestellten Häufigkeit von 1,9%. Über die Häufigkeit des Vorkommens der verschiedenen Perforationsprozesse gibt die Tabelle 1 Aufschluß.

Tabelle 1.

Unter 1745 wegen Cholelithiasis bzw. Cholecystitis aufgenommenen Kranken fanden sich:

Freie Perforationen der Gallenblase bzw. Gallenwege	74 —	4,3%
Gedeckte Perforationen	40 —	2,2%
Perforationen in den Magen-Darm-Kanal	12 —	0,6%
Perforationen der Gallenblase durch die Bauchdecken	10 —	0,5%
Gesamtzahl der Perforationsprozesse	136 —	7,6%

Besonders auffallend ist an dieser Zusammenstellung die relativ große Zahl von Perforationen der steingefüllten Gallenblase durch die Bauchdecken. Dieses Krankheitsbild wurde wohl in älteren Arbeiten beschrieben, im neueren Schrifttum finden sich jedoch nur ganz vereinzelte Angaben über diese Komplikation des Gallensteinleidens. Da ich in dem Zeitabschnitt von 1933 bis 1942 und auch früher solche Fälle nicht gesehen habe, glaube ich, die große Zahl derartiger Beobachtungen in den letzten Jahren als weiteren Beweis für die Zunahme von Perforationsprozessen werten zu dürfen.

Wie relativ groß die gefundene Häufigkeit von Perforationsprozessen der verschiedenen Art mit 7,6% ist, geht aus einem Vergleich mit der Häufigkeit von Perforationsprozessen bei der Appendicitis hervor, die von mir an einem ganz großen Krankengut in den letzten Jahren mit 8,3% ermittelt wurde.

Als Grundlage für meine Behauptung, daß in den letzten Jahren schwere akute Erscheinungen beim Gallensteinleiden häufiger als früher beobachtet werden, möchte ich folgende Zahlen anführen:

In den Jahren 1943 bis 1944 bestanden bei rund 13% der wegen eines Gallensteinleidens aufgenommenen Kranken schwerere akute Erscheinungen einschließlich der Fälle mit freien und gedeckten Durchbrüchen. In den Jahren 1951 bis 1953 war dies aber bei über 21% der Kranken der Fall.

Tabelle 2.

Akute Erscheinungen zeigten:

Im Jahre 1943	von 166 Fällen	22	.... 13,2%	
1944	von 168 Fällen	22	.... 13,0%	
1951	von 192 Fällen	44	.... 22,9%	
1952	von 173 Fällen	38	.... 21,9%	= 21,2%
1953	von 172 Fällen	32	.... 18,6%	

Aus dieser relativ großen und überdies zunehmenden Häufigkeit von Perforationsprozessen beim Gallensteinleiden muß wohl die Schlußfolgerung gezogen werden, daß eine stürmisch verlaufende Cholecystitis — sofern die Erscheinungen nicht nach kurzer Beobachtung und interner Behandlung Neigung zur Rückbildung zeigen — womöglich, das heißt, falls keine ausgesprochenen Kontra-Indikationen bestehen, im akuten Stadium operiert werden soll. Diese Forderung mag in einem Zeitpunkt Befremden erregen, in dem die konservative Therapie der Infektionen durch Entwicklung der Sulfonamide und der Antibiotica einen so viel versprechenden Aufschwung genommen hat. Ich habe jedoch gesehen, daß diese Präparate bei der schweren akuten Gallenblasenentzündung nicht selten versagten. Ja, ich habe sogar Perforationen unter der antibiotischen Therapie eintreten gesehen. Andererseits konnte ich mich an einem großen Krankgut von der segensreichen Wirkung der intraperitonealen und allgemeinen Anwendung dieser Präparate bei der Operation der verschiedenen Formen von Perforations-Peritonitis überzeugen. So haben wir, seitdem uns Marbadal, Streptomycin und ähnliche Präparate in genügender Menge zur Verfügung stehen, von 157 Kranken, die mit schwersten Entzündungen und Perforationen der Gallenblase im akuten Stadium operiert werden mußten, nur 11 verloren, was einer Sterblichkeit von 7% entspricht. Der jüngste verstorbene Kranke war 62, der älteste 77 Jahre alt. Der älteste wegen Perforations-Peritonitis nach Gallenblasendurchbruch operierte und geheilte Kranke war 86 Jahre alt.

LXIII.

Spontanes Pneumoperitoneum ohne Peritonitis.

(Ein Beitrag zur Differentialdiagnose des „akuten Abdomens".)

Von

RICHARD BEHRE (Potsdam).

Das Pneumoperitoneum bei Geschwürsperforationen, Traumen, Verletzungen, durch Gastroskopie usw. wird häufig beschrieben. Neben diesen Fällen werden immer wieder Fälle beobachtet, bei denen es zum Auftreten eines sogenannten Spontanpneumoperitoneum kommt, das auftritt, ohne daß eine Perforation im Magen-Darmbereich besteht oder nachweisbar ist.

Wir beobachteten einen 62jährigen Patienten, der unter dem Bilde eines „akuten Abdomens" plötzlich erkrankte und als Magenperforation eingewiesen wurde. Der Zustand klang so rasch ab, daß wir die Diagnose nicht mehr bestätigen konnten. Es lag eine alte Magenanamnese vor, röntgenologisch fand sich jetzt ein Narbenbulbus und ein starkes Pneumoperitoneum. Unter konservativer Behandlung erfolgte rasche Heilung.

Das spontane Pneumoperitoneum erscheint uns wichtig, weil es von zahlreichen Autoren als unbedingte Operationsanzeige angesehen wird. Die ätiologischen Faktoren und ihre Lokalisation sind aber ohne sichere Lokalsymptome oft unklar und können auch durch eine Operation nicht geklärt oder gar beseitigt werden. Beim Fehlen echter peritonitischer Symptome kann ein Eingriff nicht nur überflüssig, sondern eine unütze Belastung sein.

BUNSE, BEST u. a. geben als Ursache des Spontanpneumoperitoneums Perforationen, Traumen, Operationen, Komplikationen nach Pneumothorax, Tubenpertubation und die Pneumatosis cystoides an.

NORPOTH berichtet darüber hinaus über ursächliche tuberkulöse, carcinomatöse und typhöse Magen- und Darmprozesse. TESCHENDORF erwähnt luische und aktinomykotische Ursachen. GULICKE, ASSMANN, DU MESNIL DE ROCHEMONT, BEST u. a. nehmen gedeckte „stille" Perforationen als Hauptursache an.

Die Pneumatosis cystoides ist relativ selten, durch Platzen der an der Darmaußenwand gelegenen Gasbläschen kann es zu einem Spontanpneumoperitoneum kommen.

Das Spontanpneumoperitoneum ohne peritonitische Lokal- oder Allgemeinsymptome pflegt spontan zur Ausheilung zu kommen, so daß genügend Zeit für eine diagnostische Klärung und einen evtl. nötigen, dann aber gezielten Eingriff besteht.

Häufig wird die Ursache des Spontanpneumoperitoneums unbekannt bleiben, weil Autopsiefälle kaum beobachtet werden. Auch die Laparoskopie und die Laparotomie geben unsichere Resultate.

NORPOTH beschreibt ein sehr starkes Spontanpneumoperitoneum, das nach Punktion heilte. Nach 3 Wochen Exitus aus anderer Ursache. Die Sektion ergab eine Netzzipfelverklebung mit dem Coecum, so daß eine Mikroperforation angenommen werden konnte. Er beschreibt 60 ähnliche Fälle mit Mikroperforationen in der Coecum- und Appendixgegend aus der Weltliteratur. RITCHIE berichtet über ein viermal rezidivierendes Spontanpneumoperitoneum ohne Komplikationen, bei dem dann eine Geschwürsperforation gefunden wurde. PRÊVOT, NORPOTH, BEST, DINGLEY nehmen an, daß verdünnte Magen- und Darmwände von Gasen ohne Perforation passiert werden können. BEST hält bei Mikroperforationen die bactericide Wirkung des Magensaftes für wichtig. Spontanpneumoperitoneen wurden auch nach Gastroskopie ohne Perforation oder nach Pneumonie beobachtet.

Die Annahme von gedeckten Mikroperforationen verschiedenster Genese ist beim Spontanpneumoperitoneum ohne wesentliche peritonitische Symptome am wahrscheinlichsten. Der Ausdruck Spontanpneumoperitoneum sollte durch Pneumoperitoneum ohne erkennbare Ursache ersetzt werden. Bei stärkerer Beachtung der Möglichkeit wird das Spontanpneumoperitoneum häufiger beobachtet werden. Eine Operationsindikation besteht ohne peritonitische Symptome nicht, aber die Notwendigkeit einer klinischen Beobachtung.

Aussprache.

Herr H. KUNZ (Wien):

Für die Frage, ob eine massive Ulcusblutung konservativ oder operativ behandelt werden soll, ist es von grundsätzlicher Bedeutung, ob es sich im Einzelfall um eine Blutung bei anamnestisch wahrscheinlichem bzw. früher schon klinisch nachgewiesenem Ulcus handelt, oder ob die Blutung ohne diese für ein chronisches Ulcus sprechenden Hinweise, somit bei einem wahrscheinlich akutem Ulcus, aufgetreten ist. Im letzteren Fall wird die konservative Therapie am Platze sein, während wir uns im ersteren Fall, besonders bei einem Kranken, der bereits mehrere Male erfolglos wegen seines Geschwürleidens behandelt wurde, heute ohne Bedenken zur operativen Behandlung entschließen werden.

Herr HARTL (Hagen/Westfalen):

Der von chirurgischer Seite vorgetragenen Ansicht, daß alle Patienten mit blutenden Magengeschwüren sofort auf die chirurgische Abteilung verlegt werden sollen, kann der Internist nicht beistimmen. Es ist keine Frage, daß auch Patienten mit wiederholten Magenblutungen im Endeffekt nur verhältnismäßig selten zu einer operativen Behandlung gelangen. Es hätte also keinen Sinn, diese Kranken schon beim Auftreten der ersten Blutung der Möglichkeit einer Magenresektion auszusetzen. Nach meinen Erfahrungen gelingt es, mit einer modernen internen Behandlung so gut wie immer, Blutungen zu beherrschen. Ich bin daher der Meinung, daß „blutende Ulcera" nur dann sofort der chirurgischen Behandlung zugeführt werden dürfen, wenn andere eine Operation erfordernde Indikationen, wie z. B. Stenosen, Verdacht auf Malignität usw. vorliegen.

Herr V. STRUPPLER (München) Schlußwort:

Trotzdem mein Herr Vorredner meine Bitte, schwere profuse Ulcusblutungen frühzeitig dem Chirurgen zu zeigen oder auf seine Abteilung zu legen, strikte abgelehnt hat, muß ich auf dem dargelegten Standpunkt bleiben, da wir immer wieder erleben, daß Patienten erst nach längerer Zeit internistischer Vorbehandlung in schlechtem Zustand doch zur Operation eingewiesen werden. Es fällt dann dem Chirurgen begreiflicherweise sehr schwer eine Operation abzulehnen, die von interner Seite nunmehr als letzte Rettung bezeichnet wird. Er ist damit gezwungen, unter ungünstigen Bedingungen einen Eingriff zu riskieren, der in der Regel einige Tage früher fast ohne Risiko durchführbar gewesen wäre.

Ist es tatsächlich möglich, daß sämtliche, auch die profusen schweren Magenblutungen rein konservativ geheilt werden können, dann sollte von interner Seite keine Verlegung auf eine chirurgische Abteilung mehr erfolgen. Die chirurgische Statistik würde dann nicht mehr durch verschleppte, stark ausgeblutete Fälle verschlechtert. Wenn aber von interner Seite kein sicherer Standpunkt eingenommen werden kann, dann halten wir bei schwerer Blutung die Frühoperation bei einem nicht so stark ausgebluteten Patienten begreiflicherweise für wesentlich erfolgversprechender.

Herr V. SCHILLING (Rostock) Schlußwort:

In der Diskussion wurde wieder eine Frage aufgeworfen, die durch das Blutbild am Allerbesten entschieden wird, die Feststellung, ob ein blutendes Ulcus zugleich ein Ulcus perforans sei. Starke Blutungen bewirken wohl eine Hyperleukocytose mit einer geringen Ausschwemmungsverschiebung der Leukocyten, fast nie aber das Bild eines wirklich „akuten Abdomens", d. h. einer entzündlichen Verschiebung. Der Erfahrene erkennt den Unterschied an der Gestaltung der Leukocyten, die nur im letzteren Falle wirklich pathologische Erscheinungsformen bei hochgradiger Linksverschiebung mit Fortfall der reifen Formen annehmen, während sie bei Blutungen in der Regel eine gewisse Reife der Kernentwicklung behalten. Das Hämogramm ist nur breiter angelegt und reicht von den Jugendformen bis zu den höher Segmentierten. Auch rückschauend für die Beurteilung nicht geklärter und spontan zurückgehender Fälle ist das Hämogramm bzw. die Biologische Leukocytenkurve während der kritischen Tage von größtem Wert und unersetzlich, während die Leukocytenzahlen nur eine vieldeutige Parallele zeigen, die durch Schock, Knochenmarkerschöpfung u. a. nur schwer zu beurteilen ist.

Herr E. WOLLHEIM (Würzburg) Schlußwort:

Die Frühoperation wurde schon vor 30 Jahren von G. v. BERGMANN abgelehnt. Die statistischen Ergebnisse bezüglich der konservativen und der chirurgischen Behandlung der großen intestinalen Blutungen weisen große Unterschiede auf, jeweils nach dem Fachgebiet des betreffenden Autors. Uns schien es daher zweckmäßig, die funktionellen Vorgänge einer näheren Analyse zu unterziehen, um zu einer rationellen Behandlungsmethode zu kommen. Die bisweilen erhobene Forderung einer frühzeitigen Röntgenuntersuchung ist abzulehnen, da wir jederzeit konnten, daß die Therapie der großen Ösophagusvarizenblutungen nicht von der der Ulcusblutungen verschieden ist. Allenfalls könnten bei der Ösophagusvarizenblutung gerinnungsfördernde Stoffe von der Art des Thrombin bessere Erfolgsaussichten bieten. Im übrigen ist für diese Differentialdiagnose die Anamnese meist ausreichend. Die Frage der Spätoperation im Intervall muß für jeden einzelnen Fall individuell entschieden werden. Die Frühbehandlung dagegen sollte nach unserer Meinung immer konservativ sein. Die hier anzuwendenden diagnostischen und therapeutischen Methoden sind u. E. Sache des Internisten.

Begrüßungsrede.

Prof. Dr. W. KIKUTH (Düsseldorf).

Meine sehr verehrten Damen und Herren!

Es ist für mich eine große Ehre, und es erfüllt mich mit besonderer Freude, Sie alle, die Sie von nah und fern nach München gekommen sind, um an der Tagung der Deutschen Gesellschaft für Allergieforschung teilzunehmen, auf das herzlichste zu begrüßen.

Die große Zahl der Anwesenden beeindruckt und erfreut uns und beweist eindeutig, daß die Fragen und Probleme, welche heute und morgen zur Diskussion stehen, lebhaftes Interesse und Resonanz finden.

Meine Damen und Herren! Mit großer Sorge stellen wir alle fest, worauf schon gestern mehrfach hingewiesen wurde, daß die Ganzheit der Heilkunde durch das von Jahr zu Jahr immer stärker in Erscheinung tretende Spezialistentum in zunehmendem Maße bedroht erscheint. Immer schwieriger wird es für den einzelnen, sich einen Gesamtüberblick zu verschaffen, der vor unseren Augen abrollenden dynamischen Entwicklung zu folgen und die zahlreichen gewonnenen Erkenntnisse und Fortschritte der Praxis dienstbar zu machen. Immer schwerer wird es, aus der Vielzahl der erzielten Einzelbeobachtungen und Befunde die wichtigsten in ihrer Bedeutung und in ihrem Werte zu ermessen und sie in die Zusammenhänge einzuordnen.

Diese Entwicklung, die auf allen Gebieten der Naturwissenschaften und der Technik in den letzten Jahrzehnten eine immer rasantere Beschleunigung nimmt, ist zwangsläufig. Ob sie zum Segen oder zum Verderben gereicht, vermögen wir heute noch nicht zu entscheiden.

Wenn dem so ist und wir, wie gesagt, uns dieser Entwicklung nicht entziehen können, so müssen wir auf der anderen Seite danach trachten, eine Gesamtschau zu gewinnen, die jedoch nur dann möglich ist, wenn wir die Zusammenhänge nicht aus den Augen verlieren. Der wichtigste Einzelbefund erhält nur dann eine überragende Bedeutung, wenn er an der richtigen Stelle in das Ganze eingeordnet wird und somit zu einer neuen Erkenntnis führt.

Zu dieser Warte verhilft uns, so merkwürdig es auf den ersten Blick erscheinen mag, auch die Allergieforschung. Als wir vor drei Jahren den Entschluß faßten, in Deutschland eine Gesellschaft für Allergieforschung ins Leben zu rufen, nachdem schon in anderen Ländern eine große Zahl derartiger nationaler Gesellschaften bestand und unser Vorhaben bekannt gaben, da war die Resonanz unter den Kollegen teils bejahender, teils ablehnender Natur. Ja, ich möchte fast behaupten, daß die Skepsis, die unseren Bestrebungen entgegengebracht wurde, nicht unberechtigt war. Vor allen Dingen waren die Argumente, die ins Feld geführt wurden, gut fundiert und schwer zu entkräften. Immer wieder wurden wir von den verschiedensten Seiten auf die Gefahr einer weiteren Zersplitterung aufmerksam gemacht. War es notwendig, ja überhaupt zweckmäßig, einem Teilgebiet der Heilkunde, das auf theoretische Begriffe aufgebaut worden war, eine derartige Bedeutung beizumessen?

Wir haben damals diesen negativen Stimmen erwidert, daß nach unserer Überzeugung diese Bestrebungen nicht unbedingt zu einer Zersplitterung führen müßten, sondern im Gegenteil in besonderem Maße neben der Pflege des Sonderfachs die Zusammenhänge mit den anderen Fachgebieten fördern könnten.

Denn, meine Damen und Herren, wir können nicht mehr an der Tatsache vorübergehen, daß sich die medizinische Forschung in zunehmendem Maße mit dem Problem der Allergie befaßt, und daß die Fortschritte und Erkenntnisse, welche auf diesem Felde geerntet werden, der Gesamtmedizin zum Vorteil gereichen. Wir sehen ferner, daß allergische Krankheiten mit zunehmender Zivilisation auf der ganzen Welt zahlenmäßig in ständigem Ansteigen begriffen sind und durch die rigorose Anwendung einer modernen spezifischen Therapie eine weitere Verbreiterung erfahren. Auch der praktische Arzt hat sich immer mehr mit Krankheiten zu beschäftigen, die auf allergischer Grundlage beruhen, und die durch die Vielseitigkeit der Symptome nicht immer leicht zu erkennen sind.

Darüber hinaus hat die wachsende Kenntnis der der Allergie zugrunde liegenden Antigen-Antikörper-Reaktion das ärztliche Denken und Handeln stark befruchtet und der Diagnose und Therapie neue Wege gewiesen. Mit Hilfe dieser spezifischen Reaktion konnte vieles, was auf den ersten Blick nichts miteinander zu tun zu haben schien, auf eine gemeinsame Wurzel zurückgeführt werden.

Um es kurz zu sagen: kaum ein anderes Teilgebiet der Medizin hat in der letzten Zeit eine derartige Bedeutung erlangt wie die Allergielehre; und so ist sie wie kaum ein anderer Zweig der Medizin befähigt, die Kluft zwischen ärztlicher Schau und Spezialistentum zu überbrücken.

Der Weg, den wir vor drei Jahren entschlossen eingeschlagen haben, hat sich, das kann ich beglückt feststellen, als richtig erwiesen. Gerade die heutige gemeinsame Tagung ist der beste Beweis für die Richtigkeit dieser Bestrebungen.

Vor zwei Jahren hat Herr HEILMEYER in Wiesbaden in seiner Begrüßungsrede zur Eröffnung der gemeinsamen Sitzung der Gesellschaft für innere Medizin und der Gesellschaft Deutscher Hämatologen die Anregung gegeben „die auseinanderstrebenden Spezialfächer wieder etwas mehr unter der geistigen Gesamtschau der inneren Medizin zusammenzuführen".

Es ist das große Verdienst des derzeitigen Vorsitzenden der Gesellschaft für innere Medizin, des Kollegen BERG, diesen Gedanken aufgegriffen und ihn in die Tat umgesetzt zu haben. Ich möchte Herrn Prof. BERG deshalb an dieser Stelle für die freundliche Einladung zu dieser Symbiose herzlich danken, welche, wie ich hoffe, sich für beide Teile fruchtbar und erfolgreich erweisen wird.

Auch bei der äußeren Durchführung der Tagung sind wir vom Vorstand der Deutschen Gesellschaft für innere Medizin in jeder Hinsicht unterstützt worden, und ich möchte auch hierfür Herrn Prof. BERG und Herrn Prof. KAUFFMANN im Namen unserer Gesellschaft meinen aufrichtigen Dank aussprechen.

Das Programm des ersten Tages über die beiden großen Probleme „Die Bedeutung der allergischen Genese bei der Arteriitis" und „Über die Nebenwirkungen der medikamentösen Therapie mit besonderer Berücksichtigung der allergischen Reaktionen" ist von den Vorständen beider Gesellschaften in gemeinsamer Beratung aufgestellt worden.

Mögen wir alle an Erkenntnissen reicher von einem erfolgreichen Verlauf dieser gemeinsamen Tagung an unseren Wirkungskreis zurückkehren. Mit diesem Wunsche erkläre ich die Tagung für eröffnet.

LXIV.
Die Bedeutung der allergischen Pathogenese bei der Arteriitis.

Pathologisch-anatomisches Referat [1].

Von

E. RANDERATH (Heidelberg).

Mit 3 Textabbildungen.

Referat.

Ich danke den Herren Präsidenten der heutigen gemeinsamen Sitzung der Deutschen Gesellschaft für innere Medizin und der Deutschen Gesellschaft für Allergieforschung für den Auftrag, vom Standpunkte des pathologischen Anatomen über die „Bedeutung der allergischen Pathogenese bei der Arteriitis" zu berichten. Die Betrachtung des Themas zeigt, daß es in der zur Verfügung stehenden Zeit nicht möglich ist, die Problematik nach allen Seiten zu beleuchten. Es ist auch unmöglich, einen lückenlosen Überblick über das Schrifttum nur der letzten Zeit zu geben.

Die Zahl der Arbeiten, in denen entzündliche Gefäßwanderkrankungen als allergisch entstanden gedeutet werden, ist in der ausgedehnten Kasuistik ebenso groß, wie umgekehrt die Versuche, diesen allergischen Faktor bei der Entstehung der Arteriitis zu fassen oder wahrscheinlich zu machen, gering sind. Die Auffassungen über die Bedeutung der Allergie bei der Entstehung der Arteriitis stehen sich infolgedessen im Weltschrifttum heute noch diametral gegenüber. Es kann kein Zweifel daran bestehen, daß auch im Zusammenhange mit den Diskussionen über die Entstehung arteriitischer Prozesse mit dem Begriffe der Allergie ein Mißbrauch getrieben wird, der zur Kritik herausfordert. Auch in diesem Sinne sollen meine Ausführungen verstanden

---

[1] Das Referat wurde unter Vorweisung zahlreicher Diapositive aus dem Gebiete der morphologischen experimentellen und menschlichen Arteriitisforschung erstattet.

werden. Es ist mir dabei ein Bedürfnis, meinen Mitarbeitern Priv.-Doz. Dr. BOHLE und Dr. SINAPIUS für ihre Mitarbeit bei der kritischen Sichtung des Schrifttumes meinen Dank zu sagen.

Der Gedanke, daß entzündliche Gefäßwanderkrankungen einen allergischen Entstehungsmechanismus haben könnten, ist zuerst im Rahmen vielfältiger Studien für die Periarteriitis nodosa (P.n.) seit 1917 von GG. B. GRUBER 1923 formuliert worden. Dieser Auffassung wurde von fast allen Autoren zugestimmt. Die Zahl kasuistischer Mitteilungen über die P. n. ist seit 1925 von etwa 110 auf über 500 Fälle angestiegen. Ein Teil der neueren Mitteilungen weicht allerdings von dem klassischen Bilde der P. n. im Sinne von KUSSMAUL und MAIER ab. Die Orientierung im Schrifttum wird darüber hinaus durch neue Namengebungen (Polyarteriitis nodosa, Panarteriitis, Panvasculitis, generalisierte Angiitis usw.) erschwert. Unter den neueren Bezeichnungen scheint mir die Begriffsbildung der Polyarteriitis nodosa von Vorteil zu sein. Es kommt hinzu, daß in den letzten Jahren entzündliche Gefäßwanderkrankungen besonderer morphologischer Prägung stärker diskutiert wurden. Ich nenne die granulomatöse Arteriitis, die Arteriitis temporalis und die Arteriitis bei Erythematodes.

Es ist verständlich, daß in der letzten Zeit nach einer *Gruppenbezeichnung* für die erwähnten generalisierenden Arteriitiden gesucht, zugleich aber auch eine stärkere Unterteilung in der Morphologie angestrebt wurde. Eine *ätiologische Einteilung* ist nicht möglich. Die Ursache einer Arteriitis ist in der Mehrzahl der Fälle nicht bekannt. Gelegentlich werden durchgemachte Infektionskrankheiten angeschuldigt, Infekte der verschiedensten Art, die auch bei wiederholtem Befall von zahlreichen anderen Patienten ohne Entstehung einer Arteriitis überstanden werden.

Ein für alle Arteriitiden gültiges *pathogenetisches Einteilungsprinzip* versagt ebenfalls, solange der Entstehungsmechanismus der Arteriitiden noch nicht genügend geklärt ist. Das gilt auch für den allergischen Faktor vieler Arteriitiden, der in den letzten Jahrzehnten diskutiert und oft unter unkritischer Berufung auf die GRUBERschen Untersuchungen als bewiesen angenommen wurde. Daraus folgt, daß die Gesamtheit dieser Arteriitiden nicht ohne weiteres als allergische Gefäßwandentzündungen zusammengefaßt werden kann.

Die Aufgabe, zu prüfen, bei welchen Gefäßwandentzündungen ein allergischer Entstehungsmechanismus als bewiesen angesehen werden kann, ist ohne eine *vorläufige Systematik* nicht zu lösen. Ich bin mir darüber klar, daß eine solche Systematik immer Ansatzpunkte für die Kritik enthält, glaube aber im Interesse der Didaktik diese Kritik gegebenenfalls in Kauf nehmen zu sollen. Die im neueren Schrifttum diskutierten Arteriitiden haben mit der klassischen P. n. zwei anatomische Eigentümlichkeiten gemeinsam, die eine vergleichende Betrachtung im Rahmen des heutigen Themas ermöglichen, nämlich

1. den mehr oder weniger weit generalisierten Charakter und

2. die Besonderheit des Auftretens nekrotisierender Vorgänge in der Arterienwand.

Im amerikanischen Schrifttum werden diese Arteriitiden unter der Bezeichnung „nekrotisierende Angiitiden" (ZEEK, ANDERSON) zusammengefaßt. Diese Sammelbezeichnung erscheint uns zunächst als Ausgang für unsere Diskussionen brauchbar. Sie sagt über die Ätiologie und die Pathogenese der einzelnen Fälle, mit denen wir uns noch kritisch auseinandersetzen müssen, nichts aus.

Den „nekrotisierenden Angiitiden" sind die Endangitis obliterans (v. WINIWARTER-BÜRGER) und die bei den spezifischen Infektionskrankheiten vorkommenden Arteriitiden, z. B. bei der Tuberkulose, der Lues, dem Fleckfieber usw. gegenüberzustellen. Diese letzteren Arteriitiden bleiben heute außerhalb der Diskussion. Die Thrombangitis obliterans muß dagegen in den Kreis der Betrachtungen einbezogen werden, weil für sie eine allergische Genese ebenfalls vielfach behauptet worden ist.

Die spezielle Betrachtung des allergischen Faktors in der Pathogenese der Arteriitis erfordert darüber hinaus eine kurze *Beleuchtung des Begriffes der Allergie.* Sie ist notwendig, weil es eine allgemeingültige und allgemein anerkannte, nicht mehr diskutierbare Definition dieses Begriffes nicht gibt, obwohl er in fast allen Disziplinen der Medizin alltäglich gebraucht wird. LETTERER betont zwar, daß der Begriff umfassend genug gewählt wäre, um auch alle diejenigen Phänomene, die erst nach seiner Prägung entdeckt wurden, einzuschließen. Es kann aber doch wohl kein Zweifel daran sein, daß eine ungenügende Übereinkunft über die Anwendung und wohl auch eine zu weite Fassung des Begriffes dazu beigetragen hat, eine Fülle von Phänomenen dem Allergiebegriff zu subsummieren, die ihm nicht zugeordnet werden dürfen, wenn man unter Allergie eine erworbene spezifische Andersreaktion verstehen will. BERGER hat schon 1937 gesagt, daß die Allergielehre nurmehr ein anderer Ausdruck für die Plus- und Minusabweichungen der Dispositionslehre wäre, wenn man *jede veränderte Reaktivität* als Allergie auffasse.

Ich bin daher mit anderen Autoren der Meinung, daß der Begriff der Allergie und damit seine Anwendungsmöglichkeit eingeengt werden muß. Der Versuch dazu ist wiederholt unternommen worden. Kliniker, Serologen und Pathologen sind dabei verschiedene Wege gegangen, die sich aus den verschiedenen Standpunkten der Betrachtung erklären, die aber die Verständigung nur erschwert haben. Wichtig erschiene es deshalb *nach einem Gesichtspunkte zu suchen, aus dem heraus Kliniker, Serologen und Morphologen das Phänomen der Allergie gemeinsam betrachten könnten, um zu einer Verständigung über den Allergiebegriff zu kommen.* Dieses Vorgehen würde unseres Erachtens allerdings erfordern, *daß wir uns zu der Auffassung der Allergie als Ausdruck einer Antigen-Antikörper-Reaktion (AAR) im Sinne von R. DOERR bekennen.* Diese Auffassung ist in der Klinik von BERGER und von HANSEN schon vertreten worden. Sie muß meines Erachtens auch von der Morphologie anerkannt werden, weil sie wegen des Fehlens *beweisender* morphologischer Kriterien der allergischen Entzündung der spekulativen Deutung ätiologisch ungeklärter entzündlicher Phänomene Tür und Tor geöffnet hat.

Es erhebt sich natürlich die Frage, ob die Morphologie durch eine solche Grenzziehung des Allergiebegriffes sich nicht den Boden unter den Füßen selbst wegzieht. Die Berechtigung der Frage ergibt sich ohne weiteres, weil es morphologisch unmöglich ist, zu entscheiden, ob irgendeine entzündliche Reaktion auf eine Antikörperdiathese, d. h. auf eine AAR im Sinne von R. DOERR zu beziehen ist. Ich stimme in dieser Hinsicht mit LETTERER und v. ALBERTINI überein, mit LETTERER damit auch in der Formulierung, daß die Besonderheit der allergischen Entzündung „nur in ihrer Vorgeschichte" beruhe. Er hat insofern sogar von einer Spezifität der Vorgeschichte allergischer Reaktionen gesprochen. Daraus folgt, daß die Diagnose einer allergischen Entzündung beim Menschen von dem Morphologen nur in der Zusammenarbeit mit dem Kliniker und dem Serologen gestellt werden kann.

Es bliebe die Frage zu diskutieren, ob es erlaubt ist, eine Entzündung wegen ihres „hyperergischen" Charakters als allergische zu bezeichnen. RÖSSLE, der beste Kenner der Morphologie der experimentellen allergischen Entzündung, hat sehr früh *davor gewarnt, die Begriffe Allergie und Hyperergie synonym zu gebrauchen.* In der menschlichen Pathomorphologie wird die Annahme einer hyperergischen Entzündung immer eine Deutung bleiben. R. DOERR hat bekanntlich die Auffassung allergischer Entzündungen als hyperergische Reaktion abgelehnt, weil *die lokale anaphylaktische Entzündung durch eine AAR verursacht werde* und infolgedessen eine *normergische Entzündung darstelle.* Es kann nicht meine Aufgabe sein, heute im einzelnen auf die Differenzen von R. RÖSSLE einerseits und R. DOERR andererseits einzugehen. Beide Autoren haben auf Grund umfangreicher eigener Untersuchungen ihre verschiedenen Standpunkte begründet. R. DOERR geht dabei von der Ursache, d. h. von der AAR, R. RÖSSLE von der geweblichen Reaktion aus. Daraus erklären sich die Unterschiede der Auffassungen. Von dem Standpunkte der AAR als auslösende Ursache der allergischen Entzündung aus hat VON ALBERTINI die Frage aufgeworfen, ob es noch zweckmäßig erscheinen könne, die allergische Entzündung vom anaphylaktischen Typ als „hyperergisch" zu bezeichnen. Er möchte den Begriff der Hyperergie aus der Diskussion über die allergischen Phänomene ganz herauslösen. LETTERER hält demgegenüber an dem „hyperergischen Charakter" bestimmter allergischer Reaktionen fest. Er geht bei seinen Betrachtungen des Phänomens von der Immunität aus, während R. DOERR und v. ALBERTINI mit Hinblick auf die passive und inverse Anaphylaxie die Bedeutung der *Reizstärke* betonen und selbst den anaphylaktischen Typ der allergischen Entzündung von dem Begriffe der Normergie aus verstehen. Ich verweise auf die Ausführungen LETTERERS zur Frage der hyperergischen Entzündung als Ausdruck einer „zur Manifestation gezwungenen prämaturen Immunität", um anzudeuten, wie sehr die Frage der Auffassung des Wesens der allergischen Entzündung von dem Standpunkte des jeweiligen Betrachters abhängt.

Die Differenzen der Meinungen, die sich in besonderer Ausprägung zwischen R. DOERR und R. RÖSSLE ergeben haben, und die von beiden Seiten auf große Gründlichkeit und Erfahrung gestützt, die Ver-

ständigung besonders erschwert haben, dürften jedoch wohl nicht so
groß sein, daß eine Einigung nicht erzielt werden könnte. Wir sehen den
Ansatzpunkt zu einer Verständigung in der Feststellung, daß nach
erstmaliger Injektion bestimmter Mengen eines bekannten Antigens im
allgemeinen ein sehr langsamer und träger Anstieg der Antikörperbildung stattfindet. Die ersten Spuren werden erst nach etwa 7—10
Tagen nachweisbar und erreichen ihren Höhepunkt nach 3—4 Wochen.
O. GÜNTHER hat in seiner Festarbeit zum 100. Geburtstage PAUL EHR-
LICHS darauf hingewiesen, daß bei einer *Zweitinjektion* des gleichen
Antigens etwa 1—6 Monate nach der Erstinjektion *schon nach 3 Tagen*
ein ,,*weiterer steiler Anstieg* des Antikörperspiegels im Serum'' nachweisbar ist, der ,,binnen 10 Tagen seinen Höhepunkt erreicht und dabei
den nach Erstinjektion erreichten Gipfel um ein Vielfaches übertrifft.''
    Ich möchte glauben, daß in dieser Feststellung die Begründung für
die Beibehaltung der Auffassung der lokalen anaphylaktischen Entzündung als hyperergischer Entzündung gegeben ist. Das, was R. RÖSSLE
im Ablaufe der allergischen Entzündung von der geweblichen Betrachtung
aus als hyperergisch angesehen hat, spielt sich demzufolge also auch serologisch faßbar in der Schnelligkeit und dem Ausmaß der Antikörperproduktion nach wiederholter Antigenzufuhr ab. Auch dieses Geschehen
ist in zeitlicher und quantitativer Hinsicht eine ,,hyperergische'' Reaktion. Diese Auffassung gibt der RÖSSLEschen Lehre von der ,,allergisch-
hyperergischen'' Entzündung eine Stütze, ohne aber auf der anderen Seite
die allergische Entzündung im Sinne der lokalen Gewebsanaphylaxie als
Antikörperdiathese im Sinne von R. DOERR zu leugnen. Wir sind der
Auffassung, daß die anaphylaktische lokale Entzündung als Antigen-
Antikörper-Reaktion eine normergische Entzündung darstellt, die aber
zugleich wegen der stürmischeren und umfangreicheren Antikörperproduktion nach der 2. Injektion cellulär, humoral und geweblich eine hyperergische Reaktion darstellt. Ich glaube somit, daß es trotz der Einwände
von R. DOERR von v. ALBERTINI berechtigt ist, den RÖSSLEschen Begriff
der ,,hyperergischen allergischen'' Entzündung beizubehalten.
    Ich muß mich auf diese Bemerkungen zu den Diskussionen bezüg-
lich der lokalen anaphylaktischen Entzündung beschränken und gehe
auch bewußt auf die Diskussionen über die ,,parallergischen'' Reaktionen im Sinne von MORO und KELLER, die ,,dysregulativen'' Allergien
(LETTERER) und auf den Begriff der Pathergie im Sinne von RÖSSLE
nicht ein, weil diese Dinge m. E. für die spezielle Frage der allergischen
Entstehung der Arteriitiden unwesentlich sind.
    Damit komme ich zur Erörterung der Frage, welche Arteriitiden als
allergisch entstanden aufgefaßt wurden und welche Beweise für eine
solche Genese etwa vorliegen. Die Forderung des Nachweises einer
vorausgegangenen AAR kann der Morphologe nicht erfüllen. Es ist
deshalb um so mehr zu bedauern, daß dieser Nachweis auch in der
Klinik so großen Schwierigkeiten begegnet, daß auf ihn praktisch immer
verzichtet wird. *In dem Schrifttum über die Ätiologie und die Pathogenese
der Arteriitiden sind mir keine Mitteilungen bekannt geworden, in denen das
Vorliegen einer Antikörperdiathese bewiesen worden wäre.* Trotz der Schwie-

rigkeiten, diesen Nachweis zu führen, sollte er im Interesse einer wissenschaftlichen Klärung der Pathogenese der Arteriitiden unter allen Umständen versucht werden. Diese Forderung ist um so berechtigter, als die Diagnose akuter oder in Schüben verlaufender Arteriitiden meist unter Einschaltung der histologischen Diagnose an der Probeexcision heute von der Klinik viel häufiger gestellt wird, als noch vor etwa drei Jahrzehnten, als die Diagnose einer generalisierten Arteriitis fast immer eine Obduktionsdiagnose war.

Das, was heute über die *allergische Genese der Arteriitis vermutet* wird, ist eine *Deutung*, für die nicht einmal immer diejenigen Kriterien vorhanden sind, die BERGER als Indizienbeweis der allergischen Entstehung von Krankheiten postuliert hat. Ich möchte im Rahmen meines heutigen Berichtes folgende Punkte im Zusammenhang mit der Erörterung der allergischen Genese der Arteriitis besprechen:

1. Die Bedeutung anamnestischer Daten, insbesondere das Vorkommen von Arteriitiden bei Individuen mit allergischen Krankheiten in der Vorgeschichte,

2. die Bedeutung des morphologischen Substrates der Arteriitis und

3. die Bedeutung des Vergleiches morphologischer Befunde menschlicher Arteriitiden mit denjenigen des Tierexperimentes.

ad 1.: Die *anamnestischen Daten im Sinne der allergiecharakteristischen Entstehungsbedingungen* (BERGER) enthalten in erster Linie den Nachweis der Bildung von Antikörpern gegen ein bestimmtes Antigen oder Allergen und damit die Notwendigkeit, aufzuzeigen, daß die Entwicklung einer generalisierten Arteriitis in einem richtigen zeitlichen Zusammenhange mit der AAR steht.

ad 2.: Zu der Frage *eines allergiespezifischen geweblichen Substrates* ist zu dem bereits Gesagten nicht mehr viel hinzuzufügen. GRUBER hat seine These von der allergischen Entstehung der P. n. sowohl auf die Vorgeschichte als auch auf den morphologischen Befund gestützt. Er knüpft an RÖSSLE und besonders an Versuche von SIEGMUND, allergische Gefäßwandveränderungen experimentell zu erzeugen, an. SIEGMUND hat selbst sehr ernste Zweifel an der Spezifität morphologischer Veränderungen bei der Allergie geäußert (1937). Er hat damit den gleichen Standpunkt vertreten, den v. ALBERTINI und LETTERER vor einem Jahre auf der Tagung der Deutschen Gesellschaft für Allergieforschung vorgetragen haben. v. ALBERTINI hat die bekannten Versuche GERLACHS mit moderneren Bindegewebsfärbungen nachgeprüft. Er kommt zu dem Ergebnis, daß die fibrinoide Nekrose und die fibrinoide Verquellung beim ARTHUSschen Phänomen fehlen. Es ist andererseits lange bekannt, daß derartige fibrinoide Verquellungen und Nekrosen ohne Allergie entstehen können. Der Hinweis auf die von ASKANAZY beschriebene fibrinoide Zone in der Wand des chronischen peptischen Magengeschwüres möge das dartun. Neuerdings hat sich BROCKHAUS in speziellen Untersuchungen mit der fibrinoiden Nekrose der Gefäße beim Darmbrand beschäftigt. Er kommt zu dem Ergebnis, daß aus dem Vorhandensein fibrinoid-nekrotischer Gefäßwände nicht auf eine hyperergische, allergische Genese geschlossen werden dürfe. Wir müssen den gleichen

Standpunkt auf Grund umfangreicherer experimenteller Untersuchungen, die BOHLE mit Mitarbeitern durchgeführt hat, einnehmen. Darauf werde ich noch zurückkommen. Es sollte hier lediglich darauf hingewiesen werden, daß die fibrinoide Nekrose somit keine Beweiskraft für einen allergischen Entstehungsmechanismus einer Entzündung hat. Das gleiche gilt für die örtliche gewebliche Eosinophilie so sehr, daß es nicht notwendig erscheint, das im einzelnen zu begründen.

ad 3.: Eine wichtige Rolle bei der Entscheidung der Frage, ob bestimmte entzündliche Arterienerkrankungen als allergisch entstanden gedeutet werden dürfen oder müssen, spielt die *experimentelle Forschung*. Wenn man diese überblickt, so kann kein Zweifel daran bestehen, daß es gelingt, im Allergiexperiment Arteriitiden zu erzeugen. Das ist insbesondere im Serumallergieversuch mehrfach gezeigt worden (HEINLEIN, EICKHOFF, RICH und GREGORY, MORE und KOBERNICK u.a.). Unter dem Eindrucke dieser Experimente ist aber zu wenig beachtet worden, daß es, am leichtesten bei der Ratte, gelingt, durch höhere Dosen von Mineralocorticoiden oder durch die experimentelle Erzeugung eines Hochdruckes entzündliche Gefäßwandveränderungen zu erzeugen, die morphologisch den generalisierenden nekrotisierenden Arteriitiden entsprechen. SELYE, ferner MASSON, PAGE und CORCORAN bezeichnen diese experimentelle nekrotisierende Arteriitis als mit der P. n. des Menschen identisch. In der Tat entstehen makroskopisch sichtbare, rosenkranzförmig angeordnete, knotenförmige Verdickungen der Arterienwände, die besonders im Bereiche der mesenterialen Arterien sehr eindrucksvoll sind. Gleichartige Arterienveränderungen lassen sich nicht nur im GOLDBLATT-Versuch, sondern auch nach Niereneinkapselung oder bei Versuchstieren mit einer sog. endokrinen Niere erzeugen.

Die Untersuchungen unseres Institutes (BOHLE, HIERONYMI und Mitarbeiter) stimmen in ihren Ergebnissen weitgehend mit denjenigen anderer Autoren, auch mit den eingehenden Versuchen von SMITH und ZEEK, überein. Einseitig nephrektomierte, mit höheren Dosen von DCA behandelte Ratten mit kochsalzreicher Ernährung bekommen regelmäßig arteriitische Veränderungen der mittelgroßen und kleinen Arterien einschließlich der Arteriolen in Herz, Pankreas, Mesenterium, Darm, Nebennieren, Nebenhoden und Hoden, Haut und in der nichtgedrosselten bzw. nicht nephrektomierten Niere. Gleichartige arteriitische Veränderungen wurden in den Experimenten zur sogenannten endokrinen Niere, die morphologisch eine Kollapsniere (BOHLE) ist, in den Organen außerhalb der „endokrinen" Niere nachgewiesen. Gleichartige knotenförmige Arteriitiden wurden bei Ratten ferner dann gesehen, wenn bei der Erzeugung einer MASUGI-Nephritis außer Nephrotoxin unterschwellige Dosen von DCA gegeben wurden (BOHLE und HIERONYMI).

Die morphologischen Veränderungen der Arterienwände sind nicht gleichalt. Das ist auch von SMITH und ZEEK betont worden. *Fibrinoide Nekrosen* kommen sowohl in der *Intima* als auch in der *Media* oder auch gleichzeitig in *Intima und Media* vor. Zugleich finden sich granulomatöse entzündliche Infiltrate in Media und Adventitia, die in unseren Experimenten aber keine Riesenzellen enthalten. Ebenso wie beim Menschen können wir uns *nicht* davon überzeugen, daß, wie SMITH und ZEEK behauptet haben, die experimentelle Arteriitis *immer an der Grenze von Media und Adventitia beginne. Fibrinoide Nekrosen der Intima* können auch dann vorhanden sein, wenn Media und Adventitia vollkommen intakt sind. Wir verweisen insbesondere auf die strahlenförmige, besenreiserartige Anordnung des bei der Fibrinfärbung positiven Materials mit Einstrahlen in die Adventitia als Grundlage unserer Auffassung, daß die experimentellen generalisierenden nodösen Arteriitiden von der Intima ihren Ausgang nehmen *können*. Dieser Intimabeginn ist — wir überblicken jetzt ausgedehnte mikroskopische Untersuchungen an insgesamt 400 Versuchstieren — nach unseren Präparaten mindestens ebenso häufig wie derjenige in der äußeren Media.

Wie weit die Blutdrucksteigerung in diesen Experimenten den wesentlichen pathogenetischen Faktor der Entstehung der Arteriitis darstellt, wollen wir erst später diskutieren. Die Frage, ob diese experimentellen Arteriitiden mit der P. n. des Menschen verglichen werden können, wird verschieden beantwortet. UEHLINGER und Mitarbeiter haben das bezweifelt. Auch wir selbst sind lange Zeit in dieser Hinsicht sehr vorsichtig gewesen. Je mehr wir uns aber mit der experimentellen Arteriitis beschäftigt haben, um so mehr haben wir gefunden, daß *es grundsätzliche morphologische Unterschiede zwischen der experimentellen Arteriitis dieser Versuchskreise und der P. n. des Menschen nicht gibt.* Auch ZEEK betont die Gleichartigkeit der Veränderungen, überwertet aber u. E. die tierexperimentellen Befunde bei seinen Untersuchungen über die menschliche P. n.

Aus den angeführten experimentellen Untersuchungen kann und soll *nicht geschlossen werden, daß die menschliche P. n. die gleiche Ursache oder den gleichen Entstehungsmechanismus haben sollte, wie die experimentelle Arteriitis.* Die Bedeutung der Untersuchungen für das heutige Thema liegt aber in der wohl eindeutigen Feststellung, daß es im Tierversuch gelingt, Arteriitiden zu erzeugen, die der menschlichen P. n. morphologisch weitgehend, wenn nicht völlig entsprechen und *für deren Entstehung ein allergischer Mechanismus im Sinne einer AAR sicher keine Rolle spielen kann. Aus den Experimenten ergibt sich zugleich, daß ihre Ergebnisse keine Stütze für die These sein können, daß die P. n. des Menschen immer eine allergische Genese haben müsse.* Die experimentellen Untersuchungen von v. ALBERTINI und GRUMBACH mit Herdstreptokokken, sowie die bekannten Histaminversuche von HEINLEIN weisen in die gleiche Richtung. v. ALBERTINI und GRUMBACH sagen ausdrücklich, daß es ihnen gelungen sei, nach *einmaliger* Injektion von Herdstreptokokken bei Kaninchen arterielle Gefäßwandentzündungen zu erzeugen, die sie als P. n. ansprechen. Mit diesen Hinweisen wollen wir andererseits natürlich nicht behaupten, daß die menschliche P. n. keine allergische Genese haben sollte oder haben könnte. Eine vorsichtige Stellungnahme scheint uns vom morphologischen Standpunkte aber auch deshalb notwendig, weil auch die Serumarteriitis des Kaninchens (RICH und GREGORY) im Vergleich zu der durch Nebennierenwirkstoffe oder im Gefolge eines experimentellen renalen Hochdruckes erzeugten Arteriitis keine morphologischen Unterschiede aufweist.

ZEEK hat die im Rahmen der Diskussion über die allergische Genese der Arteriitis besonders zu beurteilenden Gefäßwandentzündungen aufzugliedern versucht und diese Formen der Arteriitis unter dem Sammelbegriff der „nekrotisierenden Angiitiden" zusammengefaßt (Tab. 1). Auf diesen Gliederungsversuch wird nunmehr einzugehen sein. Es sei aber bemerkt, daß ich mich dem Vorschlage, die im neueren Schrifttum viel diskutierte, fast ausschließlich bei alten Individuen vorkommende *Arteriitis temporalis* als eine nekrotisierende Angiitis zu bezeichnen, nicht ohne Bedenken anschließen kann. Daß eine allergische Genese der Arteriitis temporalis im Schrifttum ebenfalls behauptet worden ist, verwundert nicht. Es bestehen dennoch u. E. keinerlei zwingende Gründe, eine allergische Genese dieser Erkrankung anzunehmen. Das ist der Grund, warum ich die Arteriitis temporalis aus den weiteren Erörterungen ausschalten möchte.

Es schiene mir aber zweckmäßig, unabhängig von der wieder verschieden beantworteten Frage der allergischen oder nichtallergischen Genese die Gefäßwandveränderungen mancher Fälle von *Erythematodes* zu den nekrotisierenden Angiitiden hinzuzurechnen. Ich werde darauf noch einmal zurückkommen.

Sieht man von der Arteriitis temporalis ab, so bestehen für die übrigen Arteriitiden des ZEEKschen Einteilungschemas drei im Einzelfalle wechselnd deutlich hervortretende, im Prinzip aber übereinstimmende Merkmale, nämlich

1. die fibrinoide Nekrose der Media oder der Intima oder beider zusammen,

2. die entzündlichen Infiltrate der Media und der Adventitia und

3. die Produktion eines Intimagewebes mit der Entwicklung eines lumenverengernden, zunächst zell- und später faserreichen Gewebsmateriales.

ZEEK und Mitarbeiter grenzen ohne die Arteriitis temporalis vier nekrotisierende Angiitiden voneinander ab (Tab. 1). Die Abgrenzung leiten sie aus klinischen Daten der Vorgeschichte, des Beginnes und des Verlaufes, sowie aus den morphologischen Befunden bevorzugter Lokalisationen, den Prädilektionsstellen und der morphologischen Struktur der entzündlichen Gefäßwandherde ab. Wir haben die Berechtigung einer solchen Unterteilung an Hand unserer eigenen Fälle überprüft. Darüber hinaus hat mein Mitarbeiter SINAPIUS 126 seit 1945 publizierte Fälle einer kritischen Durchsicht unterzogen. Dabei kommen wir zu der Feststellung, daß die von ZEEK in seiner Einteilung vermerkten Kriterien entweder überhaupt nicht oder nur sehr bedingt und unvollständig auf den einzelnen Fall zutreffen.

Die als *erste* Gruppe herausgestellte „*hypersensitive Angiitis (Überempfindlichkeitsangiitis)*" wird als einzige nekrotisierende Angiitis *ätiologisch* und *pathogenetisch* definiert (Tab. 1).

Das Weltschrifttum enthält etwa zehn Fälle von „*Serumarteriitis*". CLARK und KAPLAN (1937) haben zuerst eine generalisierte Arteriitis bei zwei an lobärer Pneumonie erkrankten Patienten nach Injektion von Antipneumokokkenserum beschrieben. RICH hat 1952 über sechs Fälle von Serumkrankheit mit nekrotisierender Arteriitis verschiedener Organe berichtet. Es handelte sich um vier Fälle von lobärer Pneumonie und zwei Fälle von eitriger Meningitis, die mit an zwei aufeinanderfolgenden Tagen verabfolgten intramuskulären — in einem Falle auch mit einmaliger intravenöser — Seruminjektion behandelt wurden. Der Tod trat 5 bis 20 Tage nach Auftreten der Serumhautreaktion ein. Der histologische Befund, insbesondere der frische Charakter der Gefäßwandveränderungen, sprechen für den Zusammenhang zwischen Serumbehandlung und Entstehung der Arteriitis. Im deutschen Schrifttum hat BERBLINGER (1950) über einen viel zitierten Fall einer ausgedehnten nekrotisierenden Arteriitis nach Tetanusserumbehandlung berichtet. Das Exanthem entwickelte sich 10 Tage nach der Seruminjektion. Der Tod trat

Bezeichnung	Begleitende klinische Erscheinungen	Dauer d. Endstadiums (während des Gefäßprozesses)	Kaliber der beteiligten Gefäße	Prädilektionsstellen und Verteilung	Besondere Kennzeichen der Läsionen	Andere häufige Begleitveränderungen	Ausheilungsstadium
„Hypersensitive" Angiitis (Überempfindlichkeitsangiitis).	Überempfindlichkeit gegen Serum, Sulfonamide, andere Arzneimittel usw.	Wenige Tage bis einige Wochen.	Arteriolen Venolen Kapillaren Kleine Arterien.	Nieren und Herz. Gewöhnlich weit verbreitet. Oft Lungenarterien und Follikelarteriolen der Milz. Selten Pankreas und Magen-Darm-Trakt.	Veränderungen nahezu gleich alt. Exsudative Reaktion.	Interstitielle Entzündung der Organe. Nekrotisierende Glomerulonephritis.	Nicht bekannt.
Allergische granulomatöse Angiitis.	Asthma bronchiale und allergische Zustände mit Fieberschüber und Eosinophilie.	Einige Monate bis mehrere Jahre.	Wahrscheinlich Gefäße jeden Kalibers, besonders kleine Arterien und Venen.	Herz. Weit verbreitet. Oft Lungenarterien und Follikelarteriolen der Milz.	Veränderungen verschiedenen Alters, Exsudatnekrosen. Vielkernige Riesenzellen. Granulome.	Granulome im extravaskulären Bindegewebe u. in den serösen Häuten. LORFFLERS Pneumonie. Gefäßverschlüsse und entspr. Folgen.	Unspezifische Narben.
Rheumatische Arteriitis.	Fulminanter fieberhafter Rheumatismus.	Durch die rheumatische Carditis verdeckt.	Kleine Arterien. Gelegentlich auch Venen.	Herz u. Lungen. Gelegentlich weit verbreitet. Selten im Pankreas u. Magen-Darm-Trakt.	ASCHOFFsche Knötchen. Ähnelt sonst der Überempfindlichkeitsangiitis.	Rheumatische Carditis. Pneumonie. Aortitis.	Unspezifische Narben.
Periarteriitis nodosa.	Polyneuritis. Fieber, Beteiligung verschiedener Organe. Gewöhnlich mit Hypertonie.	Einige Monate bis zu einem Jahr oder mehr.	Kleine und mittl. Arterien an den Organ-Hili, in der quergestr. Muskulatur u. in der Nähe peripherer Nerven.	Teilungs- u. Verzweigungsstellen. Oft im Magen-Darm-Trakt. Nähe Mesenterialwurzel, im Pankreas u. in den Nieren. Fehlen gewöhnl. i. Lungen u. Milz.	Verschiedene Stadien. Exsudative Veränderungen i.d. Adventitia gehen der Proliferation voraus. Granulationsgewebe. Kleine Aneurysmen.	Folgezustände von Hypertonie und Gefäßverschlüssen.	Gefäß-Distorsionen. Narben umschriebener Abschnitte. Herdförmige Mediaruptur. Aneurysmen.
Arteriitis temporalis.	Schmerzen im Bereich der beteiligten Arterien. Übelkeit, Fieber, Anorexie.	Nicht tödlich.	A. temporalis oder andere Arterien des Schädels.	Temporalarterien.	Vielkernige Riesenzellen. Keine Knötchen. Keine Aneurysmen.	Zellige Infiltrate des benachbarten Gewebes.	Spontane Rückbildung oder unspezifische Narben.

2 Monate nach der Serumbehandlung ein. Die morphologischen Befunde sprechen auch in diesem Falle für die Entstehung der generalisierten Arteriitis nach der Serumbehandlung.

In allen diesen Fällen ist die Arteriitis als Folge einer AAR aufzufassen, und zwar in dem Sinne, daß nach der Serumbehandlung gebildete Antikörper noch mit Resten von Antigen reagieren konnten. Die Möglichkeit einer derartigen Reaktionsauslösung kann seit den Untersuchungen von HAUROWITZ und CRAMPTON (1952) nicht mehr bezweifelt werden. Die Autoren zeigten, daß mit radioaktivem Jod markiertes Eiereiweiß nach der Injektion sehr schnell aus dem Blute verschwindet, während gleichzeitig eine Anreicherung jodierten radioaktiven Eiereiweißes in Leber, Milz und anderen Organen eintritt, die in der Leber ihr Maximum erreicht. Dieser Höhepunkt der Antigenanreicherung in der Leber ist schon 1 bis 2 Stunden nach der Eiereiweißinjektion nachweisbar und nimmt dann schnell ab, so, daß der Gehalt der Leber an radioaktivem Ovoalbumin nach 24 Stunden nur noch 10%, nach 10 Tagen nur noch 1% des Maximums beträgt, das in der Leber 2 Stunden nach der Injektion vorhanden war. Die Autoren zeigen, daß unter diesen Versuchsbedingungen nach einer Injektion von 86 mg Jod-Ovoalbumin nach 29 Tagen noch mindestens 2000 Antigenmoleküle pro Leberzelle vorhanden sein müssen.

Zu der Gruppe der *Überempfindlichkeitsangiitis* rechnet ZEEK auch die nach *Sulfonamid-, Penicillin-, Thiourazil-* oder *Jodmedikation* beobachteten Fälle. Das Studium der Literatur erweckt bei kritischer Analyse jedoch immer wieder Zweifel daran, ob die erwähnten Substanzen wirklich *alleine* ursächlich für die nekrotisierende Arteriitis verantwortlich gemacht werden können. Das gilt auch für den von RICH und den von LICHTENSTEIN und FOX mitgeteilten Fall. Eine Penicillinüberempfindlichkeit als Ursache einer generalisierten nekrotisierenden Arteriitis wurde von ADELSON (4½ Mon. altes Kind) und WAUGH (60 Jahre alter Mann) beschrieben. Beweise für das Vorliegen einer allergischen Arteriitis auf dem Boden einer AAR liegen ebensowenig vor wie bei den spärlichen Fällen nekrotisierender Arteriitis nach Jod- oder Thiourazilmedikation (MÜLLER, DALGLEISH). Ich selbst kann mich des Eindruckes nicht erwehren, daß bei bestehenden Infekten oder auch schon vorhandenen Arteriitiden durch solche Substanzen der entzündliche Prozeß in die Gefäßwände lokalisiert oder in den Gefäßwänden verstärkt werden kann. Eigene beweisende Beobachtungen habe ich aber auch darüber nicht. Im Gegenteil, ich habe während des Krieges lange Zeit als Pathologe einer Armee angehört, in der eine bis an die Grenze des Erträglichen gehende, vermeintlich prophylaktische und therapeutische Sulfonamidmedikation im Rahmen der Behandlung der Kriegswundinfektionen getrieben wurde, und habe dennoch in dieser ganzen Zeit *nicht einen einzigen Fall* einer generalisierten Arteriitis auf dem Obduktionstische gesehen.

Beurteilt man die *morphologischen Kriterien* der *Überempfindlichkeitsangiitis,* so finden sie in dem von uns daraufhin kritisch überprüften Schrifttum seit 1945 zum größten Teile keine Bestätigung. Es ist uns allerdings aufgefallen, daß das pathologisch-anatomische Bild der P. n. in den letzten Jahren vielfältiger geworden ist. Man sieht nur noch selten das klassische Bild der P. n. im Sinne von KUSSMAUL und MAIER (1866) mit den *makroskopisch sichtbaren* perlschnurartig oder rosenkranzförmig aneinandergereihten Gefäßwandknötchen, insbesondere im Epikard und im Mesenterium. Es handelte sich damals um jene Beobachtungen, in denen die *Diagnose der P. n. schon makroskopisch auf dem Obduktionstische gestellt werden konnte.* Es fällt uns auf, daß die jetzt zur Beobachtung kommenden Fälle eindeutig *kleinere Gefäßkaliber* bis zu den Arteriolen hin, d. h. also innerhalb der Organparenchyme gelegene Arterienstrecken betreffen. Die Diagnose dieser Fälle ist von einer *mikroskopischen Untersuchung abhängig.* Die Frage, wie weit dieser Wechsel im Lokalisationsbilde mit modernen therapeutischen Maßnahmen im Einzelfalle zusammenhängen könnte, bedarf noch weiterer Untersuchung.

ZEEK gibt an, daß *Nieren-* und *Herzarterien* bevorzugt befallen wären, oft auch die *Follikelarteriolen der Milz* und die *Lungengefäße.* RICH hat nur einmal eine Lungenbeteiligung vermerkt. Wir haben nur in einem Falle die Follikelarterien der Milz betroffen gesehen. Diese Beobachtung betraf einen Fall, in dem keinerlei Sulfonamide usw. gegeben worden waren. Wir verfügen im ganzen aus den letzten 4 Jahren über zwei Beobachtungen, die bezügl. der Lokalisation der arteriitischen Veränderungen im Sinne von ZEEK als hypersensitive Angiitis bezeichnet werden müßten, *in denen aber irgendeiner der von ZEEK angeschuldigten ursächlichen Faktoren sicher auszuschließen war.* In anderen Fällen wurden moderne antibiotische Substanzen erst nach Beginn bzw. wegen der Entwicklung des angiitischen Krankheitsprozesses verabfolgt. Die ätiologische und pathogenetische, aber auch die morphologische Sonderstellung dieser Gruppe in dem ZEEKschen Einteilungsversuch erscheint uns aus den dargelegten Gründen zunächst noch nicht genügend gestützt.

Die von ZEEK an *zweiter Stelle* aufgeführte *allergische granulomatöse Angiitis* wird klinisch vom Standpunkte der ,,*allergischen Vorgeschichte*" herausgestellt. Es handele sich um Patienten mit Asthma bronchiale oder mit anderen allergischen Erkrankungen, sowie mit Fieberschüben und Eosinophilie.

Das Vorhandensein allergischer Erkrankungen bei Patienten mit P. n. ist in der Tat nicht so selten. WILSON und ALEXANDER geben an, unter 300 Fällen des Schrifttums 18% solcher Beobachtungen gefunden zu haben. WILENS und GLYNN geben 25%, HARRIS und Mitarbeiter 15% an. SINAPIUS hat unter 126 seit 1945 publizierten Fällen von P. n. nicht weniger als 30 Beobachtungen mit Asthma bronchiale oder Urticaria in der Vorgeschichte herausgefunden, das entspricht einem Prozentsatz von 24%. Trotz der somit vorhandenen relativ häufigen Koinzidenz ist der ursächliche Zusammenhang eines bestimmten Allergens mit dem Auftreten der Arteriitis bis heute aber ebenfalls *nicht bewiesen.* Die *Möglichkeit* des Vorhandenseins eines gemeinsamen pathogenetischen Faktors in solchen Fällen ist durchaus gegeben. Da aber andererseits das Asthma bronchiale nach BERGER eine fakultativ allergiebedingte Erkrankung darstellt und in den im Schrifttum mitgeteilten Fällen von Asthma bronchiale und P. n. der Nachweis einer allergischen Entstehung auf dem Boden einer Antikörperdiathese nicht genügend geführt wurde, ist es zunächst auch nicht berechtigt, diesen gemeinsamen Faktor als in der Allergie liegend anzusehen.

Die Kritik erfordert somit, zu betonen, daß die Annahme der Entstehung einer Arteriitis als allergischer Entzündung auch bei Patienten mit allergischer Vorgeschichte (Asthma bronchiale, Urticaria, vasomotorische Rhinitis, Colitis mucosa, allergische Hautkrankheiten) *bis heute ebenfalls nur eine Deutung darstellt*, deren Wahrscheinlichkeit allerdings groß sein dürfte und die bewiesen würde, wenn im Einzelfalle das Vorhandensein einer AAR im Zusammenhang mit den allergisch gedeuteten Erkrankungen gesichert würde.

Die *morphologische Besonderheit* der allergischen granulomatösen Angiitis wird von ZEEK in einem Befalle der *Gefäße aller Kaliber des großen und kleinen Kreislaufes*, mit Gefäßveränderungen *verschiedensten Alters* und mit dem Auftreten *riesenzellreicher Granulome* auch im extravasculären Bindegewebe und den serösen Häuten beschrieben. Im deutschen Schrifttum sind diese Fälle bisher der P. n. zugeordnet worden. Ihre Besonderheiten wurden jedoch betont. Viel zitiert ist der von RÖSSLE in seiner Arbeit über den Formenkreis der rheumatischen Gewebsveränderungen mit besonderer Berücksichtigung der rheumatischen Gefäßentzündungen beschriebene Fall einer 64jährigen Geisteskranken mit einer ,,Zwischenform von rheumatischer Granulombildung und arteriitischer Knotenbildung", den RÖSSLE als eine ,,tuberkuloide Form der P. n." bezeichnet hat. Ich erwähne diesen Fall und eine von HIERONYMI aus dem Heidelberger Institut beschriebene analoge Beobachtung, *weil sowohl in der Krankengeschichte des RÖSSLEschen, als auch des eigenen Falles die für die granulomatöse allergische Angiitis geforderte allergische Vorgeschichte ganz fehlt.* In der eigenen Beobachtung (S. 496/50) starb die 41jährige Patientin unter einem gänzlich unklaren Krankheitsbilde nach bis dahin völliger Gesundheit innerhalb von 18 Tagen. In einem zweiten, bisher nicht publizierten eigenen Fall granulomatöser, aber weniger riesenzellreicher Arteriitis (S. 977/50) handelte es sich um einen 42jährigen Mann, bei dem sich im Anschluß an eine Zahnextraktion ein 6 Monate dauerndes fieberhaftes Krankheitsbild mit Polyserositis und Polyneuritis entwickelte. Allergische Erkrankungen in der Vorgeschichte waren ebenfalls *nicht* vorhanden. Aber es waren neben den riesenzelligen arteriitischen Granulomen sowohl innerhalb als auch außerhalb derselben, einschließlich der Lungen, bemerkenswert umfangreiche eosinophile Leukocyteninfiltrate vorhanden.

Wir kommen, wenn wir das Schrifttum und die eigenen Beobachtungen überblicken, bezüglich der zweiten Gruppe nekrotisierender Angiitiden nach ZEEK zu der Feststellung, daß hier wohl *eine morphologisch durch die riesenzellige Granulomatose besonders definierte nekrotisierende Angiitis vorliegt.* Wir müssen aber betonen, daß diese Fälle eine allergische Vorgeschichte *nicht zu haben brauchen* und daß umgekehrt diejenigen Fälle von P. n. *mit allergischer Vorgeschichte* morphologisch *nicht dem Typus der riesenzelligen granulomatösen Arteriitis* zu entsprechen brauchen. Wir sind aber trotzdem geneigt, die Fälle *mit riesenzelliger Granulomatose von der klassischen P. n. abzugrenzen.* Das würde auch mit der Auffassung von RÖSSLE und mit einer neueren amerikanischen Arbeit von CHURG und STRAUSS übereinstimmen. *Ob zwischen den nichtriesenzelligen und den riesenzellhaltigen Fällen von P. n. über die morphologischen Besonderheiten hinaus auch ätiologische und pathogenetische Unterschiede bestehen, ist vorläufig ungeklärt.* Wir pflegen diese, von ZEEK als allergische granulomatöse Angiitis bezeichneten Fälle zunächst lediglich von ihrem morphologischen Befunde aus zu charakterisieren und zu benennen. Wir schlagen für diese Fälle die Bezeichnung ,,*riesenzellhaltige granulomatöse Arteriitis*" vor.

24*

Die *dritte Gruppe* in dem Schema von ZEEK umfaßt die „*rheumatische Arteriitis*". Ich gehe auf diese Gruppe nicht ein, weil Herr KLINGE dazu Stellung nehmen und sich auch zu dem Problem äußern wird, wie weit und wodurch die rheumatische Vaskulitis morphologisch von anderen nekrotisierenden Angiitiden abgrenzbar ist. Herr KLINGE wird wohl auch dazu Stellung nehmen, welche Gefäßwandentzündungen wir im Sinne von RÖSSLE, dem FROBOESE an Hand einer besonders interessanten

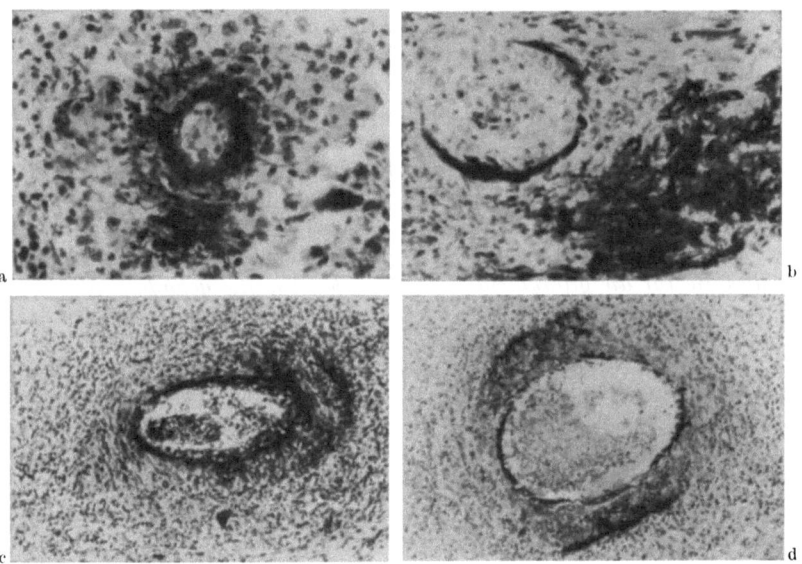

Abb. 1a. S. 449/50. 49 Jahre, männlich. Periarteriitis nodosa. Subepicardiales Fettgewebe. Fibrinoide Nekrose aller Wandschichten einer kleinen Arterie mit fibrinoidem Verquellungsherd in Adventitia und histiocytärer Granulombildung. Färbung: Goldner-Trichrom. (Mikrophotogramm).
Abb. 1b. Experimentelle Periarteriitis nodosa. Ratte. Masugi-Nephritis und 50 mg DCA-Krystallsuspension s. c. Herzmuskel. Fibrinoide Verquellung in Arterienwand an Media-Adventitia-Grenze mit großem fibrinoidem Verquellungsherd in der Adventitia. Färbung: Goldner-Trichrom (Mikrophotogramm).
Abb. 1c. S. 449/50. 49 Jahre, männlich. Periarteriitis nodosa. Subepicardiales Fettgewebe. Fibrinoide Nekrose der ganzen Intima mit partieller fibrinoider Nekrose der Media und Adventitia mit Granulombildung in Adventitia und Media. Färbung: Goldner-Trichrom (Mikrophotogramm).
Abb. 1d. Experimentelle Periarteriitis nodosa. Ratte. Pankreasarterie. Einseitige Nephrektomie, 250 mg DCA-Krystallsuspension s. c., 1% NaCl als Trinkwasser. Fibrinoide Nekrose der Intima mit partieller fibrinoider Nekrose der Media besonders im äußeren Mediadrittel und mit Granulom in Adventitia und Media. Färbung: Goldner-Trichrom (Mikrophotogramm).

Beobachtung zustimmt, zu dem Formenkreis der rheumatischen Gefäßwandentzündung rechnen sollen.

Die *vierte Gruppe* nekrotisierender Angiitiden von ZEEK enthält die *P.n.*, d. h. also nun diejenigen Krankheitsfälle, die nach ZEEK aus dem Formenkreis der bisherigen P. n. übrigbleiben. Es ist bemerkenswert, daß hier eine Gruppe entzündlich nekrotisierender Arteriitiden *ohne* das Epitheton allergisch oder hypersensitiv oder rheumatisch aufgeführt wird. ZEEK geht bei der Aufstellung dieser Gruppe sehr stark beeinflußt von der experimentellen Rattenarteriitis aus, die in weitestem Maße zum Vergleich herangezogen wird. Man hat den Eindruck, daß ZEEK *die P.n.* geradezu als eine *nicht aller-gisch entstandene* Arteriitis den übrigen Formen der nekrotisierenden Gefäß-wandentzündung gegenüberstellen möchte, auch dann, wenn das, soweit ich sehe, von ihm und seinen Mitarbeitern nicht ausdrücklich so gesagt wird.

Im deutschen Schrifttum hat die P. n. bisher nach wie vor die größte Beachtung gefunden, allerdings ohne daß die von ZEEK jetzt vorge-schlagene Unterteilung durchgeführt worden wäre.

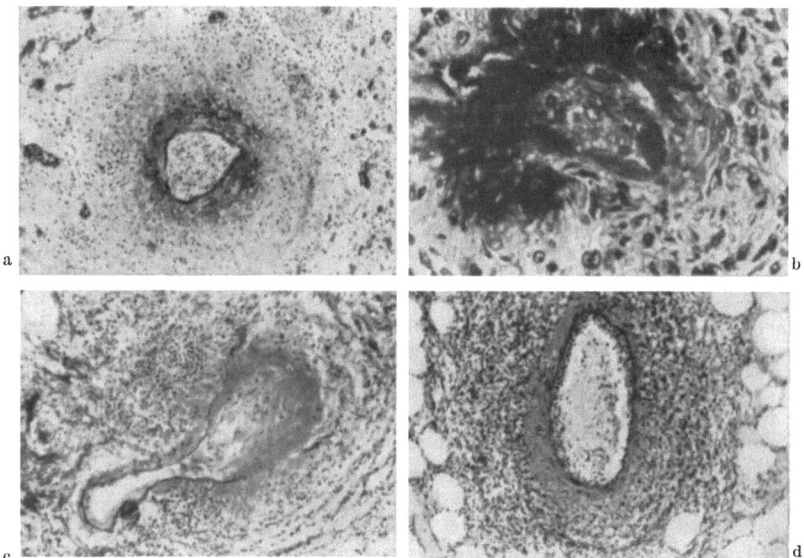

Abb. 2a. S. 449/50. 49 Jahre, männlich. Periarteriitis nodosa. Niere. Fibrinoide Nekrose einer kleinen Arterie in Intima und Media mit besenreiserartiger fibrinoider Nekrose der angrenzenden Adventitia und Granulombildung. Färbung: Goldner-Trichrom (Mikrophotogramm).
Abb. 2b. Experimentelle Periarteriitis nodosa. Ratte. Drosselhochdruck durch Einkapselung einer Niere und kontralaterale Nephrektomie. Herzmuskel. Fibrinoide Nekrose einer Arterie in Intima und Media und mit flammenförmiger fibrinoider Nekrose der Adventitia. Granulom der Adventitia. Färbung: Goldner-Trichrom (Mikrophotogramm).
Abb. 2c. S. 626/53. 45 Jahre, männlich. Periarteriitis nodosa. Niere. Fibrinoide Nekrose von Intima. Media und angrenzender Adventitia mit kolbenförmiger aneurysmatischer Erweiterung und mit Schwund der Lamina elastica interna. Beginnendes Adventitiagranulom. Färbung: Elastica-Häm.-van Gieson (Mikrophotogramm).
Abb. 2d. S. 626/53. 45 Jahre, männlich. Periarteriitis nodosa. Subepicardiales Fettgewebe. Leuko-cytäre Infiltration der Intima. Fibrinoide Nekrose der Media. Granulom in Adventitia und peripherer Media. Färbung: Elastica-Häm.-van Gieson. (Mikrophotogramm).

Die vielumstrittene Frage nach der *Lokalisation der Frühveränderungen* der P.n. wird seit den grundlegenden histogenetischen Untersuchungen von GG. B. GRUBER von der Mehrzahl der Autoren dahin gehend beantwortet, daß der Prozeß in den äußeren Schichten der Media, an der Media-Adventitiagrenze beginne, während die zellige Entzündung der äußeren Wandschichten einschließlich der Adventitia und die Beteiligung der Intima sich daran anschließe. Es ist nicht der Sinn meines heuti-gen Referates, auf diese sicher nicht nur morphologisch bedeutsame Frage im einzelnen einzugehen. Aber einige kurze Bemerkungen erscheinen mir doch not-wendig. v. ALBERTINI hat sich im Zusammenhange mit der funktionellen Bedeutung der glatten Muskulatur bei allergischen Erkrankungen sehr für den Beginn der P.n. in der äußeren Media ausgesprochen. Er stützt sich dabei auf das Vorkommen von

Medianekrosen bei beginnenden Wandveränderungen und knüpft an den SCHULZ-DALEschen Versuch an. Wir müssen gestehen, daß wir eindeutige Medianekrosen ohne vorhandene Exsudation bei einer methodisch ausreichenden histologischen Untersuchung weder beim Menschen noch in den erwähnten Tierexperimenten haben nachweisen können. Wir stimmen zu, daß sowohl bei der experimentellen als auch bei der menschlichen P. n. fibrinoide Nekrosen, die nicht selten auf die Adventitia übergreifen, in der äußeren Media vorhanden sein können. In den gleichen Fällen sind aber an anderen Gefäßstrecken, nicht selten in gleichen Organen, bei völlig intakter Media fibrinöse Insudationen und fibrinoide Verquellungen in der Intima nachweisbar. Wir müssen daher annehmen, daß der Beginn der arteriitischen Herdbildung nicht in der *Media* liegen *müsse,* sondern daß der Beginn auch in die *Intima* zu lokalisieren sein *kann.* Sowohl in unseren menschlichen Fällen als auch in den Tierexperimenten finden wir, *daß der Beginn in der Intima um so häufiger angetroffen wird, je kleiner das Kaliber der arteriitisch veränderten Arterie ist.* An solchen Gefäßstrecken, in denen die Media noch eine Versorgung durch Vasa vasorum aufweist, finden sich häufiger und eindeutiger Befunde im Sinne des Mediabeginnes. *Die normal-anatomische Struktur der Arterienwand und damit das Gefäßkaliber ist unseres Erachtens von Bedeutung für die Lokalisation der beginnenden Wandveränderungen.* Wir müssen aber hinzufügen, daß wir auch an größeren, mit Vasa privata ausgestatteten Arterien frische insudative *Intimaveränderungen* gesehen haben, an Stellen, an denen die Media sich als völlig intakt erwies. Es kommen darüber hinaus im gleichen Präparat morphologisch gleichartige frische Veränderungen *in der Media und in der Intima* vor.

Diese Befunde scheinen uns insgesamt daraufhin zu deuten, daß für die Entstehung der Insudationen, die sich als fibrin-positiv erweisen, örtliche Endothelläsionen eine wesentliche Rolle spielen, und daß diese Endothelstörungen sowohl die Intima als auch die Vasa vasorum betreffen können. Darüber hinaus bleibt die Frage der Lokalisation der Einzelherde bei der P. n. ein wichtiges, bisher ungelöstes Problem. Bezüglich der Entstehung der Media- oder Intimanekrosen stimmen wir GRUBER, VERSE u. a. zu und halten die Nekrose für eine Folge der Insudation.

Der schematisierenden Einteilung der nekrotisierenden Angiitiden vermögen wir uns ZEEK wiederum sowohl bezüglich der pathogenetischen als auch der morphologischen Befunde bei der P. n. *nicht* anzuschließen. Bezüglich der Frage der allergischen Genese sind wir auf Grund der experimentellen Studien der Auffassung, daß der morphologische Befund der örtlichen Arterienwandveränderungen eine allergische Pathogenese nicht *beweisen* kann. Wir müssen folgern, daß auch für die menschlichen Verhältnisse die *Möglichkeit* einer nichtallergischen Entstehung der P. n. offengelassen werden muß. Solange aber auf der anderen Seite im Tierexperiment auch morphologisch gleichartige herdförmige Gefäßwandentzündungen unter den Bedingungen des Eiweißüberempfindlichkeitsversuches zu reproduzieren sind, ist es nur folgerichtig, wenn auch für die Entstehung der P. n. des Menschen die *Möglichkeit einer allergischen Genese anerkannt wird.* Im Einzelfalle ist mit den Methoden der morphologischen Untersuchung die Abgrenzung etwaiger nichtallergischer oder allergischer nodöser Periarteriitiden nicht durchführbar. *Ich bekenne mich also zu der Auffassung, daß die P. n. des Menschen im Einzelfalle sowohl eine allergische als auch eine nichtallergische Genese haben kann.* Die Entscheidung liegt in der wissenschaftlich exakten klinischen und serologischen Erfassung der Vorgeschichte.

Im amerikanischen Schrifttum ist neuerdings, u. E. unter Überbewertung und wohl auch falscher Deutung experimenteller Untersuchungen, die These diskutiert worden, die P. n. des Menschen sei ebenso wie die experimentelle nekrotisierende Angiitis Folge einer Hypertonie. Es ist im Rahmen dieses Referates nicht möglich, im einzelnen auf den sich dabei ergebenden umfangreichen und komplizierten Fragenkomplex einzugehen. Ich möchte mich infolgedessen darauf beschränken zu sagen, daß ich mich der These, die P. n. des Menschen sei eine *Hypertoniefolge, nicht* anschließen kann. Auch die Meinung, man könne die experimentelle P. n., wie sie nach einseitiger Nierenexstirpation und hohen DCA-Gaben mit Kochsalz, nach Nierenarteriendrosselung usw. sich entwickelt, auf den einfachen Nenner einer experimentellen Hochdruckfolge bringen, simplifiziert die sehr komplizierten und verwickelten Vorgänge und ist infolgedessen nicht befriedigend. Sie ist es insbesondere auch deshalb nicht, weil es im Tierexperiment, z. B. im Serumallergieversuch ohne Entwicklung einer Hypertonie gelingt, generalisierte nekrotisierende Arteriitiden vom Typus der P. n. zu erzeugen. Beim *Menschen* wird darüber hinaus nur in etwa 50% der Fälle überhaupt eine Hypertonie vermerkt. In eigenen Beobachtungen entwickelt sich nicht selten in den letzten Wochen des Krankheitsverlaufes ein signifikanter Blutdruckanstieg. Die Frage der Entwicklung der Hypertonie bei der P. n. des Menschen wird weitgehend von der Nierenbeteiligung bestimmt.

Es ist noch ein Hinweis bezüglich der *Geschlechtsverteilung* notwendig. Ähnlich wie bei anderen entzündlichen Gefäßwanderkrankungen wird auch bei der P. n. das männliche Geschlecht bevorzugt. HARRIS hat in einer Zusammenstellung von 101 Fällen (1939) ein Verhältnis von männlich zu weiblich wie 3:1 angegeben. GRIFFITH (1951) berichtete über insgesamt 17 Fälle, von denen 14 Männer und 3 Frauen betrafen. LOGUE (1946) schreibt, daß von seinen elf Fällen, zehn männlichen und ein Fall weiblichen Geschlechtes gewesen seien. Dieser Hinweis auf die überwiegende Beteiligung des männlichen Geschlechtes schien uns erwähnenswert, weil ZEEK die Geschlechtsverteilung in seiner Einteilung der nekrotisierenden Angiitiden nicht berücksichtigt hat.

Ich muß noch einmal kurz auf die Frage der Bedeutung der Allergie für die Entstehung der P. n. zurückkommen. *Es bestehen auch heute keine Gründe, die Möglichkeit der Entstehung der P. n. unter Mitwirkung allergischer Faktoren zu leugnen.* Für diese Fälle müssen wir im Sinne von GG. B. GRUBER eine Allergie gegen infektiös-toxische Substanzen als den Reaktionsablauf steuernden pathogenetischen Mechanismus anerkennen. Wir sollten aber heute auch erkennen, daß wir streng genommen über die von GRUBER zuerst 1923 formulierte *Deutung von der Pathogenese* der P. n. im Hinblick auf ihre wissenschaftliche Sicherung nicht hinausgekommen sind. Wir wiederholen infolgedessen die Forderung, den AAR-Mechanismus als Ursache der Entstehung der P. n. zu sichern. Diese Forderung wird durch den experimentellen Nachweis sicher nicht allergischer, morphologisch gleichartiger Gefäßwandentzündungen unterstrichen. *Wir können uns jedenfalls bei der heutigen Sachlage nicht der Meinung anschließen, daß die allergische Genese der P. n. für alle derartigen Vorkommnisse eindeutig bewiesen sei,* weil in einzelnen Fällen bei Menschen nekrotisierende Arteriitiden nach Serumkrankheit beobachtet und im Experiment allergische Fremdserumreaktionen vom Typus der P. n. erzeugt wurden.

Wenn man unabhängig von der allergischen oder nichtallergischen Pathogenese die zur Diskussion stehenden Arteriitiden von dem morphologischen Merkmal der *nekrotisierenden Arteriitis* betrachtet, so scheint es uns notwendig, in diesem Rahmen die angiitischen Veränderungen beim Erythematodes mitzuerwähnen. v. ALBERTINI und ALB (1947) haben einen solchen Fall eines 20jährigen Mädchens bei LIBMAN-SACKSscher Krankheit mit Mitralendokarditis und Erythematodes beschrieben. Es fand sich eine „nekrotisierende Arteriolitis", die die Autoren mit der P. n. vergleichen, insbesondere in Ösophagus, Gallenblase, Appendix,

Harnblase, Vulva, Nieren, Haut und Knochenmark. Die Endokarditis wird als Endocarditis verrucosa vegetans mit Tendenz zu flächenhafter Ausbreitung beschrieben. v. ALBERTINI deutet diesen Befund als auf der Basis einer „hochgetriebenen Immunitätslage bei gleichzeitiger ausgesprochener Allergie" entstanden. Die entzündlichen Arterienveränderungen werden als Ausdruck der durch die chronische Infektion erworbenen allergischen Reaktionslage aufgefaßt. Neuerdings hat v. AL-

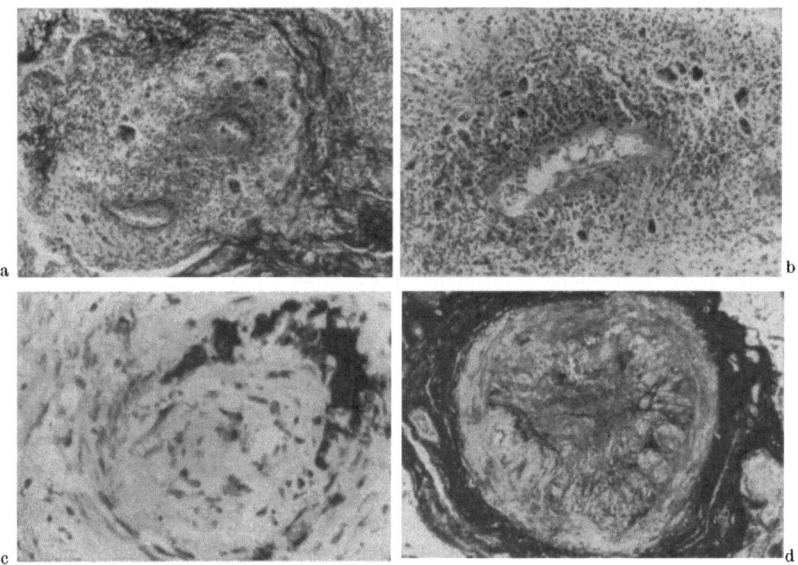

Abb. 3a. S. 496/50. 41 Jahre, weiblich. Generalisierte riesenzellhaltige granulomatöse Periarteriitis nodosa. Ösophaguswand. Riesenzellhaltiges Granulom in inneren und äußeren Adventitiaschichten in der Umgebung von zwei kleinen Arterien mit fibrinoiden Wandnekrosen. Färbung: Elastica-Häm.-van Gieson (Mikrophotogramm).

Abb. 3b. S. 496/50. 41 Jahre, weiblich. Generalisierte riesenzellhaltige granulomatöse Periarteriitis nodosa. Niere. Riesenzellhaltiges breites Granulom in der Adventitia einer kleinen Arterie mit Wandnekrosen. Färbung: Häm.-Eosin (Mikrophotogramm).

Abb. 3c. S. 418/50 (Wiesbaden, Prof. WURM), 21 Jahre, weiblich. Erythematodes acutus mit generalisierter nekrotisierender Angiitis. Kleine Nebennierenarterie mit fibrinoider Nekrose in Media und angrenzender Adventitia. Färbung: Goldner-Trichrom. (Mikrophotogramm).

Abb. 3d. 73 Jahre, männlich. Arteriitis temporalis. Granulomatöse Entzündung in Media und Adventitia mit Zerstörung der elastischen Lamellen und zahlreichen Resorptionsriesenzellen an Bruchstücken der elastischen Fasern. Färbung: Elastica-Häm.-van Gieson (Mikrophotogramm).

BERTINI (1953) gesagt, daß sich die Gefäßveränderungen beim Erythematodes durch das Fehlen fibrinoider Nekrosen von den histologischen Befunden bei der P. n. unterscheiden würden. Dieser Bemerkung von v. ALBERTINI kann ich nicht zustimmen. *Fibrinoide Nekrosen* innerhalb arteriitischer Veränderungen *kommen beim Erythematodes u. E. sicher vor.* (Ich verdanke eine neuere derartige Beobachtung, von der arteriitische fibrinoide Medianekrosen demonstriert werden, Herrn Prof. WURM-Wiesbaden). Auch GOLD und GOWING erwähnen fibrinoide Nekrosen innerhalb der vasculären Veränderungen des Erythematodes. Die Autoren meinen aber, daß die entzündlich zellige Infiltration und die Tendenz zur Thrombosierung und Aneurysmabildung beim E. geringer sei als bei der P. n. Im subendothelialen Gewebe der Intima werden fibrinoide Nekrosen beim E. auch von GRIFFITH und VURAL erwähnt.

Bezüglich der Frage der allergischen Genese dieser Gefäßwandveränderungen beim E. gehen die Ansichten wiederum auseinander. KLEMPERER lehnt die allergische Genese entschieden ab. Er sagt, daß niemals sichere Anhaltspunkte für eine Überempfindlichkeit berichtet worden seien. Diesem Standpunkte hat sich in Abänderung seiner Deutung von 1947 jetzt auch v. ALBERTINI (1953) angeschlossen. GOLD und GOWING deuten demgegenüber die Genese des E. und der dabei beobachteten Gefäßprozesse als allergisch. Sie verweisen auf die nach SCHÖNFELD bei allen Formen des akuten und subakuten Krankheitsbildes vorhandene Vermehrung der Gamma-Globuline im Blute und sind der Meinung, daß unter der Wirkung eines bakteriellen Antigens multiple Antikörper, darunter auch Auto-Antigenkörper gebildet würden. Daß diese Auffassung noch der Überprüfung bedarf, sei betont. SCHÖNFELD erwähnt die Bedeutung der Allergie für die Entstehung der morphologischen Veränderungen beim E. nicht.

Damit berühre ich das in der letzten Zeit viel diskutierte Thema der Bedeutung geweblicher Autoantigene als auslösende Ursache für die Bildung von Auto-Antikörpern und damit der Möglichkeit der Entstehung einer Autoantigen-Antikörper-Reaktion für gewisse allergische Erkrankungen des Menschen. Ich gehe auf diese sehr problematischen Dinge deshalb nicht ausführlich ein, weil Herr Prof. BOCK in seinem klinischen Referat darüber berichten wird. Ich darf das um so mehr tun, als die Morphologie keine beweisenden oder auch nur genügend wahrscheinlich machenden Befunde beibringen kann, die die Entstehung von geweblichen Autoantigenen beim Menschen aufzeigen könnten. Darüberhinaus liegen in der mir zur Verfügung stehenden Literatur bisher auch von anderer Seite keine Mitteilungen darüber vor, daß gewebliche Auto-Antigene bei der Entstehung allergisch gedeuteter *Arteriitiden* hätten nachgewiesen werden können. Aber auch die bisherigen Angaben über die Bedeutung von Autoantigen-Antikörper-Reaktionen als Ursache für andere allergische Entzündungen sind keineswegs bewiesen. Eine kritische, aus diesem Grunde besonders wertvolle Untersuchung zur Frage der Bedeutung und der Bewertung von Autoimmunisierungen stammt aus der MARTINIschen Klinik von VORLÄNDER. Er betont, daß unverändertes artgleiches tierisches Gewebe keine antigenen Eigenschaften besitze. Erst Bakterien- bzw. Fremdserumeinwirkungen können antigene Wirkungen erzeugen.

Die Versuche von MASUGI kann man zur Stütze der Hypothese von der Bedeutung von Autoantigenen und Auto-Antikörpern nicht heranziehen. Das liegt auf der Hand, weil artfremde Tiere gegen Organgewebe „immunisiert" werden. Die Experimente von CAVELTI sind umstritten. In meinem Institut konnten die Versuche von CAVELTI zur Erzeugung einer *diffusen* Glomerulonephritis unter Mitwirkung von sogenannten Autoantigenen und in der Deutung der Antikörper-Reaktion gegen körpereigene Gewebsantigene gemeinsam mit dem Hygienischen Institut in Heidelberg (Prof. HABS) nicht bestätigt werden. Darüber wird auf Grund tragfähiger Versuchsreihen mit dem Hygienischen Institute von BOHLE und seinen Mitarbeitern berichtet.

Bei der Fragwürdigkeit, die bisher bezüglich des Nachweises von Auto-Antikörpern besteht und bei der Unmöglichkeit, diese mit einwandfreier serologischer Technik quantitativ zu bestimmen, sind wir mit VORLÄNDER der Auffassung, daß die Bedeutung der Auto-Antikörper als Ursache entzündlicher Vorgänge bisher nicht bewiesen ist. *Alle Aussagen bezüglich der klinischen Auswirkungen von Auto-Antikörpern bleiben damit hypothetisch* (VORLÄNDER). Bei dieser Sachlage ist es nicht berechtigt, die bisherigen fraglichen Ergebnisse als Modell für die Deutung von Arteriitiden als allergischer Autoantigen-Antikörper-Reaktion anzusehen. Zukünftig sollten alle Forschungen auf diesem Gebiete nur unter Einschaltung von Serologen durchgeführt werden.

Es ist zum Schlusse notwendig, zu der Frage der *allergischen Entstehung der Thrombangitis obliterans* (v. WINIWARTER-BUERGER) Stellung zu nehmen. Die Situation ist die gleiche, wie bei den schon besprochenen „nekrotisierenden Angiitiden". Die Notwendigkeit der Betrachtung der Thr. o. ist gegeben, weil wir einerseits seit den Untersuchungen von E. JÄGER (1932) wissen, daß auch diese Gefäßerkrankung einen mehr oder weniger generalisierenden Charakter hat. In der gründlichen Studie von JÄGER werden die anatomischen Kennzeichen der Thr. o. in folgenden drei Punkten zusammengefaßt:

„1. Herdförmiger hochgradiger Einengung oder Verschluß der Arterienlichtung durch mehrfache Intimapolster;

2. durch ausgedehnte frische Thrombosen;

3. durch ausgedehnte Verschlüsse der Hauptarterienstämme der unteren Gliedmaßen durch ein Füllgewebe, dessen rekanalisierende Gefäße einen Blutumlauf im allgemeinen nicht zulassen."

Diese Veränderungen betreffen im wesentlichen die muskulären Arterien. JÄGER hat darüberhinaus an den kleinen Arterien Befunde nachgewiesen, die sich „in nichts von der P. n." unterschieden. Er trennt die Thr. o. im Gegensatz zu einigen anderen Autoren (W. W. MEYER, v. ALBERTINI) eindeutig von der Atherosklerose ab. An der entzündlichen Natur wird von ihm und späteren Autoren nicht gezweifelt. Die Abgrenzung von Thr. o. und P. n. ergebe sich dadurch, daß die fibrinoiden Veränderungen bei der ersteren auf die Gefäßintima beschränkt blieben. Daß dieses Merkmal u. U. nicht entscheidend sein kann, geht aus unseren Ausführungen zur P. n. hervor. Es kann aber das Problem der morphologischen Abgrenzung von Thr. o. und P. n. einerseits, Atherosklerose andererseits hier nicht im Einzelnen diskutiert werden. Wir stimmen für die Thr. o. zu, daß die Intima den Ort der Hauptlokalisation des morphologisch faßbaren Geschehens darstellt.

Bezüglich der Frage der allergischen Genese äußert JÄGER vorsichtig die „Vermutung", daß die Thr. o. Ausdruck einer besonderen Reaktionslage in der geweblichen Antwort der Gefäßwand auf Schädlichkeiten darstelle. Wenn sich JÄGER bei dieser Vermutung der Bedeutung eines allergischen Faktors auf die morphologischen Befunde des fibrinoiden Gewebsschadens der Intima, des Intimaödems und einer Gewebseosinophilie stützt, so können wir ihm in dieser Hinsicht aus den dargelegten Gründen nicht folgen. Es sei aber ausdrücklich betont, daß nach JÄGER „alle Fragen über die Reaktion des allergischen Organismus gegen unspezifische Reize so ungeklärt" sind, daß es „verfrüht wäre, Theorien darauf aufzubauen".

Während sich JÄGER somit bezüglich der allergischen Genese der Thr. o. 1932 zurückhaltend äußert, ist RÖSSLE (1933) der Auffassung, daß die Thr. o. gestaltlich in die Gruppe der „allergisch-hyperergischen Gefäßerkrankungen" gehöre. Dabei werden die fibrinoide Verquellung der Intima, aber auch Nekrosen des Endothels und sekundäre thrombotische Verschlüsse zur Stütze angeführt.

Diese Auffassung von RÖSSLE ist von zahlreichen Autoren übernommen worden, auch bezüglich der Meinung, daß bestimmte Gifte, z. B. das Nicotin, erst unter der Voraussetzung einer vorhandenen „Sensibilisierung" wirksam würden. Eine angeborene oder erworbene „Sensibilisierung" ist für v. HASSELBACH eine Voraussetzung für die allergisch-hyperergische Reaktion der Gefäßwand, die unter der Einwirkung „lokalisierender Schädigungen" (z. B. Nicotin, Kälte, Nässe, mechanische Traumen usw.) wirksam würde. Auch durchgemachte Infektionskrankheiten werden als Ursache der „Sensibilisierung" in Erwägung gezogen. (JÄGER, v. HASSELBACH). Diese Auffassung wurde auch von FOSSEL (1934), LANGE (1937), GÜTHERT (1948) u. a. geäußert.

Die *Grundlagen* der Deutung der Thr. o. als allergischer Gefäßwandentzündung, verursacht durch eine AAR, vermögen aus den gleichen Gründen, die schon für die P. n. dargelegt wurden, *nicht zu befriedigen*. Für die Thr. o. muß diese Meinung darüberhinaus wie folgt begründet werden:

Es ist bis heute im Gegensatz zur P. n. *nicht gelungen*, das Bild einer Thr. o. im *Serumallergieversuch* zu reproduzieren. Die von RATSCHOW am Kaninchen erzeugten Gefäßwandveränderungen sind zwar nach vorausgegangener Injektion artfremden Eiweisses, nach einer „Sensibilisierung" wie RATSCHOW sagt, erzeugt; die Entstehung von Gefäßwandveränderungen trat aber erst nach zusätzlichen *örtlichen Schädigungen* der Gefäße (Blutleere, chemische, thermische Einwirkungen usw.) auf. Die dann entstandenen Strukturabweichungen waren auf die Stellen der örtlichen Gefäßwandschädigung begrenzt. Eine *generalisierte Arteriitis* trat nicht auf. Es muß zudem gesagt werden, daß die von RATSCHOW abgebildeten histologischen Befunde der Gefäßwände nicht mit dem Bilde der Thr. o. des Menschen übereinstimmen. RATSCHOW spricht in der Beschriftung seiner Abbildungen auch gar nicht von einer Thr. o., sondern von einer „experimentellen Thrombogenese". Die Thrombose, auch die arterielle Thrombose und deren Organisation entsprechen aber nicht dem, was in der menschlichen Krankheitslehre als Thr. o. bezeichnet wird. Ich glaube infolgedessen nicht, daß man diese Veränderungen zur Stütze einer Theorie der Entstehung der Thr. o. des Menschen heranziehen kann.

In den bereits im Zusammenhange mit der P. n. zitierten Kaninchen-
versuchen von V. ALBERTINI und GRUMBACH schreiben letztere, daß es
ihnen gelungen sei, auch Gefäßwandveränderungen zu erzeugen, „wie
man sie bei menschlicher Endarteriitis productiva oder bei Thrombangitis BUERGER sehen kann". Leider sind entsprechende Abbildungen
nicht vorhanden. Wenn diese Gefäßwandveränderungen bei Kaninchen
aber dem Bilde der menschlichen Thr. o. entsprochen haben, so können
sie für die Annahme eines allergischen Mechanismus bei der Entstehung
der Thr. o. ebenfalls nicht *beweisend* sein.

Die Deutung der allergischen Genese der Thr. o. kann aber, in einem
gewissen Gegensatz zur P. n., auch nicht durch ein häufigeres Vorkommen sicher allergischer Erkrankungen in der Vorgeschichte gestützt
werden. Ich habe jedenfalls im Schrifttum keine Hinweise dafür auffinden können.

Der Nachweis der Entstehung der Thr. o. auf dem Boden einer Antikörperdiathese ist bis heute nicht erbracht. In dieser Hinsicht können
auch die neueren Untersuchungen von EMMERICH, von KUHN und DICK-
GIESSER u. a. nicht verwertet werden. Damit kommen wir aber auch
bezüglich der Thr. o. zu dem gleichen Ergebnis wie für die P. n.: *Die
Annahme der allergischen Genese ist eine Deutung, deren wissenschaftlicher
Nachweis noch zu führen sein wird.* Diese Formulierung bedeutet *nicht,*
daß ich die Möglichkeit einer allergischen Entstehung der Thr. o. ab-
lehne. Ich fordere lediglich, diese Hypothese mit dem strengen Maßstabe
einer wissenschaftlichen Kritik zu beweisen.

Literatur.

ADELSON, L.: J. of Paed. **39**, 346 (1951). — ALBERTINI, V., A.: Internat. Arch.
Allergy a. applied Immunology, **4**, Suppl. 1953; Schweiz. Z. Path u. Bakt. 17, 1
(1954). — ALBERTINI, V., A. und ALB: Cardiologica Basel **12**, 133 (1947). — ALBER-
TINI, V., A. und A. GRUMBACH: Ergebn. Path. **33**, 314 (1937). — ALBERTINI, V., A.
und M. METAXAS: Bull. Acad. Suisse, Sc. mèd. **9**, 157 (1953). — ALBERTINI, V., A.
und H. NABHOLZ: Schweiz. med. Wschr. **1938**, 1397. — ANDERSON, W. A. D.:
Pathology, Mosby-Comp. St. Louis, 2. Aufl. 1953. — ASKANAZY, M.: Verh. d.
86. Vers. dtsch. Naturforscher u. Ärzte 1920, 296; Virchows Arch. **250**, 370 (1924). —
BAHRMANN, E.: Virchows Arch. **296**, 277 (1936). — BERBLINGER, W.: Virchows
Arch. **318**, 155 (1950). — BERGER, W.: 30. Verh. dtsch. Path. Ges. **1937**, 5. —
BERGER, W. und K. HANSEN: Allergie. Leipzig: Thieme 1940. — BOHLE, A.: Z.
Kreislaufforsch. **39**, 531 (1950). — BOHLE, A. und G. HIERONYMI: 35. Verh. dtsch,
Ges. f. Path. 1951, 217; Arch f. Kreislaufforsch. 18, 34 (1952); Frankf. Z. Path. **64**,
261 (1953). — BOHLE, A., G. HIERONYMI und F. HARTMANN: Z. Kreislaufforsch. **40**.
161 (1951). — BOHLE, A., M. KOHLER und M. KÖHLER und II. DUROW: Virchows Arch. **323**, 1 (1953).
— BOHLE, A., M. KOHLER und U. TOMSCHE: Beitr. Path. Anat. **113**, 414 (1953). —
BROCKHAUS, L.: Virchows Arch. **324**, 338 (1953). — BUERGER, L.: Mitt. a. d. Grenz-
geb. d. Med. u. Chirurg. **21**, 353 (1910); Philadelphia: Saunders 1924. — CAVELTI,
PH. A.: Schweiz. med. Wschr. **76**, 1082 (1946); **78**, 83 (1948); Arch. of Path. **44**, 1,
13 und 119 (1947); 1. Kongreß Internat. d'Allergie, 1095, 1952. — CAVELTI, PH. A.
und E. STAEHELIN-CAVELTI: Arch. Path. **39**, 148 (1945). — CAVELTI, PH. A. und
E. STAEHELIN: Arch. Path. **40**, 158 und 163 (1945). — CHURG, J. und L. STRAUSS:
Amer. J. Path. **27**, 277 (1951). — CLARK, E. und B. J. KAPLAN: Arch. Path. **24**, 458
(1937). — DALGLEISH, P. G.: Lancet **1952**, 319. — DOERR, R.: Die Immunitäts-
forschung VI und VII. Die Anaphylaxie. Wien: Springer 1950, 1951. — EICKHOFF,
W.: Virchows Arch. **299**, 300 (1937); **315**, 81 (1948). — EMMERICH, R. und H.
PETZOLD: Klin. Wschr. **1952**, 488. — FOSSEL, M.: Frankf. Z. **47**, 181 (1934).—
FROBOESE, C.: Virchows Arch. **317**, 430 (1949). — GERLACH, W.: 19. Verh. dtsch.

Path. Ges. **1923**, 126; Virchows Arch. **247**, 294 (1923); 20. Verh. dtsch. Path. Ges. **1925**, 272. — GOLD, ST. C. und N. F. C. GOWING: Quart. J. Medicine, New Series **22**, 457 (1953). — GRIFFITH, G. C. und I. L. VURAL: Circulation **3**, 481 und 492 (1951). — GRUBER, GG. B.: Zbl. f. Herz- u. Gefäßkrankh. **9**, 45 (1917); **18**, 1 (1926); Virchows Arch. **245**, 123 (1923); **258**, 441 (1925); 19. Verh. dtsch. Path. Ges. **1923**, 313; Klin. Wschr. **1925**, 1; Z. Kreislaufforsch. **36**, 401 (1944); Regensburger Jahrbuch ärztl. Fortbildung **2**, 1951. — GÜNTHER, O.: Arbeiten aus dem PAUL EHRLICH-Institut, H. 51, S. 69, Stuttgart: Gustav Fischer 1954. — GÜTHERT, H.: Virchows Arch. **315**, 375 (1948). — HANSEN, K.: in DENNIG: Lehrbuch d. Inneren Medizin Bd. 2, 795. 2. Aufl. Stuttgart: Thieme 1952. — HARRIS, A. W.: Arch. Int. Med. **63**, 1163 (1939). — HARRIS, J. F. und C. L. LAWS: Ann. Alergy **7**, 105 (1949). — HASSELBACH, v., H.: Die Endangitis obliterans, Leipzig: Thieme 1939. — HAUROWITZ, F. und C. CRAMPTON: J. Immunol. **68**, 73 (1952). — HEINLEIN, H.: Virchows Arch. **296**, 448 (1936); **299**, 307 (1937). — HIERONYMI, G.: Zbl. Path. **90**, 34 (1953). — JÄGER, E.: Virchows Arch. **284**, 526 und 584 (1932). — KUSSMAUL, A. und R. MAIER: Dtsch. Arch. Klin. Med. **1**, 125 (1866). — KLEMPERER, P.: Ann. Int. Med. **28**, 1 (1948). — KLINGE, F.: Der Rheumatismus, Berlin: Springer 1933. — KUHN, E. und F. DICKGIESSER: Klin. Wschr. **1954**, 262. — LANGE, F.: Münch. Med. Wschr. **1937**, 121. — LETTERER, E.: Ärztl. Wschr. **1948**, 196; Dtsch. Med. Wschr. **1953**, 764. — LICHTENSTEIN, L. und L. J. FOX: Amer. J. Path. **22**, 666 (1946). — LOGUE, R. B.: Ann. Int. Med. **24**, 11 (1946). — MASSON, G. M. C., J. B. HAZARD, A. C. CORCORAN und J. H. PAGE: Arch. Path. **49**, 641 (1950). — MEYER, W. W.: Virchows Arch. **314**, 681 (1947). — MORE, R. H. und S. D. KOBERNICK: Arch. Path. **51**, 361 (1951); Amer. J. Path. **27**, 708 (1951). — MORE, R. H., D. WAUGH und S. D. KOBERNICK: J. exper. Med. **95**, 555 (1952). — MÜLLER, C.: Acta Med. Scand. (Stockh.) **136**, 378 (1950). — OLD, J. W. und W. O. RUSSELL: Amer. J. Path. **23**, 903 (1947); **26**, 789 (1950). — OLESON, H. und A. MYSCHATZKI: Acta Path. Kobenh. **26**, 1949. — PERLICK, E. und M. TOST: Dtsch. Arch. Klin. Med. **200**, 616 (1953). — RACKEMANN, F. M. und J. E. GREENE: Trans. Ass. Amer. Phys. **54**, 112 (1939). — RATSCHOW, M.: Die peripheren Durchblutungsstörungen. 5. Aufl. Dresden und Leipzig: Steinkopf 1953. — RICH, A. R.: Bull. Jone's Hopkins Hosp. **71**, 123 (1942); 1. Kongr. Internat. d'Allergie 1, 1952. — RICH, A. R. und J. E. GREGORY: Bull. Jone's Hopkins Hosp. **72**, 65 (1943). — RÖSSLE, R.: 19. Verh. dtsch. Path. Ges. **1923**, 18; Wiener Klin. Wschr. **1932**, 609; Klin. Wschr. **1933**, 575; Virchows Arch. **288**, 780 (1933); **299**, 359 (1937). — SCHÖNFELD, W.: Lehrbuch d. Haut- u. Geschlechtskrankheiten, 6. Aufl. Stuttgart: Thieme 1953. — SELYE, H.: Canad. Med. Ass. **49**, 264 (1942). — SELYE, H. und Mitarbeiter: Geriatrics, Mineapolis **4**, 4 (1949). — SIEGMUND, H.: 19. Verh. dtsch. Path. Ges. **1923**, 114; 20. Verh. dtsch. Path. Ges. **1925**, 260. — SMITH, C. C. und P. M. ZEEK: Amer. J. Path. **23**, 147 (1947). — UEHLINGER, E.: Bull. Schweiz. Akademie Med. Wissenschaft 6. Suppl. 157, 1950. — VERSÉ, M.: Beitr. Path. Anatomie **40**, 409 (1907). — VORLÄNDER, K. O.: Klin. Wschr. **1953**, 748. — WAUGH, D.: Amer. J. Path. **28**, 437 (1952). — WILENS, S. L. und J. GLYNN: Arch. Int. Med. **88**, 51 (1951). — WILSON, S. K. und H. L. ALEXANDER: J. Laband Clin. Med. **30**, 195 (1945). — ZEEK, P. M.: Amer. J. Clin. Path. **22**, 777 (1952). — ZEEK, P, M., C. C. SMITH und J. C. WEETER: Amer. J. Path. **24**, 889 (1948).

Aussprache.

Herr A. VON ALBERTINI (Zürich):

Es ist erfreulich, daß die Deutsche Allergiegesellschaft das Thema der Bedeutung der allergischen Genese bei den Arteriitiden wieder aufgenommen hat. In meinem letztjährigen Referat in Ihrer Gesellschaft habe ich zu diesen Fragen bereits Stellung genommen und ich kann nur wiederholen, daß heute einzig die allergische Genese der *Periarteriitis nodosa* als gesichert erscheint. Wenn vielleicht nicht jede P. n. allergisch entstanden ist, so ist doch durch die Untersuchungen von RICH u. a.[1] bewiesen, daß sich die P. n. im Allergieexperiment erzeugen läßt und daß sie andererseits beim Menschen spontan als Ausdruck einer Allergie vom ana-

---

[1] u. a. RICH und GREGORY, MORE und McLEAN, MORE McMILLAN und DUFF, APITZ, KLINGE, CAVELTI, LICHTENSTEIN und FOX, BERBLINGER.

phylaktischen Typus (Serumkrankheit, Sulfonamidtherapie) auftreten kann. Damit deckt sich auch die erschreckende Zunahme der Fälle von P. n., RICH hat für John Hopkins Hospital seit 1936 eine Vermehrung der P. n. Fälle auf das 12fache festgestellt. Andererseits haben MORE und Mitarbeiter festgestellt, daß von 375 Autopsiefällen, die Sulfonamide bekommen hatten, 7 Fälle (das sind 1,6%) an Sulfonamidallergie gestorben sind.

Die *Pathogenese* der allergischen P. n. habe ich aufzuzeigen versucht als primären Mediaprozeß, und zwar als Nekrose der glatten Muskulatur. Dieses zentrale Geschehen erschien mir besonders wichtig, und ich glaube, daß alle übrigen Erscheinungen, wie die nachfolgende transitorische Eosinophilie, die Bildung des histiocytären Granulationswalls der Adventitia, sowie die proliferativen Intimareaktionen als resorptive Gewebsreaktionen auf die primäre allergische Alteration aufgefaßt werden müssen.

Die primäre Nekrose der glatten Muskulatur habe ich als *gesteigerten Schultz-Dale-Effekt* zu interpretieren versucht, doch ist das eine Hypothese. Es ist aber durchaus möglich, daß ein gleichartiger Reiz (in unserem Fall die A-A-Reaktion) am gleichen Reaktionsgewebe (glatte Muskulatur) verschiedene Effekte hervorbringen kann, je nach Intensität des Reizes (bei geringer Reizstärke eine Muskelkontraktion, bei hoher Reizstärke eine Muskelnekrose).

Für die P. n. steht demnach die allergische Entstehungsursache außer Frage.

Für die zahlreichen *übrigen Formen der Arteriitis* kann die Frage der allergischen Ursache m. E. nicht mit Sicherheit oder überhaupt nicht beantwortet werden.

Die Kapillaren und kleinen Arterien sind für das Auftreten allergischer Gewebsreaktionen von größter Bedeutung und es ist deshalb verständlich, daß in diesen Gefäßabschnitten Schädigungen auftreten, die bis zur Nekrose gehen können. Diese Gefäßveränderungen stehen aber hier nicht zur Diskussion.

Für die genannten *entzündlichen Arterienerkrankungen* kann pathologisch-anatomisch die Bedeutung der Allergie nur auf Grund der uns bekannten Phänomene geprüft werden. Es soll dies kurz versucht werden für die nachfolgenden Typen: Arteriitis *rheumatica*, *Thrombangiitis obliterans* Buerger, Arteriitis *mycotica lenta*, *Panarteriitis temporalis* (HORTON und Mitarbeiter), *Arteriitis bei Lupus erythematodes* und Libman-Sacks.

Bei den meisten dieser Arterienentzündungen handelt es sich um eine primäre Erkrankung der *Intima* i. S. einer Endarteriitis, so bei Endangiitis obl. BUERGER, Arteriitis lenta, Arteriitis luposa und wahrscheinlich auch bei Arteriitis temporalis, während beim *Rheumatismus*, wo auch in der Arterienwand Aschoffsche Knötchen auftreten, diese in der *Media* liegen. Ob es sich dabei um einen allergischen Vorgang handelt, steht noch immer zur Diskussion, doch halte ich es für möglich, daß die Aschoffschen Granulome in der Arterienmedia auch hier *nach Untergang der Muskulatur* gebildet werden, analog den *myogenen Rheumaknötchen* im Herzmuskel, und damit wäre dann die Möglichkeit einer Beziehung zur Allergie gegeben. Andere Arterienveränderungen besonderer Art sind bei Rheumatismus nicht bekannt.

Bei den *Intimaveränderungen* der oben erwähnten Arteriitiden handelt es sich vorwiegend um die sog. ,,*fibrinoide Degeneration*" der Intima, d. h. um ein Phänomen, das trotz aller Bemühungen auch heute noch einer exakten Begriffsbestimmung entbehrt. Auch der Versuch von KLEMPERER, die fibrinoide Degeneration zum Gruppenphänomen für die neu aufgestellte Gruppe der Kollagenkrankheiten zu erheben, will mir nicht besonders glücklich erscheinen, weil der Begriff noch immer nicht genügend bereinigt ist. Wenn KLEMPERER für den Lupus erythematodes wegen der ,,fibrinoiden Degeneration" der Intima den Begriff der Kollagenkrankheit angewandt hat, so muß er vorerst den Beweis erbringen, daß es sich um eine solche Kollagendegeneration der Intimafasern handelt. Beweis steht aber aus!

Genau das gleiche Problem stellt sich bei der *Endangiitis obliterans Buerger*, hier soll der Prozeß nach BUERGER mit einer Intimaläsion beginnen (BUERGER 1924), die von zwei Erscheinungen gefolgt wird, erstens von einer Thrombose, die nach BUERGER das wesentliche Phänomen der Thrombangiitis überhaupt darstellt. Von den meisten Pathologen wird aber eine zweite Erscheinung in den Vordergrund gestellt, es ist dies die ,,*Insudation*" *von Blutplasma* in die Intima, die dann eben zum Bild der ,,*fibrinoiden Degeneration*" führt. Eine Entartung kollagener Fasern ist aber bei diesem Prozeß auch nicht nachgewiesen, hingegen läßt sich elektronenmikroskopisch zeigen, daß aus dem insudierten Plasma das *Fibrin* ausfällt und in den Maschen des lockeren Intimabindegewebes liegen bleibt. Eine Kollagenentartung ist aber bisher nicht nachgewiesen worden, ich selbst habe ausgedehnte elektronenmikroskopische Untersuchungen der Intima bei Buergerscher Krankheit durchgeführt, ohne daß es mir bisher geglückt wäre, das Phänomen der Kollagenentartung nachzuweisen.

Im übrigen ist ja *die allergische Natur der fibrinoiden Degeneration* in Frage gestellt, ich kann aber zu dieser Frage erst wieder Stellung nehmen nach *Abschluß der elektronenmikroskopischen Untersuchungen über das Arthussche Phänomen.* Die bisher vorliegenden spärlichen positiven Untersuchungsergebnisse von WOLPERS und neuerdings von RICH und Mitarbeiter haben mich noch nicht überzeugt; die Resultate solcher Untersuchungen sind nicht signifikant, eine Kollagenentartung beim Arthusschen Phänomen ist m. E. noch nicht sicher nachgewiesen.

Die *Arteriitis mycotica lenta* habe ich in den Kreis dieser Betrachtungen einbezogen, weil auch dort eine Fibrininsudation der Intima nachweisbar ist. Das Endothel ist bei dieser Allgemeininfektionskrankheit sicher in irgend einer Form alteriert, möglicherweise sensibilisiert. Die Endothelzellen sind geschwollen, worauf schon SIEGMUND hingewiesen hat. Eine abnorme Permeabilität dieses alterierten Endothels wird durchaus verständlich gemacht.

Auch diese eindeutigen Befunde bei der Arteriitis mycotica lenta erlauben keinen Einblick in die zu Grunde liegenden Phänomene. Wir sind nicht imstande zu sagen, ob hier allergische Vorgänge vorliegen oder nicht, und ob *für die ganze Gruppe* von Arteriitiden, die mit der sog. „fibrinoiden Intimaentartung" einhergehen, Allergie eine Rolle spielt.

Es erscheint deshalb empfehlenswert, auch in der Pathologie der Arterien mit der Anwendung des Allergiebegriffes vorsichtig zu sein, d. h. es erst dann zu tun, wenn die klinischen Daten eine solche Annahme sachlich rechtfertigen.

Herr F. KLINGE (Mainz):

Unterstreichung der Auffassung, daß das morphologische Bild weder die allergische Bedingtheit eines Prozesses in der Arterienwand beweisen noch ausschließen kann. Eine einzige Arteriitis, die experimentell im Serum-Allergieversuch erzeugte, läßt das *reine* Bild der allergischen Arteriitis erkennen. Es zeigt die fibrinoide Degeneration in Verbindung mit Mobilisation des ganzen Histiocytennetzes in allen Schichten der Arterienwand. Ein Vergleich mit der rheumatischen Arteriitis gibt sehr große Ähnlichkeit, ja Gleichheit wie an entsprechenden Lichtbildern gezeigt wird.

Herr R. RABL (Neustadt/Holstein):

Allergische Wirkungen sind u. a. in Abhängigkeit von Erkrankungen des Rachens und der Tonsillen sowie von bakteriell hervorgerufenen Herdwirkungen durch Streptokokken berücksichtigt worden. Gegenüber anderen Möglichkeiten haben diese Ursachen den Vorteil einer genauen Prüfung, da die biologischen Eigenschaften der Streptokokken genau bekannt sind und sich nicht ändern, während bei anderen Keimen dies nicht immer zutrifft. Dazu gehört bei den Streptokokken die Tatsache, daß auch experimentell zu erzeugende Folgen weitgehend durch amerikanische Forscher und in Deutschland vor allem durch SEELEMANN untersucht worden sind.

Dadurch entsteht die Frage, wann und wo Streptokokken vorkommen, die Antigene haben. Darüber hinaus muß besprochen werden, ob eine hierdurch entstehende Antikörperbildung zu einer allergischen Entzündung und im speziellen zu einer Arteriitis führen kann. Schließlich erhebt sich die Frage, ob durch bestimmte Streptokokken Gewebszerstörungen hervorgerufen werden, die dann ähnliche Folgen erzeugen. Wenn auch unser Wissen auf diesen Gebieten noch lückenhaft ist, lassen sich doch einige Punkte klären.

Vom Gesichtspunkt der Antigene sind zwei Streptokokkengruppen zu unterscheiden. Bei den beta-hämolytischen Streptokokken, also denjenigen der serologischen Gruppen A, C und G finden sich viele, dagegen bei den alpha- und gammahämolytischen, also vor allem denen der serologischen Gruppe D, (= den Enterokokken) und der serologisch nicht erfaßbaren Viridansgruppe mit dem häufig vorkommenden Sc. salivarius weniger oder keine Antigene. Andere Arten sind noch nicht so genau in dieser Hinsicht untersucht worden, so daß für selten bei Menschen und Tieren auftretende Streptokokken, wie den serologischen Gruppen B, F, H, K, L M, N, auch O und P diese Frage nicht beantwortet werden kann. Die bekannten Antigeneigenschaften beruhen auf Eiweißkörpern und Polysacchariden. Für die Gewebsalteration kommen die Eiweißkörper in Betracht, deren allergische Wirkung von der Größe des Moleküls, von den kolloidalen Eigenschaften und der chemischen Zusammensetzung abhängig ist. Beispielsweise ist sie an das Tryptophan, das Tyrosin und das Phenylalanin gebunden, so daß Gelatine, der diese Aminosäuren fehlen, kein Immunisierungsvermögen hat.

Die meisten Antigene der beta-hämolytischen Streptokokken führen nicht zu Gewebsveränderungen, die z. B. die Grundlage einer Arteriitis bilden. Unter Berücksichtigung der experimentellen Befunde muß die allergische Entstehungsmöglichkeit von Gewebsschädigungen durch Streptokokken sehr eingeengt werden, wobei besonders allerdings der M-Substanz der serologischen Gruppe A Beachtung zu schenken ist. Bei der systematischen Untersuchung aller Streptokokkenlokalisationen im Organismus, die SEELEMANN und ich während der letzten 10 Jahre durchgeführt haben, ergab sich in wesentlicher Übereinstimmung mit anderen Versuchsanstellern, daß sie vor allem hauptsächlich auf den Schleimhautoberflächen des Rachens und seiner Umgebung bei verschiedenen Erkrankungen und Infektionsmöglichkeiten auftreten.

Wesentlich ist jedoch, daß diese Streptokokken nur in Ausnahmefällen in Tonsillenkrypten und niemals in Herden neben erkrankten Zähnen gefunden werden. In den bakteriell hervorgerufenen Herden sind dagegen meistens Salivariusstreptokokken. An den Zähnen treten nicht allzu selten im Gegensatz zur Schleimhautoberfläche außerdem Streptokokken der serologischen Gruppe D auf, während sie in den Tonsillenherden zu Ausnahmen gehören. In diesem Zusammenhang können fermentschwache Stämme unberücksichtigt bleiben, mit denen wahrscheinlich auch leicht absterbende zusammenhängen. Neben Zähnen sind unter scheinbar besonderen Bedingungen noch Streptokokken der serologischen Gruppe F, die vorläufig unberücksichtigt bleiben können.

Eine sich in einer Gewebsalteration ausdrückende Allergie ist somit nur denkbar bei Infektionen der Schleimhautoberflächen durch Streptokokken der serologischen Gruppe A, nicht aber bei streptokokkenhaltigen Tiefenherden. (Hierzu gehört wahrscheinlich auch die bei Kaninchen experimentell mit Streptokokken der serologischen Gruppe C zu erzeugende seröse Endocarditis).

Damit tritt die Frage in den Vordergrund, ob bei Tiefenherden Streptokokken vorkommen, die eine Gewebszersetzung bedingen, deren Zerfallsprodukte, vor allem Peptide, eine allergische Wirkung ausüben könnten. Von diesem Gesichtspunkt aus gesehen, müssen gleichfalls die Salivariusstreptokokken nach dem Stand unseres heutigen Wissens ausscheiden. Dagegen käme vielleicht der Sc. liquefaciens der serologischen Gruppe D in Betracht. Dieser konnte bei großen Reihenuntersuchungen — es handelt sich um 148 Stämme — nur 1mal nachgewiesen werden, so daß er praktisch unberücksichtigt bleiben kann. Auch an anderen Organstellen, wie in der Galle, im Darm und im Urin ist er viel seltener als die weiteren Arten der serologischen Gruppe D, also der Sc. faecium und Sc. glycerinaceus. Nur an den weiblichen Genitalien tritt er häufiger auf.

Wenn bisher der Nachdruck für die Beantwortung der Fragen auf die lokal nachweisbaren Streptokokken und das Gewebe gelegt wurde, sofern es eine allergische Entzündung durchmacht, darf doch nicht übersehen werden, daß es noch andere Fernwirkungen gibt. Sie können sich in klinisch nachweisbaren Immunitätsreaktionen ausdrücken, sind aber kein Beweis dafür, daß eine allergische Gewebsalteration mit einer Entzündung entstanden ist. Auch die Untersuchung der alpha-, beta- und gamma-Globuline im Serum scheint nicht immer weiterzuführen, obgleich eine granulomatöse Entzündung mit einer Arteriitis nach der intravenösen Injektion von gamma-Globulinen zu erzeugen ist. Der Fortschritt für eine Erkenntnis scheint sich hier aber anzubahnen, der dann allerdings nicht für die Streptokokken charakteristisch wäre.

Ergänzend muß ferner erwähnt werden, daß über eine Umstimmung des Organismus durch flüchtige Bakteriämien von alpha-hämolytischen Streptokokken nichts Sicheres bekannt ist. Dabei ist zu berücksichtigen, daß derartige Wirkungen erst experimentell in Betracht kommen, wenn so große Keimmengen verwendet werden, wie sie beim Menschen nicht vorkommen. Außerdem müssen diese Versuche durch Wochen fortgesetzt werden. Damit steht in Übereinstimmung, daß serologisch erfaßbare Antikörper auch bei Verwendung des autologen Stammes beim Menschen bisher nicht bewiesen worden sind.

Im Verlauf einer Streptokokkeninfektion bildet sich demnach nicht eine den Körper absolut schützende Immunität. Speziell ist eine allergische Gewebsschädigung mit einer Arteriitis von Streptokokken aus sog. Herden nicht anzunehmen. Damit soll nicht gesagt werden, daß nicht andere Keime in Herden vorkommen können, die infolge ihrer fermentativen Eigenschaften indirekt wirksame Allergene hervorrufen.

Vom Gesichtspunkt der im Blut, vor allem bei Endokarditisfällen, nachgewiesenen Streptokokken ergibt sich im wesentlichen dasselbe. 81 von 129 durch SEELEMANN differenzierte Stämme waren Sc. salivarius und 33 gehörten zur serologischen Gruppe D, so daß auch dabei nur mit geringen Antigenwirkungen zu rechnen ist.

Diese bakteriologischen Analysen stehen mit den pathologisch-anatomischen Erfahrungen in Übereinstimmung. Es würde daraus folgen, daß mit durch Streptokokken hervorgerufenen Allergien, die Gewebsentzündungen zeigen, fast ausschließlich bei akuten Entzündungen z. B. der Tonsillen zu rechnen ist. Andererseits können sich Streptokokken sekundär an anderen Stellen wie z. B. den veränderten Herzklappen festsetzen, die aus anderen Gründen, welche vielleicht eine allergische Ursache haben, bereits geschädigt worden waren. Damit sind sicher noch nicht alle Fragen gelöst. Beispielsweise fehlen vollkommen papierchromatographische Analysen über die Aminosäuren, die einen Aufschluß über den Bau und die lokalen Gewebszerstörungen der Streptokokken geben können. Wesentlicher erscheint allerdings die Erfassung der Spaltprodukte, wie der Peptide, die im Rahmen der allergischen Gewebsschädigung stärker beachtet werden müßten.

LXV.
Zum Problem der allergischen Pathogenese der Arteriitis.

Von

H. MEESSEN (Düsseldorf).

Der morphologische Befund ist nur *ein* Argument, das für die Annahme oder aber für den Ausschluß einer allergischen Arteriitis vorgebracht werden kann. Der Morphologe tut also gut daran, seine Ergebnisse durch Variation der experimentellen Bedingungen von verschiedenen Seiten zu beleuchten. In der menschlichen Pathologie wird er das ganze klinische Bild mitberücksichtigen müssen.

Bringt man ein Kaninchen einmal oder wiederholt in eine aufrechte Lage und dadurch in einen orthostatischen Kollaps, so kann man als Folgeerscheinung nach 24 Stunden an den Coronararterien Verquellungen und Untergang von glatter Muskulatur beobachten, die nach Tagen zur Entwicklung von Gefäßwandgranulomen führen. Eine einmalige, einen Schock erzeugende intravenöse Histamininjektion, eine einmalige intravenöse Injektion von 10 ccm Schweineserum oder von 40—60 ccm Pferdeserum kann innerhalb von 24 Stunden schwerste Gefäßwandverquellungen mit fibrinoider Nekrose hervorrufen. Diese Befunde stimmen formal mit den von KLINGE an sensibilisierten Kaninchen gesehenen Veränderungen überein, sie unterscheiden sich nur durch die Vorgeschichte, d. h. durch die Versuchsanordnung. Eine einmalige intravenöse

Injektion von 5 ccm nephrotoxischen Serum führt zu Fibrininsudationen an den mittleren Arterien und nach 2 Wochen zu Granulomen in der Wand der Carotiden und der Aorta. Nach Untersuchungen von KÜSTER und meinem Mitarbeiter LANGER bewirkt beim Meerschweinchen die einmalige intracutane Injektion von 0,15 ccm Frischserum, das von einem an Rheumatismus erkrankten Kind gewonnen wurde, innerhalb von 48 Stunden eine fibrinoide Nekrose der Arteriolenwand, Intimagranulome an Venen und schwere Schäden an Bindegewebe und Muskulatur. Das Serum des Rheumatikers unterscheidet sich, so viel wir bisher sehen können, quantitativ, aber nicht qualitativ in seiner Wirksamkeit von den Seren anderer Kranker. Allen diesen kurzfristigen Experimenten scheint mir, gemeinsam zu sein, daß durch den Eintritt von körpereigenem Serum, von Fremdserum oder durch seinen Fermentgehalt besonders toxischem Serum in die Gefäßwand eine Arteriitis entsteht. Für einen Allergiemechanismus ist bei den Frühveränderungen nach der Versuchsanordnung wenig Anhalt gegeben. Für den weiteren Ablauf müßte die Bedeutung eines allergischen Geschehens für die einzelnen Gefäßveränderungen erst durch fluoreszierende Substanzen, die an das Antigen gekoppelt werden können, belegt werden.

Mein Mitarbeiter LANGER hat in zwei Fällen von parietaler Endocarditis fibroplastica LÖFFLER Arteriitiden an den Gefäßen der Lungen, der Nieren und des Herzmuskels gefunden, die formal den Befunden einer frischen Periarteriitis nodosa, wie sie von v. ALBERTINI demonstriert wurden, ganz entsprechen. Bei diesen Beobachtungen war in der Anamnese eine Asthmaerkrankung bekannt. Im klinischen Verlauf wurde eine hochgradige Eosinophilie des Blutes festgestellt, und in den Präparaten fand sich eine ausgedehnte Eosinophilie im Herzmuskel, die an Befunde bei FIEDLERscher Myokarditis erinnerte. Unter Berücksichtigung aller Befunde glauben wir, bei diesem chronischen Krankheitsbild die Gefäßveränderungen als allergische Arteriitis bezeichnen zu können. Es ist aber auch wichtig, darauf hinzuweisen, daß in einer Beobachtung in den Leukocyten der Granulome Kokken und eine Herdnephritis gefunden wurden. Für die Pathogenese kann sich also das Schwergewicht auf den infektiösen Faktor verschieben und damit das Krankheitsbild der Sepsis lenta naherücken, wie dies schon von LÖFFLER betont wurde.

Wir haben am Düsseldorfer Institut auf Grund von Obduktionsbefunden eine Welle von Erkrankungen an Periarteriitis nodosa ge sehen mit einem Gipfelpunkt 1950. Damit wird eine Beobachtung GRUBERs für die Zeit nach dem ersten Weltkrieg bestätigt. Wir müssen annehmen, daß die Manifestation der Periarteriitis nodosa in der Phase der Wiederernährung in den Nachkriegsjahren gefördert wurde.

Die pathologische Anatomie kann nicht immer Grenzen für die Aufstellung nosologischer Einheiten angeben. Die Arteriitis ist oft nur ein Teilgeschehen. Die Ähnlichkeit oder die Gleichheit dieses Teilprozesses berechtigt nicht zur Verwischung von nosologischen Einheiten, die durch andere Momente, z. B. den klinischen Verlauf und das Fehlen von Übergängen, begründet sind.

LXVI.
Serien-Arteriographische Verlaufsbeobachtungen bei obliterierender Arteriitis.

Von

K. E. Loose (Itzehoe).

Mit 3 Textabbildungen.

Gestatten Sie mir, daß ich Ihr Augenmerk auf einige anatomisch-funktionelle Beobachtungen aus der praktischen Angiologie lenke, die nicht unmittelbar mit dem Allergieproblem in Verbindung stehen.

Die mit Gefäßverschlüssen einhergehenden Arteriitiden stehen im besonderen Blickpunkt des klinischen Interesses, was durch ihre ständige Zunahme und durch deren beachtenswerte Häufigkeit bedingt ist. So beobachteten wir unter 550 Aortographien bei 475 Patienten die hohe Zahl von 435 Verschlüssen der verschiedenen Gefäßabschnitte in den aufgezeichneten Prozentsätzen. Hierbei ist der besondere Anteil von Ilica interna Verschlüssen mit 21,3% beachtenswert. Daneben stehen — unter 680 peripheren Arteriographien bei 550 Patienten 471 arterielle Obliterationen der unteren Extremitäten in den dargestellten Prozentsätzen bzgl. der einzelnen Gefäßsegmente.

Diese Beobachtungen sprechen für die Notwendigkeit einer ausgiebigen röntgenographischen Erfassung der anatomischen und funktionellen Gegebenheiten, sowohl der Stammgefäße wie auch vor allem des Kollateralkreislaufs, hinsichtlich seines Gefäßreichtums, seiner Ausdehnung und seines Krankheitscharakters. Die Entwicklung einer unkomplizierten, peripheren Serien-Arteriographie führte in Ausschaltung der Mängel des Einzelbildes zu einem tatsächlichen Abbild der topographischen und pathologisch-anatomischen Arterienverhältnisse der Strombahn des Beckens, der Extremitäten und einzelner parenchymatöser Organe.

Dieses Serien-Arteriogramm des rechten Oberschenkels eines Angiitikers mit Segmentverschluß der Femoralis am Übergang zur Poplitea, d. h. unterhalb des Adductorenschlitzes läßt eine suffiziente Kollateralkompensation auf dem dritten Bild rechts erkennen. Ausschließlich die auf diese Weise gewonnene Erfassung des arteriellen Durchströmungsablaufs schafft eine sichere angiographische Grundlage zur Beurteilung des Verlaufs einer Arteriitis, welchen ich Ihnen in drei Punkten kurz demonstrieren möchte. Einmal im Hinblick auf den nicht selten *foudroyanten* Ablauf im peripheren Gefäßsystem, zum andern im Rahmen des *Kollateralproblems* und letzlich in Hinsicht auf *prognostische* Erwägungen.

Die Thrombangitis obliterans manifestiert sich nicht selten als äußerst maligne Erkrankung, vor allem durch ihre frühzeitig einsetzende Generalisation und ihr überraschend schnelles Fortschreiten — auch im fortgeschrittenen Lebensalter.

Bei diesem 52jährigen Patienten, dessen jeweils zweites Serien-Aortographie-Bild im Abstand von 6 Monaten aufgezeigt ist, besteht eine Oblite-

25*

ration der linken Ilica interna und Einengung an der Ilica-Gabel in Höhe des Einzelpfeiles. Ein halbes Jahr später bereits erkennen wir auf dem rechten Bilde eine Ilica-commun., -interna- und teilweise -externa- Obliteration. Die verschlossenen Segmente sind von Pfeil zu Pfeil erkenntlich.

Bei diesem 39jährigen Angiitiker, der rechtsseitig oberschenkelamputiert war, fand sich auf dem ersten Aortogramm links ein doppelseitiger Ilica-interna-Verschluß mit Lumeneinengung im Ilica commun. und proximalen Externa-Anteil. Acht Monate später zeigt das dritte Serienbild einen Ilica-Total-Verschluß links, der drei Monate später zu

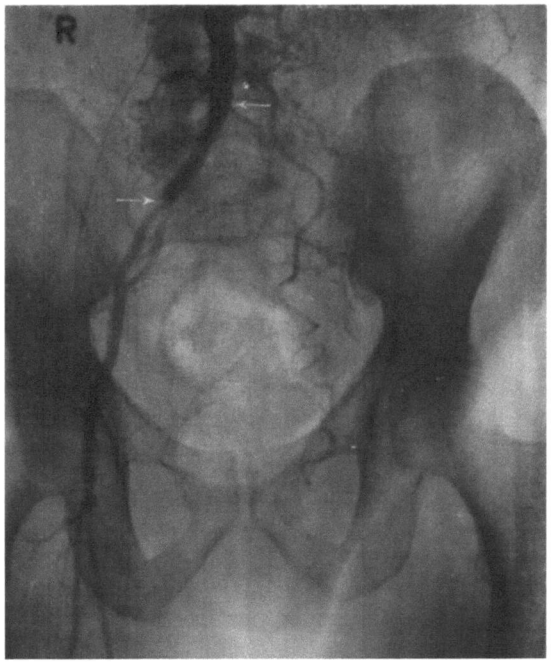

Abb. 1.

einem akuten Verschluß der Bauchschlagader bis zu den Nierengefäßen führte.

Dieser Kranke zeigte eine Ilica-externa-Obliteration rechts angiitischer Genese und ferner einen doppelseitigen Interna-Verschluß, ohne daß wesentliche Nebengefäße kontrastgefüllt waren. *Bereits* vier Monate später sind sämtliche Stammgefäße der arteriellen und venösen Strombahn des linken Beckens verschlossen. Ein kaum genügendes Kollateralgefäßnetz aus der Mes. inf., den Hämorrhoidalis- und Pudendagefäßen ermöglicht eine geringe, periphere Blutzufuhr. Der äußerst maligne Krankheitscharakter erzwang in diesem Falle die doppelseitige Oberschenkelamputation.

Das Serien-Aortogramm dieses 53jährigen Patienten (Abb. 1) läßt auf dem ersten Bilde eine Einengung an der rechten Ilica-Gabel erkennen und einen Totalverschluß aller Ilica-Gefäße links vermuten. Tatsächlich

besteht aber — wie das dritte Serienbild (Abb. 2) zeigt — lediglich ein
Teilverschluß der Ilica externa sowie Totalverschluß der Commun.
und Interna li.

4 Monate später läßt sich bereits ein Verschluß der Bauchschlagader verifizieren (Abb. 3). Ein weitlumiger Ersatzkreislauf aus der Mes. inf., den
Lumbal-, Pudenda- und Hämorrhoidalgefäßen kommt auf dem nächsten
Bild in seiner ganzen Vielfalt zur Darstellung. Man erkennt die durch
therapeutische Maßnahmen erreichte Vasodilatation des Kollateralgefäß-
netzes, welches eine genügende Kompensation des Totalverschlusses

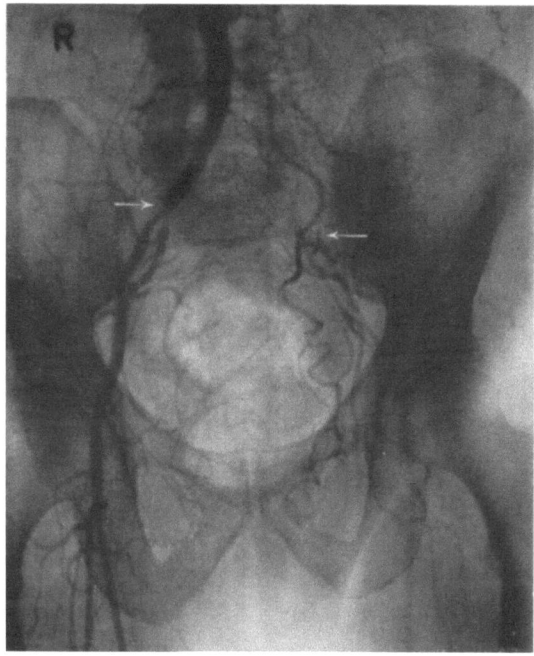

Abb. 2.

aller Beckenstammgefäße ermöglicht, so daß diesem Patienten das
linke Bein vollständig und der rechte Oberschenkel erhalten blieb.

Vergleichsweise hierzu ein fortschreitender sklerotischer Gefäßpro-
zeß, welcher im Januar 1952 ein mit zahlreichen sklerotischen Wandein-
lagerungen ausgezeichnetes Stammgefäßsystem der unteren Aorta und des
Beckens zeigt. Neun Monate später besteht in Pfeilhöhe eine Ilica-in-
terna- und -externa-Obliteration links und nach weiteren 8 Monaten ist ein
Totalverschluß aller linksseitigen Beckengefäße eingetreten. Auch diesem
64 jährigen Mann blieben seine Beine und seine Arbeitsfähigkeit erhalten.

Das Grundproblem bei allen arteriitischen Obliterationen ist die
Frage, inwieweit bei der Entwicklung derartiger Lumenverlegungen ein
entsprechender *Ersatzkreislauf* ausgebildet wurde oder therapeutisch
zur Verbesserung gebracht werden kann.

Stellt sich ein Stammgefäßverschluß *akut* ein, wie dieser rechtsseitige Femoralisverschluß, dann sind im Sinne LERICHES die notwendigen Umgehungsgefäße durch vasovasale Reflexe gedrosselt, wie es
dieses Serien-Arteriogramm aufzeigt. Rechts ist das Resektionspräparat
des obliterierten Segmentes ersichtlich.

Bei chronischen Lumenverlegungen bestehen ebenfalls nervalbedingte
Kollateralausschaltungen, wie es das zweite Bild des linken Serien-Arterio-
gramms demonstriert. Nach Sympathektomie und Resektion des verschlossenen Gefäßabschnitts tritt eine weitgehende kollaterale Vasodila-

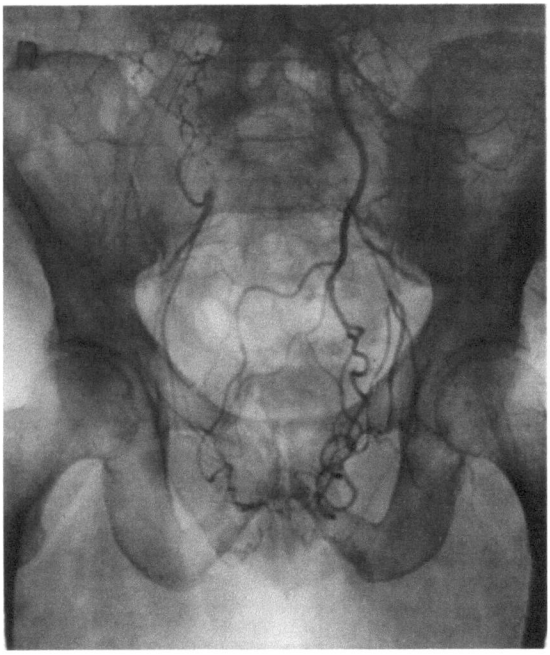

Abb. 3.

tation ein, wie Sie auf dem zweiten Serienbild rechts sehen. Die vergleichenden Oszillationen lassen im rechten Bein eine dementsprechende
Durchströmungszunahme feststellen.

Nahezu parallele Verhältnisse ergeben sich bei Unterbrechungen der
arteriellen Strombahn des Beckens. So zeigt Ihnen das zweite Bild des
Aortogramms, im Ausmaß der Pfeile, einen Verschluß der linken Ilica
commun., interna und externa. Die kombinierte Sympathicus- und
Gefäßtherapie — das resezierte Gefäßsegment der Ilica sehen Sie
rechts — brachte, gemäß *des folgenden, gezielten Kontroll-Aortogramms*
eine maximale Kollateralkompensation über die Mes. inf., die Hämorr-
hoidales-, Pudenda- und weitere Gefäße aus dem Mesosigmoid, so
daß auch hier Geh- und Arbeitsfähigkeit im vollen Umfange erreicht
wurden.

Entwickelte sich bei den demonstrierten Patienten der Krankheitsverlauf im Sinne möglichst weitgehender Erschließung der Umgehungsgefäße, besteht in diesem Falle anscheinend ein konträres Ergebnis. Das links ersichtliche Serien-Arteriogramm zeigt einen rechtsseitigen Femoralisverschluß mit befriedigendem Umgehungskreislauf. Die Rekanalisation des verschlossenen Segmentes vermittels Thrombendarteriektomie ergibt eine durchgängige Femoralis, jedoch keinerlei Nebengefäße mehr. Im Moment der Normalisierung der Durchströmung im Stammgefäßgebiet wurden die nunmehr überflüssigen Nebenbahnen regulatorisch ausgeschaltet.

Neben der Frage des Umfanges des Ersatzkreislaufs ist in *prognostischer* Hinsicht entscheidend, welche Kollateralbahnen zur Verfügung stehen. Ein doppelseitiger Verschluß der Ilica externa birgt für die Aufrechterhaltung einer suffizienten peripheren Durchströmung keine Gefahr, wie das jeweils zweite Arteriogramm der Femoralis rechts ergibt. Die Ilica-interna-Gefäße ermöglichen ein weitlumiges, vielfältiges Kollateralnetz, so daß keine Ausfallserscheinungen resultieren.

Sind dagegen die Ilica-interna-Arterien verschlossen, stellten wir bei unseren Kranken stets eine Genitalinsuffiziens fest, und zwar — wie ich Ihnen anfänglich demonstrierte unter 550 Aortographien in 21,3%. Diese Beobachtung stellt einen Beitrag zur Frage der gefäßbedingten, männlichen Impotenz wie auch zum Problem vegetativ bedingter Fertilitätsstörungen nach Sympathektomien dar.

Die kurze Demonstration röntgenographischer Beobachtungen sollte Ihnen, meine Damen und Herren, lediglich einen Einblick in die anatomischen und funktionellen Besonderheiten, sowie den foudroyanten Ablauf, das Kollateralproblem und die Prognose geben. Die Serien-Angiographie erlaubt uns hierbei — wie keine andere Methode — Aussagen über den Krankheitsverlauf zu machen und ist die sicherste Grundlage für eine Beurteilung therapeutischer Maßnahmen, über die wir in den anschließenden, klinischen Vorträgen hören werden.

LXVII.

Aus der Medizinischen Universitätsklinik Marburg/Lahn
(Direktor: Professor Dr. H. E. Bock).

Die Bedeutung der allergischen Pathogenese bei der Arteriitis.

Von

H. E. Bock (Marburg).

Mit 2 Textabbildungen.

Referat.

Immunologische Phänomene nehmen in unserer Krankheitslehre einen beträchtlichen Platz ein. Sie sind nicht mehr beschränkt auf die Auseinandersetzung von fremdem Mikro- und eigenem Makroorganismus; sie sind auch nicht mehr beschränkt auf allergische Prozesse durch *von außen* zugeführte Voll- oder Halbantigene; mit dem Begriff der *Auto-*

immunisierungs-, ja sogar Autoaggressionskrankheiten ist ein Bereich erschlossen worden, der früher durch den EHRLICHschen „horror autotoxicus" abgeriegelt erschien. Autoimmunisierungsvorgänge konnten bei Nieren-, bei Leber,- bei Gelenkerkrankungen und bei multipler Sklerose und Tuberkulose nachgewiesen werden. Nach H. SCHMIDT wären sie vermutlich auch bei Arteriosklerose erfolgreich zu suchen. Streptokokken, Staphylokokken und Tuberkelbacillen, auch Viren, sind in der Lage, bestimmte arteigene und sogar körpereigene Organeiweiße so zu verändern, daß sie zu echten Antigenen werden können. Aus den Masugi- und Cavelti-Nephritis-Versuchen ist die Spezifität solcher Antigene bekannt. Nicht vom Nierenparenchym, sondern von den Gefäßen geht der lokalisierende Masugi-Faktor aus, wobei die capillare Basalmembran 20- bis 50mal stärker antigen ist als die Endothelien (PRESSMAN). Der Gedanke hat etwas faszinierendes, daß die Autoallergie als ein pathogenetisches Prinzip für die Progredienz und Unheilbarkeit von Arteriitiden, von denen die Periarteriitis nodosa (P. n.) immer wieder *mit* Media-, die Endangiitis obliterans (E. ob.) stets *ohne* Mediaschäden einhergeht, verantwortlich sei. Bei maligner Nephrosklerose, bei der P. n.- artige Gefäßveränderungen vorkommen, die schon FAHR wegen ihrer Ähnlichkeit mit dem hyperergischen Rheumatismus in Beziehung gebracht hatte, wurden — mit der Collodiumpartikelmethode — erhöhte Auto-Antikörper-Titer nachgewiesen und im Sinne von HOFF, WENDLBERGER, PFEIFFER und BRUCH für das Fortschreiten verantwortlich gemacht. Es ist aber bemerkenswert, daß so besonders erfahrene klinische Autoren auf dem Gebiete, SARRE, VORLÄNDER, SCHEIFFARTH, höchst zurückhaltend, ja ablehnend in der Bewertung einer pathogenetischen Bedeutung der Auto-Antikörper sind. Bei Nieren-, Leber- und Gelenkerkrankungen treten sie nicht mit dem Gipfel der akuten Erscheinungen am stärksten auf, sondern später. Als erste oder einzige Verursacher werden sie nicht anerkannt. Ihre Bedeutung als später maßgebliche Bewirker oder Mitgestalter ist wissenschaftlich nicht ganz gesichert, ihr Auftreten lediglich als Begleiter oder Zeugen der genannten Krankheiten möglich. Nachdem die Serologen und Pathologen uns Probleme und Experimenaltatsachen dargelegt haben, bleibt es mir nur noch aus der Fülle clinicam clinice docendo den Standpunkt des Klinikers aufzuzeigen.

Von seiten der Immunohämatologie, wo wir Autoaggressionskrankhoiten des roten, weißen und Plättchensystems annehmen, sind mancherlei Gründe für die pathogenetische Bedeutung von Autoimmunisierungs vorgängen zu erbringen. Sie kommen als nicht-allergische und als „allergische" Auto-Antikörper vor (DAUSSET).

Höhere Titer als bei anderen Auto-Antikörpern, besser sichtbare Effekte (Hämolyse, Cytopenie) sind günstige Umstände ihrer Erforschung, doch sind gerade aus der besseren Kenntnis neuartige Bedenken geltend gemacht worden. SCHUBOTHE fragt, ob nicht nur Paraantikörper vorliegen, da z- B. bei Kältehämolyse monatelang abnorm und gleichhohe Dauertiter und eine in Einzelheiten völlig abwegige Art der Komplementverwertung vorkämen, wie sie beim natürlichen Ablauf eines echten Immunisierungsprozesses nicht zu erwarten wären.

Bei Autoimmunkörperanämien und bei Immunogranulopenien finden sich neben Krankheiten der Blutbildungsorgane solche aus der

P. n.- und Lupus-erythematodes-disseminatus-Gruppe (L. e. d.), z. B.
Fall LOVSHIN. DAMESHEK und STEFANINI, MOESCHLIN und MIESCHER
empfehlen in jedem Falle von Autoimmunhämolyse und von essentieller
Thrombocytopenie nach *zwei* Grundkrankheiten zu fahnden, nach der
P. n., die von den meisten Autoren als eine vasculäre Allergose angesehen werde, und nach dem L. e. d., der immunologischen Krankheit
„par excellence". Diese Kombination legt m. E. die Vermutung ähnlicher
pathogenetischer Mechanismen nahe. Daß im gleichen Organismus multiple Auto-Antikörper gegen verschiedene Zell- bzw. Gewebeelemente
vorkommen können, ist erwiesen.

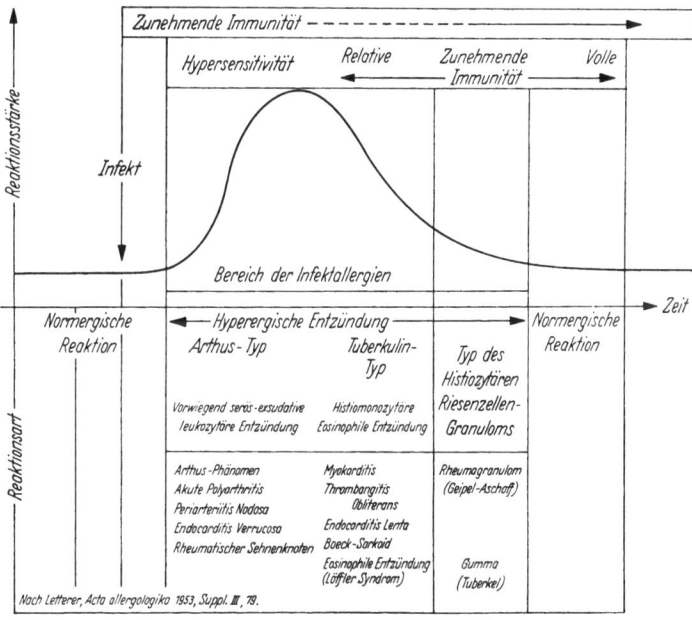

Abb. 1.

Die *Lage der pathogenetischen Forschung der Angiitiden* und Arteriitiden — ich sehe ab von Arteriitis bei septischen Prozessen, bei Infektionskrankheiten, besonders auch Lues, Tuberkulose, Fleckfieber —
geht aus den uneinheitlichen Urteilen von KAEMMERER, RATSCHOW und
HANSEN hervor. KAEMMERER: Die vasculär-proliferativen Prozesse auf
allergischer Grundlage spielen eine viel größere Rolle als bisher angenommen. HANSEN: Auch in der Klinik der Herz- und Gefäßkrankheiten
dringt die Allergielehre langsam vor, es ist aber wünschenswert, jede
Stufe gut zu sichern. RATSCHOW: Bei dem heutigen Wissen um die
Bedeutung von Durchlässigkeitsschädigungen der Grenzgewebe ist es
nicht mehr nötig, so schwer abgrenzbare Begriffe wie die Allergie in
Anspruch zu nehmen. Die Vorgänge sind denen der Allergie und Hyperergie nahe verwandt. „Das Fallenlassen des Begriffes allergisch-hyper-

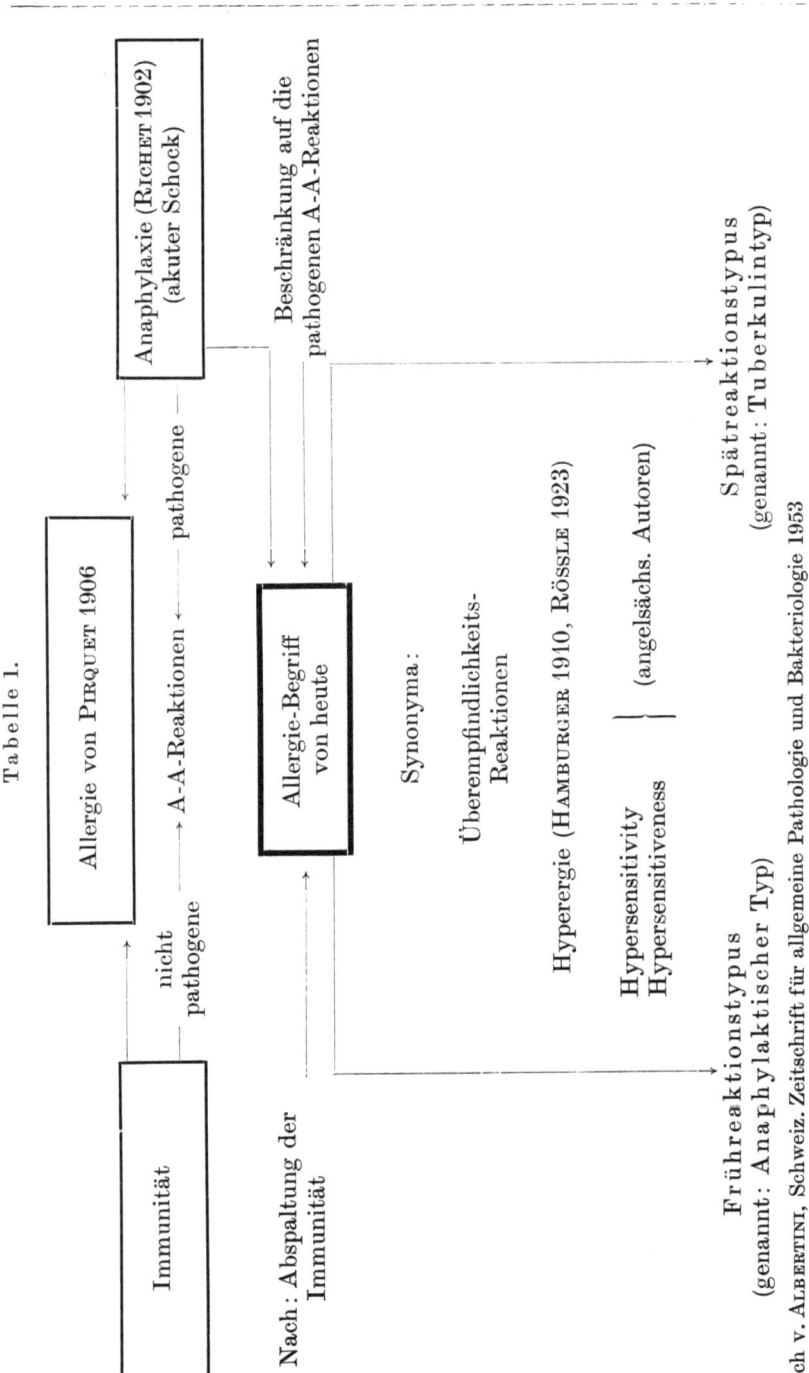

Tabelle 1.

nach v. Albertini, Schweiz. Zeitschrift für allgemeine Pathologie und Bakteriologie 1953

ergisch hat für die Durchblutungsstörungen den Vorteil, daß wir die vielen Krankheitsbilder noch mehr als Einheit sehen können". (Also die gegenteilige Begründung von jener RÖSSLES [1933], der gerade im Hinblick auf die Gemeinsamkeit des hyperergisch-rheumatoiden Geschehens eine einheitliche Betrachtung der Gefäßkrankheiten Endoangiitis obliterans, Arteriopathia pulmonalis und Periarteriitis nodosa inaugurierte. Da RATSCHOW und seine Schule u. a. bei der Begründung des „Lokalisatoreffektes" die Rolle der Gefäßwandantigene selbst betont haben, sind diese Sätze seines Buches eigentlich mehr der Ausdruck einer Unzufriedenheit mit der ungeklärten Augenblickssituation als die kategorische Ablehnung allergischer Gefäßkrankheiten.)

Hyperergie ist ein immunbiologischer Begriff, der nur in Verbindung mit irgendeiner Form der Allergie, also im Rahmen einer besonderen Vorgeschichte und im Rahmen eines besonderen Reagierens sinnvolle Grenzen hat (Schema von ALBERTINI — Tabelle 1).

Wenn wir auch weit davon entfernt sind, für jeden allergischen Vorgang die zugrunde liegende Antigen-Antikörper-Reaktion (AAR) nachweisen zu können, so nehmen wir doch solche AAR bei allen allergischen Gefäßkrankheiten an. LETTERERS Schema ist eine gute Verständigungsgrundlage (Abb. 1).

Bei dem Thema „Die Bedeutung der allergischen Genese bei der *Arteriitis*" brauche ich nicht jede Vasculitis zu beleuchten, nicht die möglicherweise allergische Pathogenese der Thrombophlebitis migrans, nicht das angio-neurotische Ödem oder die rein *capillaren* anaphylaktischen Purpura-Formen zu besprechen. *Differentialdiagnostisch* möchte ich aber darauf hinweisen, daß bei der Verbindung einer Purpura mit Glomerulonephritis oder mit schweren abdominellen Erscheinungen (Perforations-, Ileus-, Colitis gravis-Symptomen) oder gar mit Zeichen „multipler Systeme-Erkrankung" besonders an allergische Arteriitis, nicht nur an Capillaritis zu denken ist. L. e. d. wie P. n. können unter dem Bilde der Purpura verlaufen. GADERMANN-VOIGT sahen P. n. mit Schoenlein-Henoch-Purpura kombiniert. Auch an die Amyloidose und Paraamyloidose, zwar keine Arter*iitis*, nach der alten LOESCHKE-LETTERER-Anschauung aber eine Antigen-Antikörper-Reaktion, und zwar an der äußeren Gefäßwand gelegen, ist hierbei zu denken (ENGEL). TEILUM fand enge Beziehungen zwischen atypischer Amyloidose und L. e. d.

Das „arterielle *System*" (SIEBECK, ARNOLD) reicht vom Herzen bis hinab zu den arteriellen Capillarschenkeln, in der Niere bis über die arteriellen Wunderknäuel der Glomeruli hinaus in die juxtaglomerulären Gefäßstrecken. Es gehören also zum Thema die Erkrankungen von den Endokarditisformen, soweit sie Arterienbeteiligung aufweisen (auch Endokarditis parietalis fibroplastica — LÖFFLER-MUMME, die sehr eosinophilenreich ist und häufig eine Arterienintimabeteiligung hat; auch Endokarditis LIBMAN-SACKS mit L. e. d.-Gefäßveränderungen) bis hin zur thrombotisch-thrombocytopenischen Purpura (MOSCHKOWITZ) die nicht ohne Gefäßwandschädigungen distaler Arteriolenabschnitte und gelegentlich mit *Nieren*arteriolennekrosen vorkommt.

Febrile Anämie, Plättchenmangel und Thrombosen in geschädigten Capillaren und Arteriolen, Hämorrhagien und zentral-nervöse Symptome sind dieser Erkrankung, die auch unter dem Namen thrombotische Mikroangiopathie, thrombocytische Acroangiothrombose oder thrombohämolytische Purpura segelt, eigen. Ihre Zuordnung zum allergischen Formenkreis ist zwar noch nicht gesichert, *Jodempfindlichkeit, Sulfonamidempfindlichkeit,* Kombination mit erworbener hämolytischer Anämie sprechen aber in diesem Sinne.

Die Bedeutung der Immunitätslage für das Zustandekommen der verschiedenen morphologischen Prozesse am Endokard, bekannt aus den Schemen von v. Albertini, Fanconi, Germer, spiegelt sich auch distal am arteriellen System wider. Bei der Schottmüllerschen Endocarditis ienta finden wir, anscheinend häufiger seit ihrer erfolgreichen Behandlungsmöglichkeit, mancherlei Formen „allergischer Affektionen" im gesamten arteriellen System:

Die Deutung der embolischen Herdnephritis hat sich von der Löhleins entfernt. Brass faßt sie als eine kapillare allergische Arteriitis der Wunderknäuel auf. Fibrinoide Degeneration, nekrotisierende Arteriitis, Thromboangiitis obliterans, Periarteriitis nodosa wurden beschrieben (Heuchel). Gefäßbefunde vergleichbarer Art sind im Gehirn, im Hoden und jüngst von Lüthy, Schmengler und Loogen in der Leber erhoben worden.

Auch die arterielle *Lungenstrombahn* müssen wir in den Kreis unserer Betrachtungen einbeziehen, da es auch hier hyperergische Angiitiden gibt. Pulmonale Hypertension begünstigt sie („Eisenmenger"-Fälle Symmers). Besondersartig ist die Lungenbeteiligung in den Fällen von Churg und Strauss, von Klinger, Wegener, Fienberg, die als eosinophile Löffler-Lungeninfiltrate, Kavernen- oder Tumorverdacht, Hämoptoe, differentialdiagnostische Schwierigkeiten machen. Es handelt sich um nekrotisierende Granulomatose und Angiitis, mehrfach auch mit massiver Milznekrose und schwerem Nierenbefall verbunden. Im letztgenannten Falle Fienbergs war 6 Jahre vorher eine ein Jahr dauernde Sulfonamid-Selbstbehandlung wegen Hustens vorhergegangen, schließlich eine Kaverne festgestellt und eine Lobektomie ausgeführt worden. Kavernenbildung haben u. a. Sandler und Mitarbeiter beschrieben. Der Kliniker wird bei der Diagnose der hier in Rede stehenden vermeintlichen allergischen Arteriitiden das eigenartige Faktum berücksichtigen, daß bei den medikamentös-allergischen nekrotisierenden Arteriitiden die Lungenstrombahn mit flüchtigen Exsudationen und auch Gefäßprozessen recht oft befallen ist, bei P. n. dagegen nur selten. Ähnlich ist es heim rheumatischen Fieber, obwohl neuerlich Lutembacher auf häufigen Befall hinweist. Über Antigenpneumonitis mit Gefäßbefall berichten 1951 Sante und Wyatt.

Interessant sind die (allergischen?) Gefäßprozesse bei Erythema indurativum (Bazin) und bei Erythema nodosum (Bergstrand). Hier könnte ein ähnlicher Mechanismus vorliegen wie bei der von Kyrieleis beschriebenen „diskontinuierlichen reversiblen Arteriopathie bei Uveitis", die sich in der Nähe von Aderhautherden abspielt und der P. n. ähnelt. Isolierte P. n. der Appendix beschrieb Plaut.

Mit der Thromboangiitis obliterans (Thr. o.) oder Endoangiitis obliterans (E. o.), Morbus Winiwarter-Buerger, betreten wir ein schwieriges Gebiet möglicherweise allergischer Gefäßerkrankungen, und zwar vom *nicht*-nekrotisierenden Typ. Die Beziehungen zu Sensibilisierungsvorgängen können enge sein. VAUBEL (1933) stellte nach wiederholten subcutanen und intravenösen Pferdeserumgaben bei Kaninchen Gefäßveränderungen fest, die sowohl der P. n. wie der Thr. o., vor allem aber der rheumatischen Arteriitis (rh. A.) ähnlich waren. Es handelt sich um eine aktive entzündliche Durchsetzung der Wand und der Nachbarschichten. Es fehlen im histologischen Bild die Kollagennekrosen der Media. Frühzeitige Thrombosierung verhindert Endothelproliferation. RATSCHOW nimmt an, das E. o. stets auf dem Boden einer Gefäßwandsensibilisierung entstünde. Seine Mitarbeiter EMMERICH und PETZOLD haben bei Kaninchen durch Setzung eines Staphylokokkenmuskelabscesses und sofortige Penicillinbehandlung endoarteriitische Wucherungen erzielt. Da Penicillin allein keine E. o. hervorrief, macht die RATSCHOWsche Schule einen JARISCH-HERXHEIMERschen Mechanismus an der infektsensibilisierten Gefäßwand verantwortlich.

Als Kliniker wird man aus solchen Versuchen die therapeutische Konsequenz ebenso vollständiger wie vorsichtiger Infektbeseitigung in jedem Falle von Thr. o. ziehen. *Kälte und abnorme Beanspruchung* der Arterienwand sind seit KNEPPER und WAALER sowie RATSCHOW als lokalisationsmitbestimmend bekannt, was vielleicht für den bevorzugten Befall distaler Abschnitte der unteren Extremitäten bedeutsam ist.

MAX BUERGER meint, daß die allergische Ätiologie nicht die alleinige Entstehungsursache generalisierter Gefäßleiden sein könne. Jahrelange Intervalle und das Überspringen etwa von den Extremitäten auf das Gehirn und die Beschränkung darauf machen der allergischen Erklärung einige Schwierigkeiten. Schwer erklärbar bleibt das seltsame Geschlechtsverhältnis von 99 Männern zu einer Frau bei E. o., das sich bei coronarem Sitz auf 10:1, bei cerebralem Sitz auf 8:1 reduziert. Bei aller Anerkennung geschlechtsgebundener Bereitschaften gerade auf dem Gebiet der Gefäßkrankheiten ist bei einem solchen Geschlechtsverhältnis ebenso wenig eine alleinige infektiös- oder pharmako-allergische, wie eine alleinige autoimmunisatorische Genese wahrscheinlich. Es muß erst eine ganz besondere Konstellation von Faktoren gegeben sein, unter denen die chronische Raucherbronchitis vielleicht besonders bedeutsam ist. Eine Tabakallergie ist von HARKAVY und SULZBERGER angenommen und von KAEMMERER mit dem Hinweis auf die in 50% mögliche Übertragbarkeit im PRAUSSNITZ-KÜSTNERschen Versuch auch als bewiesen angenommen worden.

Es ist wohl für keinen am Krankenbett erfahrenen Arzt ein Zweifel, daß bei allen Minderdurchblutungszuständen des Herzens, des Gehirns und der Extremitäten Rauchen kontraindiziert ist, und daß dieses Rauchverbot unter allen obliterierenden Gefäßprozessen bei Thr. o. am wichtigsten ist. SILBERT fand unter 1200 Thr.-o.-Kranken keine Nichtraucher; in 30 Fällen war das alleinige Weglassen des Rauchens erfolgreich. 400 Fälle wurden 12 Jahre lang verfolgt. Durchbrechen des Rauchverbotes ließ die Beschwerden wiederkehren.

Gewiß kommen nach Tabak Gefäßreaktionen im Sinne der Allergie vor: angioneurotisches Ödem, generalisiertes Erythem und maculopapulöses Exanthem. Plötzliche Coronartode bei jugendlichen Rauchern sind mit plötzlichen allergischen Verquellungen (Urticaria) von Intima-Beeten erklärt worden. Nach WRIGHT sind die von HARKAVY gefundenen Tabak-Al-

lergie-Prozentsätze (78% positiv bei E. o.) in Nachuntersuchungen aber
von TRASOFF, WESTCOTT und Mitarbeitern nicht bestätigt worden.
Toxoplasmoseverdächtige SABIN-FELDMAN-Teste wurden in 20% bei
peripheren Durchblutungsstörungen gefunden (SCHRADER u. WESTPHAL,
MOHR). Eine systematische Auto-Antikörpersuche steht noch aus.

Eine allergische Vorgeschichte mit ophthalmoplegischer Migräne fand sich in
einem unserer Tübinger Fälle, die mir BENNHOLD und LETTERER freundlicherweise
überlassen haben: eine 50jährige Ärztin unter dem Bild einer *Polycythämie* und eines
Hochdrucks mit Hirnausfällen. In der Vorgeschichte neben der schweren ophthal-
moplegischen Migräne, ein Gelenkrheumatismus. Starker Nicotingenuß. Histologisch ausgedehnte endoangiitische Prozesse mit Verlegung eines Nierenarterien-
abgangs und eigenartigen glomerulo-sklerotischen Veränderungen (wire-loop ?).

Akute und episodische Fälle nach RICHARDS Einteilung betreffen
meist Menschen unter 35 Jahren, während die Mehrzahl zwischen 35
und 45 Jahren erkrankt. JULITZ hat eine schöne Zusammenstellung
peripherer, coronarer, cerebraler, intestinaler, pulmonaler und renaler
Formen von Endarteriitis obliterans (E. ob.) gegeben.

Tabelle 2. % positive Hautteste mit Tabakextrakten.

Autor	Thrombangiitis obliterans	andere Kreislaufleiden	Raucher	Kontrollen Nicht-raucher	Allergiker
HARKAVY, ROMANOFF	78	36	38		27
SULZBERGER	78	22	36	16	
TRASOFF u. a.	16	13	47	21	34
WESTCOTT u. a.	43		50	36	67
CHOBOTT					89

nach WRIGHT, Vascul. Diseases 1952.

Die Gruppe der rheumatischen Arteriitis ist durch histologische,
klinische und serologische Befunde sowohl von der E. o. wie von den
ausgedehnt nekrotisierenden Angiitiden meist zu trennen. Auch das
Zwischengewebe ist bei Rheuma befallen, sodaß es auch bei mangelnder
Spezifität der histologischen Einzelbausteine doch oft hochcharakte-
ristische Gesamtbilder gibt. Bei frischen Prozessen helfen uns die serologischen Rheuma-Reaktionen (Antistreptokinase, Antihyaluronidase,
Antistreptolysin, akute-phase-Protein) weiter.

Nach KALBACK haben in Deutschland SCHEIFFARTH, HAUSS, CHRIST, SCHOEN
und TISCHENDORF sowie KIRBERGER Erfahrungen mitgeteilt. Vor allen Dingen
spielt das O-Antistreptolysin, dem gamma-Globulin zugehörig, im übertragenen
Sinne die Rolle einer ,,Wassermannschen Reaktion der rheumatischen Erkrankungen". Leider sinken die hohen Titer, die spezifisch gegen beta-hämolytische Streptokokken der Gruppe A sind, nach spätestens einem halben Jahr wieder zur Norm
ab — ganz ähnlich wie bei der akuten Nephritis.

Es hieße, das ganze Problem des hyperergisch-allergischen *Rheuma*-
gefäßprozesses aufreißen, wollte ich diesen Teil der nekrotisierenden
Angiitis, der auch im ZEEKschen Schema einen zentralen Platz einnimmt, weiter durchstreifen. Die Beweise seit DIETRICH, SIEGMUND,
GERLACH, KLINGE, RÖSSLE sollten genügen.

Nach Froböse ist an der ätiologischen *Gruppenzugehörigkeit* der Periarteriitis nodosa (P. n.) als hyperergischer Entzündung zum chronischen Gelenkrheumatismus kaum mehr zu zweifeln.

Im Jahre 1917 bzw. 1925 gab Gruber der P.-n.-Forschung eine neue Richtung, als er diese Krankheit als eine systemhafte, hyperergische Reaktion ansah, das Problem also von der Spezifität des Erregers auf die Spezifität der Reaktion verlegte.

Beobachtungen und Experimente über histologische oder P.-n.-ähnliche Befunde bei *sicher nicht* allergischen Gegebenheiten (orthostatischer Kollaps, Cardiazolkrämpfe u. a. m. — Meessen, Randerath) und bei *nicht ersichtlich* allergischen Gegebenheiten (Drosselungshochdruck der Nieren, Diäteinwirkungen, Spontanbefunde bei sehr alten Ratten) haben die Vorstellung erschüttert, daß die allgemeine Grundlage der P. n. eine hyperergisch-allergische Entzündung sei.

Als *Kliniker* müßte ich fragen: Welchen *Realitätswert* haben diese Experimente im Rahmen der beim Menschen gegebenen Möglichkeiten, und was bedeuten sie im Ablauf eines monatelangen Krankheitsgeschehens? Eine Reihe von Faktoren fällt dann aus oder ist unwahrscheinlich: Docaüberdosierung z. B. bei einseitig Nephrektomierten und z. T. doppelseitig Adrenalektomierten; überhaupt die hormonalen Extremsituationen, aber auch jene, die sich aus Inzucht, Restriktionsdiäten über sehr lange Perioden, unvermeidlichen Dauerinfekten der Tiere ergeben.

Am schwierigsten ist die Rolle der *Dysorie*, d. h. der Membranschädigung, allein, besonders aber in Verbindung mit *Hochdruck* und *Infekten* abzuschätzen. Zeek diskutiert ausführlich diese Frage, die neuerdings (von Hall und Hall-Turiaf u. m.) mit Parabioseratten weiterstudiert wird. (Wylens und Glynn, Arch. int. Med. 1951: 51.)

Bei Zeek (70 Fälle) hatte jeder fünfte maligne Sklerotiker P.-n.-artige Gefäßveränderungen. Es verdankt also wohl nur ein Teil der P. n.-Kranken seine Gefäßveränderungen den mechanisch-dysorotischen Bedingungen, wie sie beim Hochdruck gegeben sind. Ein gewisser Teil hat gar keinen Hochdruck oder entwickelt ihn erst. Bei ihnen sind angeblich mehr Allergien in der Vorgeschichte.

Goldblatt und Page halten die infektiöse Schädigung nicht für wesentlich, ersterer wohl aber die Niereninsuffizienz. Wir sind von der großen Bedeutung der Streptokokkeninfekte überzeugt. Bei neurogenem Hochdruck sah Goldblatt nie Arteriolennekrosen. Hochdruck ist als eine die Arterienwand dauernd strapazierende Gegebenheit ein Lokalisationsfaktor.

Wie steht es beim Menschen mit den Gefäßschädigungen bei den stärksten Ausprägungen des Hochdruckes, also bei der malignen Sklerose? Schürmann und McMahon hoben 1933 schon als Unterschied hervor: Bei P.n. sind die dysorischen Gefäßwandveränderungen *asystematisch* verteilt, bei der malignen Sklerose liegt eine systematische Verteilung innerhalb der Niere vor. v. Albertini fügt noch hinzu, daß bei P. n. auch *größere Arterien*, nicht nur Arteriolen betroffen seien. Bei maligner Sklerose fehlen kaum je die *Augenhintergrunds*befunde; bei P. n.

sind sie sehr selten. Nur 21% der Maligne-Sklerosekranken haben P.-n.-
Gefäßveränderung (Zeek). Heilt man diese mit ACTH, bleiben jene der
malignen Sklerose angeblich zurück.

Als *gegen eine allergische Genese* sprechend werden oft die Fälle
genannt, in denen nach einmaliger Gabe von Serumfraktionen oder
Fremdserum bei einem vorher nicht sensibilisierten Tier Arteriitiden
ausgelöst werden (Hawn und Janeway). Rich und Gregory haben
zwei Kaninchen (Nr. 17 und Nr. 19) ihrer Gruppe A demonstriert, bei
denen das der Fall ist. Jedes dieser Tiere hat einmal ungefähr 20 ccm
Pferdeserum erhalten und Arteriitis bekommen. Aber die Erscheinungen
traten erst nach 19 bis 20 Tagen auf. Wir finden also die gleichen Verhältnisse wie bei einer Serumkrankheit und haben deswegen keinen
Grund, an der allergischen Natur des Geschehens zu zweifeln. Bei der
einmaligen Injektion spielen Menge und Geschwindigkeit eine sehr
wichtige Rolle. [Wahrscheinlich werden die Antigene in der Gefäßwand
gebunden, lösen von dort aus eine Antikörperbildung im Körper aus.
Sind genügend vorhanden und kreist noch Antigen, kommt es sogar
zum anaphylaktischen Schock, kreist nur noch wenig, erfolgt eine
Antigen-Antikörper-Bindung vielleicht nur an der Gefäßwand.]

Schwer zu bewerten im Sinne allergischer Genese sind aber jene
Beobachtungen, bei denen kurze Zeit, evtl. *sofort* nach *einmaliger* Gabe
am nicht sensibilisierten Tier die Erscheinungen der Angiitis oder
Nephritis auftreten. Es kann sich um eine toxische Dysorose handeln
(s. Zollinger). Wir kennen sie aus der experimentellen Nierenpatho-
logie. Pfeiffer und Bruch haben sie unter dem Gesichtspunkt der
Allergie bearbeitet und haben die Sofortnephritis der nicht sensibilisierten Ratte der später auftretenden gamma-Globulin- oder Nephro-
toxinnephritis anderer Versuchstiere gegenübergestellt.

Ich glaube nicht, daß wir wegen solcher Beobachtungen, deren
Reproduktion nicht immer, vor allem nicht mit gleichhoher Erfolgsrate
gelang, und deren „Zeitgestalt" manchmal zu wenig berücksichtigt
wurde, die allergische Genese aufgeben müssen, denn auch von der
Serumkrankheit des Menschen sind uns ja einige wenige Frühfälle
bekannt, wenn auch als Ausnahme. Die gewöhnliche Inkubationszeit
der Serumkrankheit ist 6 bis 12 Tage. Selten kann — nach Hansel —
eine Reaktion schon nach drei oder vier Stunden eintreten. Auch Sarre
gibt eine Variationsbreite von 1 bis 20 Tagen an. — Bei den Sulfonamid-
exanthemen liegen die Dinge ebenfalls schwierig (Bergstrand), dennoch
hält man sie für allergisch. — Es ist jedoch nicht zu übersehen, daß
Meessen wie Randerath eine überraschend große Zahl sicher nichtallergischer Arteriitiden experimentell erzeugt haben. Es gibt also allergische und nichtallergische Arteriitis; ihre unterschiedliche Pathogenese
ist aus histologischen Momentbildern nicht ablesbar.

Gruber und Bergstrand haben auf das häufige Vorkommen von
anderen allergischen Phänomenen wie Rheuma und Asthma hingewiesen.
Von Asthma geben Alexander und Wilson 18—25% an. Das sind
freilich nur Indizien. Tierversuche (s. Hawn und Janeway, Zeek,
Kobernick, dort Kritik!) und Menschenbeobachtungen liegen aber vor,

die nach ihrer Anlage die allergische Natur der in Rede stehenden Gefäßveränderungen so gut wie beweisen. (Literatur bei v. ALBERTINI.)

Ich beschränke mich auf die Verhältnisse beim Menschen: Bei
tödlicher Serumkrankheit haben 1937 CLARK und KAPLAN, später RICH
sowie BERBLINGER beweiskräftige Fälle beschrieben. Immer waren es
Fälle, die sehr große Dosen *Fremdserum* erhalten hatten. (BERBLIN-
GERS Fall hatte neben den großen Tetanusserumgaben anfangs auch
etwas Penicillin bekommen.)

RICH war es auch, der ge-
meinsam mit GREGORY unsere
Aufmerksamkeit auf die *Sul-
fonamidgenese* der allergischen
nekrotisierenden Gefäßerkrankungen richtete. Er ging 1942
von der Beobachtung aus, daß
Serumkrankheit bei der Sulfonamidtherapie anscheinend
häufiger erlebt wurde, und daß
die von der schwersten Serumkrankheit zwar bekannten, aber
seltenen Prozesse nun häufiger
zu beobachten wären. Ein Fall
hatte *nur Fremdserum*, ein anderer nur *Sulfonamide* bekommen. Inzwischen ist eine große
Zahl *medikamentös-allergischer
Gefäßschäden*, so nach Thiourazil und Jod bei Basedow, nach
organischen Arsenverbindun-
gen bei Lues, nach Stilbamidin

Tabelle 3. Nekrotisierende Angiitis (Mensch) Hypersensitivity-Arteriitis- Periarteriitis nodosa
Fremdserum in großen Dosen
Sulfonamide
Penicillin
Thioharnstoff Methylthiourazil Propylthiourazil Jod
Organisches Arsen
Diphenylhydantoin (Dilantin)
Quecksilber
Stilbamidin?
Acetylsalizylsäure
Streptokokken u. a. Bakterienstoffe
Trichinellen
Literatur gesondert am Schluß.

bei Plasmocytom, nach Dilantin und anderen, gehäuft aber nach Sulfonamiden und Penicillin bekannt geworden (siehe Tabelle 3). Nicht alle Fälle
sind gleich übersichtlich, manche vielleicht zu Unrecht Medikamenten zur
Last gelegt. Viele Fälle sind polypragmatisch behandelt und können auch
im Hinblick auf das schwere Grundleiden nicht als reine Fälle im Sinne experimenteller Medizin betrachtet werden. Das gilt auch für unseren Fall K.,
der der erste mit dem Blutbild einer akuten Leukose ist (Abb. 2). Bei allen
sogenannten medikamentösen Allergien ist auch zu fragen, inwieweit die
Symptome nur durch Pharmaka provozierte Manifestationen eines schon
vorher hypersensitiven Organismus darstellen können (BERGSTRAND,
MIESCHER). Beweise sind schwer zu erbringen. Leider sind uns nicht einmal mit dem Nachweis von Antikörpern Beweise gegeben, daß dadurch
auch das Krankheitsbild bestimmt verursacht sei.

Wie SCHEIFFARTH, BERG und MERCK nachgewiesen haben, kommt dem positiven Nachweis eines präzipitierenden Antikörpers gegen Penicillin überhaupt nur
nach Ausschluß eines Gruppenantigens (z. B. Trichophytin) diagnostische Bedeutung zu und selbst dann müssen zwischen dem Auftreten eines präzipitierenden
Antikörpers und einer klinisch manifesten Hyperergiereaktion gegen das betreffende
Antibioticum keine gesetzmäßigen Beziehungen bestehen. Wo nach Penicillin Reak-

tionen vom Typ der Serumkrankheit auftreten, war nach SHERMAN weder der Hauttest noch der Übertragungsversuch ein verläßlicher Index. HANSEN bestreitet eine solche Unzuverlässigkeit, falls der geeignete Untersuchungszeitabschnitt eingehalten wird.

Wenn auch die Beweiskette für die allergische Natur vieler P.-n.-Fälle nicht geschlossen ist, so sollten wir doch die Häufung der Fälle während der Zeit *unvorsichtiger Sulfonamidtherapie* (RICH, GELFAND) nicht übersehen, vor allem aber jene Indizien nicht zu gering achten, die uns eine vollständige Anamnese und die reine Krankenbettbeobachtung bereits geben (z. B. im Falle DALGLEISHs oder McCORMICKs, wo Propylthiourazil zweimal in Abständen allergische Symptome aus-

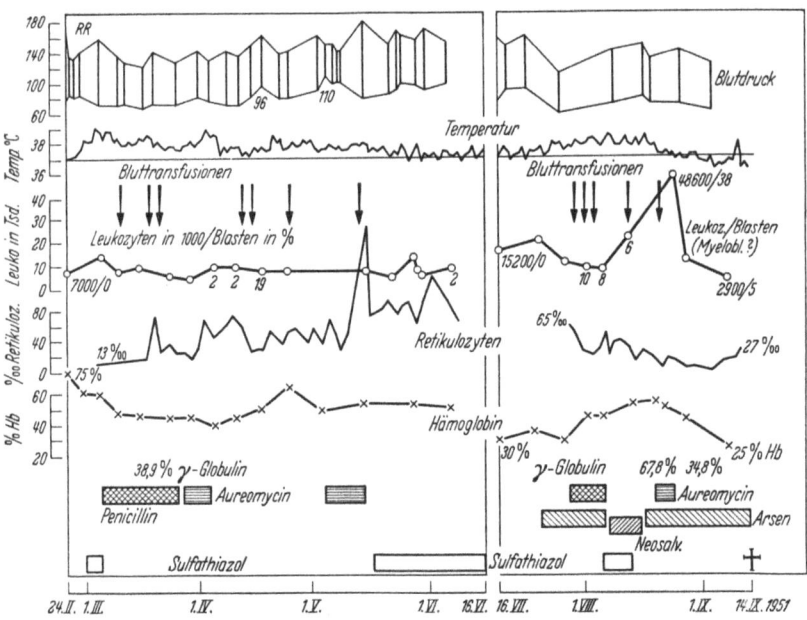

Abb. 2. Periarteriitis nodosa mit dem Blutbild einer akuten Leukose. 50jähriger Mann.

löste, bis der Tod an P. n. erfolgte) In diesem Sinne sollten auch die sogenannten Nebenreaktionen auf Medikamentengaben als mögliche Zeichen einer Allergia minor schon beachtet werden (Tabelle 4 nach BERKOWITZ und Mitarbeitern). Was lehrt uns diese Tabelle ? 1. Nebenwirkungen häufiger bei Allergikern, aber auch ohne Allergie vorkommend. 2. Gegen Sulfonamide sind auch Nichtallergiker anscheinend sensibilisierbar. 3. Man kann auch gegen Antihistaminica allergisch sein. 4. Wo Fieber, Lymphknotenschwellung, Gelenkschmerz und Exanthem oder Urticaria einige Tage nach Medikationsbeginn auftritt, ist größte Vorsicht am Platze.

Die Situation erinnert in manchem an jene der Amidopyrin-Agranulocytose deren allergische Genese auch unter Hinweis auf negative Tierversuche — gegen

Tabelle 4. 500 Kinder, 2 Monate bis 15 Jahre.

Allergiker 66% Nichtallergiker 34%

	Allergische Schäden %	Nebenwirkungen (side-reactions) %	Allergische Schäden %	Nebenwirkungen %
Penicillin	10,0	0	0	0
Terramycin	3,4	10,2	0	8,3
Sulfonamide	6,7	7,7	4,7	2,3
Antihistamin	2,0	12,5	0	0
Phenobarbit.	0	13,0	0	1,3

die klinische Erfahrung — geleugnet wurde und deren Natur als Immunogranulocytopenie erst jetzt durch MOESCHLIN bewiesen wurde. Auch die Verschiebung des ätiologischen Schwergewichts von der bakteriell-allergischen auf die pharmakoallergische Seite ist ähnlich.

Es ist *eine andere Frage, ob man die genannte Gruppe* dieser ganz vorwiegend exogen-pharmako-allergisch ausgelösten Arteriitisformen als „Hypersensitivity-Angiitis" ZEEK *von der P. n. im klassischen Sinne* ganz abtrennen soll. RANDERATH hat die Zulässigkeit bestritten, solche Trennung mit *histologischen* Besonderheiten zu begründen. Als Kliniker kann ich mich den Argumenten PEARL ZEEKs (anderer Verteilungstyp, anderes Tempo) nicht verschließen und halte es für berechtigt, die „Hypersensitivity-Arteriitis" als besondere akute Verlaufsform herauszuheben. Das erscheint mir für die Praxis wichtig. Mit dem Begriff „P. n." wird meist ein schwer und langsam diagnostizierbares Krankheitsbild verbunden, bei dem die Therapie nicht viel erreicht. Das ist zwar nicht ganz richtig. Der Arzt am Krankenbett sollte mit dem Begriff der Hypersens.-Arteriitis sofort diagnostisch und therapeutisch alarmiert sein: Akute Gefahr! Keine Weitergabe schädlicher Medikamente! Nil nocere! — Hypothetisch könnte man sich vorstellen, daß durch Hinzukommen von Auto-antikörpern aus der akuten Hypers. Art. die chronische P. n. hervorgehe.

ZEEK und Mitarbeiter haben unter gleichmäßigen Gesichtspunkten in 20 Jahren ein Material von 60 Fällen sog. nekrotisierender Angiitiden beobachtet, von denen 10 Fälle die sog. Hypers.-Ang., und 35 Fälle P. n. darstellen.

Danach ist die Gruppe der Hypers.-Ang. durch kurze Krankheitsdauer von zwei bis höchstens fünf Wochen charakterisiert, durch deutlichen Befall der *Lunge*, häufiger der *Milz*, und durch die Eigenart der nekrotisierenden Glomerulitis. Die Beziehungen zu Medikamenten oder Serumgaben sind meist deutlich. Die Gefäße des Herzens können mitbetroffen sein, die der Leber sind es sehr oft. Hochdruck fehlt meist. Die mesenterialen Gefäße, auch das Pankreas, sind meist verschont. Die Läsionen sind gleichen Alters.

Wenn ZEEK neuerdings fordert (siehe Tab. 5), daß die Gruppe der P. n. 1. um die Gruppe der „allergischen granulomatösen Angiitis" (meist mit schwerem Asthma, eosinophilen Lungeninfiltraten, evtl. Kavernenbildung — CHURG und STRAUSS) vermindert werde und 2. um die Gruppe der „Hypersensitivity-Angiitis", so ist zu fragen, welcher Art dann nach diesem Abbau noch der restliche Torso ist.

Tabelle 5. Allergische Pathogenese der Arteriitiden.

	Gefäße	Dauer	Verteilung	bes. Kennzeichen
Endocarditis pariet. fibropl. LÖFFLER	auch große Arterien			Eosinophilie
Endocarditis LIBMAN-SACKS	mittlere Gefäße	Monate, Jahre	seröse Häute diffus, Kollagene Glomerulum!	keine Bakterien, LE-Zellen, ♀ > ♂
Endocarditis lenta SCHOTTMÜLLER	mehr Capillaren		RES lokal Milz, Niere	Viridans, Monocytose
Endangiitis obliterans WINIWARTER-BÜRGER	mittlere Arterien u. Venen	Jahre	distal, untere Extremitäten, auch Gehirn, Coronarien	Thrombosen ♂ > ♀ keine Medianekrosen, Nicotin
Rheumatische Arteriitis KLINGE, RÖSSLE	Carditis mehr als Arteriitis			serologische Reaktionen, Aschoff-Knötchen
Allergische granulomat. Angiitis CHURG und STRAUSS	mittlere Arterien u. Venen	Monate bis Jahre	Herz, Lunge, Milz	Riesenzellen, Granulome, eosinophile Infiltrate, Nekrosen, fieberhaftes Asthma
Periarteriitis nodosa KUSSMAUL-MAIER, GRUBER	kleine Arterien u. Arteriolen, auch Venen	bis 1 Jahr	Niere Pankreas, Gallenblase, Muskel, Coronarien, Perineurium	Polyneuritis, Hochdruck, Infarkte, Aneurysmen, Blutungen ♂ > ♀
Hypersensitivity Angiitis ZEEK	kleine Arterien, gelegentl. Venen	bis 1 Monat	nekrotisierende Glomerulitis, Herz, Lunge, Milz	Serum, Pharmaka!! gleichalte, exsudative Prozesse
Arteriitis temporalis (*Cranialis*) HORTON, MAGATH, BROWN	Schädelarterien	Monate, Jahre	ges. Kreislauf, bes. Schädelarterien	Riesenzellen, Übergreifen ♀ > ♂
Thrombotisch-thrombopenische Purpura MOSCHKOWITZ	Arteriolocapillarengrenze	Wochen, Monate		thrombopenische Purpura, Thromben, hämolytische Anämie, neurologische Zeichen!!

Schema von ZEEK, modifiziert vom Verf.

Die allergisch-hyperergische Natur des verbliebenen Torsos wird von ZEEK nicht ganz ausdrücklich, von GRIFFITH und VURAL klar negiert. Dieser Torso ist ein Stück der *Kollagenkrankheiten*, aber doch nicht iden-

tisch mit ihrem klassischen Hauptvertreter L. e. d. (Tab. 6). Unter den
Kollagenosen sah v. ALBERTINI allein bei der P. n. die Kriterien einer
allergischen Krankheit erfüllt (freilich unter Einbeziehung der Hypersensitivity-Angiitis.) KLEMPERER selbst hat sich gegen eine generelle Identifizierung mit Allergose gewandt. [Für eine allergische Natur des L. e. d.
haben sich FOX, AYVAZYAN und BADGER ausgesprochen, während FRIED-
BERG sie nicht für wahrscheinlich hält.] PERRY und SCHROEDER beschrieben unter langdauernder Hydralazine-Medikation ein L.-e.-ähnliches Syndrom, das nicht aller-
gisch gedeutet wird.

In gleichen Zeit-
räumen kommen et-
wa gleiche Zahlen von
P. n. und L. e. d. vor.
(0,083 % bei P.n.,
0,088 % bei L. e. d.
GRIFFITH u. VURAL.)
Es bleibt hier zu-
nächst eine ätiologi-

Tabelle 6. Kollagenosen.

im engeren Sinne	Lupus erythematodes disseminatus
	Periarteriitis nodosa
	Sclerodermie
	Dermatomyositis
im weiteren Sinne	Serumkrankheit
	Rheumatisches Fieber
	Erythema nodosum
	Rheumatische Arthritis

sche Terra incognita. SELYE sieht darin Adaptationskrankheiten, was INGLE
zurückweist. Streptokokken scheinen ätiologisch oft beteiligt zu sein, da
hohe Antistreptolysintiter schon beobachtet wurden. Der für L. e. d. ganz
charakteristische LE-Faktor ist ein immunisatorisches Phänomen, an die
gamma-Globuline gebunden, immunbiologisch aber davon abtrennbar
(HASERICK). Die (nicht beweisende) Rosettenbildung und die (beweisende)
Phagocytose homogener rotgefärbter Massen meist in einem neutrophilen
Leukocyten, dessen Kern an die Seite gerückt ist, wird von ihm bewirkt.
Für P. n. ist das LE-Zellenphänomen so wenig charakteristisch, wie die
histologisch nachweisbaren haematoxylin-bodies (GROSS) aus depoly-
merisierter Desoxyribonucleinsäure. LE-Zellen sind allerdings auch einmal nach Penicillin und Hydantoin (zit. nach PETRIDES), einmal auch bei
penicillin-allergischer Angiitis (WORKEN und PEARSON), ,,cytoid bodies"
bei fulminanter allergischer Angiitis mit Asthmaanfällen und interstitieller Myokarditis beschrieben worden. Als wichtiges Kennzeichen
des L. e. d. gelten die ,,wire-loop" Veränderungen der Glomerulus-
capillarschlingen. Arterienveränderungen betreffen meist die Außen-
schichten, besonders der Milzarterien in Form von,,Zwiebelschalen", andere
gehören zur nekrotisierenden Angiitis. L. e. d. sieht ganz anders aus als
P. n. Beide sind ,,multiple Systemerkrankungen". Bei L. e. d. spielen die
Gelenkentzündungen, die Serosaentzündungen an Pleura und Perikard
eine große Rolle. Die Leukocytenzahlen sind meist niedrig, die Milz ist
meist groß. Die Lebergefäße sind in 17% befallen; in 30% ist eine Fett-
leber vorhanden. Im Gesicht tritt der schmetterlingsförmige Ausschlag
in 61% auf, besonders nach Besonnung, die übrigens auch das LE-Zell-
phänomen begünstigt (GRIFFITH und VURAL). Selten sind bei L. e. d.
Hochdruck und Polyneuritis. Fieber und Anämie, auch vom Auto-
immunkörpertypus, haben beide Krankheiten. L. e. betrifft 3—17mal
mehr Frauen, meist im jugendlichen Alter.

P. n. kommt bei Männern häufiger vor. Hauptkennzeichen sind chlorotischer Marasmus, Muskel- und Nervenschmerzen, Infarkte an Herz und Nieren, meist Hochdruck, Leukocytose, oft mit hoher Eosinophilie, Beteiligung auch von Leber, Gallenblase und Pankreas. Die Fieberschübe sind nicht septischer Genese, sondern allergischer. Dafür spricht die von Kroetz aufgezeigte Folge: Fieber — Eosinophilie — Knötchenbildung. Gelegentlich findet man große retroperitoneale Hämatome im Gegensatz zu der bei L. e. häufigeren, aber auch bei P. n. vorkommenden Purpura.

Das Nervensystem ist bei allergischen Prozessen mit den Gefäßen des Perineuriums sicher häufiger betroffen als klinisch angenommen wird (Scheiffarth). Von Dauer der Krankheit, Zahl der Schübe und Größe der Knötchen wird es abhängen, ob bei der Reihenfolge erst Angiitis, dann interstitielle Neuritis, in 20—47% klinisch die Polyneuritis hervortritt oder nicht. — Scheiffarth hat 1949 in Wiesbaden auf den infektionsallergischen Charakter dieser P.-n.-Fälle eindrucksvoll hingewiesen und ihn mit dem Nachweis einer Fokalinfektion, positivem Hauttest mit Streptokokkenvaccine, Auslösung eines malignen Ablaufs durch Herdmobilisierung (Tonsillektomie!) belegt.

Ich sehe gerade in der Beteiligung der perineuralen Gefäße einen Hinweis für die allergische Natur auch der chronischen P. n., des Torsos nach Abtrennung der Überempfindlichkeitsarteriitis und der allergischen granulomatösen Arteriitis. Schließlich bleibt auch nach Aussonderung der akuten „Hypersensitivity-Angiitis" Zeeks noch nahezu das ganze Indizienbeweismaterial, das Gruber auf Grund der ersten 70 Fälle seit 1866—1925, also vor der Serum- und Sulfonamidära, zu seiner Ansicht über die P. n.brachte, z. B. die bakterielle Allergie. Der Fall von Bonsdorff mit ungewöhnlich hohem Antistreptolysintiter dürfte hierher gehören; er ist darüber hinaus durch leukämoide Reaktion bemerkenswert.

Beteiligung der Milz wäre verständlich in allen den Fällen, in denen bakterielle Prozesse besonders im Vordergrund stehen oder in denen sich die Antikörperbildung wegen des Organotropismus der Antigene bevorzugt in die Milz verlegt. Entsprechend der Auffassung von Ehrich, Seifert und Forman kann man große Antigenpartikel (Bakterien, corpusculäre Antigene wie krystallisiertes Albumin) unterscheiden und gelöste Antigene (wie Serum, gereinigte Serumfraktionen, Toxinlösungen und Gewebsextrakte). Die großen Partikel werden nach intravenöser Injektion durch Makrophagen in Lunge, Milz und Leber verhaftet und sollen nach Abbau der Partikel, wenn das Antigen freigeworden ist, die Antikörperbildung besonders in der Milz anregen. Bei Verwendung von gelöstem Antigen dagegen werden die deutlichsten Veränderungen in Lunge, Herz und Niere gesehen.

P. n. ist immer noch eine „Fundgrube von Fehldiagnosen" (Buerger) und es wirkt paradox, daß die erste am Krankenbett gestellte richtige Diagnose vom Patienten selbst stammte, der Adolf Kussmaul darauf aufmerksam machte, wie ähnlich seine Symptome denen seines ehemaligen Mitkranken (dessen postmortale Untersuchung die neuartige Gefäßerkrankung ergeben hatte) seien.

Zu der Gruppe der nekrotisierenden Angiitiden gehört auch nach ZEEK die *Arteriitis temporalis* oder cranialis (HORTON, MAGATH, BROWN 1932), auch Riesenzellenarteriitis genannt. Mit ihrer geringen Letalität von 12,5% und ihrer nach Arterienresektion oder spontanen erfolgenden Heilungsmöglichkeit („self-limiting-disease") stellt sie vielleicht etwas besonderes dar.

Differentialdiagnostisch ist von der eigentlichen HORTONschen Arteriitis temporalis das Syndrom von CHAVANY abzutrennen, bei dem ohne anatomische Veränderung — jedenfalls ohne Riesenzellenarteriitis und ohne Thrombosierung — vom Sympaticusgeflecht ausgehender Schläfenschmerz besteht.

Auf zwei bis drei Frauen mit Arteriitis temporalis kommt ein Mann, meist in höherem Lebensalter zwischen 55 und 85. Eine 22jährige Frau mit Art. temp. allerdings sahen LAWRENCE und Mitarbeiter. Fieber und Anämie gehören zum Bilde. Der Schmerz pflegt heftig zu sein. Schwerer noch wiegt, daß 33% *der Fälle mit Blindheit enden.*

Wie COOKE zeigte, kann der der Art. temp. zugrunde liegende Prozeß das gesamte arterielle System, also auch Nieren- und Mesenterialgefäße befallen, namentlich aber am Kopf, im Bereich der Carotisäste weiterschreiten. Riesenzellen sind an sich kein genügendes Unterscheidungsmerkmal. Im Falle der Art. temp. sind sie als Fremdkörperriesenzellen anzusprechen, die mitunter deutlich elastische Faserreste phagocytiert haben. Sie unterscheiden sich diesbezüglich von den Riesenzellen, die schon in den ersten BUERGERschen Fällen von E. o. gefunden wurden. Die allergische Genese ist von GASTEIGER, MEIERRATKEN, THIEL und FRALLENHEIM betont worden. Ein positiver Blutkulturbefund ist vereinzelt. MEHMEL nimmt eine Virusinfektion an [Z. Kreislaufforsch. 43, 242 (1954)]. In Frühstadien geprüfte Antistreptolysintiter dürften die evtl. Rolle beta-hämolytischer Streptokokken wohl klären können. Gegen Allergie haben sich STILBORN und WOLF ausgesprochen. MILLER (Proc. Roy. Soc. Med. 1949: 497) hat die nahe Beziehung zu den anderen nekrotisierenden Arteriitiden betont, während andere Pathologen eine solche ablehnen.

Daß es sich um eine bradytrophe allergische Arteriitis des Gealterten handelt, wäre nicht ausgeschlossen, wenn man bedenkt, daß bei entsprechenden Reaktionslagen (DIETRICH, RÖSSLE) eine stufenweise Abschwächung der arteriitischen Befunde von der akuten Panarteriitis bis zur einfachen Arteriosklerose stattfinden kann.

Therapeutisch gilt zunächst Aspirin als Mittel der Wahl gegen Schmerzen. Wir wissen, daß es viel größere Wirkungen als bloße Schmerzstillung hat (ROSKAM). Andererseits gibt es — wenigstens in USA — viel Allergie gegen Salicylate. Versucht wurden auch Antihistaminica sowie Novocainumspritzungen. Sobald sich eine Visusverschlechterung ankündigt, muß mit Antikoagulantien begonnen werden. Dramatisch sind mitunter die Erfolge der Arterienresektion, die man als Ausschaltung eines entzündlichen oder neuralen Störfeldes aufgefaßt hat. Noch dramatischer sind mitunter die Änderungen durch Cortison oder ACTH.

Können wir ex juvantibus etwas über eine allergische Pathogenese von Arteriitiden aussagen? — Bisher: Nein! Auch bei der P.n. gibt es geheilte Fälle, (Jäger, Lindberg, Kroetz, Klein, Symmers u. a.) nach Harris in 10%. Fälle mit jahrelangem Intervall sind auch bekannt (Kampmeier und Shapiro). Isolierte Hautfälle von P.n. haben eine wesentlich bessere Prognose (Ruiter), isolierte P.n. der Appendix (Plaut) hat eine klinisch andersartige Bedeutung als jene schwere, schmerzenreiche, fieberhafte, progrediente, kachektisierende Erkrankung, die wir seit Kussmaul und Maier kennen und erst heute, wo wir von Probeexcisionen aus Haut und Muskeln, von Organpunktionen (Leber, Niere, Milz) mehr Gebrauch machen, oder durch unerklärte Eosinophilien oder eosinophile Leukämoide frühzeitiger auf die P. n. aufmerksam werden, rechtzeitig diagnostizieren.

In der *Behandlung der P. n.* im weitesten Sinne des Wortes spielen neben der Infektbeseitigung und der Hochdruckbekämpfung drei Prinzipien eine Rolle: 1. die Bekämpfung der Dysorie (Rutin, Calcium). Die Erfolge sind unwesentlich. 2. Bekämpfung der Allergiereaktionen mit Antihistaminicis. Wir haben das in Tübingen schon 1949 in dem von Germer veröffentlichten Fall versucht, vielleicht mit zu geringen Dosen. Spätere Literaturangaben z. B. Sutherland, Schraier (Act. med. orient. Tel Avif 1950: 293) mit Benadryl und Lertigon (+ Penicillin) äußern sich günstiger. 3. Wiederaufrichtung bzw. Umstellung der hormonalen Lage: ACTH und Cortison. Ihre Wirkungen können wir nicht als Ex-juvantibus-Beweis einer allergischen Genese bewerten, obwohl die großartigen Besserungen wie bei schwersten Asthma- oder Urticariaanfällen solchen Anschein erweckt haben. Es fehlen aber Beweise für eine Reduktion der zirkulierenden Antikörper oder für eine Beeinflussung des Komplements. ACTH und Cortison wirken lediglich abschwächend auf die Folgeerscheinung einer Antigen-Antikörper-Bindung, ohne diese selbst verhindert zu haben. Die Verringerung der Antikörper selbst wird nicht immer und nach Martin (jedenfalls gegen Infekte) nur mit Hormonmengen erzielt, die weit über der klinisch angewendeten Dosis liegen. Wesentlich für die günstige Wirkung ist bei ACTH auch die Verminderung der Capillardurchlässigkeit und Zelldurchlässigkeit. Der gute Effekt von ACTH auf cardiovasculäre allergische Schäden wurde von Berthrong, Rich und Griffith experimentell bei Kaninchen gezeigt, die nach Pferdeserumsensibilisierung 18 × bei 20 unbehandelten Kaninchen Schäden sahen, aber nur 5 × bei 20 ACTH-behandelten. Es ist kein Zweifel, daß ACTH und Cortison am wirkungsvollsten sind, aber damit ist eine allergische Genese nicht bewiesen.

Es können endgültige, es werden aber bisher oft meist nur vorübergehende Besserungen mit ACTH, Cortison, infektverhütenden Maßnahmen und allergieverhindernden Mitteln erreicht. Histologisch ist die Heilung von P.-n.-Gefäßprozessen durch ACTH, Cortison bewiesen. Klinisch kann damit eine Verschlechterung einhergehen.

Stets sollte man sich dessen bewußt bleiben, daß jedes Medikament, das wir geben, gerade beim Allergiker neue allergische Reaktionen mit allen ihren schädlichen Folgen auslösen kann. Wir vernichten mit Antibioticis Teilfloren und ermöglichen ein Überwuchern der Restflora. Wir setzen mit ACTH-Cortison allgemein die Infektresistenz herab und ermöglichen die Ausbreitung von Infekten oder das Wiederaufflackern ruhender Tuberkulose. (Im ganzen sind wir erstaunt, wie selten das bisher geschah, so daß wir glauben, daß die Tuberkelbacillen bei den allergischen Arteriitiden, trotz der Beobachtung von Künzli, keine wichtige Rolle spielen.) Wir belasten den hochdruckgeschädigten Kreislauf durch Wasserzurückhaltung, wir greifen in den Stickstoffhaushalt ein und können Retentionen harnpflichtiger Substanzen vergrößern. Es *heilt speziell der Gefäßwandprozeß*, der Teil ohne Rücksicht auf das Ganze. Gefäßverschlüsse folgen, oder Aneurysmen und Rupturblutungen, wenn mit der Vernarbung renaler Arteriitiden der Blutdruck in schwindelnde Höhe steigt. Wir sind bei der Therapie der allergischen Arteriitiden in besonders großer Gefahr, Pharmakoaggressionskrankheiten zu erzeugen.

Zwei Beobachtungen von Baggenstoss und Mitarbeitern sind bezeichnende Beispiele: Dramatische Besserung von Fieber und anderen Symptomen, dann aber Entwicklung von Herz- und Niereninsuffizienz, Tod in Urämie bzw. Herzinfarkt bei Hochdruck. Weitgehende Heilung aller Arterienprozesse mit Gefäßverschluß, Aneurysmenbildung und z. T. Thrombosebildung. In einem 2. Falle Entwicklung einer käsigen tuberkulösen Pneumonie und außerdem von Ulcerationen im Darm.

Zusammenfassung.

Eine ausschließlich allergische Genese der Arteriitis-Formen des Menschen ist unwahrscheinlich.

Wissenschaftliche Beweise im Sinne einer absolut gesicherten allergischen Pathogenese sind beim Menschen weder serologisch noch histologisch, auch nicht ex juvantibus erbracht.

Nahezu beweisende klinische Indizien sprechen dafür, daß die sogenannte *Hypersensitivity-Angiitis* eine allergische Erkrankung ist, da sie ganz ähnlich wie im tierexperimentellen Sensibilisierungsversuch durch große Fremdserumgaben und — oder — Medikamente ausgelöst werden kann.

Wenn auch die histologischen Unterscheidungsmerkmale nicht ausreichen, eine Sonderstellung der „Hypersensitivity-Arteriitis" unter den nekrotisierenden Arteriiden im allgemeinen und der Periarteriitis oder Polyarteriitis nodosa im besonderen zu begründen, so haben Zeek und Mitarbeiter doch gewichtige Gründe (anderer Verteilungstyp, schnellerer Ablauf, meist exogene Auslösung) erbracht, die es klinisch zweckmäßig erscheinen lassen, H.- A. und P. n. zu scheiden.

Eine allergische Pathogenese der *klassischen Periarteriitis nodosa* des Menschen ist heute kaum weniger wahrscheinlich als zur Zeit Grubers. Neben bakteriellen ist besonders an pharmakologisch-chemische Allergene zu denken.

Eine allergische Pathogenese der *rheumatischen Arteriitis* ist heute ebenso wahrscheinlich wie zur Zeit der grundlegenden Arbeiten Klinges und Rössles. Ihre Erkennung wird im frischen Schub durch serologische Rheumareaktionen erleichtert.

Im Rahmen des Lupus erythematodes disseminatus spielen Immunisierungsvorgänge eine bedeutende Rolle. LE-Zellphänomen-Nachweis und Biopsiebefunde (Muskel, Leber), die die Kollagenose im Interstitium und an den Gefäßen erkennen lassen, fördern die Diagnose des LE.

Beweise für die allergische Natur der *Arteriitis temporalis* sind nicht erbracht. Bei dieser Erkrankung sollte stets das ganze Gefäßsystem nach Schäden abgesucht werden.

Die allergische Pathogenese der *Thromboangiitis obliterans* ist naheliegend, aber noch nicht genügend gesichert. Tabakempfindlichkeit spielt eine große Rolle.

Es gibt gewichtige Hinweise auf eine allergische Genese der *thrombotisch-thrombocytopenischen Purpura* MOSCHKOWITZ.

Als beachtenswerte Indizienbeweise einer allergischen Pathogenese von Arteriitiden werden zwei Tatsachen hervorgehoben: 1) die Kombination von vermutlich allergischen Gefäßerkrankungen mit immunohämatologischen Erkrankungen. 2) Gefäßbeteiligung im Sinne der obengenannten Arteriitiden findet sich gerade bei jenen Endokarditisformen, deren Morphologie ganz wesentlich von der Immunitätslage abhängt.

Es ist anzunehmen, daß durch Isotopenmarkierung von Antigenen und Antikörpern die allergische Pathogenese von Arteriitiden bald weiter aufgeklärt sein wird.

Literatur.

ALBERTINI, V.: Schweiz. Z. f. allg. Path. u. Bakter. Vol. 17, Nr. 1 (1954). — ALEXANDER und WILSON: J. Lab. and Clin. Med. **30**, 195—203 (1945). — AYVAZYAN und BADGER: New Engl. J. Med. **237**, 565 (1948). — BAGGENSTOSS, SHICK und POLLEY: Amer. J. Path. **26**, 709 (1950). — BERBLINGER: Virchows Arch. **318**, 155 (1950). — BERGSTRAND: Brit. Med. J. **1**, 89 (1950). — BERKOWITZ, GLASER und JOHNSTON: Annals of Allergy, Minneap. **11**, 561 (1953). — BERTHRONG, RICH und GRIFFITH: Bull. Hopkins Hosp. **86**, 131 (1950). — v. BONSDORFF: Nord. Med. 1950: S. 1874, 44/47.—BUERGER: Klin. Fehldiagnosen. Thieme-Stuttgart 1953.—CHAVANY: Zit. nach Exz. Med. Int. Med. Bd. I Nr. 3863 S. 893 (1950). — CHRIST: pers. Mitt., Rheuma-Vortrag 1954.— CHURG und STRAUSS: Amer. J. Path. **27**, 277—301 (1951).— CLARK und KAPLAN: Arch. Path. **24**, 458 (1937).— COOKE: Allergy in Theory and Praxis, Philadelphia: Saunders 1947. — COOK: Q. J. Med. **15**, 47 (1946). — McCORMICK: JAMA. **144**, 1453 (1950). — CROSBY und WADSWORTH: Arch. Int. Med. April 1948. — DALGLEISH: Lancet **2**, 319 (1952). — DAMESHEK und STEFANINI: Med. Clin. North-America **37**, 1395 (1953). — DAUSSET: J. Suisse Med. **43**, 1037 (1953). — DIETRICH: Verh. Dtsch. Ges. Inn. Med. Wiesbaden 1925, 180. — EHRICH, SEIFERT, FORMAN: Arch. Path. **47**, 446 (1949). — EMMERICH und PETZOLD: Klin. Wschr. 1954. — ENGEL: Klin. Wschr. 1947, 368. — FAHR: Nierenkrankheiten v. E. Becher, Jena: Gustav Fischer 1944; Dtsch. med. Wschr. **67**, 1223 (1941). — FAHRLÄNDER: Schweiz. med. Wschr. **25**, 575 (1953). — FIENBERG: Amer. J. Clin. Path. **23**, 413 (1953). — Fox: Arch. Path. **36**, 311 (1943). — FRIEDBERG: Diseases of the Heart, Philadelphia: Saunders 1950, 555. — FRIEDBERG u. GROSS: Arch. Int. Med. **54**, 170 (1934). — FROBOESE: Virch-Arch. 317, 1430 (1949). — FRALLENHEIM: Ztbl. Pathol. **88**, 34 (1951). — GADERMANN und VOIGT: Frankf. Z. Path. **62**, 251 (1951). — GASTEIGER: briefl. Mitt. — GERMER: Med. Klin. 1949, 831. — GOLDBLATT: Zit. nach KNOWLESS. — GRIFFITH und VURAL: Circulation, **4**, 1481 (1951). — GRUBER: Zbl. Herz- u. Gefäßkrankh. **9**/5, 45 (1917); Virchows Arch. **285**, 441 (1925). — HALL und HALL: Arch. Path. **51**, 249 (1951). — HANSEL: Clinical Allergy, St. Louis: Mosby 1953. — HANSEN: Im Lehrbuch d. Inn. Med. v. Dennig,

Stuttgart: Thieme 1952. — Harris, Lynch u. O'hara: Arch. Int. Med. 63, 1163 (1939). — Harris: Arch. int. Med. 64, 410 (1939). — Harkavy: J. Allergy 23, 104 (1952). — Haserick: Blood vol V, 8, 718 (1950). — Hauss und Burwinkel: Z. Kreislaufforsch. 38, 210—213 (1949). — Hawn und Janeway: J. exper. Med. 85, 571 (1952). — Heuchel: Ergeb. d. Inn. Med. u. Kinderheilk. 4, (1953). — Hochrein: Med. Klinik 1951, 1367. — Horton, Magath und Brown: Proc. Mayo Cl. 7, 700 (1932); 12, 548 (1937).— Hoff: Med. Gesellschaft Graz 1954.— Hoff und Wendlberger: Zit. nach Pfeiffer und Bruch. — Hoff: Zit. nach Pfeiffer und Bruch. — Ingle und Baker: Recent Progr. in Hormon Research, Vol. VIII 1953, 143. — Jäger: Virchows Arch. 288, 833 (1933). — Julitz: Z. Ges. Inn. Med. 8, 8; 343 (1953). — Kaemmerer: Handb. d. Inn. Med. Bd. VI, Heidelberg: Springer 1954. — Kampmeier und Shapiro: Arch. int. Med. 92, 856 (1953). — Klinge: Verh. sächs. Akad. Wissensch. Leipzig 83/84, 201 (1931—32); Ergebn. Path. 27, 1 (1933). — Kalback: Act. Med. Skand. 130, 358 (1948). — Knowless, Zeek und Blankenhorn: Arch. int. Med. 92, 789 (1953). — Klein: Arch. int. Med. 84, 983 (1949). — Klemperer: Amer. int. Med. 28, 1 (1948); Amer. J. Path. 26, 505 (1950); Virchows Arch. 313, 89 (1944). — Klinger: Frankf. Z. Path. 42, 455 (1931). — Knepper und Waaler: Virch. Arch. 1935, 294. — Kobernick: Amer. J. Med. Sciences 224, 329 (1952). — Kroetz: Dtsch. Arch. klin. Med. 135, 311 (1921). — Kussmaul und Maier: Dtsch. Arch. klin. Med. 1, 484 (1866). — Kyrieleis: Graefes Arch. Ophth. 150, 600 (1950); Arch. f. Augenheilk. 107, 182 (1930). — Künzli: Frankf. Z. Path. 57, 508 (1946). — Lawrence, Meyers und Lord: JAMA. 136, 169 (1948). — Letterer: Acta Allergologica 1953, Suppl. III, 79; Beitr. path. Anat. 75, (1926); Virchows Arch. 293, 1 (1934). — Libman-Sacks: Arch. Int. Med. 33, 701 (1924). — Löffler: Schweiz. med. Wschr. 66, 817 (1936); Bull. Schweiz. Akad. Wissensch. Vol. 2, 287 (1947). — Lindberg: Zit. nach Berb. linger. — Loogen: Z. klin. Med. 150, 182 (1952). — Lovshin: Cleveland Clin-Quart. 19/1, 28 (1952). — Lovshin und Kernohan: Arch. int. Med. 82, 321 (1948). — Lutembacher: Presse Medic. 1954. — Loeschke: Klin. Wschr. 1926, 41; Beitr. path Anat. 77, (1927).— Meessen: Exper. Histopath. Stuttgart: Thieme 1952. — Meyerratken: Kli. Mobl. Augen 123, 433 (1953). — Miescher: Schweiz. med. Wschr. 18, 419 (1953). — Miller: Proc. Roy. Soc. Med. 1949, 497. — More, Mc Lean: Amer. J. Path. 25, 703, 1946. — Moeschlin: Verhdlg. dtsch. Gesellsch. Innere Med. Wiesbaden 1952. — Mohr: Handbuch Innere Mediz. I, 2, 755 Springer-Heidelberg.— Moschkowitz: Arch. int. Med. 36, 89 (1925).— Mumme: Z. klin. Med. 138, 1 (1940). — Page: s. Miller. — Petrides: Ergebn. d. Inn. Med. u. Kinderheilk. IV, neue Folge 1953. — Perry und Schroeder: J. Amer. Med. Ass. 154, 8; 670 (1954). — Pfeiffer und Bruch: Ergebn. d. Inn. Med. u. Kinderheilk. IV. 1953. — Pfeiffer, Schöffling, Bruch und Spielmann: Ztschr. ges. exp. Med. 122, 446 (1954) — Plaut: Amer. J. Path. 27, 247 (1951). — Pressman: Science 109, 65 (1949). — Ratschow: Periph. Durchblutungsstörungen, 5. Aufl. Dresden u. Leipzig: Theod. Steinkopf 1953, S. 65—68. — Rich: Bull. Johns Hopk. Hosp. 71, 375 (1942); Additional Evidence Hypersens. Sulfon.; Harvey Lect. 42, 106 (1947). — Rich und Gregory: Bull. Johns Hopk. Hosp. 72, 65 (1943). — Richards: Brit. Med. J. 1, 478 (1953). — Roskam und Cauwenberge: Presse Medic. 1954. — Rössle: Virchows Arch. 288, 780 (1933). — Ruiter: Nederl. Tijdschr.. Geneesk. 14; 794 (1952). — Sante und Wyatt: Amer. J. Rö. 66, 527 (1951). — Sandler, Matthews und Bornstein: J.A.M.A. 144, 754 (1950). — Sarre: Verh. d. Dtsch. Ges. f. Inn. Med. 1952, 58. Kongr., 144; Vertr. 1954 Med. Ges. Marburg (L.) 1954. — Scheiffarth: Hyperergische Neuritis, Verh. d. Ges. f. Inn. Med. 55. Kongr. 1949; Z. Ges. exper. Med. 119, 373 (1952); Z. Rheumaforsch. 9, 1 (1950). — Scheiffarth, Berg und Merck: Klin. Wschr. 1953, 1047; 1953, 441. — Schmidt, H.: Die Medizinische 1953. — Schoen und Tischendorf: Handb. d. Inn. Med. Bd. VI, Heidelberg: Springer 1954. — Schrader: Z. Kreislaufforschung 41, 532 (1952). — Schrader und Westphal: siehe Mohr. — Schubothe: J. Suisse Med. 43, 1049 (1953). — Schürmann und McMahon: Virchows Arch. 291, (1933). — Schrajer: Acta Med. Orient., Tel Avif. 1950, 293. — Selye: Textbook of Endocrinology, Acta Endocr. Montreal 1947; Lancet 260, 483 (1951). — Sherman: Amer. J. Med. 3, 586 (1947). — Silbert: J. Amer. Med. Ass. 89, 964 (1927); Ann. Surg. 101, 324 (1935). — Stein: Ärztl. Wschr. 15/16, 361 (1954). —

SULZBERGER: J. Immunol. 24, 88; 265 (1933). — SCHWAB, MOLL, HALL, BOLAN KIRK, HAWN und JANEWAY: J. exper. Med. 91, 505 (1950). — SUTHERLAND: Brit. Med. J. 1948, 832. — SYMMERS und LITCHFIELD: Lancet 2, 1189 (1952). — TEILUM: Amer. J. Path. 24, 409 (1948); 25, 85 (1949); Acta med. Scand. 123, 126 (1945/46). — THIEL: D. M. W. 1954, 332. — TRASOFF: s. WRIGHT. — TURIAF: Presse Medic. 1954. — VAUBEL: Beitr. path. Anat. 89, 374 (1932). — VORLAENDER: Z. f. ges. exper. Med. 118, 352 (1952); 120, (1953). — WEGENER: Zieglers Beitr. path. Anat. 102, 36 (1939). — WESTCOTT: s. WRIGHT. — WILENS und GLYNN Arch. Int. Med. 88, 1; 51 (1951). — WRIGHT: Vascular Diseases in Clin. Practice Yearbook-Publishers, 2. Aufl., Chicago 1952. — WORKEN und PEARSON: Arch. Path. 56, 293 (1953). — ZEEK: Amer. J. Path. 24, 889 (1948); New Engl. J. Med. 248, 764; 769 (1953); Periarteriitis nodosa and other Forms of Necrotizing Angiitis, New Engl. J. Med. 248, 764 (1953). — ZOLLINGER: Helv. Med. Acta 12, 23 (1945) und 18, 4/5; 269 (1951).

Literatur

zur Tabelle 3. Pharmako-allergische Arteriitiden.

Fremdserum:
  BERBLINGER: Virch. Arch. 318, 155 (1950). — CLARK und KAPLAN: Arch. Path. 24, 458 (1937). — RICH: Bull. Johns. Hopk. Hosp. 71, 123 (1942).
Sulfonamide:
  BLACK-SCHAFFER: Arch. Path. 39, 301 (1945). — DURIA und BRODZIAK: M. J. Australia 35, 710 (1948). — FRENCH: Amer. J. Path. 22, 679 (1946). — GELFAND und ARNOFF: Arch. Int. Med. 30 (1949). — GOODMAN: Ann. Int. Med. 28, 181 (1948). — HARKAVY: J. Allerg. 23, 2, 104, März 1952. — HARRIS und LAWS: Ann. Allergy 7, 105 (1949). — HOOGENBOOM und V. D. MINNE: Nederl. Tijdschr. Geneeskd 1949, 4314. — HORNBOSTEL: ref. Ärztl. Forschg. 1949, II. — LEDERER und ROSENBLATT: J. A. M. A. 119, 8 (1942). — LICHTENSTEIN und FOX: Amer. J. Path. 22, 665 (1946). — MORE, MC MILLAN und DUFF: Amer. J. Path. 22, 703 (1946) — OLESON: zit. nach SCHENK und VOLLHABEIZ: Kliwo 1954, 17/18, 416. — RICH: Bull. Hopkins Hosp. 71, 123 (1942); 71, 375 (1942). — RICH: Harvey Lect. 1947, 106. — VAN RIYSSEL und MEYELER: Acta med. skand. (Stocch.) 132 (1948). — ROSENACK und GELFAND: Lancet 1945. — SCHEUER-KARPIN: Zschr. Inn. Med. 5, 25 (1950). — THOMPSON und ZEEK. Ohio State M. J. 41, 824 (1945).
Thioharnstoff:
  GIBSON und QUINLAN: Lancet 2, 1080 (1945).
Thiourazil:
  DALGLEISH: Lancet 2, 319 (1952). — MOORE: J. A. M. A. 130, 315 (1946).
Methylthiourazil:
  MEYER, HADDERS und VAN RIJSSEL: Nederl Tijdschr. v. Gen. 94, 1849 (1950).
Methylthiourazil und Lugol:
  BARNUM, DE TAKATS und DOLHART. [1] Angiology Vol. 2, Nr. 4 Aug. 1951, 256 [2] Bull. Hopkins Hosp. 77, 43 (1945).
Propylthiourazil:
  McCORMICK: J. A. M. A. 144, 1453 (1950).
Jod:
  CARSTEN und MÜLLER: Acta med. scand. (Stockh.) 136, 378 (1950). — RICH: Bull. Hopkins Hosp. 77, 43 (1945).
Org. Arsen:
  MÜLLER und NELSON: Lancet 1945, II. — SIKL: Frankf. Zschr. Path. 49, 283 (1936).
Penicillin:
  ADELSON: J. Ped. St. Louis 39, 346 (1951) Sept. — CORDON: J. A. M. A. 131, 724 (1946). — HARKAVY: J. Allerg. 23, 104 (1952). — PELNER und WALDMAN: Postgrad. Med. (Minneap.) 11, 49 (1952). — WAUGH: The Amer. J. Path. XXVIII, 13, 437 (1952).
Diphenylhydantoin: (Dilantin).
  FRANKEL und ROTHERNICH: Ohio State M. J. 47, 1013 (1951). — VAN WYK und HOFFMAN: Arch. Int. Med. 81, 605 (1948).

Quecksilber:
    FRIEDENTHAL und COZON: Am. Pract. Digest Treatment **3**, 218 (1952).
Acetylsalicylsäure: s. RICH.
Trichinellen:
    MOVITT: Stanford Med. Bull. **1950**, 59. — REIMANN, PRICE und HERBUTH:
J. A. M. A. **122**, 274 (1943).
Poison-Oak:
    MOVITT: Stanford Med. Bull. **1950**, 59.
Stilbamidin: BEST und FINE: Ann. Int. Med. **34**, 1472 (1951).

LXVIII.

Die Bedeutung der allergischen Genese bei der Arteriitis.

Von

H. SARRE (Freiburg/Brsg.).

Mit 2 Textabbildungen.

Zunächst zu den experimentellen Befunden: Experimentell gelingt
es sowohl mit Normalserum wie mit Serumfraktionen (Gamma-Globulin
usw.), ferner mit Bakterien, Bakterien-Vaccinen und mit organspezifischen
Antikörpern, z. B. dem MASUGI-Serum, Arteriitis zu erzeugen. Diese Arteriitiden sind, wie RANDERATH schon betont hat, sehr ähnlich der menschlichen Periarteriitis nodosa oder Panarteriitis. Es ist aber bemerkenswert,
wie schlecht dies gelingt, trotz wochenlanger Allergisierung der Tiere mit
Streptokokken und Streptokokkenvaccine.

Bei unseren Versuchen mit Streptokokkenvaccine hatten eine typische
Periarteriitis in den Lungen nur etwa die Hälfte der Tiere, während in allen
anderen Organen, trotz z.t. schwerster Läsionen, keine solche nachweisbar
war. Von zwölf mit Gamma-Globulin behandelten Tieren zeigten fünf arteriitische Veränderungen in den Nieren, einige auch im Herzen. Es sind
aber immer nur die kleineren Gefäße befallen (die Präarteriolen), während
die größeren keine entzündlichen Veränderungen zeigen. Von über 130
MASUGI-Nephritis-Tieren zeigten nur fünf typische schwere arteriitische
Veränderungen in Niere, Leber, Lunge, Herz, während alle übrigen trotz
Läsionen an Herz und Niere keine entzündlichen Veränderungen an den
größeren Arterien aufwiesen.

Insgesamt beweisen also die Befunde, daß abgesehen von der Immunisierung oder der Zufuhr von Fremdserum doch noch andere heute
noch nicht faßbare Momente eine Rolle spielen müssen, die zum Angehen einer universellen Arteriitis führen.

Je eher das Fremdeiweiß im Blut gelöst ist, desto eher wird es mit der Gefäßwand in Berührung kommen und aufgenommen werden und darum entlang den
Gefäßen zur allergischen Reaktion führen, während corpusculär verteilte Stoffe,
wie Bakterien, meist erst in den Capillaren haften und darum erst dort zu lokalen
allergischen Reaktionen führen. Auf die menschliche Pathologie bezogen, heißt dies
wohl, daß arteriitische Veränderungen vor allem bei lang dauernden chronischen
Infekten sich vorfinden werden, da bei diesen die Möglichkeit zur Entstehung gelöster
Bakterienprodukte gegeben ist, während akute Prozesse mit Bakterienembolien
mehr zu Capillarläsionen führen.

Von den Referenten, Herrn RANDERATH und Herrn BOCK, ist das Problem der *Auto-Antikörperbildung* erwähnt worden, welches seit den Versuchen von CAVELTI immer wieder diskutiert wird. Der Nachweis von Auto-Antikörpern hat große methodische Schwierigkeiten. Wir haben an unserer Klinik nach der Methode von MIDDLEBROOCK und DUBOS, modifiziert von BOYDEN, diese Frage noch einmal bei den verschiedensten Nephritiden untersucht; es wird dabei die Agglutination von mit Antigen beladenen Erythrocyten als Test verwandt. Wir unter-

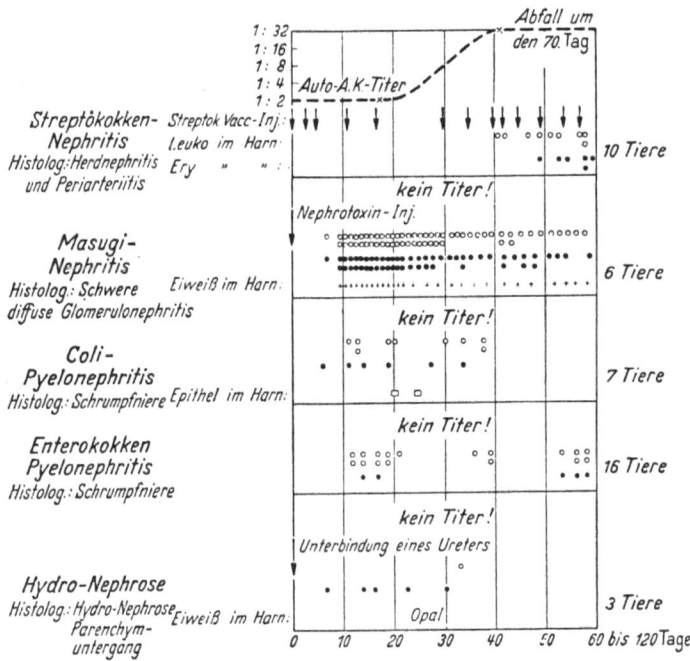

Abb. 1. Experimentelle Nierenkrankheiten und Auto-Antikörper. Übersicht über die Ergebnisse bei vier verschiedenen Formen experimenteller Nephritis und bei Hydronephrose. Nur die Streptokokken-nephritiden weisen Auto-Antikörperbildung auf! (SARRE und ROTHER.)

suchten Streptokokken-Nephritiden, MASUGI-Nephritiden, schwere Pyelonephritiden und pyelonephritische Schrumpfnieren, die durch Coli-infektion oder durch Enterokokkeninfektion hervorgerufen wurden, und schließlich auch schwere degenerative Abbauprozesse der Niere, wie Hydronephrosen (s. Abb. 1). Interessanterweise fanden sich bei vier der fünf genannten Typen schwerer entzündlicher oder degenerativer Nierenveränderungen keine Auto-Antikörper gegen die eigene Niere. Nur bei den Streptokokken-Nephritiden war ein erheblicher Titer an Nieren-Auto-Antikörper nachweisbar und auch in geringerem Grade gegen Gefäßintima. Es scheint also, daß der Abbau der Nieren- oder Gefäßsubstanz, sei er nun entzündlicher oder degenerativer Natur, generell nicht zu einer Entwicklung von Auto-Antikörpern führt. Auto-

Antikörper können also im allgemeinen keine Rolle bei der Entstehung oder Unterhaltung solcher Prozesse spielen. Es scheint so, daß gerade Streptokokken das Nieren- und Gefäß-Eiweiß als Hapten zu einem Voll-Antigen komplettieren können und es dadurch sozusagen zum artfremden Eiweiß machen. Dies ist aber ein sekundärer und wahrscheinlich nicht pathogenetischer Vorgang — wie die anderen Typen zeigen, die ganz ohne Auto-Antikörperbildung entstehen und verlaufen.

Nun zu den *klinischen* Beobachtungen: Ich möchte nur zur Panarteriitis und zu den Veränderungen am Nierenorgan Stellung nehmen.

Wie VOLHARD stets betont hat, tritt dann und nur dann, wenn die arteriitischen Prozesse auf die Niere übergreifen, wohl durch Drosselung der Nierendurchblutung Hochdruck auf. Wie Herr RANDERATH in seinem Referat erwähnt hat, in etwa 50% der Fälle von Periarteriitis nodosa. Es kommt durch die Drosselung der Nierendurchblutung zur stürmischen Entwicklung einer Hypertonie, die einer malignen Nephrosklerose oder einer subakut verlaufenden Nephritis zum Verwechseln ähnlich sieht. Wie schwierig die differentialdiagnostischen Unterscheidungen sind, soll Ihnen die folgende Abbildung zeigen. Ich habe hier die pathologisch-anatomischen Befunde von 92 Fällen zusammengestellt[1], die unter der klinischen Diagnose „maligne Sklerose" ad finem gekommen waren (Abb. 2). Nur 42% der Fälle hatten auch pathologisch-anatomisch den Befund einer malignen Nephrosklerose im Sinne von FAHR, d. h. Arteriolosklerose zusammen mit arteriitischen und nekrotischen Veränderungen.

In 43% der Fälle fand sich eine einfache Arteriolosklerose. Nach den Untersuchungen von GOLDBLATT und seiner Schule entwik-

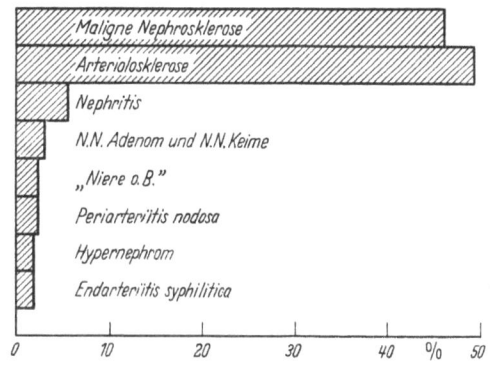

Abb. 2. Pathologisch-anatomische Befunde der Nieren bei 92 Fällen mit der klinischen Diagnose „maligne Sklerose".

kelt sich bekanntlich eine Arterio-Arteriolosklerose beim experimentellen Drosselungshochdruck sehr rasch in wenigen Monaten. Bei stärkerer Drosselung der Nierenarterie, die zum exzessiven Ansteigen des Blutdruckes führt und gleichzeitiger Entwicklung einer Niereninsuffizienz fand er darüber hinaus panarteriitische Veränderungen und Nekrosen. Nach diesen Befunden muß man wohl der „malignen Nephrosklerose (FAHR)" keine Sonderstellung zusprechen, sondern sie nur für die Folge einer exzessiven Hypertonie (eventuell mit beginnender Niereninsuffizienz) halten. Nach den klinischen Untersuchungen fand sich bei der Gruppe der Fälle, bei der sich pathologisch-anatomisch eine maligne Nephro-

---

[1] Die pathologisch-anatomischen Befunde stammen aus dem Frankfurter Institut (Direktor: Prof. LAUCHE).

sklerose vorfand, eine kürzere Krankheitsdauer und ein schwereres Hochdruckleiden als bei der Gruppe mit Arteriolosklerose der Nieren. Dies würde den experimentellen Befunden Goldblatts entsprechen. Mit allergischen Erscheinungen hat diese Arteriitis also wohl nichts zu tun. Bekanntlich hat Selye durch massive Überdosierung mit DOCA ähnliche Veränderungen erzeugt, die jedoch als Erklärung für die Veränderungen beim Menschen gerade wegen ihrer Überdosierung nicht in Frage kommen.

(Pfeffer und Staudinger haben im übrigen keine wesentliche Mehrausscheidung von DOCA bei malignen Hypertonien gefunden.)

7% hatten eine chronische Nephritis, 2% hatten erstaunlicherweise keinerlei Nierenveränderungen, 4% hatten eine Arteriolosklerose bei Adenom der Nebenniere resp. bei Hypernephrom, ein Fall eine Endarteriitis syphilitica und zwei Fälle eine Periarteriitis nodosa!

Es handelte sich um Patienten von 42 bzw. 28 Jahren. Bei beiden Fällen war die Diagnose „maligne Nephrosklerose" gestellt worden, entsprechend dem klinischen Verlauf: Hoher systolischer und insbesondere diastolischer Blutdruck, in dem einen Fall 250/145 mm Hg, im anderen Fall 230/135 mm Hg, rascher maligner Verlauf, Retinitis angiospastica, geringe Albuminurie und Hämaturie bei noch ausreichender Nierenfunktion. Interessant ist die Anamnese: Der Vater der Patientin litt an Gelenkrheumatismus, ein Bruder war an Tuberkulose gestorben. Patientin selbst hatte Heuschnupfen und Gelenkrheumatismus. Vor 20 Jahren acquirierte sie eine Lues.

Bei dem anderen Patienten waren auch in der Familie rheumatische Erkrankungen vorhanden. Patient hatte ein Jahr vor Klinikaufnahme eine luetische Infektion gehabt, seit längerer Zeit rheumatische Beschwerden.

Ein Patient kam an einer Apoplexie, der zweite an einer Urämie ad finem. Pathologisch-anatomisch fand sich bei beiden eine generalisierte Panarteriitis obliterans. Zahlreiche kleine Nierenarterien vom Kaliber der interlobären bis zu interlobulären zeigten eine obliterierende Arteriitis, Parenchymatrophien von teils frischem infarktartigem Charakter. Gleiche Veränderungen an den Kranzarterien des Herzens, der kleinen Arterien der Leber, der Nebennieren, des Magens, des Hodens, des Pankreas, der Milz, der Lymphknoten usw. Die starke Durchblutungsstörung der Niere hat wohl bei diesen Fällen zur Entwicklung des rasch letal verlaufenden malignen Hochdrucks geführt, obwohl im einen Fall es noch zu keinem deutlichen Versagen der Nierenfunktion gekommen war. Ganz anders verhielt sich ein dritter Fall:

Ein 28jähriger Mann mit einer superinfizierten Neurodermitis kam mit einer seit einigen Tagen bestehenden Anurie zur Aufnahme. Der Blutdruck betrug hier nur 155/85 mm Hg. In der Blase nur 2 bis 3 ccm Harn, etwas Eiweiß und einige Erythrocyten und Leukocyten. Nach vergeblicher konservativer Behandlung der Anurie wurde am 2. Tag der Klinikaufnahme eine Freilegung einer Niere mit Dekapsulation durchgeführt, unter der Vermutung, daß es um eine subakute, schwere Glomerulonephritis handele. Es fand sich ein zweifaustgroßes, blaurotes, stark geschwollenes Organ mit glatter Oberfläche. Es folgte Dekapsulation ohne sichtbare Entlastung des gespannten Organs. Die Anurie blieb bestehen und es kam nach 2 Tagen zum Exitus im eklamptischen Anfall. Die Autopsie ergab überraschend eine doppelseitige totale Nierenrindennekrose, hervorgerufen durch eine Panarteriitis, insbesondere der interlobulären Arterien, mit vollständiger Thrombosierung derselben. Interessant ist, daß die Rindennekrose im Gegensatz zu der Durchblutungsdrosselung in den vorher genannten Fällen nur zu einer geringen Blutdrucksteigerung führte, offenbar weil die Niere zu rasch nekrotisierte und die Gefäße zu schnell thrombosierten, um pressorische Substanzen in das Venenblut abführen zu können. Solche totale Rindennekrosen nach Thrombosierung einer nekrotisierenden Panarteriitis sind von Stöckenius bei Diphtherie beobachtet, von Fahr nach schwerer Dysenterie und schließlich von Herzog bei der Nephritis gravidarum und Eklampsie.

Wir möchten annehmen, daß doch alle diese Fälle zeigen, daß akute oder chronische Infekte zum Auftreten dieser Arteriitiden in Form der Periarteriitis nodosa oder der nekrotisierenden Arteriitis geführt haben. Wie weit nun bei diesen Infekten wieder allergische Vorgänge oder direkt infektiös-toxische eine Rolle spielen, ist, wie wir ja auch von den Hauptreferenten gehört haben, schwer zu entscheiden. Entsprechend der Identität der Veränderungen, wie wir sie nach experimenteller Allergisierung mit Streptokokken und Fremdeiweiß beobachten, möchte man annehmen, daß auch bei diesen chronischen Infekten Antigen-Antikörper-Reaktionen eine Rolle spielen. Insbesondere als wir auch bei experimentellen Vorgängen fließende Übergänge von der Glomerulitis zur Arteriitis und zur nekrotisierenden Arteriitis finden.

Die Forderung von Herrn RANDERATH, daß man die allergische Natur bei diesen Erkrankungen des Menschen durch serologische Untersuchungen sichern müßte, wird schwer zu erfüllen sein, denn bei diesen Erkrankungen wird man in vielen Fällen Antikörper gegen Streptokokken, Antistreptolysintiter und anderes nachweisen, in manchen Fällen, wie bei den Streptokokkenerkrankungen, auch Auto-Antikörper. Es kann aber daraus nicht geschlossen werden, daß die arteriitischen Veränderungen auf Grund dieser serologischen Nachweise wirklich allergischer Natur sind, sondern es muß immer die Möglichkeit infektiös-toxischer Veränderungen offen gelassen werden, die sekundär zur Allergisierung führen.

LXIX.

Zur allergischen Genese der Arteriitis.

Von

HUGO KÄMMERER (München).

Da mir sehr wenig Zeit zur Verfügung steht, möchte ich nur einiges herausgreifen, was mir von unserem Thema für den Kliniker besonders eindrucksvoll und wichtig erschien. Fast möchte ich sagen, der ganze Komplex der neueren Forschungen über die allergischen Gefäß- und Bindegewebskrankheiten kommt mir wie ein Scheinwerfer vor, der plötzlich den inneren Zusammenhang einer ganzen Reihe ungenügend aufgehellter, scheinbar verschiedenartiger und vielgestaltiger Krankheitsbilder schlagartig beleuchtet, wenn auch nicht immer genügend erhellt, uns aber jedenfalls nicht nur neues pathogenetisches Terrain, sondern auch neue Wegstrecken für Diagnose und Therapie deutlicher als bisher erkennen läßt. Freilich sind, wie wir gerade hörten, die Pathologen und auch Herr BOCK skeptisch bezüglich der Einreihung so mancher Gefäßkrankheiten zu den allergischen Krankheitsabläufen. Ich möchte indes daran erinnern, daß die Pathogenesen zahlreicher sein können als die pathologischen Befunde, da der Organismus nur eine beschränkte Zahl von Antworten auf die Vielzahl ätiologischer Einwirkungen hat. Pathogenetisch ist die Erkenntnis von besonderem Interesse, daß Krankheiten, die wir ursprünglich meist primären chronischen Infektionen zuschoben, in einer recht beträchtlichen Menge durch das schubweise sensibilisierende Eindringen unbelebter Substanzen, Allergenen oder Haptenen, entstehen können, seien es Sulfonamide, seien es in ihrer Antigenwirkung noch unerkannte gewerbliche Gifte oder Genußmittel. Und sind die Nahrungsmittel z. B. gerade in bezug auf Rheuma in dieser Richtung genügend untersucht? Wer denkt da nicht an die alten Untersuchungen GUDZENTS über die Rheumagenese, die weder bewiesen noch völlig widerlegt sind? Die rasche Verbreitung des Allergens in der Blutbahn bewirkt leicht eine multilokuläre Sensibilisierung und so rücken schon allein im Hinblick auf das Schlagwort Rheuma die allergischen Gefäß- und Bindegewebskrankheiten in die besondere Interessensphäre des Klinikers.

So ist man in erhöhtem Maße als früher veranlaßt, bei jedem hartnäckigen und schweren Rheumatiker nicht nur an Endo- und Myokarderkrankungen sondern weiterblickend an FELTY- und LIBMAN-SACKS-Syndrom, ja an Panarteriitis nodosa zu denken und die einschlagende noch zu streifende neuere Diagnostik und Therapie anzuwenden.

Es scheint mir außerordentlich beachtenswert und ist durch Statistik und klinische Beobachtung weiterhin zu erhärten, daß die Periarteriitis (besser Panarteriitis) nodosa wahrscheinlich im Zusammenhang mit der Einführung der Sulfonamide, also etwa seit 1936 zunahm, wie das HÜBNER mitteilte und SHEDROW u. a. auch für die Antibiotica vermuten. Sollte wirklich die allergische Gefäßwirkung dieser stark bactericiden Substanzen eine derart intensive und bei der besonderen Art mancher allergischer Prozesse eine langsame und schleichende sein, so ist hier in hohem Maße verschärfte Vorsicht am Platze. Wäre es da nicht auch denkbar, daß die Zunahme der Coronarerkrankungen nicht allein auf den vielzitierten gesteigerten Lebenskampf, auf infektiöse und arteriosklerotische Grundlage, sondern auch auf allerlei arzneiliche und industrielle Produkte oder Genußmittel durch Allergisierungsvorgänge zu beziehen ist.

Bei den mit Sulfonamiden und Antibioticis bekämpften Infektionen scheinen mir noch zwei weitere Momente als besonders beachtlich. Zunächst die Beobachtung, daß Individuen mit allergischer Diathese, sogenannte Atopiker, wie die Amerikaner vielfach sagen, die oft schon an Heufieber, Fischallergie, Nesselfieber und dergleichen leiden, bedeutend empfänglicher für andere Allergisierungen, z. B. auch gegen Arzneimittel, sind und gegebenenfalls viel sorgfältiger in dieser Hinsicht zu überprüfen wären. Weiterhin die beobachtete Tatsache, daß Schimmelallergiker häufig vorkommen und dann auch meist auf die arzneilichen Schimmelderivate wie Penicillin oder Streptomycin allergisch reagieren. Es ist sehr zu beachten und gegebenenfalls klinisch-diagnostisch auszunützen, daß es gelang, im Serum penicillinbehandelter Individuen mit Hilfe der sehr exakten aber auch schwierigen und umständlichen Kolloidpartikelmethode Antikörper gegen Penicillin und Trichophytin nachzuweisen, selbst dann, wenn die Kranken keine klinischen Allergiezeichen boten.

Weiterhin ist die Möglichkeit in Erwägung zu ziehen, daß bei Anti-
bioticaanwendung gerade die vorausgehenden und zu behandelnden
Infektionen u. U. einen präparatorischen gefäßschädigenden Einfluß
haben, der bis zu einem gewissen Grade dem SHWARTZMAN-SANA-
RELLIschen Phänomen nahesteht. HARKAVY weist in anderem Zusammenhang auf solche Möglichkeiten hin und hebt hervor, daß bakteriell-
toxische Faktoren im Sinne von SHWARTZMAN das Gefäßsystem für
die allergische Wirkung, in seinem Fall des Tabaks, hier des Penicillins
vulnerabler machen könnten. Wenn durch Penicillinallergie, wie im Fall
von WAUGH, so langwierige Erkrankungen wie Periarteriitis nodosa
zustandekommen, taucht auf Grund der neueren Forschungen auch die
Möglichkeit der Entstehung und Wirksamkeit von Auto-Antikörpern
auf. Es kommt zu molekularen Veränderungen des Gefäßwandendothel-
eiweißes, das dadurch zum Autoantigen wird und Auto-Antikörper
erzeugt. Allerdings ist es bis jetzt noch nicht geklärt, ob die im Serum
gefundenen Auto-Antikörper auch eine pathogenetische, oder nur eine
diagnostische Bedeutung haben. Es ist mir jedoch wahrscheinlich, daß
bei relativ hohem Auto-Antikörpergehalt, die im Erfolgsorgan — hier
Gefäßendothel — wohl immer wieder vor sich gehenden Antigen-
Antikörperreaktionen die Reizbarkeit und Empfindlichkeit des spezifischen Organs, zum mindesten seine Vitalität, schwächen, schon da
vermutlich durch die allergische Reaktion histaminartige Substanzen
frei werden. Es hat den Anschein, als ob es sich bei den spezifischen
Organantikörpern wohl überhaupt vorwiegend um Gefäßallergie handeln würde. Dafür spricht das Ergebnis, daß es auch PFEIFFER wie
vorher schon SEEGAL und STREHLER gelang, mit Aortenextrakt als
Antigen Auto-Antikörper gegen Nierengewebe zu erhalten.

Eine wichtige und im Verhältnis zur Bedeutung des Genußmittels
viel zu wenig bearbeitete Frage scheint mir in Deutschland die Tabak-
und Nicotinallergie zu sein, besonders hinsichtlich der Gefäßerkrankungen. Eingehendere Arbeiten stammen fast nur von HARKAVY und
seinen Schülern. Die Coronarthrombose hat zugenommen, hat nicht
auch das Zigarettenrauchen zugenommen? Ist die Tabakwirkung auf
die Coronararterien eine direkte und primär toxische oder eine indirekte
allergische? Ferner: richtet sich die Allergie gegen Nicotin bzw. sonst
im Rauch enthaltene Substanzen oder gegen irgendwelche Stoffe, die in den
Tabakblättern enthalten sind? Wir kennen alle die unmittelbare Wirkung
des Rauchens im Sinne von Vasoconstriction, Blutdrucksteigerung, Pulsbeschleunigung, kurz auf das autonome Nervensystem. Resultate von Testungen mit Nicotinextrakt verliefen bei HARKAVY und SULZBERGER
jedoch negativ. Ein sensibilisierender Vorgang scheint hier keine Rolle
zu spielen. Anders gestalteten sich die Untersuchungen durch Testungen
mit Extrakten aus entnicotinisierten Tabakblättern. Es wurden mit
solchen Extrakten Intracutanteste gleichzeitig mit Hautproben von
Pollen oder anderen Allergenen durchgeführt. Mit diesen Extrakten
konnte man Tabakallergie feststellen. Zunächst erwiesen sich auch hier
in der Regel solche Allergiker (Atopiker), die z. B. auch auf Pollen oder
Pferdestaub reagierten, als durchschnittlich empfindlicher gegen Tabak

als Nichtallergiker. Positive Tabakhautteste von Tabakallergikern
zeigten im Quaddelinhalt der Hautreaktionen reichlich eosinophile
Zellen. Der SCHULTZ-DALEsche Versuch an tabaksensibilisierten Ratten
ergab nach Hinzufügen von Tabakextrakt zum exstirpierten Darmstück
stark positive Reaktionen. Von über 300 Krankenhauspatienten mit
ganz verschiedenen Diagnosen gaben die auf Tabakschäden verdächtigen
Gefäß- und Herzkrankheiten weitaus die häufigsten und bezeichnend-
sten Hautreaktionen mit Tabakextrakt. Auch passiv übertragbare
Antikörper gegen Tabak konnten mit der PRAUSNITZ-KÜSTNERschen
Reaktion im Serum von an Angina pectoris und sonstigen Gefäßkrankheiten leidenden Rauchern nachgewiesen werden. Immer wieder betont
HARKAVY das stärkere Betroffensein der konstitutionell Allergischen,
also die Bedeutung einer allergischen Diathese, für das Zustandekommen
von Tabakallergie. Entziehung von Tabak ist bei nicht wenigen Fällen
von noch reversiblen Gefäßleiden, z. B. Angina pectoris, von sehr gutem
Erfolg und ist selbstverständlich das eigentliche experimentum crucis
für diese Pathogenese.

Die Tabakallergie führt uns schließlich zur WINIWATER-BUERGER-
schen Krankheit, zur Thrombo- oder Endoangiitis obliterans. Durch die
schwere fibrinöse Verquellung und das Ödem der Gefäßwände, besonders der, Intimaschließt sie sich fast von selbst den allergischen Kollagenkrankheiten an. Freilich ist wahrscheinlich nicht bei jedem Fall eine
Allergie zu erweisen — es ist auf Lues-, Virus-, Rikettsienaffektionen
hingewiesen worden — aber es gibt Fälle genug, bei denen die genannten
Pathogenesen keine Rolle spielen. Man hat auch an Kälteeinflüsse und
Kälteagglutinine gedacht. Nach neueren Untersuchungen von KNY aus
dem Eppendorfer Krankenhaus scheinen diese jedoch keine Bedeutung
zu haben. Allerdings stellte JUDMAIER arteriographisch und histologisch
fest, daß von einer lokalen Erfrierungsläsion aus das Gefäßsystem auch
weitab von den örtlichen Schadensstellen geschädigt werden kann. Es
sind das Fernveränderungen, die besonders an den Beinen der Endangiitis obliterans entsprechen können. Wenn dem so ist, so könnte
man wieder an Autoantigene des durch Kälte geschädigten Gefäßendothel-
eiweißes denken, die Bildung von Auto-Antikörpern veranlassen. Ziemlich häufig ist aber der Zusammenhang mit rheumatischen Affektionen,
oft mit Erythema nodosum oder rheumatischer Iritis, wie das neuerdings
EDWARDS an entsprechenden Fällen demonstrierte und bestimmte
Formen der Endangiitis der größeren Gefäße dem Formenkreis der
rheumatischen Krankheiten zuweist. Klinisch ist jedenfalls bei Gelenk-
rheumatimus sorgfältige Untersuchung der peripheren Gefäße zu empfehlen. Dieser Zusammenhang läßt an allergisch-hyperergische Gefäß-
wandprozesse denken, wodurch auch eine nähere Beziehung zu anderen
Gefäßallergien, von Endokarditis bis zur Panarteriitis nodosa disseminata hergestellt wird. Bekanntlich zieht v. ALBERTINI eine Parallele
des pathologisch-anatomischen und immunbiologischen Geschehens
zwischen Endokarditis und peripherer Angiitis.

Experimentell konnten EMMERICH und PETZOLD an Kaninchenver-
suchen auch durch Sensibilisierung und Reinjektion mit Schweine-

serum, Globulinen und Albuminen Endarteriitis erzielen. Allerdings führte der einfache allergische Versuch noch zu keiner Gefäßschädigung. Wurde aber eine Zweitschädigung, z. B. durch Quetschung der Arteria femoralis, an abgelegenen Gefäßbezirken durchgeführt, so führten die Albumine zu einer histologisch sichergestellten Endarteriitis. Auch hier fühlt man sich wieder an die SHWARTZMAN-SANARELLIschen Versuche erinnert. Dies noch in höherem Maße durch den Versuch PETZOLDs, der zuerst durch einen Absceß Kaninchen sensibilisierte und dann diesen mit Penicillin zu behandeln versuchte. Nicht allein, daß Penicillin nichts nützte, es entstand eine schwere hyperergische Endarteriitis.

Besonders geeignet, eine allergische Pathogenese der Endarteriitis zu erweisen, sind die Untersuchungen HARKAVYs über ihre Tabakgenese, die unbedingt auch in Deutschland noch ausgedehnter klinisch überprüft werden sollten. Zunächst fiel HARKAVY auf, daß bei jüngeren Individuen ohne Arteriosklerose der Anteil der Männer den der Frauen bedeutend übersteigt. HARKAVY kommt zu der Anschauung, daß bei Männern unter 45 Jahren die Allergie gegen Tabak als die ausschlaggebende Ätiologie der obliterierenden Endarteriitis zu gelten habe. Frauen dagegen, selbst wenn sie viel rauchen, sind viel weniger befallen, und beobachtet man weibliche Fälle, dann handelt es sich meist um Atopiker, d. h. es besteht durch Anamnese und Testungen erweisbare allergische Diathese.

Unter HARKAVYs männlichem Krankengut waren besonders schwer oft ganz junge Burschen betroffen, die z. B. seit dem 13. Lebensjahr rauchten, bei der Untersuchung 15 Jahre alt waren und zuletzt 20 Zigaretten rauchten. HARKAVY nahm bei 140 Fällen von Thromboangiitis obliterans Hautteste mit entnicotinisierten Tabakblätterextrakten vor, gleichzeitig auch Testungen mit Pollen- und Pferdeschuppenextrakten. 78% der Endarteriitisfälle gaben positive Reaktionen mit Tabakblätterextrakten, von den nicht ausgewählten Kontrollrauchern nur 9%. Einige der Endarteriitiskranken zeigten auch verzögerte Hautreaktion ekzemartigen Charakters. SULZBERGER führte bei 95 Patienten mit Thromboangiitis obliterans, die positiv auf Tabakblätter reagiert hatten, die PRAUSNITZ-KÜSTNERsche Reaktion durch. 44%, also fast die Hälfte dieser Patienten waren positiv, d. h. sie hatten im Serum Antikörper gegen Tabakblätter. Die histologische Untersuchung der bei PRAUSNITZ-KÜSTNER mit diesen Seren entstandenen Quaddeln ergab perivasculäre Infiltrate mit eosinophilen Zellen. Das experimentum crucis war dann der Nachweis, daß bei allen jüngeren Individuen mit tabakallergischer Thromboangiitis das Unterlassen des Rauchens Stillstand der Krankheit und bei Wiederaufnahme Neuausbruch der Gefäßerkrankung auftrat. Auch Phlebitis migrans ist keine seltene Folge der Tabakallergie. HARKAVY beschreibt einen jugendlichen exzessiven Raucher, bei dem sich zu einer Phlebitis eine Thromboangiitis gesellte und schließlich eine Myokarditis und Coronararterienerkrankung mit positivem Ekg-Befund das Bild vervollständigte. Nach Verschwinden der Symptome durch Tabakentzug wurde der Junge wieder getestet mit stark positiver und auch verzögerter Tabakreaktion. Gleichzeitig traten auf die so geringen Tabakmengen der Hautproben hin neue phlebitische Knoten auf.

Ich erwähnte schon, daß nach HARKAVY bakterielle Toxine als additionelle, d. h. präparatorische Faktoren im Sinne des SHWARTZMAN-SANARELLIschen Phänomens auch für die tabakallergische Arteriitis eine Rolle spielen können, weil dadurch das cardiovasculäre System für die allergischen Wirkungen des Tabaks vulnerabler werde. Es ist naheliegend, daß so manche anscheinend „banale" Infektion, von denen ja die wenigsten Menschen verschont bleiben, in diesem Sinne vorbereitend wirken kann.

Wenn in späterem Lebensalter arteriosklerotische Manifestationen zunehmen, bestimmen diese zum Teil das Bild der Thromboangiitis mit. Aber bei diesen Grenzfällen ergaben sich nach den Untersuchen von HARKAVY noch bei 58% positive Reaktionen auf Tabakblätterallergen. Bei den noch bejahrteren Fällen, bei denen ersichtlich nur Arteriosklerose die Ursache der erwähnten Erkrankung bildete, waren immerhin noch 45% tabakempfindlich.

Schließlich noch einige Worte zur Diagnostik und Therapie der gefäßallergischen Erkrankungen. Für die klinische Diagnostik sind vielleicht in erster Linie solche Erkenntnisse und Methoden der letzten Jahre von Interesse, die erkennen lassen, wann ein primäres bakterielles Stadium mit unmittelbarer Wirkung der Bakterien und ihrer Toxine in ein subakutes bis chronisches, allergisch-immunisatorisches überging. Nehmen wir die Endocarditis lenta zum Muster — aber es gilt gerade so gut auch für andere an Gefäßen, Reticuloendothel und Bindegewebe lokalisierte allergische Prozesse —, so sprechen für das gefäßallergische Stadium vor allem der negative Bakterienbefund, die hohe Blutsenkungsreaktion, die Vermehrung der Gamma-Globuline im Serum bei der Elektrophorese als Ausdruck einer Hyperplasie im RES, ferner die Zunahme der Plasmazellen im Blut oder Sternalpunktat und die Eosinophilie, die unter Umständen nur im Sternalpunktat nachweisbar ist. ROBERTSON beobachtete bei Sulfadiazinallergie eine Hyperglobulinämie bis 11,2% Gesamteiweiß und ausgedehnte perivasculäre Plasmazelleninfiltrate. Hier wäre Verwechslung mit dem als Malignom zu erachtenden Plasmocytom möglich. Mit der Dysproteinämie werden dann in der Regel die Takata- und Großreaktion, die Formolgel-, Cadmium- und die Thymolprobe positiv, das Weltmannband verlängert. Nach GERNER ist der so einfache Thymoltest gerade bei der Endocarditis lenta zur Abtrennung der maligneren Formen besonders wertvoll. KNÜCHEL emp fiehlt noch die Teste mit Cholestenon, Chloroform und Methanol. WUHRMANN betont weiterhin die Bedeutung der Alpha-Globuline, deren Zunahme im Gegensatz zu den Gamma-Globulinen mehr für akutere bakteriämische Prozesse spricht.

Bei Verdacht auf beginnende Periarteriitis nodosa kann der direkte histologische Nachweis unter Umständen durch Exstirpation eines Hautknötchens oder Muskelstückchens frühzeitig geliefert werden. Immer wieder wurde in den letzten Jahren die Frage bearbeitet, ob man nicht bei Rheumatismus, Endokarditis und anderen allergischen Gefäßkrankheiten das Befallensein bzw. die Allergisierung oder Immunisierung gegen Streptokokken durch Immunitätsreaktionen zur Erkennung dieser primären Krankheitsgenese klinsch ausnützen könnte, da ja gerade im Stadium der Allergisierung keine Bakterien im Blut nachweisbar sind. Es sind verschiedene Reaktionen gegen die einzelnen Angriffsweisen der Streptokokken angewandt worden: Hautreaktionen, Agglutinine, Präcipitine, Antistreptolysine und Antihyaluronidase. Ganz allgemein darf man vielleicht nach Ergebnissen der letzten Jahre (z. B. HUMPHREY und PAGEL, HANS SCHMIDT u. a.) sagen, daß Rheumakranke im Vergleich zu Normalen eine gesteigerte Intracutanreaktion mit Streptokokkenvaccine geben und daß in ihrem Serum meist ein erhöhter Gehalt von Streptokokken-Agglutinin nachweisbar ist. Mit dem neueren Blutkörperchen-Agglutinationsverfahren, bei dem das Streptokokkenantigen an Schaferythrocyten haftet, die vom spezifischen Serum zur Agglutination gebracht werden, hatte KIRBY noch keine eindeutigen Ergebnisse. Natürlich kommen diese Reaktionen auch bei Kranken vor, die an anderen länger dauernden Streptokokkeninfektionen, aber nicht an Rheumatismus leiden.

Von der Viridansgruppe, den hämolytischen, vergrünenden A-Streptokokken wird ein sog. O-Streptolysin erzeugt, das im Körper die Bildung eines Antistreptolysin O, einen echten Antikörper, hervorruft. Bei A-Streptokokken-Angina sowie bei deren Nachkrankheiten, besonders Arthritiden, kann es zu hohen Titern des Antistreptolysins O kommen und dann auch zu präzipitierenden Antikörpern.

SUGIHARA und Mitarbeiter untersuchten die Bedeutung des Antistreptolysintiters bei allergischen Zuständen und kommen zu der Annahme, daß mehrfacher Nachweis von Titern über 250 auf chronischen Streptokokkeninfekt als Ursache der allergischen Erscheinungen schließen lasse. Infektionsallergische Streptokokkenprozesse führen oft zu beträchtlichen Titeranstiegen, aber manchmal finden sich auch bei anderen Infektionen, z. B. Pneumonie, hohe Titer, weshalb die Probe nur in Verbindung mit dem klinischen Bild verwendbar ist (SCHEIFFARTH und LEGLER). Nach CHRIST und HAUSS ist die Reaktion zwar spezifisch für Infektion mit Streptokokken der Gruppen A, B und C, beweisend sei jedoch nur Titeranstieg oder -abfall im Krankheitsverlauf. Mit dem Antistreptolysin parallel, wenn auch nicht immer, geht oft eine Erhöhung der Antistreptokinase, dem Antikörper der Streptokinase, d. h. des Fibrolysins mancher Streptokokkenarten. Weiterhin produzieren manche Streptokokkenarten ein Ferment, die Hyaluronidase, das sich gegen die von den Synoviazellen gebildete Hyaluronsäure richtet. Der streptokokkenbefallene Organismus bildet dagegen eine Antihyaluronidase. Es wird auch angenommen, daß die Wirkung von Salicylsäure, Pyramidon usw. eine solche gegen die Hyaluronidase ist. Bei akutem Rheumatismus steigt der Titer der Antihyaluronidase bis auf das Zwanzigfache der Norm, hat aber relativ niedere Titer bei Rekonvaleszenten und Rheumatikern im inaktivem Stadium. Sie ist jedoch, wie es scheint, bei anderen Streptokokkenerkrankungen außer Rheuma und Scharlach nicht nachweisbar. Die Antihyaluronidase befindet sich in der Gammaglobulinfraktion und ist wohl ein echter Antikörper.

Bezüglich der Autogewebsantikörper vermutet HANS SCHMIDT wohl mit Recht, daß Streptokokkenantikörper für die akuten rheumatischen Erkrankungen und Autoantikörper für die chronischen allergisierenden Formen von Rheuma- und Gefäßerkrankungen maßgebend sind. GEAR und ZONTENDYK nehmen die Bildung von Autoantikörpern als Folge von Zellschädigung durch Antibiotica an. Sie erhielten bei einem Fall von Panarteriitis nodosa positiven Coombstest (SHEDROW).

Für die Therapie der gefäßallergischen, meist durch Streptokokken, aber auch durch andere Bakterien ausgelösten Krankheiten sind wohl am eindruckvollsten die neuen Gesichtspunkte, die wir aus der geschilderten diagnostischen Abtrennung zwischen Formen direkt bakterieller Wirkung und solchen des indirekten allergischen Stadiums gewannen. Das beste Beispiel ist auch hier die Endocarditis lenta: Die Fälle positiven Bakterienbefundes sind — je niedriger der Gammaglobulin-, je höher der Alphaglobulingehalt, oder nach WUHRMANN je höher die Virulenz, je geringer die Resistenz ist, um so aussichtsreicher für die Therapie mit Penicillin und sonstige antibiotische Behandlung. Umgekehrt reagieren die abakteriellen, gammaglobulin- und plasmocytenreichen Fälle von geringer Virulenz und erhöhter Resistenz meist sehr gut auf ACTH und Cortison, aber nicht auf antibiotische Therapie. Das gilt natürlich mutatis mutandis auch für die anderen Gefäßallergien, sind doch sogar Fälle der bisher unheilbaren ausgedehntesten gefäßallergischen Erkrankung, der Periarteriitis nodosa disseminata oder Fälle von Feltysyndrom usw. durch ACTH bzw. Cortison zur Ausheilung oder wesentlichen Besserung gekommen, jedoch nur, wenn diese Therapie bei der Periarteriitis nodosa vor dem nekrotischen Stadium einsetzte (SHEDROW, LEWIN, CONRAD, SYMERS, MUNDY). Ja selbst eine günstige Wirkung von Aspirin, die ROSSKAM bei dieser Krankheit beobachtete, wurde auf dessen ACTH-ähnliche Wirkung zurückgeführt. Allerdings rechnet SHEDROW Aspirin zu den Stoffen, die Periarteriitis nodosa hervorrufen können. Im übrigen ist SHEDROW der Ansicht, daß jetzt die Prognose der Periarteriitis nodosa nicht mehr als aussichtslos angenommen werden müßte. SCHEIFFARTH rät, die Wirkung von Cortison durch Bestimmung des Streptokokkenpräzipitationstiters zu überprüfen.

Neuerdings wurde bei Krankheiten unserer Gruppe statt ACTH auch mehrfach Stickstofflost versucht, das ebenfalls eine Reizwirkung auf die Nebennierenrinde zu haben scheint, so z. B. von FLEISCHHACKER bei Polyarthritis, von Jimenez Diaz bei primär chronischer Arthritis, ja auch bei Asthma. Stickstofflost ruft wie ACTH Lymphopenie und Eosinopenie hervor. Empfehlenswert ist es, wie FASSBENDER hervorhebt, die günstige Wirkung von ACTH und entsprechenden Mitteln durch Bestimmung des Absinkens der Gammaglobuline zu kontrollieren. Bei rheumatischer Carditis beschrieb PESCADOR maximale Wirkung von Cortison. Wir selbst sahen sehr Günstiges bei rheumatischer exsudativer Pericarditis. Selbst so schwere Zustände wie das Feltysyndrom konnte z. B. BICKEL beträchtlich bessern: Er gab seinem Fall einen ganzen Monat lang täglich 60 mg ACTH. Milz und Reifungshemmung gingen zurück, Leukocyten-

und Thrombocytenzahl wurden fast normal, das Allgemeinbefinden viel besser. Allerdings erfolgte nach längerem Aussetzen Wiederkehr der Symptome. Für Feltysyndrom hat sich bisher in den meisten Fällen Milzexstirpation gut bewährt und sie sollte, wo es möglich ist, nach der Besserung durch ACTH durchgeführt werden. Auch gegen die ebenfalls den Kollagenkrankheiten beizurechnende Sklerodermie haben sich ACTH und Cortison als günstig erwiesen.

Trotz dieser erfreulichen Wirkung von ACTH und Cortison und aller Stoffe, denen eine Wirkung auf die Nebennieren im Sinne gesteigerter Cortisonabgabe zuzusprechen ist, muß im Mittelpunkt unserer Beachtung stehen, daß diese Wirkung immer nur eine vorübergehende ist und ACTH und Cortison wegen ihrer sonstigen Wirkungen nicht unbegrenzt anwendbar sind. Deswegen müßte gerade die Zeit der Besserung durch diese Mittel benützt werden, um den allergischen Prozeß in anderer Weise günstig zu beeinflussen. Dies wird wahrscheinlich nur durch irgendeine Art von spezifischer oder unspezifischer Umstimmung möglich sein. Wie das im einzelnen denkbar ist, kann heute hier nicht mehr erörtert werden. Auch glauben amerikanische Autoren beobachtet zu haben, daß ACTH und Cortison vielfach erst die Voraussetzung für eine günstige Wirkung der physikalischen Therapie bei Arthritiden schafften.

Aussprache.

Herr F. HOFF (Frankfurt):

Welche Rolle spielt die Allergie in der Pathogenese der Arteriitis ? Herr BOCK spricht der Allergie hierbei eine sehr große Bedeutung zu, und ich teile im wesentlichen seine Ansicht, natürlich nicht in dem Sinne, daß die Allergie die alleinige Ursache der Krankheitsbilder mit Arteriitis ist, sondern eine wesentliche Komponente. Es kommt noch hinzu, wodurch im Einzelfall die Allergie ausgelöst wird, oder ob die allergische Komponente sekundär zu anderen Schädlichkeiten hinzutritt. Herr RANDERATH hat die pathogenetische Rolle der Allergie viel zurückhaltender beurteilt. Er zeigte uns schöne Bilder von experimenteller Arteriitis, die nach seiner Ansicht nichts mit Allergie zu tun haben. Er hat diese nach dem Vorgang von SELYE durch Zufuhr von DOC in Kombination mit Drosselungen am Gefäßsystem erzielt. SELYE erklärt seine Versuche als Wirkung der Nebennierenwirkstoffe. Ich habe über die Versuche von SELYE eine ganz andere Meinung. Wenn man, wie SELYE, häufig wiederholt sehr große Mengen von DOC in Öl gelöst parenteral einspritzt, so macht man durch die Einspritzung Gewebsschäden, die in unspezifischer Weise Wirkstoffe freisetzen, welche die Arteriitis hervorrufen können, etwa wie man auch sonst durch parenteral injizierte Reizkörper eine Arteriitis hervorrufen kann. SELYE spritzte Hormone mit der Absicht, hormonale Wirkungen zu erzielen, aber unbeabsichtigt und ohne es in der Deutung zu berücksichtigen setzte er hierbei einen unspezifischen Gewebsschaden mit Entstehung von Wirkstoffen infolge der Zellschädigung. Übermorgen werden auf diesem Kongreß meine Mitarbeiter HEINTZ und POLLMANN über Versuche berichten, die eigentlich zu diesem Thema gehören. Sie haben mit der Versuchsanordnung von SELYE durch DOC ebenfalls eine Arteriitis erzielen können, aber im Prinzip genau dieselbe Arteriitis, wenn sie bei gleicher Versuchsanordnung nicht DOC, sondern unspezifische Reizstoffe wie Eiweiß-Lipoidgemische oder Schwefelsuspension injizierten. Das übergeordnete Prinzip in diesen Versuchen ist also nicht eine Hormonwirkung, sondern eine Sensibilisierung durch wiederholte Injektionen verschiedener körperfremder Wirkstoffe, welche durch Mobilisierung von Gewebszerfallsprodukten auf unspezifische Weise die Arteriitis und auch „rheumatische" Veränderungen herbeiführen. Insofern können die Versuche von SELYE und von RANDERATH vielleicht doch im Sinne einer allergischen Wirkung gedeutet werden.

Es gibt offenbar eine sehr große Zahl von Schädlichkeiten, welche in dieser Weise die Gewebszellen so schädigen können, daß aus ihnen Wirkstoffe freiwerden, welche eine Arteriitis hervorrufen. Herr Bock hat darauf hingewiesen, daß zahlreiche Medikamente, z. B. Sulfonamide und Antibiotica, eine Arteriitis im Gefolge haben können. Ich möchte das hier unterstreichen und dabei eine sehr ernste Sorge aussprechen. Den großen Fortschritten der medikamentösen Therapie steht die Gefahr einer zunehmenden ärztlichen Polypragmasie gegenüber, durch die vielleicht allzu oft hochwirksame Medikamente verabfolgt und besonders auch parenteral injiziert werden, wo sie nicht unbedingt nötig sind. Hierdurch dürften oft allergische Schädigungen, besonders auch Arteriitis hervorgerufen werden, und wir müssen sorgsam darauf achten, daß wir dem Nutzen der modernen Chemotherapie nicht Schäden durch ärztliches Handeln hinzufügen.

Daß durch Injektion unspezifischer Reizstoffe eine Arteriitis hervorgerufen werden kann, werden, wie gesagt, meine Mitarbeiter Heintz und Pollmann Ihnen zeigen. Über einen anderen Punkt, den Herr Bock und Herr Sarre anschnitten, die Mitwirkung von Autoantikörpern bei der Entstehung der generalisierten Arteriitis, können wir nur Vermutungen äußern. Ich möchte aber die Ansicht vertreten, daß die Entstehung von Auto-Antikörpern für das chronische Fortschreiten von Krankheiten bestimmter Organsysteme von großer Bedeutung ist. Der Gewebsschaden in einem bestimmten Organsystem dürfte Wirkstoffe im geschädigten Gewebe freimachen, die im Sinne der „Entfremdung der Körperzelle", wie Herr Schmidt gesagt hat, als Antigene Antikörper auslösen, welche nun den chronischen Schaden an dem betreffenden Organ unterhalten. Ich möchte glauben, daß ein solcher Auto-Antikörper-Mechanismus an dem chronisch progredienten Verlauf von drei Organkrankheiten beteiligt ist: Bei dem Übergang von der akuten Nephritis in die sekundäre Schrumpfniere, bei der wir die Bedeutung der Allergie für dieses unaufhaltsam progrediente Geschehen bereits vor 10 Jahren betont haben (Hoff und Wendlberger), ferner bei dem Übergang des chronisch fortschreitenden Leberschadens zur Lebercirrhose, und schließlich bei der Entstehung einer generalisierten Erkrankung des arteriellen Systems infolge Schädigung der Gefäßwände, also bei dem Krankheitsgeschehen, das wir heute hier besprechen.

Herr Ad. M. Brogsitter (Berlin):

Zu den Vorträgen des heutigen Vormittags wie zu unserer Tagung im allgemeinen wäre eine ganze Menge zu sagen. Bei der mir zugebilligten Sprechzeit muß ich mich allerdings beschränken auf die Fragen, die mir am meisten am Herzen liegen.

Zunächst will ich Herrn Klinge danken für seine Liebenswürdigkeit, an meine auf der Naturforschertagung in Hamburg 1928 in der pathologisch-anatomischen Sektion vorgetragenen Untersuchungsergebnisse zu erinnern (Abdruck im Zbl. Path. 44, H. 5). Wie mir Herr Klinge bestätigen wird, wurde ich von den Herren Pathologen in der Diskussion nicht gerade sehr freundlich behandelt. Herr Klinge enthielt sich damals leider einer Stellungnahme zu den von mir vorgeführten Mikrophotogrammen. Demungeachtet erschienen Herrn Klinge die gezeigten Diapositive doch so bedeutsam, daß er mich derotwegen bald danach in München aufsuchte. Ich konnte Herrn Klinge gar nicht genug Schnitte vorführen — es waren die ersten Präparate von Polyarthritis acuta beim Menschen, die Herr Klinge zu Gesicht bekam. Wie mir Herr Klinge versicherte, entsprachen die histologischen Bilder vom Menschen in vielfacher Hinsicht durchaus den von ihm experimentell an Tier erzeugten Befunden. Herr Klinge war jedenfalls außerordentlich beeindruckt, und auf seine Bitte überließ ich ihm seinerzeit eine ganze Serie meiner Präparate. Mit meinem Einverständnis hat Herr Klinge in seinen späteren Publikationen auch davon Gebrauch gemacht, freilich nicht so, wie ich es mir vorgestellt hatte.

Zur Anregung von Herrn Kämmerer, der Methode des Testens und der Desensibilisierung wieder mehr Beachtung zu schenken, ist zu sagen, daß dieses Verfahren wohl deshalb weniger angewandt wird, weil es vor allem seitens des Patienten viel Geduld und Zeit erfordert; es ist auch recht kostspielig und hat im übrigen nicht gehalten, was man sich hypothetisch von ihm versprochen hatte.

Aus eigener Erfahrung kann ich nur berichten, daß uns diese Methode bei rheumatischen Leiden und bei Asthma mit seltenen Ausnahmen diagnostisch wie therapeutisch im Stich gelassen hat, obwohl Testung sowohl wie Desensibilisierung gemeinsam mit GUDZENT, bzw. in enger nachbarschaftlicher Zusammenarbeit mit ARNOLD ZIMMER durchgeführt wurden.

Der Effekt der Desensibilisierungsbehandlung war in keinem Falle positiv überzeugend. Nach unseren unbefriedigenden Beobachtungsergebnissen muß ich daher warnen, die umständliche Methode mit allzu großen Hoffnungen wieder aufzunehmen.

Eine dritte Angelegenheit, die ich coram publico zur Debatte stellen möchte, betrifft diese Monstre-Tagung selbst, die trotz der bewundernswerten organisatorischen Leistung niemanden recht befriedigen kann. Welche Mühe haben der Vorsitzende und seine Mitarbeiter aufwenden müssen, die Tagung so exakt vorzubereiten und ein solches Mammutprogramm in eine einigermaßen genießbare Form zu bringen! Andererseits freilich sind die vielen aufnahmebereiten Besucher unserer Tagung zu bedauern, weil sie überanstrengt und offensichtlich geistig überfüttert den Ausführungen der Vortragenden kaum mehr zu folgen vermögen.

Programmgemäß tagen wir hier im großen Kongreßsaal, drüben im kleinen Kongreßsaal und in einem kleinen Vortragssaal. In den nächsten Jahren werden wir nicht umhin können — wie mir allen Ernstes versichert wurde — zwei oder drei oder noch mehr Nebenräume den Herren Rednern zur Verfügung zu stellen; in den USA und auch in Südamerika habe sich dieser Ausweg bewährt.

Ist es angebracht diesen Beispielen zu folgen? Nun, ich denke, wir wollen nicht nach den Grundsätzen jenes bekannten Theaterdirektors handeln, sondern als Richtschnur das unbeirrbare Bemühen nehmen, durch strengste Selektion größeren Völkern *qualitativ* ebenbürtig zu sein. Schließlich soll die Tagung der Deutschen Gesellschaft für innere Medizin doch nicht zu einem Jahrmarktsbetrieb ausarten! Das einfachste und beste Mittel einem solchen Verfall vorzubeugen ist eine rigorose Einschränkung der Vorträge an Zahl und Umfang. Hiermit wäre meines Erachtens beiden Teilen, dem geplagten Vorsitzenden wie den Kongreßbesuchern, wirklich geholfen.

Wenn aus den Vorträgen bloß jene Sätze mit den Verben „annehmen", „vermuten", „glauben", „wahrscheinlich machen" und dergleichen ausgemerzt, kurzum all das weggelassen würde, was häufig nur allzu dürftig belegt und weniger als eine Hypothese, nämlich nur vage Annahme ist, wenn die Herren Vortragenden zudem gehalten wären, sich zu beschränken auf eine äußerst präzise Darstellung neu gewonnener Erkenntnisse und nur ausgiebig fundierte Fakten frei von allem überflüssigen Beiwerk hier vorbringen dürften, — dann würde das Programm zur allgemeinen Erleichterung merklich zusammenschrumpfen und dadurch an Inhalt nur gewinnen.

Ich bin mir vollkommen klar darüber, welche Schwierigkeiten der Durchführung eines solchen Verfahrens entgegenstehen, und wir Alle wissen auch, wo die Hauptschwierigkeiten liegen, denen jeder Vorsitzende nach Möglichkeit aus dem Wege geht. Im Interesse der Wahrung des Ansehens unserer Gesellschaft ist es aber unvermeidlich, daß einmal jemand die Entschlußkraft aufbringt, das heiße Eisen notfalls mit der Beißzange anzupacken.

Herr DIETER GROSS (Höxter/Westfalen):

Der letzte von Herrn SARRE mitgeteilte Fall von Neurodermitis, Anurie, Eklampsie und totaler Atrophie der Nierenrinde fordert geradezu die Frage heraus: Was für eine Rolle spielt das NS bei der Arteriitis im speziellen und bei der Allergie im allgemeinen?

Auf diese Frage ist bisher lediglich Herr LOOSE in seinem Referat über: „Serienarteriographische Verlaufsbeobachtungen bei obliterierender Arteriitis" eingegangen.

Es sei hier der Hinweis auf die Untersuchungen H. MOSERS (Schweiz. med. Wschr. 82, 707 (1952); Neuralmedizin Heft 3/53, S. 122), der den anaphylaktischen Schock mit der tiefen Narkose verhindern konnte, ferner auf Arbeiten von E. HIRSCH, G. KEIL und Mitarbeiter, die ein Shwartzman-Sanarelli-Phänomen durch die Lokal-

anästhesie der intracutanen Erstinjektionsstelle unterbinden konnten, erlaubt (Arzneimittelforsch. 4 S.194—198, 1954). Wir halten es für lohnend und notwendig, die
Rolle des VNS in der Allergie von Seiten des Anatomen, Physiologen, Pharmakologen, Pathologen und Klinikers eingehend zu studieren.

Herr E. Randerath (Heidelberg) Schlußwort:

Zu Herrn Bock bemerke ich, daß es mir fern gelegen hat, die ganze Beweislast
bezügl. der allergischen Genese der Arteriitis auf die Klinik abzuschieben! Das
Bedürfnis, die These der allergischen Genese der nekrotisierenden Arteriitiden
exakter zu unterbauen, besteht in der Klinik ebenso wie in der Morphologie. Ich
bin mit Herrn Bock gleicher Meinung, wenn er in dieser These eine Hypothese
erblickt, die sich als fruchtbar erwiesen hat. Diese Feststellung entbindet uns aber
nicht von der Verpflichtung der Schaffung exakterer Grundlagen. Das ist aber
nur durch gemeinsame Arbeit von Serologen, Klinikern und Morphologen möglich.

Ich habe nur solche Befunde demonstriert, die bereits veröffentlicht sind. Die
Reproduzierbarkeit unserer tierexperimentellen Untersuchungen liegt bei 100%. Bezüglich der Einzelheiten der Versuchsanordnung, Dauer und der klinischen und
morphologischen Befunde verweise ich auf die Arbeiten von Bohle, Hieronymi
und Mitarbeitern.

Ich stimme Herrn Bock vollkommen zu, wenn er die Auffassung der P. n. des
Menschen als Hypertoniefolge ablehnt.

Zu Herrn Hoff bemerke ich, daß wir im Gegensatz zu Selye in allen DCA-
Versuchen das letztere nicht in Öl, sondern als *wäßrige* Krystallsuspension *subcutan* und nicht intramusculär gespritzt haben.

Herr v. Albertini hat mich mißverstanden, wenn er annimmt, ich sähe diejenigen 25% der Fälle von P. n. als allgerisch entstanden an, in denen eine allergie-
charakteristische Vorgeschichte vorhanden ist. Ich habe lediglich einmal unterstreichen wollen, daß eine solche Vorgeschichte nur in einem Viertel der Fälle von
P. n. des Menschen bekannt ist. Daß auch die übrigen 75% der Fälle nekrotisierender
Arteriitiden des Menschen allergisch entstanden sein *können*, ist denkbar. Es gibt
aber keine Möglichkeit mit Hilfe morphologischer Methoden abzuschätzen, in wie
viel Prozent der Fälle diese allergische Genese tatsächlich vorliegt. Für alles, was
bis heute zu dem Problem der allergischen Genese der Arteriitis gesagt wurde, gilt
infolgedessen das Goethewort: ,,Alles, was wir aussagen, sind Glaubensbekennt-
nisse.''

LXX.

Nebenwirkungen der modernen medikamentösen Therapie mit besonderer Berücksichtigung der allergischen Reaktionen.

Von

K. Hansen (Lübeck).

Mit 10 Textabbildungen.

Referat.

Womit immer es auch zusammenhängen mag, jedenfalls ist es eine
Tatsache, daß allergische Nebenwirkungen nach Medikamenten jeglicher
Art in zunehmender Zahl auftreten bzw. beachtet und beobachtet werden. Ich möchte Ihnen darüber einiges sagen und Ihr Verständnis er-
bitten für das Faktische und die daraus abgeleiteten Folgerungen.

Wenn die von einem Referat erwartete Übersichtlichkeit gewahrt bleiben soll, darf der Referent auf viele — selbst bedeutende — Einzelheiten verzichten; auf manche Tatsachen und Probleme kann nur andeutend hingewiesen werden, obwohl ihr Gehalt größere Ansprüche rechtfertigt.

Die allergischen Nebenwirkungen der Medikamente sind wesensmäßig etwas durchaus anderes als medikamentöse Vergiftungen.

Vergiftungen entstehen nach Überdosierung; auch Normaldosierung kann bei individuell erhöhter Empfindlichkeit Vergiftungserscheinungen hervorrufen. Ihre Eigenart wird stets bestimmt durch die Natur des jeweils verwendeten Medikaments bzw. die respektive Giftempfindlichkeit der Organe und Organzellen. Jod, Novocain, Arsen, Quecksilber, Sulfonamide oder was immer — jedes prägt sein spezifisches Muster auf das „toxische" klinische Erscheinungsbild, wie die Drucktype ihr Schriftzeichen, und nur dieses, auf die Folie.

Die *allergischen* Symptome sind — einerlei durch welches Medikament sie herbeigeführt wurden — im Prinzip, d. h. formalgenetisch, stets die gleichen und verraten durch ihr Aussehen *nicht* — wie bei den Vergiftungen — ihren besonderen Ursprung. Auch ist ihr Auftreten unabhängig (oder *fast* unabhängig) von der Medikamentdosis, die oft unabschätzbar gering sein kann. — Und viele Jahre noch nach einer ersten Medikamentgabe kann eine zweite Darreichung des gleichen Medikaments das ganze allergische Syndrom auslösen, was mit „Kumulation" oder Speicherung im pharmakologischen Sprachgebrauch dieses Wortes nichts zu tun hat.

Die *Pathogenese* des Syndroms ist zu verstehen nach dem Vorbild der *Anaphylaxie:* Die erste Darreichung des körperfremden Stoffes (Anaphylaktogen, Antigen, Allergen) — ursprünglich studiert an der parenteralen Injektion und Reinjektion von Eiweißlösungen fremder Tier- und Pflanzenarten — „sensibilisiert", d. h. führt beim Empfänger zur Bildung von Antikörpern; diese beantworten eine spätere Zufuhr des gleichen Antigens mit der sogenannten Antigen-Antikörper-Reaktion, bei der histaminähnliche Substanzen entstehen; diese führen am Kontaktorgan und bei ihrer Ausbreitung im Körper auch an fernliegenden Organen zu spastischen Kontraktionen der glatten Muskulatur, einschließlich der Gefäße, zu Verletzungen der Gefäßendothelien, erhöhter Kapillardurchlässigkeit und vielen sich daraus ergebenden Durchblutungs- und Entzündungsfolgen. Das klinische Erscheinungsbild dieses Vorgangs ist der aus zahlreichen Teilsymptomen zusammengesetzte *Schock*; das pathologisch-anatomische Äquivalent die *hyperergische Entzündung*. Beide sind tierexperimentell, klinisch, serologisch und pathologisch-anatomisch sehr genau studiert, was ich als bekannt voraussetze bzw. Ihrem Studium empfehle.

In der Humanmedizin wurden die ersten allergischen Reaktionen nach Medikamenten beobachtet bei der Serumbehandlung; es waren dies der Serumschock und die Serumkrankheit (PIRQUET und SCHICK), — fast wörtliche Analoga zu den RICHETschen Beobachtungen beim Anaphylaxieversuch. Gleiche und ähnliche Symptome traten auch nach mancherlei anderen Medikamenten auf. Da sie sowohl bei eiweißfreien Heilmitteln als auch nach ihrer oralen Verabreichung beobachtet wurden, also unter anderen Bedingungen als denen des RICHETschen Grundversuchs, blieb ihre pathogenetische Verwandtschaft mit der Anaphylaxie zunächst verborgen; man sprach von ,,*Idiosynkrasie*". Ihr Anaphylaxie- (wir sagen heute Allergie-) Charakter konnte freilich erst verstanden werden, nachdem:

a) LANDSTEINER mit den ,,Haptenen" oder Halbantigenen die Anaphylaktogenverwandtschaft *eiweißfreier* Substanzen entdeckt hatte; — die allermeisten Medikamente sind ,,Haptene",

b) wir gelernt haben, daß sie — wie auch die Vollantigene — *auch bei oraler*, also sensu strictiori *nicht parenteraler* Einverleibung ihren Allergencharakter bewahren und auswirken können; dies ist inzwischen genau studiert und im Prinzip aufgeklärt worden; ich berühre diese Frage aber hier nicht näher.

Also: auch *sie* können (unter bestimmten Umständen) sensibilisieren, d. h. spezifische Antikörper bilden und dann bei später wiederholter Zufuhr die Antigen-Antikörper-Reaktion, d. h. den Schock, auslösen.

c) Eine dritte Schwierigkeit stand der richtigen pathogenetischen Zuordnung der ,,Idiosynkrasie"-Symptome lange entgegen: die *Verschiedenartigkeit ihrer Erscheinungsweisen*. Es ist so, daß nicht immer ein komplexer Schock sichtbar wird. Das, was formalgenetisch anaphylaktisch-allergischer Schock ist, ist seinem Inhalt nach sehr polymorph und erscheint unter so abwechselnden Gestalten, daß diese — wie Proteus, der ,,alte Fabler" — den Beschauer allzu leicht über ihr wahres Wesen täuschen. Der Gestaltenreichtum der allergischen Reaktionsbilder ist aber leicht zu durchschauen, wenn man das komplexe Schockbild gleichsam mit der Zeitlupe aufnimmt und auseinanderzieht, also das auf Minuten, ja Sekunden konzentrierte Geschehen in seine Partialfunktionen auflöst. In dem klinischen Ablauf kann jedes dieser zahlreichen Mosaiksteinchen *allein* oder in vielerlei Verbindungen mit anderen hervortreten, — weswegen ich gern von ,,*Schockfragmenten*" spreche.

Es läge nahe, diese jetzt einzeln zu schildern. Das kann ich hier aber nicht, weil Stunden dazu nicht ausreichten. Sie können sie aber erkennen, wenn Sie sich nicht begnügen mit den allzu bekannten — man möchte sagen ,,konventionellen" — Allergieäußerungen wie Urtikaria, Quincke-Ödem, Asthma bronchiale, Ekzem, Exanthem usw., sondern wenn Sie über diese groben Erscheinungsformen hinaus sich die Veränderungen von Funktion und Struktur vergegenwärtigen, die zugrunde liegen, d. h.: die ganze Intensitätsbreite der hyperergischen Reaktionen an Haut, Schleimhäuten und Gefäßen, die durch direkten oder hämatogen vermittelten Kontakt mit dem Allergen hervorgerufen werden. Jedes Organ, jedes Gewebe kann in die Reaktion einbezogen sein, und es hängt nur von den im Einzelfall herrschenden besonderen Kontaktbedingungen ab, ob und welche Teile der äußeren Haut, der Schleimhäute, der Gefäße und der von ihnen versorgten Organe betroffen werden. So ergibt sich eine unermeßliche Fülle klinischer Spielarten, deren jede freilich ein sorgfältiges Studium verlangt, — was nicht ganz mühelos, aber dafür sehr lohnend ist!

Diese Andeutungen über die Polymorphie des allergischen Reaktions-reichtums mögen vorläufig genügen; später, bei der speziellen Darstellung einiger Medikamente, werde ich mich mit sinnfälligen Beispielen ergän-zen. Auch werden sich meine Herren Korreferenten und Diskussions-redner hierzu ausführlicher äußern. — An dieser Stelle darf ich, bevor ich weitergehe, ein Wort einschalten über *Symptom und Ursache*. Sie wissen, wie gern das Symptom „Urtika-ria" schlechtweg auf eine allergische Ursache bezogen wird, eine Folge-rung, die aber oft irrig ist. Wie in der Sprache das gleiche Wort oft für ganz verschiedene Begriffe verwendet und nur aus dem Satzzu-sammenhang klar wird, welcher Begriff gemeint ist, so verbergen sich unter dem äußerlich gleichen Symptom oft ganz verschiedene Inhalte (Ursachen), deren speziell gültiger ebenfalls nur aus dem Zusammenhang erkannt werden kann. Die gleichen Symptome, die wir als allergische Schockfragmente kennen, können auch unter allergiefremden Umständen auftreten; ihre speziell allergische Pathogenese darf nur angenommen werden, wenn sie in dem gegebenen Fall bewiesen oder doch sehr wahr-scheinlich gemacht werden kann. Dies geschieht durch Anamnese, Expo-sitions- sowie Karenzproben.

Da es mir immer — und insbesondere für die oft vieldeutigen Neben-wirkungen der Medikamente — darauf ankommt, nichts als Allergie zu deklarieren, was nicht Allergie ist, muß ich den *Allergiekriterien* einen besonderen Abschnitt widmen. Ich werde mich dabei auf die Expositions-proben beschränken und unter diesen wieder auf ihr klinisches Kern-stück: den Allergen- und Antikörpernachweis an der Haut des Proban-den. Mit ihrer Hilfe erreichen wir nicht nur die *allgemeine pathogenetische Klassifizierung* des klinischen Symptoms: „allergisch", sondern überdies die Bestimmung seiner speziellen Ursache, seiner *Ätiologie*, also eine Antwort auf die Frage: Welcher Stoff war es, der das Symptom provozierte?

Wenn nach voraufgegangener Antigenzufuhr eine Sensibilisierung, d. h. eine Antikörperbildung stattgefunden hat, so reagiert der Anti-körper mit dem *erneut* in das Gewebe eingeführten Antigen *spezifisch*, d. h. also nur mit „seinem" Antigen und keinem anderen. Diese Reaktion ist es, die in verschiedenen Abstufungen für die Diagnose herangezogen werden kann. Einmal durch die „*großen Expositionsproben*", d. h. durch intravenöse, inhalative oder orale Antigenzufuhr; diese „großen" Proben sollten aber nur durchgeführt werden mit den — nicht unkomplizierten — Hilfsmitteln eines Speziallaboratoriums, da sie nur bei genauester Dosie-rung und fortlaufender apparativer Beobachtung beherrscht werden können (vgl. SCHLEINZER (1)). Für die Praxis sind sie wegen der Schock-gefahr ungeeignet.

Anders die „*kleinen Expositionsproben*", d. h. die intra- und die per-cutane Berührung einer kleinen, umschriebenen Hautstelle des Sensibili-sierten mit dem spezifischen Antigen. Sie führt — nach dem Vorbild von ARTHUS — zu einer örtlich eng umschriebenen und gut sichtbaren Reak-tion, die in verschiedenen Stärkegraden als Rötung, Quaddel, leukocy-täre, eosinophile, ja hämorrhagische Infiltration oder gar Absceß — ge-gebenenfalls mit Nekrose — auftreten kann.

Zwei (nur im Vortrag gezeigte) Bilder als Beispiele des megaskopischen Bildes der Intrakutanreaktion: Abb. 1 mit einer für Normale weit unterschwelligen Verdünnung der Allergenlösung bei Salvarsanallergie. Abb. 2: vier verschiedene Reaktionsstärken bei Fischallergie mit 1:10000, 1:1000, 1:500 und 1:100 Fischextrakt; bei Normalen reaktionslos!

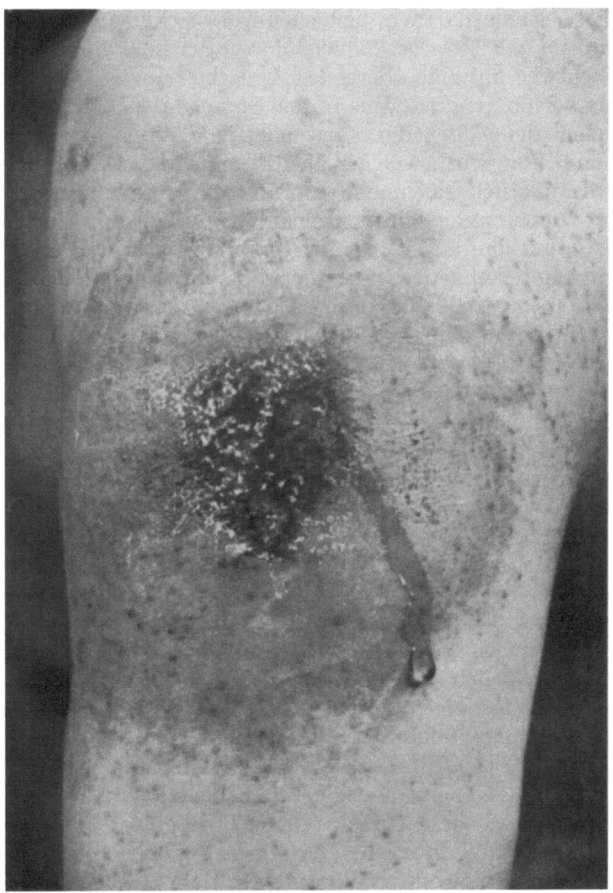

Abb. 1. Rötung, Ödem und Blasenbildung bei Lorbeerölallergie (Hauttest).

Die Spezifität der Reaktion und ihr hyperergisch-entzündlicher Charakter sind durch die Arbeiten von Berger und Lang (2), Fisahn (3) und anderen, schließlich auf breitester Grundlage durch Werners mikroskopische Untersuchungen an excidierten Hautstückchen nachgewiesen worden (4). Intracutane Anwendung von Vollantigenen führt schon nach 15 bis 20 Min. zum Arthus-Phänomen, sog. „Sofortreaktion", Injektion von Halbantigenen oft erst nach mehreren Stunden (sog. „Spätreaktion").

Die Halbantigene, also auch die meisten Medikamente, werden besser *percutan*, d. h. mit der Läppchenprobe geprüft. Denn intracutan appliziert durchbrechen sie oft so schnell die reaktive Gefäßsperre, daß eine Hautreaktion nicht deutlich wird, ja zuweilen sogar infolge der hämatogenen Verschleppung *allgemeine* Schockzeichen auftreten. Ich werde sogleich ein Beispiel am Streptomycin demonstrieren.

Durch einen von G. SCHWARZ (5) angegebenen Kniff lassen sich aber die Medikamenthaptene fixieren und ihre spezifische Intrakutanreaktion deutlich machen: man adsorbiert das in 0,9% NaCl gelöste Medikament an einen Eiweiß-,,schlepper" (Serum) und verwendet die Serum-Haptenlösung zur Injektion. Mit dieser Methode ist es uns oft — freilich nicht immer — gelungen, eine vorher unbewiesene Allergenspezifität aufzuklären.

Bei der *percutanen* oder ,,*Läppchenprobe*" wird ein mit der Antigenlösung getränkter Tupfer — wir selbst finden es besser, das *Allergen in Glycerinsalbe* aufzunehmen und diese auf den Tupfer zu streichen — auf

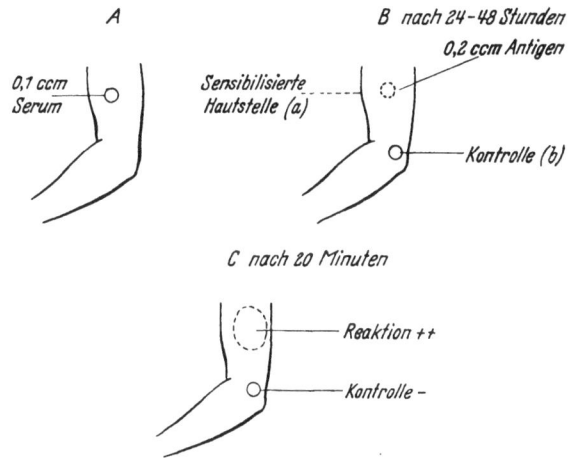

Abb. 2. Schematische Darstellung der Technik bei der PRAUSNITZ-KÜSTNER-schen Reaktion (nach TUFT).

der Haut befestigt und die an der Kontaktstelle auftretende Reaktion abgewartet: sie besteht — nach einer Verweildauer des Läppchens von etwa 24 Stunden — in einer Rötung, oft mit anämischen Inseln vermischt, in Hautödem, petechialen Blutungen, Blasenbildung mit serösem, ja sogar (bei sehr starken Reaktionen) eitrigem Inhalt, — alles Analoga zu den bei der Intracutanreaktion geschilderten verschiedenen Stärkegraden. Wenn die Reaktion — wie häufig — schon vor Ablauf von 24 Stunden auftritt, was sich durch Jucken und Brennen an der Kontaktstelle andeutet, ist das Läppchen zu entfernen, um intensivere Reaktionsgrade, die ja für die Diagnose nicht nötig sind, zu vermeiden. Zu allgemeinen Schocksymptomen kommt es bei der Läppchenprobe nicht, wohl aber gelegentlich zu einer ,,Herdreaktion" in Form einer leichten Exacerbation des Ausgangssymptoms. — Ich zeige einige Proben des Epikutantestes:

a) Rötung mit vasospastischen Streifen,

b) Rötung, Ödem und serös-entzündliche Blasenbildung bei Lorbeerölallergie (Abb. 1),

c) petechiale Hautblutungen bei Sedormidallergie (Ackroyd),
d) eitrige Blasenbildung mit oberflächlicher Nekrose.

Der Antikörpernachweis im „passiven Übertragungsversuch" nach
Prausnitz-Küstner geht auf eine geniale Konzeption von Prausnitz
zurück (6) und ist eine den inneren Aufbau des allergischen Geschehens
heller erleuchtende Methode, da sie die reale Existenz und Spezifität des
zirkulierenden Anti-
körpers so schön be-
weist: Man entnimmt
dem Kranken etwas
Blut und injiziert 0,2
bis 0,5 ccm des Serums
einem gesunden „Emp-
fänger" intracutan;
h.d. man transplantiert
den im Serum vorhan-
denen Antikörper und
prüft dann, ob es — ei-
nige Stunden nach der
Implantation — bei in-
tracutaner Nachinjek-
tion des spezifischen
Allergens in die Ein-
bettungsstelle zu einer
Reaktion kommt. Sie
tritt im positiven Fall
nach 15 bis 20 Min.
als „Sofortreaktion"
auf („lokale passive An-
aphylaxie"!), ist streng
spezifisch und sieht ge-
nau aus wie die oben
geschilderte direkte In-
tracutanprobe bei dem
Sensibilisierten. Die-
sen Vorgang zeigt sche-
matisch Abb. 2, die
Form der Reaktion

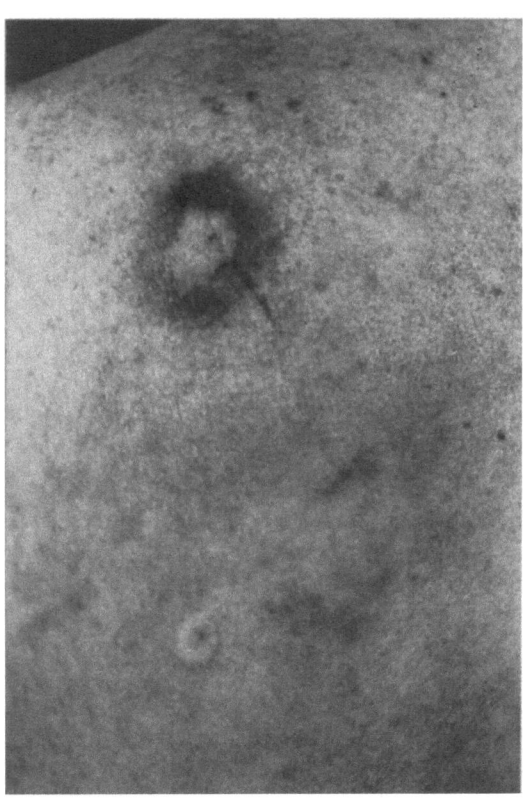

Abb 3. Prausnitz-Küstnersche Reaktion. Obere Reihe: positive Reaktion auf Eleudron im Einbettungsbezirk.
Untere Reihe: negative Kontrolle mit der gleichen Eleudronverdünnung an nichtpräpariertem Hautfeld.

selbst Abb. 3 an einem Fall von *Eleudronallergie:*
obere Reihe: positive Reaktion auf Eleudron im Einbettungsbezirk,
untere Reihe: negative Kontrolle mit der gleichen Eleudronverdünnung
an *nicht* präpariertem Hautfeld!

Auch Fernauslösungen durch Verfütterung oder durch Inhalation des
Allergens kommen zustande, und zwar einzig und allein an der Ein-
bettungsstelle des antikörperhaltigen Serums.

Vergleichende Untersuchungen über die direkte und indirekte Intracutanprobe durch Frau Dr. Glawatz haben ergeben, daß beide stets
übereinstimmen, also eine passive Übertragung nur dann positiv aus-

fällt, wenn auch die direkte Kutanprobe positiv war und — mit ganz
seltenen Ausnahmen, die uns hier aber nicht berühren, auch — umgekehrt. Man könnte also, da die P. K.-Reaktion ein wenig mühsam
ist, ganz auf sie verzichten (von besonderen Studienzwecken abgesehen)? Nein, denn es gibt Fälle, bei denen die direkte Kutanprobe vermieden und durch die PRAUSNITZ-KÜSTNERsche ersetzt werden soll:

1. wenn die Beurtei-
lung der direkten Intra-
cutanprobe durch eine
Urticaria factitia er-
schwert oder sogar un-
möglich wird,

2. wenn bei Hoch-
sensibilisierten oder bei
sehr aktiven Allergenen
— insbesondere solchen
vom Typ der Haptene
(also etwa Medikamen-
ten) — die Gefahr eines
Allgemeinschocks   bei
der direkten Intracutan-
probe befürchtet werden
kann, falls Spuren des intracutan applizierten
Allergens durchbrechen
und hämatogen zur Aus-
streuung gelangen. Ich
habe dies bei der Prüfung
von verschiedenen Aller-
genen gesehen, u. a. beim
Streptomycin   sowie
beim Neosalvarsan. Die
höchst dramatischen All-
gemeinreaktionen ließen
sich zwar jedesmal be-
herrschen, können aber
auch tragisch enden. Ich
gebe später ein Beispiel.

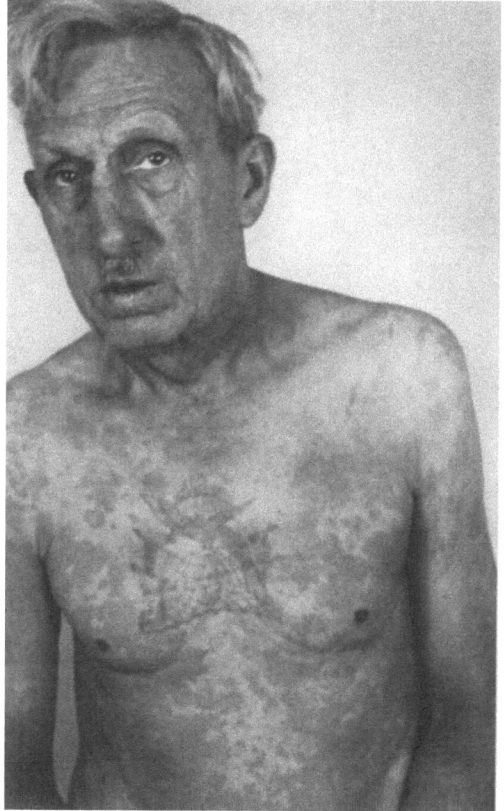

Abb. 4. Penicillin-Urtikaria.

Bei der passiven Übertragungsprobe sind Schocksymptome ausgeschlossen, da der Empfänger ja nur an der kleinen Implantationsstelle
(*passiv*) sensibilisiert ist.

Von der Größenordnung der für eine Schockreaktion beim *aktiv*
Sensibilisierten ausreichenden Allergenmenge vermögen Sie sich eine Vorstellung zu machen, wenn ich Ihnen sage, daß von Streptomycin nur
etwa 250 E. = $2,5 \cdot 10^{-4}$ g der Probelösung eingedrungen waren. Analog sah ich bei einer Salvarsanallergie einen Schock mit Agranulocytose
nach intracutaner Gabe von 0,0000222 g Neosalvarsan, also $\sim 2 \cdot 10^{-5}$ g!
— Solche Erfahrungen sind eindrucksvoll genug, um die — sonst so be-

währte — direkte Intracutanreaktion gegebenenfalls (s. o.) durch die passive Übertragungsreaktion nach PRAUSNITZ-KÜSTNER zu ersetzen.

Aber auch negative Ergebnisse der P. K.-Reaktion können auftreten, und zwar dann, wenn ein zirkulierender Antikörper bei dem Spender trotz dessen Sensibilisierung nicht vorhanden war; dies ist vielfach kurze oder längere Zeit nach einem voraufgegangenen Schockereignis der Fall, wenn sämtliche Antikörper abreagiert wurden. Spätere Übertragung fällt dann wieder positiv aus! Ganz ähnlich finden wir auch den Läppchentest gelegentlich unmittelbar nach dem Schock oder nach *starken* (spontanen) Hautsymptomen negativ, was z.B. bei *Sedormid*, *Chinin* usw. der Fall ist. Eine zu früh angestellte und „negativ" ausfallende Hautreaktion widerlegt also keineswegs schon den Allergiecharakter des Ausgangssymptoms; man muß das Ergebnis einer späteren Hautprobe abwarten.

Auch beim *Penicillin* gelingt der Antikörpernachweis, sei es in der direkten Intracutanprobe, der

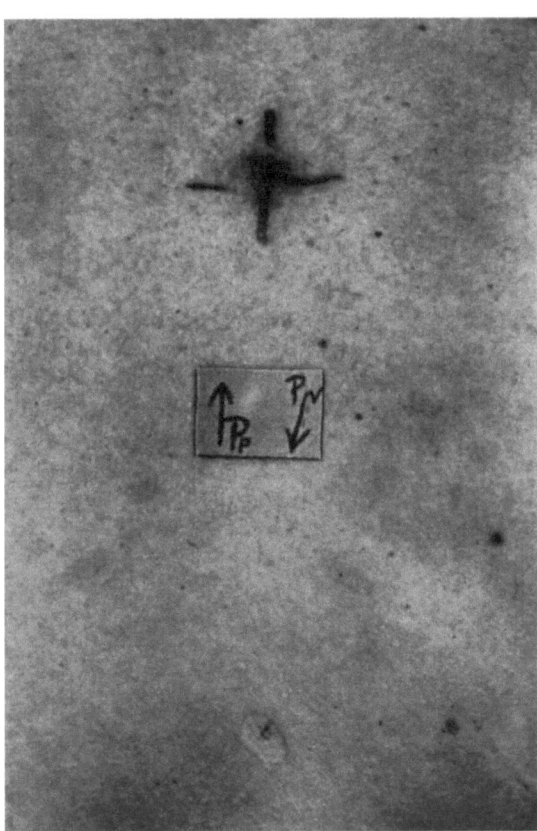

Abb. 5. Intrakutanprobe mit Penicillin (vgl. Text S. 438).

Läppchenprobe oder der passiven Übertragung, nicht immer; auch hier dürften die Ursachen die gleichen sein, wenn nicht eine unexakte oder ungenügend differenzierte Methode die Fehlergebnisse bedingt. In solchen Fällen sollte man die Allergienatur des Krankheitsbildes also noch nicht ablehnen, vielmehr prüfen, ob nicht die Nachweismethode fehlerhaft war. —

Vielleicht mögen Sie finden, daß wir uns mit den *Methoden* des Allergennachweises zu lange aufgehalten haben. Aber ohne eine genaue Methode geht es nun einmal nicht, und auf ihr allein beruht es, ob und in welchen Fällen wir das Recht haben, *Arzneimitteln eine allergische Nebenwirkung* zu vindizieren.

Sprechen wir nun von einigen *Medikamenten:* Unter den Antibiotika sind es vor allem das *Penicillin* und einige abgewandelte oder kombinierte Handelspräparate; es liegt aber nicht allein am Präparat, sondern weit mehr an dem Mißbrauch, der mit ihm getrieben wird, ob allergische Reaktionen auftreten; ferner das *Streptomycin,* das *Chloramphenicol* (Chloromycetin), gelegentlich das *Aureomycin* und das *Terramycin.*

Immer treten die allergischen Schockfragmente nach der *wiederholten* Aufnahme der Substanz ein, nie — von einer (allerdings gut verständlichen) Ausnahme abgesehen — nach einer ersten und einzigen; die erste Darreichung sensibilisiert und erst eine der späteren „löst aus". Hierüber scheinen immer noch grundsätzliche Irrtümer zu bestehen, denn in

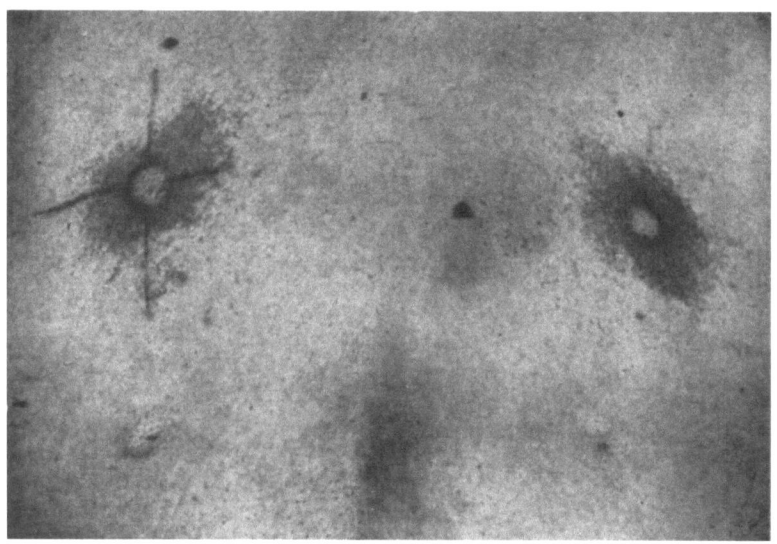

Abb. 6. Passive Übertragung (PRAUSNITZ-KÜSTNER) mit Penicillin (vgl. Text. 438).

vielen Arbeiten findet sich die Angabe, daß der Patient nach einer geringen Dosis des Medikaments X mit Exanthem, Urticaria usw. erkrankt sei, „*obwohl*" er früher das gleiche Medikament gut vertragen habe. Nun, es handelt sich ja nicht um eine „toxische", sondern um eine „allergische" Reaktion; diese setzt eine voraufgegangene „sensibilisierende" Aufnahme voraus, und da die Sensibilisierung sich stets „still", d. h. ohne klinische Erscheinungen, bildet, sind in diesem Stadium Krankheitszeichen gar nicht zu erwarten.

Hören Sie aber zunächst einige Fakten und erst dann weitere Beiträge zur Analyse der Wirkungsbedingungen:

Ich zeige das Bild (Abb. 4) einer *Penicillin-Urticaria;* sie trat auf nach Syncillin-Injektion — Syncillin=Penicillin+Supronal (Dosis 200000 E.); gleichzeitig *schwerere Schockfragmente:* Cyanose, Dyspnoe, beträchtliches Erstickungsgefühl. Dieser auslösenden Injektion im Februar 1954 waren 1950 und 1953 bereits Penicillin-Injektionen voraufgegangen: 1950 bei einer Sympathicusblockade wegen „Claudicatio intermittens", 1953 drei Injektionen + Penicillinpuder wegen einer Kopfverletzung. 1953 trat im Kontaktfeld des Penicillinpuders ein juckender Hautausschlag auf; also: 1950 Sensibilisierung, 1953 leichtes Schockfragment und nun 1954 schwerere Schockfragmente. — Die nach Abklingen der Urticaria durchgeführten Kutanproben waren positiv:

Abb. 5: Penicillin: *intracutan* (bei dem Kranken) 0,05 ccm einer Lösung 200000 E in 10 ccm NaCl 0,9% (also etwa 1000 E); unten Kontrollprobe mit physiologischer NaCl-Lösung.

Abb. 6: PRAUSNITZ-KÜSTNER mit intrakutaner Implantation von je 0,1 ccm Probandenserum bei einem Nichtallergiker und Auslösung links mit der gleichen Menge Penicillin wie in Abb. 5, rechts mit nur 100 E. Unten: Kontrollreaktionen mit 1000 bzw. 100 E Penicillin negativ.

Dieses Beispiel für viele! — Wenn ich die eigenen Erfahrungen auf die allgemeinen Verhältnisse übertragen wollte — freilich weiß ich nicht, warum es andernorts anders sein sollte —, müßten entsprechende Beobachtungen weit häufiger gemacht worden sein und Anlaß zu Beunruhigung gegeben haben. Daß dies noch nicht der Fall ist, liegt wohl daran, daß viele Schockfragmente ganz übersehen oder bagatellisiert werden, daß die meisten Fälle der Außenpraxis einfach untergehen oder wegen ihrer vermeintlichen Geringfügigkeit kein Gewicht gewinnen. Der Glaube an die Wunderwirkung des Penicillins — auch dort, wo medikamentöse „Wunder" gar nicht beschworen zu werden brauchen — und die medikamentöse Polypragmasie sind so verbreitet, daß man lästige Nebenwirkungen gern mit unterschlüpfen läßt, zumal ja laut Empfehlung der pharmazeutischen Industrie Gegenmittel stets zur Hand seien.

Die inzwischen mächtig angewachsene Literatur aus aller Welt macht aber die Bedeutung dieses Problems offenbar und weckt die Besinnung der Ärzte gegen die *unkritische* Verordnung dieses Medikaments. Zu Ihrer allgemeinen Information nenne ich die leicht zugängliche Übersicht von ZINZIUS (Hippokrates, 1953, Heft 6—9), die vorzüglichen Jahresberichte der Firma MERCK, die fortlaufenden Berichte in den Allergie-Sammelreferaten der Münchener medizinischen Wochenschrift seit 1950 (FUCHS, HANSEN, G. SCHWARZ) und schließlich einen monographischen Versuch in den über 750 Seiten starken „Maladies médicamenteuses" von ALBAHARY (Masson, 1953). Sie werden aber wahrscheinlich Zahlen wünschen: Wie oft treten nach Penicillin allergische Reaktionen auf? ALBAHARY nennt 1 bis 3% Urticaria, BROWN 2,5% (unter 10000 Patienten); aber bei behandelten Luetikern 10% (unter 1800 Kranken). Prüfungen auf Penicillin-Allergie haben bei Mykose-Patienten 24% Sensibilisierungen ergeben. Diese Zahlen differieren aus Gründen, die ich sogleich andeuten werde. Die Richtzahlen von 1 bis 3% sind nicht abschreckend, man brauchte ihretwegen kein großes Aufheben zu machen unter Berücksichtigung des enormen Nutzens, den das Penicillin stiftet. Ganz unbeschadet dieses Nutzens handelt es sich hier aber zunächst um eine nüchterne Beurteilung der Medikamentauswirkungen überhaupt, um eine naturwissenschaftliche und nicht um eine pragmatische Untersuchung. — Zu diesen Zahlenangaben möchte ich sagen: eine summarische Statistik ist unzureichend; sie wird wertvoller, wenn man differenziert, wozu ich aber nur einige Andeutungen geben kann in der Hoffnung, durch sie zu einer Abstufung der Statistik beizutragen:

1. Die genannten Prozentzahlen dürften zu niedrig sein. Man muß nicht allein auf die Urticaria oder das Exanthem, sondern auf die Schockfragmente insgesamt achten; die Dermatologen sehen nur die Reaktionen, die innerhalb ihres Fachgebietes auftreten, der Internist die bei ihm vorkommenden, u. s. f. Es ist zu hoffen, daß man sich künftig gegenseitig ergänzen wird.

2. Viele Schockfragmente werden dem Antibioticum schlechthin zur Last gelegt, ich möchte sogar sagen: seinem „führenden" Handelsnamen, — Penicillin. Es fehlt eine Differenzierung nach Bestandteilen der Präparate, etwa dem Procain = Novocain, Omnadin, Stabilisatoren, Trägersubstanzen (Öl ,Wachs usw.), Zusätzen von Streptomycin, Supronal (Syncillin) usw. Das Benzylpenicillin G z. B. enthält Chinin. All diese Beimengungen können als selbständige Allergene wirken und den allergischen Reaktionseffekt hervorrufen, *ohne* daß das Penicillin selbst daran beteiligt ist. Dies also — wofür ich jeweils einzelne Beispiele kenne — müßte erst statistisch geordnet werden.

3. Die ziemlich häufigen Allergiesymptome bei penicillinbehandelter Lues beruhen z. T. auf einer echten Penicillinallergie, zum größeren Teil jedoch auf einer „HERXHEIMERschen Reaktion", d. h. auf einer Allergie gegen die durch Penicillin herbeigeführten Zerfallsprodukte der Spirochäten. — Eine Differenzierung der unter 2. und 3. genannten Möglichkeiten ist mit der Kutanreaktion, insbesondere dem Prausnitz-Küstner zu erreichen. Sie ist praktisch wichtig, weil je nachdem durch einen einfachen Präparatwechsel die Fortsetzung der Penicillinbehandlung aufrecht erhalten werden kann.

4. Sehr unangenehm sind die *Depot*präparate, nicht etwa nur wegen der antigenen Wirkung der Trägersubstanzen (die nebenbei auch vorhanden sein kann), sondern weil die verlangsamte Resorption protrahierte Schockwirkungen bzw. Schockrezidive begünstigt. Nach unseren Beobachtungen erstrecken sich diese über mehrere Wochen, also weit länger, als nach den Blutspiegelbestimmungen erwartet werden dürfte. Dabei handelt es sich um Penicillinsplitter von so geringer Quantität, daß sie der chemischen Bestimmung entgehen, aber immer noch (wie wir dies ja auch von anderen Antigenen kennen) zur Antikörperreaktion ausreichen.

5. Es ist, wie ich schon andeutete, bemerkenswert, daß bestimmte *Mykosen* gegen Penicillin sensibilisieren (gemeinsamer Allergenkern verschiedener Pilzarten!), — 24% der Mykosepatienten reagieren auf Penicillin. Entsprechende Zwischenfälle nach *erster* Penicillininjektion werden nun also auch als „allergische" verständlich.

Sensibilisierungen von Mykosen gegen Streptomycin sind nicht bekannt geworden.

Von diesem letzten Punkt abgesehen, gelten alle Ausführungen mit unwesentlichen Abwandlungen auch für das *Streptomycin*, dessen Originalform ein besonders aggressives Allergen ist (weit weniger das spätere Dihydrostreptomycin). Außer dem Kranken ist (wie Sie wissen) auch das

Pflegepersonal gefährdet: die — inzwischen empfohlenen — Schutzmaß-
nahmen werden oft vernachlässigt, so daß es immer wieder zu einer
Streptomycin-Dermatitis und anderen Schockfragmenten kommt. Sensibilisierung — auch *ohne* manifeste Schockfragmente — ist um so häufiger, je länger die Krankenschwester exponiert ist. Nach einer Statistik
von MARCUSSEN (7) waren von 157 Krankenschwestern, die mit Streptomycin umgingen (d. h. lediglich Injektionen ausführten), 32 sensibilisiert,
nur 6 hatten eine Dermatitis; welche latenten Schockfragmente die übrigen 26 hatten oder später bekamen, wurde nicht untersucht. Wie viel
Häufigkeit sowie Dauer des Kontakts für die Präparierung der Allergie bedeuten, zeigen die wenigen, aber doch recht sprechenden Zahlen:

Von *157* Krankenschwestern hatten sich nach Umgang mit *Streptomycin* sensibilisiert: $32 = 20\,^0/_0$.

		Sensibilisiert:	$\sim\%$
Nach $<$ 100 Injektionen	107	2	2
Nach $>$ 200 Injektionen	36	18	50
Nach $>$ 300 Injektionen	14	12	90

Diese Sensibilisierungen des Pflegepersonals sind aber keineswegs
gleichgültig; erkrankt eine solche Schwester später selbst einmal an
Tuberkulose, so ist eine Behandlung mit Streptomycin sehr erschwert oder
sogar unmöglich, weil sie zu massiven Schockwirkungen führen wird bzw.
führen kann; denn die Sensibilisierung hält sich über Jahre, ja verliert
sich vielleicht überhaupt nicht. — Ich gebe zwei *Beispiele:*

Die mit Streptomycininjektionen betraute Schwester einer Tuber-
kuloseabteilung litt an einer (bis dahin noch nicht beglaubigten, doch
höchst wahrscheinlichen Streptomycin-) Dermatitis an Gesicht und Hals
(Abb. 7). Sie erhält von mir bei der Hauttestung intracutan 0,1 ccm
Streptomycinlösung 1:500 (2,5 . 10^{-4} g = 250 E. Streptomycin); keine
Reaktion an der Injektionsstelle (Rückenhaut), m. a. W.: „Streptomycin-
Kutanprobe negativ". *Statt dessen* trat aber nach 10 Min. ein schnell an-
schwellender anaphylaktischer Schock mit grobem Quincke-Ödem im
Bereich der dermatitischen Gesichtshaut auf (Abb. 8). Unter Adrenalin-
Calcium Erholung nach 1 bis 3 Stunden. Passive Übertragung ihres
Serums auf Normalperson und P. K.-Reaktion mit 0,2 cm³ Streptomycin
1:500 + + (= 400 E.), 1:1000 + (200 E.), 1:10000 + (= 20 E.) (Schema:
Abb. 9). Nur mit der SCHWARZschen Methode war die positive Reaktion
deutlich; mit 0,9% NaCl verdünnt war Streptomycin selbst noch in der
Konzentration 1:500 negativ. — An diesem Beispiel, das nicht das
einzige ist, haben Sie alles deutlich, worauf es mir jetzt ankommt: die
Streptomycindermatitis, die Unzuträglichkeit der direkten Kutanprobe
bei einem schnell durchbrechenden Allergen; die Beweiskraft des P. K.;
doch auch diese zuweilen nur herauszuholen, wenn das Allergen in Serum
(nach SCHWARZ) — statt in 0,9% NaCl-Verdünnung — verwendet wird;
und schließlich: den erbrachten Beweis für die — von anderer Seite
damals noch breit bestrittene — Allergennatur des Streptomycins *und*
für die allergische Natur des Streptomycin-Ekzems.

Diese Sensibilisierung kann so weit gehen, daß schon die *Berührung* mit einem unter Behandlung stehenden Kranken Schockfragmente auslöst. Wir ordnen diese Fälle unter die gar nicht so seltenen Formen, die wir „derivative" Allergie, Allergie durch Zwischenträger genannt haben (12). Die äußerst geringen, mit dem Schweiß der Kranken ausgeschiedenen Antibioticummengen (ich gebe dies Beispiel für das *Penicillin*!) reichen aus, bei der sensibilisierten Schwester Schockfragmente hervorzurufen.

Bei dieser Krankenschwester, die entsprechende Angaben machte, ließ sich die Richtigkeit bestätigen durch die Ophthalmoreaktion mit einem Tröpfchen Schweiß eines unter Penicillin stehenden Kranken; keine der Kontrollpersonen reagierte mit einer Ophthalmoreaktion, die Krankenschwester sehr stark mit Konjunktivalinjektion, Chemosis und zirkulärem Ödem (Abb. 10).

Von den mit Streptomycin *Behandelten* werden 20%, ja — je nach Dosis und Dauer der Behandlung — 56% von „Nebenwirkungen" betroffen, deren überwiegende Zahl *allergische Nebenwirkungen* sein sollen (ALBAHARY); es sind vor allem jene, die an Haut, Schleimhäuten, Leber, Blut (Agranulocytose, aplastische Anämie, Panmyelophthise) und z. T. am Zen-

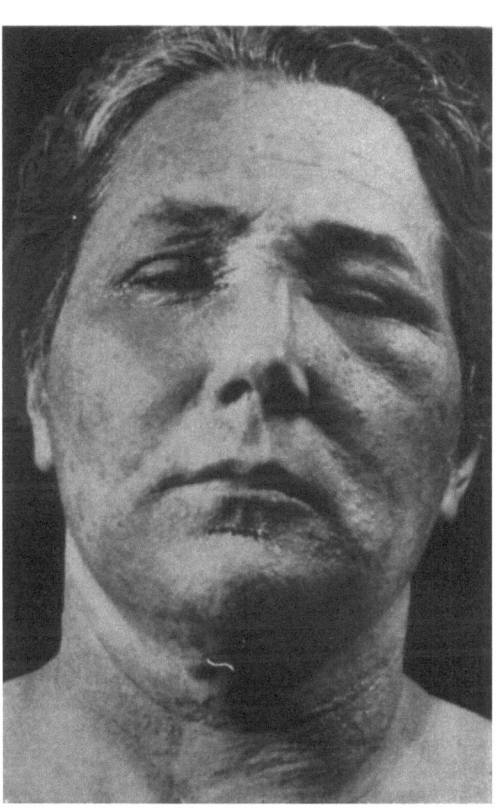

Abb. 7. Gesichtsekzem bei Streptomycin-Allergie.

tralnervensystem auftreten. Aber auch dies müßte noch viel genauer untersucht und differenziert werden. Ich habe selbst darüber eine viel zu geringe Erfahrung.

Die in der Literatur beschriebenen allergischen Nebenwirkungen sind „sichtbar geworden"; die unsichtbar gebliebenen — etwa die Arteriitis — gelangen nicht zur Beobachtung, wenn nicht das Sektionsmaterial Beiträge liefert; eine richtige Analyse setzt natürlich eine Antigenanalyse *in vivo* voraus!

Eine soeben von BERBLINGER (8) publizierte Arbeit über „allergische Arteriitis, besonders bei der meningealen Tuberkulose" beschreibt eine

allergisch-hyperergische Intimaentzündung — von genau gleichem Aufbau wie bei der Arteriitis nach Serumkrankheit — 28mal unter 39 Sek-
tionen. BERBLINGER deutet sie als eine Reaktion zwischen Tuberkel-
bazillenantigen und zellständigem Tuberkulose-Antikörper in der Gefäßwand. Sämtliche Patienten waren mit Streptomycin, ein Teil außerdem
mit PAS behandelt worden. Da Prüfungen über eine Streptomycin- oder
eine PAS-Allergie in vi-
vo nicht stattgefunden
haben, muß offen blei-
ben, ob diese Arteriitiden
nicht am Ende Ausdruck
einer Streptomycin-
oder einer PAS-Allergie
waren, — eine Frage, die
ich für künftige Unter-
suchungen zur Diskus-
sion stellen möchte; da-
bei wäre eine zusätz-
liche Determinierung
durch die Tuberkulose
keineswegs von der Hand
zu weisen. Man würde
eine größere Wahr-
scheinlichkeit der Deu-
tung gewinnen, wenn bei
allen streptomycinbe-
handelten Patienten
rechtzeitig eine Aller-
genanalyse durchgeführt
werden würde.

So lange der Patho-
loge nicht zu sagen ver-
mag, *welches* Allergen
den hyperergisch-ent-
zündlichen Charakter
seines Befundes hervor-
gerufen hat, bleibt seine
Deutung der Pathoge-

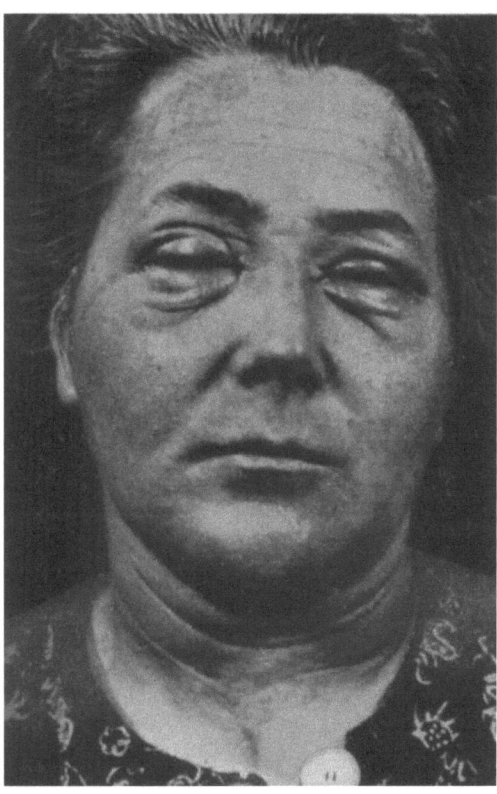

Abb. 8. Anaphylaktischer Schock mit Quincke-Ödem bei
Streptomycin-Allergie nach Intrakutanprobe mit 20 Gamma
Streptomycin.

nese ein — mehr oder weniger umstrittenes — Diskussionsobjekt unter
Pathologen, ohne Beweiskraft, weder intra noch extra muros.

Die allergische Natur der *Serumarteriitis* steht völlig außerhalb jeder
Diskussion; hier ist das Allergen bekannt und die Antigen-Antikörper-
Reaktion schon in vivo bewiesen. Die Ähnlichkeit, ja Identität des histo-
logischen Bildes bei einigen anderen Arteriitiden beweist leider nicht
deren formalgenetisch gleiche Entstehung, hier also: ihre allergische
Natur.

Die seit GRUBERS Arbeit (13) unter Pathologen fast einheitlich angenommene Allergienatur der *Periarteriitis nodosa* ist — so sehr ich sie

wünschen möchte — für mich als Kliniker so lange nicht überzeugend, als ich nicht weiß, welches Antigen sie auslöst. Bisher nahmen wir „endogene" Allergene an, aber diese sind leider klinisch nur in besonderen Fällen zu verifizieren und bei der Periarteriitis nodosa meines Wissens überhaupt noch nicht (was keineswegs ausschließt, daß sie die Ursache sind).

Auffällig ist die Zunahme dieses früher seltenen Krankheitsbildes, von der jeder Kliniker sich überzeugt haben wird. Es ist recht wahrscheinlich, daß diese Zunahme zurückzuführen ist auf die irreguläre, modisch gewordene medikamentöse Behandlung mit so allergenkräftigen Sub-

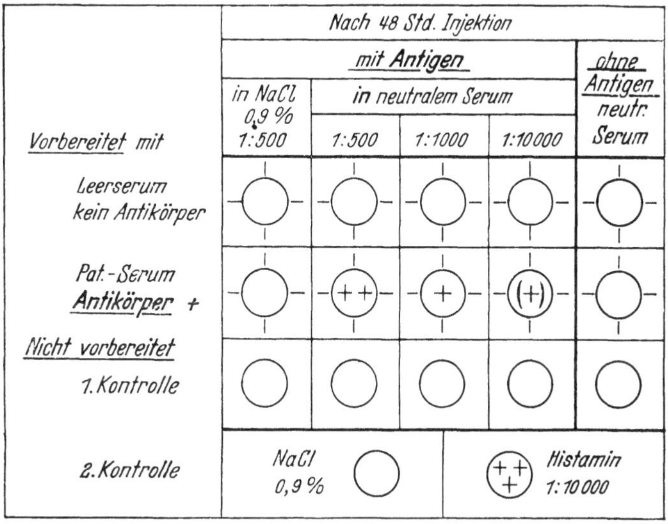

Abb. 9. Passive Übertragung bei Streptomycin-Allergie. Vorbereitung durch Serumbindung des Medikaments (vgl. Text S. 440).

stanzen wie den Antibiotika und den Sulfonamiden. 1,5% Todesfälle nach Sulfonamidbehandlung sind von RICH seziert und bei ihnen der Befund einer Periarteriitis nodosa erhoben worden (Mitteilung von v. ALBERTINI)! Wie wichtig wäre es hier, zu wissen, ob bei ihnen in vivo eine Sulfonamidallergie schon festgestellt worden war.

Dies sind Zeichen, denen nachgegangen werden sollte. Eine *rechtzeitige* Allergenanalyse ist hier für den Pathologen, den Kliniker und auch den Kranken gleich wichtig.

Die transplacentare Ausbreitung des Streptomycins hat zu Sensibilisierungen des Kindes geführt, weswegen die Anwendung während einer Gravidität unterbleiben sollte (WATSON und STOW, zitiert nach ALBAHARY, S. 357). —

Ich bitte Sie, wie immer geartete Schlußfolgerungen aus diesen Mitteilungen noch nicht zu ziehen, sondern erst meine späteren Ausführungen abwarten zu wollen.

Auch die Antibiotika:
Chloromycetin (aus Streptomyces Venezuela),
Aureomycin (aus Streptomyces aureofaciens),
Terramycin (aus Streptomyces rimosus)
können zu einer Allergie führen; prinzipiell gelten auch für sie die oben
vorgetragenen Gesichtspunkte. Im einzelnen finden wir aber weit
weniger allergische Nebenwirkungen, was zusammenhängen mag mit der
geringeren Verwendung der Mittel *und* ihren im allgemeinen peroralen
Anwendungsweisen, die weit weniger provozierend sind als die injek-
tiven. Dort, wo *äußere* Anwendung versucht wurde oder wo bei der
Manipulation mit der Substanz Berührungen der Haut und der an-

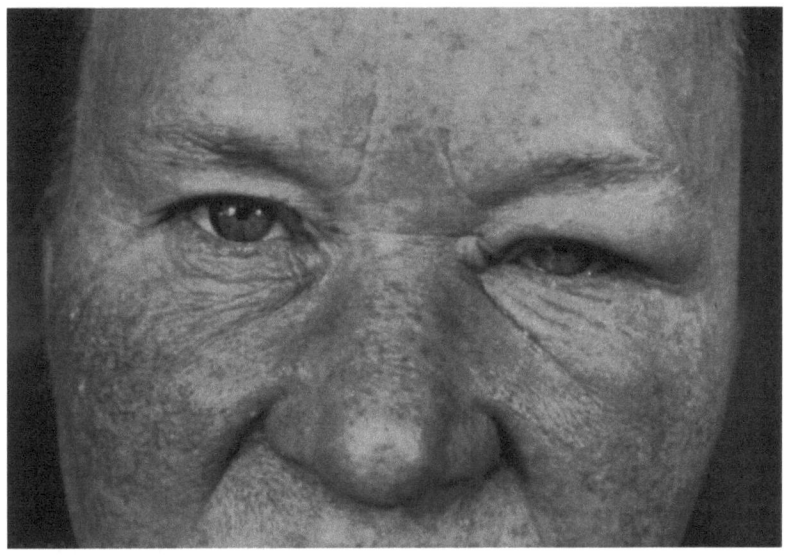

Abb. 10. „Derivative Allergie" gegen Penicillin: Ophthalmoreaktion beim Sensibilisierten mit dem
Schweiß eines penicillinbehandelten Kranken.

grenzenden Schleimhäute erfolgten, wurden sehr bald allergische Reaktionen an den Kontaktgeweben beobachtet. Die Sensibilisierung ist
aber nicht auf die Haut beschränkt; ihre hier bevorzugte „Auslösung"
beruht auf der „Kontaktregel".

Es ist vorstellbar, daß die zerstörende Wirkung dieser Antibiotika
auf die vitaminbildende Darmflora auch das Auftreten allergischer
Reaktionen beeinflußt, doch ist eine spezielle Analyse dieses möglichen
Zwischenspiels noch nicht erfolgt.

Die sehr unangenehmen Nebenwirkungen des Chloromycetins auf
die Blutbildung (Anämie, aplastische Anämie, Leukopenie, Neutropenie, Agranulocytose, Panmyelophthise) sind seit den Beobachtungen
von RICH (9) sowie HARGRAVES (10) und ihren Mitarbeitern aufmerk-
samer beobachtet worden; sie beruhen nicht auf einer „toxischen
Wirkung" der O_2N-Gruppe im Benzolkern (Nitrobenzen), sondern auf

einer *allergischen*, deren drohende Gefahr aber rechtzeitig bemerkt werden könnte, wenn man die initialen Alarmzeichen — kleinere Schockfragmente — nicht übersehen würde. Herr PETRIDES wird hierüber berichten. (Ganz Ähnliches von Schock und Schockalarm gilt ja auch für das Salvarsan!)

Auch die zu Beginn der Chloromycetinbehandlung des *Abdominaltyphus*, aber auch heute noch beobachteten Unfälle — sog. „Gefäßkollaps" — sind nicht als toxische, sondern als allergische zu verstehen und gehören zu der Gruppe der „HERXHEIMERschen Reaktion" bzw. des „SANARELLI-SHWARTZMAN-Phänomens". Obwohl solche Chloromycetinreaktionen von mir selbst nicht beobachtet wurden, habe ich gute Gründe anzunehmen, daß dem so ist, und daß sie nach dem gleichen Prinzip zustande kommen wie die von mir 1947 publizierten „Kollapse" und Todesfälle Typhuskranker nach Behandlung mit Typhusvaccine (11).

Die Antibiotika sind nicht die einzigen modernen Arzneimittel mit allergischen Nebenwirkungen. Ich möchte mein Referat aber nicht belasten mit einer Aufzählung aller übrigen — vor allem der Sulfonamide, ja selbst der Antihistaminika! Hinsichtlich ihrer Allergenpotenz gilt grundsätzlich für alle das Gleiche; das Zustandekommen der Reaktion ist sehr verschieden, oft gar nicht voraussehbar und wird vielfältig determiniert durch Nebenbedingungen, deren Erfüllung (und Beachtung!) nicht weniger bedeutungsvoll ist als die Wahl des speziellen Medikaments. Auch die „guten alten" Präparate — vom Salicyl, Pyramidon, Chinin usw. bis zum Salvarsan, Insulin, den Leberextrakten — bergen gleiche Gefahren, doch mögen diese Hinweise hier genügen!

In seinem Essay „Der *Versuch* als Vermittler von Objekt und Subjekt" schreibt GOETHE: „Man kann zugunsten einer Hypothese oder Theorie die einzelnen Versuche gleich Argumenten zusammenstellen und einen Beweis führen, der mehr oder weniger blendet". Keiner von Ihnen, meine Damen und Herren, darf denken, daß ich diesem von GOETHE so hart mißbilligten Verfahren verfallen sei und mich etwa gedrungen fühle, die Medikamente selbst im Zerrbild ihrer Nebenwirkungen zu be- oder gar zu *ver*urteilen. Die allergischen Nebenwirkungen sind ein Faktum, exakt beweisbar, ihre Gefahr und ihre Häufigkeit sind größer, als es heute noch scheint. Man muß sie kennen; nur dann vermag man sie zu bestehen. Ebenso wichtig für ihr Zustandekommen wie das *Medikament* selbst sind die Hilfsbedingungen seiner Applikation; hierhin rechne ich nicht nur die Dosierung, die Intervalle der Darreichung, die Form der Darreichung (ob intravenös, subcutan, inhalativ, peroral, percutan), — ich rechne hierhin auch die bereits vor Beginn der Behandlung erkennbare *konstitutionelle* Allergiebereitschaft des Kranken, die ihn auch gegen Medikamentallergien besonders empfänglich macht, und seine konditionelle, durch die aktuelle Krankheit oder durch voraufgegangene Krankheiten veränderte Reagibilität usf. — Es ist schade, daß wir uns über das, was wir davon wissen und praktisch zu verwerten vermögen, heute nicht eindringlicher unterhalten können.

Wenigstens eine Andeutung über eine besondere Bedingung der Allergendetermination von Medikamenten sei gestattet: Für das Verständnis der medikamentösen Allergiefolgen darf man sich nicht beschränken auf die Antigen-Antikörper-Reaktion, sondern soll die verschiedene organotrope Tendenz der einzelnen Medikamente außerdem berücksichtigen; denn durch sie werden oft erst die Entstehung und die Lokalisation ihrer Allergenwirkung verständlich. Ich erläutere dies am Atropin: wir wissen von ihm, daß bei echten Atropinallergien, ausgelöst durch weit unter der bekannten toxischen Schwellendosis liegende Mengen, Erytheme und Urticaria, gelegentlich auch Quincke-Ödem der Haut, das Schockbild beherrschen, — allergische Symptome also, die vorzüglich durch die Capillarerweiterung der Haut bewirkt werden. Dies kann nur so erklärt werden, daß der primäre Angriffspunkt des Atropins als Antigen durch die organotrope Wirkung des Atropins als Pharmakon bestimmt und dadurch die spezielle Form des allergischen Symptoms geprägt wird. Es kann sein, daß infolge der relativ höheren Atropinmengenwirkung im Hautcapillarsystem dort eine stärkere Sensibilisierung entsteht als an allen anderen Schockorganen, daß jenes System also bei der späteren auslösenden Invasion eine bevorzugte Antigenavidität, d. h. Schockbereitschaft besitzt; es kann aber auch sein, daß die für die Auslösung genügende Antigenmenge, von der wir annehmen, daß sie *toxisch unterschwellig* ist, doch eine wenn auch nur geringe pharmakologische Wirksamkeit auf das Capillarsystem besitzt, die genügt, um die größere Menge des Antigens nach hier abzulenken und an den Hautcapillaren in Reaktion treten zu lassen.

Die gleichen Erwägungen dürften auch für Chinin, Salicyl, Antipyrin und insbesondere für die Barbitursäurepräparate gelten, die alle als Allergene die gleichen Hautcapillarreaktionsformen bevorzugen, und die alle, wie das Atropin, die Capillaren primär öffnen.

In vielen dieser Fälle treten außerdem *Hautblutungen* auf. In einem Teil derselben finden sich normale Thrombocytenzahlen im Blut, ein anderer ist mit Thrombopenie verbunden. Ich persönlich kenne dies vom Chinin, den Salicylaten, den Barbitursäurepräparaten (einschließlich des Sedormid), aber auch vom Quecksilber und dem Salvarsan.

Ganz ähnlich, wie hier infolge der pharmakologischen Wirkungsweise des Medikaments eine Massierung und längere Verweildauer des allergenfähigen Medikaments erfolgt und die örtliche Sensibilisierung und Schockauslösung begünstigt, so entstehen auch nach örtlich abgelaufenen Entzündungen veränderte Gewebsbedingungen, die eine lokale Sensibilisierung begünstigen. Dies haben die klassischen Experimente von KLINGE und seiner Schule, von RIEHM sowie SEEGALL gezeigt: die allergenunspezifische Entzündung führt zu einer Schädigung der Gefäßendothelien und mit ihr zu einer erleichterten Gefäßpermeabilität. Je nachdem, welche Organe betroffen waren, sind *sie* es, die — als ,,locus minoris resistentiae" — bei späterer Sensibilisierung und Schockauslösung von dem Schockvorgang bevorzugt betroffen werden, m. a. W.: an denen das megaskopische Bild der anaphylaktischen Reaktion klinischen Symptomwert gewinnt, während alle übrigen Schockfragmente die Deutlichkeitsgrenze oft nicht überschreiten. Leider muß ich es bei diesen Andeutungen heute belassen!

Auch die sehr wichtige Frage, ob durch den Allergieeffekt die Originalwirkung eines Medikaments beeinträchtigt, ja aufgehoben wird (wofür vieles spricht), muß heute unbeantwortet bleiben, wie viele andere Fragen auch!

Der akademische Charakter eines *Referats* entspricht nicht ganz den Erwartungen, die der behandelnde Arzt an einen Vortrag stellen darf. Gestatten Sie mir also wenigstens zum Schluß noch einige Richtlinien für den Umgang mit den modernen (und den alten) Medikamenten (wobei Sie mir freilich die Begründungen schenken müssen):

1. Die therapeutische Wirkung ist außerordentlich und übersteigt z. T. kühnste, früher kaum gewagte Hoffnungen.

2. Da die Wirkungen *spezifisch* sind, sollten die Präparate nur gezielt eingesetzt werden, d. h. nur nach exakter Diagnose und sorglicher Abschätzung ihrer Erfolgsmöglichkeiten; auch weder zu früh noch zu spät, nicht in Unter-, noch in Überdosierung.

3. Angesichts des durch andere Maßnahmen nicht erreichbaren Effekts dürfen, ja müssen die allergischen Nebenwirkungen in Kauf genommen werden; sie können eingeschränkt, ja vermieden werden, wenn der Arzt:

a) um sie selbst weiß und vertraut ist:

b) mit den mannigfaltigen Bedingungen ihres Auftretens,

c) den Methoden ihrer Verhütung und Abmilderung.

4. Diese wertvollen Medikamente sollten bei banalen Anlässen und den sowieso gutartig verlaufenden Krankheiten nicht verwendet werden. Ebensowenig zu vermeintlich prophylaktischen Zwecken; dort, wo früher z. B. steriles Operieren genügenden Infektionsschutz bedeutete, sind Antibiotika und Sulfonamide auch heute *nicht* notwendig. Nach meinen statistischen Erhebungen wird auf den chirurgischen Abteilungen ungefähr die doppelte Menge von Antibioticis verbraucht als auf den medizinischen; eine meines Erachtens übertriebene, ja sogar nicht unbedenkliche ,,Fürsorge''!

Denn die Gefahr einer Sensibilisierung ist ja jedesmal gegeben; und da sich diese Sensibilisierung jahrelang hält, erschwert, ja verbietet sie u. U. eine spätere Anwendung bei dringlicher Indikation. — Denken Sie vergleichsweise an die bekannteren analogen Gefahren der Serumbehandlung!

5. In jedem Infektionsfall ist ernsthaft zu erwägen, ob man die Unterdrückung der *autochthonen Immunisierung* mit in Kauf nehmen will oder darf. Doch wohl nur dann, wenn Art oder Schwere der Grundkrankheit dies gebieterisch fordert.

Für die allermeisten *Scharlacherkrankungen im Kindesalter* zum Beispiel würde ich dies ablehnen. Die Selbstimmunisierung schützt vor späteren Rezidiven; der vorzeitige Krankheitsabbruch durch Penicillin hinterläßt infolge der nicht erreichten Immunisierung eine sehr unerwünschte Erkrankungsbereitschaft, deren Folgen umso schwerwiegender sind, in je späterem Alter ein Rezidiv eintreten sollte. — Selbstverständlich wird es Umstände geben, für die meine Ablehnung keine Gültigkeit hat!. —

Auch für einen Großteil der *Pneumonien* halte ich noch immer eine gute Pflege nach den alten Regeln für wertvoller als die Überrumpelung des Krankheitsgeschehens durch Penicillin und Sulfonamide; jedenfalls im Krankenhaus, wo gute Ärzte und erfahrene Pflegekräfte dauernd um den Kranken sind. Auf die Hauspraxis mit ihren viel härteren Versorgungsbedingungen möchte ich solche Forderungen nicht ausdehnen.

Auf die Entgegnung, daß diese meine Ansicht ein längst überholtes konservatives Relikt sei, hätte ich nur zu erwidern, daß sie Beobachtung, Urteil und menschliche Teilnahme, also Grundbedingungen der ärztlichen Persönlichkeit, weit eindringlicher zu entwickeln vermag als ein überstürztes, jeweils *konventionelles* neuzeitgemäßes Streuschießen mit Therapieversuchen, die morgen und übermorgen bereits wieder der Verbesserung bedürfen, und über deren individuell abgestufte Indikationen die meisten sich ein eigenes Urteil noch gar nicht zu bilden vermochten.

Ein gleiches gilt auch für andere Infektionskrankheiten, z. B. den *Abdominaltyphus*, bei dem Chloromycetin nur in einer Minderzahl von — individuell ausgesuchten — Patienten notwendig wird (Rezidivgefahr! Bacillenträgergefahr!). Doch sind dies *persönliche* Auffassungen, die ich nicht mit der „Forderung" eines „*Muß*" belasten, sondern lediglich Ihrer kritischen Stellungnahme unterbreiten darf.

Von den Gefahren der Medikamente habe ich hier lediglich die allergischen Nebenwirkungen dargestellt. Ein Teil derselben bedeutet wenig, ja angesichts mancher behobenen Krankheitsgefahr „nichts". Ein anderer Teil aber kann zu einer schlimmeren Gefahr für den Kranken werden als die Grundkrankheit selbst: der komplette Schock und die deletäre Wirkung auf Knochenmark und Blut. Nur sehr sorgfältige und fortlaufende Überwachung vermag die Alarmzeichen wahrzunehmen, die einen sofortigen Abbruch der Behandlung gebieten. Antihistaminika genügen hier nicht mehr.

Ferner ist zu beachten, daß auch Arzt und Pflegepersonal gefährdet sind; bedeutungsvoller als ihre — meist nicht allzu schweren — aktuellen Symptome ist die Tatsache der eigenen Sensibilisierung, wodurch eine spätere therapeutische Verwendung im Fall eigener Erkrankung u. U. gefährlich bzw. sogar unmöglich wird; auch eine Berufsunfähigkeit von Pflegepersonal wurde mehrfach beobachtet, sofern dieses mit diesen Stoffen oder mit entsprechend behandelten Patienten Kontakt hat.

Vertraut mit den Wirkungen, den Nebenwirkungen sowie dem Mißbrauch der modernen Arzneimittel ergeben sich für uns vor allem folgende *Konsequenzen.* Wir wollen:

1. sie streng beschränken auf eine genaue Indikation, und
2. uns durch Kenntnis und Vorsorge, d. h. fortlaufende Überwachung ihrer Nebenwirkungen, schützen vor ihren möglichen Gefahren.

Auch für diese „modernen" Medikamente und ihre Anwendung gilt, was L. Daudet in seiner Lebensbeschreibung zum Lobe Potains, eines Klassikers der Medizin und Meisters der Ordination, sagt:

„Die Arzneien sind Arcana, in deren Geheimnis nur einige wenige Zauberkünstler nach langen Jahren der Erfahrung wirklich einzudringen vermögen. Eine vollkommene Verordnung verlangt ebensoviel Genie wie gesunden Menschenverstand."

Literatur.

1. Dtsch. Arch. klin. Med. **199**, 1, 17 (1951). — 2. Beitr. path. Anat. **87**, 71 (1931); Z. Hygiene **113**, 206 (1931). — 3. Virchows Arch. **309**, 471 (1942). — 4. Intern. Arch. Allergy and appl. Immunol. **4**, 14, 307 (1953). — 5. Dtsch. Arch. klin. Med. **197**, 417 (1950). — 6. Prausnitz und Küstner: Zbl. Bakteriol. (Orig.) **86**, 160 (1921). — 7. Ugeskr. Laeg. **111**, 277 (1949). — 8. Die Medizinische, **17**, 590 (1954). — 9. Ann. inter Med. **33**, 1459 (1950). — 10. Hargraves, Mills und Heck: Proc. Staff. Meet. Mayo Clin. **27**, 280 (1952). — 11. Dtsch. med. Wschr. **72**, 209 (1947); aber auch Rössle: Dtsch. med. Wschr. **71**, 48 (1946). — 12. Fuchs: Dtsch. med. Wschr. **79**, 473 (1954). — 13. Gg. B. Gruber: Virch. Arch. **258**, 441 (1925).

LXXI.

Aus der Universitäts-Hautklinik Hamburg
(Direktor: Prof. Dr. Dr. J. KIMMIG).

Nebenwirkungen der modernen medikamentösen Therapie mit besonderer Berücksichtigung der allergischen Reaktionen.

Von

J. KIMMIG.

Referat.

Die Nebenwirkungen, die wir bei den verschiedensten Medikamenten der neuzeitlichen Therapie beobachten, lassen sich in der Mehrzahl unter dem Begriff der Allergie zusammenfassen, wobei gleich betont werden muß, daß die meisten Medikamente primär weder Haptene noch Antigene sind, sondern erst unter den besonderen Bedingungen des Organismus solche werden können. Die Verschiebung chemischer und biologischer Gleichgewichte, die wir bei Chemotherapeutica und Antibiotica feststellen können, führen dagegen zu Störungen, die mit allergischen Reaktionen nichts mehr zu tun haben oder in einzelnen Fällen nur sekundär allergische Reaktionen zur Folge haben. Die toxischen Reaktionen im weitesten Sinne werden hier nicht behandelt. Die allergische Reaktion soll in den folgenden Ausführungen als Antigen-Antikörper-Reaktion verstanden werden. Wir wissen, daß der Begriff Allergie bei einzelnen Autoren sehr viel weiter gefaßt wird. Um aber eine verständliche und vor allem vergleichbare Grundlage zu haben, ist die Allergie von der Antigen-Antikörper-Reaktion nicht zu trennen. Weder durch klinische noch durch experimentelle Untersuchungen ist bisher die enge Bindung zwischen Antigen-Antikörper-Reaktion und Allergie erschüttert worden. Die allergischen Reaktionen der Haut sind histologisch und klinisch einheitlich und lassen sich entweder im exanthematisch-ekzematösen oder cutan-vasculären Formenkreis unterbringen. Die Reaktionsform ist vollkommen unabhängig von der Konstitution des Allergens, die Spezität der Reaktion dagegen im allgemeinen streng abhängig vom Aufbau des Antigens. Über die wichtige Rolle der Haut für die Diagnostik der allergischen Reaktionen haben wir in dem Vortrag von HANSEN bereits das Wichtigste gehört. Es sollen hier nur noch ganz kurz der Epicutantest und einige Formen des Intracutantestes gestreift werden! Die verschiedenen Formen der Epicutanteste sind in der Hauptsache nur zu verwerten bei den medikamentösen Kontaktdermatosen und bei den allergischen Reaktionen des ekzematösen Reaktionstypus. Die scarlatiniformen und morbilliformen Arzneimittelexantheme und die cutan-vasculär lokalisierten, urticariellen Reaktionstypen sind im Epicutantest negativ. Wertvoller ist der Intracutantest bzw.

Scarifikationstest, besonders bei Arzneimitteln aus der Reihe der
Chemotherapeutica und Antibiotica, sowie Arzneimitteln, die Proteine
enthalten. Bei diesem Test ist es wichtig, auf die Konzentration zu
achten, um eine Gefährdung des Patienten auszuschließen. Die unspezifischen Reaktionen sind bei richtiger Durchführung des Testes weitgehend vermeidbar. Der Intracutantest wird, ausgehend von der Vorstellung, daß ein Medikament (Penicillin, Aureomycin, Salvarsan, Sul-
fanilamid) als Verbindung mit einem relativ kleinen Molgewicht nur als
Hapten wirksam sein kann, so abgewandelt, daß man das zu testende
Allergen (z. B. Penicillin) mit dem Serum des zu testenden
Patienten vermischt, wobei das Hapten durch Bindung an die Serum-
Eiweißkörper zum Vollantigen werden soll. Diese Form des Intracutantestes wurde von DAMESHEK und COLMES angegeben, sie soll die Spezifität des Intracutantestes erhöhen. Nach unseren eigenen Erfahrungen
ist das nicht Fall. Eine ähnliche Vorstellung liegt dem Intracutantest
nach LEFTWICH zugrunde, bei dem das Serum einer Versuchsperson,
die mit dem zu testenden Medikament vorbehandelt worden war, dem
Patienten intracutan gespritzt wird. Ähnliche Abwandlungen wurden
übrigens auch beim PRAUSNITZ-KÜSTNERschen Versuch entwickelt, sie
sind bekannt geworden unter dem Namen P. K. nach SCHWARZ bzw.
KENEDY (siehe auch LINDEMEYER-Wien!).

Die Histologie der allergischen Reaktionen der Haut ist in den
letzten drei Dezenien immer wieder bearbeitet worden, so daß hier
auf die letzte ausgezeichnete Darstellung durch G. MIESCHER verwiesen werden kann. Es ist verständlich, daß die klinische Stereo-
typie der Reaktionsform in der Dimension, in der sich die Histologie
bewegt, noch nicht wesentlich durchbrochen wird. Nach MIESCHER
findet man bei maculo-urticariellen Arzneimittelexanthemen eine Vermehrung der monocytären Zellelemente und eine Auflockerung der
Adventitia der kleineren Gefäße, also im wesentlichen entzündliche Vorgänge im Bereich des oberflächlichen Gefäßnetzes. Vollständig fehlen
das akute Ödem und das leukocytäre Element der anaphylaktischen
Reaktion!

Unabhängig von der Frage nach der Art der Reaktion soll nun kurz
besprochen werden, was wir an Nebenerscheinungen in der Klinik und
täglichen Praxis beobachten. Es ist verständlich, daß rein zahlenmäßig
die Antibiotica und Chemotherapeutica im Vordergrund stehen. Der
Verbrauch an Penicillin ist kaum mehr zu übersehen und die Zahl der
Penicillinsalze und Penicillinkombinationen ist so sehr im Wachsen
begriffen, daß dieses Wachstum kaum mehr in den Erfordernissen der
Klinik seine Erklärung finden kann.

Versucht man die in der Literatur veröffentlichten Nebenerscheinungen nach der Behandlung mit Antibiotica zu ordnen, so ergibt sich
von selbst etwa folgende Einteilung:

I. Kondaktdermatosen, umschriebene Dermatitiden bis zum poly-
morphen Typus des Ekzems.

II. Exanthematische Reaktionsformen, scarlatiniforme morbilliforme
Exantheme.

III. Ekzematöse Reaktionstypen mit der Polymorphie der Efflorescenzen, vom Knötchen bis zur Blasenbildung, also Reaktionsbilder, wie wir sie von den organischen Arsenpräparaten, den Schwermetallen Quecksilber und Gold und dem Chinin her kennen.

IV. Die rein urticariellen Erscheinungen, bei denen die Epidermis primär unbeteiligt ist, daher die Spongiose, die Knötchen- und Bläschenbildung fehlt, die Reaktionen also ausschließlich am Gefäßapparat ablaufen.

V. Die Überempfindlichkeitsreaktionen mit Schock (Absinken des Blutdrucks), angioneurotischem Ödem, Asthma, Emphysem, Atembeschwerden, Bewußtlosigkeit, Tod.

VI. Schwellungen der Mundschleimhaut, Glossitis und Stomatitis.

Die unter I—V zusammengestellten Reaktionsformen sind bisher fast bei jedem Antibioticum und m. E. Chemotherapeuticum beobachtet worden, wenn auch zugegeben werden muß, daß sie beim Penicillin und Streptomycin bereits 8—10% des mit diesen Antibiotica behandelten Krankengutes ausmachen. In der Anamnese der Patienten, bei denen die Nebenerscheinungen beobachtet werden, fällt auf, daß die sogenannten „Allergiker" am häufigsten betroffen sind. Daneben sind Patienten mit Mykosen mit Sicherheit bevorzugt. Die Pilzträger reagieren nicht immer nach einem der beschriebenen Reaktionsbilder. Man findet bei diesen Patienten häufig einen Reaktionstypus, der sich von einem Mykid nicht unterscheiden läßt. Unter Mykiden verstehen wir exanthematische Reaktionsformen auf Mykosen (z. B. Interdigitalmykosen), bei denen es nach JADASSOHN zu einer Aussaat der Pilze über die Blutbahn kommt. Da Mykide auch an der Mund- und Rachenhöhle sowie der Conjunctiva beobachtet werden (JADASSOHN S. 657), müssen wir daran denken, daß Reaktionen an der Mundschleimhaut nach Antibiotica auch diese Ursache haben können. H. GÖTZ hat am Krankengut der Münchener Hautklinik den Nachweis erbringen können, daß unter einer Gruppe von Patienten, die bis zu 90% auf Trichophytin positiv reagierten, 16% auch auf Penicillin eine positive Reaktion zeigten. Im Zusammenhang mit diesen Untersuchungen konnte GÖTZ aufzeigen, daß die positive Reaktion auf Tuberkulin ebenfalls in einem hohen Prozentsatz begleitet ist von einem positiven Penicillintest.

Die bisher beschriebenen Nebenwirkungen werden wohl ausschließlich als allergische Reaktionen aufgefaßt werden müssen. Wir haben oben den Begriff der Allergie als Antigen-Antikörper-Reaktion festgelegt, so daß wir nun eine Erklärung schuldig sind, ob die Voraussetzungen dafür erfüllt sind. Am einfachsten gelingt der Nachweis bei den Kontaktdermatosen und bei dem exzematösen Reaktionstypus. Sehr viel schwieriger ist der Nachweis bei den morbilliformen und scarlatiniformen, exanthematischen Reaktionstypen, da hierbei, wie bereits erwähnt, die üblichen Nachweismethoden oft versagen. Die Hypothese von WOLF. EISNER, nach der ein niedermolekulärer Körper dann zum Vollantigen wird, wenn er mit einem hochmolekularen Träger, z. B. einem Eiweißkörper, gekoppelt wird, würde sehr viel erklären, aber sie ist, worauf besonders G. MIESCHER hinweist, nicht bewiesen oder läßt sich wenigstens für viele Fälle nicht beweisen. Sie scheint mir aber bewiesen zu sein, wenigstens für die von LANDSTEINER durchgeführten schönen experimentellen Untersuchungen. LANDSTEINER hat bekanntlich orthometa- und para-Aminobenzoesäure bzw. Sulfanilsäure sowie d- und l-Glukose an Pferdeglobulin chemisch gebunden und mit diesen Verbindungen Meerschweinchen sensibilisiert. Der anaphylaktische Schock konnte immer nur mit dem vollkommen identischen Koppelungsprodukt ausgelöst werden. Selbst d- und l-Glukose ließen sich nicht gegeneinander austauschen. Die Idee des hochmolekularen Trägers mit der spezifischen Gruppe erklärt uns zumindest die Chemospezifität allergischer Reaktionen. Daß sie sich morphologisch nicht fassen läßt, scheint mir kein Gegenbeweis zu sein! Die Tatsache, daß alle Verbindungen bzw. Medikamente, die zu allergischen Reaktionen führen, sehr reaktionsfähige Gruppen enthalten bzw. im Organismus zu Spaltprodukten abgebaut werden, die mindestens intermediär reaktionsfähige Zwischenstufen durchlaufen, weist doch darauf hin, daß Bindungen an Eiweißkörper eine Bedeutung zukommen kann. Die Beobachtung, daß allergische Reaktionen nicht obligat auftreten, ließe sich mit dem Auftreten von Zwischenprodukten, die eine bestimmte Reaktionslage des Organismus zur Voraussetzung haben, zwanglos erklären. Der negative Ausfall von Testreaktionen mit dem Medikament, wie es dem Organismus verabreicht wird, würde sich ohne weiteres deuten lassen, wenn erst einem Umwandlungsprodukt der betreffenden Verbindung der Haptencharakter zukommt. Einfacher formuliert können wir sagen, daß die Deutung allergischer Reaktionen solange nicht möglich ist, solange wir über den Abbau und Umbau der von uns angewandten Medikamente wenig oder gar nichts wissen. Wir wissen zum Beispiel vom Penicillin, wie es durch das Ferment Penicillinase abgebaut wird; da ein Abbau durch viele Penicillinasebildner im Darm möglich ist, wäre es wünschenswert, die allergenen Eigenschaften der Spaltprodukte zu kennen, aber über die sensibilisierenden Eigenschaften der Abbauprodukte ist so gut wie nichts bekannt. Ähnlich liegen die Verhältnisse beim Streptomycin, bei den Tetracyklinen und beim Chloramphenicol. Hinzukommt, daß wir über die Reaktionsketten, die durch eine Antigen-Antikörper-Reaktion ausgelöst werden, nur ganz unvollkommen orientiert sind. Die Entfesselung der sog. H-Substanzen ist sicher nur eine Teil-Reaktion und vielleicht bei den Schockreaktionen, wo ja die Antihistaminica am wirksamsten sind, von besonderer Bedeutung. Die Untersuchungen von UNGAR über den biochemischen Mechanismus der allergischen Reaktion beweisen jedenfalls, daß die Steigerung der extracellulären proteolytischen Aktivität nach dem Ablauf einer Antigen-Antikörper-Reaktion von großer Bedeutung ist. O. WESTPHAL und BOTHO KICKHÖFER haben in ihrer schönen Arbeit über endogene Reizstoffe die Bedeutung der UNGARschen Arbeiten besonders herausgestellt. Die primäre freiwerdende Serokinase aktiviert Plasminogen zu Plasmin; die durch Plasmin ausgelöste Proteolyse führt über Histidin zum Histamin, daneben aber zu Polypeptiden mit ähnlichen Eigenschaften, wie sie von MENKIN für das Leukotaxin beschrieben wurden. Plasminogen ist identisch mit Profibrinolysin. Ent-

sprechendes gilt für Fibrinolysin und Plasmin. Die durch Plasmin ausgelöste Proteolyse wird gesteuert durch Antiplasmin. Antiplasmin vermag
Plasmin zu inaktivieren. Die Stärke der Reaktion hängt damit von
dem Gleichgewicht Plasmin — Antiplasmin ab. Interessant ist in diesem
Zusammenhang, daß ACTH und Cortison über die Aktivierung von
Antiplasmin zu einer Hemmung des Plasmin führen. Die sogenannte
Inaktivierung des aktiven Mesenchyms findet in diesem Reaktions-
mechanismus eine anschauliche Deutung. Diese neuesten Ergebnisse
auf dem Gebiet der allergischen Reaktionen sollen nur erwähnt werden,
um zu zeigen, wie kompliziert die Verhältnisse in Wirklichkeit sind und
wir uns deshalb nicht wundern dürfen, wenn uns das Verständnis für
die in der Klinik zur Beobachtung gelangenden allergischen Erscheinungen oft fehlt.

Die Zunahme der allergischen Reaktionen in den letzten Jahren hat
nun ihre Hauptursache weder in den allergenen Eigenschaften unserer
Medikamente noch in der sogenannten allergischen Konstitution der
Patienten, sondern vielmehr in der Unzweckmäßigkeit der Anwendungsformen — und das gilt in besonderem Ausmaß für die Chemotherapeutica und Antibiotica. Die lokale Anwendung von Anästhesin und
seinen Derivaten ist noch erträglich im Verhältnis zu den vielen lokalen
Anwendungsformen des Penicillins! Obwohl allmählich bekannt sein
dürfte, daß etwa 70—90% der auf der Haut vorkommenden Staphylokokken Penicillin-resistent sind, wird das Penicillin nach wie vor lokal
angewandt! Um seine sensibilisierende Wirkung möglichst noch zu
verstärken, kombiniert man es mit obligaten Allergenen wie Aminomethylphenylsulfonamid. Es ist schon seit 10 Jahren genauestens
bekannt und durch die Arbeiten von SCHREUS, GRAUL u. a. bis in alle
Einzelheiten aufgeklärt, daß Aminomethylphenylsulfonamid bei lokaler
Anwendung besonders ausgeprägt zu Kontaktdermatosen führt. Trotzdem ist seine lokale Anwendung nicht auszurotten.

Unter 178 von uns beobachteten Kontaktdermatosen waren 67
durch Sulfonamide bedingt, davon 49 durch Marfanil, die restlichen 18 verteilten sich ungefähr gleichmäßig auf Eleudron (6), Aristamid (4), Prontalbin (4), Globuzid (2) und Badional (2). Zur Prüfung
der Chemospezifität der Sensibilisierungen wurden bei 62 Patienten
Epicutantestungen mit Sulfonamiden, Sulfanilamiden, Lokalanästhetica, p-Phenylendiamin, Anilin und Badional durchgeführt. Ähnlich
wie SCHREUS konnten wir dabei feststellen, daß von den 49 mit Marfanil sensibilisierten Kranken 39 auf Lokalanästhetica der p-Amino-
benzoesäure-Reihe (Anästhesin oder Novocain) positiv reagierten. Die
Reaktionen auf Novocain waren deutlich schwächer. Relativ häufig
waren Anilin (21) und Phenylendiamin (12) positiv! Derivate des Mar-
fanils, bei denen die paraständige Aminogruppe durch Heterocyklen
substituiert war, reagierten im Epicutantest bei Marfanil-positiven
Patienten negativ.

Von 30 Kontaktekzemen waren 17 durch Penicillin, 8 durch Streptomycin und 5 durch Aureomycin und Terramycin ausgelöst. Die Intra-
cutanreaktionen waren bei 8 cutan-vasculären Penicillinexanthemen nur

dreimal positiv und bei 3 Streptomycinexanthemen nur einmal positiv! Außerordentlich wichtig ist der Befund von FEINBERG, der erst vor kurzem schwere allergische Schock-Reaktionen nach Penicillin zusammengestellt und veröffentlicht hat, nachdem intracutane Testreaktionen mit geringen Penicillindosen bei all diesen Patienten positiv waren. Ergibt sich auf Grund der Anamnese bei Patienten, die mit Penicillin behandelt werden sollen, eine allergische Diathese, so sollten vor Beginn der Behandlung die intracutanen Testreaktionen durchgeführt werden. Besonders beachtenswert sind allergische Reaktionen nach Penicillin, die als thrombopenische Purpura in Erscheinung treten. LÖHE und TELLER haben bereits 1947/48 über eine derartige Reaktion berichtet. Inzwischen ist über Purpura-Fälle nach Penicillin von SYRING, LEVITIUS, AXTRUP, CRIEP, FLEMING u. a. berichtet worden. Die Reaktionen, die hierbei ablaufen, können übrigens auch mal nach intracutaner Trichophytin-Injektion auftreten! Es ist nicht unsere Aufgabe, die einzelnen Antibiotica nun auf alle beobachteten Nebenerscheinungen durchzusprechen. An wenigen Beispielen soll das den allergischen Reaktionen Gemeinsame herausgestellt werden. Ganz kurz soll noch angedeutet werden, daß das Novocain relativ selten bei den Penicillindepot-Präparaten die Ursache für allergische Reaktionen ist. In den Fällen, wo es sicher ist, daß eine Überempfindlichkeit gegen diese Komponente der Penicillinpräparate vorliegt, kann sie leicht umgangen werden durch schwerlösliche Penicillinpräparate gewisser Antihistaminica!

Die Einheitlichkeit der epidermalen und cutan-vasculären, exanthematischen, allergischen Reaktionsformen der Haut auf Arzneimittel wird von den Halogenen und Halogene enthaltenden Verbindungen und den Pyrazolonderivaten sehr oft durchbrochen. Insbesondere sind es die Halogene und unter ihnen das Jod und das Brom und solche Verbindungen, die beide Medikamente in leicht abspaltbarer Form enthalten, die akneiforme, tuberöse und bullöse Exantheme bedingen, die nicht immer allergischer Natur sind. Da die geheimen Asthmamittel nicht gerade zu den obligaten Präparaten der Schulmedizin gehören, aber von unseren Patienten sehr oft eingenommen werden und deshalb auch noch in der neuzeitlichen Medizin von Wichtigkeit sind, soll das Jododerm und Bromoderma tuberosum hier erwähnt werden. Vermutlich ist es das elementare Jod bzw. Brom, das über die Talgdrüsen zur Ausscheidung kommt und dort zu den schweren gangränösen und nodösen Veränderungen führt. Das Phenyldimethylpyrazolon und seine Sulfosäuren sind gelegentlich die Ursache für umschriebene maculäre und bullöse Exantheme. Das Merkwürdigste ist, daß es bei diesen umschriebenen Exanthemformen scheinbar zu einer vollständigen Fixierung von Antikörpern kommt, die oft über Jahre anhält und die man sogar transplantieren kann. Nach einer Tablette Pyramidon flammen sie regelmäßig wieder auf. Ein in seinem Verhalten besonders auffälliges Exanthem ist das Erythema nodosum, das doch recht häufig durch Sulfathiazole (Cibazol und Eleudron) ausgelöst werden kann. Nach MIESCHER, WALLGREN und LÖFGREN ist das Erythema nodosum eine relativ häufige Begleiterscheinung einer in Ausbildung begriffenen Tuberkulinallergie. MIESCHER vertritt die sehr gut begründete Auffassung, daß es sich bei dem Erythema nodosum um eine sogenannte biotrope Reaktion handelt, also um die Provokation eines Infektes, der ätiologisch noch nicht geklärt ist.

Der MILIANsche Biotropismus ist in den letzten Jahren relativ wenig zur Deutung exanthematischer Reaktionen herangezogen worden. Da das Erythem des 9. Tages aber auch nach Antibiotica häufiger beobachtet wird, wie es bekannt ist, daß unter antibiotischer Therapie latente Infekte provoziert werden können, sollte diese Erklärungsmöglichkeit für gewisse Aufflammphänomene nicht ganz in Vergessenheit geraten.

Die Verschiebung biologischer Gleichgewichte durch Antibiotica, insbesondere der aus der Reihe der Tetracykline (Aureomycin, Terramycin), ist zweifellos eins der interessantesten Phänomene, die bisher beobachtet wurden. Wir selbst haben 23 Patienten untersucht, die mit viermal 0,25 g Terramycin täglich behandelt wurden. Bei elf Patienten verschwand Coli com. aus der Darmflora und es trat dafür bei zehn Patienten eine Reinkultur von Bact. proteus auf. Ein Patient hatte eine üppige Vegetation von Strept. aur. haemol. mit einer relativ hohen Terramycinresistenz! Der Stamm wurde nur noch von 10%iger Terramycin-Konzentration in seinem Wachstum gehemmt. Ähnliche Verschiebungen der Darmflora konnten wir unter Aureomycin beobachten; regelmäßig verschwanden Coli und wurden von Proteus überwuchert. Unter sechs Patienten, die mit täglich 1 g Achromycin behandelt wurden, waren bei vier Patienten keine Coli com. mehr nachweisbar, einmal fanden wir Strept. aur. haemol. und einmal Strept. faecalis. Beide Stämme wurden nur noch von Achromycin-Konzentrationen gehemmt, die zwischen 1:100 und 1:1000 lagen. In der Mundschleimhaut wurden Verschiebungen der natürlichen Flora zugunsten von Candida albicans beobachtet, gleichzeitig traten Glossitis und Stomatitis auf.

Wir haben in Kulturversuchen die wachstumsfördernde Wirkung von Antibiotica auf Hefen und hautpathogene Pilze geprüft, konnten aber keine Stimulierung des Pilzwachstums feststellen. Wir glauben, daß durch den Wegfall der natürlichen Antagonisten das Wachstum, insbesondere der Hefen, besonders angeregt wird.

Entzündliche Veränderungen in der Vagina unter Tetracyklinen und Streptomycin werden ebenfalls gelegentlich beobachtet. Diese Erscheinungen wiegen nun deshalb besonders schwer, weil inzwischen Staphylokokkenenteritiden und Staphylokokkenpneumonien mit tödlichem Ausgang unter der Behandlung mit Terramycin beobachtet wurden (A. SENN!). Vielleicht wird es mit dem Antibioticum Erythromycin (Ilotycin), das besonders wirksam ist bei Penicillin- und Tetracyklin-resistenten Staphylokokken, möglich sein, solche Komplikationen zu vermeiden. Ob es auch möglich sein wird, Monilien-Infektionen mit Fungicidin (Nystatin) zu beherrschen, kann noch nicht entschieden werden.

Die Störung der biologischen Gleichgewichte unter Tetracyklinen und Chloromycetin kann bei langer Dauer der Verabreichung zum Vitaminmangel führen. Da die Coligruppe aus der Darmflora verschwindet, fällt die Synthese der Vitamine der B-Gruppe aus (Nicotin-säure, Pantothensäure, Paraaminobenzoesäure, Folsäure, B_{12} und Biotin). Die auftretenden Veränderungen an der Mundschleimhaut, Rhagaden, Perlèche, Glossitis usw. werden auf solche Avitaminosen zurückgeführt, zumal die Veränderungen unter einer entsprechenden Vitaminzufuhr rasch verschwinden. Zweifellos gehören die avitamino-tischen Erscheinungen zu den Spätschäden. Die sehr oft schon zu Beginn der Behandlung mit Tetracyklinen auftretenden ulcerösen Ver-änderungen an den Schleimhäuten, Vulvovaginitiden und Vaginitiden sowie Analekzeme glauben wir als Mykide auffassen zu müssen.

Wir haben eingangs kurz erwähnt, daß unerwünschte Wirkungen dadurch auftreten können, daß physiologisch-chemische Gleichge-wichte durch antagonistische Wirkungen gestört werden. Wir wissen aus der Wirkungsweise einzelner Antibiotica, daß ihre bakteriostatische Wirkung sicher über die Hemmung lebensnotwendiger Fermentsysteme zustande kommt. Vom Penicillin wissen wir, daß es in den Ab- und Umbau der Ribonukleinsäuresysteme sowie in die Proteinsynthese ein-greift. Arsenoxyde hemmen sulfhydrilhaltige Redoxsysteme, Sulfanil-amide blockieren die Wirkung der Paraaminobenzoesäure, INH scheint die Diaminooxydase zu hemmen, bei verschiedenen Cytostatica wird die spezifische antagonistische Wirkung gegenüber Vitaminen thera-peutisch ausgewertet, die Folinsäure wird gehemmt durch die 7-Methylfolinsäure, durch Aminopterin usw. Es ist nicht auszuschließen, daß Leberparenchymschäden über solche Hemmungsmechanismen von Fermentsystemen zustande kommen. Vom Aureomycin konnte gezeigt werden (MULLI, UHLENBROOK und LUDWIG), daß es vermutlich das Co-Enzym A-System zu hemmen vermag. Die Beispiele könnten be-liebig vermehrt werden. Wir erwähnen diese Zusammenhänge, um zu zeigen, daß jede Therapie mit Medikamenten notwendigerweise ihre zwei Seiten haben muß. Die gründliche Kenntnis der therapeutischen, physiologischen, chemischen und allergischen Eigenschaften einer Ver-bindung erlaubt es uns, in den meisten Fällen unerwünschte Komplika-tionen zu vermeiden. Um dieses Ziel zu erreichen, ist es aber notwendig, daß wir unser therapeutisches Handeln vereinfachen, die Indikation für wertvolle Medikamente scharf abgrenzen und jede Polypragmasie vermeiden. Der Erfolg der neuzeitlichen Therapie wird nicht durch die sogenannten Nebenwirkungen in Frage gestellt, sondern durch unsere Fähigkeit bzw. Unfähigkeit, sie zu vermeiden. Wenn wir uns deshalb in einer Gesamtschau über die Schäden, insbesondere diejenigen aller-gischer Genese, eine Übersicht zu verschaffen versuchten, so geschah das nicht, um unfruchtbare Kritik zu üben, sondern um die Schäden einer kritiklosen Anwendung zu vermeiden.

LXXII.

Nebenwirkungen der modernen medikamentösen Therapie mit besonderer Berücksichtigung der allergischen Reaktionen.

Von

PLATON PETRIDES (Düsseldorf).

Mit 1 Textabbildung.

Ich möchte meine kurze Besprechung der medikamentös-allergischen *Blut- und Markschäden* mit dem Hinweis beginnen, daß vor fast 20 Jahren BOCK und auch SCHILLING vor dieser Gesellschaft am Beispiel der Pyramidon-Agranulocytose erstmals den Allergiebegriff auf das hämopoetische System ausdehnten. Seitdem ist die *Kasuistik* dieser unerwünschten Nebenwirkungen sehr umfangreich geworden und erfährt infolge der ausgedehnten Chemo- und Antibiotika-Therapie eine ständige Zunahme. Neben den bekannten Substanzen, wie Pyramidon, Salvarsan, Sulfonamide usw., wurden in den letzten Jahren Beobachtungen über Knochenmarksschäden nach *Chloromycetin*, Tuberkulostatica, Thyreostatica, Antiepileptica usw. bekannt. Grundsätzlich muß jedem Medikament antigene Kraft zuerkannt werden, wenn wir auch wissen, daß einzelne Knochenmarkselemente durch bestimmte Stoffe bevorzugt befallen werden; hier spielt offenbar auch die Häufigkeit ihrer Einnahme eine gewisse Rolle. Oft geht die Sensibilisierung von den Vehikelsubstanzen und nicht von den Medikamenten selbst aus (ESSELLIER). Zahlen über die *Häufigkeit* allergischer Markschäden sind wenig bekannt geworden: Die Schwankungen von Medikament zu Medikament und in den einzelnen Ländern sind erheblich.

Schwierig ist im Einzelfall die Erkennung der Faktoren, die gerade zu dieser allergischen *Organlokalisation* führen. Wir haben selbst mit SCHMENGLER zeigen können, daß das Knochenmark — wie übrigens auch die Leber — als Schockorgan reagieren kann. Analog den sonstigen Organdispositionen allergischer Menschen muß man also wohl auch hierbei an eine besondere Bereitschaft des Knochenmarks bei eventuell eingeschränkter konstitutioneller Leistungsbreite denken (KÄMMERER). Eine sensibilisierende Wirkung muß vor allem auch vorausgegangenen Krankheiten, vornehmlich *Infekten*, aber auch der allergisierenden Kraft gewisser Chemikalien (GOLD, Benzol, Salvarsan usw.) zugebilligt werden. Gerade auch eine langdauernde funktionelle Belastung des Knochenmarkparenchyms durch Infekte dürfte oft seinen späteren Zusammenbruch begünstigen. Im Hinblick auf das gestrige Referat von Herrn Prof. SCHMIDT muß schließlich noch überlegt werden, inwieweit die erwähnten „vorbereitenden" Krankheiten zur Schädigung des

Organismus mit Bildung von Antikörpern gegen hierdurch veränderte und frei gewordene Organproteine führen können. Wir wissen heute, daß hierdurch ebenfalls organlokalisierte anaphylaktische Erscheinungen ausgelöst werden können (Cavelti, Filipp und Szentivantyi).

Im Hinblick auf die Wichtigkeit der *Prophylaxe* dieser hämatologischen Nebenwirkungen habe ich die dabei zu berücksichtigenden Gesichtspunkte in folgender Übersicht zusammengestellt (Tabelle 1).

Tabelle 1. Prophylaxe der medikamentös-allergischen Blut- und Markschäden.

1. Strenge Indikationsstellung bei jeder medikamentösen Therapie.
2. Kenntnis der Zusammensetzung neuer Medikamente.
3. Vermeidung von Depotformen und lokaler Applikation (Neue Antigene!).
4. Kenntnis der Nebenwirkungen.
    Subjektive Beschwerden: Übelkeit, Schwindel, Juckreiz, Frostgefühl.
    Objektive Zeichen: Entzündliche Mundschleimhautveränderungen.
    Haut- und Schleimhautblutungen.
    Arzneimittelexanthem.
    Arzneifieber (2. bis 4. Woche nach Medikamenteinnahme).
5. Prädisponierende Faktoren
    Herd- und Allgemeininfekte,
    „Stress"-Situationen.
6. Sonstige Allergosen.
7. Eventuelle Hautteste vor Medikation.
8. Häufige Blutbild- und Thrombocytenkontrollen (Eosinophilie, Granulopenie usw.).

Das *klinische Bild* wird als bekannt vorausgesetzt. Man weiß aus hämatologischen Untersuchungen, daß die Einwirkung auf die Blutzellen schlagartig sein kann: So kann z. B. manchmal schon 15 Minuten nach Sedormid-Einnahme die Purpurablutung beginnen und in weniger als einer Stunde ein weitgehender Plättchenschwund eingetreten sein. Man muß ferner wissen, daß manchmal nach überstandenem anaphylaktischen Markschaden eine Giftfestigkeit mit der Möglichkeit zur Weiterführung der bisherigen Therapie eintreten kann. Andererseits kann bei demselben Kranken ständig eine besondere Labilität des Schockorgans Knochenmark bestehen bleiben. Hanhart weist auf die Bedeutung des Erbfaktors hin.

Die hämatologisch so interessanten *morphologischen Befunde* können hier nur kurz erwähnt werden (Tabelle 2).

Ich möchte darauf hinweisen, daß nur mit größter Zurückhaltung prognostische Rückschlüsse aus morphologischen Befunden möglich sind.

Trotz der von den Herren Referenten bereits erwähnten Schwierigkeiten in der *Diagnostik* allergischer Organerkrankungen ist diejenige der allergischen Knochenmarksschäden in den letzten Jahren wesentlich ausgebaut worden. Die bekannten Proben in einfacher oder modifizierter Form (Hansen) können unter Umständen zu bedrohlichen Verschlimmerungen granulopenischer bzw. thrombopenischer Zustände führen: Aus diesem Grunde sind heute auch trotz ihrer hohen Beweiskraft die früher so zahlreich geübten Expositions- oder Belastungsversuche unbedingt abzulehnen. Von verschiedener Seite (BIELING, KÄMMERER, MALMROS u. a.) wird außerdem auf die mögliche Gefährdung der Versuchsperson durch Infektionsübertragung bei der indirekten Testung hingewiesen, ein sicher äußerst seltenes Ereignis.

Tabelle 2. Morphologie der medikamentös-allergischen Blut- und Markschäden.

1. Agranulocytosen:
   Aplastisches, zellarmes, retikuläres Mark. Hyperplastisches, promyelocytär-myelocytäres Mark.
   Außerdem: Eosinophilie, Vakuolisierung, Phagocytose, Degenerationsformen, Retikulumzellvermehrung.
2. Thrombopenien:
   Zunahme der Megakaryocyten mit fehlender oder eingeschränkter Plättchenbildung.
   Manchmal Reifungs- und Bildungsstörungen der Megakaryocyten, *elektronenoptisch auch qualitative Plättchenschäden.*
3. Erythroblastophthisen (GASSER):
   Meist ohne Anämie: proerythroblastenähnliche Riesenzellen, Plasmazellvermehrung im Mark und Gewebsmastzellen.
4. Hämolytische Anämien:
   Nach Sulfonamiden, Conteben, Phenacetin u. a.
   Eventuell hyperplastisches Erythroblastenmark, Sphärocytose, Retikulocytose.
5. Panmyelophthisen:
   Zellarmes, oft reticuläres Mark, Fettmark.
   Vorher oft: entzündliche Markbefunde (ROHR), *Retikulumzellvermehrung,* Eosinophilien.
6. L. E.-Phänomen:
   Nach Penicillin, Hydantoin (WALSH und ZIMMERMAN, MIESCHER und DELACRETAZ).
7. Sonstiges:
   Mononukleose-ähnliches Bild nach PAS (LICHTENSTEIN und CANNEMEYER).
   Lymphknotenschwellungen und Eosinophilie nach Mesantoin (BODART).

Verständlicherweise wurden deshalb verschiedene Versuche unternommen, *in vitro-Teste* zu entwickeln. Ihr positiver Ausfall ist allerdings nur bei hohen Sensibilisierungsgraden gewährleistet.

1. Untersuchung der *Plättchenagglutination* nach ACKROYD sowie MIESCHER. Gibt man zum Citratblut sedormidempfindlicher Patienten eine gesättigte Sedormidlösung, so ist nach Sedimentation der Erythrocyten das überstehende Plasma weniger trübe als in Kontrollversuchen ohne Sedormidzusatz, da es zu einer auch phasenmikroskopisch nachweisbaren Plättchenagglutination gekommen ist.

2. *Retraktion des Blutkoagulums* nach ACKROYD. Diese wird durch Zusatz von Sedormid zum Blut in vitro deutlich verringert oder sogar verhindert: Die für den normalen Gerinnungsvorgang erforderliche Zahl normaler Plättchen ist infolge der Plättchenlyse des Sedormidkranken erheblich reduziert.

3. *Präzipitinprobe* nach MIESCHER. Patientenserum wird mit einer gesättigten Sedormid-Kochsalzslösung überschichtet und die Grenzschicht beobachtet: Im Fall einer erheblichen Sedormid-Sensibilisierung läßt sich eine deutliche Trübung erkennen.

4. *Passive Übertragung* der Sedormid-Anaphylaxie (MIESCHER). Meerschweinchen zeigen nach entsprechender Vorbehandlung und Reinjektion einer gesättigten Sedormid-Kochsalzlösung typische anaphylaktische Schockzeichen.

5. *Thrombopenischer Index* (HOIGNÉ, STORCK u. a.). Er ist besser als der VAUGHAN-Test und andere Hautteste. Nach Exposition mit dem betreffenden Medikament sinken bei Vorhandensein einer medikamentösen Allergie die Thrombocyten infolge Thrombocyten-Agglutination morgens nüchtern innerhalb von $1^1/_2$ Stunden um 15% und mehr des Ausgangswertes. Auch in vitro kann in Patientenblut nach Zugabe von Allergen eine Thrombocyten-Agglutination beobachtet werden.

6. *Transfusions- und Agglutinations-Versuche* (MOESCHLIN, DAUSSET u. a.). Sie werden kurz im Rahmen der pathogenetischen Betrachtungen abgehandelt.

7. *Komplementbindungs-Reaktionen.* Komplementbindung durch Sedormid erzeugt erhebliche Komplementverringerung (ACKROYD). Negativer Ausfall ist nach LINDEMAYR oft durch eigenhemmende Wirkung mancher Medikamente bedingt, die man z. B. durch Zusatz von Rinderalbumin (beim Neo-Salvarsan) herabdrücken kann. Auch kann das Inaktivierungsverfahren des Serums geändert werden, indem man es bei 37° über 18 Stunden stehen läßt.

Die erwähnten Möglichkeiten der diagnostischen Erfassung allergischer Blut- und Markschäden beleuchten bereits sehr deutlich den *pathogenetischen Mechanismus* dieser Erscheinungsbilder, wobei auch hier auf die Hauptreferate verwiesen sei. Wir sehen also, daß die akuten Formen dieser Schäden meist den Gesetzen der Allergie und Immunologie folgen. Diese Tatsache hat ihren Niederschlag in der Begriffsbildung *„Immuno-Hämatologie"* gefunden. Nunmehr war mit dem lokalen und serologischen Antikörpernachweis der Beweis für die Behauptung erbracht, daß es sich bei den akuten Agranulocytosen, Thrombopenien usw. um eine anaphylaktische Krise des Knochenmarks im Rahmen einer Antigen-Antikörper-Reaktion (BOCK) handelt. Immer wieder hat man sich über den Angriffspunkt der anaphylaktischen Schädigung Gedanken gemacht und neben der Möglichkeit einer verminderten Zellbildung- und -ausschwemmung ins periphere Blut einen vermehrten Untergang in der Peripherie vermutet. Die Annahme einer plötzlichen Bremsung der Knochenmarkstätigkeit erklärt nicht den oft in kürzester Zeit (vergl. oben) einsetzenden Absturz der Zellzahlen, sondern läßt einen akuten Zelluntergang bzw. eine Zellelimination in der Peripherie annehmen. Isotopenversuche zeigten, daß in den Lungen ein Abfangmechanismus für die — vorher wahrscheinlich durch Agglutination geschädigten — Leukocyten existiert. MOESCHLIN und WAGNER berichteten nun vor zwei Jahren vor dieser Gesellschaft über eine Patientin mit einer überstandenen Pyramidon-Agranulocytose: Bei ihr traten auf mehrmalige Belastungsversuche mit unterschwelligen Pyramidondosen neben dem typischen Granulocytenabfall im Serum Antikörper auf. Diese übten in vitro eine spezifisch agglutinierende Wirkung nicht nur auf die Leukocyten dieser Patientin, sondern auch auf normale

Leukocyten aus, wodurch sich auch bei Gesunden vorübergehende Granulocytopenien hervorrufen ließen (Abb. 1).

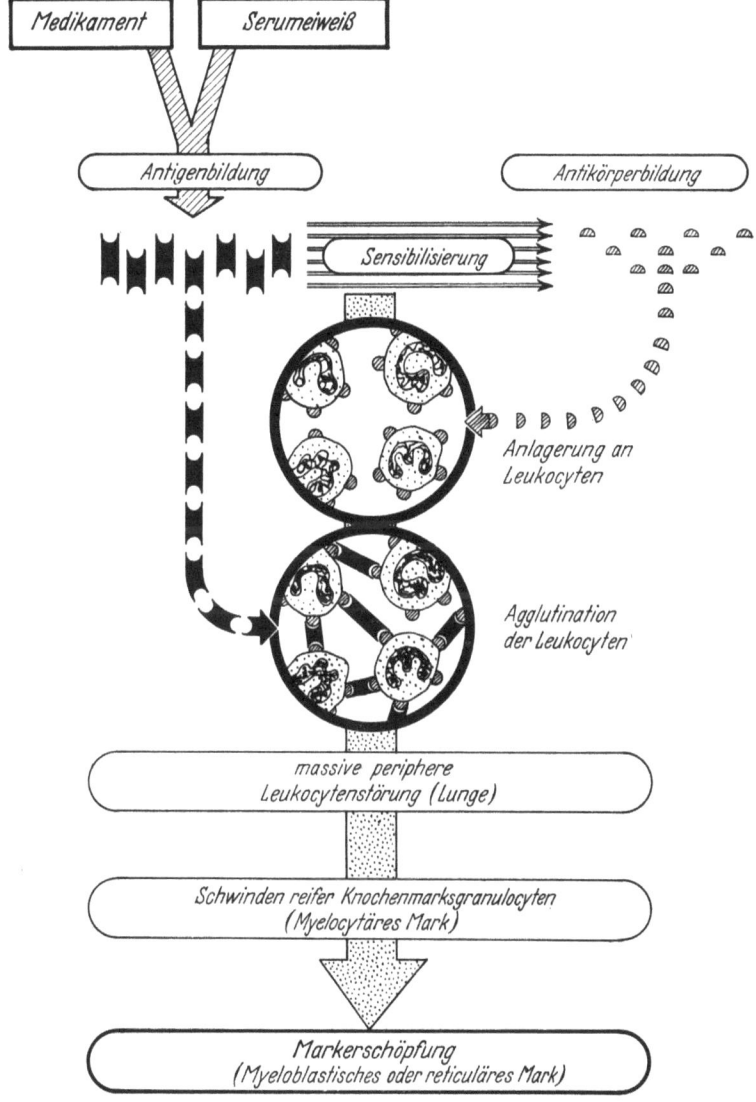

Abb. 1. Immuno-Agranulocytose (nach MOESCHLIN).

MOESCHLIN vermutet, daß die Leukocyten nach erfolgter Antikörperbeladung und Agglutination in der Lunge abgefangen werden und deshalb aus dem Blutstrom verschwinden. Die massive periphere Leuko-

cytenzerstörung ist von einer enormen Beanspruchung des Markes bis
zu seiner schließlichen Erschöpfung gefolgt, die Markveränderung
beruht nach ihm also nicht auf einer Markhemmung. Bei Anerkennung
der großen Bedeutung peripherer Momente möchten wir selbst jedoch
in Kenntnis der Reaktionsfähigkeit des Knochenmarks als Schockorgan
auch eine direkte Beeinflussung der Markfunktion durch den anaphylaktischen Vorgang annehmen, eine Auffassung, die auch HEILMEYER und
BOCK teilen. DAUSSET spricht von „leuco-anticorps allergiques" im
Zusammenhang mit medikamentösen Agranulocytosen und betont ebenfalls die Bedeutung des Antigens für die Oberflächenveränderung der
Blutzellen als Voraussetzung für ihre spätere Agglutination. ACKROYD
hatte bereits vorher einen analogen Mechanismus für die *Sedormid-
Thrombopenie* nachgewiesen. Von seinen Untersuchungen, die inzwischen
von verschiedener Seite auch für die Chinidin- bzw. Chininpurpura
(BIGELOW und DESFORGES sowie GRANDJEAN) bestätigt wurden, war
bereits bei Besprechungen der Diagnostik die Rede.

Die Prognose der allergischen Markschäden hat sich durch die neu-
zeitliche Therapie wesentlich verbessert. In erster Linie ist hier die
wirkungsvolle Anwendung der Antibiotika sowie die antiallergische und
knochenmarksstimulierende Behandlung mit Hypophysen-Nebennieren-
rindenwirkstoffen zu erwähnen. Daneben behalten einige der bisher
geübten Behandlungsmaßnahmen, wie Bluttransfusionen, Vitamintherapie usw., ihre Bedeutung.

Literatur.

ACKROYD, J. F. in P. KALLOS: Fortschritte der Allergielehre, Bd. III, Basel:
S. Karger 1952; Amer. J. Med. **14**, 605 (1953). — BIELING: zit. nach KÄMMERER. —
BIGELOW, F. S. und J. F. DESFORGES: Amer. J. med. Sci. **224**, 274 (1952). —
BOCK, H. E.: Verh. dtsch. Ges. inn. Med. **47**, 213 (1935); Agranulocytose, Stuttgart:
Ferd. Enke 1946; Arzneimittelforsch. **1952**, 405. — BODART, F.: Wien. Z. inn. Med.
1953, 375. — CAVELTI: zit. nach FILIPP und Mitarbeiter. — DAUSSET, J.: Schweiz.
med. Wschr. **1953**, 1037; Presse méd. **1953**, 1533. — ESSELLIER, A. F. und G. DE
MEYER: Z. klin. Med. **147**, 537 (1951). — FILIPP, G. und A. SZENTIVÁNYI: Wien.
klin. Wschr. **1953**, 620. — GASSER, C.: Helv. paed. Acta **4**, 107 (1949). — GRAND-
JEAN, L. C.: Acta med. scand. **131**, 165 (1948). — HANHART, E.: Schweiz. med.
Wschr. **1946**, 1191. — HANSEN, K. zus. mit BERGER: Allergie, Leipzig: Thieme 1940.
— HANSEN, K.: Dtsch. med. Wschr. 1952, Allergiebeilage Nr. 2. — HEILMEYER, L.
und H. BEGEMANN: Blut und Blutkrankheiten, Springerverlag 1951 in Handb. inn.
Med. — HOIGNÉ, STORCK und Mitarbeiter: Schweiz med. Wschr. **1953**, 692. —
HOIGNÉ u. Mitarb.: Schweiz med. Wschr. **1953**, 718, 721. — KÄMMERER, H.: Handb.
inn. Med., 4. Aufl., VI. Bd., 1. Teil, S. 338 (1954). — LICHTENSTEIN, M. R. und W.
CANNEMEYER: J.A.M.A. **152**, 606 (1953). — LINDEMAYR, W.: Dtsch. Dermatol.
Kongr. 1953, Frankfurt. — MALMROS, H.: Acta allergol. (Kopenh.) **1**, 184 (1948).—
MIESCHER, P.: Schweiz. med. Wschr. **1952**, 1279; **1953**, 216, 1185. — MIESCHER, P.
und J. DELACRÉTAZ: Schweiz. med. Wschr. **1953**, 536. — MOESCHLIN, S. und K.
WAGNER: Verh. dtsch. Ges. inn. Med. **58**, 673 (1952); Acta hämat. **8**, 29 (1952). —
PETRIDES, P.: Schweiz. med. Wschr. **1950**, 1114; Fortschr. d. Med. **1953**, 329; Erg.
inn. Med. Neue Folge **4**, 195 (1953). Hier ausführl. Literaturverz. — PETRIDES, P.
und F. E. SCHMENGLER: Z. exper. Med. **117**, 297 (1951). — SCHILLING, V.: Verh.
dtsch. Ges. inn. Med. **47**, 198 (1935). — WALSH, J. R. und H. J. ZIMMERMAN: Blood
8, 65 (1953).

LXXIII.

Nebenwirkungen der modernen medikamentösen Therapie mit besonderer Berücksichtigung der allergischen Reaktionen.

(Pharmakologischer Teil.)

Von

K. SOEHRING (Hamburg).

Referat.

I.

Nachdem die beiden klinischen Referate eine ausführliche Diskussion der Rolle der Antigen-Antikörper-Reaktion bei der Auslösung allergischer Nebenwirkungen im Zuge der Arzneitherapie gebracht haben, möchte ich Ihre Geduld nicht noch mit weiterer Erörterung dieser Phänomene in Anspruch nehmen. Schon KIMMIG hat dargelegt, daß die von DALE (1927) inaugurierte, heute weit verbreitete Auffassung von der dominierenden Rolle des *Histamins* oder der „H-Substanzen" in der zweiten Phase des Ablaufs allergischer Reaktionen einer Revision bedarf. Nachdem diese Hypothese von der Pharmakologie aufgestellt und in den letzten Jahren im wesentlichen von Pharmakologen der britischen und französischen Schule immer wieder gestützt wurde, halte ich es hier für meine Aufgabe, den gegenwärtigen Stand dieser Probleme kurz zu skizzieren.

Sir HENRY DALE hat mit zahlreichen Mitarbeitern seit 1929, also seit 25 Jahren die Bedeutung des Histamins bei der Entstehung anaphylaktischer und allergischer Manifestationen an den verschiedensten Erfolgsorganen — vom Gefäßsystem über den Intestinaltrakt bis zu den Atemwegen — immer wieder betont. Diese Deutung lag aus verschiedenen Gründen nahe:

Einmal hatten BEST und Mitarbeiter (1927) um die gleiche Zeit den Nachweis geführt, daß Histamin in zahlreichen Organen „gebunden" an allerdings hypothetisch gebliebene Strukturen in Mengen vorhanden ist, die bei ihrer „Freisetzung" intensive Wirkungen an den empfindlichen Erfolgsorganen auslösen können.

Zum zweiten drängte sich der DALEschen Arbeitsgruppe — und in der Folge vielen anderen Pharmakologen, von denen hier nur HALPERN auf dem Kontinent und ROCHA E SILVA in Brasilien genannt seien — die auffällige Parallelität im Erscheinungsbild einzelner Schockfragmente mit der Histaminwirkung an den gleichen Erfolgsorganen auf. Diese Ähnlichkeit ist, wenn man nicht das Gesamtbild der anaphylaktischen Reaktion, sondern Teilvorgänge betrachtet, in der Tat oft verblüffend, wenn sie sich auch nicht in allen Versuchsanordnungen der experimentellen Pharmakologie erkennen läßt. Hinzu kommt, daß der direkte chemische Nachweis von Histamin in Geweben und Körperflüssigkeiten relativ schwierig ist, so daß sich sehr viele Autoren biologischer Reaktionen bedienen, an deren Spezifität mehr oder weniger strenge Anforderungen gestellt werden. So wird von vielen die Aufhebung einer mit einem biologischen Extrakt erzielten Kontraktur mit Hilfe eines der zahlreichen „Antihistaminica" als sicherer Beweis für die Histaminnatur der kontraktur-wirksamen Substanz angesehen. Selbst an so einfachen Strukturen, wie sie z. B. das für derartige „Teste" viel benutzte Darmpräparat vom Meerschweinchen darstellen, wirken die „Antihistaminica" nicht *nur* histamin-antagonistisch, so daß derartige Schlüsse zum mindesten weiterer Stützung bedürfen.

In den letzten Jahren sind vor allem ausgehend von klinischen Beobachtungen und von Versuchen am intakten Tier so viele Zweifel an der ausschließlichen Gültigkeit der *Histamin*hypothese vorgebracht worden, daß wir uns damit auseinandersetzen müssen. Zunächst einmal zeigte es sich, daß bei einer ganzen Anzahl von als „allergisch" bedingt angesehenen Krankheiten die „Antihistaminica" versagten. Dies gilt vor allem für zahlreiche Formen des Bronchialasthmas. Es ist daher kein Wunder, daß das Interesse der Pharmakologen sich diesem Phänomen zuwandte, so daß zahlreiche Untersuchungen an dem klassischen Objekt der Allergieforschung, dem Meerschweinchen, mit dem Ziele durchgeführt wurden, die Unterschiede zwischen „allergischem" und „Histaminasthma" näher zu definieren. Die Grundlage aller derartigen Bemühungen in methodischer Hinsicht wurde von Preuner gegeben, der durch seinen Mitarbeiter Reichel (1942) ein Inhalationsverfahren zur Asthmaauslösung veröffentlichen ließ, das mehrfach abgewandelt, auch heute noch benutzt wird. Wir selbst haben in Zusammenarbeit mit Wettwer (1952) das Verfahren so ausgebaut, daß quantitative Angaben über die Atmungsbehinderung möglich wurden. Ganz besonders aber hat sich Friebel (1953) die Aufdeckung der Unterschiede zwischen der allergischen und der Histamingenese des Asthmas zum Ziel gesetzt, wobei er im Prinzip die gleiche Methode anwandte. In der Zusammenfassung seiner Ergebnisse betont er, daß trotz äußerer Ähnlichkeit beider Syndrome sich deutliche Unterschiede feststellen lassen.

Beim *allergischen Asthma* steht die *sekretorische Dysfunktion* im Vordergrund, was auch in der von uns ebenfalls beobachteten vasomotorischen Begleitrhinitis erkennbar wird. Diese experimentellen Beobachtungen decken sich mit den Erfahrungen versierter Kenner des Syndroms beim Menschen, wie etwa Wolfer.

Das *Histamin*asthma ist beim Meerschweinchen dagegen im wesentlichen durch die *Bronchokonstriktion*, die auch mit Acetylcholin erreicht werden kann, charakterisiert. Diese Feststellungen von Friebel können wir nur bestätigen.

Die aus den Beobachtungen am lebenden Tier abgeleiteten Differenzen werden noch deutlicher bei der histologischen Untersuchung, auf deren Ergebnisse im einzelnen einzugehen die Zeit verbietet. Therapeutische Versuche mit Antihistaminen bei beiden Formen des Meerschweinchenasthmas zeigten, daß für die Beherrschung des allergisch ausgelösten Anfalls bis zu zehnfach größere Dosen im Vergleich mit der Therapie des Histaminasthmas benötigt wurden.

Da wir die Besprechung dieser Versuche nur als Modell zur Charakterisierung der Unterschiede zwischen histamin- und allergisch-bedingten Organreaktionen gewertet wissen wollen, kann auf die für die Allergieforschung bedeutsamen Einzelbefunde von FRIEBEL nicht noch näher eingegangen werden. Inzwischen sind aber auch Arbeiten an anderen klassischen Objekten der Allergie- und Histaminforschung, etwa am isolierten Dünndarm des Meerschweinchens, z. B. von ALBERTY (1954) durchgeführt worden, die unsere Zweifel an der Wirkung „freigesetzten" Histamins als einziger stofflicher Ursache allergischer Reaktionen nähren. Man wird also, ohne auf die speziellen Verhältnisse der ursächlichen Bedeutung nervaler Impulse hier eingehen zu können, den oft mit Histamin synonym verwandten Begriff der „H-Substanzen" wieder hervorholen und einer eingehenden Analyse unterziehen müssen. Es ist durchaus denkbar, daß eine Summe verschiedener körpereigener Wirkstoffe, in erster Linie von Abbauprodukten des Eiweißstoffwechsels, für die Auslösung der allergischen Reaktion nach Ablauf der Antigen-Antikörper-Reaktion eher verantwortlich gemacht werden kann, als der am besten untersuchte Vertreter dieser Reihe, das Histamin.

Aus der großen Zahl von „biogenen Aminen", die hier in Betracht kommen, sei nur eine schon relativ lange bekannte Substanz herausgegriffen: das von ERSPAMER zuerst als Enteramin beschriebene, heute auch als *Serotonin* bezeichnete 5-Oxytryptamin. Wenn man die zahlreichen Befunde überschaut, die in den letzten Jahren mit dieser u. a. in den Blutplättchen und im gesamten Magen-Darm-Trakt nachgewiesenen körpereigenen Wirksubstanz in fast allen denkbaren Versuchsanordnungen gesammelt wurden, so ist man versucht, ihr ebenfalls eine führende Rolle beim Zustandekommen allergischer Zustände zuzuweisen. Wäre sie etwa vor dem Histamin bekannt und genau untersucht gewesen, hätte sich wahrscheinlich das Interesse der Allergieforschung ihr zugewandt — wir hätten dann vielleicht eine „Serotonin-" an Stelle der *Histamin*hypothese. Manche Wirkungen von 5-Oxytryptamin lassen sich tatsächlich besser in das Gesamtbild allergischer Vorgänge einordnen als die entsprechenden Histamineffekte. Wir wollen jedoch nicht in den Fehler verfallen, eine Hypothese durch eine andere auf die Dauer ebenfalls nicht haltbare zu ersetzen.

Bei der Entstehung allergischer Arzneimittelreaktionen nach Ablauf der in vieler Hinsicht auch noch problematischen Antigen-Antikörper-Reaktion glauben wir auf Grund des Vorgetragenen also, die ausschließliche Rolle des Histamins mit FRIEBEL ablehnen zu müssen. Die Gleichsetzung des Begriffes „H-Substanzen" mit dem Begriff „Histamin", die oft unbewußt vorgenommen wird, ist unzulässig. Die „H-Substanzen" sollten vielmehr eine Aufforderung darstellen, mit dem gesamten experimentellen Rüstzeug der physiologischen Chemie und Pharmakologie der Gegenwart vorurteilslos an die Analyse der Stoffwechselvorgänge allergisch veränderter Gewebe heranzugehen. Hier sehe ich eine wichtige Aufgabe der Pharmakologie bei der Aufklärung der Pathogenese der allergischen Reaktionen auf Arzneimittel.

II.

Die allergischen Reaktionen auf Arzneimittel sind jedoch nicht die einzige Ursache für „Nebenwirkungen", die wir besser als „unerwünschte Wirkungen" bezeichnen sollten. Eine weitere, sehr wichtige Möglichkeit für das Auftreten therapeutisch unzweckmäßiger Effekte in der Praxis liegt in der unzureichenden, weil unter *einem* Leitgedanken durchgeführten pharmakologischen und klinischen Prüfung. Wir wollen dies an einigen wenigen Beispielen erläutern:

1. Die klassischen Untersuchungen über die Wirkung von *Curare*-Alkaloiden haben — wie es HANS HORST MEYER (1910) formulierte — „bei der physiologischen Ortsbestimmung des *hauptsächlichen Angriffspunktes*" die motorische Endplatte gefunden. Seither sind die Effekte an diesem „Hauptangriffspunkt" Gegenstand unzähliger Untersuchungen gewesen, die u. a. von TAYLOR (1951) zusammengefaßt worden sind. Eine Reihe von mehr oder weniger gesicherten Hypothesen über die Wirkungsweise an diesem „Angriffspunkt" wurde aufgestellt und hat für viele Experimentatoren die Beschäftigung mit dem Gegenstand noch reizvoller gestaltet.

Seit 1940 nun wird Curare als Intocostrin, etwas später als d-Tubocurarinchlorid klinisch zur Verhütung von Verletzungen bei der Schocktherapie und zur Erzielung einer vollständigen Muskelerschlaffung während Operationen angewendet. Seither sind unzählige Verbindungen synthetisiert und auf ihre Wirkung an der Endplatte mit den für diesen Zweck ausgearbeiteten Routinemethoden geprüft worden. Wenn dann die Giftigkeit einer solchen Verbindung ihre Verwendung nicht von vornherein verbot, und die „curariforme" Wirkung gut war, wenn sie gar länger anhielt als bei dem Naturprodukt, so wurde nicht selten mit der klinischen Erprobung begonnen. Erst hierbei stellten sich dann gelegentlich Wirkungen heraus, mit denen man nicht gerechnet hatte: So können bei wiederholter Anwendung von Curare und wirkungsverwandten Stoffen im Laufe mehrerer Stunden einmal eine Blutung auftreten, ein andermal Bronchospasmen oder andere Effekte an vegetativ innervierten Organen. Für den Anästhesisten ist die Analyse derartiger Vorfälle nicht immer leicht, weil er meist verschiedene Arzneimittel gleichzeitig anwendet. Wenn man aber über irgendein spezielles Präparat derartige Klagen von klinischer Seite hört, gibt man sich als Pharmakologe mit der von ANREP gegebenen Erklärung gern zufrieden, daß Curare Histamin frei-setze. Dies wurde in Versuchen am Zwerchfell nachgewiesen. Die quergestreifte Muskulatur ist nun praktisch nicht histamin-empfindlich. Es lag daher nahe, dieses klassische Versuchsobjekt zu verlassen und histamin-empfindliche vegetative Systeme auf ihre Beeinflussung durch Curare zu untersuchen. Man würde erwarten, nach Einbringung eines nur aus vegetativen Ganglienzellen, autonomen Fasern und glatter Muskulatur bestehenden Systems in eine Tubocurarin-haltige Lösung geeigneter Konzentration und Zusammensetzung die als Histamineffekt bekannte Kontraktur zu sehen. Dies müßte die Folge der „Freisetzung" zellständigen Histamins sein. Wir haben mit STAVE und besonders mit STOLZEN-

BURG und GRUNICKE derartige Versuche kürzlich durchgeführt, wobei wir einen Muskelstreifen aus der Harnblase des Meerschweinchens, sowie die sogenannte „Tänie" vom Coecum des gleichen Tieres als besonders geeignete Modelle benutzten. Selbst große Konzentrationen an Tubocurarin und wirkungsverwandten Synthetica haben *nicht* den erwarteten Effekt: Eine Freisetzung von Histamin aus dem Gewebe tritt also, wenigstens innerhalb der Versuchszeit von mehreren Minuten nicht ein. Bringt man aber auf ein so vorbehandeltes Präparat eine Testdosis Histamin, deren Wirkungsgröße vorher festgelegt war, so kommt es zu einer Verstärkung der Kontraktur, die mit manchen Präparaten mehr als 100% der Ausgangshöhe beträgt. Das Ausmaß der Verstärkung geht bemerkenswerterweise parallel der Curarewirkung in der Klinik, sowohl was Intensität, als auch was Wirkungsdauer angeht. Die einfachste Erklärung dieses Verstärkungseffektes liegt in der von CANNON und ROSENBLÜTH (1939) festgestellten Tatsache, daß denervierte vegetative Strukturen empfindlicher gegenüber Reizsubstanzen werden. Wir erreichen also — allerdings mit höheren Konzentrationen als an der Endplatte — auch eine Unterbrechung der *vegetativen* neuromuskulären Überleitung mit Curare-wirksamen Substanzen. Diese Auffassung wird auch durch Befunde von RUMMEL (1952) gestützt. Mit anderen Worten: *Wir zielen bei der klinischen Anwendung auf die Endplatte — und treffen u. U. auch vegetative Funktionssysteme, die Blase, den Darm — und das Gefäßsystem!* Dies gilt bei einmaliger Anwendung einer Curare-wirksamen Substanz in der üblichen Dosierung praktisch nicht; werden aber besonders haftfähige Verbindungen im Laufe längerer Operationen wiederholt angewandt, so ist es durchaus möglich, daß an irgendwelchen vegetativen neuromuskulären Überleitungen die kritische Konzentration erreicht und damit eine „*Nebenwirkung*" ausgelöst wird. Die einzige Ausnahme bei der Untersuchung zahlreicher Verbindungen dieser Wirkungsgruppe war Succinyl-bis-cholinchlorid, mit dem wir die Verstärkung des Histamineffektes nicht erreichen konnten.

Man kann also, wenn eine Übertragung dieser in vitro erzielten Ergebnisse in gewissem Umfang auf die Verhältnisse im Gesamtorganismus überhaupt gestattet ist, annehmen, daß Curare-wirksame Verbindungen u. U. die histaminempfindlichen Funktionssysteme so sensibilisieren, daß sie schon auf die „normale" Histamin-Konzentration im Blut verstärkt ansprechen. Kommt dann die von ANREP zuerst und seither oft nachgewiesene „Histamin-Freisetzung" aus der quergestreiften Muskulatur noch hinzu, so kann es zu dramatischen Situationen bei der klinischen Anwendung kommen.

Die Aufdeckung dieser Nebenwirkungen und ihrer Entstehung erfolgte erst, nachdem die vegetativen Effekte von Curaregaben in der Klinik beobachtet worden waren. Hätte die pharmakologische Auswertung all der zahlreichen Synthetica auf diesem Gebiet nicht ausschließlich — oder wenigstens vorwiegend — die Wirkung auf die motorischen Endplatten berücksichtigt, sondern sich auf alle mit pharmakologischen Methoden erreichbaren Funktionssysteme erstreckt, wäre es möglich gewesen, die Klinik vor der wiederholten Anwendung besonders wirksamer

Substanzen dieser Reihe *vorher* zu warnen. Schon aus diesem Beispiel geht deutlich hervor, daß man bei der Prüfung von neuen Arzneimitteln nicht die erwünschte, ,,besonders interessante'' Wirkung ausschließlich prüfen und der allgemeinen Giftigkeit gegenüberstellen darf, sondern daß alle Möglichkeiten zur Erfassung etwa unerwünschter Effekte — also Nebenwirkungen — erschöpft werden sollten. Der sogenannte ,,therapeutische Index'' oder die ,,therapeutische Wirkungsbreite'' ist also ein allzu grobes Maß, das durch eingehende Analyse der an der Giftwirkung beteiligten Einzelfaktoren verfeinert werden kann und — wegen der u. U. schwerwiegenden Konsequenzen — verfeinert werden muß.

Bevor wir jedoch diese allgemeinen Schlußfolgerungen fortsetzen, möchten wir mit einigen anderen Beispielen zeigen, daß es sich hier nicht um einen Einzelfall handelt. Wenn die Zeit nicht begrenzt wäre, könnte man aus der Fülle der Neueinführungen in die Klinik und Praxis sehr viele Spezialfälle herausgreifen. Wir müssen uns jedoch auf zwei besonders anschauliche Gruppen beschränken:

2. Überblickt man die Geschichte der sogenannten ,,Antihistaminica'', mit denen Klinik und Praxis seit mehr als 10 Jahren in kaum übersehbarem Ausmaß überschüttet worden sind, so steht am Anfang dieser Ära die isolierte antagonistische Wirkung auf peripher ausgelöste Histamineffekte im Vordergrund. Unter dem Eindruck der früher diskutierten Histaminhypothese der allergischen und anaphylaktischen Erscheinungen wurde diese Arzneimittelgruppe bei allen möglichen als allergisch bedingt angesehenen Krankheiten und Syndromen mit mehr oder weniger großem Erfolg angewendet. Immer wieder wurden einzelne klinische Stimmen laut, die auf ,,Nebenwirkungen'' dieser Substanzgruppe hinwiesen, die zunächst, da sie nicht unbedingt unerwünscht waren, nicht übermäßig gewertet wurden. Aus der Fülle der inzwischen auch durch pharmakologische Prüfungen näher bekannt gewordenen Effekte auf höhere Funktionssysteme, die wahrscheinlich nichts mit dem biochemischen Phänomen der ,,Antihistaminwirkung'' im engeren Sinne zu tun haben, sei hier nur die sedative, um nicht zu sagen, hypnotische Wirkung vieler derartiger Substanzen herausgegriffen. Man kann wahrscheinlich ohne Widerspruch feststellen, daß derartige Effekte im Rahmen der *klinischen* Behandlung nicht als unerwünscht angesehen werden müssen. Im Gegenteil: Wird nicht nur die Ursache eines Pruritus vermindert (Antihistamineffekt!), sondern auch die subjektive Bewertung durch zentrale Sedierung herabgesetzt, so ist die ,,antipruritische'' Wirkung, das Ziel der Therapie, auf zwei sich ergänzenden Wegen erreicht. Dies gilt, wie gesagt, für die Klinik und für streng bettlägerige Patienten in der Praxis. Die ,,bedingt erwünschte'' Nebenwirkung der zentralen Beruhigung wird jedoch in dem Augenblick zur ,,unerwünschten'', ja gefährlichen Nebenwirkung, in dem der Patient mit einem stark zentral sedierenden Arzneimittel dieser Reihe *ambulant* behandelt wird. Dies kann durch nichts deutlicher unterstrichen werden, als durch ein Gerichtsurteil, das ich der letzten Nummer der ,,Nachrichten aus Chemie und Technik'' entnehme:

Eine Chemikerin hat als Kraftfahrerin einen Verkehrsunfall verursacht, bei dem eine Frau getötet und ein Kind verletzt wurde. Die Angeklagte galt als besonders vorsichtige Kraftfahrerin. Sie hatte am Unfalltage bis 16 Uhr vier Tabletten eines sedativ wirksamen „Antihistaminicums" wegen ihres Heuschnupfens genommen. Das Urteil, gestützt auf Sachverständigengutachten, lautete auf 3 Monate Gefängnis mit Bewährungsfrist und auf Entzug des Führerscheins auf die Dauer von 5 Jahren, jeweils während der Zeit vom 15. Mai bis 30. Juni (Holunderblüte!). Das Gericht hatte den Zusammenhang zwischen der Einnahme des sedativ wirkenden Antihistaminicums und der Ausbildung einer Art „Dämmer- oder Trancezustandes", der einer Ausschaltung des Bewußtseins praktisch gleichkommt, als erwiesen angesehen. Aus diesem Grunde wurde der Führerschein während der Heuschnupfenperiode entzogen. Nach der gleichen Quelle sollen in USA die Packungen derartiger Antihistaminica mit einem roten Aufdruck „Vorsicht für Kraftfahrer und Maschinenarbeiter!!" versehen sein. Die Zeitschrift kommentiert das Urteil mit der für *ihre* Interessenrichtung charakteristischen Frage: „Wie kann das Gericht wissen, ob es nicht innerhalb der nächsten 5 Jahre Antihistaminica gibt, welche nicht ermüdend wirken?" Ich meine, wir Ärzte hätten in den letzten 5 Jahren wissen müssen, daß Antihistaminica oft ermüdend wirken und danach unsere Anweisungen an die Patienten ausrichten sollen!

Wie in unserem ersten Beispiel erhellt auch aus dieser Beobachtung die Notwendigkeit, so früh wie möglich den Arzt in der Praxis über „Nebenwirkungen" zu unterrichten, die die Verwendbarkeit von Arzneimitteln einschränken oder unter bestimmten Verhältnissen sogar verbieten. Der Pharmakologe oder Kliniker, der eine solche Wirkung am Gesamtorganismus bei Arzneimitteln feststellt, die an isolierten Organen oder noch einfacheren Funktionssystemen nur eine „biochemisch verständliche" Wirkung gezeigt hatten, ist verpflichtet, diese Möglichkeit allen interessierten Kreisen — von den Arzneimittelherstellern bis zu den praktischen Ärzten — eindeutig zur Kenntnis zu bringen. Belanglose Nebenwirkungen, die sich im klinischen Betrieb nicht negativ auswirken, können, wie dieses Beispiel zeigt, unter den Bedingungen des täglichen Lebens Katastrophen verursachen.

Schließlich möchten wir an Hand der im Laufe dieser Tagung bereits eingehend erörterten Phenothiazine darstellen, daß ein ursprünglich als Nebenwirkung gewerteter Effekt unter besonderen Bedingungen zu einer — noch dazu reichlich sensationell aufgemachten — Hauptwirkung werden kann. Diese Arzneimittelgruppe war zunächst in der Antihistaminreihe geprüft und wirksam befunden worden, wenn man von Ausnahmen absieht. Ihre therapeutische Bedeutung gewann sie jedoch, nachdem von LABORIT und anderen *klinisch* festgestellt wurde, daß ein Gemisch derartiger Substanzen die Wirkung der üblichen Narkosemittel am Menschen zu verstärken in der Lage war. Zugleich wurde gefunden, daß derartige Zubereitungen die Temperatur- und zahlreiche andere vegetative Regulationen hemmen. So entstanden die Schlagworte von der „potenzierten Narkose", vom „Winterschlaf" und von der „gelenkten

Hypotension". Diese Schlagworte haben ihren Weg erwartungsgemäß in die allgemeine Presse gefunden: So brachte eine in Millionenauflage verbreitete Hamburger Zeitung nach einer Chirurgentagung eine Überschrift in Blockbuchstaben: 700 Hamburger lagen schon im Winterschlaf! Geht man den Wirkungen dieser am gleichen Ort als „Wunderpulver" bezeichneten Substanzen mit experimentellen Methoden nach, so stellt sich heraus, daß alle Vertreter der Gruppe die Überleitungen im gesamten Nervensystem auf allen Integrationsstufen mehr oder weniger hemmen, wobei die ursprünglich betonte Antihistaminwirkung sicher nur eine sehr kleine Rolle spielt.

Gerade diese Arzneimittelgruppe zeigt einen Fehlweg in der Auswertung neuer Pharmaka. Die Erfahrungen der französischen Kliniker führten zunächst zu einer engen Zusammenarbeit zwischen der pharmazeutischen Industrie und den chirurgischen Kliniken, dann zur Prüfung in anderen klinischen Disziplinen — und erst zuletzt kam es, wenn man von den Industrielaboratorien absieht, zur Bearbeitung der einschlägigen Probleme in den pharmakologischen Instituten. Wir möchten annehmen, daß der umgekehrte Weg weniger zu Schlagworten geführt, dafür aber mehr Kenntnisse über die Wirkungen an allen erfaßbaren Funktionssystemen vermittelt hätte. Wir glauben also, daß die heute oft zu beobachtende Forschungskette „Pharmazeutische Industrie — Klinik — Pharmakologisches Hochschulinstitut" zweckmäßig in den beiden letzten Gliedern ausgewechselt werden sollte. Die Anästhesisten sollten nicht die Neuerscheinungen auf dem Markt bei Gelegenheit oder anläßlich eines „Zwischenfalles" den Pharmakologen bringen, wie dies bei uns nicht selten vorkommt. Die Übergabe eines vollständig ausgewerteten Präparates vom Pharmakologen an den Anästhesisten oder Kliniker anderer Disziplinen erscheint uns zweckmäßiger.

Zieht man aus den besprochenen drei Beispielen die richtige Konsequenz, so ergibt sich die Forderung: Die Wirkungen neu synthetisierter oder präparativ gewonnener Arzneimittel sollten erst dann am gesunden und kranken Menschen geprüft werden, wenn *alle* mit pharmakologischen Methoden erfaß*baren* Funktionssysteme so sorgfältig erfaßt sind, wie dies irgend möglich ist. Die Chemiker in der Industrie müssen Verständnis dafür gewinnen, daß die differenzierte pharmakologische Analyse einen Zeitbedarf hat, der nicht immer ihren Wünschen und Vorstellungen entspricht. In der Industriestufe schon muß die endgültige Entscheidung über Einführung oder Aufgabe eines neuen Präparates nicht nur bei den Chemikern und Kaufleuten, sondern auch bei den Pharmakologen liegen. Dies ist an manchen Orten und bei ernsthaften Produktionsfirmen erfreulicherweise bereits der Fall, sollte aber grundsätzlich durchgeführt werden. Es sollte auch nicht vorkommen, daß wichtige Neuentwicklungen, wie bereits erwähnt, den Hochschulpharmakologen erst auf dem Umwege über den ersten Zwischenfall in der Klinik bekannt werden. Da die Pharmakologen forensisch fast immer als Sachverständige herangezogen werden, haben sowohl die Industrie als auch die Klinik ein Interesse daran, sie frühzeitig eingehend zu informieren. Einen brauchbaren Weg zu diesem Ziel glauben wir in Hamburg mit der Einrichtung von Gemeinschaftsvorlesungen von Internisten und Pharmakologen, sowie mit dem von uns begründeten „Colloquium über Narkose und Anästhesie" gefunden zu haben. Hier können in engem Kreise Entwicklungsprobleme von beiden Seiten besprochen und Möglichkeiten der Schadensverhütung erörtert werden.

Wir begrüßen es, daß auch die Vertreter großer Arzneimittelfirmen den Weg zu diesen Colloquien gefunden haben und in zunehmendem Maße an den Aussprachen teilnehmen. So wertvoll der enge Kontakt aller beteiligten Fachleute *vor* Einführung neuer Arzneimittel sein kann, so gefährlich ist die frühzeitige Bekanntgabe von Teilergebnissen in der Sprache der allgemeinen Presse. Es liegt in der Natur des Zeitungswesens, daß nicht alle Probleme erörtert werden können; das „Schlagwort" entsteht auf *diesem* Wege. Wir sollten alles tun, um auf diesem Sektor ärztlichen Handelns „Schlagworte" zu vermeiden.

Zum Schluß müssen wir aber noch betonen, daß unerwünschte Wirkungen von Arzneimitteln nicht immer *nur* durch die Wirksubstanz bedingt sind. Sie können — und man muß dies einmal offen aussprechen — auch durch unzweckmäßige Anwendung an sich sehr zweckmäßiger Arzneimittel zustande kommen. Es ist zuzugeben, daß der Arzt in der Praxis sich sehr schwer über wirkliche Fortschritte unterrichten kann, da vor allem das Warenzeichenwesen Fortschritte vortäuscht, wo sie nicht vorhanden sind. Wir wissen z. B., daß eine einzige chemische Verbindung in Deutschland unter 40 verschiedenen Warenzeichen im Handel ist. Es kommt auch vor, daß sich hinter einem Wort, sagen wir „Phantasiecillin", Gemische von Antibioticis verbergen, obwohl die Endung den Arzt vermuten läßt, daß es sich nur um das in Bezug auf unerwünschte Wirkungen relativ günstig zu beurteilende Penicillin handelt. Wenn wir also von den Herstellern eine saubere Deklaration verlangen, so müssen wir vom Arzt fordern, daß er diese Deklaration auch genau beachtet. Findet sich in einem solchen Handelspräparat beispielsweise Streptomycin neben Penicillin, so muß man sich über die Gefahr einer Vestibularisschädigung voll im klaren sein. Die Ausbildung des Nachwuchses auf diesem Gebiet ist schwierig, aber es muß jede Möglichkeit zu einer objektiven Information ausgenutzt werden. Hinzu kommt, daß, wie Erhebungen an großen Universitätskrankenhäusern, in Einzelfällen aber auch in kleineren Anstalten ergaben, der Verbraucherkreis sich sehr verschoben hat. Es gehört nicht mehr zu den Seltenheiten, daß chirurgische Kliniken so viel Arzneimittel verbrauchen wie die anderen Kliniken zusammen. Daraus ergibt sich für die Chirurgen die Verpflichtung, sich mit den Tücken des oft sehr scharfen und manchmal auch schartigen Instruments „Arzneimittel" mehr auseinanderzusetzen als dies früher erforderlich war. Man sollte wenige Präparate benutzen, aber solche, die man genau kennt. Die Sucht, alles Neue „zu probieren", sollte aufhören. Dies gilt nicht nur für die Chirurgie, sondern auch für alle anderen Zweige der klinischen Medizin. Ein brauchbares therapeutisches Verfahren sollte *in der allgemeinen Praxis* aber erst verlassen werden, wenn durch klinische Erfahrungen gesichert ein besseres zur Verfügung steht, das sich rund zwei Jahre bewährt hat. Selbst dann können die Verhältnisse der ambulanten Praxis die Verwendbarkeit noch einschränken.

Im Rahmen diese Referates konnten nur einige Teilgebiete behandelt werden. Wir hoffen jedoch, Umfang und Diffizilität des Gesamtproblems wenigstens in den Grundzügen erkennbar gemacht zu haben. Der wirkliche Umfang und die fundamentale Bedeutung ,,der unerwünschten Arzneimittelwirkungen'' wird durch die Tatsache beleuchtet, daß ALBAHARY (1954) ein mehr als 700 Seiten umfassendes Buch über ,,Medikamentöse Krankheiten'' in französischer Sprache erscheinen ließ, dessen Übersetzung und Übertragung auf unsere deutschen Verhältnisse sehr wünschenswert wäre.

Daß die bessere Berücksichtigung der Nebenwirkungen im Gesamtwirkungsbild von Arzneimitteln nicht nur ein Anliegen der Pharmakologie und damit des Referenten ist, geht aus der Tatsache hervor, daß die Vorstände der Deutschen Gesellschaft für Innere Medizin und der Deutschen Gesellschaft für Allergieforschung dieses brennende Problem auf ihrer gemeinsamen Tagung zur Diskussion gestellt haben.

Alle ernsthaft an einer *nutzbringenden* Ausweitung der Arzneitherapie interessierten Kreise sollten den beteiligten Gremien hierfür dankbar sein.

Aussprache.

Herr H. BENNHOLD (Tübingen):

Die in dem klinisch so wertvollen Referat von Herrn HANSEN gegebenen Hinweise möchte ich unterstreichen. Ein sicher diagnostizierter Typhus braucht keineswegs sofort mit Chloromycetin behandelt zu werden. Leichte Fälle heilen besser ohne Antibiotika aus (bessere Immunität, weniger Rezidivneigung, weniger Bacillenträger); wird das Krankheitsbild schwerer, dann kann man immer noch mit Chloromycetin eingreifen. — Bei der Ausbildung der jungen Ärzte muß besonderer Wert auf das klare Abwägen von Vor- und Nachteil einer antibiotischen Therapie gelegt und jedem antibiotischen Schematismus entgegengewirkt werden. — Die Neigung des Streptomycins zu allergischen Reaktionen läßt intralumbale Applikation bei Meningitis tbc. besonders riskant erscheinen (vgl. SCHALTENBRAND). — Die ganz verschiedenartigen und verschieden festen Bindungen saurer Farbstoffe (z. B. von Sulfosäuren) an Albumine mit ihren offensichtlichen Folgen für die Ablagerung und Ausscheidung im Körper läßt den ganz verschiedenen Allergencharakter nach Eiweißbindung verständlich erscheinen, zumal wir vor einem Jahre hier den intracellulären Import von Albumin + Farbstoff aufzeigen konnten (gemeinsame Untersuchungen mit KALLEE und SEYBOLD).

Herr SCHROEDER (Aachen):

Bekanntlich erstrecken sich die Nebenwirkungen einiger Antibiotika auch auf den Vitaminstoffwechsel. Es kommt gar nicht so selten zu einer Alaktoflavinose mit dem Plummer-Vinson-Syndrom. Vor einiger Zeit habe ich derartige Beobachtungen beschrieben, nachdem anglo-amerikanische Autoren zuerst darauf aufmerksam gemacht hatten. Die Ursache dieser Störungen des Vitaminstoffwechsels sah ich früher in einer Hemmung der bakteriellen Vitaminsynthese des Darmes duch die Antibiotika. Da die avitaminotischen Erscheinungen aber gelegentlich schon nach 1 bis 2 Tagen auftreten, muß man wohl eine echte Antivitaminwirkung der Antibiotika bei besonderer Disposition annehmen. In der inneren Abteilung des Luisenhospitals haben wir den Vitaminspiegel des Blutes und die Ausscheidung einer Reihe von Vitaminen im Harn unter dem Einfluß der Behandlung mit Antibioticis verfolgt und dabei gesehen, daß es nach Aureomycin, Terramycin und Streptomycin zu einem Abfall besonders der Laktoflavinausscheidung im Harn kommen kann. Es werden drei derartige Kurven gezeigt.

Herr CARRIÉ (Düsseldorf):

Die Bewertung von positiven Reaktionen bei Hauttestungen hat besonders kritisch zu erfolgen bei fraglichen Berufskrankheiten. Die Konsequenzen, die hier gezogen werden, sind schwerwiegender Art. Es werden z. B. häufig positive Reaktionen auf Mehlextrakte bei Bäckern beobachtet, ohne daß diese krank sind, und andererseits negative Reaktionen bei sicheren beruflichen Allergikern. Die richtige Bewertung von Hauttesten kann nur im Verein mit dem gesamten Krankheitsgeschehen bzw. Verlauf erfolgen.

Herr HEUBNER (Heidelberg):

Herr PETRIDES erwähnte als eine der Voraussetzungen zur Vermeidung allergischer Arzneischädigungen, daß der Arzt die Zusammensetzung der von ihm verordneten Mittel genau kennen müsse. Wahrscheinlich ist ihm nicht bekannt, daß eine sehr erhebliche Zahl der heute gebrauchten Präparate gar nicht oder so schlecht deklariert sind, daß der Arzt gar nicht in der Lage ist, sich über ihre Zusammensetzung Rechenschaft zu geben. Bei einer von Dr. GÜNTER STREBLOW in Berlin vorgenommenen Sichtung von einigen Tausend Verordnungen für Berliner Kassenpatienten in einem bestimmten Bezirk und Zeitraum stellte es sich heraus, daß mehr als ein Drittel der verschriebenen und wohlgemerkt auch von der Versicherungsanstalt *bezahlten* Arzneien auf mangelhaft deklarierte Spezialitäten entfiel. Aber selbst *wenn* Alles bis aufs Tüpfelchen sauber deklariert wäre, kann irgend jemand glauben, die Ärzte in der allgemeinen Praxis könnten die Zusammensetzung der in Betracht kommenden Mittel übersehen? Mir kommt es vor, als ob hier in dieser hochwissenschaftlichen Versammlung völlig ohne Kenntnis oder ohne Beachtung der wirklichen Verhältnisse gesprochen würde. Das scheint mir bedenklich, denn es vergrößert die Gefahr einer Vertiefung der Kluft zwischen den sogenannten Vertretern der wissenschaftlichen Medizin und den Ärzten an der Front der Kassenpraxis, was wohl Niemandem zum Segen gereichen könnte.

Nach meiner Ansicht kann man bei Problemen, wie dem heute hier erörterten, nicht gut an der Tatsache vorbeigehen, daß die Produktion neuer Arzneipräparate zu einer vollkommenen Sinnlosigkeit ausgeartet ist. Bei einer Registrierung neuer Spezialitäten, die Herr Apotheker OTTO in Berlin für die ,,Klinische Wochenschrift'' seit Jahrzehnten vornimmt, hat sich für die letzten 4 Jahre herausgestellt, daß jede Woche drei, im letzten Jahre vier ,,neue'' Arzneipräparate zu berücksichtigen waren, ja bei Einrechnung *sämtlicher* bekannt werdender Ankündigungen waren es in den ersten Monaten des laufenden Jahres in jeder Woche 16. Welcher Gehirnkapazität soll oder darf man es zumuten, damit fertig zu werden?

Ich wiederhole daher auch hier mein ,,ceterum censeo'': Die Produktion neuer Arzneimittel muß im Interesse der Vernunft, der Ärzte und damit der Kranken ganz erheblich eingeschränkt werden. Mir scheint ein eingebildeter und selbst ein signifikant erwiesener therapeutischer Fortschritt bei vereinzelten Krankheitsfällen zu teuer erkauft mit einer völligen Vernichtung des wissenschaftlichen Denkens in der Arzneitherapie der breiten Ärzteschaft. Die wirklichen großen Fortschritte zählen nach Einern und nicht nach Tausenden, wie die Arzneispezialitäten. Darum frage ich auch die Leitung der deutschen Gesellschaft für innere Medizin, ob sie glaubt, unseren Kranken etwas Gutes anzutun und unseren ärztlichen Kollegen ernstlich hilfreich zu sein, wenn sie Jahr um Jahr solche Ausstellungen, wie draußen, propagiert und fördert, in denen jedes Jahr etwa ein Dutzend neuer pharmazeutischer Firmen mit einer vielfachen Zahl neuer Präparate erscheint.

LXXIV.

Aus der Medizinischen Klinik der Universität Münster
(Direktor: Prof. Dr. A. RÜHL).

Weitere Untersuchungen zur Frage der Substitutionstherapie bei Pankreashypofermentie.

Von

E. BALZER und K. WERNER.

Mit 1 Textabbildung.

Auf der 59. Tagung dieser Gesellschaft wurde berichtet, daß bei Patienten mit schwerer Insuffizienz der äußeren Pankreassekretion die Substitutionstherapie mit tierischen Pankreasfermentpräparaten erfolglos sein kann. Durch vergleichende quantitative Nahrungsausnutzungsversuche wurde diese Beobachtung gesichert. Eingehende Untersuchungen ergaben, daß der Duodenalinhalt (D.-Inhalt) dieser Patienten tierische Fermente in ihrer Wirksamkeit sowohl in vitro als auch in vivo schädigt. Daraufhin prüften wir, ob ein derartiger D.-Inhalt auch die Wirksamkeit menschlicher Pankreasfermente beeinträchtigt. Er zeigte jedoch weder in vitro noch in vivo einen Einfluß. Das veranlaßte uns, aus dem D.-Inhalt gesunder Personen Fermenttabletten herzustellen. Ihre Wirksamkeit entsprach etwa einer Tablette Combizym. Bei der Anwendung dieses Präparates an einem Patienten konnte zwar eine wesentlich stärkere Spaltung des zugeführten Nahrungsfettes erzielt werden, die Nahrungsausnutzung besserte sich jedoch nicht. Weitere Versuche waren wegen der schwierigen Materialbeschaffung nicht möglich.

Wir untersuchten deshalb, ob ein D.-Inhalt, der die Aktivität tierischer Fermente hemmt, auch pflanzliche Fermente schädigt.

Zunächst in vitro.

Hierzu wurde folgende Versuchsanordnung verwandt:

A: 2 ccm einer Lösung von Luizym bzw. eines Extraktes von Ricinuslipase, dessen Gehalt genau bekannt war.

B: 1 ccm einer Duodenalinhaltsverdünnung 1:100.

C: Läßt man nun A auf B bei Zimmertemperatur einwirken, so erfährt man, welchen Einfluß der D.-Inhalt auf die Fermentwirksamkeit der Präparatlösung ausübt.

Auf den gleichen pH-Wert in allen Lösungen muß geachtet werden. Niemals beobachteten wir bei diesen Versuchen eine Aktivitätshemmung der pflanzlichen Fermente.

Abb. 1 zeigt die Ergebnisse der Hemmversuche am Patienten. Bei im oberen Jejunum liegender Miller-Abbot-Sonde gaben wir nach 1stündiger Vorbeobachtung der Fermentwerte jeweils sieben Fermenttabletten per os. Abb. 1 zeigt die Diastase- und Trypsinkurven derartiger Versuche. *Links:* nach Gabe von tierischen Präparaten: Obwohl aufgelöste Bestand-

teile des Präparates im D.-Inhalt vorhanden waren, stiegen die Fermentwerte nicht an.

Rechts nach Gabe von pflanzlichen Fermentpräparaten: Hier zeigt
sich ein deutlicher Anstieg beider Fermentkurven, d. h. es tritt auch in
vivo keine Hemmung der Wirksamkeit von pflanzlichen Fermenten ein.

Da wir beobachtet hatten, daß bei einer Reihe von Patienten der
D.-Inhalt die tierischen Fermente erst nach ihrer längeren Anwendung
hemmte, haben wir derartige Patienten 14 Tage, nachdem wir die Combi-
zymbehandlung beendigt hatten, mit pflanzlichen Fermenten vorbehandelt. Auch danach trat niemals eine Hemmung auf.

Diese Versuchsergebnisse machten es wahrscheinlich, daß eine Pankreashypofermentie, die auf tierische Fermente nicht anspricht, durch

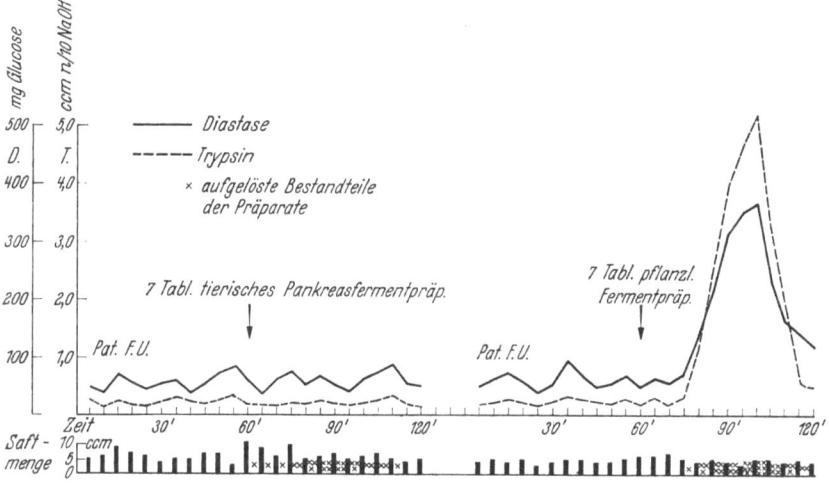

Abb. 1.

pflanzliche Fermentpräparate gebessert werden kann. In den im Handel
befindlichen Präparaten ist jedoch praktisch keine Lipase enthalten,
auch ist ihr Gehalt an Amylase und Proteasen für die Substitution der
Pankreasfermente zu gering. Wir haben deshalb die pflanzlichen Proteasen und die Amylase des Luizyms angewandt, und zwar in hochkonzen-
trierter Form. Weiterhin gelang es, ein Präparat mit einer therapeutisch
wirksamen Menge pflanzlicher Lipase herzustellen.

Hiermit unternommene Nahrungsausnutzungsversuche an zwei Patienten mit schwerer Pankreashypofermentie, deren Nahrungsbilanz durch
die Gabe von tierischen Pankreasfermentpräparaten nicht gebessert werden konnte, ergaben eine Normalisierung der Kohlenhydrat- und Eiweißbilanz und eine Besserung der Fettausnutzung von 93 auf 51 bzw. von 72
auf 45% der Zufuhr (Tabelle 1).

Einen der Patienten haben wir inzwischen 18 Tage mit dem pflanzlichen Fermentpräparat behandeln können. Sein Gewicht ist in diesem

Tabelle 1.
Nahrungsbilanzen ohne und mit Gabe von pflanzlichen Fermentpräparaten.

Patient	Mit bzw. ohne Gabe von pflanzlichen Fermentpräparaten	Ausscheidung in % der Zufuhr		
		Fett	K.-H.	Eiweiß
F. U.	ohne	93	12	10
	mit	51	0,8	∅
M. G.	ohne	72	1,7	10
	mit	45	∅	∅

kurzen Zeitraum um 2 kg angestiegen. Vorher war es monatelang konstant geblieben.

Die Versuche sind noch nicht abgeschlossen. Die bisherigen Ergebnisse lassen jedoch den Schluß zu, daß die Nahrungsausnutzung von Patienten mit Pankreasinsuffizienz, welche auf tierische Fermente nicht anspricht, durch pflanzliche Fermente gebessert werden kann. Eine völlige Substitution der Pankreasfermente dürfte jedoch erst dann möglich sein, wenn es gelungen ist, ein pflanzliches Präparat herzustellen, das auch Lipase in höherer Konzentration enthält als bisher.

LXXV.

Aus der II. Medizinischen Universitätsklinik Frankfurt am Main
(Direktor: Prof. Dr. M. Gänsslen)
und dem
Institut für vegetative Physiologie der Universität Frankfurt am Main
(Direktor: Prof. Dr. K. Felix).

Veränderungen im Magensaft bei perniziöser Anämie und ihre Bedeutung für die Pathogenese der Perniciosa*.

Von

W. Franz und I. Pendl.

Es war das Verdienst Seyderhelms (1) als erster auf die Bedeutung der Bact. coli Besiedlung im Magen und oberen Teil des Dünndarms beim Perniciosakranken hingewiesen zu haben. Seitdem haben viele Autoren über die Colibesiedlung des Magens bei perniziöser Anämie (p. A.) gearbeitet.

Gemeinsam mit H. Brandis[1]), haben wir 118 Nüchternsekrete von 63 Perniciosakranken kulturell untersucht. Wir fanden im Magensaft von

---

* Ausgeführt mit den Mitteln der deutschen Forschungsgemeinschaft.
[1] Hygienisches Institut der Universität und der Stadt Frankfurt am Main, Direktor: Prof. Dr. H. Schlossberger.

61 Perniciosakranken Coli- vereinzelt auch Paracolibakterien, bei 5 Kranken allerdings erst nach wiederholter Magensaftuntersuchung. Im Magensaft von zwei Perniciosakranken konnten wir bisher keine Coli- oder Paracolibakterien nachweisen. Bei kulturellen Magensaftuntersuchungen von 1000 Patienten mit anderen Erkrankungen wurden auch nicht annähernd so häufig Colibakterien im Magensaft gefunden.

P. BURKHOLDER (2), LICHTMAN und Mitarbeiter (3), DAVIS und MIGNOLI (4), OGINSKY (5) sowie HOFF-JÖRGENSEN (6) haben gezeigt, daß Colibakterien in vitro Vitamin B_{12} zerstören oder verbrauchen. In eigenen Reagensglasversuchen stellten wir fest, daß alle aus dem Magensaft von 14 Perniciosakranken gezüchteten Colibakterien, darunter auch zwei Paracolistämme, 50 bis 100% des zugefügten Vitamin B_{12} zerstörten oder verbrauchten. Die einzelnen Colistämme unterscheiden sich jedoch in ihrem Verhalten gegenüber Vitamin B_{12} stark. Sie verbrauchen nicht nur mehr oder weniger Vitamin B_{12}, sondern es gibt auch Colistämme, die *gar kein* Vitamin B_{12} zerstören oder verbrauchen. Ein Colistamm, der aus dem Magensaft einer Patientin mit einer essentiellen hypochromen Anämie stammte, hatte in vitro keinen Einfluß auf Vitamin B_{12}.

Bei diesen Untersuchungen haben wir auch die Angaben von BAUMGÄRTEL und ZAHN (7) überprüft und konnten dabei eine bactericide Wirkung großer Dosen Vitamin B_{12} auf Colibakterien bei den von uns untersuchten Colistämmen mit reinem kristallisiertem Vitamin B_{12} *nicht* feststellen (8).

In Gegenwart von „intrinsic factor" also Normalmagensaft, Magensaftkonzentraten oder Pylorusextrakt vermögen die Colibakterien in vitro Vitamin B_{12} nicht zu zerstören oder zu verbrauchen [HOFF-JÖRGENSEN (6) u.a.].

Was ist dieser „intrinsic factor"? Seit TERNBERG und EAKIN (9) wird vielfach eines der Vitamin B_{12} bindenden Proteine des Magensaftes dafür gehalten. Wenn das richtig ist, dann scheint dieses Vitamin B_{12} bindende Protein aber nicht die einzige Substanz zu sein, die „intrinsic factor" Aktivität besitzt. Das von GLASS (10) gefundene Mucoprotein aus dem Magensaft, das „intrinsic factor" Aktivität hat, bindet Vitamin B_{12} nicht stöchiometrisch, und EVERSE und WYMENGA (11) fanden bei ihren Versuchen, „intrinsic factor" rein darzustellen, entweder starke „intrinsic factor" Aktivität oder starkes Vitamin B_{12} Bindungsvermögen. Auch PRUSOFF und Mitarbeiter (12) berichten über ähnliche Erfahrungen bei Versuchen, den „intrinsic factor" rein darzustellen.

Wir haben die Magensäfte von 17 Perniciosakranken und 20 Kontrollpersonen auf die Fähigkeit, zugefügtes Vitamin B_{12} zu binden, untersucht, indem wir den Gehalt an freiem Vitamin B_{12} im Magensaft vor und nach Zugabe von Vitamin mikrobiologisch prüften.

Durch Papierelektrophorese läßt sich der Magensaft in mehrere Fraktionen trennen, von denen einige Vitamin B_{12} in vitro binden können, wenn der Gesamtmagensaft dazu in der Lage ist. Bei dem Magensaft von Perniciosakranken, der kein Vitamin B_{12} bindet, gelingt das nicht. Obwohl der Eiweißgehalt des Magensaftes bei p. A. im allgemeinen höher ist als bei Normalen, wird nach der Papierelektrophorese von keiner Fraktion Vitamin B_{12} gebunden, ein Beweis, daß im Normalmagensaft tatsächlich ein Vitamin B_{12} bindendes Protein vorhanden ist und nicht etwa ein Hemmstoff für die bakterielle Vitamin B_{12} Bestimmung. Auch LATNER und UNGLEY (13) haben die Vitamin B_{12} bindende Fähigkeit des Magensaftes nach der Papierelektrophorese untersucht und auch die „intrinsic factor" Aktivität der Vitamin B_{12} bindenden Fraktionen festgestellt.

Tabelle 1. Verhalten des normalen Nüchternmagensaftes nach Zugabe von Vitamin B_{12} (20 Fälle).

Gruppe	Fälle	P_H	Freies Vitamin B_{12} im Magensaft $m\gamma/cm^3$	Vom Magensaft wird nach Zugabe Vitamin B_{12} gebunden $m\gamma/cm^3$
1.	16	2,5—7,4	0,08—0,61	0,38—1,15
2.	4	2,2—7,6	0,12—0,43	0,1—0,25

Die Magensäfte der 20 Kontrollpersonen, die wir untersuchten (Tab. 1), haben alle die Fähigkeit, zugefügtes Vitamin B_{12} zu binden (0,38 bis 1,15 $m\gamma/cm^3$), wenn auch diese Fähigkeit bei vier Personen nur sehr gering war (0,1 bis 0,25 $m\gamma/cm^3$). Einzelheiten über die Methodik: I. PENDL und W. FRANZ (14).

Tabelle 2. Bindungsfähigkeit von Magensäften verschiedener Acidität für Vitamin B_{12}.

Diagnose	Säureverhältnis	P_H	Freies Vitamin B_{12} im Magensaft $m\gamma/cm^3$	Vom Magensaft wird nach Zugabe Vitamin B_{12} gebunden $m\gamma/cm^3$
o. B.	normacid	5,0	0,08	0,80
o. B.	normacid	4,8	0,078	0,82
myel. Leuk.	auf Histamin fr. Säure	7,0	0,08	0,82
anac. Gastr.	histaminrefr.	6,4	0,129	0,64
chron. Nephr.	histaminrefr.	6,8	0,87	0,50

Es hat sich bei diesen Untersuchungen gezeigt, daß die Bindungsfähigkeit für Vitamin B_{12} unabhängig von den Säureverhältnissen des Magensaftes ist (Tabelle 2).

Bei den Magensäften der 17 untersuchten Perniciosakranken dagegen können wir 3 Gruppen unterscheiden (Tabelle 3). Der Magensaft der Patienten der ersten Gruppe hat überhaupt nicht die Fähigkeit Vitamin B_{12} zu binden. Der Magensaft der Patienten der zweiten Gruppe bindet nur außerordentlich wenig Vitamin B_{12}. Bei zwei Patienten fanden wir bei der ersten Untersuchung kein, bei der zweiten Untersuchung nur geringe Mengen Vitamin B_{12} bindendes Protein. Von dem Magensaft der Patienten der dritten Gruppe wurden etwa die gleichen Mengen Vitamin B_{12} gebunden wie von Normalen.

Tabelle 3. Verhalten des Nüchternmagensaftes 17 Perniciosakranker nach Zugabe von Vitamin B_{12}.

Gruppe	Fälle	P_H	Freies Vitamin B_{12} im Magensaft $m\gamma/cm^3$	Vom Magensaft wird nach Zugabe Vitamin B_{12} gebunden $m\gamma/cm^3$
1.	6	7,0—7,6	0,21—2,81	0
2.	2	7,2—7,9	0,122—0,232	1. Untersuchung: 0
	3	7,4—7,6	0,07—0,23	2. Untersuchung: 0,25—0,3 0,1—0,15
3.	6	7,0—7,6	0,11—0,92	0,56—0,83

Aus dieser dritten Gruppe hatte ein Patient, dessen Magensaft also das gleiche Vitamin B_{12} Bindungsvermögen besaß wie Normalmagensaft, vor der Behandlung im strömenden Blut eine Reticulocytenvermehrung von 64 $^0/_{00}$, die an die Möglichkeit einer Spontanremission denken ließ. Ein anderer Patient der gleichen Gruppe mit normalem Vitamin B_{12} Bindungsvermögen des Magensaftes konnte trotz Colibesiedlung erfolgreich peroral mit kleinen Dosen Vitamin B_{12} (10γ täglich und 4 g Ascorbinsäure) behandelt werden. Eine weitere Kranke der gleichen Gruppe schließlich, die außer viel Vitamin B_{12} Bindungsvermögen im Magen auch keine Colibesiedlung aufwies, ist seit 2 Jahren nicht mehr anämisch geworden, obwohl in dieser Zeit keine Behandlung stattfand.

Diese Befunde sind nicht überraschend, wenn man annimmt, daß das Vitamin B_{12} bindende Protein des Magensaftes mit der „intrinsic factor" Aktivität identisch ist, der Magensaft dieses Patienten also noch „intrinsic factor" Aktivität besaß.

Sehr viel überraschender ist es, daß sich auch unter den Patienten der ersten Gruppe, deren Magensaft kein Vitamin B_{12} zu binden vermochte, drei Patienten befanden, deren Reticulocytenvermehrung vor der Behandlung an die Möglichkeit einer Spontanremission denken ließ. Zu dieser Zeit wurden allerdings in deren Magensäften keine Colibakterien gefunden. Bei einem dieser Patienten gelang ein Behandlungsversuch mit kleinsten peroralen Dosen von Vitamin B_{12} und führte innerhalb von 98 Tagen zu einer vollkommenen Remission. Während dieser Behandlung waren nur vorübergehend während einiger Tage Paracolibakterien im Magensaft gefunden worden, obwohl der Magensaft elfmal kulturell untersucht wurde (15).

Mit Sicherheit kennen wir bis heute zwei Faktoren, die am Zustandekommen einer p. A. beteiligt sind: die bakterielle Fehlbesiedlung im Magen und oberen Teil des Dünndarms, die durch die bestehende Achylie begünstigt wird, und den Verlust der Fähigkeit des Magensaftes, zugefügtes Vitamin B_{12} zu binden. Ob dazu noch der Verlust einer anderen Komponente des „intrinsic factor" kommt, ist bis heute noch unklar.

Die Fähigkeit des Magensaftes, zugefügtes Vitamin B_{12} zu binden, schützt das mit der Nahrung zugeführte Vitamin B_{12} vor der Zerstörung durch Darmbakterien. Ob der Vitamin B_{12} bindenden Fähigkeit des Magensaftes außerdem noch eine resorptionsfördernde Wirkung zukommt, wissen wir nicht. Offenbar vermag der Perniciosakranke aber auch dann freies Vitamin B_{12} zu resorbieren, wenn im Magensaft kein Vitamin B_{12} bindendes Protein vorhanden ist. Das ist aber offenbar nur unter der Voraussetzung möglich, daß im Magen keine Colibesiedlung vorliegt.

Nach unseren Beobachtungen scheint der Magensaft des Perniciosakranken die Fähigkeit Vitamin B_{12} zu binden vorübergehend wieder erlangen zu können. Auch kann der zweite krankmachende Faktor, die bakterielle Fehlbesiedlung des Magensaftes, vorübergehend wegfallen.

Dieses Verhalten des Magensaftes beim Perniciosakranken erklärt uns, wie Spontanremissionen zustande kommen und warum Perniciosakranke, auch wenn mit der Behandlung längere Zeit ausgesetzt wird, nicht wieder anämisch zu werden brauchen.

Literatur.

1. SEYDERHELM, R.: Ergebn. Inn. Med. 21, 361 (1922). — 2. BURKHOLDER, P.: Science 114, 478 (1951). — 3. LICHTMAN, H., GINSBERG and J. WATSON: Proc. Soc. exper. Biol. a. Med. 74, 884 (1950). — 4. DAVIS, B. and E. S. MIGNOLI: Brit. Med. J. 4679, 585 (1950). — 5. OGINSKY, E. L.: Arch. Biochem. a. Biophysics 36, 71 (1952). — 6. HOFF-JÖRGENSEN, E.: Arch. Biochem. a. Biophysics 36, 235 (1952). — 7. BAUMGÄRTEL, TR. und D. ZAHN: Klin. Wschr. 619 (1953). — 8. FRANZ, W. und H. BRANDIS: Klin. Wschr. 31, 1091 (1953). — 9. TERNBERG, J. L. and R. E. EAKIN: J. Amer. Chem. Soc. 71, 3858 (1949). — 10. GLASS, G. B., M. A. RUBINSTEIN and C. S. SVIGALS: Science 115, 101 (1952). — 11. EVERSE, J. R. and H. J. WYMENGA: Hämatol. Kongr. Amsterdam, Sept. 1953; zit. nach Hämatol. Acta 11, 62 (1954). — 12. PRUSOFF, W. H., A. D. WELCH, R. W. HEINLE and G. C. MEACHAM: Blood, Vol. VIII, 491 (1953). — 13. LATNER, N. and C. C. UNHLEY: Brit. Med. J. 467 (1953). — 14. I. PENDL und W. FRANZ (im Druck) — 15. W. FRANZ und I. PENDL (im Druck).

LXXVI.

Proteolyse-Störungen und abdominelle Beschwerdebilder.

Von

TH. O. LINDENSCHMIDT und F. BRAMSTEDT (Hamburg).

In dieser Mitteilung möchten wir vom klinischen Standpunkt aus das unterstreichen, was DÖRR auf der Tagung der Deutschen Gesellschaft für Verdauungs- und Stoffwechselkrankheiten im September 1952 als Pathologe hervorhob: daß nämlich die Pathologen bedeutend häufiger Veränderungen des Pankreas finden, als sie von den Klinikern vermutet werden. Das bedeutet u. a., daß wir als Kliniker häufiger mit einer exkretorischen Pankreasinsuffizienz zu rechnen haben, als es bekannt zu sein scheint. Im besonderen haben uns in diesem Zusammenhang die auf eine „larvierte Pankreopathie" zu beziehenden Proteolyse-Störungen interessiert — mit und ohne gleichzeitige Sekretionsinsuffizienz des Magens.

Mit Hilfe des von BRAMSTEDT angegebenen Magermilch-Probetrunkes (= MPT) ist es möglich, derartige Störungen in quantitativer Hinsicht zu erfassen. Methodisch werden dabei nach Absaugen des Nüchternsekretes 500 ccm Magermilch von 37° Temperatur durch eine dünne Magensonde in den Magen eingefüllt und die Proteolyse an der Abspaltung von Rest-N, Tyrosin und Tryptophan gemessen (Methodik siehe Dtsch. med. Wschr. 1953, 472).

Unsere diagnostischen und therapeutischen Erfahrungen möchten wir kurz folgendermaßen zusammenfassen:

A. Nichtoperierte Patienten:

1. Beschwerdefreie Anacide und Subacide haben dann eine gute Proteolyse, wenn sie einen ausreichenden Duodenalsaft-Rückfluß mit proteolytischen Pankreasfermenten (= DSR) aufweisen. Dieser garantiert bei normal funktionierendem Pankreas die Kompensation der fehlenden oder verminderten Produktion von Magenfermenten des Pepsin-Kathepsin-Komplexes. Der Wirkungsunterschied der peptischen und katheptischen Komponente wurde erstmalig papierchromatopraphisch von BRAMSTEDT und KRÖGER nachgewiesen.

2. Scheinbar beschwerdefreie Anacide mit bis zur Hälfte der Norm verminderter Proteolyse zeigten nach Substitution mit Pankreasferment-Präparaten eine objektivierbare Steigerung der Proteolyse. Eine danach beobachtete Steigerung des Appetits und der allgemeinen Leistungsfähigkeit müssen wir auf die Besserung der Proteolyse beziehen. Diese Gruppe umfaßt Patienten, denen eine über Jahre hin langsam zunehmende Leistungsminderung oft gar nicht zum Bewußtsein kommt. Wir können sie den Patienten mit „larvierter Pankreopathie" zuordnen, für die das gleichzeitige Vorliegen einer sekretorischen Insuffizienz des Magens und Pankreas charakteristisch zu sein scheint.

3. Den scheinbar beschwerdefreien stehen solche Anacide gegenüber, die lokale abdominelle Beschwerden uncharakteristischer Natur wie Völlegefühl, Druck im Oberbauch unabhängig von den Mahlzeiten, Appetitlosigkeit und allgemeine Leistungsminderung aufweisen und die trotz ausreichendem DSR dann eine verminderte Proteolyse zeigen, wenn das Pankreas zu wenig proteolytische Fermente produziert. Bei dem selten vorkommenden völligen Fehlen des DSR ist die Proteolyse schlecht. Hier sind wir therapeutisch auf eine ständige Fermentsubstitution angewiesen.

B. Magenoperierte:

1. Gastroenterostomie-Patienten haben je nach Vorliegen einer intermittierenden oder permanenten sekretorischen Insuffizienz des Magens im Sinne von KNUD FABER (s. Verhandlungen d. Dtsch. Ges. f. Verdauungs- und Stoffwechselkrankheiten 1926) Proteolyse-Störungen. Diese lassen sich durch Magenfermentpräparate (z. B. Enzynorm) oder Pankreasfermentpräparate (z. B. Pankreon) bessern, und zwar entsprechend den vorliegenden p_H-Verhältnissen.

2. Magenresezierte (Billroth II-Pat.) haben bei gutem DSR keine Proteolyse-Störungen. Bei histologisch nachweisbarer Drüsenatrophie und fehlendem DSR haben sie fast regelmäßig derartige Störungen, die sich durch die bereits erwähnte Fermentsubstitution bessern lassen.

3. Patienten mit totaler Gastrektomie bedürfen einer langen, und bei Nachweis einer exkretorischen Pankreasinsuffizienz einer dauernden Behandlung mit Pankreasfermentpräparaten. Wir verordnen zu jeder Hauptmahlzeit drei Tabl. Pankreon.

C. Quantitative und qualitative Analyse der Proteolyse-Störungen:

Die Erfassung der Proteolyse und deren Störungen ist mit Hilfe der Salzsäuretitration nicht möglich, da erstens keine festen Beziehungen bestehen zwischen dem Grad der HCl-Bildung und der Fermentproduktion, und zweitens bei Fehlen der freien HCl jegliche individuelle Unterscheidung unmöglich ist. Der *MPT* gestattet eine *quantitative* Erfassung der Störungen und erlaubt die Kontrolle der Wirksamkeit der Fermenttherapie. Ihre *qualitative* Erfassung gelang erstmalig mit Hilfe der Papierchromatographie. Die hier gezeigten Chromatogramme stammen von Patienten mit „larvierter Pankreopathie" bei gleichzeitig vorliegender Lichtdermatose (eine empirisch gefundene Kombination von zwei verschiedenen Krankheitsphänomenen). Ohne daß wir hier auf Einzelheiten eingehen können, zeigen diese Patienten bei einer in vitro-Aufspaltung von Casein durch ihren Magen- und Duodenalsaft deutlich von Normalen abweichende Chromatogramme, d. h. es finden sich zusätzliche und veränderte Peptidfraktionen, die bei Normalen nicht auftreten. Gelegentlich fehlen auch normalerweise vorkommende Fraktionen. Aus der unterschiedlichen Eiweißspaltung bei normalen und pathologischen Verdauungssäften müssen wir folgern, daß diese normalerweise im menschlichen Organismus an einen bestimmten Modus gebunden ist. Unsere weiteren Untersuchungen zeigten, daß zur Normalisierung des pathologischen Proteolyse-Ablaufes nicht die pflanzlichen, sondern nur die tierischen Proteasen in der Lage sind. Diese Ergebnisse bei Patienten ergänzen also die tierexperimentellen Befunde von HARTMANN an pankreatektomierten Hunden (mitgeteilt auf der Tagung der Nordwestdeutschen Gesellschaft für Innere Medizin in Hamburg am 20. Februar 1954), daß nur mit tierischen Proteasen eine Normalisierung der gestörten Eiweißverdauung zu erzielen ist.

Unsere Mitteilung sollte zeigen, daß wir heute in der Lage sind, unter Kombination von MPT und papierchromatographischer Methodik quantitative und qualitative Störungen der Proteolyse im Verdauungstrakt zu erfassen und damit uncharakteristische abdominelle Beschwerdebilder — wie z. B. die „larvierte Pankreopathie" mit und ohne Beteiligung der übrigen Bauchorgane — zu objektivieren. Wahrscheinlich ergeben sich aus diesen Untersuchungen außerdem neue Ausblicke auf das wichtige Problem der „intestinalen Allergie".

LXXVII.

Aus der Medizinischen Universitätsklinik Erlangen
(Direktor: Prof. Dr. N. HENNING).

Über Erfassung und Behandlung von Motilitätsstörungen des menschlichen Dünndarmes.

Von

HANS-JÜRGEN SIELAFF.

Mit 2 Textabbildungen.

Die gebräuchliche Röntgenmethode kann aus Abwegigkeiten von Füllungsbild und Passagezeit des Magen-Darmkanals Rückschlüsse auf Motilitätsstörungen ziehen, eignet sich jedoch weniger zur Erfassung feinerer Bewegungsvorgänge des menschlichen Dünndarmes. Die Anwendung der Röntgenkymographie und -kinematographie ist zeitlich begrenzt. Eine fortlaufend-langfristige Aufzeichnung der Dünndarmmotilität ermöglicht die *graphische Registriermethode,* die erstmalig in Deutschland ab 1923 von GANTER sowie WEITZ und Mitarbeitern und ab 1934 in Amerika von MILLER und ABBOTT und anderen Autoren betrieben wurde. Die folgenden Darlegungen beruhen auf eigenen Erfahrungen, die mit dieser Methode im Verein mit röntgenologischen Untersuchungen an fast 300 Versuchspersonen gewonnen wurden. Verwendet wurde die doppellumige Ballonsonde nach MILLER-ABBOTT. Die Bewegungen von Duodenum und Jejunum wurden mittels Lufttransmission im Ballon-Schlauchsystem bei durchschnittlichen Luftvolumina von 30 ccm über eine Marey-Kapsel mit Schreibhebel auf ein Kymographion aufgenommen.

Mit diesem Verfahren lassen sich verschiedene Motilitätstypen abgrenzen, die meist in enger Beziehung zur jeweiligen vegetativen Ausgangslage stehen, häufig auch mit einzelnen Krankheitsbildern verbunden sind. So findet sich in überwiegendem Maße der sogenannte „normomotile Kurventyp", der sich durch meist regelmäßige, durchschnittlich 10—12mal in der Minute auftretende kleine Wellen auszeichnet, die bei Röntgenkontrollen oberflächlichen Bewegungsvorgängen am Sondenballon entsprechen. Sogenannte große Dünndarmwellen finden sich bei diesem Typ selten. Man beobachtet derartige Motilitätsbilder bei vegetativ ausgeglichenen und magen-darmgesunden Personen, sowie Gastritiden mit Sekretionsanomalien, selten beim Ulcus ventriculi, fast nie beim Ulcus duodeni. Röntgenologisch sind Füllungsbild und Passagezeit der Norm entsprechend.

Motilitätsabweichungen sind im graphischen Bilde in charakteristischer Weise darstellbar. Der „hypomotile Typ" äußert sich beispielsweise in Form minimaler kleiner Wellen, mitunter länger anhaltender amotiler Starre bei völligem Verlust großer Wellenbewegungen und

sichtlicher Verzögerung der Wanderungsgeschwindigkeit des Sonden-
ballons. Wir finden diesen Typ vorwiegend bei akuten und chronischen
Hepato-, Cholecysto- und Pankreatopathien, mitunter bei Hyperthyreosen sowie endogenen und reaktiven Psychosen mit depressiven
Zügen und sehen hierin den Ausdruck überwiegend sympathikotoner
Einstellung des Verdauungstraktes. Röntgenologisch beobachtet man deutliche Entleerungsverzögerung des Magens, Passageverlangsamung von
Dünn- und Dickdarm und häufig Hypotonus, beispielsweise im Falle einer
abklingenden Hepatitis und Pankreatitis $1^1/_2$ Stunden nach Breimahlzeit.

Die Hypermotilität zeichnet sich durch Amplituden- und Frequenzzunahme der kleinen Wellenbewegungen, vor allem aber durch die
Häufung sogenannter großer Wellenformen aus, die — bis zu 1 Minute
andauernd — von kleinen Wellen überlagert werden können und manch-

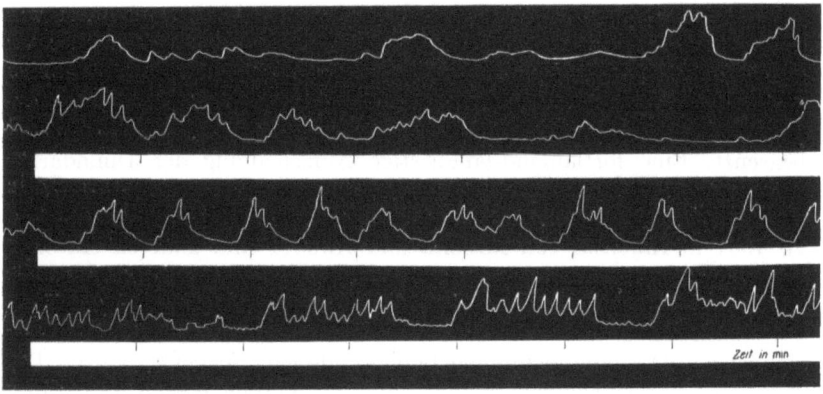

Abb. 1. Mechano-Enterogramm. Zeit in Min. Hypermotil-dystoner Typ.

mal annähernd rhythmisch, meist jedoch unkoordiniert im Wechsel mit
kurzen amotilen Phasen das Motilitätsbild beherrschen. Die Röntgenkontrolle deckt dabei größere, streckenweise Kontraktionen auf. Der
Sondentransport ist sichtlich beschleunigt. Diesen ,,hypermotil-dystonen
Typ" sieht man bei der parasympathikotonen Übererregbarkeit des Magen-Darmkanals wie der Ulcuskrankheit, vor allem beim Ulcus duodeni
sowie der hyperaciden Gastritis, spastischen Obstipation und einem
weiten Patientenkreis mit stärkerer vegetativer Dystonie und funktionellen abdominellen Beschwerden ohne immer nachweisbare Organ-
manifestation. Im vorliegenden Falle (Abb. 1) handelte es sich um eine
Patientin mit hochgradiger nervöser Übererregbarkeit und 2—3maliger
täglicher Stuhlentleerung ohne Anhalt für organische bzw. fermentative Störungen.

Das röntgenologische Äquivalent derartiger Motilitätsstörungen
findet sich in Form starker Passagebeschleunigung des Dünndarmes mit
vorzeitiger Colonfüllung — in diesem Falle bereits 1 Stunde nach
Breimahlzeit — häufigem Hypertonus und zerrissenen, klecksigen
Füllungsbildern im Sinne der sogenannten hypermotorischen Enteritis.

In der Therapie spastisch-hypermotorischer Zustandsbilder haben sich seit einigen Jahren die ganglienblockierenden und parasympathikolytischen Pharmaka besonders bewährt. So kommt im Röntgenbilde die Wirkung des Versuchspräparates 12494 (Diphenyl-piperidino-äthyl-acetamid-brommethylat), eines neueren Parasympathikolytikums der Farbwerke Höchst, in folgender Form zur Darstellung: Wenige Minuten nach der intravenösen Injektion von 20 mg der Substanz hat sich das Dünndarmrelief wieder größtenteils zusammenhängend, zart und regelmäßig dargestellt, das Dünndarmlumen ist infolge Tonusverlustes weitgestellt und die Motilität erloschen. Die Pharmakoradiographie beweist hier, daß es sich bei den sogenannten enteritischen Veränderungen um funktionell-reversible Zustände handelt. Im Mechanogramm äußert sich der parasympathikolytische Effekt im plötzlichen Auftreten völliger Amotilität, kenntlich an der tonischen Starre des Kurvenbildes bei Verlust kleiner und großer Wellenbewegungen. Im vorliegenden Falle handelt es sich um die Wirkung einer intravenösen Injektion von 60 mg des Versuchspräparates SEL 23 der Firma Dr. Wander/Bern, einem quaternären Ammoniumsalz der Xanthenreihe, welches in dieser Dosierung bei zwölf Versuchspersonen eine durchgreifende Ruhigstellung des Dünndarmes von durchschnittlich 40 Minten Dauer zur Folge hatte. Danach bahnt sich die Motilität wieder allmählich an, bleibt jedoch noch längere Zeit herabgesetzt. Als kennzeichnende Wirkung der Parasympathicolytica muß hervorgehoben werden, daß große Wellenbewegungen, die eigentlichen Ausdrucksformen der Hypermotilität, nachhaltig und lange unterdrückt werden und somit eine „Regularisierung" bzw. „Normalisierung" zugunsten des einheitlichen kleinen Wellenrhythmus möglich ist. Diesen Effekt beobachteten wir früher auch nach Anwendung von Pendiomid, Buscopan und in beschränktem Umfange nach Banthin.

In jüngster Zeit ist es uns mittels zusätzlicher Methodik in Form eines Ableitungsmechanismus über den Elektroencephalograph möglich geworden, gleichzeitig zum Mechanogramm die Aktionsströme des Dünndarmes als Elektro-Enterogramm zu reproduzieren. Der versilberte und mit einer Kupferdrahtleitung verbundene Sondenballon dient herbei als differente Elektrode, während die indifferente beispielsweise auf der Bauchhaut befestigt wird. Es stellte sich dabei heraus, daß die in der obersten Kurve der Abb. 2 bei großer Zeitkonstante gewonnenen Wellenbewegungen denen des Mechanogramms synchron verlaufen, letzteres somit auch auf elektrischem Wege darstellbar ist. In der darunterliegenden Kurve zeichnen sich bei gleicher Filterung, jedoch niedrigerer Zeitkonstante die Aktionsströme der gleichen Ableitung — wie in den übrigen Kurven durch das mitabgeleitete Elektrokardiogramm überlagert — ab. Dabei fällt, ähnlich den Tierversuchen von ALVAREZ, eine Anhäufung von Aktionspotentialen in der Dilatationsphase kurz vor Beginn, mitunter auch auf der Höhe der Kontraktion auf. Die unteren Kurven bilden das Elektro-Enterogramm der gleichen Versuchsperson nach intravenöser Injektion von 60 mg SEL 23 ab: Parallel zur amotilen Starre des Mechanogramms findet sich neben dem

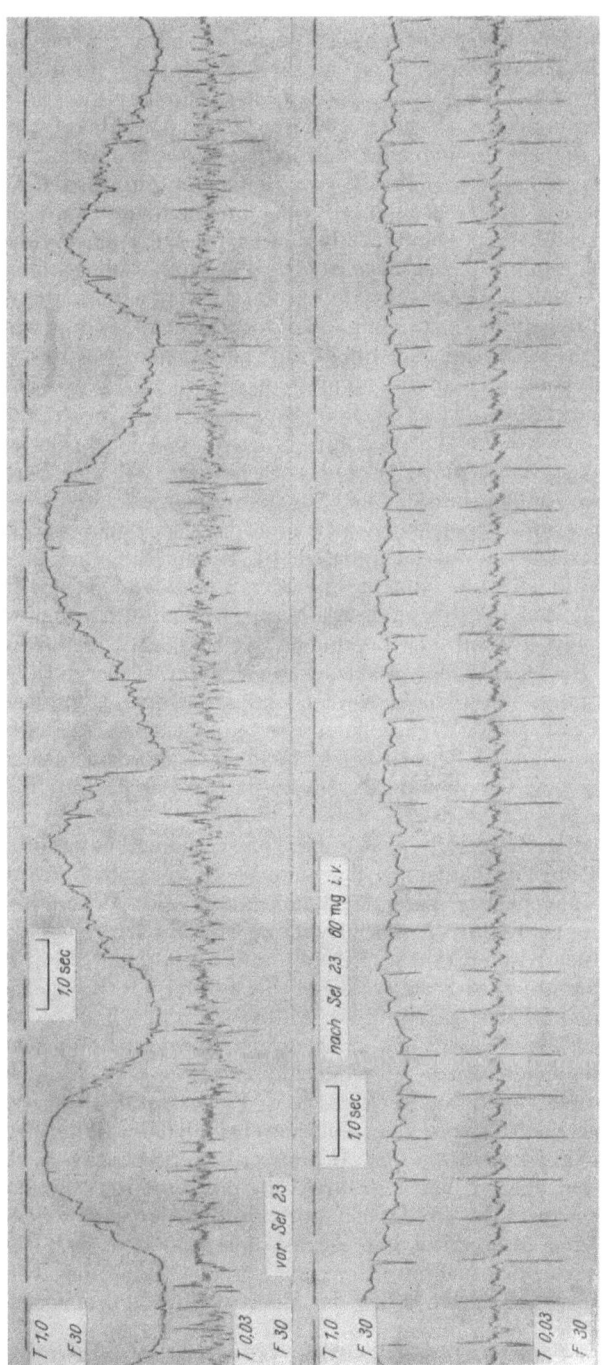

Abb. 2. Elektro-Enterogramm. Zeit in Sek. Parasympathikolytische Reaktion. (T 1,0 = Zeitkontante 1,0) (F 30 = Filterung 30 Hz).

Verlust der Wellenbewegungen elektrische Inaktivität auch in Form völligen Versiegens der Aktionspotentiale des Darmes, wobei der parasympathicolytische Effekt ferner in einer sichtlichen Frequenzsteigerung des Elektrokardiogramms zum Ausdruck kommt (Abb. 2).

Zur Dämpfung der vegetativen Übererregbarkeit hat sich uns auch das Magnesium experimentell bewährt: So erfolgt beispielsweise unter der intravenösen Injektion von 10 ccm Magnesium-Nordmark eine kurzfristige diphasische Reaktion, in deren Anschluß es unter Verlust großer Wellenbewegungen zu einer deutlichen Ausgeglichenheit des ursprünglich unruhig gesteigerten Motilitätsbildes kommt. Ein parasympathicolytischer Effekt geringen Grades ist auch durch Megaphen zu erzielen. Bei einer Patientin mit starker vegetativer Dystonie und entsprechendem Kurvenbild kommt es nach einer intramuskulären Injektion von 50 mg während des Schlafzustandes zu längeren amotilen Phasen im Wechsel mit durchbrechenden Bewegungsimpulsen. Wir haben mehrfach beobachtet, daß hierbei annähernd synchron ein entsprechender Wechsel von oberflächlichem Schlaf- und Wachzustand erfolgen kann.

Auch durch reine sympathicolytische Pharmaka ist eine Beeinflussung der Dünndarmmotilität möglich. So bewirkt die intravenöse Injektion von 20 mg Regitin (Ciba) eine Umwandlung des kleinen in den großen Wellenrhythmus zugleich mit einer erheblichen Passagebeschleunigung, gemessen am Wandern der Sonde. Aus diesem der Prostigminwirkung ähnlichen Vorgang ist zu schließen, daß die großen Dünndarmbewegungen Ausdruck starker parasympathicotoner Förderimpulse sind. Gleichartige Umwandlungen des Motilitätsbildes vermochten wir — in Analogie zu Tierversuchen von Dittmar — auch auf cuti-visceralem Wege durch physikalische und chemische Hautreize zu erzielen, beispielsweise durch Einwirkung von Ultraschallwellen der Frequenzen 0,8 und 2,4 MHz mit bewegtem Schallkopf in den Bauchhautsegmenten des oberen Dünndarmes.

Wir sind der Ansicht, daß Motilitätsstörungen des Dünndarmes für manche subjektiven abdominellen Beschwerden verantwortlich sind und ihre genaue Erfassung auch praktische Bedeutung haben kann. Für die pharmakologische und physikalische Therapie ist dabei nach unserer Erfahrung zu berücksichtigen, daß der hypomotile Dünndarm meist untererregbar ist, während hypermotil-dystone Typen im allgemeinen lebhafte Reaktionsbereitschaft aufweisen.

Zusammenfassung.

Die graphische Registriermethode (Mechano-Enterogramm) wurde in Verbindung mit Röntgenuntersuchungen bei annähernd 300 Versuchspersonen angewendet. Es lassen sich verschiedene Motilitätstypen abgrenzen (normomotiler, hypomotiler, hypermotil-dystoner Typ), die in Beziehung zur jeweiligen vegetativen Ausgangslage zu bringen sind. Darlegung experimenteller Untersuchungsergebnisse über Beeinflussung der Dünndarmmotilität durch Parasympathicolytica (12494 Höchst, SEL 23 Dr. Wander/Bern), Magnesium-Nordmark, Megaphen, Sympathicolytica (Regitin) und physikalische Hautreize (segmentäre Ultraschalleinwirkungen). Hinweis auf das Elektro-Enterogramm als neuere zusätzliche Registriermethode. Darstellung der parasympathicolytischen Reaktion im Elektro-Enterogramm.

Literatur.

Alvarez, W. C. and L. J. Mahoney: Amer. J. Physiol. 69, 226 (1924). — Dittmar, F.: Der Ultraschall i. d. Med. 5, 127 (1952). — Ganter, G.: Arch. exper. Path. u. Pharmakol. 10, 384 (1924). — Miller, T. G. and W. O. Abbott: Amer. J. Med. Sci. 187, 595 (1934). — Sielaff, H. J.: Arch. exper. Path. u. Pharmakol. 214, 74 (1951); Fortschr. Röntgenstr. 77, 705 (1952); Z. exper. Med. 120, 585,599 (1953); Arch. exper. Path. u. Pharmakol. 222, 413 (1954); Z. exper. Med. 1954, im Druck. — Weitz, W. und W. Vollers: Z. exper. Med. 47, 42 (1925).

LXXVIII.

Zur Frage der ambulanten Ulcusbehandlung.

Von

F. Matakas (Köln).

Die Behandlung des Ulcus ventriculi oder duodeni und der Gastritis stößt heute noch auf erhebliche Schwierigkeiten. Haben wir auf der einen Seite eine ganze Reihe viel gepriesener Präparate, die zur Behandlung dieser Krankheiten warm empfohlen werden, so wissen wir auf der anderen Seite, daß wir ohne diätetische Maßnahmen praktisch in allen Ulcusfällen nicht erfolgreich behandeln können. Das ist schließlich auch der Grund, weshalb die Klinik auch heute noch bei den eingewiesenen Ulcuskranken die Diätetik zur Grundlage der Magentherapie macht. Wenn dann nebenbei noch irgend ein Medikament verabreicht wird, so bedeutet das in diesen Fällen nur eine Unterstützung der diätetischen Maßnahmen. Ist aber die diätetische Behandlung für die Klinik nach wie vor von großer Bedeutung, so kann diese Bedeutung für die ambulante Praxis erst recht nicht verkannt werden; und wenn heute noch die Erfolge der ambulanten Ulcusbehandlung viel zu wünschen übrig lassen, so liegt das m. E. nur daran, daß für die ambulante Behandlung des Ulcus bisher kein geeignetes Diätschema vorhanden war. Die Klinik hat sich wohl im Laufe der Jahre bemüht, solche Diätkuren zur stationären Behandlung von Ulcuskranken auszuarbeiten, von denen die meisten und gebräuchlichsten wohl allen Ärzten bekannt sind. Z. Zt. werden in der Klinik am häufigsten die Ulcuskuren nach v. Bergmann und Kalk angewandt. Für die ambulante Praxis ist dagegen bisher von anderer Seite kein geeignetes Diätschema ausgearbeitet worden. Der Praktiker begnügt sich heute noch in der ambulanten Praxis damit, den Kranken „Leichte Speisen" oder „Diät" zu verordnen, und die Lehrbücher der inneren Medizin haben für diese Fälle auch nichts besseres zu empfehlen. Bekanntlich kommt man aber mit solchen schlagwortartigen Verordnungen, wie „Leichte Speisen" und „Diät", nicht zum Ziel.

Die eben angeführten Tatsachen uud Überlegungen veranlaßten mich, eine diätetische Behandlungsmethode für die ambulante Behandlung von Ulcuskranken auszuarbeiten. Diese Diätvorschriften, die Sie nun an der Tafel sehen, sind das Ergebnis einer 15jährigen Erfahrung und haben sich in meiner ambulanten Tätigkeit gut bewährt, ja sie sind den klinischen Erfolgen ebenbürtig.

Diätvorschriften

bei Ulcus duodeni, ventriculi oder Gastritis

(nach F. Matakas, Köln).

Rauchen und Alkoholgenuß verboten.

Die Speisen sind ohne Gewürze und salzarm zuzubereiten.

1. *Woche:* Vollmilch, Weißbrot, Zucker, Traubenzucker, Zwieback, Butter, Honig, Mehlsuppen, Breie (Grieß, Maizena, Mondamin, Haferflocken, Sago, Reis), Apfelmus, weißen Käse (Quark), Tee, Malzkaffee, Kakao, Pudding, Magermilch, Buttermilch dicke Milch, Fruchtsäfte (frisch), Joghurt.
2. *Woche:* Kartoffelbrei, feine Nudeln, Blumenkohl, Spinat, Bananen, Schokolade.
3. *Woche:* Weichgekochtes Ei, Marmelade, junge Möhrchen, Mangold, Gervaiskäse, Rübstiel.
4. *Woche:* Gekochten Fisch, weichen Holländer Käse, Birnenkompott, Spargel (nicht holzig).
5. *Woche:* Ganz weiches Rührei, weichen Schweizer Käse, Sellerie (weich) als Gemüse, Himbeeren (ohne Kerne).
6. *Woche:* Gekochtes Kalbfleisch ohne Sauce, gedämpfte Tomaten ohne Haut, gekochtes Obst (außer Pflaumen und Kirschen), junge Kohlräbchen, Johannisbeeren (ohne Kerne), eventuell Bohnenkaffee.
7. *Woche:* Gekochtes Rindfleisch (mager), junge Erbsen, Erdbeeren, Apfelsinen.
8. *Woche:* Grüne zarte Bohnen, Pfirsiche ohne Haut, zarten Kopfsalat mit Zitrone, ganz reife Tomaten ohne Haut, Fenchelgemüse, Trauben (ohne Kerne und Haut).
9. *Woche:* Schwarzwurzeln, Chicorée, Kalbsbraten ohne Tunke, jedoch mit ausgelassener Butter, weiche Birnen.
10. *Woche:* Rinderbraten ohne Tunke, Salzkartoffeln, Aprikosen.
11. *Woche:* Rote Beeten, jedoch durch die Maschine gedreht, mit ausgelassener Butter.
12. *Woche:* Reife, weiche, süße Äpfel (möglichst gerieben), mageren, gekochten Schinken, mageres Hühnerfleisch gekocht und gebraten, letzteres jedoch ohne Sauce.

Sämtliche Gerichte dürfen nur mit Butter zubereitet werden. Saucen jeglicher Art sind verboten.

Das Diätschema von mir besteht nicht, wie die klinischen Diätkuren, aus 3—4, sondern aus 12 Wochen. Die Behandlung der Kranken muß daher mindestens 12 Wochen lang durchgeführt und in vielen Fällen noch länger fortgesetzt werden. Die diätetischen Vorschriften sind nicht, wie sonst üblich, nach Tagen, sondern nach Wochen eingeteilt. Der Kranke kommt wöchentlich einmal in die Sprechstunde und erhält je nach seinem Befinden jedesmal einen Wochenzettel, der als Zusatz bzw. Zulage gilt. Ist die Besserung nicht befriedigend, so bleibt er bei der gleichen Woche. Unter keinen Umständen darf aber dem Kranken der gesamte Diätplan für die 12 Wochen mit einem Male ausgehändigt werden, da die Kranken in diesem Fall vielfach selbständig handeln und dabei Fehler begehen, die den Erfolg der Behandlung in Frage stellen. Außerdem muß jedesmal bei Überreichung des neuen Zettels eine Unterhaltung bzw. Aufklärung erfolgen, wobei besonders darauf hingewiesen werden muß, daß *nur* die angegebenen Speisen genommen werden dürfen. Neben dieser diätetischen Behandlung wird noch je nach Bedarf dieses oder jenes Medikament zu verordnen sein. — Ich verordne meistens eine Targesinlösung mit oder ohne Belladonna, außerdem lokale Wärme.

Die Erfolge dieser von mir bereits jahrelang angewandten diätetischen Behandlung sind so gut, daß sie unbedingt Beachtung verdienen. — Bei richtiger Durchführung der Vorschriften verlieren die Kranken meistens schon in der ersten Woche nach Beginn der Behandlung ihre Beschwerden und bleiben auch weiterhin beschwerdefrei und meistens arbeitsfähig. Sie fühlen sich wohl und nehmen vielfach im Laufe der Behandlung an Gewicht zu. Fühlt sich aber ein Kranker nicht kräftig genug, seiner Berufsarbeit nachzugehen, so bleibt er zu Hause und hütet das Bett. Im allgemeinen empfinden die Kranken diese Art der Behandlung als angenehm, da sie zu Hause bleiben können, ihre Beschwerden verlieren und in den meisten Fällen arbeitsfähig bleiben. Sie erkennen auch recht bald die Bedeutung einer solchen ambulanten diätetischen Behandlung; denn nur so ist es zu verstehen, daß sie sich dazu entschließen, mehrere Wochen bzw. Monate lang regelmäßig von weither in die Sprechstunde zu kommen, um den neuen Wochenzettel in Empfang zu nehmen. —

Warum ist nun überhaupt eine solche ambulante diätetische Behandlungsmethode erforderlich, wenn man klinisch-stationär ebenso gute Resultate erzielen kann? Diese Frage wird sicher von manchen gestellt. Sie ist auch berechtigt, läßt sich aber leicht beantworten.

Die ambulante Behandlung der Ulcuskranken bietet vor allem große wirtschaftliche Vorteile und verdient, bei sonst gleichen Behandlungserfolgen, unter allen Umständen berücksichtigt zu werden. Die stationäre Behandlung der Magenkranken bedeutet für die Öffentlichkeit eine außerordentlich große wirtschaftliche Belastung. Die Geldsummen, die für diese Sparte von Kranken ausgegeben werden, sind besonders groß. Die Statistik der Allgemeinen Ortskrankenkasse Köln zeigt uns z. B., daß für die stationäre Behandlung dieser Kranken mehr ausgegeben wird, als für die stationäre Behandlung der Tuberkulosekranken. Während die Tuberkulosekranken im Laufe des Jahres 1952 26 900 Krankenhaustage beanspruchten, erreichten die Krankenhaustage bei den Magenkranken (Ulcus- und Gastritiskranke) die Zahl von 41 900. Gehen wir davon aus, daß jeder Krankenhaustag der Öffentlichkeit mindestens DM 10,— kostet, so bedeuten die eben angegebenen Zahlen eine ungeheure wirtschaftliche Belastung, zumal diese Zahlen nur eine einzige Krankenkasse betreffen. Die Statistik der Allgemeinen Ortskrankenkasse Köln zeigt uns jedenfalls, daß die Krankenhauskosten für Ulcus- und Gastritiskranke höher liegen als die Kosten für die Lungentuberkulose; eine Tatsache, die uns deutlich vor Augen führt, daß wir hier mit einem außerordentlich wichtigen medizinischvolkswirtschaftlichen Problem zu tun haben. Bei Anwendung der von mir angegebenen Diätvorschriften können dagegen die meisten Ulcuskranken einschließlich der akuten Fälle, die oft besonders gut ansprechbar sind, ambulant behandelt werden, was naturgemäß einen besonders großen wirtschaftlichen Vorteil bedeutet.

Abgesehen von diesen wirtschaftlichen Vorteilen haben diese Diätvorschriften auch den weiteren Vorteil, daß der Patient längere Zeit nach ihnen leben kann ohne auf sehr viele Speisen verzichten zu müssen. Diese „Speisekarte" stellt immerhin eine Lebensweise dar, die von vielen, vielen Kranken längere Zeit in Kauf genommen wird. Auf der anderen Seite dagegen neigen die Kranken, wenn man ihnen sagt: „Essen Sie leichte Speisen" oder „Essen Sie Diät", sehr oft dazu, aus Unwissenheit Speisen zu wählen, die an allerletzter Stelle in Frage kommen. Ein anderer Vorteil meiner Diätvorschriften ist die Tatsache, daß die Kranken, die nach ihnen leben, längere Zeit an den Arzt gebunden sind, und daher ihn immer wieder aufsuchen, um die Erlaubnis zu erhalten, für die kommenden Tage eine Anzahl von weiteren Speisen essen zu dürfen. Die Ärzte brauchen also in vielen Fällen nicht ihre Kranken an das Krankenhaus abzugeben, und die Krankenanstalten würden dies sicherlich begrüßen, da sie dadurch entlastet werden und Platz für andere Kranken freimachen können.

Die von mir empfohlene ambulante Ulcusdiätkur hat aber auch eine weitere, nicht unerhebliche Bedeutung. — Bekanntlich liegt das Problem der Ulcusbehandlung in der Hauptsache nicht nur in der Heilung der Ulcuswunde, der sogenannten Ulcusnische, sondern in der Verhütung des Rezidivs. Das Hauptziel unserer Behandlung muß daher sein, ein Rezidiv zu verhüten. Das kann aber, wie auch allgemein anerkannt wird, nur durch eine längere diätetische Behandlung des Ulcus erreicht werden; und diese längere diätetische Ulcusbehandlung kann aber auch nur eine ambulante sein, allein schon aus technischen bzw. wirtschaftlichen Gründen. Deshalb ist eine systematisch ausgearbeitete Ulcusdiätkur für die ambulante Praxis von großer Bedeutung, und deswegen glaube ich, daß meinen Diätvorschriften unter diesem Gesichtspunkte eine gewisse Bedeutung nicht versagt werden darf.

Der Zweck und das Ziel einer solchen ambulanten Ulcusdiätkur kann und darf natürlich nicht sein, die vorhandenen und bewährten klinischen Ulcuskuren zu verdrängen. Das wäre vollkommen verfehlt, zumal es immer eine Anzahl von Kranken geben wird, die der stationären Behandlung bedürfen. — Diese von mir ausgearbeitete und empfohlene Ulcusdiätkur ist aber sicherlich dazu geeignet, eine Ergänzung der wohlerprobten klinischen Ulcuskuren zu bilden und in vielen Fällen die klinische Behandlung überflüssig zu machen, zum mindesten aber wesentlich zu verkürzen. — Bekanntlich werden die Magenkranken oft ohne genaue Diätvorschriften aus dem Krankenhaus entlassen, und so kann ich mir gut vorstellen, daß meine Diätvorschriften auch nach der Entlassung aus dem Krankenhaus zur Durchführung der weiteren Behandlung zur Anwendung kommen können. — Die Auffassung, daß eine erfolgreiche Ulcusbehandlung nur im Krankenhaus stationär erfolgreich sein kann und daß jeder Ulcuskranke daher zur Durchführung einer Ulcuskur in die Klinik gehört, erscheint unter diesen Gesichtspunkten unberechtigt.

LXXIX.

Aus der Medizinischen Klinik der Universität Köln
(Direktor: Prof. Dr. H. W. KNIPPING).

Zur klinischen Diagnose von Eiweißresorptionsstörungen des Intestinaltrakts. Untersuchungen mit S^{35}-markiertem Hefeeiweiß beim Menschen.

Von

H. SCHLÜSSEL.

Mit 2 Textabbildungen.

Die gebräuchlichen klinischen Kontrollen der Eiweißresorption bestehen in der Bestimmung des Stuhl-N-Gehaltes, d. h. des nicht resorbierten Eiweißanteils nach Gabe von Probekost. Die Ergebnisse sind wenig befriedigend, da die Abtrennung störender N-Quellen wie Sekret und Bakterien-N nicht durchgeführt werden kann, und so größere Ungenauigkeiten in Kauf genommen werden müssen. Diese Fehler sind bei Erkrankungen des Intestinaltrakts wahrscheinlich noch größer, jedenfalls nicht einmal abschätzbar. Bei einer derartig umständlichen und unübersichtlichen Kontrolle sollte die Anwendung von Isotopen einen diagnostischen Fortschritt bringen.

In mehreren Arbeiten wurde von uns auf die Möglichkeit hingewiesen, mit Hilfe eines isotopenmarkierten natürlichen Eiweißes einen Einblick in die Größe und den Ablauf der Eiweißresorption zu erhalten[1]. Als Probekost wurde hier S^{35}-markierte Hefe (Torula utilis) gegeben, in deren Eiweiß der Radioschwefel in Schwefelaminosäurenform vorliegt. Schwefelaminosäuren werden nach Untersuchungen von z. B. DENT(2) zusammen mit den anderen Aminosäuren resorbiert, so daß ihre Bestimmung einen Rückschluß auf die Resorption des gesamten Aminosäurenkomplexes des Hefeeiweißes zuläßt. Die applizierte Aktivitätsmenge lag mit etwa 50 Mikro Curie weit unter der Toleranzdosis. Nach Gabe der Probekost werden über 24 Std. die Aktivitätswerte der ausgeschiedenen Urinportionen bestimmt, was ja eine enzymatische Aufspaltung und Resorption aus dem Darmlumen voraussetzt. Zur besseren Erfassung des Resorptionsablaufes wurden die Urinportionen halbstündlich gesammelt. Der Gesamtschwefel wurde mit Pirie-Reagenz oxydiert, mit Bariumchlorid gefällt und die Aktivitätswerte in üblicher Weise bestimmt.

Das bisher vorhandene Untersuchungsmaterial, das an Patienten mit Erkrankungen des Intestinaltraktes gewonnen wurde, ist mit 26 Fällen noch nicht groß genug, um statistisch ausreichend gesicherte Mittelwerte zu geben, jedoch erlaubt die sich immer wiederholende Charakteristik der

Abweichungen von der Norm, hier einige typische Einzelfälle darzustellen. Es handelt sich dabei ausnahmslos um Patienten mit Diarrhoen, und zwar eine frische Enteritis, einen alten Typhusbazillenausscheider und eine endemische Sprue, die mit einem Normalfall und mit einem Normalfall nach Gabe von Laxans verglichen werden.

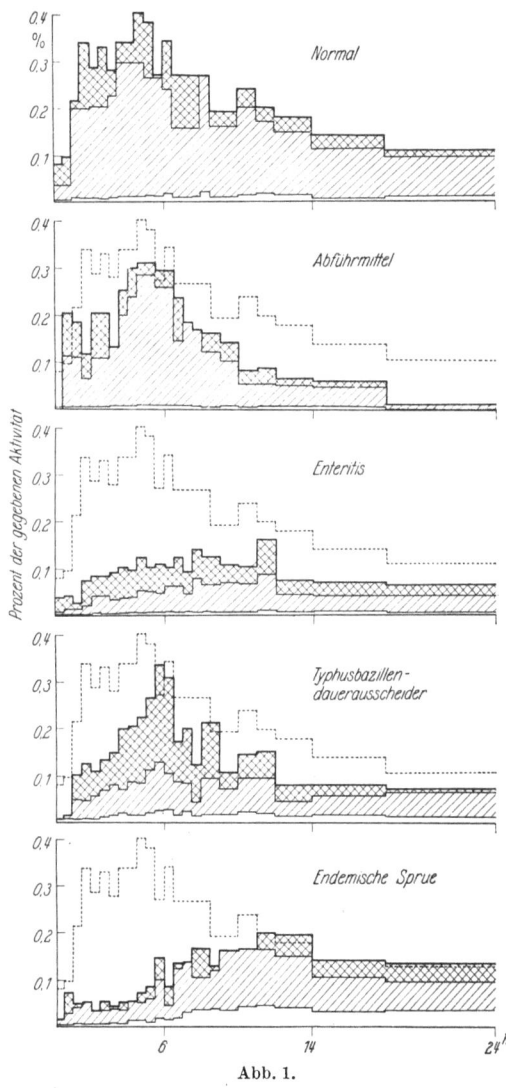

In dem ersten Diagramm ist der normale Verlauf der Radioschwefelurinausscheidung wiedergegeben. Die obere Begrenzung gibt die radioaktive Gesamtschwefelurinausscheidung, die mittlere die radioaktive Gesamtsulfaturinausscheidung und die untere die radioaktive Äthersulfaturinausscheidung wieder. Charakteristisch ist der Anstieg und Abfall der Werte mit dem etwa 4 Std. nach der oralen Aufnahme erreichten Maximum. Auf die mittlere und untere Begrenzung wie auf die verschiedene Schraffierung der Flächen, die dem Neutralschwefel und dem Schwefelsäureschwefel entsprechen, braucht in dem jetzt zu behandelnden Zusammenhang nicht eingegangen zu werden. Es interessieren also nur jeweils die verstärkt gezeichneten Gesamtschwefelurinwerte. Zum

Abb. 1.

besseren Vergleich sind die Gesamtschwefelwerte dieses Diagramms in allen anderen Diagrammen gestrichelt mit eingezeichnet.

Das zweite Diagramm gibt die Werte einer gesunden Versuchsperson wieder, die 2 Tage vor der S^{35}-Hefegabe energisch abgeführt wurde und auch noch während der 24stündigen Versuchszeit diarrhoische

Stühle hatte. Der normale Verlauf der Kurve ist erhalten geblieben, jedoch sind alle Werte gegenüber der Norm deutlich gesenkt.

Bei Diagramm 3 handelt es sich um eine seit 5 Tagen in Erscheinung getretene akute Enteritis. Die Aktivitätsausscheidung im Urin ist beträchtlich gesenkt, Anstieg und Abfall verlaufen darin ohne deutliches Maximum flach und breitbasig.

Das in Diagramm 4 zur Darstellung gekommene Ergebnis stammt von einer Patientin, die 1935 einen Typhus durchgemacht hatte und seitdem vor allem im Sommer über chronische Durchfälle klagte. Die bakteriologischen Kulturen ließen eine chronische Typhusbazillenausscheidung nachweisen. Auch hier geringere Urinausscheidungswerte und deutlich nach rechts verschobenes Maximum.

Das Diagramm 5 zeigt als letztes eine seit 1945 bestehende endemische Sprue. Der Patient war in schlechtem Allgemeinszutand mit Durchfällen, Eiweißmangelerscheinungen, Anämie, Nachtblindheit und

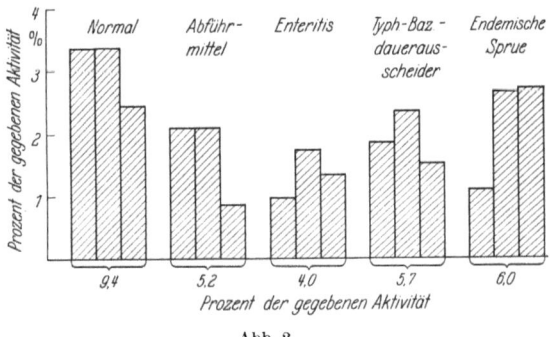

Abb. 2.

schilfrigen Hautveränderungen mit röntgenologisch gesicherten pathologischen Dick- und Dünndarmbefunden. In den ersten 6 bis 8 Std. sind die Urinausscheidungswerte deutlich verringert und kehren dann auffallenderweise zur Norm zurück. Die Äthersulfate sind, wie es schon vielfach bei Dickdarmentzündungen beschrieben wurde, hier besonders stark vermehrt.

Eine Addition der Halbstundenwerte auf drei Sammelwerte nach 6, weiteren 8 und weiteren 10 Std. nach S[35]-Hefegabe erlaubt in Abb. 2 einen guten Vergleich der Ergebnisse. Alle Diarrhoepersonen haben gegenüber dem Normalen eine verminderte Aktivitätsurinausscheidung. Außerdem zeigen aber die pathologischen Fälle noch eine relative Verminderung ihres 6 Stundenwertes gegenüber den folgenden Werten.

Die Aktivitätsausscheidung im Urin ist abhängig von der Resorption des markierten Eiweißes. Der innige zeitliche Zusammenhang zwischen Nahrungsaufnahme und Urinausscheidung konnte bereits in früheren Arbeiten z. B. nach S[35]-Methioningabe nachgewiesen werden, die schon nach $^{1}/_{2}$ bis 1 Std. zu höchsten Urinaktivitätswerten führte. Wenn also bei klinisch normaler Leber- und Nierenfunktion eine derartige hier beobachtete Abweichung der S[35]-Urinausscheidung von der Norm auftritt, so muß dafür die erkrankte Darmschleimhaut bzw. das geschwächte Fermentsystem verantwortlich gemacht werden. Die damit zusammenhängende Diarrhoe als Ausdruck des beschleunigten Transportes von Darminhalt macht, wie gezeigt werden konnte, nur eine Minderung der Urinausscheidung, ändert aber nicht deren Verlauf. Man darf daraus schließen, daß bei Durchfällen nur die beschleunigte Darminhaltpassage eine volle Resorption verhindert.

Anders verhält sich die erkrankte Dünndarmschleimhaut, bei der neben der Eiweißresorptionssenkung infolge der Durchfälle eine weitere deutliche Minderung innerhalb der ersten Stunden gegenüber dem späteren Urinausscheidungsverlauf beobachtet wird. Sie kann sowohl Folge einer abgeschwächten Enzymtätigkeit als auch einer noch weiter verringerten Resorptionleistung sein.

Auf Änderungen, die sich bei Erkrankungen des Dickdarms finden, und die hier schon bei der Demonstration der Sprueerkrankung auffallend waren, soll an anderer Stelle eingegangen werden.

Ich darf noch einmal zusammenfassen:

1. Bisherige klinisch gebräuchliche Eiweißresorptionskontrollen machen wegen der besonders bei pathologischen Darmveränderungen vermehrten und nicht abschätzbaren Fehlerquellen die Anwendung von Radioisotopen wünschenswert.

2. Die hier angewandte Messung der Radioaktivitätsausscheidung im Urin nach Gabe von S^{35}-markierter Hefe läßt Änderungen der Eiweißresorptionsgröße und des Verlaufes erfassen, ohne dem Patienten eine merkliche Belastung zuzumuten.

3. Diarrhoen mindern auf Grund des beschleunigten Darminhalttransportes die Resorption unter Beihaltung des üblichen Anstiegs und Abfalls ohne zeitliche Verschiebung des Resorptionsmaximums.

4. Typische Beispiele aus dem Untersuchungsmaterial von 26 Darmerkrankungen lassen eine über den Diarrhoeeffekt hinausgehende Eiweißresorptionsverzögerung und -senkung nachweisen.

Literatur.

[1] SCHLÜSSEL, H.: Biochem. Z. **322**, 513 (1952). — SCHLÜSSEL, H., A. VARLIK und I. S. ÖZSOY: Klin. Wschr. **31**, 508 (1953). — SCHLÜSSEL, H.: Verhandl. d. dtsch. Ges. inn. Med. **59**, 441 (1953). — [2] DENT, C. E.: Schweiz. med. Wschr. **1950**, 752. — WISS, O.: Ber. wiss. Physiol. **141**, 50 (1950). — SCHREIER, K.: und H. REMSPERGER Biochem. Z. **322**, 298 (1952).

LXXX.
Rindergalle-Traubenzucker-Dauerinfusion als Therapie beim parenchymatösen Ikterus.

Von

H. HABS und F. HARTWIG (Frankfurt am Main).

Mit 2 farbigen Textabbildungen.

Nachdem 1931 von FUZITA gezeigt war, daß bei Hexosezufuhr bei gleichzeitiger Anwendung von Gallensäuren verstärkte Glykogenbildung in der Kaninchenleber auftritt, wurde von anderen japanischen

Autoren (Imai, Itiro, Ishjhara, Kimura, Migazi, Shintaka, Sugigama, Nishioka, Soiti, Mizuta, Nobuo, Ikegami, Maeda, Kenzi, Watanabe, Kaichiro, Okashi, Kaname, Tateishi, Chikara, Kobayashi, Kikuo) unter verschiedenen Bedingungen u. a. auch an der Ratte die Bedeutung der Gallensäuren für die Glykogenie der Leber erwiesen. Da bei Leberparenchymschäden eine Verminderung von Gallensäuren im Duodenalsaft besteht, liegt es nahe, Lebererkrankungen, die mit diffusen Parenchymschäden einhergehen, durch fortlaufende Gaben von Traubenzucker zugleich mit Rindergalle zu behandeln. Zu diesem Zweck wurden zu 1000 ccm physiologischer Kochsalzlösung 80 ccm 60 Minuten

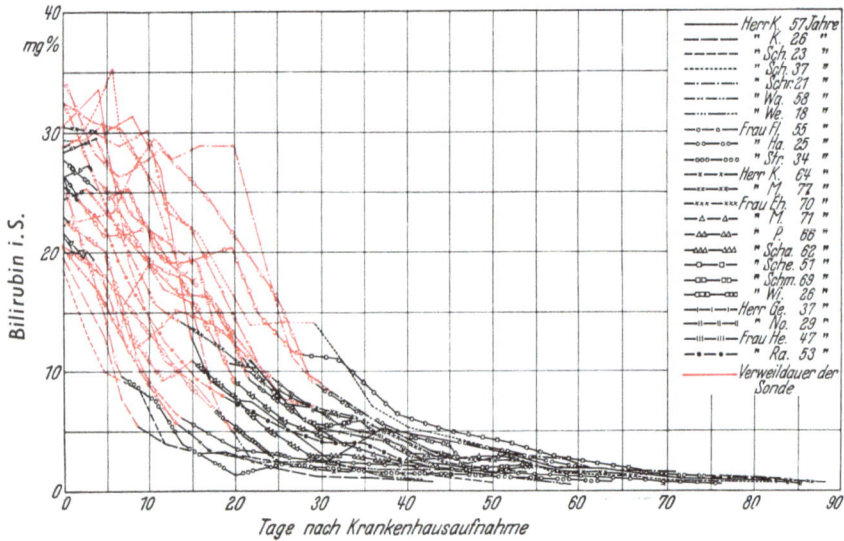

Abb. 1. Rindergalle-Dauerinfusion bei 23 Patienten sofort nach Krankenhausaufnahme.

lang bei 70° pasteurisierte Rindergalle, 50 g Traubenzucker und 2 g Kochsalz zugesetzt und durch eine Duodenalsonde tropfenweise innerhalb 24 Stunden verabfolgt.

Dieser seit 1949 fortlaufend bei Hepatitiskranken geübten Therapie wurden, um zu einem Urteil zu kommen, nur schwerer Kranke, deren Bilirubinwerte annähernd 20 mg-% oder darüber betrugen, unterzogen. Die Wirksamkeit der Behandlung geht aus drei Abbildungen hervor, auf denen die Kurven derjenigen Kranken, die zuerst der Behandlung zugeführt wurden, dargestellt sind.

Bei 23 Kranken, bei denen unmittelbar oder fast unmittelbar nach der Klinikaufnahme mit der Dauerinfusion begonnen wurde, sanken die Bilirubinwerte sehr bald annähernd gleichförmig ab. (Abb. 1).

(In der Abszisse ist die Zeit in Tagen, in der Ordinate sind die Bilirubinwerte in mg-% nach dem Verfahren von Hijmans van den Bergh bestimmt dargestellt. Die Dauer der Sondentherapie ist rot markiert.)

Theoretisch wäre es denkbar, daß dies kein Erfolg der Therapie ist, sondern daß das Absinken der Bilirubinwerte dem schicksalsgemäßen Verlauf des Leidens entspricht. Dieser Annahme widerspricht die Tatsache, daß bei 13 Patienten, bei denen der Ikterus vor der Aufnahme in die Klinik zumindest schon über 20 Tage bestanden hatte und bei denen z. T. darüber hinaus in der Klinik noch weiter abgewartet wurde, bis nämlich ein Anstieg der Bilirubinwerte auf über 20 mg-% erfolgt war nach Beginn der Sonden-Therapie die Bilirubinwerte in ähnlicher Weise abfallen wie bei der ersten Gruppe. Demnach muß es sich um einen echten Behandlungseffekt handeln.

Nun erhielten sämtliche Patienten außer der Dauerinfusion Nebennierenrinden-Präparate, Campolon und Vitamin-B-Komplex. So könnte

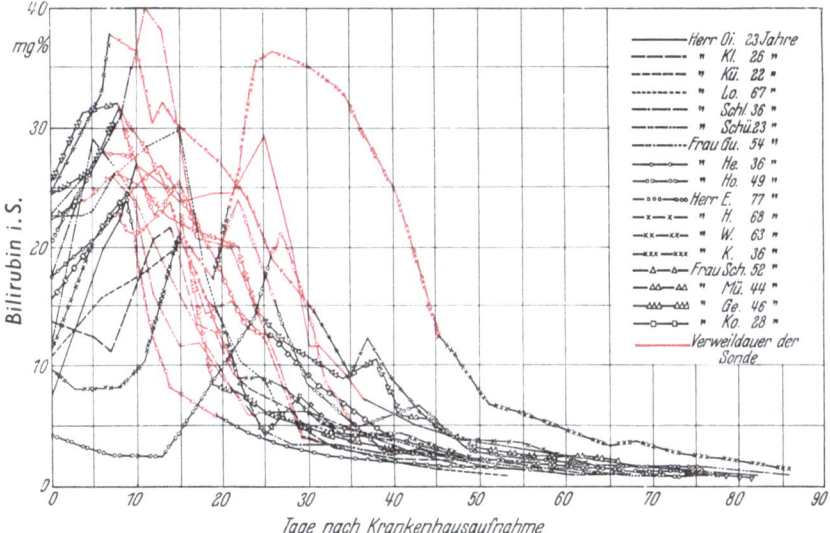

Abb. 2. Rindergalle-Dauerinfusion bei 17 Patienten nach fortlaufendem Anstieg der Bilirubin-Werte.

der beobachtete therapeutische Effekt nicht Effekt der Sondenbehandlung sondern Erfolg der sonstigen medikamentösen Therapie sein. Dem widerspricht die Abbildung 3, sie zeigt die Kurve von 17 Patienten. Bei ihnen wurde während der rein medikamentösen Therapie ein weiterer fortlaufender Anstieg der Bilirubinwerte zumindest bis 20 mg-% bei einem Teil bis über 30 mg-% beobachtet; dagegen trat nach Beginn der Sonden-Therapie — von einem Kranken abgesehen — fast regelmäßig ein alsbaldiges Absinken der Bilirubinwerte auf. (Abb. 2).

Aus der Gegenüberstellung der drei Diapositive ergibt sich somit eindeutig die Wirksamkeit der Rindergalle-Traubenzucker-Dauerinfusion bei parenchymatösem Ikterus, bei deren Anwendung, die einfach und wirtschaftlich ist, nie der Übergang in eine Cirrhose oder das Auftreten einer akuten gelben Leberatrophie beobachtet werden konnte und die zudem, nicht selten gleich nach ihrem Beginn, eine auffallende psychische Besserung im Befinden der Kranken zeitigte.

LXXXI.

Aus der I. Medizinischen Universitätsklinik und Poliklinik der Charité Berlin
(Direktor: Prof. Dr. Dr. h. c. Dr. h. c. TH. BRUGSCH).

Über Herz- und Kreislaufveränderungen bei Hepatitis epidemica.

Von

F. SCHENNETTEN.

Mit 2 Textabbildungen.

Erstaunlicherweise haben die Kreislaufverhältnisse bei Hepatitis epidemica bis in die jüngste Zeit kaum Beachtung gefunden, wohl nicht zuletzt deshalb, weil die Leber im Mittelpunkt des Krankheitsinteresses stand. Erst WUHRMANN hat 1950 bei der Konzeption des Myokardosebegriffes auf klinisch-elektrokardiographische Veränderungen bei Hepatitis aufmerksam gemacht, sich hierbei allerdings besonders auf den Formenkreis des Coma hepaticum und der Cirrhosis hepatis bezogen. Es sei jedoch betont, daß auch bei klinisch unkompliziert verlaufender Hepatitis epidemica Herz- und Kreislaufstörungen vorkommen können, die sich durch eine subtile Diagnostik erfassen lassen.

Methodisches.

Es handelte sich um 29 Patienten, die wegen Hepatitis epidemica in der I. Medizinischen Universitätsklinik der Charité stationäre Aufnahme gefunden hatten. Sie wurden nach dem Gesichtspunkt eines lückenlosen elektrokardiographischen und gesamtklinischen Verlaufes ausgewählt. Bei acht Patienten erfolgte zusätzlich eine Prüfung des Nüchternblutzuckerverhaltens nach körperlicher Belastung. Diese bestand in 40maligem schnellem Aufrichten des Oberkörpers. Zum Aufrichten wurde durchschnittlich 1 Sek. benötigt. Nimmt man als Durchschnittsgewicht eines Patienten 75 kg an und subtrahiert für die unteren Extremitäten im Mittel 25 kg, so ergibt sich bei einem durchschnittlichen Aufrichten (als Senkrechte gemessen) von 50 cm eine Leistung von 25 mkg/Sek. Die geleistete Arbeit errechnet sich aus folgender Gleichung: 75 mkg/Sek. = 736 Watt. Im vorliegenden Fall beträgt demnach die Arbeit 245,3 Watt. × 40 Sek. = 9812 Wattsek. Bei sämtlichen Patienten wurde außerdem der arterielle Blutdruck (nach KOROTKOFF auskultatorisch in der Ellenbeuge bestimmt) sowie aus dessen Differenz der Pulsdruck ermittelt, ferner die Pulswellengeschwindigkeit mit Hilfe des Synkardongerätes nach M FUCHS gemessen, entsprechend folgendem Beispiel:

Die Strecke des Aorta-Ilica-Rohres sei 1 m und die auf der Stoppuhr abgelesene Zeit 0,2 Sek.; es beträgt dann die Pulswellengeschwindigkeit 5 m/Sek.

Im übrigen wurde auf Pulsfrequenz und die üblichen Kriterien des Ekg geachtet. Zusätzlich wurde der Quotient T/R ermittelt.

Ergebnisse.

1. Verhalten des Nüchternblutzuckers nach körperlicher Belastung.

Hierbei wurden den acht Patienten mit Hepatitis epidemica (auf der Höhe der Erkrankung) sieben Patienten ohne Hepatitis gegen-

übergestellt. Es ergab sich bei der Betrachtung der Einzelwerte, daß
die Ruhe-Nüchtern-Werte, im ganzen gesehen, bei den Hepatitis-Patien-
ten meist niedriger lagen und daß es nach körperlicher Belastung (mit
einer Ausnahme) zu einem mehr oder weniger starken Abfall des
Nüchternblutzuckerspiegels nach der oben beschriebenen körperlichen
Belastung kam. In einem Falle wichen die Werte vor und nach körperlicher Belastung nicht voneinander ab. Letzteres war zweimal auch bei
der zweiten Gruppe ohne Hepatitis der Fall. Im übrigen fand sich bei
dieser Gruppe ein wechselndes Verhalten mit teilweisem Absinken, teilweisem Ansteigen des Blutzuckerspiegels nach körperlicher Belastung
(Abb. 1).

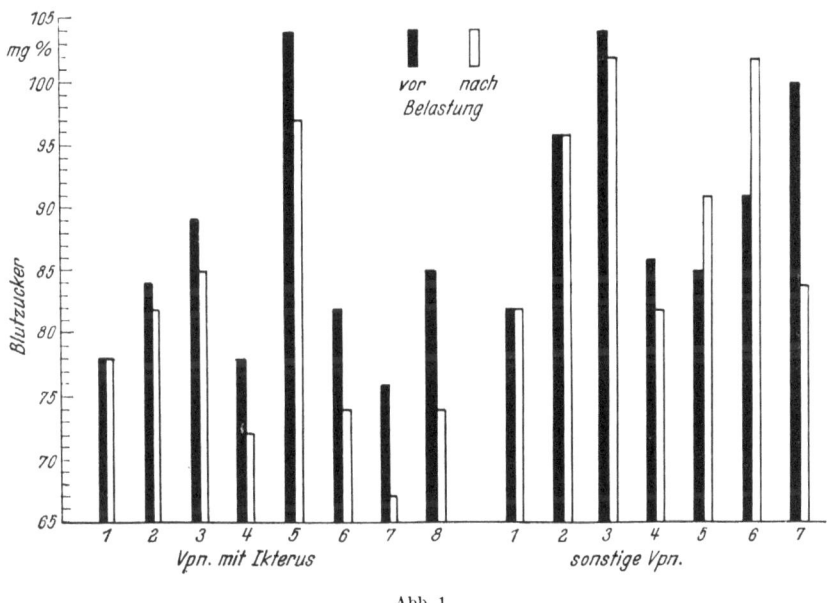

Abb. 1.

Das einheitliche Verhalten der Hepatitis-Gruppe weist auf die Möglichkeit stoffwechselbedingter Myokardschädigung bei Hepatitis epidemica hin, wie dies in anderem Zusammenhang bereits von physiologischer Seite (REIN, im Anschluß von Versuche von STOLNIKOW und
MANN und MAGATH) vermutet worden war. Weitere Folgerungen
ergeben sich aus den von J. BRUGSCH und CAUSEMANN beobachteten
Störungen des Kreatin-Kreatinin-Stoffwechsels bei Patienten mit
Hepatitis epidemica.

2. Elektrokardiographische Veränderungen.

Diese lassen sich in flüchtige, reversible und irreversible einteilen.
Die *flüchtigen* Veränderungen kommen nur selten zur Beobachtung
und dürften ursächlich auf eine — vegetativ ausgelöste — Stoffwechsel-

störung zu beziehen sein. Als Beispiel hierfür ist bereits früher von
H. SCHAEFER das EKG unseres Patienten Franz D. wiedergegeben worden, bei dem sich eine von Herzperiode zu Herzperiode wechselnde Form
der Nachschwankung darstellte.

Die *weniger flüchtigen* bzw. reversiblen Veränderungen sind dadurch
charakterisiert, daß es neben Veränderungen der Nachschwankung zu
einer Abnahme der Amplitude von R oder zu einem hierdurch bedingten
Mißverhältnis T/R zugunsten von T kommen kann. Diese Veränderungen
dürften mit den von WUHRMANN beobachteten Veränderungen des Bluteiweißbildes im Sinne der Dysproteinaemie zusammenhängen, die auch
wir bestätigen konnten, andererseits auf eine Verschiebung des Kationen-
Gleichgewichtes zwischen Natrium, Kalium und Calcium zu beziehen
sein. Es kommt hierdurch einmal zu Veränderungen der Nachschwankung bzw. zu einer Änderung in der Dauer des Erregungsrückganges,
zum anderen bewirken die Störungen im Wasserhaushalt — die bei Beginn
der Hepatitis zu einer Transsudation in das Gewebe mit ,,Eindickung"
des Blutes, bei Abklingen der Erkrankung hingegen zu einer Hydrämie
führen — Änderungen des vor dem Herzen gelegenen elektrischen Feldes.
Die hierdurch bedingte unterschiedliche parakardiale Leitfähigkeit, die
wir übrigens auch bei Patienten mit verschiedenen Formen der Dystrophie sahen, läßt sich im physikalisch-physiologischen Versuch durch
Parallelschaltung OHMscher Widerstände rekonstruieren. Die Form der
Eichzacke und ihre Amplitude wird bei diesem Vorgehen nicht verändert,
doch bedingt diese Parallelschaltung OHMscher Widerstände, deren
Größenordnung etwa unterhalb 20 K Ohm liegen muß, eine zunehmende
Verkleinerung der Zackenamplitude, insbesondere der R-Zacke. Die T-
Zacke ist hiervon weniger betroffen, so daß ein ,,Mißverhältnis" T/R
resultiert.

Das unterschiedliche Verhalten der Zackenamplituden kommt dadurch zustande, daß es sich beim Körperinnenwiderstand um einen komplexen Widerstand
handelt, der frequenzabhängig ist, so daß die Zacken höherer Frequenz (z. B. die
R-Zacke) stärker abnehmen als die T-Zacke, die eine niedrigere Frequenz aufweist.

Wir möchten bei allen reversiblen Ekg-Veränderungen den Begriff der
Myokardose jedoch nur mit Vorsicht angewandt wissen, zumal es sich
nicht ohne weiteres entscheiden läßt, ob die genannten elektrokardiographischen Veränderungen para- oder intrakardial bedingt sind. Wenngleich WUHRMANN auch bei flüchtigen Veränderungen von Myokardose
spricht, so möchten wir doch vorschlagen, diesen Begriff nur auf die
irreversiblen Veränderungen anzuwenden, womit allerdings auch noch
nicht gesagt ist, daß diesen in jedem Fall ein pathologisch-anatomisches
Substrat zugrunde liegen muß. Die pathologisch-anatomischen Veränderungen wären übrigens im Sinne einer degenerativen Herzmuskel-
schädigung bzw. Myokardfibrose zu erwarten, so wie es bereits EPPINGER
experimentell als Folgezustand einer serösen Myokarditis beobachtet
hat. Elektrokardiographisch äußern sich die irreversiblen Veränderungen ähnlich den oben beschriebenen weniger flüchtigen Veränderungen,
doch mit dem Unterschied, daß sie auch nach Abklingen der Hepatitis
unverändert nachweisbar sind.

3. Verhalten des Kreislaufes.

Auf der Höhe der Erkrankung bot das Verhalten des Kreislaufes nichts Besonderes bzw. wich nicht wesentlich von dem anderer Infektionskrankheiten ab. In der Rekonvaleszenzphase zeigte sich jedoch, worauf bereits von physiologischer Seite H. SCHAEFER aufmerksam gemacht hatte, eine verlängerte Rekonvaleszenz mit Zeichen gesteigerter vegetativer Labilität. In diesem Grade ist sie sonst nur bei dem von ÅKESSON beschriebenen Bild der orthostatischen arteriellen Anämie zu beobachten, d. h. es tritt nicht selten ein erheblicher Abfall des systolischen und diastolischen Blutdruckes mit einer orthostatischen Frequenzsteigerung von über 20 Schlägen/Min. nach 9 Minuten Stehen ein. Hinzu kommt eine gesteigerte Empfindlichkeit auf pharmakologische Belastungen analog dem Test, wie er von DUISBERG-SCHROEDER zur Erfassung der vegetativen Reaktionslage am Hund angewandt worden ist. So konnten wir bei Injektion von 1 mg Pentedrin i. v. nach anfänglichem kurzem Anstieg eine ausgesprochene Gegenregulation bis zur 10. Min. beobachten. In sinngemäßer Umkehr zeigte sich meist ein analoges Verhalten nach i.v. Injektion des Parasympathicomimeticums Neoeserin. Dieses eigentümliche Verhalten kam sowohl im diastolischen Blutdruck als insbesondere auch in der Puls-

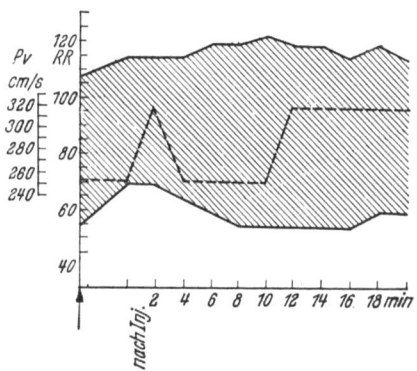

Abb. 2a. Verhalten des arteriellen Blutdruckes sowie der Pulswellengeschwindigkeit nach pharmakologischer Belastung des Kreislaufes durch Pentedrin (1 ccm i.v.). Es kommt kurz nach der Injektion zu einem Anstieg der Pulswellengeschwindigkeit. Bereits 4 Min. post inject. wird jedoch der Ausgangswert wieder erreicht (Folge vegetativer Gegensteuerung), um erst von der 10. Min. ab erneut anzusteigen.

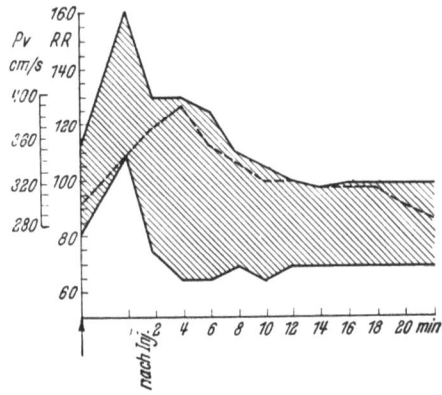

Abb. 2b. Im Vergleich zu dem Verhalten der ersten Abb. 2a läßt der Kurvenverlauf bei einer Patientin mit vegetativer Labilität *ohne* überstandene Hepatitis die „Gegensteuerung" vermissen, indem es nach initialem Anstieg zu einem zwar verzögerten, jedoch kontinuierlichen Abfall der Pulswellengeschwindigkeit kommt.

wellengeschwindigkeit zum Ausdruck, während der systolische Blutdruck auf die genannten vegetativen Pharmaka weniger ansprach (Abb. 2a u. b).

Störungen der kardial-energetischen Funktion ließen sich ferner während der Rekonvaleszenz-Phase durch Simultanaufzeichnung von Herzschall und EKG aufzeigen. So kam es im Orthostaseversuch nach

9 Min. Stehen neben einer Spaltung des I. Tones zu einer deutlichen Amplitudenzunahme des II. Herztones, wie sie sonst im Stehversuch nicht üblich ist. Zugleich fiel der II. Herzton um durchschnittlich 0,15 Sek. vorzeitig ein, einer über die Frequenzsteigerung hinaus erfolgenden Verkürzung des Intervalles zwischen I. und II. Herzton entsprechend.

Zusammenfassung.

Elektrokardiographisch konnte zwischen reversiblen und irreversiblen Veränderungen unterschieden werden. Es wurde der Versuch einer Einordnung zum Myokardosebegriff vorgenommen, wobei vorgeschlagen wird, zur Myokardose nur die irreversiblen Veränderungen zu rechnen.

Die flüchtigen Veränderungen bestanden in einem auffälligen Wechsel in der Form der Nachschwankung. Sie wurden mit funktionell bedingten Stoffwechselstörungen in Zusammenhang gebracht.

Die beständigeren Ekg-Veränderungen, die sich in einer Abnahme der Amplitude von R und/oder einem Mißverhältnis von T/R zugunsten von T äußerten, wurden auf den geänderten Flüssigkeitsgehalt, wie er para- und intrakardial durch Dysproteinämie, Veränderungen des Kationengleichgewichtes und Störungen im Wasserhaushalt zustandekommen kann, bezogen, als deren Ursache die mit der Hepatitis einhergehende „seröse" Entzündung anzuschuldigen ist.

Durch Rekonstruktion dieser Verhältnisse im physikalisch-physiologischen Versuch, in dem ein paralleler Nebenschluß durch niederohmige Widerstände bewirkt wurde, konnte glaubhaft gemacht werden, daß als Ursache der letztgenannten Veränderungen eine Abnahme des Ohmschen Parallelwiderstandes verantwortlich ist.

Die besonders während der an sich bereits verlängerten Rekonvaleszenzphase zu beobachtenden Störungen der *Kreislaufregulation* waren gekennzeichnet durch eine gesteigerte vegetative Labilität, die sich in einem erheblichen Absinken des systolischen bei gleichzeitigem Abfall des diastolischen arteriellen Blutdruckes nach 9 Min. Stehen sowie in einer hypersympaticotonen Reaktionslage äußerte. Daneben fiel eine ausgesprochene Gegensteuerung bei pharmakologischer Belastung des Vegetativums durch Pentedrin oder, antagonistisch, durch Neoeserin, besonders bezüglich der Pulswellengeschwindigkeit, auf.

Literatur.

Åkesson: Uppsala Läk. för. Förh. 5 u. 6, 384 (1936); Z. klin. Med. 131, 687 (1937); Hygiea (Schwed.) 99, 851 (1937). — Brugsch, J. und Causemann: Mündliche Mitteilung 1949. — Duisberg und Schroeder: Pathophysiologie und Klinik der Kollapszustände, Leipzig 1944. — Eppinger: Die Leberkrankheiten, Wien 1947. — Hegglin: Die Klinik der energetisch-dynamischen Herzinsuffizienz, Basel 1947. — Mann und Magath: Erg. Physiol. 23, 212 (1924). — Rein: Klin. Wschr. 873 (1942). — Schaefer, H.: Theorie und Praxis des Elektrokardiogramms, Berlin und Göttingen 1952. — Schennetten: Z. ges. Inn. 1/2, 56 (1950); Kongr. der Nordwestdtsch. Ges. f. inn. Med. 1952 (nicht im Druck erschienen) in Greifswald; Arch. f. Kreislaufforsch. 17, 233 (1952). — Stolnikow: Pflügers Arch. 28, 255 (1882). — Wuhrmann: Schweiz. med. Wschr. 715 (1950).

LXXXII.

Aus der Inneren Abteilung des Kreiskrankenhauses Bautzen
(Chefarzt: Prof. Dr. W. HARING).

Verlauf eines Icterus gravis (Hepatitis epidemica) bei einer milzlosen Kranken mit chronischer essentieller Thrombopenie.

Von

W. HARING, W. NICHELMANN und W. WELS.

Mit 2 Textabbildungen.

MANN und MAGATH, von ROSENTHAL und Mitarbeitern bestätigt, haben dargetan, daß es beim Tier auch *ohne Leber* zu einem Icterus kommen kann, — unser Fall zeigt den Verlauf einer schweren Hepatitis *ohne Milz*:

Die Milzexstirpation (Prof. Dr. KÄSTNER) mußte bei der 45jährigen Kranken im Mai 1953 vorgenommen werden, da sich unter dem Bilde einer schweren hämorrhagischen Diathese eine Anämie von 6,6 g = 41% OHb und 2 464 000 Roten entwickelt hatte, welche mit allen konservativen Mitteln einschließlich ACTH und Bluttransfusionen nicht zu beherrschen war. Die Diagnose chronische essentielle Thrombopenie FRANK war gesichert durch die typische Anamnese, Nasen- und Genitalblutungen, WERLHOFblutungen der Haut, verlängerte Blutungszeit (13 Min. 20 Sek.) bei fast normaler Gerinnungszeit (5 Min. 10 Sek.), fehlender Retraktion des Blutkuchens. Thrombocytenzahlen 14 000 bis 50 000. Megakaryocytenvermehrung im Sternalmark (Abb. 1).

Nach der Operation — die Milz war nicht vergrößert und zeigte eine gewisse Fibrose der Trabekel (Dr. FISCHER) — sistierten die Blutungen sofort, das rote Blutbild wurde normal, doch blieben die Thrombocyten um 50 000 vermindert, die Kranke konnte ihre Arbeit wieder aufnehmen. Im Dezember — vier Monate nach der Operation — entwickelte sich unter Appetitlosigkeit, Brechreiz, Übelkeit, Hautjucken ohne Schmerzen *ein Icterus.*

Bei der Wiederaufnahme waren bei wenig ausgedehnten Werlhofblutungen an Stamm und Gliedern Blutbild und Blutungszeit normal: Hb 15,6 g = 97%, Rote 4 704 000, Leukocyten 10 900, Thrombocyten 15 000, Blutungszeit 1 Min. 56 Sek., Gerinnungszeit 1 Min. 26 Sek. Bilirubin im Serum 11 mg%, Takata-Ara 30 mg%, Weltmann 0,3 pro mille, Cadmiumsulfat +, im Harn Ugen und Bilirubin ++, keine Leuzin- und Tyrosinkrystalle (Abb. 2).

Trotz Bettruhe, Diät, Leberkompressen und Darmwäschen sowie DCA i. m. (Cortiron) Verschlimmerung: zunehmende Somnolenz, Unruhe, häufiges Erbrechen, Verkleinerung der Leberdämpfung kündeten das beginnende Coma hepaticum an, Bilirubin 16 mg% direkt.

Nunmehr energische Behandlung mit intravenösem *Dauertropfeinlauf* mit Traubenzucker, täglich 50 mg DCA (Percorten wasserlöslich), Lactoflavin und Vitamin-B-Komplex, Vitamin K, zuletzt 200 ccm Periston N — insgesamt in $4^{1}/_{2}$ Tagen 14 000 ccm! (vgl. Kurve.)

Das Erbrechen hörte am zweiten Tage der Infusion auf, die Unruhe schwand, der Appetit kehrte zurück, langsam blaßte der Ikterus ab. Ausgang in Genesung.

Es blieb zurück eine Eiweißverschiebung im Blute, am längsten bestand eine Rechtsverschiebung des Weltmann-Bandes bei leichter Verminderung des Gesamteiweißes: also vor allem ein Albuminmangel bei wenigstens relativem Anstieg der γ-Globuline, so weit man das nur aus den Eiweißreaktionen ohne Elektrophorese-Bestimmung sagen kann.

Nach der gesamten Symptomatologie ist ein mechanischer und auch ein hämolytischer Ikterus sehr unwahrscheinlich, — es handelte sich sicherlich um eine Virushepatitis mit Parenchymicterus. Für eine hämatogene (Inokulations-) Hepatitis könnte das Auftreten innerhalb weniger

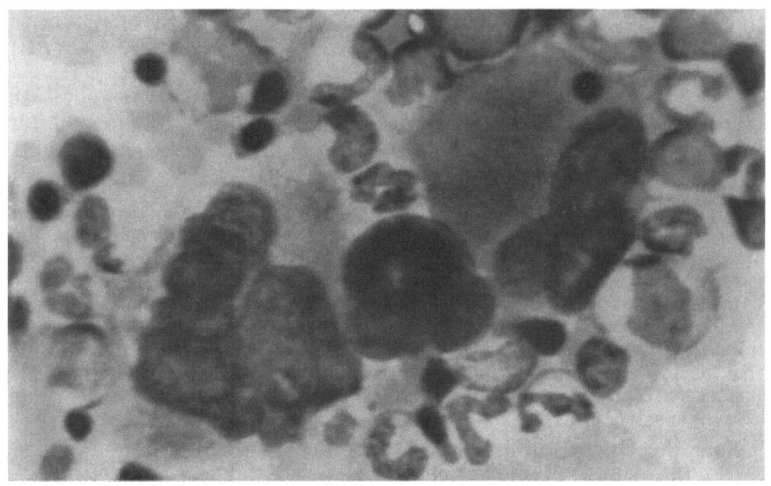

Abb. 1. Vermehrung der Megakaryocyten im Sternalmark.

Monate nach der Operation, nach zahlreichen diagnostischen Punktionen und Injektionen sprechen, für eine epidemische Genese eine gleichzeitige Häufung anderer Fälle von Hepatitis epidemica. Eine sichere Entscheidung zwischen beiden Formen wird sich nicht treffen lassen; uns scheint die epidemische Ursache die wahrscheinlichere.

Epikrise.

Der Verlauf einer Virushepatitis war bei einer milzlosen Kranken besonders schwer und langwierig, ließ sich aber im Beginn des Coma hepaticum durch 14 l i.v. Dauertropf mit Dextrose und hohen Percortengaben, Vitaminen und wenig Periston-N beherrschen. Die zugrunde liegende chronische essentielle Thrombopenie zeigte nur milde Erscheinungen, aber keine schwere hämorrhagische Diathese und keine Anämie wie vor der Milzexstirpation, sie wurde nach Abheilen der Hepatitis latent.

Aus der Literatur ist bekannt, daß milzlose Kranke bei Typhus einen besonders schweren Verlauf mit verspätet auftretendem Gruber-

Widal durchmachten (SCHÖNLEBE). Übereinstimmend wird von einer lange zurückbleibenden Rechts-Verschiebung des Weltmann-Bandes berichtet, wie es auch unser Fall zeigte (HORIKAWA).

Tierexperimentelle Befunde italienischer Autoren stimmen gut überein: Nach der Milzentfernung kommt es bei Kaninchen und Hunden zu einer Vergrößerung der Leber, zunächst durch Blutfülle, dann durch echte Vermehrung des Bindegewebes, besonders an der Leberpforte: die Lymphknötchen nehmen an Zahl zu, die KUPFFERschen Zellen

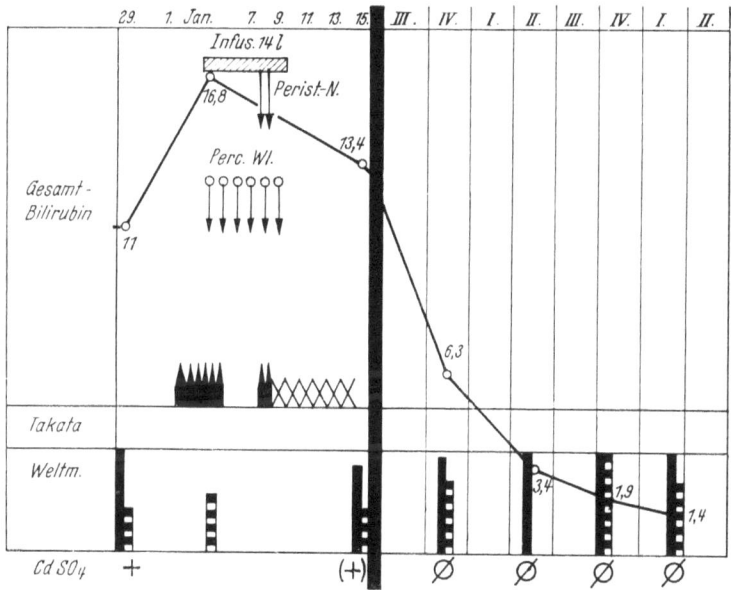

Abb. 2. Krankheitsverlauf (links in Tagen, rechts in Wochen).

vergrößern sich erst und vermehren sich dann, die reticuloendothelialen Zellen zeigen auch in anderen Organen (Lymphknoten, Knochenmark, Nebennieren) vermehrte Aktivität (Trypanblau- und Hämosiderin-speicherung). So werden die lebenswichtigen Funktionen der Milz nach ihrer Entfernung vom übrigen RES kompensatorisch übernommen. Empirisch ist nach einer mündlichen Mitteilung von MINKOWSKI schon im Talmud festgelegt, daß die Milz kein lebenswichtiges Organ ist.

Für den Ablauf einer schweren Hepatitis nach Milzexstirpation bietet unser Fall ein willkommenes Beispiel aus der menschlichen Pathologie.

Literatur.

BRACO, RENZO: Riv. Pat. sper. **23**, 41 (1939). — HORIKAWA, MASAMI: Tohoku J. exper. Med. **28**, 215 (1936). — LATTEN, W.: Münch. med. Wschr. I, 517 (1941). — LIBERTI, VINCENSO: Ormoni **11**, 241 (1940). — MARINO, SALVATORE und CROSCA, A.: Arch. Farmacol. sper. **69**, 159 (1940). — PERAZZO, GIORGIO: Sperimentale **91** 144 (1937). — RINDONE, GIOVANNI: Osp. magg. (Milano) **28**, 398 (1940). — SCHÖNLEBE, HERBERT: Dtsch. med. Wschr. 1950, 823. — SOLI, DUILIO: Bull. Sci. med. **112**, 16 (1940).

LXXXIII.

Aus der Medizinischen Universitätsklinik Jena
(Direktor: Prof. Dr. med. W. Brednow).

Vergleichende Untersuchungen über das Verhalten von Glomerulusfiltration und zirkulierendem Blutvolumen bei der Hepatitis.

Von

Georg Heuchel und Rudolf Scharf.

Mit 2 Textabbildungen.

Die Veränderungen der Glomerulusfiltration bei der Hepatitis sind ebenso wie das Verhalten des zirkulierenden Blutvolumens schon verschiedentlich untersucht worden. Popper und Mandel, Farquhar, Hand und Albus, Siegler und Faludi, Kipping und Radel haben über die Veränderungen des Glomerulusfiltrates berichtet. Eigene, an über 60 Hepatitisfällen mit der endogenen Kreatininclearance ermittelte Befunde stimmen mit den Ergebnissen dieser Autoren im wesentlichen überein, indem sich herausstellte, daß im Anfangsstadium einer Hepatitis, solange die Krankheitserscheinungen noch zunehmen, das Glomerulusfiltrat tiefnormal bis mäßig vermindert ist, um in der Phase des Abklingens auf hochnormale Werte anzusteigen.

Die zirkulierenden Plasma- und Erythrocytenmengen sind während der Hepatitis gleichfalls vermindert, wie Wollheim und Eppinger schon früher, neuerdings Zissler und Zissler, Hoenig u. a. gezeigt haben. Dem entsprechen grundsätzlich auch die eigenen Befunde (Farbstoffmethode mit Geigyblau). Im Durchschnitt liegen in unseren Fällen die Zahlen für das zirkulierende Gesamtblutvolumen während der Hepatitis um 800 ml, auf das Körpergewicht bezogen um 12 ml/kg, niedriger als nach dem Ende der Krankheit, wo wieder annähernd normale oder auch übernormal hohe Werte erreicht werden. Eine Hämokonzentration läßt sich aus erhöhten Hämatokritwerten häufig bei der Hepatitis feststellen, ist aber keineswegs ein konstantes Symptom.

Dieses in großen Zügen gleichsinnige Verhalten beider Größen bei der Hepatitis läßt an enge Beziehungen zwischen zirkulierender Blutmenge und Glomerulusfiltrat denken. Um diese genauer kennen zu lernen, haben wir in bisher 15 Hepatitisfällen wiederholte Simultanbestimmungen beider Größen vorgenommen. Die Ergebnisse dieser Untersuchungen ordnen sich zwanglos zu zwei Gruppen:

In der ersten Gruppe findet sich eine qualitative, oft sogar auch quantitative Parallelität zwischen der Höhe des Glomerulusfiltrates und der Größe des zirkulierenden Blutvolumens: Im ersten Stadium der Hepatitis gehen tiefnormale oder herabgesetzte Glomerulusfiltratzahlen mit niedriger Blutmenge einher; mit der klinischen Rückbildung der Erkrankung steigen beide Größen zeitlich gleichlaufend an bis

zu normalem, manchmal auch hochnormalem Wert. (Abb. 1). Bemerkenswerterweise handelt es sich bei fast allen Fällen dieser Gruppe
um leichte, rasch abklingende Krankheitsbilder.

Die interessanteren Verläufe sind aber zweifellos in der zweiten
Gruppe zu finden. Hier ist nicht mehr konstant ein Parallelgehen
zwischen der Blutmenge und dem Glomerulusfiltrat verwirklicht,
sondern wir können zeitweilig sogar ein gegensinniges Verhalten beider
Werte konstatieren. Klinisch ist für diese Gruppe bemerkenswert,
daß sie sich aus schweren bis schwersten Hepatitisbildern zusammensetzt. Die charakteristischen Veränderungen bestehen hier darin,
daß im Krankheitsablauf vorübergehend hohe Glomerulusfiltratzahlen mit niedrigen Blutmengenwerten zusammentreffen und umgekehrt. Dabei liegen im Anfangsstadium mit noch bestehender Progredienz der klinischen Symptome beide Größen wiederum durch-

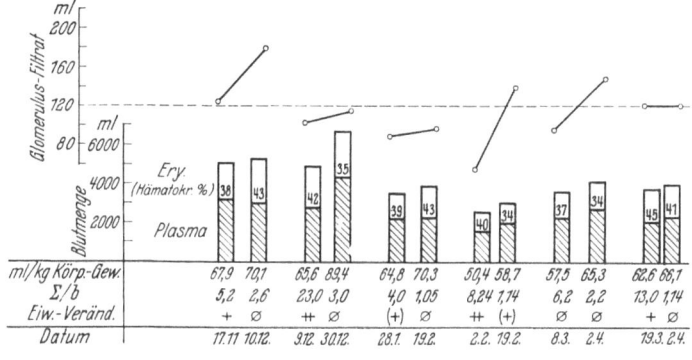

Abb. 1.

schnittlich niedrig, manchmal bei der zweiten Untersuchung noch
tiefer als bei der ersten. Dann aber setzt mit Erreichen und Überwinden
des Krankheitsgipfels — gemessen am Serumfarbwert, dem Auftreten
der Urobilinkörper im Harn und an der einsetzenden Stuhlfärbung —
das divergierende Verhalten der beiden untersuchten Größen gewöhnlich ein: Das Glomerulusfiltrat schnellt in die Höhe, bisweilen auf
ungewöhnlich hohe Zahlen, während die zirkulierende Blutmenge
noch weiter unter den schon erniedrigten Anfangswert abzusinken
pflegt. Erst verzögert und dem Glomerulusfiltrat deutlich nachhinkend,
stellt sich auch die für die Rückbildungsphase der Hepatitis charakteristische Blutmengenvermehrung ein (Abb. 2).

Was die Deutung unserer Befunde betrifft, so sehen wir für
die erste Gruppe keine grundsätzlichen Schwierigkeiten. Hier spricht
alles für eine unmittelbare Abhängigkeit der Glomerulusfiltration
vom Verhalten der aktiven Blutmenge, wobei vor allem auch im Grade
der Abweichungen beide Größen auffällig gut übereinstimmen. Ist
z. B. die Blutmenge stark herabgesetzt, liegt auch ein sehr niedriges
Glomerulusfiltrat vor, ist jener Wert nicht wesentlich verändert, finden
wir auch annähernd normale Glomerulusfiltratzahlen. Der letzte Fall

der Abb. 1, der an sich aus den allgemeinen Ergebnissen dieser Gruppe
etwas herausfällt, weil bei ihm kein Anstieg der Werte während des
Abklingens der Hepatitis zu verzeichnen ist, weist dieses atypische
Verhalten sowohl für das Glomerulusfiltrat wie für die Blutmenge auf.
So können wir also für die dieser Gruppe zugehörigen Fälle die neuerdings von WOLLHEIM geäußerte Auffassung, daß durch die Veränderungen im Kreislauf bei der Hepatitis, unter denen die Blutmengenver-
minderung eine der wesentlichsten ist, Nierenfunktionsstörungen
hervorgerufen würden, für den glomerulären Anteil bestätigen.

Anders liegen die Dinge in der zweiten Gruppe. Wir sehen hier in
dem zeitlichen Nachhinken der Blutmengengröße hinter dem Glomerulusfiltrat während der Rückbildungsphase der Hepatitis einen Hin-

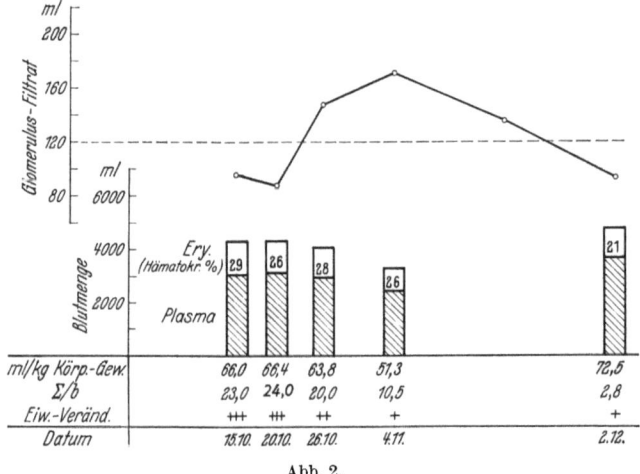

Abb. 2.

weis auf eine unmittelbare Nierenbeteiligung, z. B. in Form eines interstitiellen Ödems, bei klinisch schweren Hepatitisfällen. Damit stimmt
die klinische Praxis insofern überein, als ein krankhafter Harnbefund
mit einigen Erythrocyten, einzelnen hyalinen und granulierten Zy-
lindern oder auch einer schwach positiven Eiweißreaktion bei schweren
Hepatitisfällen kaum vermißt wird. Ernsthafte Nierenstörungen kommen
dabei jedoch im allgemeinen nicht zustande, denn ein klinisch-mani-
festes hepatorenales Syndrom ist durchaus auf Einzelfälle beschränkt.

Bei der Analyse unserer Ergebnisse der gleichzeitigen Glomerulus-
filtrat- und Blutmengenbestimmung wird die Annahme einer primären
Nierenalteration bei schweren Hepatitisfällen eigentlich unabweisbar.
Die renale Komponente klingt rasch ab, eher als die im Rahmen des
hepatitischen Krankheitsgeschehens eingetretene Blutmengenvermin-
derung eine Tendenz zum Wiederanstieg erkennen läßt. Die glomeruläre
Ausscheidung kommt überschießend in Gang, bevor eine Auffüllung
des Kreislaufs faßbar wird. Dadurch findet im Beginn der Krankheits-
rückbildung die zunächst paradox erscheinende weitere Senkung des
zirkulierenden Blutvolumens eine hinreichende Erklärung.

LXXXIV.
Commotio hepatis.

Von

WERNER LINDNER und HORST ABENDROTH (Salzgitter-Drütte).

Wenn ein heftiger Stoß die Leber trifft, reißt die Kapsel, Lebergewebe wird zertrümmert usw. Das ist allgemein geläufig. Viel weniger wissen wir aber über das Verhalten der Leber nach der Einwirkung geringerer Gewalt, die eben nicht mehr ausreicht, die vorhin genannten Zustände hervorzurufen. Die Kontinuität der Kapsel und das Gefüge der Leber bleiben erhalten.

In unserem Krankengut von 130 Patienten mit akutem Leberparenchymschaden hatten wir fünf, bei denen sich nach relativ milden Traumen ohne Kapselriß usw. ein Ikterus einstellte.

Bei einer Frau kam es eine Woche nach dem Sturz von der Kellertreppe und bei einem Manne drei Wochen, nachdem ihm ein Förderkorb gegen den Leib geschlagen hatte, zu einer typischen Hepatitis infectiosa, die in einem Falle auch histologisch gesichert wurde. Das Trauma wurde in diesen Fällen als auslösende Ursache einer latenten Virus-Infektion angesehen. Ähnliche Auffassungen vertreten BECKMANN und KALK.

Ein 50jähriger Betriebsleiter rutschte bei völligem Wohlbefinden auf einer Leiter aus und schlug mit dem rechten Rippenbogen auf eine Sprosse auf. Nach anfänglichen heftigen Schmerzen und anhaltendem Unbehagen zeigte sich eine Gelbsucht, später ein Milztumor. Anamnestisch ist zu bemerken, daß er fünf Jahre vorher cholecystektomiert worden war und später zwei weitere Bauchoperationen durchgemacht hatte.

Ein 59jähriger Kaufmann mit Salvarsan-behandelter Lues und reichlichem Alkoholgenuß in der Anamnese erlitt bei einem Autounfall eine Leberprellung. Fünf Wochen später wurde er nach anhaltenden Oberbauchschmerzen ikterisch. Wir fanden in der neunten Woche u. a. eine grobhöckerige Leber, Gefäßsternchen, später einen Milztumor, Melasikterus usw. Im Präkoma wurde er entlassen und verstarb bald. Hier hatten bei dem Unfall sicher bereits inapparente Leberveränderungen bestanden, die durch das Trauma weiter getrieben wurden und über das Bild der Lebercirrhose im Koma ausliefen. In ähnlicher Weise hatte das Aufschlagen auf die Leitersprosse bei dem vorhergenannten Patienten eine wahrscheinlich bereits geschädigte Leber getroffen. Wir können bei diesen beiden Kranken von einer histologischen Prädisposition im Sinne THÖLES sprechen, die das Organ gegenüber Gewalteinwirkungen empfindlicher macht, sodaß sich daraus schwerste Gewebsschäden entwickeln können.

Endlich ein 34jähriger Fußballspieler, der im Wettspiel im Leberbereich angeschossen wurde. Anfangs Oberbauchschmerzen und Mattigkeit, schon nach 3 Tagen Gelbsucht. Nach 8 Wochen war der Sportler wieder vollständig hergestellt. Hier ist also im unmittelbaren Anschluß an den Unfall ein Leberschaden mit Ikterus entstanden, der allerdings einen gutartigen Verlauf nahm. Siede beschreibt einen ganz ähnlichen Fall. In Analogie zu den Folgezuständen von leichteren Traumen am Gehirn und am Herzen möchten wir hier mit Thierfelder und Siede von einer Erschütterung der Leber, von einer *Commotio hepatis* sprechen und stellen uns dabei vor, daß die Erschütterung eine Irritation des neurovasculären Systems der Leberstrombahn bewirkt, die über intrahepatische Durchblutungsstörungen den Prozeß in Gang setzt. Dieser kann selbständig weiterlaufen oder auch nur die Leberzelle empfindlicher gegen toxische Einwirkungen enterogener oder hämatogener Giftstoffe machen. Das Trauma ist als ursächlicher Faktor anzusehen.

In diesem Zusammenhang sollen kurz histologische Untersuchungen von Illchmann-Christ erwähnt werden, der Lebern von Patienten untersuchte, deren z. T. geringfügige Kapselrisse chirurgisch vollständig beherrscht worden waren, die aber nach Tagen im hepatischen Koma verstarben. Auch weit entfernt von den Kapselrissen wiesen diese Lebern schwerste Zellschäden auf.

Zusammenfassend soll gesagt werden, daß durch leichtere Traumen die Leber diffus geschädigt werden kann. Bei latenter Virusinfektion kann eine Virushepatitis ausgelöst werden. Besteht bereits ein Gewebsschaden, kann dieser durch das Trauma bis zu schwersten Graden fortentwickelt werden. Aber auch das vollständig intakte Organ erleidet Veränderungen, die auf neurovasculärem Wege eingeleitet werden und dann selbständig weiterlaufen können. Der Grad des Gewebsschadens ist abhängig von der Intensität und der Dauer der neurovasculären Irritation der Leberstrombahn und von dem Zustand der Leber z. Zt. des Unfalls. Wir möchten das durch das Trauma ausgelöste Geschehen in der Leber in solchen Fällen als Commotio hepatis auffassen.

Literatur.

Beckmann, K.: Hdb. inn. Med. Bd. III, 2. Teil, 4. Aufl. 1952 S. 781. — Illchmann-Christ, A.: Hefte z. Unfallheilkde. H. 43; Verh. d. Dtsch. Ges. f. Unfallheilkde., XV. Tagung, Bonn 1951, S. 234. — Kalk, H.: Dtsch. med. Wschr. 77, 466 (1952). — Siede, W.: Dtsch. Z. f. Verdauungs- u. Stoffwechselkrankh. 6, 92 (1942). Thierfelder, Th.: Hdb. d. spez. Path. u. Ther., Bd. VIII, Teil 1, S. 55, (1878). — Thöle, F.: Neue dtsch. Chir., Bd. IV, S. 17, Stuttgart 1912.

Aussprache.

Herr F Bramstedt (Hamburg):

Die Ergebnisse des Vortragenden stehen im Widerspruch zu den tierexperimentellen Befunden von Hartmann, der feststellen konnte, daß pflanzliche Fermente keine Normalisierung der N-Bilanz bewirken konnten. Im gleichen Sinne sprechen unsere klinischen und chromatographischen Untersuchungen.

Das Vorhandensein eines Hemmstoffes darf nach neueren physiologischchemischen Gesichtspunkten erst dann als erwiesen gelten, wenn er isoliert, sein chemischer Charakter bekannt und seine Kinetik untersucht ist. Die Untersuchungen von Vonk geben an, daß in vitro eine Hemmung tryptischer Fermente beobachtet wird, wenn nicht eine ganz bestimmte Gallenkonzentration eingehalten wird. Meines Erachtens ist die Annahme eines besonderen Hemmstoffes noch keineswegs gerechtfertigt.

Ferner würde interessieren, ob die N-Bilanzen neben der üblichen Methodik durch Bestimmung der Serumeiweißkörper kontrolliert wurde, da bekanntlich die bisher übliche Methodik der Stuhl- bzw. Urin-N-Bestimmung nur einen fraglichen Wert hat.

Herr E. Risak (Wien):

Seit Jahrzehnten suchte ich an der Klinik meiner Lehrer Fr. Chvostek und H. Eppinger bei einem sehr großen Krankengut von Leberfällen nach Beobachtungen von Commotio hepatis, zum Teil auch aus persönlichen Gründen, weil ich selbst an der italienischen Front 1917 durch einen Granattreffer im Unterstand eine solche Verletzung erlitt.

Solche Beobachtungen sind sehr selten. Neben meinem eigenen fand ich nur drei weitere, die allen diagnostischen Forderungen entsprachen. Die Symptome sind sehr eindrucksvoll. Schon nach Stunden setzt ein Ikterus ein, der oft Monate andauert und deshalb Veranlassung gibt zu einen chirurgischen, in diesen Fällen allerdings kontraindizierten Eingriff zu denken. In drei Fällen trat kurzdauernd ein Ascites auf, der wohl als Folge kleiner Leberkapselriße als gallige Peritonitis zu deuten ist. Übergänge zu cirrhotischen Formen sahen wir nicht, dagegen bleibt entsprechend anderen schweren Ikterusformen eine mäßige Fettempfindlichkeit bestehen.

Gewarnt muß vor voreiliger Diagnose werden. Bei schweren Straßenunfällen bei gleichzeitiger Kontusion in der Lebergegend und ausgedehnten Knochenbrüchen ist der hierbei auftretende Ikterus wohl auf Fettembolien zu beziehen. Auch im letzten Weltkriege sah ich Fälle von Ikterus bei Traumen der Lebergegend, wobei aber die Möglichkeit einer latenten Virusinfektion nicht ausgeschlossen werden konnte.

Die Commotio hepatis kommt als selbständiges Krankheitsbild vor, ist aber sehr selten. Eine größere Bedeutung hat sie als Verschlimmerung eines anlagebedingten Leberleidens. In der Vorgeschichte unklarer Ikterusfälle muß auch an Traumen gedacht werden. Bedeutung kann ihr bei Begutachtungsfällen zukommen.

Herr F. Schennetten (Berlin):

Nach Stoß auf die vordere Brustwand ist vor der Annahme einer möglichen *Commotio hepatis* differentialdiagnostisch auch zu erwägen, ob es sich — bei einem nur leicht erhöhten Bilirubinspiegel — nicht um die Folgen einer akuten Rechtsinsuffizienz durch *Commotio cordis* handelt. Diese Überlegung erscheint auch dann berechtigt, wenn elektrokardiographische Veränderungen *zunächst* vermißt werden.

Herr H. Kalk (Kassel):

Ich möchte darauf hinweisen, daß es sich bei der echten Commotio hepatis — der Ausdruck stammt übrigens von Siede, der 1942 einen entsprechenden Fall veröffentlichte — nur um ein ganz seltenes Krankheitsbild handeln kann. Wir selbst haben in Jahrzehnten und bei ausgedehnter Gutachtertätigkeit auf diesem Gebiet nur 2 Fälle gesehen, so daß ich den 5 Fällen von Herrn Lindner unter 130 Patienten mit Leberschaden einigermaßen skeptisch gegenüberstehe. Voraussetzung für die Anerkennung einer echten Commotio hepatis ist, daß der Ikterus bereits nach Stunden oder zum wenigsten nach Tagen in Erscheinung tritt. Bei einem Auftreten nach längerer Zeit insbesondere nach Wochen muß man an eine echte Hepatitis epidemica oder eine Serumhepatitis denken.

Herr H. Kürten (München):

Im Verlauf meiner vergleichenden Untersuchungen zwischen den gut- und bösartigen Magengeschwüren habe ich schon vor 12 Jahren die ambulante Therapie der leichten und mittelschweren Fälle von Ulcus pepticum empfohlen, die zahlenmäßig den weitaus größeren Anteil des gutartigen peptischen Geschwürs ausmachen. Schwere und schwerste komplizierte Fälle haben auch wir zunächst stationär behandelt! Die ambulante Ulcustherapie aber wurde ohne Liegekur und Schonkost durch bloße Umstimmungstherapie durchgeführt. Diese geht auf den Chirurgen August Bier zurück (1, 2).

Man hat mir vorgehalten, daß ich den Wert der Diättherapie verkenne. Das weise ich für die Behandlung ausgesprochener Stoffwechselkrankheiten entschieden zurück. Aber ich bezweifle bei den gutartigen Magen- und Zwölffingerdarmgeschwüren den Sinn einer oft jahrelang und sogar lebenslänglich durchgeführten sog. „prinzipiellen Schonkost". Dazu verweise ich auf das seltene Vorkommen frischer Geschwüre in der Kindheit (I.) und im Senium (III. Lebensabschnitt). Die Häufigkeitskurve des Ulcus pepticum steigt ja *im Laufe des Lebens* erst im II. Lebensabschnitt, d. h. nach der Pubertät steil an, erreicht zwischen 25 und 30 Jahren ihr Maximum und fällt dann langsam bis zu den 50er Jahren wieder ab (3). — *Im Jahreslauf* zeigt das Ulcusvorkommen periodische Schwankungen mit je einem größeren Häufigkeitsgipfel im Frühjahr (April bis Mai) und im Herbst (September bis Oktober) (4).

Ich erinnere daran, daß GUSTAV V. BERGMANN den Ulcusträger als ,,vegetativ stigmatisiert" beschrieben hat, mit den Erscheinungen des Sympathicotonikers. Dieser Konstitutionstyp ist es also, den wir überwiegend mit der Ulcusbereitschaft behaftet finden.

Neu kann ich hier zum Verständnis der Ulcuskrankheit darauf hinweisen, daß ihre beiden Maxima der Häufigkeit im Jahreslauf zusammenfallen mit den zwei Gipfeln für die Ultraviolett-Empfindlichkeit der menschlichen Haut (5).

Nachdem GUSTAV V. BERGMANN vor Jahrzehnten auch schon geäußert hat, daß die von mir geübte und empfohlene interne Umstimmungstherapie des Ulcus pepticum nach AUGUST BIER ebenso gut sei wie die Behandlung mit einer ,,prinzipiellen Schonkost", die sich seit CRUVEILHIER vom bloßen Milchtrinken immer zunehmend bis zum Allesessen nach MEULENGRACHT ausgeweitet und sich dadurch — nicht etwa durch die Novoprotinbehandlung! — als weniger wichtig erwiesen hat, so ziehe ich ihr die Umstimmungsbehandlung der leichten und mittelschweren Ulcusfälle aus sehr gewichtigen Gründen vor (6).

Literatur.

1. KÜRTEN, H.: Münch. med. Wschr. 1942, 257. — 2. KÜRTEN, H.: Münch. med. Wschr. 1942, 536. — 3. KÜRTEN, H.: Klin. Wschr. 1942, 401. — 4. GÜNZEL, J.: Zur ambulanten Umstimmungstherapie des gutartigen, unkomplizierten Magengeschwürs, Inaug.-Diss., München 1940. — 5. Erscheint in einer Wochenschrift. — 6. KÜRTEN, H.: Münch. med. Wschr. 1944, 171.

Herr H. BERNHARDT (Berlin):

Bei der Erklärung des schönen Erfolges bei schwerster Hepatitis epidemica möchte ich neben der Dauerinfusion und dem Percorten das Augenmerk auf das Vitamin K richten. Vitamin K-Gaben haben sich mir mehrmal bei schwerster Situation, bei drohendem Leberkoma bei der Hepatitis ausgezeichnet bewährt. Man sollte das Vitamin in solcher Lage nie vergessen.

Herr H. BERNHARDT (Berlin):

Die Duodenalsondenbehandlung ist beim parenchymatösen Ikterus sicher von hohem Wert. Ich möchte der Sondentherapie an sich bei dem beschriebenen Krankheitsverlauf die erste Rolle beimessen, erst in zweiter Linie steht, was transduodenal gegeben wird. Die Anregung und Spülung ist wohl das Entscheidende.

Herr H. BERNHARDT (Berlin):

a) zum Vortrag der Herren E. BALZER und K. WERNER (Münster):

Pankreasfermentpräparate müssen in hohen Dosen und über lange Zeit gegeben werden. Trotzdem ist öfter kein genügender Effekt zu erkennen. Es ist sicher, daß eine Verbesserung der Fermenttherapie nötig ist; denn Fermententgleisungen sind häufiger anzutreffen, als allgemein anerkannt wird.

b) zum Vortrag des Herrn H. J. SIELAFF (Erlangen):

Bei den hypermotilen Typen der motorischen Dünndarmstörungen hat sich die Kombination von Buscopan und Magnesiumgaben (Magnobrin, Magnesium-Nordmark) bewährt. Besonders ist die abendliche intramuskuläre Gabe des Magnesiumpräparates zu empfehlen.

c) zum Vortrag des Herrn F. MATAKAS (Köln):

Bei der Diätvorschrift bei Ulcus ventriculi, duodeni und der Gastritis möchte ich besonderes Gewicht auf das rohe Fleisch legen.

LXXXV.

Aus der I. Medizinischen Klinik der Universität München
(Direktor: Prof. Dr. K. BINGOLD).

Neue Ergebnisse zur Frage der akuten Porphyrie.

Von

Privatdozent Dr. W. STICH.

Mit 2 Textabbildungen.

Die sog. akute Porphyrie ist ein nicht allzu seltenes Krankheitsbild. In den letzten Jahren hatte ich Gelegenheit 41 Fälle von menschlicher Porphyrie zu untersuchen. In der Verteilung des Krankenguts stand die akute Porphyrie mit 23 Fällen an der Spitze, dann folgten die chronische Porphyrie mit 16 Fällen und schließlich die kombinierte Porphyrie und die kongenitale Porphyrie mit je nur einem Fall. Es soll nun hier nicht näher auf das von abdominellen und nervalen Symptomen charakterisierte klinische Bild der oft verkannten und häufig letal verlaufenden akuten Porphyrie eingegangen werden, sondern vielmehr auf das Problem ihrer Pathogenese. Wohl wies das Auftreten enormer Mengen von Uroporphyrin, Koproporphyrin und Porphobilinogen auf eine eingreifende Störung des Pyrrolstoffwechsels hin, doch blieben uns bisher Wesen, Sitz und Zustandekommen der lebensbedrohlichen Erkrankung verborgen.

Vor über 2 Jahren konnte ich einen Patienten mit akuter Porphyrie im Gefolge einer chronischen Sedormid-Intoxikation beobachten. Dieser eindrucksvolle Fall veranlaßte mich, die Wirkung bestimmter Schlafmittel auf den Porphyrinstoffwechsel einer erneuten Prüfung zu unterziehen. In den gemeinsam mit H. BENDER durchgeführten Untersuchungen gelang es uns aber zunächst nicht, trotz Gabe hoher Schlafmitteldosen bei Kaninchen eine akute Porphyrie zu erzeugen. Wie frühere Autoren erzielten wir nur eine vermehrte Ausscheidung von Koproporphyrin, nicht aber das Auftreten von Uroporphyrin und Porphobilinogen. Unsere negativen Resultate änderten sich aber mit einem Male, als wir an Stelle der vorher verwandten erwachsenen Kaninchen nur junge Kaninchen im Alter von 2 bis höchstens 5 Monaten untersuchten. An solchen jungen Tieren gelang es uns mit Regelmäßigkeit eine experimentelle akute Porphyrie hervorzurufen, welche in fast allen Erscheinungen mit der menschlichen akuten Porphyrie eine weitgehende Ähnlichkeit zeigte. Das Verhalten dieser jungen und wachsenden Tiere entspricht demnach der Entwicklung einer toxischen Porphyrie bei Menschen mit bereits vorhandener porphyrischer Konstitution nach der Zufuhr bestimmter chemischer Substanzen.

Im Folgenden möchte ich über die wesentlichen Ergebnisse dieser Untersuchungen berichten, wobei wir uns auf die Analysen des gesamten Porphyrinstoffwechsels an über 50 Kaninchen stützen können.

In der Abb. 1 ist das Verhalten der Harnporphyrine bei experimenteller akuter Porphyrie durch Allylisopropylacetylcarbamid, dem früheren Schlafmittel Sedormid[1], am Beispiel eines 4 Monate alten und 1500 g schweren Kaninchens dargestellt. Während unter physiologischen Verhältnissen nur geringe Mengen von Koproporphyrin und mittels besonderer Verfahren höchstens Spuren von Uroporphyrin im Harn nachgewiesen werden konnten, kam es hier nach der Gabe von täglich 300 mg Allylisopropylacetylcarbamid (Sedormid) zum raschen Anstieg des Koproporphyrins und vor allem des Uroporphyrins. Die höchsten Werte betragen ante finem über 750 γ Koproporphyrin und 5180 γ Uroporphyrins. Der größte Teil des isolierten Uroporphyrins löste sich in Äthylacetat, so daß es sich vorwiegend um Uroporphyrin der Isomerenreihe III handelte.

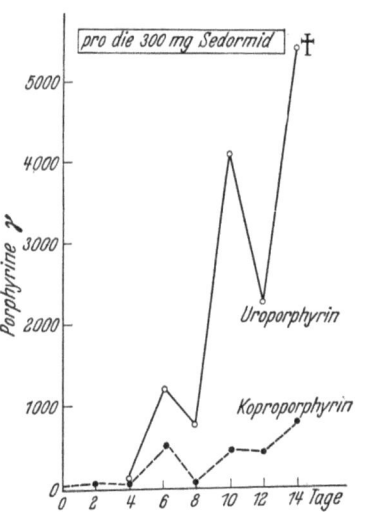

Abb. 1. Uroporphyrin und Koproporphyrin im Harn bei experimenteller Porphyrie.

Im Harn dieser Tiere fand sich aber nicht nur Uroporphyrin und Koproporphyrin, sondern auch das für die akute Porphyrie typische Porphobilinogen.

Das Porphobilinogen kann leicht mit EHRLICHS Reagenz nachgewiesen werden, mit dem es eine intensive Rotfärbung ergibt. Im Gegensatz zu den roten Kondensationsprodukten des Urobilinogens und Sterkobilinogens geht das Kondensationsprodukt des Porphobilinogens nicht in zugesetztes Chloroform über, sondern verbleibt in der wäßrigen Phase. In gemeinsamen Untersuchungen mit P. DECKER fanden wir im Höhepunkt der experimentellen akuten Porphyrie im Harn durchschnittlich 25 VAHLQUIST-Einheiten Porphobilinogen pro ccm, das entspricht nach WESTALL quantitativ 0,16 mg Porphobilinogen pro ccm. Porphobilinogen konnte auch papierchromatographisch identifiziert werden.

Die Tiere selbst zeigten nach 10—15 Tagen alle Erscheinungen der akuten Porphyrie, welche wir von der menschlichen Erkrankung her kennen.

Es fanden sich Lähmungen der Extremitäten, wie hier in der Abb. 2 eine Lähmung der hinteren Extremitäten.

Bei der Autopsie zeigten sich ileusartige Befunde am gesamten Magen-Darm-Trakt, wobei einerseits mächtige paralytische Erweiterungen des Magens und einzelner Darmabschnitte und andererseits hochgradige spastische Stenosen am Pylorus und Dünndarm festzustellen waren. Die Leber bot schon makroskopisch das Bild der Verfettung. In der Galle und in den Faeces waren beträchtliche Mengen von Porphyrinen nach-

―――
[1] Wir haben der Deutschen Hoffmann-La Roche AG. für die freundliche Überlassung von Sedormid (Allylisopropylacetylcarbamid) vielmals zu danken.

weisbar. Die Untersuchung mit der von R. KEHL und mir angegebenen papierchromatographischen Methode ließ vorwiegend Koproporphyrin und Protoporphyrin sowie geringe Mengen von Uroporphyrin erkennen. Die Analyse des Porphyringehalts der einzelnen Organe ergab für die Leber den höchsten Gehalt an Uroporphyrin, Koproporphyrin und Protoporphyrin. Das Porphobilinogen war überhaupt nur in der Leber nachweisbar. Dagegen fanden sich im Knochenmark und in den Erythrocyten keine nachweisbaren Porphyrinmengen, vor allem ließ sich keinerlei Störung der Erythropoese und Hämoglobinbildung nachweisen. Auch die Muskulatur enthielt keine auffälligen Porphyrinmengen, so daß eine Störung des Myoglobinstoffwechsels unwahrscheinlich erschien.

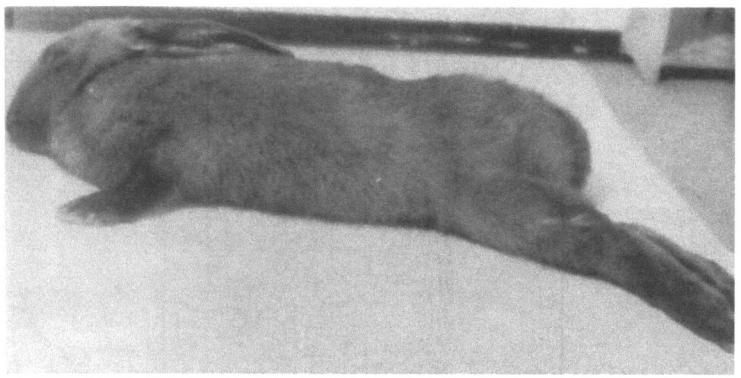

Abb. 2. Lähmung der hinteren Extremitäten bei experimenteller Porphyrie.

Alle unsere Ergebnisse sprechen dafür, daß eine besondere Stoffwechselstörung in der Leberzelle, welche durch den Angriff des Allylisopropylacetylcarbamids (Sedormid) entsteht, für das Zustandekommen der akuten Porphyrie verantwortlich gemacht werden muß. Die Biosynthese der pathologischen Porphyrine und des Porphobilinogens erfolgt in diesem Fall in der Leber und nicht, wie man annehmen könnte, im Rahmen des Hämoglobinaufbaus im Erythroblasten oder des Myoglobinaufbaus in der Muskelzelle.

Tabelle 1. Uroporphyrin- und Koproporphyringehalt von Leber, Knochenmark und Harn bei experimenteller akuter Porphyrie. (Porphyringehalt in γ.)

Versuch	Leber		Knochenmark		Harn	
	Uroporphyrin	Koproporphyrin	Uroporphyrin	Koproporphyrin	Uroporphyrin	Koproporphyrin
4	890	39	⌀	⌀	1186	237
5	4908	85	⌀	⌀	6896	316
6	2083	161	⌀	⌀	449	75
7	1135	41	⌀	⌀	2231	439
8	1680	87	⌀	⌀	2559	890
9	2402	93	⌀	⌀	10916	1541
10	1453	70	⌀	⌀	2139	496
11	1890	114	⌀	⌀		

Gemeinsam mit GAFFGA konnten wir in den Lebern unserer Porphyrie-Kaninchen eine hochgradige Reduktion der Leberkatalase und

Tabelle 2. Biosynthese der Porphyrine.

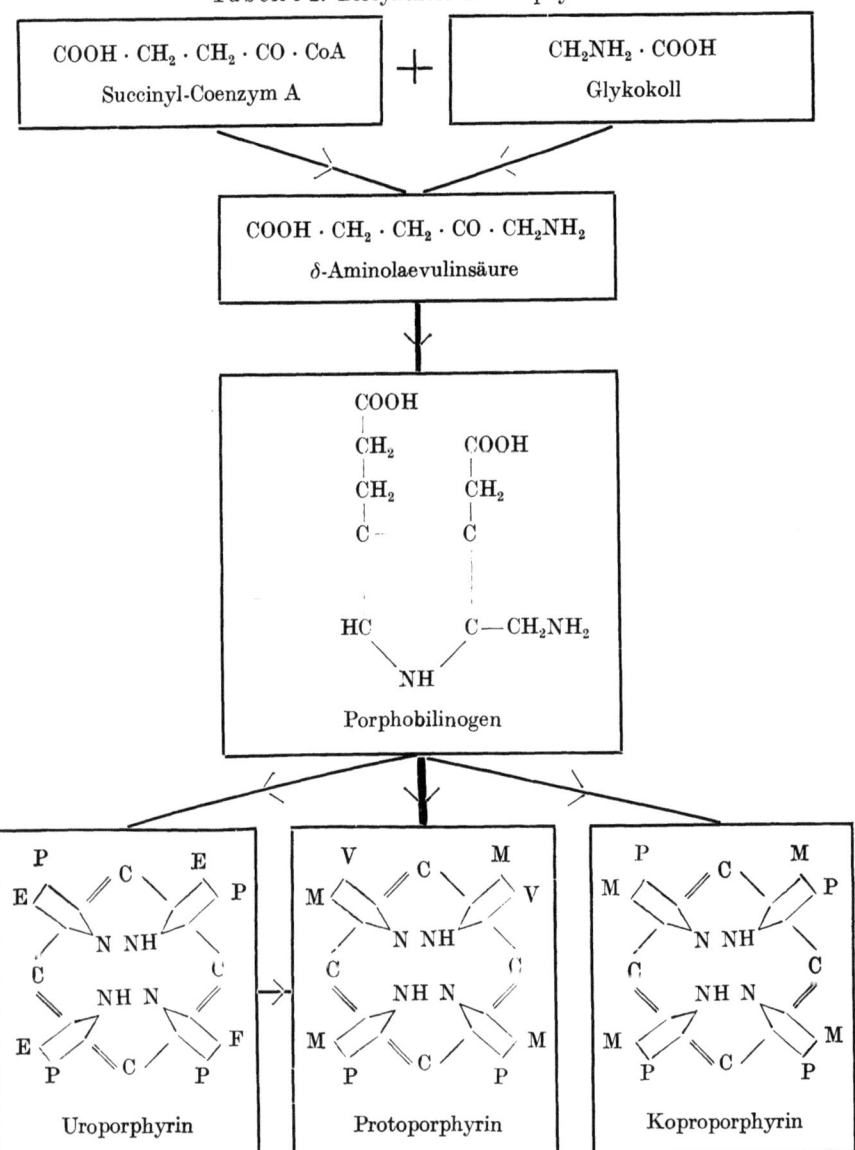

weniger auch des Cytochroms c feststellen, welche wohl in Verbindung mit der Entgleisung der Porphyrin-Biosynthese zu bringen ist. In Übereinstimmung mit den Untersuchungen von R. SCHMID, S. SCHWARTZ und C. J. WATSON möchten wir daher die akute Porphyrie als eine rein hepatische Porphyrie auffassen. Durch diese neuen Erkenntnisse, welche auch von klinischer Seite her gestützt werden können, muß in Zukunft die Behandlung der akuten Porphyrie auf die Beseitigung der Stoffwechselstörung in der Leber ausgerichtet werden. Solange wir allerdings den zugrundeliegenden enzymatischen Defekt nicht kennen, wird eine absolut verläßliche Therapie fraglich sein. Auf Grund klinischer Erfahrung wird wohl bei der Mehrzahl der akuten Porphyrien dieser Defekt vom Gen her bestimmt, in manchen Fällen ist aber prinzipiell eine exogene Ätiologie durch einen besonderen Leberschaden nicht auszuschließen und auf Grund der neueren Untersuchungen sogar sehr wahrscheinlich. Bei der experimentellen akuten Porphyrie wird die Störung im Reaktionssystem der Porphyrin-Biosynthese auf toxischem Weg durch Allylisopropylacetylcarbamid (Sedormid) und verwandte Stoffe ausgelöst, wobei nach den bisherigen Untersuchungen weniger an eine Störung in der Verwertung der Porphyrine oder des Porphobilinogens, sondern bereits der δ-Aminolävulinsäure gedacht werden muß.

Die porphyrieerzeugende Wirkung ist nicht an die hypnotische Wirkung gebunden, denn GOLDBERG konnte mit dem nicht hypnotisch wirkenden Allylisopropylacetamid eine der Sedormid-Porphyrie identische Porphyrie erzeugen.

Bis eine endgültige Klärung der enzymatischen Defekte bei der akuten Porphyrie erreicht sein wird, empfehle ich zur Therapie dieser Erkrankung neben höheren Dosen von Lactoflavin, Nicotinsäureamid, Pyridoxin und Aneurin ganz allgemein das Therapieschema für den akuten Leberschaden anzuwenden. In mehreren Fällen hat sich uns dieses Vorgehen bereits bewährt, wobei allerdings die zentrale Nervenschädigung nicht zu weit fortgeschritten war. Bei der chronischen hepatischen Porphyrie hat sich uns neben der Vitamintherapie vor allem die Anwendung von Cholin, Methionin (Hepsan-Syrup), Lebertotalextrakt (Ripason), Nebennierenrindenextrakt und anticirrhotische Diät besonders bewährt.

LXXXVI.

Aus der Medizinischen Klinik der Universität Marburg (Lahn)
(Direktor: Prof. Dr. H. E. BOCK).

Ein quantitatives und qualitatives Verfahren zur Bestimmung der Porphyrinisomeren mittels Papierchromatographie.

Von

ROBERT KEHL.

Seit den Arbeiten HANS FISCHERS ist die Konstitution wesentlicher Pyrrolfarbstoffe bekannt und eine quantitative und qualitative Analyse zum Zwecke der Diagnostik oder Forschung in der Klinik möglich geworden. Am Beispiel des Protoporphyrins soll Ihnen der Aufbau dieser Substanzen wieder in Erinnerung gebracht werden.

Abb. 1. Es findet sich das char. Porphinskelett mit vier Pyrrol-
kernen, die durch Methinbrücken — C H = verbunden sind. Ferner
finden sich zwei ungesättigte Vinylgruppen als Seitenketten und, was
für die später zu zeigende Papierchromatographie von Bedeutung, zwei
Carboxylgruppen tragende Seitenketten.
Auf die Stellung letzterer Seitenketten kommt es hier speziell an:

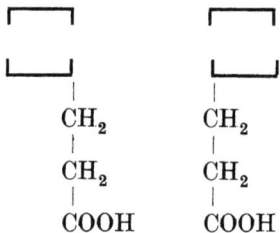

Es sind vier Strukturisomere dieser Porphyrine möglich, d. h. die
Substanz kann bei gleicher Summenformel vier unterschiedliche Strukturformeln zeigen. Nur zwei dieser Isomeren, nämlich Isomere I und III
haben auch für den Menschen eine Bedeutung. Die Konstitution der
Isomere I und III des Koproporphyrins wird demonstriert:

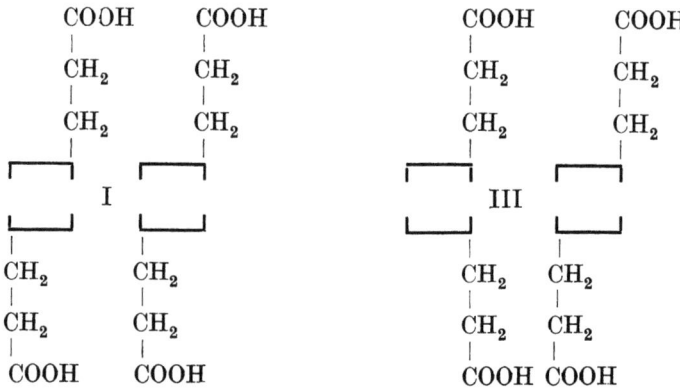

Die Isomere III liegt bei sämtlichen Protoporphyrin-haltigen Verbindungen des menschlichen Organismus wie etwa Hämoglobin, Myo-
globin und in den Zellhäminfermenten vor. Die Isomere I wird ebenfalls
im Organismus gebildet und als Koproporphyrin I ausgeschieden. Ihre
biologische Bedeutung ist unbekannt und man betrachtet sie als Neben-
produkt der Pyrrolfarbstoffsynthese. Diese Synthese läuft nach dem
derzeitigen Stand der Kenntnis, gestützt durch die Isotopenuntersuchungen der Forschungsgruppe von D. SHEMIN und J. WITTENBERG über
den Aufbau des acht Carboxylgruppen tragenden Uroporphyrins aus
einfachen Bausteinen wie Acetat oder Glycin, in Richtung des 4 COOH
tragenden Koproporphyrins und nach weiterer Decarboxylierung schließlich zum Protoporphyrin.

Bei bestimmten seltenen Erkrankungen der akuten und chronischen Porphyrie ist die Ausscheidung großer Porphyrinmengen pathognomonisch. Wir haben an der Medizinischen Univ.-Klinik Marburg versucht, die Isomerendifferenzierung bei anderen Krankheitsbildern zur Diagnostik zu verwenden.

Die zu untersuchenden Substanzen wurden mittels der traditionellen Eisessig-Ätherextraktion gewonnen und quantitativ durch Absorptionsmessung im Ultraviolettbereich bestimmt (1).

Abbildung 3 stellt die charakteristische Absorptionskurve des Koproporphyrins in 5% salzsaurer Lösung dar.

Die von T. C. CHU 1951 durchgeführte Papierchromatographie der Porphyrinester wurde zur Bestimmung aus biologischem Material von uns ergänzt. Sie läßt erstmals routinemäßig im größeren Stil die Isomerentrennung für das Klinikmaterial zu (2): Auf bestimmte Einzelheiten der Methodik kann bei der Kürze der Zeit nicht eingegangen werden, es wird auf die entsprechenden Veröffentlichungen verwiesen. Ebenso müssen wir die ja nun auch in der Medizin bekannte Methode der Papierchromatographie als bekannt voraussetzen. Die Chromatographie wurde mittels zwei Lösungsmittelsystemen, Alkan-Chloroform und Alkan-n-Propylalkohol, durchgeführt. Die Substanzen war endurch ihre charakteristischen Steigewerte definiert. Für Uroporphyrin-III-Methylester fand sich ein Rf-Wert von 0,14, für Koproester I 0,41, für Koproester III 0,63, für Protop.-ester 0,82, für Deuterop.-ester 0,88.

Es folgt die Projektion der Chromatogramme von Testsubstanzen sowie von Testsubstanzen mit Extrakten aus biologischem Material.

Die quantitative Auswertung erfolgte durch Herausschneiden der Konzentrationsmaxima, Elution der Substanzen im Saugröhrchen (Diapositiv), schließlich Absorptionsmessung des Eluats. Die Verhältniszahl der einzelnen Fraktionen wurde auf die vor der Veresterung gemessene Gesamtkonzentration bezogen.

Es wurden untersucht Fälle mit Hepatitis, Lebercirrhose, cholangit. Cirrhose, Verschlußikterus, hämolytischem Ikterus, Perniciosa, Polycythämie, akuter Myeloblastose.

Die fortlaufende Untersuchung während 4 Wochen ergab allgemein entsprechend dem Schweregrad der Erkrankung ein Überwiegen der Koproporphyrinesterfraktion der Isomerenstufe I, diese ging bei Besserung und Heilung auf Normalwerte zurück. Ebenso verhielt sich die Porphyringesamtausscheidung im Harn.

Bei Erkrankung mit Hepatitis ist nach dem heutigen Stand der Forschung die erhöhte Porphyrinausscheidung im Harn, speziell der I Isomere auf eine Störung des Gallenabflusses, aber auch auf eine Synthesestörung der Zellhämine (Cytochrome, Cytochromoxydase, Katalase, Peroxydase), schließlich auf eine erhöhte Resorption aus dem Darm bei gestörter fermentativer Leistung oder im Sinne der Fäulnisporphyrinbildung (KÄMMERER) zu erklären. Das Überwiegen besonders der Isomere I spricht für Vorliegen einer Synthesestörung.

Bei Lebercirrhose findet sich ebenfalls ein Überwiegen der Isomere I im Harn, die je nach dem Grad der Besserung oder Verschlechterung schwankt. Gleichzeitig ist die Gesamtausscheidung im Harn normal oder nur wenig erhöht. Hinsichtlich der vermehrten Bildung von Isomere I gelten hier die gleichen oben angeführten Erwägungen. Die mangelhafte Bildung von Galle und relativ geringe Bildung von Porphyrin erklärt sich aus der Atrophie des Lebergewebes. Störungen des Gallenabflusses können eine vermehrte Ausscheidung des Koproporphyrins I mit dem Harn statt normalerweise durch die Galle erklären.

Bei hämolytischem Ikterus fanden wir sowohl Koproporphyrin I als auch III vermehrt, was auf vermehrte Bildung des Blutfarbstoffs und gleichzeitig gebildeten Nebenprodukts (Koproporphyrin I) bei gesteigertem Pyrrolfarbstoffumsatz bezogen wurde.

Bei einer beobachteten Polycythämie verlief die erhöhte Bildung des Pyrrolfarbstoffnebenprodukts Koproporphyrin I dem Hämoglobinanstieg parallel (Isomere III).

Bei Erkrankung mit perniziöser Anämie ist die mangelhafte fermentative Leistung des Magens und Darms (HCl-Bildung) Ursache einer erhöhten Fäulnisporphyrinbildung. Durch Resorption ist eine erhöhte Harnausscheidung erklärbar. Gleichzeitig besteht wohl auch eine zelluläre fermentative Fehlleistung der Leber mit vermehrter Koproporphyrin-I-Bildung, die bei Kompensation der Perniciosa wieder zurückgeht.

Die vermehrte Koproporphyrin-I-Bildung bei akuter Myeloblastose erklärte sich durch Vorliegen ausgedehnter leukämischer Infiltrate der Leber. Ferner bestand eine Leberstauung infolge Herzbeutelobliteration. Beide Zustände rufen eine vermehrte Bildung des Nebenprodukts der Isomere I hervor. Ein finales Absinken der Gesamtausscheidung und der Fraktion I war durch den Zusammenbruch des Organismus bedingt.

Mittels der beschriebenen Methode lassen sich bestimmte Erkrankungen wie akute oder chronische Porphyrie differenzieren.

Ferner erlaubt sie eine qualitative und quantitative Differenzierung der Stuhl- und Harnporphyrine, die bei der Diagnose des Verschlußikterus von Bedeutung ist.

Auch die qualitative und quantitative Trennung des freien Erythrocytenporphyrins ist möglich.

Literatur.

1. KEHL, R., u. B. GÜNTHER: Klin. Wschr. 5/6, 121 (1954). — 2. KEHL, R., u. B. GÜNTHER: Naturwissensch. 5, 118 (1954).

LXXXVII.
Die Stellung der Leber im Porphyrin-Stoffwechsel.

Von

J. BRUGSCH und D. GRÜMER (Berlin).

Die Veröffentlichungen WATSONS über den Zusammenhang vieler Fälle von Porphyrie mit Lebererkrankung hat die Bedeutung der Leber für den Porphyrinstoffwechsel allgemein erneut in den Vordergrund gerückt. Da wir seit etwa 20 Jahren auf die Bedeutung der Leber im Porphyrinstoffwechsel des Menschen hingewiesen haben, wollen wir Ihnen kurz einige unserer bisherigen Ergebnisse mitteilen.

Die Leber besitzt große Bedeutung für die Ausscheidung verschiedener Porphyrine. Der Koproanteil an der Gallenporphyrinausscheidung beträgt etwa $^2/_3$ bis $^3/_4$ des Gesamtporphyrins, das demnach aus Kopro- und Nicht-Koprotyp besteht. Der Nichtkoproanteil besteht aus „Mittel"-Typ und Prototyp. Das Koproporphyrin der Ausscheidungen des gesunden Menschen gehört der I. und III. Isomere an.

Normales Harnkoproporphyrin I wurde von uns kristallisiert. Gallengangsverschluß führt zum Verschwinden des Koproporphyringipfels im Stuhl. Unter häminarmer Kost sinkt die Stuhlporphyrinausscheidung beim mechanischen Ikterus infolge Fehlens des Gallenporphyrins im Stuhl fast auf Nullwerte ab; exogene Porphyrinbildung im Darm bei fleischreicher Kost durch Fäulnis ergibt dann Nichtkoprotypen, wie Meso-Deutero und andere Porphyrintypen. Konstitutionelle hämolytische Ikterusformen haben im Stuhlporphyrin gewöhnlich hohe „Kopro"-Gipfel im Gegensatz zum Verhalten beim mechanischen Ikterus.

Das Verhalten des Porphyrinstoffwechsels bei verschiedenen Leberstörungen gibt sehr kennzeichnende Einblicke in die Bedeutung der Leber für die Porphyrinbildung. Während beim mechanischen Ikterus die Harnporphyrinwerte sich zwar deutlich über die Norm erhöhen, können sie bei akuter Hepatitis insgesamt weit höhere Werte erreichen. Die höchsten Harnporphyrinwerte sind jedoch bei chronischem Alkoholismus mit Leberschaden nachzuweisen, wo wir Werte an Koproporphyrin fanden, wie sie sonst nur bei Porphyrien und Bleivergiftung nachweisbar sind. Unsere Isomerenuntersuchungen, die wir grundlegend nur als Kristallisation mit Schmelzpunktbestimmung verwendeten, ergaben im allgemeinen vorwiegend die I. Isomere bei mechanischem Ikterus, bei toxischem Leberschaden durch Blei vorwiegend III Isomere, bei Alkohol vorwiegend III und zuweilen mehr I Isomere. Dies ist ziemlich allgemein in England oder USA bestätigt oder ebenfalls festgestellt worden.

Lebercirrhosen können in Bezug auf den Porphyrinstoffwechsel ein sehr verschiedenes Verhalten zeigen. Da Porphyrine wohl Zwischenstufen und Störprodukte der Hämsynthesen darstellen, ist die Annahme berechtigt, daß der Nachweis der Hämsynthesestörung in der Leber von großer Bedeutung für die Beurteilung der hepatischen Zellfunktionen sein kann. Hierfür einige typische Beispiele: Große Koproporphyrinmengen im Stuhl sind kennzeichnend für konstitutionellen hämolytischen Ikterus, erst bei gestörter hepatischer Ausscheidung werden die Porphyrine im Harn in großen Mengen nachweisbar.

Große Protoporphyrinmengen im Stuhl kommen zusätzlich eher bei erworbenem hämolytischen Ikterus und vor allem bei Hämochromatose vor. Bei letzterem dürften sie Ausdruck der Eiseneinführungsstörungen sein. Lebercirrhosen können mit Vermehrung, aber auch mit Verminderung der Porphyrinausscheidung einhergehen, wobei Koproporphyrin, aber auch Protoporphyrin und Hämsynthesen selbst gestört sein können. Der Vielfalt der Störung der Hämsynthesen entspricht die Vielfalt der möglichen Ausscheidungsbefunde. Erwähnt seien ferner: echte Porphyrie mit Lebercirrhose. Hier ein Beispiel: Ein Mann mit Apoplexie und Ödemen stirbt an Lebercirrhose mit Porphyrie. Diese echte Porphyrie wies Uroporphyrin III im Harn auf. Porphobilinogen wurde aus der Leber von uns in großen Mengen erhalten und als Uroporphyrin kristallisiert. Das Bild der Leber war das einer typischen Lebercirrhose. Die Hauterscheinungen beschränkten sich auf Dunkelfärbung wie beim Addison, aber ohne Lichtempfindlichkeit. Zustände wie bei akuter Porphyrie fehlten. Vier Fälle von erworbener cutaner Porphyrie mit Uroporphyrin III und Uroporphyrin I boten teilweise erhebliche Leberschäden im Sinne der Cirrhose. Zwei von ihnen waren exogen toxisch beeinflußt, der eine durch Alkohol, der andere durch Blei. Das Bild des Serumeiweißes elektrophoretisch war im Sinne der Globulinzunahme sehr verändert, der Eisenspiegel fast hämochromatotisch. Akute Porphyrien zeigten auffallend viel Porphobilinogen neben Uroporphyrin III. Ein Fall bot Alkoholabusus bei hochgradigen Lähmungen dar. Der Eisenspiegel war hier eher erniedrigt, der Leberbefund in diesem Fall nicht eindeutig.

Damit erscheint die Bedeutung der Leber für die Porphyrinsynthesen klinisch klar nachweisbar und sehr bedeutsam. Dagegen ist die Frage der Leberbedeutung für Aufnahme, Umbau und Zerstörung resorbierter Porphyrine noch umstritten. Die Annahme, daß exogen im Magendarmkanal entstehende Porphyrine resorbiert und schließlich wieder etwa als Koproporphyrin ausgeschieden werden, ist, selbst für die III Isomere, sehr zweifelhaft. Hier müßten Isotopenuntersuchungen einsetzen, die uns leider nicht zur Verfügung stehen.

Die Tatsache, daß bei Zufuhr häminporphyrinreicher Kost die Ausfuhr dieser Verbindungen schon beim Gesunden zunimmt, kann jedenfalls nicht als Beweis dafür angesehen werden, daß es die gleichen Verbindungen sind, welche im Magendarmkanal vorliegen, resorbiert werden und schließlich dann zur Ausscheidung gelangen. Wie man sieht, besitzt die Leber für den Porphyrinstoffwechsel beim Menschen erhebliche Bedeutung, wie wir dies in unserem Porphyrinbuch bereits dargestellt haben. Vieles bleibt für die Klinik noch zu untersuchen. Auf die Wichtigkeit dieser Untersuchungen für das Verständnis der hepatischen Zellfunktionen hinzuweisen, war das Ziel dieser Ausführungen.

LXXXVIII.

Kritische Bemerkungen zum Problem der akuten Porphyrie.

Von

H. Dörken (Hamburg).

Ich möchte von rein klinischem Blickpunkt zum Thema der porphyrischen Erkrankungen beitragen. Dabei stütze ich mich auf Beobachtungen an sechs Fällen von echter akuter, intermittierender Porphyrie[1]).

---

[1] Die Kenntnis je eines Falles verdanke ich der Freundlichkeit von Herrn Prof. Aschenbrenner und Herrn Doz. Dr. Müller, Hamburg.

Ebenso wie die kongenitale Porphyrie („Porphyria erythropoetica") ist die akute Porphyrie ein scharf umrissenes Krankeitsbild. Beide Formen sind völlig wesensverschieden. Die dritte Gruppe sammelt die „Mischformen", die Porphyria cutanea tarda und atypische Einzelfälle. Hier allein steht klinisch häufig eine Leberstörung im Vordergrund und deswegen sollte der Begriff „Porphyria hepatica" in klinischem Sprachgebrauch auf diese Gruppe beschränkt bleiben. Die akute Porphyrie dagegen zeigt klinisch keine zwingende Verbindung mit einem Leberschaden. Auch haben die im letzten Jahrzehnt so häufigen Virushepatitiden die Zahl der echten, akuten Porphyrien nicht vermehrt.

Als eine der wesentlichsten Eigentümlichkeiten der akuten Porphyrie möchten wir ihre Empfindlichkeit gegenüber den Barbitursäurepräparaten hervorheben. Fast alle Porphyrie, die letal enden, hatten auch Barbiturate erhalten (Waldenström, eigene Beobachtungen). Wir haben den Eindruck, daß weniger die Auslösung, als vielmehr die entscheidende Verschlimmerung der porphyrischen Stoffwechselstörung bis zum Vollbild mit Lähmungen und Psychose wesentlich durch Barbiturate bedingt ist. Eine echte akute Porphyrie, die *nicht* gegen Barbiturate empfindlich ist, dürfte bisher nicht bekannt geworden sein. Die Barbiturate haben mit dieser Wirkung das heute nicht mehr benutzte Sulfonal abgelöst. Alle anderen Medikamente treten an Bedeutung weit zurück.

Der Mechanismus der Barbitursäurewirkung ist unklar. Kleinste Dosen können genügen. Wir dachten an allergische Faktoren, konnten aber bisher durch Hautteste usw. keinen Beweis hierfür erbringen.

Im Gegensatz hierzu beruhen alle tierexperimentellen Porphyrien doch wohl auf einem rein toxischen Effekt. Bevorzugt werden — seit Stockvis 1895 — neben Blei Sulfonal und neuerdings Sedormid. Das letztere aber spielt für die menschliche Porphyrie keine Rolle, der oft zitierte Fall von Duesberg hatte gleichzeitig Barbiturate genommen. Eine experimentelle Barbituratporphyrie ist bisher nicht gelungen. Durch Phenylhydrazin in Verbindung mit Blei und UV-Licht konnte kürzlich Schmid (unter Watson) eine der kongenitalen Porphyrie entsprechende Tierporphyrie erzeugen. Derselbe Autor teilte erstmals 1951 seine Befunde bei Sedormidporphyrie (Kaninchen) mit. Er fand ferner, daß bei der experimentellen Sulfonalporphyrie der Abfall der Leberkatalase durch eine Synthesehemmung bedingt ist (Untersuchungen mit C_{14}-Aminoessigsäure). Auch der Japaner Kôsaki fand anfängliche Vermehrung der Porphyrine in der Leber der Sulfonaltiere, später jedoch einen deutlichen Abfall. Er sieht gerade in der Verarmung der Leber an lebenswichtigen Porphyrinen das Wesentliche und spricht von „porphyrinopriven" Symptomen.

Die einfache Diagnose der akuten Porphyrie stellt der Arzt am Krankenbett durch den Nachweis des Porphobilinogens, wie Herr Stich bereits ausführte. Ohne Porphobilinogennachweis ist eine echte, akute Porphyrie nicht beweisbar. Die einfache Reaktion macht den Arzt unabhängig vom Laboratorium. Ihre Spezifität ist sehr groß, positive Ergebnisse bei anderen Erkrankungen (Hodgkin, Carcinomatose — Watson) sind überaus selten. Wir sahen einmal eine positive Porphobilinogenprobe bei einer Perserin mit einer Thalassaemia minima, die zudem ungeklärte Bauchkoliken hatte.

Die Therapie kennt nichts Zuverlässiges. Darin stimmen alle Untersucher überein, deren Beobachtungen über Einzelfälle hinausgehen. Erstes Erfordernis ist das Weglassen aller Barbiturate, eine Notwendigkeit, die auch in modernen Lehrbüchern nicht hervorgehoben wird. Zur Schmerzstillung eignet sich Dolantin. ACTH wirkt anscheinend, wie bei der Agranulocytose, in einzelnen Fällen gut, versagt aber in anderen. Bei erkennbarem Einfluß der Menses lohnt ein Versuch mit Testoviron(Berg) oder temporärer Röntgenkastration (Zorn).

Aussprache.

Herr Joachim Brugsch (Berlin) Schlußwort:

Abschließend möchte ich folgendes bemerken. Die Porphyrien sind heute gemäß Isotopenuntersuchungen als Hämsynthesestörungen aufzufassen. Sie können zudem ganz verschiedene Gebiete, Systeme und Organe betreffen. Die Tatsache der Leberstörung bei manchen Formen von Porphyrien bis zum Formenkreis der Lebercirrhose erklärt jedoch nicht das Bestehen etwa der Hautsymptome; wir können hier Herrn Prof. Carrie nur beipflichten. Wichtig ist fernerhin die Empfindlichkeit des Porphyriekranken gegen Medikamente, aber offenbar auch gegen Alkohol. Nicht nur Barbitursäuren sind gefährlich. Auch Sulfonamide können Porphyrien erzeugen.

LXXXIX.

Zur Cortison-Therapie der Nebennierenrindenhyperplasie.

Von

W. Spiegelhoff (Köln).

Mit 2 Textabbildungen.

Seit der Mitteilung von Wilkins u. a. über die günstige Beeinflussung von Virilisierungs-Erscheinungen bei Nebennierenrindenhyperplasie durch Cortison ist die operative Behandlung dieses Krankheitsbildes nicht mehr die einzig mögliche Methode. Es gelingt, durch Cortison z. B. bei Mädchen die klinischen Erscheinungen des Virilismus zu mindern unter gleichzeitiger Entwicklung weiblicher Zeichen. Unter dieser Behandlung wird die erhöhte Ausscheidung an Androgenen und 17-Ketosteroiden (17 KS) auf das normale Maß reduziert. Diese Befunde sind inzwischen vielfach bestätigt worden. Wilkins erklärt die Wirkung über eine Blockierung der ACTH-Sekretion der Hypophyse. Dadurch wird die NNR nur mehr ungenügend aktiviert, besonders aber die Zone, welche vermehrt die Androgene sezerniert.

Die Ausscheidungsgröße der neutralen 17-KS ist ein gutes Maß für die erforderliche Cortisondosierung. Sie soll auf unter 10 mg tägl. bei Erwachsenen absinken, bei Kindern entsprechend dem Alter niedriger. Wenn dieser Effekt nicht eintritt, besteht der dringende Verdacht auf einen malignen übersezernierenden Tumor der NNR.

Zur Klärung der Frage, welche 17-KS in besonderer Weise von der Verringerung betroffen werden, haben wir die 17-KS nach der Methode DINGEMANSE, HUIS-IN'T VELD und DE LAAT chromatographisch analysiert. Durch diese Methode wird der Gesamtkomplex der neutralen 17-KS in acht verschiedene Gruppen unterteilt, von denen jede vorwiegend bestimmte 17-KS enthält. Die Fraktionen III sowie VI und VII bestehen im wesentlichen aus 17-KS adrenaler Genese, während die Fraktionen IV und V vorwiegend die bekannten Metaboliten des Testosterons, Androsteron und Ätiocholanolon, enthalten.

Bei der chromatographischen Trennung der neutralen 17-KS zeigt sich beim adrenogenitalen Syndrom unter Cortison eine Verschiebung

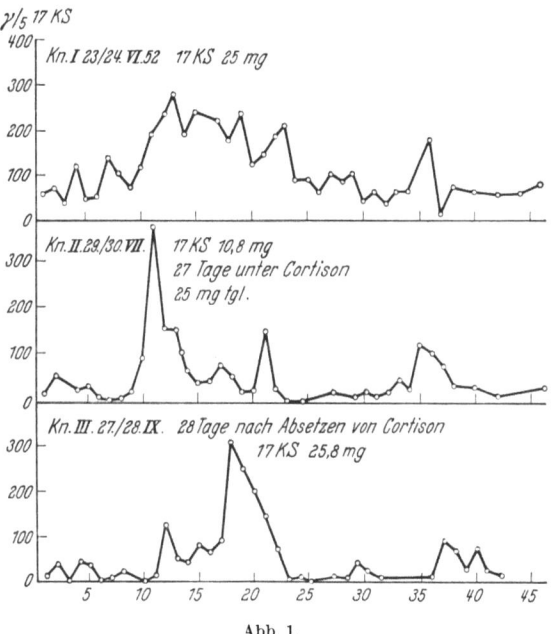

Abb. 1.

im Verhältnis der Fraktionen III bis V zueinander. Die Anteile der Fraktionen IV und V verringern sich stark, während der Anteil der Fraktion III ansteigt (Abb. 1). Bei dem Abfall der Gesamt-17-KS bedeutet das eine ganz erheblich verringerte Ausscheidung an Androsteron und Ätiocholanolon und eine nur leichte Reduzierung der 3 β-17-KS. Die 11-Oxy-17-KS in den Fraktionen VI und VII ändern sich nicht merklich. Bei einer 24jährigen Pat. mit einem adrenogenitalen Syndrom verringerte sich so die Ausscheidung von Androsteron von 5,5 auf 1,0 mg und die von Ätiocholanolon von 6,0 auf 1,4 mg tägl., während 3 β-17 KS nur von 5,45 auf 4,6 mg tgl. abfallen. Nach Absetzen der Cortisonbehandlung stellen sich wieder die alten Relationen her, eher sogar ein Überwiegen der Fraktionen IV und V (Abb. 2).

Diese Ergebnisse sind nun insofern zunächst überraschend, als durch die Cortisongaben in erster Linie diejenigen 17-KS im Urin vermindert werden, die vorwiegend mit dem Stoffwechsel des Testosterons in Zusammenhang gebracht werden müssen, also die Fraktionen IV und V, während die Fraktionen, welche primär auf die Sekretion der NNR bezogen werden, in viel geringerem Maße betroffen werden. Da diese Befunde sowohl bei Erwachsenen, als auch bei Kindern erhoben werden können, muß vom zugeführten Cortison in erster Linie eine Produktion der NNR an solchen Steroiden gehemmt sein, die zu Androsteron und Ätiocholanolon abgebaut werden. Wir wissen aber über die Chemie der primär von der NNR abgesonderten C_{19}-Steroide, die im Urin als 17-KS ausgeschieden werden, sehr wenig, mit Sicherheit nur, daß Dehydroisoandrosteron (DIA) oder seine direkte Vorstufe dort abgesondert wird; dieses Steroid wird aber von der Verminderung nur im geringem Maße betroffen. Auch die 11-Oxy-17-KS, die ebenfalls im engen Zusammenhang mit der NNR-Sekretion stehen, werden nicht wesentlich reduziert.

Man kann also annehmen, daß vom Cortison-Effekt die Absonderung uns noch unbekannter Steroide beeinflußt wird, die vorwiegend zu Androsteron und Ätiocholanolon metabolisiert werden und daß hier die überschießende Sekretion vielleicht pathologischer Androgene leichter gehemmt werden kann als die der normalen 17-KS oder ihrer Vorverbindungen. Es ist nicht sehr wahrscheinlich, daß das Cortison allein in den Stoffwechsel der vermehrt von der NNR abgesonderten Androgene mit verminderter Bildung von Androsteron und Ätiocholanolon eingreift, denn bei NNR-gesunden Menschen bewirkt Cortison erst in höherer Dosierung, als sie bei der NNR-

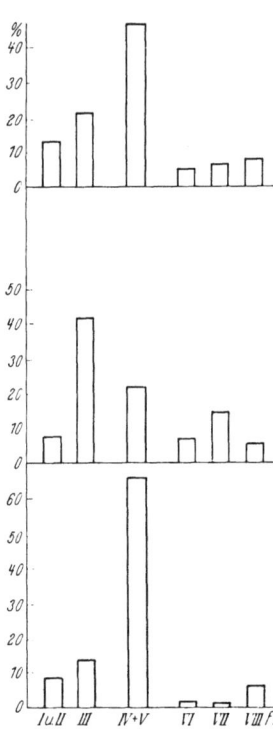

Abb. 2. Relation der Fraktionen des Chromatogramms der neutr. 17-KS vor, unter und nach Cortisongaben.

Hyperplasie notwendig ist, eine geringgradige Senkung der 17-KS, wobei der Anteil des Androsterons nicht merklich mehr als der der übrigen 17-KS vermindert wird, wie das auch von Labhart festgestellt wurde.

Die starke relative Verminderung der Androsteron- (und Ätiocholanolon-) Ausscheidung unter Cortison kann den klinischen Effekt des Cortisons bei der NNR-Hyperplasie insofern erklären, als das Androsteron das bei weitem biologisch wirksamste androgene 17-KS ist, das im Urin ausgeschieden wird. Die übrigen 17-KS sind nur schwache Androgene oder biologisch ganz unwirksam. Dieser Befund trägt auch zur Deutung der Angabe von Wilkins u. A. bei, daß unter Cortison im

Urin die biologisch nachweisbaren Androgene verhältnismäßig stärker vermindert sind, als die chemisch nachweisbaren 17-KS.

Die Behandlung der NNR-Hyperplasie mit Cortison ist also eine Methode, die durchaus als selbständige Therapie mit Erfolg durchführbar ist, da es zu einer einseitig starken Verminderung des biologisch aktiven Androsterons im Körper kommt, worauf der Rückgang der Virilisierungserscheinungen zu beziehen wäre. Die erforderliche Dosierung ist so gering, sie beträgt oft nicht mehr als 10 bis 25 mg tägl., daß auch bei Dauermedikation die Gefahr von Nebenerscheinungen des Cortisons klein ist. Schließlich kann diese Behandlungsweise auch zur Differenzierung der NNR-Hyperplasie von einem malignen, Androgene übersezernierenden Tumor der NNR beitragen, da in diesen Fällen nach den Angaben von Wilkins u. A., Gardner sowie Venning eine Verminderung der 17-KS-Ausscheidung unter Cortison nicht oder in nur ganz geringem Maße eintritt. Die Tumoren der NNR stehen nicht mehr unter dem regulierenden Einfluß der Hypophysensekretion.

XC.

Aus der Medizinischen Universitäts-Poliklinik Freiburg im Breisgau
(Direktor: Prof. Dr. H. J. Sarre).

Klinische und experimentelle Untersuchungen zur Frage der Beeinflussung von Nierenläsionen durch Sexualhormone, fetale Nieren-Trockenzellen u. Heparin*.

Von

A. Moench, H. Sarre und H. Sartorius.

Mit 2 Textabbildungen.

Im Anschluß an unsere Untersuchungen über das Ausmaß und den Verlauf des nephrotischen Symptomenkomplexes im Ablauf der experimentellen Nephritis und seine günstige Beeinflussung klinisch, blutchemisch und morphologisch durch Testosteron — über das wir voriges Jahr an dieser Stelle bereits berichteten (1) — haben wir an insgesamt sechs klinischen Fällen von nephrotischem Syndrom Testosteron therapeutisch angewandt. Über vier Fälle haben wir vor kurzem in der Klin. Wschr. (2) berichtet. In einem weiteren inzwischen behandelten Fall handelte es sich um eine typische Lipoidnephrose mit schweren Ödemen. Diese zeigte bereits nach einer Woche der Behandlung eine fast völlige Ausschwemmung aller sichtbaren Ödeme. Ein sechster Fall, der wahrscheinlich eine generalisierte Amyloidose hat, sprach bisher kaum an. Unsere Dosierung entspricht z. Z. am Anfang: 250 mg, dann weiterhin 2—3mal wöchentlich 100 mg eines Depotpräparates. Die Besserung zeigt sich gewöhnlich bereits nach 14 Tagen in einem Rückgang der stark erhöhten Blutsenkungsgeschwindigkeit, einem Rückgang der alpha-2- bzw. beta-Globuline im Elektrophoresebild, einer weitgehenden Normali-

---

* Herrn Prof. Achelis (C. F. Boehringer u. Söhne) danken wir für die frdl. Herstellung des nach unseren Angaben gewonnenen Nephrotoxins.

sierung des Blutcholesterinspiegels und einem Rückgang der Proteinurie.
Bei vorhandenen Ödemen gelangen diese während der ersten 2—3 Wochen
zur Ausschwemmung. Auffällig ist, daß die Amyloidose auf Grund der
bisherigen Erfahrungen weniger gut anzusprechen scheint. Vielleicht
hängt das mit dem Charakter dieser Erkrankung zusammen, denn bei
der Amyloidose besteht sicherlich eine übergeordnete Stoffwechselstörung, während u. E. bei der Nephrose eine primäre Nierenerkrankung
vorliegt. Entsprechend sah auch Latvalahti (3) bei seinen Untersuchungen über die Beeinflussung der exprimentellen Amyloidosis durch
Hormone keinerlei Wirkung durch Sexualsteroide. Bei der günstigen
Beeinflussung echter Nephroseformen durch Testosteron kann demnach
nicht der ihm zugeschriebene anabole Effekt allein maßgebend sein.
Denn dieser müßte bei der Amyloidose auch wirksam sein.

Die Tabelle 1 zeigt bei vier behandelten klinischen Nephrosen das
Verhalten der Serumeiweißfraktionen sowie der einzelnen blutchemischen
Werte vor, während und am vorläufigen Abschluß der Behandlung.

Ausgehend von diesen Erfahrungen haben wir uns weiterhin mit der
Frage befaßt, welche Wirkungen Testosteron und andere Sexualhormone
auf nekrotisierende Nephrosen und die experimentelle Nephritis-
Nephrose haben.

Zunächst einmal wurde Testosteron bei der Sublimat- und Uranylacetatnephrose im Tierexperiment gegeben. Bereits Selye (4) hat 1940
— wie uns erst später bekannt wurde — ähnliche Untersuchungen an
Mäusen unternommen. Unsere bei Kaninchen erzielten Ergebnisse entsprechend seinen mitgeteilten Beobachtungen, daß eine nekrotisierende
Nephrose bei der Sublimatvergiftung unter gleichzeitigen Testosteron-
gaben im Gegensatz zu Kontrollen nicht auftrat. Schon Selye sprach
die Vermutung aus, daß Testosteron durch Beeinflussung der Zellenzyme
den Zellen einen aktiven Schutz verleiht.

Über die Selyeschen Untersuchungen hinaus haben wir weiter das
Verhalten der Serumproteine unter der Sublimat- und Uranylacetat-
intoxikation laufend verfolgt. Diese Untersuchungen wurden durch Frl.
v. Westhoven durchgeführt. Hierbei zeigte sich überraschenderweise,
daß eine schwere, innerhalb einer Woche tödlich verlaufende Sublimatvergiftung ohne Testosteron kaum eine Beeinflussung des Elektro-
phoresebildes erkennen läßt. Histologisch besteht bei diesen Fällen dann
immer eine völlige Nekrose der gesamten Nierenrinde. Das typische Bild
der alpha-2- bzw. beta-Globulinvermehrung bei entsprechendem Albumin-
abfall — also der Nephrosetyp — entwickelt sich nur bei leichteren
Intoxikationen, die entweder in längeren Zeiträumen zum Tode führen
oder spontan ausheilen. Es müssen demnach für die Entwicklung des
nephrotischen Syndroms lebende tubuläre Zellen vorhanden sein. Damit
steht aber die tubuläre Schädigung bei der Frage nach der Genese *vor* der
Dysproteinämie, mit anderen Worten: eine Nierenläsion verursacht vielleicht per se eine ganz bestimmt charakteristische Dysproteinämie, so wie
Lebererkrankungen ihrerseits andere Eiweißveränderungen (4a). So weiß
man, daß bei ihrer Erkrankung in erster Linie Veränderungen im gamma-
Globulinanteil auftreten. Bei Nierenläsionen im Sinne der Nephrose

Tabelle 1. Befunde bei vier Fällen mit nephrotischem Syndrom.
a = bei Beginn, b = nach 6 Wochen, c = nach Ende der Behandlung.

		I F. Z. ♂ 63 Jahre chronische Nephritis	II M. M. ♂ 45 Jahre chronische Nephritis	III L. H. ♂ 36 Jahre Amyloidose	IV K. J. ♂ 66 Jahre Amyloidose
Gesamteiweiß	(a)	4,0	5,2	4,8	6,7
(g-%)	(b)	4,8	5,9	5,9	6,9
	(c)	6,8	6,9	6,6	7,5
Papierelektro- phorese Albumine	(a)	32,5	38,0	37,5	33,8
(Relativ-%)	(b)	42,8	45,5	55,8	35,9
	(c)	55,5	47,2	50,0	49,0
Globuline (Relativ-%) α_1-Globuline	(a)	5,88	5,42	5,35	7,86
	(b)	0,0	5,05	3,47	6,8
		4,47	6,95	4,28	—
α_2-Globuline	(a)	29,5	28,2	11,1	16,85
	(b)	20,0	16,3	8,92	14,6
	(c)	7,45	12,5	12,85	14,77*
β-Globuline	(a)	16,45	13,58	16,7	14,7
	(b)	12,85	11,68	17,3	14,6
	(c)	13,45	12,5	14,25	11,36
γ-Globuline	(a)	17,6	14,9	23,6	27,7
	(b)	24,3	21,47	17,3	18,2
	(c)	19,4	20,8	21,4	22,7
Blutsenkung n. W.	(a)	85/114	80/120	27/48	30/52
	(b)	45/71	30/65	7/15	32/58
	(c)	40/68	10/28	5/10	35/72
Gesamt-Chole- sterin (mg-%)	(a)	315	315	370	282
	(b)	239	248	294	291
	(c)	202	234	188	201
Proteinurie (n. Esbach in ⁰/₀₀)	(a)	6	8	4,8	4,0
	(b)	0,7	6	1,1	5,0
	(c)	0,1	0,5	0,1	16,0
Rest-N (mg-%)	(a)	65	58	32	43
	(c)	45	42	33	52
Harnsäure (mg-%)	(a)	6,9	7,3	4,1	—
	(b)	6,4	6,0	—	—
	(c)	5,8	4,9	2,8	—
Blutdruck (mm Hg)	(a)	175/100	220/130	100/70	130/80
	(b)	210/125	230/120	—	—
	(c)	200/130	200/125	125/80	140/85

*) Hier handelt es sich um die Gesamtfraktion der α-Globuline, die sich im Streifen nicht getrennt hatten.

finden sich vorwiegend Veränderungen im alpha-2- und beta-Globulin-
anteil bei einer starken Verminderung der Albumine. Warum sollte vice
versa die Niere nicht im Stoffwechsel dieser Proteinanteile ebenfalls eine
Rolle spielen? GERBI (5) fand den Albuminanteil in der Nierenvene
gegenüber dem Gesamtserumeiweißgehalt der Aorta signifikant niedriger. Man weiß, daß der Eiweißgehalt des Plasmas bei seiner Passage
durch die Niere eine Änderung seines Quellungsdruckes erfährt [HÄBLER
(6)], daß die Niere bei einer Störung der Plasmakolloiddruckverhältnisse
im Sinne einer Wiederherstellung normaler Druckverhältnisse arbeitet

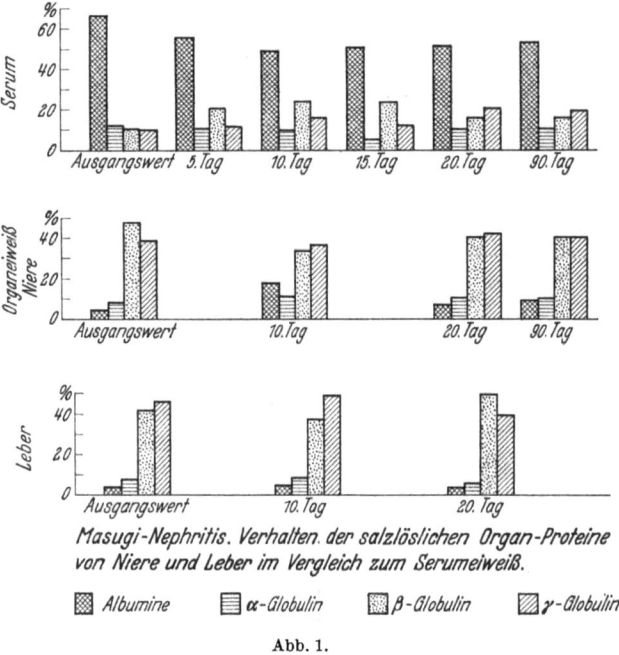

Masugi-Nephritis. Verhalten. der salzlöslichen Organ-Proteine
von Niere und Leber im Vergleich zum Serumeiweiß.

▨ Albumine   ▤ α-Globulin   ▨ β-Globulin   ▨ γ-Globulin

Abb. 1.

[v. PEIN (7)]. Die schönen Untersuchungen von SCHOLTAN und JAHNKE (8)
mittels der Ultrazentrifuge konnten eine Spaltung der Serumglobuline in
kleinere Bruchstücke während der Nierenpassage nachweisen. Bei tubulärer Erkrankung zeigten die Proteine Dissolutionsveränderungen
[WUHRMANN und WUNDERLY (9)], was auf eine veränderte Kolloid-
struktur hinweist. GOETTSCH und Mitarbeiter (10) wollen auch qualitative Veränderungen im Bauprinzip der Eiweißmoleküle immunsero-
logisch gefunden haben. Die Desaminierung der Aminosäuren und die
damit verbundene Ammoniakbildung erfolgt zum überwiegenden Teil in
der Niere [KREBS (11)]. Diese ist bei der Sublimat- [BARCROFT und
STRAUB (12), AEBI und WÜTHRICH (13)] und MASUGI-Niere unter entsprechendem Abfall des O_2-Verbrauchs vermindert.

Herr PÜTTER hat nun auf unsere Veranlassung bei der MASUGI-
Nephritis das Verhalten der salzlöslichen Organproteine von Niere und

Leber im Vergleich zum Serumeiweiß untersucht und festgestellt, daß
auf dem Höhepunkt der Erkrankung am zehnten Krankheitstag der sich
im Serum elektrophoretisch wie beta-Globulin verhaltende Organanteil
der Niere vermindert[1]. Parallel geht eine Steigerung der beta-
Globuline im Serum. Die Leber zeigt dagegen nur einen geringfügigen
keineswegs signifikanten Abfall der entsprechenden Fraktion. Bei den
mit Testosteron und Progynon behandelten MASUGI-Tieren war der
Abfall der „beta-Globulin"-Fraktion im Elektrophoresebild der salzlöslichen Nierenproteine geringer. Bei Untersuchung der Organproteine
richteten wir uns nach der von DEMLING (14) angegebenen Methode.

Neben den Sexualhormonen wurden, wie Abb. 2 zeigt, auch noch
andere Stoffe auf ihre therapeutische Wirkung auf die experimentelle
Nephritis-Nephrose untersucht, und zwar erstens Trockenzellen von
embryonalen Nierenzellen, die in Anbetracht der heute oft unkritisch

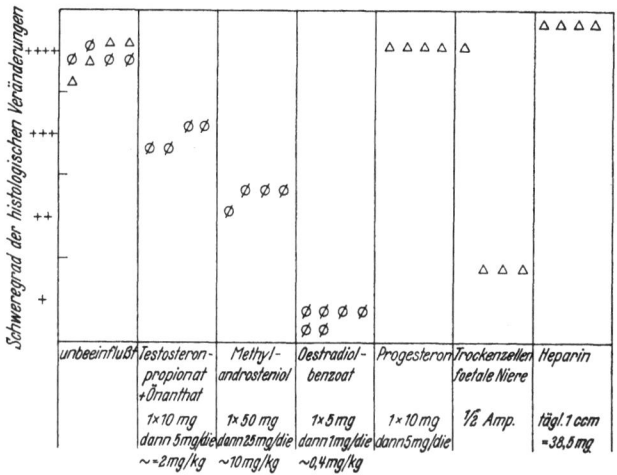

Abb. 2.

angewandten Frischzell- und Trockenzelltherapie uns von besonderer
Bedeutung erschienen, und zweitens Heparin. Das Heparin war uns von
Wichtigkeit, da aus vielen Untersuchungen bekannt ist, daß es den
Lipoidgehalt des Serums stark beeinflußt, wie wir vor allen Dingen näher
in unseren Untersuchungen über die Beeinflussung der Hypertonie durch
Heparin (Klin. Wschr. 1954, 377) nachweisen konnten. Es zeigt sich
nun, daß Heparin (siehe Abb.) im Gegenteil das nephrotische Syndrom
wie das morphologische Bild ganz erheblich verschlechtert; diese Untersuchung wurde von Herrn cand. med. FELLMER durchgeführt. Dies ist
vielleicht durch die Untersuchungen, über die SARTORIUS (15) heute
berichtet hat, verständlich, da Heparin zu einer vermehrten Freisetzung

[1] Anmerkung bei der Korrektur: Die inzwischen erfolgte genaue Auswertung
von rund 500 Elektrophoresestreifen ließ keine significante Differenz der Salzlöslichen Organoproteine zwischen gesunden und kranken Nieren erkennen.

34*

von histaminartigen Substanzen führt. Zusammenhänge zwischen erhöhtem Heparinspiegel und vermehrtem Auftreten von H-Substanzen sind auch aus anderen Beobachtungen beim Schocksyndrom, dem Ulcusleiden, im Asthmaanfall usw. bekannt. So führt auch die Injektion nephrotoxischen Serums zu einem organgerichteten Schock in der Niere und hier zu einem erhöhten Freisetzen von H-Substanzen. Umgekehrt konnte u. a. REUBI (16) durch Antistingaben den Ablauf der MASUGI-Nephritis deutlich abschwächen. Gelbkörperhormon zeigte auch eine erhebliche Verschlimmerung.

Auffallend ist bei der MASUGI-Nephritis die günstige Wirkung der Applikation von fötalen Nierentrockenzellen. Warum hier ein Tier ganz aus der Reihe fiel und die schwersten Veränderungen zeigte, ist noch nicht deutbar. Sicher ist, daß bei drei anderen Tieren im Gegensatz zu allen Kontrolltieren eine auffallend leichte Nephritis auftrat. Die Trockenzellen wurden am sechsten Tage mit Auftreten der Albuminurie gegeben. Die Deutung dieses Wirkungsmechanismus kann über Hypothesen vorerst nicht hinausgehen. Auch gilt zu prüfen, ob dieser Effekt spezifisch ist, oder ob er auch etwa bei Herz, Placenta bzw. Lebertrockenzellengabe zu beobachten ist.

Unerwartet gut zeigte sich in unseren Untersuchungen die Wirkung bei Östradiolbenzoatgaben. Hier wurde am Tage der Injektion einmal 5 mg als Depot, dann täglich 1 mg gegeben. Durch diese Behandlung gelang es, den Ausbruch der MASUGI-Nephritis fast völlig zu unterbinden. Zwei histologische Abbildungen sollen das illustrieren. Ich möchte betonen, daß alle Kontrollen einen schwersten Befund boten und alle Progynontiere einen überaus leichten Befund (Abb. 2). Auch hier fällt eine Deutung zunächst schwer. Weitere Untersuchungen werden zu klären haben, wie sich die Ausheilung der Nephritis unter Follikelhormon verhält, wenn dieses erst bei Ausbruch derselben gegeben wird. Inzwischen konnten wir den günstigen Einfluß des Follikelhormons im Ablauf der MASUGI-Nephritis auch dann beobachten, wenn mit der Hormonbehandlung erst nach Auftreten der Albuminurie am 6./7. Tag nach der Nephrotoxininjektion begonnen wurde. Auch hier betrug die Erstinjektion 5 mg, dann täglich 1 mg weitere 14 Tage lang. In allen diesen Fällen (4 Tiere) heilte die Nephritis völlig aus, während bei gleicher Dosierung bei den Kontrolltieren (8 Tiere) der Übergang in das chronische Stadium zu beobachten war. Auch hier dürfte eine Enzymbeeinflussung der Tubulusepithelien durch das Hormon eine wesentliche Rolle spielen. KOCHAKIEN (17) berichtet über eine Arginascetoigerung in der Niere, EVERETT und SAWYER (18) sahen hierbei eine Vermehrung der Cholinesterase im Blut, KERR, LEVY (19) eine stark vermehrte Glucuronidaseaktivität der Leber. KRITZLER und GUTMANN (20) wiesen eine erhebliche Vermehrung der alkalischen Phosphatase in den proximalen Tubuluszellen nach. Sie konnten hierbei den Phosphatasegehalt in direkte Beziehung zu einer erhöhten Sekretionsleistung der Zellen setzen. Östrogensubstanzen vermögen an Ratten die Heilung experimentell gesetzter Vaginalwunden überaus günstig zu beeinflussen (21). Auch wäre bei der Deutung des Wirkungsmechanismus an die hemmende Wirkung der Östrogene auf die Hypophyse zu erinnern (22), wobei u. a. an eine

Blockierung der Ausschüttung von somatotropem Hormon (STH) gedacht wird. Wir konnten früher nachweisen, daß das STH den Ablauf der MASUGI-Nephritis ebenfalls aggraviert (23). Wie dem auch sei, der therapeutische Erfolg ist ganz hervorragend.

Zusammenfassung.

1. Testosteron vermag bei klinischen Nephrosefällen eine auffallende Besserung aller zum nephrotischen Symptomenkomplex gehörender Symptome (Ausschwemmung von Ödemen, Rückgang der BSG, Besserung der Hypoproteinämie, Normalisierung des Serumeiweißdiagramms, der Hypercholesterinämie, Rückgang der Harnproteinausscheidung) hervorzurufen.

2. Testosteron zeigt bei der experimentellen Sublimat- bzw. Uranylacetatnephrose einen gleich günstigen Effekt. Hierbei war zu beobachten, daß die für Nephrose typische Serumeiweißverschiebung (Hypalbuminämie, Vermehrung der alpha-2- bzw. beta-Globuline bei der akuten innerhalb weniger Tage tödlich verlaufenden nekrotisierenden Nephrose *nicht* auftrat. Diese entwickelt sich vielmehr nur bei den leichteren Intoxikationen, die entweder in längeren Zeiträumen zum Tode führen oder spontan ausheilen. Es müssen demnach für die Entwicklung des nephrotischen Syndroms lebende tubuläre Zellelemente vorhanden sein.

3. Trotz Besserung des nephrotischen Zustandbildes im Ablauf der MASUGI-Nephritis verstärkt Testosteron die entzündlich glomerulären Veränderungen.

4. Durch Follikelhormon gelingt es, den Ausbruch der MASUGI-Nephritis fast vollständig zu unterdrücken, wenn es vom Tage der Nephrotoxininjektion ab gegeben wird. Während alle Kontrolltiere eine chronische Nephritis bekamen, heilt die MASUGI-Nephritis bei Follikelhormongaben aus, auch wenn mit der Behandlung desselben erst nach Ausbruch der Nephritis am 6. bis 7. Tag begonnen wird.

5. Gelbkörperhormon hat einen erheblich aggravierenden Effekt auf den Ablauf der MASUGI-Nephritis, und zwar klinisch, blutchemisch und morphologisch.

6. Auch *Heparin* zeigt einen gleichen aggravierenden Effekt. Morphologisch kam es bei dieser Tiergruppe vor allen Dingen zu den schwersten entzündlichen Veränderungen der Glomerula mit Halbmondbildungen.

Literatur.

1. MOENCH, A., C. ROTHER, H. J. SARRE u. H. SARTORIUS: Verh. dtsch. Ges. inn. Med. 59, 458 (1953). — 2. MOENCH, A. u. H. SARTORIUS: Klin. Wschr. 32, 329 (1954). — LATVALAHTI, J.: Experimental studies on the influence of certain Hormones on the development of Amyloidosis. Acta endocrinol. (Copenh.) Suppl. XVI (1953). — 4. SELYE, H.: J. Pharmacol. a. Exper. Ther. 68, 453 (1940). —4a. KEUP, W.: Z. klin. Med. 150, 338 (1953). — 5. GERBI, CL.: Arch. of Biochem. a. Biophysics 31, 49 (1951). — 6. HÄBLER, C.: Z. exper. Med. 94, 597 (1934). — 7. PEIN, H. v.: Z. exper. Med. 82, 387 (1932). — 8. JAHNKE, K. u. W. SCHOLTAN: Dtsch. Arch. klin. Med. 200, 821 (1953). — 9. WUHRMANN, F. u. CL. WUNDERLY: Gastroenterologia (Basel) 69, 121 (1944). — 10. GOETTSCH, E. u. E. B. REEVES:

J. Clin. Invest. **15**, 173 (1936). — 11. KREBS: Klin. Wschr. **1932**, 1744. — 11a. NASH and BENEDIKT: J. of Biol. Chem. **82**, 673 (1929). — 12. BARCROFT u. STRAUB: J. of Physiol. **41**, 145 (1910). — 12a. STEIGER u. STREHLER: zit. nach W. FREY im Handb. d. inn. Med. Bd. VIII, Nieren und ableitende Harnwege, S. 1556. Berlin-Göttingen-Heidelberg: J. Springer (1951). — 13. AEBI, H. u. F. WÜTHRICH: Helvet. med. Acta **5**, 502 (1953). — 14. DEMLING, L.: Verh. dtsch. Ges. inn. Med. **58**, 376 (1952). — 15. SARTORIUS, H. u. A. MOENCH: Verh. dtsch. Ges. inn. Med. **60** (1954). — 16. REUBI, F. R.: Helvet. med. Acta **12**, 547 (1945). — 17. KOCHAKIEN, C. D.: J. of Biol. Chem. **161**, 115 (1945). — 18. EVERETT, J. W., E. H. SAWYER: Endocrinology (Springfield Ill.) **39**, 323 (1946). — 19. KERR, L. M. H., J. G. CAMPBELL and G. A. LEVY: Biochemic. J. **46**, 278 (1950). — 20. KRITZLER, R. u. A. B. GUTMANN: J. of Physiol. (Am.) **134**, 94 (1941). — 21. SJOVALL, A.: Acta endocrinol (Copenh.) **12**, 249 (1953). — 22. REECE, R. P. u. S. L. LEONARD: Proc. Soc. Exper. Biol. a. Med. **42**, 200 (1939). — 23. SARTORIUS, H.: Verh. dtsch. Ges. inn. Med. **58**, 240—243 (1952).

XCI.

Aus der Medizinischen Universitäts-Poliklinik Würzburg
(Komm. Leiter: Priv.-Doz. Dr. L. DEMLING).

Grundumsatzerniedrigung bei Adipösen und Normalgewichtigen ohne Myxödem.

Von

PAUL POLZIEN (Würzburg).

Es wurde bei 19 Versuchspersonen, 10 Adipösen und 9 Normalgewichtigen, der Grundumsatz bestimmt. Ausgeschlossen blieben endokrine Störungen. Die Normalgewichtigen waren dadurch gekennzeichnet, daß sie als schlechte Esser galten. Methodisch benützten wir ein Hartmann & Braun-Gerät und legten größten Wert auf die psychische Ruhigstellung der Patienten. Die einzelne Untersuchung wurde mitunter bis zu einer halben Stunde ausgedehnt, und bei den meisten Patienten erfolgten mehrmalige Messungen, nämlich besonders dann, wenn es sich objektiv zeigte, daß noch eine psychogene Stoffwechselentgleisung vorlag, d. h. daß die Grundumsatzbedingung der psychischen Ruhigstellung noch nicht erfüllt war.

Diese psychische Entgleisung ist dadurch charakterisiert, daß der RQ auf 0,85 bis 1,0 ansteigt, ebenso wie das Atemvolumen und der Grundumsatz, und bei psychischer Ruhigstellung wieder absinkt, wie es als Zufallsbefund bei Untersuchungen im hypnotischen Zustand festgestellt wurde. Die Kenntnis dieser einen psychogenen Stoffwechselentgleisung ermöglichte uns also, bei den betreffenden Fällen die noch nicht eingetretene psychische Ruhigstellung objektiv nachzuweisen. Nebenbei sei bemerkt, daß es noch eine zweite psychogene Stoffwechselstörung gibt, deren Nachweis leider nicht so einfach ist.

Von den zehn Adipösen zeigten vier Grundumsatzerniedrigung, die zwischen — 7 und — 23% lag. Eine jugendliche Adipöse litt an Menstruationsstörungen, die nach E. D. BARTELS und P. HJORTH öfter mit

Grundumsatzerniedrigung gekoppelt sind. Bei zweien von den sechs Patienten, die keine Abweichung von der Norm zeigten, war eine völlige Ruhigstellung nicht gelungen.

Von den neun Normalgewichtigen hatten fünf eine Grundumsatzerniedrigung, davon vier zwischen — 8 und — 23%; einer lag bei — 2%, dieser war jedoch nachweisbar nicht ruhig gestellt. Von den übrigen vier, die keine Grundumsatzerniedrigung aufwiesen, befand sich einer auch noch in leichtem Erregungszustand. Bei den Normalgewichtigen mit erniedrigtem Grundumsatz fiel eine Patientin auf, die früher adipös gewesen war und zu jener Zeit auch schon eine Grundumsatzsenkung gehabt hatte. Es macht überhaupt den Eindruck als ob diese Gruppe der Normalgewichtigen mit erniedrigtem Grundumsatz nur auf Grund ihres wenigen Essens normalgewichtig und sozusagen fakultativ adipös ist. F. HOFF hat schon auf den möglichen Wechsel zwischen Adipositas und sogar Magersucht hingewiesen.

Klinisch fiel bei den Patienten mit erniedrigtem Grundumsatz auf, daß sie häufig Störungen in der Magen- und Darmfunktion zeigten. Wenn bei der endogenen Fettsucht bisher keine eindeutigen Grundumsatzerniedrigungen festgestellt werden konnten, so lag das lediglich an dem methodischen Vorgehen, indem die Grundumsatzbedingung der psychischen Ruhigstellung nicht erfüllt worden war. Es gibt kaum einen klinischen Meßwert, der so erheblich von psychischen Faktoren abhängig ist wie der Grundumsatz und gleichzeitig noch solch große differential-diagnostische Bedeutung hat. Erniedrigte Grundumsätze sind also häufig und ihre Erfassungen ein rein methodisches Problem.

Literatur.

BARTELS, E. D. und P. HJORTH: Acta med. scand. (Stockh.) **127**, 313 (1947). — HOFF, F.: Klinische Physiologie und Pathologie, Stuttgart: G. Thieme 1952. GROSSE- BROCKHOFF, F.: Pathologische Physiologie, Berlin · Göttingen · Heidelberg: Springer 1950.

XCII.

Aus der II. Medizinischen Klinik der Universität München
(Direktor: Prof. Dr. Dr. GUSTAV BODECHTEL).

Eine neuartige Insulin-Glucosebelastung unter Verwendung von Präzisions-Dauerinfusionen.

Von

FRITZ BAUMGARTEN.

Mit 2 Textabbildungen.

Vor einer Vermehrung der Unzahl der bereits gebräuchlichen Belastungstests sollte die methodische Fortentwicklung der technisch noch unbefriedigenden vorhandenen Methoden stehen. Die statistische Überprüfung zeigt nämlich, daß man meist in der Diagnostik und bei der Beurteilung therapeutischer Erfolge unzulässige Schlüsse aus Belastungsproben zieht.

Daher haben die hier beschriebenen Untersuchungen zum Ziel, durch Verwendung der intravenösen Präzisions-Dauerinfusion eine Empfindlichkeitssteigerung und eine Verminderung der normalen Streuungsbreite beim Glucose- und Insulintest zu erreichen. Die kombinierte Anwendung von Glucose und Insulin soll darüber hinaus den Grad der Insulinempfindlichkeit besonders deutlich erkennen lassen.

An Hand einer Abbildung von APPEL (1) wird die untragbar große Variabilität des Blutzuckerkurvenverlaufs bei intravenösen Doppelstoßbelastungen bei ein- und derselben gesunden Versuchsperson dargestellt. Die Streuung ist dabei so groß, daß praktisch alle vorkommenden pathologischen Kurvenbilder noch in den normalen Streuungsbereich fallen. Demgegenüber ist die Streuung der Ergebnisse bei halbstündigen intravenösen Präzisionsinfusionen wesentlich geringer, und zwar sowohl bei einer Dosierung von 4 als auch bei 12 mg Glucose pro kg und Min. Auch diese Tatsache ist an Hand eines demonstrierten Kurvenbeispiels dargestellt und wurde anderenorts (2, 3) ausführlich belegt. Ferner ist der Kurvenverlauf bei Wiederholung der Infusion nach einstündiger Pause ohne das Auftreten eines *Staub*-Effekts reproduzierbar. Daher kann man vor der Zweitbelastung Insulin intravenös spritzen und das Ausmaß der Insulinwirkung aus der Senkung der Zweitbelastungskurve ablesen.

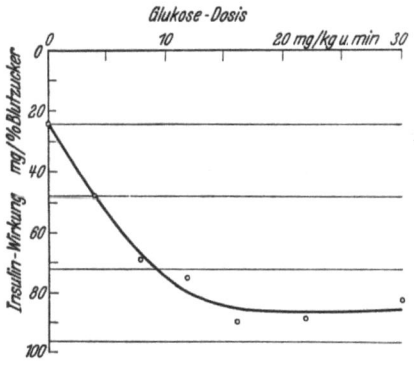

Abb. 1. Die Steigerung des Insulinerfolgs durch gleichzeitige intravenöse Infusion von Glucose: Halbstündige intravenöse Präzisionsinfusionen von Glucose im Abstand von einer Stunde. Vor der Zweitinfusion intravenöse Injektion von Altinsulin (0,03 E. pro kg Körpergewicht). Auf der Ordinate ist die Insulinwirkung wiedergegeben, ausgedrückt durch die Differenz zwischen den Blutzuckeranstiegen bei der Glucose- und bei der Glucose-Insulin-Belastung in mg/% Blutzucker. Die Abscisse stellt die jeweils infundierte Glucosedosis dar.

Die geeignete Insulindosis beträgt auf Grund von Dosiswirkungskurven 0,03 E Insulin pro kg Körpergewicht. Die in der Klinik fälschlicherweise gebräuchlichen 5- und mehrfach höheren Insulindosen liegen längst auf dem asymptotischen Schenkel der logarithmischen Dosiswirkungskurve und ergeben daher keine optimale Empfindlichkeit des Tests. Sie führen zu überschießender Gegenregulation und lästigen Hypoglykämien. Die genaue Abmessung der Insulindosen ermöglichen Tuberkulinspritzen und ein hochgereinigtes niedrigdosiertes „Test-Insulin" der Hormon-Chemie München.

Wie aus Abb. 1 zu ersehen ist senkt diese kleine Insulindosis den Verlauf von Blutzuckerbelastungskurven um so stärker, je größer das Glucoseangebot ist. So läßt sich der Insulinerfolg auf mehr als das Dreieinhalbfache steigern.

Auf diese Weise geben Glucosedoppelbelastungen mit Präzisions-infusionen in Kombination mit intravenösen Insulingaben durch ein und dieselbe Untersuchung einen besonders genauen Anhalt für die Glucosetoleranz, die Insulinempfindlichkeit und die Relation beider Größen zueinander.

Die Durchschnittskurve von fünf solchen Glucose-Insulin-Bela-stungen an einer Versuchsperson bei einer Glucosedosis von 12 mg pro kg und min zeigt an Hand des 3 σ breiten eingezeichneten Streuungs-bandes die relativ geringe Streuungsbreite des Kurvenverlaufs bei dieser Methode. Das allerdings breitere Streuungsband von 21 Versuchen an verschiedenen Stoffwechselgesunden ist beispielsweise bei den auf Abb. 2 dargestellten pathologischen Kurven mit wiedergegeben. Im

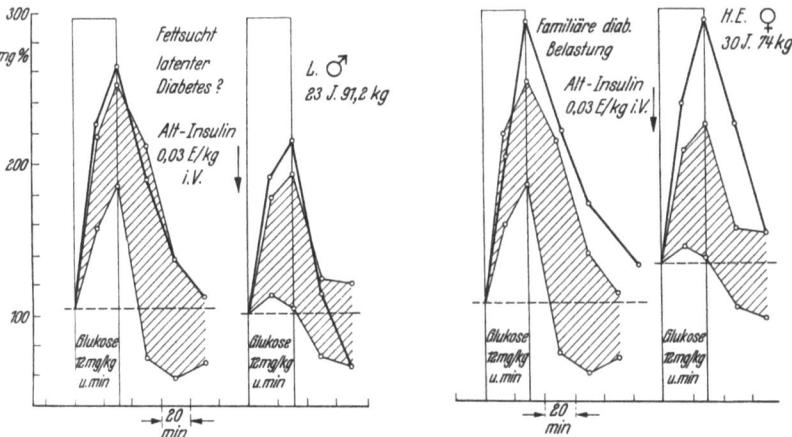

Abb. 2. Kombinierte Insulin-Glucose-Belastung bei latentem Diabetes bzw. Fettsucht. Blutzucker-kurven von intravenösen Präzisionsdauerinfusionen von 12 mg pro kg und pro Min. Vor der Zweitin-fusion jeweils intravenöse Injektion von 0,03 E. Altinsulin pro kg Körpergewicht. Die schraffierten Flächen stellen das normale Streuungsband von 21 Versuchen an Gesunden dar.

Gegensatz zu den bisher gebräuchlichen Methoden ist es schmal genug, um selbst geringfügige pathologische Reaktionslagen signifikant nach-zuweisen, wie mehrere demonstrierte Kurven zeigen und auch auf Abb. 2 ersichtlich ist. Diese Abbildung zeigt rechts die Kurven von einem Fall von latentem Diabetes, bei dem erst durch besonders eingehende Be-fragung, die auf Grund des überraschenden Testergebnisses erfolgte, eine familiäre diabetische Belastung nachzuweisen war. Auch die latent diabetische Stoffwechsellage bei Cushing-Syndrom stellt sich signifikant dar, wie zwei demonstrierte Kurvenbeispiele zeigen. Die bisher unter-suchten Fälle von Fettsucht und Hyperthyreose zeigen lediglich eine signifikante Überhöhung der Insulin-Glucose-Kurve. Überhaupt kom-men pathologische Abweichungen in der Regel bei der Insulin-Glucose-Kurve besonders deutlich zur Geltung. — Bei zwei Fällen von Leber-cirrhose war keine Senkung der Glucosezweitbelastungskurve durch Insulin feststellbar.

Bei der Untersuchung biologischer Regulationssysteme führt ein konsequenter Entwicklungsgang der Methodik über drei Stufen: 1. die Untersuchung des unbeeinflußten Organismus, 2. die Untersuchung in einer Belastungssituation und 3. die Untersuchung durch Belastung und Entlastung zugleich. Das dritte Untersuchungsprinzip ist das empfindlichste, denn es überläßt dem Organismus einen großen Reaktionsspielraum innerhalb zweier besonders extremer Regulationsmöglichkeiten. Es läßt sich wahrscheinlich auch auf andere Regulationssysteme ausdehnen. In Kombination mit der Präzisionsdauerinfusion dürfte das Prinzip, für das die Bezeichnung „diphasische Regulationsprüfung" vorgeschlagen wird, sowohl für klinisch-diagnostische als auch für pharmakologische Untersuchungen einen Fortschritt bedeuten.

Literatur.

1. APPEL, W.: Dtsch. Arch. klin. Med. 196, 710 (1950). — 2. BAUMGARTEN, F.: Z. klin. Med. 152, 174 (1953). — 3. BAUMGARTEN, F.: Klin. Wschr. 1954, Nr. 9/10, 228.

Aussprache.

Herr H. BERNHARDT (Berlin):

zu Herrn A. MOENCH:
Die Beeinflussung des nephrotischen Symptomenkomplexes durch Sexualhormone ist sehr wichtig und kann von mir bestätigt werden. Zur Erklärung möchte ich auf die hypophysenbremsende Wirkung dieses Vorgehens hinweisen. Es ist nun bekannt, daß Oestradiol im allgemeinen stärker hypophysenbremsend wirkt als Testosteron. Die besseren Einwirkungen der Oestradiolgaben sind daher vom endokrinologischen Gesichtspunkt aus nicht verwunderlich. Es kommen aber noch andere Faktoren in Betracht. Ganz allgemein soll aber an dieser Stelle auf die hohe Wertigkeit hypophysenbremsender Maßnahmen beim akuten hyperergischen Geschehen in der Klinik hingewiesen werden.

zu Herrn P. POLZIEN:
Die Höhe des Ruhenüchternumsatzes läßt keinen irgendwie sicheren Rückschluß auf den Gesamttageskalorienwert zu. Hier liegen individuell sehr verschiedene Relationen vor. Es gibt sicher Erniedrigungen des RNU, die mit der Schilddrüse nichts zu tun haben. Die Vorernährung spielt eine Rolle. Absolute Ruhigstellung ist erforderlich, und nur diese Resultate dürfen bewertet werden.

XCIII.

Aus der Medizinischen Universitätsklinik Freiburg im Breisgau
(Direktor: Prof. Dr. L. HEILMEYER)
und aus der Medizinischen Poliklinik Freiburg im Breisgau
(Direktor: Prof. Dr. H. SARRE).

Über eine Art von Sofortdepot des Kreislaufs.

Von

H. REINDELL, K. MUSSHOFF, H. KLEPZIG und R. WEYLAND.

Mit 1 Textabbildung.

Frühere gemeinsame Untersuchungen mit DELIUS über die Arbeitsweise des gesunden Herzens haben ergeben, daß bei Menschen mit durchschnittlicher Leistungsbreite die Restblutmenge in beiden Ventrikeln größer ist als bisher angenommen wurde. Das Verhältnis von

Restblut zu Schlagvolumen beträgt in Ruhe etwa 2:1. Eine Zunahme des Restblutes erfolgt unter *krankhaften* Bedingungen, wenn eine Kontraktionsinsuffizienz vorliegt; der diastolische Füllungsdruck des Ventrikels ist in diesem Falle erhöht. Eine Zunahme des Restblutes bedeutet aber nicht in jedem Falle Kontraktionsinsuffizienz und damit Einschränkung der Leistungsbreite des Herzens, wie heute noch vielfach angenommen wird (KERN, HEGGLIN). Unsere Untersuchungen haben vielmehr gezeigt, daß eine Zunahme der Restblutmenge auch Anpassung an eine vermehrte Volumenbelastung sein kann. Die Leistungsbreite des Herzens ist in diesem Falle nicht vermindert, sondern vergrößert. Diese mit der Zunahme der Restblutmenge verbundene Größenänderung des Herzens wurde von uns beim Trainierten beobachtet und als regulative Dilatation bezeichnet (REINDELL und DELIUS). SJÖSTRAND ist mit anderen Untersuchungsmethoden zu ähnlichen Ergebnissen über die Größe der Restblutmenge bei Normalpersonen und Trainierten gekommen. Die Deutung der Restblutvermehrung beim Trainierten als eines besonderen Anpassungsvorganges zur Steigerung der Volumenleistung wurde von GOLLWITZER-MEIER, WETZLER, DIETLEN und ZDANSKY anerkannt.

Die regulative Dilatation findet sich aber nicht nur als physiologischer Anpassungsvorgang bei Dauersportlern und Schwerarbeitern, sondern, solange der Herzmuskel suffizient ist, auch bei krankhaften Kreislaufzuständen, die mit einer vermehrten Volumenbelastung einhergehen, wie z. B. beim offenen Ductus Botalli, beim Vorhofseptumdefekt und bei allen Klappenfehlern mit vorwiegender Insuffizienz. Hierüber hat Herr KLEPZIG vor einigen Tagen auf dem Nauheimer Kongreß berichtet; wir wollen hierauf nicht näher eingehen.

Die Besonderheit des vergrößerten Sportherzens besteht nicht nur in einer Vergrößerung beider Ventrikel, sondern in einer Größenzunahme aller Herzhöhlen einschließlich beider Vorhöfe und in einer Erweiterung der dem linken Vorhof vorgelagerten venösen Gefäße. Zur Beurteilung dieser Verhältnisse haben wir bei Hochleistungssportlern und zum Vergleich bei Normalpersonen und Asthenikern röntgenologische Volumen- und Formbestimmungen des Herzens und der zuführenden Lungenvenen durchgeführt. Zur Volumenbestimmung bedienten wir uns der ROHRER-KAHLSTORFschen Formel. Die Formbestimmung wurde in Horizontallage durchgeführt, eine Untersuchungsmethode, über die Herr MUSSHOFF in Nauheim berichtete. Zur genaueren Abgrenzung einzelner Herzhöhlen, insbesondere der Vorhöfe, wurde Röntgendurchleuchtung und -aufnahme durch das Röntgenkymogramm erweitert. Zur Beurteilung der Weite der Lungengefäße wurden Schichtaufnahmen der rechten Lunge einschließlich des Herzens in 7 bis 12 cm Tiefe mit jeweils 1 cm Abstand angefertigt. Schichtbilder dieser Tiefe ergeben nicht nur eine gute Übersicht der Arterien und der dem linken Vorhof aus der rechten Lunge zuführenden großen Venen, sondern ermöglichen gleichzeitig eine relativ gute Größenbestimmung des linken Vorhofes, worauf schon von FAIVRE, DE REN und BASSOT hingewiesen wurde.

Bei zwölf Hochleistungssportlern wurde der Druck im Herzen und in den Lungengefäßen in Ruhe und während dosierter Ergometerbelastung gemessen. Es soll hier nur zusammenfassend über die Ergebnisse berichtet werden.

Die von uns untersuchten Trainierten hatten ein durchschnittliches Herzvolumen von 1075 ccm gegenüber 755 ccm bei Normalpersonen. Der obere Grenzwert betrug 1440 ccm. Neben der Erweiterung der Ventrikel fand sich eine Vergrößerung des rechten und linken Vorhofes, die von KIRCH auch pathologisch-anatomisch nachgewiesen wurde. Die Vergrößerung des rechten Vorhofes wird durch die starke konvexe Vorwölbung des rechten Herzrandes in das rechte Lungenfeld und kymographisch durch die Ausdehnung der Vorhofpulsation im ganzen Bereich des rechten Herzrandes nachweisbar. Normalerweise findet sich Vorhofpulsation nur in den oberen zwei Dritteln des rechten Herzrandes. Die Vergrößerung des rechten Vorhofes tritt besonders eindrucksvoll bei

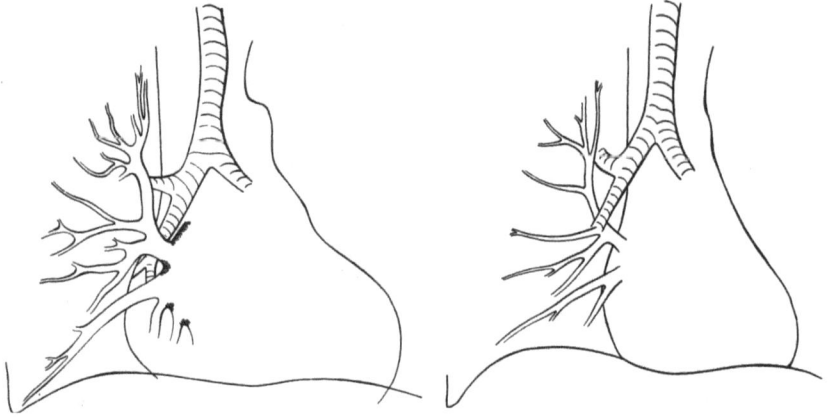

Abb. 1: Maßstabgerechte Diagramme der Schichtbilder des linken Vorhofes und der rechten Lungenvenen in den Schichttiefen von 7 bis 10 cm, links eines Weltmeisters im Radrennen, rechts einer Normalperson.

Katheteruntersuchungen in Erscheinung, wenn sich der Katheter im Vorhof aufrollt. Die Vergrößerung des linken Vorhofes ist bei Durchleuchtung im ersten und zweiten Schrägdurchmesser und auf Schichtaufnahmen in 7 bis 10 cm Tiefe erkennbar. Bei einer Untersuchungsreihe von 21 Trainierten konnten wir 17mal eine linksseitige Vorhofsvergrößerung nachweisen. Die Vergrößerung beider Vorhöfe tritt im Liegen eindeutiger als im Stehen und oft nur im Liegen in Erscheinung (MUSSHOFF, REINDELL, KLEPZIG und WEYLAND).

Die Zeichnung demonstriert maßstabgerecht die Vergrößerung des linken Vorhofes beim Trainierten und die Weite der großen in den linken Vorhof einmündenden Venen der rechten Lunge, wie sie sich in den Schichttiefen von 7 bis 10 cm darstellen. Links die Größenverhältnisse bei einem Weltmeister im Berufsradrennfahren und rechts bei einer Normalperson.

In allen Fällen von Hochleistungssportlern mit vergrößertem Herzen lag die Weite dieser Venen entweder im oberen Bereich der Norm, oder hatte, wie im gezeigten Beispiel, erheblich zugenommen. Die Venen können eine Weite wie beim offenen Ductus Botalli erreichen; im Gegensatz zu diesem sind jedoch die Arterien des Trainierten nicht erweitert. Die bis weit in die Peripherie zu erkennenden Lungenvenen sind häufig sogar weiter als bei einer Stauungslunge infolge Linksversagens. Das Vorliegen einer Lungenstauung als Folge einer muskulären Herzinsuffizienz konnte aber durch den Nachweis *normaler intrapulmonaler Druckwerte* in Ruhe und während Belastung ausgeschlossen werden. Dieser vermehrten Gefäßfüllung der Lungenvenen liegt ein besonderer regulativer Vorgang zugrunde, welcher zusammen mit der Erweiterung beider Vorhöfe und beider Ventrikel als ein einheitlicher funktioneller Vorgang aufzufassen ist.

Die Bedeutung der vermehrten Restblutmenge des vergrößerten Sportherzens für die Schlagvolumenvergrößerung während Belastung haben wir schon wiederholt dargelegt. Ein großes Schlagvolumen kann nur gefördert werden, wenn schon in Körperruhe ein großer Fassungsraum der Ventrikel besteht. Dieser wird durch regulative Dilatation im Laufe vieler Trainingsjahre geschaffen. Nicht durch zusätzliche diastolische Vergrößerung, wie nach den am isolierten Herzen gewonnenen Gesetzmäßigkeiten anzunehmen wäre, sondern durch verstärkte systolische Entleerung führt das trainierte Herz seine Schlagvolumenvergrößerung bei Belastungen durch.

Der vergrößerten Restblutmenge in den Ventrikeln kommt in Verbindung mit dem vermehrt in den Vorhöfen und Lungenvenen vorgelagerten Blute eine weitere Bedeutung zu. Sie wird deutlich, wenn wir zum Vergleich das Kreislaufverhalten des Asthenikers betrachten und seine Kollapsbereitschaft beim Aufrichten und bei geringer Preßatmung berücksichtigen. Die Ventrikel des Asthenikers enthalten nur eine geringe Restblutmenge. Die Vorhöfe sind ungenügend gefüllt, so daß sich Vorhofpulsation häufig weder im Bereich des linken Herzohres noch des rechten Herzrandes kymographisch nachweisen läßt. Die arteriellen und venösen Lungengefäße sind schmal. Die *Verringerung der Blutmenge* in den Ventrikeln, Vorhöfen und Venen trägt zur Kollapsbereitschaft des Asthenikers bei. Wir sehen in der Erweiterung der Herzhöhlen und Lungenvenen einen regulativen Anpassungsvorgang, der es dem Organismus bei verschiedenartigen Kreislaufumstellungen, *wie beim Aufrichten, während Preßatmung und im Beginn körperlicher Belastung* ermöglicht, dem arteriellen System des kleinen und großen Kreislaufes sofort genügend Blut zur Verfügung zu stellen. Wir möchten deshalb diesen erweiterten Kreislaufabschnitten die Bezeichnung eines ,,Sofortdepots'' geben. Nach der Auffassung von WOLLHEIM, der zwischen aktiver Blutmenge und Reserveblut trennt, handelt es sich um Reserveblut. Nach der REINschen Klassifizierung handelt es sich um ein Depot dritter Ordnung. Dabei muß jedoch darauf hingewiesen werden, daß von REIN eine Depotwirkung der Lunge abgelehnt wurde. SJÖSTRAND und HOCHREIN haben dagegen mit anderen Untersuchungsmethoden eine Depotwirkung, und zwar eine solche der Peripherie des Lungenkreislaufes, nachweisen können. Zur Blutaufnahme sind nach SJÖSTRAND sinusförmige Hohlräume befähigt, welche die Capillaren mit den größeren Venen verbinden.

Der Anatom PFEIFER, der auf Anregung von HOCHREIN die Angio-architektonik der Lunge mit Rücksicht auf ihre Depotfunktion unter-suchte, ist der Ansicht, daß eine Stromverlangsamung mit entsprechen-der Blutspeicherung durch Kapazitätsänderung des Strombettes im Nebenschluß, also einem Depot zweiter Ordnung nach REIN, erreicht wird, wofür neben anderen Befunden auch der Nachweis massenhafter extracapillärer Anastomosen sprechen würde. Unsere Feststellung einer Erweiterung der großen zentralen Lungenvenen bildet somit eine Er-gänzung der Befunde von HOCHREIN und SJÖSTRAND. Ein Vergleich der Blutfüllung der Ventrikel, Vorhöfe und Lungenvenen des Normalen mit der des Asthenikers weist darauf hin, daß nicht nur diesen Kreislauf-abschnitten des Trainierten, sondern auch denjenigen des normalen Menschen mit durchschnittlicher Leistungsbreite, wenn auch in be-schränkterem Ausmaße, die Funktion eines solchen Sofortdepots zu-kommt.

Vorhöfe und Lungenvenen haben schließlich eine weitere Aufgabe, auf die SJÖSTRAND ebenfalls hingewiesen hat. Da das gleichmäßig aus der Lunge ankommende Blut nicht kontinuierlich in die Kammer fließen kann, nehmen diese Kreislaufabschnitte das Blut während der Systole auf. Durch diesen kurzdauernden, systolischen Aufstau ist während Belastung trotz frequenzbedingter Diastolenverkürzung die Möglichkeit zum raschen diastolischen Nachfließen genügend großer Blutmengen gegeben, wie sie bei körperlicher Höchstleistung zur Steigerung des Schlag-volumens erforderlich sind.

Wir fassen zusammen:

Beim trainierten Kreislauf mit regulativer Herzdilatation ist nicht nur das Restblut in den Kammern, sondern auch in den Vorhöfen des Herzens und der Blutgehalt in den Lungenvenen vermehrt. Diese Er-weiterung des Herzens und der dem linken Vorhof vorgelagerten venösen Gefäßgebiete bildet eine funktionelle Einheit mit Depotcharakter. Das Reserveblut kommt im Beginn verschiedenartiger Kreislaufumstellungen zum Einsatz. Es ermöglicht bei körperlicher Arbeit die sofortige Steigerung des Schlagvolumens. Beim Aufrichten verhindert es den orthostatischen Kollaps, indem es bis zum Eintreffen der gegenregula-torischen Maßnahmen die Erhaltung eines genügend großen Schlag-volumens gewährleistet. Es verlängert die Zeitspanne, die eine Preß-atmung zu ertragen ist, bevor es infolge zunehmender Schlagvolumen-verkleinerung zum Zusammenbruch des Kreislaufes kommt. Unter Be-rücksichtigung der unmittelbaren Bereitschaft zur Aufrechterhaltung oder Steigerung des Schlagvolumens bei spontan veränderter Kreislaufbean-spruchung, in welcher sich das kardiopulmonale Reserveblut folglich seiner Lagerung in und unmittelbar vor dem Herzen befindet, möchten wir für dieses Reserveblut die Bezeichnung eines „Sofortdepots" in Vor-schlag bringen. Nicht nur der trainierte Kreislauf, sondern auch der Kreislauf mit normaler Leistungsbreite verfügt, wenn auch in begrenz-terem Umfange, über eine solche Depotfunktion seiner Herzhöhlen und seines venösen Lungengefäßsystems.

Unabhängig von dieser Depotwirkung des gesamten Herzens und der Lungenvenen kommt den Vorhöfen und großen zentralen Abschnitten der Lungenvenen die Aufgabe zu, das kontinuierlich aus der Lunge strömende Blut während der Ventrikelsystole aufzunehmen. Dieser kurzdauernde systolische Aufstau in den Vorhöfen und großen Lungenvenen ermöglicht bei körperlicher Höchstleistung mit Frequenzsteigerung und Verkürzung der Diastolendauer das rasche diastolische Nachfließen genügend großer Blutmengen für die erforderliche Schlagvolumenvergrößerung.

Unsere Befunde bestätigen und erweitern die Befunde von HOCHREIN über die Depotwirkung der Lunge und die von SJÖSTRAND über die Depotwirkung von Lunge und Herz.

Literatur.

DIETLEN, H.: Münch. med. Wschr. 1951, 2137. — FAIVRE, G., DE REN ET BASSOT: Arch. Arch. Mal. Coeur et Vaisseaux 45, 509 (1952). — FRANK, O.: Z. Biol. 32, 370 (1895). — GOLLWITZER-MEIER, K.: Verh. dtsch. Ges. Kreislaufforsch. 16, 3 (1950). — HEGGLIN, R.: Fortbildungs-Tg. Lindau 1953, 7. — HOCHREIN, M.: Z. Kreislaufforsch. 26, 898 (1934). — KERN, B.: Die Herzinsuffizienz. Stuttgart 1948. — KIRCH, E.: Verh. dtsch. Ges. inn. Med. 47, 73 (1953). — KLEPZIG, H., H. REINDELL, K. MUSSHOFF u. R. WEYLAND: Verh. dtsch. Ges. Kreislaufforch. 20 (1954). — MUSSHOFF, K., H. REINDELL, H. KLEPZIG u. R. WEYLAND: Verh. dtsch. Ges. Kreislaufforsch. 20 (1954). — DIES: In Vorbereitung. — PFEIFER, R. A.: Z. Kreislaufforsch. 26, 906 (1934). — REIN, H.: Berlin 1947. — REINDELL, H. u. L. DELIUS: Dtsch. Arch. klin. Med. 193, 639 (1948). — REINDELL, H., H. KLEPZIG u. K. MUSSHOFF: Verh. dtsch. Ges. inn. Med. 59, 274 (1953). — SJÖSTRAND, T.: Physiologic. Rev. 33, 202 (1953). — STARLING, E. A. u. M. B. VISCHER: J. of Physiol. 62, 243 (1927). — STRAUB, H.: Dtsch. Arch. klin. Med. 115, 531 (1914). — WEZLER, K.: Verh. Dtsch. Ges. Kreislaufforsch. 20 (1954). — WOLLHEIM, E.: Klin. Wschr. 1927, 2134; Verh. dtsch. Ges. inn. Med. 1928, 437; Z. klin. Med. 108, 248 (1928); 116, 269 (1931); Klin. Wschr. 1933, 12. — ZDANSKY, E.: Verh. dtsch. Ges. Kreislaufforsch. 17, 139 (1951).

XCIV.

Aus dem klinisch-physiologischen Laboratorium Karolinska Sjukhuset, Stockholm (Direktor: Dr. SJÖSTRAND).

Reserveblut und Kreislaufregulierung.

Von

TORGNY SJÖSTRAND.

Man hat mich ersucht, im Anschluß an Herrn REINDELLS Vortrag einen kurzen Bericht über die von mir und meinen Mitarbeitern in den letzten Jahren ausgeführten Untersuchungen der Blutverteilung und Kreislaufregulierung zu erstatten.

Da das Minutenvolumen des Herzens in hohem Grade wechseln kann, bildet hämodynamisch betrachtet ein Teil der Blutmasse in der Ruhe eine Reserve, die erst bei maximalem Minutenvolumen voll ausgenutzt wird. Dieser Blutvorrat ist beim Menschen von dem kreisenden Blut nicht abgetrennt. Das ist aus verschiedenen Untersuchungen hervorgegangen, bei welchen die Mischungsverhältnisse mit Evans Blau, radioaktiv markierten Blutkörperchen und — in eigenen Arbeiten — Kohlenmonoxyd vor und nach Adrenalinzufuhr, Anstrengung und, mit Kohlenmonoxyd, auch vor und nach Erwärmung studiert wurden. BARCROFTs so bekannte Beobachtungen am Menschen bezüglich der Schwankungen der Blutmenge bei wechselnder Außentemperatur, welche der Anschauung von den sog. echten Blutdepots zugrunde gelegen hatten, lassen sich dadurch erklären, daß die Verteilung des Kohlenmonoxyds zwischen Myo- und Hämoglobin von der Gewebstemperatur beeinflußt wird, die in den unteren Extremitäten der Außentemperatur folgend, weitgehend schwankt.

Die Lokalisation des Reservebluts unter normalen Kreislaufverhältnissen wurde beim Menschen folgendermaßen studiert: Die im Stehen in die unteren Extremitäten verschobene Blutmenge wurde durch Bestimmung des Beinvolumens berechnet, wobei die Beine in ein mit Wasser gefülltes Gefäß getaucht wurden. Die Bestimmung wurde nach Sperrung des Kreislaufs mittels Blutdruckmanschetten um die Oberschenkel ausgeführt. Im Liegen wurde dann die Verteilung des in den Beinen angesammelten Blutes nach plötzlicher Freigabe des Kreislaufs verfolgt. Mittels eines Rumpfplethysmographen und kontinuierlicher Bestimmung des Lungenluftvolumens durch Spirometrie wurde die in den Rumpf verschobene Blutmenge bestimmt. Aus den Schwankungen des Lungenluftvolumens wurde sodann — nach Korrektur für die Verschiebung der Atmungsmittellage — die in den Brustkorb hineingelangte Blutmenge berechnet. In entsprechenden Versuchen wurde das Herzvolumen durch Röntgenaufnahmen in zwei aufeinander senkrechten Ebenen bestimmt, wobei die Auslösung der Exponierung am Ende der Diastole mit Hilfe des Elektrokardiogramms bewerkstelligt wurde. Mit diesem Verfahren konnten die Variationen der Blutmenge in den unteren Extremitäten, beziehungsweise Bauch, Lungen, Herz und übrigem Körper festgestellt werden. Dabei ergab sich, daß von durchschnittlich 643 ml Blut, welche bei fünf verschiedenen Versuchspersonen im Stehen in die unteren Extremitäten verschoben worden waren, 78% im Brustkorb, 2,5% im Bauch und der Rest im übrigen Körper aufgenommen wurden. Von dem Thoraxblut befand sich $1/4$ im Herzen und somit $3/4$ im kleinen Kreislauf. Diese Untersuchungen haben mithin ersichtlich gemacht, daß die hydrostatischen Blutverschiebungen beim Übergang vom Liegen ins Stehen und umgekehrt vorwiegend zwischen kleinem Kreislauf und Herz auf der einen und den unteren Extremitäten auf der anderen Seite erfolgen.

Ähnliche Ergebnisse haben ferner Untersuchungen über die Variationen der pulmonalen Blutmenge während der Narkose und Lumbalanästhesie beim Menschen geliefert. Die Blutmenge im kleinen Kreislauf und linken Herzen wurde mit der HAMILTONschen Farbverdünnungstechnik im Zusammenhang mit Herzkatheterismus bestimmt. Wie sich herausstellte, führen Allgemeinnarkose und Lumbalanästhesie zu einer Blutverschiebung vom kleinen Kreislauf und Herzen zum großen Kreislauf. Wenn die Thoraxblutmenge auf unter 15% des Gesamtbluts reduziert wurde, sank das Minutenvolumen in anscheinend direkter Proportion zur Größe der Blutverschiebung. Wurde dabei das Fußende des Operationstisches erhöht, dann stieg die pulmonale Blutmenge und damit auch das Minutenvolumen. Falls die Blutmenge im Herzen und den Lungen 15% des Gesamtbluts überstieg, so bestand keine Beziehung zwischen ihr und dem Minutenvolumen des Herzens. Blutmengen in den Lungen und im Herzen von mehr als 15% des Gesamtbluts waren folglich größer als die für den Kreislauf in Ruhe erforderliche Blutmenge, und man kann sagen, daß der Überschuß eine Reserve darstellt. In einer Reihe von Fällen wurden bis gegen 30% des Gesamtbluts vor der Anästhesie im kleinen Kreislauf und linken Herzen gemessen.

Variationen des in den Lungen und im Herzen befindlichen Reservebluts besitzen, wie sich gezeigt hat, Bedeutung für die Regulierung des Kreislaufs. So konnte demonstriert werden, daß die Pulsfrequenz mit der Größe der pulmonalen Blutmenge variiert. Nimmt die Blutmenge in den Lungen, und parallel damit im Herzen, zu, dann sinkt die Pulsfrequenz und umgekehrt. Mittels Elektrokymographie konnte ferner nachgewiesen werden, daß die Füllungsgeschwindigkeit der linken Kammer bei Zunahme der Lungenblutmenge steigt, ebenso das Schlagvolumen des Herzens, aber nicht direkt proportional zur Vergrößerung des diastolischen Herzvolumens.

Die hauptsächliche Lokalisation des Reservebluts im kleinen Kreislauf bei Ruhe im Liegen erklärt u. a. die rasche Umstellung des Kreislaufs bei Veränderungen der Körperlage und beim Übergang von Ruhe zu Anstrengung. Eine plötzliche Abnahme des venösen Zuflusses vom großen Kreislauf zum rechten Herzen, z. B. beim Einnehmen aufrechter Körperhaltung, kann mithin durch Ausnützung der pulmokardialen Blutreserve ausgeglichen werden. Bei Arbeit kann das Minutenvolumen des Herzen anfangs steigen ohne daß sich zuerst der venöse Druck im großen oder kleinen Kreislauf ändert, und ohne daß der arterielle Blutdruck sinkt. Daß dies der Fall ist, haben Registrierungen des arteriellen Drucks und des sog. P. C. V.-Drucks, des relativen Lungenvenendrucks, während Arbeitsversuchen mit Einführung von Arterien- und Herzkathetern ergeben. Die übliche Ansicht, laut welcher eine Verschiebung von Blut aus postulierten Blutdepots im großen Kreislauf zum rechten Herzen eine Vorbedingung für die Zunahme des Minutenvolumens des Herzens bei Arbeit ist, hat sich demnach in Versuchen am Menschen unter normalen Kreislaufbedingungen nicht bestätigen lassen.

Man kann das Resultat der hier besprochenen Untersuchungen so zusammenfassen, daß das Reserveblut in der Ruhe an gerade den Stellen innerhalb des Gefäßsystem lokalisiert ist, wo es direkt ausgenutzt werden kann um eine rasche Umstellung des Kreislaufs zu ermöglichen, d. h. in erster Linie an der Füllungsseite des linken Herzens, also im venösen Teil des kleinen Kreislaufs, sowie im Herzen selbst.

Aussprache.

Herr E. WOLLHEIM (Würzburg):

Es ist vielleicht zweckmäßig, an die Geschichte des Begriffes der Blutdepots zu erinnern. BARCROFT meinte nach seinen ersten Beobachtungen am Hund, daß das Reservoir der Milz bei der Speicherung von Blut dieses vollkommen der Zirkulation entzöge. Demgegenüber zeigte ich bereits in meinen ersten Mitteilungen zu diesem Thema (Klin. Wschr. 1927, 2134 und auf dem Wiesbadener Kongreß 1928), daß auch das in den Reservoiren enthaltene Blut sich in langsamer Strömung befindet. Dies wurde an den subpapillären Plexus der Haut demonstriert. Die Strömungsgeschwindigkeit des Blutes in den erweiterten Netzen der subpapillären Kapillarplexus erwies sich als etwa 20mal langsamer als in den benachbarten Endkapillaren der Papillen. Diese Ergebnisse wurden dann von BARCROFT, NISIMARU und BENATT mit der Kohlenoxydmethode bestätigt. Zwischen dem in rascher Zirkulation und dem in erweiterten Reservoiren befindlichen Blut findet, wie ich immer wieder betonte, ein dauernder Austausch statt. Es erwies sich daher als richtiger, von aktivem Blut und Reservoirblut zu sprechen, die durch den Unterschied ihrer Strömungsgeschwindigkeit gekennzeichnet sind. Methodisch ist die aktive Blutmenge ebenfalls zu definieren: es sind diejenigen Blutmengen, die bei kurzen Analysenzeiten erfaßt werden. Dies gilt in gleicher Weise für die Farbstoffverfahren, wie bei der Anwendung von CO oder radioaktiven Isotopen. Bereits 15 Min. nach der Einführung der verschiedenen Testsubstanzen findet ein Austausch mit den Reservoiren statt. Die aktive Blutmenge kann also nur erfaßt werden, wenn die Analysezeiten zwischen der Durchmischungszeit und diesem 15-Min.-Wert gewählt wird. Die Größe des Austausches in den Depots ist selbstverständlich bei verschiedenen funktionellen Zuständen sehr different. Bei der Wahl längerer Analysenzeiten, wie sie z. B. kürzlich in den Untersuchungen von SCHWAB erfolgte, wird weder die aktive Blutmenge noch die Gesamtblutmenge erfaßt.

Eine Abnahme der aktiven Blutmenge im Stehen um einen Mittelwert von 600 ccm fand ich bereits bei meinen ersten Untersuchungen (1928). Es ist von Interesse, daß SJÖSTRAND quantitativ zu dem gleichen Resultat kommt. Die schönen Untersuchungen von REINDELL und Mitarbeitern zeigen erneut, daß sich Blutreservoire ubiquitär im Kreislauf finden. Daß dieses Reservoir im Herzen selbst und in den herznahen Lungenvenen für die ersten Reaktionen im Kreislauf besonders wichtig ist, scheint mir einleuchtend.

XCV.

Aus der Medizinischen Universitätsklinik Marburg (Lahn)
(Direktor: Prof. Dr. H. E. BOCK).

Zur Dynamik der Vorhöfe des menschlichen Herzens.

Von

P. SCHÖLMERICH und J. G. SCHLITTER.

Mit 2 Textabbildungen.

Die Möglichkeit, Herzfehler operativ zu korrigieren, hat der Erforschung der Herzdynamik bei angeborenen und erworbenen Herzfehlern einen erheblichen Aufschwung gegeben (4—6, 8). Das Bemühen geht besonders darum, quantitative Angaben zu gewinnen, etwa über den Druckablauf in den Herzhöhlen, die Auswurfleistung und die Zeitwerte der einzelnen Phasen der Herzaktion. In diesem Zusammenhang haben auch die Vorhöfe mehr Interesse gewonnen, deren Pulsation, kymographisch oder elektrokymographisch erfaßt, im Hinblick auf die Frage einer Entleerungsbehinderung oder eines Rückstroms auswertbar ist (7, 9). Wenig hat man sich bisher mit der zeitlichen Ordnung der mechanischen Vorhofaktion beschäftigt, ganz im Gegensatz etwa zum linken Ventrikel, dessen Aktion bei gleichzeitiger Registrierung von Elektrokardiogramm, Herzton und Carotispuls in verschiedene Phasen, eine Umformungszeit, eine Druckanstiegszeit, die beide zusammen als Anspannungszeit bezeichnet werden und eine Austreibungszeit unterteilt ist. Die einzelnen Herzfehler lassen zum Teil recht charakteristische Abwandlungen dieser sog. Herzdynamik erkennen, über die Blumberger und Mitarbeiter berichtet haben (1—3).

Es liegt nahe, auch für den Vorhof solche Zeitzumessungen vorzunehmen und zu untersuchen, ob Ihnen eine diagnostische Bedeutung zukommt. Für den rechten Vorhof sind sie am exaktesten unter Benutzung des Herzkatheters zu gewinnen. Möglich erscheint auch, aus dem Ablauf des Venenpulses eine Auskunft über die Latenz der mechanischen Vorhofaktion gemessen vom Beginn der elektrischen Erregung des Vorhofs und die Dauer des Druckanstiegs im Vorhof bis zur Entleerung in die Kammer zu gewinnen. Es besteht hier aber die Schwierigkeit, bei der herzfernen Registrierung an der Jugularvene die Laufzeit zu messen, die zwischen Drucksteigerung im rechten Vorhof und Sichtbarwerden der Zuflußhemmung an der Jugularvene vergeht. Solche Latenzen liegen bei 50 msec, wie wir bei einer gleichzeitigen Registrierung des Druckes im rechten Vorhof und des Venenpulses feststellten. Es muß jedoch angenommen werden, daß sie in Abhängigkeit vom Füllungszustand der Venen vor dem rechten Herzen und vom Tonus der Venen wechseln. Wir haben uns deshalb zunächst dem linken Vorhof zugewandt, für den eine blutige Druckregistrierung nur selten möglich ist, dessen Druckabläufe zumindest in ihrer zeitlichen Aufeinanderfolge durch ein anderes Verfahren erfaßt werden können, nämlich durch die Registrierung des Ösophaguspulses (10, 11).

Methode.

Es wird eine Ösophagussonde mit einem Druckreceptor aus Membrangummi in Höhe des linken Vorhofs zur Registrierung der Volumschwankungen des linken Vorhofs benutzt. Die durch die Volumänderungen bedingten Druckschwankungen im Receptor werden über einen Piezoquarz in elektrische Spannungen transformiert und so zugleich mit Herzton, Elektrokardiogramm, Carotispuls, Venenpuls oder anderen Kreislaufvorgängen registriert.

Ergebnisse.

Dabei lassen sich beim Herzgesunden Bewegungsabläufe kurvenmäßig erfassen, die prinzipiell dem Venenpuls der Jugularvene ähnlich sehen, sich jedoch durch das Fehlen der oben erwähnten Latenz unterscheiden. Etwa 50 msec nach Beginn der elektrischen Vorhoferregung (P) läßt sich ein Ansteig der Ösophaguspulskurve beobachten, der nach einem weiteren Intervall von wiederum 50 msec in einen Kurvenabfall übergeht. Die erste Phase vom Beginn der elektrischen Erregung des Vorhofs nennen wir in Analogie zu dem entsprechenden Vorgang im linken Ventrikel Vorhofumformungszeit. In ihr breitet sich die Erregung Im Vorhof nach allen Seiten aus, bis dieser unter zunehmender Verkürzung seiner Muskelfasern das Vorhofvolumen umschließt. Bei weiterer Verkürzung der Muskelfasern kommt es zu einem Druckanstieg, dem ein Druckabfall bei Beginn der Entleerung in die Kammer folgt.

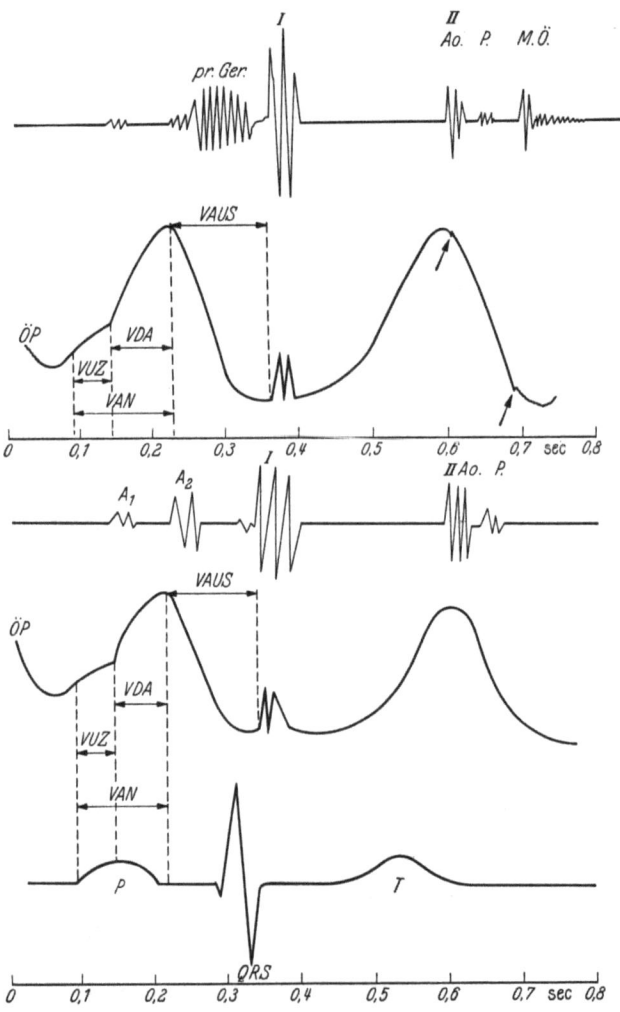

Abb. 1. Schematische Darstellung der Zeitbeziehungen zwischen Elektrokardiogramm (unten), Ösophaguspulskurve (darüber) und Herzton einschließlich den beiden Anteilen des Vorhoftones, die als Anspannungs- und Austreibungston bezeichnet werden (A 1 und A 2). ÖP = Ösophaguspulskurve, VUZ = Vorhofumformungszeit, VDA = Vorhofdruckanstiegszeit, VAN = Vorhofanspannungszeit, VAUS = Vorhofaustreibungszeit. Im oberen Bildteil die gleichen Zeitbeziehungen bei der Mitralstenose mit Verkürzung der VUZ und Verlängerung der VDA. Außerdem präsystolisches Geräusch, lauter erster Herzton, Verdoppelung des zweiten Herztones und protodiastolisches Geräusch.

Die Zeitphase zwischen Beginn des Druckanstiegs im Vorhof und Beginn der Entleerung in die Kammern nennen wir Druckanstiegszeit des Vorhofs. Ihr folgt die Vorhofaustreibungszeit (Abb. 1).

Untersuchungen an gesunden Versuchspersonen ergaben bei 20 Fällen folgende Mittelwerte für die einzelnen Zeitphasen:

Tabelle 1.

Herzfrequenz	Umformungszeit	Vorhof-Druckanstiegszeit	Anspannungszeit
74/min	52 msec	46 msec	98 msec

Die Vorhofaustreibungszeit ist in Normalfällen nicht verwertbar, da ihr Ende vom Einfall des folgenden ersten Herztones bestimmt wird, der wiederum von der Ventrikelkontraktion und dem Intervall zwischen Vorhoferregung und Kammererregung abhängt.

Daß diese Zeitwerte reell sind, läßt sich aus den Zeitwerten ersehen, die den verschiedenen Anteilen der vom Vorhof ausgelösten Schallphänomene zukommt. Man unterscheidet hier drei Anteile, den Anspannungston des Vorhofs nach 50 msec, den Austreibungston nach 100 msec und den endsystolischen Vorhofton nach 230 msec bei normaler Herzfrequenz. Mit diesen Werten stimmt also gut überein, daß die Umformungszeit nach 50 msec zu Ende ist und in dieser Zeitphase die Anspannung um das Vorhofvolumen erfolgt, die den Anspannungston auslöst. Nach 100 msec, gerechnet vom Beginn der Vorhoferregung, beginnt die Austreibung, die für den Austreibungston verantwortlich ist. Die Gesamtspannung des linken Vorhofs liegt damit in der Größenordnung der Anspannungszeit des linken Ventrikels, also bei 100 msec. Die Analogie zum linken Vorhof ist dabei allerdings nur eine formale, der wesentliche Unterschied in beiden Druckabläufen besteht ja darin, daß der linke Ventrikel in der Phase seines Druckanstiegs nach allen Seiten abgeschlossen ist, während der linke Vorhof nicht über einen solchen Abschluß verfügt.

Es fragt sich, ob bei Herzfehlern typische Abwandlungen der Vorhofdynamik bestehen. Wir haben solche zuerst bei Mitralstenosen gesucht und dabei gefunden, daß in der Tat eine relative Verlängerung der Druckanstiegszeit des linken Vorhofs besteht. Bei Gesunden liegt diese Zeit im Mittel von 20 Fällen bei 46 msec, bei 14 Mitralstenosen im Mittel jedoch bei 74 msec (Tab. 2).

Tabelle 2.

Herzfrequenz	Umformungszeit	Vorhof-Druckanstiegszeit	Anspannungszeit
85/min	55 msec	74 msec	129 msec

Dabei fällt auf, daß die Umformungszeit ebenfalls verlängert ist. Diese Verlängerung geht aber zu Lasten einer verzögerten Erregungsausbreitung in den Vorhöfen, die bei vier der hier aufgeführten Fälle besteht. Wenn man die Verzögerung der Erregungsausbreitung eliminiert und eine normale P-Dauer einsetzt, so ergeben sich folgende Werte (Tab. 3).

Tabelle 3.

Herzfrequenz	Umformungszeit	Vorhof-Druckanstiegszeit	Anspannungszeit
85/min	44 msec	74 msec	118 msec

Die Erklärung für dieses gegenüber den Normalfällen abweichende Verhalten liegt darin, daß der linke Vorhof bei ausgeprägten Mitralstenosen am Ende der Diastole, also zum Zeitpunkt seiner aktiven Kontraktion noch vermehrt gefüllt ist und sein Volumen unter stärkerem Druckanstieg in den linken Ventrikel befördert. Dabei vergeht zugleich wegen des größeren Volumens eine längere Zeit, bis die Entleerung das Volumen merklich verkleinert und der Druck im linken Vorhof wieder abfällt. Die stärkere Füllung bewirkt auch analog zu dem Verhalten des linken Ventrikels eine kürzere Umformungszeit des Vorhofs, wenn man die verzögerte Erregungsausbreitung berücksichtigt (Abb. 2).

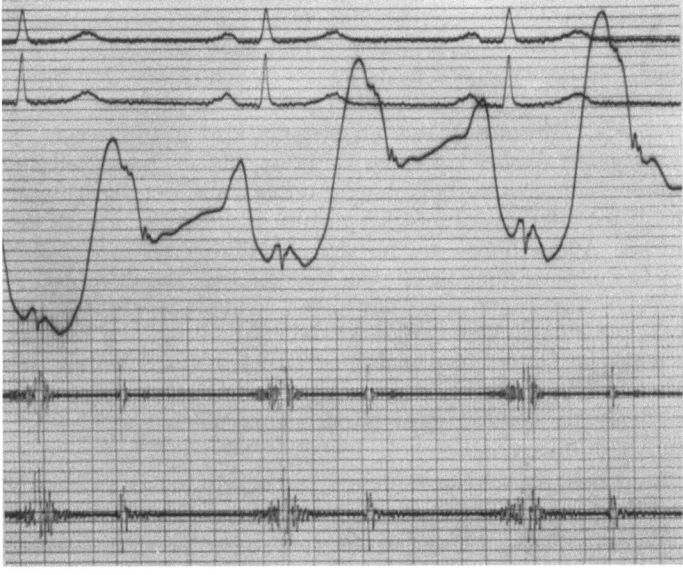

Abb. 2. Ösophaguspulskurve bei einem Fall von Mitralstenose mit EKG-Abl. I und II (oben), Herzton in zwei Filterungen (unten). Man beachte das präsystolische Geräusch und die Verdoppelung des zweiten Herztones.

Eine Bestätigung dieser Zeitabmessungen kann man gewinnen, wenn man den Zeitpunkt bestimmt, in dem das präsystolische Geräusch der typischen regelmäßig schlagenden Mitralstenoseherzen, gemessen vom Beginn der Vorhoferregung an, auftritt. Das Zeitintervall liegt bei 30 Fällen im Mittel bei 117 msec.

Das Verfahren ist leicht anzuwenden und verspricht für die Abschätzung des Ausmaßes einer Mitralstenose einigen Gewinn, damit auch für die prä- und postoperative Kontrolle. Von Schlitter ist schon über weitere Anwendungen der Ösophaguspulsschreibung berichtet worden (10, 11). Es erscheint lohnend, auch die Frage der kompensatorischen Drucksteigerung in den Vorhöfen etwa bei beginnender Herzinsuffizienz mit der gleichen Methode anzugehen.

Zusammenfassung.

Es wird über ein Verfahren berichtet, aus der Pulsschreibung im Ösophagus in Höhe des linken Vorhofs Kenntnis über den Zeitablauf der Aktion des linken Vorhofs zu gewinnen. Die Normalzeiten für die Phase der Umformung des linken Vorhofs um sein Volumen (Umformungszeit) und für die anschließende Phase der Drucksteigerung (Druckanstiegszeit) werden angegeben. Beide Zeiten zusammen ergeben die sog. Anspannungszeit des linken Vorhofs. Bei Mitralstenosen bestehen typische Abweichungen sowohl der Vorhofumformungszeit wie auch der Vorhofdruckanstiegszeit und damit auch der Gesamtanspannungszeit des Vorhofs. Die Zeitwerte erfahren eine Bestätigung durch die Registrierung der Vorhoftöne und des präsystolischen Geräusches. Auf weitere Anwendungen des Verfahrens wird eingegangen.

Literatur.

1. BLUMBERGER, K. J.: Erg. inn. Med. Kinderheilkd. **62**, 424 (1942). —2. BLUMBERGER, K. J. und H. HÜTTEN: Klin. Wschr. **1941**, 185. — 3. BLUMBERGER, K. J., H. HÜTTEN, K. KLEIN und A. GRAF: Dtsch. Arch. klin. Med. **187**, 1 (1940). — 4. BOCK, H. E. und P. SCHÖLMERICH: Dtsch. med. Wschr. **1954**, 556, 596. — 5. MOTLEY, H. L., A. COURNAND, L. WERKÖ, A. HIMMELSTEIN und D. DRESDALL: Amer. J. Physiol. **105**, 638 (1947). — 6. BAYER, O. und E. DERRA: Dtsch. med. Wschr. **1951**, 1044. — 7. DEUTSCH, E., E. GMACHL und A. SCHACHINGER: Verh. dtsch. Ges. Kreislaufforsch. **17**, 175 (1951). — 8. GROSSE-BROCKHOFF, F.: Verh. dtsch. Ges. inn. Med. **55.**, 566 (1949). — 9. SCHLEGEL, B. und P. SCHÖLMERICH: Z. Kreislaufforsch. **42**, 848 (1953). — 10. SCHLITTER, J. G.: Dtsch. Arch. klin. Med. **200**, 393 (1953). — 11. SCHLITTER, J. G.: Dtsch. Arch.klin. Med. **200**, 589 (1953).

XCVI.

Registrierung des Blutdrucks in der Art. pulmonalis des Menschen mittels eines endoskopisch eingeführten elektrischen Transmissionsmanometers.

Von

H. E. EULER (Erlangen).

Die Kenntnis der Druckverhältnisse im kleinen Kreislauf ist für den Internisten von Bedeutung. Der kleine Kreislauf ist jedoch auf Grund seiner versteckten Lage im Thorax dem diagnostischen Zugriff nur schwer zugänglich. Unter Zuhilfenahme endoskopischer Technik ist es auf relativ einfache Weise möglich, den kleinen Kreislauf zu erreichen.

Bei Betrachtung der anatomischen Situation fällt auf, daß engnachbarliche Beziehungen zwischen Luftröhre und Art. pulmonalis bestehen. Die Lungenschlagader liegt direkt vor dem Ansatz der beiden Hauptbronchien und diesen praktisch an. Es bereitet also keine Schwierigkeiten, nach Einführen eines Bronchoskops durch die Vorderwand des Hauptbronchus hindurch mit dünner Nadel die Lungenschlagader zu punktieren. Bereits 1949 habe ich auf diesem Wege den mittleren Blutdruck durch Ermittlung der Steighöhe des Blutes in einem dickwandigen Rohr bestimmt. Im Laufe des letzten Jahres wurde dieses noch primitive Verfahren zu einer klinisch brauchbaren Methode fortentwickelt.

Die Münchener Physiologen Wetterer und Pieper hatten in den Jahren 1943 und 1952 ein elektrisches Transmissionsmanometer entwickelt, das auf Grund seines kleinen Durchmessers für das endoskopische Verfahren sehr geeignet ist. Dieses Manometer wurde in die Punktionsnadel eingebaut. Das Gerät wurde in der Medizinischen Poliklinik Erlangen (Prof. Korth) klinisch erprobt. Der druckaufnehmende Teil, in dem die Umwandlung in elektrische Meßgrößen erfolgt, befindet sich unmittelbar oberhalb der Punktionskanüle. Die Kurven wurden mit einem Elektrokardiographen geschrieben. Die zur Punktion verwendete Kanüle ist sehr dünn. Der Außendurchmesser beträgt nur 0,9 mm. Die Bronchoskopie ist eine Technik, die dem geübten Hals-Nasen-Ohrenarzt selten Schwierigkeiten bereitet. Die Druckmessungen wurden am sitzenden Patienten teils stationär, teils ambulant durchgeführt. Nachteiliges über die endoskopische Punktion der großen Körperschlagadern kann ich an Hand von über 100 Punktionen nicht berichten.

Aussprache.

Herr E. Wetterer (München):

Das Manometer, das Herr Euler bei seinen Punktionen zur Registrierung des Pulmonalisdrucks benutzte, ist ein elektrisches Transmissionsmanometer nach dem Prinzip des Differentialtransformators mit variabler Kopplung, das in einem etwa 40 cm langen Metallrohr von 5 mm Außendurchmesser untergebracht ist. Der kleine Raum vor der Manometermembran und die starr angesetzte Punktionskanüle sind luftblasenfrei mit Heparinlösung gefüllt. Infolge des hohen Volumelastizitätskoeffizienten des Manometers ergibt sich trotz der langen und engen Kanüle eine Eigenschwingungszahl des Systems, die zwischen 160 und 220 Hz (je nach Kanüle) liegt. Damit ist die von O. Frank aufgestellte Forderung erfüllt, daß die Eigenfrequenz des Manometers wesentlich höher sein muß als die Frequenz der raschesten, zur Registrierung gelangenden Blutdrucksschwankungen. Der Druckverlauf in der A. pulmonalis kann daher mit allen Einzelheiten, wie Vorschwingung, Inzisur usw., unverzerrt wiedergegeben werden. Dies zeigen die registrierten Druckkurven.

Demgegenüber ist bei der Druckmessung mit intrakardialem Katheter, an dessen äußeres Ende ein Manometer angesetzt ist, im allgemeinen nur eine Eigenfrequenz von höchstens 30 bis 40 Hz vorhanden. Auch ist der Katheter Erschütterungen von Seiten des schlagenden Herzens ausgesetzt, was zu Artefakten in den Registrierungen führt. Die Druckregistrierung mittels endoskopischer Punktion ist frei von solchen Störungen.

XCVII.

Die elektrokymographischen Befunde bei Mitralfehlern.

Von

K. Heckmann (München).

Mit 3 Textabbildungen.

Meine Damen und Herren! In der letzten Zeit sind die chirurgischen Behandlungsmethoden der Mitralstenose in der Praxis immer mehr angewendet worden. Dadurch ergab sich die Notwendigkeit die Diagnostik der Mitralfehler zu verfeinern. Ich möchte gleich vorweg nehmen, daß ich die Elektrokymographie für geeignet halte, uns hier weiter zu bringen. Diese Verfahren zieht vor allem pathologische Kurven des linken Vorhofes zur Diagnose heran. Um diese zu verstehen, müssen wir zunächst die normalen Kurven betrachten. Solche Kurven sind u. a. beschrieben von LUISADA und FLEISCHNER, KJELLBERG und RUHDE, DEUTSCH und GMACHL, sowie von ANDERSSON.

Ich zeige Ihnen hier eine solche Kurve (Abb. 1). Sie ist schematisiert und entspricht etwa dem, was wir a priori erwarten können. Tatsächlich kommt sie aber nur in einem Teil der Fälle vor. Herzton und Ekg sind gleichzeitig aufgezeichnet. Wir sehen die *„präsystolische Senkung"*, die gleichzeitig mit der Vorhofskontraktion auftritt. Im Augenblick des Schlusses der Atrioventrikular-
klappen erfolgt der *„erste systoli-
sche Gipfel"*, der während der isome-
trischen Kontraktion anhält. Er wird verursacht durch die Vorwöl-
bung der Mitralklappe in den linken Vorhof, möglicherweise auch durch eine geringe Rückströmung aus der linken Kammer. Es folgt die *„systolische Senkung"*, die bis zum Ende der maximalen Austreibung an-
dauert. Sie wird bewirkt durch die herzspitzenwärts gerichtete Verschiebung des Atrioventrikular-

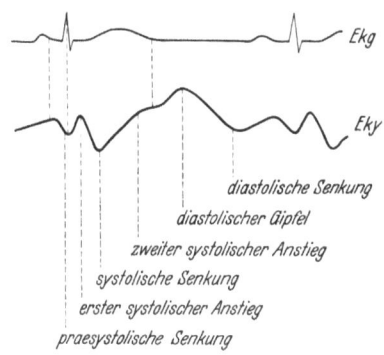

diastolische Senkung
diastolischer Gipfel
zweiter systolischer Anstieg
systolische Senkung
erster systolischer Anstieg
praesystolische Senkung

Abb. 1.

trichters. Diese Bewegung hört auf in der zweiten Hälfte der Systole, in der Phase der reduzierten Austreibung des Blutes in die Aorta. Es erfolgt dann der *„zweite systolische Gipfel"* infolge der raschen Einströmung in den linken Vorhof. Der Kurvenanstieg dauert auch im Beginn der Diastole während der isometrischen Relaxation noch an. Im Augenblick der Mitralklappenöffnung folgt mit der Einströmung des Blutes aus dem Vorhof in den Ventrikel die steile *„diastolische Senkung"*. Mit der Auffüllung der linken Kammer kommt es auch im linken Vorhof zu einer Blutauffüllung, dem *„diastolischen Gipfel"*.

An einem sehr großen Kurvenmaterial — über 800 Kurven wurden herangezogen — haben wir bei Gesunden und Kranken ohne Herz-
befund den linken Vorhof studiert. Was dabei vor allem auffällt, ist die große *Variabilität der Kurvenform*. Ich habe hier einige Kurven (Abb. 2) beliebig herausgegriffen. Sie sehen einige, welche mit unserem Schema gut übereinstimmen. Bei vielen anderen ist das aber absolut nicht der Fall. Wir sehen z. B. häufig in der Präsystole einen Kurvenanstieg, der erste systolische Anstieg kann fehlen, sehr selten fehlt die systolische Senkung. Besonders in der Diastole treten erhebliche Abweichungen von der „Normalkurve" auf. In einem sehr kleinen Prozentsatz ist die Vorhofsbewegung so gering, daß nur die Bewegung der angrenzenden Herzabschnitte zum Ausdruck kommt; die Kurve gleicht dann der der linken Kammer, bzw. der der Art. pulmonalis.

Wie sind diese Abweichungen zu erklären? Zunächst fällt besonders
der große Unterschied der Kurve des *linken Herzohres* gegenüber der des
übrigen Vorhofes auf. Wir stellen uns die Tätigkeit der Vorhöfe ähnlich
der einer *Membranpumpe* vor. In der Diastole werden die Ventrikel ihr
Volumen vergrößern und dadurch die Vorhöfe gegen das Widerlager
der umgebenden Organe drücken, diese verkleinern sich durch Einströmung des Blutes in die Kammern, ein Teil des Blutes weicht jedoch
in die Herzohren aus, die gewissermaßen als Puffer wirken und sich dabei
vergrößern; also gegensätzliche Randbewegung am linken Herzohr und
der Hinterwand des linken Vorhofes.

Ferner müssen wir uns klar machen, daß die Vorhofsbewegung ganz
anderen Faktoren unterworfen ist als die Ventrikelbewegung. Die
letztere wird im wesentlichen durch die aktive Tätigkeit der Trieb-

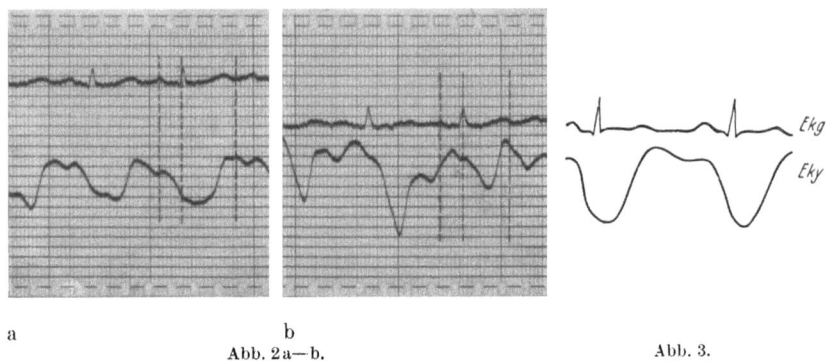

a   b
Abb. 2a—b.   Abb. 3.

muskulatur bestimmt, die *Vorhofsbewegung ist* jedoch überwiegend
passiv. Die muskelschwache Vorhofswand zeigt wie ein Manometer alle
Druckänderungen, welche sich auch an entfernten Stellen im Thorax
abspielen, an. Ihre Bewegungen werden nur in geringem Grad durch
die Kontraktion der Vorhofswand verursacht, einflußreicher ist die
Zuströmung aus den Venen, die Einströmung in die Kammern, die
Druckwirkungen der Ventrikel, der großen Gefäße, durch die Lokomo-
tionsbewegung des Herzens usw. Es ist klar, daß diese verschiedenen
Einflüsse von Fall zu Fall oder auch beim gleichen Individuum je nach
Lage des Herzens und dem Zustand der Nachbarorgane ganz verschiedene Kurven zur Folge haben müssen.

Um dies nachzuweisen, habe ich folgenden *Versuch* angestellt: bei
einer herzgesunden Versuchsperson ließ ich einen dünnen Magenschlauch
so weit schlucken, daß sein mit einer Olive versehenes Ende sich oberhalb des Zwerchfells befand (Abb. 3). Unmittelbar oberhalb der Olive
befand sich ein Gummiballon, der durch den Schlauch bis zu Hühnerei-
größe aufgeblasen wurde. Die Versuchsperson empfand dies eben als
leichtes Druckgefühl.

Abb. 2a—b zeigt die EKy-Kurven der dorsalen Abschnitte des linken
Vorhofes mit und ohne Kompression desselben durch den Gummiball.

Die präsystolische Kurvensenkung tritt erst nach der Luftaufblähung auf, vorher bestand ein „paradoxer" Kurvenanstieg. Umgekehrt verschwindet die erste systolische Senkung nach dem Aufblasen des Gummiballs völlig.

Noch deutlicher sind die Änderungen der Kurve, wenn am *linken Herzohr* abgegriffen wird. Es findet geradezu eine *Umkehr* der charakteristischen Kurvenabschnitte statt.

Damit ist jedenfalls nachgewiesen, daß die Vorhoftätigkeit durch den Einfluß der umgebenden Organe, durch das *Druckmilieu*, in dem der Vorhof sich befindet, entscheidend beeinflußt wird.

Wenn man über diesen Vorgang eine Hypothese aufstellen will, wird man sich vielleicht folgende Vorstellung bilden können. In der Diastole schiebt der sich auffüllende Ventrikel den Vorhof nach dorsal, im Beginn der Systole wird er durch die sich verkleinernde Kammer nach ventral verlagert. Wenn das Herz durch den aufgeblasenen Gummiball einen Druck erfährt, wird dieser umgekehrt gerade während der diastolischen Erschlaffung eine *Ventralverschiebung* bewirken, während der systolischen Versteifung erfolgt dann eine Dorsalverschiebung. Die Bewegungen am Ende der Diastole und am Beginn der Systole erfahren daher eine Umkehr. Hinzu kommt natürlich, daß in der Präsystole der Gummiball durch seinen Druck auf den Vorhof die Einströmung in den Ventrikel beschleunigt.

Die bisherigen Untersucher haben, so will mir scheinen, die große Variabilität der Kurven des linken Vorhofes mehr oder minder ignoriert. Man wird sich doch angesichts dieser Vielfalt die Frage vorlegen müssen, ob es überhaupt möglich ist hier pathologische Kurven abzugrenzen. Das ist aber glücklicherweise der Fall. Bei der *Mitralstenose* beobachtet man in einem großen Prozentsatz der Fälle eine Kurvenform, die in der Norm nicht zu finden ist (Abb. 3). Sie ist dadurch charakterisiert, daß in der Diastole ein Plateau, in der Präsystole und im Beginn der Systole ein tief einschneidendes Tal auftritt. Also zwischen zwei Plateaus eine schluchtartige Einsenkung. Ich möchte daher diese Kurve, die an die nordamerikanischen Canons erinnert, als *Canonkurve* bezeichnen. Eine gewöhnliche „Plateaukurve" genügt dagegen nicht zur Diagnose dieses Vitiums, da sie — allerdings selten — auch normaliter vorkommen kann. Diese für die Mitralstenose typische Kurvenform kommt m. E. dadurch zustande, daß der linke Vorhof infolge seiner *Stauungsdilatation* eine maximale Ausweitung und Lateralstellung seiner Wandung erfährt. Diese wird nur ganz kurzdauernd durch die präsystolische Vorhofskontraktion und die herzspitzenwärts gerichtete Bewegung des Atrioventrikulartrichters im Beginn der Systole unterbrochen. Beide Bewegungen führen zu einer Einwärtsbewegung der linken Vorhofswand. Sie verschmelzen zu *einer* großen Medialbewegung. Sowie diese beiden hämodynamischen Impulse ihre Wirksamkeit verlieren, kehrt die Vorhofswand infolge der Stauung im linken Vorhof abrupt in ihre maximale Weitstellung zurück, daher der steile Anstieg zum folgenden Plateau.

Ich glaube, so ist diese Kurvenform recht gut zu verstehen, sie ist bei Mitralstenose konstant und kommt beim Gesunden nicht vor. Beim *kombinierten Mitralfehler* wird sie ebenfalls gefunden, wenn die Stenose überwiegt.

Weniger eindeutig ist der elektrokymographische Nachweis der *Mitralinsuffizienz*. Hier ist *rascher* und *vorzeitiger Anstieg* der Kurve des linken Vorhofes *im Beginn der Systole* beschrieben worden. Sie wurde auf die *Rückströmung des Blutes* aus dem linken Ventrikel durch die insuffiziente Klappe wohl mit Recht bezogen. Ich habe diesen Reflux in den linken Vorhof schon vor vielen Jahren, wie ich glaube als Erster, an Flächenkymogrammen gesehen und beschrieben.

Ferner sind diese Kurven charakterisiert durch einen *steilen diastolischen Abfall* der Kurve sofort nach der Relaxationsphase, weil das diastolisch einströmende Blut durch das Pendelblut verstärkt wird. Man erhält also oft *kegelförmige*, steile Kurven. Ich kann jedoch den Autoren, welche diese Kurvenform als charakteristisch beschrieben haben, nicht völlig beistimmen, da sie zweifellos auch *normalerweise* vorkommen kann.

Man wird daher, worauf ich immer wieder hingewiesen habe, die Kurven der *übrigen Abgriffspunkte* mit heranziehen müssen und vor allem wird man die Phasenanalyse ausführen müssen. Das Prinzip derselben habe ich wiederholt geschildert und möchte es daher als bekannt voraussetzen. Abb. 9 zeigt den elektrokymographischen Status einer ausgeprägten Mitralinsuffizienz nach operativer Beseitigung einer Mitralstenose. Hier sehen Sie die typischen Zeichen der Mitralinsuffizienz: 1. im ganzen Bereich der linken Kammer scheint die *Anspannungszeit zu fehlen*, d. h. sofort mit dem Beginn der Systole, d. h. dem QRS-Komplex im Ekg, erfolgt der Kurvenabstieg, d. h. die Medialbewegung des Herzrandes. Dies ist wohl damit zu erklären, daß das Blut aus der linken Kammer bereits vor Öffnung der Aortenklappen durch die insuffiziente Mitralklappe in den linken Vorhof zurückströmt; 2. sieht man in der Gegend des linken Vorhofes — besonders da wo er am rechten Herzrand randbildend wird — den steilen systolischen Anstieg, der auf den *Reflux* durch die schlußunfähige Klappe zurückzuführen ist; 3. zeigen die Kurven der Gegend des *Conus pulmonalis* einen umgekehrten Verlauf: in der Systole erfolgt ein Kurvenanstieg, d. h. also, diese Gegend wölbt sich in der Systole im Gegensatz zur normalen Bewegung vor. Dieses Zeichen ist zurückzuführen auf die Stauung und erhöhten Widerstand im Lungenkreislauf, es ist also für sich allein nicht für dieses Vitium typisch.

Die nach diesen Kurven ausgeführte *Phasenanalyse* ist Abb. 10. Es werden dabei die Amplituden der Kurven auf die Herzfigur aufgetragen und die erhaltenen Punkte zu neuen Herzfiguren, den Isophasen, verbunden. Man sieht, daß gleichzeitig mit der Zusammenziehung der linken Kammer die *Ausweitung des linken Vorhofes* am rechten Herzrand infolge des Refluxes in denselben auftritt. Ferner beobachtet man sehr deutlich die *Ausbauchung der Gegend des Conus pulmonalis* infolge der Blutumwälzung in der rechten Kammer in die Ausflußbahn derselben. Das Herz bäumt sich gewissermaßen auf. Durch alle diese Vorgänge wird bei der Phasenanalyse die *Mitralkonfiguration* des Herzens besonders deutlich. Man kann in dieser Weise — nicht jedoch durch die Untersuchung des linken Vorhofes allein — die Diagnose Mitralinsuffizienz doch in zahlreichen Fällen erhärten.

Wenn ich die geschilderten Ergebnisse zusammenfassen darf, so komme ich zu dem Schlusse, daß bei der Mitralstenose die Beobachtung der Canon-Kurve eine wesentliche Stützung der Diagnose bedeutet, auf die wir nicht mehr verzichten möchten. Nicht so günstig liegen die Verhältnisse bei der Mitralinsuffizienz, hier müssen wir uns davor hüten die Vorhofskurve allein auszuwerten, sie darf nur im Zusammenhang mit den gesamten Pulsationsvorgängen des Herzens zur Diagnose herangezogen werden.

XCVIII.

Temperaturmessungen in intraabdominellen Gefäßen.

Von

L. DEMLING (Würzburg).

Mit 2 Textabbildungen.

In früheren Untersuchungen zusammen mit HENNING und KINZL-MEIER wurde zur Erweiterung unserer Kenntnisse über die Funktions-abläufe im Magen ein kombiniertes Gerät verwendet. Mit dessen Hilfe konnten neben der Acidität im Magensekret, an der Schleimhaut und neben der Magenmotilität auch die Temperaturschwankungen an der Magenmucosa aufgezeichnet werden. Wir wiesen bereits 1951 nach, daß nach Histamin ein deutlicher Temperaturabfall eintritt, Temperatur-schwankungen sahen wir seinerzeit auch unter Atropin, Avacan und Buscopan. Die Deutung dieser Befunde war nicht ganz einfach. Wir vermuteten zunächst eine veränderte arterielle Durchblutung als Ursache dieser Temperaturschwankungen. Die endgültige Klärung blieb jedoch dem Tierexperiment vorbehalten.

Zur Lösung dieser Fragestellung wurden Untersuchungen zusammen mit KINZLMEIER vorgenommen. Als Versuchstiere dienten Kaninchen. Im Pernoctonschlaf wurde das Abdomen der Tiere in möglichst geringem Umfang eröffnet und in Kanülen untergebrachte Cu-Constantan-Thermo-elemente in intraabdominelle Gefäße, d. h. in die Aorta abdominalis, die untere Hohlvene, die Pfortader, manchmal auch in eine Magenvene oder in die Leber eingeführt. Danach wurde das Abdomen des Versuchs-tieres gut verschlossen und Temperaturmessungen über 1—2 Stunden hin vorgenommen. Die Temperatur jeweils zweier Gefäße wurde bei solchen Versuchen verglichen.

Es stellte sich heraus, daß die Temperatur in der vena cava caudalis unterhalb der Nierenvenen, wie zu erwarten, kühler war als das Aorten-blut. Der Temperaturunterschied schwankte zwischen $^1/_{20}$ und $^3/_{10}$ Grad. Lag jedoch das Thermoelement oberhalb der Einmündung der Nieren-venen und damit auch in der Nachbarschaft der Leber, dann wichen Hohlvenen- und Aortentemperatur kaum voneinander ab oder das Hohlvenenblut zeigte manchmal etwas höhere Werte.

Wie schon erwähnt, wurde speziell auch die Aorteninnentemperatur, die wir als Basis unserer Messungen betrachteten, mit dem Pfortader-

blut verglichen. Aus anatomischen Gründen mußte die Vergleichsmessung in dieser Weise stattfinden. Wir gingen dabei von der Voraussetzung aus, daß das arterielle Blut des Magens in diesem Zusammenhang mit dem der Aorta abdominalis und das Magenvenenblut in etwa
mit dem Pfortaderblut gleichgesetzt werden kann. Es ergab sich die auffällige Tatsache, daß in sämtlichen Experimenten ganz übereinstimmend
das Aortenblut kühler war als das Pfortaderblut. Der Temperaturunterschied lag zwischen $^1/_{20}$ und $^2/_{10}$ Grad. MangelndeAbkühlungsmöglich-
keit des Pfortaderblutes an der Peripherie und Temperaturerhöhung
durch wärmeproduzierende Bauchorgane sind die mutmaßlichen Ursachen für das geschilderte Verhalten. Analog diesem Ergebnis konnte
auch bei einer gelungenen Vergleichsmessung Magenvene — Aorta abdominalis eine höhere Temperatur in der Magenvene gemessen werden
(Abb. 1 und 2)[1].

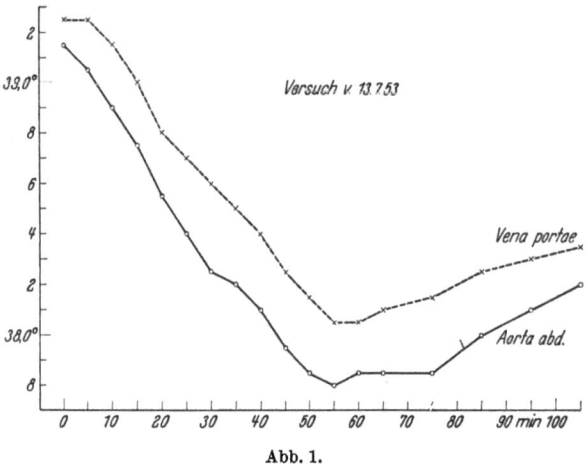

Abb. 1.

Das Ergebnis einer Gegenüberstellung von Pfortadertemperatur und
Hohlvenentemperatur war vorauszusehen. Die Pfortadertemperatur lag
um einige Zehntelgrade höher. Entsprechend den bekannten Verhältnissen im Bauchraum ließ sich bei gelegentlichen Untersuchungen nachweisen, daß die Lebertemperatur in jedem Fall das Maximum darstellt.
Es ergab sich also bezüglich der Temperatur eine absteigende Reihenfolge: Leber, Pfortader, bzw. Magenvene, Aorta abdominalis, untere
Hohlvene.
   Aus diesen Untersuchungen konnte der Schluß gezogen werden, daß
eine vermehrte Durchblutung der Magenschleimhaut primär nicht zu
einer Temperaturerhöhung an dieser Stelle führt, wenn man die wahr-

---

[1] Die Gabe von Histamin läßt am narkotisierten Kaninchen die genannten Verhältnisse unverändert. Hohe Dosen (0,6 mg/kg und mehr) führen infolge einer
Stoffwechselsteigerung zu einem allgemeinen Anstieg von Aorten-, Pfortader- und
häufig auch der Hauttemperatur (21 Versuche).

scheinliche sekundäre örtliche Stoffwechselsteigerung außer Betracht läßt. Es bestehen aber zwischen eng benachbarten Gefäßen in der Bauchhöhle, d. h. im Körperkern, Temperaturunterschiede von mehreren Zehntelgraden. Das heißt, daß von einer einheitlichen Bluttemperatur (SPANG) im Körperkern keine Rede sein kann. Damit stimmen die Ergebnisse von HORVATH und Mitarbeitern überein, die am venösen System des Bauchraumes, die Pfortader ausgenommen, differente Temperaturen fanden. Daraus ergibt sich, daß Durchblutungsänderungen in der Magenschleimhaut zu Temperaturänderungen führen können, ohne daß man gleich, wie DEUTSCH meint, eine Temperaturschwankung des Körperkerns in toto annehmen muß. Hierfür sprechen auch die Untersuchungen amerikanischer Autoren (BENJAMIN und Mitarbeiter) die an Patienten mit pylorusnahen Ulcera nachweisen konnten, daß die Magentemperatur im Stadium des Hungerschmerzes absinkt, ohne daß die gleichzeitig mitgemessene Mundtemperatur gleichsinnige Schwankungen aufweist. Sie erklären diesen Abfall mit einer Abklemmung der Magengefäße durch die Hungerkontraktionen mit einer shunt — Eröffnung, welche zu einer Minderdurchblutung der Magenschleimhaut führt sowie durch eine Stoffwechselminderung, hervorgerufen durch mangelnde arterielle Durchblutung. Experimentelle Beweise für diese letztere Vermutung haben eigene Untersuchungen zusammen mit ZACH ergeben. Diesen

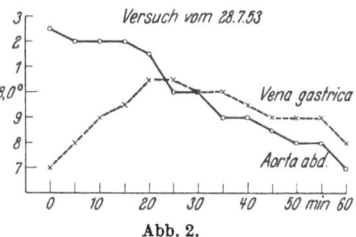

Abb. 2.

Gedankengang legen übrigens auch die Befunde von BIRNIE und Mitarbeitern nahe, welche auch das Gehirn als selbständig wärmeproduzierendes Organ erkannten.

Vorliegende Arbeiten und 60 eigene Tierversuche führen zu folgenden Feststellungen: Die Magentemperatur ist abhängig von Durchblutungsänderungen in diesem Organ, von der Wärmeproduktion im Körperkern und der Wärmeabgabe an der Körperschale sowie wahrscheinlich auch von der Wärmeeigenproduktion des Magens selbst. Die Magentemperatur kann unseres Erachtens nicht ohne weiteres mit der Kerntemperatur gleichgesetzt werden.

Literatur.

BENJAMIN, H. B. und Mitarbeiter: Surgery 97, Nr. 1 (1953). — DEUTSCH, E.: Verh. dtsch. Ges. inn. Med. 1953. — HORVATH, ST. M. und Mitarbeiter: Amer. J. Physiol. 161, 316 (1950). — SPANG, K., V. OBRECHT und W. EY: Klin. Wschr. 1953, 210.

XCIX.

Aus der Medizinischen Universitätsklinik Würzburg
(Direktor: Prof. Dr. E. WOLLHEIM).

Die Wirkung des Rauchens auf das periphere Gefäßsystem, geprüft mittels fortlaufender Strömungskalorimetrie.*

Von

H. FRANKE, E. ELSDÖRFER und H. G. VOGELSANG.

Mit 6 Textabbildungen.

Seit Dezennien steht die Einwirkung des Rauchens auf den menschlichen Organismus, speziell auf das periphere Gefäßsystem im Mittelpunkt des wissenschaftlichen Interesses von Pharmakologen (Literatur bei MOELLER) und Internisten bzw. von Angiologen (EYBAND, MADDOCK und COLLER, WRIGHT und MOFFAT, WEATHERBY).

Trotz der bis in die jüngste Zeit anschwellenden Nicotinliteratur (neueste Literatur: Monographie von ROTH) harren noch manche klinischen Rauchprobleme mangels exakter Methodik einer befriedigenden Lösung.

Mit Hilfe der verschiedensten Methoden, und zwar mittels Bestimmung der Hauttemperatur (EYBAND, MADDOCK und COLLER bis WEATHERBY), der einfachen Plethysmographie (GOETZ), der Lichtplethysmographie (MATTHES und HAUSS, JARLOV), der sog. Digitographie (JARLOV) und mit Hilfe der Isotopenmethode (KRIEGER und FRIEDELL) hat man den Raucheffekt auf das periphere Gefäßsystem zu objektivieren versucht.

Die bisher angewandten Methoden zur Prüfung des Raucheffektes sind jedoch entweder für den praktischen Gebrauch zu umständlich wie die Isotopenmethode zur Bestimmung der peripheren Durchblutung, oder sie sind in ihrer Interpretation des Raucheffektes auf das periphere Gefäßsystem einer berechtigten Kritik unterworfen worden; so haben ASCHOFF, REIN und HENSEL mit Nachdruck darauf hingewiesen, daß die Hauttemperatur kein zuverlässiges quantitatives Maß für die periphere Durchblutung darstellt, da erwiesenermaßen (ASCHOFF) zwischen Hauttemperatur und peripherer Durchblutung nur eine sehr mangelhafte Übereinstimmung besteht.

Wir haben deshalb die Wirkung des Zigarettenrauchens mit Hilfe der exakten Methodik der fortlaufend aufschreibenden Strömungskalorimetrie nach HENSEL, mittels des sog. „Vascalor" der Firma Hartmann und Braun, in 300 Einzelrauchversuchen geprüft. Diese Untersuchungen (mit und ohne Filter, mit und ohne Lungeninhalation) wurden an 100 gesunden Versuchspersonen, Männern und Frauen der verschiedensten Altersstufen sowie an 30 Kranken (Hyper- und Hypothyreosen, Gefäßstörungen, Hypertoniker u. a. m.) der Medizinischen Universitätsklinik Würzburg vorgenommen.

* Mit dankenswerter Unterstützung der Deutschen Forschungsgemeinschaft.

Wie ASCHOFF und HENSEL nachgewiesen haben, kann durch fortlaufende calorimetrische Registrierung des von der Haut abgegebenen
Wärmestromes im Gegensatz zur einfachen Temperaturmessung ein zuverlässiges und quantitatives Maß für die Durchblutung der gemessenen
Partie — wir benutzen die Hohlhand — gewonnen werden.

Jeder unserer Rauchversuche wurde unter strikter Einhaltung gleicher
Versuchsbedingungen und gleicher Versuchstechnik durchgeführt, um
vergleichbare, jeder Kritik standhaltende Resultate zu erhalten.

Unsere mit dieser Methodik gewonnenen Ergebnisse lassen sich folgendermaßen zusammenfassen:

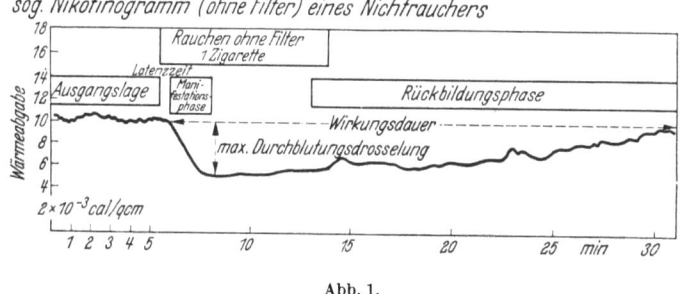

Abb. 1.

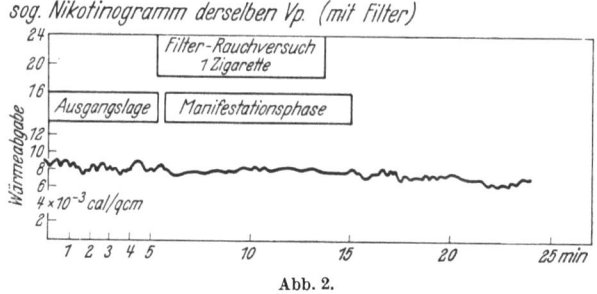

Abb. 2.

Bei 70% aller Nichtraucher und 40 bis 50% der Raucher unseres
Beobachtungsmaterials an Gesunden konnten wir, abgesehen von individuellen Besonderheiten, eine mehr oder weniger typische vasocalorische
Kurve aufnehmen; diese kann man unter Berücksichtigung des Atmungs-
einflusses (ASCHOFF) als sog. Nicotinogramm rauchsensibler Versuchspersonen bezeichnen.

Die vasocalorische Ausgangslage unserer Versuchspersonen ist *vor
dem Rauchen* durch eine mehr oder weniger deutliche, aber individuell
charakteristische Spontanrhythmik der vasocalorischen Kurven gekennzeichnet (Abb. 1).

Bei rauchsensiblen Personen fällt nach einer etwas wechselnden *Latenzzeit* von 20 bis 30 Sek. nach Rauchbeginn in der sog. *Manifestations-
phase* des Rauchversuches (meistens während der gesamten Rauchdauer

und darüber hinaus) die vasocalorische Kurve unter Verlust der Spontanrhythmik als Zeichen einer peripheren Arteriolenkontraktion signifikant um mehrere Calorieneinheiten ab.

Die *Manifestationszeit* des sog. Nicotinogramms vom Beginn der ersten Kurvenveränderung bis zur maximalen Wärmeabgabedrosselung ist von der individuellen Nicotinempfindlichkeit abhängig und weist in unserem Versuchsmaterial eine Variationsbreite bis 22 Min. auf.

Die maximale *Durchblutungsdrosselung* des sog. Nicotinogramms zeigt ebenfalls große, individuelle, von Konstitution und augenblicklicher Disposition, besonders von der jeweiligen vegetativen Tonuslage der Versuchsperson abhängige Schwankungen; sie ist aber bei derselben Person beim Inhalieren im allgemeinen größer als beim einfachen Mundrauchen; beim Filterrauchen mitunter, aber nicht immer, geringer als ohne Filter.

In der zwischen 1 bis 20 Min. Dauer schwankenden *Rückbildungsphase* des sog. Nicotinogramms kehrt die vasocalorische Kurve unter Auftreten einer stärkeren Spontanrhythmik wieder zur Ausgangslage zurück.

Rauchempfindliche Versuchspersonen lassen im vasocalorischen Nicotinogramm eine *Nicotinwirkungsdauer* von 5 bis 45 Min. erkennen.

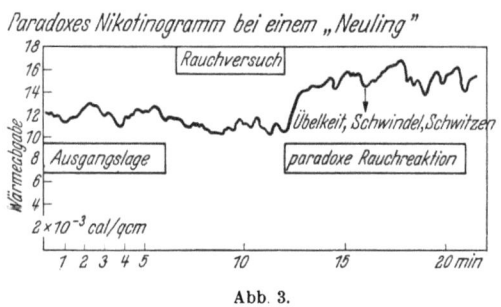

Paradoxes Nikotinogramm bei einem „Neuling"

Abb. 3.

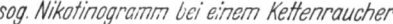

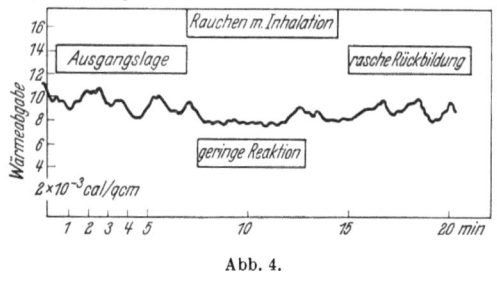

sog. Nikotinogramm bei einem Kettenraucher

Abb. 4.

In 70% unserer 50 Filterrauchversuche konnten wir eine deutlich geringere Wärmeabgabedrosselung als im gewöhnlichen Rauchversuch ohne Schutzfilter feststellen.

Die Abbildung 2 zeigt das Nicotinogramm derselben Versuchsperson wie in Abbildung 1 unter gleichen Versuchsbedingungen, jedoch während eines Filterrauchversuches. Hierbei wurde das „Denikotea"-Filter benutzt und zwar pro Rauchversuch nur einmal. Bei gleicher Rauchdauer derselben Zigarettensorte ist jetzt im Filterrauchversuch als einziges Zeichen einer noch vorhandenen Nicotinwirkung ein Fortfall der charakteristischen vasocalorischen Spontanrhythmik ohne Abfall der strömungscalorimetrischen Kurve zu sehen.

Bei 10% unserer Versuchspersonen, besonders bei absoluten Nichtrauchern, die diesen ersten Rauchversuch in ihrem Leben nur widerwillig durchführten, konnten wir einen paradoxen Raucheffekt mit vermehrter Wärmeabgabe bei Arteriolendilatation wahrnehmen, und zwar in dem gleichen Augenblick, in dem diese Versuchspersonen über Schwindel, Schwitzen und Übelkeit klagten (Abb. 3).

FRIEDELL hat kürzlich mit seiner komplizierten Isotopenmethode in einem einzigen Fall einen ähnlichen paradoxen Raucheffekt beschrieben. Bei solchen Raucherneulingen wäre die Frage eines cholinergischen bzw. vagotonen „Schutzreflexes" durchaus zu diskutieren.

Zur Frage, ob sich Gewohnheitsraucher und absolute Nichtraucher im vasocalorisch kontrollierten Rauchversuch grundsätzlich unterscheiden, können wir an Hand unserer Beobachtungen an 50 Versuchspersonen aus jeder Gruppe folgendes aussagen. Bei gleicher Rauchtechnik läßt ein gewisser Teil der Gewohnheitsraucher eine geringere Reaktion im entsprechenden Nicotinogramm als ein absoluter Nichtraucher erkennen. Die Abbildung 4 zeigt die vasocalorische Kurve eines Kettenrauchers bei Inhalation einer Zigarette. Bis auf ein während des Rauchens vorübergehendes Verschwinden der Spontanrhythmik ist keine wesentliche Rauchreaktion festzustellen.

Da wir einerseits bei 20% unserer Nichtraucher ähnliche vasocalorische Nicotinogramme finden und andererseits rauchsensible Raucher mit deutlicher Gefäßreaktion unter unseren Versuchspersonen aufdecken konnten, ist ein grundsätzlicher Gegensatz von Rauchern und Nichtrauchern in ihrer vasocalorischen Rauchreaktion nicht gesetzmäßig.

Die Hauptursache der unterschiedlichen Reaktionsart der Versuchspersonen im vasocalorischen sog. Nicotinogramm liegt in ihrer individuellen Empfindlichkeit gegenüber dem Nicotin.

Bei allen unseren Rauchversuchen an Gesunden fiel uns die erhebliche Variationsbreite der vasocalorischen Reaktion selbst bei ein- und derselben Versuchsperson bei mehreren, in Abständen von 3 bis 4 Stunden vorgenommenen Untersuchungen auf.

Die augenblickliche, vasocalorisch faßbare Rauchreaktion einer Versuchsperson scheint bei gleicher Rauchtechnik in hohem Maße von der allgemeinen Konstitution und der augenblicklichen vegetativen Disposition abhängig zu sein.

Trotz alledem bestehen in einem größeren Untersuchungsmaterial in der Rauchempfindlichkeit von Gesunden und auch bei Kranken gewisse gesetzmäßige Unterschiede. Weitere Untersuchungen müssen die statistische Signifikanz dieser Beobachtungen belegen. *Frauen* reagieren im allgemeinen bei gleicher Rauchtechnik mit stärkerer vasokonstriktorischer Reaktion als Männer. Jugendliche sind in unserem Beobachtungsmaterial meistens nicotinempfindlicher als ältere Versuchspersonen.

Unter unseren Rauchversuchen bei 30 Kranken weisen die vasocalorischen Kurven bei Hypo- und Hyperthyreosen und bei Patienten mit Gefäßstörungen erwähnenswerte Besonderheiten auf. Während wir bei drei Myxödemkranken keine wesentliche Veränderung der vasocalorischen Kurve feststellen konnten, zeigten Hyperthyreosen (fünf Fälle) bei gleicher Rauchtechnik eine ausgesprochene und langdauernde Drosselung der Wärmeabgabe im sog. Nicotinogramm (siehe Abb. 5 u. 6).

Wir vertreten deshalb mit Vorsicht auf Grund unserer allerdings noch zahlenmäßig geringen Versuche die These, daß im allgemeinen das Schilddrüsenhormon die Nicotinempfindlichkeit erhöht.

Spezielles angiologisches Interesse erwecken die Rauchversuche bei Endangiitis obliterans-Kranken. Während im Rauchversuch an fünf Thrombangiitis obliterans-Patienten eine mehr oder minder ausgeprägte Durchblutungsverminderung festzustellen war, zeigten zwei dieser Gefäßkranken während des Rauchens der ersten Zigarette eine paradoxe Durchblutungsvermehrung, die bei der folgenden Zigarette in das Gegenteil umschlug.

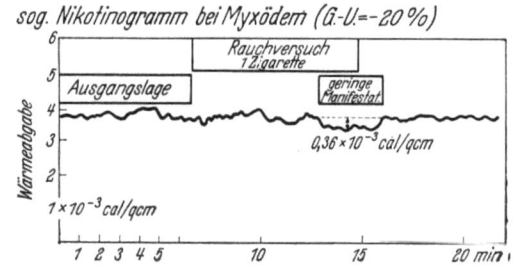

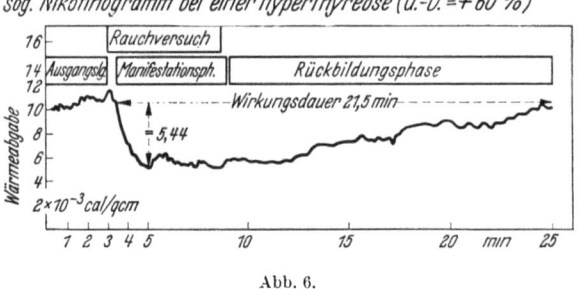

Abb. 6.

Sobald bei diesen Gefäßkranken die vasocalorische Kurve unter eine kritische Grenze sinkt, werden nicht selten als Zeichen einer manifesten arteriellen peripheren Insuffizienz Ruheschmerzen in der betroffenen Extremität angegeben.

Zur Kritik unserer vasocalorischen Nicotinprüfungen sei angeführt, daß mit Hilfe der Henselschen Apparatur nur die Gefäßreaktion der oberflächlichen Hautschichten registriert wird, während die Durchblutung der tieferen Muskulatur hiermit nicht erfaßt werden kann. Hierzu wären vasocalorische Bestimmungen mittels Muskelsonden notwendig, die uns jedoch noch nicht zur Verfügung standen. — Weiterhin ist bei bzw. vor jedem Rauchversuch der vasokonstriktorische Einfluß des einfachen Tiefatmens im Leerversuch von der Nicotinvasokonstriktion zu trennen. Es sei aber abschließend hervorgehoben, daß der Einfluß des alleinigen Tiefatmens auf die vasocalorische Kurve im Gegensatz zum Nicotineffekt als sehr gering anzusehen ist.

Abgesehen von diesen kritischen Einschränkungen, erscheint uns bei Einhaltung strenger Ausgangsbedingungen das vasocalorische Verfahren wie kein anderes geeignet, die individuelle Nicotinempfindlichkeit graphisch zu fixieren.

Dem Arzt ist somit ein objektiver Maßstab in die Hand gegeben, um in Fragen der Nicotineinwirkung auf das periphere Gefäßsystem seine Patienten zu beraten.

Literatur.

ASCHOFF: Pflügers Arch. **249**, 125 (1947); **247**, 469, 480 (1944); **248**, 171, 183, 187 (1944). — ASCHOFF und KÄMPFERER: Pflügers Arch. **249**, 112 (1948). — EY-BAND: Schweiz. Arch. f. Neur. u. Psych. **64**, 55 (1949). — FRIEDELL: J.A.M.A. **152**, 897 (1953). — GOETZ: Clin. Proc. 1 (1942); Pflügers Arch. **235**, 271 (1935). — HENSEL: Pflügers Arch. **146**, 252 (1950); Z. exper. Med. **117**, 587 (1951); Erg. Physiol. **47**, 166 (1952); Z. Kreislaufforsch. **41**, 251 (1952). — JARLOV: Acta med. scand. (Stockh.) **138**, Suppl. Bd. 239, 337 (1950). — KRIEGER and FRIEDELL: Ann. Surg. **136**, 357 (1952). — MADDOCK and COLLER: Ann. Surg. **98**, 70 (1933). — MATTHES und HAUSS: Klin. Wschr. **17**, 1211, II (1937). — MOELLER: Rauschgifte und Genußmittel, Basel: Benno Schwalbe 1951. — REIN: Erg. Physiol. **32**, 28 (1931); Verh. dtsch. Ges. Kreislaufforsch. **14**, 9 (1941). — ROTH, G. M.: Tobacco and the cardiovascular System: editited by J. H. Page and A. C. Cororan; Springfield. Charles Thomas Piblischer 1951. — ROTH, DONALD and SHEARD: J.A.M.A. **125**, 761 (1944). — WEATHERBY: Amer. Heart J. **24**, 17 (1942). — WRIGTH and MOFFAT: J.A.M.A. **103**, 1, 318 (1934).

C.

Aus der Medizinischen Universitäts-Poliklinik Freiburg im Breisgau (Direktor: Prof. Dr. H. J. SARRE).

Behandlung der Hypertonie mit Heparin und Heparinoiden.

Von

HERMANN SARTORIUS, A. MOENCH und H. SARRE.

Mit 2 Textabbildungen.

In einer früheren Mitteilung berichteten wir bereits über den günstigen Erfolg von Liquemin (ROCHE) und Thrombozid in der Behandlung von essentiellen Hypertonien. Bei einer Dosierung von insgesamt dreimal wöchentlich $3/4$ ccm Liquemin, das sind 90 mg in der Woche, dreimal 1 Ampulle Thrombozid, das sind 180 mg pro Woche 4—6 Wochen lang, konnte der Blutdruck bei 16 Patienten von einem Mittelwert von systolisch 203 auf 156 mm Hg gesenkt werden. Dem Heparin wird die Fähigkeit zugeschrieben, die vor allem bei der Arteriosklerose vermehrt vorhandenen hochmolekularen Lipoproteine des Blutes nach den niedermolekularen Fraktionen hin zu verschieben und damit das Blutlipoidspektrum zu normalisieren. Ein Zusammengehen von Hypertonie und Arteriosklerose ist häufig, und es bliebe zu erwägen, ob durch die Normalisierung der Blutlipoide möglicherweise der Effekt der Blutdrucksenkung zu erklären wäre. Wir haben aus diesem Grund neben der klinischen Kontrolle der Blutdruckwerte die Gesamtlipoide, Lipoidphosphor und die Cholesterinfraktionen im Serum, vor, während und nach Behandlung mit Heparin kontrolliert. Dabei zeigte sich, daß von den bisher behandelten Patienten, zu denen 26 beeinflußte und 24 unbeeinflußte Hypertonien gehörten, alle einen signifikanten Abfall des Gesamtlipoids, einen deutlichen Anstieg des Phosphorlipoids und keine Veränderung des Cholesterinserumspiegels nach der Heparinmedikation zeigten. Wir nahmen wegen des gleichen Verhaltens der Blutlipoide bei beeinflußten und unbeeinflußten Hypertonien an, daß ein Zusammenhang zwischen den Serumlipoidveränderungen und dem Verhalten des Blutdrucks nicht bestünde.

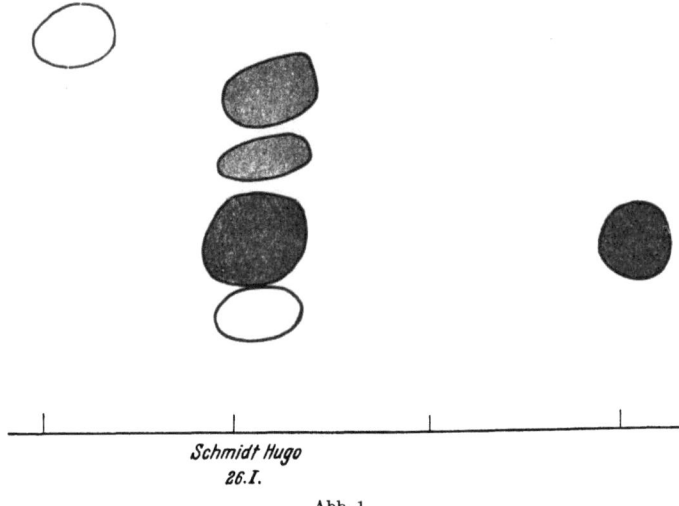

Schmidt Hugo
26.I.

Abb. 1.

Zur Klärung der Wirkung des Heparins beim beeinflußten Hochdruckkranken wurde der Harn der behandelten Patienten auf Pressoramine nach der Methode von Euler aufgearbeitet. Holtz und Kroneberg hatten bekanntlich auf die deutliche Vermehrung von blutdruckwirksamen Aminen wie Noradrenalin, Oxythyramin usw. in dem Harn essentieller Hypertoniker hingewiesen. Der zu untersuchende Harn des Hypertonikers wurde vor der Behandlung und nach deutlichem Abfall des Blutdrucks bei der Heparinbehandlung während einer Zeit von 24 bis 48 Stunden gesammelt, auf p_H 3 angesäuert, Aluminiumsulfat zugegeben und der sich bildende Niederschlag von Aluminiumhydroxyd abfiltriert, gelöst und eingeengt. Dabei werden die vorhandenen Amine nach Euler an das sich in statu nascendi bildende Aluminiumhydroxyd gerissen und können so bei großem Harnausgangsvolumen eingeengt und angereichert werden. Der Urinextrakt wurde dann chromatographisch im aufsteigenden Verfahren und im Blutdruckversuch an der narkotisierten Katze ausgetestet. Bei allen mit Heparin behandelten Hochdruckkranken, die mit ihrem Blutdruck abgefallen waren, zeigten sich im

Chromatogramm und im Vergleichschromatogramm eine mit Ninhydrin anfärbbare Substanz, die im Lösungsmittel von Butanol-Essigsäure den gleichen Rf-Wert von 0,19 hatte. Inzwischen 11 Fälle. Dieser Rf-Wert entspricht dem Histamin (Abb. 1).

Bei der Austestung der Urinextrakte an der narkotisierten Katze fanden wir im Gegensatz zu HOLTZ und KRONEBERG nur einmal eine deutliche Blutdrucksteigerung eines unbehandelten essentiellen Hypertonikers. Die Urinextrakte weiterer vier unbehandelter essentieller Hypertoniker waren ebenso, wie im Chromatogramm sich vorher gezeigt hatte, d. h. ohne Flekkenbildung, auch im Tierversuch unwirksam. Von den 11 Hypertonikern, die im aufsteigenden Chromatogramm eine histaminähnlich wandernde Substanz aufgewiesen hatten, ließen sich von dem gleichen Urinextrakt, der chromatographisch zur Anwendung kam, bereits mit einer Dosierung von 0,1 ccm deutliche Blutdrucksenkungen nachweisen (Abb. 2). Gleichzeitige Testungen mit verdünnten Histaminlösungen in aufsteigender Konzentration ergaben einen völlig gleichen Verlauf der unmittelbaren Blutdrucksenkung wie im vorangehenden Test der Urinextrakte. Zusatz von 5 mg Avil schwächte die

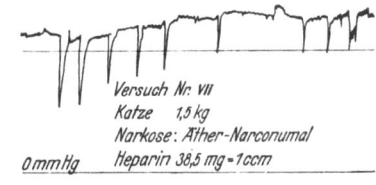

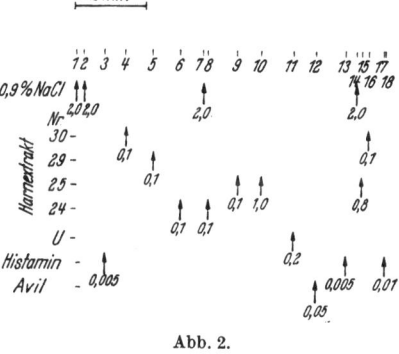

Abb. 2.

anschließend vorgenommene Histamintestung und den dabei auftretenden Blutdruckabfall deutlich ab. Die dann in gleicher Menge zur Prüfung kommenden Urinextrakte wurden ebenfalls abgeschwächt und in einem Fall vollkommen aufgehoben.

Aus den beiden Untersuchungsmethoden der Chromatographie wie auch des Tierversuches muß geschlossen werden, daß die im Harn auftretende Substanz bei vier behandelten essentiellen Hypertonien gleiche blutdrucksenkende Eigenschaften hat wie Histamin. Die Mengen der hierbei im Tagesharn auftretenden blutdrucksenkenden Substanz lassen sich nach der vergleichenden Wirksamkeit einer verdünnten Histaminlösung, bezogen auf die organische Base, mit 15 bis 25 Gamma angeben.

Heparin, Histamin wie auch Acetylcholin spielen in der Pathogenese der anaphylaktischen Reaktion eine wichtige Rolle. Die Freisetzung dieser Substanzen hängt mehr oder weniger von der Kinetik der zur Verfügung stehenden Enzyme ab. Histamin wird durch die Histidin-Decarboxylase gebildet und durch oxydative Desaminierung mittels der Histaminase wieder inaktiviert. Durch die Verschiebung der hochmolekularen Lipoproteinmoleküle zu den niedermolekularen Fraktionen nach Heparin wird die Dispersionsphase dieser Lipoide verändert, und die proteolytischen Enzyme werden in vivo und in vitro gegen homologe und heterologe Proteine aktiver. Möglicherweise wird nun bei der unkontrollierten Proteolyse vermehrt Histidin und damit auch Histamin freigesetzt. Weiterhin interessiert das Verhalten der Nebenniere: So stellten SMITH und Mitarbeiter fest, daß beim Morbus Addison der Heparintiter hochliegt. Nach Desoxycorticosteronacetat kommt es zu einem Abfall des Heparintiters. KARADY, ROSE und BROWNE fanden den Hitaminasegehalt der Lungen nach Adrenalektomie herabgesetzt, und MARSHALL stellte eine 30%ige Steigerung des Histamingehalts bei adrenalektomierten Ratten fest.

Wir konnten im Blutdruckversuch an der narkotisierten Katze wie auch am Kaninchen nach großen Dosen intravenös zugeführten Heparins eine deutliche Vermehrung der doppelbrechenden Substanzen in den Nebennieren dieser mit Heparin behandelten Tiere gegenüber den Kontrolltieren feststellen. Möglicherweise kommt es unter der parenteralen Heparinzufuhr zu einer erhöhten gegenregulatorischen Ausschüttung von ACTH und Anreicherung der Nebenniere mit Lipoiden. Erreicht der Heparintiter aber eine Höhe, die diese Gegenregulation möglicherweise übertrifft, so kommt es zur Ausschüttung der Lipoide als nebennierenrinden-aktive Steroide. Eine solche Entspeicherung der Nebennierenrinde nach Heparin stellten wir am MASUGI-Kaninchen nach zusätzlicher Gabe von 50 mg Liquemin am 8. Tage der Erkrankung fest. Hier muß es durch die vorangegangene Nephritis, d. h. die Entzündung, bereits zu einer erhöhten Anforderung an die Nebennierenrinde gekommen sein, die nun nach zusätzlicher Belastung mit Heparin vollständig erschöpft ist.

Die verschiedene Beeinflussung Hochdruckkranker unter intravenöser Zufuhr von Heparin oder Heparinoiden ließe sich vielleicht aus den Untersuchungsergebnissen dieser Tierexperimente erklären. Gemeint ist das individuelle Anpassungsvermögen oder die gegenregulatorische Reaktion des HVL-NNR-Systems beim einzelnen Hochdruckkranken. In diesem Zusammenhang ließen sich auch die negativen klinischen Ergebnisse nach Heparinzufuhr deuten, da nach dem Vorausgesagten angenommen werden muß, daß bei diesen Hochdruckpatienten auch nach längerer Heparinzufuhr die Nebennierenrinde voll funktionstüchtig bleibt. In diese Überlegungen lassen sich auch die Befunde von DAVIES, CLARK, PFEFFER, STAUDINGER, SARRE und anderen einordnen, die über teilweise vermehrte Ausscheidung von Glucocorticoiden im Harn von Hypertonikern berichteten. Die vermehrte Aktivität der Nebennierenrinde wird als einer der wesentlichsten Faktoren in der Pathogenese der essentiellen Hypertonie angesehen.

Die eben geschilderten Wirkungsmöglichkeiten des Heparins in der Anwendung beim Hochdruckkranken können noch keine genaueren und sicheren Zusammenhänge feststellen. Doch muß bemerkt werden, daß die Patienten, die auf Heparin ansprechen, im Harn eine blutdrucksenkende Substanz aufweisen, die chromatographisch wie auch im Katzen-Blutdruckversuch gleiches Verhalten wie Histamin zeigt.

Aussprache.

Herr R. Scharf (Jena):

Wir haben an der Brednowschen Klinik in Jena die Veränderungen der aktiven Blutmenge [1] unter Muskelarbeit bei Gesunden und bei Herz- und Lungenkranken im Stadium der Kompensation und bei kardialer bzw. pulmunaler Insuffizienz untersucht. Dabei hat sich ein Anstieg des Blutvolumens um 12 bis 25% ergeben, lediglich bei dekompensierten Herzkranken bleibt die Blutmenge nach Muskelarbeit gegenüber den unter Grundumsatzbedingungen ermittelten Werten fast unverändert. Die stärksten Vergrößerungen des zirkulierenden Blutvolumens nach Arbeitsleistung weisen Patienten mit chronischen Lungenkrankheiten auf, bei denen die Veränderungen im kleinen Kreislauf bereits zu einer manifesten oder auch klinisch noch latenten — mittels synchroner Bestimmung zweier Kreislaufzeiten im Arbeitsversuch aber zuverlässig objektivierten — Dekompensation des rechten Herzens geführt haben. Diese Kranken haben auch schon unter Grundumsatzbedingungen ein signifikant vergrößertes Blutvolumen. Auffallend ist hier der Vergleich venöser und kapillärer Hämatokritwerte unter diesen Arbeitsbedingungen. Im Ruhezustand erweist sich das Capillarblut als zellreicher, nach Muskelarbeit hat das Venenblut den höheren Hämatokritwert. Wir sehen in diesem Verhalten einen sinnvollen Kompensationsmechanismus, der sich in der Hypoxämie chronischer Lungenkranker ausbildet und durch Einstrom zusätzlicher, in den Hautcapillargebieten bereitgestellter Erythrocytenmengen die unter Arbeitsbedingungen erhöhte Sauerstoffnot des Organismus auszugleichen sucht. Es bestehen hier fraglos Beziehungen zu der von Wollheim erkannten Depotfunktion subpapillärer Capillarnetze der Haut. Weiterhin haben sich Beziehungen zu den Untersuchungen von Brednow aufdecken lassen, der unter dem Einfluß physikalischer und pharmakologischer Maßnahmen gegensinnige Regulierungen von Plasma- und Erythrocytenvolumen nachgewiesen hat, Untersuchungen, die von Cannon bestätigt sind. Die erwähnten — im Verhalten der Hämatokritwerte faßbaren — Erythrocytenverschiebungen fehlen bei Gesunden und auch bei Herzkranken. Daß es sich tatsächlich um einen Erythrocyteneinstrom, nicht aber um Plasmaverschiebungen handelt, ergibt sich aus der quantitativ freilich etwas geringeren Vermehrung auch des zirkulierenden Plasmavolumens bei diesen chronischen Lungenkranken im Zustande der Hypoxämie. Nach einem aus kardialer Indikation durchgeführten Aderlaß läßt sich bei diesen Kranken gleichfalls die dargelegte Erythrocytenverschiebung beobachten. Entscheidend aber sind die gegensinnigen Veränderungen unter Sauerstoffatmung. Mit Zurückdrängung oder Beseitigung der Hypoxämie verkleinert sich der venöse Hämatokrit, der capilläre steigt an, weil die nun überschüssigen Sauerstoffträger in die Reservoire, unter anderem also auch in die Hautcapillargebiete, abwandern.

Noch ein Wort zum Vortrag von Prof. Reindell:

Unmittelbar nach dem Aderlaß haben wir eine eindeutige Verkleinerung des Herzens feststellen können, wobei der Transversaldurchmesser um etwa $1/3$ abnehmen kann, also auch hier ein Hinweis darauf, daß die Restblutmenge des Herzens, die sich unter der Wirkung eines Aderlasses offenbar verkleinert, die Herzgröße entscheidend bestimmt.

Herr F. Loogen (Düsseldorf):

Ich möchte Herrn Euler fragen, welche Form der Anästhesie bei dem von ihm angewendeten Verfahren zur Druckmessung in der Pulmonalarterie gewählt wurde und inwieweit dadurch eine Beeinflussung der Druckverhältnisse bedingt ist. Die Annahme, daß der Anwendungsbereich des Herzkatheterismus durch die von Herrn Euler angegebene Methode eingeengt wird, kann ich nicht teilen. Ich glaube vielmehr, daß der Herzkatheterismus den für den Patienten schonenderen Eingriff darstellt und — was sehr wesentlich ist — durch die Gewinnung weiterer Druckgrößen in den übrigen Gefäßabschnitten der Lunge und des rechten Herzens diagnostisch weitgehendere und zuverlässigere Schlüsse erlaubt.

---

[1] Farbstoffmethode, Geigy-Blau.

Herr MEYER ZU SCHWABEDISSEN (Freiburg im Breisgau):

Wir haben an 27 gesunden Versuchspersonen in sechs Versuchsreihen etwa 2500 Blutdruckmessungen gemacht und außerdem das EKG aufgenommen, zur Prüfung der Fragestellung, ob dem gefilterten Rauchen gegenüber dem ungefilterten unter Einhaltung völlig gleicher Versuchsbedingungen eine an den untersuchten Kriterien (RR, Pulsfrequenz, EKG) meßbare Wirkung zukommt. Wir verwandten eine der üblichen Handelssorten (Gloria LORD), die einmal mit und einmal ohne Filter möglichst schnell geraucht wurden. Der Rauch wurde inhaliert. Die Menge des verbrannten Tabaks war gleich, ebenso die Zeit, in der bei der einzelnen Versuchsperson die Zigaretten geraucht wurden. Raucher inhalierten die Zigarette schneller als Nichtraucher, dadurch war die aufgenommene Dosis an Nicotin (wie aus amerikanischen Untersuchungen hervorgeht) bei den Rauchern höher als bei Nichtrauchern. Die unterschiedliche Nicotinempfindlichkeit bzw. Empfindlichkeit gegen Zigarettenrauch wurde dadurch weitgehend ausgeschaltet. *Ergebnis:* Es fand sich ein statistisch gesicherter Blutdruckanstieg beim ungefilterten Rauchen gegenüber dem gefilterten. Im arithmetischen Mittel betrug der RR Anstieg beim gefilterten Rauchen 11,2, beim ungefilterten 19,8 mm Hg. Es wurden Maximalwerte bis 60 mm Hg RR Anstieg gemessen. Andere Versuchspersonen reagierten nur gering. Dies bestätigt die REINDELLschen Untersuchungen über die unterschiedlichen Wirkungen des Zigarettenrauchs auf die Kreislaufregulation. Nie fand sich bei der gleichen Versuchsperson beim gefilterten Rauchen ein höherer RR Anstieg als beim ungefilterten.

Herr GADERMANN (Hamburg):

Die Elektrokymographie erlaubt einen tieferen Einblick in die Bewegungsabläufe des Herzens als alle bisherigen Methoden. Es ist das Verdienst von Herrn HECKMANN, die jetzt allgemein gebräuchliche Methode als erster entwickelt zu haben.

Die örtlich gewonnenen Bewegungskurven von der Herzkontur müssen im Rahmen der Gesamtpulsation des Herzens gewertet werden, was nur durch eine Registrierung der Pulsationsbewegungen aller Herzflächen möglich ist. Mit diesem Vorgehen ließ sich feststellen, daß bei Mitralvitien die Mechanik des überlasteten rechten Ventrikels dem gesamten Herzpulsation das Gepräge gibt.

Diastolische Überfüllung (bei genügender venöser Ausschöpfung) und pathologisch veränderte Umformung und Austreibung des rechten Ventrikels drücken sich in Abweichungen vom normalen Verhalten der diastolischen und systolischen Randbewegungen des Ventrikels aus. Bei der Mitralstenose kommt es zu einer typischen Schaukelbewegung des Herzens mit einer apikalen und dorsal-apikalen Lateralbewegung, die bis lange in die Austreibungszeit hinein andauern kann, während die basalen Bereiche der linken Kammer zum Unterschied vom Normalen eine frühzeitige Einwärtsbewegung aufweisen. Der größeren diastolischen Faserspannung des überfüllten und muskelkräftigen rechten Ventrikels gegenüber bietet der schlechtgefüllte, muskelschwächere Linke kein entsprechendes mechanisches Widerlager. Aus dem Grade der Pulsationsabweichung lassen sich gewisse Schlüsse auf das Ausmaß der hämodynamischen Störung der Mitralstenose ziehen.

Für die Beurteilung des Vorhofverhaltens wird die Untersuchung an der Hinterwand des linken Vorhofs derjenigen im Herzohrbereich vorgezogen. Die während der Kammerdiastole auftretende Entleerungsstörung des linken Vorhofs tritt u. U. im Ruhezustand nicht in Erscheinung. Durch eine elektrokymographische Funktionsdiagnostik mit Registrierung der Vorhofpulsation vor und nach körperlicher Belastung läßt sich — richtige Ableitungstechnik vorausgesetzt — die mechanische Störung zwischen Vorhof und Kammer näher analysieren und zeigen, daß die hämodynamischen Eigenschaften der Mitralstenose unter der gesteigerten Zirkulation oft erst wirksam werden.

Während der Kammersystole kann eine Dorsalverschiebung der hinteren li. Vorhofkontur sowohl bei vorwiegender Mitralstenose als auch bei Insuffizienz vorliegen, die infolge der Pendel- und Torsionsbewegung des gesamten Herzens entsteht. Dadurch wird die Differentialdiagnose u. U. erschwert.

Herr H. Th. Schreus (Düsseldorf):

Es würde mich interessieren, welches Filter benutzt worden ist. Nach unseren Erfahrungen gibt es kein Filter, das imstande ist, die Wirkung des Tabakrauches an den peripheren Gefäßen vollständig aufzuheben. Es handelt sich bei dieser Wirkung sicher nicht um Nicotinwirkungen, wie auf den Tabellen verzeichnet war. Diese Wirkung tritt nämlich auch dann ein, wenn das Nicotin vollständig aus dem Tabakrauch entfernt ist, bzw. andere Blätter (z. B. Buche) geraucht werden. Es ist also davor zu warnen, die Wirkung von Filtern zu überschätzen, in der Weise, daß ein absoluter Schutz durch sie erreicht werden kann.

Herr E. Wollheim (Würzburg):

Der Vortragende meint, die von ihm gezeigten blutdrucksenkenden Effekte des Harns unter Heparinbehandlung seien durch Histamin oder Histamin-ähnliche Substanzen hervorgerufen. Da Histamin dialysabel ist, wäre es empfehlenswert, die Harnextrakte einer Dialyse zu unterziehen. Auch das Resultat der Desaminierung wäre von Interesse. Meines Erachtens ähneln die gezeigten Kurven mehr den Effekten, wie man sie von Acetylcholin kennt. Es wäre daher zu fragen, ob der blutdrucksenkende Effekt auch nach ausreichender Atropinisierung erhalten bleibt. Es sei auch daran erinnert, daß der Harn mancherlei andere depressorische Stoffe enthält: das thermolabile Kallikrein und das thermostabile Depressan, das nach meinen Untersuchungen in einer besonderen Beziehung zur essentiellen Hypertonie steht (vgl. Schweiz. med. Wschr. 12, 31 (1936); Act. med. Scand. 91, 1, (1937); Acta Physiol. Scand. 10, 126, (1945); Z. Klin. Med. 145, 61, (1949)).

Herr R. Wenger (Wien):

Es wurden an der I. Medizinischen Universitätsklinik Wien gemeinsam mit Wick seit einiger Zeit ähnliche Untersuchungen mit Hilfe der Rheoangiographie (nach Polzer, Schuhfried und Kaindl) ausgeführt. Wir kamen im wesentlichen zu ähnlichen Ergebnissen. In einem größeren Hundertsatz von Normalpersonen fanden wir nach dem Rauchen einer Zigarette keine wesentliche Veränderung der Durchblutung. Teilweise konnte, nachdem fünf Zigaretten nacheinander geraucht wurden, noch eine Wirkung festgestellt werden.

Es wäre sehr wünschenswert, wenn derartige Untersuchungen die Bedeutung eines Testes erlangten, wodurch im Einzelfall festgestellt werden könnte, ob eine Nicotinempfindlichkeit des peripheren Kreislaufs vorliegt.

Herr H. Franke (Würzburg) Schlußwort:

Für unsere Filterversuche benützten wir den Filtervorsatz „Denikotea", und zwar wurde für jeden Rauchversuch nur einmal der vorliegende Filter benutzt. Wir persönlich waren auf Grund der vorliegenden Literatur (siehe Monographie von Roth) bestrebt, die Einwirkung des Rauchens auf die Vasokalorik unter möglichst physiologischen Bedingungen zu untersuchen; deshalb haben wir die Einwirkung des Schnellrauchens auf die Wärmeabgabe der Körperperipherie zunächst nicht untersucht.

Im allgemeinen rauchen Nichtraucher schneller als Raucher.

In unseren Ausführungen haben wir betont vom sogenannten Nicotinogramm gesprochen. Wir sind uns darüber im klaren, daß nicht allein das Nicotin diese vasokalorischen Veränderungen hervorruft. Da aber unter allen Rauchbestandteilen (Pyridin-Basen, Kohlenmonoxyd, Nicotin) das Nicotin nach den Untersuchungen von Weatherby den Hauptfaktor der Vasokonstriktion darstellt, haben wir die Bezeichnung „sog. Nicotinogramm" gewählt.

Über das von Herrn Wenger benützte Verfahren der Rheoangiographie zur Prüfung der Einwirkung des Rauchens auf das periphere Gefäßsystem besitzen wir keine persönliche Erfahrung.

Der Vorteil der von uns benützten Methodik besteht darin, fortlaufend 1 bis 2 Std. die Einwirkung des Rauchens auf das periphere Gefäßsystem registrieren zu können.

Herr H.-E. Euler (Erlangen) Schlußwort:

Die endoskopischen Untersuchungen wurden in lokaler Anästhesie der Trachea (Pantocain) vorgenommen. Ein wesentlicher Einfluß der Anästhesie auf den Pulmonalisdruck ist nicht zu erwarten, kann aber durch Vergleiche mit der Kathetermethode jederzeit nachgeprüft werden. Die Kathetermethode erfordert nach Cournand, Wood und anderen Autoren eine strenge Indikationsstellung, da sie nicht frei von Komplikationen ist. Die endoskopische Methode ist einfach und wiederholbar und kann in vielen Fällen ambulant vorgenommen werden. Für die endoskopische Punktionsmethode werden sich Anwendungsgebiete ergeben, deren Abgrenzung gegenüber der Kathetermethode im Augenblick noch nicht festgelegt werden kann. Voraussichtlich wird das Punktionsverfahren dann von Wert sein, wenn man sich über den Druck im kleinen Kreislauf, z. B. beim Cor pulmonale, informieren will, ohne daß die Indikation zur Anwendung des Herzkatheters gegeben ist.

CI.

Zur Elektrokardiographie des vegetativen Nervensystems. Das P sympathicum.

Von

W. Kärst (Lübeck).

Demonstration eines EKG, welches folgenden Befund zeigte: Tachykardie um 100/Min., hohe spitze, nicht verbreiterte P-Zacken in Abl. II und III, ST-Senkung, neg. T III.

Das EKG stammte von einer 36jährigen Angestellten, die auf Grund dieses EKG unter der Diagnose ,,entzündlicher Myokardschaden, Vorhofsüberlastung'' in unsere Klinik eingewiesen worden war. Die Patientin klagte über Herzklopfen verbunden mit Herzenge, Kopfschmerzen und Magendruck, die Beschwerden traten nach Aufregungen verstärkt in Erscheinung. Klinisch und röntgenologisch war an Herz und Lungen kein krankhafter Befund zu erheben. Wir fanden bei der Patientin lediglich eine erhebliche sympathicoton gefärbte Vasolabilität in Verbindung mit einer Ovarialinsuffizienz, also das von Curtius und Krüger beschriebene ,,vegetativ endokrine Syndrom''. Die EKG-Veränderungen wurden von uns entsprechend dem negativen Organbefund als vegetativ-funktionell bedingt gedeutet.

Die Beurteilung der elektrokardiographischen Vorhofsveränderungen macht erfahrungsgemäß immer wieder Schwierigkeiten, vor allem dann, wenn man bei Fehlen von klinischen Zeichen einer Vorhofsüberlastung ein hohes spitzes P in Abl. II und III, also ein sogenanntes ,,P pulmonale'' findet. Angeregt durch unsere Erfahrungen bei den Untersuchungen über das vegetativ endokrine Syndrom der Frau, die wir im klinischen Krankengut immer wieder bestätigt fanden, führten wir die folgenden Untersuchungen durch.

Bei der Auswertung von 860 Ruhe-EKG von 753 Patienten fanden wir in 104 Fällen ein über 0,25 mV hohes, spitzes, meist nicht verbreitertes P in Abl. II und III. Jedoch nur in 32 Fällen konnten wir bei eingehender klinischer Untersuchung ein organisches Herz- oder Lungenleiden für diese Veränderungen verantwortlich machen. 72 Patienten waren also organisch vollständig gesund, von diesen zeigten jedoch 59 (= 56,7%) eine deutliche Vasolabilität, während nur 12% weder eine Vasolabilität noch eine organische Ursache erkennen ließen. Entsprechend fanden CURTIUS und KRÜGER bei 2000 Frauen mit einem vegetativ endokrinen Syndrom in 19,4% eine derartige P-Veränderung ohne organische Ursache gegenüber 3,1% bei Frauen ohne vegetativ endokrines Syndrom. Die Autoren schlugen für dieses über 0,25 mV hohe, spitze, meist nicht verbreiterte P in Abl. II und III die Bezeichnung ,,P sympathicum'' vor.

Schon 1910 hatten ROTHBERGER und WINTERBERG experimentell eine Höhenzunahme der P-Zacke nach Sympathicusreizung festgestellt, was in zahlreichen späteren Untersuchungen bestätigt wurde. In Übereinstimmung mit anderen Autoren fanden wir eine eindeutige Abhängigkeit der P-Höhe von der Pulsfrequenz, was auf die gemeinsame Sympathicusreizwirkung zurückgeführt werden dürfte. Weiter stellten wir bei 140 Belastungs-Ekg in 70% eine Höhenzunahme von P fest und sind wie z. B. auch UHLENBRUCK der Ansicht, daß diese physiologisch durch Sympathicusreizwirkung bedingt wird. Eine weitere Stütze erfahren unsere statistischen Erhebungen durch die Beobachtung prozeßhafter Sympathicotonien (z. B. bei akuter Porphyrie, Thyreotoxikose), bei denen es vorübergehend zum Auftreten eines P sympathicum kommt.

Die Unterscheidung eines funktionellen P sympathicum von einem organisch bedingten P pulmonale muß in jedem Falle klinisch erfolgen. Die Kenntnis der vegetativen EKG-Veränderungen hat u. E. deshalb besonders große praktische Bedeutung, weil in diesen Fällen jegliche Glykosid-Behandlung sinn- und zwecklos ist.

CII.

Aus der Medizinischen Klinik des Städtischen Krankenhauses Ost in Lübeck
(Chefarzt: Prof. Dr. med. F. CURTIUS).

Beitrag zum Problem der Myokardose.

Von

W. KÄRST und H.-E. SEHNERT.

WUHRMANN hat 1939 erstmals den Begriff der Myokardose geprägt. Wie auch nachträgliche Untersucher versteht er darunter funktionelle oder organische Herzmuskelstörungen bzw. -schädigungen bei mit Dysproteinämie einhergehenden extrakardialen Erkrankungen. EKG und Kreislaufverhalten sollen dabei kennzeichnende Veränderungen aufweisen.

Daß es bei starken Dysproteinämien infolge der ,,Proteinurie ins Gewebe'' zu einer Schädigung der Zellen kommt, ist allgemein bekannt. Ob jedoch bei einer so entstandenen Schädigung des Myokards Sym-

ptome auftreten, die auch klinisch die Diagnose einer Myokardose rechtfertigen, bedurfte u. E. einer Nachprüfung.

Wir haben daher bei 350 nicht ausgesuchten Patienten 400 Eiweiß-
bestimmungen durchgeführt und die Grundhäufigkeit der sog. Myo-
kardose-Symptome mit der Relativhäufigkeit bei denjenigen Fällen mit
Hypo- und Dysproteinämie verglichen.

Gingen wir von der *Höhe des Eiweiß-Spiegels* aus, so fand sich bei
den Kreislaufsymptomen lediglich eine einfach fehlerkritisch gesicherte
Beziehung zwischen Hypoproteinämie — also Werten unter 6,5 g % —
und Hypotonie, während das Vorkommen von Bradykardie, Tachykardie, Hypertonie, Spaltung des 1. Spitzentones, Dyspnoe, Cyanose
und allgemeine Leistungsminderung sich als gleich häufig erwies. Galopp-
rhythmus und digitalisrefraktäres Verhalten waren insgesamt so selten,
daß sie nicht verwertet werden konnten. Im EKG bestand eine Beziehung von T-Abflachung und QT-Verlängerung zur Hypoproteinämie,
während die Relativhäufigkeit von ST-Senkung und U-Welle keine
signifikanten Unterschiede zur Grundhäufigkeit ergaben.

Spricht man den *Albumin-Globulin-Quotienten* cum grano salis als
einen Maßstab für den Grad einer Dysproteinämie an und differenziert
man das gleiche Krankengut nach der Höhe dieses Quotienten, so findet
sich eine fehlerkritisch gesicherte Beziehung zwischen Cyanose, Tachykardie, T-Abflachung, ST-Senkung und QT-Verlängerung einerseits und
einem Quotienten unter 1,5 andererseits. Wir waren uns dabei bewußt,
daß sich hinter einem normalen Quotienten trotzdem Dysproteinämien
verbergen können. Elektrophoretische Untersuchungen, deren Erörterung hier zu weit führen würde, ergaben aber keine weiteren Beziehungen.

Wenn man also *klinisch* die Diagnose Myokardose stellen will, so
müßte man sich auf die bei Hypo-Dysproteinämien häufiger als im Gesamtmaterial gefundenen Symptome: Cyanose, Tachykardie, Hypotonie sowie im Ekg T-Abflachung, ST-Senkung und QT-Verlängerung
stützen.

Von unseren 400 Bestimmungen betrafen 159 solche Erkrankungen,
die nach WUHRMANN eine Myokardose erwarten lassen wie chronische
Nieren- und Lebererkrankungen, insbesondere Lebercirrhosen, maligne
Tumoren, hormonale Störungen usw. Vergleicht man nun die Grundhäufigkeit obiger Symptome im Gesamtmaterial mit ihrer Relativhäufigkeit bei den 159 Myokardose-Krankheiten, so bleiben unter Berücksichtigung des einfachen Fehlers nur noch die *Cyanose, Tachykardie,
T-Abflachung und QT-Verlängerung* verwertbar. Hierbei überschreitet
die QT-Verlängerung fast den zweifachen Fehler und muß als wert-
vollstes Symptom angesprochen werden.

Trotz dieser fehlerkritisch gesicherten Beziehungen ist das wirkliche
Vorkommen dieser vier Symptome bei den 159 Myokardose-Krankheiten nur relativ selten. Die Cyanose fand sich in etwa 20%, die Tachykardie in 35%, die T-Abflachung in 40% und die am besten gesicherte
QT-Verlängerung sogar nur in 9%. Letztere ist in diesem Zusammenhang weitgehend an eine deutliche Hypoproteinämie gebunden, die aber
nur bei etwa 20% dieser Kranken gefunden wurde. Entsprechend

fanden wir bei den 159 Myokardose-Krankheiten nur zweimal alle vier Symptome (Myxödem und Lebercirrhose) und nur 19mal drei Symptome.

Auf Grund dieses Ergebnisses sind wir zu der Überzeugung gekommen, daß man nur in seltenen Fällen die Diagnose Myokardose klinisch stellen darf, im großen ganzen jedoch zumindest in der Klinik mit diesem Begriff zurückhaltend sein soll.

Bei der statistisch am stärksten gesicherten Beziehung zwischen QT-Verlängerung und Hypo-Dysproteinämie ist man geneigt, dem Calcium im Sinne einer hypalbuminämischen Hypocalcämie hier eine besondere Bedeutung beizumessen. Untersuchungen in dieser Richtung brachten jedoch kein greifbares Ergebnis, was wohl darauf zurückzuführen ist, daß nach HOLZMANN die QT-Dauer wahrscheinlich nur vom ionisierten Calcium abhängig ist, dieses aber keinen konstanten Bruchteil des gesamten Serum-Calciums darstellt.

CIII.

Die Bedeutung der intravenösen Dauerinfusion mit Sauerstoff für den Kreislauf.

Von

H. S. REGELSBERGER jun. (Detmold).

Mit 2 Textabbildungen.

Unsere Körperorgane unterliegen einer zentral-veget. Steuerung, d. h Störung der Zentralstellen, z. B., bei commotio cerebri und bei elektr. Reizung hypothalamischer Zentren, führt notgedrungen auch zu funktionellen Störungen in der Tätigkeit der Einzelorgane. Diese Ansicht läßt sich mit der Methode der Elektrodermatometrie und — bei durchleuchtbaren Organen wie z. B. der Lunge — mit Hilfe der Röntgenstrahlen beweisen. Gerade die Lunge scheint neben dem Gehirn gegenüber derartig akuten Veränderungen im Zentral-Vegetativum besonders empfindlich zu sein. Postcommotionelle Lungenödeme sind keine Seltenheiten. Man findet sie in verschiedenartigsten Erscheinungsformen nach Schädel-Hirntraumen. Das Lungenödem bezeichnet einen Zustand der Alveolarepithelien, der gekennzeichnet ist durch histologisch nachweisbare Veränderungen und demzufolge durch eine Verminderung der Sauerstoffaufnahmefähigkeit aus der Atemluft trotz gleichbleibenden Sauerstoffangebotes. Auch diese Ansicht läßt sich mit Hilfe der Oxymetrie beweisen. — Da das Gehirn ganz allgemein einer großen und konstanten Menge an Sauerstoff bedarf, muß bei Minderung der Lungenfunktion zwangsläufig auch bald eine Minderleistung der Zentralstellen eintreten, die ihrerseits die „Lungensteuerung" wiederum beeinträchtigt. Im Endeffekt entsteht also ein circulus vitiosus der nach meinen bisher an einem großen Krankenmaterial gewonnenen Erfahrungen durch intravenöse Dauerinfusion mit Sauerstoff zu beseitigen ist.

Vor einem Jahr habe ich bereits über meine Erfahrungen über die von mir ausgearbeitete therapeutische Methode der intravenösen Sauerstoffinsufflation berichtet. Meine damals schon mitgeteilten Heilergebnisse bei verschiedensten Krankheiten lassen sich heute aufs neue bestätigen. Durch funktionelle Gefäßstörungen verursachte Krankheitsbilder werden sehr günstig beeinflußt oder ganz behoben:

A. Zentrale Ödembildungen.

In diesem Zusammenhang muß das Hirnödem an erster Stelle genannt werden. Es gelingt an Versuchstieren, künstlich durch Cyankalivergiftung gesetzte Gefäßstörungen mit Gehirnödem fast unmittelbar

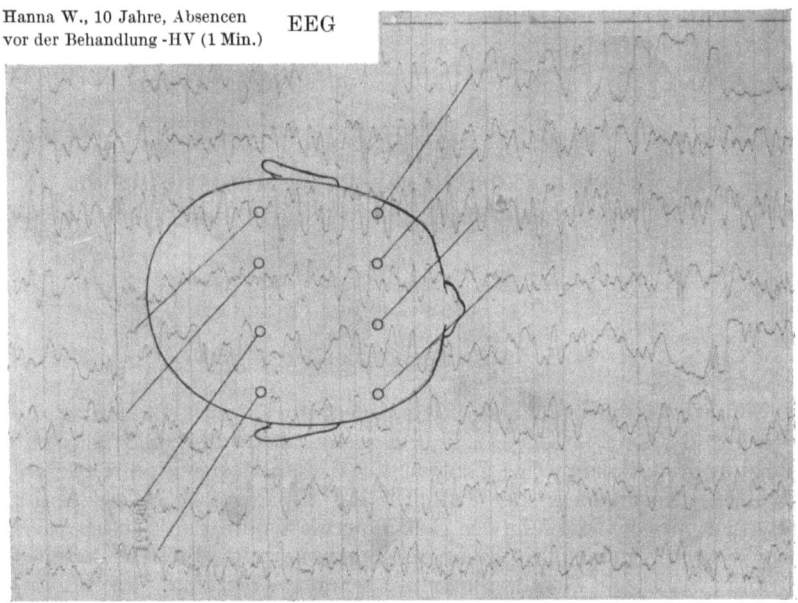

Hanna W., 10 Jahre, Absencen   EEG
vor der Behandlung -HV (1 Min.)

Abb. 1.

zu beseitigen. Schwerste Hirnödeme bei malignen Hirntumoren klingen nach Oxyvenierung rasch ab und erlauben dadurch elektrobiologisch eine Lokalisierung vorher im allgemeinen Gewebsödem versunkener tumoröser Defektstellen. Beachtenswert ist die relativ schnelle und dauerhafte Beseitigung auch schwerster Kopfschmerzzustände, die auf die übrigen Mittel der Schulmedizin bisher nicht ansprachen. Ich habe viele Migränebeschwerden beseitigt, die jahrzehntelang bestanden hatten. Die betreffenden Frauen und Männer haben seit über einem Jahr nach meiner Behandlung mit intravenösem Sauerstoff weder Kopfschmerzen noch Migräne wieder gehabt. Selbstverständlich muß an dieser Stelle auch vermerkt werden, daß postcommotionelle und vor allem postcontusionelle Zustände durch meine Art der Oxytherapie rasch behoben werden. Auch dafür geben zahlreiche Patienten eindrucksvolle Beweise.

Abschließend sei zu diesem Punkt noch gesagt, daß funktionelle Gehirndurchblutungsstörungen mit dem klinischen Bild von Absencen und leichteren Krampfanfällen vor allem bei Kindern auf das Verfahren gut ansprechen (Abb. 1 u. 2). Im Falle eines achtjährigen Jungen, der mehrmals, zum Teil sehr schwere Gehirnerschütterungen erlitt und vor der Sauerstoffbehandlung wegen einer hochgradigen Stauungspapille mit frischen Blutungen am Augenhintergrund zu der Verdachtsdiagnose: Hirntumor Veranlassung gab, konnte das Hirnödem innerhalb einiger Wochen beseitigt werden. Bis dahin vorhanden gewesene symptomatische Krampf-

Hanna W., 10 Jahre, gesund   EEG
nach der Behandlung -HV (2 Min.)

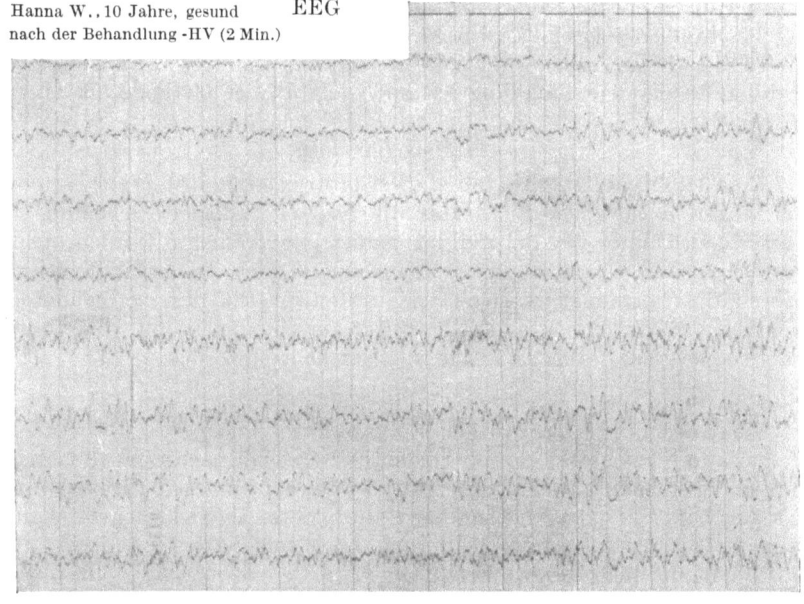

Abb. 2.

anfälle mit Absencen schwanden schon nach kurzer Zeit, und die Schulleistung des Kindes besserte sich zusehends. — Dieser Fall unterstreicht nicht nur die oben gemachten Erfolgsangaben in der Behandlung postcontusioneller Zustände, sondern eröffnet uns auch einen erfreulichen Einblick in die Möglichkeit, arachnitisch bedingte Hirnstörungen auf konservativem Wege zu beseitigen.

B. Periphere Ödembildungen.

Schwere periphere Durchblutungsstörungen mit ausgedehnten, oft schmerzhaften Gewebsödemen sprechen nicht minder rasch auf intravenös gegebenen Sauerstoff an. In diesem Zusammenhang nenne ich die Vielzahl von Erscheinungsformen vaso-veget. Dysregulationen.

Beachtenswert sollte der Hinweis sein, daß organische Gefäß- oder Gewebsdefekte durch die Oxytherapie kaum berührt werden, während funktionelle Störungen je nach Heftigkeit der bereits eingetretenen Veränderungen verschieden schnell beeinflußt und beseitigt werden können. In der Beseitigung des Lungenödems hat sich die Oxyvenierung als Mittel der Wahl erwiesen. Mit überraschender Schnelligkeit werden auch schwerste Lungenödeme völlig beseitigt, so daß schon nach etwa 10 bis 20 Min. weder auf der Lunge noch in den Atemwegen schleimige Absonderungen nachweisbar sind. Schon zu wiederholten Malen habe ich durch rasche Vornahme der Sauerstoffinsufflation lebensbedrohliche Zustände für bleibend beseitigen können. Gerade bei der Behandlung schwerster Lungenödeme zeigt sich immer wieder eindrucksvoll, daß es mit der intravenösen Sauerstoffinsufflation tatsächlich gelingt, den vorher beschriebenen circulus vitiosus zu durchbrechen.

In der Folge sollen nun weitere Krankheitsbilder kurz skizziert werden, an deren Behandlung ich mich mit meiner Methode der Oxytherapie wagte.

a) *Morbus Basedow.*

Eine 34jährige Patientin mit starker protrusio bulbi, starkem Tremor der Finger, hochgradiger Nervosität mit vaso-veget. Begleiterscheinungen besserte sich unter der Behandlung derart (Medikamente wurden nicht gegeben!), daß sich nicht nur Ärzte, sondern auch Anverwandte wunderten: die Glotzaugen waren zurückgetreten, das Bild des „permanenten Schrecks" war ebenso wie die Nervosität verschwunden und früher vorhanden gewesene Hautausschläge nicht mehr nachweisbar.

b) *Hautkrankheiten.*

Verschiedene z. T. stark juckende Hauterkrankungen, wie z. B. die Acne vulgaris und ekzematöse Veränderungen heilten schon nach kurzer Behandlung völlig ab, so daß, besonders bei jungen Personen immer wieder beobachtet, sich bald eine glatte und saubere Haut bildete. Als Nichtfachmann auf dem Gebiet der Hautkrankheiten muß ich mich ebenso wie bei der Mitteilung meiner übrigen Erfahrungen in der Behandlung mir nicht geläufiger Krankheitsbilder mit diesen kurzen Hinweisen begnügen.

c) *Pektanginöse Beschwerden.*

Auch schwere Herzkreislaufstörungen bei Kranken, die schon jahrelang in internistischer Behandlung standen, ließen sich rasch und wirksam beseitigen. Die Bemerkung, daß diese von mir behandelten Pat. vor und nach der Oxyvenierung von einem namhaften Internisten untersucht worden waren, mag sich erübrigen. Auch bei Behandlung dieser Erkrankungsformen besserte sich das ganze Allgemeinbefinden wesentlich, so daß man gerade bei Frauen förmlich von einer Verjüngung sprechen konnte.

d) *Asthma bronchiale.*

Kinder, die im schweren Asthmaanfall mit dem Krankenwagen gebracht wurden, verließen nach etwa 30 Min., an der Hand der Mutter gehend, das Haus. Die Eiweißunverträglichkeit bei solchen Pat. schwand unter „Sauerstoffschutz", und es war durch die Oxyvenierung möglich, geradezu Mastkuren durchzuführen. — Ich stelle mir vor, daß die Eiweißüberempfindlichkeit einer verminderten Verbrennungsfähigkeit gleichzusetzen ist, denn durch Auffüllung des Körpers mit Sauerstoff verschwand die allergische Reaktion. Auch dieser Hinweis spricht für meine Annahme, daß chronische Sauerstoffunterbilanz einen großen Teil der internen Erkrankungen verursacht.

Es ist unmöglich, die Vielzahl von beeinflußbaren Krankheitsbildern zu nennen und bereits gesammelte Erfahrungen in dem bescheidenen Rahmen eines Kurzreferates zu besprechen. Mein Bericht soll nur einen kleinen Einblick in neue therapeutische Möglichkeiten eröffnen und soll vor allem dem Hirnchirurgen das befriedigende Gefühl vermitteln, daß tatsächlich jetzt eine unschädliche, aber äußerst wirksame Waffe gegen Hirnödem gefunden ist, das heute noch das größte Sorgenkind aller Neurochirurgen ist.

CIV.

Über die nach therapeutischen Gesichtspunkten gegebene natürliche Ordnung der herzwirksamen Glykoside.

Von

HEINZ ZIMMERMANN (München).

Die Digitalisbehandlung oder, wie wir heute umfassender sagen sollten, die Behandlung mit herzwirksamen Glykosiden, ist eine weitgehend *differenzierte Behandlung* geworden. Die Pharmakologie hat so große Unterschiede zwischen den herzwirksamen Glykosiden hinsichtlich ihrer therapeutischen Verwendbarkeit herausgearbeitet und die Klinik hat diese Unterschiede nicht nur bestätigt, sondern auch so umfangreiche Erfahrungen über die besondere Eignung bestimmter Glykoside für die jeweiligen Besonderheiten des vorliegenden Krankheitsfalles gesammelt, daß eine zeitgemäße die gegebenen Möglichkeiten ausschöpfende „Digitalisbehandlung" nicht mehr denkbar ist ohne eine sorgfältig unterscheidende Indikationsstellung und eine rationell zielende Wahl des Präparates.

Die Schwierigkeiten dieser therapeutischen Wahl werden erleichtert durch die anschauliche Ordnung, in welcher sich uns die herzwirksamen Glykoside mit ihren therapeutischen Eigentümlichkeiten darbieten. Im intravenös gegebenen Strophanthin und im Digitoxin haben wir die zwei in ihren besonderen therapeutischen Wirkungsweisen einander am gegensätzlichsten unter allen „Digitaliskörpern" und im weitesten Abstand gegenüberstehenden „Eckpfeiler", wie WEESE sich ausdrückt. Dadurch daß die therapeutischen Besonderheiten der übrigen herzwirksamen Glykoside keinen dieser prägnantesten Vertreter ganz erreichen, aber zwischen beiden stehend teils mehr dem Strophanthin teils mehr dem Digitoxin in ihrer Wirkung ähnlich sind, wobei die Glykoside der Digitalis lanata etwa in der Mitte stehen, ist eine *natürliche Reihenordnung der herzwirksamen Glykoside* gegeben.

Das intravenös gegebene *Strophanthin* besitzt bekanntlich die am raschesten einsetzende und stärkste positiv inotrope Wirkung, die eindeutigste Kontraktilitätssteigerung, besitzt am ausgeprägtesten das, was ERNST EDENS die überwiegend-systolische Wirkung genannt hat, die am sichersten unter allen „Digitaliskörpern" imstande ist, mittelbar eine günstige Wirkung auf die Durchblutung des Herzmuskels hervorzubringen, insbesondere — wie wir heute wissen — in einer „energetischen Stoßwirkung", d. h. rasch einsetzenden Sauerstoffsparwirkung das Kranzadersystem zu entlasten. Eine pulsverlangsamende Wirkung tritt neben dieser überwiegend systolischen Wirkung nur in geringem Maße hervor, nur nach längerem Gebrauch und bei höheren Gaben. Sein bevorzugtes Anwendungsgebiet sind deshalb neben der schweren Herzschwäche alle coronarbedingten Formen der Herzschwäche und jene Fälle, bei denen eine stärkere Pulsverlangsamung unerwünscht ist.

Beim *Digitoxin* dagegen, dem ausgeprägtesten Vertreter der Digitalis purpurea, ist die klinisch hervorstechendste Eigenschaft die starke Pulsverlangsamung, unter der sich hier die Beseitigung einer Herzschwäche vollzieht, das, was EDENS die überwiegend-diastolische Wirkung genannt hat. Das bevorzugte Anwendungsgebiet des Digitoxins und der ihm nahestehenden Präparate der Purpurea sind deshalb die mit starker Pulsbeschleunigung einhergehenden Formen der Herzschwäche, sowie die einer starken unmittelbaren Überleitungsbremsung bedürftigen Fälle von Vorhofsarrhythmie mit rascher Kammerschlagzahl.

Die Gegenüberstellung von Strophanthin und Digitoxin bliebe oberflächlich, wenn wir sie nicht auf gewisse Hintergründe bezögen, die durch die neuere Forschung aufgedeckt worden sind. Die klinische Strophanthinwirkung besitzt dadurch eine besonders durchsichtige Klarheit, daß sie nahezu adäquat im Tierversuch nachgestaltet werden kann. Und so gelten hier auch hinsichtlich Wesen und Angriffspunkt der Glykosidwirkung ziemlich übereinstimmende Ansichten. Für die Digitalis purpurea dagegen muß zugegeben werden, daß über die unter Pulsverlangsamung einhergehende Steigerung der Herzleistung hinsichtlich des Wirkungsmechanismus die Meinungen noch stark auseinander gehen. Das mag zum Teil seinen Grund darin haben, daß es nach WEESE pharmakologisch noch nicht gelungen ist, die chronische Herzschwäche, die doch gerade das Feld der Digitalisbehandlung im engeren Sinn ist, im Tierversuch darzustellen. Während man bis EDENS die Erholung des Herzens hier auf eine primäre Pulsverlangsamung durch die Digitalis zurückführte, sehen neuere Theorien, geführt von F. MEYER, in der Pulsverlangsamung eine sekundäre, wenn nicht sogar eine Nebenwirkung des Glykosides. Wenn auch die Theorie von GREMELS, wonach die pulsverlangsamende Digitaliswirkung auf einer Sensibilisierung des Vagussystemes beruht, noch keine allgemeine Anerkennung gefunden hat (LENDLE), so kann doch zweifellos für diesen Flügel der Digitaliswirkung wenigstens so viel gesagt werden, daß eine Steigerung von Vagusfunktionen hier mit im Spiel ist, jedenfalls in weit höherem Maße als drüben auf der Seite des Strophanthins. Insbesondere sind wir berechtigt, auf der Seite der Purpurea die größere Gefahr vagusbedingter Nebenwirkungen anzunehmen.

Also nicht nur: hier überwiegend systolische, dort (nach älterer Nomenklatur) überwiegend diastolische Wirkung, sondern präziser: hier ein pharmakologisch durchsichtiger, dort ein noch sehr undurchsichtiger Wirkungsmechanismus, — hier nur geringe Mitbeteiligung des Vagussystems, dort eine führende Mitwirkung des Vagus — hier eine leicht zu steuernde Einflußnahme auf das Coronarsystem, dort eine größere Störungsmöglichkeit durch die den Coronarien unerwünschten Vaguseffekte — hier eine kurzdauernde Wirkung dank geringer Haftfestigkeit, dort Unsicherheit in der Rechnung durch größere Haftfestigkeit. Dies also sind die beiden gegensätzlichen Flügelstellungen der beiden „Eckpfeiler". Daran, wie diese gegensätzlichen Wirkungseigentümlichkeiten von den „Eckpfeilern" weg nach der anderen Seite hin abklingen oder vielmehr wie die einzelnen Glykosidpräparate sich entsprechend ihren pharmakologischen und klinischen Daten solchen absteigenden Linien einordnen, läßt sich die Stellung der verschiedenen Präparate untereinander erkennen. Wenn wir diese etwa mit der Reihenfolge: Strophanthin — Scillaren — Cedilanid — Digilanid, Pandigal — Verodigen — Digipurat (u. ä. Präparate der Purpurea) — Digitoxin zeichnen, so kann damit nur die Linienführung im großen gemeint sein. Für Convallaria und Adonis haben wir noch keinen sicheren Platz; sie dürften in der Höhe der Scilla liegen. Durch die Form der Applikation können Verschiebungen nach rechts oder links eintreten: die intravenöse Applikation rückt das Präparat mehr in Richtung auf den Strophanthintypus zu, da die dabei rasch eintretende hohe Konzentration im Blut eine überwiegend-systolische Wirkungsweise fördert, während die intestinale Zufuhr, auch wenn die Resorption im ganzen vollständig ist, die Anreicherung im Blut verzögert und die „energetische Stoßwirkung" abschwächt und somit die Stellung des Präparates nach der Purpureaseite hin verschiebt, vor allem dann, wenn zum Ausgleich die Dosis erhöht wird und dadurch die Möglichkeit vagusbedingter Nebenwirkungen näherrückt.

Den stärksten *Unterschied zwischen intravenöser und intestinaler Applikation* finden wir beim Strophanthin; es steht mit dieser Eigentümlichkeit geradezu durch eine Kluft getrennt von der Scillaren-Cedilanid-Gruppe, die auch bei intestinaler Anwendung eine wenn auch der intravenösen durchaus nicht gleichwertige, aber ihr nahestehende Wirkungsweise besitzt, was insbesondere dem Cedilanid zu seinem Siegeszug verholfen hat. Man hat versucht, die Kluft zum i. v.-gegebenen k-Strophanthin (Kombetin, Strophosid) zu überbrücken, um ohne die Notwendigkeit von i. v. Injektionen noch näher an die typische Strophanthinwirkung heranzukommen, als es die Scilla und das Lanatosid C vermögen. Alle intestinal gegebenen Präparate von g-Strophanthin leiden jedoch unter so vielen unberechenbaren Faktoren und werden zum Ausgleich dieser Unsicherheit meist so hoch dosiert, daß sich ihre Stellung erheblich nach der Digitalisseite verschiebt. Den einzigen Ausweg bietet die perlinguale Anwendung. Ich möchte diese ausdrücklich als eine Anwendungsform selbständiger Art aus dem Sammelbegriff der intestinalen Anwendung herausheben, weil hier besondere Resorptionsbedingungen vorliegen, die mit dem Verdauungskanal selbst in keiner Weise verglichen werden können. Wird das g-Strophanthin in einer die Resorption durch die Zungenschleimhaut fördernde Lösung eingebracht, wie dies z. B. im Präparat Strophinos der Fall ist, dann tritt nach meinen Beobachtungen offenbar eine so rasche und hinreichende Konzentration im Blut ein, daß die typische Strophanthinwirkung unverkennbar in Erscheinung tritt und selbst in mittelschweren coronarbedingten Formen von Herzschwäche die i. v. Applikation weitgehend oder ganz ersetzen kann. Für diesen Indikationsbereich möchte ich deshalb das Strophinos zwischen das k-Strophanthin und die Scilla-Cedilanid-Gruppe einreihen, als das unter allen anderen dem (i. v. gegebenen) k-Strophanthin nächststehende Präparat. Für alle Formen von schwerer und akuter Herzschwäche dagegen, sowie bei jeder schwereren Einengung der Koronar-Reserve bleibt das i. v. gegebene Strophanthin in seiner durch kein anderes Präparat erreichbaren isolierten Stellung. Man sieht daraus: auch die gegebene Indikation bestimmt die Stellung der Präparate unter ihren Nachbarn.

Die Reihenordnung ist keine starre Ordnung, an welcher der Anfänger das richtige Mittel ablesen könnte. Es gibt individuelle Besonderheiten, für die wir vorläufig keine Erklärung haben. Der viel zitierte Satz von EDENS, daß jedes Herz seine Digitalisdosis habe, könnte dahin ergänzt werden, daß darüberhinaus manches Herz auch sein eigenes ihm besonders zuträgliches Präparat hat.

Wenn wir die Wirkungsbesonderheiten der beiden „Eckpfeiler" mit einer gewissen Einseitigkeit gezeichnet haben, so mußte dies geschehen um sie zu „Richtungspunkten" für die gezielte Wahl des Präparates zu machen. Damit ist nicht gesagt, daß nicht jedes herzwirksame Glykosid gewisse allgemeine Grundeigenschaften besitzt, die jedem zukommen; nur sind eben diese elementaren Digitaliswirkungen in verschiedenen Stärkeverhältnissen auf die einzelnen Präparate verteilt, nicht unähnlich einem Spektrum. Für die Forderungen einer zeitgemäßen Digitalistherapie kennen wir einen digitalisartigen Stoff erst dann hinreichend, wenn wir nicht nur seine allgemeinen digitalisartigen Wirkungen festgestellt haben, sondern ihn in dieses Wirkungsspektrum zuverlässig eingeordnet haben.

Es gibt zahlreiche Medikamente, die dem herzwirksamen Glykosid zur Unterstützung seiner Wirkung mit Nutzen beigemischt werden. Gröbere Fehler jedoch in der Digitalis-Anwendung vermögen solche ergänzende Medikamente nicht auszugleichen. Die Kunst der Digitalisbehandlung ruht auf einer sorgfältig unterscheidenden Indikation, auf der sich darauf gründenden Wahl des Präparates aus der Reihenordnung die Glykoside, und auf einer ständig sich selbst überprüfenden Anpassung der Dosierung an die Besonderheiten des gegebenen Krankheitsfalles.

CV.
Beobachtungen über die Therapie
des insuffizienten Altersherzens mit oralem Strophanthin.

Von

JÜRGEN GLAESER (Wiesbaden).

Auf der Suche nach wirksamen, zeitsparenden und kassenwirtschaftlichen Herzglykosiden zur Behandlung des insuffizienten Altersherzens wurde zur perlingualen Therapie mit an Adenylsäuren angegliedertem g-Strophanthin gegriffen. Ausgehend von den bekannten Wirkungen des Adenylsäurensystems erschien diese Therapie im Aspekt bei wirklich strophanthinbedürftigen Patienten erfolgversprechend.

Seit 3 Jahren wurde im Rahmen einer freien Praxis an mehr als 250 Patienten, davon 99 über 60 Jahre, über die hier berichtet werden soll, mit glykosidbedürftigen insuffizienten Herzen möglichst nach Kontrolle durch EKG, sowohl bei Normo-, wie Hypo- und Hypertonikern, diese Kombinationstherapie angewandt. Daneben wurden diesen ambulanten Patienten kochsalzarme Diät, Flüssigkeitsbeschränkung und gegebenenfalls zusätzliche blutdrucksenkende Therapeutica oder Kreislaufmittel verordnet. Wie weit diese Maßnahmen von den Menschen im täglichen Leben eingehalten wurden, ist schwer kontrollierbar.

Auffallend aber war, daß bereits nach durchschnittlich 2 Wochen Therapie mit täglich 1,5—2,5 mg perlingualem g-Strophanthin in drei Einzeldosen, etwa 10 Min. vor den Mahlzeiten, eine wesentliche Verbesserung des Allgemeinzustandes, sowohl subjektiv vom Patienten selbst gesehen, als auch objektiv in Form von Verstärkung der Diurese, Normalisierung der Pulsfrequenz und des Blutdrucks, Zurückgehen etwa vorhandener Extrasystolen und Arrhythmien und Nachlassen von Dyspnoen. Diese Wirkungen erstrecken sich auf leicht bis mittelstark geschädigte Herzen, aber in Einzelfällen auch auf stärkere Insuffizienzen, besonders bei gleichzeitiger Ausschaltung von Arbeitsleistung, d. h. also bei Bettruhe.

Die erwähnte Kombination Adenylsäuren — in diesem Falle ein Konzentrat aus frischgeschlachteten Rinderherzen mit g-Strophanthin — scheint bei richtiger Applizierung auf die möglichst trockene Zunge und unter die Zunge und Belassen dort für 1 bis 3 Min. auf dem Lymphwege unter Vermeidung des Intestinaltraktes direkt an das Herz herangetragen zu werden, so daß die selbstverständliche Beeinflussung und Wirkungsminderung im Magen- und Darmkanal sowie in der Leber weitgehend vermieden wird. Der Stoffwechsel der Herzmuskelzellen selbst scheint, abgesehen von der bekannten Wirkung des Strophanthins, angeregt zu werden, so daß eine echte Leistungssteigerung entsteht.

Die langsame stetige Einwirkung des Medikamentes scheint beim ambulanten Patienten der stoßweisen und in Intervallen von 2 bis

3 Tagen zu applizierenden intravenösen Strophanthinspritze überlegen zu sein. Die Spritze sollte im ganzen gesehen mehr der Klinik und dem bettlägerigen Patienten vorbehalten bleiben. Am Kranken im Bett kann man es eher wagen, von der heute üblichen und notwendigen niedrigen Strophanthindosierung abzuweichen und im Bedarfsfalle einmal höher zu gehen. Außerdem ist die Zeitersparnis in der Sprechstunde beachtlich.

Bei richtiger Dosierung, die sich vom Zustand des Herzens durch EKG, Schellongtest und unter Mithilfe des Patienten leicht herausfinden läßt, ist es sehr leicht möglich, die dem jeweiligen Herzen angepaßte individuelle Therapie zu finden. Diese kann bei Bedarf ohne weiteres lange Zeit durchgehalten werden. Kumulationen traten nicht auf, desgleichen keine Reaktionen von seiten der Mundschleimhäute. Bei Unterbrechung der Therapie und Wiederaufnahme trat bisher keine Überempfindlichkeit oder ähnliches auf und der Effekt war gleichbleibend. Die typischen Strophanthin-Veränderungen am EKG ließen sich bei Kontrolle 30 Min. nach Installation im Munde vielfach nachweisen.

Bemerkt werden soll aber auch, daß bei drei Patienten eine primäre Strophanthinresistenz trotz vorheriger Indikationsstellung auf Grund der EKG-Untersuchung vorhanden war; sie reagierten dann auf Glykoside II. Ordnung gut. Verwandt wurde bei diesen 99 Patienten ausschließlich Strophocor der Firma Henning, Flörsheim a. Main. Ähnliche vielleicht nicht ganz so günstige Wirkungen zeigten die anderen modernen perlingualen reinen Strophanthinpräparate, wie Strophinos, Purostrophan und Strophoperm bei einer kleineren Reihe anderer älterer Patienten.

Zusammenfassend kann gesagt werden, daß die Kombination Adenylsäuren und g-Strophanthin bei richtiger perlingualer Applikation ein gut gangbarer Weg der Therapie des insuffizienten Altersherzens mit relativ geringen Dosen g-Strophanthins ist. Ungeschmälert soll dabei das Verdienst der anderen herzwirksamen Glykoside bleiben.

CVI.

Die Inulinharnprobe, eine einfache Methode zur annähernden Bestimmung der Glomerulusfiltratmenge.

Von

HANS HAMM (Hamburg).

Mit 1 Textabbildung.

Clearance-Untersuchungen haben in der Diagnostik von Hochdruck- und Nierenerkrankungen in den letzten Jahren auch bei uns eine zunehmende Verbreitung gefunden. Ihrer allgemeinen Anwendung stehen jedoch gewisse Schwierigkeiten im Wege. Diese bestehen vor allem in der Belästigung für den Patienten und in der relativ umständlichen und zeitraubenden Untersuchungs- und Bestimmungsmethode. Die routinemäßige Durchführung von Clearance-Untersuchungen erfordert u. E. ein eingearbeitetes Personal und einige Erfahrung in der Beurteilung der Ergebnisse. Aus diesem Grunde wurde immer wieder nach Vereinfachungen dieser Untersuchungen getrachtet.

Für die Paraaminohippursäure-(PAH)-Clearance zur Messung der Nierendurchblutung besteht eine gewisse Vereinfachungsmöglichkeit mittels der Halbwertszeitbestimmung nach WITTKOPF und DOST. Jedoch erfordert auch diese Methode noch die photometrische bzw. colorimetrische Bestimmung der PAH in mehreren Blutproben, weshalb sie sich wahrscheinlich neben anderen Gründen bisher nicht allgemein durchzusetzen vermochte.

Praktisch besonders wichtig ist die Bestimmung der Glomerulusfiltratmenge, die wesentliche Aussagen über den Verlauf von Hochdruck- und Nierenerkrankungen machen und bereits sehr früh die Gefahr einer Urämie erkennen läßt. Die Methode der Wahl ist hier die Inulin-Clearance, die am besten fundierte Clearance-Untersuchung überhaupt. Wir verwenden diese Methode seit nunmehr 3 Jahren an unserer Klinik. Eine Vereinfachung der Inulin-Clearance ist bisher nicht bekannt.

Intravenös dem Körper zugeführtes Inulin verläßt diesen nur auf dem Wege über den Glomerulusapparat der Nieren und unterliegt auch unter pathologischen Verhältnissen weder einer Rückresorption noch einer Rückdiffusion in den Tubuli. Andere Ausscheidungswege, etwa durch tubuläre Sekretion mit dem Harn oder durch Exkretion über den Magendarmtrakt mit dem Stuhl sind durch Untersuchungen von MARSHALL und SPÜHLER ausgeschlossen worden. Auf diesen durch große praktische Erfahrung gesicherten Tatsachen beruht die Brauchbarkeit des Inulins als Clearance-Substanz. Der jeweils resultierende Clearance-Wert des Inulins richtet sich nach dem Grad der Funktionsfähigkeit des Glomerulusapparates. Die Filtrationsleistung der Glomeruli geht also parallel dem Ausscheidungsvermögen der Nieren für rein filtrierte Substanzen, z. B. Inulin. Die gleiche Menge Inulin müßte also in der gleichen Zeiteinheit von einem voll funktionstüchtigen Glomerulusapparat schneller ausgeschieden werden, als von einem Glomerulusapparat, der in seiner Funktion eingeschränkt ist. Unter den genannten Voraussetzungen müßte also z. B. eine niedrige Inulinausscheidung einem herabgesetzten Glomerulusfiltrat entsprechen.

Fußend auf diesen Überlegungen prüften wir die Inulinausscheidung bei bisher 109 Nierengesunden und -kranken, wobei die Ergebnisse z. T. mit den Werten von Inulin-Clearance-Untersuchungen verglichen wurden.

Die Durchführung der Untersuchungen war folgendermaßen: Nach Entleerung der Blase wurden 50 ccm einer 10%igen Inulinlösung i. v. verabfolgt, damit also 5 g Inulin. Entsprechende Ampullen sind im Handel erhältlich. 2 Stunden nach dieser Injektion wurde die Blase erneut völlig entleert und die 2-Stundenharnmenge in ccm gemessen.

Zur Bestimmung der ausgeschiedenen Inulinmenge wählten wir der Einfachheit halber die polarimetrische Methode, die für die Zwecke dieser Probe als absolut ausreichend anzusehen ist. Es ist wenig bekannt,

daß Inulin optisch aktiv ist und eine spezifische Drehung von minus
40 Grad besitzt. Der inulinhaltige Harn wird nach Versetzung mit Blei-
acetat und Filtrierung polarisiert. Der Prozentgehalt des Harnes und
die gemessene Harnmenge lassen die 2-Stunden-Ausscheidung des Inulins
errechnen. Die Methode gleicht also der üblichen einfachen Bestimmung
des Traubenzuckers im Harn.

Unsere Ergebnisse waren folgende:
Es zeigte sich sehr deutlich, daß Fälle mit einer normalen Glomerulusfiltratmenge, also über etwa 120 ccm pro Minute, von den verabfolgten
5 g mehr als 3 g in 2 Std. wieder ausschieden. Es handelte sich hierbei um
78 vorwiegend routinemäßig poliklinisch untersuchten Patienten, meist
jüngeren Alters. Bei zwölf dieser Fälle wurden vergleichsweise Inulin-

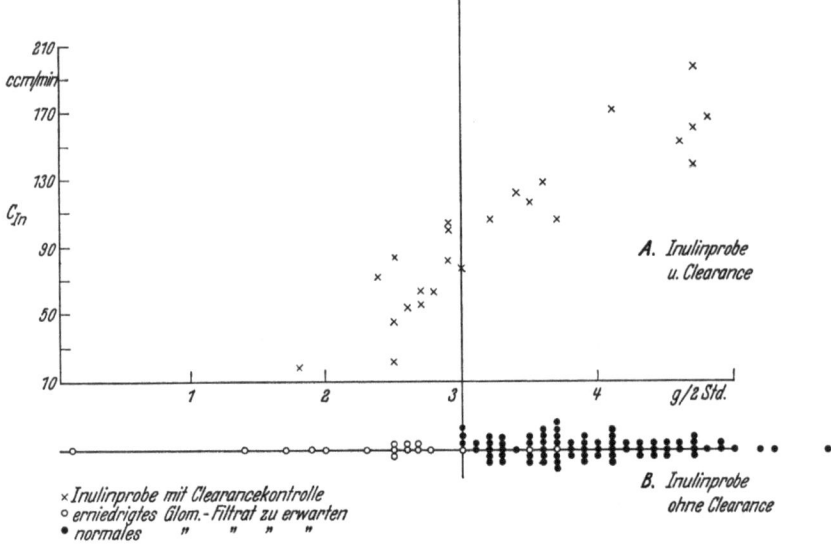

Abb. 1. Ergebnisse der Inulinproben bei 109 Patienten mit und ohne Vergleich zu
Inulin-Clearance-Untersuchungen.

Clearance-Untersuchungen durchgeführt. Die Werte lagen hier zwischen
116 und 196 ccm pro Minute, lagen also eindeutig im Bereich der Norm.

Bei 31 Fällen lag die Inulinausscheidung z. T. deutlich unter 3 g in
2 Std. Hiervon wurden 13 Fälle mit Inulin-Clearance-Untersuchungen
nachgeprüft. Die Ergebnisse lagen zwischen 19 und 103 ccm pro Minute,
waren also deutlich erniedrigt. Zur Veranschaulichung dieser Verhältnisse siehe Abb. 1.

In der oberen Hälfte der Abbildung erkennt man die Fälle, bei
denen die Inulinprobe mit der Inulin-Clearance, also der Glomerulusfiltratmenge, verglichen werden konnte. Links oben die Werte für das
Glomerulusfiltrat, auf der Abscisse die Inulinausscheidung in g in 2 Std.
Man erkennt deutlich, daß eine Inulinausscheidung von 3 g und weniger

Tabelle 1. Fälle mit einer Inulin-Ausscheidung bis 3,9 g/2 Std.

Alter Ge-schlecht	Diagnose	Inul-Pr. g/2 Std.	Inul.-Clear. ccm/min
58 ♀	Urämie, Rest-N 220, Ureter-kompr. durch Ca	0,1	
65 ♀	Präurämie, Rest-N 65, chr. Pyelo-nephritis	1,4	
68 ♂	Kachexie bei M. Hodgkin	1,9	
61 ♂	Verschluß der un-teren Hohlvene	1,8	19
61 ♂	Kachexie b. M. Hodgkin	1,9	
53 ♀	Hypertonie, Ver-dacht chron. Nephritis	2,0	
77 ♀	Hypertonie, Ver-dacht chron. Nephritis	2,3	
44 ♂	Nierentumor, Kachexie	2,4	73
34 ♂	Erythrocyturie unkl. Genese	2,5	84
79 ♀	Hypertonie	2,5	
56 ♀	Hypertonie	2,5	
43 ♂	Akute Glome-rulonephritis	2,5	23
64 ♀	Mal. Hypertonie	2,5	
59 ♂	Mal. Hypertonie	2,5	46
52 ♂	Hypertonie	2,6	
56 ♀	Hypertonie	2,6	
28 ♂	subchr. Glome-rulonephritis	2,6	54
55 ♂	Hypertonie	2,7	65
52 ♂	Hypertonie	2,7	
53 ♀	Zustand nach Nephrektomie	2,7	
71 ♂	Arteriosklerose	2,7	
66 ♀	Hypertonie	2,8	
55 ♂	Hypertonie	2,8	
43 ♂	Zustand nach akut. Glom. nephritis	2,9	83
40 ♂	Mal. Hypertonie	2,9	100
17 ♂	Marschhämo-globinurie	2,9	103
75 ♀	Avitaminose	3,0	
50 ♀	Cholecystopathie	3,0	
41 ♂	Zustand nach Nephrektomie	3,0	78
45 ♂	Mal. Hypertonie	3,0	
25 ♀	Gravidität, Debilitas	3,0	
64 ♂	z. B. Magen-Ca	3,1	

Alter Ge-schlecht	Diagnose	Inul-Pr. g/2 Std.	Inul.-Clear. ccm/min
40 ♂	Lungenemphysem	3,1	
52 ♀	Neurolues	3,2	
51 ♂	Erythematodes	3,2	
48 ♀	Hypertonie	3,2	117
56 ♀	z. B. Thyreotoxi-kose	3,2	
52 ♀	Hypertonie	3,2	
34 ♀	z. B. Mitralvitium	3,2	
37 ♀	Aortenisthmus-stenose	3,3	
38 ♀	z. B. Darmneo-plasma	3,3	
16 ♂	Myxödem	3,3	
55 ♂	Hypertonie	3,3	
51 ♂	z. B. Morbus int.	3,3	
65 ♀	Hypertonie	3,4	122
31 ♀	Adipositas	3,4	
61 ♀	Thyreotoxikose	3,5	
50 ♀	Zustand nach Nephrektomie	3,5	116
57 ♂	Hypertonie	3,5	
51 ♂	z. B. Morbus int.	3,5	
55 ♀	z. B. Morbus int.	3,5	
65 ♀	Rosacea	3,5	
20 ♂	einseitige Hydronephrose	3,6	
17 ♀	vegetative Dystonie	3,6	
32 ♂	Aortenisthmus-stenose	3,6	128
47 ♂	einseitige Hydronephrose	3,6	
38 ♀	Adipositas	3,6	
43 ♂	Zustand nach Nephritis	3,6	128
66 ♀	Hypertonie	3,7	
46 ♂	z. B. Morbus int.	3,7	
19 ♀	Adipositas	3,7	
49 ♂	Hypertonie	3,7	
49 ♀	z. B. Morbus int.	3,7	
75 ♀	Hypertonie	3,7	
19 ♂	z. B. Morbus Hodgkin	3,7	
27 ♀	Ekzem	3,7	
55 ♀	Hypertonie	3,7	116
67 ♂	Stenokardie	3,8	
45 ♂	z. B. Morbus int.	3,8	
50 ♂	z. B. Morbus int.	3,8	
23 ♀	Verdacht auf Gravidität	3,9	
22 ♀	Struma	3,9	
25 ♂	Ulcus duodeni	3,9	
25 ♀	Adipositas	3,9	

in 2 Std. einem herabgesetzten Glomerulusfiltrat entspricht, während bei einer normalen Glomerulusfiltratmenge eine Inulinausscheidung über 3 g in 2 Std. zu erwarten ist. In der unteren Hälfte der Abbildung wurden alle übrigen Fälle aufgeführt. Die Kreise bedeuten Fälle, bei denen auf Grund des klinischen Krankheitsbildes, des Alters usw. eine unternormale Glomerulusfiltratmenge angenommen werden durfte. Die Punkte stellen die Ergebnisse bei nierengesunden, vorwiegend jüngeren Normalpersonen dar. Auch hier wird klar erkennbar, daß fast immer bei einem erniedrigten Glomerulusfiltrat eine 2-Stunden-Ausscheidung des Inulins von 3 g und weniger vorliegt.

In einer weiteren Abbildung (Tab. 1) sind alle Fälle aufgeführt, die eine Inulinausscheidung bis 3,9 g in 2 Std. aufwiesen. Man sieht, daß fast alle Fälle mit Nierenerkrankungen, Hochdruckleiden oder in höherem Alter, d. h. also Fälle, bei denen ein erniedrigtes Glomerulusfiltrat vorliegt, 3 g und weniger Inulin in 2 Std. ausschieden. Eine Weiterführung der Tabelle mit den Fällen, die mehr als 3,9 g in 2 Std. ausschieden, würde dieses noch deutlicher zeigen. Aus räumlichen Gründen ist jedoch die Demonstration hier nicht möglich.

Bei der Kürze der zur Verfügung stehenden Zeit war es leider nicht möglich, über weitere Einzelheiten, technische Fehlermöglichkeiten und Grenzen der Methode, die wir als Inulinprobe bezeichnen möchten, zu berichten. Sie soll und kann natürlich nicht vollständig eine genaue Clearance-Untersuchung ersetzen. Die Probe ist jedoch als streng spezifisch für die Funktion des Glomerulusapparates der Nieren anzusehen und ähnelt in ihrer technischen Durchführung der Galaktoseprobe. Wir glauben zu der Bekanntgabe dieser Probe hier berechtigt zu sein, da sie nach unseren bisherigen Erfahrungen einen sehr einfachen Weg zur Erfassung einer der praktisch wichtigsten Einzelfunktionen der Nieren darstellt. Gerade die mit dieser Probe mögliche einfache Prüfung einer Einzelfunktion der Nieren ist der wesentliche Vorteil gegenüber den sonst in der Klinik üblichen Nierenfunktionsprüfungen, die alle lediglich die Gesamtheit der Nierenfunktion erfassen.

CVII.

Aus der Medizinischen Universitätsklinik Marburg (Lahn)
(Direktor: Prof. Dr. H. E. BOCK).

Über eine Methode zum Ausschluß des Hämolysefehlers bei der Blutmengenbestimmung mit Farbstoffen.

Von

G. GRIES und ADOLF A. MÜLLER.

Mit 1 Textabbildung.

Bei der Blutmengenbestimmung mit der Farbstoff-Hämatokrit-methode mit Hilfe von Kongorot bzw. Evans Blau, sowie bei der Bestimmung des Kongoschwundes nach BENNHOLD, wird durch eine eventuelle Hämolyse in der farbstoffhaltigen Serumprobe, die nach unseren Erfahrungen relativ häufig auftritt, bei der photometrischen Bestimmung eine höhere Farbstoffkonzentration vorgetäuscht. Durch diesen Fehler werden zu niedrige Blutmengen berechnet. Der Kongoschwund ist unbestimmt verändert, weil er auf einer Zweifachbestimmung beruht. Es kommt darauf an, ob der Fehler in der Ausgangs- oder Endbestimmung auftritt.

In der Abb. 1 sind die Spektralkurven von Kongorot und Evans Blau sowie von Oxyhämoglobin und dem beim Stehen an der Luft sich daraus bildenden Hämiglobin aufgeführt. Alle Farbstoffe lösten

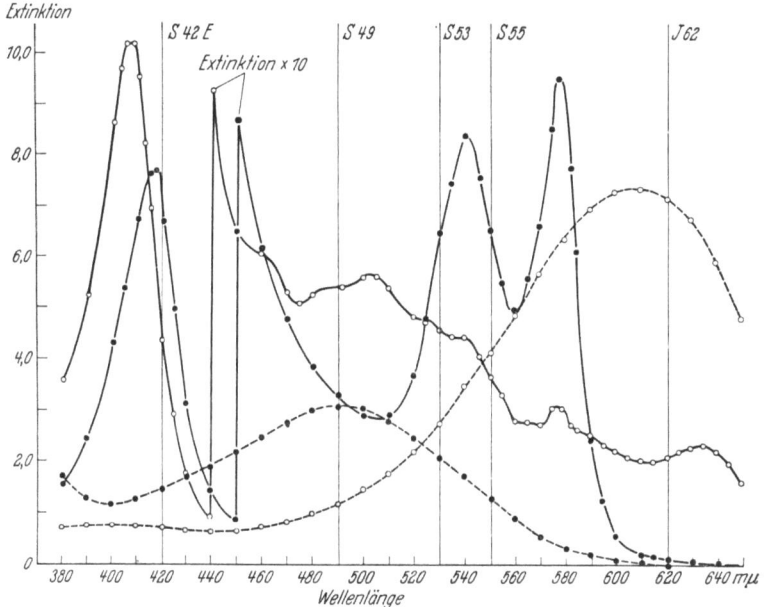

Abb. 1. Dargestellt wurden die Spektralkurven von Kongorot •— — —·, Evans-Blau o— — —o Hämo- •———• und Hämiglobin o———o. Alle Farbstoffe wurden in m/50 Phosphatpuffer pH 7,35 gelöst. Die Blutfarbstofflösungen waren 100 mg-%ig, die Konzentration der beiden anderen Pigmente 10 mg-%. Striche zeigen die Durchlässigkeitsschwerpunkte der von uns verwendeten Zeiss-Filter an. Abscisse: Wellenlängen in mμ. Ordinate: Extinktion.

wir in m/50 Phosphatpuffer pH 7,35. Die Blutfarbstoffe haben um 410 mμ ihre maximale Extinktion, während Kongorot bei 500 mμ, Evans Blau bei 610 mμ am stärksten absorbiert. Die Durchlässigkeitsmaxima der den Extinktionsmaxima am nächsten liegenden Zeiss-Spektralfilter haben wir durch Striche angezeigt.

Aus diesen Kurven wird deutlich, daß die Blutfarbstoffe im Maximum von Kongorot ebenfalls Licht absorbieren, bei Evans Blau spielt die Beimischung von Blutfarbstoffen eine geringere Rolle.

Wir fanden dementsprechend, daß eine mit dem Auge nicht erkennbare Hämolyse bei Kongorot in Konzentrationen, wie sie bei der Plasmamengenbestimmung möglich sind, einen Fehler bis zu 20% ausmachen kann, während dieser Fehler bei Evans Blau unter 6% bleibt.

Zwischen den Extinktionen der reinen Farbstoffe bzw. Blutfarbstoffe bei verschiedenen Wellenlängen oder Filtern besteht ein konstantes Verhältnis, ein konstanter Extinktions-Quotient. Wird einer Kongorot- oder Evans Blau-Lösung Blutfarbstoff beigemischt, muß sich der Extinktions-Quotient ändern, d. h. sich dem Extinktions-Quotienten des Blutfarbstoffs bei den entsprechenden Filtern nähern.

Teilt man die Extinktionen im Maximum von Kongorot also mit den Filtern S 49 oder S 53 durch die mit dem Filter S 42 E, d. h. etwa im Extinktionsmaximum der Blutfarbstoffe, so ergibt sich für Kongorotlösungen ein Extinktions-Quotient von über 1, für Blutfarbstoffe von unter 1. Enthält eine Kongorotlösung in zunehmenden Mengen Blutfarbstoffe, wird der Quotient kleiner werden als der der reinen Kongorotlösung. Entsprechend verhalten sich die Quotienten bei Evans Blau und den Blutfarbstoffen, wenn man die Extinktionen mit dem Filter I 62, im Maximum des Azofarbstoffes durch die beim Filter S 42 E teilt.

Tabelle 1.

	Hämoglobin mg%	Extinktion bei Filter		Extinktions-Quotient	Plasmamenge in Litern	korrigierte Plasmamenge in Litern
		J 62	S 42 E	J 62/S 42 E		
Evans-Blau	0	0,361	0,070	5,16	3,00	
	7,5	0,363	0,368	0,99	2,99	
	15,0	0,364	0,675	0,54	2,98	
		S 49	S 42 E	S 49/S 42 E		
Kongorot	0	0,455	0,176	2,58	3,00	
	7,5	0,479	0,474	1,01	2,85	3,00
	15,0	0,501	0,781	0,64	2,73	3,01

$$E_{K\,S_{49}} = \frac{E\,Q_K \cdot E_{G\,S_{49}}}{E\,Q_K - E\,Q_H} - \frac{E\,Q_K \cdot E\,Q_H \cdot E_{G\,S_{42}E}}{E\,Q_K - E\,Q_H}$$

$$E_{K\,S_{49}} = 1{,}031\ E_{G\,S_{49}} - 0{,}081\ E_{G\,S_{42}E}$$

In der Tabelle 1 sind an einem Beispiel die Verschiebungen der Extinktions-Quotienten bei visuell noch nicht erkennbaren Hämoglobinkonzentrationen zu ersehen.

Aus den Extinktions-Quotienten von Evans Blau bzw. Kongorot einerseits und denen der Blutfarbstoffe andererseits bei den gleichen Filtern kann man Formeln aufstellen, mit denen man die wahre Extinktion von Kongorot bzw. Evans Blau in einem Gemisch mit Blutfarbstoffen errechnen kann. Zu dieser Berechnung sind die meßbaren Größen, die Gesamt-Extinktionen des Kongorot- bzw. Evans Blau-Blutfarbstoffgemisches bei den entsprechenden Filtern nötig. In der Tabelle ist diese Formel am Beispiel der Filter S 49 und S 42 E für Kongorot und Hämoglobin abgebildet.

Außerdem haben wir die durch Hämoglobinbeimischung fehlerhaft gewordenen Plasmamengen und die mit Hilfe der Formel berechneten korrigierten Plasmamengen aufgeführt.

Mit Hilfe der Ablesung mit zwei Filtern läßt sich eine geringe Hämolyse sofort erkennen. Der dadurch entstehende Fehler kann durch die Korrekturformel eliminiert werden. Auf diese Weise lassen sich sonst durch Hämolyse unbrauchbar gewordene Proben für Blutmengen- bzw. Kongoschwundbestimmungen noch verwerten.

Aussprache.

Herr WILHELM MÖLLER (Kassel):

Die klinischen Ergebnisse und Beobachtungen von Herrn REGELSBERGER bestätige ich vollauf. Auf Grund eigener Beobachtungen bei einem großen Krankenmaterial in eigener Praxis, in meinem Kurheim für Gefäßkrankheiten und in der Königin-Elena-Klinik für Encephalitiskranke in Kassel und dank den Erkenntnissen von PICHINGER u. a. spielt jedoch die *Sauerstoffwirkung als solche* bzw. die „Beseitigung" oder „Aufhebung des Sauerstoffdefizits" im Blute nicht allein die entscheidende Rolle. Es handelt sich wahrscheinlich um eine *Stresswirkung* über die ganze Capillarbreite, insbesondere der Lunge als größtem Bindegewebsorgan. Da ja die Lunge unmittelbar mit dem Sauerstoff der Luft in Kontakt steht, kann es der Sauerstoff an sich nicht sein, sondern das erhöhte Angebot an das Gewebe der Lunge.

Es kommt außer der Reizwirkung durch die Sauerstoffbläschen auf die Erhöhung der Sauerstofftension an, damit die chemische Sättigung des Blutes möglichst vollständig wird. In dieser Sicht gesehen, ist die Sauerstoffsättigung des Blutes maßgebend für das Sauerstoffgefälle zwischen Capillarlumen und Endothel.

Die Methode, Sauerstoff kontinuierlich intravenös einzuführen, ist aus bestimmten Gründen, die ich in meinem Vortrag auf dem Therapiekongreß 1953 besprochen habe, nie vollkommen zu erfüllen und daher nicht ganz gefahrlos, da nicht sichergestellt ist, daß sich selbst allerkleinste Bläschen an einer Umbiegungsstelle eines Gefäßes oder im Herz zu embolischem Geschehen vereinigen, es sei denn daß eine exakte Mengendosierung gewährleistet ist, d. h., daß nur so viel Sauerstoff eingeführt wird, wie auf dem Wege von der Injektionsstelle bis zum Herzen vom Blut, bzw. Hämoglobin aufgenommen wird.

Bei genauer Einhaltung dieser Voraussetzung habe ich ebensowenig Komplikationen erlebt wie Herr REGELSBERGER. Allerdings muß man die kontinuierliche Insufflation durch kurze Pausen unterbrechen bzw. den Sauerstoffstrom abreißen oder abflauen lassen.

Um allen diesen Komplikationen aus dem Wege zu gehen, brachte ich den Sauerstoff in eine *Schaumform*. Dieser ermöglicht zugleich eine exakte Dosierung. Die *Schaumbläschen* in der Größenordnung von durchschnittlich 10 μ, also etwa Erythrocytengröße, *schweben* infolge ihrer Kleinheit *im Blute* und können sich nicht zu gefährlichen größeren Blasen vereinigen; sie passieren, soweit sie nicht schon im Blute aufgenommen sind, die feinsten Capillaren. Durch diese *ungefährlichere* Applikation in Form kleinster Schaumbläschen wird die Oberfläche gegenüber der bisherigen Applikationsform um mehr als das Tausendfache vergrößert und somit die Bindungsgeschwindigkeit im Blute wesentlich erhöht.

Herr H. G. HANSEN (Kiel):

Nachdem wir uns in den letzten Jahren an der Universitätskinderklinik mit der Wirkung des Digitoxins und Cedilanids bei der kindlichen Herzschwäche befaßt und darüber an anderer Stelle schon berichtet haben, bleibt nach wie vor das Bedürfnis nach einem parenteral zu verabreichenden Herzglykosid im Sinne des Strophanthins bestehen. Von einem derartigen Präparat muß jedoch eine gleichmäßige und sichere Resorption bei guter Verträglichkeit verlangt werden.

Aus diesem Grund haben wir orientierende Untersuchungen mit der von dem Vortragenden erwähnten perlingualen Strophanthin-Therapie in Form des *Strophinos* an bisher 50 Kindern durchgeführt.

Wir gewannen dabei den Eindruck, daß bei Fällen mit Insuffizienzerscheinungen das Präparat ähnlich rasch wie Strophanthin zur Wirkung gelangen und vorhandene Stauungen innerhalb von 2 bis 3 Tagen zur Rückbildung bringen kann. Nach unseren bisherigen Erfahrungen erschien folgende Dosierung des Präparates angezeigt: Säuglinge $3 \times$ 1 bis 2 Tropfen ($= 3 \times$ 0,25 bis 0,5 mg), Kleinkinder $3 \times$ 2 bis 3 Tropfen ($= 3 \times$ 0,5 bis 0,75 mg), ältere Kinder $3 \times$ 4 bis 6 Tropfen ($= 3 \times$ 1,0 bis 1,5 mg).

Die Verträglichkeit von *Strophinos* war stets gut, Nebenwirkungen irgendwelcher Art liessen sich nicht beobachten.

Bei dem Versuch, die klinischen Eindrücke zu objektivieren, liessen sich in einigen Fällen bei Kreislaufanalysen deutliche Einflüsse auf die Potentialstörungen im EKG, eine Verkürzung der vorher verlängerten Anspannungszeit, Steigerungen von Schlag- und Minutenvolumen, Senkung der Pulsfrequenz von 5 bis 10% sowie eine geringe Vergrößerung der Blutdruckamplitude feststellen.

Es erscheint uns nach diesen Ergebnissen eine weitere Erprobung perlingual anwendbarer Strophanthin-Präparate gerechtfertigt, deren Verwendung gerade in der Pädiatrie Vorzüge besitzen müßte.

Herr L. WALZ (Aschaffenburg):

Die gerade in den letzten Jahren immer wieder in den Vordergrund tretende Diskussion über den Wert der oralen Strophanthin-Therapie beweist u. E. das Bedürfnis nach einem enteral gut wirksamen Strophanthin-Präparat.

Die von uns beobachteten günstigen klinischen Erfolge mit einem perlingualen Strophanthin-Präparat (*Strophinos*) veranlaßten uns, kreislaufanalytische Untersuchungen unter der Einwirkung dieses Präparates anzustellen. Dabei ergab sich in Übereinstimmung mit dem klinischen Befund bei dem größten Teil des überprüften Patientengutes eine Steigerung des Schlagvolumens (Methode WEZLER-BÖGER). Diese Steigerung des Schlagvolumens trat 10 bis 20 Min. nach perlingualer Applikation von fünf Tropfen *Strophinos* ($= 1,25$ mg) in Erscheinung. Auf Grund der in unserer Klinik gewonnenen Resultate dürfte es angebracht sein, diesem Präparat klinisch wie experimentell weitere Aufmerksamkeit zu widmen.

Herr H. S. REGELSBERGER (Detmold) Schlußwort:

Der Hinweis von Herrn MÖLLER, daß nicht die Menge des intravasal eingebrachten Sauerstoffes, sondern allein der Druck, unter dem das Gas in das Gefäß eingebracht würde, die Wirksamkeit des Verfahrens entscheide, muß jedenfalls für meine Methode der *intravenösen* Dauerinsufflation mit Sauerstoff zurückgewiesen werden. Meine eben demonstrierten Elektroencephalogramme dürften ein beredtes Zeugnis der Wirksamkeit der intravenösen *Dauer*infusion sein. Der Druck ist bei der intravenösen Insufflation schon deshalb von untergeordneter Bedeutung, weil die Anatomie des venösen Gefäßsystems eine wesentliche Druckerhöhung nicht zuläßt. Meine Beobachtungen weisen immer wieder darauf hin, daß das intravenös eingebrachte Gas nur an defekten Gefäßstellen in das umliegende Gewebe abdiffundiert und demnach eine lokale Wärmewahrnehmung defekte und vegetativ geschädigte Gefäßgebiete anzeigt. Die Wirksamkeit der intravenösen Dauerinfusion mit Sauerstoff beruht u. a. vor allem auf der langsamen und oft über Stunden fortgesetzten Gaszufuhr. Eine Sauerstoffanreicherung des Blutes findet ebenso statt, wie eine erhöhte Gewebstätigkeit (Verbrennung) in vegetativ geschädigten Gewebsgebieten. Die Beseitigung des Hirnödems und des Lungenödems — um nur diese Beispiele zu nennen — können nicht allein mit dem diffusen Begriff der Neuraltherapie erklärt werden. Auch die Beseitigung einer Eiweißunverträglichkeit ist m. E. nicht auf eine neurohumorale Umstimmung allein zurückzuführen, sondern muß einem erhöhten Verbrennungsvorgang entsprechen. Diesbezügliche spezielle Veröffentlichungen sind im Druck und erscheinen demnächst.

CVIII.

Zur Klinik und Pathogenese der tropischen Myokarditis.

Von

HEINRICH BERNING (Hamburg).

Mit 8 Textabbildungen.

Die Beobachtung der inneren Krankheiten in tropischen Zonen führt uns die starken Einflüsse von Klima, Boden, belebter Umwelt und Zivilisation vor Augen. Während einer fast dreijährigen Tätigkeit in Venezuela boten sich reiche Möglichkeiten des Vergleiches mit unseren europäischen Erfahrungen. Am meisten beeindruckte die hohe Frequenz und das klinische Bild der Myokarditis. Die täglich erlebte Tragik der zahlreichen Opfer dieser tropischen Seuche veranlaßte uns zu klinischen Studien.

Der Name tropische Myokarditis soll auf das Vorkommen im tropischen und subtropischen Bereich Venezuelas hinweisen, bis der exakte Beweis eine Benennung auf Grund der Pathogenese zuläßt. Die Erkrankung kommt in den warmen Zonen der meisten süd- und mittelamerikanischen Länder vor. In Valencia betrug die Häufigkeit der klinisch manifesten Formen bei eingeborenen Erwachsenen beider Geschlechter im stationären internen Krankengut 17,15%. BRASS fand bei histologischer Routineuntersuchung des Sektionsmaterials des gleichen Hospitales sogar eine Frequenz von 44% (Lebensalter über 16 Jahre ohne Einrechnung der Unfälle). Es handelt sich um die schwerste Seuche des Landes mit Schwerpunkt in der sozial schlecht gestellten Landbevölkerung (etwa 60% der Gesamtbevölkerung Venezuelas). Der primitive Wohncharakter in Lehmhütten mit Dächern aus Palmstroh begünstigt die Entwicklung einer Lebensgemeinschaft mit blutsaugenden Schmarotzern, unter denen die Raubwanze Rhodnius prolixus der Gattung Triatoma dominiert.

87 Myokarditiden wurden über Monate oder bis zum Tode stationär beobachtet, außerdem eine große Zahl ambulanter Kranker. Eine autoptische Kontrolle und Bestätigung (Prof. BRASS) war in 42,5% möglich. Folgende klinische Formen lassen sich unterscheiden:

1. Myokarditis acuta, a) ambulante Form, b) manifeste Form.
2. Myokarditis chronica, a) ambulante Form, b) manifeste Form mit Hypertrophie und begrenzter Dilatation ohne Dekompensation, c) manifeste Form mit starker Dilatation und Dekompensation.

Bei der Beschreibung der klinischen Symptome beschränke ich mich auf das Charakteristische. Die akute, milde und ambulant verlaufende Myokarditis ist wahrscheinlich häufig, entzieht sich der klinischen Diagnostik und kann vielleicht ausheilen. Die relativ seltene, akute, manifeste Form (6,9% unseres Krankengutes) befällt jüngere Menschen und führt in verhältnismäßig kurzen Zeiträumen zur Dekompensation. Das klinische Bild unterscheidet sich nicht wesentlich von dem bei uns bekannten, doch tritt hier schon das deutliche Überwiegen der rechtsseitigen Herzinsuffizienz zu Tage. Eine klinische Heilung ist bei leichteren Fällen möglich. Wir haben aber auf Grund der Kontrolluntersuchung den

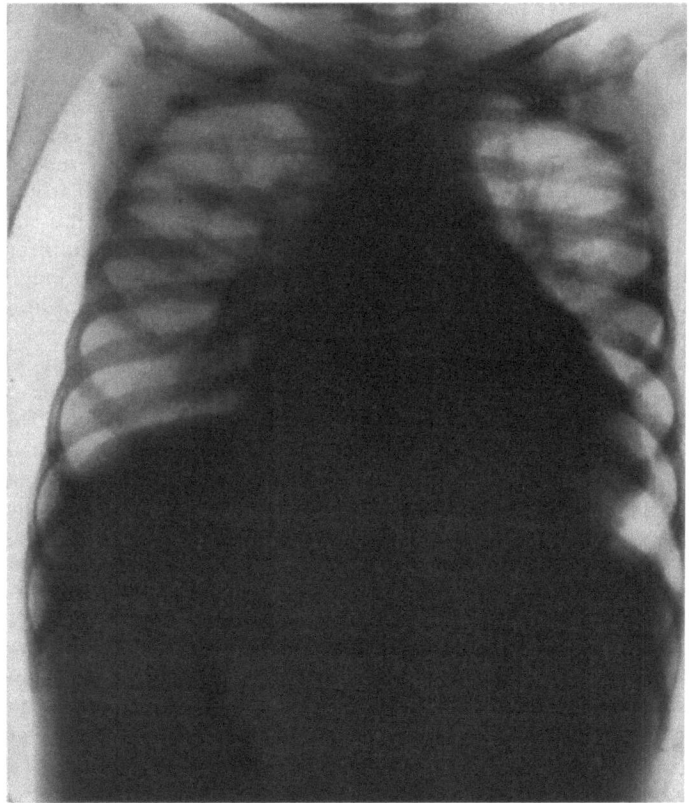

Abb. 1. Akute, manifeste, tropische Myokarditis bei 15jährigem Venezolaner. Aufnahme im Liegen in schwer dekompensiertem Zustand. Starke venöse Stauung. Positiver Halsvenenpuls. Venendruck 200 mm H₂O. Autoptische Bestätigung (Prof. BRASS).

Verdacht des langsamen Fortschreitens des myokarditischen Prozesses. Unzureichende Dauer und Zahl der Beobachtung erlauben noch keine Klarheit.

Das Studium der chronischen Formen ist wesentlich interessanter. Hier haben wir die Möglichkeit, das Verhalten des Herzens unter der Einwirkung des jahrelangen, wahrscheinlich sogar jahrzehntelangen myokarditischen Prozesses zu beobachten. Mit unseren europäischen Erfahrungen können keine Vergleiche gezogen werden, da derartige Formen bei uns praktisch nicht existieren. Es muß noch offen gelassen werden, ob am Beginn der chronischen Phase ein akuter Schub steht oder ob der Prozeß sich langsam schleichend entwickelt. Wahrscheinlich existieren beide Möglichkeiten.

Die chronische Form ist eine Erkrankung vorwiegend erwachsener Menschen. Ihre klinische Manifestierung erfolgte bei beiden Geschlechtern vom 20. bis zum 78. Lebensjahr mit Schwerpunkt im 4. und 5. Jahrzehnt. Das Durchschnittsalter unserer Kranken betrug 46,7 Jahre.

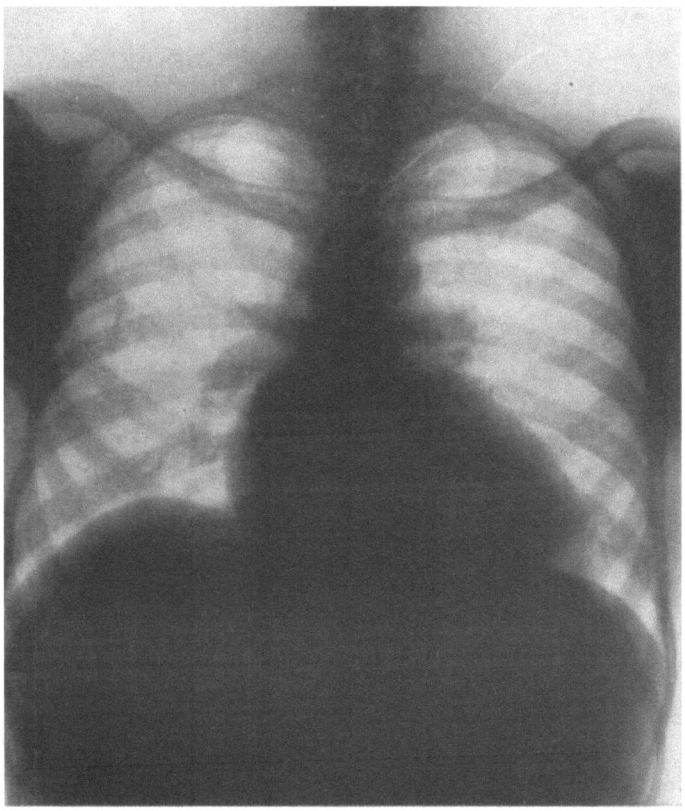

Abb. 2. Chronische tropische Myokarditis mit Hypertrophie, begrenzter Dilatation ohne Dekompensation bei 24jährigem venezolanischen Bauer.

Die erste Phase der chronischen manifesten Formen mit Hypertrophie und begrenzter Dilatation ohne Dekompensation ist in mancher Hinsicht einem kompensiertem Klappenfehler vergleichbar. Sie zeichnete sich durch eine subjektive und objektive Symptomenarmut aus. Wir begegneten ihr darum seltener (Häufigkeit in unserem Krankengut 14,9%), da es den wenig empfindlichen Kranken noch nicht zum Arzt trieb. Hier bot sich aber die Möglichkeit, den Beginn der Insuffizienz bei einem Herzen zu beobachten, das infolge der jahrelangen Myokarditis ohne Beteiligung der Klappen hypertrophiert war.

Das Herz zeigte eine mäßige Dilatation nach beiden Seiten ohne Zeichen manifester Stauung. Röntgenologisch ließen ausgeprägtere Fälle schon das Überwiegen der Erweiterung des rechten Herzens erkennen. Der hypertrophische und dilatierte rechte Ventrikel hatte den randbildenden rechten Vorhof lateralwärts verlagert. Es bestätigte sich bei der tropischen Myokarditis die Beobachtung WENCKEBACHS, daß bei gleichzeitiger erhöhter Belastung beider Herzhälften das rechte Herz auf Grund seiner anatomisch schwächeren Struktur zuerst erlahmt. Auch die kreislaufdynamischen Werte waren pathologisch verändert. Es lag in dieser frühen Phase schon ein erhöhter Venendruck vor (Mittelwert bei sechs Kranken 126 mm H_2O), ein Erfordernishochdruck im

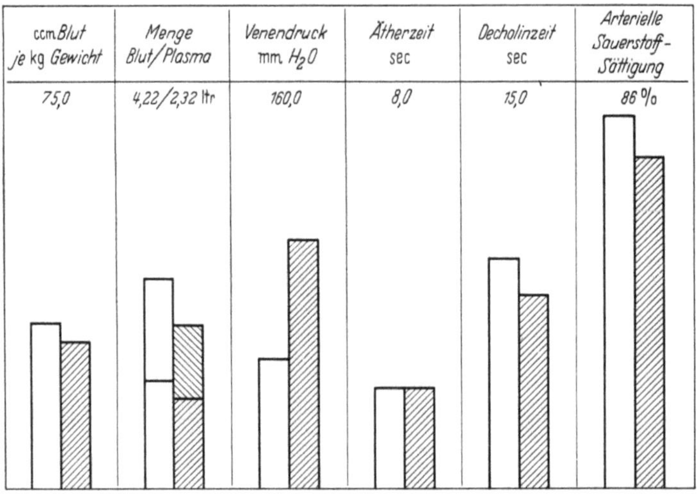

ccm Blut je kg Gewicht	Menge Blut/Plasma	Venendruck mm H_2O	Ätherzeit sec	Decholinzeit sec	Arterielle Sauerstoff-Sättigung
75,0	4,22/2,32 ltr	160,0	8,0	15,0	86 %

Abb. 3. Gleicher Fall wie Abb. 2. (Weiße Säulen: Normalwerte, schraffierte: Patienten.)

Sinne VOLHARDS, den das rechte Herz zur Kompensation seiner myogenen Dilatation benötigte. Die zirkulierende Blutmenge, die liebenswürdigerweise von Dr. MAECKELT bestimmt wurde (Methode Evans-Blau), war in dieser Phase noch normal und nicht als Ursache der venösen Hypertension anzusprechen. Auch die Bestimmung der Äther- und Decholinzeit ergab normale Werte. Die arterielle Sauerstoffsättigung, deren Bestimmung bei einem Fall wir Dr. HARTUNG in Merida verdanken, zeigte eine nur geringe Verminderung, die sich unter Arbeit nicht verschlechterte. Diese Ergebnisse machten die subjektive und objektive Symptomenarmut und die relative Leistungsfähigkeit des Kranken verständlich. Das Elektrokardiogramm konnte in dieser frühen Phase noch normal sein oder die bei der Myokarditis bekannten Veränderungen aufweisen. Eine klinische Heilung war schon jetzt nicht mehr möglich.

Die Dilatation blieb über Monate evtl. bis Jahre stationär um dann langsam aber sicher in die letzte Phase der chronischen manifesten

Form mit starker Dilatation und Dekompensation überzugehen. In diesem Stadium erlebten wir das Gros (78,3%) unserer Kranken. Ihre durchschnittliche Beschwerdedauer betrug nur 10 Monate mit Verstärkung in den letzten Wochen. Charakteristisch war das ausgesprochene Überwiegen der Rechtsinsuffizienz mit schwerer venöser Stauung, relativer Tricuspidalinsuffizienz und positivem Leber- und Halsvenen-

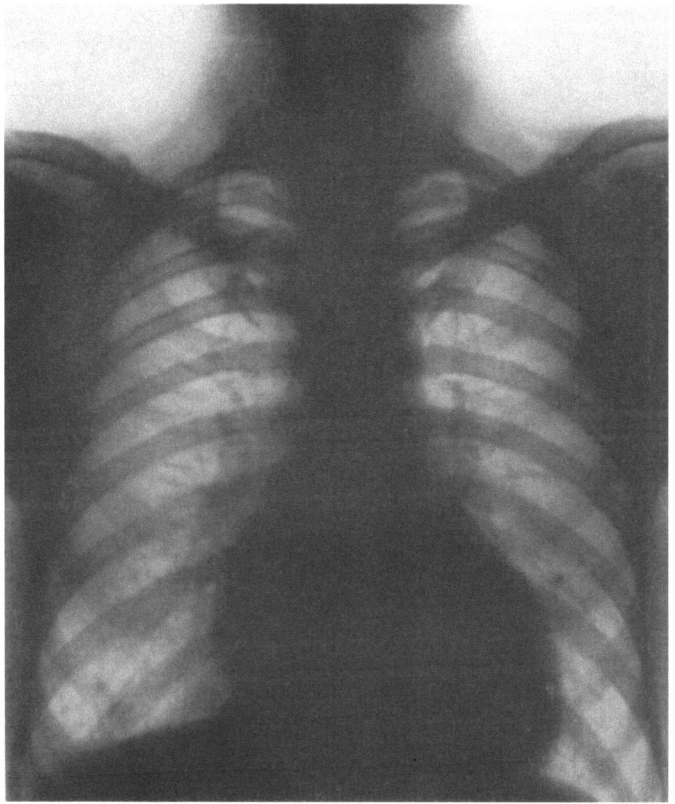

Abb. 4. Chronische tropische Myokarditis mit Hypertrophie und begrenzter Dilatation ohne Dekompensation bei 48jährigem venezolanischen Schuster. Venendruck 116 mm H$_2$O, Äther- und Decholinzeit normal.

puls. Das kam auch in der Umformung des dilatierten Herzens zum Ausdruck. Wir sind uns darüber klar, daß eine kardiale Insuffizienz sich nicht auf einen Herzteil beschränkt, wollen aber das Dominierende herausstellen. Alles wies darauf hin, daß zuerst das rechte Herz versagte und sekundär das linke mehr oder weniger beteiligte. Wir sahen extreme Herzerweiterungen mit völlig trockenen Lungen. Demgegenüber war der Linkstyp der Dekompensation selten und betrug nur 7%.

Unter den Rhythmusveränderungen ist neben der Seltenheit der Bradykardie, die nur 3% betrug, die hohe Frequenz der ventrikulären

Extrasystolie bemerkenswert. Diese trat vor oder während der Behandlung nahezu bei jedem Fall auf. Besonders in Form des konstanten
oder periodischen Bigeminus wies sie auf die Schwere der Herzmuskelerkrankung hin. Im Verhältnis zu der oft extremen Herzdilatation war
die Frequenz der absoluten Arrhytmie relativ niedrig (26,3%). Wahrscheinlich liegt die Ursache im Überwiegen der rechtsseitigen Herzdilatation.

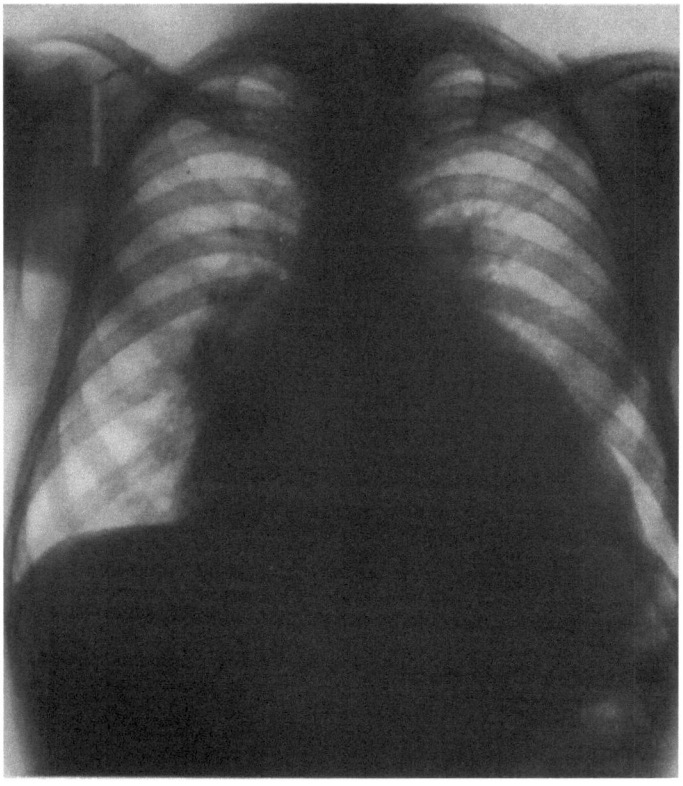

Abb. 5. Chronische tropische Myokarditis mit starker Dilatation und Dekompensation. Schwere
venöse Stauung. Positiver Leber- und Halsvenenpuls.

Das vermehrte venöse Angebot, das vorher eine leidliche Kompensation ermöglichte, beeinträchtigte jetzt eine ausreichende systolische
Herzleistung. Der Venendruck war fast immer stark erhöht mit einem
Mittelwert von 177,5 mm H_2O bei 27 Kranken und jetzt Ausdruck
einer präkardialen Stauung. Dementsprechend fand Dr. HARTUNG bei
einem unserer Kranken eine erhebliche Steigerung des rechtsseitigen
intraauriculären Druckes (210 mm H_2O), die sogar den venösen Druck
(170 mm H_2O) überwog. Die deutliche Vermehrung der zirkulierenden
Blutmenge zeigte uns, daß es sich um eine ,,Plusdekompensation'' im

Sinne WOLLHEIMS handelte. Die Sauerstoffsättigung des arteriellen Blutes hatte stark abgenommen und verschlechterte sich unter körperlicher Belastung. Die Veränderung der Blutströmungsgeschwindigkeit ließ sich an Hand der starken Verlängerung der Kreislaufzeiten beweisen. Venöse Hypertension und vermehrte aktive Blutmenge beeinträchtigten zunehmend die systolische Herzarbeit, so daß das Herz schließlich in seinem Blutüberschuß erstickte, sofern nicht das häufige Kammerflimmern schon vorher rasche Erlösung brachte.

Röntgenologisch ergaben sich typische Bilder mit Vergrößerung nach rechts, links und oben, an der die Dilatation des rechten Herzens überwiegenden Anteil hatte. Besonders charakteristisch war die Ver-

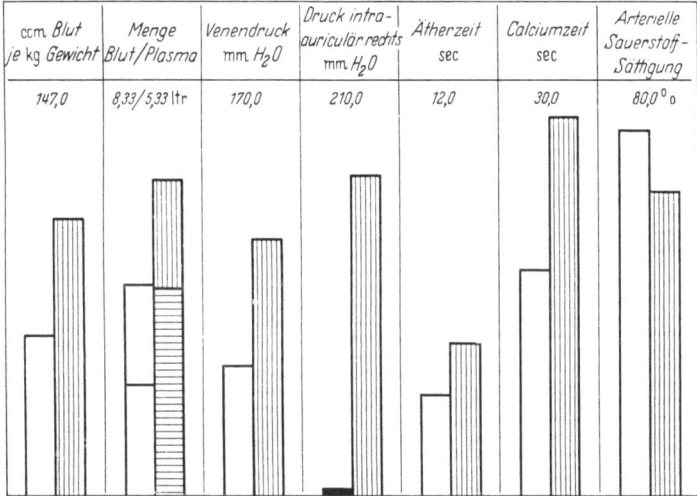

Abb. 6. Gleicher Fall wie Abb. 5. (Weiße Säulen: Normalwerte, schraffierte: Patienten.

längerung und Dilatation der Ausflußbahn des rechten Ventrikels, des conus arteriosus mit Hochdrängung nach links oben. Dazu kam eine Linksrotation des ganzen Herzens, die den Eindruck einer mitralen Konfiguration noch verstärkte. Bemerkenswert war die häufig geringe oder fehlende Lungenstauung. Bei dem seltenen Dominieren der Linksinsuffizienz, deren Ursache wohl in der Lokalisation des myokarditischen Prozesses gesehen werden muß, erwies sich das Herz mehr aortenkonfiguriert mit Zeichen von Rückstauung in die Lungen. Auch röntgenologisch beschränkte sich die Dilatation nicht nur auf einen Herzteil, aber in typischen Fällen ließ sich das Überwiegen der Insuffizienz des rechten oder seltener des linken Herzens gut erkennen.

Das Elektrokardiogramm kann nur summarisch erwähnt werden. Neben der häufigen ventrikulären Extrasystolie, der Bigeminie, den intraventrikulären Reizleitungsstörungen, den Veränderungen des Zwischenstückes oder der Nachschwankung war die hohe Frequenz des rechtsseitigen Schenkelblockes besonders typisch.

Überblicken wir das klinische Bild dieser Myokarditis und vergleichen es mit unseren europäischen Erfahrungen, so muß die lange
Dauer der Erkrankung besonders hervorgehoben werden. Die chronische
Phase währt viele Jahre, wahrscheinlich sogar Jahrzehnte. Bemerkenswert ist der meist symmetrische Charakter der durch die Myokarditis
verursachten Hypertrophie. Bei der in Europa üblichen Herzhyper-
trophie überwiegt die Einseitigkeit. In dieser symmetrischen Hyper-

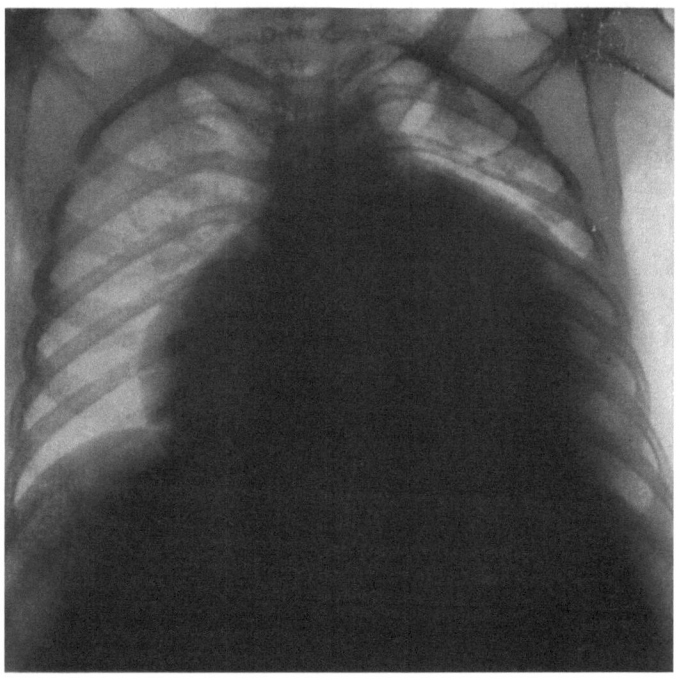

Abb. 7. Schwere, chronische, tropische Myokarditis mit extremer Herzdilatation, starker venöser
Stauung. Positiver Halsvenenpuls. Venendruck 250 mm H$_2$O. Ätherzeit 20 sec, Decholinzeit 45 sec.
Autoptisch bestätigt (Prof. BRASS). Kein Perikarderguß.

trophie sehen wir die Ursache der langen Kompensation und auch des
relativ langen Überlebens in der dekompensierten Phase.

Bei der Betrachtung der Pathogenese können wir von der Tatsache
ausgehen, daß klinisches und morphologisches Bild für eine nosologische
Einheit sprechen. Angesichts der Vielzahl von Faktoren, die als Ursache
in Frage kommen oder angenommen wurden, ist es leichter, zuerst das
Pferd von hinten aufzuzäumen, d. h. die Möglichkeiten zu eliminieren,
die auf Grund unserer Untersuchungen keine ätiologische Bedeutung
haben. Folgende Faktoren sind zu erwägen:

1. Lues. Sie kommt u. E. trotz der hohen Frequenz in Venezuela als
Ursache nicht in Frage, da die Häufigkeit bei unseren Kranken aus der
Landbevölkerung mit und ohne Myokarditis keinen signifikanten Unter-

schied aufweist. Außerdem wäre es unwahrscheinlich, daß die syphilitische Myokarditis sich auf Venezuela beschränkt.

2. Bilharzia. Bei unserem Krankengut lag eine Kombination einer chronischen Bilharzia (Schistosoma mansoni) mit tropischer Myokarditis nur in 3,4% vor. Falls Bilharzia überhaupt eine Myokarditis hervorrufen kann, was noch umstritten ist, dürfte sie bei unseren Kranken ohne wesentliche Bedeutung sein.

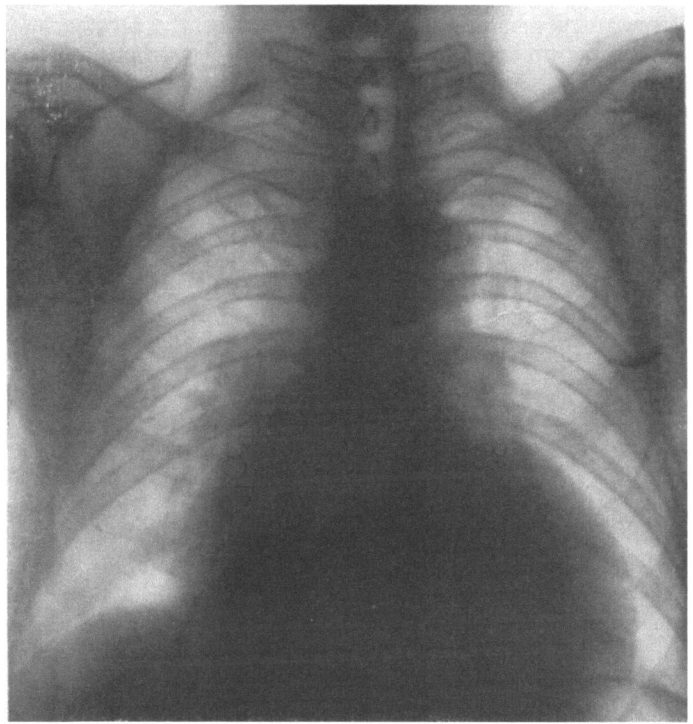

Abb. 8. Chronische, tropische Myokarditis mit Dilatation und Dekompensation (Linkstyp). Basale Lungenstauung, venöse Stauung nur gering ausgeprägt. Venendruck 60 mm H₂O, Ätherzeit 10 sec. Calciumzeit 18 sec. Luetische Aortitis. Autoptisch bestätigt (Prof. BRASS).

3. Hakenwurm (necator americanus). Unsere stationären Kranken aus der Landbevölkerung wiesen eine Hakenwurminfektion von 56,3% auf, dabei war die Häufigkeit der Infektion bei Kranken ohne Myokarditis höher (35,4%) als mit Myokarditis (20,9%). Einen ursächlichen Zusammenhang nehmen wir nicht an.

4. Anämia parasitaria (durch necator americanus). Zwei Gruppen von Kranken mit und ohne Myokarditis zeigten hinsichtlich der Schwere der Anämie keinen wesentlichen Unterschied. Die parasitäre Anämie verschlechterte die gleichzeitig bestehende tropische Myokarditis, aber verursachte sie nicht. Durch eine Beseitigung der Anämie konnte sich die Herzfunktion bessern aber die Myokarditis heilte nicht aus.

5. Qualitative und quantitative Nahrungsinsuffizienz. Auf Grund unserer Bluteiweißuntersuchungen inkl. Elektrophorese und des klinischen Bildes besteht kein Anhalt zur Annahme einer primär degenerativen, dystrophischen Herzmuskelerkrankung (siehe ausführliche Darstellung in Klin. Wschr. 777, 1953). In der nachfolgenden Tabelle haben wir die verschiedenen Eiweißwerte im Serum von 30 Kranken mit chronischer tropischer Myokarditis aufgeführt und den Normalwerten (mit Ausnahme des Gesamteiweißes von EWERBECK mit der Methode nach ANTWEILER gemessen) und den Werten bei der Dystrophie durch Unterernährung (meiner Monographie über die Dystrophie entnommen) gegenübergestellt. Neben einer sehr geringen Hypoproteinämie und Hypalbuminämie fand sich eine bemerkenswerte Vermehrung des γ-Globulins unter Verminderung des a- und β-Globulins.

Tabelle 1.

	Gesamt-eiweiß %	Albumin %	Globulin %	a-	β-	γ-
				Globuline in %		
Mittlerer Normalwert ...	7,0	63,2	36,8	9,0	13,7	14,1
Tropische Myokarditis (mittlerer Wert)	6,47	59,6	40,4	5,2	10,2	25,0
Dystrophie durch Unterernährung (mittlerer Wert)	5,46	33,9	66,1	—	—	—

6. Beriberi. Das klinische Bild des Beriberi-Herzens ist dem der tropischen Myokarditis sehr ähnlich. Wir haben nur einen Kranken gesehen, bei dem diese Diagnose gestellt werden konnte, und geheilt. Eine routinemäßige Behandlung mit Vitamin-B-Komplex brachte bei den anderen Patienten keinen Erfolg. Eine ursächliche Bedeutung für die tropische Myokarditis ist klinisch nicht anzunehmen.

7. Allergische Genese. JAFFÉ stellte auf Grund von Tierexperimenten die Hypothese auf, daß eine Autosensibilisierung gegen körpereigene, durch den ersten myokarditischen Schub abgebaute Herzmuskelsubstanz neue myokarditische Schübe durch gleiche oder andere Ursachen ermögliche. MUTH hat neuerdings die Beobachtungen JAFFÉS z. T. bestätigt. Er wies aber auf die geringe Stärke dieser Antosensibilisierung hin und konnte die Bedeutung einer bestehenden, gleichzeitigen Infektion als Grundlage stärkerer, interstitieller Myokardiden sicherstellen. Wir glauben, daß bei der tropischen Myokarditis als chronischer Infektionskrankheit dieser Mechanismus der Autosensibilisierung ein pathogenetischer Faktor sein kann.

8. Infektionskrankheit. Dafür sprechen die gleiche Häufigkeit bei beiden Geschlechtern, der bevorzugte Befall der ländlichen Bevölkerung mit niedrigem sozialem Niveau und unhygienischen Wohnverhältnissen, das endemische Auftreten, die Zunahme der Durchseuchung bis zum Erwachsenenalter (BRASS). Es besteht eine bemerkenswerte klinische und morphologische Ähnlichkeit mit der Myocarditis chagásica durch Trypanosoma cruzi, die in Venezuela wiederholt nachgewiesen

wurde (TEJERA, TORREALBA, PIFANO, BENAIM PINTO-DRAYER BRITO). Die Identität der tropischen Myokarditis in Venezuela mit der Myocarditis chagásica ist noch nicht bewiesen, erscheint uns aber wahrscheinlich. Der Erregernachweis durch Xenodiagnose bietet im chronischen Stadium eine relativ geringe Ausbeute. Unsere serologischen Untersuchungen sind noch im Beginn, systematische Untersuchungen der ganzen Bevölkerung befallener Ortschaften als Teamarbeit geplant. Da alle therapeutischen Bemühungen um eine wirkliche Heilung bislang ohne Erfolg waren, mußten wir uns auf eine symptomatische Behandlung der Kreislaufinsuffizienz beschränken. Die Prognose der chronischen Formen bleibt hoffnungslos.

Andere Protozoeninfektionen wie Malaria tropica, Toxoplasmose, Kala-Azar, in deren Verlauf myokarditische Prozesse als Begleiterkrankung auftreten können, scheiden bei unserem Krankengut auf Grund des klinischen und morphologischen Bildes aus.

Die tropische Myokarditis ist ein Teil der großen humanitären Probleme, die in der Ferne liegen, ihre Lösung auch unser Anliegen.

Literatur.

BENAIM PINTO, H.: Aspectos cardiovasculares de la anquilostomiasis, con especial referencia al problema de la miocarditis cronica. Editorial: Grafolit Caracas 1947. — BENAIM PINTO, H. und A. DRAYER BRITO: Arch. Venezol. Pat. trop. y Parasitol. med. 1/2, 94 (1949). — BERNING, H.: Klin. Wschr. 777 (1953); Die Dystrophie, Stuttgart: Georg Thieme 1949; Vortrag vor der Asociación venezolana para el avance de la ciencia in Caracas, Januar 1954. — BRASS, K.: Vortrag auf der 2. Tagung der asociación venezolana de anatomia patologica in Caracas, Januar 1954. — BUECHNER, FR.: Verh. dtsch. Ges. Kreislaufforsch. 75, (1950). — EPPINGER, H.: Hdb. norm. u. patholog. Physiol. 16, 2, 1289 (Berlin 1931). — EWERBECK, E.: In H. L. ANTWEILER, Die quantitative Elektrophorese in der Medizin. Berlin-Göttingen-Heidelberg: Springer 1952. — GILLANDERS, A. D.: Brit. Heart J. 13, 177 (1951). — GIL YEPEZ, C.: Miocarditis parasito-carenciales. Tipografia Vargas. S. A. Caracas 1950. (Dort Zusammenstellung der gesamten venezolanischen und der wichtigen südamerikanischen Literatur über dieses Gebiet.) — GOLLWITZER-MEIER, KL.: Verh. dtsch. Ges. Kreislaufforsch. 3 (1950); Verh. dtsch. Ges. inn. Med. 39/40, 424 (1929). — GRASSMANN, W., K. HANNIG und M. KNEDEL: Dtsch. med. Wschr. 1951, 333. — HIGGINSON, J., A. D. GILLANDERS und J. F. MURRAY: Brit. Heart J. 14, 213 (1952). — HOCHREIN, M. und W. ECKHARDT: Klin. Wschr. 15, (1930). — JAFFÉ, R.: Bol. hospitales Caracas 36, 112 (1937); Rev. San. Asist. Soc. Venezuela 8, 85 (1943); Cardiologia (Basel) 10, 402 (1946). — LINZBACH, A. J.: Virchows Arch. 314, 600 (1947) und 318, 575. — MAGARINOS TORRES, C. und EITEL DUARTE: Memorias do Instituto Oswaldo Cruz 46, 759 (1948). — MARTINI, E.: Wege der Seuchen, Stuttgart: Ferdinand Enke 1943, 2. Aufl. — MATHES, K.: Verh. dtsch. Ges. Kreislaufforsch. 98 (1950). — MUTH, S.: Frankf. Z. Path. 64, 235 (1953). — PELÁEZ REDONDO, J.: Miocardosis disproteinemica. Rev. clin. Espan. 41, 84 (1951). — PIFANO, F.: Caracas Médico 1940, 1103; Conf. Panam. Directores Nac. Sanidad Washington 1940. — REICHENOW, E.: Arch. Schiffs- u. Tropen-Hygiene 38, 459, 499 (1934). — REIN, H.: Z. Biol. 92, 101, 115 (1931); Naturwiss. 1949, 233, 260. — SHARPEY-SCHAEFER, E. P.: Clin. Sci. 5, 125 (1944). — STOEBER, E.: Z. Kinderheilk. 71, 319 592 (1952). — TORREALBA, J. F.: Gaceta Medica de Caracas 59, 18 (1951); 60, 47; 61, 109, 259 (1953). — VOLHARD, F.: Verh. dtsch. Ges. Kreislaufforsch. 12, 326 (Dresden 1939). — WENCKEBACH, K. F.: Herz- und Kreislaufinsuffizienz, 4. Aufl. Dresden und Leipzig: Theod. Steinkopf 1942; Das Beriberi-Herz, Berlin und Wien: Springer 1934. — WOLLHEIM, E.: Verh. dtsch. Ges. Kreislaufforsch. 75 (1950). — WUHRMANN, F.: Schweiz. med. Wschr. 1950, 715; Dtsch. med. Wschr. 1952, 749; Die akute Myocarditis, Basel: S. Karger 1939.

CIX.

Aus der Klinik (Chefarzt: Prof. Dr. WERNER MOHR) des Bernhard-Nocht-Instituts
für Schiffs- und Tropenkrankheiten, Hamburg
(Direktor: Prof. Dr. E. G. NAUCK).

Protozoeninfektion als Ursache von Myokardschäden in den Tropen.

Von

WERNER MOHR.

Myokardschäden in den Tropen können, wie BERNING schon zeigte, sehr verschiedenartige Ursachen haben. Neben den bakteriellen Infektionen spielen auch Lues, Avitaminosen und Bilharzia-Infektionen ätiologisch eine Rolle. Bei letzteren handelt es sich allerdings nicht um eine primäre Affektion des Herzmuskels durch die Bilharzia-Würmer, sondern sekundär um Folgen einer Herzüberbelastung bei Lungenprozessen, die durch die Wurminfektion verursacht sind. Schließlich aber sind in den Tropen auch die Protozoen-Infektionen für Prozesse am Myokard von Bedeutung. Die Wertigkeit der einzelnen Protozoenerkrankungen im Hinblick auf die Entwicklung solcher Schädigungen am Herzmuskel ist allerdings sehr unterschiedlich.

Während *Malaria-tertiana* und *quartana* im allgemeinen keine Herzschädigungen hervorrufen, kann die *Malaria tropica* zu mehr oder minder ernsten Veränderungen am Herzmuskel führen, worauf früher schon SEYFARTH auf Grund seiner pathologisch-anatomischen Untersuchungen sowie BENHAMOU, in neuerer Zeit MAEGRAITH hinweisen konnten. Die Verstopfung der Capillaren mit parasitenhaltigen Erythrocyten und pigmenttragenden Leukocyten führt zur Stase und dann zur Entwicklung lymphocytärer und plasmacellulärer Infiltrate um solche verstopften Gefäße. Im Anschluß daran können sich Degenerationsherde und Schwielen als Endzustand entwickeln. Es handelt sich hier also um ein ähnliches Geschehen, wie bei den DÜRCKschen Granulomen im Gehirn. Daß solche Prozesse auch klinisch intra vitam ihren Ausdruck finden in EKG-Veränderungen oder sonstigen Kreislaufinsuffizienzerscheinungen ist selbstverständlich. (Infarktähnliche Bilder, Veränderungen von S-T und Überleitungszeit, siehe Berichte von MERKEL, MOHR, CONDORELLI u. a.).

Zu einem Austritt der Malaria-Parasiten in das Herzmuskelgewebe, wie früher einmal angenommen wurde, kommt es allerdings nach den neueren Untersuchungen niemals, sondern nur zu histopathologischen Veränderungen in der schon vorher erwähnten Richtung. Es tritt praktisch *nie eine diffuse* Myokarditis auf.

Bei den *Trypanosomiasen* entwickeln sich unter der Infektion mit *Trypanosomum gambesiense* auch Herzmuskelschäden, die im histopathologischen Bild nachweisbar sind. Da aber diese Infektion außerordentlich chronisch und schleichend verläuft, treten meist keine akuten klinischen Erscheinungen einer Myokarditis auf. Anders liegt es bei der Infektion mit *Trypanosomum rhodesiense*. Hier kommt es sowohl am Epikard wie am Endokard und besonders am Myokard zu erheblichen Veränderungen. Die spezifische Muskulatur ist ödematös aufgelockert. Diffuse Zellinfiltrationen mit Histiocyten, Lymphocyten, Plasmazellen und polymorphkernigen Leukocyten sind zu finden. In diesen Herden liegen die Trypanosomen häufiger im Epi- und Endokard, als im Myokard. Vermehrung des interstitiellen Bindegewebes, degenerative Prozesse und narbige Schrumpfungen im Bereich der spezifischen Muskulatur sind die Folgen. Das Endokard zeigt ähnliches mit diffusen Zellinfiltraten in den Lymphräumen, ebenso das Epikard, in dessen oberflächlichsten Schichten häufig die Erreger sehr zahlreich nachzuweisen sind. Dieser schwere, bei der Sektion festzustellende histo-pathologische Befund einer diffusen Myokarditis findet auch seinen klinischen Ausdruck.

Auf die *Chagaskrankheit* (Infektion mit *Schizotrypanum cruzi*) wies BERNING schon hin. Hier finden sich interstitielle Entzündungsprozesse. Langgestreckte Anhäufungen der Leishmaniaformen der Erreger sind in den Muskelfasern zu sehen und um sie herum kleine Entzündungsherde aus Makrophagen und Leukocyten. Fragmentation und degenerative Prozesse sind Endzustände dieser Vorgänge. In gewisser Parallele zur Trypanosomum gambesiense-Infektion zeigt die Chagaskrankheit auch einen, sich meist über Jahre schleichend hinziehenden Myokardprozeß. Wie weit sekundär hinzukommende Faktoren, wie Eiweißmangelernährung, Avitaminosen, bakterielle Infektionen das Geschehen begünstigen, ist nur im Einzelfall zu entscheiden. Sicher bestehen hier aber Zusammenhänge.

Von den *Leishmaniasen* führt nur die Infektion mit *Leishmania donovani* zu einer ernsten Mitbeteiligung des Herzens. (Herzdilatation, Tachykardie, Hypotonie, allgemeines Kreislaufversagen, Ödeme.) Diese Störungen treten bei den Kala-Azarkranken aber schon früh auf und auch im Ekg sind sie nachweisbar (S-T Senkung, verlängerte Überleitungszeit, isoelektrisches T). Diese wohl vorwiegend als toxisch aufzufassenden Veränderungen sind bei rechtzeitiger Behandlung völlig reversibel. Der Tierversuch hatte gezeigt, daß die Stärke der Infektion in einer gewissen Beziehung zur Ausdehnung der Befunde am Herzmuskel steht (HÖPPLI). Eigene Studien bestätigten letzteres und zeigten außerdem bei laufender EKG-Kontrolle, daß sich gewisse EKG-Veränderungen (S-T Senkung, Abflachung von T, Tachykardie) in einer direkten Beziehung zu der Schwere der Infektion nachweisen lassen.

Schließlich sei noch auf die kosmoplitisch vorkommende Protozoeninfektion mit *Toxoplasma gondii* hingewiesen, die parasitologisch und klinisch manche Parallelen zu Chagaskrankheit und Leishmaniase aufweist. Sowohl Sektionsbefunde bei kongenitaler wie bei erworbener Toxoplasmose (vorwiegend Untersuchungen amerikanischer Autoren wie SABIN u. a.) als auch Untersuchungen intra vitam (BENGTSSON und

Ström) haben hier Herzmuskelschädigungen aufgedeckt. Auch wir haben bei einer Labor-Infektion Veränderungen festgestellt, die für einen Myokardprozeß sprachen. Über das Ergebnis tierexperimenteller Untersuchungen an Goldhamstern zu der Frage der Herzbeteiligung bei Toxoplasmose habe ich mit Hoenig zusammen an anderer Stelle berichtet. Bei diesen Untersuchungen am Goldhamster sahen wir neben intakten Pseudocysten, die im völlig normalen reaktionslosen Muskelgewebe lagen, infiltrative Prozesse im Myokard. Auf die Beziehungen zwischen der Stärke der künstlich gesetzten Infektionen und den klinischen, parasitologischen und pathologisch-histologischen Befunden wiesen wir damals schon hin.

Tabelle 1. Myokardveränderungen bei Protozoenerkrankungen.

Krankheit:	Malaria trop.	Trypanosomiasis		Chagas-Krh.	Kala-Azar	Toxoplasmose
Erreger:	Plasm. falcip.	Tr. rhodes.	Tr. gamb.	Schizotryp. cruzi	Leishmania donovani	Toxoplasma gondii
Veränderungen:						
Herzdilatation	+	+		+	+	
Myokarditis akut........		+				+ selten
chronisch ...			+	+ vorwiegend		
Histologische Veränderungen						
A. Ödeme	+	+				
B. Interstitielles Binde-gewebe vermehrt	+	+	+	+		+
C. Diffuse Zellinfiltration mit	+	+		+		+
a) Histiocyten		+		+		
b) Lymphocyten		+		+		+
c) Plasmazellen.......		+		+		+
d) Fibroblasten				+		
Parasiten						
a) im Gewebe		+		+	+	+
b) nur in Kapillaren ...	+					
EKG-Veränderungen						
a) Überleitungsstörung	+	+		+	+	+
b) Schenkelblock				+		
c) S-T-Veränderung ..	+	+		+	+	+

Die Tabelle gibt nochmal das vorhin Gesagte im Übersichtsbild wieder und läßt die gewissen Parallelen bei den einzelnen Protozoen-Infektionen erkennen. Allen diesen Protozoen-Infektionen ist aber gemeinsam, daß sie *keine besonders charakteristischen Veränderungen am Herzmuskel* hervorrufen, daß also weder klinisch noch pathologisch-anatomisch bei Fehlen des Erregernachweises oder einer klärenden serologischen Reaktion eine ätiologische Diagnose zu stellen ist.

Schließlich noch ein Hinweis. Vielleicht sollte man doch vermeiden, schlechthin von „tropischer Myokarditis" zu sprechen, wie ich auch den Begriff „tropische Anämie" „tropische Eosinophilie" und „tropische Myositis" für wenig klar halte. Ätiologisch durchaus Uneinheitliches verbirgt sich dahinter. Man sollte doch versuchen, durch Vorantreiben der exakten Diagnostik mittels Erregernachweis oder serologischer Reaktionen, diese Symptomenkomplexe ätiologisch, so weit nur irgend möglich, aufzuklären.

CX.

Aus dem Statens Seruminstitut Kopenhagen
(Direktor: Dr. med. J. Ørskov).

Klinik und Diagnose der erworbenen Toxoplasmose*.

Von

J. CHR. SIIM.

Infektionen, die durch das Protozoon Toxoplasma gondii hervorgerufen sind, kommen in zwei Hauptformen, als kongenitale und erworbene Toxoplasmose, vor.

Bei beiden Formen muß die klinische Vermutung, daß eine Toxoplasma-Krankheit vorliegt, durch Laboratoriumsuntersuchungen bestätigt werden. Diese umfassen teils quantitative serologische Reaktionen, SABIN-FELDMAN Serofarbtest (SF) und Toxoplasma-Komplementbindungsreaktion (KBR), teils Erregernachweis im Tierversuch.

Es sollen die wichtigsten Hauptpunkte bei der Anwendung dieser Methoden kurz besprochen werden:

SF-Test beruht auf dem Prinzip, daß das Cytoplasma lebender Toxoplasmen normalerweise durch gewisse Farbstoffe gefärbt wird, u. a. durch alkalisches Methylenblau, und daß diese Färbbarkeit verlorengeht, wenn ein Antistoff und ein in normalem Serum vorkommender „akzessorischer Faktor" auf den Organismus eingewirkt haben. Bei Austitrierung der Seren von Patienten mit sicherer Toxoplasmose wird die Reaktion in den ersten Krankheitswochen positiv mit maximalen Werten von 1:1000 bis 10000 und hält sich danach mehrere Jahre positiv mit langsam fallenden Titern.

KBR wird mit Anwendung eines Extraktes aus Toxoplasmen als Antigen ausgeführt (WARREN und RUSS; SABIN). Die Reaktion wird später positiv und früher negativ als beim SF-Test; die Maximumswerte sind 1:32—256.

Wenn diese Reaktionen nach der angegebenen Technik und mit passenden Kontrollen ausgeführt werden, ist es möglich, ständig reproduzierbare Resultate zu erreichen. Die schematische Kurve zeigt, daß KBR später als der Serofarbtest positiv und wieder eher als dieser negativ wird. Es ist daher verständlich, daß man gleichzeitig positiven SF und negativen KBR sehen kann, ohne daß daher von Nichtübereinstimmungen

---

* Im Referat verlesen.

der beiden Reaktionen die Rede ist. Bekommt man aus dem Laboratorium das Ergebnis SF positiv, KBR aber negativ, müssen die Reaktionen deshalb nach 1 bis 4 Wochen wiederholt werden. Befindet man sich dann in dem akuten Stadium der Krankheit, ist KBR nun in der zweiten Probe positiv geworden. Dagegen ist die Kombination von positiver KBR mit negativem SF nicht beobachtet worden.

Nach den bisherigen Erfahrungen können erhöhte Werte in beiden Reaktionen nur durch Infektionen mit Toxoplasma hervorgerufen werden, und regelmäßig positive Reaktionen konnten bisher nicht bei anderen Krankheitsgruppen mit bekannter Ätiologie nachgewiesen werden. Es ist jedoch nicht ausgeschlossen, daß spätere Untersuchungen vielleicht eine Antigengemeinschaft zwischen Toxoplasma und anderen Mikroorganismen aufdecken können; MÜHLPFORDT hat so bei Sarcosporidose positiven SF gefunden, jedoch ist KBR hier negativ.

Da sich die Reaktionen lange positiv halten und Untersuchungen größerer Bevölkerungsgruppen (BOHN; FRANKE; HORST; KOCH; KUDICKE; MOHR; PIEKARSKI; WEIGAND, VIVELL; WESTPHAL) gezeigt haben, daß positiver SF bei einem großen Teil scheinbar gesunder Erwachsener vorkommt, kann deshalb allein ein Nachweis von erhöhten Titerwerten bei Fällen von unklarer Ätiologie keineswegs als Beweis dafür gelten, daß die Krankheit durch Toxoplasma verursacht ist; es kann einfach die Rede von zufälligem Zusammentreffen sein.

Erregernachweis im Tierversuch: Da Toxoplasmose spontan bei einer großen Anzahl Tieren vorkommt, muß es im voraus bei Isolationsversuchen ausgeschlossen sein, daß die Tierzucht des Laboratoriums mit Toxoplasma infiziert ist. Ehe ein isolierter Organismus als Toxoplasma klassifiziert werden kann, muß er: a) typische Morphologie und Färbbarkeit zeigen, b) sich nur intracellulär vermehren können, c) serologisch mit früheren bekannten Stämmen identisch und d) für eine Reihe von Tierarten pathogen sein (SABIN).

Dagegen kann ein mikroskopischer Nachweis von Toxoplasma ähnlichen Strukturen in Gewebspräparaten alleine nur eine Wahrscheinlichkeitsdiagnose ergeben.

Es ist daher verständlich, daß Routine-Untersuchungen auf Toxoplasmose vorläufig nur in Speziallaboratorien ausgeführt werden können.

Um mit Recht ein Krankheitsbild unbekannter Ätiologie als Ausdruck einer Toxoplasma-Infektion bezeichnen zu können, müssen möglichst folgende Kriterien gegeben sein:

1. In der akuten Phase der Krankheit Nachweis von signifikanter Titersteigerung in den serologischen Reaktionen von negativen oder schwach positiven Werten zu maximal positiven Titern.

2. Isolierung typischer Toxoplasma-Stämme durch Inokulation der Biopsiematerialien von Lymphdrüsen, Blut, Spinalflüssigkeit oder Autopsiematerialien bei Tieren, bei denen Spontantoxoplasmose im voraus ausgeschlossen ist.

Von diesen Kriterien aus ist es heute möglich, drei verschiedene klinische Hauptformen der *Toxoplasmosis acquisita* aufzustellen: die exanthematische, die encephalitische und die lymphoglanduläre.

Die exanthematische Form, die 1941 von PINKERTON und HENDERSON in USA beschrieben wurde, tritt bei Erwachsenen als eine hochfebrile Krankheit auf, die durch ein universelles makulopapulöses, flecktyphusähnliches Exanthem gekennzeichnet ist. Das Leiden beginnt akut mit Schüttelfrost und herabgesetztem Allgemeinzustand; später können Symptome für Pneumonie, Myokarditis und Affektion des Zentralnerven-

Toxoplasmosis acquisita

Verschiedene klinische Verlaufsformen.

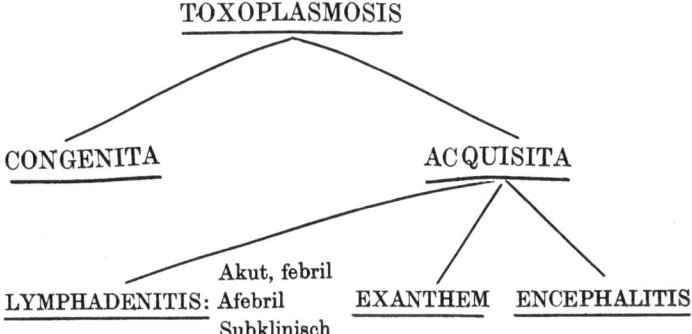

TOXOPLASMOSIS

CONGENITA   ACQUISITA

LYMPHADENITIS: Akut, febril
                Afebril   EXANTHEM   ENCEPHALITIS
                Subklinisch

1. Lymphdrüsenschwellung

2. Lymphocytose. Atypie.
   Paul - Bunnell negativ

3. Biopsie:
   Histologisches Bild
   Isolation von Toxoplasma

4. Keine Komplikationen

systems hinzukommen. Der Ausgang ist oft letal, und bei der Autopsie werden Zelleninfiltrationen oder nekrotische Foci u. a. in Herz, Lungen und Zentralnervensystem nachgewiesen. In allen Fällen werden toxoplasmaähnliche Strukturen im Myokardium nachgewiesen (den experimentellen Befunden HOENIGS und MOHRS entsprechend).

1941 hat SABIN in USA Kinder mit *Encephalitis* beobachtet, bei denen es möglich war, Toxoplasma aus der Spinalflüssigkeit zu isolieren.

Während diese beiden Formen selten zu sein scheinen, kommt *die lymphoglanduläre Form* häufiger vor. Dieses neue Krankheitsbild ist 1950 in Dänemark (SIIM) und in Schweden (GARD und MAGNUSSON) beschrieben worden und kann in drei Gruppen eingeteilt werden, wie es in Einzelheiten durch Demonstration einiger charakteristischer Krankengeschichten beleuchtet werden soll: 1. Eine *febrile Lymphadenitis*, die akut mit Schüttelfrost und Temperatur zwischen 38 und 40° C, 2 bis 4 Wochen lang, einsetzen kann. 2. Eine *afebrile Form*, bei der der einzige

Befund vergrößerte Lymphdrüsen sind, die oft vom Patienten selbst entdeckt werden. 3. Schließlich kann das Leiden *subklinisch* verlaufen. Hier
wird die Lymphdrüsenschwellung bei der Untersuchung Angehöriger von
Patienten, die manifest krank sind, beobachtet.

In allen drei Gruppen sind die Lymphdrüsen hasel- bis walnußgroß,
glatt, fest und frei beweglich. Sie sind gewöhnlicherweise indolent, können
aber in den ersten Krankheitswochen schmerzhaft sein. Nekrose oder
Fistelbildung kommen nicht vor, und die bedeckende Haut ist normal.
Die Drüsenschwellung ist oft universell; vergrößerte Hilusdrüsen können
bemerkt werden. Geringe Milzschwellung wird selten beobachtet.

Die Krankheit verläuft gutartig mit vollständiger Heilung, und Augen-
Komplikationen oder Komplikationen am Zentralnervensystem sind
nicht gefunden worden. Die Drüsenschwellung kann dagegen 6 Monate
lang oder länger bestehen, und die Rekonvaleszenz zeichnet sich durch
Müdigkeit aus.

Die Laboratoriumsuntersuchungen zeigen bei der lymphoglandulären
Form normale Werte für Hb, Leukocyten- und Thrombocytenzahl, und
die Blutsenkung ist normal oder nur leicht erhöht. In einigen Fällen findet
man eine relative Lymphocytose mit 60 bis 80% Lymphocyten und atypische Zellen, die Ähnlichkeit mit McKinlay-Zellen bei Mononucleosis
infectiosa haben.

Serologische Untersuchungen zeigen SF-Titer von 1250 bis 6250 und
KBR Titer von 32 bis 128. WR und Paul-Bunnells Reaktion sind negativ.

Die mikroskopische Untersuchung der Lymphdrüsenbiopsien zeigt ein
so charakteristisches Bild, daß eine Wahrscheinlichkeitsdiagnose durch
diese allein gestellt werden könnte. Es gelingt uns regelmäßig Toxoplasma aus diesen Glandelbiopsien zu isolieren, die 6 bis 8 Wochen nach
Konstatierung der Krankheit vorgenommen wurden; in einem einzelnen
Fall sogar erst 6 Monate nach dem ersten Symptom.

Bei der glandulären Form kommen unter anderem bei den *differentialdiagnostischen* Überlegungen folgende Leiden in Betracht: Adenitis (colli;
universalis; tuberculosa); Mononucleosis infectiosa; Leukosis; Lympho-
granulomatosis; Febrilia unbekannter Ursachen sowie Metastasen (Car-
cinoma mammae, mediastini).

Die Bedeutung, eine genaue Diagnose der Toxoplasmosis acquisita
mit Lymphdrüsenschwellung zu stellen, liegt darin, daß es hierdurch bei
einer Anzahl von Fällen möglich wird, maligne Leiden auszuschließen;
und ferner, daß es wegen der Prophylaxe der congenitalen Toxoplasmose
wichtig ist, die erworbene toxoplasmotische Infektion der Mutter früh in
der Gravidität zu erkennen. Denn eine mit Sicherheit wirkende, spezifische Therapie ist noch nicht bekannt.

Aussprache.

Herr F. O. HÖRING (Worms):

Die von BERNING gegebene Schilderung stimmt klinisch nicht mit dem überein,
was bislang in Brasilien, der Heimat der Chagas-Krankheit, über deren Verlaufs-

formen sicher bekannt ist. Man müßte also, wenn die Hypothese zutrifft, daß die Ätiologie der „tropischen Myokarditis" die Sch.-cruzi-Infektion ist, eine geographisch gebundene Änderung der klinischen Verlaufsart annehmen.

Herr BERNING (Hamburg) Schlußwort:

Herr MOHR hat recht in dem Bemühen, für die in den Tropen vorkommenden Myokarditiden die Benennung auf Grund der Pathogenese anzustreben. Das läßt sich bei der von uns dargestellten Myokarditis in Venezuela noch nicht durchführen, da die Pathogenese noch nicht exakt bewiesen wurde. Die Benennung Myokarditis tropica ist aus den lokalen Verhältnissen geboren und soll auf das Vorkommen im tropischen und subtropischen Bereich hinweisen im Gegensatz zu der in Venezuela üblichen Benennung Myokarditis nostras, die für den internationalen Gebrauch wenig besagt.

Hinsichtlich der Ätiologie habe ich mich vorsichtig ausgedrückt und die Meinung geäußert, daß alles für die Annahme einer Infektionskrankheit spricht. Die Identität der tropischen Myokarditis mit der Myokarditis chagásica wurde lediglich für wahrscheinlich, aber für nicht erwiesen erachtet. Im Gegensatz zur Ansicht von Herrn HÖRING besteht nach dem Schrifttum und den persönlichen Erfahrungen (TORRE-ALBA) kein Unterschied zwischen der Myokarditis in Venezuela und Brasilien. Auch in Brasilien neigt man zu der Auffassung, die chronischen Formen als Myokarditis chagásica anzusehen. Im Randgebiet von Buenos Aires wies ROSENBAUM bei einer Bevölkerung mit häufigem Auftreten von tropischer Myokarditis bei 26,9% eine auf Trypanosoma cruzi positive Komplementbindungsreaktion nach, während eine Vergleichsgruppe der Bevölkerung ohne Vorkommen von tropischer Myokarditis hinsichtlich der Komplementbindung völlig negativ war (ROSENBAUM, M. B. y ALVAREZ, A. J.: El dia médico (Buenos Aires) 1898, 1953). Untersuchungen von MONTALVÁN und MANRIQUE in Ecuador sprechen im gleichen Sinne (MONTALVÁN, C. J. A., MANRIQUE, J.: Rev. ecuator. de higiene y med. trop. 7, 1, 13, 1950). Es war der Zweck unserer Untersuchungen, das klinische Krankheitsbild dieser Myokarditis zur Darstellung zu bringen, über das in deutschen und angloamerikanischen Schriften sehr wenig vorliegt.

CXI.

Aus der Klinik (Chefarzt: Prof. Dr. WERNER MOHR) des Bernhard-Nocht-Instituts für Schiffs- und Tropenkrankheiten, Hamburg (Direktor: Prof. Dr. E. G. NAUCK).

Die Toxoplasma gondii-Infektion als latente Infektion und akute Krankheit.

Von

WERNER MOHR.

Die Frage nach der Verbreitung der Infektion mit Toxoplasma gondii veranlaßte WESTPHAL und mich im Laufe der vergangenen Jahre Reihenuntersuchungen durchzuführen, deren Umfang aus der ersten Tabelle zu ersehen ist. Bei der weiteren Aufgliederung der untersuchten Personen bestätigte sich auch uns die von PIEKARSKI geäußerte Auffassung, daß unter der ländlichen Bevölkerung mit einem etwas höheren Prozentsatz latenter Infektionen gerechnet werden muß. Bei der Einbeziehung eines unausgesuchten Krankengutes (Fälle, die als Toxoplasmoseverdacht unserer Klinik überwiesen wurden, haben wir selbstverständlich *nicht* mit in diese Gruppe hineingenommen) tauchte die Frage nach der Deutung positiver Reaktionen im Zusammenhang mit bestimmten Krankheitsprozessen auf. Hier besteht die Gefahr der Fehldeutung. Nach den auf dem Internationalen Mikrobiologen-Kongreß in Rom von ausländischen Autoren gemachten Ausführungen ergibt sich die strikte Forderung, Hypothesen und vorschnelle Schlüsse zu vermeiden, da sie nur dazu angetan sind, in den ohnehin schon schwierigen Fragenkomplex neue Unklarheiten zu bringen. Sicher wissen wir heute, daß Lues und Paralyse zusammen gehören, aber erst nachdem dieser Zusammenhang gesichert werden konnte, sind wir dazu übergegangen, uns weitgehend auf die Serologie zu verlassen. Bei der Toxoplasma-Infektion sind wir aber erst im Ausgangsstadium und müssen hier noch die Beweise der Zusammenhänge in exakt wissenschaftlicher Forschung erarbeiten, ehe wir uns auf die Serologie allein verlassen können.

Die *kongenitale Toxoplasmose*, die als Encephalomyelitis mit der bekannten *Trias* (Chorioretinitis, Hydrocephalus, intracerebrale Verkalkung) als viscerale Infektion oder als generalisierte Form einhergeht, soll hier nicht näher abgehandelt werden, sondern wir wollen uns bei diesen Ausführungen auf die Erwachsenen-Toxoplasmose beschränken. Die nachfolgende Aufstellung gibt einen Überblick über die möglichen Erkrankungsformen:

1. Akute Erkrankung:
   a) vorwiegend meningo-encephalo-myelitische Form (soweit sich bisher übersehen läßt, ist sie die häufigste Erscheinungsform),
   b) vorwiegend lymphoglanduläre Form,
   c) pulmonale Form,
   d) enterocolitische Form,
   e) schließlich kann es auch zu myocarditischen Herden und selteneren Lokalisationen in den Drüsen mit innerer Sekretion, der Haut und den Gefäßwänden kommen.

2. Latente Erkrankung (besser Infektion).

Alle Gründe, die zu einer akuten Infektion führen, kennen wir heute noch nicht. Die Stärke der Infektion aber dürfte — das glauben wir aus unseren Labor-Infektionen schließen zu können — für den *akuten* Ausbruch der Erkrankung wesentlich sein. Im allgemeinen wird aber, daraus erklären wir die große Zahl der latenten Infektionen, unter natürlichen Umständen meist die Parasitenmenge außerordentlich klein sein, durch die eine Infektion zustande kommt. Da wir außerdem eine sehr bald einsetzende Abwehrreaktion des Organismus annehmen können, wird auch die Schnelligkeit der Entwicklung der Parasiten im Organismus entsprechend gering sein. Allerdings glauben wir, daß die sogenannten *latenten Infektionen* der Mütter gar nicht so erscheinungsarm sind. Doch sind die Symptome: *Stirnkopfschmerzen, allgemeines Unwohlsein, Leistungsschwäche, Übelkeit*, wenig markant und werden unter Umständen gar nicht registriert oder fehlgedeutet. Änderungen hormonaler oder humoraler Art können nach unserer heutigen Auffassung die latente Infektion aktivieren, wie z. B. die Schwangerschaft. Wir glauben auf Grund unserer Beobachtungen, daß nicht nur *die* Schwangerschaft gefährdet ist, während derer eine Toxoplasma-Infektion erworben wurde, sondern auch bei Fortbestehen der Infektion eine zweite und dritte, allerdings nicht in dem gleich starken Maße wie die erste. Größere Reihenuntersuchungen müssen hier aber noch angestellt werden.

Auf das Bild der Labor-Infektionen, die wir sahen, habe ich früher schon hingewiesen. Ergänzend zu dem von Siim Gesagten möchte ich noch auf die Milzschwellung hinweisen, die uncharakteristischen Fieberkurven und die *bronchitisch-pleuritischen* Erscheinungen, die wir gelegentlich fanden.

Die Kurve gibt Ihnen das Verlaufsbild unseres schwersten Falles wieder, der meningitische Erscheinungen, Zellzahlerhöhung im Liquor, Eiweißerhöhung und Eiweißverschiebung aufwies. Ähnliches zeigte auch ein zweiter, von Herrn Demme behandelter Fall, bei dem der Parasitennachweis im Liquor im direkten Untersuchungsgang und im Tierversuch glückte. Daß bei diesem Patienten vorliegende Bild hatte erst an Poliomyelitis denken lassen. Bei einer der Laboratoriumsinfektionen sahen wir auch Veränderungen, die wir als Myokarditis deuteten. Daß solche Veränderungen am Herzmuskel vorkommen können, zeigte uns auch der Tierversuch (Hoenig und Mohr).

Zwei Fälle mit *pulmonalen* Erscheinungen glaubten wir auch auf eine Toxoplasma-Infektion beziehen zu können, nachdem Westphal im Tierversuch einen Anstieg des serologischen Titers in der KBR und im Sabin-Feldman-Test nach Infektion mit Sputum hatte nachweisen können.

Aus *colitischen* Geschwüren haben wir Toxoplasma bisher nicht isolieren können, wie es Otto im Falle einer schweren ulcerösen Colitis gelang. Ob ein Zusammenhang zwischen *Leberschädigung* bzw. hepatitischen Prozessen einerseits und Toxoplasma-Infektion andererseits besteht, ist heute noch nicht klar zu entscheiden. Auf eine gewisse Häufung positiver serologischer Reaktionen in diesen Fällen wies ich früher einmal hin, allerdings ohne Schlußfolgerungen ziehen zu können. Auch die Frage nach dem Zusammenhang gewisser Blutkrankheiten mit der Toxoplasmose, die von Kabelitz aufgeworfen wurde, bedarf noch vieler eingehender Untersuchungen und ist heute noch nicht zu entscheiden.

Die oben kurz umrissenen klinischen Erscheinungsformen, unter denen die Infektion verlaufen kann, finden wir auch im Tierversuch wieder (Colitis beim Hund, generalisierte Herde in allen Organen beim Goldhamster usw.). Manchmal aber ist eine strenge Gliederung in einzelne Formen nicht möglich, da Mischformen mit fließenden Übergängen vorliegen. Laufende Kontrollen möglichst beider serologischer Reaktionen sind für die Überwachung einer einmal festgestellten Infektion zu fordern, wenn diese irgendwelche Symptome hervorgerufen hat. Auf die Schwierigkeiten in der Diagnostik wurde verwiesen, nach wie vor aber sei vor leichtfertigen diagnostischen Schlüssen allein aus der Serologie gewarnt.

Die Therapie stellt uns immer noch vor gewisse Probleme. Wir versuchen zur Zeit zunächst durch Daraprimgabe (Störung des Parasitenstoffwechsels) und anschließende Supronalkur, oft verbunden mit Pyriferstößen, eine möglichst optimale Wirkung zu erzielen. In der Beurteilung des Therapie-Erfolges sind wir aber auch neben dem Schwinden der klinischen Erscheinungen auf das Verhalten des serologischen Titers angewiesen, der über längere Zeit noch laufend kontrolliert werden muß. Die Häufigkeit der akuten Krankheit ist gering, die latente Infektion, wie gesagt, sehr verbreitet. Diese Tatsache mag angetan sein, manche Beunruhigung zu zerstreuen. Sie sollte aber nicht dazu führen, daß der Kliniker und gerade der Internist die Möglichkeit einer solchen Infektion übersieht.

CXII.

Über die Bedeutung der serologischen Ergebnisse für die Erkennung einer Toxoplasmose.

Von

G. PIEKARSKI (Bonn).

Herr Prof. BERG hatte um einen kurzen Bericht über die *Toxoplasmose-Situation in Deutschland* gebeten. Nach meiner Erfahrung ist es aber heute noch nicht möglich, einen Bericht zu geben, der *konkrete* Angaben über die Verbreitung und Häufigkeit der *Toxoplasmose*, also die durch Toxplasmen herbeigeführte *Erkrankung*, bietet. Gesichert dürfte heute nur sein, daß die Toxoplasma*infektion* in Deutschland recht häufig ist, wobei wir den Eindruck gewonnen haben, daß der Anteil der Toxoplasmaträger auf dem Lande etwas höher liegt als bei der städtischen Bevölkerung. Erst die Zukunft wird uns lehren, welche charakteristischen Krankheitsbilder unmittelbar mit einer Toxoplasmainfektion zusammenhängen. Den Äußerungen der Herren SIIM und MOHR konnten Sie bereits entnehmen, daß die Toxoplasmose auch für den *Internisten* von gewisser Bedeutung ist. Wie groß diese ist, läßt sich jedoch nicht absehen, aber bei Mitarbeit aller Praktiker werden wir sicherlich in wenigen Jahren klarer erkennen, welchen Anteil die Toxoplasmose am Krankheitsgut des Internisten in Deutschland stellt. Ich möchte mich darauf beschränken, einige Bemerkungen zur *Deutung der serologischen Ergebnisse* zu machen, weil die serologischen Untersuchungsmethoden ein wichtiges Hilfsmittel bei der Erkennung der Krankheit darstellen. Allerdings vermag auch das serologische Laboratorium dem Kliniker die Entscheidung der Frage, ob in einem bestimmten Falle eine Toxoplasmose vorliegt oder nicht, nicht abzunehmen. Durch die relativ hohe, mit zunehmendem Alter steigende Toxoplasmadurchseuchung, die im Alter über 40 Jahre 50% und mehr erreicht, wird die Beantwortung dieser Frage noch schwieriger.

Der Kliniker verläßt sich bei der Beantwortung der Frage nach der Ätiologie einer Infektionskrankheit naturgemäß nicht gern allein auf die serologischen Befunde, sondern wünscht den Nachweis des Erregers selbst. Dieser ist bei der Toxoplasmose außerordentlich schwer zu führen; aber selbst der geglückte Erregernachweis — darüber sollte man sich m. E. ganz klar werden — würde uns bei der offenbar so häufig bestehenden Toxoplasmainfektion (auch als Begleitinfektion im Sinne von FRANKE) die Diagnose nicht immer ohne weiteres ermöglichen.

Zur Verfügung stehen in Deutschland die beiden schon erwähnten Sero-Reaktionen, der Farbtest nach SABIN und FELDMAN und die KBR nach dem Vorgehen und mit dem Antigen von WESTPHAL. Da die Kürze der Zeit eingehende Begründungen verbietet, muß ich mich auf einige Feststellungen beschränken.

1. Es besteht keine Veranlassung, an der Spezifität der Toxoplasma-Seroreaktionen *grundsätzlich* zu zweifeln. Wenn es z. B. in einem abschließenden Krankheitsbericht heißt: „Eine Toxoplasmose, für die das Verhalten des SFT und der KBR das einzige Kriterium blieb, ist sehr unwahrscheinlich, zumal unspezifische, nicht Toxoplasma-bedingte Mitreaktionen dieser Teste bei Infektionskrankheiten bekannt sind", dann liegt für diese allgemeine Formulierung m. E. keine Berechtigung vor. Selbstverständlich wissen wir, daß man mit unspezifischen Mitreaktionen rechnen muß, und unser ganzes Augenmerk ist darauf gerichtet, diese ausfindig zu machen. Vom *Sabin-Feldman-Test* kennen wir bisher keine unspezifische Mitreaktion, die für die Praxis von Bedeutung wäre. Die KBR ist zwar gegenüber äußeren Einwirkungen nicht so stabil wie der SABIN-FELDMAN-Test, dennoch ist die Kritik, die das Toxoplasma-Antigen nach WESTPHAL kürzlich durch ALM und HAHN gefunden hat, nach unseren Erfahrungen unberechtigt, weil die Autoren von einer ganz anderen methodischen Voraussetzung ausgingen. Auf Einzelheiten kann ich nicht eingehen; aber es besteht keine Veranlassung, der KBR nach WESTPHAL grundsätzlich mit Mißtrauen zu begegnen.

2. Die *Ergebnisse beider Sero-Reaktionen stimmen nicht grundsätzlich überein;* d. h. positive Ergebnisse im SFT müssen nicht auch in der KBR zu positiven Ergebnissen führen. Je nach der Auswahl des untersuchten Personenkreises führt ein Vergleich der beiden Sero-Reaktionen zu einer hohen oder geringen Übereinstimmung zwischen SFT und KBR. Blutproben, die im SFT negativ sind, geben in der Regel auch negative Ergebnisse in der KBR. Positive KBR-Werte bei negativem SFT lassen den Verdacht einer unspezifischen KBR, z. B. durch bakterielle Verunreinigungen der Blutprobe, aufkommen; in der Regel sollten für die Diagnose beide Methoden zur Anwendung kommen.

3. Jedes positive Ergebnis in der KBR wie im SFT verdient Beachtung und auch die niedrigen Titerwerte dürfen nicht als unspezifisch abgetan werden. Es erscheint mir nicht mehr berechtigt, von sog. Grenzwerten zu sprechen.

4. Die Titerhöhe bietet keinen absoluten diagnostischen Hinweis; aber über 1:250 ansteigende Titerwerte im SFT *und* positive Werte in der KBR machen das Vorliegen einer Toxoplasmose, also einer spezifischen Erkrankung, oder eines akuten Infektionsgeschehens wahrscheinlich. Niedrige positive Farbtest-Titer bei negativer KBR sprechen

mehr für eine Begleitinfektion. Eine vergleichende Übersicht soll diese Thesen erläutern. Stellt man die serologischen Ergebnisse mit dem SFT und der KBR, die bei einer Gruppe von sog. gesunden Personen (Blutspendern) gewonnen wurden, den Ergebnissen bei einer Gruppe von Toxoplasmose-Verdächtigen gegenüber, so ergeben sich folgende Unterschiede:

1. Der Anteil der *in beiden Reaktionen negativen* Personen ist bei den „Gesunden" deutlich größer (45:27%).

2. Der Anteil der Personen mit *positivem SFT und positiver KBR* ist bei den Toxoplasmose-Verdächtigen deutlich höher.

3. Die hohen Titerwerte über 1:250 entfallen vorwiegend auf die Gruppe der Toxoplasmose-Verdächtigen; sie fehlen so gut wie vollständig bei den „Gesunden".

4. Die relativ geringe Anzahl von hohen Titerwerten läßt vermuten, daß die Toxoplasmose bei den Erwachsenen nicht sehr häufig ist.

Zum Abschluß möchte ich die serologischen Befunde bei einer Laboratoriumsinfektion demonstrieren. Die Ergebnisse erscheinen deshalb von besonderer Bedeutung, weil sie von einem Patienten stammen, der lange Zeit hindurch als Aktivatorspender für den SFT diente, also bis vor seiner Erkrankung serologisch keine Toxoplasma-Infektion erkennen ließ. Der Patient erkrankte im März 1953 unter den Erscheinungen eines fieberhaften Infektes, der mit Kopfschmerzen und Unwohlgefühl einher ging. Bei Temperaturen bis 38° C traten schmerzhafte *Drüsenschwellungen an der rechten Halsseite*, insbesondere am rechten Kieferwinkel, hinter dem rechten Ohr und in der Supraclavicular-Grube auf. Es wurde zunächst eine infektiöse Mononucleose angenommen. Im Blutbild zeigte sich eine Lymphocytose mit deutlich plasmacellulärem Einschlag. Die wiederholt vorgenommene PAUL BUNNEL-Reaktion fiel aber stets negativ aus. Während des sehr protrahierten Verlaufs der Erkrankung — sie erstreckte sich über 6 Wochen — traten bei leichter körperlicher Belastung mehrfach subfebrile Fieberschübe auf, wobei erneut schmerzhafte Drüsenschwellungen an der rechten Halsseite in Erscheinung traten. Unter der Anwendung von Irgapyrin und Solu-Supronal gingen alle Erscheinungen zurück. Seit der Entlassung aus der Klinik sind keine Rückfälle aufgetreten.

Die excidierte Drüse, die Herr Kollege ROTH (Pathologisches Institut der Universität, Bonn) histologisch untersuchte, zeigte eine deutlich entzündliche Hyperplasie des lymphatischen Gewebes mit Leukocytenansammlungen, z. T. von Monocytencharakter. In den Lymphknötchen traten große Keimzentren vor; in dem Lymphsinus sah man eine lebhafte Proliferation der Sinusendothelien und der Reticulumzellen. Toxoplasmen waren nicht nachzuweisen.

Die serologischen Untersuchungen führten zu folgenden Ergebnissen: Der SFT stieg innerhalb von weniger als 11 Tagen auf 1:2000 und blieb 3 Monate lang bei 1:2000 und weitere 3 Monate bei 1:1000. Nach nunmehr als einem Jahr ist er auf 1:64 gesunken. Die KBR wurde zwar auch, aber später positiv, ging aber nie über + hinaus. *Beide* Sero-Reaktionen waren aber nur während einer kurzen Zeit, vorwiegend während der akuten Phase, gleichzeitig positiv. Die gewonnenen Titerwerte zeigen zudem, daß es ungerechtfertigt ist, die niedrigen KBR-Werte nicht auch als positiv im Sinne der Toxoplasmose anzusprechen. Die hier versuchte Deutung der serologischen Ergebnisse bei einer Toxoplasmainfektion will dem Kliniker einige Hinweise bei der Suche nach charakteristischen toxoplasma-bedingten Krankheitsbildern geben. Sie kann jedoch nicht viel mehr als eine Arbeitshypothese sein. Erst mit Hilfe des kritischen Klinikers werden wir entscheiden können, welche Krankheitsbilder als wirkliche Toxoplasmosen gelten müssen.

CXIII.
Oligosymptomatische Toxoplasmose.
Von
O. THALHAMMER (Wien).

Von den Symptomen angeborener Toxoplasmose sind nur die cerebralen Verkalkungen und die Chorioretinitis in gewissem Grade typisch. Beide Symptome können jedoch fehlen, wodurch dann uncharakteristische cerebrale Schadensbilder resultieren, deren toxoplasmatische Genese nur mehr serologisch zu erweisen ist. Da aber auch subklinische Toxoplasmainfektionen vorkommen, mit zunehmendem Alter der Probanden immer häufiger werden, kann aus positiven Testen nicht ohne weiteres geschlossen werden, daß ein vorliegendes Schadensbild auf angeborene Toxoplasmose zurückgeht. Um die Existenz und Häufigkeit „oligosymptomatischer" Toxoplasmose festzustellen, muß daher die Häufigkeit von Toxoplasmainfektionen bei gesunden und hirngeschädigten gleichaltrigen Kindern verglichen werden.

Zu diesem Zweck wurden 266 angeboren hirngeschädigte Kinder nach SABIN-FELDMAN getestet und mit 300 gleichaltrigen, ebenso geprüften Normalen verglichen. Es ergab sich, daß unter 1—5jährigen Hirngeschädigten 17—18% mit Toxoplasmen infiziert waren, während es unter gleichaltrigen Normalen 0—1,7% waren. Unter 6—10jährigen sind es 28% bzw. 9%; d. h. unter den Hirngeschädigten kommen subklinische Infektionen ebenso häufig vor wie unter den Normalen, sie addieren sich zu den angeborenen Infektionen. Unter 11—14jährigen wird das Kontingent angeborener Infektionen durch Erlöschen der Antikörperproduktion und höhere Mortalität dieser Kinder kleiner; die Zahl subklinischer Infektionen nimmt weiter zu.

Die größere Häufigkeit von Toxoplasmainfektionen unter angeboren Hirngeschädigten ist statistisch gesichert. Die häufigste Form der damit bewiesenen oligosymptomatischen Toxoplasmose ist der angeborene Schwachsinn und die angeborene Epilepsie. Bei allen derartigen Fällen sollte daher auf Toxoplasmose untersucht werden. Nach vorliegender Untersuchung müssen rund 17% aller angeborenen Hirnschäden auf pränatale Toxoplasmoseencephalitis zurückgeführt werden; die Toxoplasmose ist also eine auch praktisch sehr bedeutende Infektionskrankheit-

---

Erscheint ausführlich in: Helvet. paediatr. Acta **9**, 50 (1954).

CXIV.

Aus der I. Medizinischen Universitätsklinik der Charité Berlin
(Direktor: Prof. Dr. TH. BRUGSCH).

Die Bedeutung der Toxoplasmose für die Klinik der Erwachsenen.

Von

INGEBORG FALCK.

Nachdem die amerikanischen Arbeiten über die Toxoplasmose bekannt wurden, stellte man in Deutschland fest: daß ein großer Teil der Fehlgeburten durch eine Toxoplasmoseinfektion der Mutter bedingt seien, daß es myokarditische, colitische und pneumonische Formen der Erwachsenentoxoplasmose gibt und daß ein großer Teil der Bevölkerung, nach manchen Autoren bis zu 70%, latent mit Toxoplasmose durchseucht seien. Dabei finden sich in dem amerikanischen Schrifttum erst 14 Fälle von erworbener Erwachsenentoxoplasmose und wir haben keinen Anhalt, daß die epidemiologischen Verhältnisse im Hinblick auf die Toxoplasmose bei uns anders sind als in den USA. In der letzten Zeit hat sich aber erwiesen, daß ein großer Teil dieser Schlußfolgerungen über die Bedeutung der Toxoplasmose für den Erwachsenen verfrüht waren. Bei Betrachtung der Tabelle über die bisherigen Untersuchungen mit Hilfe des SABIN-FELDMAN-Serofarbtestes ergeben sich sehr unterschiedliche Werte.

Auf die großen Fehlermöglichkeiten und die Unspezifität dieses Testes hat besonders Holz durch elektronenmikroskopische Untersuchungen an dem Parasiten hingewiesen, auf diese Frage soll hier nicht eingegangen werden. Teilweise sind die Unterschiede der Werte durch die geringe Fallzahl bedingt. Auffallend sind nun die in letzter Zeit festgestellten Zahlen aus Berlin und Leipzig, die einen wesentlich niedrigeren Durchseuchungsprozentsatz ergeben als die Werte aus Hamburg, Bonn und Freiburg, aber mit den Werten aus der Schweiz übereinstimmen. Neben unseren eigenen wurden die Untersuchungen in Berlin und an zwei anderen Instituten unabhängig voneinander durchgeführt. Es wurde von uns erst ein Titer von 1:32 als positiv bewertet. Wir möchten diese niedrigen Werte aus Reihenuntersuchungen in Berlin und Leipzig den Werten aus Hamburg, Bonn und Freiburg zur Diskussion gegenüberstellen. Die Resultate der von uns gleichzeitig durchgeführten Komplementbindungsreaktion stimmen mit den Werten des SABIN-FELDMAN--Serofarbtestes überein.

Auf Grund dieses geringen Prozentsatzes an positiven SABIN-FELDMAN-Serofarbtesten, die auch keinen Anhalt über einen kausalen Zusammenhang etwaiger Krankheitssymptome mit einer Toxoplasmoseinfektion erbrachten, können wir keine wesentliche Bedeutung der Toxo-

Tabelle 1. SABIN-FELDMAN-Serofarbtest.

Autor	Ort	%	Fall-zahl	Jahr	
SABIN	USA, Cincinnati	30		1949	
SABIN u. FELDMAN	USA	32	142	1949	
GARD u. MAGNUSSON	Schweden	25—40		1949	bei fertilen Frauen 40%
PIEKARSKI	Bonn Land	20		1949	
PIEKARSKI	Bonn Stadt	7,5		1949	
McDONALD	NW England	5	250	1950	
WESTPHAL	Hamburg	18	134	1950	encephalitische Kinder und neurologisch kranke Erwachsene
ROTH u. FRITZ	Schweiz	22		1950	
PILLAT	Wien	10		1951	
TOLENTINO	Italien	20		1951	
KLECKOW	Jena	2	200	1951	Patienten mit Choriorotinitis u. Iridozyklitis
DONTENWILL	Kiel	10	60	1951	Frauen mit Aborten
THALHAMMER	Wien	50	121	1952	
BADER	Heidelberg	10—15	1000	1952	
KELLER u. VIVELL	Freiburg	20—70	1400	1952	mit dem Alter steigend
HAIN	Hamburg	57	102	1952	tuberkulöse Patienten
WESTPHAL	Hamburg	2—3		1952	Gesunde
OTTO	Mitteldeutsch-land	5,6	125	1952	
KUNERT u. JÜPTNER	Berlin	1,8	1000	1952	Gesunde
KUNERT u. JÜPTNER	Berlin (Robert-Koch-Institut)	5,7	330	1952	Verdächtige
HARBOE	Oslo	8	1600	1952	Blutspender
WEGMANN u. WIESMANN	Schweiz	2		1952	Erwachsenen
HUMPHRIES, GRULEY	USA, Louisiana	37,3	102	1952	hospitalisierte Kinder
BURKISHAW, KIRMAN, SORSBY	England	24,9	698	1953	debile Kinder
VIVELL, BUHN	Freiburg	60	528	1953	bei jedem Titer als positiv bewertet. Besonders fertile Frauen
HOLZ	Berlin (Parasitolog. Institut der Freien Universität)	2		1953	
WILDFÜHR	Leipzig	4		1954	gesunde Städter
WILDFÜHR	Leipzig	19		1954	tuberkulöse Patienten
FALCK	Berlin (Charité)	3,14	1019	1954	

Tabelle 2. Komplementbindungsreaktion.

Autor	Ort	%	Fall-zahl	Jahr	
MOHR u. WESTPHAL	Hamburg	17—22		1950	
WESTPHAL	Hamburg	15—20		1950	
WEGMANN u. WIESMANN	Schweiz	2	100	1952	
HAIN	Hamburg	57		1952	tuberkulöse Patienten
WIESMANN u. BRUNNER	St. Gallen Schweiz	2,2	400	1952	
TILING	Hamburg	19,9	1397	1954	mit dem Alter steigend
FALCK	Berlin	4,68	1024	1954	

Tabelle 3. Toxoplasmosebefall der Tiere.

Tier	Ort	%	Nachweis-methode	Autor
Ratte.......	Hamburg	12	pathologisch-anatomisch	OTTEN
Ratte.......	Norwegen	3,2	pathologisch-anatomisch	EYLES
Ratte.......	Savannah USA	8,7	pathologisch-anatomisch	PERRIN u. a.
Hase	Dänemark	9,4	pathologisch-anatomisch	CHRISTIANSEN u. SIIM
Hase	Bornholm	28	pathologisch-anatomisch	CHRISTIANSEN u. SIIM
Zootiere	Philadelphia USA	1	pathologisch-anatomisch	RATCLIFFE u. WORTH
wilde Ratten	Genf	8	pathologisch-anatomisch	BAMATTER, SUTER, LEUENBERGER u. ROTH
Hund.......	Hamburg	2—5	Sabin-Feldman-Serofarbtest	OTTEN
Hund.......	Freiburg	60	Sabin-Feldman-Serofarbtest	STEINHARDT nach KELLER u. VIVELL
Feldmäuse ..	Weser-marsch	14 bei 40 Tieren	Sabin-Feldman-Serofarbtest	LAVEN u. WESTPHAL
wilde Ratten	Hamburg Stadt u. Hafen	23 bei 13 Tieren	Sabin-Feldman-Serofarbtest	LAVEN u. WESTPHAL
wilde Ratten	Hamburg Müllabfuhr	0 bei 21 Tieren	Sabin-Feldman-Serofarbtest	LAVEN u. WESTPHAL

plasmoseinfektion für den Erwachsenen erkennen. Auch kann die Diagnose der Toxoplasmose nicht allein auf serologischem Wege erfolgen. Bei keinem Patienten in Deutschland wurde bisher ein beweisender achtfacher Titeranstieg im Verlauf der Erkrankung festgestellt. Die Diagnose der Toxoplasmose kann allein durch die parasitologische Isolierung des

Erregers erbracht werden. Von vielen Kennern der Krankheit wird angenommen, daß die Infektion des Menschen durch perorale Infektion aus einem Tierreservoir zustande kommt. Auch diese Annahme konnte bisher noch nicht bewiesen werden. Die geringe Durchseuchung dieser Tiergruppen spricht ebenfalls nicht zwingend für ihre Bedeutung für die menschliche Infektion.

Aussprache.

Herr E. WOLLHEIM (Würzburg):

Zur sicheren Diagnose einer erworbenen Toxoplasmose am Erwachsenen ist nach wie vor zu fordern, daß neben dem klinischen Bild, einem positiven Farbtest und Komplementbindungstest gleichzeitig der Erregernachweis geführt werden muß. Dieser kann bei den cerebrospinalen Formen am leichtesten aus dem Liquor erfolgen, der unmittelbar nach der Punktion körperwarm in der Zählkammer untersucht wird (oder im vorsichtig behandelten Sediment mit Färbungsverfahren). Auch aus Hautefloreszenzen und Drüsenpunktaten kann der Erregernachweis bei entsprechenden klinischen Formen gelingen. Bei frischen Fällen von erworbener Toxoplasmose mit positivem Erregernachweis können anfangs Serumfarbteste und Komplementbindungsreaktionen noch negativ sein und erst im weiteren Verlauf positiv werden bzw. im Titer ansteigen. Gelingt der Nachweis des Erregers nicht, so kann bei verdächtigem klinischen Bild, hohen oder ansteigenden Titerwerten im Farbtest und Komplementbindungstest die Diagnose nur für wahrscheinlich erklärt werden. Es scheint mir wichtig, daß am unmittelbaren Nachweis des Erregers festgehalten wird und man sich nicht damit begnügt, bei Versuchstieren (z. B. Hamstern, wie es MOHR vorgeschlagen hat) durch Körperflüssigkeiten oder Exkrete des Erkrankten Anstiege des Titers hervorzurufen. Auch der direkte Tierversuch ist problematischer als der unmittelbare Nachweis des Erregers im Nativpräparat, da bekanntlich Spontaninfektionen der Laboratoriumstiere außerordentlich häufig sind. Ob der SABIN-FELDMAN-Test wirklich so streng spezifisch ist, muß noch diskutiert werden. Zur Therapie stehen nach wie vor nur Sulfonamide in hoher Dosierung (wir wandten Solosupronal i. v. an) oder Aureomycin zur Verfügung. Wenn auch akute Toxoplasmosen unter dieser Behandlung häufig abklingen, ist es fraglich, ob die Dauersanierung gelingt. Die Befunde, die Herr THALHAMMER vorgelegt hat, lassen die Frage stellen, ob man auch die latenten Fälle behandeln soll. Bei den differenten Mitteln, die für die Therapie allein zur Verfügung stehen, schien mir bisher nur eine Therapie der klinisch manifesten Kranken angebracht.

Herr H. FRANKE (Würzburg):

Die heute im Mittelpunkt des Interesses stehende Frage nach der Sicherheit der Diagnose einer manifesten Toxoplasmose hängt, abgesehen von dem klinischen Bilde, von dem Ausfall der verschiedenen diagnostischen Verfahren ab.

Eine Erwachsenentoxoplasmose kann mit an Sicherheit grenzender Wahrscheinlichkeit angenommen werden, wenn es, wie in 15 unserer Fälle gelingt, die intracellulären (Pseudocysten) oder extracellulären Parasiten morphologisch, besonders im Phasenkontrastmikroskop oder im Tierübertragungsversuch nachzuweisen.

Die Behandlungsnotwendigkeit einer Toxoplasmose richtet sich nach der vorliegenden klinischen Manifestationsform und hängt von der Sicherheit der Aktivitätsdiagnose der Krankheit ab. Die therapeutische Ansprechbarkeit einer Toxoplasmose ist in den verschiedenen Stadien der Erkrankungen nach allgemeiner Erfahrung unterschiedlich.

1. Bei der akuten Toxoplasmose (Stadium I nach FRENKEL) steht das Ausmaß der klinisch auftretenden Schädigung in direkter Proportion zur Zahl und Virulenz der in dieser Phase hämatogen streuenden Parasiten.

Mit hohen Dosen von Sulfonamiden (Supronal oder Aristamid) haben wir in fünf akuten Fällen gute Besserung des klinischen Bildes erzielt.

2. In der Phase der subakuten bis subchronischen Toxoplasmose (Stadium II nach FRENKEL) liegen meistens bereits irreversible Schäden vor. Unsere 20 sub-

chronischen Fälle sprachen selbst auf mehrmalige, in Abständen von 4 bis 6 Wochen wiederholte Sulfonamidbehandlung nur vorübergehend an.

3. Die Therapie der chronischen Formen der Erwachsenentoxoplasmose (Stadium III nach FRENKEL) erscheint noch unbefriedigend.

Dieses Stadium wird durch die in früheren Phasen der Toxoplasmose entstandenen Schäden beherrscht und wird durch die Pseudocysten gesteuert.

Die von FRENKEL empfohlene Toxoplasminbehandlung schlug bei drei unserer Patienten fehl. In jüngster Zeit versuchen wir in diesem Stadium Rekonvaleszentenserum zu geben.

Herr WILDFÜHR (Leipzig):

Auch wir halten den SFT für eine weitgehend spezifische Reaktion. Bekannt ist lediglich sein positiver Ausfall auch bei Sakrosporidieninfektionen, der wohl durch eine Antigenverwandtschaft beider Erreger bedingt sein dürfte. Wir konnten z. B. feststellen, daß der SFT im Vergleich mit der Durchseuchungskurve der gesunden Bevölkerung und unter Berücksichtigung der entsprechenden Altersstufen bei Hepatitis-epidemica-Kranken bzw. -Rekonvaleszenten sowie auch bei Poliomyelitis-Kranken bzw. -Rekonvaleszenten keine erhöhten Werte aufwies; desgleichen besteht auch keine Korrelation zwischen SFT und Hirsttest. Der SFT erwies sich also als spezifisch. Einen höheren Prozentsatz positiver Serofarbteste ergaben jedoch die Untersuchungen von Lungentuberkulösen. Die Differenzen zwischen den Prozentsätzen der positiven Serofarbteste bei den Tuberkulösen und der normalen Kontrollgruppe erwiesen sich als signifikant. Ein höherer Prozentsatz positiver Serofarbteste zeigte sich auch bei Graviden gegen Ende der Gravidität und bei Neugeborenen. Die Differenzen zwischen diesen höheren Prozentwerten und den Werten der normalen Durchseuchung waren ebenfalls signifikant. Von Bedeutung ist, daß gerade die höheren Titerwerte sowohl bei der Tbc als auch bei den Graviden und Neugeborenen prozentual stärker vertreten sind, so daß die Möglichkeit zu Fehldeutungen gegeben ist. Für die Praxis bedeutet das, daß bei der Bewertung des SFT bei den genannten Fällen Vorsicht geboten ist.

Den höheren Prozentsatz der seropositiven Teste bei Tbc, in der Gravidität und bei den Neugeborenen halten wir für unspezifisch.

Zu dem Referat von Herrn SIIM muß ich betonen, daß wir auch durch Parasitennachweis im Tierversuch bestätigte Toxoplasmosefälle gesehen haben, die keinen Titeranstieg auf 1:1000 und höher zeigten, sondern erheblich darunter lagen. Wir kennen auch parasitologisch bestätigte Fälle ohne Titeranstieg und einen solchen mit Titerabnahme. Ich betone dies besonders, damit der Titerwert 1:1000 nicht als feststehende Tatsache genommen wird. Zu dem Vortrag von Herrn THALHAMMER möchte ich ergänzend bemerken, daß auch wir die prozentuale Durchseuchung bei Debilen, Imbezillen usw. mit Hilfe des SFT festgestellt haben. Der prozentuale Anteil positiver Teste liegt hier ebenfalls höher als der normalen Durchseuchungskurve entsprechen würde, so daß wir der Ansicht THALHAMMERs, daß ein größerer Teil der angeborenen Hirnschäden (Debilität, Imbezillität usw.) auf leichtere pränatale Toxoplasmose-Encephalitiden zurückzuführen sein dürfte, beipflichten können. Zu dem Vortrag von Frau FALCK sei erwähnt, daß die unterschiedlichen Durchseuchungszahlen, die in der Literatur angegeben sind, z. B. in einer verschiedenen Titerbewertung mit ihre Ursache haben. Für Leipzig ergeben sich folgende Werte: 31,6% ab Titer 1:5; 5,9% ab Titer 1:25; 2% ab Titer 1:50. Abschließend bleibt zu sagen, daß ein positiver SFT im günstigsten Falle lediglich aussagt, daß eine Infektion mit Toxoplasmen stattgefunden hat und nicht identisch ist mit der Diagnose „active Toxoplasmose". Er ist wie jede serologische Reaktion als Symptom zu werten, kann aber ein überaus wertvolles Symptom sein. Eindeutig für die Diagnose „active Toxoplasmose" ist allein der Parasitennachweis.

Herr TH. HELLBRÜGGE (München):

Eine der unsicheren Fragen bei der Diagnose einer Toxoplasmose ist die Beurteilung des Serofarbtestes nach SABIN und FELDMAN. Die Bewertung dieser Reaktion wird von den meisten Untersuchern ziemlich willkürlich gehandhabt, wobei die als positiv bezeichneten unteren Grenzwerte je nach Autor zwischen 1:100 und 1:2 schwanken.

Demnach hat die Gegenüberstellung der in verschiedenen Regionen ermittelten Durchseuchungszahlen bei der gesunden Bevölkerung keinen Wert ohne die Angabe der von den einzelnen Autoren als positiv bezeichneten Titerhöhen. Die in der Tabelle von FALCK niedergelegten Prozentzahlen können also nicht miteinander verglichen werden.

An den in der Literatur beschriebenen, parasitologisch gesicherten Toxoplasmosefällen läßt sich demonstrieren, daß es nicht berechtigt ist, den SABIN-FELD-MAN-Test erst von einem bestimmten Titer ab als positiv zu bezeichnen. Selbst bei sicheren Toxoplasmosen werden neben hohen auch sehr niedrige Antikörperwerte getestet, und wenn man beispielsweise erst einen Titer ab 1 : 36 als positiv bewertet, dann müssen zahlreiche Toxoplasmoseerkrankungen mit Parasitennachweis serologisch als negativ angesehen werden.

Wir haben in Zusammenarbeit mit GREWING im Rattenexperiment gefunden, daß zwischen der Intensität der Toxoplasmeninfektion und der Höhe des Farbtest-Antikörperspiegels keine Beziehung besteht. Bei intravenöser Verimpfung von Toxoplasmen ist es gleichgültig, ob die Tiere große oder kleine Infektionsdosen erhalten; stets treten die Dye-Test-Antikörper innerhalb derselben Zeit auf, erreichen gleichzeitig ihr Maximum und fallen auch fast gleichzeitig wieder ab. Die Höhe der Titer hängt ausschließlich von der Reaktionsweise des Einzeltieres ab. Bei Tieren mit maximalen Impfdosen (10 Mill. Parasiten) finden sich ebenso hohe und niedrige Endtiter, wie bei Tieren, die mit geringen Toxoplasmamengen (1000 Parasiten) infiziert wurden.

Demnach bestätigt der Tierversuch, daß die von Klinikern häufig gestellte Frage, ob man aus der Höhe des SABIN-FELDMANN-Testes auf eine aktive Infektion oder bei unklaren Krankheitsbildern auf eine Toxoplasmoseerkrankung schließen kann, durch eine Einzelbestimmung des Dye-Testes nicht zu beantworten ist. Aus hohen und aus niedrigen Antikörperwerten geht lediglich hervor, daß bereits eine Toxoplasma-Infektion — nicht gleichzusetzen mit Toxoplasmoseerkrankung — stattgefunden hat.

Einen Anhalt für die akute Auseinandersetzung zwischen Makro- und Mikroorganismus vermögen der Verlauf der Dye-Test-Titer und die Kombination von SABIN-FELDMANN-Test und Komplementbindungsreaktion zu geben. Ansteigende Werte deuten auf eine relativ frische Infektion hin. Gleichbleibende oder abfallende Titer lassen darauf schließen, daß der Wirt den Parasiten weitgehend beherrscht.

Herr HELMUT SCHMIDT (Coburg):

Die serologischen Untersuchungsmethoden in Form des SABIN-FELDMAN-Tests und der KBR nach WESTPHAL sind anscheinend weitgehend spezifisch und haben eine große praktische Bedeutung erlangt. Es ist jedoch darauf hinzuwesen, daß in sehr seltenen Fällen bei aktiver bzw. reaktivierter Toxoplasmose die Reaktionen negativ ausfallen bzw. kein sicher verwertbares Ergebnis zeigen. Dies gilt nicht nur für den Beginn der frischen Toxoplasmose-Infektion, sondern auch für spätere Stadien. Ich kann über einen Patienten berichten, der wegen Verdacht auf Hirntumor überwiesen wurde, bei dem aber chorioretinitische Herde und Verkalkungen in den Plexus chorioidei den Verdacht auf Toxoplasmose lenkten. Im Liquor waren Toxoplasmen nachweisbar. Dieser Befund wurde auch vom Parasitologischen Institut Hamburg (Dr. OTTEN) erhoben. Obwohl es sich hier um eine nach der Anamnese und den klinischen Zeichen schon ältere, reaktivierte Toxoplasmose-Infektion handelte, war SF negativ, KBR nur ganz schwach positiv, bei einer Kontrolle nach zwei Jahren KBR Spur positiv. —

Eine weitere Beobachtung, die in anderer Hinsicht bemerkenswert ist, betraf eine rezidivierende Meningitis mit jeweils hohen Zellzahlen (polymorphkernigen Leukocyten), beim ersten Schub 21 121/3 Zellen, beim zweiten Schub 14 848/3 Zellen. Nach der Anamnese war anscheinend schon zuvor ein Schub hausärztlich mit Sulfonamiden behandelt worden. Hier wurde zunächst KBR + + + (+) und SF 1 : 100 gefunden.

Beim zweiten stationär behandelten Schub (sechs Monate später) wurden vom Parasitologischen Institut Hamburg Toxoplasmen im Liquor nachgewiesen. Es mußte in diesem Fall daran gedacht werden, daß eine Toxoplasmose durch eine Infektion mit einem Erreger einer eitrigen Meningitis aktiviert wurde. Es war aber in den Ausstrichen und bei wiederholter kultureller Untersuchung kein entsprechender Nachweis zu führen, auch ist der rezidivierende Verlauf eher für die Toxoplasmose charakteristisch. Man sollte deshalb auch bei Meningitiden mit stärkerer polymorphkerniger Pleocytose des Liquors u. a. eine Toxoplasmose-Infektion erwägen und den Liquor entsprechend untersuchen.

Herr PIEKARSKI (Bonn) Schlußwort:

Selbstverständlich strebt auch der Serologe den *direkten* Parasitennachweis an; so lange aber der Parasitennachweis so schwierig ist, daß Toxoplasmen selbst bei einem Patienten nach Laboratoriumsinfektion nicht nachweisbar sind, bleiben wir auf die serologischen Nachweismethoden angewiesen. Das Auftreten unspezifischer Toxoplasma-Seroreaktionen ist naturgemäß möglich, wer aber die Spezifität der Reaktionen — es handelt sich dabei vorwiegend um den Farbtest nach SABIN und FELDMAN — anzweifelt, sollte auch die Unspezifität beweisen, wenn er solche Kritik übt; anderenfalls ist diese unberechtigt. Auf dem Internationalen Mikrobiologen-Kongreß in Rom (1953) konnte auf ausdrückliches Befragen hin von keinem Anwesenden eine sicher unspezifische Reaktion mitgeteilt werden. Ein Titeranstieg bei bestehender Infektion ist während einer Schwangerschaft beobachtet worden; ob dieser als unspezifisch angesehen werden muß, ist nicht bewiesen. In diesem Zusammenhang sei auf die Untersuchungen aus der Freiburger Kinderklinik (VIVELL und BUHN) hingewiesen.

Herr THALHAMMER, Wien, bittet um die Bemerkung, daß auch er Toxoplasmaseropositive Mütter nicht für behandlungsbedürftig halte.

CXV.
Über eine kleine Epidemie von Katzenkratzkrankheit.

Von

F. O. HÖRING und TH. ZWISSLER (Worms).

Historisches, Ausbreitung.

Seitdem die sog. Katzenkratzkrankheit (KKK) oder Lymphoreticulosis benigna (L. b.) vor nunmehr 4 Jahren von DEBRÉ in Paris erstmalig als einheitliche, durch ein Virus hervorgerufene Krankheit erkannt und beschrieben wurde, sind mindestens 25 Publikationen hauptsächlich aus der Schweiz und aus Frankreich erschienen, die bis Ende 1953 über 385 Fälle dieser Erkrankung berichten. Aus USA sind etwa 60 Fälle bekannt geworden und aus Griechenland und Indien je einer. Das typische Krankheitsbild darf also als bekannt gelten. Ich will daher nur die charakteristische Symptomatik umreißen, um dann auf einige Besonderheiten einzugehen, die wir im letzten halben Jahr an zehn Erkrankungsfällen beobachtet haben. Es ist dies eine relativ hohe Zahl von Erkrankungen, wenn man bedenkt, daß bis jetzt nur fünf Fälle aus dem Bundesgebiet bekannt wurden: 1949 ein Fall von FOLBERTH aus Lörrach, 1951 drei Fälle von VIVELL aus Freiburg und 1952 ein Fall von SCHÜRMANN und REICH aus Würzburg. Die Aufzählung läßt erkennen, daß die Krankheit, die die Schweiz von Westen nach Osten durchwandert hat von dort aus auf Bundesgebiet übergetreten ist und nun in nordöstlicher Richtung vorzudringen scheint.

Symptomatik.

Das Virus, das hinsichtlich Größenordnung und serologischem Verhalten in die Gruppe der Psittakose und des Lymphogranuloma inguinale (L. i.) gehört, wird überwiegend durch Katzenkratzverletzungen, aber auch durch Dornen und Insektenstiche in die Haut eingebracht. Am Inokulationsort entsteht nach einer Inkubationszeit von 3—7 Tagen ein mehr oder minder großer Primäraffekt, der wohl meist nicht beobachtet wird, in Form einer Quaddel oder eines Ulcus, das in manchen abortiven Fällen als rein kutane Verlaufsform die einzige Manifestation der Krankheit sein kann. Meistens stellt sich jedoch nach 2—3 Wochen eine regionäre, bis zu hühnereigroße Lymphknotenschwellung ein, die von Fieber und schwerem Krankheitsgefühl begleitet sein kann und starke Einschmelzungsneigung zeigt. Die Diagnose ist eindeutig zu stellen nur durch den von DEBRÉ angegebenen, der FREIschen Hautprobe nachgebildeten Kutantest. Als Testantigen dient verdünnter und inaktivierter Lymphknoteneiter von Lymphoretikulosiskranken, von dem 0,1 ccm i. c. gespritzt im positiven Fall nach 24 und 48 Std. einen Rötungshof von 10 mm ⌀ hervorruft. Von besonderer Wichtigkeit ist bei der Herstellung des Testantigens der mit dem Eiter anzustellende Tierversuch zum Ausschluß einer Tbc. Die Komplementbindungsreaktion (KBR) soll bei einem Titer von 1:5 beweisend sein, ist aber nur gruppenspezifisch und umfaßt auch Psit. und L. i.

Eigene Beobachtungen.

Unsere ersten Erkrankungsfälle traten zur gleichen Zeit bei vier Personen auf, die in unmittelbarer Nähe beieinander wohnen. In einer anderen Ortschaft sind etwas später zwei Brüder und ein Nachbarssohn zusammen erkrankt. Bemerkenswert, aber von anderer Seite schon beschrieben ist das hier zweifellos epidemische Auftreten der L. b. Die Patienten hatten alle Kontakt mit Katzen und hatten in der überwiegenden Mehrzahl an der Stelle des vermutlichen Primäraffektes grobe, vernarbte Katzenkratzeffekte. Zum Angehen der Infektion scheint also eine mehr als nur oberflächliche Verletzung der Haut notwendig zu sein.

(In der unmittelbaren Umgebung des einen Epidemieherdes gingen 15 Katzen ein. Die Ursache dieser Katzenerkrankung wird zur Zeit noch von Prof. BINGEL, Heidelberg, untersucht.)

Verläufe.

Unsere Erkrankungsfälle verliefen in der Mehrzahl gutartig, besonders schnell absolvierten die erkrankten Kinder unter 14 Jahren L. b. Ein Generalisationsstadium, wie es bei Erwachsenen häufig vorkam, wurde bei ihnen nicht beobachtet. Die Lymphknotenschwellung erreichte auch nur Bohnengröße, zu Einschmelzungen kam es nie. Bei den Erwachsenen sind die Drüsenschwellungen in vier von sechs Fällen eitrig eingeschmolzen und gerade bei diesen traten auch die Zeichen der Generalisation, also Fieber bis zu 39° und schweres Krankheitsgefühl auf, das aber nie länger als acht Tage dauerte.

Der Hauttest.

Die Diagnose ließ sich in allen Fällen durch den Intracutantest nach DEBRÉ sichern. Wir haben dazu den Drüseneiter unserer excidierten Fälle in der bekannten Weise verarbeitet und zwar so, daß mit dem Antigen jeweils alle anderen Erkrankten oder schon wieder Genesenen im Kreuzversuch durchgetestet wurden. Ein von MOLLARET aus Paris uns zur Verfügung gestelltes Testantigen zeigte die gleichen positiven Ergebnisse, wie auch ein von uns hergestelltes Antigen an Patienten der Pariser Klinik positive Hautproben ergab. Herrn Prof. MOLLARET sei deshalb an dieser Stelle für seine freundliche Unterstützung herzlich gedankt.

Die wichtigste Ablesung der Injektionsstelle ist die nach 72 Stunden. Wir haben oft genug bei der Erprobung von selbstangefertigten Antigenen wie auch von Kulturantigenen aus Allantois- und Hodenpassagen an gesunden Versuchspersonen nach 24 Stunden unspezifische Reaktionen gesehen, die aber nach 72 Stunden wieder verschwunden waren! Signifikant für den positiven Ausfall ist das Auftreten eines scharf abgesetzten Rötungshofes um die Papel herum (Projektion der Abb. 1), der dem Kutantest ein kokardenartiges Aussehen gibt (Projektion der Tab. II). Es hat sich gezeigt, daß die Größe der entstehenden Quaddel, also die Intensität der Reaktion unabhängig ist von dem verwendeten Antigen, sondern vielmehr an die individuelle Empfindlichkeit der Haut gebunden ist und parallel geht der Schwere der Erkrankung. Die Komplementbindungsreaktion mit Psit. und L. i. war bei rund der Hälfte der Fälle positiv, ohne daß ein Zusammenhang mit der Schwere des klinischen Bildes oder mit der Länge der Erkrankung zu erkennen war.

Die MANTOUXsche Reaktion.

Die MANTOUXsche Reaktion war in einer Verdünnung von 10^{-8} bei den erwachsenen Erkrankten entweder negativ oder nur schwach positiv. Interessant war nun die Tatsache, daß ein solch schwach positiver oder negativer Tuberkulintest nach Injektion von L. b.-Antigen deutlich positiv werden kann, oder im umgekehrten Fall, daß nach i. c.-Injektion von Alttuberkulin ein nur schwach positiver Lymphoretikulosis-Test aufflammen konnte. Dieses eigentümliche serologische Verhalten, das mit FREIschem Antigen oder auch mit Mäusehirn oder Humanserum nicht zu erzielen war, scheint auf verwandtschaftliche antigene Beziehungen der Erreger von KKK und Tuberkulose hinzudeuten.

Beziehungeu zur Tuberkulose.

Tatsächlich gibt es klinische, morphologische und histologische Bilder der KKK, die, wie wir an einem Fall sahen, der Tbc zum Verwechseln ähneln. Der Fall demonstriert, daß die Krankheit recht unangenehme Formen annehmen kann.

Wir behandelten einen 16jährigen Jungen, dessen Bruder zur gleichen Zeit an einer leichtverlaufenden KKK erkrankt war, ebenso ein 21jähriger Nachbar. Bei dem Patienten hatte sich innerhalb von 3 Wochen eine hühnereigroße Lymphknotenschwellung in der rechten Ellenbeuge ausgebildet, die schließlich fluktuierte und vom Hausarzt durch Stichincision eröffnet wurde, wobei sich viel Eiter entleerte (Projektion der Abb. 2). Die Incision wollte nicht heilen, es wuchs vielmehr aus dem Wundgrund ein Kegel von glasigem Granulationsgewebe hervor, der trotz mehrfachen Ätzens immer größer wurde. Die umgebende Haut verfärbte sich blaurot und wurde atrophisch. Dermatologischerseits wurde diese Veränderung als exulcerierter Lupus bezeichnet, vor allem deswegen, weil sich in diesem atrophischen Hautbezirk typische Lupusflecke fanden, in die die Knopfsonde bei Druck einbrach; auch an ein luisches Hautgumma wurde gedacht. Das Granulationsgewebe und die Wundumgebung wurden von uns excidiert und histologisch untersucht. Es zeigte sich, daß eine histologische Abgrenzung gegen Tbc nicht möglich war. Herr Prof. RANDERATH, der alle unsere excidierten Fälle freundlicherweise histologisch bearbeitet hat, wird darüber noch sprechen. Daß es sich hier etwa doch um eine Tbc gehandelt hätte, konnte ausgeschlossen werden. Zunächst war die epidemologische Situation klar, dann war der Hauttest mit zwei verschiedenen Antigenen so stark positiv, daß beide Male Nekrosen am Injektionsort entstanden. Ganz besonders spricht für die Spezifität des Hauttests, daß 12 Stunden nach der Injektion des Antigens eine schwere Allgemeinreaktion mit Schüttelfrost, Fieber bis 40° und eine Fokalreaktion in der Ellenbeuge mit Schmerzen, Rötung und starker Schwellung der Wundumgebung auftraten. Außerdem vergrößerte sich im Zusammenhang mit dieser Provokation ein zunächst nur erbsengroßer, oberflächlich ulcerierter Lymphknoten in der rechten Achselhöhle auf über Taubeneigröße, bildete dann ebenfalls in der Axilla ein Ulcus, aus dem sich ein ähnliches glasiges Granulationsgewebe ausbildete wie in der Ellenbeuge. Auf 20 g Chloramphenicol sind beide Ulcerationen in 30 Tagen abgeheilt. Daß Aureo- und Terramycin bei der KKK wirksam sind, ist bekannt; wir können das also auch von dem zur Zeit bei uns billigeren Chloramphenicol berichten. Der ganze Verlauf der Krankheit dauerte in unserem Fall über 4 Monate und heilte nur durch eine gezielte Therapie aus. Der Fall zeigt also eindrucksvoll die Beziehung der KKK zur Tbc, vor allem aber auch, daß die KKK durchaus nicht immer harmlos verläuft, daß sie vielmehr in eine chronisch progrediente Form übergehen kann, ähnlich wie die Esthiomène beim L. i.

Behandlung.

Deswegen scheint uns die Forderung nach frühzeitig intensiver Behandlung gerechtfertigt. Man kann zunächst einen Versuch mit Röntgentiefenbestrahlung machen, die nach unseren Erfahrungen Gutes geleistet hat. Ist es aber einmal zur Einschmelzung gekommen, dann sollte nicht stichincidiert, sondern die Drüse in toto excidiert werden und wenn nötig, auch nicht mit der Anwendung von Breitspektrumantibiotica gezögert werden.

Die Krankheit ist wahrscheinlich viel verbreiteter als bekannt, kann aber wegen der Schwierigkeit der Testantigenbeschaffung häufig nicht diagnostiziert werden. Es wäre deshalb sehr zu hoffen, daß die Herstellung von Kulturantigen, die z. Z. von Prof. BINGEL, Heidelberg, versucht wird, gelingen wird.

Aussprache.

Herr RANDERATH (Heidelberg):

Herr HÖRING hat mir freundlicherweise von vier Patienten, bei denen er die Diagnose einer Katzenkratzkrankheit (KKK) gestellt hatte, Lymphknotengewebe zur histologischen Untersuchung überlassen. Das gibt Veranlassung, kurz die morphologischen Veränderungen zu demonstrieren.

Ich schicke voraus, daß ich aus den Jahren 1952 bis 1954 über weitere neun Lymphknoteneinsendungen aus Heidelberg und Umgebung verfüge, bei denen die mikroskopische Untersuchung die Diagnose der KKK, oder doch zum mindesten den Verdacht des Vorliegens einer Viruslymphadenitis, begründete. Es handelt sich insgesamt um 7 männliche und 6 weibliche Patienten im Alter von 8 bis 48 Jahren. Zwei dieser Lymphknoten stammten aus dem *Mesenterium* von 10- bzw. 19jährigen Patienten (3182/52, 2277/54), die unter der Diagnose einer Appendicitis laparatomiert wurden. Der mikroskopische Befund entsprach völlig dem von MASSHOFF (Virchow Arch. **323**, 664, (1953)) unter der Bezeichnung der „abscedierenden reticulocytären Lymphadenitis" des Mesenteriums beschriebenen, offensichtlich auch von HEDINGER (Virchow Arch. **322**, 159, (1952)) gesehenen Bilde, das von beiden Autoren als morphologisch mit der KKK identisch angesprochen wurde und für das MASSHOFF den Verdacht des Vorliegens einer nosologischen Einheit zwischen mesenterialer Lymphadenitis und Katzenkratzkrankheit ausgesprochen hat. Auch wir sind der Überzeugung, daß diese mesenterialen Lymphknotenveränderungen mit den Bildern der Viruslymphadenitiden anderer Lymphknotenregionen übereinstimmen.

Abgesehen von diesen beiden mesenterialen Lymphknoten verteilten sich die übrigen auf folgende Regionen:

6 vom Halse (3562/52, 4692/52, 1693/53, 434/54, 566/54, 1842/54),
2 aus der Axilla (2059/52, 1205/54),
2 aus der Inguinalgegend (6332/53, 113/54),
1 aus der Ellenbeuge (1768/54).

In mehreren Fällen wurde erst *nach* der histologischen Diagnose bzw. nach dem auf Grund des mikroskopischen Befundes geäußerten Verdachts der KKK das Vorhandengewesensein von durch Katzen entstandenen Kratzwunden sichergestellt. In einem Falle (566/54) war der Familie der 15jährigen Patientin drei Wochen vor der Erkrankung eine Katze zugelaufen, von der das Mädchen an der Schulter gekratzt wurde.

In jedem Falle besteht pathologisch-anatomisch und klinisch die Ersterkrankung bei der Viruslymphadenitis aus einem *Primärkomplex*, der sich aus der Erkrankung der Viruseintrittspforte, der ableitenden Lymphbahnen und der regionären Lymphknotenstationen zusammensetzt. Daß derartige *äußere Primärkomplexe* im Sinne von cutano-glandulären, oculo-glandulären und tonsillo-glandulären Lokalisationen vorkommen, darf heute als gesichert angesehen werden. Bezüglich *innerer Primärkomplexe* sind unsere Kenntnisse noch nicht genügend fundiert. Soweit ich die Literatur übersehe, sind bis heute pulmonale Primärkomplexe nicht bekannt geworden. Für die *Möglichkeit* der Entstehung enteraler Primärkomplexe müssen die Untersuchungen von MASSHOFF, sowie die Beobachtungen von HEDINGER und uns als hinweisend angesehen werden, doch bedarf der Nachweis der nosologischen Einheit dieser entero-mesenterialen Primärkomplexe und der KKK-Primärkomplexe noch der Sicherung.

Für die Praxis erscheint die Feststellung von Bedeutung, daß der entzündliche Prozeß an der Eintrittspforte des Virus, d. h. der Primärinfekt in vielen Fällen *spontan* und *relativ schnell, auch ohne Hinterlassung von Narben, abheilen kann,* so daß die Manifestation der Erkrankung in der Lymphknotenkomponente die wesentliche Bedeutung erhält. Auf analoge Verhältnisse bei tularämischen Primärkomplexen habe ich früher schon hingewiesen. Wie weit und wie häufig sich aus äußeren oder inneren Primärkomplexen bei der Viruslymphadenitis auch pathologisch-anatomisch faßbare generalisierende Erkrankungen entwickeln können, entzieht sich noch unserer Kenntnis. Allgemeinreaktionen mit Fieber, Senkungsbeschleunigung usw. sind dafür allein nicht beweisend, solange pathologisch-anatomische Befunde, die das Vorkommen einer lymphohämatogen entstandenen generalisierten Organerkrankung durch das KKK-Virus dartun könnten, nicht beobachtet wurden.

Ich demonstriere heute aus unserem Material nur zwei Fälle der von ZWISLER mitgeteilten HÖRINGschen Beobachtungsreihe (Projektion von neun Diapositiven). Zunächst zeige ich den Lymphknoten einer 34jährigen Patientin (6332/53). Der Fall stellt einen außerordentlich typischen und wohl in der morphologischen Diagnostik eindeutigen Befund dar. Der Lymphknoten ist mehr oder weniger dicht von wechselnd großen runden, ovalen oder auch langgestreckten und landkartenartig verzweigten Abscessen durchsetzt. Die Abszeßhöhlen sind mit erhaltenen, nekrotischen und nekrobiotischen Leukocyten angefüllt. In der Umgebung findet sich ein etwas wechselnd breiter Saum mehr oder weniger radiär und mehr oder weniger wirbelförmig angeordneter Reticulumzellen. Der Zellwall sieht auf den ersten Blick der Epitheloidzellzone eines einschmelzenden tuberkulösen Verkäsungsherdes ähnlich. Er läßt sich aber bei genauerer Betrachtung davon doch in der Regel ziemlich sicher abgrenzen. Die Abgrenzung ergibt sich aus der Form der Reticulumzellen sowie der Struktur der Kerne und des Protoplasmas. Eine Übereinstimmung mit den epitheloiden Zellen des Tuberkels besteht nicht. Die Abgrenzung ergibt sich weiter aus der Tatsache, daß in diesem reticulumzelligen Granulationswall je nach dem Entwicklungsstadium auf die Abszeßhöhle zuwachsende Capillarsprossen vorhanden sein können, die von HEDINGER allerdings vermißt wurden. Es ist ferner auffällig, daß zwischen den Reticulumzellen in wechselnder Reichlichkeit und Dichte und besonders in den äußeren Zonen des Granulationssaumes Lymphocyten, Makrophagen und Plasmazellen liegen. Die Ähnlichkeit mit einschmelzenden verkästen tuberkulösen Granulomen ist um so größer, je reiner die reticulumzellige Natur des Granulationssaumes des Einzelherdes in der Umgebung der mit Zelldetritus und Eiter angefüllten Höhle ist. Sie wird besonders augenfällig, wenn einzelne oder auch zahlreiche Riesenzellen vorhanden sind, die in unseren Fällen mehr dem Typus der LANGHANSschen Riesenzellen, als dem Bilde der sogenannten Fremdkörperriesenzellen entsprechen.

Es besteht kein Zweifel, daß diese Veränderungen morphologisch eine überaus große Ähnlichkeit mit den Lymphknotenveränderungen beim Lymphogranuloma inguinale (W. FREI) und bei der Tularämie (RANDERATH) aufweisen, wie die demonstrierten Bilder zeigen. Das wird auch von HEDINGER betont. Es ist morphologisch nicht möglich, eine Differentialdiagnose in dieser Hinsicht zu stellen. Daß darüber hinaus Brucellosen, Pilzerkrankungen usw. differentialdiagnostische Schwierigkeiten machen können, ist bekannt. Das gilt auch für die einschmelzende verkäste Lymphknotentuberkulose, insbesondere bei vorhandener Mischinfektion. Die größte Übereinstimmung besteht aber doch wohl gegenüber dem Lymphogranuloma inguinale und der Tularämie.

Herr HÖRING hat besonders *den Fall des 16jährigen Jungen G. W.* (1768/54) erwähnt, von dem ein Bruder gleichzeitig an einer leicht verlaufenden Lymphadenitis erkrankt war. Ich möchte von diesem Falle deswegen einige Bilder zeigen, weil ich mich trotz des klinischen Eindruckes zu der histologischen Diagnose einer KKK nicht habe entschließen können. Ich bin vielmehr der Meinung, daß bei diesem Patienten eine *Lymphknotentuberkulose* vorliegt. Ich erwähne zugleich, daß noch ein weiterer Halslymphknoten eines 26jährigen Patienten von Herrn HÖRING auf Grund des mikroskopischen Befundes als verkäste und einschmelzende, wahrscheinlich mischinfizierte Tuberkulose (1842/54) gedeutet wird.

Bezüglich des so ausführlich klinisch geschilderten 16jährigen Jungen veranlaßt uns das Vorhandensein zahlreicher, ganz ausgesprochen homogen verkäster, nicht abszeßartig eingeschmolzener und mit Zelldetritus angefüllter Nekrosen an der Diagnose ,,Tuberkulose" festzuhalten. Dazu kommt, daß die käsigen Nekrosen von einem reinen Epitheloidzellwall oder ohne LANGHANSsche Riesenzellen nicht selten unter Bildung typischer Miliartuberkel umgeben sind. Genauere Untersuchungen mit Bindegewebsfärbungen (Goldner-Trichrom, Mallory) oder Silberimprägnationen ergeben reichliche kollagene Fasern und Silberfasern zwischen der käsigen Nekrose und den epitheloiden Zellwällen, sowie zwischen den einzelnen Epitheloidzellen. Die käsigen Nekrosen werden deutlich bindegewebig abgekapselt. Die Gesamtheit dieser Veränderungen scheint auf ein schon älteres Datum der gesamten Lymphknotenerkrankung hinzudeuten. Die Diagnose der Tuberkulose wird durch den mir bei der Untersuchung des Lymphknotens unbekannten klinischen Verlauf die schlechte Heilungstendenz nach Incision durch den Hausarzt, die Entwicklung schlaffer glasiger Granulationen, die dermatologischerseits als Lupus bezeichnet wurden, gestützt. Diese Auffassung steht mit den mikroskopischen Befunden des Lymphknotens in völliger Übereinstimmung.

Ich kann mich auch bei Kenntnis der Resultate der Hautteste nicht entschließen, die Diagnose einer Tuberkulose in diesem Falle fallen zu lassen. Über die Herkunft der bei diesem Patienten geprüften Antigene ist mir nichts bekannt. Es ist auch nicht sicher, ob diese Antigene nicht doch von Lymphknoten stammen *könnten*, in denen eine Tuberkulose und nicht eine Viruslymphadenitis vorlag. Es wäre m. E. zur Sicherung notwendig, die zur Hauttestung verwendeten Antigene in jedem Falle auf ihren Bakteriengehalt, insbesondere durch Kultur- und Tierversuch auf das Vorhandensein von Tuberkelbazillen zu überprüfen. Wenn das nicht geschieht, so kann auch die Tatsache, daß ein schwach positiver Tuberkulintest nach Injektion vermeintlichen KKK-Antigens deutlich positiv wird, oder umgekehrt, für die Spezifität der Hautreaktion nicht beweisend sein. Ich möchte daher die Notwendigkeit betonen, daß die zur Diagnostik verwendeten Antigene in dieser Weise geprüft werden. Es ist sonst u. E. nicht möglich, sich vor irrtümlichen Schlußfolgerungen bei der Deutung der Hautreaktion zu sichern.

Herr F. O. Höring (Worms) Schlußwort:

In bezug auf die klinische, morphologische und immunbiologische Abgrenzung bzw. die diesbezüglichen Beziehungen von Viruslymphadenitis und Tuberkulose müssen weitere Erfahrungen gesammelt werden. Die zukünftige Erforschung der tatsächlichen Verbreitung der Krankheit in Deutschland steht und fällt mit der schwierigen Beschaffung ausreichender Mengen des Test-Antigens, wozu die breiteste Mitarbeit der praktischen Ärzte notwendig ist.

CXVI.

Aus der Medizinischen Universitätsklinik und Poliklinik Tübingen
(Direktor: Prof. Dr. H. Bennhold).

Über einen Fall von kompletter Analbuminaemie ohne wesentliche klinische Krankheitszeichen.

Von

H. Bennhold, H. Peters und E. Roth.

Mit 2 Textabbildungen.

Mitte März 1953 wurde eine 31jährige ledige Landwirtstochter unserer Klinik von ihrem Hausarzt überwiesen, eigentlich nur zur Klärung einer unerklärten ständig erhöhten Blutsenkung. Sie war zum Arzt gegangen, weil sie seit langer Zeit ab und an Knöchelödeme und außerdem vor Jahren in größeren Zeitabständen rheumatische Beschwerden hatte. Die schwere Feldarbeit konnte sie machen; bei genauerem Befragen gab sie allerdings an, wohl *etwas* schneller zu ermüden wie ihre Altersgenossinnen.

Die Untersuchung der kräftig gebauten Patientin (Größe 160 cm, Gewicht 71,7 kg) ergab tatsächlich eine stark erhöhte Blutsenkung, die zwischen 42/68 und 95/104 schwankte; ferner eine Hypotonie, die Werte um 90/55 ergab und nie den systolischen Wert von 100 erreichte. Leichte Knöchelödeme, besonders prämenstruell. — Die weitere klinische Beobachtung zeigte an Abweichungen von der Norm: niedriges Blutcalcium von 8,2 und 8,5, sonst normalen Blutchemismus. Serumlabilitätsproben wie Takata, Thymol, Cadmiumsulfatproben stark positiv; dabei sind die eigentlichen Leberfunktionsproben wie Galaktose, Testacid, Cholinesterase, Bromsulfaleinprobe völlig normal — Urin völlig eiweißfrei. Kreatinin-Clearence normal. VOLHARDS Wasserversuch: Normale Konzentrationsfähigkeit, aber stark überschießende Diurese: nach $1\frac{1}{2}$ Liter Flüssigkeit schied sie in 4 Stunden 2200 bis 2400 ccm aus. — Kongoschwund aus dem Blute auf 71% erhöht, statt normal höchstens 30%. Ausgesprochene Hypoproteinämie von 4,6 g %.

Die elektrophoretische Untersuchung des Serums ergab nun den überraschenden Befund eines völligen Fehlens der Albumine und zwar sowohl bei der Untersuchung mit der Papierelektrophorese als auch mit dem Tiselius. Dieser in der gesamten Bluteiweißliteratur, soweit ich sie übersehe, einzigartige Befund einer kompletten Analbuminämie, ohne daß nennenswerte Krankheitserscheinungen bestehen, veranlaßte uns, das völlige Fehlen der Albumine auch noch mit der hochempfindlichen immunbiologischen Präzipitationsmethode nachzuprüfen (Dr. LOHSS). Es ergab sich, wie Sie auf diesem Bild sehen, daß das Serum unserer Patientin mit dem Serum des albumin-sensibilisierten Kaninchens keinerlei Flockung zeigte, während Normalsera sehr starke Albuminflokkung aufwiesen.

Übriges Bluteiweißbild: Globuline α_1 7,4%, α_2 19,7%, β 32,1,% γ 40,8%.

Wir haben dann natürlich versucht, der Patientin durch eine Albumininfusion die fehlende Bluteiweißfraktion zu ersetzen. Am 10. Juni vorigen Jahres bekam sie 50 Gramm Albumin (in Form von 250 ccm einer 20%igen Lösung) der Behring-Werke i. v. — Bei

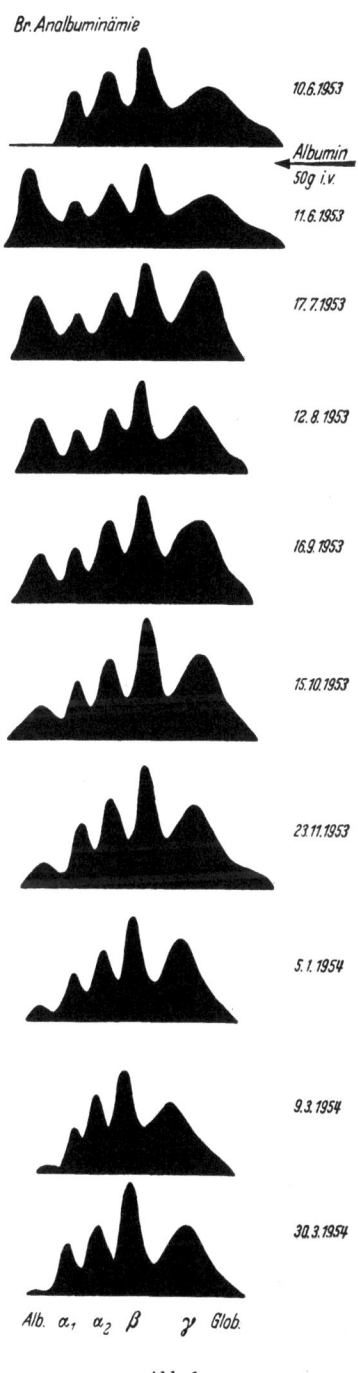

Br. Analbuminämie

10.6.1953

Albumin
50 g i.v.

11.6.1953

17.7.1953

12.8.1953

16.9.1953

15.10.1953

23.11.1953

5.1.1954

9.3.1954

30.3.1954

Alb. α_1 α_2 β γ Glob.

Abb. 1.

40b*

der sonstigen, sehr schnellen Rückumwandlung des krankhaft veränderten Bluteiweißbildes nach Plasmainfusion oder nach Austauschtransfusion, z.B. bei Myelom (vgl. AUERSWALD und Mitarbeiter Wien, Z. inn. Med. 32, 97 [1951]), rechneten wir mit einer nur ganz vorübergehenden wenige Stunden bis Tage dauernden Änderung des Bluteiweißbildes. Erstaunlicherweise hielt sich nun das infundierte Humanalbumin bei der Patientin über 9 Monate wie Sie aus diesem Bilde sehen (Abb. 1). Der Abfall des Albumingehaltes im Serum der Patientin geschah, wie Sie in dieser halblogarythmischen Darstellung sehen, mit großer Regelmäßigkeit. Die kleinen Kreise geben die elektrophoretischen Messungen wieder, die Dreiecke die immunbiologischen Messungen. Diese Kurve würde nun die erstaunlich lange Halbwertzeit von etwa 70 Tagen ergeben. (Werte von VOLWILER 17,1, von LONDON 20, von STERLING 10,5 und PETERS-ANFINSEN 13,4 Tage.) Wir haben deswegen versucht, noch mit einer anderen Methode, nämlich mit J^{131}-markierten Albuminen gleichfalls die Halbwertzeit zu bestimmen. Wir konnten bei der Patientin natürlich nur außerordentlich kleine Dosen Jod verabfolgen, nämlich 325 Mikrocurie. Diese Untersuchung fand vom 22. Februar bis 30. März 1954 statt (Dr. KALLEE). Die Schwundkurve zeigt nun in ihrem Anfangsteil zunächst einen völlig anderen Verlauf; ob sie, wenn die Messungen noch längere Zeit hätten durchgeführt werden können, nicht doch in eine Parallele zu der anderen Schwundkurve ausgelaufen wäre, kann nicht mit Sicherheit verneint werden. Außerdem unterscheiden sich die Bedingungen, die zu Beginn der Schwundkurven herrschen, darin, daß die erste (nicht radioaktive) Albuminzufuhr einen offenbar völlig albuminfreien Organismus antraf und mit 50 g Albumin überschwemmte, während die zweite Zufuhr von Albumin (mit J^{131}) nur 30 mg (= 0,15 ccm 20%ige Albuminlösung) betrug. — Eine mit gleicher Dosis radioaktiven Humanalbumins durchgeführte Schwundkurve bei einer Normalperson ergab aber einen völlig anderen Verlauf. Daraus muß man ablesen, daß das zugeführte Albumin bei unserer Patientin sich offenbar ganz anders verhielt als bei einer Normalperson. Der Körper unserer Patientin war offenbar nicht darauf eingerichtet, in der gewohnten Geschwindigkeit künstlich zugeführte Albuminteilchen in den Organismus einzuordnen oder abzubauen. Ein gewisser Abbau des zugeführten radioaktiven Albumins fand allerdings auch bei unserer Patientin statt; denn im Harn ließ sich mit dem Geigerzählrohr Radioaktivität nachweisen, obgleich der Harn völlig eiweißfrei war.

Erwartungsgemäß war der onkotische Druck im Serum unserer Patientin hochgradig herabgesetzt. Sie sehen hier die normalen Durchschnittswerte des onkotischen Druckes aus 10 Bestimmungen; daneben gezeichnet ist der entsprechende Albumingehalt dieser Seren. Hier sind als schwarze Säulen eingezeichnet die onkotischen Drucke des Serums unserer Patientin zu einer Zeit, als bereits der größte Teil der zugeführten Albumine wieder verschwunden war, in der letzten Säule zu einer Zeit, wo durch Neuzufuhr von Albuminen der Albumingehalt auf 1,55 g % heraufgesetzt war. Diese Werte des onkotischen Druckes (etwa 50% des Normalen) machen es zunächst kaum verständlich, daß bei der Patientin nicht viel stärkere Ödeme vorhanden waren. Der Organismus muß alle anderen Faktoren, welche den Wasserhaushalt regeln, gegen eine stärkere Ödembildung eingesetzt haben. Vielleicht ist damit die auffallende Hypotonie in Verbindung zu bringen, aber sie allein erklärt natürlich das Ausbleiben stärkerer Ödeme nicht.

Nachdem im März dieses Jahres die Albumine im Blute der Patientin wieder sehr stark abgesunken waren und die Patientin angab, daß sie sich während der Zeit der künstlichen Albuminämie doch noch sehr viel wohler gefühlt habe, gingen wir mit äußerster Vorsicht daran, noch einmal Albumine zu geben. Nach vorhergehender Intracutantestung und vorsichtigem Vorspritzen stellten wir fest, daß keinerlei Allergie gegen Albumine entstanden war. Wir konnten in der Zeit vom 30. März bis 6. April 202 Gramm Albumin intravenös infundieren und erhielten fol-

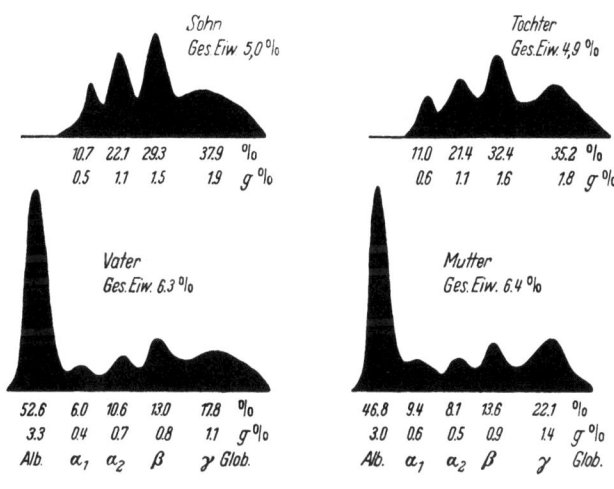

Abb. 2.

gendes Bild: Sie sehen, wie innerhalb dieser 7 Tage ein fast normales Bluteiweißbild erzeugt werden konnte. Es setzte eine starke Diurese ein. Wenige Tage darnach fiel der VOLHARDsche Wasserversuch völlig normal aus, so daß auch der Vierstundenwert der zugeführten Flüssigkeitsmenge entsprach. Auch der Kongoschwund wurde mit 26% normal. Ebenso entsprach der Inhalt der Kantharidenblase völlig dem neugewonnenen Serumeiweißbild (Abb. 8); die künstlich zugeführten Albumine wurden also in normaler Weise in diese Art Entzündungsprozess eingeschaltet.

Schon lange Zeit hatten wir den Gedanken erwogen, ob eine aus Erbfaktoren herrührende Erkrankung vorliegen konnte. Die Bluteiweißbilder beider Eltern waren jedoch völlig normal; erst vor wenigen Tagen gelang es, den einzig überlebenden Bruder der Patientin zur Untersuchung zu bekommen. Zwei Geschwister der Patientin waren im Alter von wenigen Wochen bzw. einem Jahre gestorben. Bei dem Bruder fanden sich nun genau die gleichen Abweichungen vom Normalzustand wie bei der

Schwester: völliges Fehlen der Albumine (Abb. 2), ausgesprochene Hypotonie, hohe Blutsenkung; hochgradige Hypoproteinämie (5,4 g %); stark erniedrigter onkotischer Druck (auf etwa 50% der Norm).

Folgende Fragen, die jedoch bei der Kürze der Vortragszeit nur gestreift werden können, ergaben sich aus den oben dargestellten Beobachtungen:

1. Wie können die beiden „Patienten" (besser „Probanden" , da sie ja kaum nennenswert krank sind), ohne offenbar je Albumine im Blut besessen zu haben, überhaupt leben?

a) Wie regulieren sie ohne Albumine ihren Wasserhaushalt? Die auffallende Hypotonie mag dabei mitwirken; aber unzweifelhaft müssen noch andere Faktoren mitwirken: Albuminfreiheit der Gewebsflüssigkeit, vielleicht auch geringere Hydrophilie des fixen Gewebes, vielleicht auch Änderungen der Capillarwand (?); möglicherweise auch Anpassung der Adiuretinabgabe seitens der Hypophyse anläßlich besonderer Flüssigkeitsbelastung.

b) Wie werden die übrigen Vehikelfunktionen erfüllt? — Offenbar Ersatzbindungen an Globuline!

2. Warum entstehen trotz dieser lebenslänglich bestehenden schweren hypoproteinämischen Dysproteinämie weder Leber- noch Nierenschädigungen (im Sinne einer Nephrose)?

3. Warum tritt keine stärkere Globulinvermehrung als Kompensationsmaßnahme auf?

Literatur.

AUERSWALD: Wien. Z. inn. Med. 32, 97 (1951). — VOLWILER, W., K. FREMONT-SMITH und M. P. MACMARTIN: J. clin. Invest. 31, 668 (1952). — LONDON, I: Symposia on Nutrition 2, 72 (1950). — STERLING, K.: J. clin. Invest. 30, 1228 (1951). — PETERS und ANFINSEN: J. biol. Chem. (1951).

CXVII.
Die Bewegung der Bronchialwand beim gesunden und asthmatischen Menschen*.

Von
N. WESTERMARK (Stockholm).

Dieser Röntgenfilm beabsichtigt, den physiologischen Verlauf der Bewegung der Bronchialwand zu zeigen unter verschiedenen respiratorischen Bedingungen: Normale Atmung, verstärkte Atmung, VALSALVA- und MÜLLER-Versuche und während eines Hustenanfalles.

Gleichzeitig mit der Filmaufnahme werden auch Atmungs- und Hustengeräusche, die intrabronchialen Druckschwankungen und die einzelnen Bildaufnahmen auf einer Kurve registriert. Bei einer näheren Analyse der Filmaufnahme ist es also möglich, den aktuellen Druck und seine Schwankungen während der aufeinanderfolgenden Aufnahmen exakt zu verfolgen.

---

* Autoreferat, ausführliches Manuskript nicht eingegangen.

Die Druckkurve während der normalen Atmung eines normalen Menschen zeigt eine leicht intrabronchiale Drucksteigerung beim Ausatmen und eine kleine Drucksenkung beim Einatmen. Die Ausatmungsphase beansprucht ungefähr denselben Zeitraum wie die Einatmungsphase. Beim VALSALVA-Versuch entsteht ein rascher Druckanstieg in demselben Augenblicke, wo die Glottis geschlossen ist und die Ausatmungsbewegung beginnt. Wenn die Glottis sich dann öffnet, strömt die Luft mit großer Geschwindigkeit aus den Bronchien hinaus und der Druck sinkt schnell. Die Druckkurve beim Husten zeigt einen sehr ausgeprägten und schnellen Anstieg während der ersten Phase, der Kompressionsphase, weil eine sehr kräftige Ausatmungsbewegung gegen eine verschlossene Glottis stattfindet. Dieses Kompressionsstadium geht dann momentan in die zweite Phase des Hustens über, die Expulsionsphase, wenn die Glottis sich öffnet und die Luft mit großer Geschwindigkeit aus den Bronchien hinausströmt, von dem Hustengeräusch begleitet. Während dieser Phase sinkt der Druck schnell. Bei unkomplizierten Asthmakranken im latenten Stadium zeigt die Asthmakurve eine mehr oder weniger ausgesprochene Verlängerung des Exspiriums und eine Verkürzung des Inspiriums. Im manifesten Asthmaanfall werden diese Veränderungen der normalen Kurve noch mehr akzentuiert.

Die Druckschwankungen beim Atmen sind normal ungefähr 2 bis 4 mm Quecksilber. Im Status asthmaticus vergrößern sich die Schwankungen und steigen in schweren Fällen bis zu 25 bis 30 mm Hg.

Positiver intrabronchialer Druck bis 20 bis 50 mm Hg kommt bei energisch durchgeführten VALSALVA-Versuchen vor.

Beim Husten entsteht während des Kompressionsstadiums ein positiver Druck, der bis 150 bis 200 mm Hg steigen kann.

Der Film zeigt deutlich, wie die Bronchien beim Einatmen sich erweitern und beim Ausatmen enger werden. Diese Erweiterung bzw. Verengerung wird immer mehr ausgesprochen während einer forcierten Atmung und noch mehr bei einer Asthmaattacke.

Macht das Objekt einen VALSALVA-Versuch, erweitern sich die Bronchien erheblich, solange die Glottis geschlossen ist.

Beim Husten sieht man eine bedeutende Erweiterung der Bronchien und der Trachea während der Kompressionsphase; bei der Expulsionsphase werden sie dagegen beinahe total komprimiert. Diese Schwankungen folgen aber sehr schnell nacheinander, da der ganze Hustenstoß sich während einer zehntel Sekunde abspielt.

Diese Versuche haben also gezeigt, daß die Bewegung der Bronchialwand sowohl in normalen Fällen als bei Asthma hauptsächlich von den Druckschwankungen in den Lungen und in den Bronchien, die bei den verschiedenen Atmungsphasen entstehen, verursacht werden.

Das Lumen der Trachea und Bronchien wird größer beim Einatmen, VALSALVA-Versuch und bei der Kompressionsphase des Hustens, und kleiner beim Ausatmen, MÜLLERS Versuch und bei der Expulsionsphase des Hustens. Diese Größenschwankung des Tracheal- bzw. Bronchiallumens bezieht sich direkt auf die Druckschwankungen.

Keiner der normalen oder asthmatischen Anfälle hat eine peristaltische Bewegung oder einen Bronchialspasmus gezeigt.

Die Funktion der Muskeln des Bronchialbaumes scheint hauptsächlich darin zu bestehen, den Erscheinungen, die von den Druckschwankungen der Lunge und Bronchien hervorgerufen sind, entgegenzuwirken.

In einzelnen Fällen sind isolierte Kontraktionen in unmittelbarer Nähe der Teilungsstellen gesehen. Diese Kontraktionen sind in normalen Fällen gewöhnlicher als in asthmatischen.

Während einer Asthmaattacke sind die Druckschwankungen größer als normal und sehen ungefähr wie die Kurven eines Patienten mit multiplen Bronchostenosen aus.

CXVIII.
Bronchographische Studien
über den Mechanismus des Asthmaanfalles.

Von

P. VAN EXTER (Amsterdam).

Mit 2 Textabbildungen.

Bei der klinischen und experimentellen Untersuchung des Bronchialasthmas wird immer von Bronchospasmus als vom wichtigsten Phänomen des Asthmaanfalles gesprochen. Die Behandlung des Anfalles ist noch immer gerichtet auf die Bekämpfung dieses Bronchospasmus mit Spasmolytika. Beim Experiment wird oft auf scharfsinnige Weise versucht, den Bronchospasmus zu registrieren, um die Wirkung der verschiedenen Spamolytika miteinander vergleichen zu können. Leider fehlen direkte Beobachtungen der spastischen Bronchi.

Unsere Meinung über den Mechanismus des Asthmaanfalles hat eine wichtige Änderung erfahren infolge einer großen Anzahl Veröffentlichungen über die pathologische Anatomie und das bronchoskopische Bild des Bronchialasthmas.

Pathologische Anatomie. 1. Stark ausgesprochenes akutes Emphysem. 2. Die Bronchi haben sich erweitert und namentlich die mittelgroßen Bronchi (Durchschnitt 4—6 mm) sind völlig mit einem zähen, etwas durchsichtigen Schleim gefüllt. 3. Verbreiterung der bronchialen Muskelschicht, die mit der Intensität und der Dauer des Asthmas zunimmt. 4. Keine verschmälerten Bronchi.

Bronchoskopie: 1. Hyperämische Schwellung der Mucosa. 2. Hypersekretion einer zähen, schleimigen Substanz, namentlich während schwerer Anfälle. 3. Keine spastischen Erscheinungen. Diese Beobachtungen führen zu der Hypothese, welche den Asthmaanfall als einen Anfall diffuser Bronchostenosis durch Ausscheidung zähen, adhärenten Schleimes betrachtet.

Bronchographie: In früheren Mitteilungen wurde das bronchographische Bild des Asthmas in Übereinstimmung mit Obenstehendem folgendermaßen charakterisiert: 1. Leichte Erweiterung der Bronchi. 2. Viele

Sekretionsunterbrechungen mit fehlerhafter oder durchaus fehlender Füllung der peripheren Bronchi und Bronchioli. 3. Keine deutliche Verschmälerung der Bronchi.

Genaue Beobachtungen des Verhaltens der Bronchi während des Asthmaanfalles sind noch sehr selten, obgleich man aber schon lange weiß, daß die Einführung von Jodöl beim Asthmapatienten einen Anfall hervorrufen kann. Bei der Untersuchung einer Reihe von 100 nicht selektierten Asthmapatienten entstand in 13 Fällen kurze Zeit nach der Einspritzung von 6—10 ccm Jodöl ein leichter bis schwerer Anfall, der sich sowohl in subjektivem als in objektivem Sinne nicht vom „normalen" Anfall unterscheiden ließ. Diese künstlichen Asthmaanfälle reagierten oft günstig auf Adrenalin; weiter sahen wir in verschiedenen Fällen eine schnelle Besserung nach dem Aushusten des Kontrastmittels. Von unsern bronchographischen Beobachtungen während dieser Anfälle geben wir hier einige charakteristische Beispiele:

a) Ein 50jähriger Mann, seit 11 Jahren an Asthma leidend, der Bronchiektasien verdächtig, überdies anfangendes chronisches Emphysem. Das Bronchogramm links, während eines derartigen Anfalles in stehender Haltung gemacht, zeigt eine merkwürdige Stagnation des Jodöls in Unter- und Oberlappenbronchus, mit einem Flüssigkeitsspiegel im linken Hauptbronchus; konische Verschmälerung des Unterlappenbronchus, fadenförmige Verschmälerung der Segmentbronchi im Unterlappen und in der Lingula ohne deutliche Füllung der Nebenzweige; normales Kaliber der peripheren Bronchi in diesen Segmenten und gute bronchioläre Füllung in den basalen Segmenten; varicöses Bild des Ramus apicalis und dorsalis des Oberlappens. Nach Vorbereitung mit Adrenalin wird die Bronchographie abermals vorgenommen; diesmal sind keine deutlichen Verschmälerungen der Bronchi anweisbar, ebensowenig die Pseudoektasien des Oberlappens.

b) Eine 33jährige Frau, seit 21 Jahren an Bronchialasthma leidend, jetzt tägliche Anfälle, keine Indizien für Emphysem oder Bronchiektasien. Das Bronchogramm rechts, gleich nach Einführung des Jodöls, zeigt eine Jodölsäule im Stammbronchus; starke Verschmälerung des Mittellappenbronchus und seinen Verzweigungen; gleichfalls eine starke Verschmälerung der Segmentbronchi im rechten Unterlappen und der gradlinigen Fortsetzung dieser Bronchi; Nebenzweige werden in diesen spastischen Gebieten nicht oder kaum gefüllt; andrerseits fällt wieder ein mehr oder weniger normales peripheres Füllungsbild in einigen dieser genannten Segmente auf. Drei Minuten später sind nur noch einige lokale Verschmälerungen der Bronchi zu beobachten; die anfangs fadenförmig verschmälerten Bronchialäste zeigen nunmehr im allgemeinen eine leichte Erweiterung.

c) Ein 16jähriger junger Mann, seit 13 Jahren Asthmapatient, gleichwie die andern Patienten völlig ohne Beschwerden beim Anfang der Untersuchung. Mäßiger Asthmaanfall gleich nach der Füllung rechts, keine Verschlimmerung durch die darauffolgende Füllung des linken Bronchialbaumes; baldiges Verschwinden der Beschwerden nach Aushusten des Jodöls am Ende der Untersuchung. Das Bronchogramm rechts wird ge-

kennzeichnet durch ziemlich leichte Änderungen der Bronchi in Mittel-
und Unterlappen, durch lokale, zirkuläre Verschmälerungen abwechselnd
mit einer leichten Ausdehnung der Bronchi; in diesem Falle nur geringe
periphere Füllung dieser Segmente im Gegensatz zu der schönen Füllung
der Oberlappenbron-
chi. 3 Minuten später
sind diese dystonischen
Erscheinungen in Mit-
tel- und Unterlappen
nahezu verschwunden;
die periphere Füllung
in diesem Gebiet hat nur
geringe Fortschritte
gemacht.

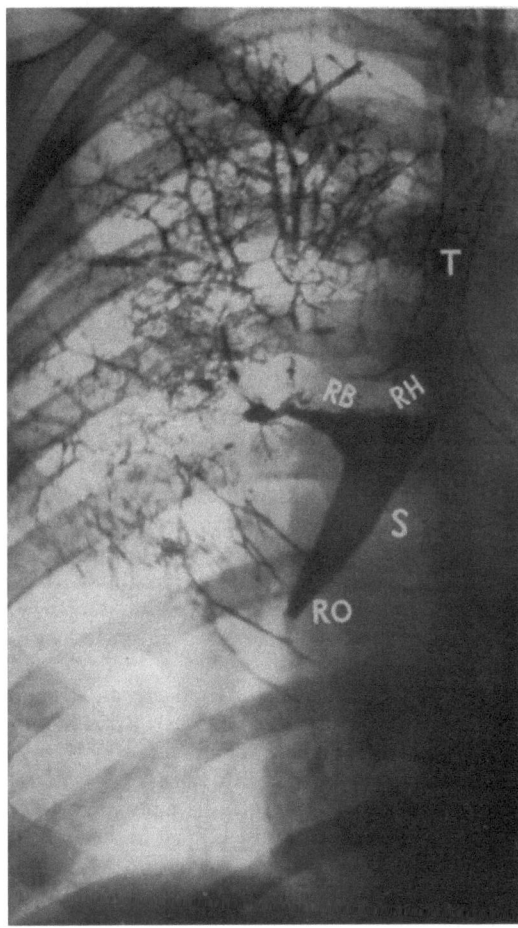

d) Eine 34jährige
Frau, seit 30 Jahren an
Asthma leidend, wurde
kurze Zeit nach einem
typischen Status asth-
maticus untersucht.
Gleich nach Einfüh-
rung von 6 ccm Jodöl
entstand ein sehr hef-
tiger Anfall, wodurch
weitere Füllungen ein-
gestellt werden muß-
ten. Auf dem Broncho-
gramm rechts ein merk-
würdiges Netzwerk
diffus verschmälerter
Bronchi in Mittel- und
Unterlappen.

e) Eine 22jährige
Frau, seit 19 Jahren an
Asthma leidend. Asth-
maanfall beträchtli-
cher Stärke nach Fül-
lung des rechten Bron-
chialbaumes. Auf dem
Bronchogramm ist eine
starke Verschmälerung
des Mittellappenbron-

Abb. 1. Konische Stenose des rechten Unterlappenbronchus
während des Asthmaanfalles. (T = Trachea, RH = rechter
Hauptbronchus, RB = rechter Oberlappenbronchus, RO = rechter Unterlappenbronchus.)

chus und der Segmentbronchi zu sehen. Nach Adrenalin und Füllung
der linken Bronchi stellt sich heraus, daß dieser Spasmus ganz und gar
verschwunden ist; fehlerhafte Füllung der kleinen Bronchi und einige
Andeutungen auf Sekretion in den Bronchi.

f) Eine 32jährige Frau, seit 8 Jahren an Asthma leidend, ebenfalls
völlig beschwerdefrei am Anfang der Untersuchung. Das erste Broncho-

gramm (Abb. 1) zeigt eine zentrale, konische Stenose im rechten Unterlappenbronchus; einen Flüssigkeitsspiegel im Oberlappenbronchus; die Bronchi von Mittellappen und Unterlappen sind noch nicht gefüllt; gute Füllung der Bronchi im Oberlappen. Die zweite Aufnahme (Abb. 2) wurde gemacht nach Verabreichung des Adrenalins und Füllung des linken Bronchialbaumes. Alle großen Zweige in Mittel- und Unterlappen sind nun gefüllt; sie zeigen in diesem Stadium eine deutliche Verschmälerung; geringe Füllung einiger Bronchioli in diesem Gebiet. Auf dem Bronchogramm links ist das Kaliber der Bronchi normal, die bronchioläre Füllung dagegen ist in starkem Maße verzögert.

Eine kurze Zusammenfassung unserer Erfahrungen zeigt, daß die Berührung der Bronchusmukosa mit dem chemisch neutralen Jodöl bei Asthmapatienten einen Anfall herbeiführen kann, wahrscheinlich durch einen neuromotorischen Reflex. An zweiter Stelle stellt sich heraus, daß während dieser Anfälle eine starke Bronchialdystonie auftritt, die haupt-

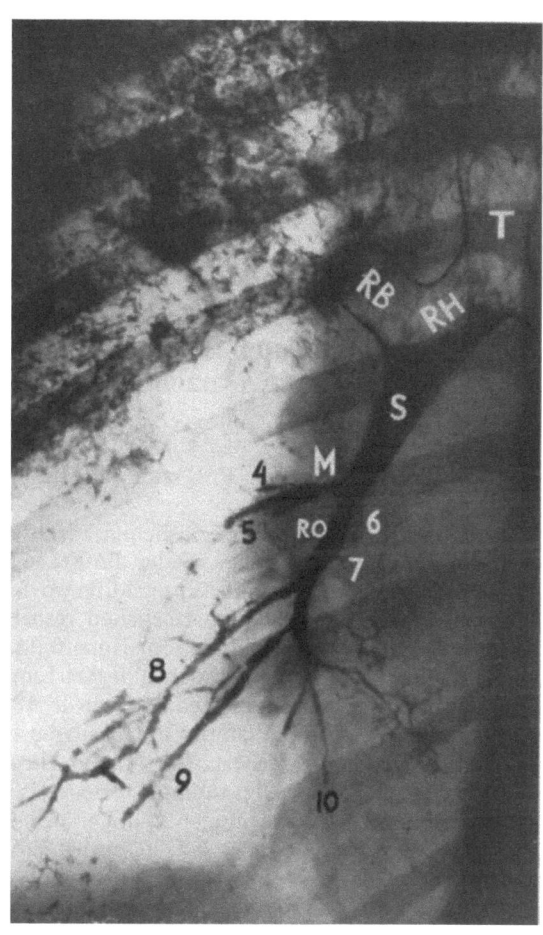

Abb. 2. Spastische Bronchi im Mittel- und Unterlappen rechts. Selber Fall, 3 Min. später. M = Mittellappenbronchus. Numerierung der Segmentbronchi entsprechend der internationalen Nomenklatur.

sächlich gekennzeichnet wird durch starke, flüchtig auftretende Verschmälerungen diffusen oder lokalen Charakters, mit unregelmäßigen Verteilungen über den Bronchialbaum, jedoch was die mittelgroßen und großen Bronchi betrifft hauptsächlich um die ersten Angriffspunkte des Kontrastmittels konzentriert. Wichtig ist auch die sowohl primär als sekundär auftretende Hypotonie, die es in bestimmten Fällen sehr schwierig

macht, sie von Bronchitis deformans oder Bronchiektasien zu unterscheiden. Die Indizen für Sekretformung im Bronchialbaum haben sich in
unsren Fällen von sekundärer Bedeutung erwiesen. Aus den Erfahrungen
des Pathologanatomen und des Bronchoskopisten geht hervor, daß dem
bronchitischen Faktor in den terminalen Stadia des Asthmas eine vorherrschende Stelle zukommen kann. Die bronchographischen Beobachtungen
machen es aber wahrscheinlich, daß im allgemeinen der Bronchospasmus
(Dystonie) die wichtigste Erscheinung des Asthmaanfalles ist. Dies wird
nach unserer Meinung durch die starke Hypertrophie der Bronchialmusku-
latur, einen ständigen Befund bei postmortaler Untersuchung von Asthmapatienten, bestätigt. Schließlich finden wir auch in rezenten broncho-
skopischen Veröffentlichungen deutliche Wahrnehmungen von Bronchospasmus während des Asthmaanfalles.

CXIX.

Röntgenologische und tierexperimentelle Untersuchungen der Lunge nach Bronchographie.

Von

F. HEUCK (Kiel).

Seit Verwendung der wasserlöslichen, viskösen Kontrastmittel für die
Bronchographie wurde immer wieder die Frage nach der Verträglichkeit
der verwendeten Kontrastsubstanzen aufgeworfen. Von seiten der Klinik
ist die Unschädlichkeit der wasserlöslichen, resorbierbaren Kontrastmittel
betont worden, während die tierexperimentelle Untersuchung sowie die
histologischen Befunde bronchographierter Lungen außerordentlich unterschiedliche Ergebnisse zeigten. So wurde 1951 von VISCHER, später
von WERTHEMANN und VISCHER über Lungenschädigungen nach Jodu-
ron-Bronchographie berichtet. Sie fanden chronisch-entzündliche Veränderungen und Riesenzellgranulome in operativ entfernten menschlichen
Lungen, aber auch in den Lungen von Versuchstieren.

ZOLLINGER fand dagegen bei 25 bronchographierten Lungen keine
wesentlichen Gewebsveränderungen und meint, daß die von VISCHER beschriebenen Granulome keine Jodurongranulome, sondern Schleimgranulome darstellen. Er hat solche Veränderungen auch in nicht broncho
graphierten Lungen gefunden. Eine Defektbildung des Bronchialepithels
bei gleichzeitiger Sekretstauung soll die Entstehung solcher Schleimgranulome begünstigen. Verantwortlich für die beschriebenen Lungenschädigungen sei der in dem Kontrastmittel vorhandene Viskositätsträger, die
Carboxymethylcellulose (CMC).

Bei röntgenologischen Kontrolluntersuchungen von 380 mit den wasserlöslichen, viskösen Kontrastmitteln Joduron B, Per Abrodil BR und
Bronchoselectan bronchographierter Lungen konnten wir in etwa 30%
der Fälle Verschattungen nachweisen, die vor Einführung des Kontrastmittels in den Bronchialbaum nicht vorhanden waren. Sie bestanden

meist nicht länger als 2 bis 3 Tage. Bei schon vorhandenen entzündlichen Lungenveränderungen waren sie sogar in etwa 40% zu finden und meist auf die basalen Abschnitte der Lungenlappen beschränkt. In einem Fall trat eine Anschoppung des rechten Mittellappens auf, der noch nach 12 Tagen eine basale Restinfiltration erkennen ließ.

Besonders deutlich waren solche Befunde, wenn während der Bronchograpie eine Füllung der kleinsten Bronchialverzweigungen oder vielleicht der Alveolen eingetreten war. Ein solcher Effekt der Füllung der Peripherie wird durch Verringerung der Viskosität des Kontrastmittels begünstigt. Die 1949 von FLACH durchgeführten Viskositätsmessungen, sowie eigene, vergleichende Untersuchungen der verwendeten viskösen Kontrastmittel zeigen, daß die Viskosität z. B. bei Erwärmung von 20° auf 30° C bereits um mehr als die Hälfte absinkt, so daß die Kontrastmittel bei Körpertemperatur in einer wesentlich flüssigeren Phase vorliegen. (Dia). Das Bronchoselectan (SCHERING) fällt durch seinen sehr hohen Viskositätsgrad, besonders seine strukturviskösen Eigenschaften etwas aus dem Rahmen. Der Vorzug dieser Substanz macht die Seltenheit, mit der wir eine Füllung der Lungenperipherie und damit solche Infiltrationen nach Bronchographie beobachten konnten, verständlich.

Neben solchen Lungenverschattungen und auch unabhängig von ihrem Auftreten fand sich in 25% der Fälle nach Bronchographie ein Anstieg der Körpertemperatur, der maximal bis zu 10 Tagen anhielt und hin und wieder um 3° C gegenüber der Ausgangstemperatur erhöht war.

Gemeinsam mit Herrn Dr. DONTENWILL vom pathologischen Institut Kiel wurde der Frage nachgegangen, welches pathologisch-anatomische Substrat des Lungengewebes diesen röntgenologisch festgestellten Frühveränderungen zugrunde liegt. In Urethannarkose wurden 28 Meerschweinchen die Kontrastmittel Joduron B, Per Abrodil Br und Bronchoselectan, 1 cm³ pro kg Körpergewicht, intratracheal verabfolgt. Bei allen drei Substanzen fanden sich bis zu neun Tagen nach der Instillation eine Hyperämie des Gewebes, deutliche Desquamation von Alveolarepithelien und später geringgradige Leukocyteninfiltrate, also entzündliche Veränderungen, neben homogenen mit Hämatoxylin-Eosin rötlich gefärbten Massen in den Alveolen. Zu einem späteren Zeitpunkt waren entzündliche Veränderungen nicht mehr erkennbar. Um die kleineren und größeren Bronchien fanden sich im Lungengewebe noch bis zu acht Wochen nach Bronchographie Schleimgranulome — wie sie von ZOLLINGER und auch SCHMIDTMANN beschrieben worden sind —, die eine positive Hotchkiss-Färbung erkennen ließen. Später werden solche Granulombildungen nur noch selten gefunden. Es wäre auch schwer einzusehen, daß eine so hochmolekulare, chemisch inaktive Substanz wie die CMC Ursache stärkerer Lungenveränderungen sein kann. Sie wird wahrscheinlich ebenso wie andere Fremdkörper, z. B. Kohlepartikelchen, von den Alveolarepithelien phagozytiert werden und völlig reaktionslos im Lungengewebe liegen bleiben, ohne Anlaß zur Bildung von Fremdkörpergranulomen zu geben.

Auffallend waren neben den entzündlichen Veränderungen, die vorwiegend in den zentralen, hilusnahen Lungenabschnitten gefunden wurden, die emphysematös geblähten Bezirke der Lungenperipherie (Dia). Dieses Emphysem wird sich bei Kontrolluntersuchungen menschlicher Lungen röntgenologisch nicht nachweisen lassen. Es ließ sich jedoch mit Hilfe des Pleurafensters von WEARN, BARR und GERMAN am urethannarkotisierten Kaninchen ausgezeichnet demonstrieren. Schon etwa 20 Minuten nach Einführung eines Kontrastmittels in den Bronchialbaum trat eine erhebliche Erweiterung der Alveolen der Lungenperipherie auf (Dia). Nach ein bis zwei Tagen sind wieder normale Verhältnisse eingetreten. Die Untersuchungen wurden mit dem Aufsichtsmikroskop der Firma Leitz durchgeführt. Wir haben hierüber ausführlich auf dem Röntgenologenkongreß in Kopenhagen berichtet. Bei eingeschränkter Atemoberfläche der Lunge, z. B. nach Anlage eines einseitigen Pneumothorax beim Versuchstier, kann es zu einer so erheblichen Blähung der Lunge kommen, daß durch ein akutes Versagen des rechten Herzens der Tod eintritt. Dieses Emphysem tritt nicht sofort, sondern erst eine gewisse Zeit nach Einführung des Kontrastmittels auf, wahrscheinlich dann, wenn es infolge des osmotischen Druckgefälles zwischen Bronchialwand und hypertonischer Kontrastsubstanz zu einer Exsudation von Gewebsflüssigkeit in die Bronchien gekommen ist. Die Einengung der zentralen Bronchialabschnitte führt dann zu einem kompensatorischen Emphysem der Peripherie.

Alle diese Lungenveränderungen stellen jedoch keine spezifische Reaktion auf die eingeführten Kontrastmittel dar, sondern lassen sich auch mit einer hypertonischen Lösung, z. B. 10%iger Kochsalzlösung, die wir dem Viskositätsträger zugesetzt haben, hervorrufen. Die CMC der verwendeten Kontrastsubstanzen allein können zwar auch kleinere entzündliche peribronchiale bronchopneumonische Herde verursachen, jedoch keine ausgedehnteren Infiltrationen. Auf die histologischen Befunde kann wegen der Kürze der Zeit nicht näher eingegangen werden.

Die röntgenologischen Kontrolluntersuchungen und die tierexperimentellen Befunde zeigen, daß die Bronchographie mit den wasserlöslichen Kontrastmitteln keinesfalls völlig harmlos ist, sondern gewisse Veränderungen und akute Gefahren auslösen kann. Eine solche sehen wir in der hin und wieder auftretenden Dyspnoe- und Kollapsneigung und vor allem in den nach Bronchographie auftretenden bedrohlichen Zuständen von Atemnot und Zyanose, insbesondere bei Emphysemen der Lunge oder solchen Erkrankungen, die mit einer relativen Insuffizienz des rechten Herzens einhergehen. Kürzlich hat PARCHERT eine vermehrte Sekretbildung in den Bronchien als Ursache bedrohlicher Kollapszustände nach Bronchographie beschrieben.

So liegt u. E. das Problem der Verträglichkeit der wasserlöslichen, viskösen Kontrastmittel nicht in der Beantwortung der Frage nach dem Schicksal des Viskositätsträgers, wie dies kürzlich auch SCHMIDTMANN betonte, sondern vielmehr bei den Frühveränderungen des Lungengewebes, also in dem akuten Geschehen während und unmittelbar nach einer Bronchographie. Der Grad und die Ausdehnung der demonstrierten Infiltrationen wird abhängig sein 1. von der Stärke des gesetzten Reizes, also von der Menge, des nach einer Bronchographie in der Lunge verbleibenden, nicht ausgehusteten Kontrastmittels und 2. von dem jeweiligen Reaktionszustand des Lungengewebes. Wir sollten also auch bei Verwendung der neuen resorbierbaren Kontrastmittel — deren Vorzüge gegenüber den Jodölen hinreichend bekannt sind — die Indikation zu einer Bronchographie sehr kritisch stellen.

Aussprache.

Herr H. Kürten (München):

Ich möchte Herrn Bennhold anregen, außer der engeren Familie seiner beiden Fälle von Serumanalbuminämie auch noch deren weitere Blutsverwandte zu untersuchen. Bei der bäuerlichen Abstammung dieser offensichtlich erblich veranlagten Anomalienträger besteht infolge von dem dort üblichen *Ahnenschwund* die Möglichkeit und sogar eine gewisse Wahrscheinlichkeit des Auffindens weiterer Merkmalsträger und -trägerinnen. Vielleicht läßt sich dann auch über den *Erbgang* der Störung eine Aussage machen.

Herr H. Bennhold (Tübingen) Schlußwort:

Zu Herrn Kürtens Anregung, die ganze Sippe unserer beiden Probanden auf ihr Bluteiweißbild zu untersuchen, kann ich nur sagen, daß wir mit den Stammbaumaufnahmen zu diesem Zwecke bereits begonnen haben. Die Untersuchung des Bruders gelang erst vor wenigen Tagen. Deshalb können weitere Ergebnisse noch nicht mitgeteilt werden.

Herr W. Schöndube (Frankfurt a. M.):

In ihren bronchographischen Versuchen sind die Herren Westermark und van Exter offenbar zu verschiedenen Auffassungen über die Bewegung der Bronchialwand gekommen. Der erste macht Druckschwankungen in der Lunge dafür verantwortlich, der zweite weist dem Bronchospasmus und in zweiter Linie dem Exsudat eine entscheidende Rolle beim asthmatischen Atemtyp zu. Franz Volhard hat uns gelehrt, wie man mit der Herabsetzung des Atemstoßes alle Stadien des Emphysems verfolgen kann, weil der Atemstoß bereits bei leichtem Emphysem herabgesetzt ist. Es würde interessieren zu erfahren, ob man das bronchographisch erklären kann.

Man kann den Atemstoß messen und ich habe morgen früh Gelegenheit, Ihnen einen neuen Apparat dazu zu demonstrieren. Sie können mit seiner Hilfe z. B. zeigen, daß eine Adrenalinspritze bereits beim Normalen den Atemstoß in einer halben Stunde erheblich heraufsetzen kann, beim Bronchospastiker gelingt das noch viel eindrucksvoller. Ich kann mir nun nicht denken, daß eine solche Beobachtung sich mit einer Drucksenkung in der Lunge erklären läßt, sondern glaube wie Herr van Exter im Sinne der herkömmlichen Lehre an einen Bronchuskrampf. Mit Hilfe des Atemstoßmessers und einem physikalischen Phantom ließ sich der starke Einfluß von Verengerungen der luftführenden Gefäße (Glasröhren) durch eine starke Herabsetzung des Atemstoßwertes auch zahlenmäßig nachweisen.

CXX.

Aus dem Röntgeninstitut (Vorstand: Prof. Dr. M. Smokvina) und der Medizinischen Klinik (Vorstand: Prof. Dr. A. Hahn) der Universität Zagreb.

Die perkutane lieno-portale Venographie und ihre klinische Bedeutung*.

Von

Vladimir Gvozdanović** und Erik Hauptmann***.

Mit 2 Textabbildungen.

Einführung.

Die perkutane lieno-portale Venographie ist die Methode, mittels welcher man das lieno-portale venöse System darstellt. Es handelt sich um eine Angiographie, bei welcher das Kontrastmittel transparietal in die Milz injiziert wird und auf diese Weise das Gefäßsystem erreicht. Man kann also erwarten, daß es mit dieser Methode möglich ist 1. den Verlauf der Vena lienalis, Vena portae und deren intrahepataler Äste zu verfolgen, 2. Anomalien im lieno-portalem Gefäßsystem zu entdecken, und 3. eine Obstruktion in diesem Gefäßsystem zu lokalisieren und eine entwickelte Kollateralzirkulation röntgenologisch zu verfolgen.

Historiat.

Die Methode hat ihre experimentelle Grundlage in den Arbeiten von Abeatici und Campi. Diese Autoren konnten an Hunden zeigen, daß ein Kontrastmittel, einmal in die Milz eingebracht, diese sehr schnell verläßt, um in die Vena lienalis überzugehen. Andererseits hat die Methode ihre Grundlage in den Arbeiten amerikanischer Autoren wie Blackemore, Child und anderer, die intraoperationem, also bei offenem Bauche, Kontrastmittel in Wurzelgefäße der Vena portae injizierten und auf diese Weise Veränderungen im portalem Gefäßsystem zu entdecken versuchten. Es ist nicht ganz klar, wer die transparietale, also perkutane Art, als erster am Menschen angewandt hat. De Sousa Pereira bemerkt kurz in einer Arbeit über portale Venographie, die 1951 erschien, daß er einmal das Kontrastmittel auch percutan in die Nähe des Milzhilus injiziert hat, und daß er auf diese Weise die Vena lienalis darstellen konnte. Leger veröffentlicht im selben Jahre zwei Fälle und beschreibt die Technik genauer. 1953 erscheint jedoch eine Arbeit von den Amerikanern Bahnson und Mitarbeitern, in welcher sie berichten, daß sie schon seit 1949 die percutane Methode am Menschen anwenden. Es ist jedenfalls das Verdienst von Leger und seinen Mitarbeitern, die Methode als erste genau beschrie-

---

* Da es aus technischen Gründen nicht möglich ist, die Tabellen und Röntgenogramme zu reproduzieren, ist der Vortrag hier in abgekürzter Form wiedergegeben.
** Dozent am Röntgeninstitut der Universität Zagreb.
*** Dozent an der Medizinischen Klinik der Universität Zagreb.

ben zu haben. Seit 1951 erschienen nun verschiedene Arbeiten; jede einzelne verfügt über eine relativ geringe Anzahl von Fällen. Im ganzen sind bis heute etwa 190 Fälle beschrieben worden.

Terminologie.

Die Terminologie, die verschiedene Autoren für die Methode gebrauchen, ist nicht einheitlich. ABEATICI und CAMPI sprechen von einer „l'angiographie hepatique", andere von einer „portalen Venographie". Seit 1952 werden die Milz und Vena lienalis betont, so daß DREYER und Mitarbeiter von einer „splenic venography" sprechen. SOTGIU und Mitarbeiter versuchen diese zwei Begriffe zusammenzufassen und sprechen von einer „Splenoportographie". Dieser Ausdruck findet Anklang bei LEGER und auch bei den Amerikanern, wie es die Arbeit von COOPER und Mitarbeitern beweist. Es handelt sich jedoch bei dieser Methode nicht um eine Darstellung der Leber oder Milz, sondern um die Darstellung des lieno-portalen Gefäßsystems. Wir schlagen daher den Ausdruck „perkutane lienoportale Venographie" (PLPV) vor. Perkutane deswegen, weil der Eingriff percutan durchgeführt wird und nicht intra operationem.

Technik.

Die Methode ist einfach, jedoch nicht gefahrlos. Nachdem der Patient ein Sedativum bekommen hat, erfolgt in Rückenlage auf dem Röntgentisch die Lokalanästhesie im 8., 9. oder 10. Intercostalraum. Einige Minuten später wird eine Hautinzision gemacht und die Punktionsnadel bis zur Milzoberfläche eingeführt. Diese wird durch ein feines Reiben an der Nadelspitze bemerkbar. In maximaler Inspiration des Patienten wird nun in die Milz eingestochen und so schnell als möglich das Kontrastmittel (70% Joduron) injiziert. Die Injektion soll nicht mehr als 3 Sek. benötigen. Es ist notwendig Serienaufnahmen zu machen. Darum wird zuerst eine Leeraufnahme gemacht, dann schnell nacheinander drei Aufnahmen und zwar eine Aufnahme nachdem 10 ccm, eine nachdem 20 ccm injiziert worden sind und eine 2 bis 3 Sek. nach der Injektion. 15 Min. und 60 Min. später werden Kontrollaufnahmen gemacht. In letzter Zeit arbeiteten wir mit einem Rollfilmapparat (Filmwechsler „Elema"), der es ermöglichte, zwei Aufnahmen pro Sek. zu machen, und verfolgten den Kontrast 7 bis 14 Sek. Es ist selbstverständlich, daß alle Aufnahmen in Inspirationsstellung gemacht werden müssen, um Vergleichsmöglichkeiten zu haben und daß der Patient vorher auf eine Überempfindlichkeit auf Jod austestiert werden muß.

Material.

Wir haben in den letzten zwei Jahren 61 PLPV an 54 Patienten durchgeführt. Dabei handelte es sich um verschiedene Diagnosen. Die einzige Indikation für die Anwendung der Methode war das Bestehen einer Splenomegalie, natürlich nachdem eine hämorrhagische Diathese ausgeschlossen wurde. Wir haben demnach die Methode an Fällen von Endokarditis lenta, Tuberkulose der Milz, bei verschiedenen hämatologischen Erkrankungen und Systemerkrankungen sowie bei Splenomegalien unbekannter Genese angewandt, und nicht nur dort wo auf Grund klinischer Untersuchungen der Verdacht auf eine Thrombose oder eine portale Hypertension bestand.

Befunde.

Es ist schwer, die Grenzen des normalen und pathologischen lieno-portalen Venogramms festzustellen, denn es handelte sich immer nur um vergrößerte Milzen in die das Kontrastmittel injiziert wurde. Der „normale Befund" hat deswegen nur eine relative Bedeutung, indem man voraussetzt, daß trotz der Splenomegalie keine wesentlichen Veränderungen der Zirkulation innerhalb der Milz noch im lieno-portalen Gefäßsystem bestehen. Unter „*normalen*" Verhältnissen ist der Kontrast-schatten homogen, die Konturen der Gefäße sind scharf und regelmäßig und es gibt keine kollaterale Zirkulation wie auch keinen Reflux in ein-zelne Wurzelgefäße der Vena portae.

Die *Lage* und der *Verlauf* der Gefäße ist von der Größe der Milz und der umgebenden Organe abhängig. Bei Durchsicht von 47 lieno-portalen Venographien haben wir gefunden, daß die Milzvene die Wirbelsäule in 43 Fällen in der Höhe des 1. Lumbalwirbels überkreuzt. Als obere Grenze wurde der 12. Thorakalwirbel und als untere der 3. Lumbalwirbel gefunden.

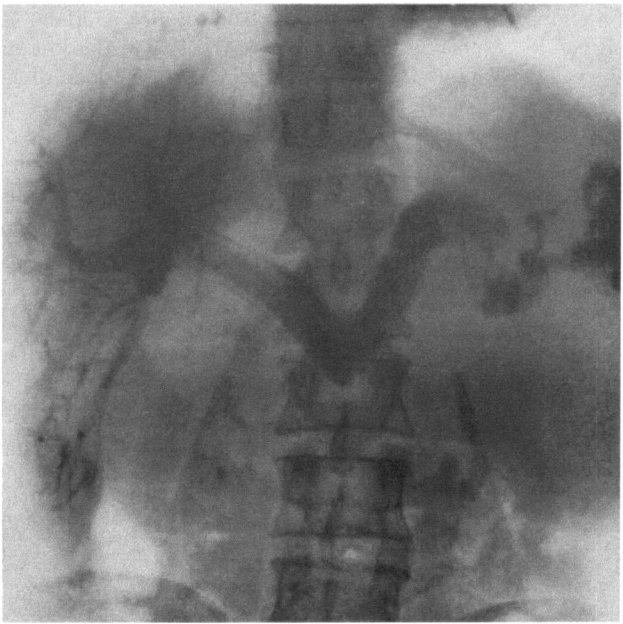

Abb. 1.

Der *Winkel*, den die Pfortader mit der Wirbelsäule bildet, gemessen an 17 lieno-portalen Venographien, hat einen Durchschnittswert von 45° ergeben mit einer Variation von 20° bis 90°.

Auch die *Breite* der Vena lienalis und Vena portae variiert. Gemessen an 40 lieno-portalen Venographien hat die Vena lienalis eine Durch-schnittsweite von 1,6 cm und die Vena portae 1,9 cm mit einer Varia-tionsbreite von 1,3—3 cm bzw. von 1,5—3 cm.

Die *Ramifizierung* der Vena portae innerhalb der Leber ist sehr von der Größe der Leberlappen abhängig. Der linke Ast ist selten dargestellt; wenn, so ist er fast immer kurz. Weit besser wird der rechte Ast dargestellt.

Die *Zirkulationsgeschwindigkeit* wurde seriographisch bei 7 Patienten gemessen, indem durch 7 bis 14 Sekunden 2 Bilder pro Sekunde gemacht wurden. Dabei sah man, daß schon 1,5 Sekunden nach Beginn der Injek-

tion der Kontrast die Ramifikationsstelle der Vena portae erreicht hat.
Die Hauptäste sind 1 Sekunde und die terminalen portalen Äste 1,5 Sekunden (Abb. 1) später klar dargestellt worden, also 4 Sekunden nach
Beginn der Injektion. Schon 2 Sekunden später bekam man das Hepatogramm (Abb. 2), eine homogene Verschattung der Leber, die dadurch
entsteht, daß das Capillarsystem mit Kontrast aufgefüllt wird.

Normalerweise dringt der Kontrast nicht in die Zuflüsse der Vena lienalis und portae ein. Kommt das vor, so handelt es sich um eine *portale
Hypertonie*. Dieser Reflux kann kaum angedeutet sein, so daß der Kon-

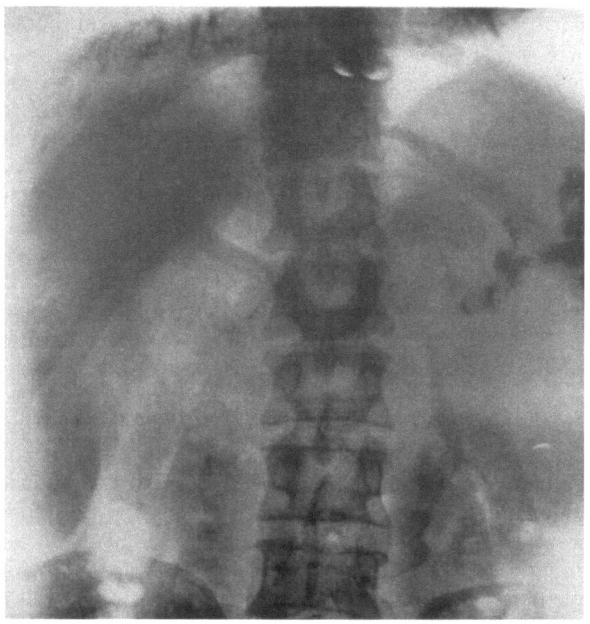

Abb. 2.

trast nur in die Vena coronaria ventriculi vordringt, oder er kann umfangreich sein und beide mesenterialen Venen ausfüllen oder sogar die
Venae gastricae breves sichtbar machen. Bei portaler Hypertonie ist die
Zirkulation verlangsamt. So füllten sich bei einem Falle von Lebercirrhose
die terminalen Äste der Pfortader erst 6 Sekunden nach Beginn der Injektion und das Hepatogramm konnte erst nach 12 Sekunden dargestellt
werden.

Es ist immer möglich, mit dieser Methode in Fällen von *Milzvenenthrombose* die Obstruktionsstelle darzustellen, sowie auch die Kollateralzirkulation zu verfolgen. Dabei kann die Entwicklung von Kollateralen
sehr eigentümlich sein. So ließ sich bei einer 27jährigen Frau, die an einer
Thrombose der Milzvene litt, der Kontrast in die abdominalen und inter-
costalen Venen verfolgen. In einem anderen Fall von Milzvenenthrombose

bei einem 31jährigen Mann floss der Kontrast teilweise durch weite Venae gastricae breves gegen die Cardia und den Ösophagus, während der andere, größere Teil des Kontrastes in einem Plexus, der sich zwischen Milz und der Leber befand, überging.

Mit der PLPV kann man auch Anomalien und Variationen der Blutgefäße entdecken. Unter unseren 61 PLPV konnten wir einmal ein Leberhämangiom darstellen und zweimal den Verlauf einer persistierenden Paraumbilikalvene (Sappey-Burowschen Vene) verfolgen.

Komplikationen.

Es gelingt nicht immer, die Vena lienalis oder eine Kollateralzirkulation im lieno-portalen Gefäßsystem darzustellen. Dies war 55mal möglich, während wir sechsmal das Gefäßsystem nicht darstellen konnten. Die Ursache des Versagens liegt in den Komplikationen, die dieser Methode innewohnen und die die eigentliche Gefahr der Methode darstellen.

Eine der harmlosesten Komplikationen war der Austritt des Kontrastes entlang des Punktionskanals und seine Ausbreitung zwischen Milz und Zwerchfell. Unangenehmer war es, wenn das Kontrastmittel durch die Milz in die freie Bauchfellhöhle injiziert wurde. Dies verlief symptomlos oder unter dem Bilde eines dumpfen Schmerzes, der innerhalb von 15 bis 30 Minuten verschwand. Aus demselben Grunde, das heißt, wenn der Einstich zu tief ging, was bei dünnen, flachen Milzen geschah, kam es vor, daß der Kontrast in den Dickdarm oder in den Magen injiziert wurde. Im ersten Falle verlief die Injektion symptomlos, im zweiten Falle verspürte der Patient starke Übelkeit, Brechreiz, und erbrach eventuell. Wohl die gefährlichste Komplikation der PLPV ist eine Milzblutung. Wir hatten sie zweimal zu verzeichnen. Einmal war die Blutung so stark, daß die Patientin kollabierte und sich erst nach einer Bluttransfusion erholte. Es ist jedoch wahrscheinlich, daß in allen Fällen, wo die PLPV durchgeführt wird, es zu — wenn auch kleinen — Milzblutungen kommt. Die Fälle, die einige Stunden nach der Punktion operiert worden sind, zeigten nämlich alle einige ccm bis 50 ccm Blut in der Bauchfellhöhle. Das wurde auch schon von anderen Autoren, wie Bahnson, beschrieben.

Bei unseren 61 PLPV hatten wir 18mal Komplikationen zu verzeichnen. Zehnmal waren sie belanglos, es handelte sich um den Austritt des Kontrastes entlang des Punktionskanals. Je zweimal wurde der Kontrast in die Bauchfellhöhle, in den Magen und in den Dickdarm injiziert. Zweimal kam es zu einer bemerkbaren Milzblutung. In keinem dieser Fälle war jedoch eine chirurgische Intervention notwendig.

Zusammenfassung.

Die PLPV ist eine diagnostische Methode, mit welcher man den Verlauf der Vena lienalis, Vena portae und deren intrahepatale Verzweigungen darstellen kann.

Man kann mit dieser Methode eine Thrombose in diesem Gefäßsystem lokalisieren, und man kann eine Kollateralzirkulation, die sich bei dieser Erkrankung oder bei portaler Hypertonie entwickelt, verfolgen, was dem Chirurgen einen wichtigen Hinweis für den bevorstehenden operativen

Eingriff geben kann. Es ist weiterhin möglich mit dieser Methode, Gefäßanomalien zu entdecken.

Die Methode ermöglicht es, die Zirkulationsgeschwindigkeit im lieno-
portalen Gefäßsystem zu messen.

Es muß jedoch betont werden, daß die Methode, obwohl sie einfach
ist, nicht gefahrlos ist. Sie soll nur bei vergrößerter Milz ausgeführt
werden.

Literatur.

ABEATICI, S. und L. CAMPI: Acta Radiol. **36**, 383 (1951). — BAHNSON, H. T.,
R. D. SLOAN. und A. BLALOK: (Bull. John's Hophins Hosp. **92**, 331 (1953).— BLAKE-
MORE, A.H. und J. W. LORD, Jr.: Ann. Surg. **122**, 476 (1945).— CHILD, C. G. III, W. D.
O'SULLIVAN, H. A. PAYNE und R. D. McCLURE Jr.: Radiol. **57**, 691 (1951).— COOPER,
D. R., R. C. BROWN, C. H. STONE und K.L. FERGUSON: Ann. Surg. **138**, 582 (1953).—
DE SOUSA PEREIRA, A.: Lyon Chirurgical **46**, 291,(1951). — DREYER, B. und O. E.
BUDTZ-OLSEN: Lancet **262**, 530 (1952). — GVOZDANOVIĆ, V., E. HAUPTMANN, E.
NAJMAN und B. OBERHOFER: Acta Radiol. **40**, 17 (1953). — LEGER, L., G. ALBOT
und N. ARVAY: Presse Med. **59**, 1230 (1951). — SOTGIU, G., C. CACCIARI und A.
FRASSINETI: Presse Med. **60**, 1295, (1952).

CXXI.

Aus der Medizinischen Klinik der Universität Bologna
(Direktor: Prof. Dr. G. SOTGIU).

Splenoportographie und Splenomanometrie.

Von

G. SOTGIU und C. CACCIARI.

Mit 5 Textabbildungen.

Im März 1952 veröffentlichte ich mit meinen Mitarbeitern (Bull. Sci.
Med. Bologna **124**, 183, 1952) die ersten Ergebnisse der transcutanen
Splenoportographie. Seit jener Zeit ist unsere Zusammenstellung auf
60 Fälle und 70 Splenoportographien gestiegen.

Das *Verfahren* ist immer dasselbe wie es in der ersten Mitteilung beschrieben wurde und mit mehr Einzelheiten in der Presse médicale, **60**,
1295, 1952.

Gefahren, Mißwirkungen, Gegenanzeigen. Wir haben nichts Neues bei-
zufügen zu unseren damaligen Erklärungen. Die einzige Mißwirkung, die
wir beobachteten, ist der örtliche Schmerz, gewöhnlich sehr gering und
vorübergehend, einige Minuten dauernd und sehr selten 1 bis 2 Stunden.
Nur in einem Falle war der Schmerz sehr stark und dauerte 2 Tage lang.
Das Röntgenbild zeigte, daß die Einspritzung zu oberflächlich gewesen
war, mit Ausfluß der Kontrastflüssigkeit unter die Kapsel. Der nach
einigen Tagen ausgeführte Eingriff zeigte, daß weder ein Bluterguß noch
andere Schäden erfolgt waren. Es handelte sich um eine große thrombo-
phebitische Milz mit alten perisplenischen Verwachsungen.

Bezeichnende splenoportographische Bilder. Diagnostische Bedeutung.
Das bezeichnendste splenoportographische Bild ist das der *Verlegung der Milzvene und der Pfortader* (Abb. 1 u. 2). In diesen Fällen zeigt die Kontrastflüssigkeit klar den Sitz und die Gestaltung der Verlegung. Vor dem Hindernisse werden alle Kollateralen sichtbar mit Bildung großer venöser Knäuel am Magenfundus bei Verlegung der Milzvene, mit rückläufiger Injektion der Mesenterialvenen bei Verlegungen der Pfortader. Es werden gesehen Unregelmäßigkeiten, Drosselungen, Verschmälerungen der Pfortader und der Milzvene bei wandständiger Thrombose, durch Druck von außen usw.

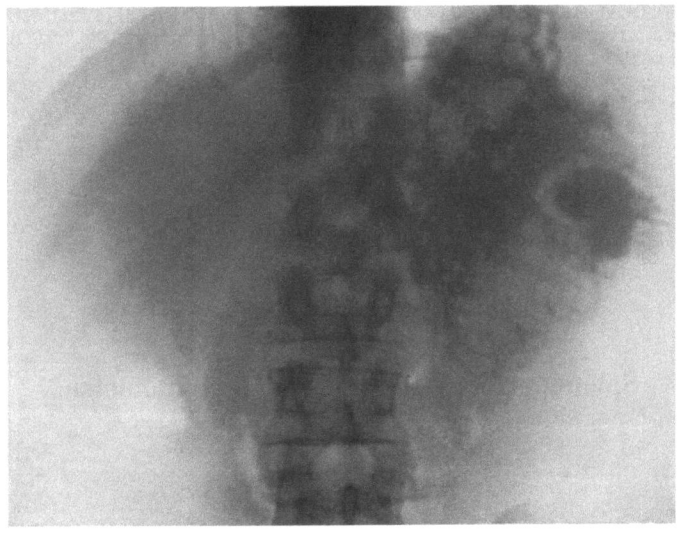

Abb. 1. Splenoportographie eines Falles von Thrombophlebitis der Milzvene. Das Kontrastmittel ist bis in die Hilusäste der Milzvene und, rückläufig, bis in die perisplenischen und in die kurzen Magenvenen eingespritzt worden.

Bei *Lebercirrhose* (Abb. 3) (intrahepatische Pfortaderverlegung) werden in typischer Weise sichtbar eine oder beide Mesenterialvenen und auch ihre Kollateralen als Zeichen der Stauung. Beim Fortschreiten des Leidens nimmt die rückläufige Injektion und der Durchmesser der Pfortaderwurzel zu. Dagegen ist der Pfortaderstamm manchmal nicht erweitert. Die intrahepatischen Verzweigungen sind spärlich, dünn, oft verstümmelt.

Bei *Neubildungen oder Cysten der Bauchspeicheldrüse, der regionären Lymphdrüsen* (Abb. 4) usw., kann man auch abnorme Gestaltungen beobachten, verschieden von Fall zu Fall, je nach der Verlagerung der Gefäße.

Bei *systemischen Bluterkrankungen* (Leukämien) findet man oft eine bedeutende *Erweiterung des Pfortaderstammes ohne Stauungszeichen* (Abb. 5) (ohne rückläufige Injektion der Pfortaderwurzeln) wahrscheinlich infolge Atonie des Gefäßes.

Beständigkeit und Glaubwürdigkeit der Befunde. Bei mehrmaliger Wiederholung der Untersuchung an derselben Versuchsperson erhält man immer denselben Befund. Das Ergebnis ist daher vollkommen glaubwürdig.

Fehlerquellen bei Splenoportographie.

1. Fehlerhafte Technik: Einspritzung zu oberflächlich unter die Kapsel.

2. Einstich in eine der Milz nicht zugehörigen Masse.

3. Einstich in einen Milzabsceß, in eine Cyste oder in eine der Milz zugehörenden Masse.

4. In gewissen Fällen verbleibt die Kontrastflüssigkeit, obwohl richtig eingespritzt, an der Eintrittstelle, ohne daß eine der vorgenannten Ursachen

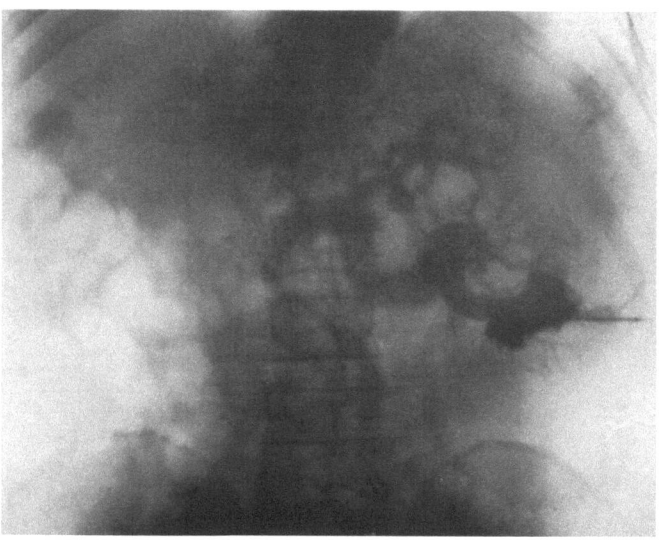

Abb. 2. Thrombophlebitis der splenischen Vene bei der Einmündung in die Pfortader. Man sieht ganz gut die rückläufige Einspritzung der oberen Mesenterialvene, der linken gastroepiploischen Vene sowie der kurzen Magenvenen.

angenommen werden kann. Dies ereignete sich in vier von unseren 60 Fällen.

Wir konnten beweisen, daß dies vorkommt, wenn die Einspritzung in eine Milz, die sich in Kontraktions- oder Reduktionszustand befindet, ausgeführt wird. In der Tat ereignet sich dies, wenn vor der Ausführung der Splenoportographie eine Verkleinerung der Milz hervorgerufen wurde durch Adrenalin, örtliche Kälteanwendung, durch Pneumoperitoneum oder Retropneumoperitoneum, die eine auch 18 bis 24 Stunden dauernde Milzverkleinerung hervorrufen. Derartige Beobachtungen kommen bei Versuchspersonen vor, bei welchen eine vorhergehende Splenoportographie normal ausgefallen war.

Auch die zum Eingriff notwendigen Handhabungen (Abreiben und Desinfektion der Haut, örtliche Anästhesie) und selbst die psychische Erregung können die Verkleinerung der Milz hervorrufen und einen Mißerfolg der Splenoportographie erzeugen. Aus diesem Grunde ist es notwendig, daß der Eingriff rasch ausgeführt und die Erregung der Versuchsperson vermieden werde.

Wir sind überzeugt, daß diese die häufigste Ursache des Mißerfolgs sei, die gewisse Verfasser dazu führte, die Versuche zu verlassen, dieses Verfahren anzuwenden. Glücklicherweise ist so ein Vorfall bei unseren ersten Versuchen nicht vorgekommen.

Wir denken, daß manchmal die Splenoportographie mißlingen kann, durch Liegenbleiben der Kontrastflüssigkeit an der Einstichstelle auch aus einem anderen Grund, und zwar weil es sich um sehr feste und harte Milzen handelt, in deren Pulpa die Kontrastflüssigkeit schwer in die abführende Gefäße abfließt. Jedoch besitzen wir keine sicheren Beweise dieser Möglichkeit.

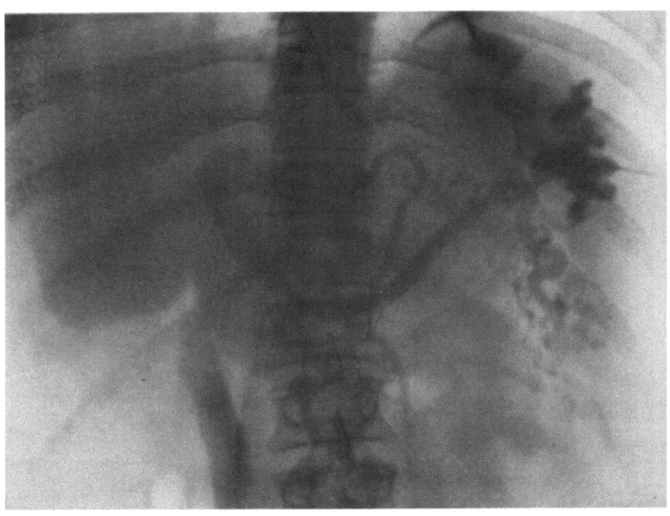

Abb. 3. Lebercirrhose mit rückläufiger Einspritzung beider mesaraischer Venen, der linken gastroepiploischen Vene, und wahrscheinlich der linken „vena colica", die unregelmäßig im lienalen Hilus endet.

Klinische und physiopathologische Bedeutung der Untersuchung.

Unsere Beobachtungen erlauben uns zu behaupten, daß

1. durch die Splenoportographie die Diagnose der Milzvenen- und der Pfortaderverlegung erleichtert und gesichert wird;

2. unsere klinischen Urteilselemente zur Erkennung dieser Zustände ungenügend sind, weil manchmal die Splenoportographie eine Verlegung aufdeckt, die klinisch nicht einmal angenommen worden wäre;

3. sie andere Male das Pfortadernetz vollkommen unversehrt erscheinen läßt in Fällen, in welchen man vom klinischen Standpunkt eine Verlegung annehmen konnte.

Wissenschaftliches Interesse der Untersuchung.

Die Untersuchung ist angezeigt zur Erforschung der Anatomie des Pfortadersystems im Lebenden und manchmal deckt sie unerwartete Gefäßanomalien auf. Endlich dient sie zur Erforschung verschiedener Fragen, wie zum Beispiel die der verschiedenen Blutströmungen im Pfortadersystem. Die Auffüllung des intrahepatischen Netzes, sei es des rechten wie des linken Lappens, scheint der Kenntnis zu widersprechen, daß das Blut der oberen Mesenterialvene dem rechten Lappen und daß das Blut der unteren Mesenterialvene und der Milzvene dem linken Lappen zuströme.

Jedoch muß man sich vergegenwärtigen, daß wahrscheinlich der starke Reiz der Einspritzung eine rasche Zusammenziehung der Milz und den Auswurf einer mächtigen Blutwoge hervorruft, die plötzlich das ganze Pfortaderbett durchströmt.

Splenomanometrie.

Wenn man die in die Milz eingestochene Punktionsnadel mit einem Manometer verbindet, erhält man einen Druckbefund, den wir inneren Milzdruck benennen werden.

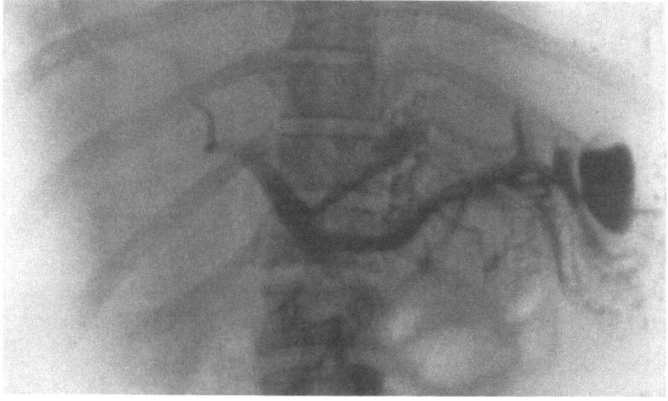

Abb. 4. Neoplastische Metastasierung am Leberhilus. Ziemlich vollständige Eindrosselung der Pfortader: nur eine kleine Menge des Kontrastmittels fließt durch den linken intrahepatischen Ast der Pfortader. Massive rückläufige Injektion der Venen, die in die Pfortader einmünden.

Das höchste Interesse dieses Befundes wäre, dadurch bei unversehrtem Leib der Versuchsperson einen Hinweis über den Pfortaderdruck zu erhalten. Gewiß gibt es Bedingungen, bei welchen dieser innere Milzdruck absolut nicht ein glaubenswürdiger Ausdruck des Pfortaderdruckes sein kann. Das ereignet sich ungefähr in denselben Bedingungen, die eine Fehlerquelle für die Splenoportographie darstellen (siehe oben). Aber abgesehen von diesen Bedingungen konnten wir feststellen, daß tatsächlich der innere Milzdruck zu den reellen Bedingungen des Pfortaderkreislaufs in gutem Einklang steht. Bisher haben wir noch keinen Vergleich zwischen dem inneren Milzdruck und dem Pfortaderdruck bei derselben Versuchsperson aufgestellt in einer Anzahl von Fällen, die zu Schlußfolgerungen genügend wären. Aber die Befunde, über die wir verfügen, lassen die Vermutung zu, daß zwischen diesen beiden Werten ein direktes und ziemlich beständiges Verhältnis bestehe, und wie es auch sei, bieten sie ein tatsächliches klinisches und wissenschaftliches Interesse dar.

Technik: Die Technik ist dieselbe, die man bei der Feststellung des venösen Druckes anwendet. Wir benützten das Wassermanometer von Moritz und Tabora, abgeändert nach Alestra und Ruffini. Punktionsnadel von 1,2 mm Durchmesser. Nadeln mit Hülse aus plastischem Material sind vorzuziehen.

Gefahren, Mißwirkungen, Gegenanzeigen: Sind dieselben der Splenoportographie und der Milzpunktion im allgemeinen. Bisher sind wir keiner Mißwirkung begegnet.

Normalbefunde (Tabelle 1): Offenbar können wir nicht über sichere normale Werte berichten, weil wir immer vergrößerte Milzen gestochen haben. Wir müssen aber sagen, daß bei Versuchspersonen mit geringen Milzvergrößerungen, ohne merkliche Störungen des allgemeinen und portalen Kreislaufs, wir Druckwerte festgestellt haben von der Größenord-

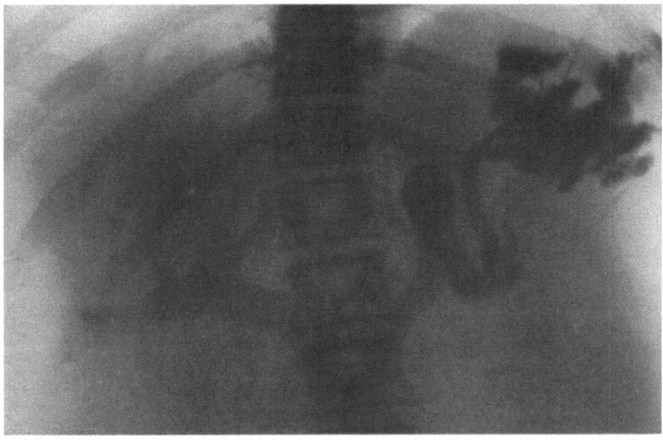

Abb. 5. Splenoportographie einer chronischen myeloischen Leukämie. Merkwürdig ist die Erweiterung der Splenopfortadervene und die besondere Windung der Milzvene.

nung des physiologischen Pfortaderkreislaufes, der wie bekannt zwischen 60 und 120 mm Wasser schwankt (beim Menschen direkte Messung in der Milzvene und in der Pfortader bei offenem Leibe, Mac Lead).

Der Druck ist leicht meßbar und sogar beständig für jede Versuchsperson, sei es während der jeweiligen Untersuchung, sei es bei eventueller Wiederholung der Untersuchung bei derselben Versuchsperson (1,2 der Tabelle 2, Fall 2 der Tabelle 3). Die Höhe der Säule bietet immer kleine Schwankungen dar (2 bis 3 mm), offenbar bedingt durch die Atembewegungen, in manchem seltenen Falle auch ganz kleine Schwankungen gleichzeitig mit dem Puls; und immer auch geringe Schwankungen (von wenigen Millimetern Ausschlag) mit sehr langsamen Rückschlag (ungefähr eine je 6 bis 8 Atemzüge), aber in unregelmäßigen Wellen, wahrscheinlich selbständigen Schwankungen des Milz- und Gefäßtonus zuzuschreiben.

Tabelle 1. Normale Werte.

Diagnose	Venöser Druck in mm H$_2$O		
	Arm	Milz	Schenkel
1. B. D. a. 47 Lymphatische Leukämie	102	140	93
2. T. A. a. 45 Bantis Syndrom	50	125	113
3. M. N. a. 46 Milztumor bei Pfortaderentzündung	28	105	—
4. R. D. a. 32 Milztumor bei Pfortaderentzündung	124	137	—
5. S. A. a. 38 Postinfektioser Milztumor	132	130	120
6. S. A. a. 17 Lymphogranulomatose	90	100	90
7. S. M. a. 24 Splenische Anämie	40	50	50
8. G. G. a. 13 Milztumor bei Mitralstenose	100	160	140
9. F. N. a. 49 Milztumor bei Mitralstenose	100	118	—
10. E. C. a. 84 Splenische Anämie	70	75	65
11. D. M. a. 27 Milztumor bei akuter Nephritis	95	90	—
12. V. L. a. 17 Systemische Retikulose	120	100	—

Abnorm erhöhte Werte (Tabelle 2).

Hohe Druckwerte fanden wir in Fällen von Milzverlegung bei Thrombophlebitis (Tab. 2). Die Verlegung ist bezeugt durch die Splenoportographie.

Tabelle 2. Erhöhte Werte.

Diagnose	Venöser Druck in mm H$_2$O		
	Arm	Milz	Schenkel
1. C. R. a. 58 Milztumor bei Pfortaderentzündung mit Verlegung des Tripus	107	530	127
2. C. L. a. 35 Milztumor bei Pfortaderentzündung mit Verlegung vor den Mesenterialvenen	150	450	160
3. T. R. a. 64 Milztumor bei Pfortaderentzündung mit Verlegung des Hilus	120	565	130
4. C. G. a. 30 Akute Myelose mit Milzpfortaderstauung (Rückfluß sichtbar)	135	530	140
5. M. P. a. 67 Bantischer Milztumor	105	275	—
6. R. G. a. 48 Lebercirrhose	130	320	140
7. C. E. a. 69 Systemische Retikulose	40	280	95

Hohe Werte beobachteten wir auch in einem Falle von Lebercirrhose mit erheblicher Rückstauung der oberen Mesenterialvene, splenoportographisch festgestellt.

In einem anderen Falle (7) hohen inneren Milzdruckes erschienen Milzvene und Pfortader vollkommen frei. Wie ist der Befund zu erklären? Wir müssen annehmen, daß er zuzuschreiben war: 1. der bestehenden Erkrankung, infolge abnormer Dichte der Milzpulpa, oder 2. dem gleichzeitigen Vorhandensein eines essentiellen Hochdruckes. Wir sind nicht imstande zwischen diesen beiden Erklärungen zu entscheiden, auch weil uns der anatomische Befund fehlt. Der normale Verlauf der Splenoportographie bei Durchfluß der Kontrastflüssigkeit in der Milzvene mit normaler Geschwindigkeit, scheint die erste Annahme nicht zu unterstützen. Es ist jedoch auch wahr, daß portographische Stauungszeichen vermißt wurden; aber es kann Hochdruck ohne Stauung bestehen.

Niedrige Werte (Tabelle 3): Wir haben abnorm niedrige Werte im absoluten Sinne nicht vorgefunden. Dagegen fanden wir *verhältnismäßig* niedrige Werte, das heißt im Vergleich zu dem allgemeinen venösen Drucke (an der Vena mediana cubiti und an der Femoralis), der erhöht war. Man erhält dann ein Verhältnis $\dfrac{\text{innerer Milzdruck}}{\text{allgemeiner Venendruck}}$ mit niedrigem Quotienten.

In diesen Fällen handelte es sich um Herzleidende mit kongestiver Dekompensation und sehr ausgesprochener Rückstauung (siehe Fall von Morbus Pick und Mitralfehler mit kongestiver Dekompensation).

Folgerichtig ist in diesen Fällen die Erhöhung des allgemeinen Venendruckes und folgerichtig ist auch der niedrige innere Milzdruck, insofern bei diesen Bedingungen der Pfortaderkreislauf vor der Rückstauung wesentlich beschützt bleibt dank der Lebersperre.

Der Milzbefund mag erniedrigt sein auch infolge verminderten Zuflusses bei Verminderung des arteriellen Stromvolumens.

Tabelle 3.
Erniedrigte Werte im Vergleich zu dem erhöhten allgemeinen Venendruck.

Diagnose	Venöser Druck in mm H$_2$O		
	Arm	Milz	Schenkel
1. I. C. a. 21 Milztumor bei Mitralstenose	190	132	360
2. R. G. a. 54 Morbus Pick	250	106	300
3. M. R. a. 37 Chronische Myelose mehrmals bestrahlt	105	Die Druckbestimmung, an verschiedenen Stellen versucht, ergab immer einen negativen Ausfall. Die Flüssigkeitssäule des Manometers zeigte keine Schwankung an.	120

Interesse der Untersuchung.

a) Klinische Bedeutung. — In diesem Bereich ist die Untersuchung von Nutzen, vor allem als Hinweis auf den Pfortaderdruck. Aber bis zu welchem Maße dieser Hinweis richtig sei, muß noch durch geeignete und genaue Untersuchungen erforscht werden.

b) Wissenschaftliches Interesse für die Erforschung der splenoportalen Physiopathologie.

Tabelle 4. Adrenalinwirkung.

Nach Adrenalin, Minuten	Fall 3 Tab. 1 Innerer Milzdruck	Fall 3 Tab. 1 Arterieller Bl.-Dr.	Fall 5 Tab. 1 Innerer Milzdruck	Fall 5 Tab. 1 Arterieller Bl.-Dr.	Fall 8 Tab. 1 Innerer Milzdruck	Fall 8 Tab. 1 Arterieller Bl.-Dr.	Fall 9 Tab. 1 Innerer Milzdruck	Fall 9 Tab. 1 Arterieller Bl.-Dr.	Fall 10 Tab. 1 Innerer Milzdruck	Fall 10 Tab. 1 Arterieller Bl.-Dr.	Fall 12 Tab. 1 Innerer Milzdruck	Fall 12 Tab. 1 Arterieller Bl.-Dr.	Fall 5 Tab. 2 Innerer Milzdruck	Fall 5 Tab. 2 Arterieller Bl.-Dr.	Fall 6 Tab. 2 Innerer Milzdruck	Fall 6 Tab. 2 Arterieller Bl.-Dr.
Vor Adren	105	140	130	135	160	120	118	125	75	165	100	140	276	125	315	105
1	—	—	—	—	165	135	120	120	—	—	110	145	—	—	—	—
2	106	140	136	135	153	130	116	138	—	—	140	145	—	—	270	125
3	—	—	—	—	150	120	—	—	60	180	100	145	—	—	170	135
4	—	—	—	—	148	120	—	—	58	180	90	148	—	—	—	—
5	100	150	132	140	148	120	102	152	55	180	105	150	246	160	125	130
6	—	—	—	—	—	—	—	—	—	—	—	—	—	—	—	—
7	—	—	—	—	—	—	—	—	65	175	100	155	254	155	—	—
8	—	—	—	—	—	—	—	—	—	—	—	—	—	—	—	—
9	—	—	—	—	—	—	—	—	74	175	—	—	—	—	—	—
10	97	155	108	150	145	125	104	148	75	170	95	160	240	160	110	125
11	—	—	—	—	—	—	—	—	—	—	—	—	—	—	—	—
12	—	—	—	—	—	—	—	—	—	—	—	—	234	162	—	—
13	—	—	—	—	—	—	—	—	—	—	—	—	—	—	—	—
14	—	—	—	—	—	—	—	—	—	—	—	—	—	—	—	—
15	—	—	115	150	—	—	112	130	—	—	120	155	240	158	80	125
16	—	—	—	—	—	—	—	—	—	—	—	—	—	—	—	—
17	—	—	—	—	—	—	—	—	—	—	—	—	—	—	—	—
18	—	—	—	—	—	—	—	—	—	—	95	160	—	—	—	—
19	—	—	—	—	—	—	—	—	—	—	—	—	—	—	—	—
20	—	—	—	—	—	—	116	130	—	—	80	160	—	—	110	110

Wir beschränken uns hier, unsere Beobachtungen bei der Untersuchung der Milzreduktion nach Adrenalin zu berichten.

Wie bekannt, ist über den Mechanismus dieser Erscheinung viel verhandelt worden, ob sie von der Zusammenziehung der contractilen Vorrichtungen der Milz (in der Tat sehr spärlich beim Menschen vorhanden) (Splenokontraktion) oder dagegen durch verminderten Blutzufluß infolge arteriolärer Drosselung bedingt sei (Splenoreduktion).

Unter den italienischen Forschern, die sich mit dieser Frage eingehend befaßt haben, ist VILLA für die letztere Erklärung, GREPPI für eine vielseitige Erklärung, da er annimmt, daß in der verwickelten Erscheinung die verschiedenen Faktoren in verschiedenem Maße, je nach den Fällen, beteiligt sind.

Wir untersuchten das Verhalten des inneren Milzdruckes in acht Fällen während der Milzreduktion nach Adrenalin. In allen Fällen sahen wir nach einer leichten Erhöhung (von 1 bis 2 cm) in den ersten 1 bis 2 Minuten eine entschiedene Drucksenkung von mehreren Zentimetern bis einer Verminderung zu zwei Drittel, die Hälfte oder gar ein Drittel vom Ausgangswert.

Die Erscheinung wiederholt sich nicht im selben Maße, noch in derselben Weise in allen Versuchspersonen: zum Beispiel ist sie ausgesprochener bei den kongestiven Milzen, die sich nach Adrenalin sehr verkleinern; sie ist dagegen nur angedeutet bei den Milzen, die sich nicht verkleinern (oft ist die Senkung des inneren Milzdruckes geradezu verhältnismäßig und gegensinnig zur Erhöhung des arteriellen Blutdruckes [Tabelle 4]).

Es wird daher eine gründliche und genaue Erforschung von zahlreichem und verschiedenem Material, vervollständigt durch Nebenuntersuchungen, notwendig sein, bevor die langbestehende Frage endgültig entschieden werden wird. Es ist jedoch gewiß, daß die beständige und erhebliche Verminderung des inneren Milzdruckes entschieden für die Annahme der arteriolären Drosselung spricht, obwohl dies nicht zwingend bedeutet, daß diese die einzige Wirkungsweise sei.

Es ist daher gewiß, daß wir in diesen beiden neuen Untersuchungsmethoden (Splenoportographie und Splenomanometrie) ein äußerst wichtiges Hilfsmittel besitzen, um die Gestaltung und die Leistung dieses äußerst wichtigen Gebietes, das das Pfortadergebiet ist, zu untersuchen, das bisher unserer Erforschung vollkommen entzogen war.

CXXII.

Anwendung und Deutung der percutanen lienoportalen Phlebographie.

Von

G. Patrassi und B. d'Agnolo (Padua).

Mit 2 Textabbildungen.

Die percutane Lienoportalphlebographie findet ihre Berechtigung in zwei Gründen. Erstens liefert sie uns, vom allgemeinen physiologischen Standpunkt aus gesehen, wichtige Kenntnisse über die Leistung des Pfortaderkreislaufes. In zweiter Linie, und zwar vom praktisch-diagnostischen und operativen Standpunkt aus gesehen, können wir uns mit ihr über die Veränderungen des Splenoportalstammes, über den Sitz und das Volumen eventueller venöser Kollateralen orientieren.

Unsere Kasuistik, wenige erfolglose Fälle ausgenommen, erstreckt sich auf 30 Fälle, unter denen sieben Fälle von primitiver bantischer Splenomegalie, sieben Fälle von splenomegalischer Cirrhose, und fünf Fälle von leukämischer Splenomegalie sind.

Vor allem zeigt uns die Lienoportalphlebographie, daß auch in Fällen mit starker portaler Hypertension der Splenoportalstamm sich praktisch sofort verdichten läßt und ungefähr nach 6 Sek. wieder frei ist. Das bedeutet, daß der splenoportale Blutkreislauf, trotzdem er zwischen zwei capilläre Systeme eingeschlossen ist, eine bedeutende Geschwindigkeit besitzt. Eine gleichförmige und konstante Verminderung der Verdichtung erscheint nach Einmündung der Vena mesenterica sup., in welcher die Kontrastflüssigkeit nicht eindringt. Das ist eine Folge der Verdünnung des Milzblutes durch das Blut der Vena mesenterica, und dadurch wird uns ein Einblick in das wirklich wunderbare Gleichgewicht des Blutdrucks in den verschiedenen Pfortaderwurzeln gegeben.

Man hat den Eindruck, daß die Lienoportalphlebographie das spontane Verhalten des splenoportalen Kreislaufes, unter anderm auch den Beitrag der elastischen Milztension, wiedergebe und nicht von dem mechanischen Druck, den die Spritze während der Einführung des Kontrastmittels ausübt, wesentlich beeinflußt werde.

Anfangs ist das Kontrastmittel recht deutlich als dichter Schatten im Milzparenchym erkenntlich. Dieser Schatten breitet sich dann gegen den Hilus und längs der Milzvenen aus, um schließlich allmählich zurückzugehen und in wenigen Minuten gänzlich zu verschwinden.

Eine perfekte Ausführung der Lienoportalphlebographie erfordert das Vordringen der Spritze bis in die Nähe des Hilus, da wahrscheinlich die elastische Tension der Milz, die sich gleichförmig in der Richtung des Hilus auswirkt, den raschen Eintritt der Kontrastflüssigkeit in die Venen bedingt. Wenn dagegen das Kontrastmittel wegen ungeschickter Handhabung in der Nähe der Milzoberfläche eingespritzt wird, wird man manchmal einige Nebenzweige in der Nähe der Bauchwand, vor allem wenn harte Adhäsionen der Milzkapsel bestehen, verdichtet sehen, aber nur teilweise sichtbar oder überhaupt unsichtbar erscheint der Splenoportalstamm.

Aus den Ergebnissen der Lienoportalphlebographie ersehen wir, daß der Pfortaderkreislauf durch eine ganze Anzahl von Faktoren bedingt ist, die auf die verschiedenen Abschnitte des venösen Durchflusses einwirken. Und zwar: die gleichförmige elastische Tension, die auf den Blutgehalt der Milz wirkt („chasse splénique" der französischen Verfasser), die Kontraktilität der lienoportalen Venenwand im extrahepatischen Abschnitt, der Druck der Leberarteriensystolen auf den intralobulären Blutgehalt, der Druck des Zwerchfells auf die Leber und somit auf den intrahepatischen Verlauf.

Auf Grund unserer Untersuchungen über den Lebervenenkatheterismus gelangten wir zur Auffassung, daß sich das Blut in den kleinen Lebervenenverzweigungen wegen einer gewissen Vis a tergo ansammle; einen deutlich erkenntlich fortschreitenden Abfall des Drucks hat man dagegen im Verlauf von den kleineren zu den größeren Lebervenen.

Noch eine andere Sache ist erwähnenswert. Die schattenbildende Blutsäule verteilt sich vorwiegend auf den rechten Pfortaderzweig im Vergleich mit dem linken; das steht wahrscheinlich im Zusammenhang mit dem bedeutend größeren Ausmaß des rechten Leberlappens.

Dieser Befund bildet jedenfalls einen wichtigen Standpunkt, der im Gegensatz zur Annahme steht, daß sich das Milzblut durch die Pfortader vorwiegend in den linken Leberlappen ergieße.

In der ersten Gruppe unserer Fälle, in der wir die leukämischen, zum Großteil myeloiden Splenomegalien zusammengefaßt haben, ist vor allem die starke Vergrößerung des Splenoportalstammes hervor-

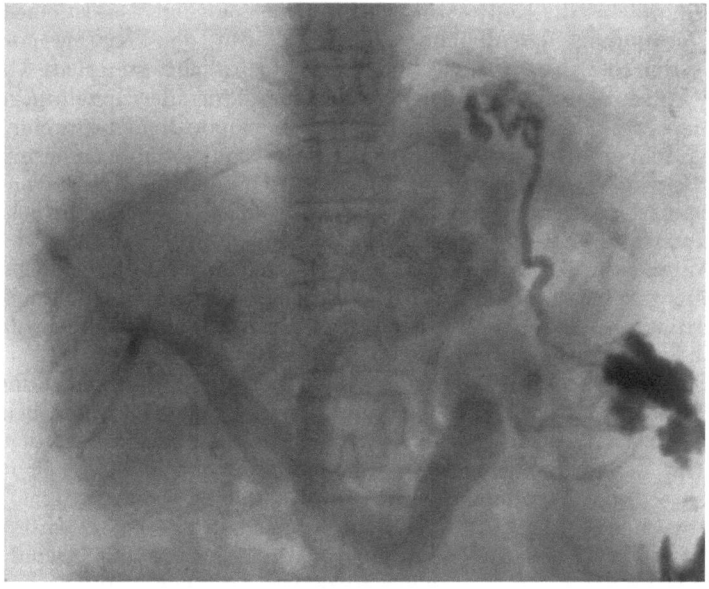

Abb. 1.

ragend. Das Verhältnis zwischen dem Volumen der Splenomegalie und dem Durchschnitt des Splenoportalstammes ist so ziemlich erhalten. Die Pfortaderverzweigungen sind fein gezeichnet, und nach 6—8 Sek. folgt eine ausgebreitete, leichte Verdichtung der Leber. Selten erkennt man einzelne Kollateralvenen deutlich erweitert.

Zusammenfassend kann man sagen, daß in dieser Gruppe der Durchfluß des Pfortaderblutes äußerst rasch erscheint, so als ob die starke und systematische Erweiterung des Milz- und Leberbettes und die der großen venösen Stämme fast einen normalen Kreislaufzustand darstelle.

Von besonderer Wichtigkeit sind die Beobachtungen in der Gruppe der primitiven bantiähnlichen Splenomegalien, in denen, trotzdem man einen präcirrhotischen Zustand der Leber nicht ausschließen kann, die Splenomegalie das vorwiegende klinische und pathogenetische Merkmal darstellt. Wirklich enorm ist hier die Entwicklung der Milzvenen und der Pfortader, auch die intrahepatischen Pfortaderverzweigungen sind deutlich sichtbar. Das Auftreten vieler Kollateralen führt manchmal zu der Erscheinung eines eindrucksvollen „status varicosus". In drei Fällen, in denen der Befund besonders deutlich war, kam es im ersten zur Bildung von weiten, geschlängelten Kanälen im Bereich der Vv. gastr. brev., deren Blut sich vielleicht direkt in die Ursprungsstämme des Azygossystems ergoß. Im zweiten ergab sich eine kolossale Erweiterung der V. gastr. sin. (Abb. 1). Im dritten Fall (Abb. 2) fehlte die Schattenbildung der Pfortader und der Leber, so daß man an eine Thrombose der Vena splenica denken mußte, die tatsächlich am Opera-

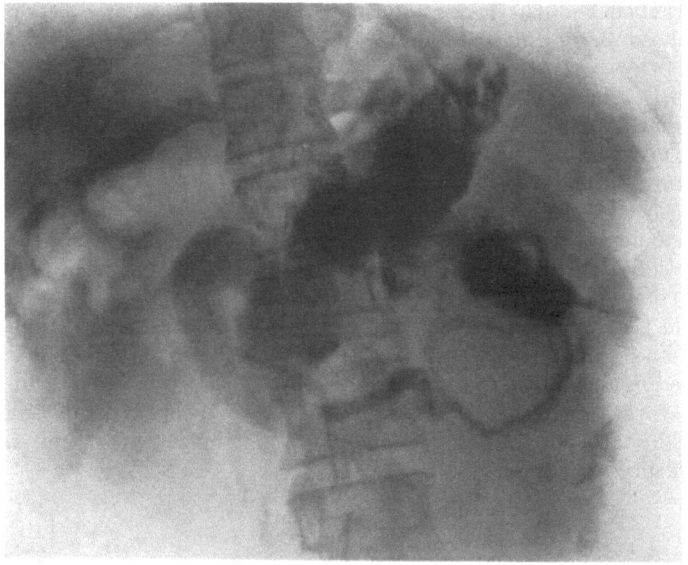

Abb. 2.

tionstisch festgestellt wurde. In diesem letzteren Falle, in welchem die venösen Nebenäste das Ausmaß einer Dünndarmschlinge angenommen hatten, begegnete der Chirurg einer arteriovenösen Fistel; die enorme Entwicklung der Kollateralen erzeugte eine doppelte Krümmung im unteren Ösophagus; diese Krümmung wurde durch die Splenektomie beseitigt.

Von diesen drei Fällen wies nur der erste Ösophagusvaricen mit Hämatemesis auf, während in den anderen zweien die Kollateralen sicherlich ihren Abfluß in das System der Azygos gefunden hatten, ohne das venöse Schleimhautnetz des unteren Ösophagus erweitert zu haben.

In der Gruppe der Lebercirrhosen mit mehr oder weniger stark ausgeprägter Splenomegalie waren die Milzvenen und die Pfortader sehr erweitert, während die Kollateralen weniger deutlich als in den vorhergehenden Fällen waren. Dieser Befund steht manchmal mit den starken

Ösophagusvaricen im Kontrast. Weniger sichtbar ist das intrahepatische venöse Netz, wie auch von anderen Verfassern festgestellt wurde. Die Verdichtung des Leberparenchyms fehlt gänzlich. Wir sind daher gezwungen, anzunehmen, daß der cirrhotische Prozeß und die Verdichtung der GLISSONschen Kapsel den Durchfluß des Pfortaderblutes hemmen und verlangsamen und somit auch den des Kontrastmittels.

Zusammenfassend können wir sagen, daß die Lienoportalphlebographie dem Internisten wichtige Anhaltspunkte für die Indikation des Eingriffes bietet und dem Chirurgen für die Ausführung desselben helfen kann.

Vor allem sind es zwei Befunde, die wir aus dieser Untersuchung hervorheben können: 1. das eventuelle Vorkommen einer Splenoportalthrombose, 2. die Entwicklung und Lokalisierung venöser Nebenzweige.

So wie es schon WALKER und Mitarbeitern geschehen ist, haben auch wir einen schweren Zwischenfall zu bedauern, und zwar einen blutenden Milzriß bei einer starken neoplastischen Infiltration der Leber mit Ascites und mäßiger Stauungsmilz. Sofort nach Einführung des Kontrastmittels erhielten wir bei diesem Fall eine rasche intrasplenische Diffusion desselben, ohne jedoch den Splenoportalstamm sichtbar gemacht zu haben. Derartige Gefahren stellen keine Kontraindikation für die Anwendung der Lienoportalphlebographie dar, die nach einer Periode experimenteller Verwertung als äußerst nützlich für den Chirurgen angesehen werden kann, der eine Splenektomie mit oder ohne Shunt vorzunehmen hat. Als Vorsichtsmaßnahme genügt es, die Bedingungen für die — wenn nötig — sofortige Ausführung der schon vorgesehenen Splenektomie zu schaffen. Unseres Erachtens verdient die Splenoportographie eine systematische Verwertung in der Milzchirurgie.

CXXIII.

Aus der Chirurgischen Universitätsklinik Frankfurt am Main
(Direktor: Prof. Dr. R. GEISSENDÖRFER).

Die Bedeutung der Portographie
bei der Behandlung des Pfortaderdruckes.

Von

E. UNGEHEUER.

Mit 2 Textabbildungen.

Die Behandlung des Pfortaderhochdruckes und seiner Komplikationen setzt voraus, daß die Ursache und damit die Lokalisation des die Strombahn einengenden Prozesses bekannt ist. Nur eine absolut sichere Differenzierung in die intra- bzw. extrahepatisch bedingte portale Hochdruckform gewährleistet eine erfolgreiche chirurgische Therapie, z. B. der blutenden Ösophagusvaricen. Die bisherigen Erfahrungen haben gezeigt, und das braucht vor diesem Auditorium nicht besonders betont zu werden, daß die üblichen diagnostischen Methoden wie Leberfunktionsproben, Blutbildanalysen, Laparoskopie, der Nachweis eines Milztumors und von Ösophagusvaricen keineswegs immer für die exakte und absolut sichere Differenzierung in die beiden Hochdruckformen ausreichen. Erst kürzlich berichtete KALK in Düsseldorf, daß auch bei Anwendung von mindestens zwölf verschiedenen Leberfunktionsproben diese in 15—30% bei bestehender Lebercirrhose negativ sein können. Wenn wir auch wissen, daß in praktisch 90% der Fälle eine Lebercirrhose die Ursache der portalen Hypertension darstellt, so können wir doch aus der ersten Abbildung ersehen, welch verschiedene Möglichkeiten sonst noch bei diesem Symptomenkomplex ursächlich beteiligt sein können. Es ist daher nicht verwunderlich, daß mit dem Aufschwung der chirurgischen Behandlung der Komplikationen beim portalen Hochdruck ein Verfahren gesucht wurde, welches die größtmögliche Sicherheit bei der Lokalisation der Pfortaderverlegung bietet.

Dies wurde in der *Portographie* gefunden.

Es gibt nun zwei Hauptverfahren, eine Darstellung des Pfortadergebietes zu gewinnen. In die erste Gruppe reihen wir alle die Methoden ein, die *ohne Laparotomie* eine Portographie ermöglichen sollen. Die zweite Gruppe stellt dann die *gezielte* Pfortaderdarstellung durch Punktion eines Pfortaderastes nach *erfolgter Laparotomie* dar.

Erklärlicherweise sind für Sie, meine Damen und Herren, die Verfahren der ersten Gruppe von besonderem Interesse, weil Sie damit eventuell schon die Möglichkeit haben, eine sichere Lokalisation der Pfortaderobstruktion vor der chirurgischen Intervention vornehmen zu können. Sie haben über diese Methoden bereits von den Herren Vorrednern ausführlich berichtet bekommen. Ich darf mich daher kurz fassen und Ihnen nur andeutungsweise unsere Erfahrungen auf diesem Teilgebiet der Portographie mitteilen.

Die Kontrastmittelinjektion in eine Paraumbilicalvene oder in einen Hämorrhoidalknoten ist eine diagnostische Spielerei und wurde von uns, auch im Hinblick auf die schlechten Ergebnisse der Literatur, abgelehnt.

Eine größere Bedeutung hat dagegen die transperitoneale Milzpunktion mit anschließender Kontrastmittelinjektion für unsere präoperative Diagnostik bei der portalen Hypertension gewonnen. Wir führen die Punktion meistens in Intubationsnarkose durch, weil anschließend der operative Eingriff, der zur Behebung der Komplikationen des Pfortaderhochdruckes notwendig erscheint, vorgenommen werden muß. Es werden aber auch transperitoneale Portographien nach Milzpunktion in Lokal- oder Periduralanästhesie ausgeführt. Zur genügend raschen Kontrastmittelanreicherung im Milzparenchym und in den Pfortaderästen ist die Verwendung einer dicken Punktionsnadel erforderlich, bei der allerdings, wie wir immer durch die folgende Laparotomie feststellen konnten, die Möglichkeit einer Verletzung des Milzparenchyms mit anschließender Blutung relativ groß ist.

Im Folgenden zeige ich Ihnen einige nach Milzpunktion gewonnene Portogramme, die uns eine Lokalisation der Pfortaderverlegung schon vor der Laparotomie ermöglichten.

Dieses erste Angiogramm (Abb. 1) wurde z. B. bei einem 12jährigen Jungen gewonnen, bei dem trotz genauester Durchuntersuchung eine absolut sichere Ursache für seine Ösophagusvaricen mit Hypersplenismus nicht gefunden werden konnte. Das Portogramm zeigt die starke Erweiterung der V. lienalis und der V. portae bis zur Einmündung in den Leberschatten aber ohne Darstellung der intrahepatischen Pfortaderäste. Andeutungsweise sind auch die nach den Ösophagusvaricen

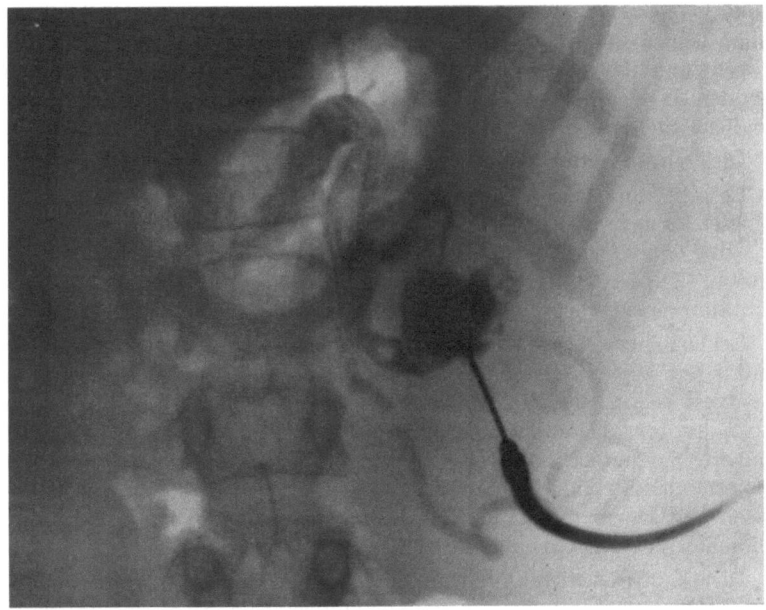

Abb. 1. Portographie nach percutaner Milzpunktion bei Lebercirrhose.

ziehenden Kollateralgefäße zu erkennen. Auf Grund dieser Bilder wurde die Diagnose Lebercirrhose gestellt, die durch die Laparotomie dann bestätigt werden konnte. Auf dem nächsten Portogramm ist eine starke Erweiterung des Milzgefäßes und der V. portae dargestellt, wobei es wiederum nicht zu einer Kontrastmittelfüllung der intrahepatischen Pfortaderäste gekommen ist. Da anamnestisch eine Verwundung im Oberbauch angegeben wurde, und jetzt auch ein zunehmender Ikterus bestand, konnte ein narbiger Verschluß sowohl der Pfortader als auch des Choledochus an der Leberpforte angenommen werden. Die Laparotomie bestätigte diese präoperative Diagnose.

Daß die transperitoneale Portographie nach Milzpunktion auch zur Beurteilung der Operabilität eines Magencarcinoms oder eines anderen Oberbauchtumors gelegentlich mit herangezogen werden kann, soll das nächste Bild demonstrieren. So war der Abfluß des Milzvenenblutes nach der Pfortader bei diesem Patienten mit röntgenologisch bestätigtem Magenneoplasma vollkommen unterbrochen, wodurch sich eine starke Erweiterung der Vv. gastricae breves und der V. coronaria ventriculi mit deutlichen Ösophagusvaricen entwickeln mußten. Unter Verwertung des Portogramms konnte man dem Patienten erklärlicherweise eine Probelaparotomie ersparen. Auf dem nächsten Bild ist die röntgenologische Bestätigung des Magencarcinoms und der Ösophagusvaricen festgehalten.

Nun sollen ganz kurz unsere Erfahrungen mit der *gezielten Portographie* nach Laparotomie angeführt werden, der wir vorläufig noch wegen ihrer größeren Sicherheit bezüglich der Verwertbarkeit bei der Diagnostik den Vorzug geben.

Bei jeder portalen Hypertension, die chirurgisch behandelt werden soll, führen wir nach der Laparotomie eine Druckmessung in einem Ast des Pfortadersystems durch, wie es auf der Abbildung zu erkennen ist. Eine sichere Lokalisation der Gefäßverlegung im Pfortadergebiet ist hierdurch nur im Falle der isolierten Milzvenenstenose möglich. Vor jeder weiteren Exploration der Bauchhöhle wird dann in die schon für die Druckmessung liegende Kanüle das Kontrastmittel zur Vasographie rasch injiziert und sofort eine Röntgenaufnahme angefertigt. Diese so gezielte Darstellung des Pfortaderverlaufes gibt uns einen guten Aufschluß über die Verhältnisse im Leberpfortengebiet.

Die sichere Beurteilung insbesondere des Pfortaderstammes ist nämlich für eine wirksame chirurgische Behandlung des Pfortaderhochdruckes und seiner Folgen unbedingt erforderlich. Denn nur durch die porto-cavale Anastomose können, wie die Anglo-Amerikaner zuerst erkannten und unsere Erfahrungen es bestätigen, z. B. blutende Ösophagusvaricen als Hauptkomplikation der portalen Hypertension infolge Lebercirrhose wirksam bekämpft werden. Dagegen konnten wir eindeutig feststellen, daß z. B. die Milzexstirpation oder die Kollateralgefäßunterbindung zu weiterer Pfortaderdruckerhöhung mit anderen Komplikationen bei der Lebercirrhose führen kann.

Zum besseren Verständnis sei zunächst eine normale Pfortaderdarstellung bei einem Hund wiedergegeben, wobei gleichzeitig von der V. saphena aus die V. cava inf. aufgefüllt wurde. Deutlich ist hier die auffallend klare intrahepatische Gefäßbaumdarstellung bis in die kleinen portalen Äste zu erkennen.

Auf dem nächsten Bild (Abb. 2) fällt die starke Zusammendrängung des Gefäßbaumes in einem kleinen Leberschatten bei gleichzeitiger Erweiterung des extrahepatischen Pfortaderanteiles auf. Ganz anders sieht auf dem nächsten Bild der intrahepatische Pfortaderbaum aus, obwohl es sich ebenso wie bei dem vorausgegangenen Fall um eine Lebercirrhose handelte. Es fehlen hier die feinen Verzweigungen der Pfortader innerhalb der Leber fast vollkommen. Zu keiner sichtbaren Auffüllung der intrahepatischen Äste kam es trotz Erweiterung des extrahepatischen Pfortaderstammes bei dem nächsten Portogramm. Dieses und das nächste Bild stammen von schweren Lebercirrhotikern.

Die eben demonstrierten Bilder ließen nicht nur die Ursache der vorliegenden portalen Hypertension erkennen, sondern sie gaben uns auch die sichere Gewähr, daß der Pfortaderstamm für eine porto-cavale Anastomose wirklich geeignet war, was sich dann bei der Anlage der ECKschen Fistel auch bestätigte.

Die gefahrvolle Freilegung der Leberpforte, die früher zur Klärung der Situation vorgenommen werden mußte, ist heute nicht mehr nötig. Dies beweisen die nächsten beiden Bilder. Es handelt sich hierbei um *extrahepatisch* bedingte *Pfortaderverlegungen*, die in beiden Fällen durch die Portographie allein mit Sicherheit geklärt werden konnten.

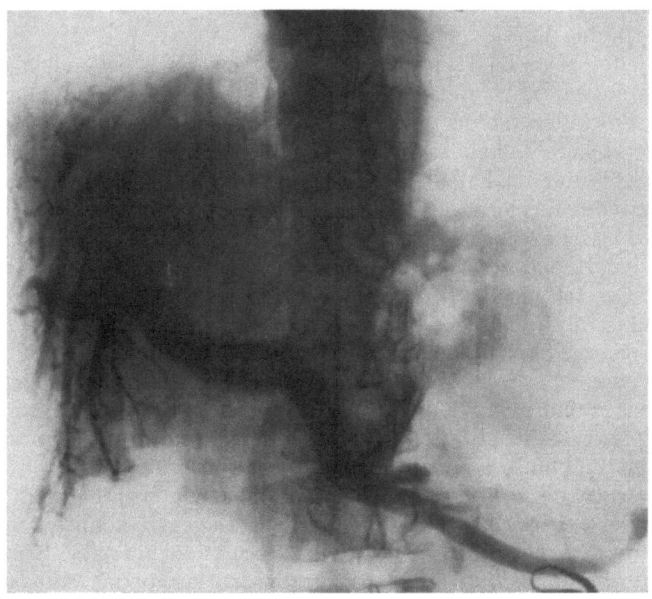

Abb. 2. Portographie durch Kontrastmittelinjektion in die V. mesenterica superior bei einer Lebercirrhose.

Bei einem dieser Patienten handelt es sich um eine entzündliche Ummauerung der Pfortader durch eine lokalisierte Tbc mit einer Druckerhöhung von 700 mm Kochsalz. Das folgende Portogramm zeigt eine Verlegung des Pfortaderstammes von einem durch einen Gallengang ausgehenden Tumor. Deutlich ist auf beiden Bildern die starke hepatopetal gerichtete kollaterale Gefäßbildung zu erkennen, die ohne weiteres die Gefährlichkeit einer operativen Exploration im Leberhilusgebiet veranschaulicht.

Daß mit Hilfe der Portographie auch die Funktionstüchtigkeit einer angelegten Anastomose beurteilt werden könnte sei nur angedeutet.

Zusammenfassend kann festgestellt werden, daß die Portographie als verhältnismäßig neues Verfahren schon ein bestimmtes Indikationsgebiet besitzt. Sie ist für die exakte Differenzierung in intra- und extrahepatisch bedingten Pfortaderhochdruck bereits heute unentbehrlich. Das bedeutet, daß die letzte Entscheidung bezüglich der Wahl der Operationsmethode zur Beseitigung von Komplikationen der portalen Hypertension von einem Portogramm abhängt.

Durch den weiteren Ausbau der präoperativen, transperitonealen Portographie nach Milzpunktion müßte es möglich werden, schon vor einer Laparotomie neben der exakten Diagnose auch einen genauen Operationsplan zur Druckherabsetzung aufzustellen.

Ob mit Hilfe der Portographie bestimmte Lebererkrankungen (Abscesse, Metastasen usw.) oder die Operabilität gewisser Oberbauchtumoren beurteilbar werden, bleibt weiteren Nachprüfungen vorbehalten.

Aussprache.

Herr K. BINGOLD (München):

Die neue Methode der lienoportalen Venographie eröffnet neue Ausblicke, vielleicht auch für die Diagnose der Pylephlebitis septica, eine Erkrankung, die nicht immer leicht diagnostiziert werden kann. Ist doch zu bedenken, daß diese, mit gehäuften, oft wochenlang auftretenden Schüttelfrösten einhergehende Sepsisform, häufig negative Blutkulturen aufweist, weil eben die Bakterien im Capillarnetz der Vena portae abgefangen werden. Dazu ist die Infektionsquelle dieser eitrigen, meist durch Anaerobier verursachten Thrombophlebitisform — ausgehend von einer Appendicitis und von Infektionen des Magens, der Milz, des Rektums — in klinischen Symptomen wenig hervortretend. Es wäre sicher ein diagnostischer und therapeutischer Fortschritt, wenn man durch diese Art von Phlebographie an den pylephlebitischen Herd direkt herankommen könnte.

Herr N. HENNING (Erlangen):

fragt, ob Kontrollen bei eröffnetem Abdomen mit der Lienoportographie gemacht wurden. HUNT in England beschreibt dabei Blutungen. Warum macht man die Lienoportographie nicht laparoskopisch unter Sicht des Auges? Wie stillt man eine Milzblutung, wenn man sie sieht? Thrombininjektion, die bei Leberpunktion üblich ist, könnte Thrombosen machen.

Herr HAUPTMANN und Herr GVOZDANOVIĆ (Zagreb):

Es wird auf die Vorträge von SOTGIU, PATRASSI und UNGEHEUER eingegangen sowie auf die Aussprache von BINGOLD und HENNING.

Durch die PLPV kann man mit Sicherheit nur eine Obstruktion im lienoportalen Gefäßsystem, eine Kollateralzirkulation oder Gefäßanomalien darstellen. Es ist nicht zulässig, auf Grund dieser Methode auf die Verteilung der Zirkulation in die einzelnen Leberlappen zu schließen. Auch kann man heute noch nicht mit Sicherheit eine Differenz in der Gefäßweite der intrahepatalen Verzweigungen der Vena portae, die bei verschiedenen Erkrankungen bestehen soll, zeigen. Dazu sind genau temperierte Serienaufnahmen notwendig.

Es werden die Fragen von BINGOLD und HENNING beantwortet.

Herr PATRASSI (Padua) Schlußwort:

Herrn Prof. BINGOLD kann ich sagen, daß unter unseren Befunden kein Fall von septischer Thrombophlebitis vorgekommen ist. Herrn Prof. HENNING möchte ich versichern, daß, wenn die Splenektomie nur wenige Tage nach der Splenoportographie ausgeführt wird, man keine Milzveränderung antrifft.

Bezüglich der allgemeinen Gefährlichkeit ist zu betonen, daß die Splenoportographie in Zukunft nur in den Splenomegalien als Voraussetzung der Splenektomie einzuführen ist.

Herr SOTGIU (Bologna) Schlußwort:

Wir danken den berühmten Kollegen, die an der Diskussion teilgenommen haben, und besonders den Professoren BERG, BINGOLD und HENNING. Was die Einwendungen der Verhandlungen betrifft, möchten wir einige Erklärungen über Gegenstände, die im Laufe des Referates nur verläufig oder gar nicht erwähnt worden sind, abgeben.

Unsere Röntgenaufnahmen sind immer am Ende der Einspritzung von „Djodone", als in der Spritze noch 2 ccm des Kontrastmittels waren, gemacht worden, so daß während der Exposierungszeit die Flüssigkeit noch in der Milz floß.

Wir haben nie die Milz unter laparoskopischer Kontrolle gestochen; wir haben immer vor der Splenoportographie (SPG) eine Röntgenaufnahme ohne Kontrastmittel gemacht: die Nadel war auf den Röntgentisch gelegt, so daß man sie im Röntgenbild projiziert sah. Diese Probe hat uns immer erlaubt, mit der Nadelspitze bis in die Nähe des Milzhilus zu kommen und den Stich von hohlen Organen zu vermeiden. Wir haben nie die Milz unter laparoskopischer Kontrolle gestochen, auch weil wir glauben, daß die Lufteinblasung in die Peritonealhöhle eine Splenoreduktion verursachen kann, die eine klare Splenoportographie unmöglich macht. In einem Fall haben wir einen Tag nach die Splenoportographie eine Laparoskopie gemacht, die keine bemerkenswerten Blutungen angezeigt hat.

Wir haben nie schwere Komplikationen beobachtet (Blutungen, Durchbohrungen von hohlen Organen). In einem Fall haben wir einen akuten Schmerz, der mehrere Stunden gedauert hat, bemerkt. In den anderen Fällen hat der Patient entweder keinen oder einen kurzdauernden Schmerz (5, 10, 15 Min.) gefühlt. In keinem Fall haben wir allgemeine septische Komplikationen beobachtet, nicht einmal bei Patienten, die an trombophlebitischen Prozessen der Milzvenen oder der Pfortader leidend waren. Andererseits haben wir in manchen Fällen Blutkulturen mit splenischem Blut angelegt, das während der Splenomanometrie abgezogen worden war. Die Kulturen sind immer negativ geblieben.

In allen Fällen, die an den anatomischen oder chirurgischen Tisch gekommen sind, haben wir die Milz ausführlich beobachtet. Es war immer eine einfache Bindegewebsreaktion vorhanden, wo die Nadel durchgedrungen war.

Wie in unserem Referat gesagt worden ist, sind wir derselben Meinung wie Prof. HAUPTMANN, daß nämlich das ganze Blut von der Pfortader, sei es von der Mesenterica superior, sei es von der Milzvene kommend, während der Untersuchungszeit homogen in den linken sowie in den rechten Leberlappen einströmt.

Herr E. UNGEHEUER (Frankfurt/Main) Schlußwort:

Auf die aufgeworfenen Fragen möchte ich folgendes antworten:

Die transperitonealen Portographien nach Milzpunktion, also ohne Laparotomie, wurden von uns immer unter Röntgenkontrolle angefertigt. Die vollkommene Injektion des Kontrastmittels erfolgte erst dann, wenn ein kleines Kontrastmitteldepot eindeutig im Milzparenchym röntgenologisch sichtbar wurde.

Die Milzpunktionen mit anschließender Portographie wurden von uns nur dann ausgeführt, wenn sofort eine Laparotomie erfolgen sollte. Wir konnten nämlich, wie bereits von mir ausgeführt, immer eine, und zwar bisweilen recht erhebliche, Blutung aus dem Milzparenchym feststellen.

Weiter möchte ich betonen, daß alle unsere Fälle von Internisten uns zur Behandlung ihrer portalen Hypertension und deren Komplikationen überwiesen waren. Herrn HENNING möchte ich besonders sagen, daß von den überwiesenen Fällen eine ganze Reihe trotz eingehender längerer interner Durchuntersuchung mit praktisch allen diagnostischen Methoden nicht geklärt werden konnte. So betonte auch erst kürzlich Herr Prof. KALK in Düsseldorf, daß 15—30% der Lebercirrhotiker auch bei Anwendung von mindestens zwölf Leberfunktionsproben negative Ergebnisse aufweisen.

Eine diagnostische Klärung der Lebercirrhosen im allgemeinen durch chirurgisches Vorgehen ist keineswegs beabsichtigt.

CXXIV.

Neue diagnostische Methoden der Röntgenuntersuchung der Gallenwege.

Von

WERNER TESCHENDORF (Köln).

Mit der Einführung des Präparates Biliselektan im Jahre 1938 hat die orale Cholecystographie die intravenöse Methode verdrängt. Das Biliselektan, das in Amerika unter dem Namen Priodax in den Handel kommt, ist eine Verbindung, die im Molekül zwei Jodatome enthält. Das Präparat gibt in Normalfällen zufriedenstellende Resultate, obgleich nach einer Arbeit von BILLION mit radioaktiv etikettiertem Biliselektan 50% infolge Ausscheidung durch die Nieren verlorengehen. Fistelgalle enthält nur 5% Biliselektan.

In den letzten Jahren sind neue Präparate von Trijodverbindungen bekannt geworden, in erster Linie das in Amerika herausgekommene Telepaque, das in Italien von der Fa. Cilag unter dem Namen Cistobil in den Handel gebracht wird, sowie das Teridax, das ebenfalls aus Amerika kommt, zuerst von SHAPIRO beschrieben wurde und in Deutschland von den Byk-Gulden-Werken, Konstanz, geliefert wird.

Die Trijodverbindungen haben gegenüber dem Biliselektan deutliche Vorteile. Dies erklärt sich dadurch, daß bei diesen Präparaten etwa 64 bis 66,8 Gewichtsprozente Jod enthalten sind, während Biliselektan nur 51,38 Gewichtsprozente Jod enthält.

Ich kann in diesem Referat nicht auf diese Präparate näher eingehen, kann aber bereits so viel mitteilen, daß sie in Normalfällen dichtere Schatten geben und die Gallenblase noch in manchen Fällen sichtbar machen, in denen die Cholecystographie mit Biliselektan bereits negativ verläuft. Es werden Gallenblasen mit entzündlichen Veränderungen sowie inkomplette Steinverschlüsse sichtbar.

Bezüglich des Schrifttums verweise ich auf eine ausführliche Arbeit, die in den Fortschritten auf dem Gebiet der Röntgenstrahlen erscheinen wird.

Mein heutiger Vortrag bezieht sich im wesentlichen auf das Biligrafin, das eine Doppelverbindung von 2×3 Jodatomen darstellt. Es hat ein sehr großes Molekül mit 64,3 Gewichtsprozenten Jod. Es muß intravenös angewandt werden. Die erwähnten Untersuchungen von BILLION ergaben, daß von diesem Präparat 36% in der Fistelgalle erscheinen gegenüber 5% Biliselektan und im Urin nur 15% verlorengehen gegenüber 50% Biliselektan. Dadurch ist das Angebot an die Leber viel größer, und es werden mit Hilfe der Galle 70% im Stuhl ausgeschieden, während bei Biliselektan nur 8% nachweisbar sind.

Für die Beurteilung der Schattendichte ist ferner zu berücksichtigen, daß bei einer intravenösen Methode die Konzentration des dem Organ angebotenen Kontrastmittels sehr viel höher sein muß als bei oral gegebenen Präparaten, bei denen die Resorption vom Darm her erfolgt. Die Leber scheint eine solche Verbindung wie einen Fremdkörper zu behandeln und ihn sofort auszuscheiden, da eine Aufspaltung nicht erfolgt. Es eignet sich daher für die sogenannte Schnell-Cholecystographie und ist bei subakuten Baucherkrankungen anwendbar.

Mit Rücksicht auf die Kürze der Zeit kann es nur meine Aufgabe sein, die Indikationen zwischen der oralen und der neuen Cholecystographie nach intravenöser Biligrafin-Verabreichung abzugrenzen und die Vorteile der Untersuchungen mit dem neuen Präparat an Bildern zu demonstrieren.

Für die tägliche Praxis empfiehlt es sich zunächst, bei der oralen Methode zu verbleiben. Wir haben in letzter Zeit besondere Erfahrungen mit dem Präparat Teridax gesammelt und können mit diesem Präparat alle Normalfälle aussondern. Hierunter verstehe ich alle Gallenblasen, in denen ein guter Schatten erscheint und auch solche, bei denen die Funktionsprüfung mit einer Eidottermahlzeit eine Dyskinesie der Gallenblase ergibt. Für die Untersuchung dieser Fälle reicht die orale Methode vollständig aus.

Die zweite Gruppe sind diejenigen Fälle, in denen die Gallenblase gefüllt wird, jedoch eine Gallenblase mit Steinen vorliegt. Hier ergibt sich die Frage, ob das Vorhandensein von Steinen sich lediglich auf den Inhalt der Gallenblase beschränkt oder ob auch Steine in den Gallengängen bestehen. In denjenigen Fällen, in denen man nach dem klinischen Befund die Anwesenheit von Steinen in den Gallengängen nicht ausschließen kann, führen wir im Anschluß an die orale Cholecystographie die intravenöse Methode aus. Dies kann am gleichen Untersuchungstage geschehen.

Wir haben 305 Fälle mit Biligrafin untersucht. Bei diesen handelt es sich in 55 Fällen um das handelsübliche Präparat Biligrafin. Alle Autoren, die dieses Präparat benutzt haben, berichten darüber, daß in einer Anzahl von Fällen die Gallenwege während des Füllungszustandes sichtbar werden. Um eine regelmäßige Füllung zu erzielen, benutzten wir die doppelte Dosis von Biligrafin, d. h. wir injizierten zwei Ampullen zu je 20 ccm der 20%igen Biligrafinlösung und erreichten damit eine nahezu regelmäßige Darstellung der Gallenwege, auch bei pathologischen Veränderungen.

Alle übrigen Untersuchungen wurden nicht mit dem gewöhnlichen Präparat Biligrafin, sondern mit Biligrafin forte gemacht. Biligrafin ist ein Natriumsalz, das nicht stärker als 20% konzentriert werden kann. Auf meine Bitte, ein höher konzentriertes Präparat zu erhalten, um mit einer Injektion von 20 ccm auszukommen, stellte die Firma Schering A. G., Berlin, ein Lithiumpräparat her, das den Namen Biligrafin forte erhalten soll. Dieses Präparat läßt sich unschwer in eine 40%ige Lösung bringen, und unsere Erfahrungen erstrecken sich in 250 Fällen auf die Untersuchungen mit Biligrafin forte. Über diese soll hier berichtet werden, weil damit entscheidende diagnostische Verbesserungen erreicht wurden.

Sowohl mit 40 ccm einer 20%igen Lösung des Natriumsalzes Biligrafin als auch mit 20 ccm der 40%igen Lösung Biligrafin forte wird nicht nur die Gallenblase sichtbar, sondern es lassen sich auch die Gallengänge darstellen, und zwar stellen sich die Gallengänge dar, ehe die Füllung der Gallenblase erreicht ist.

Man hat auch versucht, die Gallengänge während der Entleerung der Gallenblase nach Eidotter zu prüfen. Jedoch verhindert ein Sperrmechanismus im Ductus hepaticus, der von Westphal, Bernhard u. a. ausführlich erforscht ist, daß ein Übertritt der Gallenblasengalle vom Ductus cysticus aus in den Ductus hepaticus erfolgt. Man kann auf oralem Wege mit Hilfe der Eidottermahlzeit nur unter günstiger Abpassung der Zeit den Ductus cysticus und Ductus choledochus sichtbar machen. Der grundsätzliche Unterschied gegenüber dieser Methode besteht darin, daß mit Biligrafin, insbesondere mit Biligrafin forte, eine Ausscheidungscholangiographie erreicht wird.

Unsere Untersuchungen erstrecken sich erstens auf die Darstellung von Gallenwegsteinen, die sich als Aufhellungen im gefüllten Gallengang erkennen lassen. In der Regel sitzen sie im Ductus cysticus und im Ductus choledochus. Hepaticussteine sind selten. Wir beobachteten einige auffällige Bilder, bei denen ziemlich große Steine, bis zur Mandelgröße, im Ductus choledochus mit fingerdicker Auftreibung des Gallenganges und starker Rückstauung in die oberen Gallenwege bestanden, ohne daß es zu einem Ikterus gekommen war. Auch bei verhältnismäßig großen Steinen gelangt noch ziemlich viel Galle an dem Stein vorbei in das Duodenum, solange nicht ein Spasmus des Oddischen Sphincters hinzutritt.

Das Hauptanwendungsgebiet des Biligrafin bei nicht operierten Patienten betrifft daher die Untersuchung der Gallenwege und die präoperative Diagnose von *Gallengangkonkrementen*, ferner von *Abknickungen der Gallengänge* durch Verwachsungen und schließlich die Diagnose des *Spasmus des Oddischen Sphincters* (Westphalsches Syndrom). Diese Diagnose läßt sich dann stellen, wenn ein breiter, kommaförmiger Gallengang sichtbar wird und klinisch die Anzeichen der Cholecystitis gegeben sind. Ich betone, daß diese Diagnose nicht allein nach der Dichte des Schattens und seiner kommaförmigen Gestalt zu stellen ist, sondern daß Vorgeschichte und der übrige klinische Befund hiermit in Einklang stehen müssen. Die Füllung des Gallenganges könnte sonst dazu führen, daß man sich durch eine zufällige Kontraktion täuschen ließe, die auch in einem Normalfall beobachtet werden kann. Abknickungen der Gallenwege kommen aber sehr deutlich heraus. Sie betreffen in erster Linie den Ductus choledochus, weniger den Ductus cysticus und selten den Ductus hepaticus, was schon durch die anatomischen Verhältnisse verständlich ist. Abknickungen des Ductus cysticus bewirken, daß die Gallenblase nicht darstellbar wird. Dies gilt aber in der Hauptsache für die orale Cholecystographie, während bei Biligrafin der Gallenblasenschatten meistens doch noch erkennbar wird.

Das wichtigste Indikationsgebiet für die Anwendung von Biligrafin ist die Darstellung der Gallengänge bei cholecystektomierten Patienten und die Aufdeckung der Gründe für postoperative Beschwerden. Wir stellen vier Gruppen zusammen:

1. Zurückgelassene Steine im Ductus choledochus oder Steinrezidive,
2. Steine im Ductus cysticus,
3. Verwachsungen,
4. Gallenblasenregenerate und
5. bestehende, bleibende Spasmen des ODDIschen Sphincters oder Neigung zu Krampfzuständen an diesem Muskel.

Was die Steine des Ductus choledochus anbetrifft, so ergeben sich ähnliche Bilder wie in denjenigen Fällen, in denen die Gallenblase noch besteht und Steine enthält. Bei Vorhandensein von Steinen im Ductus cysticus zeigt dieser oft Ausbuchtungen. Diese entwickeln sich weiter zu denjenigen Gebilden, die man als Gallenblasenregenerate bezeichnet. Man könnte dies als eine zweckmäßige Einrichtung betrachten, die bis zum gewissen Grade eine Gallenblase ersetzen kann. Es ergeben sich aber doch häufig Beschwerden.

Differentialdiagnostisch muß ein Gallenblasenregenerat gegen den Bulbus duodeni abgegrenzt werden, der sich nicht nur bei Biligrafin forte, sondern auch schon bei Teridax rückläufig von der Papilla Vateri her füllen kann. Diese Unterscheidung ist leicht durch die Kontrastbreiuntersuchung des Magens zu treffen.

Nichtfüllungen trotz Anwendung von Biligrafin forte betreffen fast ausschließlich die Gallenblase, während die Gallengänge, wenn manchmal auch schwach, sichtbar werden. Die Untersuchung besagt dann, daß ein Verschluß des Gallenblaseneingangs vorliegt.

Eine Nichtfüllung von Gallenblase und Gallengänge beobachtet man bei Leberinsuffizienz. Hier sieht man Schatten im Nierenbecken. Ferner fehlt die Darstellung dann, wenn eine sehr starke Druckerhöhung im ganzen Gallenwegssystem besteht. Wir beobachteten sie in einem leider nicht radiomanometrisch kontrollierten Fall von Carcinom der Papilla Vateri. Die Diagnose wurde aus Veränderungen am Duodenum gestellt. Bei der Operation standen die Gallenwege unter so hohem Druck, daß es unmöglich erschien, daß hier noch Kontrastmittel zusätzlich hineingelangen konnte.

Damit kommen wir zu der Frage, ob Biligrafin, insbesondere das Biligrafin forte, auch bei Ikterus und Leberschädigungen angewandt werden kann. Selbstverständlich scheidet eine Hepatitis aus. Ich möchte zunächst berichten, daß die Injektion des Präparates langsam erfolgen muß und bei Biligrafin forte eine Zeit von 8 Min. nicht unterschreiten darf In vielen Fällen spürt der Patient ein gewisses Unwohlsein oder Unbehagen, das aber bald verschwindet. Je langsamer man injiziert, um so weniger treten Erscheinungen auf. Es ist von anderer Seite über Kollapserscheinungen berichtet worden. Wir haben in einem einzigen Fall eine leichte Kollapserscheinung gesehen, die aber sehr schnell vorüberging und uns nicht veranlaßt hat, die Indikationsstellung irgendwie zu revidieren. Vielleicht sind unsere Resultate deshalb günstiger, weil wir das Präparat nur an ambulantem Krankenmaterial anwandten und daher Schwerstkranke nicht untersucht haben. Ein länger bestehender Ikterus bildet keine Gegenindikation, denn gerade für die Unterscheidung eines Steinverschlusses und eines Tumors der Papilla Vateri wird das Präparat benutzt werden müssen. Die Verträglichkeit des Präparates ist in einer größeren Untersuchungsreihe an der Klinik von Herrn Prof. UHLEN-BRUCK in Köln näher geprüft worden, der in der Diskussion die Freundlichkeit haben wird, darüber zu berichten.

Auf jeden Fall ist zum ersten Male eine Darstellungsmethode der Gallenwege ausgearbeitet worden, die mit PAHL treffend als Ausscheidungscholangiographie bezeichnet wird und auch bei schweren Veränderungen der Röntgenologie ein neues Gebiet zugänglich macht, das bisher nur auf operativem oder laparoskopischem Wege erschlossen werden konnte.

CXXV.
Die intraoperative Serien-Cholangiographie.

Von

K. E. LOOSE (Itzehoe).

Mit 3 Textabbildungen.

Gestatten Sie mir zu Beginn ein Wort des Dankes an Ihren Herrn Vorsitzenden, der seit langer Zeit in unserem Chirurgenkreis immer wieder auf die Bedeutung der cholangiographischen Diagnostik für unser operatives Vorgehen hingewiesen hat.

Wenn wir bedenken, daß nach HEIM in 10 bis 30% unsere Patienten nach einer Cholecystektomie nicht beschwerdefrei werden und NORMAN unter 33 Rezidivfällen bei 26 Kranken zurückgelassene Gallenwegsteine fand, dann wird uns die Notwendigkeit einer gesicherten intraoperativen Röntgendiagnostik der Gallenwege verständlich. Daneben ist zu betonen, wie häufig infolge ungeklärter Verhältnisse der Gallenwege vor der Operation und der mannigfachen vegetativen Störungen des Sphincter Oddi der Chirurg ungeklärten Situationen gegenübersteht, die intraoperativ eine diagnostische Differenzierung zwecks Anwendung der geeigneten, chirurgischen Maßnahmen erfordern. Hinzu kommt, wie RATHKE, SCHLEIER u. a. betonen, daß über wichtige, operativ-technische Entscheidungen, wie die grundsätzliche Choledochusrevision, der Choledochoduodenostomie oder Drainage keineswegs einheitliche Auffassungen bestehen.

In der Cholangiographie steht uns ein Verfahren zur Verfügung, das ohne Schädigung des Gewebes oder zeitlicher Ausdehnung des Eingriffs eine ausgiebige Darstellung, auch kleiner Gallenwegsteine, während der Operation ermöglicht. Die Gewinnung intensiv kontrastgefüllter Röntgenogramme vermittelt dem Operateur eine diagnostische Sicherheit und gibt damit eine feste Grundlage für unser therapeutisches Handeln, wie ich Ihnen an Hand einiger Aufnahmen demonstrieren darf.

Intraoperatives Cholangiogramm einer 52jährigen Patientin mit Kontrastfüllung des erweiterten Choledochus, des linken Hepaticus-Hauptastes, des rechten Hepaticus sowie des Ductus cysticus und des Ductus Wirsungianus, dessen Röntgendarstellung nach MORENO charakteristisch für einen Spasmus oder eine Sklerose des Sphinctermuskels ist.

Auf dem nächsten Bild stellt sich in Pfeilhöhe eine ovale Kontrastaussparung in der Mitte des erweiterten Choledochus mit halbmondförmigem Abbruch der Kontrastsäule am oberen Pol und begleitender Hepaticuserweiterung dar. Ein solches Kontrastbild ist typisch für einen Solitärstein, den Sie links unten sehen.

Das 10 Tage nach der Operation gewonnene Kontroll-Cholangiogramm zeigt noch keineswegs Normalisierung der intrahepatischen Gallenwege.

Auf dem folgenden Angiogramm einer 41jährigen ikterischen Patientin erkennen Sie beträchtlich erweiterte Gallengänge. Im distalen Choledochusabschnitt findet sich ein krebsscherenförmiger Abbruch des Kontrastschattens, welcher auf ein Konkrement an der Vaterschen Papille hindeutet, das rechts oben sichtbar ist. Ein schmaler Kontrastfaden spricht für einen spärlichen Übertritt von Gallensaft in das Duodenum.

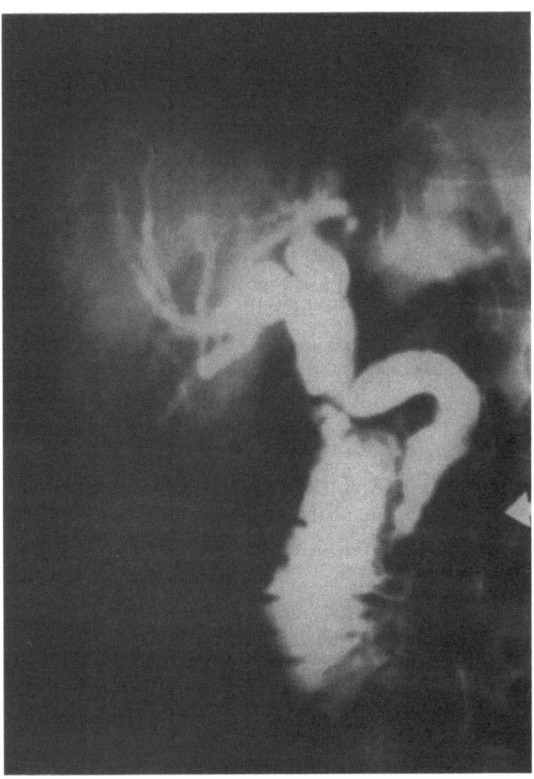

Abb. 1.

Auch kleine, der Palpation u. Sondierung unzugängliche Papillensteine sind durch ihre zangenförmige Kontrastbegrenzung indirekt feststellbar. Wenn auch diese, meist im Divertikel eingekeilten Konkremente keine absolute Stenose verursachen, ist in solchen Fällen die Choledochoduodenostomie die Methode der Wahl, deren Kontrolle 2 Jahre später eine funktionstüchtige Anastomose und normallumigen Choledochus ergab.

Ist der Kontrast geringer, so lassen sich die Gallenwegskonkremente unschwer röntgenographisch erkennen. Neben einer Reihe von Choledochussteinen ist hier — durch den unteren Pfeil gekennzeichnet — ein Papillenstein sichtbar.

Um alle Konkremente im Ablauf der Füllungsphasen zu erfassen, sind Röntgenserienaufnahmen erforderlich, wie dies Abbiildungen 1 und 2 zeigen, auf denen die Entleerungs- und Kontraktionsphasen des Sphincter Oddi neben infolge Odditis erweiterten intra- und extrahepatischen Gallenwegen sichtbar sind.

Hier sehen Sie eine mit Steinen angefüllte, geschrumpfte Gallenblase und in Pfeilhöhe eine verdächtige Kontrastaussparung. Nach 2 Min. stellt sich — während der Kontrastmittelentleerung ins Duodenum — ein präpapillärer Ventilstein sicher dar, welcher zerbröckelt unterhalb des Metermaßes sichtbar ist, während darüber die Steine der Gallenblase dargestellt sind.

Norman fordert nach der Choledochotomie ein intraoperatives Kontroll-Cholangiogramm. Dieses wurde hier nach Entfernung der dichten, linksseitig sichtbaren Steinkette im Cysticus und Choledochus ausgeführt. Es läßt, wie das rechte Bild zeigt, drei kleine, vor der Papille gelegene, zurückgelassene Steine in Höhe des Pfeiles erkennen, die infolge des Spülmomentes des Kontrastmittels distalwärts gewandert waren.

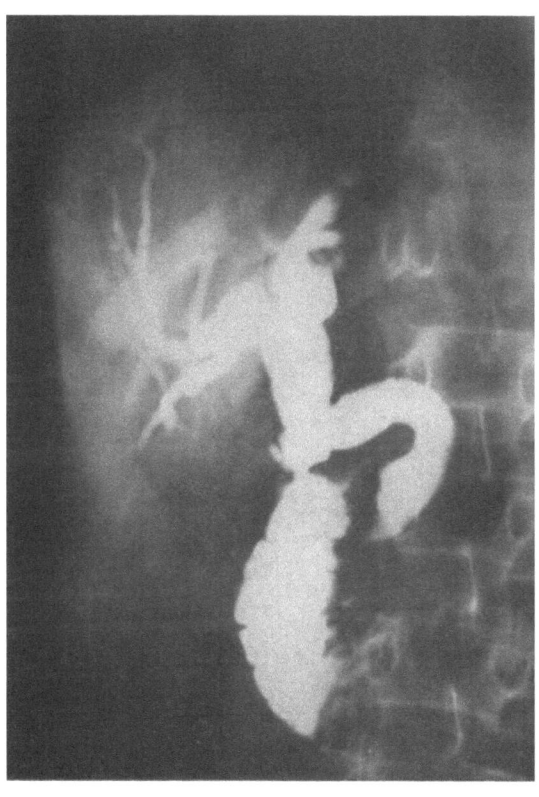

Abb. 2.

Unter der steingefüllten Gallenblase sind hier die Gallenwegsteine aufgereiht.

Auf diesem intraoperativen Kontroll-Cholangiogramm finden sich residualsteinverdächtige Kontrastaussparungen im Choledochus, die zu einer Revision Veranlassung gaben, wobei jedoch keine Steine ermittelt wurden.

Auch kleinste Choledochussteine, die stets der Sondierung und Palpation entgehen, vermag das Röntgenbild mit entsprechenden Kontrastaussparungen aufzuzeigen.

Die folgenden Aufnahmen demonstrieren Ihnen die Wanderung eines Gallenwegsteines. Auf der Leeraufnahme links sind zahlreiche Steine in der Gallenblase und ein im linken Hepaticus durch den Einzelpfeil gekennzeichneter Solitärstein zu erkennen. Bei der 7 Tage später operierten, nun ikterisch gewordenen Patientin, zeigt das intraoperative Cholangiogramm rechts den inzwischen duodenalwärts gewan-

derten, vor der Papille sitzenden Stein in Höhe des schwarzen Pfeils
sowie zwei kleinere, proximalwärts hiervon.

Die postoperative Serien-Angiographie 14 Tage später weist neben erweiterten Gallenwegen einen verzögerten Abfluß ins Duodenum auf, der
durch eine Choledochitis und Odditis verursacht ist.

Eine zuverlässige Beurteilung der nicht immer mühelos zu deutenden
Cholangiogramme und eine sichere Erfassung aller Gallengangsteine sowie Papillenveränderungen und Sphincterstörungen erreichen wir nur
durch Serienaufnah-
men, die im Abstand
von 2 bis 5 Min. ge-
wonnen werden.

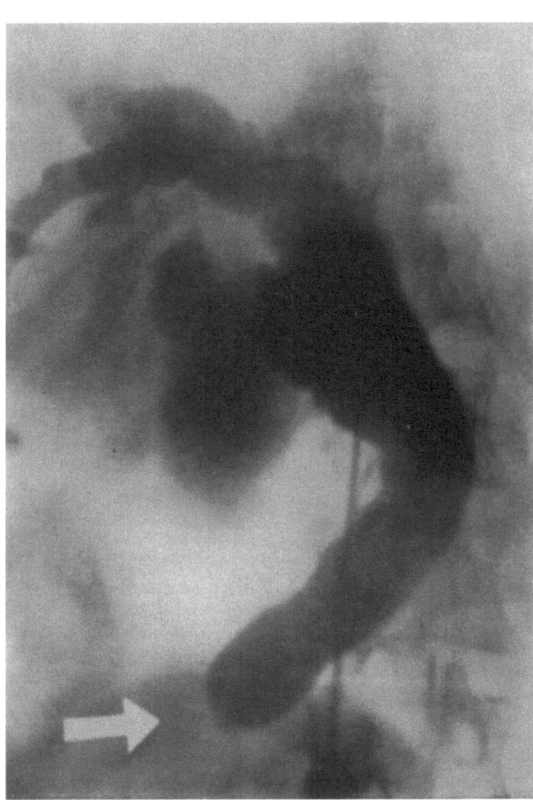

Aufnahme 1 einer
intraoperativen Serie
zeigt einen erweiter-
ten Choledochus und
rechten Hepaticus. In
Pfeilhöhe stellt sich
anscheinend ein klei-
nerer Papillenstein
beim Übergang der
Entleerungs- in die
Kontrastphase dar.

2 Min. später ist,
infolge Kontrastent-
leerung des Choledo-
chus, eine spindelför-
mige Darstellung der
Papillengegend er-
sichtlich, und auf der
dritten Kontrollauf-
nahme stellen sich
auch die intrahepati-
schen Gänge aus-
giebig dar.

Das Kontrastbild
einer 50jährigen Pa-
tientin läßt eine Er-
weiterung aller maxi-

Abb. 3.

mal gefüllten Gallenwege erkennen. Die Pfeile weisen auf nicht sichere
Steinaussparungen hin, die einige Minuten später in der Entleerungs-
phase als facettierte Konkremente im Relief erkennbar sind.

Nach Ausräumung der Steine finden sich auf dem dritten Kontroll-
bild drei kleinere, zurückgelassene Reststeine, auf die der Pfeil hinweist.

Hier besteht eine Sphincterstenose infolge wiederholter Eingriffe am
Gangsystem. Die sekundäre Erweiterung aller Gallenwege war die Folge.
Durch die innere Anastomose wurde die Patientin geheilt.

Die Kontrolle erfolgte 1 Jahr später durch Duodenalfüllung.

Ein den üblichen Untersuchungen entgangener Papillenstein (siehe Pfeil) hatte in diesem Fall (Abb. 3) zu übermäßiger Dilatation der Gallenwege mit Rückstauung und chronischem Ikterus geführt. Auch hier brachte die innere Anastomose, welche wir auf Grund der verfeinerten Diagnostik häufig ausführen, Heilung.

Zur möglichst frühzeitigen Erfassung des Carcinoms der Gallenwege ist im Verlauf der Explorationslaparotomie die intraoperative Cholangiographie vor allem geeignet. So demonstriert Ihnen dieses Angiogramm eine ausschließliche Kontrastfüllung der intrahepatischen Gänge, da ein diffus wachsendes Carcinom, von der Papille ausgehend, die äußeren Gallenwege stenosierte.

Technisch läßt sich die intraoperative Kontrastdarstellung mit Hilfe einer Mulden-Bucky-Blende und eines fahrbaren Halbwellengerätes von Koch & Sterzel unter Verwendung von 20 ccm 30%igen Jodurons leicht ausführen.

Der Wert dieser, durch einige Ergebnisse kurz demonstrierten Methode besteht in der objektiven Klärung der Verhältnisse der Gallenwege wie Gallenwegsteine, Spasmus des Sphincter Oddi, Papillencarcinom u. a. zu Beginn des Eingriffs eine Grundlage, welche für die Indikationsstellung differenter, operativer Maßnahmen bei Erkrankungen der Gallenwege und Gallenblase bedeutungsvoll ist. Infolge ihrer diagnostischen Breite und der bei geeigneter Technik gesicherten Erfassung der so häufigen Gallenwegsteine sollte die intraoperative Cholangiographie im Sinne von Herrn Prof. BERG weit mehr Anwendung finden als bisher, zumal sie uns in gemeinsamer Arbeit dem Ziel der Verminderung der Rezidivfälle bedeutend näher bringt.

CXXVI.

Aus der Medizinischen Universitätsklinik Marburg/Lahn
(Direktor: Prof. Dr. H. E. BOCK).

Gezielte Darstellung der Gallengänge bei Choledochoduodenostomie durch transduodenale Sondierung.

Von

B. SCHLEGEL.

Die röntgenologische Darstellung der Gallenwege mit Biligrafin führt zu verwertbaren Ergebnissen, wenn bei intaktem Leberparenchym der Abfluß des Kontrastmittels aus dem Choledochus verlangsamt oder doch zumindest nicht beschleunigt ist. Ein beschleunigter Abfluß des Kontrastmittels findet sich aber immer nach Anlage einer Choledochoduodenostomie — und tatsächlich gelingt es nicht in ausreichendem Maße bei diesen Fällen, die aus ihrem Indikationsbereich heraus eine Kontrolle der Gallen-

wege wünschenswert machen, eine verwertbare Darstellung des Gallen-
gangsystems durch intravenöse Gaben eines Kontrastmittels zu erzielen.
Wir bevorzugen in diesen Fällen daher nach wie vor die Darstellung der
Gallengänge durch Rücklauf von Bariumbrei aus dem oberen Duodenal-
knie in Kopftief-Seiten- oder Kopftief-Bauchlage. Die röntgenologischen
Erfahrungen mit dieser Methode führten zu der Frage, ob es nicht möglich ist, durch direkte Sondierung gezielt — etwa wie bei der Bronchographie — teilweise oder ganz das System der Gallengänge darzustellen,
um röntgenologische Abweichungen sicher ins Pathologische übertragen
zu können.

Zu diesem Zwecke wird ein 4 mm im Lumen messender, weicher
Gummischlauch als Führungssonde peroral in den Bulbus duodeni eingelegt und die Anastomose zwischen Duodenum und Choledochus mit
Hilfe eines Bariumbreischluckes markiert. Das Innere der im Duodenum
liegenden Sonde wird mit einigen Kubikzentimetern Paraffinöl gleitfähig
gemacht und ein langer Ureterenkatheter bis an das im Bulbus liegende
distale Ende des Führungsschlauches geführt. Unter Sicht am Durch-
leuchtungsgerät kann der leicht im Führungsschlauch verschiebbare Ureterenkatheter durch die Choledochoduodenostomie in die Gallengänge
eingeführt werden. Druck von außen auf das Abdomen oder auf die untere
Thoraxapertur oder Lagewechsel des Patienten ermöglichen es, dem vor-
stoßenden Katheter die gewünschte Richtung zu geben. Die Auffüllung
der Gallengänge kann dann mit jedem der gebräuchlichen wasserlöslichen
Kontrastmittel erfolgen. Wir selbst bevorzugen eine dünn angesetzte
Bariumaufschwemmung, da sie nicht klebrig ist und die Gleitfähigkeit
des Katheters in der Führungssonde nicht beeinträchtigt.

Die Sondierung der proximal von der Duodenostomie gelegenen Gallengänge erfolgt in Rechts-, die der distal gelegenen in Linksseitenlage.
In den Abbildungen 1 bis 3 sind entsprechende Phasen der Gallengangsondierung dargestellt.

Die transduodenale Sondierung der Gallengänge bei vorhandener
Choledochoduodenostomie besitzt neben einem röntgenologischem auch
ein großes klinisches Interesse. Bietet sie doch die Möglichkeit, in geeigneten Fällen unter Umgehung der Leberzellen medikamentös direkt an die
Gallenwege heranzukommen. BRÜHL hat erst kürzlich mit anderer Methodik gezeigt, daß gute Erfolge auf einem derartigen Wege zu erzielen
sind. In therapieresistenten Fällen abnormer Keimbesiedlung der Gallenwege dürfte die Möglichkeit einer Gallengangsondierung zur Indikation
für die Anlage einer Choledochoduodenostomie beitragen. Schließlich ergibt sich die Gelegenheit, reine Lebergalle aus verschiedenen Abschnitten
des Organes zu gewinnen und damit zur Klärung pathophysiologischer
Fragestellungen beizutragen.

CXXVII.

Aus der inneren Abteilung des Allgemeinen Krankenhauses
für die Stadt Hagen i. Westf.
(Chefarzt: Dr. KARL HARTL).

Die Röntgendarstellung der Gallenblase mit Telepaque.

Von

KARL HARTL.

Mit 2 Textabbildungen.

Angesichts der wunderbaren Ergebnisse, die die intravenöse Cholecystographie in der heutigen Zeit mittels des Biligrafins erzielt, erscheint es vielleicht abwegig, ein neues, peroral zu verabfolgendes Kontrastmittel für die Gallenblasendarstellung zu besprechen. Man muß sich jedoch überlegen, daß es Kranke gibt, deren schlechte Venen nicht ohne weiteres die Injektion von 20 oder 40 ccm eines Kontrastmittels gestatten. Weiterhin werden immer wieder Patienten auftauchen, die eine Injektion von vorneherein ablehnen. Es lohnt also doch wohl der Mühe, nach einem neuen Mittel zu suchen, das in seiner chemischen Zusammensetzung dem Biligrafin ähnlich ist, aber peroral verabfolgt werden kann. Ein solches Mittel ist das von amerikanischer Seite in den Handel gebrachte Telepaque.

In der peroralen Gallenblasendiagnostik hat man bisher in Deutschland das Oraltetragnost und das Biliselektan verwendet. Nachdem das Oraltetragnost sehr stark in den Hintergrund getreten ist, bleibt noch das Biliselektan, das chemisch der Jodalphionsäure entspricht. Die Jodalphionsäure enthält im Molekül zwei Jodatome, während das Telepaque, dessen chemische Zusammensetzung aus der untenstehenden Formel hervorgeht, im Molekül drei Jodatome enthält.

Telepaque
3-(3-amino-2,4,6-trijodphenyl)-
2-aethyl-propionsäure

Jodalphionsäure
β-(4-Oxy-3,5-dijodphenyl)-
α-phenylpropionsäure

Während der Jodgehalt der Jodalphionsäure 51,5% beträgt, enthält das Telepaque 66,68% Jod. Daraus erklärt sich, daß die Schattendichte wesentlich größer ist. Eine densiometrische Auswertung wurde von MOR-

43c

GAN und STEWART vorgenommen. Sie ergab für das Telepaque ein Maximum der Schattendichte von 0,51 Kontrasteinheiten, während die Jodalphionsäure unter denselben Bedingungen nur 0,38 hatte. Diese Verhältnisse illustriert Abbildung 2, die in ihrem oberen Anteil nach Einnahme von Biliselektan angefertigte Aufnahmen und in ihrem unteren Anteil Aufnahmen nach Telepaque enthält.

Selbstverständlich ist die Herstellung solcher Vergleichsaufnahmen mit allen den Schwierigkeiten belastet, die nun einmal in der Biologie nicht zu umgehen sind. Man wird sich eben bemühen müssen, die Patienten bezüglich vorhergehender Ernährung und Lagerung während der Aufnahme möglichst unter die gleichen Bedingungen zu bringen. Außerdem darf man die Zeitpunkte der Aufnahmen nicht zu sehr auseinanderlegen. Daß die Belichtungsverhältnisse und die Filme identisch sein müssen, ist selbstverständlich.

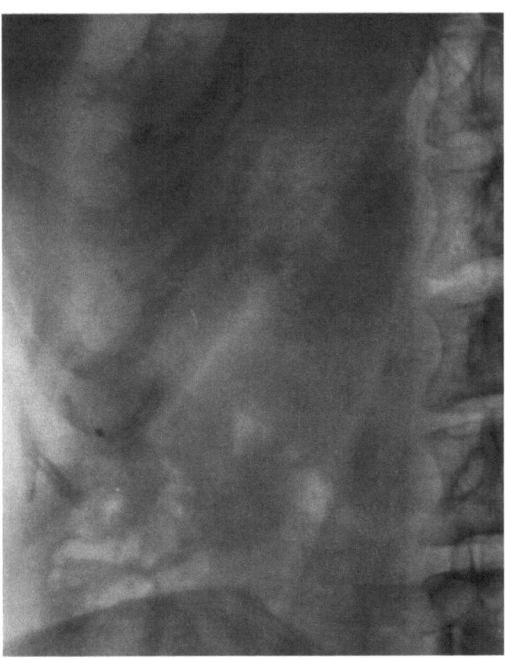

Abb. 1.

Zur Art der Verabreichung ist zu sagen, daß das Mittel etwa 10 bis 12 Std. vor der Untersuchung eingenommen werden muß. Der Patient erhält am Vortag der Untersuchung eine fett- und schlackenarme Kost. Im allgemeinen werden 6 Tabletten, bzw. 3 g Telepaque gegeben. Man kann jedoch auch bis zu 12 Tabletten geben, ohne daß irgendwelche Nebenwirkungen auftreten. Jedenfalls habe ich an den von mir untersuchten Kranken keinerlei unangenehme Folgeerscheinungen gesehen. Nur eine ausgesprochen vegetativ labile Patientin, die schon vorher einmal Schwierigkeiten mit Oraltetragnost gehabt hatte, war im Bilde und behauptete, allerdings erst nach einer entsprechenden Anfrage, etwas Magendrücken gehabt zu haben. Im übrigen kann ich mit meinem zahlenmäßig natürlich wesentlich geringeren Material nur die Ergebnisse von WHITEHOUSE und MARTIN vom Strahleninstitut der Universität Michigan bestätigen. Diese Autoren fanden bei 400 Untersuchungen mit Telepaque nur in 0,5% der Fälle leichtes Erbrechen und in 5,8% eine geringgradige Nausea. Für die Jodalphionsäure liegen die entsprechenden Zahlen wesentlich höher.

Selbstverständlich ist es im Rahmen eines kurzen Vortrages nicht möglich, auf alle Ergebnisse einzugehen, die die besonders in den Vereinigten Staaten durchgeführten Untersuchungen bisher gezeigt haben. In dieser Beziehung muß ich auf die ausführliche, in Kürze erscheinende Publikation verweisen. Ich möchte Ihnen jetzt nur einige Aufnahmen vorführen, die die Verhältnisse im einzelnen illustrieren sollen.

Zunächst zeige ich Aufnahmen, die 5 Tage auseinanderliegen.

Links sehen Sie eine biligrafingefüllte Gallenblase, rechts eine Aufnahme nach 6 Tabletten Telepaque. Die Schattendichte der Aufnahmen ist beiderseits ungefähr gleich, der Ductus choledochus ist allerdings auf der Biligrafinaufnahme wesentlich besser dargestellt. Während in diesem Falle ein Unterschied in der eigentlichen Gallenblasendiagnostik nicht zu sehen ist, wechselt das Verhältnis auf der folgenden Abb. 4. Auf dieser sehen Sie, daß die mit Telepaque hergestellte Aufnahme wesentlich schattentiefer ist. Meines Erachtens kommt hier entscheidend die *Dauer des Kontrastmittelangebotes* zur Auswirkung. Während diese Dauer beim intravenös verabreichten Biligrafin verhältnismäßig kurz ist, beträgt sie bei dem peroral genommenen Kontrastmittel eine ganze Nacht. Dies scheint mir ein besonders entscheidender Gesichts-

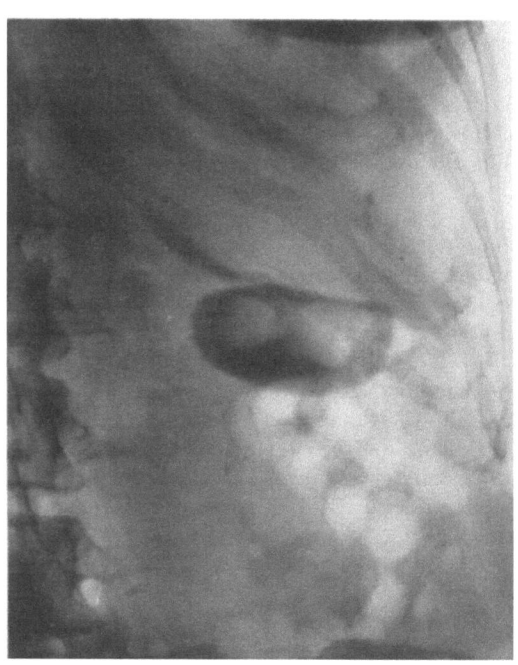

Abb. 2.

punkt, wenn wir in den folgenden Abb. 5 und 6 auf der linken Seite nach Biligrafin keine Füllung der Gallenblase, dagegen rechts nach Telepaque, das in diesen Fällen allerdings in der doppelten Menge gegeben wurde, eine deutliche Darstellung des Organes sehen.

Und schließlich soll eine 7. Abb. auch die positive Leistungsfähigkeit des Telepaque beweisen. Sie sehen hier eine konkrementgefüllte Gallenblase vor und nach einer Boyden-Mahlzeit. Nach der fettreichen Mahlzeit ist eine geringfügige Verkleinerung sowie eine deutliche Anreicherung des Kontrastmittels in der Gallenblase zu beobachten.

Eine letzte Abbildung (Abb. 8) setzt das Telepaque in Gegensatz zu einem bariumgefüllten Magen. Die Telepaquefüllung des Dünndarms erkennt man an einem charakteristischen grobpartikulären Zerfall des Kontrastmittels, der auf der Aufnahme deutlich zum Ausdruck kommt. In diesem Fall war das Telepaque vollständig im Dünndarm geblieben, da eine nachher operativ bestätigte Empyemgallenblase vorhanden war, die das Kontrastmittel nicht aufnahm. Man sieht, daß der Kontrasteffekt fast dem des Bariums gleichkommt.

Wenn ich die Ergebnisse meiner Untersuchungen kurz zusammenfassen soll, so möchte ich zu folgenden Schlußfolgerungen kommen:

1. Wir besitzen in dem Telepaque ein Kontrastmittel, das in der Mehrzahl der Fälle eine wesentlich kontrasttiefere Darstellung der Gallenblase erlaubt, als wir es mit den bisher bekannten Mitteln gewohnt waren. Dieser Gesichtspunkt wird besonders bei der Untersuchung fettleibiger Personen wichtig sein.

2. Da nach unseren Untersuchungen die Dauer des Kontrastmittelangebotes eine wichtige Rolle spielt, sollte in allen Fällen, wo mit anderen Mitteln eine Füllung der Gallenblase nicht erreicht wurde, eine Kontrolle mit Telepaque stattfinden, da das Telepaque in dieser Hinsicht selbst dem Biligrafin eindeutig überlegen ist.

3. Durch Telepaque wird vor allem eine wesentliche bessere Darstellung der Gallenblase bewirkt. In der Darstellung der Gallenwege ist es nach meinen Untersuchungen trotz engegenstehender Mitteilungen amerikanischer Autoren (SHEHADI, EVERETT und RIGLER u. a.) dem Biligrafin eindeutig unterlegen.

In Übereinstimmung mit FRIK, der über Telepaque zum ersten Male in Deutschland auf dem vorjährigen Röntgenologenkongreß in Stuttgart berichtet hat, kann ich feststellen, daß das Telepaque eine erhebliche Verbesserung der oralen Cholecystographie darstellt. Wir können mit Hilfe dieses Mittels in vielen Fällen auf die intravenöse Methode verzichten und sie in anderen Fällen dadurch ergänzen.

CXXVIII.

Aus der Kuranstalt Haus Schwaben der LVA Württ., Bad Mergentheim
(Leitender Arzt: Dr. L. WANNAGAT).

Die laparoskopische Cholecysto- und Cholangiographie im Röntgenbild und Farbphoto.

Von

LEO WANNAGAT.

Mit 2 zum Teil farbigen Textabbildungen*.

Die Methode der laparoskopischen Cholangiographie, wie sie jetzt zur Anwendung kommt, ist von ROYER, Argentinien, entwickelt worden (1940) (1). Seine an 440 Fällen gesammelten Erfahrungen liegen in Monographieform vor (1952) (2). Bei uns haben sich mit dieser Fragestellung

* Die Wiedergabe des Farbphotos ist durch das Entgegenkommen der Firma WOLF, Knittlingen, ermöglicht worden. Bei den phototechnischen Arbeiten unterstützte uns freundlicherweise Herr DR. BERGER von den Agfa-Bayerwerken Leverkusen.

HENNING mit Mitarbeitern (3) und KALK (4,5) beschäftigt, letzterer bereits seit 1934 (5). Allerdings wurde von ihm damals noch Luft als Kontrastmittel verwandt. Dies ist aber bei gleichzeitig unvermeidbarer Lufthaltigkeit des Leibes von Nachteil für den radiologischen Untersuchungsvorgang. Auch H. H. BERG (6) hat sich um die Einführung dieser Methodik in Deutschland bemüht.

Zur Technik ist zu sagen, daß man die Gallenblase direkt oder durch den Leberlappen punktieren kann. Beides wird gemacht. Sticht man sie durch den Leberlappen an (5) (Abb. 1), so hat das den Vorteil, daß dieser nach zurückgezogener Nadel die Einstichstelle abschirmt und somit ein Herausperlen des Blaseninhaltes verhindert.

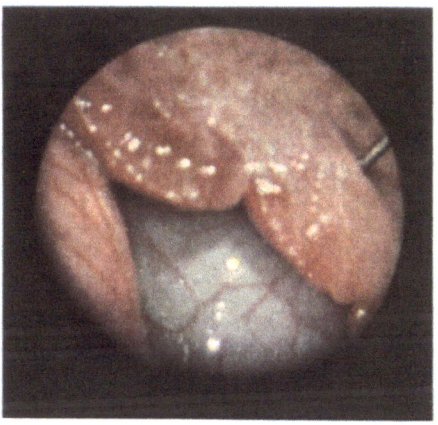

Bei der direkten Punktion der Gallenblase (1, 3, 7), was technisch meist leichter ist, ist es dagegen nicht ganz zu vermeiden, daß eine gewisse Menge des Gallenkontrastmittelgemisches durch den Stichkanal ausfließt (Projektion) und zu lästigen peritonealen Beschwerden führt. Aber man kann auch dem weitgehend vorbeugen, wenn eine dünne Kanüle verwendet wird, und wenn man — was wichtig ist — die Gallenblase soweit als möglich leerpunktiert. Das hat

Abb. 1. Chronische interstitielle Hepatitis mit sekundär hypokinetischer Gallenblase. Anstich durch den Leberlappen (Lichtquelle 60 Watt, Belichtungszeit $^1/_5$ Sek., Agfa-Color-Film).

auch noch den Vorteil, daß nun die Injektion von 5 bis 10 ml einer 45 bis 60 %igen wäßerigen Kontrastmittellösung (Per-Abrodil, Joduron) genügt, um gute Bilder zu erhalten. Überfluß ist von Übel, weil bei Prallfüllung Einzelheiten leicht übersehen werden können (Projektion). Anders kann es bei der Cholangiographie sein. Aber auch hier sollte jede Gewaltanwendung unterbleiben. Die Reliefdarstellung sowie die kombinierte Kontrastmittelluftauffüllung führen wir nur noch im Einzelfalle aus. Der antibiotische Schutz wird grundsätzlich parenteral in Form einer intramuskulären Depotinjektion gegeben. Von einer Berieselung der Einstichstelle sind wir wieder abgekommen, da bei Verwendung besonders von Streptomycinlösungen schmerzhafte Lokalreaktionen aufgetreten sind. Eine Ausnahme bildet hierbei die infizierte Gallenblase. Als vorbereitende Narkose hat sich uns an 97 Fällen eine Kombination von Megaphen, Atosil und Cetarin bewährt. Die Injektion sollte allerdings mindestens 2 Stunden vor der Spiegelung gegeben werden.

Auch wir bevorzugen die indirekte Gallenblasenpunktion, d. h. den Anstich durch den Leberlappen, weil das eben für den Patienten keinerlei zusätzliche Belastung bedeutet. Es muß aber betont werden, daß dieser Weg in einer ganzen Reihe von Fällen nicht gangbar ist. So können wenig gefüllte, schlaffe und kleine Schrumpfgallenblasen nur dann in dieses Verfahren einbezogen werden, wenn man sie direkt ansticht. Aber auch das gelingt nicht immer. Am ehesten noch, wenn eine solche Blase mit einer Spezialmaulzange gefaßt, fixiert und der eingeschobenen Punktionskanüle entgegengehalten wird. Daraus ergibt sich schon, daß es auch noch gelingen kann, die Gallenblase zur Darstellung zu bringen, wenn sie bei einer orientierenden Spiegelung nicht gleich im Blickfeld der Optik liegt. Manchmal genügt bereits ein Lagewechsel des Patienten oder das Wegschieben des anliegenden Darmes oder des Netzes (1,3). Nicht so selten kommt man noch zum Ziel, wenn der Leberlappen instrumentell abgehoben wird oder wenn gefäßarme, strangförmige Verwachsungen unter Benutzung der Kaltkaustik gelöst werden können, oder aber auch, wenn es gelingt, ein „Fensterchen" in die Verwachsungen durch unblutiges Vorgehen zu legen und so zumindest einen Teil der Gallenblasenwand einzusehen. Wiederholtes Einstechen in die wahrscheinliche Gallenblasengegend mit dem Ziel, durch Zufall doch vielleicht noch die Gallenblase durch die Leber zu treffen und zu punktieren — wie es neuerdings (8) empfohlen wird — lehnen wir ab.

Wann sollte nun die Methode der direkten Darstellung der Gallenwege angewandt werden?

Wir versuchen es zunächst mit Biliselektan, dann auch noch mit Biligrafin, ja, wenn nötig, mit der doppelten Injektionsmenge. Oft lohnt sich das, insbesondere, wenn mehrere Aufnahmen gemacht werden und ein Einblick in die Beschaffenheit der Gallenwege gelingt. Dies ist bei Cholecystektomierten von außerordentlich großem Wert. Nicht so selten aber versagt auch Biligrafin. Bei 213 Darstellungsversuchen stellten sich in 43 Fällen weder die Gallenblase noch die Gallenwege dar. 13mal kam es zu einer nichtverwertbaren Teilfüllung. In 19 Fällen war das Cholecystogramm negativ, dagegen das Cholangiogramm auswertbar. In 26,3% war also die Ausbeute eine völlig negative, in weiteren 8,9% gelang wenigstens ein Einblick in die Beschaffenheit der Gallenwege. Zugegeben, diese auffallend hohe Zahl, insbesondere von negativen Cholecystogrammen, mag mit einer gewissen Einseitigkeit und Auslese des Krankenmaterials zusammenhängen, wie sie sich als zwangsläufig in einem Gallenbad ergibt. Und doch befriedigen diese Ergebnisse nicht. Ist man nun berechtigt, bei einem negativen Cholecysto- und Cholangiogramm nach Biliselektan und Biligrafin bereits ein Steinleiden anzunehmen und eine Operation vorzuschlagen? In der überwiegenden Zahl der Fälle wird das getan. Der übliche Gang der Überlegung in der Praxis ist doch der: Negatives Cholecystogramm — also Steine, also Operation! Meist stimmt das auch. Finden sich aber keine Steine, so wird eine andere Ursache einer mechanischen Abflußbehinderung angegeben. Man spricht dann gerne von Verwachsungen, von einer abgeknickten Gallenblase, von einer Drüsenschwellung im Bereich der Porta hepatis, ja von einem zu engen Ductus cysticus. Und damit scheint die Sache erledigt zu sein. Leider nicht immer für den Patienten. Monate, ja Jahre nach durchgeführtem operativem Eingriff treten die alten Beschwerden erneut, oft sogar in noch heftigerer

Form, auf. Woran liegt das? Wir möchten meinen, daß die Indikation zur Operation hier nicht mit genügender Sorgfalt und Überlegung gestellt worden ist. Auch in der Gallendiagnostik und insbesondere bei der Diskussion chirurgischer Behandlungsvorschläge sollten wir uns heute mehr physiologischer Begriffe bedienen und nicht auf dem Boden einer mechanistischen Starre verharren. Zumindest also vor jedem vorgesehenen operativen Eingriff sollte eine diagnostische laparoskopische Cholecysto- und Cholangiographie durchgeführt werden, wenn vorhandene Krankheitszeichen des Gallenwegsystems auf einem anderen mehr konservativen Wege nicht zu klären sind. Immerhin konnte bei einem solchen Vorgehen in 80% nach vorausgegangenem negativem Cholecystogramm eine Darstellung zumindest der Gallenwege erreicht werden. In 20% mißlang die Füllung, dreimal weil ein Stein die Gallenblase ausfüllte. Dabei konnte aber die Gallenblase eingesehen und der Stein instrumentell getastet werden. Eine diagnostische Klärung ist somit 88mal, d. h. in 83% erreicht worden. Freilich, jede Methode hat ihre Grenzen und in 17% gelang das nicht, sei es infolge erheblicher Verwachsungen nach wiederholten Laparotomien oder infolge massiver Verbackungen und Verklebungen zwischen Netz, Darm und Leber. Auch bei sehr übergewichtigen Patienten kann gelegentlich der Erfolg versagt bleiben. Selbstverständlich auch dann, wenn bereits die Durchführung der Laparoskopie als solcher aus irgendeinem Grunde nicht möglich ist.

Unter den mannigfaltigen Ursachen, die zu einem negativen Cholecysto- und Cholangiogramm führen können, sollen nun einige erwähnt werden.

1. Es kann sich dabei um ein gewöhnliches Steinleiden handeln. Die Steine können auf die Gallenblase beschränkt bleiben, aber auch in den Gallengängen vorhanden sein (Abb. 2). Bedingung ist allerdings, daß eine Störung im Entleerungsmechanismus der Gallenblase oder eine Abflußbehinderung im Bereich der größeren Gallenwege besteht.

2. Eine weitere Gruppe von negativen Cholecystogrammen bilden die Schrumpfgallenblasen. Dabei ist es gleich, ob ein größerer Stein die Blase ausfüllt, oder ob ein kleineres Konkrement die Wegsamkeit des Ductus cysticus unterbricht. Aber auch ein rein entzündlicher Vorgang — und das sei hier betont — kann zur Schrumpfgallenblase führen. Es wird ein solcher Fall gezeigt. Die kleine Gallenblase hat nur mehr eine Teilfunktion. Steine sind nicht vorhanden. Der Choledochus stellt sich einwandfrei bis zur Mündung in den Zwölffingerdarm dar. Ist in einem solchen Falle die Leberzelle sekundär nicht geschädigt, besteht also kein Anhalt für das Vorliegen einer aufsteigenden Gallenganginfektion, und sind die ableitenden großen Gallenwege frei wie hier, so ist einem solchen Lokalbefund keine größere Bedeutung beizumessen. Ein zwingender Grund zur Operation besteht jedenfalls nicht.

3. Eine andere Ursache: Primär krank ist die Leber. Es wird wenig Galle produziert. Die Gallenblase ist fast leer und hängt wie ein schlaffer Sack unter der Leber, sie kann aber auch prall gefüllt und groß sein. Die im direkten Anstich entnommene Galle ist überwiegend wenig konzentriert. Mikroskopisch findet sich etwas Bilirubinkalk, dagegen in der Regel

keine morphologischen Elemente. Die Kultur bleibt steril. KALK (4) hat auf ein solches posthepatitisches Syndrom hingewiesen. Im Röntgenbild ist die Gallenblase groß, schlaff und ausgesprochen reflexträge. Die Konturen sind meist unscharf gezeichnet, weil sich die Galle mit dem Kontrastmittel nur ungenügend vermischt. In dieser Gruppe zu operieren würde einem Kunstfehler schon bedenklich nahekommen.

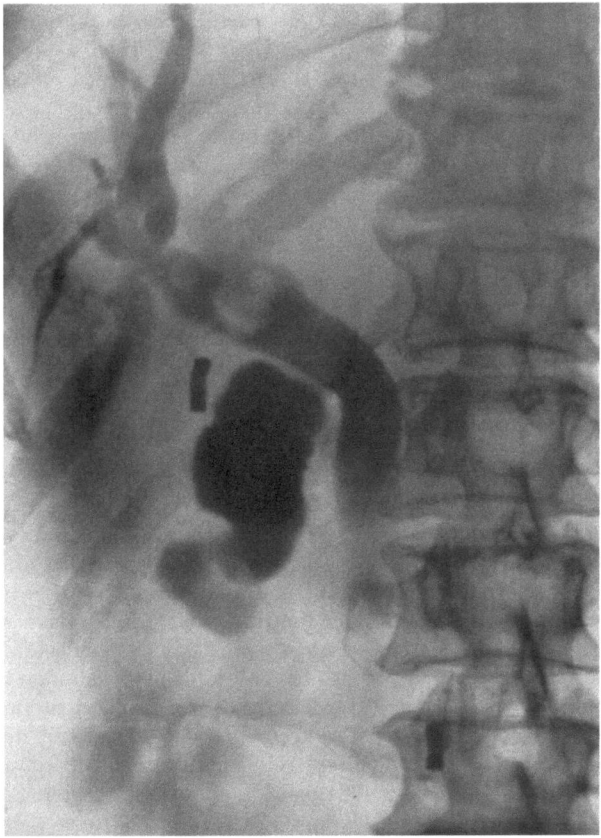

Abb. 2. Direkte Cholangiographie, Steingallenblase, Gallenwege erweitert, zwei größere und ein kleinerer Stein im Ductus hepaticus, ein weiterer im Ductus choledochus (Bestätigung bei der Operation).

4. Nicht ganz so selten handelt es sich um folgendes: In der Lebergalle finden sich bei der Zwölffingerdarmsonde sehr zahlreiche Leukocyten. Colikeime, seltener andere pathogene Erreger können gefunden werden. Dasselbe Bild in der Punktionsgallenblase, doch kann diese auch eine völlig normale Beschaffenheit aufweisen. Bei der Direktfüllung stellen sich der Ductus hepaticus und die intrahepatischen Gallenwege dar. Nach ROYER (2,6) ein Zeichen dafür, daß der Durchströmungsdruck in den Hauptgallengängen erhöht ist. Dabei ist der Ductus choledochus nicht erweitert, wenngleich seine Wand etwas gerafft sein kann und die Lichtung nicht überall gleich weit ist. Hier wird man berechtigt sein, von einer Entzün-

dung der ableitenden Gallenwege zu sprechen. Es werden Bilder einer solchen hypertonischen Dyskinesie des Sphincter Oddi mit erheblicher Abflußbehinderung auf rein entzündlicher Basis gezeigt. Klinisch war in diesem speziellen Fall die Leber vergrößert, die Gallenblase als prall elastische schmerzhafte Resistenz tastbar. Nach einer typischen Kolik Gelbsucht (Blutbilirubin 7,99 mg-%, Körpertemperatur 38,5°, fokaltoxisches Blutbild). Wer denkt hier nicht an einen entzündlichen Gallenblasenhydrops auf Steinbasis? Bei der direkten Cholangiographie werden 115 ml einer flockigen, schmutzig-braunen Galle abpunktiert. Mikroskopisch massenhaft Leukocyten. Die Kultur bleibt steril. Nach Kontrastmittelinjektion stellen sich die Gallenblase und auch überraschend der Ductus cysticus, der gesamte Ductus choledochus und auch die intrahepatischen Gallenwege einwandfrei dar. Kein Steinverdacht. Trotzdem auch histo-pathologisch der Befund eines mechanischen Ikterus (Dozent SCHULTZ-BRAUNS, Pathologisches Institut Stuttgart). Unter krampflösenden Mitteln und intensiver Spülbehandlung normalisiert sich rasch das Blutbilirubin. In wenigen Tagen tritt völlige Beschwerdefreiheit ein.

Finden wir dasselbe Bild, ist aber die Gallenbeschaffenheit in jeder Hinsicht normal, so werden wir von einer idiopathischen, hypertonischen Dyskinesie des Sphincter Oddi sprechen müssen, ohne etwas über deren Entstehung aussagen zu können. Hier sei an die Arbeiten von WESTPHAL (9) erinnert. Auch ein solches Bild wird gezeigt. Es ist eine 22jährige, etwas verkrampfte Frau. Keine Steine, keine Entzündung, keine greifbare Ursache einer mechanischen Abflußbehinderung. Auch hier schwinden die Koliken, und das Befinden normalisiert sich schnell nach Einleitung einer entsprechenden Therapie.

Werden solche Fälle einer chirurgischen Behandlung zugeführt, so muß ein Erfolg versagt bleiben. Die alten Beschwerden bestehen unverändert, ja sie nehmen mit der Zeit meist noch an Hartnäckigkeit und Intensität zu. Hier kann ja auch die Amputation einer Gallenblase nicht weiterhelfen, zumal diese oft sogar nicht in das Krankheitsgeschehen einbezogen ist. Der Sphincter-Oddi-Krampf, sei er sekundär oder primär, die Ursache des erhöhten Durchströmungsdruckes in den Gallenwegen, bleibt unbeeinflußt weiter bestehen. Hinzu kommen aber nun als direkte Folge der Operation Verwachsungen und Verklebungen, die die bereits bestehende Abflußbehinderung noch weiter verstärken.

5. Daß auch eine gedeckte Gallenblasenperforation ein negatives Cholecystogramm gibt, sei erwähnt (entsprechende Projektion). Der 46jährige Mann ist wegen unklarer Beschwerden bereits nach BILLROTH II magenreseziert worden. Keine Besserung. Die Röntgenaufnahme nach Direktfüllung zeigt eine kleine Gallenblase mit einem Solitärstein. Ein weiteres Konkrement liegt in einem anliegenden Zusatzschatten, also außerhalb der Gallenblase. Die Perforation erfolgte unbemerkt in den Leberlappen, daher wohl auch die Symptomenarmut. Bestätigung bei der Operation. Wir haben drei solche Fälle erlebt.

Eine Methode kann empfohlen werden, wenn sie nützlich und dem Patienten zumutbar ist. Wir haben bei unseren bisher durchgeführten 106 Darstellungsversuchen keinen Zwischenfall erlebt.

Die zur Projektion verwandten Farbaufnahmen wurden während der Laparoskopie — erstmalig im November 1953 — gemacht. Nach Überwindung einiger
technischer Unzulänglichkeiten sind sie als Routineverfahren aufgenommen
worden. Wir verwenden dabei eine Spezialapparatur der Firma Richard Wolf,
Knittlingen, zur Anfertigung von Farbaufnahmen in der Bauchhöhle, eine Robot-
Kamera und einen Agfa-Color-Film. Henning (10) hat bereits 1931 solche Photogramme, damals noch in Schwarzweiß, angefertigt.

Literatur.

1. Royer, M., A. V. Solari und R. Lottero Lanari,: Arch. argent. enferm.
ap. digest 368, 1942 368. — 2. Royer, M.: La colangiografia laparoscopica,
Editorial „El Ateneo" Buenos Aires (Monographie in spanischer Sprache). —
3. Henning, N., L. Demlimg und H. Gigglberger,: Münchn. med. Wschr. 1952
830 — 4. Kalk, H. u. W. Brühl,: Leitfaden der Laparoskopie und Gastroskopie
(Thieme, Stuttgart, 1951). — 5. Kalk, H.: Dtsch. med. Wschr. 1952 590. —
6. Royer, M.: Fortschr. Röntgenstr. 1952 690. Nach einer am 13. Mai 1952 im
Univ.-Krkhs. Hamburg-Eppendorf gehaltenen Gastvorlesung. Übersetzung aus
dem französischen Original von H. H. Berg, Hamburg. — 7. Keil, Ph. G. u.
S. N. Landis,: Arch. int. Med. (Am.) 88, 1951 36. — 8. Banche, M. e. F. Muratori: Minerva med. (Torino) 1953, I, 1409. — 9. Westphal, K.: Z. klin. Med.
96, 1923 847. — Derselbe: Klin. Wschr. 1924 1105. — 10. Henning, N. u. W. Baumann: Die Krankheiten des Bauchfells. Handbuch der inneren Medizin III/2,
1953 272.

Aussprache.

Herr P. Uhlenbruck (Köln):

Herr Professor Teschendorf bat mich um eine Diskussionsbemerkung zu
seiner Prüfung des Biligrafins.

Die Vorgeschichte ist, daß vor etwa $^3/_4$ Jahren Herr Teschendorf mir seine
ausgezeichneten Aufnahmen mit der Biligrafinfüllung der Gallenwege demonstrierte. Meinerseits konnte ich Bedenken nicht unterdrücken, daß die Leber
40 ccm einer jodhaltigen chemischen Substanz in 1½ bis 2 Stunden verarbeiten
soll. Wir wissen von Stoffen, die uns bisher chemisch völlig indifferent erschienen.
z. B. dem Periston, daß auch solche Stoffe nicht völlig ausgeschieden werden und
sich im Körper ablagern. Das Ergebnis war, daß wir Stichproben gemacht haben,
insgesamt in 23 Fällen. Es sind zum Teil die Fälle, die Herr Teschendorf demonstriert hat: postoperative Fälle, Gallensteinerkrankungen, chron. Cholecystitis, unklare Fälle von Ikterus, Carcinome der Gallenwege.

Es wurden geprüft: Serumbilirubin, Takata, Thymoltest, Cadmiumprobe, Grosssche Reaktion und zum Teil Formolgelprobe; und zwar vor der Injektion von Biligrafin, nach 2 Stunden auf dem Höhepunkt der Biligrafinausscheidung und nach
24 Stunden, d. h. morgens nüchtern am nächsten Tag. Die Ausgangswerte waren teils
normal, teils mäßig verändert mit einer Takatareaktion von etwa 50 bis 60 und Serumbilirubinwerten von zwei bis drei mg-%. Ergebnis: Nach zwei Stunden zeigen die
obengenannten Reaktionen keine verwertbaren Veränderungen. Selbstverständlich
ist die Auswahl der Reaktionen nicht vollständig und ließe sich beliebig durch andere, zum Teil feinere Reaktionen ergänzen. Nach 24 Stunden ergaben diese Stichproben ebenfalls keine wesentlich vorwertbaren Veränderungen. Die Takatareaktion
war zweimal abgesunken, die Cadmiumreaktion viermal stärker positiv, die Grosssche Reaktion zeigte unerhebliche Schwankungen in beiden Richtungen.

Es wurden daraufhin in gleicher Weise nüchtern, zwei Stunden nach Biligrafin und 24 Stunden nach Biligrafin die Elektrophoresekurven aufgenommen.

Ergebnis: Nach zwei Stunden keine wesentlichen Abweichungen, zum Teil
sogar ein leichter Anstieg der Albuminwerte. Nach 24 Stunden zum Teil schwankende Werte, aber in acht Fällen der 23 untersuchten Fälle eine Veränderung der
Serumeiweißkörper in Richtung einer Vermehrung der Alpha$_2$- und Beta-Globuline. Es handelt sich bei diesen Fällen um Patienten, bei denen die Cholecystographie nach Biligrafin negativ war.

Wir haben daraus den Schluß gezogen:

1. Zuerst die perorale Füllung vorzunehmen, wie auch Herr Teschendorf
es vorgeschlagen hat.

2. Bei Fällen mit Parenchymschädigung der Leber, wo unter Umständen eine Cholecystographie einmal durchgeführt werden soll, Klinikaufnahme, anschließend Dauertropfinfusion mit Cholin-Traubenzucker oder besser mit der von KALK angegebenen Zusammensetzung der Tropfinfusion.

3. Bei Fällen mit wesentlichen Parenchymschäden ist die Cholecystographie auch mit Biligrafin nicht zu empfehlen. Wenn man auch die in einem Teil der Fälle veränderten Serumeiweißkörper nicht für beweisend für eine zusätzliche Leberschädigung hält, so muß man als wesentlichstes Argument dagegen anführen, daß bei der schwer geschädigten Leber auch mit dem Biligrafin eine nicht genügende Konzentration des Biligrafin in den Gallenwegen und in der Gallenblase erzielt werden kann.

Für die Hepatitis, die in unserem Krankengut stark zugenommen hat, ist dieses, von KALK beschriebene posthepatitische Syndrom ein gewichtiger Einwand. Auch das Biligrafin vermag nicht die nötige Konzentration zur röntgenologischen Darstellung zu erreichen. In diesen Fällen ist die Laparoskopie und gezielte Punktion der Leber die bei weitem überlegene Methode.

4. Der Schwerpunkt der Indikation für das Biligrafin liegt unseres Ermessens einmal in den postoperativen Fällen, bei denen erstmalig eine gute Darstellung der Gallenwege ermöglicht wird, und zweitens in der rein praktischen Anwendbarkeit bei ambulanten Fällen, bei denen kurzfristig nach $1^1/_2$ bis 2 Stunden die Cholecystographie durchzuführen ist.

Herr H. WILDEGANS (Berlin):

Die Cholangiographie, die man keineswegs zu den neuen diagnostischen Methoden rechnen kann, da sie schon seit mehr als 20 Jahren in Gebrauch ist, hat zwar die Diagnostik verfeinert, schützt aber nicht vor Fehlurteilen. Das Seriencholangiogramm ist zeitraubend und kostspielig. *Die Endoskopie der tiefen Gallenwege* bedeutet für den Chirurgen eine wesentliche Ergänzung und Verbesserung der bisherigen Untersuchungsmöglichkeiten. Das Endoskop besonderer Konstruktion steht bisher in zwei Größen (Charriere Nr. 20 und Nr. 25) zur Verfügung und ergibt ein seitenrichtiges, aufrechtes Bild. Bildgröße und Objekt sind sich gleich, wenn der Abstand der Ausblicköffnung vom Objekt 3 cm beträgt. Das Endoskop wird nach der Choledochotomie erst duodenal- und dann leberwärts eingeführt. Nach der Entfaltung durch die Spülflüssigkeit überblickt man in der Regel einen größeren Abschnitt des D. choledochus. Die Schleimhaut erscheint rosarot bis rotbraun und liegt in Längsfalten, die im Querschnitt eine sternförmige Öffnung umgeben. Ich darf Ihnen einige farbige Diapositive demonstrieren, welche das Ostium des D. pancreaticus major, den Introitus der Papilla duodeni und den Einblick in das Duodenum zeigen. Kleine Gallensteine werden gewöhnlich im Spülwasser hin- und hergewirbelt, große Steine liegen meist fest auf der Unterlage. Entfernt man sie, so sieht man öfter ein fibrinös oder eitrig belegtes, gelegentlich auch ein ulceröses Gallensteinbett. Wichtig ist die Kontrolle des D. hepaticus, weil die sog. Lebersteine sich ohne Endoskop leicht dem Nachweis und dem Zugriff entziehen. Bleiben sie im Lebergallengang zurück, so können sie später in den D. choledochus wandern. Bei freiem Blick in den Hauptlebergallengang sind die Ostien des rechten und linken Lebergallenganges zu sehen (Demonstration von zehn farbigen Diapositiven.)

Die Benutzung des Endoskops ist bei erweitertem Gallengang fast immer möglich. Die Anwendung ist einfach und erfordert wenig Zeit. Die Endoskopie ist nicht auf die Gallensteinkrankheit beschränkt. Auch Tumoren, Divertikel, Faltenbildungen und andere Anomalien der Gallengänge sowie Narbenstenosen sind für die Betrachtung zugänglich. Vielleicht sind Sondierungen der Lebergallengänge und des D. pancreaticus, nach Art des Ureterenkatheterismus, in der Lage, zur Erweiterung der Kenntnisse in der normalen und pathologischen Physiologie sowie zur Verbesserung von Diagnose und Therapie einschlägiger Krankheiten beizutragen.

Herr F. E. STIEVE (München):

Der von TESCHENDORF beobachtete Füllungsmechanismus der Gallenblase durch das Kontrastmittel ist keine Besonderheit des Biligrafins, sondern wurde bei peroralen und i.v. Schnellcholecystographien mit anderen Kontrastmitteln schon von BERNSTEIN, ELIASZ und KOMMERELL u. a. beobachtet. Die spezifisch schwerere Kontrastgalle läuft an der Gallenblasenwand entlang und unterschichtet die kontrastlose Galle. Trotz der in sich verschiedenen Konzentration und des damit verschiedenen spez. Gewichts dieser kontrastlosen Galle kommt es allmählich zu einer Durchmischung mit dem Kontrastmittel, über deren zeitlichen Ablauf wir aber im einzelnen nicht orientiert sind. Durch die spez. schwerere Kontrastgalle können gelegentlich kleinere Cholesterinsteine zum Schweben gebracht werden, ein Phänomen, auf das ÅKERLUND und seine Schule aufmerksam machte und das KOMMERELL näher erläuterte.

Eine sichtbare Schichtung des Gallenblaseninhalts wird bei der Cholecystographie mit Biligrafin häufig beobachtet. In dem Untersuchungsgut des Instituts für physikalische Therapie und Röntgenologie der Universität München trat sie in über 40% der Fälle (über 300 Untersuchungen) auf und war auch nicht durch spezielle Vorbereitungsmethoden zu vermeiden. In einem dieser Fälle mit breiter Schichtung, der bei Biligrafinfüllung sonst keine Besonderheiten aufwies, konnten später bei einer peroralen Füllung eindeutig Schwebesteine gefunden werden, die auch nachträglich auf der Biligrafinserie nicht zu erkennen waren. Ob sich die Steine im Bereich des kontrastmittelgefüllten Fundus befanden und dort nicht sichtbar wurden oder aber im Bereich der nicht kontrastmittelhaltigen Gallenschicht, konnte nicht festgestellt werden. Eine optimale Kontraktion der Gallenblase erfolgte auch nach zwei Stunden nicht. Nach den KOMMERELLschen Beobachtungen schwebten bei den früheren Kontrastmitteln die Steine noch unterhalb der Schichtung, also innerhalb der schattengebenden Kontrastgalle.

Daß jedoch das Biligrafin mit seinem starken Kontrast Steine zudecken kann, beweisen zwei weitere Fälle: Bei einer 34jährigen Frau wurden vor vier Jahren Gallensteine festgestellt. Sie wurde daraufhin konservativ behandelt und machte mehrere Ölkuren durch. Eine an anderer Stelle durchgeführte Kontrastdarstellung mit Biligrafin ließ bei neuerlicher Untersuchung keine Konkremente mehr erkennen. Auch auf unseren Füllungsbildern war zunächst kein Konkrement zu beobachten. Die Gallenblase schien homogen gefüllt, zeigte jedoch auf den durchleuchtungsgezielten Aufnahmen einen dichten, feinen, randständigen Kontrastsaum. Die Schichtdarstellung nach maximaler Kontraktion auf drei Eigelb brachte dann sieben bis acht etwa 1,5 cm im Durchmesser große Steine zur Darstellung, die gleichen Steine, die bei der ersten Untersuchung zu sehen waren. Beim 2. Fall war die Gallenblase ebenfalls zunächst homogen gefüllt und zeigte keinerlei Aufhellungen. Erst bei maximaler Kontraktion wurden zahlreiche kleine Konkremente sichtbar.

Für diese Beobachtungen finde ich folgende Erklärung: Bei der Schnellfüllung der Gallenblase mit Biligrafin kommt es teils zu einer sichtbaren Schichtung, teils zu einer randständigen Füllung der Gallenblase mit Kontrastgalle. In beiden Fällen bleiben jedoch Partien frei, die mit nichtkontrastmittelhaltiger Galle gefüllt sind. In diesem Gallenpfropf, der wegen des außerordentlich hohen Kontrastes des Biligrafins bei randständiger Füllung nicht zu erkennen ist, befinden sich gelegentlich Gallensteine, die erst nach erfolgter vollständiger Durchmischung oder aber nach Austreibung der kontrastfreien Galle durch die Reizmahlzeit zur Darstellung kommen. Schließlich wäre noch daran zu denken, daß bei gefüllter, nichtkontrahierter Gallenblase durch die große Schattendichte des Kontrastmittels die Gallensteine auch bei Durchmischung der gesamten Galle überdeckt werden.

Daraus folgt, daß mit Biligrafin das Vorhandensein von Steinen bei Schichtung oder bei nicht optimal kontrahierter Gallenblase nach Reiz nicht ausgeschlossen werden kann. Der Anwendungsbereich der Biligrafindarstellung, das sich bei uns zur Gallengangsdarstellung vorzüglich bewährt hat, wurde daher auf Grund dieser Erfahrungen folgendermaßen begrenzt:

Kontrastmittel, die den Darm-Leberresorptionsweg benützen (z. B. Biliselectan, Jodobil, Telepaque):

1. Konzentrationsversuche,

2. Untersuchungen bei Steinverdacht, insbesondere bei kleinen Steinen (Schwebesteinen).

Kontrastmittel, die den i. v.-Leberresorptionsweg benützen (z. B. Biligrafin):

1. bei negativer Füllung mit peroralen Mitteln,
2. bei Erkrankungen des Verdauungstraktes, die eine ausreichende Resorption auf dem Darmwege in Frage stellen,
3. Untersuchungen von Patienten, die eine Einnahme des Mittels nicht gewährleisten (Gutachten),
4. Schnellcholecystographie, wenn kein Steinverdacht vorliegt oder wenn keine Vorbereitung möglich ist.

CXXIX.

Die blockierenden Antikörper in der Sero-Diagnostik der Brucellose unter Verwendung des Brucella-Coombs (-Antiglobulin)-Testes.

Von

D. L. MORONI (Zürich).

Mit 1 Textabbildung.

Einige kurze Vorbemerkungen zum eigentlichen Thema seien mir erlaubt:

1. Die *Brucellose* — in unseren Breitegraden praktisch stets die *Febris undulans Bang* — ist keineswegs selten, wird jedoch oft nicht erkannt und geht unter der Etikette „*status febrilis e causa ignota*" verloren.

2. Die *Konsumenten-Mischmilch* einer Großstadt kann in einem hohen Prozentsatz mit *Brucellen* kontaminiert sein, wie die 3jährigen sero-bakteriologischen Untersuchungen des Veterinärbakteriologischen Institutes in Zürich zeigten. Die Untersuchungen auf *Brucellen* der Konsumenten-Milch in Zürich waren *positiv:* zu 66,8% im Mischmilch-Tierversuch; zu 82,8% in der Einzelmilchkultur; zu 87,6% in der Einzelmilch-Serologie.

5041 Milchviehbestände im Kanton Zürich sind zu 19,4% *brucellosever-seucht; über die Hälfte der Tierbestände hat mindestens ein euterbrucellöses Tier.* Unter den 25 987 Milchkühen waren milchserologisch 6,8% *brucellös,* dabei konnten bei 3% der Tiere eine *Euter-Brucellose* kulturell nachgewiesen werden, dagegen nur bei 1⁰/₀₀ eine *Euter-Tuberkulose.* Sicherlich wäre es zweckmäßig, wenn derartige Untersuchungen auch in verschiedenen größeren Städten von Deutschland durchgeführt würden. Ich sage dies nicht im Hinblick auf eine mögliche Ehrenrettung der braven Schweizer Kuh, sondern weil derartige bakteriologische Mischmilch-Prüfungen *wertvolle Unterlagen zur Prophylaxe der Brucellose* liefern würden. *Die Brucellose darf über unserem Kampf gegen die Tuberkulose nicht vergessen werden.*

3. Die *Sero-Bakteriologie* der *Brucellose* ist nicht schwierig, doch erfordert sie ein *spezialisiertes* bakteriologisches Laboratorium, um verläßliche Ergebnisse zu erzielen. In Zürich war die Zusammenarbeit der Medizinischen Klinik mit dem Veterinärbakteriologischen Institut sehr nützlich.

Die Schaffung von *zentralen Brucellose-Laboratorien,* eventuell im Rahmen der veterinär-bakteriologischen Institute, dürfte sicherlich zweckmäßig sein, auch im Hinblick auf *medico-legale Maßnahmen* zur Bekämpfung und Prophylaxe der *Brucellose als Anthropo-Zoonose.*

4. Eine Bemerkung zu den *Gefahren* der seit kurzem so modern gewordenen *Zellular-Therapie* im Zusammenhang mit der *Brucellose:* durch

44*

Injektion von sogenannten lebenden tierischen Gewebsbreien kann eine *Brucellose* übertragen werden. Dank der Liebenswürdigkeit von Herrn Kollegen Bennhold in Tübingen ist uns der Fall eines *Maltafiebers* bekannt geworden durch Injektion von embryonalem Gewebsbrei, gewonnen vom Schaf. Nachdem die *Febris undulans Melitensis* in unseren Breitegraden praktisch nicht vorkommt, dürfte es auch nicht angängig sein, eine alimentäre Infektion oder gar eine mangelnde Asepsis bei der Injektion als mögliche Ursachen anzunehmen. Ich betone diesen Fall, weil zur Zeit die *Zellular-Therapie* durch industrielle Auswertung auf breite Basis gestellt werden soll. *Ohne Zweifel müssen an derartigen lebenden Gewebsbreien für Injektionszwecke dieselben Anforderungen hinsichtlich Sterilität wie bei allen anderen Injektionslösungen gestellt werden.* Man kann auch durch *Innunktion* mit diesen lebenden tierischen Geweben eine *Brucellose* übertragen.

Nach diesen einleitenden Ausführungen sei das eigentliche Thema des Vortrages kurz behandelt: *die blockierenden oder inkompletten Antikörper der Brucellose.*

Definition: im Gegensatz zu den *kompletten* Antikörpern mit ihrem Vermögen, die *Antigene* als *bivalente Agglutinine* in spezifischer Weise zu *agglutinieren,* können die *inkompletten* Antikörper als *monovalente Konglutinine* das Antigen nur besetzen, gleichsam blockieren, *nicht jedoch primär agglutinieren.* Durch Zusetzen eines Bindegliedes von Eiweißcharakter kann sekundär eine Agglutination herbeigeführt werden.

Bereits Spencer (1930) beobachtete bei dem Serum eines Patienten mit *Morbus Bang* das *Zonen-* oder besser *Prozonen-Phänomen,* d. h. keine Agglutination in den niedrigen, eine deutliche positive in den hohen Serum-Verdünnungen bei Anstellen der *Brucella-*Langsamagglutination, von uns kurz *Widal-Wright-Reaktion* genannt, weil Wright 1897 erstmalig die diagnostische *Gruber-Widal-Agglutination* bei der *Brucellose* angewendet hat. Erklärung für die Prozone: das Immunserum enthält komplette und inkomplette Antikörper. Bei Zusetzen von *Brucella-*Antigen werden die *Brucellen* in den niedrigen Serumverdünnungen (1:5, 1:10, 1:20, 1:40 usw.) von den *inkompletten Konglutininen* besetzt, so daß es nicht zur Agglutination kommt, während in den hohen Verdünnungen die *kompletten Agglutinine* die restlichen, nicht blockierten *Brucellen* agglutinieren können.

Griffits (1947) und Renoux (1950) konnten dann in weiteren Seren von Patienten mit *Brucellose* inkomplette Antikörper mittels des *Viskose-Testes* und des *Blocking-Testes* nachweisen, ebenso Cox und Kutner (1950) bei Rindern mit *Morbus abortus Bang,* wobei in vielen Fällen sogar die *Widal-Wright-Reaktion völlig negativ* war.

Zwei wichtige Fragen waren also abzuklären:

1. klinisch: spielen die inkompletten Antikörper für die Menschen-*Brucellose* bei Prüfung auf breiter Basis zahlenmäßig eine Rolle ?

2. methodisch: ist neben dem *Blocking-Test* der aus der *Rhesus-Serologie* wohlbekannte *Coombs-Test* zum Nachweis der inkompletten Antikörper bei der *Brucellose* geeignet ?

In enger Zusammenarbeit mit den Herren Fey und Bürki vom Vet.-bakteriolog. Univ. Institut in Zürich konnten diese Fragen befriedigend gelöst werden unter Entwicklung des *Brucella-Coombs-Testes.* Ein Wort zur Nomenklatur: ich habe den Ausdruck *Brucella-Coombs-Test, Salmonella-Coombs-Test* usw. geprägt. Ebensogut könnte man auch von einem *Antiglobulin-Test* bei *Brucellose* usw. sprechen. Mir persönlich scheint die erstgenannte Bezeichnung vorteilhafter.

Aus zeitlichen Gründen kann an dieser Stelle nicht auf die Methodik des *Blocking-Testes* und des *Brucella-Coombs-Testes* eingegangen werden. Alle Einzelheiten sind in dem Buch ,,*Die Brucellose als Anthropo-Zoonose*'' von LÖFFLER, FREI und dem *Vortragenden* zu finden. Es wird in den nächsten Wochen im Springer Verlag Heidelberg erscheinen.

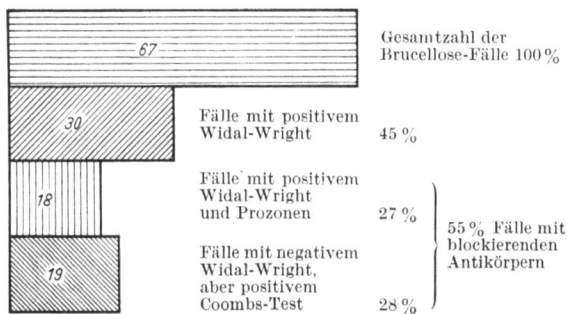

Abb. 1. Seren von Patienten mit Febris undulans Bang aus den Züricher Kliniken 1950 — 1953. Durch Blocking-Test und Brucella-Coombs-Test konnten die blockierenden Antikörper nachgewiesen werden. Insgesamt wurden 219 Seren auf blockierende Antikörper untersucht.Zum Teil waren es Fälle mit klinischem Verdacht auf Brucellose. (Aus LÖFFLER, MORONI, FREI.)

In der Zwischenzeit haben auch WILSON und MERRIFIELD (1951) und FERRIS und Mitarbeiter (1953) über ihre Erfahrungen mit dem *Antiglobulin-Test* bei *Brucellose* an Hand von Untersuchungen über einen kurzen Zeitraum berichtet.

Anschließend unsere Fälle von *Brucellose* in Form einer graphischen Darstellung (Abb. 1).

Ich glaube, daß die dargestellten Ergebnisse überzeugend die Notwendigkeit der Berücksichtigung der inkompletten Antikörper in der Sero-Diagnostik der *Brucellose* beweisen. Bei negativem Ausfall der *Widal-Wright-Reaktion* ist der *Blocking-Test* oder noch besser der *Brucella-Coombs-Test* anzuwenden, um serologische Fehldiagnosen in einem beachtlichen Prozentsatz zu vermeiden.

Diese Ergebnisse dürften sicherlich tröstlich sein für alle diejenigen Kollegen, die klinisch einen *Morbus febrilis* als *Morbus Bang* diagnostiziert hatten, jedoch erleben mußten, wie ihnen durch die Sero-Diagnostik die möglicherweise richtige Diagnose bestritten wurde. *Auch dieses ist ein instruktives Beispiel der Präponderanz der klinischen Diagnose bei Diskrepanz zwischen Klinik und Laboratorium.*

Die inkompletten Antikörper sind übrigens nicht nur bei der *Brucellose* zu berücksichtigen, sondern auch noch bei anderen Infektionskrankheiten mit diagnostischen Agglutinations-Testen, sicherlich bei den *Salmonellen-Infektionen,* wie uns ein Fall von *Typhus abdominalis* in der Med. Klinik-Zürich mit ständigem Nachweis von *Salmonellae typhi*, aber *negativer Gruber-Widal-Reaktion* über Wochen und *positivem Salmonella-Coombs-Test* bewiesen hat.

Zusammenfassung: Hinweis auf die hohe *Brucellen*-Kontamination der Konsumenten-Mischmilch und auf die hohe *Brucellen*-Verseuchung des Milchviehs sowie auf die Notwendigkeit der Schaffung von zentralen bakteriologischen *Brucellose*-Laboratorien.

Die inkompletten Antikörper sind bei der Sero-Diagnose der *Brucellose (Brucella-Coombs-Test)* zu beachten, da sie in einem sehr hohen Prozentsatz (28% = 19 Fälle von insgesamt 67) eine völlig negative *Widal-Wright-Reaktion* vortäuschen können. Auch bei den *Salmonellosen* spielen die inkompletten Antikörper eine Rolle in der Sero-Diagnostik, weshalb hier bei negativer *Gruber-Widal-Reaktion* der *Salmonella-Coombs-Test* durchzuführen ist. (Anschrift des Vortragenden: Medizinische Universitätsklinik, Zürich).

Aussprache.

Herr F. O. HÖRING (Worms):

Anfrage, ob zur Sicherung der Brucellen-Diagnose nicht auch die Hautteste herangezogen wurden. — Man hat im Übrigen den Eindruck, daß die Zuverlässigkeit der Widalschen Reaktion nicht nur bei den Brucellosen, sondern auch bei den typhösen Krankheiten früher überschätzt wurde, wofür vor allem die ausgedehnten Erfahrungen im Kriege sprechen.

Herr MORONI (Zürich) Schlußwort:

1. Hautteste mit Brucellen-Antigenen haben wir im Hinblick auf unsere serodiagnostische Untersuchungen der blockierenden Antikörper gänzlich aus unserer Klinik verbannt, um nicht künstliche Antikörper-Titer zu schaffen. Der Haut-Test ist übrigens nur Ausdruck der Infektions-Allergie, nicht jedoch des Morbus Bang. Möglicherweise kann in Zukunft auf die Haut-Teste als diagnostisches Hilfsmittel verzichtet werden, falls die sero-diagnostische Lücke durch den Brucella-Coombs-Test gänzlich ausgefüllt wird. Sehr interessant ist der Hinweis von Herrn Kollegen HÖRING, daß er im Krieg hunderte sichere Fälle von Typhus abdominalis mit negativem Gruber-Widal beobachtet hat. Retrospektiv ist zu vermuten, daß es sich hier um Typhus-Immunseren mit inkompletten Antikörpern gehandelt hat.

2. Der Brucella-Coombs-Test ist streng spezifisch, genauso wie die Widal-Wright-Reaktion. Eine Einschränkung: theoretisch sind gemeinsame Partial-Antigene zwischen Brucella, Rickettsia des Fleckfiebers, Vibrio cholerae, B. Tularense zu beachten. Praktisch spielen diese Kreuzungs-Agglutinationen keine sehr große Rolle, abgesehen von der Verschiedenheit der klinischen Bilder dieser Infektionskrankheiten.

CXXX.

Über die Periarteriitis nodosa zosterica*.

Von

F. FEYRTER (Göttingen).

Meinen Ausführungen über die Periarteriitis nodosa zosterica darf ich einige allgemeine Ergebnisse meiner Zosterstudien vorausschicken[1]:

* Erscheint ausführlich in D. Arch. f. klin. Med. (im Druck).

[1] Über das Problem des Zoster, Zbl. Pathol. **91**, 279 (1954). — Über das Wesen des Zoster. Virchow's Arch. **325**, 70 (1954). — Über den Zoster. Der Hautarzt (im Druck). — Zur Pathogenese des Zoster, der Varicellen und der hepatischen Erkrankungen des Menschen. Österreichische Zeitschr. f. Kinderheilk. (im Druck). — Siehe *Feyrter*, Zbl. Path. **91**, 295—296 (1954). Virchow's Arch. **325**, 87 (1954).

Es gibt nicht nur einen Zoster dermaticus, oticus, ophthalmicus, sondern auch einen *Zoster der inneren Organe*, so insbesondere der Niere, vor allem gekennzeichnet durch die *zosterischen Zellveränderungen* (ballonierende Degeneration, Zosterkörperchen, Riesenzellen. Abbildungen siehe in VIRCHOWS Archiv, in „Hautarzt" und in Dtsch. Arch. inn. Med.).

Das *Wesen des zosterischen* pathischen *Geschehens* an den Orten des Befalles mit ihren kennzeichnenden Zellveränderungen ist kein primär neural bedingter, sondern allemal ein *hämatogener, entzündlicher Lebensvorgang*. Der so häufige Befall eines Rumpfwandmetamer ist als eine Art hämatogener Organbefall zu deuten; im Metamer sind die zugehörigen ganglionären Regulationsstätten (Spinalganglien, Grenzstrangganglien) keineswegs ausnahmslos, sondern nur überaus häufig, als Ausdruck einer besonderen Neurotropie, befallen. Sie sind von der gleichen zosterischen Entzündung wie die sogenannten Erfolgsgewebe ergriffen, also' nur *mit*ergriffen, und nicht Ursache des ganzen pathischen Geschehens, wohl aber haben sie, wenn sie befallen sind, an klinischen Krankheitszeichen (Schmerz und Störungen der Empfindungen) teil.

Die besondere histopathologische *Form der zosterischen Entzündung* stellt sich dar entweder als hyperergische *Kapillaritis*, gekennzeichnet durch Ausschwärmen polymorphkerniger Leukocyten mit auffallend raschem, staubförmigen Kernzerfall ohne Eiterung, oder (und das ist der eigentliche Gegenstand meines Vortrages) *gegebenenfalls* als hyperergische *Arteriitis* mit fibrinoider Verquellung und Nekrose der inneren Wandschichten, ganz vom Typus der sogenannten *Periarteriitis nodosa*.

Die zosterische Natur dieser Arteriitis geht aus ihrer innigen Beziehung zu den zosterischen Zellveränderungen am Orte des Befalles hervor. Es handelt sich in solchen Fällen nicht etwa um einen Zoster, der symptomatisch auf eine Periarteriitis nodosa aufgesetzt erscheint. Eine solche Annahme ist gar nicht möglich in Fällen von Periarteriitis nodosa der Spinalganglien beim Rumpfwandzoster, oder in Fällen von Periarteriitis ciliaris beim Zoster ophthalmicus; denn insbesondere in letzteren Fällen lautet die klar überblickbare zeitliche Reihenfolge: gesundes Auge, Zoster ophthalmicus, zosterische Uveitis mit Arteriitis. Derartige Befunde liegen im Schrifttum vor(WOHLWILL, und andere [Lit. s. REHDANTZ], MELLER), wenn auch nicht als zosterisch gewertet.

Die Annahme einer dem Zoster *vorausgehenden* Periarteriitis nodosa ist auch in einem von mir kürzlich beobachteten Fall von Zoster ophthalmicus (Keratitis und Uveitis zosterica) mit Periarteriitis nodosa nicht möglich, die sich (von dem histologisch nicht untersuchten Auge abgesehen) auf Großhirn, Kleinhirn und Medulla oblongata, vorzüglich auf einen mit dem Zoster ophthalmicus zusammengehörigen gleichseitigen Bereich *beschränkt*. Tod unter den Erscheinungen einer Apoplexie.

Es gibt also zweifellos eine Periarteriitis nodosa *zosterica*, und diese ist *virusbedingt*.

Da sie aber histopathologisch der gemeinen Periarteriitis nodosa (ohne Zosterausschlag) völlig gleicht, und die Periarteriitis nodosa eine so überaus kennzeichnende, besondere Gefäßerkrankung ist, daß der Pathologe die Diagnose bündig stellt, wirft sich von selbst die Frage auf, ob es denn wahrscheinlich sei, daß die Gefäßerkrankung in Fällen *ohne Zosterausschlag* durch eine *bunte Vielfalt ganz anderer* Noxen zustandekomme. Damit erscheint auch die gemeine Periarteriitis nodosa (ohne Zosterausschlag) auf virusbedingt zumindest verdächtig, wobei hinsichtlich der Frage des Erregers die Möglichkeit eines einheitlichen Virus oder einer Virusgruppe zunächst ganz offenbliebe.

Man soll dem Hinweis auf diesen Verdacht nicht entgegenhalten, daß die gemeine Periarteriitis nodosa augenscheinlich nicht anstecke. Denn augenfällig steckt selbst der zweifelsfrei virusbedingte Zoster nur unter den besonderen Umständen sehr seltener Epidemien oder selten bei künstlicher Übertragung an; sonst aber befällt der Zoster anscheinend nur Menschen mit einer eigenartigen Neigung zu Kreislaufstörung und Entzündung, insbesondere in Form von Angiitis (phlogistisch-angiitische Diathese), wie ich andernorts ausführlich dargelegt habe. Man soll dem besagten Hinweis auch nicht entgegenhalten, daß es im Schrifttum über die Periarteriitis nodosa auch nicht einen Fall mit Zoster am Beginn der Erkrankung zu geben scheint; denn eben solche Beobachtungen gibt es ja doch, wie ich dargelegt habe, und sie liegen sozusagen nur in einem anderen Fach des Schreibtisches des Schrifttums, nämlich im Zosterfach.

Bemerkenswert erscheint in diesem Zusammenhang schließlich, daß es einen Zoster sine exanthemate gibt (Lit. s. DOERING). Das lehrt die allgemeine ärztliche Erfahrung, namentlich im Rahmen von Epidemien, insbesondere jedoch die sog. Polyneuritis cerebralis menieriformis (v. FRANKL-HOCHWART), deren Krankheitszeichen einem Zoster oticus ohne Zosterausschlag gleichzusetzen sind (GÜTTICH).

Betonte *Neurotropie* zeigen sowohl die Periarteriitis nodosa zosterica wie die gemeine Periarteriitis nodosa, freilich mit dem Unterschiede, daß die Neurotropie der Periarteriitis nodosa zosterica vornehmlich ganglionäre Regulationsstätten, jene der gemeinen Periarteriitis nodosa vornehmlich das periphere Nervengewebe unter dem klinischen Erscheinungsbild einer Polyneuritis betrifft.

In der aufgerollten Fragengruppe erscheint folgendes Moment von besonderem Interesse: Unter den verschiedenen Gefäßerkrankungen besonderer Art, denen man beim Menschen begegnet, war bislang gerade von der Periarteriitis nodosa gemeinhin unbestritten (siehe v. ALBERTINI), daß sie hyperergisch-allergischer Natur sei. Verträgt sich das mit der Tatsache, daß sich zumindest die Periarteriitis nodosa zosterica als virusbedingt erweist? Nun, sie bricht erst nach einer gewissen Zeit der Inkubation hervor, und niemand kann ohne weiteres in Abrede stellen, daß im Körper des Befallenen während dieser Zeit vorerst undurchsichtige Lebensvorgänge ablaufen könnten, die sich der sogenannten Sensibilisierung an die Seite stellen ließen.

Vielleicht ist die Phase der Inkubation bei den sog. Viruskrankheiten biologisch und morphologisch beherrscht von jenem, neuerdings erforschten (HERSHEY, Lit. s. WEIDEL), intracellulären Aufbau des Virus, nachdem es unter Abspaltung seines Proteins als spezifische Virusnucleinsäure in den Leib bzw. Kern der befallenen Zelle eingedrungen war. Der Ausbruch der Erkrankung wäre dann vielleicht gleichbedeutend mit dem Zerfall der verbrauchten Zelle und der Freisetzung der Viren unter Entfaltung ihrer eigentlichen krankmachenden Auswirkung.

Vielleicht ist aber die Frage erlaubt, ob die künstliche Erzeugung der hyperergischen Arteriitis im Tierversuch durch wiederholte Einverleibung eines Antigens das *überragende* Modell der Pathogenese der hyperergischen Arteriitis des Menschen ist, oder ob nicht vielleicht dieses Modell auf ein vorerst noch verborgenes, *allgemeineres* Prinzip zurückzuführen wäre.

Literatur.

ALBERTINI, A. v.: Schweiz. Z. Path. Vol. 17, p. 1 (1954). — DÖRING, G.:
Fortschr. Neur. **3**, 115 (1949). — FRANKL-HOCHWART, L. v.: Jb. Psychiatr. **25**,
283 (1905). — GÜTTICH, A.: Beitr. Anat. usw. Ohr usw. **18**, 24 (1924). — HERSHEY:
cit. nach WEIDEL. — MELLER, J.: Z. Augenheilk. **43**, 450 (1920). — MELLER, J.:
Z. Augenheilk. **50**, 2 (1923). — PETTE, H.: Dtsch. Z. Nervenheilk. **167**, 459 (1952). —
PETTE, H.: Die akut-entzündlichen Erkrankungen des Nervensystems. G. Thieme,
1942. — REHDANTZ, H.: Inaug.-Diss. Göttingen 1954. — SCHÖNFELD, W.: Zoster
und Herpes simplex. In Handbuch der Haut- und Geschlechtskrankheiten, her-
ausgeg. von Jadassohn, Bd. 7, Teil 1, S. 1, 1928. — WEIDEL, W.: Klin. Wschr.
1953, 193. — WOHLWILL, F.: Herpes zoster. In Handbuch der Neurologie, her-
ausgeg. von Bumke u. Foerster, Bd. 13, S. 1. 1936.

CXXXI.

Rezidivierende Vasculitis auf dem Boden einer bakteriellen Allergie (Beitrag zur Frage der allergischen Mikrobide).

Von

A. REYMOND und P. MIESCHER (Basel).

Mit 2 Textabbildungen.

Bei Vorhandensein infektiöser Herde kommt es gelegentlich auf der
Haut zu exanthematischen Eruptionen der verschiedensten Art. Sie
haben alle einen mehr oder wenig flüchtigen Charakter, verlaufen oft in
Schüben, und sie verschwinden mit der Abheilung des infektiösen Herdes.
Dem Dermatologen sind solche Erscheinungen schon lange bekannt. Er
nennt sie nach der Natur der Infektion: Tuberkulide, Trichophytide,
Lepride, Streptococcide usw. oder allgemein nach BLOCH Mikrobide. Die
Pathogenese der Mikrobide ist noch nicht völlig geklärt. Bei den meisten
spielt eine allergische Hyperergie des Gewebes auf die Mikroben bzw.
ihre Toxine (Mikrobine) eine entscheidende Rolle, was sich durch den
positiven Ausfall der intracutanen Testung mit dem entsprechenden
Mikrobin nachweisen läßt.

Unter den klinisch und histologisch sehr mannigfachen Formen ist
von G. MIESCHER in einer Arbeit über Periarteriitis nodosa ein Typus
beschrieben worden, den er in der Folge leukoklastisches Mikrobid genannt hat. In dem entsprechenden Fall handelte es sich um einen Patienten mit rezidivierender Angina, bei welchem schubweise maculopapulöse,
teilweise hämorrhagische Exantheme auftraten. Histologisch fand sich
ein akut entzündlicher, leukocytärer Reaktionsprozess im Bereich der
oberflächlichen Gefäße der Haut (Arteriolen und Venolen). Die Wand der
Gefäße war durchsetzt von Leukocyten. Leukocyten und Leukocyten-
trümmer fanden sich auch in reichlicher Menge in den umgebenden Ge-
webespalten. Eine intradermale Injektion mit den aus den Tonsillen gewonnenen Streptokokken ergab eine stark entzündliche Reaktion.

In der Folge hat Storck an der Zürcher dermatologischen Klinik eine größere Zahl solcher Fälle, die er mit G. Miescher als dem Formenkreis der Purpurarheumatica Schönlein-Henoch zugehörend betrachtet, zusammengestellt. In mehreren Fällen gelang der Nachweis des Zusammenhangs mit einem infektiösen Fokus (Tracheobronchitis, Zahngranulom, Tonsillitis, infizierte Monaldihöhle, Prostatitis, Gastroenteritis usw.) durch den positiven Hauttest (Streptokokken, Staphylokokken, Colibacillen), wobei das histologische Bild der Testreaktion weitgehend mit demjenigen der genuinen Efflorescenzen übereinstimmte.

Wir berichten heute über einen Fall, der die hervorragende Bedeutung allergischer Mikrobide für den Internisten wie für den pathologischen Anatomen zeigt.

Es handelt sich um einen 37jährigen Patienten, der die letzten 8 Jahre 15mal in der medizinischen Universitätsklinik Lausanne hospitalisiert werden mußte wegen der verschiedensten fieberhaften Zustände.

Wir beschränken uns auf eine summarische Zusammenstellung der Krankengeschichte. Diese ist gekennzeichnet durch häufige Infektionen des Respirationstraktes seit der frühen Kindheit. Als großer Raucher stellte sich seit dem 20. Altersjahr allmählich eine chronische Bronchitis ein mit morgendlichem beträchtlichem Auswurf.

Die eigentliche Krankheit, die wir heute besprechen, begann im 29 Altersjahr, 1946, mit einer an und für sich banalen Bronchitis, die mit heftigen Allgemeinsymptomen, septischen Temperaturen und einer hämorrhagischen Eruption an den Streckseiten der Extremitäten einherging. Seit diesem ersten Schub änderte sich der Charakter der chronischen Bronchitis in dem Sinn, daß die kleinste Exacerbation mit stürmischen Allgemeinsymptomen, hohem Fieber und eingreifenden Störungen der Serum- Eiweißverhältnisse einherging. Die Senkungsreaktion war jedesmal stark erhöht, die Thymol-Reaktion pathologisch zwischen 16 und 34 Einheiten, der Albumin-Globulin-Quotient zugunsten der Globuline verschoben. Der Serumproteinspiegel war zudem erhöht zwischen 8 und 9 g %. Es bestand eine Bluteosinophilie zwischen 5 und 10%. Die Lungen-Hilusdrüsen vergrößerten sich allmählich. Auch die Milz nahm an Volumen zu und war 1946 eben unter dem Rippenbogen palpabel. Ende 1948, anschließend an eine intravenöse Pyelographie mit Tenebryl, trat an der Injektionsstelle eine Phlebitis auf. In der Folge waren die fieberhaften Exacerbationen der Bronchitis während 4 Jahren begleitet von oberflächlichen, flüchtigen Phlebitiden an den Extremitäten, vom Charakter einer Phlebitis migrans. Ende 1949 traten erstmals im Verlauf eines Fieberschubes an den Extremitäten unter der Haut gelegene, schmerzhafte Knoten auf, von Erbs- bis Nußgröße. Diese Knoten waren flüchtig wie die oberflächlichen Phlebitiden und dauerten nie länger als 10 Tage. Die Haut darüber war meist nur gerötet, gelegentlich aber hatten die Eruptionen einen hämorrhagischen Charakter. Bisweilen bestanden gleichzeitig auch Gelenkschmerzen, vor allem in den beiden Knöchelgelenken. Eine Amygdalektomie hatte keinen Einfluß auf den Krankheitsverlauf, ebensowenig die im Sommer 1952 durchgeführte Splenektomie.

Die Fieberschübe traten immer gehäufter auf. Allerdings machte der Patient nach der Splenektomie nur noch zwei Phlebitisepisoden durch. Seither beherrschen die knotenförmigen Infiltrate das Bild während der Fieberschübe. Neben den unter der Haut gelegenen Knoten wies der Patient auch tief gelegene, äußerst schmerzhafte Infiltrate auf, verschiedene Male in der Muskulatur, einmal in der Bauchhöhle, begleitet von heftigem Durchfall.

Seit dem Frühjahr 1953 behandeln wir den Patienten mit einer Auto-Vaccine. Diese Behandlung war bis jetzt die einzige erfolgreiche. Der Patient konnte die Arbeit nach 5jährigem Unterbruch wieder regelmäßig aufnehmen. Leider konnte er es nicht unterlassen, weiter zu rauchen. Das erschwert die Behandlung der chronischen Bronchitis. Zum Teil ist vielleicht dieser Umstand schuld an den drei Rückfällen, die der Patient seit Beginn der Desensibilisierungskur durchgemacht hatte, wovon zwei sehr leicht verliefen und nur der letzte einen heftigeren Charakter aufwies.

Bei diesem Fall konnte die Pathogenese genau aufgeklärt werden, wie in den von STORCK beschriebenen SCHÖNLEIN-HENOCH-Fällen. Es wurden verschiedene Biopsien von subdermalen Knoten gemacht, die immer das gleiche histologische Bild zeigten: Das oberflächliche Gefäßnetz der Kutis ist Sitz heftigster entzündlicher Reaktionen, die in einer perivasculären Infiltration von massenhaft polynucleären Leukocyten bestehen mit spärlichen eosinophilen Zellen. Zum Teil sind die Leukocyten stark geschädigt und liegen in Trümmern um die Gefäße, Venolen wie Arteriolen. Diese sind zum Teil ebenfalls verändert und weisen eine Schwellung des Endothels sowie häufig eine fibrinoide Nekrose der ganzen Wandung auf. Dieses Bild entspricht demjenigen eines leukoklastischen Mikrobides. Die Natur der Schädigung der Arteriolen und Venolen ist ein Hinweis für die allergische Natur dieser Läsionen.

Wir fanden tatsächlich überaus heftige Überempfindlichkeitsreaktionen auf polyvalente Streptokokken-, Staphylokokken- und etwas weniger ausgesprochen auf Coli-Filtrate, dagegen war die Reaktion auf Enterokokken- und Gonokokken-Filtrate negativ[1]. Die Histologie dieser Cutanteste entspricht vollkommen derjenigen der spontanen Eruptionen. Dazu kommt mit dem Streptokokken-Filtrat eine Spongiose der Epidermis, wie wir sie sonst bei der ekzematösen Reaktionsweise antreffen. Nachdem wir gesehen haben, daß alle Fieberschübe durch eine Exacerbation der chronischen Bronchitis eingeleitet worden sind, müssen wir annehmen, daß der allergisierende Fokalherd im Bronchialsystem zu suchen ist. Tatsächlich reagierte der Patient auf zu verschiedenen Zeitpunkten aus den Expektorationen hergestellten Autovaccinen mit heftigen Hautreaktionen im Cutantest. Regelmäßig ergaben die Abimpfungen neben Pneumokokken und Proteus nicht hämolytische Streptokokken. Der Sensibilisierungsgrad überschreitet das gewohnte Ausmaß, indem von der Verdünnung 1 000 000 Keime pro cm³ nicht mehr als 0,15 cm³ intradermal

---

[1] Die Bakterienfiltrate wurden uns in freundlicher Weise von der Dermatologischen Klinik Zürich zur Verfügung gestellt.

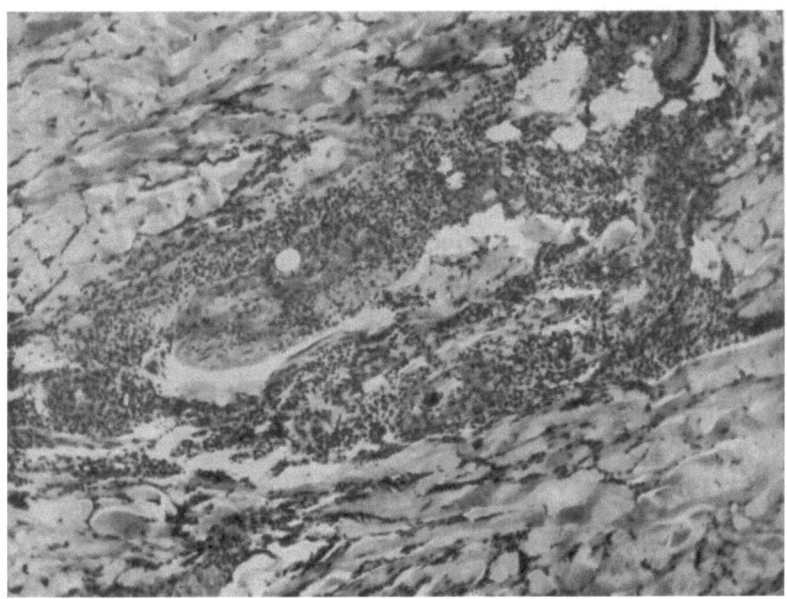

Abb. 1.
„Leukoklastisches Mikrobid", Histologie eines subdermalen Knotens des Pat. R. G.

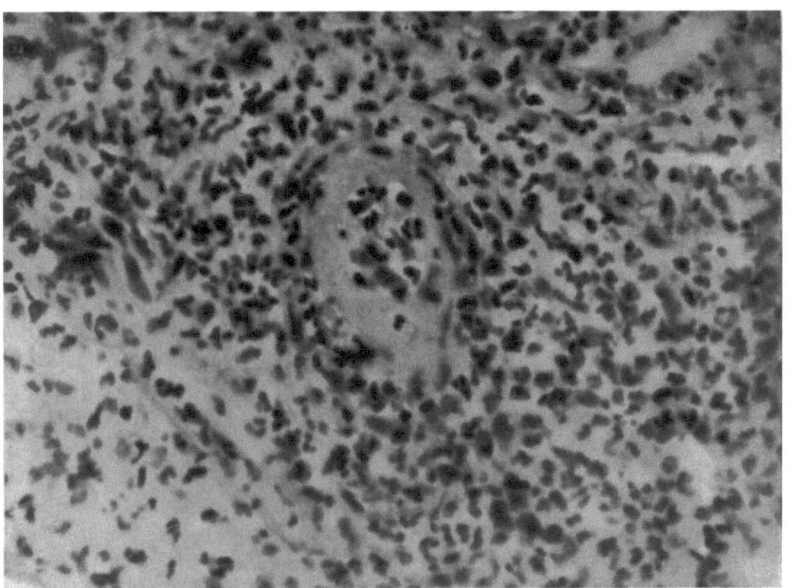

Abb. 2.
Cutantest mit polyvalent. Streptokokken-Filtrat. Fibrinoide Nekrose einer Arteriole. Leukocyten-
infiltration mit Leukoklasie.

gespritzt werden können. Eine größere Menge löst stärkste Allgemein-
erscheinungen aus, die in Fieber, Gelenkschmerzen und Abgeschlagen-
heit bestehen. Dazu konnten wir nach subcutaner Injektion am Arm
von 0,2 cm³ dieser Verdünnung am folgenden Tag verschiedene subcutane
Knoten an beiden Beinen feststellen vom gleichen Charakter wie die
spontan entstandenen Eruptionen. Die Temperatur stieg bis 39° C.
Dieses zufällige Experiment beleuchtet vielleicht am besten die Pathogenese der heftigen, febrilen Zustände des Patienten mit den knotenförmigen Eruptionen, wissen wir doch, daß die Bronchialschleimhaut
weit mehr Bakterienprodukte in 24 Stunden resorbieren kann, als die
kleine eingespritzte Menge von 0,2 cm³ einer beträchtlich verdünnten
Vaccine.

Unser Fall zeigt ferner, daß diese Form einer bakteriellen Allergie zu
disseminierten, generalisierten Krankheitserscheinungen führen kann.
Wir verweisen auf die vergrößerten Hilusdrüsen, die vergrößerte Milz,
die abdominelle und intramuskuläre Lokalisation der knotenförmigen
Eruptionen, die gestörten Bluteiweißverhältnisse. Wie dies G. MIESCHER
betont, kommt dem Mikrobid eine allgemeine Bedeutung zu, die nicht auf
die Haut beschränkt ist.

Die Splenektomie wurde während eines leichten Phlebitis-Schubes
ausgeführt. Die Histologie zeigte uns in frappanter Deutlichkeit, in welchem Ausmaß die Milz sich an diesem krankhaften Prozess beteiligt.
Stellenweise finden wir die rote Pulpa dicht durchsät mit polynucleären
Leukocyten, darunter zahlreichen eosinophile Zellen. Die Läsionen gehen
bis zur Nekrose einzelner kleiner Bezirke der Milz. Daneben können wir
eine Hypertrophie der Milzfollikel konstatieren mit hochaktiven Keimzentren. Wir glauben diese Läsionen als Folge der Überempfindlichkeitsreaktionen auf die im Bronchialsystem resorbierten Bakterienprodukte
auffassen zu dürfen. Bei dieser Gelegenheit möchten wir noch betonen,
daß unzählige Blutkulturen immer steril blieben. Wir können deshalb die
Leukocytenherde der roten Pulpa nicht ohne weiteres als septische Pulpi-
tis betrachten.

Wir haben mit diesem Fall zu zeigen versucht, welches Ausmaß die
durch bakterielle Allergie bedingten Reaktionsvorgänge annehmen können, wie es dadurch zu einer disseminierten Krankheit mit schwerstem Verlauf kommen kann. Es wurde leider keine Biopsie der flüchtigen Phlebitiden vorgenommen. Wir glauben annehmen zu dürfen, daß es sich dabei um das gleiche Phänomen handelt, wie bei den unter der Haut und
in tieferen Geweben gelegenen Knoten. Warum es einmal zu einer Phlebitis kommt, ein anderes Mal zu den Entzündungserscheinungen im
Capillarsystem, wissen wir nicht.

Literatur.

MIESCHER, G.: Dermatologica 92, 225, 1946. — STORCK, H.: Dermatologica 100,
387, 1950. — STORCK, H.: Dermatologica 102, 197, 1951. — MIESCHER, G.: 1. Internat. Allergiekongreß Zürich 1951 (Seite 137). — MIESCHER, G.: Schweiz. Med.
Wochenschr. 83, 419, 1953.

CXXXII.

Aus der II. Medizinischen Klinik der Universität München
(Direktor: Prof. Dr. Dr. G. BODECHTEL).

Nosologische und klinische Besonderheiten der sogenannten Arteriitis temporalis.

Von

FRIEDRICH ERBSLÖH.

Mit 2 Textabbildungen.

Die sogenannte *Arteriitis temporalis* wird bei uns vielfach für eine „neue Krankheit" gehalten, wie wir glauben zu Unrecht. Immerhin ist sie erst seit 1949 in Deutschland als besondere nosologische Einheit in Übereinstimmung mit den ausführlichen Erstbeschreibungen von HORTON, MAGATH und BROWN (1932) bekannt geworden (RÖMER; SCHRADER; HAUSS und BURWINKEL). Eine ins Einzelne gehende Vorstellung dieses Krankheitsbildes ist hier im Hinblick auf die zahlreichen casuistischen Mitteilungen im neueren deutschen Schrifttum und auf die gestrige Erwähnung in beiden Hauptreferaten nicht erforderlich. Uns liegt vielmehr daran, einige klinische und morphologische Besonderheiten des Krankheitsablaufes bei der Arteriitis temporalis hervorzuheben, welche die Verschiedenheit des Prozesses von der *Periarteriitis nodosa* erweisen. RANDERATH hat gestern schon erwähnt, daß ZEEK die Arteriitis temporalis der Periarteriitis nodosa als Schwesterkrankheit aus dem Formenkreis der nekrotisierenden Angiitiden an die Seite gestellt hat.

Gemeinsam ist beiden Krankheiten vom klinischen Standpunkt aus die Kombination von örtlichen Zirkulationsstörungen an verschiedenen Geweben und Organen mit einem meist schweren entzündlich-konsumierenden Allgemeinsyndrom. Aber schon die Morphologie läßt, wie RANDERATH gestern gezeigt hat, keine Zweifel an der grundsätzlichen Verschiedenheit beider Prozesse aufkommen. Das gilt nicht nur für die produktive Phase des granulomatösen Umbaus der Gefäßwand, die bei der Arteriitis temporalis — wie RANDERATH demonstrierte — durch Anwesenheit zahlreicher Riesenzellen vom Typ der Langhans- und der Fremdkörperriesenzellen ausgezeichnet ist, sondern das gilt auch für die übrigen Phasen im Verlaufe der Arteriitis temporalis, denen wir im Folgenden unsere besondere Aufmerksamkeit schenken wollen.

Die sogenannte Arteriitis temporalis beginnt bekanntlich akut oder subakut mit allgemeiner Hinfälligkeit und mäßigen Temperaturen. Nach einigen Tagen treten in klassischen Fällen dann die unerträglichen, kausalgiformen Schmerzen in der Kopfschwarte der Stirn- und Schläfenregion auf, die uns in sämtlichen drei Fällen eigener Beobachtung erst auf die richtige diagnostische Fährte führten. Excidiert man in dieser Frühphase der Erkrankung eine Temporalarterie mit ihren Hauptästen, so verschwinden die Kopfschmerzen schlagartig. Man findet dann bioptisch neben den ersten Zeichen der entzündlichen Proliferation noch deutliche Veränderungen im Sinne der Exsudation oder „Insudation": Polster-artige Auftreibungen der subintimalen Schicht, besonders zu beiden Sei-ten der lamina elastica interna mit beginnender Auflösung der elastischen Membran. Die Media läßt keine Veränderungen im Sinne der fibrinoiden Nekrose erkennen. Dieser überwiegend serösen „Insudation" und Quel-lung kann eine echte Spaltbildung zwischen Lamina elastica interna und Media folgen mit dem Endergebnis eines Aneurysma dissecans (Abb. 1).

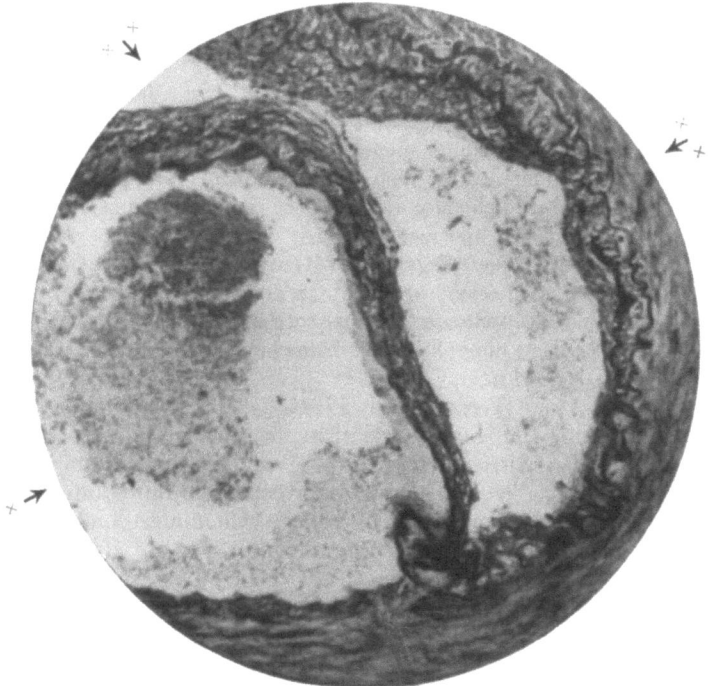

Abb. 1. Aneurysma dissecans bei Arteriitis temporalis: x) neugebildetes Gefäßlumen nach Abhe-bung der Intima mit Lam. el. int. von der Media, xx) altes Gefäßlumen mit beginnender Ver-wachsung der aufeinander gedrückten Intimae.

Ich darf hier einfügen, daß in dieser exsudativen Initialphase auch in der Adventitia und perivasculär bereits serőszellige Entzündungszeichen nachzuweisen sind, insbesondere auch an den Nervi vasorum. Eine peri-neurale entzündliche Infiltration wurde von FRANGENHEIM für die produk-tive Hauptphase der Erkrankung bereits beschrieben. Wir können auch diesen Befund bestätigen und sehen in diesen Veränderungen einen wichtigen pathogenetischen Faktor für die Entstehung der charakteristi-schen kausalgiformen Kopfschmerzen.

Die Berechtigung zur Abgrenzung einer *exsudativen Initialphase* er-gibt sich neben den genannten morphologischen Zeichen auch aus den

klinischen Allgemeinsymptomen und den hämatologischen und humoralen Befunden in den ersten Wochen nach Beginn der Erkrankung. Wir
sahen flüchtige Zustände von Präkollaps und beobachteten Klagen der
Patienten über Gliederschmerzen, Akroparaesthesien u. a. Symptome
funktioneller Zirkulationsstörungen an den Extremitäten. Schon früh
entsteht eine sekundäre hypochrome Anämie mit mäßiger Leukocytose
und Linksverschiebung. Neben der obligat hohen Blutsenkung sahen
wir in einem Frühfall bereits eine extreme Verkürzung des Weltmannschen Koagulationsbandes mit starker Hypalbuminämie bei negativer
Cadmium- und Takata-Reaktion. Schließlich ist nach unseren Befunden
schon in der Frühphase der Erkrankung eine enorme Vermehrung der
Alpha-2-Globuline (19%) bei mäßigem Anstieg der Alpha-1- und Beta-
Globuline vorhanden. Die humorale Reaktion entspricht bei der sogenannten Arteriitis temporalis also schon im Beginn einer *akut-entzündlichen.*
Der Übergang in die das Krankheitsbild beherrschende *produktive
Hauptphase* der Erkrankung vollzieht sich nun nicht schlagartig auf der
ganzen Front, sondern allmählich und gleichsam verzahnt. Die Klinik
dieser 2 bis 12, selten mehr Monate anhaltenden Hauptphase ist bekannt.
Wichtig erscheinen uns hier zwei Punkte:
1. Das Auftreten von Organ- und Gewebsschäden infolge Zirkulationsstörungen in den vom produktiv-stenosierenden Entzündungsprozess betroffenen Gefäßprovinzen. Ihre sorgfältige Registrierung ermöglicht es schon klinisch, einen Einblick in das jeweilige Lokalisationsschema
der Arteriitis zu gewinnen.
Im Gegensatz zur Periarteriitis nodosa scheint die Arteriitis temporalis die äußeren Kopf- und Extremitätenarterien und die Aorta zu bevorzugen; die visceralen Arterien sind — von den Opticus- und Retina-
gefäßen abgesehen — entschieden seltener betroffen. Immerhin sahen wir
einmal cardiale und pulmonale Insuffizienzerscheinungen und ein andermal Symptome einer beginnenden Niereninsuffizienz mit Hochdruck.
2. Auch die humorale Reaktion des Organismus in der produktiven
Hauptphase der sogenannten Arteriitis temporalis unterscheidet sich
grundlegend von entsprechenden Befunden bei der Periarteriitis nodosa:
Im Blutbild nur leichte bis mäßige Eosinophilie bei abnehmenden Gra-
nulocyten- und zunehmenden Lymphocytenwerten, die extrem hohe Senkung bleibt bestehen und mit ihr die bereits von WUHRMANN und WUN-
DERLY erwähnten hohen Werte der Alpha-2-Globulinfraktion im Serumeiweißspektrum; bei abnehmenden Refraktrometorworten kommt es
bereits zum allmählichen Anstieg der Gamma-Globuline. Diese Gamma-
globulinzunahme leitet nun nicht über in den humoralen Konstellationstyp der „schweren chronischen Entzündung" im Sinne von LEY, der die
Periarteriitis nodosa so häufig begleitet. Sie ist lediglich ein erstes humo-
rales Symptom der anatomischen und klinischen *Rückbildung* des entzündlichen Gefäßprozesses. Die *regressive Endphase* der sogenannten Arteriitis temporalis ist morphologisch gekennzeichnet durch den allmählichen bindegewebigen Ersatz des Granulationsgewebes und durch einen
entsprechenden diffus-narbigen Umbau der Gefäßwand. Durch Schrumpfung kann dabei das Lumen erkrankter Gefäße noch mehr verengt wer-

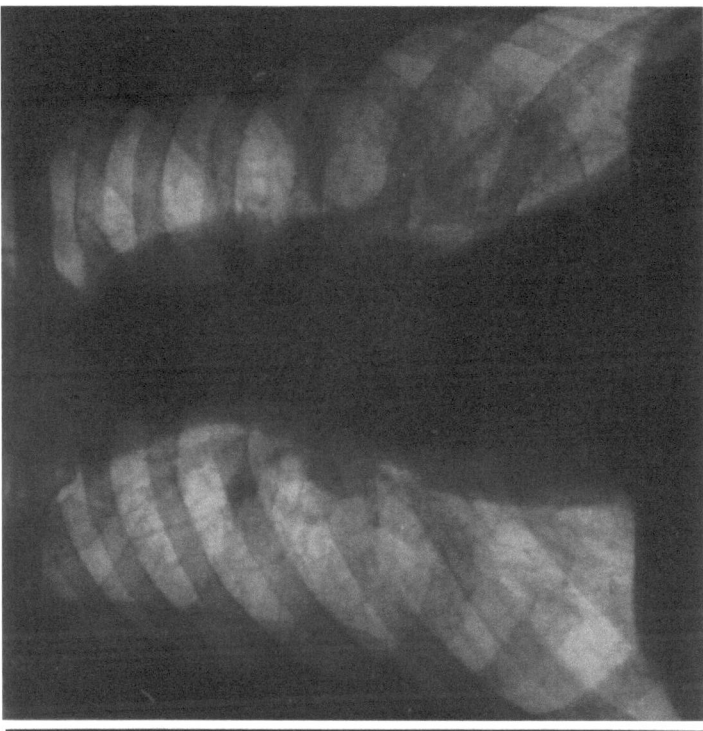

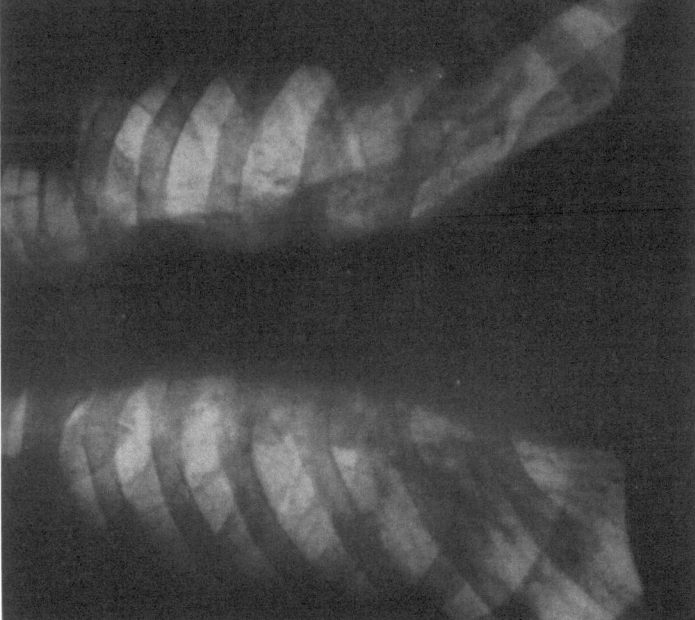

Abb. 2.   Thoraxübersichtsaufnahmen von Herrn O. K. (Arteriitis temporalis)
a) 5. 2. 1953, 2 Monate nach Krankheitsbeginn, b) 8. 4. 1954, 4 Monate nach Normalisierung der humoralen Befunde: Deutliche Ektasie der Aorta thoracica.

den. Die Folge war in einem unserer Beobachtungsfälle mit Affektion der
Arteriae subclaviae und axillares ein allmähliches Absinken des Blutdruckes in beiden Armen auf kaum meßbar niedrige Werte bei gleichzeitigem Anstieg der an den unteren Extremitäten gewonnenen Blutdruckwerte auf 230/130. Ähnliche Verhältnisse findet man ja bei manchen
Fällen von *Aortitis syphilitica* (VOLHARD). In Analogie zur spezifischen
Aortitis kann es übrigens auch bei der Arteriitis temporalis bei entsprechender Beteiligung der Aorta in der regressiven Endphase zu erheblichen
Ektasien, besonders auch der Brustaorta kommen. Die folgende Abbildung (2a und b) zeigt Ihnen die Entwicklung einer solchen Aortenektasie
im Laufe eines Jahres. Der Befund wurde durch Schichtaufnahmen erhärtet. Dabei wurde eine gleichzeitig entstandene Ektasie der Arteria
pulmonalis entdeckt; diese war also ebenfalls an der entzündlichen Gefäßerkrankung beteiligt.

Die Gamma-Globulin-Vermehrung der regressiven Endphase kann die
übrigen Allgemeinsymptome des auslaufenden entzündlichen Prozesses
noch um einige Monate überdauern. In dem von uns am längsten beobachteten Fall war sie erst nach 16 Monaten vom Beginn der Erkrankung an
gerechnet verschwunden. Auch in diesem Fall persistierten Gewebs-
bzw. Organschäden in den von den Arteriae temporales, cerebrales und
coronariae versorgten Gebieten. Zur Vermeidung solcher Organschäden
ist eine energische Frühbehandlung mit ACTH erforderlich. Medikamentöse Sparsamkeit ist dabei im Hinblick auf die Gefahr bleibender
Sehstörungen (40% der Fälle) fehl am Platze.

Die geschilderten klinischen und morphologischen Besonderheiten
werden im Hinblick auf die nosologische Abgrenzung von der Periarteriitis nodosa noch in besonderer Weise beleuchtet durch die bekannte Beschränkung der sogenannten Arteriitis temporalis auf das sechste bis
achte Lebensjahrzehnt; daher die von uns in Anlehnung an HARRISON
(1948) gewählte Bezeichnung: *senile Riesenzellarteriitis.*

Es handelt sich also um eine seltene und durch einige Besonderheiten
ausgezeichnete, verbreitete Gefäßentzündung des senilen Organismus,
die sich ohne weiteres in das übliche allgemein-pathologische Schema des
Entzündungsablaufes im Sinne von HÜBSCHMANN einordnen läßt. Schon
das spricht gegen eine Verwandschaft mit der Periarteriitis nodosa und
anderen nekrotisierenden Angiitiden. Vielleicht haben wir eine Parallel-
erkrankung zu gewissen senilen Endokarditiden (BINGOLD) und dem vom
gleichen Autor hervorgehobenen senilen Erysipel vor uns, also eine infektiöse Arteriitis im engeren Sinne (MEHMEL). Das würde uns Kommen
und Gehen, Manifestationsweise und humorale Begleiterscheinungen der
senilen Riesenzellarteriitis, die bleibenden Residuen des abgelaufenen Gefäßprozesses und die quo ad vitam günstige Prognose am besten erklären.

CXXXIII.

Aus der II. Medizinischen Klinik der Martin-Luther-Universität Halle-Wittenberg
(Kommiss. Direktor: Prof. Dr. R. EMMRICH).

Die experimentelle Endoangiitis und ihre medikamentöse Beeinflussung.

Von

HANS PETZOLD.

Mit 2 Textabbildungen.

Die Endoangiitis obliterans des Menschen wird im allgemeinen als Folge einer Sensibilisierung angesehen und zum rheumatischen Formenkreis gezählt. Dies gilt vorwiegend für Kranke in mittlerem umd jugendlichem Alter. Die Ansicht über diese Ätiologie gründet sich auf Befunde an den Gefäßen von Rheumatikern und die Ergebnisse von Tierversuchen, die es gestatten, die Erkrankung mit verschiedenen Methoden zu reproduzieren.

Wir erzeugten die Endoangiitis obliterans am Tier durch *Sensibilisierung* mit geringen Mengen artfremden Eiweißes, vorwiegend aber mit Staphylokokkenabscessen, die allein unschädlich sind, und eine *gleichzeitige Zweitschädigung*, die ein Gefäß trifft, allein aber auch zu keiner Endoangiitis führt.

Es gelang mit dieser Methode — insbesondere nach Sensibilisierung mit Abscessen — mit ziemlicher Regelmäßigkeit eine Endoangiitis am Ort des Gefäßreizes zu erzeugen, die sich durch eine starke Zellproliferation der Intima, teilweise fast bis zum Gefäßverschluß, und durch Zerstörung der Elastica interna auszeichnete. Wir unterscheiden dabei zwei Formen der Erkrankung:

1. Intimaproliferationen, die im sensibilisierten Organismus *an der Stelle* des Gefäßreizes entstehen,

2. die Endoangiitis, die sich *fern* vom gereizten Gefäß in anderen Gefäßgebieten entwickelt.

Ziel der Untersuchungen war es, am Modell dieser experimentellen Erkrankung die Wirkung von Präparaten zu untersuchen, die in der Angiologie angewendet werden. Bereits früher sahen wir, daß die experimentelle Gefäßerkrankung regelmäßig mit einem Ödem im Bereiche der Intima beginnt. Die Proliferation war erst Folge dieser Permeabilitätsstörung. Theoretisch mußte sich daher der Ablauf der Erkrankung durch Herabsetzung der Permeabilität beeinflussen lassen.

Methodisch gingen wir so vor, daß wir zunächst in einer Versuchsreihe gleichzeitig mit dem Gefäßreiz die Behandlung mit täglichen Injektionen begannen oder Krystalle neben dem gereizten Gefäß einsetzten. In einer zweiten Reihe warteten wir das Entstehen einer Endoangiitis ab und begannen dann, die Wirkstoffe zu verabreichen. Nach 2- bis 3wöchiger Behandlung wurden die Tiere untersucht. Wir benutzten Hydergin, Cyren-A, Anertan, ein Testosteronpropionat und Medikamente, die bei der Schlaftherapie Verwendung finden, das Pantopon-Scopolamin und die lytische Kombination Megaphen-Atosil.

Daß Penicillin bei mit Abscessen sensibilisierten Tieren zu schweren Gefäßveränderungen führte, die nur im Sinne einer Jarisch-Herxheimer-schen Reaktion gedeutet werden können, hatten wir schon mitgeteilt.

Hydergin und Cyren-A beeinflußten die *bestehende* Endoangiitis nicht (Abb. 1). Implantierten wir jedoch das Cyren gleichzeitig mit dem Gefäßreiz oder gaben von diesem Zeitpunkt an täglich Hydergin, so blieben die *Intimaveränderungen* bei fast sämtlichen Tieren aus. Die Befunde an den Gefäßen der erkrankten Tiere waren im Vergleich zu den Kontrollen nur geringfügig, auch wenn die Elastica interna zerstört war. Die Wirkungsweise des Hydergin ist bekannt. Es setzt die Permeabilität

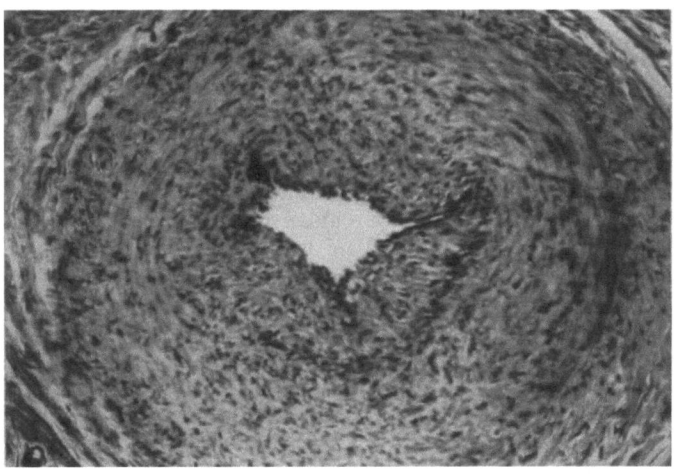

Abb. 1. Endoangiitis, Ohrarterie, Absceßsensibilisierung. Weitgehende Zerstörung der Elastica interna bei erheblicher Intimaproliferation. 2 Wochen nach Cyren-A-Implantation bei bestehender Endoangiitis. Serienschnitt. Vergrößerung 360fach.

herab und verhindert die Ödemphase im Verlaufe der Hühnereiweißent-zündung an der Rattenpfote, ebenso das Veratrinlungenödem beim Kaninchen. Gleichzeitig senkt es den Gefäßtonus und hemmt sympathisch-adrenergisch constrictorische Reize.

Sexualhormone wirken auf die vegetative Reaktionslage und fördern das Überwiegen des Parasympathicus. Diese Wirkung ist wohl in gewissen Grenzen dem Hydergin und Cyren-A gemeinsam, einmal Hemmung des Sympathicus, beim andern Wirkstoff Förderung der parasympathischen Reaktionslage. Außerdem soll Cyren eine Schutzwirkung auf die Intima ausüben.

Ausgehend von der Tatsache, daß die Endoangiitis vorwiegend Männer befällt und nur in seltenen Fällen Frauen, wird ein hormoneller Faktor diskutiert. Demnach wären die Androgene in der Genese der Endoangiitis als ein wesentlicher Mitfaktor anzusehen, und im Experiment hätte sich unter ihrer Einwirkung eine Gefäßerkrankung verschlimmern können.

Die Versuche ergaben jedoch, daß Anertan die Entstehung von Intimaproliferationen verhinderte, wenn es gleichzeitig mit dem Gefäßreiz gegeben wurde. Im Gegensatz zum Cyren und Hydergin war es nicht ohne Wirkung auf die bestehende Gefäßerkrankung. Die Intimaproliferationen waren bei fast allen Tieren geringer als bei den Kontrollen, sie waren zellärmer, vorwiegend in den medianahen Anteilen. Die Elastica interna war fast regelmäßig unterbrochen, stellenweise über größere Abschnitte zerstört. Man erhält an diesen Bildern den Eindruck, daß Anertan eine regressive Wirkung auf entzündliche Proliferationen ausübt und ihr Entstehen eindeutig hemmt (Abb. 2).

Vasoaktiv im eigentlichen Sinne sind Androgene nicht. Sie führen lediglich zu einer Hyperämie im Bereich der männlichen Geschlechtsorgane.

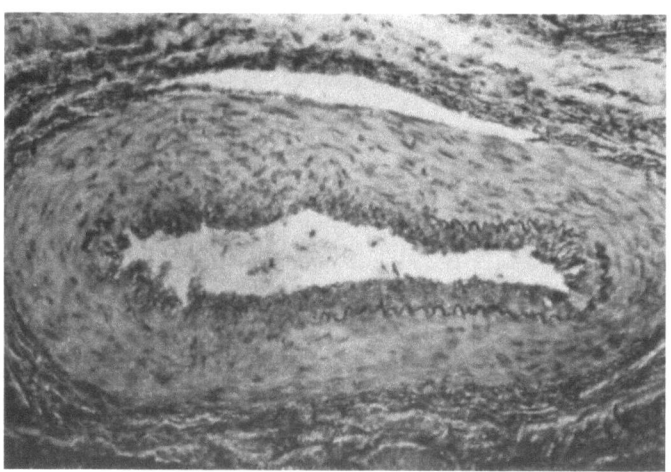

Abb. 2. Endoangiitis mit teilweiser Zerstörung der Elastica interna. Ohrarterie. Absceßsensibilisierung. 2 Wochen nach Anertanimplantation bei bestehender Endoangiitis. Serienschnitt. Vergrößerung 360fach.

Wieweit sie einen Einfluß auf die Permeabilität haben, ist nicht sicher. Für die Niere ist dies wohl anzunehmen. Anders sind die Befunde von MÖNCH kaum zu erklären, der bei der MASUGI-Nephritis fand, daß es unter Testosteron zu geringeren epithelialen Läsionen kam und die degenerativen Veränderungen an den Tubuli weniger ausgeprägt waren. Die entzündlichen Glomerulusveränderungen waren aber stärker. BRAASCH konnte bei Ratten, deren Haut er verbrüht hatte, die Albuminurie verhindern oder aufheben. Kasuistische Mitteilungen aus der Klinik besagen, daß sich Eiweißausscheidung und Sedimentbefunde durch Testosteron bessern lassen.

Möglicherweise ist es in unseren Versuchen zu einer vermehrten Ausschüttung von Östrogenen gekommen, so daß nicht eine Testosteron-, sondern eine Östrogenwirkung vorliegt.

Der Einfluß der Schlaftherapie auf die organischen peripheren Durchblutungsstörungen ist umstritten. Man kann einen gewissen Einfluß dadurch erwarten, daß sich eine Hemmung der gesamten Lebensvorgänge auch auf das Proliferieren entzündlicher Intimaprozesse auswirken muß. Dabei ist aber schon fraglich, ob die an sich schon schlechte Sauerstoffversorgung des Gewebes nicht noch unzureichender wird.

Wir gaben Pantopon-Scopolamin und in einer zweiten Reihe Megaphen-Atosil sowohl bei der bestehenden als auch bei der entstehenden Endoangiitis. Die bisherigen Ergebnisse waren nicht einheitlich; sie lassen so viel erkennen, daß diese Methoden das Entstehen einer Endoangiitis nicht verhüten können. Zum Teil ergaben sich geringe Befunde, an manchen Arterien waren aber die intimalen Veränderungen ebenso stark wie bei den unbehandelten Tieren.

Die experimentelle Endoangiitis läßt sich, je nachdem, ob es sich um die bestehende oder entstehende handelt, verschiedenartig beeinflussen. Es liegt hier wohl ein eigenes uns unbekanntes biologisches Prinzip zugrunde. Nicht nur Stilbene, auch Androgene und das sicher anders wirksame Hydergin haben etwa denselben Effekt.

Literatur.

BRAASCH: zit nach Mönch. — EMMRICH, R. u. H. PETZOLD: Klin. Wschr. 1952. 30, 488. — HAWN, Cl., VAN ZANDT u. Ch. JANEWAY: J. exper. Med. 1947, 85, 571. — KLINGE, F.: Erg. Path. 1933, 27, 1. — KNEPPER, R.: Arch. Path. Anat. 1936, 296, 364. — MÖNCH, A., C. ROTHER, H. J. SARRE, H. SARTORIUS: Verh. dtsch. Ges. inn. Med. 1953, 458, 59. Kongreß. — PETZOLD, H.: Klin. Wschr. 1953, 31, 270. — PETZOLD, H.: Arch. Intern. d. Pharm. et de Thér. 1953, XCVI., 183. — RATSCHOW, M.: Die peripheren Durchblutungsstörungen, Dresden und Leipzig, Theodor Steinkopff, 1953. — RATSCHOW, M. u. H. zur HORST-MEYER: Grundlagen der Therapie mit Sexualhormonen, Stuttgart, Ferdinand Enke, 1952. — RICH, A. R. u. J. E. GREGORY, Bull. John Hopkins Hosp. 1943, 72, 65. — RIECHERT, W.: Arch. exper. Path. u. Pharmakol. 1951, 212, 321. — RIECHERT, W. u. H. KLEIN,: Arch. exper. Path. u. Pharmakol. 1951, 213, 425.

CXXXIV.

Über Gefäßveränderungen nach einer Typhus-Paratyphus-Schutzimpfung sowie bei einer Endokarditis und Aortitis fibroplastica mit hochgradiger Eosinophilie im Blut, Knochenmark und in den Organen.

Von

C. MUMME (Hamburg)*.

Mit 2 Textabbildungen.

Bericht über zwei Krankheitsbilder, von denen angenommen wird, daß es sich bei ihnen um ein allergisches Geschehen handelt. Der eindeutige Beweis für die allergische Genese kann freilich vom Kliniker nicht erbracht werden. Die Anamnese läßt bei beiden Kranken hinsichtlich der Ätiologie im Stich. Beide Kranke waren keine Allergiker, Rheumatiker oder Raucher. Auch die Familienanamnese bot keinen Anhalt für allergische Erkrankungen.

* Leitender Chefarzt des Allgemeinen Krankenhauses Hamburg-Bergedorf.

Bei dem *ersten* Krankheitsgeschehen handelt es sich um eine in mehreren Schüben innerhalb von fast 2 Jahren verlaufende Neuro-Dermato-*Myositis* mit schwerer *hyaliner Verquellung* der *Wand* und *Einengung der Lichtung* an den kleineren *Gefäßen*, mit hyalinen Thromben in einzelnen Venen sowie mit schwersten *infiltrativen* und *degenerativen Veränderungen* in der *Wadenmuskulatur* (s. Abb. 1 u. 2).

Ergänzender histologischer Befund: Auf Längs- und Querschnitten erkennt man neben völlig intakten schwer erkrankte Muskelbündel. In den veränderten Muskelabschnitten findet sich eine Verbreiterung des Interstitiums sowie ein Zerfall von Muskelfasern und eine erhebliche zellige Infiltration. Die zelligen Infiltrate bestehen aus Lymphocyten, vereinzelt polymorphkernigen Leukocyten sowie Histiocyten und Plasmazellen. Sie liegen herd- und streifenförmig im Interstitium vorwiegend perivenös, manchmal auch periarteriell. Diffus über den ganzen Muskel verstreut liegen Mastzellen. Die meisten Muskelfasern zeigen deutlich erhaltene Querstreifung, einzelne sind schollig zerfallen mit zelliger Reaktion um die Muskelfragmente. Andere sind hyalin umgewandelt sowie hypertrophisch und atrophisch. Auf Querschnitten ist besonders deutlich ersichtlich, wie durch die herdförmig betonten Infiltrate die Muskelfasern auseinandergedrängt sind.

Haut: Im Corium finden sich herdförmige perivasculäre Infiltrate und reichlich diffus verstreute Mastzellen. Auf einem Querschnitt des *Plexus brachialis* sieht man am Rande eines völlig erhaltenen Nervenfaserbündels ein Gefäß mit schwerer hyaliner Verquellung der Wand und Einengung des Lumens.

Für diese Befunde und die Überlassung der histologischen Bilder spreche ich auch an dieser Stelle Herrn Prof. KRÜCKE (Frankfurt am Main) meinen verbindlichsten Dank aus. Außerdem verdanke ich Herrn Prof. FRANZ (Hamburg) folgenden histologischen Bericht:

Herz: Geringe Auflockerung des interstitiellen Gewebes. Stellenweise kleine Fibrosen und kleine lockere Schwielen.

Aorta: In der Media disseminierte perivasculäre Infiltrate aus Lymphocyten, Plasmazellen und adventitiellen Elementen; etwas stärkere um die Vasa vasorum in der Adventitia; Intima stellenweise durch Hyalinose verdickt. Geringgradige Aortitis *(Mesaortitis)*.

Milz: Hyalinose der Zentralarterien.

Leber: Geringgradige ungleichmäßige Capillarleukocytose mit eosinophilen Leukocyten.

Es wird angenommen, daß die geschilderten histologischen Befunde als Ausdruck einer *abnormen Reaktion* auf eine *dritte* Typhus-Paratyphus-Schutzimpfung im Anschluß an eine Lokalreaktion an der Impfstelle (Arthusphänomen) auf der Brust und ein ausgedehntes urticarielles Exanthem bei allerdings gleichzeitig bestehenden Zahngranulomen und einer chronischen Gallenblasenentzündung ohne Steine gewertet werden können. Bei der Gallenblasenentzündung ist freilich zu bemerken, daß sie subjektiv und objektiv erst über 15 Monate *nach* erfolgter Impfung und Beginn der Krankheit erstmalig in Erscheinung trat. Die einzelnen *Schübe* des Krankheitsgeschehens erfolgten *ohne erneute Vaccination*. Die Typhus-

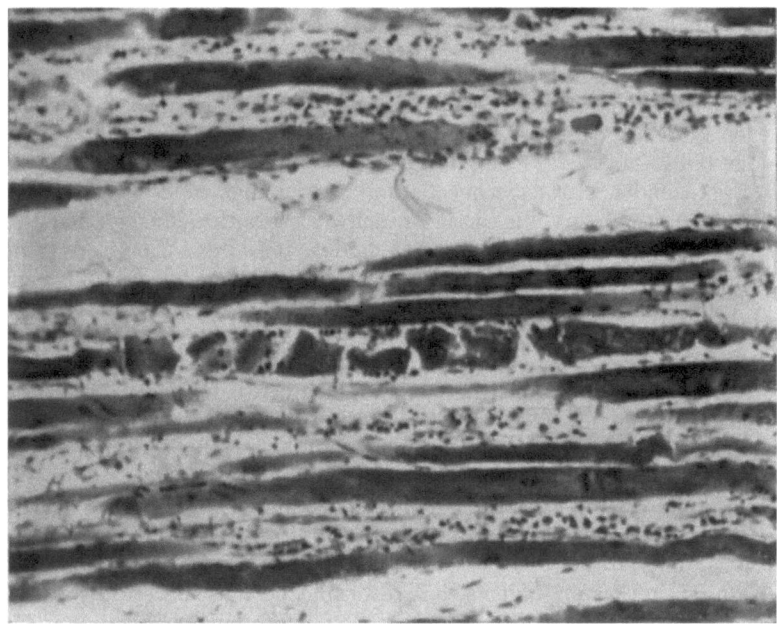

Abb. 1. Scholliger Zerfall der Muskeln. Interstitielle zellige Infiltrate. (Hämatoxylin-Eosin.)

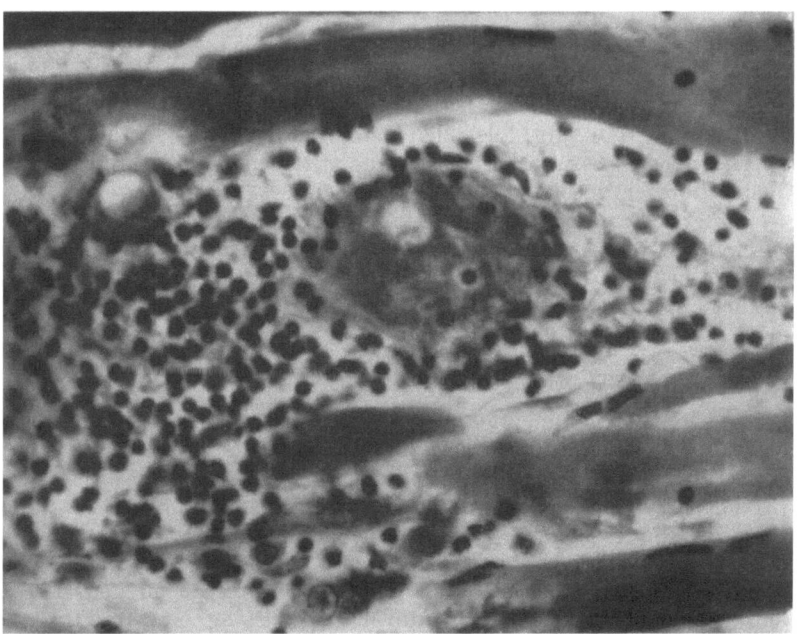

Abb. 2. Hyaline Verquellung der Wand eines kleinen Gefäßes mit perivasculärem Infiltrat in der Wadenmuskulatur. (Hämatoxylin-Eosin.)

Paratyphus-Schutzimpfung wird bei entsprechender Disposition und Konstitution sowie Einstellung des vegetativen Nervensystems auf allergische Vorgänge als *auslösender Faktor* für die Krankheit angesehen. Ein kausaler bzw. zum mindesten conditionaler Zusammenhang des Krankheitsgeschehens mit der Impfung kann wohl kaum abgelehnt werden. Denn die 56jährige Frau, die vorher nie ernstlich krank war, litt seit der Impfung fast 2 Jahre hindurch neben der *Myositis* an einer rezidivierenden *Polyneuritis*, an einer schweren *Urticaria facticia* als Ausdruck einer Capillarschädigung, einer *Myokarditis* mit einem totalen *a.-v.-Block* im Elektrokardiogramm und schließlich an schweren *Adams-Stokes*schen *Anfällen* bei einem Pulsschlag von 28 Schlägen in 1 Minute. In einem solchen Anfall starb die Kranke 22 Monate nach Beginn der Krankheit. 5 Tage vor dem Tode trat noch eine rechtsseitige fibrinöse *sterile Pleurititis exsudativa* auf. Da eine erneute Gallenblasenaffektion nicht vorlag, erscheint es unwahrscheinlich, daß es sich um eine Durchwanderungspleuritis handelte. Für eine tuberkulöse Genese der Pleuritis bestand klinisch, bakteriologisch und anatomisch kein Anhalt. Klinisch stand im vierten Schub, 14 Monate nach Beginn des ganzen Krankheitsgeschehens, eine besonders schwere *Polyneuritis* mit einem *Landry*schen Symptomenkomplex und lebensbedrohlichem Zustand im Vordergrund. Nach Rückgang der Paresen der Hals-, Nacken-, Zwerchfell- und Schluckmuskulatur traten Lähmungen der Extremitäten, vor allem der Beine mit Reflexstörungen und totaler Entartungsreaktion der Zungen-, Daumen-, Finger- und Schultermuskulatur auf. Nach Verabfolgung von Prostigmin, Betaxin, Campolon, Eiweißpräparaten und antirheumatischen Mitteln heilte die Polyneuritis so weit aus, daß DÖRING auch anatomisch nur Veränderungen einer *abgelaufenen* Polyneuritis in Form einer fleckförmigen Hyperplasie des Interstitialgewebes in den Spinalganglien und peripheren Nerven sowie einer Vermehrung markloser Fasern um untergegangene oder teilgeschädigte Ganglienzellen nachweisen konnte. Es bestand in vivo eine Eosinophilie im Knochenmark, im sterilen Pleuraexsudat und im peripheren Blut bis zu 31% bei einer Leukocytose bis zu 19000 mit toxischer Granulierung der Neutrophilen und starker Beschleunigung der Blutsenkung bis zu 116 mm in 1 Stunde nach WESTERGREN sowie eine Kreatinurie.

Bei dem *zweiten* Krankheitsgeschehen handelte es sich um eine *Endokarditis* und *Aortitis fibroplastica* mit einer generalisierten *Thromboendarteriitis obliterans* in sämtlichen *Organen*, im *Gehirn*, in den *Meningen* des Gehirns und *Rückenmarks* sowie im *Knochenmark*. *Im Rückenmark* fand sich 5 cm oberhalb der Cauda equina eine wabenartige *Erweichungscyste*. Das Gehirn zeigte Erweichungsherde.

Es bestand eine Eosinophilie im Knochenmark, in den Organen und im peripheren Blut bis zu 64% bei einer Leukocytose bis über 29000 mit toxischer Granulierung der Neutrophilen und Eosinophilen, aber bei normaler Blutsenkung und ohne Fieber sowie bei mehreren sterilen Blutkulturen.

Der 25jährige Dentist litt $2^1/_4$ Jahr an der schubweis verlaufenden Krankheit, die einerseits die Symptome der von LÖFFLER erstmalig 1936

beschriebenen „Endocarditis parietalis fibroplastica mit Bluteosinophilie",
andererseits die der zentralen Form der Endangiitis obliterans bot, die
zeitweise eine multiple Sklerose vortäuschte. Der Tod erfolgte durch
Kopfschuß als Suicid. Als sensibilisierende Foci bestanden bei diesem
Kranken eine chronische Tonsillitis, Zahngranolome und eine Cystopye-
litis mit Nierensteinen. Der geschilderte Befund wird an entsprechenden
mikroskopischen Bildern der Gefäße illustriert, die M. Herrn Obermedi-
zinalrat Dr. KOOPMANN (Hamburg) verdankt.

Bei dem ersten Krankheitsbild handelte es sich offenbar um ein komplexes *allergisches Geschehen am Gesamtorganismus* mit besonderer Beteiligung der Muskulatur, der Gefäße und des Nervensystems. Beim
zweiten Krankheitsbild wird ebenfalls ein allergischer Vorgang angenommen, der sich vor allem im Herzen, in der Aorta und den Arterien
im Sinne einer hyperergischen Entzündung abgespielt hat.

Aussprache.

Herr HEBOLD (Augsburg):

Auch bei der Tuberkulose kennen wir arteriitische Gefäßprozesse, deren Genese
u. a. wohl in dem Tuberkelbacillus als komplexes Antigen zu suchen ist. Als charakteristische Form einer spezifischen hyperergischen Entzündung hat hier meines
Erachtens das BOECKsche Sarkoid zu gelten. Ganz allgemein reagiert der Organismus
morphologisch gleichartig gegenüber verschiedenen Antigenen. Bei Vorhandensein
des Tb.-Bacillus kommt es neben den bekannten Gefäßalterationen der fibrinoiden
Insudation zu der für die Tuberkulose typischen ephitheloid- und riesenzelligen
Reaktion des Mesenchyms = dem *Granulom*. Daß diesem Vorgang eine echte
infektions-allergische Reaktion zugrunde liegt, erkennen wir daran, daß bei Bestehenbleiben der Hyperergie das Gewebe mit einer ausgedehnten hyalin-binde-
gewebigen Umwandlung antwortet. Im anderen Falle beim Absinken der Reaktionslage in eine Hypergie bzw. Anergie finden wir die verkäsende Form der Tuberkulose
bzw. Tuberkulosepsis.

Herr v. ALBERTINI (Zürich):

Die Anfrage von Herrn SCHMIDT, was man denn eigentlich unter dem Begriff
der fibrinoiden Degeneration zu verstehen habe, kann ich hier nur ganz summarisch
beantworten. Der Begriff ist unklar, weil ihm verschiedenartige Phänomene zu
Grunde liegen, einerseits Fibrinexsudation und andererseits eine Entartung der
kollagenen Fasern. Diese Zwiespältigkeit des Begriffes geht auf seinen Ursprung
zurück, auf die Auseinandersetzung zwischen NEUMANN, dem Begründer des
Begriffes und MARCHAND, dem Opponenten, der die fibrinöse Entzündung als
Exsudationsprozeß auffaßte. Heute werden aber beide Phänomene zu dem einen
Begriff verquickt. Ich habe schon 1943 auf diese Unklarheit hingewiesen und
vorgeschlagen, das Phänomen der Faserdegeneration als fibrinoide Degeneration
resp. Nekrose im engeren Sinne zu bezeichnen. Die Einlagerung von Fibrin in
die Gewebsmaschen (ohne Faserdegeneration) ist ein rein exsudativer Vorgang,
oder, wie RÖSSLE ihn treffend bezeichnet, ein insudativer Prozeß. Die beiden
Auffassungen von NEUMANN und MARCHAND sind demnach Summationsbegriff
der f. D. von heute geworden. Diese Entwicklung hat meines Erachtens zur Ver-
wässerung des Begriffes geführt und zur Unklarheit. Es wäre deshalb wünschenswert, wenn der Begriff auf die eigentliche „fibrinoide Entartung" eingeschränkt
würde, d. h. jene Gruppe von Vorgängen, bei denen das kollagene Bindegewebe
oder noch schärfer formuliert, die kollagene Faser regressive Zeichen aufweist.
Was mit den bisher zur Verfügung stehenden Mitteln (Färbungen, Silberim-
prägnation und Spezialfärbungen) nicht einwandfrei gezeigt werden konnte,
gelingt heute mit dem Elektronenmikroskop, wir erkennen die Kollagenschäden
an der Störung resp. am Verlust des periodischen Aufbaus der Fasern. Die f. Deg.
i. e. S. ist eine charakteristische Erscheinung des rheumatischen Bindegewebs-

schadens, aber sie ist nicht spezifisch für die Allergie. Ein weiterer, neu einge-
führter Begriff ist derjenige der *Kollagenose*. Dieser Begriff sollte meines Erachtens
nur angewendet werden, wenn eine nachweisbare Kollagenfaserdegeneration im
oben erwähnten Sinne vorliegt.

Herr F. HOFF (Frankfurt/Main):

Die Feststellungen von Herrn FEYRTER, daß der Herpes zoster mit einer
Periarteriitis nodosa einhergeht, ist von großer Bedeutung, da hier beim Menschen
durch eine eindeutige Ursache in kurzer Zeit diese Erkrankung entsteht, und der
ätiologische Zusammenhang eindeutig ist. Die Beteiligung innerer Organe und
ihrer Gefäße am Herpesgeschehen ist auch klinisch wichtig. Wir beobachteten
einen Fall, bei dem zugleich mit einem Herpes zoster der linken Brustseite ein
Herzinfarkt auftrat, der sich nach Abheilung des Hautzoster ebenfalls schnell
besserte. Diese Besserung beim Zoster ist nun eigentlich ein grundsätzlicher Unterschied gegenüber der Periarteriitis nodosa. Wenn man die Dinge etwas über-
spitzt, kann man sagen: Alle Fälle von Herpes zoster gehen in Heilung aus, alle
Fälle von Periarteriitis nodosa sterben. Ich glaube nicht, daß man die Virusätiologie
des Zoster auf die Periarteriitis nodosa allgemein übertragen kann. Der Organismus
antwoitet auf eine sehr große Zahl von Schädlichkeiten mit einer sehr viel kleineren
Zahl von Reaktionsmöglichkeiten. *Eine* Schädlichkeit, die unter vielen anderen zur
Periarteriitis nodosa führen kann, ist offenbar der Herpes zoster und damit eine
Viruserkrankung. — Ich möchte auch die Beobachtung von Herrn RATSCHOW
bestätigen, daß Periarteriitis nodosa zusammen mit Gelenkrheumatismus angetroffen werden kann. Daß der Herpes zoster bei Menschen beinahe wie in einem
Experiment Periarteriitis nodosa herbeiführen kann, daß ein vorher gesundes
Auge durch Herpes zoster eine Periarteriitis nodosa bekommt, wie Herr FEYRTER
uns mitteilte, ist grundsätzlich sehr wichtig.

Herr FEYRTER (Göttingen) Schlußwort:

Zu Herrn HOFF: Gegebenenfalls ist der Zoster eine tödliche Erkrankung.
In einem meiner Fälle war der Tod an Apoplexie durch einen Zoster des Gehirns,
in einem anderen Fall meines Untersuchungsgutes der Tod an Urämie durch
einen Zoster der Niere verschuldet.

Zu Herrn BOCK: In einigen Fällen ist erwiesen, daß die Periarteriitis nodosa
zosterica bereits zur Zeit des Ausschlages vorhanden ist.

Herr P. MIESCHER (Lausanne) Schlußwort:

Zur Frage von Herrn Prof. BOCK möchten wir über das Verhalten der eosinophilen Zellen im Krankheitsverlauf folgendes festhalten: Während der einzelnen
Krankheitsschübe konnten wir jeweils eine Vermehrung dieser Zellen feststellen.
Die Injektion einer Autovakzine vermochte die Zahl der eosinophilen Zellen nicht
zu verändern. Während diese Zellen uns über eine langdauernde Auseinandersetzung des Organismus mit heterologen Substanzen orientieren, so können die
Schwankungen der Thrombocytenzahl momentane Antigen-Antikörper-Reaktionen anzeigen (STORCKscher thrombopenischer Index). Im Falle unseres
Patienten lösten die Vakzinen-Injektionen jeweils eine kurzdauernde Verminderung der Thrombocytenzahl um 30 bis 50% aus.

Herr FR. ERBSLÖH (München) Schlußwort:

Ich möchte die Gelegenheit des Schlußwortes benutzen, um zunächst einer
Dankespflicht zu genügen. Einige der gezeigten Präparate wurden mir freundlicherweise vom Pathologischen Institut der Universität München überlassen. Die Möglichkeit, unseren ersten Fall von Arteriitis temporalis 16 Monate nach Beginn der
Erkrankung nachuntersuchen zu können, verdanke ich dem Entgegenkommen
der Düsseldorfer II. Medizin. Klinik.

Herrn Prof. THIEL darf ich antworten, daß ich auf die ophthalmologischen
Organschäden bei der Arteriitis temporalis mit Absicht nicht eingegangen bin.
Nach amerikanischen Übersichtsreferaten ist bei 40% der Fälle mit Sehstörungen
zu rechnen und die Gefahr der Erblindung ist groß. Soweit ich das Schrifttum
überblicke, ist in allen Fällen die hohe Blutsenkungsgeschwindigkeit vorhanden.

Das ist ein sehr markantes Allgemeinsymptom — auch in den Fällen, die keine schweren körperlichen Verfallserscheinungen aufweisen — und beruht eben auf der Vermehrung der Alpha-2-Globuline. Im Übrigen sind die Beschreibungen analoger Prozesse im ophthalmologischen Schrifttum, so insbes. von Uthoff in den zwanziger Jahren, für mich eine der wichtigsten Belege dafür gewesen, daß es sich bei der sogenannten Arteriitis temporalis eben nicht um eine „neue Krankheit" handelt.

Herrn Professor Bock darf ich sagen, daß die Frage der Nomenklatur des Krankheitsprozesses wirklich sehr schwierig ist, solange eine zuverlässige nosologische Einordnung noch nicht möglich scheint. Aber die alte Bezeichnung bezieht sich m. E. doch zu eng beschränkt auf einen Teilprozeß — pars pro toto —, darum bevorzuge ich die Bezeichnung senile Riesenzellarteriitis. Der zitierte Fall eines 22 Jahre alten Mannes wird m. W. von Zeek nicht anerkannt, sondern als Panarteriitis gedeutet. Ich habe ihn nicht gesehen und kann deshalb aus eigener Anschauung kein Urteil abgeben.

Herr Petzold (Halle/Saale) Schlußwort:

Die Versuche wurden bisher nur an männlichen Kaninchen durchgeführt.

CXXXV.

Aus der Medizinischen Universitätsklinik, Würzburg
(Direktor: Prof. Dr. E. Wollheim).

Dextranallergie und Glomerulonephritis.

Von

J. Moeller.

Dextran ist ein Polysaccharid, welches durch ein Bakt. Leukonostoc mesenteroides oder auch durch Streptokokken aus Glucose aufgebaut wird. Von Ingelman und Gröwall ist Dextran als Blutersatzmittel eingeführt worden. Es besteht gar kein Zweifel, daß Dextran weitgehend den Anforderungen entspricht, die an Blutersatzmittel zu stellen sind. Es kommt hierfür in erster Linie nicht das Rohdextran in Betracht, sondern ein hydrolysiertes Präparat, dessen Molekülgröße und osmotische Eigenschaften denen des Blutes mehr entsprechen.

Es hat sich nun herausgestellt, daß entgegen den ersten Mitteilungen dem *Dextran* antigene Eigenschaften zukommen (Hehre). Überempfindlichkeiten, positive Hautreaktionen, Präcipitine, die auch experimentell erzeugt werden konnten, sind beobachtet worden. Während Reaktionen nach therapeutischen Dextraninfusionen selten sind, beobachteten wir bei der chronischen Glomerulonephritis, bei der Dextraninfusionen normalerweise nicht angezeigt sind, zufälligerweise relativ häufig schwere Unverträglichkeiten, die zum Teil mit einem anaphylaktischen Schock einhergingen. Diesen Beobachtungen sind wir weiter nachgegangen, weil wir uns von der Verwendung des Dextrans als eines Indikators einen Einblick in den Mechanismus der Glomerulonephritis versprachen.

Es wurde 6%iges hydrolysiertes Dextran, in Ampullen zu 10 ccm, benutzt. Die intravenöse Injektion erfolgte sehr langsam (1,0 ccm/min.). Sobald die ersten Nebenerscheinungen auftraten, wurde die Injektion abgebrochen. Bei guter Verträglichkeit wurden 7 ccm bzw. später 5 ccm ganz injiziert. Wiederholte Injektionen hatten keine sensibilisierende Wirkung. Gleichzeitig angelegte Hautquaddeln waren sehr oft positiv; sie zeigten aber keine Übereinstimmung mit dem Ausfall der intravenösen Testinjektion.

Es konnten, wenn eine Überempfindlichkeit bestand, immer ganz charakteristische Symptome beobachtet werden. Diese waren einmal als akute Reaktionen, die noch während der Injektion auftraten und mit Hitzegefühl im Kopf, rotem Kopf, Druck auf der Brust, Rückenschmerzen oder Schmerzen in der Nierengegend, Blutdruckanstieg als auch Blutdruckabfall, Erbrechen und einer allgemeinen Urticaria einhergingen. Die ersten Reaktionen wurden oft schon nach 1 Min. beobachtet, so daß nach 1 ccm die Injektion abgebrochen werden mußte. Meistens trat diese Reaktion in den ersten 5 Min. in Erscheinung. Die zweite leichtere Reaktion verlief mit einer mehr oder minder schweren Urticaria. Auch ein Ödem des Gesichtes wurde zuweilen beobachtet. Diese leichtere Reaktion trat 10 bis 45 Min. nach Injektionsbeginn in Erscheinung. Durch Beschleunigung der Injektionsgeschwindigkeit konnten die Symptome wesentlich verstärkt werden. Nach 10 Min. war ein starker Abfall sowohl der Leukocyten als auch der Eosinophilen im Capillarblut feststellbar. Dieser Abfall hatte sich aber nach 30 Min. größtenteils wieder ausgeglichen oder es war sogar zu einer Leukocytose gekommen. Mit Antihistaminica, insbesondere Soventol, war ein günstiger Effekt auf diese Überempfindlichkeit zu erzielen. Besonders wichtig erscheint es uns, daß es gelingt, durch eine vorherige intramuskuläre Gabe von Soventol alle Erscheinungen zu kupieren.

Tabelle 1.

Reaktionen nach i. v. Dextran-Injektion bei verschiedenen Krankheitsbildern (130).

Diagnose	positiv:	negativ:	Bemerkungen:
Glomerulonephritis mit Hochdruck	31	3	mit nephrotischem Einschlag negativ
Pyelonephritis ohne Hochdruck	—	3	
mit Hochdruck	6	—	
Interstit. Nephritis	—	8	ohne Hochdruck
Maligner Hochdruck	8	—	
Essentieller Hochdruck	4 (schwach)	29	1 Isthmusstenose negativ
Eklampsie	—	5	
Tuberkulose (Lunge)	3	8	
Nierengesunde	—	18	Allergie, Asthma, Typhus, Pneumonien, Bronchiektasen usw.
Einseitige Nierenerkr. vor Nephrektomie	2	—	Nierentbc. und Nierenhypoplasie
nach	1	1	Bei Hypoplasie ist der Blutdruck nicht abgesunken (positiv)
	= 55	= 75	

Wie aus der Aufstellung von 130 Untersuchungen zu entnehmen ist, reagierten 47 Nierenkranke mit Hochdruck auf eine intravenöse Dextran-hydrolysat-Injektion positiv. Bei 14 Nierenkrankheiten ohne Hochdruck wie Pyelonephritis, interstitielle Nephritis oder Nephrose ist dagegen keine Unverträglichkeit vorhanden. Bei den 11 untersuchten Tuberkulosen der Lunge waren 3 Patienten ebenfalls positiv. 29 essentielle Hypertonien und 5 Eklampsien vertrugen hydrolysiertes Dextran ohne Nebenerscheinungen und zeigten keine Überempfindlichkeit. Vier essentielle Hypertonien ergaben eine leicht positive Reaktion, was auf eine beginnende Renalisierung des Hochdrucks hinweisen könnte. 18 Nierengesunde zeigten keine Reaktion. Es befanden sich darunter Typhuskranke, hochgradige Arzneimittelallergien, Asthma bronchiale und auch chronische Infekte. Bei einer Scharlachkranken, die in der dritten Krankheitswoche eine Blutdrucksteigerung ohne Urinbefund aufwies, bestand eine deutliche Überempfindlichkeit. Eine Nierentuberkulose mit geringgradiger Blutdrucksteigerung war vor der Nephrektomie zweimal positiv und nachher negativ. Eine einseitige Nierenhypoplasie blieb dagegen positiv. Bei der Kranken war der Blutdruck zwar etwas abgefallen, aber keineswegs normalisiert. Alle nichtnierenkranken Patienten vertrugen dagegen das Präparat ohne irgendwelche Nebenerscheinungen. Wenn ein ausgesucht niedermolekulares Dextranpräparat verwandt wurde, traten keine Erscheinungen auf oder diese waren sehr stark abgeschwächt. Bei anderen großmolekularen Substanzen wurden keine derartigen Reaktionen beobachtet.

Überblickt man diese Aufstellung der Unverträglichkeit oder Allergie gegen hydrolysiertes Dextran, so muß der nephrogene Hochdruck besonders auffallen. Die von uns nachgewiesene Leukopenie und Eosinopenie sprachen ebenfalls für eine Allergie. In gleicher Richtung kann die therapeutische und prophylaktische Wirkung von Soventol bewertet werden. Es scheint sogar möglich, diese Testinjektion von Dextran als Differentialdiagnostikum zu benutzen, ob eine hypertonische Nierenerkrankung bzw. ein renaler Hochdruck vorliegt. — Es soll auch noch darauf hingewiesen werden, daß von uns vor Jahren eine gleichgeartete Überempfindlichkeit des nephritischen Hochdruckes gegen das Niereneiweiß Renin beobachtet werden konnte. Daraufhin wurden dem Renin antigene Eigenschaften zuerkannt. Nephrotische Krankheitsbilder zeigten keine Überempfindlichkeit gegen Renin und die Nephrose wurde daher als anergische Form der Nephritis betrachtet.

Auch Dextran wird nach WALLENIUS und auch nach unseren Untersuchungen zum Teil reaktionslos von nephrotischen Krankheitsbildern vertragen, während hypertonische Nephritiden hyperergisch reagieren und daher auch als hyperergische Form der Nephritis aufgefaßt werden. Es fragt sich nun folgendes:

1. Liegt nur ein zufälliges Zusammentreffen mit dem Hochdruck vor? Im Organismus sind nämlich immer dextranbildende Keime vorhanden, die ihn gegen Dextran sensibilisieren können. Wir müssen also sozusagen in jedem Fall der Anwendung hydrolysierten Dextrans Nebenreaktionen erwarten, die jedoch nicht bzw. nur in Ausnahmefällen zu beobachten sind.

2. Handelt es sich um ein Hapten, das erst im Organismus durch Adsorption mit einem Niereneiweiß zum Vollantigen wird?

3. Liegt im hydrolysierten Dextran bei hypertonischen Nephritikern ein Vollantigen vor? Alle Versuche einer Komplementfixation sind aber bisher fehlgeschlagen.

Die Klärung dieser Fragen bzw. der Frage, welche Bedeutung der Dextranallergie speziell beim hypertonischen Nephritiker zukommt, bedarf noch weiterer Untersuchungen. Bei der klinisch-therapeutischen Anwendung des Dextrans als Mittel hauptsächlich zur Kreislaufauffüllung sind derartige Reaktionen selten. Es muß ausdrücklich darauf hingewiesen werden, daß unser Material ein zu einem bestimmten Zweck ausgewähltes Krankengut darstellt, bei welchem Dextran im allgemeinen therapeutisch keine Verwendung findet.

CXXXVI.

Anaphylaktoide Reaktionen durch künstliche Plasmaersatzstoffe.

Von

F. HAHN (Düsseldorf).

Die gelegentlichen Reaktionen auf künstliche Plasmaersatzstoffe (Dextran, Polyvinylpyrrolidon = PVP) werden oft als anaphylaktoid bezeichnet. Mit diesem Worte ist über den zugrunde liegenden Vorgang zunächst wenig ausgesagt. Die Ähnlichkeit mit der echten Anaphylaxie oder Allergie kann ebenso in der schockartigen Verlaufsform oder in der Ähnlichkeit gewisser Symptome wie in der Übereinstimmung in bestimmten pathogenetischen Faktoren liegen. Die Möglichkeit einer echten allergischen Reaktion ist bisher nur für das Dextran auf Grund seiner Antigennatur (HEHRE, SUGG und NEILL) gegeben. Aber andere Möglichkeiten sind dadurch nicht ausgeschlossen, zumal zwischen serologischen Befunden am Menschen und Unverträglichkeitsreaktionen nicht immer eine Beziehung festgestellt wurde (SEELEY und PULASKI).

Vielleicht helfen hier tierexperimentelle Beobachtungen weiter, wenn auch einstweilen ihre artspezifische Begrenztheit einer Übertragung auf den Menschen noch im Wege steht. Dextran löst z. B. bei der Ratte ein Ödem aus (WOORHES, BAKER und PULASKI), welches durch Antihistaminica gehemmt werden kann (MORRISON, RICHARDSON und BLOOM; BRIOT und HALPERN). Wir haben nachweisen können, daß dieses Ödem mit einer Histaminvermehrung im Rattenblut einhergeht und darüber bereits berichtet (HAHN und WELLMANN). Inzwischen haben wir diese Befunde noch erweitert und auf Plasma und Serum ausgedehnt. Die Vermehrung ist am deutlichsten im Plasma nachweisbar. Das Histamin steigt hier um mehr als das Dreifache an. Im Vollblut wird dieser Effekt durch eine Abwanderung der Leukocyten und

Blutplättchen, die als Histaminträger in Betracht kommen, aus dem Blute abgeschwächt. Die Vermehrung ist wenige Minuten nach der Dextraninjektion nachweisbar und hält mehrere Stunden an. Dextran hat bei anderen Tierarten (Hund, Meerschweinchen) keinen derartigen Effekt. Andererseits hat PVP und Inulin, ein anderes Polysaccharid, keine histaminfreisetzende Wirkung bei Ratten. PVP ist aber beim Hunde in diesem Sinne wirksam.

Zur Deutung der artspezifisch begrenzten Wirkung von Dextran bei Ratten schien uns eine Zeitlang folgende Beobachtung interessant. Versetzt man Rattenserum mit Dextran und inkubiert das Gemisch bei 37°, so wird das Rattenserum für Meerschweinchen hochtoxisch. Es löst hier nach intravenöser Injektion eine Lungenblähung aus, welche durch Antihistaminica verhindert werden kann.

Es handelt sich hier um nichts anderes, als um das Phänomen der Anaphylatoxinbildung, das wir (HAHN und OBERDORF) vor einigen Jahren wieder aus dem Dunkel der Vergessenheit herauszuholen bemüht waren. Inzwischen hat auch ROCHA E SILVA durch eigene Untersuchungen gezeigt, daß die Anaphylatoxinlehre für die Anaphylaxie von Bedeutung ist und zu Unrecht vernachlässigt worden ist. Von ROCHA E SILVA sowie von uns konnte nachgewiesen werden, daß das Anaphylatoxin eine Histaminfreisetzung bewirkt. Zur Anaphylatoxinbildung eignen sich viele Stoffe als Kontaktsubstanzen, darunter auch Kohlenhydrate (Stärke, Inulin, Agar-Agar sowie nach den vorliegenden Untersuchungen auch Dextran). Interessant ist, daß durch die Aktivierung mit Kontaktstoffen auch Meerschweinchenserum für Meerschweinchen toxisch wird. Aber am geeignetsten ist Rattenserum (NOVY und DE KRUIF; ROCHA E SILVA).

Die besondere Eignung des Rattenserums zur Anaphylatoxinbildung ist gegenüber Dextran stärker ausgeprägt als z. B. gegenüber Inulin. Hunde- und Kaninchenserum sind ungeeignet, Meerschweinchenserum bildet nur ganz schwaches Anaphylatoxin mit Dextran, ein viel stärkeres mit Inulin. Andererseits bildet Rattenserum mit Inulin ein genau so stark wirksames Anaphylatoxin wie mit Dextran (bei Prüfung am Meerschweinchen). Jedoch bewirkt Inulin sowie Inulinanaphylatoxin aus Rattenserum bei Ratten kein Ödem und keine Histaminvermehrung im Blute. Die Ratte ist also für Anaphylatoxin offenbar unempfindlich. Aus diesem Grunde glauben wir jetzt, daß das Dextranödem bei der Ratte nicht auf Anaphylatoxinwirkung beruht, sondern auf der direkten Wirkung des Dextrans auf die Gewebszellen der Ratte. HALPERN und BRIOT haben inzwischen auch gefunden, daß isolierte Hautstückchen der Ratte auf Dextran mit Histaminausschüttung reagieren. PVP wirkt beim Hund nach unseren Untersuchungen ebenfalls direkt histaminausschüttend.

Nicht ausgeschlossen ist aber, daß unter Umständen Menschenserum die Eignung besitzt, mit Dextran unter Anaphylatoxinbildung zu reagieren.

Zum Schluß sei noch auf eine weitere Möglichkeit hingewiesen, durch die künstliche Plasmaersatzstoffe zu unerwarteten Reaktionen

Anlaß geben könnten. PAUTRIZEL und PAUTRIZEL-BEZIAN fanden eine verstärkende Wirkung von PVP auf anaphylaktische Prozesse. Wir haben dasselbe Phänomen am sogenannten inversen Schock des Meerschweinchens durch heterogenetisches Antiserum studiert. Wir fanden, daß der Schock durch PVP sehr verstärkt wird. Subletale Antiserumdosen werden zu tödlichen, das begleitende Lungenödem sehr gefördert. Dextran hat diese Wirkung nicht. Das PVP greift wahrscheinlich bei diesen Vorgängen verstärkend in die Antigen-Antikörperreaktionen ein.

Zusammenfassung:

Zur Deutung unerwarteter Reaktionen auf künstliche Plasmaersatzstoffe müssen folgende Möglichkeiten in Betracht gezogen werden:
1. Eine Antigenfunktion dieser Stoffe (Dextran).
2. Eine direkte histaminliberierende Wirkung (Dextran, PVP).
3. Eine Histaminfreisetzung durch Anaphylatoxinbildung (Dextran).
4. Eine Förderung von Antigen-Antikörperreaktionen, damit eine Intensivierung allergischer und cytotoxischer Prozesse.

CXXXVII.
Sur la pathogénie des accidents de la chimiothérapie et leur thérapeutique.

Par

PHILIPPE DECOURT (Tanger).

Il n'est évidemment pas possible d'étudier complètement une question aussi vaste dans le cadre de cette brève communication. Celle-ci a seulement pour but d'attirer l'attention sur une longue suite de recherches expérimentales réalisées depuis une vingtaine d'années par l'école de l'hôpital Claude Bernard de Paris. Bien qu'elles débordent largement le problème particulier des accidents de la chimiothérapie, elles n'en intéressent pas moins directement ce sujet.

Les médicaments peuvent provoquer deux types d'accidents:
a) Les uns sont ,,*spécifiques*", c'est-à-dire qu'ils sont particuliers à certains médicaments ou groupes de médicaments au point qu'ils permettent souvent de les caractériser d'après les symptômes ou les lésions observées. Le plus souvent ils sont liés à une ou plusieurs actions physiologiques du médicament, et c'est souvent l'excès de cette activité physiologique qui entraîne les accidents.

b) Les autres accidents ne sont *pas spécifiques*, c'est-à-dire qu'ils peuvent survenir sous un aspect relativement uniforme pour des médicaments possédant des activités pharmacologiques très différentes. Ce sont les accidents de ce dernier type qui seront seuls envisagés ici.

Les accidents ,,non spécifiques" de la chimiothérapie ne sont pas seulement communs à de nombreux médicaments: ils sont analogues à ceux que peuvent provoquer des ,,agressions" très diverses. On les rencontre aussi bien au cours de maladies infectieuses, d'intoxications chimiques variées, de troubles engendrés par des agents physiques comme des irradiations, etc. C'est à l'ensemble de ces troubles pathologiques non spécifiques que j'ai attribué la dénomination générale de ,,phénomènes de REILLY'' en hommage au chef de l'école qui en a entrepris l'étude après d'autres, mais a le plus contribué à les individualiser, à en montrer l'importance dans la pathogénie de nombreuses maladies, et à préciser le rôle primordial du système nerveux viscéral dans leur éclosion (I).

En ce qui concerne ce dernier point, l'un des faits essentiels qui a été démontré par REILLY et ses collaborateurs est en effet que les fibres nerveuses du système dit ,,végétatif'' sont *beaucoup plus sensibles que tous les autres tissus* à l'action nocive de nombreux corps chimiques ou autres agents d'agression. Ce mécanisme nerveux explique la non spécificité de la réaction: les nerfs réagissant toujours d'une façon identique à une excitation, quel que soit l'agent (chimique ou physique) qui déclenche le phénomène de conduction nerveuse, les réaction qui sont déclenchées par l'intermédiaire du système nerveux revêtent obligatoirement une allure commune quel que soit l'agent d'agression. Bien entendu, malgré cette absence de spécificité réactionnelle, les troubles peuvent prendre un aspect différent lorsque la *localisation* anatomique, la *violence*, la *durée* de l'agression varient. L'atteinte nerveuse, initiale et essentielle, entraîne à son tour une série de réactions indirectes dans l'organisme, et en particulier une forte réaction endocrinienne (surtout par l'intermédiaire de l'excitation hypophysaire; celle-ci est déterminée elle-même par l'intermédiaire du mésocéphale).

De multiples expériences réalisées par nous en collaboration, et par d'autres, ont montré en particulier que des sels d'or, d'arsenic, et de nombreux autres médicaments de formules chimiques plus ou moins complexes, sont *beaucoup plus toxiques* si on les dépose au contact de fibres nerveuses appartenant au système nerveux végétatif. Par exemple, une dose très faible, *très inférieure à la dose minimum toxique* par toute autre voie (y compris la voie veineuse qui est normalement la voie d'administration classique la plus dangereuse), suffit pour provoquer des lésions graves et mêmes mortelles si on la dépose au contact d'un nerf splanchnique.

Nous avons pu montrer aussi, par le même procédé expérimental, que l'on peut *sensibiliser l'organisme* avec des doses bien plus faibles que celles qui sont nécessaires pour sensibiliser l'organisme par toute autre voie. Nous avons pu montrer également que cette sensibilisation peut être obtenue *à distance*, sans contact du produit avec les tissus qui seront ensuite hypersensibilisés: par exemple on peut sensibiliser l'ensemble de l'organisme en mettant une *dose non toxique* d'un tel médicament à l'intérieur d'un ,,sac veineux'' (obtenu par une double ligature d'un fragment de veine jugulaire), alors que le produit est ainsi séparé de tout le reste de l'organisme. Dans ce cas, la sensibilisation est obtenue uniquement par l'intermédiaire des fibres nerveuses de l'endothélium vasculaire. (2)

Un grand nombre des accidents de la chimiothérapie correspond ainsi à des phénomènes de REILLY.

Des auteurs divers ont tenté de trouver une explication physiologique à ce type de phénomènes, ainsi que le moyen d'empêcher leur éclosion. De l'ensemble de ces travaux il résulte que:

1. tous les auteurs sont d'accord sur l'existence des phénomènes décrits;

2. tous les auteurs qui en ont étudié le mécanisme nerveux en utilisant les techniques de l'école de l'hôpital Claude Bernard sont d'accord également sur l'existence de ce mécanisme nerveux initial que l'on peut considérer comme définitivement prouvé;

3. les multiples tentatives d'explications physiologiques qui ont été faites rendent compte d'une *partie* des troubles non spécifiques constatées dans les phénomènes de REILLY, mais aucune n'a pu résoudre le problème dans son entier. En particulier les lésions hémorragiques et les nécroses cellulaires (qui représentent les troubles les plus graves de ces phénomènes) n'ont encore pu trouver aucune explication par la physiologie traditionnelle. On verra plus loin quel est, à mon avis, la cause de ces échecs successifs pour trouver une explication pathogénique; mais il est préférable de résumer très brièvement d'abord les tentatives commencées il y a 19 ans pour empêcher l'éclosion des phénomènes de REILLY.

C'est dans le laboratoire même de J. REILLY, en 1935—1936, que j'entrepris les premiers essais thérapeutiques. Ma première hypothèse de travail était la suivante: puisque c'est par l'intermédiaire du „sympathique" que l'action nocive portant initialement sur les fibres nerveuses se transmet à travers l'organisme, on devrait trouver un moyen capable d'empêcher le transfert de l'action nocive en interrompant la transmission des excitations nerveuses sympathiques. C'est pourquoi je commençai par utiliser des „sympathicolytiques" de synthèse très actifs: le 883 F. et le 933 F. Sans paraître entièrement négatives, ces premières expériences n'en furent pas moins décevantes.

C'est à la suite de cet échec que furent entreprises, dans le même but, les premières recherches de médicaments antihistaminiques. En effet, depuis 1935, UNGAR, TINEL et leurs collaborateurs exprimaient l'opinion que les phénomènes de REILLY étaient la conséquence d'une libération excessive d'histamine par suite de l'excitation anormale de fibres nerveuses sympathiques dites „histaminergiques". C'est en partant de cette conception qu'UNGAR, PARROT et BOVET commencèrent la recherche de médicaments „antagonistes de l'histamine" parmi des substances déja connues pour leur action sur le système sympathique. Mais cette fois encore, je ne pus obtenir aucun effet appréciable sur les phénomènes de REILLY avec les antihistaminiques décrits en 1937 par BOVET et Mlle STAUB. Même lorsque quelques années plus tard (1941—1943) nous disposâmes d'antihistaminiques extrêmement actifs, je pus constater que la neutralisation totale des principaux effet de l'histamine est incapable d'empêcher l'apparition des phénomènes de REILLY. Ceci ruinait l'explication pathogénique proposée.

Il y a une douzaine d'années que G. TARDIEU a commencé une série d'études sur le même sujet: il a fait appel depuis à toutes les possibilités, semble-t-il, de la physiologie traditionelle pour tenter à la fois de trouver l'explication pathogénique des phénomènes de Reilly et le moyen d'en empêcher l'éclosion en bloquant simultanément par plusieurs médicaments toutes les voies possibles de la transmission nerveuse sympathique. Mais ses tentatives successives, même avec l'introduction ultérieure des ganglioplégiques puissants, n'aboutirent en fait qu'à un échec.

Depuis 1943 j'étais arrivé personnellement à une conclusion qui me conduisit dans une voie de recherches pathogéniques et thérapeutiques très différente: à côté des phénomènes qui ont été étudiés jusqu'ici par la physiologie traditionnelle, il existe, estimais-je, d'autres phénomènes qui répondent à des lois fondamentalement différentes et encore inconnues. Ce fut cinq ans plus tard que je pus trouver plusieurs critères permettant de distinguer ces deux groupes de phénomènes. Je pus alors constater d'une façon précise que les phénomènes explicables par les lois de la physiologie traditionnelle sont à peu près tous sensibles à de nombreux agents thérapeutiques. Par contre, le second groupe de phénomènes, que j'ai individualisés sous le nom de ,,*phénomènes neuxéniques*", ont entre autres caractéristiques celle de se montrer *réfractaires à tous les agents physiologiques*. Parmi les autres caractéristiques de ces phénomènes particuliers on constate notamment que les lésions apparaissent généralement dans les tissus d'une façon trés irrégulière, suivant des lois de probabilité assez analogues à celles que l'on trouve dans les phénomènes quantiques étudiés par les physiciens, telles que les lois de complémentarité de Bohr ou les ralations d'incertitude d'Heisenberg. Une autre caractéristique importante est que l'effet pathologique apparaît tardivement, alors même que l'action nocive a disparu: au moins plusieurs heures après, souvent après plusieurs jours ou même plusieurs mois. Ces faits ont, à mon avis, une très grande importance pour la compréhension d'une grande partie des accidents décrits dans le cadre général de l'allergie.

Je ne puis m'étendre plus longuement ici sur ce point, mais je dois insister tout particulièrement sur le fait suivant: l'expérience montre que les accidents neuxéniques peuvent apparaître à distance d'un point d'agression bien localisé et que *l'influx nocif peut alors franchir des synapses dont le fonctionnement physiologique est totalement bloqué*. En particulier, dans ces transmissions, *les médiateurs chimiques ne jouent pratiquement plus aucun rôle*.

Pour la thérapeutique il découlait de ces conclusions l'abandon de tout espoir d'empêcher les phénomènes neuxéniques (qui représentent les accidents les plus graves des phénomènes de Reilly) par des blocages de synapses ou par de simples antagonistes des médiateurs chimiques. C'est ainsi que je fus amené à chercher un nouveau moyen pharmacodynamique qui aurait pour effet de diminuer la réactivité cellulaire (en partant de la notion déja très ancienne qu'une cellule est d'autant moins fragile que son activité est plus réduite). Cette étude réalisée grâce à des recherches expérimentales très longues et qui ont porté sur des matériels biologiques très divers, a abouti au principe de *l'action „narcobiotique"*. Celle-ci est une action pharmacodynamique précise, mesurée sur des tests utilisant des organismes inférieurs dénués de système nerveux, et qui a une double caractéristique:

a) elle ralentit en grande partie l'activité fonctionnelle des cellules (cette action étant réversible jusqu'à un certain degré, irréversible au delà);

b) elle est *universelle*, car elle porte d'une façon sensiblement analogue sur *toutes les cellules vivantes* (aussi bien chez les végétaux et les animaux supérieurs que chez les protistes ou bactéries), et ne porte pas, par contre, chez les ultravirus et les bactériophages (que l'on considère de plus en plus comme n'appartenant pas au monde vivant, opinion qui est fortement appuyée maintenant par leur résistance à l'action narcobiotique). Cette action narcobiotique est la cause de l'efficacité thérapeutique de la chlorpromazine (connue en Allemagne maintenant sous le nom de Megaphen). Ce produit est celui qui possède la plus puissante action narcobiotique que nous connaissons actuellement.

Sans entrer dans le détail de cette nouvelle pharmacodynamie qui a été l'objet d'une synthèse récente (3), je me bornerai à indiquer que c'est grâce à elle qu'il a été possible d'obtenir pour la première fois des résultats indubitables dans les phénomènes de REILLY (résultats qui sont l'objet de publications récentes de J. REILLY et ses collaborateurs).

Les effets de la thérapeutique narcobiotique sont nombreux et souvent remarquables. Dans les phénomènes de REILLY, tant dans les études expérimentales au laboratoire qu'en clinique (en particulier dans les „syndromes malins"), ses résultats sont très encourageants, mais ils n'en restent pas moins encore insuffisants et parfois contradictoires.

Au total, les phénomènes de REILLY représentent la somme globale d'une série de phénomènes très divers, dont certains correspondent à des troubles *physiologiques* (et l'on peut agir sur eux par des thérapeutiques physiologiques appropriées), mais dont les autres correspondent à des troubles „neuxéniques", qui résistent aux médications physiologiques classiques mais peuvent être maintenant atténués pour la première fois par la thérapeutique narcobiotique. Toutefois, malgré les quelques progrès réalisés récemment, la thérapeutique des accidents neuxéniques n'est pas encore réellement satisfaisante. Sa recherche constitue l'un des problèmes thérapeutiques les plus importants qui se posent encore à l'heure actuelle, et le traitement des accidents non spécifiques de la chimiothérapie (comme celui de nombreux accidents allergiques) lui est directement lié en grande partie.

Bibliographie.

Celle-ci est beaucoup trop vaste pour pouvoir figurer ici. On trouvera une courte synthése des travaux sur les phénomènes de REILLY dans un petit volume (que l'auteur adresser volontiers à ceux que la question intéresse):

(1) DECOURT, PH.: *Etudes et Documents*. Vol. I: Phénomènes de REILLY et Syndrome général d'adaptation. (Edit. internat. HESPERIS, Tanger 1951). — (2) Pour certaines études expérimentales sur les accidents de la chimiothérapie: E. RIVALIER, PHAM-HUU-CHI, PH. DECOURT, et H. BROCARD, *Annal. Dermat. et Syphil.* 1939, No. 3, pp. 192—218. — (3) Pour la thérapeutique narcobiotique: DECOURT, PH. *Thérapie*, 1953, No. 6, pp. 846—888. — II: DECOURT, PH. 162 *rue de l'Université* — *PARIS* (7°).

CXXXVIII.

Aus der Medizinischen und Nervenklinik Gießen
(Direktor: Prof. Dr. Dr. H. BOHN).

Über die Penicillin- und Terramycin-Intoxikation.

Von

EBERHARD KOCH.

Mit 2 Textabbildungen.

Ich möchte Ihnen über eigene Untersuchungen zur Penicillin- und
Terramycin-Intoxikation berichten.

I.

Nach BORKOWSKI [1] (1947) ruft das auf die Hirnrinde des Versuchs-
tieres gebrachte Penicillin heftige Krämpfe hervor. KRYGER und THORN [2]
berichteten über Auftreten generalisierter Krampferscheinungen, wenn
sie nach *Lobotomien* beim Menschen Penicillin auf die Hirnrinde auf-
tupften.

Intrathekal injiziertes Penicillin ruft nach RAMMELKAMP [3] (1943)
ebenfalls heftige Krämpfe und Lungenödem beim Menschen hervor.
Über schwerste Penicillin-Vergiftungsbilder und sogar 30 Beobachtungen mit tödlichem Ausgang nach intrathekaler Penicillinverabreichung ist in den letzten Jahren berichtet worden. Auch nach *intravenöser* oder *intramuskulärer* Penicillin-Applikation sind Todesfälle
aufgetreten [4, 5]. Drei eigene derartige Beobachtungen in unserer Klinik
waren die Veranlassung, uns mit dem Mechanismus der Penicillin-
Vergiftung im Tierexperiment zu beschäftigen.

In gemeinsamen experimentellen Untersuchungen mit BOHN, HEISS
und SCHNEIDER [6] konnten wir drei typische *klinische Standardsyndrome*
der Penicillin-Vergiftung aufdecken: Bei relativ leichter Vergiftung
trat das klinische Bild der *Enterokolitis* auf, das unter Umständen in
einem tödlichen protoplasmatischen Kollaps enden kann (Abb. 1).
Hierbei handelt es sich um eine diffuse Capillarwandschädigung mit
seröser Durchtränkung der Darmwand bis zum Auftreten von Blutungen. Das hat schon TONUTTI [7] tierexperimentell nachweisen können.
Wir haben gezeigt, daß der Capillarschaden im Darmkanal nicht durch
örtlichen Angriff des Penicillins, sondern durch direkten Angriff an bestimmten Hirnzentren zustande kommt.

Das zweite schwerere Standardsyndrom besteht in akutem *Lungenödem* und *Lungenblutungen*. Auch hierbei handelt es sich um eine cere-
bral bewirkte Capillarlähmung der Lungenstrombahn mit pathologischer
Steigerung der Permeabilität. Endlich das *generalisierte Krampfbild*,
das als drittes und schwerstes Standardsyndrom häufig unmittelbar
tödlich endet, kommt ebenfalls durch direkte Reizung des Hirngewebes
zustande.

Unsere Beweise für den cerebral-toxischen Angriff des Penicillins sind folgende:

1. Jene Applikationsweise führte am schnellsten und mit der kleinsten Dosis zum Gifterfolg, die auf kürzestem Weg das Penicillin zum Hirn heranführt, also etwa die intrakortikale.

2. Wir bestimmten quantitativ den *Penicillinspiegel* in der *entbluteten Hirnsubstanz* und fanden, daß die Schwere des Giftbildes mit der Höhe des Penicillinspiegels in der Hirnsubstanz parallel geht.

3. Es gelang uns, im Hirngewebe von giftunempfindlichen Lebewesen, also beim Menschen, dem Kaninchen und der Ratte, einen *penicillinzerstörenden Faktor* hoher Wirksamkeit festzustellen, der bei den Tieren mit großer Penicillinempfindlichkeit, wie dem Meerschweinchen, völlig fehlte.

Da die Penicillinvergiftung immerhin ein recht seltenes Ereignis darstellen dürfte, suchten wir nach weiteren Schutzmechanismen des Gehirns und fanden, daß die *Blut- Hirn-* bzw. *Blut-Liquor-Schranke* auch eine Schranke für den Penicillinzutritt zum Gehirn darstellt. Sie wird durch intrathekale Injektion des Penicillins umgangen, was daher verständlicherweise zu den erwähnten Todesfällen Anlaß gab.

Wir haben Grund zu der Annahme, daß unter bestimmten Krankheitsbedingungen sowohl die Schutzwirkung der Blut-Hirn-Schranke als auch der Penicillinaseaktivität der

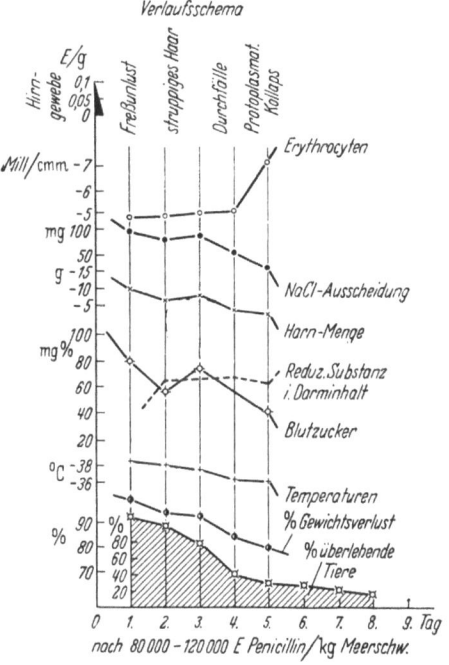

Abb. 1. Zeigt halbschematisch den Krankheitsverlauf der Enterocolitis nach *einmaliger* Penicillin-Verabreichung bei 160 Meerschweinchen. Erst nach Verstreichen einer mitunter tagelangen Latenzzeit kommt es zu einer Verflüssigung des Darminhaltes, in dem zunehmend Blut und reduzierende Substanzen (Traubenzucker?) nachweisbar werden. Mit Einsetzen der profusen Durchfälle kommt es schnell zu einem Gewichtssturz, zu einem Rückgang der NaCl-Ausscheidung im Urin und einem Abfall der Harnmenge, und schließlich zu einem protoplasmatischen Kollaps unter Austrocknungserscheinungen und schwerem Abfall des Blutzuckers, so daß terminal oft ein hypoglykämisches Krampfbild auftritt.

Hirnsubstanz *minderwertig* werden kann, so daß auch nach intramuskulärer oder intravenöser Penicillinverabreichung die von uns studierten Vergiftungsbilder, auch mit tödlichem Ausgang, auftreten.

Der *Penicillin-Ester „Pulmo 500"* durchbricht nach unseren Untersuchungen die Bluthirnschranke und kann daher bei Überstimmung der Penicillinaseaktivität der Hirnsubstanz zu schweren Vergiftungsbildern Anlaß geben, worauf wir wiederholt hingewiesen haben. Vor der im Schrifttum [8,9] empfohlenen Anwendung des Esters „Pulmo 500" bei Encephalitis und Meningitis haben wir nachdrücklich gewarnt. Die Bestätigung unserer Auffassung sehen wir im neuesten Bericht des American Council on Pharmacy and Chemistry [10] über 14 schwere, darunter drei tödliche, Vergiftungsbilder nach Anwendung des Penicillin-Esters.

Unsere Entdeckung des neurotoxischen Mechanismus der Penicillinvergiftung fand eine Bestätigung in dem Nachweis schwerer *Ganglienzellzerstörungen* des Hirngewebes nach Penicillin-Ester-Gabe durch Frau Engelbreth-Holm [11]. Schon mit verhältnismäßig kleinen intramuskulären Gaben des Esters „Pulmo 500" wurden tödliche Krampfbilder am Tier festgestellt.

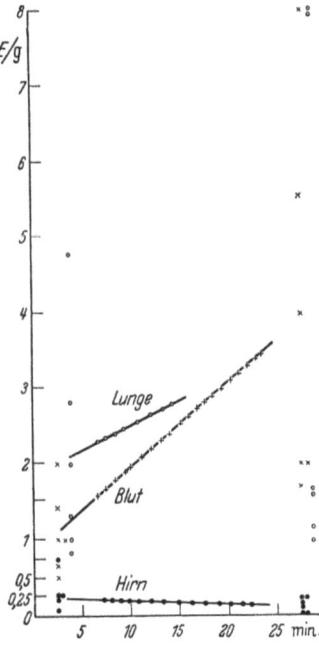

Abb. 2. Penicillin — Ester — Spiegel im Blut, in der entbluteten Lunge und dem entbluteten Hirngewebe nach 30000 E/kg Meerschweinchen.

Die dem Ester „Pulmo 500" zugesprochene spezifische *Lungenaffinität* ist durch die toxische Permeabilitätsstörung der Lungencapillargefäße bedingt, die das Penicillin aus dem Blute in reichlichem Maße ins Lungengewebe übertreten läßt. Die Abbildung 2 zeigt, daß schon wenige Minuten nach intramuskulärer Injektion einer letal wirkenden Dosis des „Pulmo 500" ein sehr hoher Spiegel in der Hirnsubstanz vorhanden ist, wie er mit Gabe des gewöhnlichen Penicillin nie erreicht wird. Der Penicillinspiegel in der entbluteten Lunge erreicht erst nach 30 Minuten sein Maximum. Der cerebral-toxische Effekt tritt also sehr schnell, die sogenannte Lungenaffinität erst spät in Erscheinung.

II.

In wenigen Worten die Ergebnisse unserer tierexperimentellen Befunde über die Vergiftung mit *Tetracyclinen* am Beispiel des *Terramycins*. Wiederum sahen wir gleichartige Giftbilder in Form von *Enterocolitis, Lungenblutungen* und sogar *Krampferscheinungen*. Der Mechanismus dieser Intoxikation ist aber ein vollkommen anderer als beim Penicillin. Es handelt sich nicht um eine cerebrale Giftwirkung, sondern um eine schwere Schädigung der *Prothrombin*bildungsfunktion der Leber, wobei das Absinken des Prothrombinspiegels auf unmeßbare Werte allgemeine *hämorrhagische Diathese* in Lungen, Darm und anderen Organen bewirken kann.

Die beobachteten Krampfbilder haben wiederum eine andere Genese. Sie sind durch das beim Terramycin verwandte Lösungsmittel, das *Natriumglycinat*, das in zu hoher Konzentration beigegeben ist, bedingt. Wir haben durch Abpufferung des stark alkalischen Lösungsvermittlers diesen Effekt beseitigen können und der Herstellerfirma davon Mitteilung gemacht.

Wir kommen zum *Schluß*.

Allgemein besteht die Tendenz, die Antibiotica in immer größerem Umfange und in immer höherer Dosierung anzuwenden. Es ist aber noch viel zu wenig bekannt, daß jedes Antibioticum imstande ist, schwere und tödliche Vergiftungserscheinungen hervorzurufen. Bei der *Penicillin-Streptomycin-Gruppe* muß mit *neurotoxischen*, bei der *Aureomycin-Terramycin-Gruppe* mit *hepatotoxischen* und schließlich beim *Chloromycetin* mit *hämatotoxischen* Folgen gerechnet werden. Es bleibt zu hoffen, daß nach besserer Kenntnis der toxischen Wirkungen auch Mittel und Wege gefunden werden, um solche Schäden zu verhüten.

Literatur.

1. BORKOWSKI, W. J. und F. M. FORSTER: J. Neuropath. Baltimore **6**, 201 (1947). — 2. KRYGER und THORN: Nord. Med. **49**, 848 (1953). — 3. RAMMELKAMP, C. H. und C. S. A. KEEFER: J. Med. Sci. **205**, 342 (1943). — 4. BATEMAN, J. C., J. R. BARBERIO, P. GRICE, C. T. KLOPP und H. PIERPONT: Arch. Int. Med. **90**, 6, 763 (1952). — 5. FEINBERG, S. M., A. R. FEINBERG und C. I. MOORAN: J. A. M. A. **152**, 2, 114 (1953). — 6. KOCH, E., H. BOHN, F. HEISS und R. SCHNEIDER: Arch. exper. Path. u. Pharmac. **220**, 157 (1953). — 7. TONUTTI, E. und K. H. MATZNER: Klin. Wschr. **1950**, 516. — 8. WELLMANN, W., H. W. DODGE und F. R. HEILMAN: J. Lab. a. Clin. Med. **43**, 2, 275 (1954). — 9. LOEW, F. und G. SIEBERT: Medizinische **2**, 56 (1954). — 10. Council on Pharmacy and Chemistry: J. A. M. A. **15**, 13, 1105 (1953). — 11. ENGELBRETH-HOLM, J. und K. ROHOLT: Acta pharmac. tox. **9**, 117 (1953).

CXXXIX.

Novocaingefahren durch Novocainallergie.

Von

HANS OTT und HANSJÖRG NETOLITZKY (Tübingen).

Innerhalb relativ kurzer Zeit konnten an der Medizinischen Klinik Tübingen einige Patienten beobachtet werden, welche durch eine Novocainallergie Schaden gelitten hatten. Da diese Allergie häufig übergangen und sogar abgelehnt wurde, sollen unsere klinischen Erfahrungen hier geschildert werden.

Überempfindlichkeit der Haut gegenüber Novocain ist den Dermatologen schon über 30 Jahre lang bekannt und nach einer neueren Darstellung „keine ausgesprochene Seltenheit". Das Novocain-Ekzem ist in den Vereinigten Staaten als Berufskrankheit der Zahnärzte anerkannt. 3% von 3900 befragten Marinezahnärzten litten daran, so daß sie bei ihrer Arbeit entweder Gummihandschuhe tragen oder ein anderes Anästhetikum verwenden mußten.

Daraus ist schon ersichtlich, daß die Novocainallergie dann eine Rolle zu spielen beginnt, wenn Novocain häufig verabreicht wird. Seit der Ausweitung der Therapie mit Novocain über die Lokalanästhesie, Endoanästhesie und Neuraltherapie zur Behandlung innerer

Krankheiten, z. B. von Gefäßkrankheiten, des Hochdrucks, des Asthma bronchiale usw. und seit der Kombination des Novocains mit Penicillinen haben auch die Veröffentlichungen über Schäden durch Novocainallergie zugenommen. Wir konnten in $1^1/_2$ Jahren sechs Fälle beobachten.

Das ist im Verhältnis zur Verbreitung und zum Ausmaß der Novocaintherapie noch glücklicherweise wenig, auch wenn man bedenkt, daß vielleicht manche allergische Reaktion unerkannt bleibt oder anderen Umständen, einer leichten Infektion, Verunreinigung usw. zugeschoben wird.

Unter unseren Patienten befand sich eine 70jährige, sehr schwerhörige Frau, bei welcher wir durch die Hautanästhesie zur Sternalpunktion die Novocainallergie bemerkten. Es kam zu einem handflächengroßen Erythem mit starker Blasenbildung über dem Sternum, Urticaria am ganzen Körper, Ödem der rechten Wange und in der Folge Exacerbation eines nässenden Ekzems an den Beinen. Vor 2 Jahren hatte sie sich in Lokalanästhesie ein kleines Hämangiom der rechten Wange entfernen lassen. Ein starkes Ödem und Erythem der rechten Gesichtshälfte ließen eine Überempfindlichkeit vermuten, die im Hauttest auch nachgewiesen wurde. 1 Jahr darauf wegen Ulcera cruris Behandlung mit 400000 Einheiten Depot-Penicillin. Eine Schwellung und Rötung der rechten Wange, ein Ekzem und eine Purpura waren die Folge. Alles verschwand nach Umsetzen auf Penicillin allein. 8 Wochen darauf wurde noch einmal Novocain-Penicillin gegeben und es trat unter Fieberanstieg wieder eine erysipelartige Rötung der rechten Wange, ein fleckiges Erythem am Körper und ein nässendes Ekzem der Beine auf. An der Einstichstelle fand sich ein umschriebenes Erythem.

Bei einer zweiten Patienten, die gegen Primeln und Erdbeeren sehr überempfindlich war, hatte man anläßlich einer kleinen Probeexcision aus der Mamma von Jod-Überempfindlichkeit gesprochen, weil die Brust tagelang nach der Operation stark gerötet war und schmerzte. Es zeigte sich jedoch, daß Jod sehr gut, Novocain dagegen nicht vertragen wurde. Außer einem stark juckenden Ödem und Erythem an der Infiltrationsstelle war es 2—3 Stunden nach einer so eingeleiteten Pleurapunktion zu einem schweren protrahierten Kollaps gekommen. Intrapleurale Novocaininjektion, Blutung oder Pneu ließen sich ausschließen. In diesem Fall konnte eine Hautreaktion auch durch eine Reihe anderer chemisch verwandter Stoffe ausgelöst werden.

Die Bemühungen, den Chemismus der Hautreaktion aufzuklären, datieren seit 1924 und haben immer wieder zu der Feststellung geführt, daß häufig eine Überempfindlichkeit gegen Stoffe vorhanden ist, die eine NH_2-Gruppe in Parastellung am substituierten Benzolkern tragen. Es gelang aber nicht, eine bestimmte Regelmäßigkeit oder sichere Zusammengehörigkeit nah verwandter Verbindungen aufzudecken. So kann eine isolierte Novocainallergie allein bestehen, aber auch eine solche nur gegen Stoffe, in die sich Novocain zersetzt: Paraaminobenzoesäure oder Diäthylaminoäthanol. Eine Gruppenallergie kann eine ganze Reihe chemisch verwandter Anästhetica umfassen. Es können aber auch einzelne herausfallen, wie z. B. Pantocain, wie wir bei einem dritten Fall feststellen konnten. Außerdem können, wie bei dem zweiten geschilderten Fall, von Novocain stärker unterschiedliche Anästhetica mitreagieren. Eine genaue Aussage läßt sich immer erst nach der Austestung machen, die notwendig ist, *bevor* man zum nächsten Anästheticum greift. Wenn es also zur Auslösung einer Novocain-überempfindlichkeit einer Sensibilisierung bedarf, so muß es nicht Novocain sein, was primär dazu geführt hat.

Mehr als andere sind Allergiker gefährdet. Bei ihnen kommt es leichter zur Gruppensensibilisierung und die zur Allergisierung nötige Schwellendosis ist niedriger. Auch auf Grund unserer Erfahrungen müssen wir annehmen, daß die individuelle Allergiebereitschaft nicht unbeträchtlichen Schwankungen unterliegt. Art und Menge des zur Reaktion notwendigen Allergens kann wechseln, gleichzeitig verordnete Arzneimittel können die Wirkung beeinflussen und ein endogener Rhythmus wie die Menstruation kann zu einer Empfindlichkeitssteigerung führen. Dann wird es mitunter unmöglich sein, ein komplexes Geschehen in Haupt- und Nebenwirkungen aufzulösen. Das zeigt folgende Beobachtung.

Eine 47jährige Frau, die auf Primeln und gewisse Salben mit Hautausschlag reagierte, hatte etwa im Abstand von jeweils 7 Tagen erst zwei Ampullen Depot-Padutin, dann je fünf Ampullen Depot-Padutin i. m. und gleichzeitig je fünf Ampullen Kausat i. v. erhalten. Die fünfte Injektion erfolgte zu Beginn der Periode. Bei der Einspritzung wurde nichts besonderes bemerkt. Eine knappe Stunde später wurde die Patientin auf dem Heimwege ohnmächtig und kam hochgradig cyanotisch und pulslos im schwersten Kollaps in die Klinik. Es gelang, den Kollaps zu beheben, das Bewußtsein blieb aber getrübt. Hyperkinesen traten auf und schließlich entwickelte sich ein katatoniformer Erregungszustand, der am 15. Krankheitstag zum Tode führte. Am 2. Krankheitstage hatten sich am Rücken und am Gesäß lebhafte rote urticarielle Erytheme und eine Purpura ausgebildet. Am 8. und 9. Krankheitstage wurde eine Hauttestung auf Kausat, Novocain, Depot-Padutin und Kombinationen versucht. Der bedrohliche Zustand gestattete nur eine sehr vorsichtige intracutane Anwendung ganz geringer Mengen. Das Ergebnis war negativ, die Lumbalpunktion o. B. Schließlich erbrachte auch die Autopsie nichts, was die folgenschwere Reaktion auf die Medikamente erklärt hätte.

Dieser Fall ist ein Beispiel für die Förderung einer Allergie durch *ungünstige* Heilmittelkombination (Kausat *und* Depot-Padutin) bei Allergiebereitschaft. Zwischenfälle bei intravenöser Novocainanwendung sind außerordentlich selten und vom Kausat bisher unbekannt. Der Barbitursäure und dem Vitamin C wird eine Wirkungsverbesserung zugeschrieben. Allerdings hebt die Barbitursäure nicht die Allergie auf. Die Hautteste waren bei einer Allergikerin im 36 Stunden währenden Avertin-Somnifen-Schlaf genau so rasch und stark positiv wie im Wachzustand.

Das allergische Geschehen kann sich der Grundkrankheit aufpfropfen und sie modifizieren. Dadurch kommen Lokalisatoreffekte zustande und allergische Schockfragmente erhalten eine Organdetermination.

So bekam ein an einer subakuten Endocarditis leidender Patient auf 5 ccm 1%iges Novocain *nicht nur* eine starke Lokalreaktion, ein handflächengroßes Erythem an der Infiltrationsstelle unter dem Xiphoid mit subcutaner Blutsuggilation, sondern auch eine Rötung und Schwellung des rechten Kniegelenks und eine petechiale Purpura. Der Intracutantest und Depot-Penicillininjektionen hatten wiederholte Purpuraschübe zur Folge.

Die Lokalerscheinungen der Novocainallergie können vom leichten subcutanen Ödem, trockenem oder nässendem Erythem zu unförmigen Schwellungen und pseudophlegmonösen Entzündungen führen, die mit Narben abheilen. Blutaustritte aus den Gefäßen sind häufig. Alle Hauterscheinungen können sich über den ganzen Körper ausbreiten.

Tragische Folgen hatte eine Infiltration als Sympaticusblockade der unteren Brustwirbelsäule bei einem 23jährigen Mädchen. Obwohl schon bei der Erstinjektion starke Schmerzen nach der Einspritzung tagelang angehalten hatten, wurde nach 14 Tagen neuerdings injiziert. Die Folge war eine Querschnittslähmung. Als eine operative Durchtrennung der hinteren Wurzeln zur Ausschaltung der Schmerzen und der Spastik durchgeführt wurde, zeigten sich ausgedehnte, derbe, flächenhafte Verwachsungen der Rückenmarkshäute mit den untersten Rückenmarksabschnitten und der Cauda equina. Da die Testung sowohl percutan als auch intracutan später eine Novocainreaktion ergab, mußte man annehmen, daß sich im novocaininfiltrierten Bereich eine allergische Reaktion bis zur Nekrose abgespielt hat, welche zum Querschnittssyndrom und zu narbigen Verwachsungen führte.

Es ist vielleicht angebracht, ein Wort auch zu den schwersten Schockreaktionen zu sagen, die als Folge einer lege artis ausgeführten Betäubung mit Novokain, besonders bei Anwendung am Hals und in der Nähe des Rückenmarks vorkommen. Wenn auch manche kasuistische Mitteilungen — wie unser zweiter Fall — sowohl lokale als auch allgemeine Schocksymptome zeigen, so lassen sich die schweren und berüchtigten Novocainzwischenfälle heute nicht zwanglos einfach als allergische Erscheinungen verstehen. Vielleicht spielt sie aber doch eine Rolle. Es ist immer zu überlegen, daß im Rahmen der allergischen Reaktion eine Veränderung der pharmakologisch-toxischen Wirkung möglich ist und daß sich bei einer bestehenden Allergie die Eigenpotenz des Arzneimittels ändert!

Deshalb ist im Interesse dieses wervollen und unentbehrlichen Heilmittels stets der Ausschluß einer Novocainallergie dann zu fordern, wenn Novocain so verabreicht wird, daß eine mögliche Reaktion Schäden verursachen könnte. Die selbstverständliche Vortestung bei hochdosierter Jodapplikation zur Röntgendiagnostik hat manches Unheil verhindert. Mindestens 24 Stunden vor jeder Novocaininfiltration in die Nähe lebenswichtiger Organe sollte durch eine intracutane Novocaininjektion von 0,1 ccm sterilen Novocains ($^1/_2$ bis 2%ig) die Allergie ausgeschlossen werden. Also vor Lumbalanästhesie, Paravertebralanästhesie, Anästhesie in die Gegend des Schlundes und Kehlkopfs und in der Tiefe des Körpers. Liegen bereits allergische Reaktionen vor, dann empfiehlt sich die schonendere Läppchenprobe.

Was für Novocain als Gefahrenursache gilt, trifft natürlich für das identische Procain, die chemisch verwandten wie Oxyprocain, Larocain, Tutocain, Pantocain usw. und andere Lokalanästhetika wie Percain und Xylocain prinzipiell auch zu.

Literatur und ausführliche Beschreibung der Fälle: H. OTT und H.-J. NETOLITZKY, Dtsch. Med. Wschr. 1954, im Druck.

CXL.

Aus der Medizinischen Klinik (damaliger Chefarzt: Prof. Dr. RÖSSING) und der Blutspenderzentrale (Oberarzt Dr. WIGAND) des Städtischen Krankenhauses im Friedrichshain, Berlin.

Bluttransfusion und Allergie.*

Von

HELLMUT WIGAND (Bad Münster am Stein).

Bis heute wird das Bluttransfusionswesen von der Blutgruppenserologie beherrscht oder gar mit ihr identifiziert. Deshalb sind die nichtblutgruppenbedingten Transfusionsstörungen, die der Serologe nicht zu sehen bekommt, bisher stiefmütterlich behandelt worden, obwohl sie ungleich häufiger sind als die blutgruppenbedingten. Unter diesen nichtblutgruppenbedingten, nicht-hämolytischen Störungen spielen die *allergischen Störungen* eine besonders wichtige und viel zu wenig beachtete Rolle.

Zunächst haben wir es schon in der *Blutgruppenserologie* mit echtem allergischem Geschehen zu tun, zumindest bei denjenigen Antigen-Antikörper-Reaktionen, die auf der Gegenwart von Immun-Antikörpern beruhen. Die *Rh-bedingte Transfusionsstörung* ist ein Musterbeispiel dafür: Durch die Sensibilisierung eines rh-Negativen im Gefolge der ersten Übertragung Rh-positiven Blutes bilden sich Rh-Antikörper, die bei späterer erneuter Zufuhr des Rh-Antigens zu schweren Störungen führen können. Diese Störung spielt sich nicht allein in Form einer Hämolyse im peripheren Blut ab, sondern ist gleichzeitig ein zellständiges Geschehen speziell im Reticuloendothel. Daß dieses Geschehen auch ohne Hämolyse zu einem ganz schweren *anaphylaktischen Schock* führen kann, zeigt ein eigener Fall: Hier bekam ein rh-negativer Blutspender im Verlauf einer künstlichen Sensibilisierung mit Rh-positiven Blutkörperchen einen schwersten anaphylaktischen Schock von mehrtägiger Dauer ohne Hämolyse. Nach dessen Abklingen fand sich ein sprunghafter Anstieg des Anti-D-Titers. Daß eine Allergie gegen Rh-Antigen sich auch in Urticaria-Anfällen äußern kann, haben KINDLER, ORTH und SCHWARZ beschrieben.

---

* Ausführlichere Veröffentlichung in Vorbereitung.

Größere Bedeutung hat aber das *Spenderserum*. Denn wir übertragen ja nicht gewaschene Blutkörperchen, sondern Vollblut. Wenn bisher allergische Störungen nach Transfusion beschrieben wurden, dachte man mehr an Mitübertragung von Nahrungsallergenen mit dem Spenderblut auf einen allergischen Empfänger oder umgekehrt. Solche Fälle sind aber Raritäten. Praktisch viel wichtiger ist die Frage der Allergie gegen menschliches Serum ganz allgemein oder gegen das Serum bestimmter Spender. DAHR spricht hier von Eiweißunverträglichkeit, ohne den Allergiebegriff zu benützen, und denkt in diesem Zusammenhang an eine Art Eiweißgruppenbildung. Hierüber ist wenig Sicheres bekannt. Wir berichteten vor 2 Jahren über einen Fall von allergischer Polyneuritis nach wiederholter Transfusion, bei dem sich durch Intracutanproben zellständige Antikörper gegen die Spenderseren nachweisen ließen.

Bei der Bearbeitung von 15000 Transfusionen aus unserm ehemaligen Berliner Arbeitsgebiet fanden wir 220 *allergische Störungen*, das sind *etwa 1,4 %*, gleich häufig bei Frischblut wie bei Konservenblut. Die Symptome bestanden in Urticaria oder Quincke-Ödem, seltener andern Exanthemen, Petechien, asthmatischen Zuständen, nur vereinzelt von Schüttelfrost begleitet, meist ohne Fieber verlaufend. Nachträgliche Hauttestung solcher Empfänger mit 1:10 verdünntem Spenderserum ergab stets positive Reaktion; dabei gegen Kontrollseren teilweise keine, teilweise schwächere Reaktion bei negativen Kochsalzkontrollen. Bei *pyrogenen Störungen*, die in gleicher Weise nachuntersucht wurden, fanden sich in $^1/_3$ der Fälle ebenfalls positive Hautreaktionen gegen das Spenderserum. Eine Allergie gegen menschliches Serum dürfte also auch bei rein pyrogenen Störungen von gewisser Bedeutung sein. Eigenartigerweise werden allergische Störungen *bei wiederholter Transfusion* nicht nennenswert häufiger, so daß man in diesen Fällen an eine primäre Überempfindlichkeit gegen menschliches Serum denken muß. Um festzustellen, wie verbreitet diese überhaupt in der Bevölkerung ist, haben wir *Normalpersonen* ohne allergische und ohne Serumanamnese mit menschlichen Serumverdünnungen verschiedener Blutgruppen intracutan getestet. Die Untersuchungen sind noch nicht abgeschlossen. Wir bekamen bisher etwa in 10% der Fälle positive Reaktionen, auffallenderweise stets auf einzelne bestimmte Seren. Doch spielt dabei die *Blutgruppe* des Spenderserums sicherlich keine Rolle. Die vermuteten *Eiweißgruppen* scheint es wohl nicht zu geben. Das Grundleiden der Patienten hat offenbar für die Neigung zu allergischen Störungen keine wesentliche Bedeutung.

Nun zeigte sich aber bei *Untersuchungen über den Wirkungsmechanismus der Bluttransfusion*, bestehend in differenzierten Leukocytenkurven, noch etwas anderes: Auch die störungsfrei vertragene Transfusion ruft in jedem Fall beim Empfänger gewisse Veränderungen hervor: Bei der einen Hälfte der Fälle einen Eosinophilensturz mit Lymphocytenabfall und Anstieg von Stabkernigen, Segmentkernigen und Gesamtleukocyten, — also eine Reaktion, die in Verbindung mit einem Anstieg der 17-Ketosteroidausscheidung im Sinne eines „Stress" spricht. Bei der andern Hälfte dagegen tritt eine Eosinophilie auf und zwar eine primäre Eosinophilie mit Linksverschiebung und Leukopenie, also eine durchaus gegensätzliche Reaktion, die auf ein latentes allergisches Geschehen hindeutet. Die nachträgliche Testung solcher Fälle ergab ebenso wie bei den manifest allergischen Störungen positiven Hauttest gegen Spenderserum. Beide Reaktionstypen stellen nicht etwa zwei Phasen eines Geschehens dar, sondern Gegensätze. Sie hängen nur teilweise mit der Art des Grundleidens und mit der Zahl der Transfusionen zusammen. Patienten, die bei der ersten Transfusion den Stress-Typ zeigten, reagierten beim zweiten Mal latent allergisch.

Jede Transfusion führt also zu einer *Reaktion*, und man muß zwischen *Reaktion und Störung* durchaus unterscheiden.

Die große praktische Bedeutung unseres Themas wird Ihnen aber erst klar, wenn ich berichte, daß es mit Sicherheit rein allergische und nicht-blutgruppenbedingte, nicht-hämolytische *Transfusionstodesfälle* gibt. Diese sind im Zeitalter der verfeinerten Blutgruppenserologie besonders erschütternd. Vielleicht reichen sogar die allergischen Transfusions-Todesfälle an Häufigkeit an die der hämolytischen heran. Von fünf selbst bearbeiteten Transfusionstodesfällen unseres Berliner Materials war nur einer durch Hämolyse bedingt. Beim zweiten Fall fand sich ein Rh-bedingter Mechanismus, jedoch ohne Hämolyse. Zwei weitere Fälle ohne Hämolyse ließen sich, da nicht genügend durchuntersucht, nicht ganz klären. Beim letzten Fall ergab die Sektion eindeutige Zeichen eines anaphylaktischen Schocks: keine Hämolyse auch hier, aber in allen Organen, besonders in Niere und Gehirn, histologisch Zeichen schwerster Permeabilitätsstörung in Form von pericapillären Serum- und Blutaustritten, in der Niere außerdem völlig blutleere Vasa afferentia und Glomeruli. Eine Blutgruppen- oder Faktoren-Unverträglichkeit ließ sich ausschließen.

Wir möchten annehmen, daß auch die meisten der bisher ungeklärten oder auf irgendwelche vermuteten Toxica in Konserven oder Schläuchen zurückgeführten Transfusionstodesfälle durch einen allergischen Mechanismus bedingt sind. Denn eine letale Wirkung der oft angeschuldigten metallischen oder sonstigen Spurenstoffe kann man sich rein toxikologisch beim besten Willen nicht vorstellen. Erklärbar sind sie überhaupt nur, wenn man ein Überempfindlichkeitsgeschehen, also eine Allergie, annimmt, sei es auch im Sinne einer Haptenwirkung.

Diese erschütternden Todesfälle rufen natürlich zur Prophylaxe auf. Ein Hauttest oder eine intramuskuläre Probeinjektion von Spenderserum wäre möglich, doch wäre das wegen der vielen positiven Reaktionen keine genügend gezielte Maßnahme. Die Calciumprophylaxe bietet nach unserem Material keinen ausreichenden Schutz, auch Novocain nicht. Bewährt sollen sich Antihistaminpräparate und auch injizierbare Rutinpräparate haben. Sie haben allerdings die Gefahr, eine Blutgruppenunverträglichkeit durch Abschwächung aller Störungssymptome zu verschleiern. Trotzdem sollten sie, eine korrekte Kreuzprobe vorausgesetzt, Verwendung finden.

Mit diesen praktischen Hinweisen möchte ich mein Kurzreferat schließen. Man sieht, es lohnt sich wirklich für den transfundierenden Arzt, sich wesentlich mehr als bisher auch mit Allergieproblemen zu beschäftigen.

CXLI.

Aus der Medizinischen Universitätsklinik Marburg/Lahn
(Direktor: Prof. Dr. H. E. Bock).

Zu den Beziehungen zwischen Blut- und Organeosinophilen, besonders bei allergisch-entzündlichen Erkrankungen und unter Corticoiden.

Von

Rudolf Gross.

Mit 2 Textabbildungen.

Die Bluteosinophilie ist ein häufiges, wenn auch keineswegs obligates Kennzeichen allergischer Reaktionen. Bei allen Lücken, die unsere Kenntnisse über die Cytochemie und Funktion der eosinophilen Leukocyten noch aufweisen, wird doch das Verständnis ihrer Reaktionen wesentlich gefördert, wenn wir sie nicht nur im strömenden Blut untersuchen, wo sie besonders vielfältigen und schwer übersehbaren Wechselwirkungen ausgesetzt sind, sondern auch in den verschiedenen Organen.

Zu diesem Zwecke entwickelten wir gemeinsam mit Dr. I. Romeiser eine Modifikation der Undritzschen Peroxydase II-Reaktion für Paraffinschnitte, die die sichere Erkennung der Eosinophilen auch bei kleiner Vergrößerung und damit quantitativ-histologische Untersuchungen ermöglicht. Ein Farbdiapositiv zeigte die rotbraunen Eosinophilen im Knochenmark auf dem Untergrund der sonst blau gefärbten Zellen; Methodik und statistische Bewertung dieser Untersuchungen werden an anderer Stelle mitgeteilt. Wir verwandten für die meisten Untersuchungen Meerschweinchen, die durch Nackenschlag getötet wurden, weil die agonalen

Tabelle 1.
Verteilung der Eosinophilen innerhalb der Organe beim Meerschweinchen. Der mit Kreuzchen angegebenen relativen Dichte liegen die Auszählungen von je 40 Gesichtsfeldern in zwei Schnitten (5μ) für jedes Organ aus sieben normalen Tieren zugrunde.

Organ	relativ viel Eos	relativ wenig Eos
Knochenmark ++++	gleichmäßige Verteilung	
Lunge +++	um die Bronchien, Gefäße und subpleural	übriges Lungengewebe
Milz ++	Sinus, besonders perifollikulär	Follikel
Magen ++	Submucosa, bes. an Basis der Krypten	Muscularis
Duodenum +++	,, ,,	,,
Ileum ++	,, ,,	,,
Herzmuskel (+)		
Leber (+)		
Niere (Biggart) (+)		

Verschiebungen und postmortalen Veränderungen den Wert entsprechender Untersuchungen am Sektionsmaterial beeinträchtigen.

Tabelle 1 zeigt den Eosinophilenreichtum der verschiedenen Meerschweinchenorgane. Das Knochenmark als die alleinige oder — nach anderen Autoren — eine wesentliche Bildungsstätte der Eosinophilen nimmt dabei in jeder Hinsicht eine Sonderstellung ein: Höchste relative Eosinophilenzahl, reichlich unreife Elemente, gelegentliche Eosinophilenteilungen, relativ geringe Streuung innerhalb der Tiere und zwischen den Tieren. Sehr eosinophilenreich sind am Normaltier auch Magen und Darm, besonders das Duodenum, sowie Milz und Lunge. Alle diese Organe enthalten aber nur wenige unreife Elemente und keine Eosinophilenmitosen, auch ist die Streuung von Gesichtsfeld zu Gesichtsfeld und von Tier zu Tier stärker. Man darf in diesen Organen wohl die bevorzugten Abbauorte der Eosinophilen sehen, wie ja der Milz schon immer eine Rolle bei der Blutmauserung zugeschrieben wurde, und der Lunge nach neueren Isotopenuntersuchungen von BIERMAN u. a. im Leukocytenabbau eine besondere Bedeutung zukommt. Sichere eosinophile Abbauformen nach den Kriterien von UNDRITZ und unseren eigenen Untersuchungen (GROSS) haben wir zwar in diesen Organen beobachtet, aber verhältnismäßig selten.

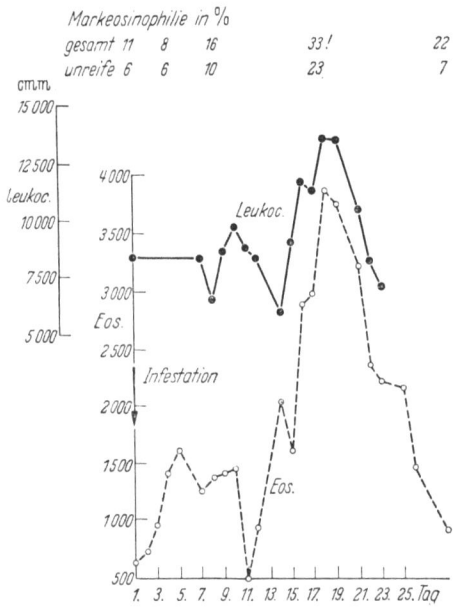

Abb. 1. Verhalten der Bluteosinophilen (direkte Kammerzählungen), der Gesamtleukocyten sowie der Markeosinophilen (in % des weißen Myelogramms) bei einem Selbstversuch (G. H. Sch.) mit 200 infestationstüchtigen Eiern von Ascaris lumbric. suis.

Ausgesprochen eosinophilenarm sind nach unseren Untersuchungen Leber, Herzmuskel, nach BIGGART auch die Nieren. Besonders auffallend ist der geringe Eosinophilengehalt der Leber, die den besonders eosinophilenreichen Organen Milz und Magen-Darm im Blutkreislauf nachgeschaltet ist.

Interessanterweise beobachteten wir (gemeinsam mit LAMBERS und HELLWIG) die gleichen Verteilungsprinzipien der Eosinophilen auch bei einem Kind der Marburger Kinderklinik (Direktor: Prof. LINNEWEH), das mit einem eosinophilen Leukämoid von 400 000/cmm bald nach der Aufnahme ad exitum kam. Bei den vielen gewöhnlichen, unreifzelligen Kinderleukosen des amerikanischen Leukämiezentrums in Boston hatte HELLWIG einen völlig anderen Verteilungstyp der leukämischen Zellen in den Organen gefunden. Es scheint hier eine ausgesprochene Affinität der Eosinophilen zu den genannten Organen vorzuliegen, deren Grundlage noch unklar ist. Diese Frage wird auch mit der für den Darm üblichen Erklärung der Resorption von Fremdproteinen nicht ausreichend beantwortet.

Unter ACTH nahmen die Eosinophilen im Magen, im Darm, in der Milz und in der Lunge während und nach der Bluteosinopenie nicht nur nicht ab, sondern eher zu, wie wir mit ROMEISER an anderer Stelle eingehender besprechen werden.

Beim Menschen läßt sich von den eosinophilenreichen Organen intra vitam meist nur das Knochenmark untersuchen. Von zahlreichen Autoren wird ein enger Zusammenhang zwischen Blut- und Knochenmarkeosinophilie angenommen, von einer kleineren Zahl bestritten. Wir haben —gemeinsam mit M. FRANK—über 900 Sternalpunktate mit den entsprechenden Blutbildern verglichen und den Korrelationskoeffizienten r mit nur 0,27 bestimmt. Nehmen wir r^2 als Maß der gegenseitigen Abhängigkeit, so bestand diese nur in etwa 10% aller Fälle. Bei einzelnen Personengruppen war die gegenseitige Abhängigkeit größer; sie betrug z. B. bei Lymphogranulomatosen rund 20%, bei Gesunden 30%. Bluteosinophilie und Markeosinophilie sind also keineswegs identisch — und gerade bei chronischen Prozessen können wir manchmal die Eosinophilie im Knochenmark nachweisen, die wir im Blut erwarteten, aber nicht fanden.

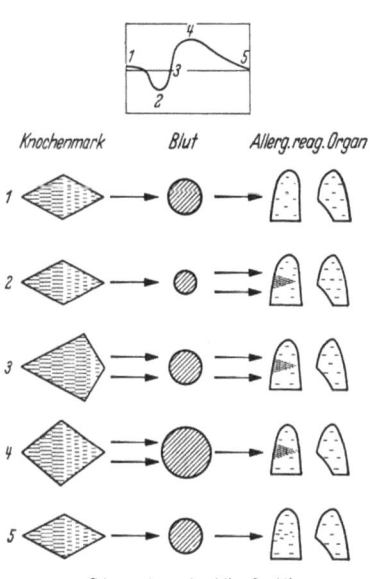

Knochenmark   Blut   Allerg.reag.Organ

Schema der eosinophilen Reaktion

Abb. 2. Schema zu den Wechselbeziehungen zwischen den Eosinophilen des Knochenmarks, des Blutes und einer umschriebenen allergischen Entzündung.

Die Patienten, deren Knochenmark wir in der Klinik bioptisch untersuchen, sind meist schon einige Zeit krank. Wir müssen aber bei den Wechselbeziehungen zwischen Blut- und Knochenmarkeosinophilie scharf zwischen chronischen Bedingungen und akuten eosinotaktischen Reizen unterscheiden. Die Blut- und Knochenmarkreaktionen bei den letzteren darf ich an einem von mir verfolgten Selbstversuch des Zoologen G. H. H. SCHMIDT demonstrieren (Abb. 1), der in dem abgebildeten Versuch zum dritten Male 200 infestationstüchtige Eier von Ascaris lumbric. suis zu sich genommen hatte. Sie sehen, daß es schon unmittelbar nach der Infestation zu einer Bluteosinophilie kam, die aber am 9. bis 13. Tage durch einen Knick nach unten bis auf besonders niedrige Werte unterbrochen wurde; erst danach setzte der starke Anstieg der Bluteosinophilen ein, die wir aus der Klinik als die charakteristische ,,Eosinophilie'' des Löfflerschen Syndroms kennen. Abbildung 2 gibt die Deutung für diese und einige weitere ähnliche Beobachtungen:

Unter normalen Bedingungen halten sich der Nachschub der Eosinophilen aus dem Knochenmark und ihr Verbrauch in der Peripherie die Waage. Kommt es in irgendeinem Organ zu einer umschriebenen entzündlich-allergischen Reaktion, etwa wie hier in der Lunge, so wandern zahlreiche Eosinophile aus dem Blut dorthin ab, mehr, als zu dieser Zeit nachgeliefert werden: Es kommt zu einer transitorischen Eosinopenie, der sogenannten Abwanderungseosinopenie mit positiver Eosinotaxis nach Schilling. Ähnliches haben auch Löffler und sein Schüler Esselier mitgeteilt. Die Bluteosinopenie wirkt als spezifischer Bildungsreiz auf das Knochenmark, das vermehrt Eosinophile bildet und ausschwemmt. Die Mehrausschüttung führt in Verbindung mit der inzwischen eingetretenen Absättigung der Gewebe zu der bekannten Bluteosinophilie allergisch-entzündlicher Prozesse. Die Einregulierung auf die normalen Verhältnisse nimmt nach Fortfall des eosinotaktischen Reizes etwa 1 bis 2 Wochen in Anspruch.

Sie sehen, daß bei plötzlichem akuten Bedarf der Organe an Eosinophilen die sofortige Verfügungskapazität des Systems Blut-Knochenmark meist nicht ausreicht. Sie sehen, daß eine einmalige Blutuntersuchung, etwa bei einem Lungeninfiltrat, zu schwerwiegenden diagnostischen Fehlschlüssen führen kann. Sie sehen, daß die größere Konstanz und Unabhängigkeit der Knochenmarkeosinophilen ein sichereres Urteil über eine eosinophile Reaktionskonstellation ermöglicht als die Blutuntersuchung allein.

Literatur.

Bierman, H. R., R. L. Byron, F. W. King, N. N. Petrakis: Blood, 7, 533 (1952). — Biggart, J. H.: J. Path. Bact. 35, 799 (1932). — Esselier, A. F.. B. J. Koszewski: Beitr. Klin. Tbk. 106, 10 (1951) (Lit.). — Frank, M.: Dissert. Marburg 1954. — Gross, R.: Act. haem. 11, 1 (1954). — Hellwig, G.: Mündl, Mittlg. — Löffler, F., A. F. Esselier, u. M. E. Macedo,: Helvet. med. Acta. 15. 223 (1948). — Schilling, V.: Das Blutbild, Jena 1943. — Undritz, E.: in Tabul haem. Sandoz u. persönliche Mitteilg.

CXLII.

Aus der II. Medizinischen Klinik der Martin-Luther-Universität Halle-Wittenberg
(Kommiss. Direktor: Prof: Dr. R. Emmrich).

Allergie gegenüber
Hypophysengewebe und Hypophysenextrakt.

Von

Horst zur Horst-Meyer.

In den letzten 20 Jahren sind zahlreiche Arbeiten erschienen, die sich mit dem Problem der Sensibilisierung gegenüber Hormonen sowohl aus der Steroidreihe als auch aus der Reihe der Proteohormone befassen. Wir haben in den letzten Jahren die Erfahrung gemacht, daß bei hypophysär-diencephal (h.-d.) gestörten Patienten auch eine Überempfindlichkeit gegenüber transplantiertem Hypophysengewebe wie gegenüber Hypophysengesamtextrakten bestehen kann.

Bei über 1000 Hypophysentransplantationen der letzten Jahre machten wir die Beobachtung, daß dem Rind entnommene Hypophysen trotz saubersten Arbeitens nicht in allen Fällen reizlos einheilten. Während leichte, nußgroße Infiltrate um das Transplantat häufig waren und von leichten Temperaturen am Abend der Übertragung begleitet wurden, beobachteten wir besonders bei ambulant durchgeführten Übertragungen — wahrscheinlich infolge der ungünstigereren äußeren Bedingungen wie längere Heimfahrt sowie fehlende Pflege und Überwachung — um das Transplantationsbett in etwa 15% unserer Fälle ein großes Infiltrat. Gelegentlich kam es zu steriler Einschmelzung, wobei das Transplantat unter Umständen noch nach Wochen durch den Stichkanal ausgestoßen wurde.

Bereits ERHARDT erwähnt „ungünstige Ergebnisse bei Implantation in die Oberschenkelmuskulatur", „manchmal" Temperaturen für 8 bis 14 Tage nach der Implantation in das Mesenterium, ohne daß jedoch eine diffuse Peritonitis zustande kam. BANSI berichtete über „lokale" Gewebsreizungen und „öfter" Temperatursteigerungen. OESTERBY sah bei 117 Transplantationen 23 örtliche Entzündungen am Transplantationsbett. Zehnmal davon schmolz das Gewebe ein. BRESGEN berichtet bei seinem Patienten nach der ersten Übertragung über leichte Temperatursteigerungen, nach der zweiten und dritten Übertragung kam es zum Abszeß. GUMMRICH berichtete „trotz sterilsten Arbeitens" über zehn Transplantationsabszesse bei 30 Übertragungen.

Auch unter den optimalen Bedingungen einer stationären Behandlung und Überwachung nach der Übertragung lassen sich diese Komplikationen nicht ganz vermeiden. In der anfänglichen Annahme, auf dem Schlachthof nicht steril genug gearbeitet zu haben, gaben wir nach der Übertragung einen Penicillin- bzw. Sulfonamidstoß. Auch haben wir die Hypophyse direkt in eine Penicillinlösung gelegt, konnten uns jedoch im Gegensatz zu GUMMRICH von einem wesentlichen Effekt nicht überzeugen.

Eine Infizierung des Transplantates erscheint um so unwahrscheinlicher, als alle zur Übertragung vorgesehenen Hypophysen zusammen in einem Gefäß zerkleinert werden und zur Verlängerung der Depotwirkung 2 Stunden in einer Zinkchloridlösung liegenbleiben. Erst danach haben wir die für den einzelnen Patienten vorgesehene Drüsenmenge aus dem Sammelgefäß entnommen. Wäre *eine* Drüse infiziert gewesen, so müßten praktisch *alle* an diesem Tage versorgten Patienten Abszesse bekommen haben. Komplikationen traten aber nur bei einzelnen Patienten auf. Aus diesem Grunde lag es nahe, die Ursache für die Infiltratbildung bei den Patienten selbst zu suchen.

Zur Klärung dieser Frage setzten wir bei denjenigen Patienten, bei denen nach der Übertragung ein örtliches Infiltrat bzw. ein Abszeß aufgetreten war, eine Intracutanquaddel mit einem Hypophysengesamtextrakt. Wir benutzten das Präparat „Hyphibion" der Firma Adolf Klinge, München, von dem wir durch Untersuchungen an 50 Gesunden wissen, daß es reaktionslos vertragen wird. Im Gegensatz dazu wiesen

95% derjenigen Patienten, die die transplantierte Hypophyse wieder ausgestoßen hatten, am folgenden Tage einen 1 bis 3 cm großen hyperämischen, juckenden Hof um die Intracutanquaddel auf. Um eine Sensibilisierung durch die vorangegangene Transplantation auszuschließen, setzten wir in einer weiteren Serie von 70 h.-d. gestörten Patienten, bei denen eine Drüsenübertragung oder eine anderweitige Hormonbehandlung noch nicht durchgeführt worden war, ebenfalls eine Intracutanquaddel und fanden bei 34 von ihnen eine positive Reaktion. Dabei ist zu bemerken, daß bei diesen Patienten die Reaktion sowohl mit dem vom Rind als auch vom Schwein gewonnenen Präparat positiv ausfiel, während die Intracutanquaddel mit dem Serum dieser Tiere in der Verdünnung 1 zu 1000 negativ bleibt. Eine Sensibilisierung durch die Übertragung allein scheidet aus, da die Probe bereits vor der Übertragung bei der Hälfte unserer Patienten positiv verlief und bei denjenigen Patienten, bei denen sie negativ war, auch nach zehn Übertragungen negativ blieb.

Von diesen 34 h. d. gestörten Patienten hatten nur 4 eine allergische Manifestation wie Asthma bronchiale, rezidivierende Urticaria, allergisch bedingtes chronisches Ekzem bzw. Primelallergie.

Es weisen also die Hälfte der untersuchten hypophysär-diencephal gestörten Patienten eine latente Überempfindlichkeit gegenüber einem Hypophysengesamtextrakt auf, gleichgültig ob er vom Rind oder Schwein gewonnen wurde. Dieser Extrakt wird von Gesunden reaktionslos vertragen. Da die Überempfindlichkeit nur gegenüber dem Hypophysenextrakt und nicht gegenüber dem Serum des Rindes oder Schweines besteht, auch Eigenserum und Kochsalzquaddel reaktionslos vertragen werden, nehmen wir eine Überempfindlichkeit gegenüber spezifischen Stoffen aus der Hypophyse an, die auch im Extrakt enthalten sind. Diese Stoffe dürften die Ursache der in der Literatur wiederholt beschriebenen Transplantationsabszesse sein.

Aus welchem Grunde bei h.-d. gestörten Patienten eine so häufige Sensibilisierung gegenüber Stoffen aus der Hypophyse besteht und wann diese Sensibilisierung aufgetreten ist, können wir vorerst nicht sagen. Möglicherweise tritt die Sensibilisierung zu dem Zeitpunkt auf, an dem im Rahmen des Krankheitsgeschehens ein Teil des Hypophysengewebes zugrunde geht, wie wir es etwa bei dem klinischen Bild der post partum Nekrose nach SHEEHAN kennen. Ich könnte mir denken, daß die bei der Nekrose frei werdenden Eiweißkörper als Allergene wirken.

Mit der „Hyphibionquaddel" kann man bereits vor der Hypophysenübertragung feststellen, bei welchem Patienten mit einer Reaktion am Transplantationsbett zu rechnen ist, bei wem man deshalb die Übertragung am besten nur stationär durchführen wird. Bei stark positivem Ausfall der Quaddel ist es ratsam auf die Übertragung ganz zu verzichten und nur peroral zu nehmende Hypophysenpräparate zu verordnen.

Mit der Quaddelprobe ist außerdem die Möglichkeit gegeben, eine zentrale Regulationsstörung zu verifizieren. Während bei klassischen Hypophysenstörungen, z. B. Akromegalie, allein auf Grund des klinischen Bildes auf differenzierte klinische Untersuchungsproben verzichtet werden kann, ist die Differentialdiagnose der häufig larvierten h.-d. Regula-

tionsstörungen schwierig, so daß wir auf eine ganze Reihe von Untersuchungsproben angewiesen sind. Keine der bisher bekannten Untersuchungsmethoden befriedigt, so daß immer ein *Untersuchungsspektrum*
notwendig ist. Innerhalb dieses Spektrums ist die Quaddelprobe technisch einfach und nicht zeitraubend. Sie belastet den Patienten nicht und
sie weist immerhin bei annähernd 50% des Krankengutes einen positiven
Ausfall auf, den man nur mit wenigen anderen Testen und Proben erreicht.

CXLIII.

Hepatopathie nach Rh.-Sensibilisierung.

Von

F. E. Schmengler (Düsseldorf).

Mit 2 Textabbildungen.

Der Fall, über den ich heute kurz berichten möchte, ist bereits von
Eitel unter dem Gesichtspunkt eines hämolytischen Ikterus vor einigen
Jahren beschrieben worden. Inzwischen haben sich aber ganz neue Ge-
sichtspunkte ergeben.

Frau Helma R., 39 Jahre, Hausfrau, bekam im Alter von 10 Jahren eine intramuskuläre Blutinjektion von ihrem Bruder. Sie war bis zum 23. Lebensjahr völlig
gesund.

Ende 1937 bekam sie nach einem normalen Partus eine schwere Anämie, die
über Jahre bestehenblieb und erst 1947 durch Eitel als hämolytische Anämie erkannt wurde.

Auf Blutübertragungen mit gruppengleichem Blut ihres Ehemannes (1938) und
ihres Bruders (1947) reagierte sie mit schwersten Schockerscheinungen, Hämoglo-
binurie und stärkstem Absinken des Hgb. Jetzt ergab sich Rh.-Negativität ihres
Blutes. Es fanden sich Rh.-Antikörper und blockierende Antikörper. Das gruppen-
gleiche Blut sowohl des Ehemannes als auch ihres Bruders war Rh.- positiv. Im Anschluß an diese Ereignisse entwickelte sich eine Milzhyperplasie, unter deren Einfluß
die Anämie bestehenblieb. Daher 1948 Milzexstirpation mit dem Erfolg markanter
Besserung: das Hgb. stieg kräftig an und alle Blutwerte normalisierten sich mit der
Zeit.

In der Folgezeit Verwachsungsbeschwerden mit ileusartigen Erscheinungen.
1952 Magenblutungen und starke Verschlechterung des Allgemeinzustandes. Jetzt
klinische Beobachtung.

Befund: Reduzierter Allgemeinzustand, keine Gelbsucht. Verschiedene Opera-
tionsnarben am Abdomen. Leber kaum tastbar. Übriger Organbefund o. B.

Mäßige normochrome Anämie. Differentialblutbild bei 7400 Leukocyten normal.
Reticulocyten mit $7^0/_{00}$ normal.

Osmotische Resistenz 0,55 bis 0,50; BKS 3/11. Calcium im Serum 10 mg-$^0/_0$.

Bilirubin im Serum direkt Spur, indirekt 1,2 mg-$^0/_0$. Takata-Reaktion 60 mg-$^0/_0$.
Elektrophorese: (Mikroapparatur nach Antweiler): Ges.-Eiweiß: 6,2 g, Albumin:
$58^0/_0$, a- 2: $5,8^0/_0$, β-Globuline: $14,8^0/_0$, γ-Globuline: $21,4^0/_0$.

Urin: Urobilinogen deutlich vermehrt. Die *serologischen Untersuchungen* ergaben
Rh.-Negativität bei Blutgruppe Null. Coombs-Test $\varnothing$. Es wurden jedoch unverträg-
liche Rh.-Antikörper nachgewiesen.

Auf Grund dieses Untersuchungsergebnisses konnte von nennenswerten hämolytischen Symptomen nicht mehr die Rede sein. Insbesondere

glaubten wir, die Erhöhung der indirekten Bilirubinfraktion im Blut angesichts der normalen Reticulocytenzahl nicht auf vermehrten Blutzerfall zurückführen zu können. Wir glaubten vielmehr an eine Hepatopathie. Dies wurde durch die Laparoskopie bestätigt. Makroskopisch entsprach das Bild durchaus einer chronischen Hepatopathie, und die feingewebliche Untersuchung des Leberpunktates bestätigte dies. Der normale Leberaufbau war ganz gestört. Mehr oder weniger breite Bindegewebssepten schnürten das Lebergewebe ab. In den Bindegewebsfeldern zeigten sich reichlich entzündliche Infiltrationen, stellenweise auch Gallengangswucherungen. Das Gitterfasergerüst erschien deutlich vermehrt,

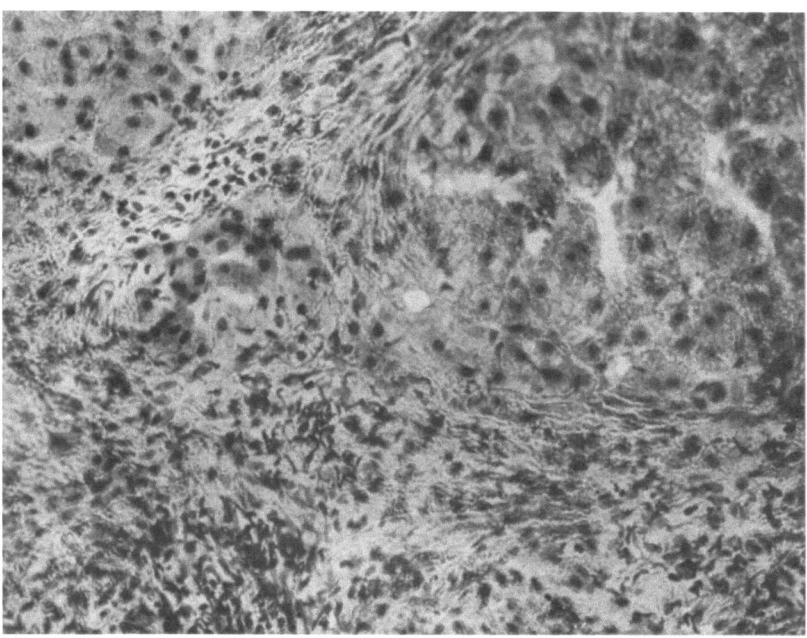

Abb. 1. Chronische Hepatopathie nach Rh.-Sensibilisierung. Bindegewebige Wucherungen und entzündliche Infiltrationen (Leica-Mikroaufnahme).

und an zahlreichen Stellen drängten sich geschlängelte Kollagenfasern in die Leberbalken hinein. An anderen Stellen deutliche hyaline Verquellung der Capillarendothelien. Es muß also von einer schweren chronischen Hepatopathie mit ausgesprochen cirrhotischen Vorgängen gesprochen werden. Durch die Sudanfärbung wurde weiter eine ausgesprochene grob- und mitteltropfige Verfettung nachgewiesen. Die Eisenfärbung blieb ergebnislos.

Epikrise: Bei einer jüngeren Patientin kommt es im Anschluß an mehrfache Einwirkung unverträglicher Rh.-positiver Blutübertragungen zum Bilde einer chronischen hämolytischen Anämie mit erheblicher Milzschwellung. Nach Exstirpation der Milz schwinden die hämolytischen Symptome bis auf abortive Reste. Neben heftigen abdominellen Beschwerden in der Folgezeit, die z. T. auf abdominale Verwachsungen, z. T. auf vegetative Übererregbarkeit bezogen werden müssen, finden sich noch klinische Symptome, die den Verdacht auf eine chronische Leberschädigung erwecken. Laparoskopisch und histologisch wird eine chronische Hepatopathie gesichert.

Über die *Pathogenese* dieser chronischen Hepatopathie wird man folgendes sagen können. Bei der fetalen Erythroblastose werden in 10% der Fälle z. T. beträchtliche Leberveränderungen gefunden, die das Ausmaß typischer cirrhotischer Bilder erreichen können. Für unseren Fall cha-

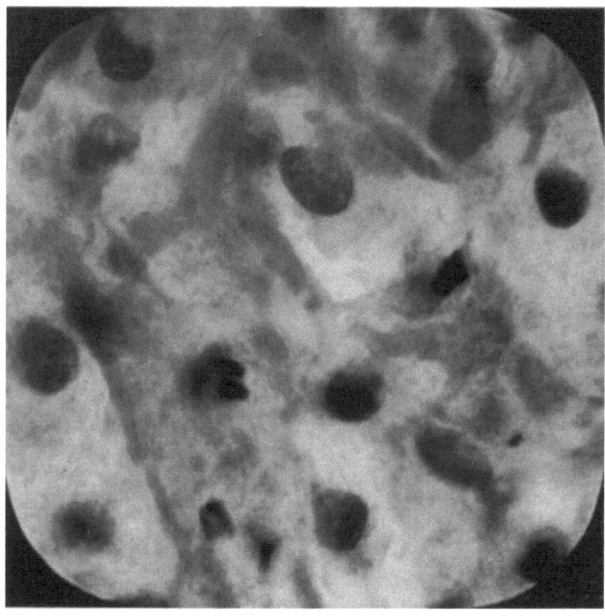

Abb. 2. Ausschnitt aus relativ intaktem Lebergewebe. Es zeigt sich aber bereits die hyaline Verquellung (Robot-Mikroaufnahme).

rakteristisch ist der Umstand, daß es sich hier um ein ganz ähnliches Geschehen bei einer erwachsenen Person handelt, wie es u. W. noch nie beschrieben worden ist. Es handelt sich um eine Rh.-allergische Schädigung, die das hepatolienale System gleichzeitig ergriffen hat. Es kam zunächst zu einem Hypersplenismus mit den Symptomen der chronischen, hämolytischen Anämie, die eine sich gleichzeitig entwickelnde Hepatopathie völlig verdeckten. Erst nachdem die hyperaktive Milz entfernt war, kommt es zur Äußerung der hepatopathischen Symptome. Obwohl seit der letzten Einwirkung des Rh-Antigens inzwischen Jahre vergangen sind, laufen die hepatopathischen Vorgänge unablässig weiter, ein Faktum, das wir auch aus anderen Beobachtungen bei allergischen Leberschädigungen kennen: Die Leberschädigung schreitet nach den eigenen Reaktionsgesetzen des Organs weiter fort, wenn allergische Initialreaktionen von ausreichender Stärke den Anlaß dazu gegeben haben.

Unsere Beobachtung hat eine besondere Bedeutung, einmal dadurch, daß sie eine einwandfrei allergische chronische Hepatopathie beim Menschen darstellt, bei der zudem das Antigen gesichert ist; darüber hinaus ist aber eine *endogene* Allergie die Ursache des gesamten Geschehens. Daß der Hepatopathie der gleiche pathogenetische Mechanismus zugrunde liegt, wie der hämolytischen Anämie, steht wohl außer Frage. WIENER hat bereits (1944) den Standpunkt vertreten, daß Sensibilisierungen gegen artspezifische Agglutinogene möglich sind. OTTENBERG und THELHIMER hatten schon 1915 bei Katzen durch zahlreiche homologe Bluttransfusionen akute hämolytische Reaktionen erzeugt, nach deren Abklingen eine bedeutende erythroblastische Anämie bestehenblieb. Unser Fall gehört zunächst zu den spärlichen Beobachtungen über hämolytische Reaktionen und Anämien bei gegen das Rh.-Antigen sensibilisierten rh.-negativen Personen. Unter der Wirkung der Antikörperreaktion hämolysieren die übertragenen Erythrocyten. Gegen die so in Freiheit gesetzten Artantigene, die in den Stromata der zerstörten Erythrocyten enthalten sind, werden nun Antikörper gebildet, die Blutkörperchen nicht nur der gleichen Art, sondern auch die des Organismus angreifen. Ein Vorgang dieser Art dürfte an der Ausbildung der chronischen Anämie bei unserer Patientin im Spiele gewesen sein. Die Vorgänge haben sich im wesentlichen in der Milz abgespielt, deren Entfernung allmählich zur nahezu vollständigen Heilung der Anämie geführt hat.

Nun übernimmt nach Milzexstirpation das RHS der Leber einen großen Teil von der Funktion des ausgefallenen aktiven Mesenchyms. Mithin ist die Annahme berechtigt, daß das gesamte immunbiologische Geschehen dieses Falles nach der Milzentfernung in die Leber verlagert wurde und sich nun vorzugsweise dort in den Uferzellen der Capillaren abspielte. Dafür sprechen die histologischen Bilder, die die hyaline Verquellung der Capillaren als „Keimvorgang" des gesamten pathogenetischen Ablaufes dartun. Was nun folgt, ist „immanente Leberantwort": Parenchymschädigung auf der einen, reaktive Entzündung auf der anderen Seite.

Dieser Fall zeigt als Modell für eine reine allergische Hepatopathie nicht nur die unheimliche schädigende Gewalt des allergischen, pathogenetischen Mechanismus; er erhärtet auch die Wahrscheinlichkeit der Hypothese, daß Sensibilisierungen gegen körpereigenes Gewebe, die im Verlaufe dieser Tagung so ernsthaft diskutiert worden sind, im Anschluß an akute Primärschädigungen der Leberparenchymzellen auch für die Entwicklung einer chronischen Hepatopathie in Frage kommen können.

CXLIV.

Aus dem Strahleninstitut des Universitätskrankenhauses Hamburg-Eppendorf
(Direktor: Prof. Dr. R. Prévôt).

Allergische Reaktionen des Dünndarms.

Von

Gotthold Möckel.

Mit 2 Textabbildungen.

Die Allergielehre hat seit den grundsätzlichen Erörterungen von
Pirquets, die fast 50 Jahre zurückliegen, immer mehr an Bedeutung
gewonnen. Von Pirquet hat, anknüpfend an die Ergebnisse der Immuni-
tätslehre, den Begriff der Allergie geprägt und in umfassendem Sinne
die erworbene Andersempfindlichkeit damit gemeint. In der Folgezeit
wurde die Allergielehre durch experimentelle Grundlagen weiter ausgebaut und die Begriffe der Antigen-Antikörperreaktion (Doerr), der
Parallergie usw. geprägt. In der modernen Medizin scheint die allergische Reaktionsbereitschaft in zunehmendem Maße an Bedeutung zu
gewinnen. Rackemann erwähnte kürzlich, daß z. B. 10% der USA-Be-
völkerung Allergiker seien. Andere Autoren geben noch höhere Zahlen
an. Pipes fand bei einer Untersuchung von 700 Personen 13,6% schwerere,
und bei 35,8% leichtere allergische Reaktionen. Jimenez-Diaz und Mitarbeiter stellten bei einer Überprüfung von 6395 Studenten bei 35% allergische Zeichen fest. Vaughan erwähnte einen noch höheren Prozentsatz.

Der häufigste Reaktionsort für das Zusammentreffen von Antigen
und Antikörper ist wahrscheinlich die Haut. Vielfach werden aber auch
die Nasenschleimhaut und die Bronchien von Überempfindlichkeitserscheinungen betroffen. Es kann eigentlich jedes Organsystem des
Körpers allergisch reagieren. Auch vom Digestionstrakt sind viele
Überempfindlichkeitserscheinungen bekannt. An der Speiseröhre beobachteten z. B. Otell und Coe allergische Ödeme, die vorübergehend
eine komplette Stenose auslösten. Die allergische Ödembereitschaft der
Speiseröhre hebt auch Feldmann nach Genuß von Milch und Eidotter
hervor. Über die Überempfindlichkeitserscheinungen am Magen ist das
Schrifttum umfangreicher. Besonders wird auf die allergisch-hyperergische Gastritis (Afendulis, Hansen, Katsch, Konjetzny u. a.) hingewiesen. Wahrscheinlich können viele Symptome des sogenannten
empfindlichen oder nervösen Magens auf eine Überempfindlichkeit
gegen gewisse Nahrungsmittel zurückgeführt werden (Peyron). Es
können aber auch viel stärkere Beschwerden z. B. mit Pylorospasmus
(Hansen und Simonsen) oder Hämatemesis (Crozet) auftreten. Die
ödematöse Schwellung der Magenschleimhaut kann so weit gehen, daß
carcinomatöse Bilder entstehen (Urbach). Chevallier, Paviot u. a.
haben diese Schwellungszustände gastroskopisch bestätigen können.
Die Entleerung des Magens kann stark beschleunigt, aber auch verzögert
sein. Auf allergische Schwellungs- bzw. Krampfzustände am Gallengang-

system gehen FODOR und KUNO, OLIVIER und Mitarbeiter, WALZER u. a. näher ein. Die allergischen Reaktionen am Colon äußern sich durch eine erhebliche Irritation der Schleimhaut (EYERMANN, GAY) oder der Haustrierung (HOLSTI, HOLLANDER u. a.). Bekannt sind ja die Krankheitsbilder, die mit Schleim- und Blutabgängen einhergehen.

Von besonderem Interesse für die nutritive Allergie ist der Dünndarm. In der bisherigen Literatur werden Überempfindlichkeiten gegen Milch, Hühnerei, Getreidesorten, Austern, Krebse, Langusten, Schokolade, verschiedene Fleisch-, Obst-, Fisch- und Gemüsesorten angegeben. RICHET jr. vertritt die Auffassung, daß wohl alle Nahrungsmittel bis auf Wasser und vielleicht bis auf Zucker allergisierend wirken können. Die klinischen Erscheinungen schwanken bei Dünndarmreaktionen zwischen leichtem, diffusem Druckgefühl und schweren kolikartigen Zuständen mit Erbrechen und Durchfällen oder mit Ileus-Symptomen. Auf die akut-bedrohlichen Zeichen haben in diesem Zusammenhang ALTHAUSEN, DUKE, SIEGAL u. a. hingewiesen. Bekannt ist der Fall GUTMANNs, der siebenmal im Anfall wegen Darmverschlußzeichen laparotomiert wurde. Es konnte aber nie ein anatomisches Hindernis festgestellt werden. Der Autor glaubt an die allergische Genese. GOLDEN beschreibt einen Patienten, der fünfmal wegen akuter Baucherscheinungen in eine Klinik eingewiesen werden mußte. Beim letzten Male wurde laparotomiert und eine stark gerötete Ileumschlinge reseziert. Der histologische Befund ergab die Anzeichen einer allergischen Enteritis. Auch KAIJSER berichtet über Dünndarmresektionen, deren histologische Ergebnisse für allergisch-hyperergische Entzündungen sprachen. Auf die röntgenologische Symptomatologie der Dünndarmallergie weisen ANDRESEN, BUFFARD, CROZET, GOLDEN, FELDMANN, GUTMANN, HILDEBRAND, PENDERGRASS, TILING u. a. hin. Im Vordergrund stehen erhebliche Schleimhautirritationen, Tonusanomalien, Hypersekretionserscheinungen sowie Störungen der Peristaltik und Passagezeit. Experimentell haben sich POLLARD, ARBOR, STUART u. a. mit der enteralen Allergie befaßt. WALZER, GRAY und STRAUSS sensibilisierten das Ileum beim Rhesusaffen durch Injektion allergentragenden Serums in die Darmwand und studierten die einzelnen Erscheinungsbilder.

Bei unseren Untersuchungen über die allergischen Reaktionen des Digestionstraktes fiel vorwiegend die Lokalisation am Dünndarm auf. Er steht im Mittelpunkt der fermentativen und resorptiven Aufgaben des Intestinums und ist daher am meisten der Einwirkung von Nahrungsmitteln und deren Abbauprodukten ausgesetzt. Im Material unseres Institutes fanden wir in der letzten Zeit folgende Fälle mit Überempfindlichkeit: 29 gegen Kuhmilch, 4 gegen Hühnerei, 3 gegen Fisch, 1 gegen Apfelsinen, 1 gegen Bohnen, 1 gegen Camembert und Schweizer Käse. Bei den Milchallergikern reagierten einige besonders stark auf gesüßte Milch. Bei diesem Material sind nur diejenigen Patienten erfaßt, bei denen sich die allergische Reaktion unmittelbar am Intestinaltrakt und speziell am Dünndarm abspielte. Die anderen Fälle von nutritiver Allergie, die z. B. nach Genuß gewisser Nahrungsmittel Niesreiz oder Asthmazustände bekommen, sind in dieser Zusammenstellung nicht mit be-

rücksichtigt. Das Alter unserer Patienten schwankte zwischen 18 und
71 Jahren; es handelte sich etwa um 45% Männer und um 55% Frauen.
Für die Diagnose der enteralen Allergie ist die Anamnese von besonderer Wichtigkeit. Nur ein geringer Prozentsatz der Patienten gab spontan an, eines oder mehrere Nahrungsmittel schlecht zu vertragen. Bei
dem größten Teil der Fälle war es erst durch eine detaillierte Anamnese
möglich, die nutritive Allergie zu ermitteln. Es wurden vorwiegend un-
bestimmtes Druck- und Völlegefühl im Bauch, Übelkeit, Brechreiz, Erbrechen, Durchfälle und nur z. T. stärkere Schmerzen angegeben. Die Erscheinungen hielten von wenigen Stunden bis zu mehreren Tagen an,
verschwanden dann aber wieder bis zum nächsten Diätfehler. Einige
Patienten hatten sich bereits ihre eigene Ausschlußdiät gewählt, die sie
z. T. jahrelang einhielten. Besonders interessant war die Vorgeschichte
der Patientin mit der Bohnenallergie. Sie bekam seit vielen Jahren jedesmal Nesselfieber beim Bohnenpflücken und konnte gemischtes Gemüse
schlecht vertragen. Im Laufe der Untersuchung konnte festgestellt werden, daß es sich auch am Intestinaltrakt um eine Bohnenallergie handelte.

Untersuchungsgang.

Unsere Fälle wurden röntgenologisch folgendermaßen untersucht:
1. Magen-Dünndarm-Passage mit gewöhnlichem Bariumkontrastmit-
tel nach der von Pansdorf angegebenen fraktionierten Füllungsmethode.
Da es dabei in den unteren Ileumabschnitten wegen der starken Wasser-
resorption leicht zu Eintrocknungserscheinungen kommt, wurde bei
einem Teil der Patienten auch Barium-Wander angewandt. Die Passagezeit von der Füllung des Bulbus duodeni bis zur Ileocöcalklappe wurde
bei beiden Kontrastmitteln gestoppt.
2. Magen-Dünndarm-Passage mit Bariumsulfat und Zusatz des allergenverdächtigen Nahrungsmittels, das isothermisch verabreicht wurde.
Feste Substanzen wurden mit dem Starmix entsprechend zubereitet.
3. Magen-Dünndarm-Passage mit den gleichen Substanzen wie unter
Punkt zwei. Außerdem fügten wir jeweils eine therapeutische Substanz
bei, z. B. Kohle, Tannin, Antihistaminica, Xylocain viscös und auf Anregung H. H. Bergs Calcium carbonicum pulv. Die Dosierung erfolgte in
der üblichen Weise. Antihistaminsubstanzen wurden z. T. oral und z. T.
parenteral gegeben. Vom Xylocain viscös benutzten wir ein bis zwei
Teelöffel, vom Calcium carbonicum ein bis zwei Eßlöffel.
4. Bei einigen Fällen wurden die Medikamente nicht mit dem Kontrastbrei verrührt, sondern bereits 5 bis 10 Min. vorher in wäßriger Lo-
sung appliziert.
Sämtliche Übersichtsaufnahmen wurden in Bauchlage auf dem Bucky-
tisch angefertigt. Die einzelnen Untersuchungen wurden jeweils im Abstand von mehreren Tagen durchgeführt. Es wurde darauf geachtet, daß
der Patient tagelang vor dem Röntgenstudium möglichst eine allergen-
freie Nahrung bekam.

Untersuchungsergebnisse.

1. Die Untersuchungen mit normalem Kontrastmittel ergaben keine
Veränderungen des Schleimhautreliefs und des Tonus. Die Passagezeiten

des Dünndarms schwankten durchschnittlich zwischen $2^1/_2$ und 6 Stunden.

2. Bei Zugabe des allergenverdächtigen Nahrungsmittels beobachteten wir meistens eine rasche Entleerung des Magens, nur bei drei Fällen blieben Kontrastmittelreste bis zu $2^1/_2$ Stunden im Magen zurück. Im Dünndarm kam es in allen Fällen sofort zu einer Beschleunigung des Transportes des Kontrastmittels, das z. T. in Einzelportionen mit großer Geschwindigkeit bis zur Ileocöcalklappe gelangte. Die kürzeste Passagezeit betrug 10 Min., der Durchschnitt etwa 35 Min. Im Coecum blieb der Kontrastbrei meist erst längere Zeit liegen. In einzelnen Fällen passierte das Kontrastmittel auch den Dickdarm mit großer Beschleunigung, z. B. war bei der Bohnenallergie 70 Min. nach der Bulbusdarstellung das Rectum erreicht. Der Peristaltikablauf war sehr wechselnd. An manchen Stellen konnte man lebhafteste Bewegungen beobachten, während andere Teile sich sehr ruhig verhielten. Auch der Tonus der einzelnen Darmschlingen war sehr unterschiedlich. Stark kontrahierte Darmschlingen waren oft neben breit-atonischen zu erkennen. Es entstand ein zerrissenes Bild mit Schneeflockenzeichnung und Segmentierung der Darmabschnitte. Das Schleimhautrelief war unregelmäßig, die Falten vielfach stark gewulstet und quergestellt. An einzelnen Stellen konnte man überhaupt kein Faltenrelief mehr sehen. Die Darmwand war teilweise starr, unregelmäßig begrenzt und wies keine Elastizität mehr auf. Am mittleren und unteren Dünndarm zeigte sich häufig durch Vermischung des Kontrastbreies mit Sekretmassen ein wolkig verwaschenes Bild.

3. Der Erfolg der verabreichten Medikamente war unterschiedlich. Mit Antihistaminica, Kohle und Tannin konnten keine wesentlichen Effekte erzielt werden. Durch Zugabe von Xylocain viscös wurde die allergische Reaktion deutlich herabgesetzt. Besonders in den oberen Dünndarmabschnitten konnten die sonstigen pathologischen Veränderungen nicht festgestellt werden. Im unteren Ileum dagegen traten Schleimhautverbreiterungen und Tonusanomalien auf. Sehr eindrucksvoll waren die Ergebnisse mit pulverisiertem Calciumcarbonat. Sowohl durch Applikation vor der Breigabe, als auch durch Verrührung mit dem Kontrastmittel wurde die allergische Reaktion entweder stark herabgesetzt oder sogar aufgehoben. Die Passagezeiten waren meist nur wenig kürzer als mit normalem Kontrastmittel, der Tonus und das Schleimhautrelief zeigten entweder nur geringe oder keine Veränderungen. Hypersekretionserscheinungen ließen sich bei Calciumgabe kaum feststellen. Die Patienten gaben auch bei diesem Medikament nur geringe oder gar keine subjektiven Beschwerden an, während sie sonst über die oben angegebenen Erscheinungen klagten.

Bei gesunden Kontrollpersonen wurde durch Zugabe der erwähnten Nahrungsmittel keine wesentliche Veränderung des Dünndarmbefundes erzielt.

Besprechung der Befunde.

Unsere Untersuchungsergebnisse gleichen den in der Literatur bekannten Röntgenbefunden bei Dünndarmallergien (Cooke, Fries und Mitarbeiter, Gutzeit, Hafter, Kiang, Kuhlmann, Mogena, O'Neill,

ROVE usw.). Jedoch konnten wir bei unserem Material nicht die stark
verzögerte Magenentleerung beobachten, wie sie z. B. FRIES und MOGIL
mit einer Retention des Kontrastmittels bis zu 6 Stunden angaben.

Das eindrucksvollste Zeichen war neben der Schleimhautveränderung
die stark beschleunigte Dünndarmpassage. Unter unserem Patientengut
befand sich zwar kein so eindrucksvoller Fall, wie ihn ZIMMER mit einer
Passagezeit von 3 Min. beschreibt, jedoch gehörte bei allen Patienten der
besonders rasche Transport des Kontrastmittels zum führenden Symptom. Eine ausgespro-

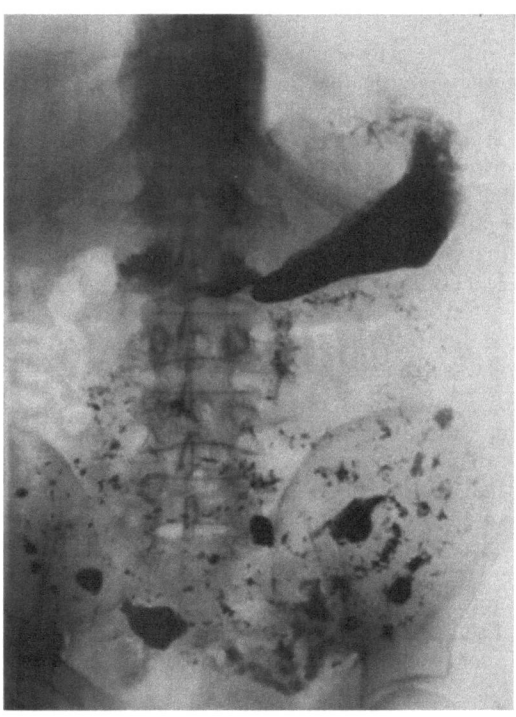

chene Stase im Dünn-
darm konnten wir nicht
feststellen. Es blieben
zwar Kontrastmittel-
reste bis zu 5 oder 6
Stunden im unteren
Ileum zurück, aber kei-
ner unserer Fälle wies
ein so langes Sistieren
im unteren Dünndarm
auf, wie es z. B. eben-
falls ZIMMER bis zu
16 Stunden erwähnt.
Die Dünndarmpassage
wechselt zwar bereits
unter physiologischen
Verhältnissen erheb-
lich (HAWKINS, VAN
LIERE, LÖNNERBLAD
u. a.) jedoch gehen die
Befunde bei den Aller-
gikern weit über die
Norm hinaus.

Insgesamt können
auch wir feststellen,
daß die Befunde an die
Bilder erinnern, wie sie
bei schweren entzünd-
lichen Prozessen am

Abb. 1. E. M. (93360), 53 Jahre, Milchallergie. Untersuchung
mit Barium und Milch.

Intestinum bekannt sind (H. H. BERG, GLAUNER, PANSDORF, PRÉVÔT u.a.).
Die Einzelbefunde können als Ödem, wie z.B. bei der Urticaria, als Spasmus
der glatten Muskulatur, wie z. B. beim Asthma bronchiale, als Hypersekretion, wie z. B. bei der allergischen Rhinitis, und als allergisch-hyperergische Entzündung aufgefaßt werden.

Bei unseren therapeutischen Versuchen mußten Kohle, Tannin und
Antihistaminica gegenüber Xylocain viscös und Calcium carbonicum
zurücktreten. Das Oberflächenanästheticum Xylocain wirkt wahrscheinlich durch die Veränderung der Reaktionslage der Dünndarmschleimhaut
und hemmt oder verhindert dadurch den eigentlichen allergischen Vor-

gang. Die Calcium-carbonicum-Wirkung konnte auf einer teilweisen Absorption der Antigene und der Fermente beruhen und dadurch den allergischen Reaktionsablauf teilweise oder gänzlich aufheben. Es handelt sich ja wahrscheinlich bei der nutritiven Allergie vorwiegend um eine Überempfindlichkeit gegen einzelne Nahrungsmittelbestandteile (Cooke, Bloom), die erst durch die fermentative Wirkung im Digestionstrakt frei werden. Wir konnten bei unseren Studien beobachten, daß der therapeutische Effekt eine deutliche Abhängigkeit zeigt von der angebotenen Antigenmenge und der Dosis des verabreichten Calciumcarbonats. Für etwa 200 bis 250 cm³ Milch genügten 1 bis 2 Eßlöffel des Medikamentes. Wenn weniger gegeben wurde, war der therapeutische Erfolg nicht so überzeugend. Gab man im späteren Verlauf einer Untersuchung, die mit Antigen und Calcium carbonicum durchgeführt wurde, nochmals eine größere Dosis des entsprechenden Nahrungsmittels ohne das Medikament, so traten in den oberen Dünndarmabschnitten wieder die Zeichen der allergischen Reaktion auf. Der untere Dünndarm, der noch unter der Wirkung von Cal-

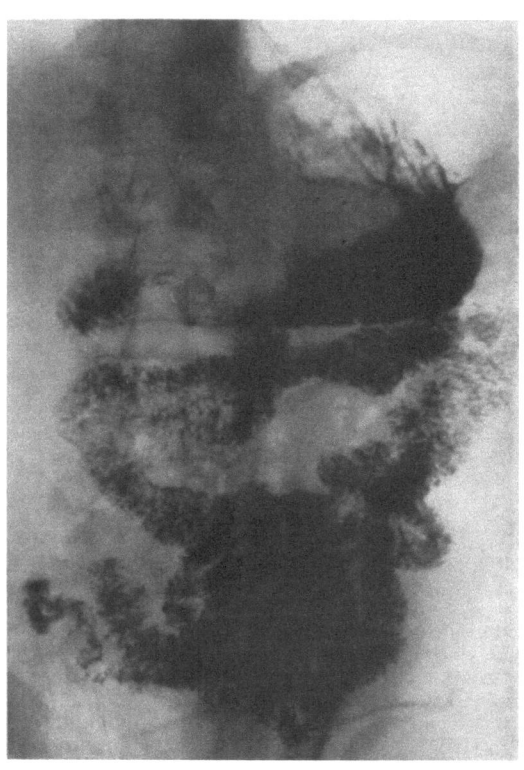

Abb. 2. Derselbe Pat., Untersuchung mit Barium, [Milch und 2 Eßlöffel Calciumcarbonat.

ciumcarbonat stand, blieb unverändert. Wurde dem später verabreichten Nahrungsmittel nochmals Calcium beigefügt, so verhielt sich der Dünndarm normal. Die Untersuchungsergebnisse waren auch in größeren Zeitabständen reproduzierbar. Von einer serienmäßigen Einbeziehung von Adrenalinpräparaten sahen wir bei diesem Material ab, da sie vorwiegend injiziert werden müßten und das Calciumcarbonat auch im Hause leichter zu nehmen ist.

Zur Sicherung der Diagnose einer nutritiven Allergie sind Anamnese und Röntgenuntersuchung von entscheidender Bedeutung. Die Hautteste sind erfahrungsgemäß unzuverlässig (BLAMOUTIER, BLOOM, CRIEP).

Auch wir konnten nur in wenigen Fällen positive Hautreaktionen nachweisen. Vielleicht ist die Unsicherheit dieser Untersuchungsmethode dadurch zu erklären, daß die Überempfindlichkeit nicht gegen den Nahrungsmittelkomplex, sondern nur gegen Spaltprodukte (Ancona, Cooke, Leibowitz) besteht. Zum Beispiel können Cutanteste mit Nahrungsmitteln negativ ausfallen. Behandelt man jedoch die Testlösung vorher mit Magenduodenalsaft des betreffenden Patienten, so können die Reaktionen positiv werden. Verschiedene Autoren weisen auch darauf hin, daß der Antigencharakter bei der Bearbeitung der Testlösungen verlorengehen kann, da die Antigene wahrscheinlich thermolabil sind und auch das p_H eine Rolle spielt (Criep, Tuft und Blumenstein). Zur Sicherung der Diagnose kann das Blutbild mit herangezogen werden, allerdings konnten wir eine sichere Bluteosinophilie nur teilweise feststellen. Ein eindeutiges Absinken der Leukocytenzahl konnte ebenfalls nicht beweisend festgestellt werden.

Zusammenfassung.

Es wurden an 39 Patienten Untersuchungen über die allergischen Reaktionen des Dünndarms durchgeführt. 29mal bestand Überempfindlichkeit gegen Kuhmilch, 4mal gegen Hühnereiweiß, 3mal gegen Fisch, 1mal gegen Apfelsinen, 1mal gegen Bohnen, 1mal gegen gewisse Käsesorten. Das Röntgenstudium mit gewöhnlichem Barium ergab normale Befunde. Bei Zusatz des Allergens zum Kontrastbrei kam es zu starken Irritationen am Dünndarm. Pulverisiertes Calciumcarbonat hat sich als Therapeuticum vor anderen Medikamenten sehr gut bewährt.

Literatur.

Afendulis, G. C. und M. Gulzow: Z. ges. exper. Med. **104**, 167 (1938). — Althausen, T. L., W. C. Deamer und W. J. Kerr: Ann. Surg. **106**, 242 (1937). — Ancona, G. R. und J. C. Schumacher: Cal. Med. **73**, 473 (1950). — Andresen, A. F. R.: South med. J. **34**, 418 (1941). — Berg, H. H.: Röntgenuntersuchungen am Innenrelief des Verdauungskanals, Leipzig: Thieme 1931; Fortschr. Röntgenstr. **75**, Sonderheft S. 1 (1951). — Blamoutier, P.: Presse méd. **53**, 162 (1945). — Bloom, S., H. Markow und B. Redner: J. Allergy **24**, 64 (1953). — Buffard, P. und L. Crozet: Fortschr. Röntgenstr. **76**, 97 (1952). — Chevallier, R.: Acta Gastroenterol. Belg. **16**, 535 (1953). — Cooke, R. A.: Bull. New York Acad. Med. **9**, 15 (1953). — Criep, L. H. und A. J. Schepartz, M. Engel: J. Allergy **24**, 158 (1953). — Crozet, L.: Les réactions allergiques de l'intestin grêle, Nice: 1951. — Doerr, R.: Allergie, Wien: Springer 1951. — Duke, W. W.: Arch. int. Med. **28**, 151 (1921). — Eyermann, C. H.: Med. Assoc. Missouri-State **24**, 129 (1927). — Feldmann, M.: Clin. Roentgenol. of the Dig. Tract, Baltimore: Williams a. Wilkins 1948. — Fodor und Kuno: Boas Arch. **5**, 5 (1932). — Fries, J. H. und M. Mogil: J. Allergy **14**, 310 (1943). — Gay, L. P.: J. Amer. Med. Ass. **106**, 969 (1936). — Glauner: Röntgenprax. **17**, 1 (1948). — Glazerbrook, A. Z. und F. Wrigley: Lancet **263**, 1097 (1952). — Golden, R.: Rad. Examin. of the small Intestine, Philadelphia: Lippincott 1945. — Gutmann, R.: Presse méd. **40**, 1654 (1932). — Gutzeit, K.: Münch. med. Wschr. **1935**, 1021. — Hafter, E.: Acta Gastroenterol. Belg. **16**, 540 (1953). — Hansen, K. und M. Simonsen: Röntgenprax. **9**, 145 (1937). — Hildebrand, H.: Röntgenprax. **17**, 189 (1948). — Hawkins, G. K., S. Margolin und J. J. Thompson: Gastroenterology **24**, 193 (1953). — Hollander: J. Amer. Med. Ass. **1927**, 667. — Holsti, G.: Acta med. Scand. **75**, 12 (1931). — Jimenez-Diaz und Mitarbeiter: Rev. Clin. Esp. **19**, 238 (1945). — Kaijser, R.: Acta chir. Scand. **94**, Supp. 3 (1946). — Katsch, G.: Handb. inn. Med. 3. Aufl., Berlin: Springer 1938. — Kiang, T. S.: Z. Immun. Forsch. u. exper. Ther. **95**, 227 (1939). —

KONJETZNY, G. E.: Die Geschwürsbildung im Magen, Duodenum und Jejenum, Stuttgart: Enke 1947. — KUHLMANN, F.: Med. Klin. **39**, 707 (1943). — LEIBOWITZ, H. und Mitarbeiter: J. Amer. Med. Ass. **144**, 990 (1950). — VAN LIERE, E. J. und C. K. SLEETH: Amer. J. Digest. Dis. **7**, 118 (1940). — LÖNNERBLAD, L.: Acta radiol., Supp. **88** (1951). — MOGENA, H. G.: Arch. Mal. App. Digest. y Mal. Nutrit. **25**, 57 (1935). — OLIVIER, E. und Mitarbeiter: La Medicina Ibera **7**, 11 (1931). — O'NEILL, H. A. und Mitarbeiter: Amer. J. Digest. Dis. **16**, 140 (1949). — OTELL, L. S. und F. O. COE: Amer. J. Digest Dis. **2**, 117 (1953). — PANSDORF., H: Fortschr. Röntgenstr. **56**, 627 (1937). — PAVIOT, J. und R. CHEVALLIER: J. Médizin de Lyon **1936**, 31. — PENDERGRASS, E. P. und Mitarbeiter: Radiology **26**, 651 (1936). — PEYRON, M.: Les Lésions et manifestations gastriques d'origine allergique, Lyon: Thèse 1937.— PIPES: Zit. bei CROZET. — v. PIRQUET, C.: Allergie, Berlin: Springer 1910. — POLLARD, H. M. und Mitarbeiter: J. Allergy **13**, 467 (1941). — PRÉVÔT, R.: Grundriß der Röntgenologie des Magen-Darm-Kanals, Hamburg: Nölcke 1948, Fortschr. Röntgenstr. **62**, 341 (1940). — RACKEMANN, F. M.: J. Allergy **24**, 273 (1953). — RICHET, CH. jr.: Progrés Méd. **6**, 192 (1926). — ROVE, A. H.: Food Allergy, Philadelphia: Lea u. Fibiger 1931 ; J. Amer. Med. Ass. **100**, 304 (1933). SIEGAL, S.: Ann. int. Med. **23**, 1 (1945). — TILING, W.: Fortschr. Röntgenstr. **73**, 124 (1950). — TUFT, L. und G. J. BLUMENSTEIN: J. Allergy **13**, 574 (1942); 15, 346 (1944). — URBACH, E. und P. H. GOTTLIEB: Allergy, New York: Grune u. Shatten 1949. — VAUGHAN: Zit. bei CROZET. — WALZER, M.: J. Laborat. klin. Med. **26**, 1367 (1941).— WALZER, M. und Mitarbeiter: J. immunol. **34**, 91 (1938). — ZIMMER, E. A.: Schweiz. med. Wschr. **1950**, 14.

Aussprache.

Herr L. WALZ (Aschaffenburg):

Herr MÖLLER hat uns gebeten, die von ihm erhobenen Befunde zu überprüfen· Wir verwandten zur Injektion jeweils 6%ige Dextranlösung und injizierten langsam i.v. Es wurden insgesamt 33 Patienten mit dieser Lösung getestet. 20 Patienten litten an einer chronischen Nephritis, maligner Sklerose, Übergangshochdruck oder KIMMELSTIEL-WILSONscher Erkrankung. Von dieser Patientengruppe war bei 14 Patienten der Test positiv, d. h. sie reagierten mit den von Herrn M. geschilderten Symptomen. Sechs waren negativ. Von den restlichen 13 nicht nierenkranken Patienten waren 7 Patienten positiv und 6 negativ. Unter diesen 7 Patienten mit positiver Reaktion befanden sich 4 Patienten mit Lungentuberkulose mit positivem Test in 3 Fällen.

Auf Grund dieser Ergebnisse schließen wir uns der Meinung von Herrn M. an. Interessant ist dabei besonders, daß bei einem Patienten mit einer Thalliumvergiftung, bei einem Blutdruck von 150/110 mmHg, die Reaktion trotz des hohen diastolischen Drucks ausblieb. Es handelte sich in diesem Fall wohl sicher um eine diastolische Blutdrucksteigerung im Sinne eines Entzügelungshochdrucks infolge Neuritis des Carotissinusnerven, wie ihn LAMPEN beschrieben hat.

Die akuten allergischen Erscheinungen konnten sofort nach Auftreten durch i.v. Injektion von Soventol und andere Antihistaminica coupiert werden.

Herr R. HEINTZ (Frankfurt/Main):

Zu dem Vortrag von Herrn MÖLLER über ,,Dextranallergie und Glomerulonephritis" möchte ich darauf aufmerksam machen, daß die nach Dextran beobachteten Unverträglichkeits- und Überempfindlichkeitsreaktionen bei hypertonisch-vaskulärer Nephritis möglicherweise durch die in verschiedener Hinsicht verstärkte Reaktionsbereitschaft bei dieser Nephritisform zu erklären sind. Jedenfalls ist schon lange bekannt, daß Patienten mit hypertonischer Nephritis z. B. auf Tuberkulin verstärkt reagieren; Herr MÖLLER hat dies selbst bei Renininjektionen gesehen, und wir haben es mit Plenosolinjektionen festgestellt. Mit einer Plenosoldosierung, bei welcher Gesunde oder Nephritispatienten ohne Hochdruck noch keine Hautreaktionen aufwiesen, fiel diese bei Patienten mit hypertonischer Nephritis bereits deutlich aus. Allerdings gibt es hierbei individuelle Unterschiede. Herr Prof. HAHN hat nach Dextranzufuhr bei Ratten eine deutliche Histaminvermehrung im Blute mit gleichzeitigem Auftreten von Schocksymptomen beobachtet. Dieser Befund überrascht, denn soweit ich von pharmakologischer Seite informiert wurde, bildet die Ratte nur schlecht Histamin und ist weitgehend histaminunempfindlich. Angesichts der hier gezeigten Befunde frage ich daher, ob diese Ansicht revidiert werden muß.

Herr C. CARRIÉ (Düsseldorf):

Die Ausführungen, daß durch Verwendung von Blutersatzmitteln schwere Schädigungen auftreten und insbesondere zu vermehrtem Auftreten von Histamin führen können, sind dazu angetan, den Kliniker zu erschrecken. Im Gegensatz zu den Beobachtungen des Vortragenden konnten wir trotz vielfacher Anwendung von Blutersatzmitteln bei Verbrennungen nie Schädigungen beobachten, die etwa auf diese Therapie zurückzuführen wären. Dies steht auch in Übereinstimmung mit den Erfahrungen, die an anderen Stellen bei Anwendung von Blutersatzmitteln gemacht worden sind. Es erscheint daher möglich, daß die Ergebnisse der Rattenversuche 1. nicht auf den Menschen übertragen werden können, 2. daß fast immer die Anwendung von Blutersatzmitteln in bedrohlichen Fällen in den ersten Tagen erfolgt, so daß der Organismus noch nicht allergisiert ist, und 3. bei unseren eigenen therapeutischen Maßnahmen mit Blutersatzmitteln gleichzeitig Antihistaminica verabfolgt wurden, so daß ein möglicherweise ungünstiger Effekt der Blutersatzmittel durch die gleichzeitige Gabe von Antihistaminica kompensiert wurde. Wichtig erscheint daher die Frage, ob auch bei Menschen nach Anwendung von Blutersatzmitteln eine erhöhte Histaminbildung erfolgt.

Herr W. LINDNER (Salzgitter-Drütte):

In Ergänzung zu den Ausführungen von Herrn WIGAND wird von einer 36jährigen Frau mit schwerer Panmyelopathie berichtet. Diese entstand nach mehreren antiluetischen Kuren mit Salvarsan und Penicillin. 24 Vollbluttransfusionen wirkten nicht ausreichend und nur vorübergehend. Bei der 25. Blutübertragung traten trotz genauer Beachtung der Blutgruppenstimmigkeit usw. Kollaps, Fieber, Schüttelfrost usw. auf, so daß diese abgebrochen werden mußte. Auch bei mehreren folgenden biologischen Proben nach Oehlecker traten immer wieder die gleichen Reaktionen auf, die als allergisch angesehen wurden. 32 weitere Übertragungen von „gewaschenem Blut" wurden gut vertragen. Das Blutbild ist seit 9 Monaten praktisch normalisiert. Es wird angenommen, daß durch die häufige Zufuhr von *arteigenem* Plasma Reaktionen ausgelöst werden können, die den allergischen Prozeß im Knochenmark bei der Panmyelopathie unterhalten. Wenn das hypothetische Plasmaallergen durch Waschen des transfundierten Blutes ausgeschaltet wird, besteht die Möglichkeit, daß sich das Knochenmark erholt (ausführliche Darstellung a. a. O. durch HARALD QUIDDE).

CXLV.

Aus der II. Medizinischen Universitätsklinik München
(Direktor: Prof. Dr. G. BODECHTEL).

Über die Herausstellung der „schweren chronischen Entzündung mit ungünstiger Prognose" als einer besonderen Reaktionslage des Organismus mit eigener Therapieform.

Von

H. LEY (München).

Das Wort „Reaktionslage" wird im medizinischen Sprachgebrauch seit gut 50 Jahren vielfach verwendet. Dabei wird auf eine strenge Definition dieses Begriffes zumeist verzichtet, aber man versteht tröstlicherweise unter der Reaktionslage des Organismus meist dasselbe, nämlich die Möglichkeit und den Zwang für den Organismus, auf eine bestimmte

Aktion, z. B. auf ein Krankheitsagens, in einer ganz bestimmten Weise zu antworten. Der Begriff der Reaktionslage schließt bei einer solchen Definition eine bestimmte Situation des Nervensystems, der Drüsen mit innerer Sekretion, des R.E.S. und aller Organe ein. Sie wird gekennzeichnet durch die Konstitution, den Ernährungszustand, die Blutkörperchensenkung, die Zahl der Leukocyten und Monocyten usf. (GÜNTHER), kurzum, durch alle Befunde, die geeignet sind, die augenblickliche Lebenssituation eines Individuums zu charakterisieren. Dieser Begriff umfaßt aber auch die ruhenden Potenzen des Organismus, die erst bei diesem oder jenem Belastungstest, z. B. dem Adrenalintest oder dem ACTH-Test deutlich werden. Die Kennzeichnung der Reaktionslage in allen Einzelheiten ist somit ein kompliziertes Unterfangen, so daß man sich meistens, der Not gehorchend, auf Vereinfachung beschränkte und sich mit wenigen Daten zufrieden gab. Dabei ist es die Aufgabe, herauszufinden, welche Befunde und Teste besonders geeignet sind, eine bestimmte Reaktionslage zu kennzeichnen. Es ist das Verdienst von WUHRMANN und WUNDERLY, das sogenannte Serumeiweißbild, dargestellt in einer Reihe von Serumlabilitätsreaktionen und in der Elektrophorese, für die Bestimmung der Reaktionslage herangezogen zu haben. WUHRMANN und WUNDERLY sprechen dabei von sogenannten Reaktionskonstellationen und kreieren den Konstellationstyp der akuten Entzündung, der subakuten chronischen Entzündung, der Hepatitis, der Lebercirrhose, des Okklusionsikterus, des nephrotischen Symptomenkomplexes, den Typus der malignen Tumoren und den Typ der Plasmocytome. Als Beispiel bringen wir das Bild der akuten Entzündung nach WUHRMANN und WUNDERLY mit Senkungsbeschleunigung erheblichen Grades, mit negativer Takata-, Cephalin- und Thymolreaktion, mit Verschiebung im Albumin-Globulin-Quotienten zugunsten der Globuline bei gleichbleibendem Gesamteiweiß und mit deutlicher Vermehrung der α-1- und der α-2-Globuline. Das Weltmannsche Koagulationsband ist erheblich verkürzt, das Nephelogramm nach links verschoben. Wie so manchen anderen Autoren — ich nenne aus der großen Zahl wiederum WUHRMANN und WUNDERLY; GRASSMANN, HANNIG und KNEDEL, weiterhin HENNEMANN, HEILMEYER und TRON — fiel auch uns bei der Endocarditis lenta eine besondere Reaktionskonstellation auf, die eine meist ausgeprägte Zunahme heterogener γ-Globuline mit stark positiver Takata-, Thymol-, Cadmiumsulfat- und Cephalin-Reaktion und mit verlängertem oder verschleiertem Weltmannband zeigte. Das Gesamteiweiß des Serums lag dabei quantitativ an der oberen Grenze der Norm oder schon deutlich darüber. Beim Vergleich vieler Fälle, verschiedener Krankheitsbilder und verschiedener Autoren kamen wir zu einer Ausweitung in der Kennzeichnung des Reaktionstyps, die ich der Kürze halber Ihnen gleich in toto präsentiere: Neben der erwähnten starken Verschiebung im Serumeiweißbild fanden wir eine relative oder absolute Leukopenie mit Linksverschiebung, im Sternalmark einen Reizzustand des granulopoetischen Apparates, starke Senkungsbeschleunigung, häufig auch positiven Ausfall der WaR und ihrer Nebenreaktionen, und oftmals niedrige Werte für das Gesamtcholesterin (von 80 bis 160 mg-%) und für die Cholesterinester (von 20 bis 100 mg-%); dabei war der Rückgang der Cholesterinester vielfach deutlicher, als jener des Gesamtcholesterins. Diese gesamte Reaktionskonstellation erlebten wir bei einem Überblick über das Krankengut unserer Klinik in den letzten 6 Jahren bei folgenden Erkrankungen:

Bei der Endocarditis lenta und dem *Libmann-Sacks-Syndrom.*

Beim Erythematodes dissemminatus und bei der Sklerodermie.

Bei der Dermatomyositis.

Bei der Colitis gravis.

Bei manchen Formen schwerer chronischer Osteomyelitis und von Bronchiektasen.

Bei bestimmten Formen der schweren primär und sekundär chronischen Polyarthritis rheumatica.

Bei einer Reihe von Periarteriitis-nodosa-Fällen.

Bei bestimmten Formen chronischer, meist produktiv-indurativer Tuberkulose.

Bei der BOECKschen Erkrankung.

Die Ähnlichkeit dieser Reaktionskonstellation mit jener bei Lebercirrhose könnte dazu führen, zu sagen: Es handelt sich eben bei all diesen Erkrankungen um eine gleichzeitige Leberparenchymschädigung schweren Grades. Diese Annahme wird durch die Erfahrung am Krankenbett widerlegt. Kommt es z. B. bei einer Endocarditis lenta zur Ausheilung, so normalisieren sich die Serumeiweißkörper in kurzer Zeit. Das wäre unmöglich, läge tatsächlich eine Leberparenchymschädigung vor, wie sie dem Ausfall der Serum-Labilitäts-Reaktionen etwa mit einem 3fach positiven Takata entsprechen müßte. Es scheint vielmehr so zu sein, daß bei der Lebercirrhose ebenfalls diese besondere Reaktionsform des Mesenchyms, nämlich die der schweren chronischen Entzündung ungünstiger Prognose, gegeben ist — VON BERGMANN und RÖSSLE wiesen auf die entzündlichen Vorgänge bei der Lebercirrhose mit Nachdruck hin.

Es ist weiterhin daran zu denken, daß die Antikörper zum Teil mit den γ-Globulinen wandern, daß deren Vermehrung jeweils der γ-Globulin-Zunahme in unseren Fällen entsprechen könnte; dabei aber ist anzunehmen, daß die Vermehrung heterogener γ-Globuline bei der schweren chronischen Entzündung unserer Definierung parallel geht mit der Schwere der Erkrankung: Je bedrohlicher das Krankheitsbild, desto stärker die Zunahme der γ-Globuline. Das aber widerspricht den üblichen Erfahrungen bei Infektionskrankheiten (HARTMANN; HILLER und GRANZER).

Hier muß mit Nachdruck darauf hingewiesen werden, daß von einer ganzen Reihe von Autoren eine γ-Globulin-Vermehrung bei einzelnen oder mehreren dieser Erkrankungen schon berichtet wurde, ja, daß auch bei Erkrankungen, bei denen wir selbst keine Erfahrungen sammeln konnten, wie z. B. bei der STILLschen Erkrankung, beim FELTY-Syndrom, der SJÖGRENschen Erkrankung (BEIGLBÖCK und HOFF; ESSER und SCHMENGLER), bei chronisch verlaufendem Typhus abdominalis (GOHR u. IHDE) und bei Trichinose (GRELL; SCHWONTZEN).

WUHRMANN und WUNDERLY brachten wohl auch hierüber die größte Übersicht.

Was wir neu herausstellen möchten, ist zweierlei:

1. Diese Reaktionslage des Organismus ist nicht nur durch eine besondere Serumeiweißkonstellation, sondern auch durch ein bestimmtes Verhalten des Serum-Cholesterins, der Leukocyten und des Sternalmarkes gekennzeichnet.

2. Dieser Konstellationstyp zieht sich wie ein roter Faden durch eine ganze Reihe von Krankheitsbildern, die alle klinisch dadurch charakterisiert sind, daß es sich jeweils um eine chronische Entzündung handelt, die vielfach vom Organismus aus eigener Kraft kaum überwunden werden kann und deren Prognose darum oft ungünstig ist. Wir nennen darum diese Reaktionskonstellation den Typ der schweren chronischen Entzündung ungünstiger Prognose, wobei das Epidedon „ungünstige Prognose" keine conditio sine qua non ist.

So kann es bei ein und derselben Erkrankung schon einmal zum Wechsel von dieser Reaktionslage der schweren chronischen Entzündung zu der ganz anderen, der akuten Entzündung kommen. Erwirbt z. B. ein Patient mit einer Endocarditis lenta eine Phlebitis, so fallen nicht selten die γ-Globuline ab, die α-Globuline steigen an und eine Leukocytose tritt auf.

Vor Jahren schon beobachteten Kliniker wie SCHITTENHELM, WENDT und viele andere, daß gelegentlich das Auftreten einer akuten Infektion und einer hochakuten Entzündung während einer schweren chronisch-entzündlichen Erkrankung die Heilung einleitete. Die Umstimmung der Reaktionslage mit künstlichen Entzündungen, mit artifiziellem Fieber, etwa mit Pyrifer, oder durch Schlafzustände ist seitdem zu einem wichtigen therapeutischen Prinzip geworden.

Freilich ist diese Überführung der einen Reaktionslage in eine andere nicht immer günstig für die Entwicklung eines Krankheitsbildes. Dies gilt sicher für die Tuberkulose, bei der die Reaktionslage der chronischen Entzündung hinsichtlich der Lebenserhaltung des Individuums im allgemeinen weitaus günstiger ist als jene der akuten exudativen Entzündung (siehe auch KLEE, HÖRLEIN und JAHNKE).

Sie können aus all dem ohne weiteres die mögliche therapeutische Bedeutung der Erkennung dieser Reaktionslage ableiten, die vielleicht eine der wenigen grundsätzlichen Antwortmöglichkeiten des Organismus auf eine Schädigung hin darstellt und eine bestimmte Therapie zu erfordern scheint, je nachdem ob es sich um spezifische oder unspezifische Erkrankungen handelt.

Daß man darüber ist, diese Reaktionsformen weiter zu kennzeichnen und abzugrenzen, dafür sprechen die Untersuchungen über das „acute-phase-protein" (siehe BAUER und SEITZ) und über das Erythematodes-disseminatus-Phänomen bei schweren chronischen Entzündungen (JASINSKI, STIEFEL, MÄRKI sen. und WUHRMANN).

Die Kürze der Zeit zwang zu Vereinfachungen und Schematisierungen, die keineswegs immer der Wirklichkeit am Krankenbett gerecht werden. Ich bitte, dies bei der praktischen Anwendung und beim Studium dieser Reaktionsform in der Klinik zu berücksichtigen.

Literatur.

Albertini, A. v.: Schweiz. med. Wschr. 77/670, 1947. — Bauer, H., u. Seitz, D.: Kli. Wo. 31, 13/14, 1323—1327, 1953. — Beiglböck, W. u. Hoff, H.: D. M. W. 71/1—2/42—44, 1952. — Bergmann, G. v.: Funktionelle Pathologie, Springer-Verl. Berlin, 1936. — Esser, H. u. Schmengler, F. E.: Ärztl. Forschung 5/I/313, 1951. — Gohr, H. u. Ihde, H.: Ärztl. Forschung 5/II/1, 1950. — Grassmann, W., Hannig, K. u. Knedel, M.: D. M. W. 76/11/333—336. 1951. — Grell: D. M. 76/31—32/993, 1951. — Heilmeyer, L. u. Keiderling: D. M. W. 1/4/13; 5/8, 74, 1947. — Hennemann, H.: Ges. f. klin. Med. Berlin, 11. 4. 1951. Ref. Z. f. ges. inn. Med. 7/2/594, 1952. — Hiller, E. und Granzer: KliWo. 30/39—40/923—926, 1952. — Jasinski, B., Stiefel, G. E., Märki, H. sen. u. Wuhrmann, F.: KliWo. 31, 11/12, 252—256, 1953. — Klee, Th., Hörlein, H. u. Jahnke, K.: D. M. W. 77/17/525—528, 1952. — Roessle: Zit. nach G. v. Bergmann, Funktionelle Pathologie, Springer-Verlag, 1936. — Schwontzen, Th.: KliWo. 29/35—36/612—615, 1951. — Tron, R.: Diss. Heidelberg, 1950. — Wendt und Landes: Med. Klin. 12, 224, 1946. — Wuhrmann, F. u. Wunderly, Ch.: Die Bluteiweißkörper des Menschen. Benno Schwabe & Co. Verlag, Basel, 1952.

CXLVI.

Aus der II. Medizienischen Klinik der Universität München
(Direktor: Prof. Dr. Dr. G. Bodechtel).

Das Verhalten der Serumproteine nach ACTH-Belastungen bei der chronischen Entzündung.

Von

K. Schwarz und I. Wüst.

Mit 1 Textabbildung.

Über die Steuerung und die Faktoren zur Aufrechterhaltung der Konstanz der Serumeiweißkörper ist bis heute noch wenig bekannt. Wahrscheinlich spielen der kolloidosmotische Druck, die Reaktionslage und der jeweilige Funktionszustand des „aktiven Mesenchyms" oder des sogenannten „Reticulotendothelialen-histiocytären Systems" eine gewisse Rolle, dagegen ist eine zentralnervöse Steuerung nicht gesichert. Unter bestimmten Bedingungen können hormonale Faktoren Plasmaeiweißveränderungen erzeugen. Das ist vom Thyroxin durch die Untersuchungen von Mahaux und Wiedemann und von einzelnen NNR-Hormonen durch Dougherty, White, Hench, Reiner, Olhagen, Bennhold, Heni, Mast u. a. bekannt. Ähnlich scheint das Heparin nach den Arbeiten der Gofmanschen Schule auf pathologisch veränderte bzw. zusammengesetzte Eiweißkörper modifizierend einzuwirken.

Die Wirkung der NNR-Hormone auf celluläre „mesenchymale Reaktionen" ist heute weitgehend bekannt. Die Wirkstoffe der NNR, besonders die 11-Oxycorticosteroide oder das ACTH, beeinflussen bei der chronischen Polyarthritis gleichzeitig mit den klinischen Remissionen darüber hinaus auch die Blutsenkung und das pathologisch veränderte Serumeiweißbild. So konnten u. a. Zigra und Kuttner ein Verschwinden der für die Polyarthritis typischen C-reaktiven Proteine aus der a-Globulinfraktion nach ACTH und Cortison nachweisen. Bennhold und Mitarbeiter zeigten im Tierexperiment eine Normalisierung des schwer veränderten Eiweißspektrums nach Cortison.

Wang und Smith berichteten erstmals über die Verminderung der γ-Globuline beim gesunden Organismus durch ACTH. Nach Fearnley und Bunim werden jedoch bei einem normalen Eiweißspektrum nach ACTH und Cortison keine Veränderungen beobachtet; das entspricht auch unseren Ergebnissen.

Dagegen wird ein pathologisch verändertes Eiweißbild bei chronischen, hyperergischen Entzündungen, vorwiegend aus dem rheumatischen Formenkreis, sowohl klinisch als auch eiweiß-chemisch häufig günstig beeinflußt.

Zu diesem Formenkreis gehören: die Endocarditis lenta, die rheumatisch chronische Polyarthritis und Pancarditis, das Still-, Felty- und Libman-Sacks-Syndrom, der Lupus erythematodes, der Morbus Boeck sowie Bronchiektasen und bestimmte Formen der proliferativen Tuberkulose.

Dieser Formenkreis der schweren chronischen, hyperergischen, entzündlichen Erkrankungen unterscheidet sich von der durch Wuhrmann und Wunderly herausgestellten Konstellation vom Typus der Lebercirrhose nur durch die eben von Herrn Ley dargestellte Tatsache der mehr oder weniger raschen Reversibilität. Es spricht vieles dafür, daß es sich dabei um eine bestimmte Reaktionslage des „aktiven Mesenchyms" handelt, die sich u. a. in einer reversiblen Vermehrung heterogener γ-Globuline ausdrückt und im Elektrophoresestreifen als breitbasige γ-Zacke mit einem niedrigen Q-Quotienten erscheint.

Für die klinisch-prognostische und vielleicht therapeutische Sicht erschien es uns interessant, das Verhalten der Serumeiweißkörper bei γ-Hyperglobulinämien nach ACTH und Cortison eingehend zu untersuchen. Wir wählten dazu Kranke mit chronischen Entzündungen und der dafür charakteristischen Reaktionskonstellation mit folgender Fragestellung:

Wie verhält sich der Albumin-Globulin-Quotient nach einer Injektion von 50 I. E. ACTH?

Welche Veränderungen im Bereiche der Globuline sind bei dieser Gruppe von Kranken nach ACTH zu erwarten?

In welchem Zeitintervall lassen sich Verschiebungen im Serumeiweißspektrum unter besonderer Berücksichtigung der γ-Globuline erkennen?

Es wurden insgesamt 60 Patienten mit dieser Reaktionskonstellation ausgewählt und ihnen morgens nüchtern Blut entnommen, die Kranken blieben bis zur zweiten Abnahme, also 4 Stunden nach der ACTH-Injektion nüchtern. 24 Stunden post injektionem wurde wiederum Nüchternblut zur elektrophoretischen Trennung der Proteine abgenommen.

Die Sera wurden in Doppelbestimmungen als Ausgangs-, 4-Stunden- und 24-Stunden-Wert mittels Refraktometer und der Tiselius-Apparatur untersucht.

Von den 45 mit der Tiselius-Elektrophorese untersuchten Fällen zeigten 2 γ-Plasmocytome, 4 Patienten mit massiven Pleuraschwarten und

3 Patienten mit negativen Leberfunktionsproben, aber klinisch doch verdächtigem Leberbefund, keine Beeinflussung der γ-Globuline. Dagegen ließen sich bei protrahiert verlaufenden chronisch-entzündlichen Autoimmunisierungsprozessen, die im weiteren klinischen Verlauf häufig einen Rückgang der pathologischen Labilitätsreaktionen zeigten, folgende Gesetzmäßigkeiten erkennen:

1. Der Albumin-Globulin-Quotient verhält sich uncharakteristisch.
2. Nach einer Gabe von 50 I. E. ACTH (Cortrophin-Organon) sinken die vermehrten heterogenen breitbasigen γ-Globuline deutlich ab und die α-2-Globuline steigen an, die übrigen Fraktionen lassen keine statistisch sicheren Aussagen zu.
3. Die Veränderungen im Elektropherogramm treten schon nach 4 Stunden auf und sind nach 24 Stunden noch deutlich nachweisbar.

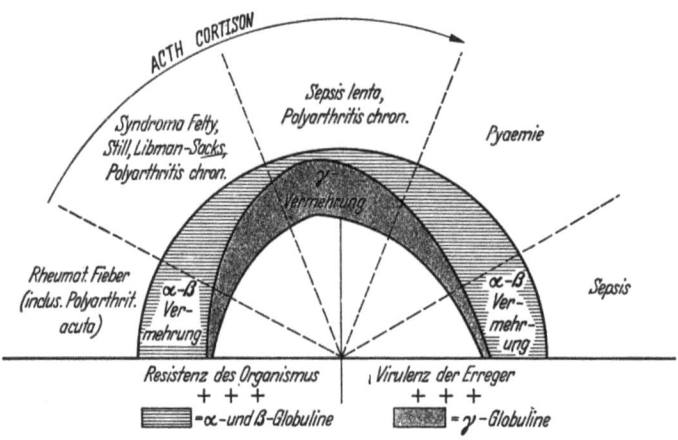

Abb. 1.

Die mit der Papierelektrophorese nach GRASSMANN und HANNIG bis jetzt untersuchten 15 Fälle lassen noch keinen gesicherten Schluß zu und werden zu einem späteren Zeitpunkt berichtet.

Als Anregung möchten wir eine Beobachtung aus dieser Versuchsreihe bei einer subakut verlaufenden bakteriellen Pankarditis mit einem stark verkürzten Weltmannschen Band und einer schwach positiven Takata-Reaktion mitteilen. Im Phoresediagramm sehen Sie eine hochgradige Vermehrung der α-Globuline von 35,4% und eine relative Verminderung der γ-Globuline von 17,2%. 24 Stunden nach ACTH tritt ein entgegengesetzter Effekt mit einer Verminderung der α-Globuline um 4,1% und einem Anstieg der γ-Globuline um 12,8% ein. Eine Deutung dafür erscheint durchaus gewagt und fordert eine genaue Prüfung an einem größeren Material.

Zusammenfassend lassen sich die Ergebnisse zwanglos in das von VON ALBERTINI geprägte Schema über ,,Reaktionslage und entzündliches Geschehen" oder das von HEILMEYER aufgestellte für die Tuberkulose und die hormonale Beeinflussung der Reaktionslage einordnen.

Das dem WUHRMANNschen Buche entliehene Schema zeigt die Beeinflussung der Reaktionslage, vom rheumatischen Fieber über das Still-, Felty- und Libman-Sacks-Syndrom, die chronische Polyarthritis und Sepsis lenta bis zur Pyämie und Sepsis, durch die biologisch-hochaktiven NNR-Wirkstoffe. Bitte beachten Sie das Verhalten der einzelnen Globulinfraktionen, mit der Resistenzverminderung des Organismus steigen die α- und β-Globuline an und die γ-Globuline sinken ab. Das entspricht durchaus den klinischen Erfahrungen der Cortisontherapie bei rheumatischen Erkrankungen mit dem manchmal foudroyanten Übergang in ein akut verlaufendes septisches Zustandsbild.

Abschließend möchten wir auf die Bedeutung der hormonalen Beeinflussung der Reaktionslage des Organismus bei der chronischen hyperergischen Entzündung auf Grund der Verschiebungen der Serumeiweißkörper hinweisen.

Literatur.

BENNHOLD, H.: Verhandl. dtsch. Ges. inn. Med. 59, 135 (1953). — DOUGHERTY, TH. F.: Rec. Progr. Hormone Res. Proc. Hormone Conf. N. Y. VII, 307 (1952). — DOUGHERTY, TH. F. und WHITE: J. Labor. a. Clin. Med. 32, 584, (1947). — FEARNLEY, G. R. und BUNIM, J. J.: Lancet II., III 3, (1951). — GOFMAN, J. W. und Mitarb.: Circulation 2, 161 (1950). — GRASSMANN, W. und HANNIG, K.: Naturwiss. 37, 496 (1950). — HEILMEYER, L.: Symp. ü. d. Hypophysen-NNR-System. Freiburg, 1952. — HENI und MAST: zit. bei Bennhold. — HENCH, PH. S.: Lancet II, 483 (1950), Science III, 457 (1950). — LEY, H.: Verhandl. dtsch. Ges. inn. Med. (1954). — MAHAUX, J. und WIEMEMANN, E.: 27. Congrès franc. Méd. Genève 1927. — OLHAGEN, B.: Acta Med. Scand. 140, 149 (1951). — REINER, M.: Proc. Soc. exp. Biol. Med. 74, 529 (1950). — TISELIUS, A.: Kolloid-Z. 85, 129 (1938). — WANG, C. C. und SMITH, L. C.: 18. Internat. Physiolog. Kongr. 1952. — WUHRMANN, F. und WUNDERLY, CH.: „Die Plasmaeiweißkörper" Benno Schwabe Verlag, 1953. — ZIGRA, J. R. und KUTTNER, A. G.: J. med. Sci. 222, 516 (1951)

CXLVII.

Aus der I. Medizinischen Universitätsklinik Hamburg-Eppendorf
(Direktor: Prof. Dr. H. H. BERG).

Die Purpura hyperglobulinaemica (Waldenström) und ihre Zuordnung.

Von

H. DÖRKEN.

WALDENSTRÖM beschrieb erstmals 1943 eine chronische, gutartige Purpura-Form, die mit einer Vermehrung der γ-Globuline des Blutserums einhergeht. 1952 konnte derselbe Autor auf dem Internistenkongreß in Wiesbaden über acht Fälle dieses neuen Syndroms berichten. Wir verfügen über zwei Beobachtungen. Wie meist, handelt es sich auch hier um zwei Frauen im Alter von etwa 50 Jahren, die seit 1946 von unserer Klinik beobachtet werden. Beide klagen über allgemeine Schwäche und Müdigkeit. Eine in Schüben auftretende Purpura, vorwiegend der Beine, ist seit 4 bzw. 20 Jahren bekannt. Das Serumeiweiß ist mit 8,8 g-% bei beiden erhöht, die γ-Globuline betragen 32 bzw. 42%. Die Blutsenkung ist hochgradig beschleunigt, die Serumlabilitätsteste zeigen starke Veränderungen. Die jahrelange Beobachtung und häufige Untersuchung mit allen Methoden hat keinerlei Anhalt für irgendein Grundleiden ergeben. Vor allem bestehen keine hämatologischen Veränderungen, abgesehen von einer leichten, normocytär-hypochromen Anämie mit niedrigem Serumeisen. Der Gerinnungsmechanismus ist nicht erkennbar gestört. Die Purpura zeigt frische und ältere, auch konfluierende Effloreszenzen bis zu Talergröße. Der entzündliche Charakter ist deutlicher als der hämorrhagische, der Begriff „Purpura urticans erythematosa" (Glanzmann) beschreibt am besten die Morphologie. Braune Pigmentflecke bilden die Residuen. Das Auftreten der Purpura ist von mehr oder weniger unangenehmen Sensationen in Form von Brennen und Jucken begleitet. Bevorzugt werden die abhängigen Partien, beim Liegen auch der Rücken.

Die Elektrophorese des Blutserums ergibt eine isolierte Vermehrung der γ-Globuline ohne wesentliche Abweichungen der anderen Fraktionen. Typisch ist nach Waldenström eine etwa trianguläre Kurve der γ-Fraktion, die von der schmaleren der Myelome und der breitbasigen der Leberschäden zu unterscheiden ist. Dieser Befund ist von besonderer differentialdiagnostischer Bedeutung. Denn Dysproteinämien der verschiedensten Genese gehen gern mit Störungen der Gefäßpermeabilität einher, ohne daß die Gesetzmäßigkeiten bisher näher bekannt sind. Wir haben in einer früheren Arbeit versucht, diese sekundären, symptomatischen Formen der Purpura hyperglobulinaemica bei bekanntem Grundleiden (Myelom, Lebercirrhose, Morbus Boeck, Kryoglobulinämie usw.) von der primären, „essentiellen" Form zu unterscheiden. Bei der letzteren ist mit den heutigen Mitteln ein Grundleiden nicht erkennbar. Die Literatur kennt bis heute rund ein Dutzend Beobachtungen (außer Waldenström noch Curtz, Humerfelt, Linke, Pribilla). Die Autopsie zweier an Meningitis bzw. Herzinsuffizienz Verstorbener ergab keinen für die Purpura wesentlichen Befund (Bing, Latvalathi und Halonen).

Diese primäre Purpura hyperglobulinaemica möchten wir, wie auch Pribilla, dem Formenkreis der rheumatischen, vasculären Purpura zurechnen und sie als blande, aber sehr chronisch verlaufende Spielart der akuten „anaphylaktoiden" Purpura Schönlein-Henoch gegenüberstellen. Hierfür sprechen unseres Erachtens Eigenschaften und Morphologie der Purpura, die häufige rheumatische Vorgeschichte und, nach eigenen Beobachtungen, Bauchkoliken, hochgradige Tuberkulinempfindlichkeit und allerhand allergische Phänomene (Arzneimittelallergie, Colica mucosa). Die chronische Purpura hyperglobulinaemica würde sich unter diesem Gesichtspunkt zur akuten Purpura Schönlein-Henoch verhalten, wie die chronische Polyarthritis zum akuten rheumatischen Fieber.

Unsere Patientinnen boten nun noch weitere Besonderheiten. Beide klagten über starke Trockenheit der Mundschleimhäute, eine zudem über trockene Augenbindehäute mit Brennen, Jucken und verminderter Tränensekretion. Dazu bestand seit Jahren eine Schwellung der Ohrspeicheldrüsen. In beiden Fällen fand der Ophthalmologe (Oberarzt Doz. Dr. Straub, Universitäts-Augenklinik Hamburg-Eppendorf) bei der Messung der Tränensekretion nach Schirmer deutlich verminderte Werte, die Spaltlampenuntersuchung nach Anfärbung mit Rose-Bengale-Farbstoff zeigte eine typische Ceratoconjunctivitis sicca. Die Verbindung dieser Ceratoconjunctivitis mit der Trockenheit der Mundschleimhäute, mit einer chronischen Laryngopharyngitis sicca und mit der Schwellung der Parotis ergibt damit das Vollbild des nach Sjögren benannten Syndroms, des sogenannten Siccasyndroms.

Das Vorkommen eines Sjögren-Syndroms bei Purpura hyperglobulinaemica sahen schon Waldenström und Curtz in je einem Fall, es dürfte somit über den Zufall hinausgehen. Das Sjögrensche Syndrom selbst ist nach der ophthalmologischen Literatur in einem hohen Prozentsatz (33 bis 87% nach einer Übersicht von Henderson) mit meist chronisch-deformierenden Gelenkveränderungen verbunden, die seine Verwandtschaft zum rheumatischen Formenkreis nahelegen. Aber auch eine Purpura bei dem Sjögrenschen Syndrom wurde gesehen (Lériche, Holm, Friese und Linke). Bemerkenswert ist schließlich seine mögliche Kombination mit dem Felty-Syndrom (Ytrehus, Friese und Linke, Gurling) und mit der Sklerodermie (Sheldon, Holm, Harrington und Dewar, Ercoli und Lepri). Eine weitere Eigentümlichkeit des Sjögrenschen Syndroms sind die oft überraschend starken Bluteiweißverschiebungen mit Globulinvermehrung, die Riva erstmals hervorhob (ferner Godtfredsen, Vanotti, Holm, Robert). Auch hier ergibt sich eine Parallele zu der Dysproteinämie der Purpura hyperglobulinaemica.

Beiglböck und Hoff kamen kürzlich zu dem Schluß, daß „das Sjögren-Syndrom nichts anderes sei als eine chronische Schönlein-Henochsche Erkrankung". Wir möchten annehmen, daß die Purpura hyperglobulinaemica wie auch das Siccasyndrom im System der rheumatischen Krankheiten auf dem Flügel der eminent chronischen, aber gutartigen Krankheitsformen einzuordnen sind. Die Gesetzmäßigkeiten des Bei- oder Nebeneinanders beider geschilderten Krankheitsbilder muß durch weitere Beobachtungen geklärt werden. Schon heute darf man aber in der primären Purpura hyperglobulinaemica ein fest umrissenes Krankheitsbild sehen, für das wir die Benennung nach Waldenström, der es uns gezeigt hat, vorschlagen.

CXLVIII.

Aus der II. Medizinischen Klinik (Direktor: Prof. Dr. M. GÄNSSLEN) und der histologischen Abteilung (Leiter: Prof. Dr. W. KRÜCKE) des Neurologischen Institutes (Edinger-Institut) der Universität Frankfurt am Main.

Experimentelle Nervenfaserschädigungen durch Isonicotinsäurehydrazid und ihre Bedeutung für die Klinik*.

Von

GEORG W. KLINGHARDT.

Mit 1 Textabbildung.

Unter den vielfältigen neurologischen Komplikationen der Tuberkulosebehandlung mit Isonicotinsäurehydrazid (INH) stehen bekanntlich sogenannte Polyneuritiden unterschiedlicher Grade zahlenmäßig an erster Stelle. Sie häufen sich merklich bei Tagesdosen über 12 mg/kg Körpergewicht. Klinisch betreffen sie vor allem die Sensibilität, in den schwersten Fällen unter dem Bilde der „brennenden Füße" (KLINGHARDT, RADENBACH und MROWKA), dem burning feet-Syndrom der anglo-amerikanischen Literatur. Dieses hat nicht nur als Folge einer an Eiweiß und B-Vitaminen armen Kost — wie etwa bei den Gefangenen des letzten Krieges im fernen Osten und in Ägypten oder bei den Bewohnern des belagerten Madrid im spanischen Bürgerkrieg 1936 bis 1939 (DENNY-BROWN, PERAITA, SPILLANE) —, sondern ebenso als Folge der Behandlung mit INH klinisch enge Beziehungen zu pellagrösen Hautveränderungen und Psychosen.

So sind bei Tuberkulosekranken unter INH-Therapie unter anderem beobachtet worden das Auftreten von akuter Pellagra mit Psychose durch McCONNELL und CHEETHAM, von pellagroiden Dermatosen durch RAMOS und Mitarbeiter sowie BÜNGER und SCHULZ-EHLBECK, von akuter Psychose mit schwerer Polyneuritis im Sinne der burning feet durch CONRAD und SCHEIB. Ähnliche, in diese Trias Polyneuritis-Psychosepellagröse Hautveränderungen gehörende Teilbilder sahen zahlreiche weitere Autoren (PEGUM, HUNTER, ZABAD, MOHNKE und SCHRÖDER, HEILMEYER und Mitarbeiter, KLEE, KUHLMANN und SCHOLZ, RADENBACH, SELIKOFF und Mitarbeiter, TUCZEK und SAUPE, HAMPE u. a.).

Die schwersten der peripheren neuralen Schädigungen durch INH sind auch beim Menschen histologisch erfaßbar. So erhoben wir einen derartigen Befund in einer Probeexcision vom distalen Unterschenkel (m. peronaeus) einer Tuberkulosekranken, die mit einem unter INH-Behandlung aufgetretenen Bild einer schweren Polyneuritis und fast unerträglichen burning feet-Beschwerden zu uns kam. Ihre Füße und Unterschenkel waren dabei teigig geschwollen, wie man es auch bei der feuchten Form der Beri-Beri, gelegentlich auch bei der Pellagra sieht. Die Patien-

* Die Untersuchungen werden mit Unterstützung der Deutschen Forschungsgemeinschaft durchgeführt.

tin verspürte in Händen und Füßen ein ständiges Stechen und Kribbeln, „als ginge fortlaufend elektrischer Strom hindurch"; wenn sie etwas warm wurden, „brannten sie wie Feuer", wogegen ihr noch am besten ständig erneuerte, feuchtkalte Umschläge halfen.

In Schnitten von dieser Excision (Heidenhain-van Gieson-Färbung) zeigte sich eine schwere, diskontinuierliche Entmarkung in einem peripheren Muskelnerven. Als Folge davon fand sich eine mikroskopische, herdförmige Muskelatrophie mit Sarkolemmkernwucherung. Das schon klinisch aufgefallene Ödem war auch am subcutanen Bindegewebe histologisch deutlich.

Wir sind nun den Fragen nach der Natur dieser Nervenschädigungen durch INH an der weißen Ratte experimentell weiter nachgegangen. Dabei ergaben sich bald charakteristische klinische und morphologische Befunde mit so eindeutiger Prädilektion der peripheren Nerven, daß darüber bereits vor Abschluß aller Untersuchungen berichtet werden kann, zumal die genaueren Vorgänge bei der Entstehung der INH-Polyneuritis bisher als noch nicht genügend geklärt gelten (FREEKSEN). Bei den entsprechenden histologischen Untersuchungen haben wir uns der weitgehenden und sehr dankenswerten Unterstützung von Prof. KRÜCKE vom Edinger-Institut in Frankfurt a. M. erfreut.

Die Tiere zeigten vor allem bei den gegenüber therapeutisch üblichen Dosen sehr hohen täglichen Schlundsondengaben zwischen 200 und 500 mg INH/kg Körpergewicht Änderungen in ihrem Verhalten, die — soweit das Tierverhalten überhaupt einen Vergleich mit klinischen Bildern beim Menschen gestattet — sehr an die schweren „polyneuritischen" Störungen durch INH bei Tuberkulosepatienten erinnerten.

Sensibilitätsstörungen ließen sich nur daraus erschließen, daß sie vielfach ihre Vorderpfoten möglichst gar nicht aufsetzten, sie ständig vor der Schnauze rieben, viel keckerten und bei Berührung anhaltend und kläglich quietschten. Die Pfoten waren dabei etwas, aber deutlich, livide verfärbt. Bei fortgesetzter Intoxikation wurden aber auch Motilitätsstörungen unverkennbar. Die Versuchstiere lahmten vor allem mit den Hinterbeinen bald verschieden, bald gleich stark und kamen schließlich nur noch vorwärts, wenn sie mit den Hinterpfoten zugleich sprangen. In solchen Fällen fehlte auch die Abspreizbewegung der Gliedmaßen, insbesondere der Hinterpfoten, die man sonst beobachtet, wenn Ratten am Schwanz hochgehoben werden. Sie waren auch nicht mehr in der Lage sich richtig abzufangen, wenn man sie aus einiger Höhe fallen ließ. Quadricepssehnen- und Plantarfluchtreflexe wurden abgeschwächt oder erloschen.

Je höher die verabreichten Tagesdosen, um so kürzer war das erscheinungsfreie Intervall und um so ausgeprägter wurden auch die Paresen der Versuchstiere, was unserer Erfahrung entspricht, daß auch Vorkommen und Schwere der menschlichen INH-„Polyneuritiden" vor allem von der Tagesdosishöhe abhängen.

Wir waren anfangs nach symptomenloser 3wöchiger Vorperiode mit tgl. 50 bzw. 30 mg INH/kg Körpergewicht im unterbrochenen Versuch auf die 10fache Dosis gegangen, wobei es mit 500 mg schon nach 3—4 Tagen zu deutlichen Lähmungen und nach 10—12 Tagen zu Apathie und rasch aufeinanderfolgendem

Verenden der Tiere kam, obgleich sie sich noch in einem guten Ernährungszustand befanden. Bei 300 mg traten 8—10 Tage nach Dosissteigerung die ersten sicheren Paresen auf. Tiere der Gruppe, die dann von vornherein täglich 200 mg/kg bekamen, lahmten etwa ab 24. Applikationstag, solche mit täglich 150 mg/kg etwa ab 40. Tag und die mit täglich 100 mg/kg erst noch später und nie sehr ausgeprägt.

Makroskopisch boten die Versuchsratten bei der Autopsie, von vereinzelten rundlichen Magenulcera abgesehen, keine Besonderheiten.

Mikroskopisch waren neben der schon bekannten fettigen Leberdegeneration (RUBIN und Mitarbeiter), wie bereits gesagt, vor allem die Befunde an den peripheren Nerven eindrucksvoll. — So fanden sich in Sudan-R-Hämatoxylinpräparaten von Schnitten vom Plexus brachialis bzw. lumbosacralis bald mehr, bald weniger zahlreich und völlig wahllos verteilt Partien, in denen zwischen ganz oder annähernd normalen Ner-

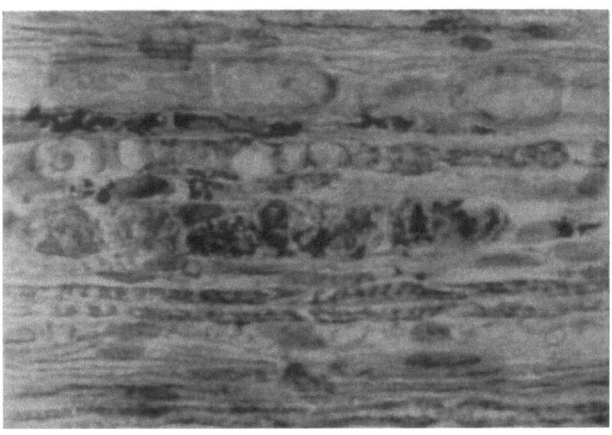

Abb. 1. Ratte nach 12 Tagen peroraler Verabreichung von tgl. 500 mg INH/kg Körpergewicht. Schnitt aus dem Beinplexus. Sudan-R-Hämatoxylinfärbung. Schwellung einzelner Nervenfasern; Markscheidenzerfall mit Auftreten von Neutralfett; Fettkörnchenzellen, z. T. reihenweise innerhalb der Nervenfaserscheiden liegend. Vereinzelt auch Fettkörnchen in Zellen des Endoneuriums.

venfasern solche lagen, deren Myelin in Neutralfettballen und -körnchen umgewandelt und mit Sudan leuchtend rot gefärbt war. Die Konturen dieser Nervenfasern waren noch zu erkennen und die Abbauprodukte lagen innerhalb der Nervenfaserscheiden. In anderen Schnitten standen wieder stärkere Schwellungen der Nervenfasern, Wucherungen der Schwannschen Kerne und beginnende Fettkörnchenzellbildung im Vordergrund. In noch späteren Stadien konnten die Körnchenzellen reihenförmig innerhalb der Nervenfasern liegen; mitunter fanden sich auch Fettkörnchen in einzelnen Zellen des Endoneuriums (Abb.). Auch in Heidenhain-van-Gieson-Präparaten war die Entmarkung deutlich, während Silberimpägnation der Achsencylinder nach BODIAN sogar gelegentlichen Achsencylinderzerfall ergab.

Wie sind nun diese Befunde zu deuten? — Es handelt sich um eine primäre Degeneration der Nervenfasern — vorzugsweise der Markscheiden, aber auch der Achsencylinder — ohne jegliche entzündliche Reaktion.

Der Ausdruck Polyneuritis hierfür ist also wieder einmal nicht im Sinne einer entzündlichen Erkrankung zu verstehen. Der Zusammenhang der gezeigten Veränderungen mit der Applikation und Tagesdosishöhe des INH ist in unseren Experimenten erwiesen. Mit Tuberkulose als Grundkrankheit hat der Prozeß nichts zu tun.

Der Wirkungsmechanismus des INH auf den peripheren Nerven läßt sich aus unseren bisherigen Ergebnissen nicht ablesen. Gleichartige Nervenschädigungen sieht man auch nach Intoxikationen etwa mit Alkohol oder Blei. Auch beim INH ist eine solche toxische Wirkung auf das Nervensystem denkbar, zumal FREEKSEN nachwies, daß es im Zentralnervensystem besonders reichlich angesammelt wird (entsprechende Untersuchungen an peripheren Nerven fehlen leider).

Gleiche morphologische Befunde an den Nerven kommen offenbar aber auch bei Fehlernährung vor (DÜRCK, SPILLANE, FOLLIS); der pathogenetische Vorgang ist hierbei aber noch weniger geklärt. — In diesem Sinne ist auch für das INH eine Wirkstoffhemmung als Ursache der neuralen Schäden denkbar und diskutiert worden (vgl. auch KLINGHARDT, RADENBACH und MROWKA). Es ist uns aber bisher nicht gelungen, durch gleichzeitig neben dem INH verabreichte, maximale Dosen von Nicotinsäureamid (täglich 50 mg pro Tier mit Durchschnittsgewicht von 160 g) oder Pyridoxin (täglich 25 mg pro Tier) oder Vitamin-B-Gesamtkomplex (täglich 1 ccm Polybion) die INH-Nervenschädigung der Ratte schon im Entstehen zu vermeiden oder nur abzumildern.

Nachdem unsere beim Menschen erhobenen morphologischen Befunde bei der INH-Polyneuritis mit unseren tierexperimentellen weitgehend übereinstimmen, dürfte auch ihre Pathogenese im wesentlichen gleich sein. Bei den protrahiert ablaufenden menschlichen, klinischen Bildern können aber noch zusätzliche pathogenetische Momente mitwirken, wie intestinale Störungen — etwa durch vorangegangene Streptomycinbehandlung mit Darmfloraschädigung (so auch in unserem histologisch untersuchten Fall) oder eine Darmtuberkulose.

Es ist nicht der Zweck dieser Ausführungen das bisher wirksamste Chemotherapeuticum gegen Tuberkulose in unverdienten Mißkredit zu bringen. Jeder Kliniker ist glücklich es anwenden zu können und man hat auch in den letzten 2 Jahren gelernt beim Auftreten neurologischer Komplikationen durch Rückgang mit der Tagesdosis oder vorübergehendes Aussetzen mit der INH-Therapie schwere derartige Schäden zu vermeiden. Vielleicht ist aber über unsere reproduzierbaren Versuche und histologischen Befunde nun doch noch die Auffindung eines wirksamen medikamentösen Schutzes ermöglicht.

Literatur.

BÜNGER, P und SCHULZ-EHLBECK, H. W.: Dtsch. med. Wschr. 78, 1459, 1953. — CONRAD, K. und SCHEIB, E.: Dtsch. med. Wschr. 78, 604, 1953. — DENNY-BROWN, P.: Medicine 26., 41, 1947. — DÜRCK, H.: Untersuchungen über die pathologische Anatomie der Beri-Beri, Jena 1908. — FOLLIS, R. H.: The Pathology of Nutritional Disease, Springfield, Illinois, 1948. — FREERKSEN, E.: Verhandlungsberichte der 14. wissenschaftl. Tagung am 16. und 17. Sept. 1952 in Goslar, S. 97. — HAMKE, H.: Wiener med. Wschr. 104, 45, 1954. — HEILMEYER,

L. und Mitarbeiter: Münch. med. Wschr. 94, 1303, 1952. — HUNTER, R. A.: Lancet 1952/II, 960. — KLEE, PH.: Demonstrationen vor Tuberkuloseärzten, Wuppertal-Elberfeld 19. Febr. 1952. — Dtsch. Tbk. Gesellsch. Goslar 16.—18. Sept. 1952. — KLINGHARDT, G. W., RADENBACH, K. L. und MROWKA, S.: Wiener med. Wschr. 104, 301, 1954. — KUHLMANN, F., und SCHOLZ, F. G.: Med. Monschr. 1952, 358. — Mc. CONNELL, R. B. und CHEETHAM, H. P.: Lancet 1952, 959. — MOHNKE, W. und SCHRÖDER, R.: Med. Klin. 47, 1594, 1952. — PEGUM, J. S.: Lancet 1952/II, 536. — PERAITA, M.: Internat. Z. Vitaminforschg. 24, 1, 1952. — RADENBACH, K. L.: Beitr. Kl. Tbk. 107, 314, 1952. Wiss. Gesellsch. Südwestdtsch. Tbk. Ärzte, Wildbad 16.—17. Mai 1952. Tuberkulosearzt 6, 420, 1952. — RAMOS, R. und Mitarbeiter: Arch. espan. pediatr. 1952, 687, 803. — RUBIN, B. und Mitarbeiter: Am. Rev. Tbc. 65., 392, 1952. — SELIKOFF, I. J. und Mitarbeiter: Dis. Chest 21, 385 (1952). J. Amer. Med. Assoc. 150, 973 (1952) Amer. Rev. Tbc. 67, 212 (1953. — SPILLANE, J. D.: Nutritional Disorders of the Nervous System, Edinburgh 1947. — TUCZEK, H. und SAUPE, M.: Münch. med. Wschr. 94, 1307, 1952. — ZABAD, M.: Lancet 1953. Nr. 6754, 295.

Aussprache.

Herr BENNHOLD (Tübingen):

Die Formulierung des inversen Regulationstypus bei Dysproteinämien stammt nicht von mir, sondern von WUHRMANN und WUNDERLY. — Aus dem sehr häufigen Mitreagieren des Bluteiweißbildes mit medikamentösen und hormonalen Beeinflussungen des Krankheitsbildes kann nicht ohne weiteres auf eine direkte Einwirkung der Medikamente und Hormone auf das Bluteiweißbild geschlossen werden. — Wenn das betreffende Medikament die Krankheit heilt oder bessert, kann auch das Bluteiweißbild — durch gänzlich andere Regulationsauslöser — normalisiert werden. Sehr viel beweisender sind die Zusammenhänge zwischen Hormonapplikation und Bluteiweißänderung, wenn:

entweder das Bluteiweißbild sich durch Hormonzufuhr normalisiert, obgleich es dem Versuchstier ausgesprochen schlechter geht (wie in den zitierten Versuchen meiner Mitarbeiter HENI und MAST),

oder wenn die Einwirkung des Hormons so schnell erfolgt, daß keinerlei universale Besserung des Zustandes des Organismus als kausales Zwischenglied anzunehmen ist — wie es wohl bei den Versuchen der Vortragenden war.

Sehr vorsichtig sollte man, glaube ich, mit der Bewertung des Alb.-Glob.-Quotienten sein. Wir wissen viel zu wenig, ob dieser mathematischen Manipulation wirklich eine biologische Bedeutung zukommt und ob sie durch Schaffung einer Zahl nicht unberechtigterweise eine Exaktheit vortäuscht.

Die Elektrophoretische Analyse wird der biologischen Mannigfaltigkeit sicherlich besser gerecht.

Herr E. KUHN (Heidelberg):

Es werden, auf Beobachtungen an 5 eigenen Fällen von Purpura hyperglobulinaemica gestützt, einige Befunde zur Diskussion gestellt. So konnten in einem Fall Beziehungen zum Rheumatismus gefunden werden. Neben Anamnese und klinischem Befund zeigte auch der positive Ausfall der „Agglutinationsreaktion mit sensibilisierten Hammelblutkörperchen" in diese Richtung. Bei 2 Fällen besteht seit Jahren eine Akrodermatitis atrophicans HERXHEIMER. Gleichzeitig fand sich bei einem dieser Fälle ein kalter Absceß mit säurefesten Stäbchen im Absceßeiter. In einem Fall handelt es sich um eine Purpura bei β-Myelom. Beim fünften unserer Fälle ist die Anamnese praktisch leer. Der Patient kam zur Untersuchung, weil er über stenokardische Beschwerden zu klagen hatte. Kryoglobuline waren bei keinem der Patienten nachweisbar. Kälteagglutination fanden wir zweimal schwach positiv. Der Coombstest war einmal schwach positiv. Allerdings wurde dieser Test nur bei 2 Patienten durchgeführt. Bei dem Patienten mit schwach positivem Coombstest fand sich auch eine gesteigerte Erythropoese im Sternalmark. Gesteigerte Erythropoese fanden wir auch bei einem weiteren Fall, bei dem außerdem noch eine deutliche Eosinophilie und Vermehrung der Plasma-Zellen im Sternalmark nachzuweisen war. Anämie beobachteten wir bei 3 Patienten.

Ausführlich wird zu den einzelnen Fällen in einer Publikation Stellung genommen. — Ob die Meinung des Vortragenden bezüglich der pathogenetischen Einordnung so haltbar ist, möge dahingestellt bleiben. Man sollte mit der Deutung vielleicht doch besser abwarten bis eine größere Anzahl von Beobachtungen das ganze Geschehen besser überblicken läßt.

Herr HEUCHEL (Jena):

Im Anschluß an den Vortrag von Herrn LEY möchte ich auf besondersartige Serumeiweißbefunde an unserem Endokarditiskrankengut der Nachkriegsjahre hinweisen. Auch wir haben die Gamma-Globulinvermehrung als gewöhnlichen Befund bei dieser Erkrankung festgestellt. Einige Fälle wiesen jedoch eine außergewöhnliche Gammaglobulinerhöhung auf, bis auf oder nahe an 50%. Manchmal ging damit auch eine Erhöhung des Gesamtserumeiweißwertes einher. Wir haben Serumeiweißwerte bis zu 10g% gesehen, so daß Befunde zustande kommen, wie wir sie vom Plasmocytom gewohnt sind. Es liegt nahe, solche außergewöhnlichen Gammaglobulinvermehrungen mit einer hochgetriebenen Leistungssteigerung des reticuloendothelialen Systems in Zusammenhang zu bringen. War in solchen Fällen die antibiotische Behandlung der Grundkrankheit erfolgreich, kamen die Serumeiweißveränderungen, wie das auch Herr LEY erwähnt hat, zum Abklingen. Auf der anderen Seite sind jedoch gerade unter den Lentafällen der Nachkriegszeit solche mit einer Herabsetzung des Serumeiweißwertes, zum Teil beträchtlichen Grades, keine Ausnahme gewesen. Solche Fälle haben augenscheinlich eine absolut schlechte Prognose; sie sind uns sämtlich zugrunde gegangen. In der Regel ließ sich bei diesen Fällen eine voraufgegangene Mangelernährungsperiode feststellen, durch welche über eine Hypoproteinämie die organismischen Abwehrleistungen offensichtlich entscheidend geschädigt bzw. am Ende völlig erschöpft waren.

Herr H. LEY (München) Schlußwort:

Zum Thema: Gesamteiweißvermehrung im Serum bei Endocarditis lenta· Auch wir erlebten in der überwiegenden Zahl der Fälle Werte an der oberen Grenze der Norm oder darüber, bis zu 11,5 g %, und berichteten 1951 darüber. Hypoproteinämien sahen wir selten, obwohl unter unseren Patienten viele Rußlandheimkehrer sich befanden, und nur dann, wenn durch die oft ausgedehnten Herdnephritiden stärkere Eiweißverluste sich geltend machten. Auch können wir nicht behaupten, daß die Patienten mit besonders hohen Gesamteiweißwerten weniger gefährdet gewesen wären — im Gegenteil: Je höher der γ-Globulin-Anteil im Serum und damit überraschenderweise auch die Gesamteiweißwerte im Serum waren, umso ungünstiger die Prognose.

Herr K. SCHWARZ (München) Schlußwort:

Ich danke Herrn Prof. BENNHOLD für die anregende Stellungnahme und möchte hierzu erwähnen, daß wir bei unseren Fällen mit einer chronischen, meist protrahiert verlaufenden Entzündung immer nur eine einmalige Gabe von 50 I. E. ACTH verabreichten. Wir konnten deshalb weder eine Konvergenz noch eine Divergenz zwischen dem klinischen Verlauf und dem Verhalten der Serumeiweißkörper beobachten.

Herr KLINGHARDT (Frankfurt/Main) Schlußwort:

Wenn unsere bisherigen Versuche, die INH-Nervenschädigung bei der Ratte durch einzelne Vitamine der B-Gruppe zu verhindern, fehl schlugen, so ist das gewiß kein Beweis gegen die Vermutung, daß hier doch eine Wirkstoffhemmung des INH ursächlich mitspielt. Vielleicht waren unsere Versuchsanordnungen nur nicht optimal. Wir haben auch z. B. noch nicht die Pantothensäure angewandt, die das von Gopalan in Indien beobachtete burning feet-Syndrom prompt heilen soll. — Ich hatte herausgestellt, daß wir bisher eindeutige morphologische Veränderungen durch INH nur an den peripheren Nerven fanden. Daß es aber auch eine zentralnervöse Wirksamkeit besitzt, geht aus klinischen Beobachtungen wie dem Auftreten von Psychosen, Korsakowsyndromen, epileptischen Anfällen usw. unter INH-Therapie hervor. Vielleicht handelt es sich hierbei aber mehr um den Ausdruck einer vaskulären Komponente der INH-Wirkung. In letzter Zeit haben unsere Versuchstiere auch deutliche Ataxie und Manegegang gezeigt, so daß wir bei ihnen auch nach morphologischen zentralen Schäden am Nervensystem weitersuchen müssen.

Herr Dörken (Hamburg) Schlußwort:

Eine Purpura mit Hyperglobulinämie bei Acrodermatitis atrophicans sowie bei kaltem Absceß würde ich aus den oben dargelegten Gründen den sekundären Formen zurechnen, die gewiß sehr häufig sind, wenn man darauf achtet. Die primäre Purpura hyperglobulinaemica ist vorerst noch selten. Trotzdem erlauben die bereits vorliegenden Beschreibungen ihre Zuordnung zur Gruppe der rheumatischen Erkrankungen.

CXLIX.

Aus der Inneren Abteilung des Marienkrankenhauses Hamburg
(Direktor: Prof. Dr. Jacobi).

Unsere Erfahrungen bei Blutdialysen.

Von

Dr. C. Moeller.

Mit 2 Textabbildungen.

Der den Laien ungemein faszinierende Begriff „künstliche Niere" wurde schon für den ersten Blutdialysator von Abel und Rowntree im Jahre 1913 geprägt. Die Konstruktion klinisch einsatzfähiger Dialysatoren war aber erst viel später mit Verwendung des Cellophans und des Heparins möglich; ich erwähne die Modelle des Holländers Kolff 1943 und des Schweden Alwall 1947.

Werden zwei Lösungen durch eine Membran getrennt, so sind die Membraneigenschaften für die stattfindenden Diffusionsvorgänge verantwortlich. Ist die Membran grobporig, so findet eine *freie Diffusion* von Lösungswasser und allem Gelösten statt, ist sie feinstporig-semipermeabel, so kann im Ausmaß der osmotischen Druckdifferenz nur Lösungswasser diffundieren, ist sie feinporig wie Cellophan, das Lösungswasser und kleine Moleküle passieren läßt, die großen Moleküle aber zurückhält, so findet eine *elektive Diffusion* statt, die wir als *Dialyse* bezeichnen. Die Intensität dieser Dialyse wird durch die Flächengröße der Membran und ihre Dicke, durch die osmotische und hydrostatische Druckdifferenz zwischen den beiden Lösungen und von der Temperatur, der molekularen Unruhe der gelösten Substanzen, bestimmt.

Hier sehen Sie das Schema aller Blutdialysatoren. Das aus einer Arterie fließende, oder aus einer Vene mittels Pumpe entnommene Blut wird zumeist in einen Cellophanschlauch geleitet, dessen Außenfläche von einer dem Blut möglichst iso-ionischen Lösung umspült wird. Durch Diffusion streben die Systeme nun einen Konzentrationsausgleich an: Lösungswasser, Kristalloide und kleine organische Moleküle diffundieren mit dem Konzentrationsgefälle, die großen Moleküle des Blutes, insbesondere die Kolloide können die Membran aber nicht passieren. So diffundieren bei der Dialyse urämischen Blutes die niedermolekularen End-

produkte des Eiweißstoffwechsels, die für die Harnvergiftung vorwiegend verantwortlich zu machen sind, aus dem Blut in die Spüllösung.
Da die Elektrolyte der Spüllösung dem Blut möglichst angeglichen sind,
differiert der osmotische Druck beider Systeme nur um den geringen
kolloid-osmotischen Druck, der leicht kompensierbar ist. Aus dem
Cellophanschlauch wird das Blut durch Arteriendruck oder, wie beim
KOLFFschen Gerät, über ein Pumpsystem dem Patienten wieder zugeführt.

Hier sehen Sie das Schema unseres Dialysators, den wir seit 1948 am
Marienkrankenhaus in Hamburg entwickelt haben und von dem nun-

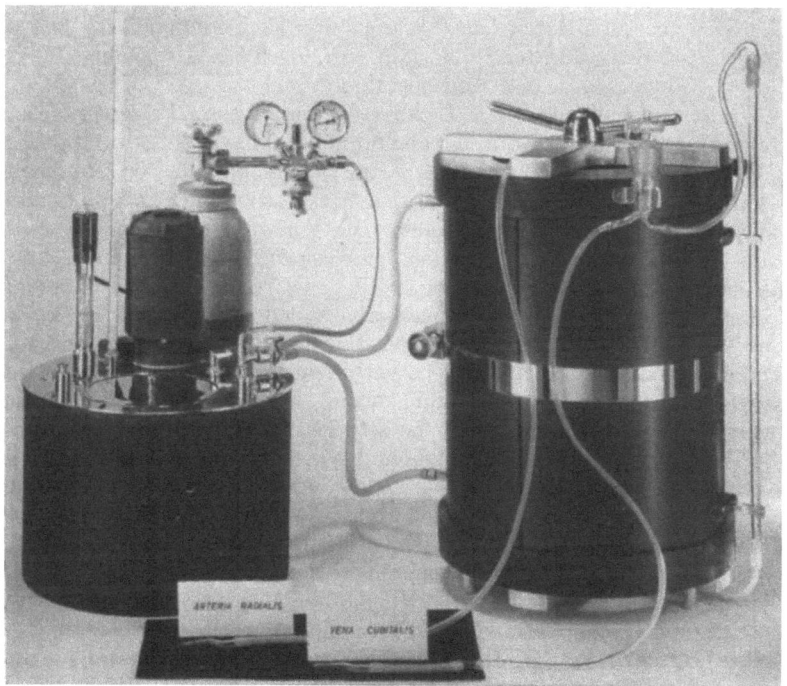

Abb. 1. Der einsatzfähige Dialysator mit Thermostat und Carbogen-Druckflasche.

mehr, nach finanzieller Hilfe seitens der deutschen Forschungsgemeinschaft, das Modell II in klinischer Erprobung steht. Rechts der Dialysator,
der einen 7,5 m langen spiraligen Spülkanal birgt, links ein 13 Liter
fassender Thermostat mit Umlaufpumpe, der für die Temperaturkon-
stanz beider Systeme und für den zum Blut gegensinnigen Umlauf der
Spülung durch den Dialysator sorgt. Das Gerät ist transportabel, das
Auffüllvolumen für das blutführende System beträgt 500 ccm, also eine
Blutkonserve, ein Strömungsmesser ermöglicht die laufende Kontrolle des
Durchstroms, der Betrieb ist durch Luftblasen- und einen schnell aus-
wechselbaren Gerinnselfänger gesichert. Die dialysierende Oberfläche des
Cellophanschlauches beträgt nahezu 6000 cm².

Hier ein Foto der Apparatur (Abb. 1).[1] Die Spüllösung im Thermostaten wird ohne Störung der Dialyse alle Stunde gewechselt. Unser Gerät arbeitet also wie das von ALWALL nur mit dem Druck und dem Auswurf der Arteria radialis. Die Anwendung von Pumpen kompliziert eine Dialyse wesentlich, erhöht vor allem durch die nicht zu vermeidende Zerreibung von Erythrocyten durch Stempel oder Ventile die Gefahr einer Hämolyse.

Auf diesem Foto sehen Sie das Gerät im Einsatz. Die Spüllösung ist durch Zusatz von 1% Dextrose hyperton gemacht. Hierdurch kann, wie auch durch Erniedrigung des hydrostatischen Druckes in der Spüllösung durch Tiefersetzen des Thermostaten, der Einfluß von Lösungswasser aus der Spüllösung ins Blut sicher verhindert werden, ja, es kann sogar eine Dehydrierung durch *Ultrafiltration* betrieben werden. Eine physiologische pH-Konstanz der Spüllösung wird durch Einblasen eines 5%igen CO_2-O_2-Gemisches in den Thermostaten erreicht.

Ganz allgemein muß zur Technik der Dialyse am Patienten gesagt werden, daß sie keine Routinemaßnahme ist, daß sie eine durch technische Anlagen, Erfahrung und Liebe zur Sache geprägte Arbeitsgemeinschaft verlangt. Wir sind bei unseren Einsätzen immer zu zwei Ärzten und einer Schwester ausgekommen. Die Vorbereitung unseres Gerätes zum Einsatz erfordert 2 Stunden. Sterilisierungsmaßnahmen sind nur für das blutführende System erforderlich, Dialysatorgehäuse und Spüllösung brauchen wegen der Unpassierbarkeit des Cellophans für Keime und Viren nicht sterilisiert zu werden. Die zu- und ableitenden Schläuche sind aus plastischem, heißluftsterilisierbarem Material, alle Glasteile sind durch Silikonierung nicht-netzend gemacht. Der Widerstand, den das Gerät einer Durchströmung bietet, ist sehr gering, er wird praktisch durch die Weite der in die Gefäße eingebundenen Glaskanülen bestimmt. Der Kreislauf des Patienten wird, wie bei anderen Systemen auch, im Sinne einer peripheren arterio-venösen Anastomose belastet; eine gewisse kardiale Reserve muß für den Einsatz vorhanden sein.

Die Heparinisierung des Patienten, vorläufig eine Voraussetzung der Dialyse, umschließt zugleich das Risiko der Methode. Wir verwandten das uns freundlicherweise von den Promonta-Werken zur Verfügung gestellte Thrombo-Vetren. Die Dosierung wird nach der Gerinnungszeit ausgerichtet, wir kamen zuletzt bei einer 10stündigen Dialyse mit 400 bis 600 mg Heparin aus. Zahnfleischblutungen und Sickerblutungen aus den Vasotomiewunden sahen wir in leichter Form öfter, leider müssen wir aber auch über eine Verblutung unter der Dialyse berichten: ein 62jähriger Patient mit einer chronischen Nephritis quälte sich in seinem urämischen Endstadium so entsetzlich, daß wir uns entgegen sonst strengster Indikationsstellung zu einer Dialyse entschlossen; nach einstündiger Dialyse mit sehr gutem Durchfluß starb der Patient akut mit den Zeichen einer inneren Blutung; die Sektion wurde leider verweigert, so daß die Blutungsquelle nicht eruiert wurde. Wenn wir zunächst überzeugt waren, daß dieses Ereignis mit der Heparinisierung im Zusammenhang stand, so sind wir es heute *nicht* mehr, denn bei der Vorbereitung der nächsten Dia-

---

[1] Das Gerät wird von der Firma Alfred Hübscher, Hamburg 11, als „Haemodialysator" in den Handel gebracht.

lyse starb uns die Patientin, eine Anurie nach Seifenabort und Uterusexstirpation, ebenfalls akut an einer inneren Blutung, die durch Sektion als Verblutung aus dem rechten Ovar in die Bauchhöhle gesichert wurde. Diese Verblutung trat aber *vor* der Heparinisierung ein. Die vasogene Blutungsbereitschaft der Urämiker ist bekannt, sie kann offenbar auch *allein* das Ende der Allgemeinintoxikation darstellen. Unsere bisherigen Versuche, das Risiko der Heparinisierung auszuschalten, scheinen auf dem Weg eines passageren Calciumentzuges mittels Ionenaustauschers erfolgversprechend; darüber kann erst später, wie wir hoffen, positiv, berichtet werden.

Abgesehen von der Indikation der Barbitursäurevergiftung kann die Blutdialyse natürlich nur eine anurische Phase überbrücken, sie kann nur eine *Ergänzung* der konservativen Therapie sein. Bei bestehender Indi-

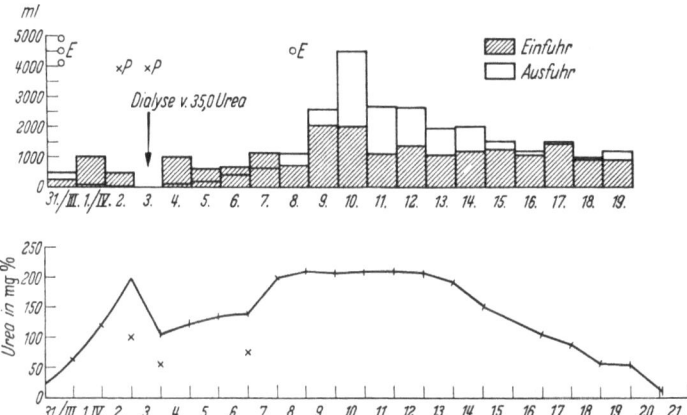

Abb. 2. Eklampsie post partum. Oben Ausscheidungskurve, unten Serum-Harnstoffwerte. P = Periduralanästhesie. E = eklampt. Anfall.

kation, auf die ich hier nicht eingehen kann, soll sie aber nicht ultima ratio sein. Von der notwendigen kardialen Reserve sprach ich schon. Hierzu kurz den Bericht über den bisher einzigen lebensrettenden Einsatz unseres Dialysators, der eigentlich einem Mißverständnis zu verdanken war: eine 23jährige Patientin, die einige Stunden post partum mehrere eklamptische Anfälle hatte, geriet danach in eine vollkommene Anurie.

Hier die Ausscheidungskurve (Abb.2). Nach 3tägiger Anurie war die Patientin komatös, hatte eine große Atmung, der Blutdruck war auf 180 mm systolisch gestiegen. Man bat uns — die Patientin lag in einem auswärtigen Krankenhaus — um eine Dialyse, weil eine zweimalige peridurale Anästhesie ohne Erfolg blieb, der Rest-Wert auf 200 mg-$^0/_0$ gestiegen war und man sich von einer Dekapsulation auf Grund schlechter Erfahrungen an zwei gleichgelagerten Fällen nichts versprach. Die Patientin erwachte unter der Dialyse, der RR fiel zur Norm ab, beim Katheterismus fand sich wieder Urin in der Blase. Erst bei der Kontrolle des Rest-Wertes merkten wir, daß man uns keinen Rest-N-Wert, sondern einen Harnstoffwert genannt hatte. So dialysierten wir entgegen der bisherigen Gepflogenheit bei einem Ausgangs-Rest-N von 101 mg-%, entzogen in 14 Std. unter Abfall des Rest-N auf 59 mg-% die relativ geringe Menge von 32 g Harnstoff. Wie Sie aber auf der Kurve sehen, setzte die Harnproduktion wieder ein, nach einem Wiederanstieg gingen auch die Harnstoffwerte zurück, der Patientin geht es gut.

Die Blutdialyse stellt keinen Dammbruch in der Therapie dar. Nach unserer Überzeugung ist sie aber eine wertvolle Ergänzung der konservativen Therapie des akuten temporären Nierenversagens, an der wir in Zukunft nicht vorübergehen können.

Aussprache.

Herr H. SARTORIUS (Freiburg/Brsg.):

Wir haben in Freiburg/Brsg. an der Med. Universitätspoliklinik (Prof. Sarre) seit November vergangenen Jahres gleichfalls eine „künstliche Niere" in Gebrauch. Im Gegensatz zu dem von Herrn MOELLER geschilderten Prinzip des Schlauch-Trommelsystems, wie es auch von ALWALL, MERRIL und KOLFF angewandt wird, benutzen wir ein Kammersystem. Dabei werden alternierend insgesamt sechs Blutkammern mit einer Oberfläche von insgesamt $0,5 m^2$ von 12 Waschkammern begrenzt. Durch ein doppeltes Membranpumpensystem werden Blut und Dialysierflüssigkeit in den Dialysator getrieben. Die Pumpen arbeiten so schonend, daß eine Beeinträchtigung der Erythrocyten und damit eine Hämolyse vermieden wird. Der Bluttransport erfolgt von Vene zu Vene, wiederholte Dialysen sind somit möglich. Die Oberfläche des Dialysators kann durch weiteren Aufsatz von Blutkammern beliebig erweitert werden, dadurch ist es möglich, einen größeren Austauscheffekt von harnpflichtigen Substanzen aus dem Blut von Urämikern zu gewährleisten. Während der Dialyse beobachtete Blutdrucksteigerungen führen wir möglicherweise auf das Auswaschen depressorischer Substanzen zurück.

Herr E. WOLLHEIM (Würzburg):

Nach unseren Erfahrungen ist eine erfolgreiche Behandlung derjenigen Urämien möglich, die primär durch Tubulärinsuffizienzen entstehen. Über die hier einzuschlagende konservative Therapie haben ich und mein Mitarbeiter J. MOELLER berichtet. Sind erhebliche Teile des glomerulären Apparates zerstört, so er weist sich jede Therapie als erfolglos. Die Schädigung der Tubuli ist reversibel, die der Glomeruli nicht. Soweit bei der Dialyse Erfolge berichtet werden, handelt es sich m. E. nur um primäre tubuläre Insuffizienzen, die also auch einer einfachen konservativen Behandlung zugänglich wären. So interessant die Dialyse im Tierversuch für manche experimentelle Fragestellungen ist, so scheint mir ihre Anwendung am Krankenbett, besonders im Hinblick auf die großen Gefahren, auf die auch Herr MOELLER in seinem Vortrag hingewiesen hat, kaum angebracht. Zur Diskussionsbemerkung von Herrn SARTORIUS muß gesagt werden, daß Depressan kein niedermolekularer Körper ist. Das Molekül ist sehr groß, daher konnte es bisher auch noch nicht rein dargestellt werden.

Herr H. J. SARRE (Freiburg/Brsg.):

Mein Mitarbeiter SARTORIUS hat auf unsere in Erprobung befindliche „künstliche Niere" hingewiesen, die nicht wie die MOELLERsche mit Cellophanschläuchen arbeitet, sondern mit übereinandergeschichteten Cellophanplatten. Auf die technischen Vorzüge und Nachteile der beiden Modelle will ich hier nicht eingehen. Ich möchte aber im Gegensatz zu Herrn WOLLHEIM darauf hinweisen, daß die Möglichkeit einer einwandfreien und gefahrlosen Dialyse des Blutes bei akuten toxischen Urämien große Vorteile gegenüber den konservativen Behandlungsmethoden bietet. Bei toxischen Nephrosen nach Trauma, Schock, Hämolyse, Vergiftung usw. kann es zu einer 8—12 Tage dauernden Anurie kommen, die dann, wenn der Patient diese Zeit übersteht, zur vollständigen Regeneration der Tubulusepithelien und damit zur Gesundung führen kann. Die konservative Behandlung vermag in schwer gelagerten Fällen in dieser Zeit die Entwicklung einer tödlichen

Uraemie oft nicht zu hindern. Für solche Fälle ist die extrarenale Dialyse in erster Linie gedacht. Von ALWALL, KIRWIN, MERRIL, KOLFF und anderen sind zahlreiche solche Fälle publiziert worden, die nur durch dieses Verfahren gerettet werden konnten. Nach unseren Erfahrungen muß allerdings die Dialyseoberfläche der Apparate mindestens 10—15000 qcm groß sein, damit wirklich in einer Sitzung die Urämie beseitigt werden kann.

Herr C. MOELLER (Hamburg) Schlußwort:

Ich freue mich, daß Herr Prof. SARRE Worte der Zustimmung zur Methode an sich gefunden hat. Wieweit in gewissen Zentren die Blutdialyse ihren Eingang finden wird, möchten wir getrost der Zeit anheimstellen.

Auch wir haben zu Beginn unserer Arbeiten versucht, das Blut venös durch plastischen Katheter über einen Pumpmechanismus zu entnehmen, sind aber wegen der nicht zu vermeidenden Hämolyse wieder davon abgekommen. Die Abhängigkeit von dem Blutauswurf der Radialis scheint uns das kleinere Übel zu sein. Wir haben bisher einen Patienten mehrfach dialysiert. Nach ALWALL kann man die benutzte Radialis etwas höher als vorher ohne weiteres wieder verwenden. Außerdem kann man ja noch die zweite Radialis gebrauchen.

Ich habe anhand des lebensrettenden Einsatzes betont, daß der Blutdruck sich unter der Dialyse normalisierte. Gelegentliche Erhöhungen lagen im Rahmen der Besserung des Allgemeinzustandes. Wir stimmen hierin mit ALWALL überein, der wohl die meisten Dialyse-Einsätze übersieht.

Heparin-Überempfindlichkeiten sahen wir nicht. Natürlich haben wir uns anläßlich der beschriebenen Verblutung gefragt, ob hier nicht eine Überempfindlichkeit vorliegt. Klinisch war es eine Verblutung; die Verweigerung der Sektion verhinderte leider die Bestätigung.

Was die Größe der dialysierenden Oberfläche angeht, so stellt diese nur e i n e n Faktor für die Leistungskraft eines Dialysators dar. Das KOLFFsche Gerät hat zwar eine Oberfläche von 24000 qcm, der Schlauch wird aber nur zur Hälfte in die Spüllösung eingesenkt. Wenn unser Gerät 6000 qcm dialysierende Oberfläche hat, so vergrößert sozusagen das Prinzip des Gegenstroms der Spüllösung diese Fläche. Jedenfalls haben wir bisher keinen Grund die Oberfläche zu vergrößern, was technisch ohne Schwierigkeiten möglich wäre.

CL.
Der Einfluß der Ammoniumchlorid-Acidose auf Gesamtwasser, extra- und intracelluläre Flüssigkeit sowie extracelluläre Elektrolyte.

Von

M. SCHWAB und R. KOCH (Göttingen).

Mit 2 Textabbildungen.

Die Verstärkung der Quecksilberdiurese durch Ammoniumchlorid ist dem Kliniker gut bekannt. Er macht davon bei der Ödembehandlung häufig Gebrauch. Ihre Erklärung erfordert eine genaue Kenntnis der Einzelwirkungen jedes der beiden Pharmaka. Während nun der Mechanismus der Quecksilberdiurese in den letzten Jahren vielfach untersucht wurde, ist über die Ammoniumchloriddiurese weniger bekannt. Zweifellos bewirkt Ammoniumchlorid über eine Steigerung der Chlorid- und eine äquivalente Abnahme der Bicarbonatkonzentration eine Acidose. Die vermehrte Chloridausscheidung im Harn erfordert dabei eine entsprechende vermehrte Basenausfuhr. Es war aber nicht geklärt, ob die vermehrte Flüssigkeitsausscheidung den primären Vorgang der Ammoniumchloriddiurese darstellt und die vermehrte Basenausscheidung als Folge zu betrachten ist, oder ob umgekehrt eine primär vermehrte Basenausscheidung die Wasserdiurese nach sich zieht. Ferner war die Frage offen, ob die vermehrt ausgeschiedene Flüssigkeit allein dem extracellulären Raum entstammt oder ob auch eine Verminderung des intracellulären Flüssigkeitsvolumens vorliegt.

Wir haben versucht, diese Fragen zu beantworten.

Die Untersuchungen wurden an elf gesunden weiblichen Versuchspersonen durchgeführt. Es wurden an drei aufeinanderfolgenden Tagen jeweils 10 g Ammoniumchlorid, also insgesamt 30 g Ammoniumchlorid verabreicht. Dies entspricht 561 mval Chlorid. Vor und nach Ammoniumchloridzufuhr wurden Gesamtwasser, extra- und intracelluläres Flüssigkeitsvolumen, Natrium, Kalium, Chlorid und Bicarbonat sowie das Säure-Basen-Gleichgewicht untersucht. Das Gesamtwasser wurde als Antipyrinverteilungsvolumen, das extracelluläre Wasser als Inulinverteilungsvolumen bestimmt. Die Differenz beider ergab die intracelluläre Flüssigkeitsphase. Natrium und Kalium wurden flammenphotometrisch, Chlorid merkurimetrisch gemessen. Bicarbonat ergab sich als Differenz aus Gesamt-CO_2 und physikalisch gelöster CO_2. Die entsprechenden Werte, jedoch für 40 mm CO_2-Druck und voller arterieller Sättigung, ergaben die Alkalireserve. Die Pufferbasen wurden mit Hilfe des Nomogramms von SINGER und HASTINGS (Medicine 27, 223 [1948]) ermittelt. Der alveoläre CO_2-Druck wurde nach HALDANE-PRIESTLEY, das Blut-pH gasometrisch bestimmt. Für die Mehrzahl der Versuchspersonen liegen außerdem direkte Messungen des Blut-pH mit der Glaselektrode bei 37° im Luftthermostaten vor.

Die Tabelle 1 zeigt Ihnen eine Übersicht über das Ausmaß der Ammoniumchloridacidose. Einer mäßigen pH-Verschiebung stehen ausgeprägte Veränderungen von CO_2-Druck, Alkalireserve und Pufferbasen gegenüber.

Tabelle 1.

Säure-Basen-Gleichgewicht im arteriellen Plasma vor und nach 30 g Ammoniumchlorid. Die aufgeführten Werte sind Mittelwerte und mittlere Fehler der Mittelwerte.

	CO_2-Druck (mm Hg)	pH	Bicarbonat (mval/l)	Alkalireserve (mval/l)	Pufferbasen (mval/l)
	im arteriellen Plasma				
vor NH$_4$Cl	37,14 ± 0,683	7,405 ± 0,005	22,81 ± 0,379	23,43 ± 0,296	40,60 ± 0,376
nach NH$_4$Cl	31,00 ± 0,912	7,354 ± 0,007	16,96 ± 0,585	18,60 ± 0,441	34,25 ± 0,623

Die Abb. 1 zeigt Ihnen die Beeinflussung des Körpergewichts und der einzelnen Flüssigkeitsräume durch die Ammoniumchloridacidose.

Die Gewichtsabnahme wird durch die Abnahme des Gesamtwassers voll erklärt. Die Verminderung der extracellulären Flüssigkeit entspricht genau der Abnahme des Gesamtwassers, während die intracelluläre Flüssigkeitsphase unverändert bleibt.

Die Abb. 2 zeigt Ihnen das Verhalten der Elektrolytkonzentrationen im Plasma.

Die Ammoniumchloridzufuhr führt zu der bekannten Zunahme der Chlorid- und äquivalenten Abnahme der Bicarbonatkonzentration. Interessanterweise bewirkt eine alleinige Verabreichung von Quecksilberdiuretica gerade umgekehrt einen Abfall der Chlorid- und Anstieg der Bicarbonatkonzentration: Hypochlorämische Alkalose. Da diese als häufigste Ursache mangelnder oder fehlender Ansprechbarkeit auf Quecksilberdiuretica anzusehen ist, ist die günstige Beeinflussung der Quecksilberdiurese durch Ammoniumchlorid nunmehr verständlich.

Die Natriumkonzentration fällt um 5,5 mval/l ab. Diese Abnahme erklärt sich folgendermaßen. Durch die Chloridzufuhr kommt es natürlich

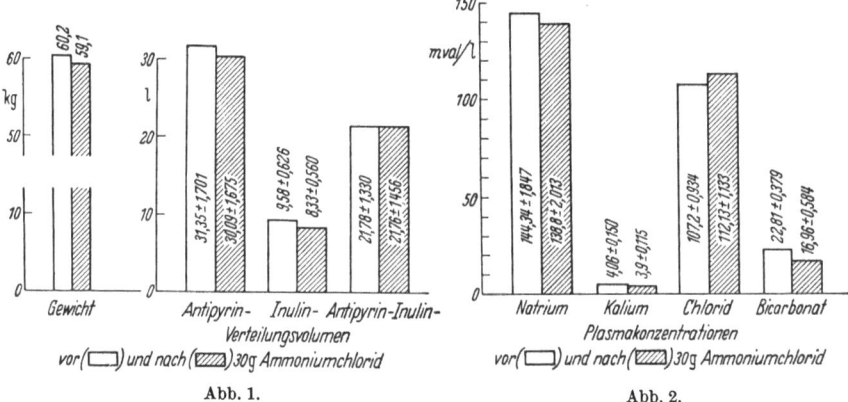

Abb. 1.   Abb. 2.

auch zu einer vermehrten Chloridausscheidung im Harn. Bei den im Harn möglichen pH-Werten muß das Chlorid mit Kationen neutralisiert ausgeschieden werden. Diese Neutralisation geschieht während der ersten Tage der Acidose mit Natrium, später mit Ammoniak und Kalium. Die Mehrausscheidung von Natrium übersteigt dabei die Mehrausscheidung des Wassers. So resultiert eine Verminderung der Natriumkonzentration. Man kann daraus den Schluß ziehen, daß die Steigerung der Basenausscheidung der primäre Vorgang ist, welcher erst sekundär zu einer Steigerung der Wasserausscheidung führt.

Die Tabelle 2 zeigt Ihnen das Verhalten der Gesamtmenge der einzelnen Elektrolyte im extracellulären Flüssigkeitsraum. Sie sehen die interessante Tatsache, daß sich die Chloridmenge trotz der Zufuhr von 561 mval Chlorid um 121 mval vermindert. Es sind also in diesen Tagen 682 mval Chlorid ausgeschieden worden. Diese zusätzliche Verminderung um 121 mval erklärt sich durch den Chloridgehalt der vermehrt ausgeschiedenen extracellulären Flüssigkeit. Die Natriumverminderung beträgt 251,4 mval. Sie setzt sich zusammen aus dem Natriumverlust infolge der Ausscheidung von 1,25 Liter extracellulärer Flüssigkeit und dem Natrium, welches für die Chloridneutralisation im Harn erforderlich ist. Eine quantitative Durchrechnung ergibt dabei, daß die Natriumabnahme sehr viel größer sein müßte. Diese Diskrepanz ist nur so zu erklären, daß eine beträchtliche Natriummobilisation aus den Basenreservoiren des Körpers, besonders den Knochen, stattfindet.

Tabelle 2.

Gesamtmenge der Elektrolyte Natrium, Kalium, Chlorid und Bicarbonat im Inulinverteilungsvolumen vor und nach 30 g Ammoniumchlorid. Die aufgeführten Werte sind Mittelwerte und mittlere Fehler der Mittelwerte.

	Natrium	Kalium	Chlorid	Bicarbonat
	mval			
vor NH_4Cl	$1393,2 \pm 81,0$	$38,81 \pm 2,375$	$1111,3 \pm 71,4$	$235,0 \pm 14,81$
nach NH_4Cl	$1141,8 \pm 66,5$	$31,96 \pm 1,744$	$990,3 \pm 61,8$	$149,0 \pm 9,64$
	$P < 0,001$	$P < 0,01$	$P = 0,01$	$P = 0,01$

Ich fasse zusammen: Nach Verabreichung von 30 g Ammoniumchlorid, also 561 mval Chlorid, beobachtet man

1. eine Verminderung des Körpergewichts um 1,1 kg, des Gesamtwassers um 1,25 Liter und des extracellulären Flüssigkeitsvolumens ebenfalls um 1,25 Liter. Daraus geht hervor, daß der Flüssigkeitsverlust ausschließlich die extracelluläre Flüssigkeitsphase betrifft.

2. Die Natriumkonzentration nimmt um 5,5 mval/l ab. Die Mehrausscheidung an Natrium übersteigt also diejenige des Wassers. Man darf hieraus den Schluß ziehen, daß bei der Ammoniumchloriddiurese der Basenverlust der primäre Vorgang, der Wasserverlust die Folge ist.

3. Die hypochlorämische Alkalose als häufigste Ursache für mangelhaftes oder fehlendes Ansprechen auf Quecksilberdiuretica wird durch Ammoniumchlorid beseitigt.

CLI.

Aus der Medizinischen Universitäts-Poliklinik
(Direktor: Prof. Dr. WALTER SEITZ)
und der Chirurgischen Universitäts-Poliklinik München
(Direktor: Prof. Dr. HANS BRONNER).

Über den Einfluß des Operationstraumas auf den Eiweiß- und Mineralstoffwechsel (mit Maßnahmen zu seiner Bekämpfung).

Von
KONRAD STUHLFAUTH und VIKTOR STRUPPLER.

Mit 2 Textabbildungen.

Die Veränderungen des Stoffwechsels nach schweren Traumen und Operationen sind bisher relativ wenig untersucht worden. Der Grund für diese Vernachlässigung der Stoffwechselprobleme nach Operationen ist die Schwierigkeit, sie bilanzmäßig zu erfassen, denn zur Aufstellung von Stoffwechselbilanzen, wie sie in Amerika viel gemacht werden, bedarf es bei jedem einzelnen Patienten eines Stabes von Untersuchern, die die Ein- und Ausfuhr der wichtigsten Nahrungsbestandteile überwachen und auch zahlenmäßig erfassen. Zu einer leidlichen Klärung der Stoffwechselbilanz gehört ja nicht nur die statistische Erfassung der ein- und ausgeführten Calorien, Kohlenhydrate und Eiweiße, letztere in Form der Stickstoff- und Phosphatverschiebungen, sondern auch die Erfassung des Mineralstoffwechsels, vor allem der Kalium-, Natrium- und Chlorid-Ionen, sowohl in den einzelnen Nahrungsbestandteilen, wie in Urin und Stuhl.

Das operative Trauma stellt aus zweierlei Gründen einen schweren Streß für den Organismus dar. Einmal bringt die Operation selbst eine Störung des Stoffwechselgleichgewichtes, zum anderen stellt auch der bei allen Eingriffen in den Bauchraum erforderliche vollständige Nahrungsentzug eine schwere Belastung des Energiehaushaltes dar.

Durch eine intensive Zusammenarbeit von Mitgliedern der Medizinischen und Chirurgischen Universitäts-Poliklinik München, war es möglich, solche Stoffwechselbilanzen bei insgesamt 15 Patienten aufzustellen. Es handelte sich fast ausschließlich um schwere abdominelle Operationen (Magenresektionen, Rectumresektionen, Cholecystektomien, Gastroenterostomien, Anus-Praeter-Anlegung und Mammaresektionen). Die Ein- und Ausfuhr von Stickstoff und Phosphor, von Kalium, Natrium und Chlorid wurde bei diesen Patienten vom 4. Tag vor, bis zum 6. Tag nach der Operation mit später noch genauer zu schildernder Methode erfaßt. Bei der ersten Gruppe von fünf Patienten erfolgte nur die allgemein übliche Infusionstherapie, mit Salzlösungen, geringen Glucosemengen (bis 30 g) und Kreislaufstimulantien.

Dabei ergab sich (Abb. 1) ein erheblicher Stickstoff- und Phosphatverlust und eine Retention von Natrium und Chlorid, bei stark überschießender Kaliumabgabe. Diese bei allen Patienten gleichförmige Reaktionsform des Stoffwechsels mit Eiweiß- und Kaliumverlust, sowie Kochsalz-Retention ist unter dem Namen ,,postoperative Alarmreaktion'' bereits bekannt und von amerikanischer Seite eingehend studiert worden (ELIEL und Mitarbeiter). Sie kommt nach allen Formen von Streß, bei Morbus Cushing sowie nach hohen ACTH- und Cortisongaben, zur Beobachtung. Sie wird offenbar durch eine verstärkte Aktivität der Nebennierenrinde mit Ausschüttung von Glucocorticoiden ausgelöst, was auch wir auf Grund des Ansteigens der Harncorticoide nachweisen konnten. Ihr Sinn ist die vermehrte Bereitstellung rasch greifbarer Energiereserven (Zucker und Glykogen) durch Eiweiß- und Fettabbau. Dieser als Gluconeogenese bezeichnete Vorgang führt bei der Umwandlung von Aminosäuren in Kohlenhydrate zu einer Freisetzung von Amino-N in großen Mengen, die dann im Harn erscheinen. Zu dieser Stoffwechselstörung gehören auch charakteristische Verschiebungen im Mineralhaushalt. Das in den Zellen angereicherte Kalium geht verloren, Natrium und Chlorid reichern sich dagegen an. Auch dieser Vorgang ist für den Organismus ungünstig, weil die Kaliumionen, die mittels Stoffwechselenergie entgegen dem osmotischen Gefälle in der Zelle gestapelt werden, einen wichtigen Energiespeicher darstellen.

Bei den Patienten mit abdominellen Operationen bewirkt sowohl der Streß der Operation, wie der des prä- und postoperativen Hungerzustandes eine besonders starke Ausprägung dieser abnormen Stoffwechselsituation.

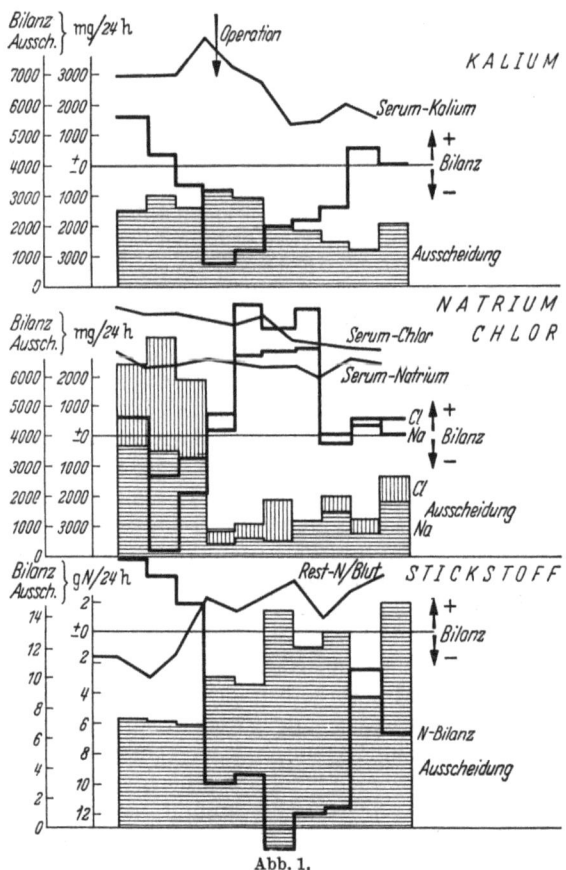

Abb. 1.

Man kann nun verschiedene Wege zur Behebung der postoperativen Alarmreaktion gehen. FLÜCKIGER hat versucht, durch hohe Gaben von Sexualhormonen eine Hemmung der Corticoidproduktion zu erreichen. Wir machten uns die bekannte eiweißsparende Wirkung der Kohlenhydrate zunutze, wie sie z. B. schon lange für den Traubenzucker bekannt ist. In Amerika haben nun ALBANESE bei Kindern und ELMAN bei Erwachsenen nachgewiesen, daß Laevulose eine noch günstigere Wirkung auf die negative Stickstoff-, d. h. Eiweißbilanz hat. Letzterer konnte bei seinen nicht operierten Schwerkranken (meist Carcinom-Patienten) zeigen, daß infundierte Aminosäuren bei gleichzeitigen Fructosegaben in

wesentlich höherem Grade im Körper retiniert wurden, als bei gleichzeitiger
Glucose- oder Invertzucker-Infusion. Wir selbst hatten zusammen mit
ENGLHARDT und PROSIEGEL beobachtet, daß Laevulose-Infusionen zu einer
vermehrten Einschleusung von Kalium in die Leberzellen führten, also
einem Kaliumverlust entgegenwirkten. Außerdem besteht bei der postoperativen Alarmreaktion sowieso eine gewisse Verwertungsstörung für
Glucose, kenntlich an der dabei zu beobachtenden Hyperglykämie und Glu-
cosurie. Laevuose als Insulin unabhängiger Zucker erscheint daher von
vornherein als Energiespender bei diesen Zuständen geeigneter zu sein.

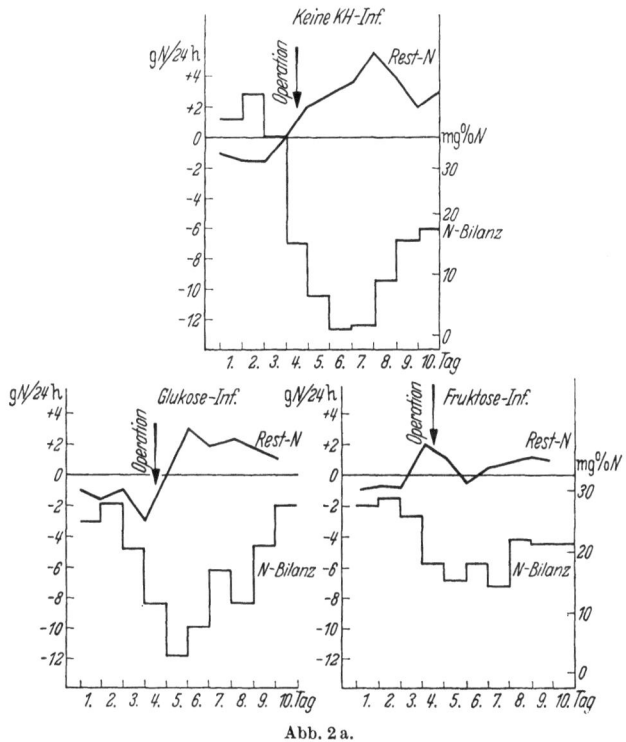

Abb. 2 a.

Wir haben deshalb bei zwei Gruppen von je fünf Patienten die Wirkung
von großen Dextrose- bzw. Laevulosemengen — als 15%iges Laevosan —
(jeweils 150 g täglich) auf diese postoperative Eiweißzerfallsperiode untersucht. Unsere Zuckerinfusionen führten bei allen Patienten zu einer
erheblichen Verminderung des Stickstoff-Eiweiß-Verlustes (Abb. 2a).
Fructose war im Durchschnitt der fünf Patienten dabei deutlich wirksamer als Glucose. Auch der Kaliumverlust war bei beiden Gruppen geringer. Wie die Kurven zeigen, ist nach Fructose hauptsächlich die Ausscheidung des an Eiweiß gebundenen Kaliums vermindert, nach Glucose
wird auch freies Kalium in geringerem Maße ausgeschieden (Abb. 2b).
Es gelingt also durch größere Zuckergaben sowohl den Eiweiß- wie
den Kaliumverlust zu hemmen. Dies kann verschiedene Gründe haben.

Einmal gerät der Organismus nicht mehr in einen so schweren Hunger-
zustand, daß er gezwungen ist, aus Eiweiß Zucker aufzubauen, um Brenn-
material zu haben. Zum anderen deutet die Minderung des Stickstoff- und
Phosphatverlustes wohl darauf hin, daß die bei dem Eiweißzerfall frei
werdenden Aminosäuren wieder verwendet bzw. eingebaut werden; denn
durch die Zuckerzufuhr werden jetzt genügend exogene Stoffwechsel-
energien bereitgestellt, um neue Eiweiß-Synthesen zu ermöglichen. Wir

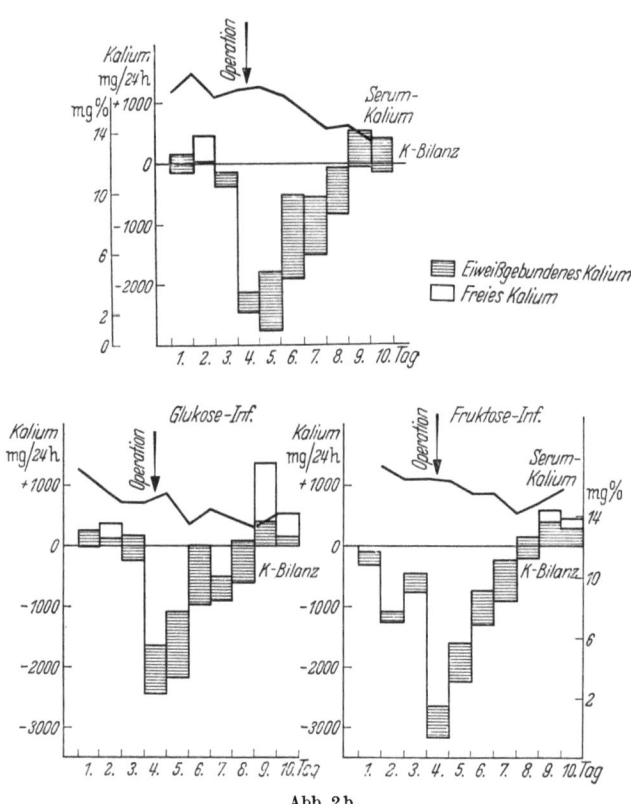

Abb. 2 b.

wissen nun gerade aus früheren eigenen Untersuchungen, daß die Fructose infolge ihrer rascheren Dissimilation zu einem Mehrangebot an In-
termediärsubstanzen und primären Energiedonatoren, z. B. ATP, führt.
Diese energiereichen Substrate, vor allem die ATP, sind notwendig, wenn
Synthesen hochmolekularer Stoffe, wie der Eiweißkörper, stattfinden
sollen. Ihr verstärktes Angebot erhöht, wie man jetzt sagt, den Synthese-
druck für die Eiweißbildung. Eine weitere Erklärungsmöglichkeit für
unsere Befunde bieten neue enzymatische Untersuchungen von KLIN-
GENBERG und ROSENKRANZ. Diese fanden, daß die endocellulären Proteasen bei gesteigerter KH-Dissimilation inaktiviert werden.
    Wir erreichen also mit der einfach durchzuführenden parenteralen
hochdosierten Zuckerzufuhr nicht nur eine wesentliche Hemmung schäd-

licher Auswirkungen der postoperativen Alarmsituation im Eiweiß-Stoffwechsel, sondern auch eine Hemmung des Kaliumverlustes, der wohl eine der Hauptursachen für die nach Operationen bekannte Adynamie und Instabilität des Kreislaufs ist.

CLII.

Aus der I. Medizinischen Abteilung des Allgemeinen Krankenhauses St. Georg in Hamburg
(Chefarzt: Prof. Dr. H. W. Bansi).

Erste Erfahrungen mit Achromycin.

Von

Gerd Schwarting.

Mit 1 Textabbildung.

Die Aufklärung der Strukturformeln für die beiden Breitspektrum-Antibiotica Aureomycin und Terramycin durch Waller, Hochstein, Stephens u. a. erwies ihre enge chemische Verwandtschaft und bestätigte so die weitgehende Übereinstimmung in ihrem bakteriologischen und klinischen Wirkungsspektrum. Beide haben ein gemeinsames, als *Tetracyclin* bezeichnetes Grundskelet, wobei das Aureomycin durch ein Chloratom am ersten Ring und das Terramycin durch eine OH-Gruppe am dritten Ring gekennzeichnet sind.

Es lag nun nahe, das Tetracyclin selbst, das durch reduktive Enthalogenisierung des Aureomycins gewonnen werden kann, auf seine Wirksamkeit zu prüfen. Im Oktober 1953 wurde auf der Antibioticatagung der *American Food and Drug Administration* in acht Vorträgen erstmals über die chemischen, pharmakologischen, bakteriologischen und klinischen Daten des Tetracyclins berichtet, das unter der Bezeichnung *Achromycin* (Lederle) in Deutschland im Handel ist.

In seinem chemischen Verhalten zeichnet sich das Tetracyclin gegenüber den beiden bisher bekannten substituierten Tetracyclinen, besonders dem Aureomycin, durch seine größere Stabilität und Löslichkeit aus. Diese Unterschiede treten besonders in neutralem Milieu und bei ansteigenden Temperaturen, also unter physiologischen Bedingungen, hervor. Die Vorzüge liegen in der wesentlichen Erleichterung bakteriologischer in-vitro-Teste, die nicht durch Wirkungsverlust der Testsubstanz beeinträchtigt werden, in der besseren Haltbarkeit von Lösungen für die parenterale Therapie, so daß Infusionen über 24 Stunden jetzt durchaus möglich sind, sowie in der besseren enteralen Resorption und damit wahrscheinlich geringeren gastrointestinalen Reizerscheinungen.

Die Toxizität ist gering. Nach Cunningham und Mitarbeiter vertrugen Ratten und Mäuse orale Dosen von 200 mg pro kg und Hunde über lange Zeit intravenöse Gaben von 10 mg/kg und Tag ohne Neben-

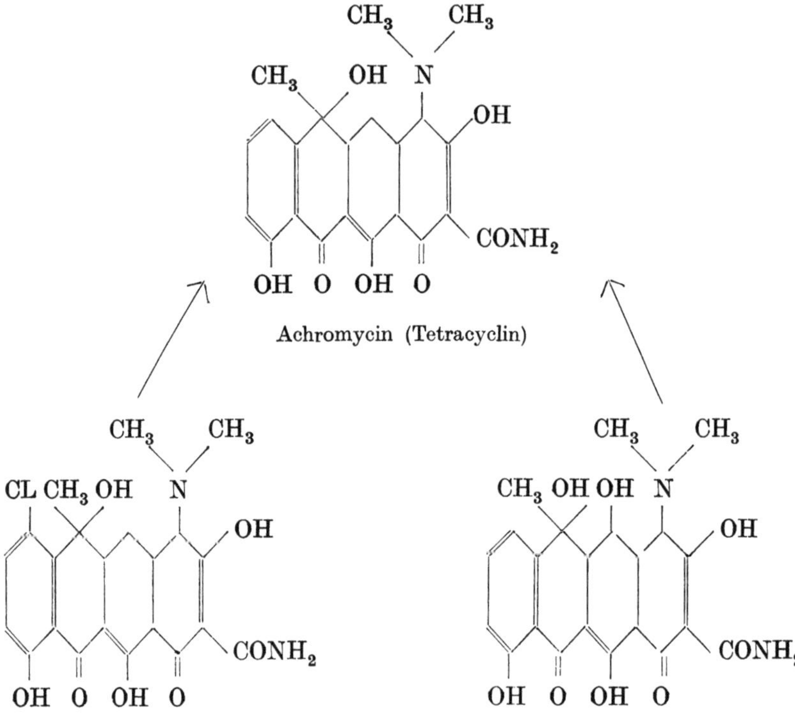

CH₃   CH₃

CH₃   OH   N

OH

CONH₂

OH O OH O

Achromycin (Tetracyclin)

CH₃   CH₃

CL CH₃ OH   N

OH

CONH₂

OH O OH O

Aureomycin (Chlortetracyclin)

CH₃   CH₃

CH₃ OH OH   N

OH

CONH₂

OH O OH O

Terramycin (Oxytetracyclin)

wirkungen. Spiegeluntersuchungen im Tierversuch und am Menschen ergaben infolge besserer Löslichkeit etwas höhere und länger anhaltende Blutspiegel als Aureomycin und Terramycin, und zwar bei oraler Gabe von 4mal 250 mg zwischen 2 und 4 Gamma/ccm. Die Ausscheidung soll nach dem gleichen Mechanismus wie bei den anderen erfolgen, nähmlich z. T. über die Nieren (in 6 bis 12 Std. 9 bis 20%, dadurch Urinkonzentrationen bei laufender Gabe von 160 bis 640 Gamma/ccm), z. T. über die Leber mit therapeutisch optimalen Gallenspiegeln, die am Menschen aber noch nicht untersucht wurden. Cunningham fand bei drei Hunden 7 Stunden nach 20 mg/kg intravenös einen Gipfel von 163 Gamma/ccm. Bei 38 gesunden Versuchspersonen fanden Wood und Mitarbeiter eine gute Diffusion in den Liquor, und zwar nach 3mal im Abstand von 6 Stunden gegebenen Dosen von 500 mg intravenös Konzentrationen von 1,25 bis 5 Gamma/ccm gegenüber 0,1 bis 0,2 beim Aureomycin und 0,6 bis 1,25 beim Terramycin.

Das antibakterielle Wirkungsspektrum des neuen Antibioticums wurde von Bohonos, Dornbush und Mitarbeitern an 257 menschenpathogenen Keimen untersucht und mit Chlor- bzw. Oxytetracyclin verglichen. Dabei ergab sich eine prinzipielle qualitative Übereinstimmung mit nur geringen quantitativen Unterschieden, die keine Vor- und Nachteile erkennen lassen. Empfindlichkeit und Unempfindlichkeit waren für alle Tetracycline gleich; durch die gekreuzte Resistenz einzelner Keime wurde wiederum die enge chemische Verwandtschaft bestätigt.

Die Zahl der klinischen Arbeiten ist noch gering. WRIGHT, FINLAND und Mitarbeiter berichteten in einer kursorischen Übersicht bei 102, PUTNAM, HENDRICKS und WELCH bei 32 Fällen über einen günstigen Gesamteindruck. Im Vordergrund der Besprechung steht die eindeutige bessere orale Verträglichkeit.

Die zur Zeit noch geringen Mitteilungen gaben uns Veranlassung zu einer Versuchsreihe mit dem Antibioticum *Achromycin*, die wir in den letzten 2 Monaten an einer Hamburger Klinik durchführen konnten.

Insgesamt behandelten wir 74 Patienten. Dabei war von vornherein die gute Verträglichkeit bemerkenswert. Vergleiche sind insofern schwierig, als man bei den geringeren dyspeptischen Erscheinungen ja auf die subjektiven Angaben der Patienten angewiesen ist und deshalb darüber im Schrifttum bezüglich Aureomycin und Terramycin auch sehr unterschiedliche Mitteilungen gemacht werden (zwischen 10 und 30%). In unserem Material konnten wir jedenfalls bei einer Dosierung, die wir entsprechend den Richtlinien der American Food and Drug Administration nie über 4mal 250 mg/die bei reichlicher Flüssigkeitszufuhr wählten, nur in einem Falle Erbrechen und einmal mäßige Durchfälle nach 5tägiger Behandlung beobachten. Die Behandlungsdauer war entsprechend der besonderen Art unserer Fälle allerdings nur kurz, höchstens 14 Tage, durchschnittlich 7 Tage. Allergische Nebenreaktionen traten nicht auf; geringfügige Glossitiden ohne subjektive Beschwerden sahen wir 5mal. Besonders angenehm ist die intravenöse Applikation: 500 mg können in der üblichen Weise in 50 ccm physiologischer Kochsalzlösung gelöst relativ rasch und wiederholt in die gleiche Vene ohne Lokal- und Allgemeinreaktionen appliziert werden.

Das Krankengut gliedert sich in 23 kroupöse Lobärpneumonien, 14 Broncho- und 2 atypische Pneumonien, 7 chronische Infekte der Luftwege (Bronchiektasen), 16 akute Gallenwegsinfektionen, davon 6 mit akuter Cholangitis, 12 hochfieberhafte Infekte der ableitenden Harnwege und 1 Staphylokokkensepsis. — Der Schwerpunkt der Therapie lag in der bisherigen kurzen Zeit auf den bakteriellen Lobärpneumonien, bedingt durch eine in dieser Zeit in Hamburg zu beobachtende Pneumoniewelle mit ausgesprochen toxischen Bildern, wie wir sie in den letzten Jahren kaum mehr gesehen haben.

In Abb. 1 sind die Mittelwerte der Temperaturverläufe der 23 Fälle mit einem Alter zwischen 16 und 72 Jahren, im Durchschnitt 47, dargestellt. Daneben eine Vergleichsserie von 20 Penicillinfällen der gleichen Krankheitswelle, wobei zu bemerken ist, daß eine überlegene Wirksamkeit des Achromycins gegenüber dem Penicillin bei den Pneumokokkenpneumonien nach den bisherigen Erfahrungen mit den Tetracyclinen von vornherein nicht zu erwarten war. Es lag uns aber daran, zunächst einen Eindruck mit dem neuen Präparat zu gewinnen. Wenn das Penicillin hier bezüglich der Zeit bis zur Entfieberung noch etwas besser abschneidet, so muß man die durchweg schwereren Fälle beim Achromycin, seine orale Applikation und die etwas schnellere Resorption des intramuskulär verabreichten Penicillins berücksichtigen. Die Achromycin-Entfieberung läßt sich durch eine einleitende intravenöse Spritze deutlich rascher erzielen, wie an den in der unteren Kurve dargestellten drei Fällen zu erse-

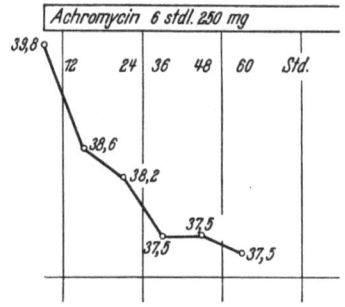
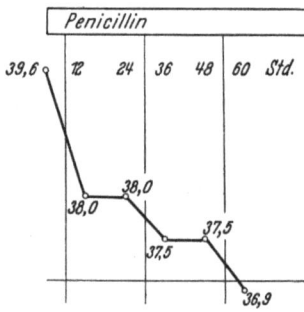

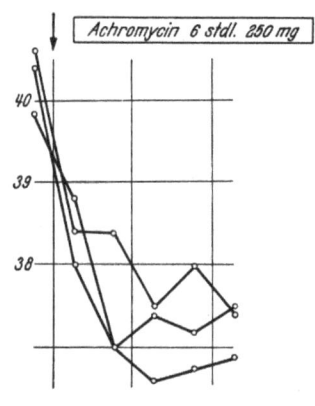

Abb. 1.

hen ist. Aber auch ohne Entfieberung waren alle Patienten nach 12 bis 18 Stunden aus dem toxischen Zustand der Allgemeininfektion heraus. In der Mittelwertskurve enthalten sind drei temperaturmäßig unbefriedigend ansprechende Fälle. In der Sputumkultur fanden sich einmal in vitro empfindliche Pneumokokken, einmal resistente hämolysierende Staphylokokken und einmal war der Kulturbefund negativ. Die Lösung dieser Pneumonien erfolgte entsprechend verzögert; offenbar lag die Ursache weniger im Erreger als im Wirtsorganismus. Bei den ansprechenden Fällen gaben wir in der Regel nur 5 Tage lang 1 g; meta- und postpneumonische Komplikationen traten nicht auf.

In anderen Fällen — also hier vorwiegend die akuten Coli- und Misch-
flora-Infektionen der Gallen- und Harnwege, darunter drei Diabetiker —
hatten wir keine Therapieversager. Als Beispiel Demonstration der Fieberkurven einer akuten pylephlebitischen Cholangitis und der Staphylokokkensepsis.

Auf die Bakteriologie kann nicht im einzelnen eingegangen werden.
Die Bestimmung des Erregers ist nach wie vor erwünscht, wenn auch bei
dem breiten Wirkungsspektrum ja nicht mehr von so großer praktischer
Bedeutung. In 600 Resistenzbestimmungen ergab sich ein geradezu frap-
pierendes gleichartiges Verhalten der drei Tetracycline. Hervorzuheben
ist aber noch einmal das angenehme Arbeiten in vitro infolge der Beständigkeit. In 4 bis 6 Wochen trat kein Wirkungsverlust der Testlösungen ein gegenüber 1 bis 2 Tagen beim Aureomycin und 8 Tagen beim
Terramycin. Es war dies ja ein Handicap gerade des Aureomycins, das
dadurch auch in den klinischen Indikationen etwas ins Hintertreffen geraten ist. Unserer Ansicht nach ist es in Zukunft im allgemeinen ausreichend, die Resistenzbestimmungen nur mit Tetracyclin durchzuführen.

Diese Beständigkeit des Achromycins bestätigte sich auch bei unseren
gemeinsam mit Mulli durchgeführten Spiegeluntersuchungen mit einem
eigenen Colitest im synthetischen Medium. Noch nach 4 Wochen war
kein Wirkungsverlust in den Körperflüssigkeiten festzustellen! Diese
Spiegeluntersuchungen bestätigten zum Teil und ergänzten die Ergebnisse der eingangs erwähnten amerikanischen Autoren und lassen sich
wie folgt zusammenfassen:

1. Bei laufender oraler Gabe höhere Blutspiegel als bei Aureomycin
und Terramycin (über 3 Gamma/ccm), sicher bedingt durch die gute
Löslichkeit und Resorption im Intestinaltrakt. Der Gipfel wird mit individuellen Schwankungen aber erst nach 24 Stunden erreicht.

2. Ebenfalls bei laufender oraler Gabe Urinspiegel von über 300 Gam-
ma/ccm.

3. Bei gleicher Applikationsart Gallenspiegel — allerdings nur in bisher drei Fällen von intraoperativ gewonnener Lebergalle — von 120 bis
160 Gamma/ccm.

4. Unbefriedigend waren unsere bisherigen Untersuchungen des Li-
quorspiegels. Wir fanden bei laufender oraler Gabe nach 3 Tagen oder
6 Stunden nach Injektion von 500 mg keine meßbaren Werte. Hier sind
noch weitere Untersuchungen mit höheren Dosen und bei Meningitiden
mit veränderter Permeabilität erforderlich.

Mit dem Achromycin wurde die Gruppe der Tetracycline um ein neues
Antibioticum erweitert. Die ersten orientierenden Versuche zeigen nicht
zu unterschätzende Vorteile, die zu einer Nachprüfung ermutigen sollten.

CLIII.

Beziehungen zwischen Resistenz und Therapie bei akuten Verlaufsformen der Tuberkulose.

Von

Dr. W. Hensle (Donaueschingen).

Die Erkenntnisse über die Resistenz der Kochschen Bacillen gegen Antibiotica und Tuberculostatica haben zahlreiche Probleme bei der Behandlung der Tuberkulose aufgeworfen. Dies gilt sowohl für die primäre, wie für die sekundäre, die erworbene Resistenz. Die wichtigste Folgerung, die für die Therapie daraus gezogen wurde, ist der Übergang von der Behandlung mit nur einem Medikament zur gleichzeitigen Anwendung von zwei oder drei Tuberculostatica, um sowohl eine primäre Resistenz gegen eines der Mittel abzufangen, als auch eine sekundäre Resistenz hinauszuzögern. Darauf näher einzugehen, liegt nicht im Rahmen meines Vortrages. Ich möchte in kurzen Zügen nur auf einige Gedanken eingehen, die sich bei der Behandlung hochakuter Tuberkuloseformen — insbesondere der Meningitis tuberculosa — ergeben.

Der Zeitpunkt der Erfassung der möglichen Infektionsquelle bei den miliaren Formen der Tbc. spielte *vor* Einführung der neuen Therapeutica keine dringliche Rolle, da eine wirksame Therapie nicht vorhanden war. Meldung an das Gesundheitsamt, Umgebungsuntersuchung konnten den üblichen bürokratischen Weg gehen, bis es evtl. gelungen war, die Infektionsquelle in der Umgebung des Erkrankten zu finden und weitere Ansteckungen zu verhindern. *Heute* jedoch muß die Infektionsquelle — wenn irgendwie möglich — rasch erfaßt werden, weil wir uns Klarheit darüber verschaffen sollen, ob der Überträger den frisch Erkrankten mit resistenten Stämmen infiziert haben könnte. Denn wir stehen bei diesen akuten miliaren Erkrankungen vor anderen therapeutischen Problemen als bei den chronischen Tuberkulosen. Auch wenn es gelingt, im Liquor Stäbchen zu finden, so fehlt uns doch die Zeit, durch Resistenzprüfung das bestwirksame Mittel auszuwählen. Einen Hinweis in dieser Richtung kann uns nur die Anamnese des Überträgers geben, wenn wir in möglichst kurzer Zeit darüber Klarheit erhalten können. Wenn der Überträger mit Streptomycin oder INH bis zur schließlichen Resistenz über Monate behandelt wurde, dann müssen wir die Möglichkeit, daß bei dem frisch Infizierten diese Mittel wirkungslos sein können, in Betracht ziehen. Es besteht zwar die Auffassung, daß gerade bei der Meningitis tuberculosa die resistenten Erreger ihre Resistenz verlieren, doch halte ich dies nicht für bewiesen. Um die Infektionsquelle in so kurzer Zeit zu finden, daß die Anamnese des Überträgers bei der Wahl der Therapie verwertet werden kann, muß sich der behandelnde Arzt selbst darum bemühen und darf sich nicht mit der Meldung an das Gesundheitsamt begnügen. Er muß mit allen Mitteln des Telefons und der Ausfragung der Familienmitglieder versuchen, sich Klarheit zu verschaffen, soweit es überhaupt möglich ist. Die Ansteckungsmöglichkeit mit resistenten Stämmen ist heute nicht als gering anzusehen. Da es bei uns in Deutschland an Asylierungshäusern fehlt, sind viele offene Tuberkulöse nach mehrfachen Heilstättenkuren zu Hause und bilden eine dauernde Infektionsgefahr. Aus einem kleinen Verwaltungskreis ist mir die Zahl von über 100 solcher Kranken bekannt, die eigentlich isoliert werden sollten, aber aus Mangel an Asylierungsbetten frei herumlaufen. Da bei solchen vielfach Vorbehandelten die Anamnese ergibt, daß im Laufe der Heilstättenkuren alle Tuberculostatica gegeben wurden, teilweise bis zur erwiesenen Resistenz, kann bei Frischinfizierung anderer mit akuter Verlaufsform über die einzuschlagende Therapie die Entscheidung schwer werden. Wenn dann trotz lege artis Behandlung mit Streptomycin und INH die Zellzahlen im Liquor steigen, der Liquorzucker sinkt und der Allgemeinzustand sich verschlechtert, als ob überhaupt keine Therapie stattfände, müssen wir nach zusätzlichen Behandlungsmöglichkeiten suchen. Ein Lichtblick in diesem Dilemma ist die Wirkung der intravenösen PAS-Tropfinfusionen. Da bei PAS-Anwendung die relativ längste Zeit unter den Tuberculostatica bis zur Ausbildung einer erworbenen Resistenz vergeht, ist dieses Tuberculostaticum schon primär im Zweifelsfalle am geeignetsten. LÖFFLER, MÖSCHLIN, BARCLAY, TOULOU, AMBERG und andere haben in überzeugender Weise gezeigt, wie selbst in verzweifelten Fällen die PAS-Infusionen — meist zusätzlich zu den anderen Tuberculostatica gegeben — noch helfen können. Voraussetzung ist immer eine genügende Vascularisierung, aber diese ist bei den frischen Infektionen vorhanden. Die Erfolgszahlen von LÖFFLER, MÖSCHLIN und ZOLLIKOFER bei der Meningitis tuberculosa mit Streptomycin und großer PAS-Infusionsbehandlung sind eindeutige Beweise. Über die Technik und die Dosierung verweise ich auf die Publikationen der LÖFFLERschen Klinik in Zürich. Die Behandlung mit diesen PAS-Infusionen erfordert von Arzt und Patient Geduld und absoluten Willen. Dann bleibt der Erfolg aber auch nicht aus. MÖSCHLIN hat nach Einführung des INH mit Streptomycin und INH eine ähnliche Erfolgsserie veröffentlicht, wenn auch die Zahl noch kleiner ist als bei der Streptomycin-PAS-Infusionsbehandlung. Doch weist auch er darauf hin, daß „die immer häufiger werdenden Fälle von INH-resistenten Lungentuberkulosen und die Gefahr der Übertragung solcher resistenter Stämme auf andere Patienten und das Pflegepersonal aber auch in Zukunft in einzelnen Fällen die Anwendung der kombinierten früheren PAS-Infusionsbehandlung plus Streptomycin erfordern werden".

In zwei eigenen Fällen, einem Meningitis-Recidiv und einer Meningitis nach vorausgegangener Bauchfelltuberkulose, die in den kritischen Tagen des Behandlungsbeginns gegen Streptomycin, INH und Conteben klinisch absolut resistent waren und sich von Tag zu Tag verschlechterten, habe ich mit der intravenösen PAS-Dauertropfinfusion eine geradezu zauberhafte Wendung des Krankheitsbildes gesehen. Nach viele Wochen dauernder Behandlung mit PAS-Infusionen, die zur Beherrschung der Erkrankung führte, zeigte es sich, daß Streptomycin und INH allein gegeben wieder zur Wirkung kamen. Es besteht demnach der Eindruck, daß PAS nicht nur die Resistenz gegen Streptomycin hinauszögert, sondern eine bereits bestehende Resistenz bei großer Infusionsbehandlung aufzuheben vermag. Nach Einführung des INH in die Tuberkulosetherapie glaubten viele, daß die große PAS-Infusionsbehandlung mit ihrer Belastung für Patient und Arzt beiseitegelegt werden könnte. Doch gerade die zunehmende Resistenzgefährdung wird zeigen, daß auf PAS in dieser Form bis zur Entwicklung neuer anderer wirksamerer Therapeutica nicht verzichtet werden kann. Aber nicht nur bei der Meningitis, auch bei allen frischen Infiltraten und Streuungen, wo die Vascularisierung noch gut ist und wo ein genügender Effekt mit Streptomycin, INH und Conteben ausbleibt, bewährt sich die zusätzliche Behandlung mit PAS-Infusionen.

Die Zunahme resistenter Stämme des Koch-Bacillus wird die Schwierigkeiten der Tbc-Behandlung weiter steigern. Um für jeden Fall der akut bedrohlichen Erkrankungen, bei denen der Zeitfaktor mit ausschlaggebend für den Erfolg ist, die effektiv beste Therapie gleich zu Beginn zu erreichen, halte ich, falls diese Prognose eintreffen sollte, die Erfassung solcher Fälle auf Tbc.-Fachabteilungen für ein Gebot der künftigen Zeit.

CLIV.
Zur Atemwirkung einiger neuroplegischer Substanzen.

Von

H. BUDDE und E. WITZLEB (Hamburg).

Mit 2 Textabbildungen.

Bei unseren Untersuchungen im Institut von Frau Prof. GOLLWITZER-MEIER über die Wirkung von zwei, heute in der Beruhigungstherapie und bei der potenzierten Narkose häufig verwendeten Phenothiazinderivaten, dem Megaphen und Pacatal, konnten wir immer nur hemmende, niemals aber erregende Wirkungen auf die Atmung beobachten. Die Atmung kann je nach Dosierung mäßig reduziert oder bis in eine vorübergehende Apnoe hinein aufgehoben werden. Der letzteren folgt dann unregelmäßige Atmung mit eingeschränktem Atemvolumen. Unsere Ergebnisse stehen damit im Gegensatz zu denen von COURVOISIER und anderen Untersuchern, die nach kleinen und mittleren therapeutischen Dosen Megaphen eine Steigerung der Atmung beschreiben.

Auf Grund welcher Wirkungen wird nun diese Reduzierung der Atmung ausgelöst und welche Bedeutung hat sie?

Die chemosensiblen Zonen im arteriellen Stromgebiet, über die nach unseren heutigen Kenntnissen ausschließlich die Steigerung des Atemvolumens im Sauerstoffmangel erfolgt, werden durch die Phenothiazinderivate unerwartet stark beeinflußt. Bei intracarotide-

aler Injektion von 1 mg Megaphen oder Pacatal werden die chemoreceptorischen Aktionspotentiale im Carotissinusnerven vollständig
ausgelöscht. Eine vorher stark erregend wirkende Dosis Lobelin bleibt
ebenso wie Sauerstoffmangelatmung mit einem Gemisch von 5%
Sauerstoff in Stickstoff unwirksam. Diese Auslöschung des physiologischen Atemreizes ist nach unseren Erfahrungen am Sinusnerven-
präparat sehr selten und für in der Therapie verwendete Substanzen

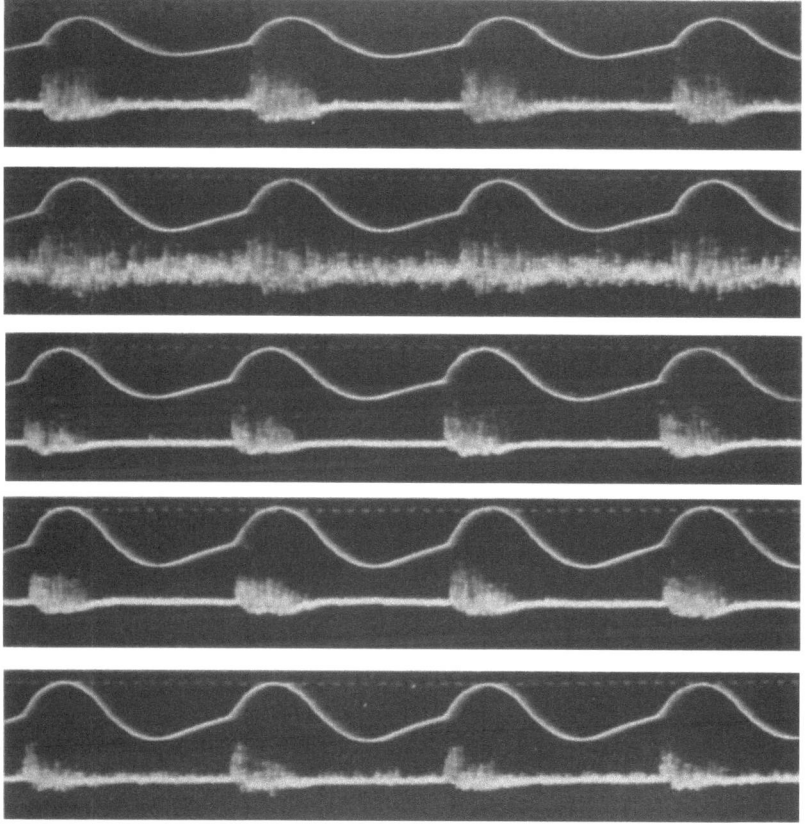

Abb. 1.

ungewöhnlich. Übrigens werden auch die pressoreceptorischen Aktionspotentiale ohne entsprechende Blutdrucksenkung reduziert. Erst nach
10 bis 20 Minuten ist die Wirkung der Phenothiazine auf die Receptoren im Carotissinusgebiet vollständig abgeklungen.

Auf dieser Abbildung sehen Sie oben ein normales Elektroneu-
gramm des Carotissinusnerven mit kontinuierlich auftretenden chemoreceptorischen Aktionspotentialen niederer Höhe; dazwischen fallen
die höheren pulssynchronen pressoreceptorischen Aktionspotentiale.
Darunter die erregende Wirkung von Lobelin auf die Chemorecep-

toren. Nach 1 mg Megaphen erfolgt eine Aufhebung bzw. Reduzierung der chemo- und pressoreceptorischen Aktionspotentiale. Lobelin und Beatmung mit einem Sauerstoffmangelgemisch sind, wie Sie auf den unteren Filmstreifen sehen, nicht mehr wirksam (Abb. 1).

Wie soll man diese reversible Lähmung der Chemo- und Pressoreceptoren im Carotissinusgebiet erklären?

Handelt es sich um die bekannte antisynaptische Wirksamkeit der Phenothiazinderivate? An Synapsen der efferenten autonomen Bahn, und zwar am isoliert durchströmten Ganglion cervicale superius, läßt sich mit 100 Gamma der Substanzen sowohl die erregende Wirkung einer Acetylcholininjektion als auch ein präganglionärer Reizeffekt unterdrücken. Im afferenten autonomen System wird für das Glomus caroticum wohl das Vorhandensein einer Synapse diskutiert, ist aber keineswegs bewiesen. Wir halten daher eine Synapsenwirkung der Phenothiazine am Glomus caroticum nicht für erwiesen.

Zweitens käme eine Säurewirkung der Stoffe auf die Receptoren in Frage. Sowohl die Chemo- wie auch die Pressoreceptoren können durch Säureeinwirkung ausgeschaltet werden. Bei intracarotidealer Injektion der Substanzen, von denen das Megaphen in der verwendeten Verdünnung eine Wasserstoffionenkonzentration von 5,4 und das Pacatal eine von 4,4 besitzt, wäre eine solche Wirkung an sich denkbar. Gegen diesen Wirkungsmechanismus spricht aber die bis zu 20 Minuten lange Wirkung der Stoffe in dem stark vascularisierten Glomusgewebe. Eine Säurewirkung wäre viel schneller ausgewaschen oder bei hoher Stärke als Ätzwirkung zweifellos nach 10 bis 20 Minuten nicht reversibel.

So kommen wir auf die dritte Erklärungsmöglichkeit, die der bekannten lokalanästhetischen Wirkung der Phenothiazine. Novocain z. B. löst bei intracarotidealer Injektion richtungsmäßig gleiche Veränderungen, vor allem mit der gleichen und vollständigen Reversibilität der Erscheinungen wie Megaphen und Pacatal aus. Demnach dürfte die Wirkung unserer Stoffe auf den afferenten Teil der reflektorischen Steuerung von Atmung und Kreislauf überwiegend auf ihrer lokalanästhetischen Komponente, sicher nur einem Ausschnitt des breiten Wirkungsspektrums der Phenothiazine beruhen.

In der Narkose und im künstlichen Winterschlaf bedeutet aber der Ausfall der wichtigen reflektorischen Steuerung von Atmung und Kreislauf eine Gefahr, zumal in diesen Zuständen große Anforderungen an die Regulation gestellt werden.

Zur Lähmung der reflektorischen Atmungsregulation kommt aber noch eine Wirkung auf das Atemzentrum. Die Veränderungen der Atmung treten nämlich — freilich in abgeschwächter Form — auch nach intravenöser Injektion entsprechender Mengen sowie auch noch nach doppelseitiger Durchschneidung der Sinusnerven und Nn. vagi auf. Wir müssen also bei der therapeutischen Anwendung der Phenothiazine die Ausschaltung der reflektorischen Steuerung von Atmung und Kreislauf dadurch vermeiden, daß wir die Stoffe nur in sehr langsamen intravenösen und intramuskulären Injektionen und in mittleren therapeutischen Dosen verwenden.

Hier sehen Sie oben das normale Elektroneurogramm des Sinusnerven mit chemo- und pressoreceptorischen Aktionspotentialen.
Darunter das Bild unmittelbar nach intravenöser Injektion von 20 mg
Pacatal. Die chemoreceptorischen Aktionspotentiale sind dabei erfreulicherweise kaum vermindert. Die pressoreceptorischen Aktions-

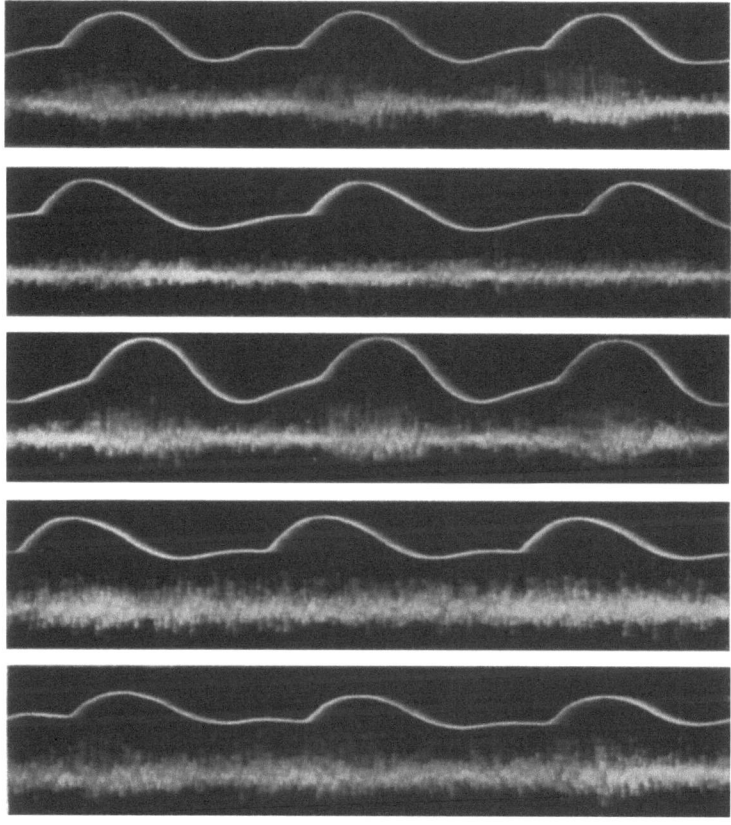

Abb. 2.

potentiale verschwinden nur kurz beim Absinken des Blutdrucks und
treten mit steigendem Druck sofort wieder in Erscheinung (Abb. 2).
Das heißt also: Bei sehr langsamer Injektion kleiner bis mittlerer
therapeutischer Dosen der Phenothiazinkörper fällt die reflektorische
Regulation nicht aus — nicht einmal vorübergehend.
Das Schlagwort von der narkotica-sparenden Wirkung der Phenothiazine ist also nicht ohne Gefahr für den Kranken. In diesem Zusammenhang dürfen wir auch an die Untersuchungen der Pharmakologen Zipf und Nieschulz über die Steigerung der narkotischen
Wirkungen und über die Verstärkung der Atemdepression durch die
Phenothiazine bei Anwendung der gebräuchlichen Narkotica erinnern.

CLV.

Wirksamkeit und therapeutische Versuche mit Liponsäure (Thioctic Acid) am Menschen.

Von

Franz Rausch (Bad Rothenfelde T. W.).

Die Liponsäure ist eine bis jetzt nur den amerikanischen Mikrobiologen und Chemikern bekannte Substanz, deren Anwesenheit für das Wachstum von bestimmten Bakterienarten (Tetrahymena geleii, Lactobacillus lactis casei, Streptococcus faecalis), die zugleich dem mikrobiologischen Testverfahren dienen, ausschlaggebende Bedeutung besitzt. Deshalb ist sie in die Gruppe der Wachstumsfaktoren einzureihen. Sie findet sich in der Leber und anderen tierischen Organen mit Ausnahme der Schilddrüse sowie in Hefe und Gras. Die jetzt bekannte Konstitutionsformel stellt sich nach einer persönlichen Mitteilung von T. H. Jukes folgendermaßen dar:

$$C\,H_2\text{--}C\,H_2\text{---}C\,H\,C\,H_2\text{---}C\,H_2\text{---}C\,H_2\text{---}C\,H_2\text{---}C\,O\,O\,H$$
$$\mid \qquad\qquad\quad \mid$$
$$S \text{---------} S$$

Der Name Liponsäure hängt zusammen mit der Möglichkeit ihrer Lösung in Chloroform. Verschiedentlich wird die Liponsäure auch Thioctinsäure, Protogen oder Brenztraubensäure-Oxydationsfaktor bezeichnet. Die Liponsäure fördert die Oxydation der α-Ketosäuren, weshalb anzunehmen ist, daß sie klinisch bei Stoffwechselstörungen der Brenztraubensäure wirksam sein kann.

Eigene und meines Wissens *erste klinische* Untersuchungen mit intravenösen Liponsäure-Injektionen[1] an bis jetzt 63 Personen zeigten folgende Resultate:

1. Patienten, die während einer latenten oder auch manifesten chronischen Hepatopathie die häufig zu beobachtenden vegetativen Störungen wie Appetitlosigkeit, innere Unruhe, Schlaflosigkeit, rasche Ermüdbarkeit, Erschöpfung, Depressionen, Antriebsarmut, Schwindelgefühl, Schweißausbrüche, Kopfdruck, funktionelle Herzbeschwerden, aufwiesen, verloren diese Beschwerden vollkommen bereits nach wenigen Injektionen und zeigten außerdem Erscheinungen einer auffallenden allgemeinen Stimulierung und Tonisierung. — Auch die Emesis und Hyperemesis gravidarum ist mit Liponsäure günstiger zu beeinflussen als mit allen anderen bekannten therapeutischen Maßnahmen.

2. Bei drei schweren Fällen von Leberkoma konnte der Bewußtlosigkeitszustand, der in einem Fall 76 Stunden angedauert hatte, beseitigt werden, ohne daß ein anderes Medikament gegeben wurde. In einem an-

---

[1] Liponsäure befindet sich noch nicht im Handel; sie wurde mir vom wissenschaftlichen Laboratorium der Lederle Werke New York zur Verfügung gestellt.

deren Falle war es möglich, 4mal den Bewußtlosigkeitszustand jeweils für mehrere Wochen zu unterbrechen. Es war jedoch keine Änderung der pathologischen Serumlabilitätsproben festzustellen.

3. Auf das Blutbild der perniziösen Anämie hat Liponsäure einen stimulierenden Effekt, allerdings milder als ACTH. Es setzt manchmal ein leichter Reticulocyten-, Leukocyten- und Thrombocytenanstieg ein. Auch ein Fall mit einer splenogenen Markhemmung reagierte günstig.

4. Die Höhe der Liponsäuredosis richtet sich nach dem Bedarf bei den einzelnen Krankheiten und Patienten und ist individuell sehr verschieden.

5. Auffallend ist eine Latenzzeit von 19 bis 36 Stunden vom Zeitpunkt der intravenösen Injektion an gerechnet, bis die beschriebene, meist schlagartige Wirkung eintritt (die Wirkung dauert nach der ersten Injektion 3 bis 4 Tage, nach den weiteren Injektionen immer länger, bis zu 12 Wochen).

6. Auf den Zuckerstoffwechsel des Diabetikers hat Liponsäure keinen sicheren Einfluß.

7. Kein Einfluß der Liponsäure war zu beobachten bei Fokaltoxikosen, reaktiven und endogenen Depressionen, konstitutioneller Asthenie und allgemeinen, neurocirculatorischen Dystonien, also bei jenen Beschwerdekomplexen und Erkrankungen, die nicht mit einer Leberaffektion in Zusammenhang stehen (s. Tabelle). Die Frage, weshalb Cerebralsklerosen, Pankreatopathie und Colitis günstig reagieren, bedarf noch der weiteren Klärung an größeren Beobachtungszahlen.

Tabelle 1.

63 mit *Liponsäure* behandelte Fälle (etwa 700 Injektionen): davon
32 *positive Resultate:*

bei 22 Hepatopathien (Lebercirrhose, Leberkoma, chronische Hepatopathie, Cholangitis),
bei 5 Cerebralsklerosen,
bei 3 Emesis gravidarum,
bei 1 Pankreatopathie,
bei 1 Colitis.

31 *negative Resultate:*

bei Fokaltoxikosen,
bei reaktiven und endogenen Depressionen,
bei konstitutioneller Asthenie,
bei allgemeinen neurocirculatorischen Dystonien.

Die dargelegten klinischen Beobachtungen zielen dahin, daß es bestimmte abgestufte *Liponsäuremangelzustände* gibt, die vornehmlich bei chronischen Lebererkrankungen als vegetative Dystonien verschiedenster Ausprägung auftreten und der synthetischen Liponsäuretherapie, etwa in Form einer Substitution, zugängig sind. Die Liponsäure scheint für solche Beschwerden ein spezifisches Therapeuticum zu sein mit einer (im Warburg-Test nachgewiesenen) katalytischen Wirkung auf den Stoffwechsel.

Literatur.

RAUSCH, F.: Arzneimittelforschung, im Druck. Dort ges. einschlägige Literatur.

CLVI.

Aus der Medizinischen Klinik der Städtischen Krankenanstalten Aachen
(Leiter: Prof. Dr. B. WEICKER).

Selbsttätige Extinktionsaufzeichnung der Papierelektrophorese mittels Tintenschreiber und fotoelektrische Planimetrierung der Eiweißfraktionen.

Von

H. PETERSEN.

Mit 2 Textabbildungen.

Die Papierelektrophorese hat sich als Methode zur Bestimmung der einzelnen Eiweißfraktionen des Blutserums durchgesetzt. Eine entscheidende Vereinfachung geschah mit der Messung der aufgetrennten und angefärbten Eiweißfraktionen auf dem unzerschnittenen und durchlässig gemachten Papierstreifen, wobei in einem Auswertgerät millimeterweise die Meßwerte abgelesen und in ein Koordinatensystem eingetragen werden [1]. Eine selbsttätige Aufzeichnung dieses Vorganges muß einen weiteren wichtigen Fortschritt bedeuten. Für diese Methode sind erforderlich: 1. eine selbsttätig arbeitende Schub- und Durchleuchtungsvorrichtung für den Elektrophoresestreifen, 2. ein geeigneter stabiler Verstärker, 3. ein Logarithmierungsglied, 4. ein angepaßtes Registrierungsgerät. In der Schubvorrichtung wird der Elektrophoresestreifen über einen mittels Optik gleichmäßig ausgeleuchteten Spalt vor einem Fotoelement vorbeigeführt. Die Ausschaltung erfolgt selbsttätig. Es lassen sich verschiedene Verstärker verwenden, unter anderem auch ein Wechselstromverstärker, dessen abgestimmter Frequenz das Spannungspotential des Fotoelementes überlagert wird. Die Gleichrichtung erfolgt vor der letzten Röhre, die das Registriersystem aussteuert. Wir haben in der letzten Zeit einen lichtelektrischen Verstärker[1] (Gleichstromverstärker) benutzt, der bei guter Nullpunktkonstanz einen hohen Verstärkungsgrad aufweist (maximal 0,25 mikro Amp. auf 0 milli Amp.) und der auch für andere klinische Meßvorgänge geeignet ist. Ein Logarithmierungsglied, das im wesentlichen aus einer geeigneten Verstärkerröhre besteht, die auf den erforderlichen Arbeitspunkt einer sorgfältig festgelegten Arbeitskennlinie eingestellt wird, ist notwendig, damit nicht die Farbstoffabsorptionswerte der angefärbten Eiweißfraktionen, sondern die Eiweißkonzentrationen, die den Extinktionen entsprechen, aufgezeichnet werden. Als Registriergerät ist ein Tintenschreiber[1] besonders geeignet, weil sofort sichtbar die Elektrophoresekurven aufgezeichnet

---

[1] Hersteller des lichtelektrischen Verstärkers und des Tintenschreibers Siemens & Halske A. G., Karlsruhe.

werden und die Aufzeichnungen auch genügend groß sind, so daß eine Planimetrierung ohne vorherige umständliche Vergrößerung durchgeführt werden kann. Alle Methoden, die den EKG-Apparat zur Aufzeichnung von Elektrophoresekurven benutzen, finden eine Einschränkung in den kleinen oftmals ungenügend linearen Ausschlägen der Registriersysteme und sind umständlich, da sie eine Papierentwicklung und für die Planimetrierung eine *Vergrößerung* notwendig machen [2,3,4]. Mit der von uns angegebenen Methode läßt sich in wenigen Minuten beliebig häufig in einem gewählten Vergrößerungsmaßstab ohne jeden Ablese- und Zeichnungsfehler das Eiweißfraktionsbild aufzeichnen (Abb. 2).

Weiter lassen sich die Ausplanimetrierung und die Errechnung der relativen Zusammensetzung der Eiweißfraktionen durch ein elektrisches Meßverfahren vereinfachen. Die bis zu 10 cm hohe und 10 cm breite mit dem Tintenschreiber aufgezeichnete Elektrophoresekurve, die am besten auf Registrierpapier aufgenommen wird, das auf der Rückseite mit einer schwarzen Schicht überzogen ist, wird ausgeschnitten und das Negativ dieses Ausschnittes (Kurvenblende) auf die 100 cm² große Fläche eines Ausleuchtgerätes gelegt (Abb. 1). Vor dem Ausschneiden ist in üblicher Weise die Begrenzung der

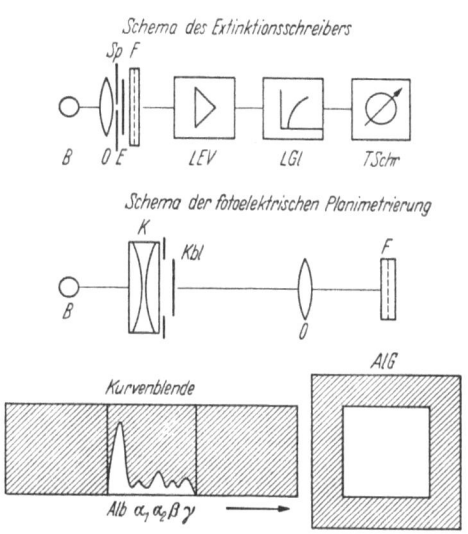

Abb. 1. Extinktionsschreiber: B = Beleuchtung, O = Optik, Sp. = Spaltblende, E = Elektrophoresestreifen, F = Fotoelement, LEV = lichtelektrischer Verstärker, LGl. = Logarithmierungsglied, TSchr. = Tintenschreiber. Fotoelektrische Planimetrierung: B = Beleuchtung, K = Kondensor, Kbl. = Kurvenblende, O = Optik, F = Fotoelement, ALG = Ausleuchtgerät.

einzelnen Eiweißfraktionen festzulegen entweder in der vereinfachten Form, indem die Begrenzungsordinaten durch die Kurvenminima verlaufen oder dadurch, daß die GAUSSschen Kurven konstruiert werden. Die ausgeschnittene Fläche, welche die Summe aller Eiweißfraktionen umfaßt, wird mittels geeigneter Optik auf einem Fotoelement abgebildet und der Fotostrom durch Regulierung der Ausleuchtungsstärke an einem geeigneten Meßinstrument auf den elektrischen Meßwert 100 eingestellt. Eine Verschiebung des Ausschnittes um jeweils eine Eiweißfraktion, die vorher an einer selbsttätig einrastenden Arretierung eingestellt werden kann, läßt den prozentualen Flächenanteil und damit den gesuchten Wert der einzelnen Eiweißfraktion jeweils als Differenz zwischen zwei Meßwerten ablesen. Es ist ein sehr einfaches außerordentlich schnell auszuführendes Verfahren einer fotoelektrischen Plani-

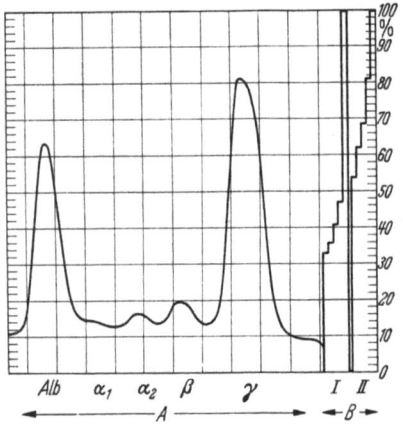

Abb. 2. A = Elektrophoresekurve Gammaplasmocytom, B = Fotoelektrische Planimeterwerte; I Gammaplasmocytom, II Normal.

metrierung. Will man das Ergebnis durch Aufzeichnung objektivieren, so sind die Meßwerte in Form von Stufen mit dem Verstärker und Tintenschreiber aufzuzeichnen, wobei das Logarithmierungsglied durch einen einfachen Umschalter auszuschalten ist. Es lassen sich dann die Eiweißfraktionen an der Millimetereinteilung des 100 mm breiten Registrierpapiers direkt ablesen (Abb. 2). Der wesentliche Vorteil für beide Verfahren liegt in der größeren Genauigkeit, in der Vermeidung von Rechenfehlern und in der wesentlichen Zeitersparnis.

Literatur.

GRASSMANN, W., K. HANNIG und M. KNEDEL: Dtsch. med. Wschr. **333** (1951).— WEICKER, H.: Klin. Wschr. **161** (1953). — WEICKER, H. und F. BOHLINGER Klin. Wschr. **1114** (1953). — G. WARMUTH: Ärztl. Forschung **1954 II, 21.**

CLVII.

Neue Wege der Rheumatismusbehandlung mit ACTH und Cortison.

Von

R. PROSIEGEL und GÖLKEL-ENGLHARDT (München).

Beeindruckt von den neuesten Ergebnissen der Steroidforschung stellten wir uns die Frage, ob sich nicht auch klinisch-therapeutische Möglichkeiten durch Anregung der Biosynthese der Corticosteroide ergeben könnten. Die Abbildungen veranschaulichen Ihnen den Syntheseweg, ausgehend von C 2-Bruchstücken bis zum Aufbau biologisch aktiver Oxycorticostereoide. Durch Versuche mit radioaktiven Substanzen wurde es wahrscheinlich gemacht, daß eine Kette von C 2-Bruchstücken die Vorstufe der tierischen und pflanzlichen Steroide darstellt. Durch Zyklisierung kann diese C 2-Kette in das Ringgerüst des Cholesterins umgewandelt werden. Im Intermediärstoffwechsel von Fett, Eiweiß und Kohlenhydraten fallen C 2-Bruchstücke speziell in Form der Essigsäurereste laufend an. Unter entsprechenden Versuchsbedingungen läßt sich in vitro das ganze Cholesterinmolekül aus Acetatresten synthetisieren. Aus Durchströmungsversuchen an isolierten Nebennieren ergibt sich, daß Oxycorticosteroide auch ohne Zusatz von ACTH entstehen können, wenn Pregnenolon oder Progesteron zur Perfusionslösung zugegeben werden. Die Wirkung des adrenocorticotropen Hormons beschränkt sich mit Wahrscheinlichkeit auf den Abbau der Seitenkette des Cholesterinmoleküls und führt damit zur Bildung von Substanzen mit 21 C-Atomen. Sämtliche weiteren Veränderungen der Molekülkonfiguration, wie die Einführung der Hydroxylgruppen am C-Atom 11, 17 und 21, also die Synthese von Cortison bzw. Compound F werden unabhängig vom Hypophysenhormon durch den Stoffwechsel der Nebenniere selbst vorgenommen. Nach Angaben zahlreicher Untersucher kann die Corticosteroidproduktion in der isolierten Nebenniere durch Zufuhr energieliefernder Substrate, wie Adenosintriphosphat und Kreatinphosphat gesteigert werden. Auch nach Insulin läßt sich eine größere Ausbeute an 11-oxydierten Corticosteroiden registrieren. In Deutschland konnte STAUDINGER die stimulierende Wirkung von Substraten des Verbrennungsstoffwechsels auf die Hormonausbeute beobachten. Die Biosynthese der Nebennierenrindenhormone ist offensichtlich ebenso wie z. B. die Anbildung von Nucleotiden ein energieverbrauchender Prozeß, der vom Intensitätsgrad des Intermediärstoffwechsels abhängig ist.

Versuche, diese modernen biochemischen Erkenntnisse auch klinisch therapeutisch auszuwerten, sind unseres Wissens nur vereinzelt gemacht worden. Die auch von uns beobachtete günstige Wirkung des Insulins bei der Behandlung der chronischen Polyarthritis wurde meist auf eine reaktive Adrenalinausschüttung bezogen. Unseres Erachtens kann jedoch der Wirkungsmechanismus des Insulins ganz allgemein in einer vermehrten Einschleusung von Glucose in den Verbrennungsstoffwechsel und damit in einer vermehrten Anbildung von Stoffwechselenergie gesehen werden. Um diese Frage weiter aufzuklären wurde in zahlreichen Versuchen, die gemeinsam mit STUHLFAUTH durchgeführt wurden, der Einfluß stoffwechselaktiver Substanzen auf die Corticosteroidproduktion und den Heilungsverlauf bei Polyarthritikern während der ACTH-Behandlung untersucht.

22 Patienten wurden nach einer Vorperiode von durchschnittlich 2—6 Tagen jeweils an den ersten 4—5 Tagen der Woche mit ACTH unter Zusatz stoffwechselaktiver Substrate behandelt. Die letzten Wochentage blieben meist therapiefrei. In den meisten Fällen führten wir die ganze Behandlung in Form von intravenösen Dauertropfinfusionen durch, nur bei sehr schlechten Venen wurde ACTH i. m. appliziert. Gleichzeitig mit dem ACTH wurde Insulin (Höchst) mit oder ohne Zusatz von Glucose oder eine der anderen Substanzen infundiert. Diese waren: Fructose (als 40%iges Lävosan), Brenztraubensäure (als Na-Pyruvat), Phosphoglycerinsäure, Oxalessigsäure (als Oxalessigsäurediäthylester), Glutaminsäure (als Granula per os) und Citronensäure (als Na-Citrat). Als Infusionslösung verwendeten wir 300—500 ccm Ringerlösung.

Bei allen Patienten wurde während der ganzen Behandlung die Ausscheidung der gesamten reduzierenden Corticosteroide nach STAUDINGER und SCHMEISSER und in der Mehrzahl der Fälle auch die der cortisonähnlichen Corticosteroide nach PORTER und SILBER untersucht. Da in beiden Methoden auch die durch Reduktion der ungesättigten Bindung des Steroidrings inaktivierten Corticosteroide, sowie zum geringen Teil andere Stoffwechselmetaboliten miterfaßt werden, haben wir bei 3 Patienten die ausgeschiedenen Substanzen mittels Papierchromatographie untersucht und als Corticosteroide indentifiziert. In einer Serie von Lehrversuchen konnten wir nachweisen, daß der Zusatz der genannten Substanzen keine Störung des Corticosteroidnachweises im Harn zur Folge hatte. Das in der Mehrzahl der Fälle angewandte Dosierungsschema sei Ihnen in Form dieser Tabelle vor Augen geführt.

Zu therapeutischen Zwecken wurde ausschließlich Fructose oder Insulin mit oder ohne Zusatz von Glucose oder Fructose herangezogen. Die übrigen Substrate dienten lediglich dem experimentellen Beweis unserer Arbeitshypothese und wurden nur bei 3 Patienten bei vorsichtiger Dosierung einer Prüfung unterzogen. Bei 2 gesunden Vergleichspersonen wurde die Wirkung von Glucose und Fructose ohne oder mit Zusatz von Insulin auf die durch ACTH nicht beeinflußte Corticosteroidausscheidung untersucht. Bereits im Verlauf der ersten Behandlungswoche, während der in allen Fällen ACTH (Cortrophin) allein ohne Zusatz anderer Substrate in Form einer 5—6-stündigen Dauertropfinfusion gegeben wurde, zeigte sich der bekannte Anstieg der Corticosteroidausscheidung. Dieser Anstieg erfolgte nicht bei allen Personen gleich rasch, sondern je nach der funktionellen Reserve der Nebennierenrinde in völlig verschiedener Weise, meist stufenförmig bis zu einem gewissen Höhepunkt ansteigend, oft aber bereits während der Behandlung wieder abfallend. Da statistisch verwertbare Mittelwerte für die Höhe der Ausscheidung bei der Einzelperson oder Durchschnittswerte für alle getesteten Versuchspersonen nicht angegeben werden können, muß jeder Patient daher als seine eigene Kontrolle dienen. In der zweiten Woche wurde die ACTH-Dosis in der Regel von anfänglich 20 E auf 8 E pro die gesenkt und gleichzeitig der Infusionslösung Fructose oder Insulin bzw. Insulin mit Glucose oder Fructose zugesetzt. Unter dieser Medikation ließ sich im Gegensatz zur alleinigen Gabe von kleinen ACTH-Dosen eine ebenso deutliche oder noch höhere Corticosteroidausscheidung registrieren wie in der ersten Behandlungswoche. Bei einer Reihe von Patienten stiegen nur die 17-Oxycorticoide an, so daß es zu einer deutlichen Verschiebung des Verhältnisses Gesamtcorticoide zu Glucocorticoiden zu Gunsten der letzteren kommt.

Bei 3 Patienten wurde der Einfluß verschiedener Substrate aus der Glykolyse, nämlich Brenztraubensäure, dem Zitronensäurecyklus — Zitronenoxalessigsäure sowie der auf einem Nebenweg liegenden Glutaminsäure — untersucht. Während Brenztraubensäure und Phosphoglycerinsäure unwirksam waren, steigerten die übrigen die durch kleine ACTH-Dosen erzielte Corticosteroidausscheidung beträchtlich und zwar sowohl die der Gesamt- als auch die der 17 Oxycorticosteroide.

Ausgehend von dem Gedanken, daß zur Steigerung der Hormonproduktion nicht nur die Zufuhr von Energie, sondern auch die Bereitstellung von Bausteinen für die Cholesterinsynthese erforderlich ist, haben wir in einer Versuchsreihe Glutaminsäure und Fructose gleichzeitig gegeben. Während die Glutaminsäure durch ihren Abbau über den Citronensäurecyclus die für die Corticosteroidsynthese erforderliche Energie zur Verfügung stellen sollte, war durch den Abbau der Fructose ein vermehrter Anfall von Acetatresten — also das für die Steroidsynthse notwendige Ausgangsprodukt — zu erwarten. In der Tat ließ sich durch die Kombination beider Mittel ein hoher Anstieg der Corticosteroide erzielen. Zusammenfassend läßt sich also sagen, daß sowohl Fructose wie Intermediärprodukte des Citronensäurecyclus die Corticosteroidausscheidung zu steigern in der Lage sind. Insulin nimmt im Rahmen unserer Untersuchungen eine Sonderstellung ein, da sein Wirkungsmechanismus auf die Nebennierenhormonsynthese noch weiterer Klärung bedarf. Es liegen Hinweise vor, daß Insulin die Corticosteroidsynthese auf irgendeiner wahrscheinlich sehr frühen Stufe katalysiert.

Die mit der kombinierten ACTH-Therapie erzielten Behandlungserfolge lassen sich übersichtlich aus einer Tabelle entnehmen. Sie sehen daraus, daß sich im großen und ganzen sehr befriedigende Ergebnisse erreichen ließen, die — das möchte ich betonen — mit relativ kleinen ACTH-Dosen erzielt wurden. Der Vorteil der von uns angewandten Therapie liegt darin begründet, daß 1. die ACTH-Peitsche der Nebennierenrinde weniger gebraucht wird und 2. der Intermediärstoffwechsel der Nebennierenrinde durch genügend Energienachschub in die Lage versetzt wird, in vermehrtem Maße auf die hormonale Stimulation durch das ACTH anzusprechen.

Aussprache.

Herr K. MIEHLKE (Nürnberg):

Wenn ich Ihnen über ein erfolgversprechendes Behandlungsverfahren bei rheumatischen und degenerativen Wirbelsäulenerkrankungen sowie bei Arthrosen der unteren Extremitäten berichte, so ist es notwendig, daß wir uns einige wenige Gedanken über den rheumatischen Schmerz machen. Infolge einer krankhaften Übererregbarkeit der spinalen Nervenendigungen, die als Muskelspindeln ausgebildet sind, kommt es nach PAYR zu einer Herabsetzung der Reizschwelle dieser Muskelspindeln und in deren Folge zu einem Ansteigen des Reflextonus. Daraus resultiert der für den Rheumatiker typische überstarke Skeletmuskelhypertonus als eigentliche Ursache des rheumatischen Muskelschmerzes. Der Schmerz wird mit einer Gefäßkontraktion beantwortet, dadurch kommt es zu Anoxie, zu Stoffwechseländerungen, zu Förderung der Entzündung und somit zu einem neuerlichen Reiz auf die peripheren Nervenendigungen. Dies wieder bedingt eine Verstärkung der Muskel- und Gefäßkontraktur. Für den Therapeuten gilt es nun, diesen circulus vitiosus zu durchbrechen, um zu einer erfolgreichen Therapie zu gelangen. Die Versuche, dies mit schmerzstillenden, entzündungshemmenden oder durchblutungsfördernden Mitteln zu erreichen, sind allgemein bekannt. Seit der Einführung des Curare und ähnlich wirkender Drogen in der operativen Chirurgie sind diese als Muskelrelaxantien bekannten Mittel auch für den Rheumatologen interessant geworden, wenngleich bisher noch relativ wenig beachtet.

Ich habe mich der spasmolytischen Wirkung eines Muskelrelaxans, und zwar des Byk M 1, bedient, um mittels der Anwendung eines von meinem Bruder und mir entwickelten elektrischen Streckbettes zu brauchbaren Dauererfolgen in der Spondylo- und Arthrosetherapie zu gelangen. Durch rhythmische, nach Stärke und Streckungsweg variable Extension des wahlweise am Kopf, Schultergürtel, Thorax, Becken, Knie- oder Fußgelenken arretierten Körpers kommt es nicht nur zu einer Dehnung der gesamten oder wahlweise von Teilen der Wirbelsäule bzw. des Gelenkapparates, sondern gleichzeitig zu einer Anregung gestörter Stoffwechselfunktionen in Muskel- und Bandapparat sowie zu einem Anreiz auf das physiologische Quellbarkeitsvermögen der Zwischenwirbelscheiben. Damit besteht in beschränktem Rahmen die Möglichkeit einer echten Regeneration derselben.

Durch Kippung des Behandlungstisches nach cranial oder caudal gelingt es, den Schwerpunkt der Extensionswirkung in den gewünschten Wirbelsäulenabschnitt zu verlegen. Durch besondere Aufhängevorrichtung kann die Extension in Kyphose oder Lordose erfolgen.

Diese kombinierte Art der medikamentösen und medico-mechanischen Behandlung hat sich mir außerordentlich bei den bisher so aussichtslos erscheinenden traurigen Bechterew-Fällen, bei Spondylosen, Bandscheibenschäden und Arthrosen der Hüft- und Kniegelenke bewährt. Bei den letzteren scheint die Pumpwirkung der rhythmischen Extension einen Anreiz zur Neubildung von Synnovialflüssigkeit zu bewirken.

Bei der chronischen therapieresistenten Polyarthritis, sowohl der sekundär als auch der primär chronischen Form, gelingt es durch systematische Anwendung der Fiebertherapie auffällige Besserungen hervorzurufen. Infolge der häufig beim Rheumatiker vorhandenen Herz- und Kreislaufschäden verbieten sich die im allgemeinen üblichen fiebererzeugenden Verfahren. Die idealste und eleganteste Fiebererzeugung, weil exakt steuerbar, jederzeit unterbrechbar, und infolge natürlichen Temperaturgefälles von innen nach außen nicht kreislaufbelastend sehen wir in der Anwendung des Ultrakurzwellenfieberbettes, das sich mir bei einer großen Anzahl von chronischen Polyarthritisfällen glänzend bewährt hat. Unter Kontrolle von Puls und Blutdruck wird zwanglos eine Temperatur von 39—41 Grad erreicht. Es sind im Durchschnitt 10—15 Sitzungen erforderlich, um zu einem Erfolg zu gelangen. Dieser dokumentiert sich zumindest in einer wesentlich besseren Ansprechbarkeit auf die medikamentöse Behandlung nach abgeschlossener Fieberbehandlung. Ich pflege im Anschluß an die Behandlung gewöhnlich eine Serie von 10—20 i. v. Injektionen des Präparates Rheumasan pro injektione zu geben, das sich wegen seiner Ungefährlichkeit auch bei langer Dauermedikation schnell einen Platz in der modernen Rheumatherapie erobert hat.

Zum Schluß noch eine kurze Bemerkung zur Behandlung mit Hydrocortison oder Compo und F. Seit fast 2 Jahren habe ich zunächst das amerikanische und seit einigen Monaten das deutsche Präparat in etwa 200 intraartikuläre Injektionen verwendet. Hydrocortison ist nur lokal anwendbar und muß sicher intraartikulär injiziert werden, was insbesondere bei den Hüftgelenken einiger Übung bedarf. Seine lokale Wirkung ist gegenüber der des Cortisons ungleich deutlicher und länger anhaltend, dabei ohne jede Nebenwirkung. Wir werden in wenigen Wochen über ein noch dreifach wirksameres Präparat wie Hydrocortison verfügen.

In schweren chronischen Polyarthritisfällen bewährt sich ein intravenöser Dauertropf von 500 ccm Sterofundin sowie 10—12 mg ACTH, 1 Amp. Irgapyrin, 2 g Redoxon, 2—3 Amp. Venostasin, 120 ccm My 301.

CLVIII.

Werkärztliche Untersuchungen zur Frage der Ermüdung beim arbeitenden Menschen.

Von

Dr. Renter (Hamburg).

Die fortschreitende wirtschaftliche Entwicklung verlangt vom körperlich und geistig schaffenden Menschen einen erhöhten Kräfteeinsatz, der vielfach zu den entsprechenden Folgeerscheinungen Veranlassung gibt. Die eintretende Ermüdung und die daraus resultierende Nachfrage nach leistungssteigernden Mitteln setzt sowohl beim Werkarzt als auch beim praktizierenden Arzt die Kenntnis der arbeitsphysiologischen und medikamentösen Möglichkeiten voraus. Arbeitsphysiologisch liegt es dabei vor allem in der werkärztlichen Aufgabe, den technischen Belangen des Betriebes, der Gestaltung und Auflockerung von Arbeitsplätzen, der sachgemäßen Kleidung und entsprechender Ernährung sowie der Arbeitseinteilung ihre spezielle Aufmerksamkeit zu widmen. Auch die Abhängigkeit der Arbeitsleistung von klimatischen Verhältnissen muß Beachtung finden. In diesem Zusammenhang möchte ich auf die neuen Studien von LEHMANN über die praktische Arbeitsphysiologie verweisen.

Ergibt sich nach entsprechender Überprüfung die Notwendigkeit zur Überbrückung einer zeitlich begrenzten Leistungsminderung mit Hilfe medikamentöser Maßnahmen, so ist eine Klarheit über die entsprechenden, zur Verfügung stehenden Mittel erforderlich. Wir unterscheiden: zweckmäßige, d. h. zu empfehlende, wirksame aber gefährliche und deshalb nur in Ausnahmefällen gerechtfertigte Mittel und relativ unwirksame.

Die wichtigsten Mittel zur Erhöhung der Leistungsbereitschaft stellen die auf das Zentralnervensystem anregend wirkenden Stoffe dar, unter denen das *Coffein* die weiteste Verbreitung gefunden hat. Obwohl *Coffein* nicht in der Lage ist, die Leistungsreserve zu vergrößern, also die objektive Leistungsfähigkeit zu steigern, fördert es den Leistungswillen und damit auch die Leistung selbst. Als wirksame Dosis dürfte 0,1 g reines *Coffein* gelten.

Bei anlaufenden Nachtschichten habe ich früher in den ersten drei Nächten, die bekanntlich den Arbeiter resp. die Arbeiterin durch die Umstellung ihrer Lebensrhythmik am stärksten unter Ermüdungserscheinungen leiden lassen, *Cardiazolcoffein* ausgegeben. Allerdings lassen sich unter dem *Coffein*-Einfluß vielfach unangenehme Nebenwirkungen wie motorische Unruhe, Extrasystolie, vor allem aber Schwitzsensationen beobachten. Aus diesem Grunde verwende ich nunmehr etwa seit einem Jahr in entsprechender Indikationsstellung ein neues Coffeindoppelsalz in Form des *Anacorin*. *Anacorin* enthält darüber hinaus noch einen spasmolytisch wirkenden Heptylester sowie ein Pyramidonderivat gegen eine etwaige Ermüdungsmigräne. Unter dem Einfluß dieses Präparates treten zwar stets der zentral anregende Effekt, das Gefühl von Frische und Leistungsfähigkeit in Erscheinung, lassen aber dabei die geschilderten unangenehmen Nebenwirkungen vermissen. Einer unserer leitenden Betriebsingenieure nennt es seine „Götz-von-Berlichingen-Stimmung"!

Besonders bei Wetterfrontdurchzug macht in dem windigen Schleswig-Holstein ein bestimmter Typus von Frauen in unserem Werk ihren Vorgesetzten dadurch Kummer, daß ihre Leistungskurve etwa 8 bis 16 Stunden vorher merklich absinkt. Den dann herrschenden „Zustand" kann ich mit *Anacorin* gut neutralisieren. Eine Parallele könnte ich mir bei einer Föhnwetterlage beispielsweise in München vorstellen.

Wenngleich nach neueren Untersuchungen *Anacorin* kompetitiv in die energieumsetzenden Prozesse der Muskulatur selbst eingreift und damit phosphatverlustsparend wirkt, so scheint doch der Hinweis gerechtfertigt, daß dem Organismus stets Gelegenheit zum Wiederaufbau seiner Reserven gegeben werden muß; dies geschieht im Durchschnitt innerhalb eines 8- bis 10stündigen Schlafes. Bei gesondert gelagerten Fällen kombiniere ich mit Sedativa.

Noch wirkungsvoller bei der Müdigkeit wirken sympathicomimetische Stoffe, in erster Linie *Pervitin*. Die Erhöhung der Leistungsbereitschaft durch *Pervitin* ist vielfach außerordentlich überraschend. Trotzdem muß vom werkärztlichen Standpunkt aus vor dem Gebrauch des *Pervitin* nachdrücklich gewarnt werden. Neben der Suchtgefahr ist vor allem die fortlaufende Überanstrengung zu beachten, da mit der künstlich gesteigerten Leistungsbereitschaft keine entsprechende Erhöhung der Leistungsfähigkeit parallel läuft. *Pervitin* darf daher nach unseren Erfahrungen nur dann zur Anwendung kommen, wenn ein *außergewöhnlicher* Fall die *ungewöhnliche* Ausbeutung der Arbeitskraft rechtfertigt.

Relativ zweifelhaft ist die Indikation bzw. die Wirkung für die Anwendung anderer sympathicomimetischer Verbindungen in der geschilderten Situation wie *Sympatol, Adrenalin, Arterenol* oder *Peripherin*. Die Zufuhr bestimmter Aufbaustoffe kann dann einen günstigen Erfolg auf gleichbleibende Leistungsfähigkeit ausüben, wenn diese Verbindungen dem Organismus tatsächlich fehlen. So konnte ich bei entsprechenden Fällen positive Resultate zur Vermeidung des sog. toten Punktes nach längerer Verabreichung von *Vitamin*-Komplexen in Verbindung mit Traubenzucker beobachten. Hierbei resultiert die Kontinuität der Leistung nicht auf Kosten irgendwelcher Leistungsreserven.

Wir alle sind uns darüber im klaren, daß die vorgenannten medikamentösen Möglichkeiten lediglich eine symptomatische Beeinflussung zur Überbrückung einer momentanen Leistungsminderung darstellen. Kausal läßt sich die Leistungsfähigkeit — sofern organische Schädigungen ausgeschlossen und die betrieblichen Bedingungen gegeben sind — am besten dann erhalten bzw. steigern, wenn eine gesunde Lebensweise mit entsprechender Ernährung und ausreichendem Schlaf die Voraussetzungen dafür bieten.

Aussprache.

Herr B. KNICK (Mainz):

Bei der von P. referierten modifizierten ACTH-Infusionsbehandlung ist theoretisch nicht diskutiert worden, daß sowohl Insulin- als auch Glucosegaben periphere Reafferenz-Effekte auslösen, welche wiederum eine endogene ACTH-Stimulation bewirken. Beleg hierfür sind Arbeiten von R. ALDAMA und H. BARTELHEIMER, theoretische Beiträge von A. STURM und E. v. HOLST sowie die früheren Insulinarbeiten von M. BÜRGER, die unterdessen durch Studien mit isotopenetikettiertem Insulin bestätigt worden sind. Die Insulinverabreichung ist außerdem ein Quantitativ-Problem. Nach höheren Insulindosen wurde in Untersuchungen an der Mainzer Klinik von TILLING, THOMANN und mir mit dem Chromatophorentest nach Oxycellulose-Anreicherung im Blut endogenes ACTH nachgewiesen. Neuere klin.-chem. Publikationen von Labhart aus der Züricher Med. Poliklinik, die gleichfalls hier nicht diskutiert wurden, waren im Sinne unserer Ergebnisse. Die Dosierungsfrage bei Insulingaben dürfte für die endogene ACTH-Stimulation ausschlaggebend sein.

Herr Prosiegel (München) Schlußwort:

Wie bereits erwähnt, ist die Wirkungsweise des Insulins speziell bei der Behandlung der chronischen Polyarthritis noch unbekannt. Zweifellos dürften jedoch neben einer Adrenalinausschüttung noch andere Faktoren eine Rolle spielen, zumal wenn die Arbeiten amerikanischer Biochemiker Berücksichtigung finden So konnte u. a. Seneca in Homogenaten durch Zugabe von Insulin eine beschleu-nigte Synthese aus C_2-Bruchstücken erzielen.

CLIX.

Aus dem Städtischen Krankenhaus Süd (Medizinische Klinik) Lübeck
(Prof. Dr. med. K. Hansen).

Latenzzeit und Dauer der passiv übertragenen Antigen-Antikörper-Reaktion beim Menschen.

Von

R. Schleinzer.

Mit 2 Textabbildungen.

Bei der Besprechung unserer Untersuchungen muß streng unterschieden werden zwischen den Folgen der Antigen-Antikörper-Reaktion (AAR), die: A) sinnlich wahrnehmbar und jenen, die B) nur bei Anwendung bestimmter Methoden feststellbar sind.

Gruppe A.

Bei dem sinnlich wahrnehmbaren Reaktionsbild ist die AAR abhängig:

1. *Von der Antikörpermenge.* Je geringer sie ist, um so später und um so kurzzeitiger erfolgt die AAR.

2. *Von der Antigenmenge.* Je kleiner sie ist, um so später ist die AAR zu erwarten. Hierbei muß berücksichtigt werden, daß für das *inhalativ* zugeführte Allergen praktisch im Körper keine Abbaumöglichkeiten bestehen, während bei oraler Zufuhr die Fermente des Magen-Darms das Allergen normalerweise unwirksam machen. Inhalativ wird schon eine sehr kleine Antigenmenge wirksam, während oral u. U. erst nach Darreichung großer Antigenmengen ein Einstrom in den Organismus erfolgen kann.

3. *Von Intrinsic Faktoren.*

a) In erster Linie sind hier die Zirkulationsverhältnisse von Bedeutung. Bei Vorhandensein gleicher Antikörpermengen in den verschiedensten Körperteilen wird nach Antigenzufuhr die Reaktion an gut durchbluteten Organen früher einsetzen als andernorts. (Für die Haut vgl. „Aerosoltherapie": Dtsch. med. Wschr. 79 (1954): Allergie, 3. Jahrgang, S. 474).

b) *Hormonalen Einflüssen* wird eine nicht zu unterschätzende Wirkung zukommen. Milz, Leber, Nebenniere und Hypophyse dürften hier sicher eine hervorragende Rolle spielen. Die Verdauung scheint (besonders in Milz und Leber) Regulationen auszulösen, die oral zugeführte Antigenmengen nach ihrem Eindringen in den Organismus sehr viel schneller unwirksam werden lassen als nach inhalativer Zufuhr. Dies kommt auch dadurch zum Ausdruck, daß die AAR nach inhalativer Antigenzufuhr wesentlich länger andauert. (Vgl. „Beeinflussung der AAR des Menschen durch verschiedene Organsubstrate"; Acta allergol. 7, 168 (1954)).

c) Auch *nervösen Faktoren* — der vegetativen Tonuslage — muß Rechnung getragen werden. Ein Sympathicotonus scheint einer allergischen Reaktion entgegenzuwirken.

Zwei Abbildungen erläutern die obigen Ausführungen.

Gruppe A.

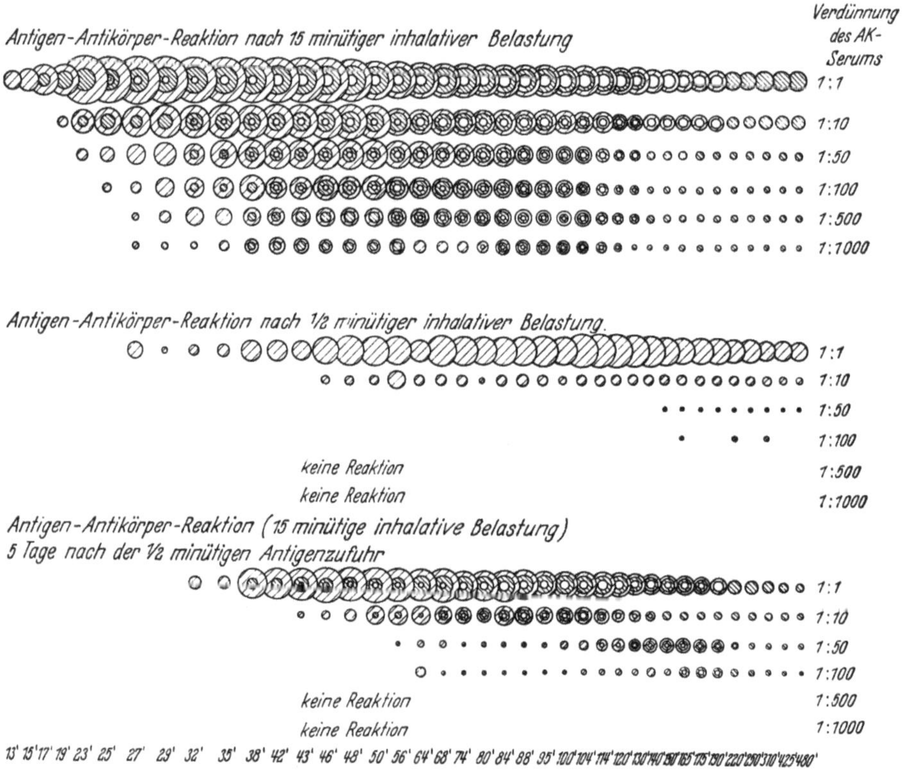

Abb. 1. Latenzzeit und Dauer der AAR sind von den vorhandenen Antikörper- sowie den zugeführten Antigenmengen abhängig. Oben: AAR auf verschiedene antikörperhaltige Serumverdünnungen nach 15minütiger *inhalativer* Antigenbelastung. Unten: Nach erneuter gleicher Antikörpereinlegung unvollständige AAR nach ½minütiger Antigenverabreichung, nach der dann eine wieder 15minütige inhalative Antigenbelastung zu völliger Antikörperabsättigung führt. Zu beachten bei der zweiten 15minütigen Antigenbelastung die erheblich längere Latenzzeit.

Zeitlicher Beginn der AAR (Rötung, Quaddelbildung) nach Zufuhr

1. einer massiven Antigenmenge   2. einer geringen Antigenmenge
    inhalativ 0,01 g — — —   inhalativ 0,001 g — — —
    oral (bei Anacidität) 1 g —   oral (bei Anacidität) 0,1 g —

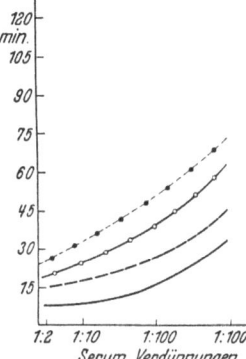 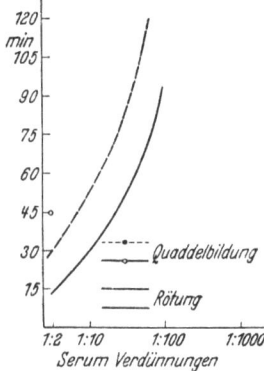

Abb. 2. Rötung und Quaddelbildung bei einer allergischen Reaktion sind von den vorhandenen Antikörper- und den zugeführten Antigenmengen abhängig. Aus dem Diagramm wird z. B. ersichtlich, daß bei nur *geringer* inhalativer Antigenzufuhr (0,001 g) und einer schon beträchtlichen Verdünnung des antikörperhaltigen Serums (1:100) erst etwa 3 Std. später eine Rötung auftritt, die bei *massiver* inhalativer Antigenbelastung (0,01 g) bereits nach 40 Min. sichtbar wird. Für diese Darstellung wurde das gleiche antikörperhaltige Allergikerserum verwendet.

Gruppe B.

Zwei Untersuchungsmethoden boten uns die Möglichkeit, über Latenzzeit und Dauer der Reaktion außerhalb des Sichtbaren Aufschlüsse zu erhalten:

1. eine physikalische Methode — Beobachtung der ultraroten Hautstrahlung am Ort der AAR,

2. eine biologische Arbeitsweise — Beobachtung der wiederholten AAR an gleicher Hautstelle.

Zu 1. Die Messung der ultraroten Hautstrahlung am Ort der AAR zeigte uns lange *vor* der sichtbaren Rötung und noch nach Abklingen der erkennbaren Hauterscheinungen, daß im Gebiet der AAR und in ihrer weiteren Umgebung spezifische Veränderungen schon vorher auftreten und danach noch bestehen bleiben. Schon nach höchstens 2 Min. — gerechnet vom Beginn der oralen Antigenzufuhr bei Anacidität — fand sich eine Herabsetzung der UR-Strahlung, während die sichtbare Rötung erst etwa 7 Min. später zu beobachten war. Während diese erkennbare Reaktion nach etwa 24 Stunden wieder abgeklungen war, bestanden nach über 4 Tagen im Bereich der vorher abgelaufenen AAR noch immer charakteristische Abweichungen von der sonst zu beobachtenden Strahlungsnorm. (Siehe auch: „Das ultrarote Strahlungsbild der Prausnitz-Küstner-Reaktion". Dtsch. Arch. f. klin. Med. **201**, 292 [1954].)

Zu 2. Diese Methode gab Aufschluß darüber, wie lange überhaupt mit einer einmal abgelaufenen AAR zu rechnen ist und wie sich die Latenzzeit nach mehrfach wiederholten AAR an der gleichen Hautstelle verhält. Während eine schon nach 3 Tagen wiederholte Reaktion trotz gleicher Antikörper- und Antigenmengen stark abgeschwächt ist, wird die Reaktion nach über 10 Tagen wieder in ihrer Ausgangsstärke auslösbar. Der Ablauf der AAR dürfte danach also 10 bis 12 Tage betragen. Bedeutungsvoll ist bei an gleicher Hautstelle mehrfach wiederholter AAR, daß die Latenzzeit — gleiche Antikörper- und Antigenmengen immer vorausgesetzt — steil ansteigt. Beträgt sie bei der ersten AAR z. B. 15 Min., so bei der sechsten Reaktion durchschnittlich bereits 25 Min.

CLX.

Aus der II. Medizinischen Klinik der Universität München
(Direktor: Prof. Dr. Dr. G. Bodechtel).

Die Beeinflußbarkeit medikamentös ausgelöster allergischer Reaktionen durch Azulene.

Von

G. Schimert.

Über die bekannte, zuerst von Heubner und seiner Schule festgestellte entzündungswidrige Wirkung der Kamillenazulene hinaus haben diese Wirkstoffe nach Untersuchungen von Jancso und seinen Mitarbeitern, neuerdings von Kimmig und Stern sowie einigen anderen Autoren auch eine antiallergische Wirkung. Die entzündungswidrige Wirkung der Azulene, die nach neuesten Untersuchungen von G. Schimert und Schwarz nicht etwa im Sinne der Wirkung von ACTH oder Cortison als eine entzündungshemmende aufzufassen ist, sondern als eine reparative, den Ablauf der Entzündungsvorgänge beschleunigende, besitzt sicher Beziehungen zu der antiallergischen Wirkung der Azulene, um so mehr, als ein wesentlicher Teil der allergischen Vorgänge im Sinne von Rössle, Letterer u. a. als eine hyperergische Entzündung aufzufassen ist. Das erste Azulen wurde aus der Kamille isoliert (das Chamazulen). Es zeigte sich jedoch, daß in mehreren anderen Pflanzen eine große Anzahl von Azulenen vorhanden sind, von denen aber nur dem Chamazulen, seinen Homologen oder Isomeren eine entzündungswidrige und antiallergische Wirkung zuzuschreiben ist.

Diese antiallergische Wirkung des Chamazulens wurde zuerst, wie wir schon erwähnten, von Jancso entdeckt, und ist auch von mehreren Autoren an einem größeren klinischen Untersuchungsmaterial bestätigt worden. Das Azulen setzt im Experiment langanhaltend größere Mengen von Histamin im Organismus frei. Nach Jancso kommt dem Histamin die Rolle eines Aktivators im reticuloendothelialen System zu, wobei das Histamin zu einer Steigerung der Phagocytosefähigkeit des reticuloendothelialen bzw. histiocytären Systems führt. Es gelang uns kürzlich gemeinsam mit Schwarz diesen Wirkungsmechanismus auch dadurch sichtbar zu machen, daß wir die Heilung künstlicher durch Formalin oder Calciumchlorid gesetzter Nekrosen durch intraperitoneale Applikation von Azulen in eindeutiger Weise beschleunigen konnten. Diese Steigerung der Funktion des reticuloendothelialen Systems läßt auch theoretisch auf eine günstige Beeinflussung allergischer Vorgänge schließen. JANCSO nimmt weiterhin an, daß das langsam und gleichmäßig freiwerdende Histamin nach Azulengaben zu einer langsamen Desensibilisierung des Histamin-überempfindlichen Organismus führt. Allerdings stehen dieser Theorie auch andere Auffassungen gegenüber (STERN), die wegen der Kürze der Zeit nicht diskutiert werden können. Auch Wirkungen über die Hypophyse stehen zur Diskussion, diese stehen aber im Gegensatz zu den von SCHWARZ und mir gefundenen reparativen Wirkungen.

Eigene Untersuchungen, die mit einem 1-4-Dimethyl-7-Isopropylazu-len, einem Homolog des 1-4-7-Äthyl-Azulens, das aus der Kamille isoliert wurde, zur Durchführung gelangten, ergaben, wie schon kürzlich berichtet wurde, eine günstige Wirkung bei allergischen Zuständen verschiedener Genese, die sich mit den Beobachtungen von BOSCH, BLAZSO, PARZER, DITROI, VIDA deckten. Wir konnten bei diesen klinischen Untersuchungen weiterhin die Beobachtung machen, daß in all den Fällen, in denen ein therapeutischer Effekt bei vermutlich allergischen Zuständen zu beobach-ten war, auch ein starker Rückgang der eosinophilen Leukocyten im peripheren Blut zu beobachten war, ein Befund, der auch von STERN und seinen Mitarbeitern bestätigt wird. Der Rückgang der absoluten Zahl der Eosinophilen beträgt über 50% und liegt außerhalb der Fehlerbreite.

Eine Senkung der Eosinophilen ist auch bei Gesunden in ähnlicher Weise wie nach ACTH zu beobachten. Sie kann aber nicht auf demselben Mechanismus wie beim Thorntest beruhen, da wir im Gegensatz zur hem-menden Wirkung von ACTH und Cortison auf die Entzündungsvorgänge nach Azulen eine eindeutige Beschleunigung derselben beobachten.

Die günstige Wirkung des Isopropylazulens, dessen Wirkungen im übrigen nach JUNG pharmakologisch weitgehend mit den Wirkungen des Chamazulens übereinstimmen, das wir in Form von AZ8 geben, veranlaßten uns auch zu therapeutischen Versuchen bei den sehr häufig beobachteten medikamentös ausgelösten Allergien, über die ich im fol-genden kurz berichten will.

Im einzelnen handelt es sich um folgende Fälle, die ich in Erman-gelung von Zeit nur summarisch besprechen kann. Wir behandelten neun Fälle von *Penicillin- bzw. Streptomycin*-Allergien, die vorwiegend mit den bekannten Hauterscheinungen, teils schwererer ekzematöser und urti-carieller Natur reagierten. Von den neun Fällen konnten fünf Fälle mit einem durchschlagenden Erfolg beeinflußt werden. Bei drei von diesen gebesserten Patienten hatte die vorher mit Antihistaminica und Calcium durchgeführte Behandlung völlig versagt. Bei zwei weiteren Fällen war die Besserung innerhalb 48 Stunden sehr deutlich. Zwei Fälle wurden nicht beeinflußt. Bei drei Kranken konnte nach einer Pause von 8 bis 10 Tagen unter gleichzeitiger Verabreichung von täglich 0,05 bis 0,1 Azulen intramuskulär und 3mal täglich 0,02 Azulen peroral zusätzlich die Therapie mit Penicillin bzw. einer Kombination von Peni-cillin und Streptomycin *ohne jede Erscheinung* fortgesetzt werden. Bei zwei weiteren Fällen blieben die Überempfindlichkeitserscheinungen bei gleichzeitigen Azulengaben in erträglichen Grenzen, so daß eine Fortsetzung der antibiotischen Therapie möglich war.

Bei vier Fällen von *Sulfonamid*allergien, die sich bei drei Kranken in Urticaria bzw. ekzematösen Veränderungen äußerten und in einem Fall zur Auslösung einer Colica mucosa führten, konnten drei Fälle sehr gut beeinflußt werden. Besonders betraf dies die Colica mucosa, die wie auch die Colitiden anderer Genese sehr gut reagierten.

Von sieben Fällen mit allergischen Erscheinungen nach der Anwendung von *Barbitursäurederivaten* konnte in vier Fällen ein Erfolg erzielt werden. Bei drei dieser Fälle war schon vorher eine erfolglose Behandlung mit anderen Methoden durchgeführt worden.

Zwei Fälle von *Chinin*allergien konnte in einem Fall ein sehr deutlicher, in einem zweiten Fall ein fraglicher Erfolg erzielt werden.

Von drei Fällen mit *Pyramidon*allergien, von denen eine die Erscheinungen einer Thrombopenie, die zweite einer Agranulocytose aufwies, die dritte mit ekzematösen Veränderungen einherging, konnte sowohl der Fall mit der thrombopenischen Reaktion wie der Fall mit der Leukopenie mit Gaben von täglich 0,05 Azulen intramuskulär und 0,6 g Azulen peroral günstig beeinflußt werden. Innerhalb 48 Stunden stieg die Zahl der Thrombocyten von 7000 auf 95000 und hielt sich im weiteren Verlauf um 100000, wobei die hämorrhagischen Erscheinungen, Schleimhautblutungen, Petechien usw. verschwanden.

Sehr eindrucksvoll war die Wirkung des Azulens bei vier Fällen von allergischen Reaktionen auf injizierte *Goldpräparate*, die bei chronischen Gelenkrheumatismen wegen der in sehr hohem Prozentsatz eintretenden allergischen Reaktionen trotz gutem Erfolg in Mißkredit gekommen sind. Besonders auffallend war bei diesen Fällen, von denen drei günstig beeinflußt werden konnten, der Rückgang der sehr hohen Zahlen der eosinophilen Leukocyten. Die in einem Fall von 26 auf 5%, in einem anderen Fall von 18 auf 4,5% nach Einsetzen der Azulentherapie zurückgingen. Bei den drei günstig beeinflußten Fällen konnte nach einer Pause von einigen Tagen die Therapie mit dem Goldpräparat, die auf den rheumatischen Prozeß eine günstige Wirkung hatte, ohne Wiederauftreten der allergischen Erscheinungen fortgeführt werden. Wir beobachteten also hier das gleiche wie bei einigen Fällen der Penicillinallergie.

Besprechung der Ergebnisse.

Fassen wir diese Ergebnisse zusammen, so können wir feststellen, daß von insgesamt 28 Fällen von Arzneimittelallergien sich mit Azulen 21 günstig beeinflussen ließen (s. Tab. 1). Besonders wichtig scheint mir dabei die Feststellung, daß bei einem Teil dieser Kranken mit dem vorher zu allergischen Erscheinungen führenden Medikament unter gleichzeitiger Verabreichung von Azulen sich die begonnene Therapie nach kurzer Pause fortführen ließ. Diese Beobachtung gewinnt besonders in den Fällen eine Bedeutung, in denen das als Allergen wirkende Medikament nicht ersetzt werden kann, wie z. B. bei bakteriellen Infektionen, die nur auf Penicillin oder auf eine Kombination von Penicillin und Streptomycin bzw. nur auf ein bestimmtes Sulfonamid reagieren. Es ist die Frage, ob es sich auf

Tabelle 1. Zusammenstellung der mit Azulen behandelten Fälle von Arzneimittelallergien.

Auslösendes Medikament	Zahl der Fälle	beschwer- defrei	gebessert	unbe- einflußt
Antibiotica (Penicillin, Streptomycin)	9	5	2	2
Sulfonamide.....................	4	3	—	1
Barbitursäurederivate	7	3	1	3
Chinin..........................	2	1	1	—
Pyramidon......................	2	1	1	—
Goldpräparate...................	4	2	1	1
Total........................	28	15	6	7

Grund dieser Erkenntnisse nicht empfiehlt, bei Allergikern von vornherein zusätzlich zu dem als Allergen in Frage kommenden Medikament
Azulen zu verabreichen. Wir konnten Fälle beobachten, bei denen die
erneuerte Verabreichung des als Allergen wirkenden Medikamentes nach
Wochen oder Monaten bei gleichzeitigen Gaben von Azulen ohne jede
allergische Erscheinung vertragen wurde.

Die hier nur kurz referierten Beobachtungen scheinen mir deshalb
von großer Bedeutung zu sein, weil mit der weiteren Entwicklung der
Chemotherapie in zunehmendem Maße mit allergischen Reaktionen gerechnet werden muß. Diese allergischen Reaktionen, die, wie die Vorredner, in erster Linie der Referent des Vortages, betonten, sich nicht nur
in einer harmlosen Form manifestieren müssen, sondern auch zu Arteriitiden mit schwerwiegenden Folgen mit tödlichem Verlauf führen
können. Auch die Veränderungen des Knochenmarkes können neben
benignen Veränderungen der Funktion zu einem tödlichen Versagen
führen. Auch werden immer mehr Berichte über allergische Entzündungen der Herzkranzgefäße bekannt, die bis zu tödlich verlaufenden
Infarkten gehen können.

Wenn auch die Zahl der hier berichteten Fälle zunächst viel zu
gering ist, um daraus bindende Schlüsse zu ziehen, und der Wirkungsmechanismus der Azulene in bezug auf die allergischen Erscheinungen
noch im Dunkeln liegt, scheint mir doch die Erwähnung unserer bisherigen Beobachtungsergebnisse, die noch später eine ausführlichere Darstellung finden sollen, im Rahmen des heutigen Themas gerechtfertigt.

Abschließend möchte ich darauf hinweisen, daß vom Azulen in Form
des 1-4-Dimethyl-7-Isopropylazulens besonders dann ein Erfolg zu erwarten ist, wenn die allergische Reaktion mit einer hohen Zahl von
eosinophilen Leukocyten einhergeht. Die Erfolgsaussichten sind besonders dann groß, wenn innerhalb der ersten 48 Stunden, wie von uns beobachtet und beschrieben, ein Sturz der eosinophilen Leukocyten einsetzt. Weiterhin möchte ich betonen, daß nach den bisherigen pharmakologischen und klinischen Erfahrungen die Toxizität des von uns verwandten Azulens außerordentlich niedrig ist und daß man in den angewandten Dosen von etwa 0,05 bis 0,2 g pro die keine toxischen Erscheinungen zu erwarten hat.

Literatur.

BLAZSO: Schweiz. med. Wschr. **10**, 222 (199) und **81**, 111 (1951). — BOSCH, G.: Med. Diss. 17. 12. 1948, München. — DITROI, G.: Was gibt es Neues in der Medizin ? 2. Jahrg., S. 1195. — HEUBNER, W. und F. GRABE: Naunyn-Schmiedebergs Arch. exper. Path. **171**, 329 (1933). — HEUBNER, W. und W. ALBERT: Naunyn-Schmiedebergs Arch. exper. Path. **192**, 383 (1939). — JANCSO, N. v.: Nature 1947, 227; Magy. Orv. Arch. **43**, 367 (1942) und (1947). — KIMMIG: zit. nach STERN. — LETTERER: Dtsch. med. Wschr. **78**, 759 (1953). — RÖSSLE: zit. nach LETTERER. — PARZER: Ärztl. Praxis V (1953) H. 35, S. 3. — SCHIMERT und SCHWARZ: Ärztl. Forschg. **VIII** (1954) S. 85. — STERN: Internat. Allergiekongreß, Kongreßbericht 1952, 542. — KARGER, S. (Basel): Vida Med. Klinik 48, 1288 (1953).

CLXI.

Allergie gegen Druckbestäubemittel.

Von

HOSCHEK (Stuttgart).

Meine Ausführungen betreffen ein Grenzgebiet, in welchem die Probleme der Medizin von der Technik und der Sozialpolitik überwuchert werden. Sie müssen daher bei mir auf den hohen wissenschaftlichen Schwung verzichten, der hier bisher geherrscht hat. Aber das liegt in der Natur der Sache und ich will gleich „in medias res" gehen.

Allergie gegen Druckbestäubemittel.

Nach dem Kriege haben verschiedene Verlagsanstalten aus Leipzig in Stuttgart eine neue Heimat gefunden. Im Herbst 1952 haben mich die Stuttgarter Drucker erstmalig zu einem Diskussionsabend eingeladen und bei dieser Gelegenheit mußte ich hören, daß ich mich ebenso wie die anderen Gewerbeärzte viel zu wenig um die Gesundheitsschädigungen kümmere, welchen die Drucker durch das Bestäubeverfahren ausgesetzt sind. Diesen Vorwurf konnte ich nicht auf mir sitzen lassen. Schon früher hatten einige Gewerbeärzte, z. B. der Kollege HUMPERDINCK und Herr LEDERER aus München in dieser Richtung Untersuchungen durchgeführt. Eine eindeutige Klärung war aber nicht erfolgt, so daß die Drucker schließlich in den Verdacht kamen, das Ganze sei nur eine propagandistische Mache, um Lohnzulagen herauszuschinden.

Ich weiß nicht, ob Ihnen allen bekannt ist, um was es sich hierbei technisch handelt: Wenn die frischen Druckbogen aus der Maschine kommen, ist die Farbe noch naß und würde sich verschmieren. Man hat daher früher zwischen die einzelnen Druckbogen Papierblätter von Hand dazwischengeschossen. Seit 15 Jahren hat man ein neues Verfahren eingeführt, durch welches diese Arbeitskraft eingespart wird, so daß die Rentabilität verbessert wird. Dabei besprüht man die frischen Druckbogen aus einer Düse mit einer Flüssigkeit, wobei die unsichtbar feinen Tröpfchen eine isolierende Luftschicht zwischen den einzelnen Druckbogen hervorrufen. Dieses automatisch wirkende Verfahren verschlechtert aber

die Luft im Drucksaal, ohne daß der Drucker an dem höheren Reinge-
winn des Unternehmers beteiligt wird. Auf diese psychologische Seite, der
wir bei allen arbeitsmedizinischen Problemen begegnen, komme ich zum
Schluß noch zurück. Um einen Ausgleich zu schaffen, wird daher beim
Naßbestäuben eine Zulage von 8 Pf pro Stunde gezahlt, die den gesundheitlichen Schaden kompensieren soll.

Als Spritzflüssigkeit wurde früher Paraffin verwendet. Davon ist
man aber wieder bald abgekommen, weniger aus technischen oder gesundheitlichen Gründen, sondern weil dadurch der Fußboden zu glatt
wurde, so daß schwere Unfälle durch Ausgleiten nicht selten waren. Seit
einigen Jahren verwendet man daher fast ausschließlich nur noch Lösungen von Gummi arabicum in einer Mischung von Wasser und Alkohol.
Keiner dieser Stoffe ist giftig und die zahlreichen Beschwerden der Druk-
ker konnten daher nicht als toxische Wirkungen aufgefaßt werden. Der
Alkoholgehalt ist sehr gering und Gummi arabicum ist ein Bestandteil
verschiedener Konditoreiwaren.

Auffallend war, daß nur dann Beschwerden auftraten, wo viel gespritzt und wenig gelüftet wird.

Auf die Art der Beschwerden werde ich sofort näher eingehen. Ich
möchte aber nur noch kurz vorausschicken, daß der ursächliche Zusammenhang mit der Berufstätigkeit dadurch gesichert ist, daß diese Beschwerden trotz ihrer Vielgestaltigkeit sich doch immer in gleicher Weise
in den verschiedensten Druckereien wiederholen. Eine psychische Beeinflussung ist ausgeschlossen, weil sie im Ausland ebenso beobachtet werden.

Die eingangs erwähnten Angriffe bei dem Diskussionsabend haben
mich veranlaßt, der Sache nachzugehen, und so habe ich aus verschiedenen Stuttgarter Druckereien zunächst 37 Drucker untersucht. Die Krankheitserscheinungen, welche immer im engen zeitlichen Zusammenhang
mit dem Druckbestäuben auftreten, bestehen vor allem in trockenen
Katarrhen der Nasenschleimhaut, der Stirnhöhlen, des Rachens, der
Luftröhre und der Bronchien und bei den Frauen wurden angeblich auch
Ohnmachtsanfälle im zeitlichen Zusammenhang mit dem Druckbestäuben beobachtet. Dementsprechend klagen die Leute über Trockenheit der
Nase und des Rachens, Brennen der Augen, Druckgefühl in der Stirn-
gegend, trockenen Husten, Atemnot und unklare Magenbeschwerden, insbesondere schlechten Appetit und Druckgefühl im Magen. In der Litera-
tur wird verschiedentlich über asthmaartige Erkrankungen berichtet.
Auch unter meinen 37 Leuten befanden sich zwei Fälle dieser Art.

Wenn ich im folgenden diese beiden Leute der Einfachheit halber als
Asthmatiker bezeichne, so trifft dies nicht ganz zu, sondern es handelte
sich eigentlich mehr um spastische chronische Bronchitiden ohne die typischen großen Erstickungsanfälle. Besonders typisch sind Klagen über
Lufthunger nach Arbeitsschluß.

Auffallend war stets, daß alle Beschwerden, nicht nur Asthma, im
Urlaub oder über das Wochenende verschwinden. Und sie verschwinden
auch dann, wenn einige Zeit ohne Bestäuben gearbeitet wird. In manchen
Drucksälen zeigt fast die gesamte Belegschaft das eine oder andere Symptom, meist aber sogar deren mehrere! In anderen Druckereien wiederum

bestehen überhaupt keine Beschwerden, obwohl mit den gleichen Mitteln gearbeitet wird. Es scheint daher wesentlich auf die Konzentration des Staubes anzukommen, die durch das Arbeitstempo und die schlechte Belüftung zustande kommt.

Nun zu unseren Untersuchungsergebnissen bzw. den objektivierbaren Befunden: Ich verdanke es Herrn Kollegen BRAUN, welcher in West-Berlin Durchgangsarzt für Berufskrankheiten ist, daß er mich mit den einschlägigen Testmethoden vertraut gemacht hat. Wir haben zunächst bei unseren beiden Asthmafällen Intracutanteste mit der Gummi arabicum haltigen Spritzflüssigkeit gemacht, welche auf Grund von Vorversuchen auf 1:100 verdünnt wurde.

Mit dieser Verdünnung hatten wir bei gesunden Kontrollpersonen keine positiven oder zweifelhaften Reaktionen gesehen. Lediglich ein ausgesprochen polyvalenter Allergiker aus einem anderen Beruf hat auf diesen Test mit reagiert. Abgelesen haben wir nach 45 Min. Nur wenn eine Quaddel mindestens ein Zentimeter im Durchmesser hatte, haben wir sie als einwandfrei positiv bewertet. Unsere beiden Asthmatiker zeigten eine stark positive Reaktion im Intracutantest. Bei dem einen haben wir außerdem Serum für den passiven Übertragungsversuch abgenommen, der bei mehreren gesunden Kontrollpersonen einwandfrei positiv ausgefallen ist, selbstverständlich unter Heranziehung der vorgeschriebenen Kontrollen.

Auch Herr Kollege Braun hat gleichzeitig in Berlin auf meine Anregung Versuche an asthmatischen Druckern durchgeführt, und dabei hat er bereits nach einer ganz kurzen Inhalation des Spritznebels eine deutliche Herabsetzung der Vitalkapazität und einen positiven leukopenischen Index beobachtet. Wir selbst haben derartige *spezielle* Untersuchungen nicht gemacht, einerseits wegen Personalmangels in der Dienststelle und andererseits weil die Meinungen über den Vaughantest offenbar doch recht geteilt sind. Eine Eosinophilie hat schon HUMPERDINCK bei früheren Untersuchungen als einziges objektives Ergebnis gefunden, so daß wir auch darauf verzichten konnten. HUMPERDINCK hat aber damals — wenn er es auch nicht klar herausstellte — offenbar die Meinung vertreten, daß es sich beim Druckerasthma um eine Überempfindlichkeit gegen *außer*berufliche Allergene handle, wobei dem Gummi-arabicum-Staub lediglich eine mechanische Reizwirkung zukommen sollte. Dies ist durch unsere Untersuchungen jetzt widerlegt. Sie ist spezifisch gegen Gummi-arabicum. Erst nach Abschluß meiner Untersuchungen ist mir eine Arbeit von FOWLER in der englischen Zeitschrift „The Lancet" vom Oktober 1952 bekannt geworden, der mit der gleichen Methode zu ähnlichen Ergebnissen gelangt ist.

Interessant war für uns auch, daß die Intracutanteste nicht nur bei unseren beiden Asthmatikern, sondern fast bei der Hälfte der untersuchten Drucker positiv war. In der Regel ging der positive Test parallel mit den subjektiven Beschwerden (Nase, Rachen, Stirnhöhle, Magen), aber wir haben auch mehrere Fälle beobachtet, welche gar keine Beschwerden hatten, sondern lediglich längere Zeit im Drucksaal beschäftigt waren. Diese Beobachtung scheint mir dafür zu sprechen, daß es eine Sensibilisierung gibt, ohne daß beim Kontakt mit dem Antigen subjektive Beschwerden auftreten müssen.

Unsere Teste haben jedenfalls bewiesen, daß das *Gummi arabicum* allmählich bei vielen Menschen zu einer Sensibilisierung führt und daß es daher im Sinne der Unfallversicherung als „wesentliche Mitursache" angesehen werden muß und nicht nur als nebensächlicher „*auslösender Faktor*", wie wir bisher geglaubt hatten. Es ist daher an der Zeit, daß der Gesetzgeber derartige Erkrankungen in die Liste der entschädigungspflichtigen Berufskrankheiten aufnimmt. Ich muß hier auf die Parallele zum Bäckerasthma hinweisen.

Ich möchte nur noch ganz kurz auf einige weitere Befunde hinweisen, die mir bei unserer Reihenuntersuchung aufgefallen sind. Wir haben bei allen Leuten Röntgenbilder gemacht und dabei in einem sehr großen Prozentsatz — gemessen an der Durchschnittsbevölkerung — eine Verstärkung der Lungenzeichnung gesehen, die wir als chronische Bronchitis oder Peribronchitis deuten mußten. Sie ist sehr oft begleitet von einer Herabsetzung der Vitalkapazität.

Ich habe die Sache ausführlicher in der Druckerzeitschrift „Der Polygraph" Nr. 20/1953 dargestellt. Das hat zur Folge gehabt, daß jetzt immer mehr Druckereien dazu übergehen, statt der Gummi-arabicum-Lösung trockenen Kalkstaub zu verwenden, der auf Grund tausendfältiger Erfahrungen völlig harmlos ist.

Leider hat dies betrübliche Nebenwirkungen gehabt: Man sollte glauben, daß ich mir dadurch die Sympathien der Drucker erworben hätte. Das Gegenteil ist der Fall. Nachdem ich die unvorsichtige Äußerung gemacht hatte, daß die Einatmung von Kalkstaub ungefährlich sei, wollen die Unternehmer bei Kalkstaub keine Bestäubungszulage mehr zahlen, und manche Drucker schimpfen über mich. Ich tröste mich nur damit, daß mir ein bedeutender Gewerkschafter sagte, daß ihm die Gesundheit seiner Leute mehr wert sei als die paar Pfennige Zulage.

Es hat also jede „Überempfindlichkeit" eine medizinische und eine psychologische Seite und man sieht, mit welchen Widerständen man kämpfen muß, wenn man aus einer medizinischen Erkenntnis die praktische Nutzanwendung ziehen will.

CLXII.

Aus der Medizinischen Universitätsklinik Münster in Westfalen
(Direktor: Prof. Dr. A. Rühl).

Über örtliche bakterielle Umstimmung.*

Von

FERDINAND HEGEMANN.

Bei der Auseinandersetzung des Körpers mit Bakterien spielt die Umstimmung des Gast- und Wirtsorganismus eine große Rolle. Unser

---

* Erscheint ausführlich in Z. f. Immunit. Forschg. 111 (1954) 3:155.

Wissen um diese Faktoren beim Menschen beruht zum großen Teil noch auf Hypothesen und Analogieschlüssen. Es scheint mir daher der Nachweis quantitativ faßbarer Reaktionsänderungen bei der Berührung des Körpers mit Bakterien von Bedeutung zu sein. Da diese Forderung unter natürlichen Verhältnissen nur schwer und unzulänglich zu erfüllen ist, habe ich versucht, einige experimentelle Ergebnisse beim Menschen zu erhalten. Mit der zu therapeutischen Zwecken häufig verwendeten Colivaccine (etwa Pyrifer) erschien das ohne Bedenken möglich. Die Fragestellung war: Wie ändert sich die Entzündungsfähigkeit der menschlichen Haut bei wiederholter intracutaner Einbringung von Colibakterien ? Da sich bald zeigte, daß besondere Verhältnisse vorliegen, wenn man die Wiederholungsinjektion an der gleichen Hautstelle macht, untersuchte ich zunächst die örtliche bakterielle Hautumstimmung.

Klinisch gesunden Menschen wurde auf die Innenseite des Unterarms 0,1 cm³·Colivaccine i. c. injiziert. Nach einer derartigen Einspritzung bildet sich eine Hautrötung, die an Umfang etwa 30 Stunden lang zunimmt und dann langsam abblaßt. Sie weist die klinischen Zeichen einer Entzündung auf, wie leichte Schmerzhaftigkeit, leichtes Ödem und erhöhte Wärme an dieser Stelle. Die Ausdehnung der entzündlichen Rötung wurde jeweils nach 24 Stunden planimetrisch ausgemessen.

Spritzte ich nun nach Abklingen der ersten Reaktion die gleiche Bakteriendosis innerhalb des vorhergehenden Entzündungsbereichs, so fiel die entstehende Rötung jedesmal kleiner aus bis zu einem Minimaldurchmesser von etwa 10 mm, der meist nicht mehr unterschritten wurde. Man sieht in den 10 gezeigten Versuchen, wie der Flächeninhalt der entzündlichen Rötung zunehmend geringer wird.

Um eine genauere Vorstellung über diese Reaktionsänderung zu bekommen, wurde in sechs weiteren Versuchen nach jeder intracutanen Wiederholungsinjektion das Ausmaß der entzündlichen Rötung fortlaufend gemessen. Sie sehen hier in 10 Beispielen wie die Kurve der Entzündung nach jeder neuen Injektion flacher und kürzer wird.

Weitere Untersuchungen zeigten, daß diese künstlich erzeugte Unempfindlichkeit der menschlichen Haut gegen Colibakterien bald nach Aufhören der Reizung wieder schwindet. In weiteren zehn Versuchen wurde die unempfindlich gewordene Hautstelle später nochmal nachgetestet. Sie sehen, wie die Empfindlichkeit der Ausgangslage unter starken individuellen Schwankungen etwa zwischen dem 10. bis 40. Tag und später wieder erreicht wird.

Es interessierte weiter die Spezifität der örtlichen antibakteriellen Empfindlichkeitsänderung. Eine Klärung dieser Frage erschien durch die vergleichende Beobachtung des Entzündungsverlaufs nach Injektion von Typhus- oder Choleravaccine möglich, einmal an der durch Coliinjektionen umgestimmten Hautstelle und gleichzeitig an der homologen Hautstelle des anderen, nicht vorbehandelten Armes. In je zehn Versuchen zeigte sich bei der Nachtestung sowohl mit Typhus- wie mit Choleravaccine eine gegenüber der Norm deutlich verminderte entzündliche Reaktion an der mit Colivaccine vorbehandelten Hautstelle.

Die Umstimmung der menschlichen Haut durch Colibakterien ist demnach keimunspezifisch.

Weitere Versuche wurden mit einem chemisch und physiologisch besser definierten Stoff, Histamin, durchgeführt. Ich setzte bei eingetretener Umstimmung an der vorbehandelten, nur noch schwach auf Colivaccine reagiernden Hautstelle und an der homologen Stelle des unbehandelten Arms einen gleichen intracutanen Histaminreiz. Es zeigt sich ein deutlich unterschiedlicher Verlauf der Histaminrötungskurve an dem mit Coli vorbehandelten Arm und am nicht vorbehandelten Arm.

Sie sehen hier den deutlichen Unterschied zwischen beiden Armen.

Es kommt demnach nach wiederholter Einbringung von Colibakterien in die menschliche Haut zu einer erheblichen örtlichen Empfindlichkeitsabschwächung gegen die entzündliche Wirkung dieser Keime. Diese Umstimmung tritt schon bald nach der Erstinjektion auf und geht unter starken individuellen Schwankungen etwa vom 10. Tage nach Aufhören der Reizung langsam zurück. Sie ist keimunspezifisch und erstreckt sich auch auf Typhus- und Cholerabakterien. Da an der mit Coli umgestimmten Hautstelle gleichzeitig auch ein deutlich geänderter Verlauf der Histaminrötungskurve festzustellen war, und da es sich beim Histamin bekanntlich um ein nervös bedingtes Reflexerythem handelt, kann man in diesem Falle vielleicht mit Recht von einer nervösen Umstimmung als einem ursächlichen Faktor für die mangelhafte Ausbildung der bakteriellen Entzündung an der vorbehandelten Stelle sprechen.

Ich glaube, daß es sich bei der verminderten Entzündungsfähigkeit der Haut nach wiederholten Colibakterienreizen, die schnell auftritt, unspezifisch ist und bald wieder schwindet, um ein örtliches Schutzphänomen im Sinne der Promunität Bielings handelt. Daß es beim Menschen ein solches Schutzphänomen auch nach der Gewebsreizung mit gramnegativen Keimen gibt, ist der Chirurgie praktisch seit langem bekannt. Die Incision tiefliegender Coliabscesse führt selbst bei unsterilen Instrumenten nicht zur Entzündung des frisch durchschnittenen Gewebes, während eine gleiche Incision mit einem durch Colieiter benetzten Messer an gesunden Körperstellen mit hoher Wahrscheinlichkeit zur Infektion führen würde.

Zum Schluß möchte ich auf die auffallende Tatsache hinweisen, daß in meinen Versuchen nach Vorbehandlung mit Colibakterien immer eine Reaktionsminderung der Haut auftrat. Es kam niemals zu hyperergischen Erscheinungen gegen die doch stark eiweißhaltigen Keime wie es an der menschlichen Haut z. B. nach wiederholten Seruminjektionen die Regel ist. Ich verweise hier auf ähnliche Versuche von ANGEVINE an Kaninchen, der mit Streptokokkenvaccine stark hyperergische Reaktionen mit Nekrose und Abszedierung erzeugen konnte. Worauf dieser eigenartige Unterschied zurückzuführen ist, bleibt zunächst unklar. Die klinische Erfahrung steht jedoch mit diesen divergierenden experimentellen Beobachtungen im Einklang. Ist doch eine nachweisbare Hyperergie gegen Coli- oder Typhusbakterien relativ selten — ich erinnere an die Millionen Schutzimpfungen im Kriege —, während eine Überempfindlichkeit gegen grampositive Kokken wesentlich häufiger auftritt: Rheumatismus, rezidivierende Erysipele oder Pneumonien, Erfahrungen bei Scharlachschutzimpfung Erwachsener.

CLXIII.

Aus der Medizinischen Abteilung der Städtischen Krankenanstalten
Koblenz-Kemperhof
(Chefarzt: Dr.med. habil H. NEUMANN).

Allergie und Gewebseosinophilie.

Von

HELMUT NEUMANN und EGON KREIS.

Mit 2 Textabbildungen.

Als Entstehungsort der eosinophilen Zellen, die seit den grundlegenden Untersuchungen von SCHLECHT als die Zellen der Anaphylaxie und der Allergie erkannt sind, wird wie für die andern Granulocyten das Knochenmark angesehen. Die Auffassung einer extramedullären Granulopoese unter physiologischen Bedingungen, die bisher nur von wenigen Autoren vertreten wird, konnte sich noch nicht durchsetzen.

In früheren Arbeiten über morphologische Untersuchungen am Inhalt von Cantharidenblasen wurden Zellen beschrieben, die im Vergleich zu den Zellen des Blutes als neutrophile und eosinophile Segmentkernige, eosinophile Rundkernige mit weiteren Entwicklungsstadien sowie als mononukleäre Zellen imponierten. Während die rundkernigen Formen Bindegewebszellen darstellen, werden die übrigen neutro- und eosinophilen segmentierten Zellen als von diesen Bindegewebszellen ausgehende Gewebsleukocyten aufgefaßt.

Unter besonderen Voraussetzungen wird auch von andern Autoren (KABELITZ, ROHR, TRAUTMANN) eine histiogene Entwicklung eosinophiler Zellen anerkannt.

Zusammen mit HOMMER konnte einer von uns im Experiment die Auslösung eosinophiler Metaplasien durch Seruminjektionen in Lymphknotengewebe verschiedener Pathogenese nachweisen und somit die Auffassung einer histiogenen Metaplasie wahrscheinlich machen.

Allergische Krankheiten wie Urticaria, Serumkrankheit, Asthma bronchiale, Angioneurotisches Ödem, Scharlach und andere mit allergischer Reaktionslage einhergehende Erkrankungen erbrachten uns die Möglichkeit eingehender Vergleiche im Verhalten der Bluteosinophilen und der Gewebseosinophilen zueinander.

Die Zählungen erfolgten nach der bekannten Methode von DUNGER, außerdem wurden Blut- und Gewebseosinophile in panoptisch gefärbten Ausstrichen und letztere auch im Nativpräparat bei Phasenkontrast untersucht.

Es braucht nicht besonders betont zu werden, daß bei den Gewebszellen Mehrfachzählungen vorgenommen wurden, um Irrtümer auszuschließen, die durch mögliche Sedimentierung der Zellen in der Cantharidenblase entstehen können.

Hierbei kam es zu einigen bemerkenswerten Ergebnissen, die in der nachfolgenden Tabelle dargestellt sind (s. Abb. 1).

Wir erkennen die schwarzen Kolumnen, die die prozentualen Werte der Gewebseosinophilen darstellen, angeordnet in abfallender Reihenfolge. Ihnen sind in schraffierten Kolumnen die jeweiligen prozentualen Werte der Bluteosinophilen gegenübergestellt. Die mit Pfeil gekennzeichneten Fälle zeigen die Werte bei gesunden Vergleichspersonen.

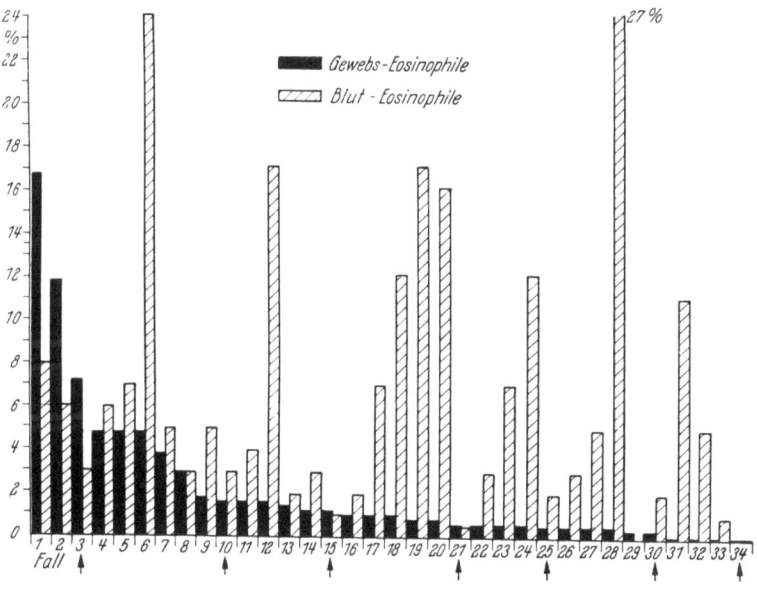

Abb. 1.

Aus dieser Gegenüberstellung läßt sich ein gleichsinniges Verhalten der Blut- und Gewebseosinophilen oder eine bestimmte Gesetzmäßigkeit nicht erkennen.

Eine fortlaufende Registrierung der Eosinophilenwerte im Blut und im Gewebe im weiteren Ablauf des Krankheitsgeschehens erbrachte ebenfalls keine anders gearteten Ergebnisse.

Auch gleichzeitig vorgenommene Knochenmarkspunktionen ergaben in Fällen mit hoher Gewebseosinophilie keine gleichsinnige Vermehrung der eosinophilen Markzellen.

Wenn auch die Peroxydasereaktion sowohl für Gewebs- wie für Bluteosinophile gleichstarke positive Ergebnisse erbrachte, ließen sich doch morphologisch wesentliche Unterschiede zwischen Blut- und Gewebseosinophilen erkennen (Abb. 2).

Bemerkenswert war die größere Form der Gewebseosinophilen und hierbei besonders der relativ große Plasmasaum.

Neben den von Blut und Knochenmark her bekannten eosinophilen Segmentkernigen mit der bekannten doppelsegmentierten Brillenform der Kerne (Zellen 10 bis 12 der Abb. 2) und eosinophilen Stabkernigen (Zellen 7 und 8 der Abb. 2) fielen vor allem jugendliche eosinophile Zellen auf, die etwa den eosinophilen Myelocyten (Zellen 1 bis 5 der Abb. 2) und Metamyelocyten (Zelle 6 der Abb. 2) des Blutes entsprachen (Zelle 9 zeigt eine beginnende Kerneinschnürung).

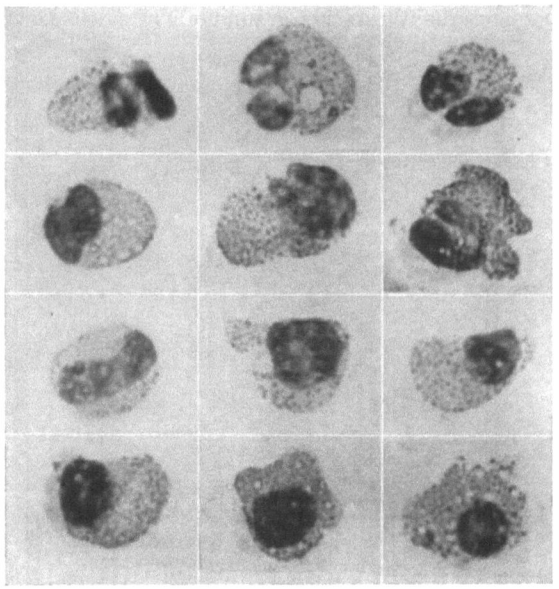

Abb. 2.

Bekanntlich finden sich im peripheren Blut diese Zellen nie oder sehr selten.

Zusammenfassend kann gesagt werden, daß zwischen der Blut- und der Gewebseosinophilie eine weitgehende Unabhängigkeit besteht, die den Gedanken an eine Emigration eosinophiler Zellen aus dem Blut an den Ort des allergischen Geschehens im Gewebe abwegig erscheinen läßt.

Insbesondere der Nachweis jugendlicher eosinophiler Gewebszellen in jedem der zur Untersuchung herangezogenen Fälle, also auch bei gesunden Vergleichspersonen, widerspricht dieser überlieferten Auffassung.

Auf unsere Untersuchungen bezogen ist demnach eine lokale Gewebsallergie Ausdruck einer lokalen mesenchymalen Reaktion.

Aussprache.

Herr H. KÄMMERER (München):

Ich möchte zunächst Herrn SCHLEINZER (Lübeck) fragen, inwieweit bei so häufigen Wiederholungen der Antigen- bzw. Antikörperzufuhr auf die individuelle Reaktionsfähigkeit des zur Reaktion verwandten „gesunden" Menschen (des Reaktionsträgers) geachtet wurde, bzw. geachtet werden müßte. Es ist doch anzunehmen, daß sich schon nach der ersten Reaktion von Antigen und dem körperfremden Antikörper beim Reaktionsträger dessen Reaktionsfähigkeit verändert oder verändern könnte. Auch ist fraglich, ob die Reaktionsfähigkeit bei verschiedenen „gesunden" Menschen die gleiche ist usw. Ich zweifle nicht an der Richtigkeit der Ergebnisse und möchte mich nur informieren.

Die Untersuchungen von Herrn HOSCHEK (Stuttgart) über die allergischen Erkrankungen bei Buchdruckern durch Gummilösungen, den ich selbst anregte, seine Ergebnisse auf diesem Kongreß mitzuteilen, müssen unser besonderes Interesse erregen. Ich habe schon im vorigen Jahr in meinem Vortrag beim Frankfurter Allergiekongreß darauf hingewiesen, wie wichtig es ist, daß die Landesgewerbeärzte ihre Aufmerksamkeit den Allergiefragen zuwenden, da durch die zahllosen Substanzen und chemischen Verbindungen, mit denen in Gewerbe und Industrie gearbeitet wird, ohne Zweifel viele Sensibilisierungen und allergische Krankheitserscheinungen vorkommen, von denen wohl die meisten noch nicht erfaßt sind. Auch die von Herrn HOSCHEK erwähnten Sensibilisierungen ohne Krankheitsmanifestation sind, besonders bei Staubberufen, jedem Allergieerfahrenen bekannt. Die Berufsgenossenschaftskrankenhäuser sind bis jetzt noch viel zu sehr vorwiegend chirurgisch eingestellt.

Herr C. CARRIÉ (Düsseldorf):

Es wird darauf hingewiesen, daß Ekzeme wie auch Urticaria allergischer Genese bei Fortlassen des Allergens ohne besondere Behandlungsmaßnahmen zur Abheilung kommen, so daß bei Anwendung von Therapeutica bei solchen allergischen Erscheinungen strengste Kritik angezeigt ist.

Herr P. STERN (Sarajewo):

Wir haben uns auch mit Azulenen befaßt und sind zur Feststellung gekommen, daß sie nur eine antiallergische, nicht aber eine antihistaminergische Wirkung besitzen. Wir kamen zu dieser Feststellung, indem wir beweisen konnten, daß Azulene das Meerschweinchen gegen den durch die allergische Reaktion hervorgerufenen Tod schützen, daselbe Tier aber von einer Letaldosis Histamin verendet. Bei Kaninchen konnten wir ebenfalls nach Verabreichung von Azulenen einen Eosinophilensturz bemerken.

Aus der Diskussion mit Doz. BROCK ist uns bekannt, daß er jede antiallergische bzw. antiphlogistische Wirkung der Azulene ablehnt. Wir glauben aber, daß auch diese Arbeiten von Kollege SCHIMERT doch für eine antiallergische Wirkung der Azulene sprechen.

Unser Histologe Prof. MILIN hat unlängst in Genova auf dem Anatomen-Kongreß über unsere Versuche, die für eine Wirkung der Azulene über Hypophyse und Nebennierenmark sprechen, berichtet. Französische Kollegen haben unsere Ergebnisse bestätigt.

Herr H. G. WEISER (Wiesbaden):

Kritische Bemerkung zum vermuteten Azuleneffekt bei Arzneimittelüberempfindlichkeit. Es ist bekannt, daß auch schwere allergische Reaktionen, wie z. B. die Agranulocytose nach Pyrazolderivaten, in ihrer Auslösbarkeit an eine begrenzte Zeit gebunden sein können.

Herr R. GROSS (Marburg):

Bei einer Erörterung der Entstehung von Eosinophilen durch örtliche Cytometaplasie ergibt sich sofort die Frage nach der Definition der „Eosinophilen". Gemeinhin versteht man darunter die eosinophilen Leukocyten, doch brauchen nicht alle Zellen, in deren Granulation Eosin den gleichen Färbeeffekt hervorruft, mit den ersteren cytochemisch und funktionell identisch sein. Es sei nur daran erinnert, daß GANSLER neulich besondere ringkernige eosinophile Zellen im braunen Fett der Ratte fand. Wir selbst beobachteten in Knochenmarkkulturen eosinophile Granula in Histiocyten, wobei die Frage der Phagocytose der häufigen freien eosinophilen Granula im Einzelfall oft schwer zu entscheiden ist. Schließlich sei erwähnt, daß Godlowski, der in den letzten Jahren mehrfach eine Entstehung eosinophiler Leukocyten aus Darmepithelien beschrieb, diese durch örtliche Cytometaplasie entstandenen Eosinophilen für nicht durch Corticoide angreifbar und damit für von den Leukocyten des Blutes verschieden hält („Pseudoeosinophile" — Godlowski [!]). Mit einem zweiten (histogenen) Typ von Eosinophilen hatte schon Gutig (1907) gearbeitet.

Die auch nach diesen Hinweisen dringend notwendige Abgrenzung oder Identitätserklärung verschiedener „Eosinophiler" gegenüber den eosinophilen Leukocyten des Blutes oder Knochenmarks scheint mir bei unseren heutigen Kenntnissen über deren Cytochemie und Funktion noch nicht ausreichend möglich zu sein.

Literatur.

Gansler: Virch. Arch. 1954, im Druck. — Gross: Act. häm. 11, 1 (1954). — Godlowski: Encymatic concept of anaphylaxis and allergy, Edinburgh 1953. — Gutig: Arch. mikr. Anat. 19, 629 (1907).

CLXIV.
Experimenteller Beitrag zum anaphylaktischen Schock.

Von

H. G. Rietschel (Herford).

Mit 2 Textabbildungen.

Das klassische anaphylaktische Experiment ist der Schultz-Dale-Versuch am Meerschweinchen-Dünndarm. Injiziert man einem Meerschweinchen eine bestimmte Menge eines körperfremden Eiweißstoffes, z. B. Pferdeserum, so wird das Tier gegen das verabreichte Eiweiß allergisiert. Reinjiziert man das gleiche Eiweiß nach etwa 15 bis 17 Tagen, so reagiert das Tier mit einem anaphylaktischen Schock und stirbt innerhalb weniger Minuten bis zu einer halben Stunde an Erstickung durch Bronchoconstriction. Unter bestimmten Bedingungen kann der Schock gelinder sein, und der Tod tritt nicht ein, die Tiere erholen sich wieder, oder aber es bleiben fast alle klinischen Erscheinungen aus.

Bei der Auslösung des anaphylaktischen Schocks durch Reinjektion des Eiweißantigens soll nach der klassischen Meinung der Pharmakologie und Physiologie Histamin freigesetzt werden. Von Dale, Bartosch, Feldberg, Nagel, Code und anderen sind zahlreiche experimentelle Unterlagen für diese Ansicht beigebracht worden. Die aus dem Schockgewebe freiwerdenden Histaminmengen wurden mit biologischen Methoden quantitativ bestimmt, ein chemischer Nachweis des Histamins ist in solchen Versuchen bisher nicht gelungen. Histamin kann alle die Symptome, die der anaphylaktische Schock verursacht, selbst auslösen, was als einer der stärksten Beweise für die Histamingenese der sogenannten Schocksubstanz angesehen werden kann, es führt zur Kontraktion der glatten Muskulatur mit Bronchialkrampf, es erweitert die Capillaren mit Kreislaufkollaps und es steigert die Permeabilität der Zellen, wodurch Ödem- und Serumkrankheit entstehen. Von vielen Seiten wurden Einwände gewichtiger Art gegen die herrschende Histamintheorie des anaphylaktischen Schocks mit guten Gründen vorgetragen. Danielopolu und andere vertreten die Meinung, daß nicht Histamin, sondern Acetylcholin die entscheidende Schocksubstanz sei. Sie konnten im Versuch an sensibilisierten überlebenden Meerschweinchenherzen in Übereinstimmung mit anderen Autoren im Schock regelmäßig Acetylcholin finden.

Die Unklarheit auf diesem Gebiet bewog mich, in eigenen Experimenten dieser Frage nachzugehen. Einmal sollte das Vorhandensein einer

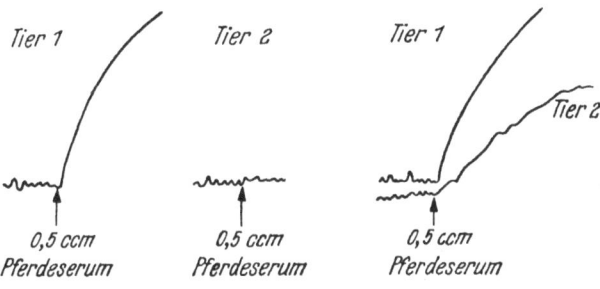

Abb. 1.

sogenannten Schocksubstanz durch Versuche an zwei Tieren bewiesen werden, von denen das eine mit Antigen (Pferdeserum) sensibilisiert war, das andere nicht. Zum anderen sollte mit einem Antihistaminicum Antergan geprüft werden, ob die Wirkung der Schocksubstanz, falls sie Histamin allein war, unterdrückt werden konnte. Zu diesem Zweck wurden folgende Versuche angestellt.

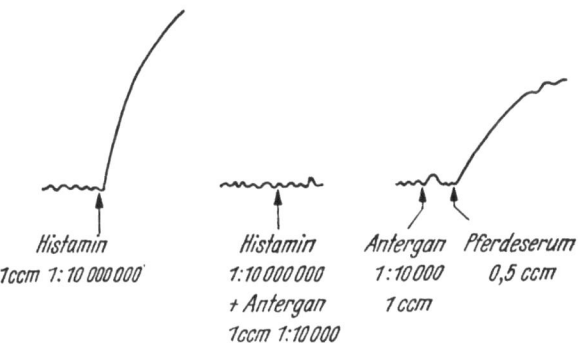

Abb. 2.

Eine Katze wurde mit genügenden Mengen Pferdeserum sensibilisiert, nach 17 Tagen wurde in Narkose eine ausreichende Menge des gleichen Antigens reinjiziert und der Blutdruck mit einem Quecksilbermanometer gemessen. Neben dieser Katze I lag eine nicht sensibilisierte narkotisierte Katze II, deren Kreislauf mit dem der Katze I verbunden war. Das Blut beider Katzen war heparinisiert. Bei der Katze II wurde der Bronchialtonus gemessen. Bekam die Katze I im Versuch das gleiche Antigen wie zur Sensibilisierung vor 17 Tagen in genügender Menge intravenös zugeführt, so resultierte ein mächtiger Schock mit deutlicher Blutdrucksenkung und etwa 20 bis 30 Sek. später setzte auch bei dem nichtsensibilisierten Tier ein langsam zunehmender Bronchialkrampf ein, dessen Höhepunkt später eintrat, als der tiefsten Blutdrucksenkung entsprach. Auch quantitativ war der Krampf der Bronchien im Tier II geringer als die Blutdrucksenkung der sensibilisierten Katze. Damit war bewiesen, daß beim Schock ein Überträgerstoff frei wird, der offenbar für die Organreaktionen verantwortlich ist. Aber beim Gesamttier sind die Dinge doch nicht so übersichtlich, wie beim Versuch am Einzelorgan, und so kam ich dazu, den lange bekannten und vielfach ausgeführten Schultz-Dale-Versuch am isolierten sensibilisierten Meerschweinchendünndarm heranzuziehen und derart abzuwandeln, daß ein Meerschweinchen sensibilisiert, nach 17 Tagen getötet wurde, der isolierte Dünndarm in ein Bad mit Tyrodelösung aufgehängt, mit Schreiber und Kymographion verbunden und in das gleiche Bad der Dünndarm eines zweiten, nicht sensibilisierten Meerschweinchens dazugehängt wurde. Für sich allein bewirkt die Zufuhr des Allergens bei Darm I einen Schock, beim Darm II des nicht allergisierten Tieres passiert gar nichts. Diese Kontrollen habe ich mehrfach ausgeführt. Sind aber der sensibilisierte und der nichtsensibilisierte Darm zusammen in einem Glasgefäß und kommt nun das Antigen zur Badeflüssigkeit, so reagiert der Darm I mit einem heftigen Schock in Form einer mächtigen Kontraktion, und wenige Sekunden später zieht sich auch der Darm II energisch zusammen, quantitativ ein Drittel bis ein Halb so stark wie Darm I. Eindeutiger kann man den Beweis einer Überträgersubstanz nicht liefern, als durch diese Versuche und später habe ich erfahren, daß auch andere Autoren in den letzten Jahren mit dieser Versuchanordnung gearbeitet haben (FELDBERG, UNGAR, PARROT u. a.) (Abb. 1).

Diesen Versuchen an zwei Meerschweinchendärmen wurden weitere Experimente zur Identifizierung der Überträgersubstanz mit Antergan angeschlossen. Schon mit kleinen Mengen von Antergan konnte jede Histaminwirkung pharmakologisch hundertprozentig aufgehoben werden. In den Schockversuchen stellte sich dagegen eindeutig heraus, daß die Krampfreaktion nur zum Teil etwa zur Hälfte unterdrückt wurde. Aus diesen Versuchen kann man schließen, daß beim Schock sicher noch andere Substanzen als Histamin allein in Freiheit gesetzt werden (Abb. 2). Versuche zum Nachweis von Acetylcholin führten zu keinen eindeutigen Ergebnissen, doch ist es wahrscheinlich, daß Acetylcholin beim Schock eine Rolle mitspielt, zumal bekannt ist, daß Acetylcholin Histamin liberiert und umgekehrt Histamin zur Acetylcholinausschüttung führen kann. Auf andere Substanzen, deren biologischer oder chemischer Nachweis nicht gelang, soll hier nicht näher eingegangen werden.

CLXV

Aus der Hals-Nasen-Ohren-Klinik der Stadt Hannover
(Leitender Arzt: Prof. Dr. W. Moritz).

Zur Frage der physikalischen (intrinsic) Allergie.

Von

W. Moritz.

Mit 1 Textabbildung.

Von Duke [1] wurde 1925 der Begriff der physikalischen Allergie geprägt, nachdem er festgestellt hatte, daß bei der Mehrzahl von Patienten mit den Kennzeichen allergischer Krankheiten ein bestimmtes Antigen nicht zu finden war. Er hatte andererseits gefunden, daß ein ziemlich großer Teil dieser Patienten spezifisch und allein empfindlich war auf die Einwirkung eines physikalischen Agens, wie Hitze, Kälte, atmosphärischer Einflüsse oder mechanischer Reizung. Nachdem man erkannt hatte, daß außerdem physische (stress) und psychische Belastungen dieselben scheinbar allergischen Reaktionen auszulösen imstande waren, hat man den Begriff der physikalischen Allergie zur „intrinsic allergy" umbenannt

Als Kriterien eines allergischen Geschehens wurde außer einer Allergievorgeschichte hauptsächlich das Vorliegen von Eosinophilen in Sekreten und im Gewebe betrachtet, vor allem aber die lange Dauer etwa einer Schleimhauterkrankung, die gegen jede Behandlung resistent war, außer der antiallergischen. Was wir von diesen Kriterien zu halten haben, brauche ich hier wohl nicht näher auszuführen, ich erinnere nur daran, daß man Ergüsse von Eosinophilie hervorrufen kann, indem man eine lokalisierte Gewebsanoxie herbeiführt (Petersen [6]).

1944 beschrieb nun Williams [7] das intrinsic allergy-syndrome, soweit es Ohr, Nase und Hals befällt. Unter diesem Syndrom rangieren im wesentlichen folgende Krankheitserscheinungen:

Ohrensausen, labyrinthäre Schwerhörigkeit, Schwindelanfälle, also bis hierhin Symptome, die den Labyrinth-Hydrops oder die klassische Ménière'sche Krankheit ausmachten. Der Labyrinth-Hydrops entsteht nach neueren Feststellungen durch Serumaustritt aus den feinen Gefäßen der Stria vascularis in den Endolymphschlauch bei Spasmen der Endarteriolen mit anoxaemischem Endothelschaden der Capillaren. Die Anoxämie im Labyrinth führt zum Ménièreanfall mit Schwindel, Schwerhörigkeit und Ohrensausen, der Hydrops im Endolymphschlauch führt zu den bleibenden Schäden, insbesondere der Schwerhörigkeit.

Als weitere Symptome des intrinsic allergy-syndrome nennt Williams:

Kopfschmerzen oder Migräne, Myalgien und Myogelosen der Nackenmuskulatur, chronische Rhinitis und Sinusitis nicht bakteriellen Ursprungs und als deren Folgen Polyposis der Nase und Hyperplasie der Nasennebenhöhlenschleimhaut.

Ohne zunächst an diesem amerikanischen intrinsic Allergie-Syndrom Kritik üben zu wollen, möchte ich ihm das von uns 1952 beschriebene cervikale Sympathicus-Irritations-Syndrom gegenüberstellen, das in der Hauptsache auf dem Boden von Gefügestörungen der Halswirbelsäule entsteht (Abb. 1).

Wir sehen hier (Abb. 1) ebenfalls die Hauptsymptomentrias der Labyrinthhypo- oder -anoxämie bzw. des Labyrinthhydrops, also der Mé-

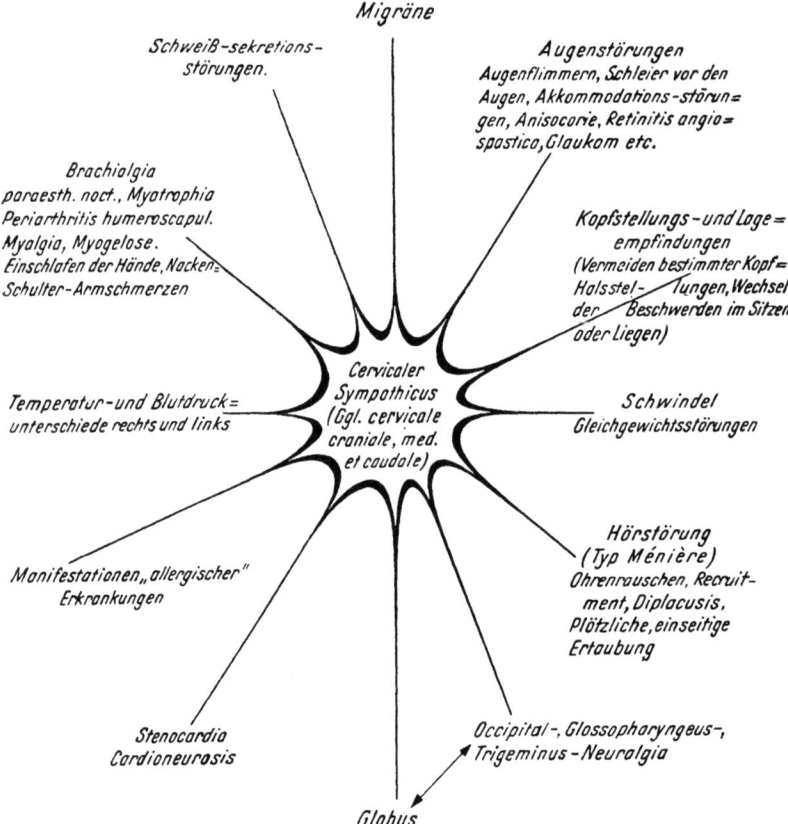

Abb. 1. Schema des cervikalen Sympathicusirritationssyndroms. Nach MORITZ, Z. LARYNG. usw.: Otol. **32**, 270 (1953).

nière'schen Krankheit. Wir sehen weiter die Myogelosen, die als Folge einer Fehlbelastung der Nackenmuskulatur entstehen und wahrscheinlich die primären Irritationszentren des Vegetativums sind. Wir sehen weiter die Migräne. Unter die zusammenfassende Bezeichnung Manifestationen scheinbar allergischer Erkrankungen ist die chronische, nicht bakterielle Rhinitis, die Polyposis und die Hyperplasie der Nebenhöhlenschleimhäute zu rechnen. Hier stehen wohl noch Globus und Neuralgien, vegetative Störungen des Auges, Blutdruck- und Temperaturunterschiede, doch sind diese letzteren Faktoren von mehr theoretischem Interesse, während die wirklichen Krankheitssymptome dem intrinsic Allergie-Syndrom völlig gleichen.

Es ist hier nicht der Platz, nochmals zu beweisen, daß diese Sympathicusreizzustände im Kopf-Halsbereich in der Hauptsache auf Gefügestörungen der Halswirbelsäule zurückzuführen sind (MORITZ [5]), und zu betonen, daß noch weitere Belastungen des vegetativen Nervensystems hinzukommen können (Focus, physische Überbelastung (stress), psychische Faktoren, hormonelle Einflüsse, vegetative Gifte usw.), die manchmal ausschlaggebend sein können für die Überschreitung der Schwelle einer krankhaften vegetativen Reaktion. Daß es sich bei dem cervikalen Sympathicus-Syndrom wirklich um ein Reizsyndrom handelt, haben wir durch Messungen der Hauttemperatur und des Blutdruckes auf beiden Körperseiten im Ménièreanfall nachweisen können.

Mir kam es darauf an, Ihnen zu zeigen, daß das von den Amerikanern beschriebene Syndrom der physikalischen oder intrinsic allergy mit dem von uns beschriebenen cervikalen Sympathicusreizsyndrom vollkommen identisch ist, und zu versuchen, daraus die entsprechenden Schlüsse zu ziehen.

Daß man mit Reizen rein physikalischer Art in einem spezifisch sensibilisierten Organismus Gewebsveränderungen allergischen, oder besser gesagt, hyperergischen Charakters auslösen kann, wurde von KNEPPER [3] eindeutig bewiesen. Diese physikalischen Reize scheinen sogar für die Lokalisation einer hyperergischen Entzündung im sensibilisierten Organismus eine bedeutende Rolle zu spielen (KNEPPER).

Nach KLINGES [2] Ansicht kommt ,,die Fixierung einer allgemeinen Hypergie in ein Organ zustande auf dem Umweg über Gefäßalteration: durch Erzeugung einer Stase ist erst die Möglichkeit gegeben, daß ein im Blute kreisendes Antigen mit dem Antikörper des sensibilisierten Gewebes reagieren kann''.

In den Fällen der intrinsic Allergie fehlt nun aber jeder Nachweis einer spezifischen Allergie und auch bei unseren 200 Fällen mit cervikalem Sympathicusirritationssyndrom, bei denen sich in 42% der Fälle an den Schleimhäuten der oberen Luftwege Anzeichen einer hyperergischen Gewebsreaktion fanden, war nur in sehr wenigen Fällen (7%) ein Hinweis auf eine spezifische oder echte Allergie gegeben.

Wir hegen deshalb berechtigte Zweifel, ob sich in unseren Fällen eine echte Allergie abgespielt hat und sind vielmehr zu der Überzeugung gelangt, daß es sich beim intrinsic allergy-syndrome in gleicher Weise wie bei den scheinbar allergischen Manifestationen unseres Sympathicusirritationssyndroms um eine einfache hyperergische Gewebsreaktion handelt ohne einen spezifischen Antigen-Antikörper-Mechanismus.

Wir stellen uns den Vorgang folgendermaßen vor: Das Auftreffen eines physikalischen Reizes, wie Zugluft, Durchkühlung, plötzlicher Temperatur- oder Wetterwechsel führt in besonders exponierten Geweben (Schleimhäute der oberen Luftwege usw.) bei Reizzuständen des vegetativen Nervensystems zu Gefäßreaktionen, die beim Gesunden nicht zustande kommen. Es mag sich um Spasmen der Arteriolen handeln, durch die es zur Blutstromverlangsamung oder -stase, zu anoxämischem Endothelschaden und zum Austritt von Serum und Eosinophilen u. a. weißen Blutkörperchen in das Gewebe kommt. Besteht ein solches Ödem z. B. in der Nasenschleimhaut länger, wird es geweblich organisiert, es kommt zur Schleimhauthyperplasie und zur Polypenbildung. Im Labyrinth entsteht der endolymphatische Hydrops. Einen gewissen Gegenbeweis finden wir in der prompten Besserung dieser Zustände, besonders wenn sie akut sind, aber nicht mit antiallergischen Maßnahmen, sondern mit Sympathicusblockaden und andern Mitteln, die eine normale Blutzirkulation in den befallenen Geweben herbeiführen (Ausschaltung der primären Irritationszentren, gefäßerweiternde Mittel usw.).

In unseren Schlußfolgerungen möchten wir sagen: Der Begriff einer physikalischen *Allergie* ist irreführend und muß abgelehnt werden. Ob eine echte Allergie vorliegt oder nicht, physikalische Reize können das Endgefäßsystem beeinflussen und in dem einen Fall zur Lokalisierung einer bestehenden Allergie, im anderen Fall eines vegetativen Irritationszustandes zur manifesten, krankmachenden Gefäßreaktion führen.

KUNTZ [4] geht vielleicht etwas weit, wenn er sagt, daß es bei normaler Tonuslage des vegetativen Nervensystems überhaupt keinen allergischen Zustand gibt, doch scheint es eine Schwelle der vegetativen Gefäßreaktion zu geben, jenseits der allein durch physikalische Reize Gewebsreaktionen zustande kommen, die einen scheinbar allergischen Charakter tragen, aber mit der echten Allergie im Sinne v. PIRQUET's nichts zu tun haben.

Literatur.
1. DUKE, W. W.: I. A. M A. **84**, 736 (1925). — 2. KLINGE, F.: Diskussionsbemerkung, Verh. dtsch. pathol. Ges. 28 Tagg. Gießen **5**, 185 (1935). — 3. KNEPPER, R.: Virchows Arch. **296**, 364 (1935). — 4. KUNTZ, A.: Ann. Allergy **3**, 91 (1945). — 5. MORITZ, W.: Z. Laryng. usw. **32**, 270 (1935); Langenbecks Arch. u. Dtsch. Z. Chir. **276**, 141 (1953): Mschr. Ohrenheilk. **87**, 17 (1953). — 6. PETERSEN, W. F.: The Patient an the Weather, Autonomic Dysintegration. Ann. Arbor., Michigan, Edwards Brothers, Inc. **2**, 530 (1934). — 7. WILLIAMS, H. L.: Ann. Otol., Rhinol. and Laryngol. **53**, 397 (1944); Proc. Staff Meet, Mayo Clin. **21**, 58 (1946).

CLXVI.

Pharmakologisches Institut der Medizinischen Fakultät Sarajevo.

Die Ursachen der Unwirksamkeit der Antihistamine auf die Sekretion der Salzsäure.

Von

P. STERN und S. HUKOVIC.

Mit 2 Textabbildungen.

Schon im Jahre 1946 [1] haben wir der Meinung Ausdruck gegeben, daß die Diaminooxydase — DO — ein Receptor für Histamin — H — sei, und daß die Antihistamine — Anti-H — auf die Weise wirken, daß sie H aus diesem Receptor verdrängen. Zu diesem

Standpunkt gelangten wir deshalb, weil es bekannt ist, daß die Anti-H in den meisten Fällen Derivate der Diamine mit kurzer Kettenverbindung der C-Atome sind; und nach ZELLER [2] gehen sie eine feste Verbindung mit der DO ein, und die DO zerstört sie nur schwer, während H hingegen ein Derivat des Putrescins ist, also eines Diamins mit langer C-Atom-Kette, welches die DO viel lockerer bindet und sehr schnell zerstört. Einige Autoren [3] konnten nicht beweisen, daß Anti-H die DO blockieren; wir konnten das jedoch unlängst gemeinsam mit ZELLER in seinem Laboratorium in Chicago unzweifelhaft nachweisen, indem wir als Material das Sediment eines wässerigen Extraktes der Nierenrinde des Schweines nahmen. Die Grundthese unserer Theorie ist demnach, daß dort, wo die DO nicht besteht, auch keine Wirkung von H und Anti-H vorliegt. Es gibt viele Momente, die dafür sprechen.

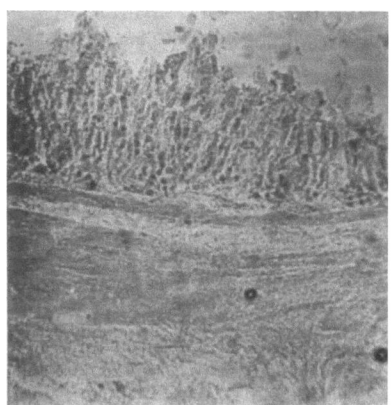 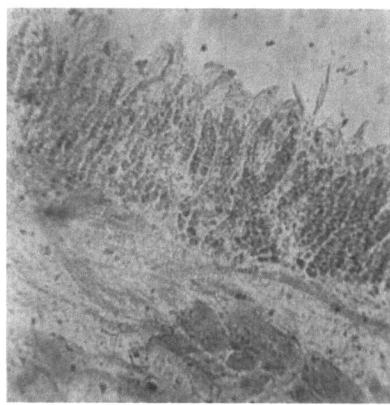

Abb. 1.   Abb. 2.

Es ist bekannt, daß die Anti-H H im Blut gesunder und allergisierter Menschen erhöhen [4]. Wir konnten tatsächlich zeigen, daß Organe, die DO nicht enthalten, auf H hin nicht mit Kontraktion reagierten, wie z. B. der Uterus der Ratte. Aber während der Gravidität zeigt der Uterus der Ratte dennoch Aktivität der DO. Der Uterus des gleichen aber graviden Tieres reagiert auf H durch Kontraktion, die sich mit Anti-H verhindern läßt [5]. Ebenso konnten wir nachweisen, daß die Lunge der Ratte, die geringe Mengen DO enthält, auf H mit Kontraktion reagiert [6]. Bekannt ist, daß sich das Herz, daß kein DO enthält [7], nicht allergisieren läßt [8]. Diese Befunde erklären uns die Erscheinung, warum Anti-H auf die Sekretion des Magensaftes [9] nicht im Sinne einer Inhibierung wirken, welche H hervorruft, und H ist wahrscheinlich mit Gastrin identisch. WERLE [10] hat nachgewiesen, daß H in der Magenschleimhaut vorkommt. Ebenso ist bekannt, daß Anti-H die Bildung von H nicht verhindern [11]. Schon BEST und MAC HENRY konnten zeigen, daß die Magenschleimhaut keine DO enthält. Bis hierher würde sich diese Unwirksamkeit der Anti-H auf die Magensaftsekretion gut mit unserer Theorie über die Wirksamkeit der Anti-H vertragen. Aber die Angelegenheit wird dadurch kompliziert, daß H eine Kontraktion der Magenwände wie auch der übrigen glattmuskulären Organe [12] verursacht, und daß sich dieser Vorgang durch Anti-H verhindern läßt [13]. Um das zu deuten, haben wir DO gesondert in der Schleimhaut und gesondert im muskulären Teil des Magens studiert. Wir bedienten uns der histochemischen Methode zum Nachweis von DO gemäß COHEN und VALETTE [14], welche Methode tatsächlich auf dem Nachweis einer Aldehydgruppe beruht, die in der Seitenkette des Histamins bei Zerstörung durch DO entsteht. Wir wandten absichtlich die histochemische Methode an, weil die gewöhnlichen Methoden zum Nachweis von DO falsche Resultate ergeben können. Durch Zermahlen von Gewebe werden Faktoren, die die DO inhibieren, wie z. B. Histamin, B_1-Vitamin usw. freigemacht. Bei der erwähnten histochemischen Methode ist das unwahrscheinlich, weil das Gewebe ohne irgendwelche Fixation eingefroren und auf dem Mikrotom zerschnitten wird, und wir somit keine Inhibierung von DO infolge Freiwerdung von Produkten des Gewebes an sich zu erwarten haben. Wir haben an über dreißig Kaninchen gearbeitet, so daß wir unmittelbar nach deren Tötung den Magen herausgenommen und die oberen Teile des Magens sofort eingefroren, in Dicke von 40 Mikronen schnitten und nach der erwähnten Methode gefärbt haben.

Wie aus den Abbildungen ersichtlich, enthält die Magenschleimhaut tatsächlich keine DO, wie das außer BEST und MAC HENRY auch WERLE [15] und KAHLSON [16] feststellen konnten. Aber wir sehen, daß die Muscularis DO enthält. Dieser Befund erklärt uns im Anschluß an die oben vorgetragene Theorie der Wirksamkeit der Anti-H, warum diese Pharmaka die Wirksamkeit von H auf die Sekretion des Magensaftes nicht inhibieren, aber die Motilität des Magens verhindern. Wenn DO der Receptor für H und Anti-H ist, dann haben die Anti-H in der Magenschleimhaut nichts, woran sie sich binden würden, und können deswegen die Magensekretion nicht verhindern. Demnach ist die Sekretion des Magensaftes, verursacht durch H, etwas sui generis, was keine Beziehung zur Wirksamkeit von H auf die glatte Muskulatur der Organe oder auf die Gefäße hat. Der muskuläre Teil der Magenwände, der für die Motilität der Magenwände verantwortlich ist, enthält DO, und deswegen können die Anti-H die Motilität des Magens verhindern. Die Anti-H erhöhen sogar die Sekretion der Salzsäure [17]. Das wird klar, da wir wissen, daß die Anti-H H im Blut erhöhen.

Wir haben selber die Wirkung von H und der allergischen Reaktion auf den isolierten Magen des Meerschweinchens untersucht. Beim herausgenommenen Magen, von seinem Inhalt befreit, wurde die Cardia abgebunden, der Magen mit gewöhnlichem Wasser gefüllt und in den Pylorus ein senkrechtes Glasrohr eingeführt. Das Organ schwebte im Ringer, erwärmt auf 38° C und war nur an jenem Glasrohr fixiert, über welches auch die Kontraktion registriert wurde. Wir konnten uns davon überzeugen, daß auch H und die Zugabe des homologen Antigens eine Kontraktion der Magenwände hervorriefen, und daß Anti-H diese verhinderten. Das haben wir deshalb durchgeführt, weil wir nirgends in der Literatur finden konnten, daß jemand an isolierten Mägen den Effekt von Anti-H auf die Motilität untersucht habe.

Diese Arbeiten bestätigen unsere Meinung, daß DO der Receptor für H sei, aus welchem es vom Anti-H verdrängt wird. Das ist im Prinzip derselbe Vorgang, wie die Verdrängung von Acetylcholin aus dem Receptor, d. h. aus der Cholinesterase, durch Curare.

Schließlich haben wir den gleichen Effekt auch bei der Wirksamkeit des ATP und der ATP-ase [18].

Literatur.

1. STERN, P.: Ljecnicki vijesnik 1946, Nr. 9/10; Therap. Umschau 1948, H. 5. — 2. ZELLER, E. A.: Adv. Enzymol. 2, 93 (1942). — 3. MEYER und BUCHER: Fortschritte der Allergielehre II. New York, Basel, S. Karger 1947. — 4. PELLERAT: Thesis Lyon 1945. — 5. LENCE, MARIJAN, PREDOJEVIC und STERN: Acta med. Jugoslav. 3, 245 (1949). — 6. STERN, P.: Medicinski Arhiv 3, 1 (1951). — 7. BEST und MacHENRY: J. of Physiol. 70, 349 (1930). — 8. BARTOS: Klin. Wschr. 1935, 307. — 9. HAAS, H.: Histamin und Antihistamine I 1951, II 1952, Editio Cantor Aulendorf. — 10. WERLE, E. und H. ZEISBERGER: Klin. Wschr. 1952, 45. — 11. BUCHER, K.: Helvet. physiol. Acta 6, 292 (1948) Cit 5. — 12. FELDBERG und SCHILF: Histamin, Berlin, Wien: Springer 1930. — 13. MOUTIER, F. und A. CORNET: Verh. I. Internat. Allergiekongr. Zürich 1951. — 14. VALETTE und COHEN: C. r. Soc. Biol. (Paris) 146, 714 (1952). — 15. WERLE, E.: Private Mitteilung. — 16. HAEGER, K. und G. KAHLSON: Acta physiol. Scand. 25, 230 (1952). — 17. REITER, H.: Z. klin. Med. 149, 553 (1952). — 18. ENGELHARDT und LJUBIMOVA: Nature 144, 688 (1939).

CLXVII.

Tierexperimentelle Studien über die Beeinflussung des Vegetativums im Hinblick auf die NNR-Funktion.

Von

G. GILLISSEN (Mainz).

Wie bekannt, nimmt das Vegetativum Einfluß auf die NNR-Funktion in der Form, daß eine Schwergewichtsverlagerung zur sympathischen Seite hin morphologisch eine signifikante Vergrößerung der äußeren Fasciculata-Kerne der NNR mit sich bringt, während eine Betonung der parasympathischen Seite zu einer deutlichen Verkleinerung, eine progressive bzw. regressive Transformation nach TONUTTI, zur Folge hat. Diese Veränderungen sind einer Mehr- oder Minderproduktion von Hormonen gleichzusetzen. Bei der Bedeutung des Rindensystems für zahlreiche Stoffwechselfunktionen erscheint es naheliegend, daß eine Änderung der besonders bei Infektionskrankheiten gestörten Gleichgewichtslage (HEILMEYER, ZIMMERMANN) in Richtung der Norm zu einer günstigen Beeinflussung des Infektionsverlaufs führt (GILLISSEN).

Im Hinblick auf die besondere Bedeutung, die die Elektrolyt-Therapie bei vegetativen Dysregulationen einnimmt, interessiert uns die Fragestellung, ob und inwieweit sich eine Beeinflussung der NNR-Funktion durch Elektrolyte objektivieren läßt. Zu unseren Studien zogen wir gleichzeitig auch Aminosäuren heran, die mit Ausnahme von

Cystein und Glutathion in diesem Zusammenhang bisher nur geringe Beachtung fanden.

Bei unseren Untersuchungen erhielten männliche Kaninchen mit einem Durchschnittsgewicht von etwa 2500 g äquivalente Mengen der gewählten Verbindungen, wobei zunächst der Verlauf der Blutzuckerkurven unter gleichzeitiger Belastung mit 5 g Glucose je Tier sowie mit 0,5 mg Suprarenin i. m. im Vergleich zu unbehandelten Kontrollen Beachtung fand. Verwandt wurde eine Lösung von Ca/Mg-Salzen, von Glykokoll und die Lösung einer Komplexverbindung beider Gruppen, deren Darstellung nach den Arbeiten von K. LANG und PFEIFFER möglich ist.

Da seit der Einführung der Lehre vom funktionellen Antagonismus des sympathisch-parasympathischen Systems durch EPPINGER und HESS gleichzeitig auch die Bedeutung der Ausgangslage unterstrichen wurde, versuchten wir in der kurvenmäßigen Darstellung der Blutzuckerwerte diesen Faktor dadurch hervorzuheben, daß auf der Ordinate die Quadrate der in mg-% gemessenen Werte mal 10^{-4} gegen die nummerisch eingeteilte Zeitabszisse gestellt wurde. Hierdurch wird zum Ausdruck gebracht, daß z. B. einer Blutzuckererhöhung von 180 auf 220 mg-% in der biologischen Konsequenz eine größere Bedeutung zukommt, als einer solchen von 110 auf 150 mg-%. Die Darstellung einer Blutzuckersenkung unter die Norm soll in diesem Rahmen nicht besprochen werden. Der Nüchternblutzucker der Tiere zeigte innerhalb von 24 Stunden nur geringe Schwankungen von 110 ± 10 mg-%, die aber nach Belastung entsprechend der grundsätzlichen Erfahrung größer werden. Die individuelle Differenz in der Reaktionsbereitschaft läßt sich durch Kreuzversuche großenteils ausgleichen (GADDUM). Die i. v. Injektion von 5,0 ccm eines stabilen Glykokoll-Elektrolyt-Komplexes — wir wählten das Zentramin „Bastian" (10% Glykokoll, 0,933% $MgCl_2$, 0,472% $CaCl_2$ und 0,162% KCl) — bewirkte eine geringe Blutzuckererhöhung und einen entsprechenden Lymphocytensturz bis — 20%, was nach DE VRIES einer Eosinopenie-Reaktion beim Menschen entspräche. Da Corticotropin und Adrenalin eine Blutzuckererhöhung bewirken, stimmen diese Ergebnisse gut mit denen anderer Autoren überein, die eine signifikante Erhöhung der Glucocorticoid-Ausscheidung in Abhängigkeit von der Dosis beobachteten. Entsprechend bewirkt die Verabreichung dieses Komplexes nach Glucose-Belastung einen größeren Blutzuckeranstieg, der aber nicht von einem ausgeprägteren Lymphocytensturz begleitet ist (Tab. 1). Elektrolyte und Glykokoll in äquivalenten Mengen getrennt verabreicht ergeben bei normalen Ausgangswerten gegenüber der Belastungskontrolle keine signifikante Steigerung (Tab. 2). Demgegenüber führten aber die Elektrolyte bei erhöhten Anfangswerten, wahrscheinlich durch eine Veränderung des K/Ca-Quotienten bedingt, zu einem höheren Anstieg als Glykokoll, in jedem Fall verbunden mit einem Lymphocytensturz von minus $30\% \pm 5\%$ (Tab. 3). In scheinbarem Widerspruch hierzu stehen die Ergebnisse von HERRMANN und KAFKA, die feststellten, daß unter Einwirkung des Zentramin-Komplexes die im Laufe des Vormittags auftretende Verschiebung zur sympathicotonen Lage ausbleibt. Die Blutzuckerwerte ergaben aber einen vergleichbaren Effekt in der Dämpfung einer Suprarenin-Hyperglykämie (Tab. 4). Auch eine mit Suprarenin und Glucose ausgelöste Hyperglykämie wird in Richtung der Norm beeinflußt. Der Eindruck der Normalisierung erfährt noch eine Verstärkung durch eine Erhöhung der Werte in Fällen eines langsameren Blutzuckeranstiegs (Tab. 6). Diese Ergebnisse sprechen damit im Sinne der Resultate von MARTIN und GRATZL, die an Hand der Vegetonometrie den Ausgleich eines dissoziierten vegetativen Status unter Einfluß dieses Komplexes feststellten. Schwerer verständlich wird die isolierte Wirkung der Elektrolytkomponenten, die bei der gleichen Belastung zu niedrigeren Werten führten als Glykokoll, obwohl der Lymphocytensturz sich wie -48% zu -33% verhielt.

Als Ergänzung diente die morphologische Kontrolle der Z. fasciculata der NNR von biologisch einheitlichen Meerschweinchen mit der Methode nach BOGUTH, LANGENDORFF und TONUTTI. Die s. c. Injektion von zweimal 2,5 ccm Zentramin führte bei 30σ der Normaltiere $= \pm 3,0\%$ nach 24 Stunden zu einer progressiven Transformation zwischen 6,1 und 7,8%. Die schon früher beschriebene, nach zweimaliger oraler Verabreichung von 1 mg Prostigmin auftretende regressive Transformation von 6,1% wurde normalisiert und die nach zweimaliger s. c. Applikation von 3 mg Ephetonin auftretende progressive Transformation von 4,7 — 7,4% nicht weiter erhöht. Die Elektrolyte und Glykokoll in äquivalenter Menge getrennt appliziert, bewirkten keine erkennbare Änderung der Normalwerte, verhinderten aber die nach Ephetonin eintretende progressive Transformation und glichen die sonst nach Prostigmin zu beobachtende primäre regressive Phase nicht nur aus, sondern führten sogar zu einer signifikanten Vergrößerung bis 7,6%, ein Umstand, der wohl durch den zeitlichen Ablauf bedingt ist.

Die erörterte Fragestellung führt mit der Bestimmung des Blutzuckerspiegels natürlich zum Problem der Blutzuckerregulation beim normal und krankhaft reagierenden Organismus. Im Hinblick auf eine gestörte vegetative Ausgangslage — einer vegetativen Stigmatisierung nach VON BERGMANN — sei besonders auf die Arbeiten von H. SCHMIDT, STUHLFAUTH, GÖLKEL sowie von KNICK, TILLING und SEVERIN der Mainzer Klinik verwiesen. Die Beziehungen zwischen Vegetativum und Blutzucker ist auch an die Funktion der NN und damit an die Bedeutung des Adrenalins für das HVL-NNR-System geknüpft. Nach BARTELHEIMER, ALDAMA, DE LA CALLE und KNICK finden sich bei einer Hypoglykämie mit dem JORES-Index oder mit biologisch quantitativen Methoden gemessen corticotrope Stoffe im Blut, die wieder einen Blutzuckeranstieg auslösen können. Wenn auch Adrenalin nicht als Specificum für die ACTH-Ausschüttung anzusehen ist, so muß der von SPENGLER und NELSON beschriebene Abfall des Blutcorticoidspiegels nach Adrenalin kein Widerspruch zu der beobachteten progressiven Transformation und erhöhten C-17-Ketosteroid-Ausscheidung bedeuten, da bei der Bestimmung des Blutcorticoidspiegels nach Adrenalin wegen der möglichen Gegenregulation auch die zeitlichen Faktoren eingehende Beachtung finden müssen. Ferner schreibt VOGT Adrenalin zwar keinen selbständigen Einfluß auf die ACTH-Produktion zu, wohl aber in Verbindung mit einer Hypoglykämie beim normalen Organismus. Der von SPENGLER angenommene erhöhte periphere Abbau von NNR-Hormonen unter Adrenalin kann auch als Ursache einer vermehrten ACTH-Produktion eine verstärkte Rindentätigkeit erklären.

Trotz der Abhängigkeit der Adrenalin-Hyperglykämie vom Zustand der Leberzelle (MEYTHALER und KÜHNLEIN) wurde letzterer wegen Verwendung eines einheitlichen Tiermaterials nicht gesondert berücksichtigt.

Herrn Kollegen FASSBENDER (Patholog. Institut, Mainz) danke ich für die freundliche Überlassung seiner reichhaltigen Literatursammlung.

CLXVIII.

Erfahrungen mit einem neuartigen Antiallergicum (Plimasin) bei 310 Pollenallergikern.

Von

D. G. R. FINDEISEN (Coswig-Dresden).

Nach unseren heutigen Vorstellungen ist für das allergische Krankheitsgeschehen bekanntlich weder allein das Histamin und die sogen. H-Substanzen noch etwa vorwiegend Acetylcholin verantwortlich zu machen, sondern man wird mit R. MEIER u. a. annehmen dürfen, daß bei den meisten Reaktionen mehrere an sich verschiedene Funktionsmechanismen zu einem scheinbar oder im Endzustand wirklich gleichen pathologischen Zustand führen können. Demzufolge kann der krankmachende allergische Effekt je nach seiner funktionellen Ursache sowohl durch spezifische als auch unspezifische Faktoren bedingt sein. In der *Therapie* wird man folgerichtig von den gebräuchlichen Wirkstoffen (Antihistaminica, Nebennierensteroide, Weckamine, Antiphlogistica, Senfgas, zentrale Sedativa u. a.) nur insoweit eine antiallergische Wirkung erwarten können, als der von ihnen beeinflußte Funktionsmechanismus beteiligt ist. Diese weniger histologisch-formale als funktionelle Betrachtungsweise scheint geeignet, die bekannten therapeutischen Erfolge mit Antihistaminkombinationspräparaten unserem Verständnis näherzubringen und ermöglicht, durch additive oder antagonistische Medikation das Wirkungsspektrum eines Antihistamins so zu verändern, daß daraus eine optimale Kombination für bestimmte allergische Funktionsabläufe resultiert.

Auf Grund der bekannten guten Erfahrungen mit einem der ältesten Antihistaminmittel, dem Chloralhydrat des Benzyl-(Alphapyridil)dimethyläthylendiamin (Pyribenzamin) und mit Weckaminen vom Charakter des 1-phenyl-2-methylaminopropan sowie besonders mit der

entsprechenden Kombinationsbehandlung sonderlich bei der Pollen-
allergie wurde Pyribenzamin mit einem zentralen Stimulans neuartiger
Konstitution kombiniert. Dieser *Ritalin* genannte neue Wirkstoff ist
das Hydrochlorid des α-Phenyl-α-piperidyl-(2)essigsäuremethylesters,
bei welchem die zentralerregende Wirkung im Vordergrund steht und
Einflußnahme auf andere Organsysteme wie Atmung, Kreislauf und
Ausscheidung nach umfassenden tierexperimentellen Untersuchungen
von R. MEIER, GROSS und TRIPOD nicht in unerwünschtem Ausmaß
vorhanden ist. Im Hinblick auf die beim Pollenallergiker zumeist vago-
tone Reaktionslage und vasculäre Hypotonie sei hier nur noch die verhältnismäßig langanhaltende blutdrucksteigernde Wirkung des Ritalin
erwähnt.

Pyribenzamin-Ritalin-Tabletten mit der Einzeldosis von 50 bzw. 10 mg
wurden 1952 im Selbstversuch sowie bei insgesamt 126 erstmalig in
Behandlung getretenen Pollenallergikern unter Verzicht auf jegliche
Nebenbehandlung geprüft. In 95 Fällen (75,4%) zeigte sich gutes bis
sehr gutes, in weiteren 22 Fällen (17,4%) befriedigendes Ergebnis.
Gegentestungen mit Pyribenzamin ohne Ritalin und mit Leertabletten
bei 29 Patienten bestätigten die Überlegenheit der Pyribenzamin-
Ritalin-Kombination. Unerwünschte Nebenwirkungen leichten Grades
waren in 11 Fällen (8,7%), schwere in keinem Falle zu verzeichnen.
Zur Heufiebersaison 1953 wurden von weiteren 184 Pollenallergikern
151 (82,1%) mit gutem bis sehr gutem, 24 (13,0%) mit noch befriedigendem Ergebnis mit dem auf 25 mg Pyribenzamin und 5 mg Ritalin
reduzierten, jetzt in Dragéeform vorhandenen und nunmehr *Plimasin*[1]
genannten Kombinationspräparat behandelt. Die 1953 durchgeführten
Gegentestungen mit sieben schon eingeführten AH-Mitteln bei insgesamt 152 Patienten ließen gleichfalls kaum Zweifel an der Überlegenheit
des Plimasin sowohl in therapeutischer Hinsicht als auch in bezug auf
toxische Nebenwirkungen aufkommen. Aus den demnächst in der
Medizinischen[2] ausführlich erscheinenden Untersuchungsergebnissen ist
zu entnehmen, daß Plimasin dem Kombinationspräparat Soventol-
β-Cyclohexyl-isopropylmethylamin am ehesten vergleichbar erscheint,
diesem gegenüber *therapeutisch* zwar *nicht wesentlich*, in bezug auf die
Verträglichkeit jedoch *deutlich* überlegen ist. Die *Nebenwirkungen* des
Plimasin waren ausschließlich leichten Grades, wurden in 5,7% festgestellt und führten in keinem Falle zum Absetzen des Präparates.
In keinem Falle traten Suchterscheinungen zutage. Die *therapeutische
Dosis* ist individuell verschieden und lag zwischen 1 und maximal 5 Dragées bei „Heufieberwetter", in der Mehrzahl der Fälle wurden zur Vermeidung von Beschwerden auch bei starker Exposition 2—3 Dragées
benötigt. Bei in diesen Versuchsreihen nicht aufgeführten Pollenallergikern, welche zuvor oder simultan spezifisch-desallergisierend etwa mit
dem sich mir besonders bewährten Orthogen P bzw. Normergen P nach
ALBUS — auch hinsichtlich der Beeinflussung pollenasthmatischer Beschwerden — behandelt wurden, lag der Plimasinbedarf zur Erzielung

---

[1] Hersteller: Ciba AG., Wehr (Baden).
[2] 19: 685 (1954).

völliger Beschwerdefreiheit meistens wesentlich unterhalb der letztgenannten therapeutischen Dosis. — Beim Pollenasthma ist Plimasin
zumeist wirkungslos.

Zusammenfassend ist zu sagen, daß sich in *Plimasin* gute antiallergische Wirkung und sehr geringe Toxizität zu einem überlegenen
Symptomaticum vereinen, so daß es als Fortschritt in der Heufieber-
behandlung zu werten sein wird.

CLXIX.

Zur Problematik der Anaphylaxieauslösung bei Meerschweinchen.

Von

Johann-Friedrich Braune (Göttingen).

Sie kennen die Erscheinung, daß bei der passiven Anaphylaxie der
Meerschweinchen zwischen der Antikörperübertragung und der Schockauslösung ein Zeitraum vergehen muß, ohne welchen die Schocksymptome gar nicht oder nur sehr schwach zur Ausbildung kommen. Doerr
hat darauf hingewiesen, daß dieses eine der wichtigsten Grundlagen
für die Annahme sei, die Antigen-Antikörper-Reaktion müsse sich, um
zu Schocksymptomen zu führen, an oder in der Zelle abspielen.

Bei der inversen Anaphylaxie der Meerschweinchen, bei welcher
erst das Antigen und dann die Antikörper zugeführt werden, wird
dagegen diese Latenzzeit nicht benötigt; vielmehr müssen beide Komponenten kurze Zeit nacheinander verabfolgt werden, denn je länger
man wartet, um so schwächer werden die Erscheinungen. Doerr hat
darauf hingewiesen, daß diese Tatsache mit der eben genannten Annahme nicht übereinstimme, ohne zellständige Antikörper könne keine
Anaphylaxie ausgelöst werden. Trotzdem blieb er jedoch bei dieser
Annahme.

Wir haben uns mit der Frage beschäftigt, ob man nicht auch Antigen
und Antikörper in vitro mischen und mit dem Gemisch Anaphylaxie
bei Meerschweinchen auslösen könne. Ähnliche Versuche wurden schon
früher durchgeführt; Friedberger hat mit seinen Schülern aus ihnen
die Lehre vom Anaphylatoxin — dem heutigen Serotoxin — entwickelt;
Kabat und Landow haben das quantitative Verhältnis zwischen
Antigen und Antikörper in solchen Gemischen untersucht, konnten
ihre Ergebnisse aber nicht reproduzieren. Wir konnten dagegen mit
solchen in-vitro-Gemischen Schocksymptome auslösen, wenn in ihnen
der Antikörpergehalt serologisch erfaßt war, wenn das Antigen im
Überschuß zugegeben wurde und wenn das Gemisch vor der Injektion
in das Meerschweinchen mindestens 2 Stunden bei Zimmertemperatur
gestanden hatte.

Folgendermaßen gingen wir vor: Meerschweinchenserum mit präzipitierenden Antikörpern gegen Eiklar wurde in arithmetischer Reihen-

folge mit isotonischer Kochsalzlösung verdünnt. Zu jeder Verdünnungs-
stufe kamen gleiche Mengen des Antigens. Die Gemische wurden
geschüttelt und dann bei Zimmertemperatur stehengelassen. Nach
2 Stunden zeigten sie eine schwache opaleszente Trübung, jedoch keine
Flockung und keinen Bodensatz. Wenn sie nun Meerschweinchen intrakardial verabfolgt wurden, so zeigten diese Schocksymptome, deren
Stärke mit dem jeweiligen Präzipitintiter in den Gemischen einen
Zusammenhang erkennen ließ. Je mehr nämlich das antikörperhaltige
Serum verdünnt wurde, um so stärker wurden die Symptome, bis der
Titer 1:2560 erreicht war; eine weitere Verdünnung des Serums ließ
die Symptome wieder schwächer werden. In der graphischen Dar-
stellung entsteht eine ansteigende Linie, ihren Gipfel erreicht sie bei der
Verdünnung von 1:2560, danach fällt sie wieder ab.

Wir haben nun überlegt, wodurch diese Erscheinung bedingt sein
könnte. Eine Serotoxinwirkung glauben wir ablehnen zu können,
weil die Gemische bei steigender Serumverdünnung immer wirksamer
wurden, während es doch gerade umgekehrt sein müßte, wenn die
in den Versuchen benutzten Sera Serotoxin enthalten hätten. Eine
Histaminaktivierung in den Gemischen während der Wartezeit dürfte
auch nicht in Frage kommen, weil als Antigen Eiklar aus verschiedenen
Herstellungen benutzt wurde, das Serum von mehreren Meerschweinchen stammte, weil also in allen Eiern oder in allen Sera der Histidin-
gehalt hätte gleich hoch sein müssen. Auch läßt sich hierzu wieder
sagen, daß mit steigender Verdünnung des Serums die Erscheinungen
hätten schwächer und nicht stärker werden müssen, wären sie auf in
den Röhrchen entstandenes Histamin zurückzuführen. Histamin-
analysen haben wir nicht durchgeführt, weil sonst die Sera nicht mehr
für die Versuche gereicht hätten.

Wir haben uns daher zu der Deutung entschlossen, daß die entstandenen Erscheinungen durch die vorgebildeten Antigen-Antikörper-
Komplexe ausgelöst worden sind. Es hätte sich also um Anaphylaxie-
erscheinungen gehandelt, wofür auch die Art der Erscheinungen
sprechen würde. Vergleicht man sie mit dem Bild, welches man von
der aktiven Anaphylaxie her gewöhnt ist, so fällt die kleine Zahl der
Tiere mit tödlichem Schock nach Behandlung mit Gemischen auf.
Ferner hatten die mit Gemischen tödlich geschockten Tiere keine
Lungenblähung. Auffallend war weiter, daß es bei der Anwendung
von Gemischen nicht wichtig war, ob man sie in den großen oder den
kleinen Kreislauf gab; bei der aktiven Anaphylaxie macht das durchaus
einen Unterschied. Im übrigen jedoch glichen bei den Tieren die Erscheinungen nach Einverleibung der Gemische den Erscheinungen,
die wir vom aktiv induzierten anaphylaktischen Schock her gewöhnt
sind. Die Unterschiede könnten quantitativ bedingt gewesen sein.
Ähnliches hat H. SCHMIDT für die inverse Anaphylaxie schon früher
festgestellt.

Wir konnten in weiteren Versuchen die gleichen Ergebnisse nicht
nur mit Eiklar-Antieiklar-Gemischen erzielen, sondern auch mit Ham-
melerythrocyten und Antikörpern gegen dieselben, welche von Ka-

ninchen gebildet worden waren. Hiermit konnte man bei Meerschweinchen die gleichen Erscheinungen auslösen, wobei diese aber wieder vom Verhältnis zwischen Antigen- und Antikörpermenge und von der Latenzzeit zwischen Mischung und Einverleibung abhingen. Wir können bisher nichts darüber sagen, was während dieser Latenzzeit geschieht. Ebensowenig wissen wir über die Veränderung an dem Antikörpermolekül während dieser Zeit. Wir sind jedoch bemüht, diese Fragen zu klären.

CLXX.

Istituto di Clinica Ostetrico-Ginecologica Universita' di Pavia
(Direttore: Prof. M. Massazza).

Anafilassi e ganglioplegici nell' utero di cavia.

Von

Dino Cazzola.

Mit 2 Textabbildungen.

I problemi della istoreattività vanno oggi assumendo una importanza di primo piano e la questione inerente la cosidetta anafilassi d'organo acquista particolare interesse.

Il fenomeno di Arthus è stato definito dallo stesso Autore esempio tipico di anafilassi locale; ai nomi di Gerlach, Opie, Laporte, Pagel ed altri sono legati i più importanti e significativi lavori sull'argomento. Dal punto di vista istologico gli elementi che lo caratterizzano sono rappresentati dall'edema del tessuto connettivale, che raggiunge gradi cospicui in brevissimo tempo, dallo spasmo acuto delle arterie con dilatazione e stasi degli elementi venosi e conseguente grave distrubo della circolazione nella zona colpita. L'edema è essenzialmente di carattere interstiziale, interessa il collagene e dissocia le fibrille fino a distruggerle. In molti casi si arriva fino alla necrosi e la fibrina si può trovare solo nelle reazioni più violente ed è da mettere in relazione alla entità dei fatti emorragici. Vi è presenza di leucociti che occupano gran parte degli spazi tissurali, fra questi predominano gli eosinofili specialmente nella fase iniziale. I vasi presentano un rigonfiamento dell'endotelio che arriva il più delle volte ad un danno della parete con la formazione di soluzioni di continuo. Nelle reazioni più deboli, il quadro si limita alla comparsa dell'edema e alla fuoriuscita dai vasi di leucociti. In quelle più gravi compaiono lesioni vascolari e nel centro del focolaio di reazione si notano fatti di necrobiosi interessanti il connettivo e l'epitelio. Secondo Gerlach la necrosi e le emorragie sono in relazione alle quantità di siero. Più tardi i leucociti polinucleati diminuiscono per lasciare il dominio completo agli elementi monocitari, ai linfociti, agli istiociti, alle cellule giganti ed epitelioidi fino alla formazione di granulomi non specifici di assorbimento.

Si deve a Firket la dimostrazione che l'anafilassi locale può essere riprodotta senza la comparsa di anticorpi di origine ematogena. Ciò

starebbe a provare che non ci si trova di fronte ad un processo esclusiva-
mente umorale, ma ad un fenomeno di natura prevalentemente tissulare.
Si ricordi in proposito che, dopo ripetute iniezioni di proteine eterogenee,
sono state ottenute a carico di organi diversi, lesioni iperergiche caratte-
rizzate da focolai necrotici con degenerazione fibrinoide, attorno a cui si
raggruppano elementi figurati (macrofagi, linfociti, eosinofili) e comparsa
di lesioni vascolari (RICH e GREGORY).

AUER, KNEPPER e BETZ attribuiscono notevole importanza nella
estrinsecazione del fenomeno allo stato particolare in cui viene a trovarsi
l'organo in un determinato momento. Mentre URBACH e GOTTLIEB dimostrano che ripetute iniezioni di proteine, seguite da stimoli aspecifici,
provocano la comparsa di una flogosi iperergica diffusa a carico del mesen-
chima, con comparsa di alterazioni prevalentemente rappresentate da una
componente degenerativa e da una proliferativa.

Sulla provocazione sperimentale della ,,flogosi iperergica produttiva
sclerotica", LUCCHERINI, BUSINCO, CECCHI e SCHIAVETTI ritengono che il
dispositivo sperimentale dell'anafilassi sia quello che più di ogni altro
porti a risultati che nella loro espressione biomorfologica risultino sicura-
mente dimostrative.

Nella nostra Scuola PRASSOLI ha recentemente ottenuto, nell'utero di
cavia preparato con iniezioni di 1 cc. di siero di cavallo sottocute e sotto-
poste ad azione scatenante con iniezioni di 0,2 cc. di siero omologo,
iniettato localmente nell'utero, quadri assimilabili istologicamente a
quelli che si ottengono nelle reazioni anafilattiche tipo ARTHUS. Le
considerazioni derivate da queste esperienze hanno fatto dire al
PRASSOLI che le modificazioni che si riscontrano, in particolare a carico
dell'endometrio, rientrano nel gruppo di quelle manifestazioni aller-
giche che vengono incluse nel quadro più specifico della cosidetta san-
allergia.

Alla comparsa di tali atteggiamenti istofunzionali concorrono diversi
fattori locali e generali. Su di essi noi stessi ci siamo ripetutamente ed a
lungo soffermati nel corso di precedenti ricerche coll'intento di spiegarne
la natura e la funzione. Alcuni di questi fattori hanno trovato, nei risultati
sperimentali conseguiti, una dimostrazione della loro funzione, altri,
invece, ci hanno lasciati perplessi nel formulare un giudizio sugli effettivi
loro attributi. In linea generale si tratta di un intervento complesso e
concentrico di fattori nervosi, ormonici e tissulari che nell'insieme creano
l'ambiente perchè possa scatenarsi la reazione anafilattica. Del resto la
clinica attraverso quadri multiformi dà un'idea abbastanza convincente
di questo stato di cose ed in particolare la nostra specialità è ricca in tal
senso d'esempi dimostrativi. Non riteniamo, per evitare ripetizioni, di
dover ricordare ed elencare nei particolari queste rispondenze riscontrabili
nella pratica comune. Tali nozioni, esposte in modo esauriente, si possono
leggere in precedenti lavori compiuti nella nostra Scuola (CAZZOLA, SORA,
SAVIOTTI, CONTI, CATTANEO, ecc.) e in particolare nella Relazione del
nostro Maestro su ,,L'allergia nel campo ostetrico e ginecologico" fatta in
Roma al 43° Congresso Nazionale della Società Italiana di Ostetricia e
Ginecologia.

Nel campo della anafilassi d'organo, ampiamante trattata nella citata relazione ed a cui il Massazza ha portato una interpretazione originale, oltre alle ricerche di autorevoli allergologi il contributo di Prassoli deve essere messo in giusto rilievo sia per quanto riguarda la realizzazione sperimentale sia per i reperti istologici ottenuti che si prestano ad essere inquadrati in schemi di promettente sviluppo nel campo della patologia uterina.

Qualche tempo fa abbiamo reso noto un insieme di osservazioni sperimentali riguardanti l'influenza che i ganglioplegici esercitano sul comportamento istofunzionale dell'utero sottoposto a ripetute stimolazioni istaminiche ed ormoniche. Queste stimolazioni riproducono, come è noto, quadri assimilabili a quelli che si ottengono nell'anafilassi secondo la recente descrizione fatta da Miescher e si realizzano attraverso l'intervento di mediatori chimici tra i quali un posto preminente spetta all'istamina.

L'intervento del sistema nervoso, sostenuto e provato da numerosi AA. nello scatenamento di fenomeni allergici in genere, ha spinto a ritenere che ogni reazione anafilattica così come ogni reazione istaminica avvenga per deviata stimolazione delle terminazioni nervose.

La scoperta dei ganglioplegici, sostanze che agendo a livello delle cellule gangliari periferiche interrompono la continuità dell'impulso nervoso, ci aveva indotto a studiare questa loro attività nei fenomeni ricordati allo scopo di renderci conto se il loro intervento potesse arrestare o meno l'azione dell'istamina modificando od inibendo totalmente i quadri iperergici constatati.

Va ricordato a questo punto che ricerche di Prassoli impiegando con lo stesso fine gli antiistaminici avevano dimostrato che questi preparati di sintesi sono in grado di bloccare nell'utero e nella cute solo parzialmente il quadro reattivo lasciando inalterati altri atteggiamenti.

Le nostre ricerche hanno dimostrato che i ganglioplegici bloccano in toto i quadri iperergici. Di qui la conclusione che *l'inibizione* o la paralisi delle cellule ganglionari periferiche per opera dei sali di metonio ad azione bivalente interrompe l'effetto terminale della stimolazione istaminica.

Prassoli successivamente ha confermato questo risultato inibendo la comparsa della triplice reazione di Lewis, provocata dall'istamina o dagli ormoni secondo la tecnica da tempo seguita dalla nostra Scuola.

A questo punto occorre ricordare che vecchie ricerche di Mercier e Krijanovsky; Mercier Krijanovsky, Andarelli, avevano dimostrato che la sparteina esercita azione protettiva sullo shock anafilattico della cavia; ed altre di Bertoni avevano confermato detta azione antianafilattica negli stessi animali. Più di recente Capretti e Guarnieri, Collin, Gazzet du Chatellier hanno sperimentalmente indagato se il solfato di sparteina possiede un'azione antiistaminica. I primi AA. hanno dimostrato che la sparteina è capace di inibire l'attività dell'istamina sull'intestino isolato di cavia e di prevenire il broncospasmo istaminico nel polmone isolato dello stesso animale. Collin ha confermato tali risultati, mentre GAZZET du CHATELLIER ha concluso affermando che la sparteina non protegge le cavie contro il broncospasmo istaminico.

MERCIER, F., MERCIER, J., SESTIER, ACQUAVIVA, hanno studiato l'influenza della sparteina sugli effetti dell'istamina modificando le condizioni sperimentali realizzate dai precedenti AA., concludendo che l'alcaloide è capace, in certe condizioni, di prevenire lo shock anafilattico nel cane; e che, ritenendo questi fenomeni la risultante della liberazione di istamina a contatto dei tessuti in seguito ad un conflitto antigene-anticorpo, questa liberazione *mette in gioco dei riflessi neurovegetativi che la sparteina può sopprimere per la sua proprietà ganglioplegica*, proprietà che si manifesta in modo più marcato se la sostanza è somministrata in dosi quotidiane ripetute. Questi AA. inoltre hanno pensato che, in seguito ad un trattamento del genere si sviluppino proprietà che facilitano la neutralizzazione dell'aminobase. Tesi questa ammessa anche da BILLARR; e che richiama quanto abbiamo riscontrato circa la presenza degli eosinofili dopo trattamento con ganglioplegici.

ROMANI recentemente ha studiato nella cavia l'azione di una sostanza ganglioplegica sul ,,danno" nel corso della reazione di allarme. Egli ha osservato, negli animali che hanno subito un'aggressione da formolo, sacrificati due ore dopo, modificazioni istologiche a carico principalmente del tessuto connettivo lasso sottocutaneo. Questi reperti sono molto caratteristici e consistono in una infiltrazione gelatiniforme imponente. L'infiltrato cellulare si accompagna ad ispessimento delle sierose peritoneale, pericardica e pleurica.

In un secondo gruppo di animali, pure trattati con formolo, sono state notate modificazioni del tratto gastro-intestinale e dei gangli mesenterici che rassomigliano a quelle descritte da REILLY e Coll. consecutive ad irritazione del nervo splacnico. Esse consistono in una soffusione emorragica a carico soprattutto della mucosa e della sottomucosa dello stomaco e dell'intestino. Queste lesioni, che predominano a livello dell'intestino e della mucosa gastrica, possono assumere l'aspetto di una vera ulcerazione a bordi irregolari simile a quella dell'ulcus rodens con fondo emorragico.

Negli animali invece sottoposti anche a trattamento con ganglioplegici si nota: assenza dell'infiltrato edematoso, già macroscopicamente individuabile (istologicamente questo si mostra molto limitato), assenza totale dell'ispessimento della sierosa peritoneale, pleurica e pericardica; assenza degli infarti e delle erosioni gastro-intestinali; assenza di infarti dei gangli mesenterici.

L'A. conclude che una sostanza ganglioplegica iniettata 5' prima dello scatenamento di uno stress da formolo è suscettibile di modificare notevolmente il quadro della reazione di allarme consecutiva. In effetti quando la resistenza degli animali è apparentemente intatta la reazione ipofisi-corticosurrene di difesa non subisce alcuna modificazione. Il danno, vale a dire l'insieme delle modificazioni di origine neurovegetativa, capaci di influenzare sfavorevolmente la resistenza organica sono praticamente inibite o almeno considerevolmente ridotte. In particolare, è probabile che l'eccitazione violenta dell'ortosimpatico che succede a tutte le aggressioni acute venga inibita dall'azione sinaptolitica della sostanza adoperata.

Più tardi (1953) DECORTIS e LECOMPTE usando un preparato (4560RP) ad azione adrenolitica, simpaticolitica, ganglioplegica dimostrarono una certa attività antiistaminica ed anticolinergica. COURVOISIER, FOURNEL, DUCROT, KOLSKY e KOETSCHET hanno riconosciuto allo stesso farmaco anche un'attività ganglioplegica in quanto attenua alcune reazioni da shock provocando discontinuità neurovegetativa. DECORTIS e LECOMPTE, che hanno impiegato tale prodotto allo scopo di modificare lo shock da peptone nel cane, ritengono che il potere adrenalitico è molto debole. La sua tossicità è minima e l'attività antiistaminica risulta meno durevole di quella del Phanergan e del Neoantergan; tuttavia è stato rilevato che non evita la caduta della pressione iniziale nè abbrevia la durata dello shock. Si può ritenere quindi secondo gli AA. che ciò sia la conseguenza del potere antiistaminico, anticolinergico ed antiedematoso del preparato. Questa azione si eserciterebbe soprattutto sulla dilatazione vascolare e sull'aumento della permeabilità capillare che si verifica negli animali sottoposti ad azione istaminica. E' verosimile quindi che lo shock da peptone sia in parte dovuto a liberazione di istamina e che l'azione antishock non sia dovuta all'intervento delle proprietà neuroplegiche dimostrate dal preparato.

Le affermazioni di DECORTIS e LECOMPTE sono evidentemente in contrasto con quelle di ROMANI e di altri AA., ma è altrettanto evidente che l'effetto ottenuto è analogo. Ciò che risulta differente è l'interpretazione che essi danno al meccanismo di realizzazione del fenomeno e la composizione del preparato usato.

Nelle ricerche da noi compiute, ci siamo trovati in dubbio nell'attribuire i fenomeni prevalentemente clinici ad un'azione antiistaminica pura e PRASSOLI ha dato di ciò una conferma sperimentale. I risultati conseguiti, dai quali appare evidente il diverso comportamento tra reperti istofunzionali che si riscontrano negli animali trattati con antiistaminici ed animali trattati con ganglioplegici, dimostrano che gli effetti ottenuti sull'aggressione istaminica e sullo shock anafilattico sono nei due casi sostanzialmente differenti nel senso che gli antiistaminici inibiscono o bloccano solo parzialmente l'effetto provocato dall'aggressione, mentre i ganglioplegici interrompono in modo completo i diversi aspetti istofunzionali determinati dall'istamina.

Il presente contributo sperimentale ha lo scopo di precisare innanzitutto l'identità istofunzionale tra reperti provocati da stimolazione istaminica od ormonica (in particolare, progesterone) e reperti ottenuti dopo scatenamento in loco di un quadro tipicamente anafilattico attraverso un meccanismo della stessa natura; ciò premesso, di vedere se i ganglioplegici, quali sostanze capaci di paralizzare le terminazioni gangliari periferiche, siano in grado di bloccare anche il quadro anafilattico. Se tale effetto fosse stato confermato dall'esperimento si sarebbe provato la evidente compartecipazione di questi distretti nervosi alla realizzazione del fenomeno; non solo, ma la comparsa di un effetto ripetuto partendo da condizioni di attacco diverse avrebbe avvalorato il convincimento che esista un fattore che interviene come comun denominatore vale a dire l'istamina, la quale per le note conoscenze che si hanno, è strettamente legata alla funzionalità del sistema nervoso.

Ricerche Personali

Come animale da esperimento è stata scelta la cavia del peso oscillante tra i 300—350 gr. Gli animali impiegati provenivano dallo stesso allevamento e tenuti nelle stesse condizioni di alimentazione e di ambiente.

Per la realizzazione del fenomeno anafilattico venne usato siero di cavallo fornito dall'Istituto Sieroterapico Milanese.

La tecnica è stata la seguente: ad ogni animale veniva praticata una iniezione di siero di cavallo sottocute nella dose di 1 cc. dopo 20 giorni ad essi venivano iniettati 30 mgr. di sali di metonio (esametonio) e subito dopo laparatomizzati in modo da permettere l'iniezione scatenante nell'utero di cc. 0,2 di siero di cavallo. Gli animali così trattati venivano sacrificati dopo un periodo di tempo variabile da 6 a 11 ore.

Descrizione dei reperti istologici

Negli animali controllo si nota un grado considerevole di congestione imputabile a fenomeni di stasi che si accompagnano ad infiltrazione emorragica dovuta ad aumentata permeabilità capillare. Lo stroma delle due tuniche appare fortemente imbibito per passaggio di plasma all'esterno dei capillari. Presenti sono abbondanti infiltrati eosinofili a cui si associa anche la comparsa di linfociti e di monociti; notevole è pure la neoformazione di tessuto ghiandolare che assume l'atteggiamento secretivo con lume fortemente dilatato sino a raggiungere l'aspetto di vere formazioni cistiche da ritenzione. Attorno ai focolai emorragici si notano cellule in preda a fenomeni degenerativi. Si osserva pure un rigonfiamento dell'endotelio vasale e la presenza di soluzioni di continuo. Nel connettivo si ha dissociazione delle fibrille che arriva sino alla loro distruzione.

Negli animali invece trattati contemporaneamente con ganglioplegici i reperti ottenuti, sono come si può chiaramente vedere nelle microfotografie qui allegate, quelli che si riscontrano in uteri normali.

Considerazioni e conclusioni

L'importanza dei reperti ottenuti emerge dal confronto tra quanto è stato istologicamente osservato negli animali controllo, trattati con il solo siero di cavallo, e quelli invece trattati contemporaneamente con i ganglioplegici. La profonda netta diversità dei quadri ottenuti nei due casi nelle due diverse condizioni sperimentali testimonia che l'effetto provocato dal siero di cavallo viene in ogni suo particolare bloccato dall'intervento dei ganglioplegici.

Nei controlli abbiamo riscontrato gli stessi identici reperti ottenuti da LOVOTTI con lo stesso trattamento e da PRASSOLI dopo stimolazione istaminica od ormonica. In particolare abbiamo notato edema diffuso del perimetrio accompagnato ad intensa congestione vasale ed a comparsa di vasti focolai di soffusione emorragica per aumentata fragilità e permeabilità dei vasi in esso presenti. Il miometrio, che si presenta pure edematoso, è abbondantemente infiltrato da polinucleati eosinofili. Più dimostrativi e caratteristici gli aspetti dell'endometrio che appare fortemente ispessito e che nell'insieme assume quel quadro ormai largamente conosciuto che si ottiene dopo somministrazione di istamina o di progesterone. La tunica basale e quella superficiale, aumentate di spessore, presentano nel loro contesto numerose neoformazioni ghiandolari con epitelio in fase secretiva, con lume dilatato e ripieno di secreto, lume che in taluni casi

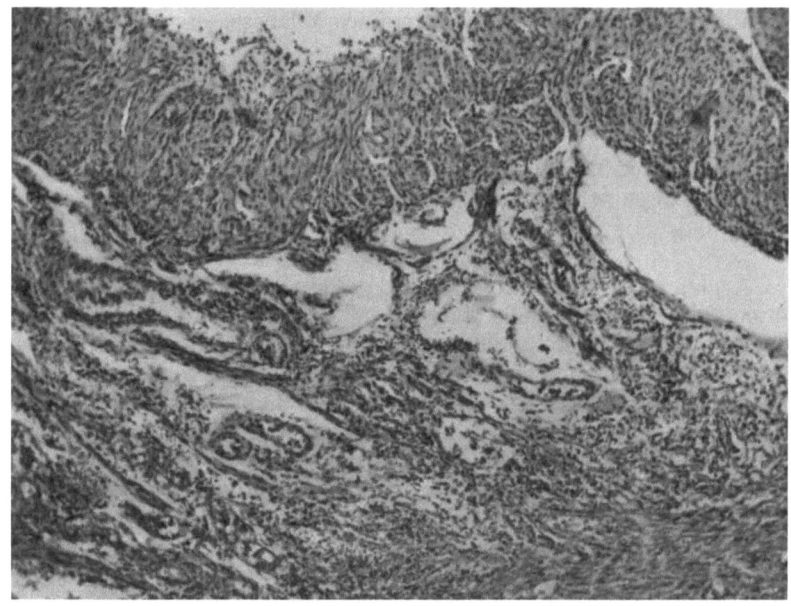

Abb. 1.

acquista il tipico aspetto di formazione cistica. L'epitelio di superficie in fase secretiva mostra formazioni polipoidi di tipo deciduale. Lo stroma della tunica esterna risulta formata da cellule rotonde di tipo linfoide, con forte imbibizione per trasudazione plasmatica negli spazi interstiziali e con zone nettamente emorragiche dovute a stravasi di sangue che in diversi punti, per la loro estensione, distruggono l'intelaiatura connettivale. Abbondante risulta pure la infiltrazione eosinofila. Un esame più particolareggiato dello stroma permette di apprezzare quelle modificazioni a carico dei diversi elementi costitutivi già descritti da PRASSOLI in un altro lavoro sul comportamento del connettivo in tali condizioni sperimentali.

Questo quadro, cosi eloquente che ricorda quanto è stato da più parti descritto a proposito dei reperti istologici provocati dall'anafilassi, risulta assente negli animali nei quali, contemporaneamente allo scatenamento del fenomeno anafilattico, è stato fatto un congruo trattamento con ganglioplegici. Un dato che merita di essere sottolineato è che di fronte a tale silenzio si osserva ancora ed in modo rilevante la presenza di infiltrati eosinofili. Su questo particolare reperto ritorneremo più innanzi, perchè merita di essere discusso in quanto si accorda e meglio chiarisce alcuni reperti ottenuti, in diverse condizioni sperimentali, da altri AA.

Anche il connettivo, a cui giustamente si è data una speciale importanza, per le modificazioni cui esso va incontro, sia nell'aggressione istaminica, sia nei fenomeni anafilattici, non presenta deviazione alcuna dal normale comportamento.

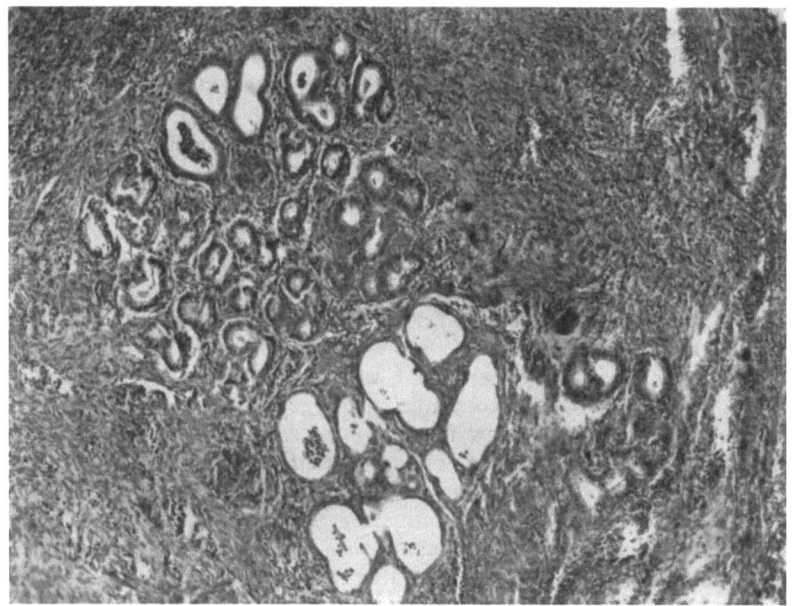

Abb. 2.

Possiamo quindi affermare in linea di massima che anche i fenomeni puramente anafilattici, cosi come quelli provocati dall'intervento della sola istamina o di determinati ormoni, vengono inibiti dall'azione dei ganglioplegici. In altra sede, quando abbiamo trattato l'attività dei ganglioplegici contemporaneamente a quella degli antiistaminici, sui reperti ottenuti, dopo aggressione istaminica od ormonica abbiamo dato una spiegazione che ritenevamo non solo di particolare interesse in sè e per sè, ma degna di essere considerata soprattutto dal punto di vista del meccanismo di realizzazione dei complessi fenomeni della istoreattività nei quali l'anafilassi rappresenta una parte integrante. Ora, l'aver dimostrato che il fenomeno si ripete anche nei casi in cui viene riprodotto fedelmente un fenomeno che deve ritenersi classico dell'anafilassi, prova la prospettiva già segnalata che anche in questi casi ci troviamo di fronte a quadri non solo assimilabili tra di loro per il loro effetto ultimo, ma anche nei loro meccanismi di realizzazione, qualunque sia il punto di partenza, vale a dire con un termine più preciso e più significativo: lo stimolo.

In questo meccanismo che potremmo definire unitario emerge inevitabilmente la partecipazione del sistema neurovegetativo. Affermazione questa non nuova, come abbiamo avuto occasione di ricordare nella introduzione del lavoro, ma che lasciava ancora dei punti non ben chiari. Le ormai vecchie ricerche di Tonietti avevano dimostrato che dopo iniezione sensibilizzante di siero di cavallo nell'uomo, si assiste ad una ipertensione all'adrenalina, mentre, avvenuta l'iniezione scatenante, si ha una inversione di risposta (caduta di pressione e bradicardia), fenomeno che viene modificato dalla somministrazione di atropina. Questa esperienza è stata interpretata nel senso che mentre nella fase preparante si ha ipereccitabilità dell'orto-simpatico, in quella scatenante si avrebbe una ipersensibilità parasimpatica.

Ma, oltre a queste ricerche, si devono ricordare quelle di Reilly e Coll., secondo le quali l'intossicazione dello splacnico addominale determina lesioni gastro-intestinali di tipo sanallergico e di Friedmann il quale ha dimostrato che la tubercolina e la tricofitina sul sistema neurovegetativo addominale provocano lesioni di tipo allergico anafilattico a carico del tubo digerente. D'altra parte abbiamo tutta una serie di osservazioni cliniche dalle quali risulta che l'ipotensione, la bradicardia, la leucopenia con linfocitosi periferica, lo spasmo bronchiale sono legati ad un eccitamento parossistico del vago. Cosi Garrelon e Santenoise, somministrando vagotonina nel cane hanno provocato un netto aumento delle manifestazioni dello shock da mettere in relazione con importanti modificazioni umorali (elevazione del Ph, abbassamento della riserva alcalina, abbassamento del tono di calcio serico in contrasto con l'elevazione del potassio) determinate dalla somministrazione di tale preparato. Cosi gli studi elettrocardiografici di Hoefer e di Kolrausch nei quali venne constatato in gravi manifestazioni allergico-anafilattiche un insieme di fenomeni (bradicardia, allungamento del tratto PR, negatività dell'onda T°, fino a completa dissociazione atrio-ventricolare) eliminabili con l'atropina.

Altre dimostrazioni sperimentali ed altre osservazioni cliniche provano l'importanza dell'accitamento parossistico del vago e l'effetto inibitorio delle sostanze antivagali o simpaticostimolanti

Alcuni AA. hanno ammesso la possibilità che non si debba escludere in modo assoluto la partecipazione anche dell'ortosimpatico nella comparsa di questi fenomeni in quanto, come hanno sostenuto Bufano e Molinelli si può avere un eccitamento di contraccolpo da contrapporre al notevole eccitamento vagale.

Questo insieme di dati da cui risulta la prevalenza parasimpatica su quella ortosimpatica deve considerarsi come dovuta all'effetto della prevalenza dei mediatori chimici di tipo colinergico ed istaminergico secondo Bacq. Questa intima relazione tra mediatori chimici, sistema nervoso e fenomeni anafilattici è stata da noi ampiamente discussa concludendo per la esistenza di uno stretto legame, legame la cui interruzione può eliminare la comparsa dei fenomeni finali. Se nelle precedenti nostre esperienze avevamo concluso che il blocco delle cellule gangliari periferiche attraverso l'azione dei ganglioplegici è in grado di arrestare la comparsa dei fenomeni determinati dall'aggressione istaminica, siamo indotti dalle presenti a ritenere che la stessa azione si verifica anche nel caso dei fenomeni anafilattici tipici i quali, per quanto si conosce, agiscono attraverso l'intermediario dell'istamina.

Bibliografia.

ANDARELLI: C. R. S. B. 114, 1181 (1933). — BERTONI: Giorn Batt. Imm. 2, 307 (1939). — BETZ: Arch. anat. Microscop. 40, 46 (1951); 40, 80 (1951). — BIANCHI: I Quaderni dell' Allergia 1, 1 (1950). — BILLARR: C. R. S. B. 94, 650 (1926); 97, 503 (1927). — CAPRETTI, GUARNIERI: : Arch. Farm. Sperim. Scien. Aff. 77, 143 (1948). — CAZZOLA, SORA: Riv. Ost. ginecol. 7, 9 (1952). — CAZZOLA, SAVIOTTI: Minerva ginecol. 4, 7 (1952). — CAZZOLA: Riv. Ost. ginecol. 8, 524 (1953); 8, 610 (1953). — COLLIN: These Doctoral in Pharm. Marsiglia 1950. — CONTI: Minerva ginecol. (in corso di stampa). — COURVOISIER, FOURNEL, DUCROT, KOLSKY und KOETSCHET: Arch. inter. Pharmac. 92, 305 (1953). — DECORTIS e LECOMPTE: C. R. S. B. 147, 40 (1953). — FIRKET: Primo Congresso Internazionale dell' Allergia 149, Zurigo 1951. — GARRELON e SANTENOISE: citato da BIANCHI. — GAZZET DU CHATELLIER: Ann pharmac. franc. 9, 203 (1951). — GERLACH: Verh. dtsch. path. Ges. 20, 272 (1925). — LABORIT: Reaction organique à l'agression et choc: Masson Ed. Paris 1952. — LAPORTE: citato da LABORIT. — LUCHERINI e PALA: Rc. Ist. super. Sanità 11, 303 (1948). — LUCHERINI, BUSINCO, CECCHI und SCHIAVETTI: Riv. Clin. med. 50, 1 (1950). — MASSAZZA: Relazione al 43° Congresso Nazionale Soc. It. Ost. ginecol., Settembre 1953, Roma; Boll. Soc. ital. Biol. sper. 25, 1515 (1950); Sulla patogenesi di una allergia ormonica, Tipog. del Libro, Pavia 1951; Minerva ginecol. 11, 494 (1951). — MERCIER, KRIJANOVSKY: C. R. S. B. 113, 1059 (1953). — MERCIER, F., J. MERCIER, SESTIER und ACQUAVIVA: C. R. S. B. 146, 1218 (1952). — OPIE: Medicine 15, 489 (1936). — PRASSOLI: Minerva ginecol. 4, 122 (1954); Riv. Ost. ginecol. 8, 632 (1953). — REILLY e COLL: C. R. S. B. 116, 24 (1934). — RICH e GREGORY: Bull. Hopkins Hosp. 72, 65 (1943); 73, 239 (1943). — ROMANI: C. R. S. B. 146, 997 (1952). — TONIETTI: Z. exper. Med. 45, 10 (1925). — URBACH e GOTTLIEB: Allergy. London: Ed. Heinemann 1946. — KNEPPER: Klin. Wschr. 16, 188 (1937).

Aussprache.

Herr F. RUPPERT (Würzburg):

Die tierexperimentellen Befunde von Herrn GILLISSEN bezüglich der stimulierenden Wirkung des Ca-Mg-Komplexes von Glykokoll (Präparat „Zentramin") auf die Nebennierenrinde lassen sich auch am Menschen bestätigen. Bei fortlaufender Registrierung der Ausscheidung von neutralen 17-Ketosteroiden im Harn gesunder Menschen fiel uns nach i. v. Verabreichung von 10 ccm Zentramin eine in der Mehrzahl der Fälle signifikante Vermehrung der Harnsteroide auf. Von 23 Personen erhielten 20 den Ca-Mg-Komplex des Glykokolls i. v. und 3 i. m. verabreicht. Bei ersteren ergab sich 14mal eine Erhöhung der Harnketosteroide innerhalb von 24 Std. nach Zentraminverabreichung, z. B. von 12 mg auf 18 bis 23 mg, während die letzteren drei Personen mit i. m. Zentraminapplikation (ebenfalls 10 ccm) keine erhöhte Hormonausscheidung zeigten. Bei einer dieser Personen war jedoch durch 20 ccm Zentramin i. v. innerhalb 24 Std. ebenfalls eine Erhöhung der Ketosteroidausscheidung zu erzielen.

Diese kurze Bemerkung soll darauf aufmerksam machen, daß der untersuchte Ca-Mg-Komplex des Glykokolls die NNR nicht nur zu erhöhter Hormonproduktion stimuliert, wie es GILLISSEN morphologisch feststellte, sondern daß diese vermehrt gebildeten Hormone auch sezerniert werden und dann im Harn als mit der Zimmermannschen Reaktion faßbare Ketosteroide erscheinen. Diese Feststellung dürfte neben ihrer Bedeutung für den Nebennierenrindenstoffwechsel sicher auch für eine teilweise Erklärung der therapeutischen Wirksamkeit des Zentramins zu beachten sein.

Herr MOHR (Tübingen):

Die Resultate von Herrn GILLISSEN und RUPPERT über die Veränderungen der Nebennierenrinde unter dem Einfluß des Elektrolytkomplexes Zentramin haben uns insofern besonders interessiert, als wir an der Frauenklinik Tübingen ebenfalls mit dieser Verbindung klinisch und experimentell gearbeitet haben. Die therapeutischen Ergebnisse waren das rasche Abklingen von Allergosen in Schwangerschaft und Wochenbett. Experimentell zeigte sich die gute Verträglichkeit des Zentramins darin, daß die DL 50 bei der Ratte etwa so hoch wie die von physiologischer Kochsalzlösung liegt. Bei Rö.-Ganzbestrahlung von Ratten mit der DL 50 r starben die behandelten Tiere etwa eine Woche später als die nicht behandelten. Im Schwitzversuch nach MINOR setzte in zuvor anhydrotischen Hautarealen nach der Injektion von Zentramin im Gegensatz zu Calcium die Schweißsekretion wieder ein. Diese ließ sich durch vorherige Verabreichung von 0,1 g Luminal blockieren. Inwieweit die Ergebnisse mit einer Stimulierung der Nebennierenrinde in Zusammenhang stehen, wird Gegenstand weiterer Untersuchungen sein.

Herr K. GRATZL (Herrsching):

Wir möchten darauf hinweisen, daß vor allem dem *Tonus* innerhalb neurovegetativer Regulationen bzw. im besonderen auch im Allergiegeschehen neben dem *Gleichgewicht* eine wesentliche Stellung zukommt. Aus dem heute hier gezeigten Kurvenmaterial läßt sich unschwer entnehmen, daß die sog. ,,Tonus-Labilität" — sie ist an den Kurven durch eine deutlich überhöhte Amplitude bei gleichzeitig auffälliger ,,Aufstellung" (also Registrierung der Maximalwerte in unternormal kurzer Zeit) eindeutig erkenntlich — nahezu als notwendige Voraussetzung für jede latente Anfallsbereitschaft (auch die allergische!) betrachtet werden kann. Deshalb sollte es in solchen Fällen das vordringliche Ziel jeder Therapie sein, den geschwächten ,,Tonus" der neuro-vegetativen Ausgangssituation zu stärken, also mit anderen Worten die ,,Reizbarkeit" (= ,,Übererregbarkeit") zu verringern, da sich ,,neuro-vegetative Gesamterregung" (also die Summe von assimilatorischtrophotroper und dissimilatorisch-ergotroper Erregung) zur ,,Reizbarkeit" des zugehörigen biologischen Systems umgekehrt quadratisch proportional verhalten. GILLISSEN hat z. B. dies im Tierexperiment durch ,,Zentramin"-Beeinflussung an Blutzuckerbelastungskurven nachgewiesen, die leider nicht bis zum völligen Ausschwingen verfolgt wurden. Aber auch unsere eigenen klinischen Erfahrungen bei hochgradigen Tuberculostatica-Allergien, die wir laufend mit einer elektrischen Segmentdiagnose (*Vegetonometrie*) während der ,,Zentramin"-Medikation verfolgten und kontrollierten, sprechen eindeutig für eine ,,neuro-vegetative Tonussteigerung" bei geringer Gleichgewichtsverschiebung in ergotroper Richtung; genau die gleichen Erklärungen würden für die günstigen Wirkungen, über die RUPPERT klinisch berichtete, zutreffen. Wir führen diese völlig neuartigen Wirkungen dieses Elektrolytgemisches (,,Zentramin") auf einen Zusatz von K +-Ionen zurück, welche — da sie in der SZENT-GYÖRGYI-Formel im Zähler stehen (die Mg- und Ca-Ionen, teilweise komplex an die Amsinoessigsäure gebunden, stehen hingegen in dieser Formel im Nenner) — die tonisierende Wirkung der Erdalkali-Ionen auf den Katabolismus durch eine Steigerung anaboler Stoffwechselvorgänge nahezu ausgleichen.

CLXXI.
Altern und Krankheit.
Von

MAX BÜRGER (Leipzig).

Mit 16 Textabbildungen.

Referat.

Die Lehre von der Alternsabhängigkeit alles krankhaften Geschehens, die ich *biorheutische Nosologie* genannt habe, gründet sich
auf zwei Gruppen von Tatsachen, nämlich:

1. auf die dauernden Wandlungen unserer Körpersubstanz während
des Lebensablaufs und

2. auf die damit verbundenen Wandlungen der Organfunktionen,
welche die Folge der Veränderungen der chemischen Strukturen des
Organismus während des Lebens sind. Die *„biorheutische Nosologie"* ist
also alles andere als die von Herrn LÖFFLER apostrophierte „Gerontologie". Wenn wir die Krankheit als „Störung der Funktion mit der
Folge einer Minderleistung des Organismus" auffassen und sich alle
Funktionen alternsphysiologisch notwendigerweise wandeln, muß sich
auch das Bild der einzelnen Krankheiten im Laufe des Lebens ändern.
Die Beziehungen zwischen *Altern und Krankheit* sind viel bedeutsamer,
als das nach den üblichen Lehrbuchdarstellungen scheinen mag. Der
Alternsfaktor, welcher sich in allen Gezeiten unseres Daseins geltend
macht, beherrscht die *Melodie unseres Lebens* und gibt *jeder* Krankheit
ihr Gepräge. Nicht nur der Ablauf der einzelnen Krankheitsvorgänge
in den Lebensstufen, sondern auch ihre *therapeutische Beeinflußbarkeit*
muß in jeder Altersstufe eine andere sein. Neben einer biorheutischen
Anatomie und Physiologie muß es also auch dereinst eine biorheutische
Pharmakologie geben.

Bei unseren ärztlichen Bemühungen rechnen wir, abgesehen von der
Kindheit und dem Greisenalter, praktisch gesehen mit einer *materiellen
Identität* des Individuums. Meine Ausführungen sollen Ihnen zeigen,
daß es eine solche materielle Identität des Individuums für die Dauer
seines ganzen Lebens *nicht* gibt. Unser Körper ist sowohl in stofflicher
wie in funktioneller Beziehung in einer dauernden Wandlung begriffen.
Dieser Wandlungsvorgang ist mit dem Alternsprozeß identisch. *Dem
Gesetz des „Stirb und Werde"* sind die meisten seiner Zellen und Gewebe
unterworfen. Alles ist im Fluß. *Panta rhei.* Je rascher dieses Werden
und Vergehen der Teile, um so jünger das Ganze. *Die Biorheuse — das
lebendige Gefälle —* ist die Voraussetzung des Lebens. Je flacher das
Gefälle, um so näher der Tod. Das Trägerwerden der Biorheuse bezeichnen wir als Altern. Während fast alle Organe unseres Körpers einem
dauernden Wechsel ihrer Zellgarnituren unterworfen sind, wird das
Gehirn als *zellkonstantes Organ* angesehen.

Statische Alternsveränderungen.

Vor die Aufgabe gestellt, die physiologischen Wandlungen der Gewebsstruktur des Organismus in den verschiedenen Altersstufen mit den Methoden der *chemischen Analyse* zu verfolgen, ergeben sich uns von vornherein eine Reihe von Schwierigkeiten äußerer Art. Derartige Untersuchungen sind, soweit sie den Menschen betreffen, angewiesen auf das Material der Pathologischen Institute. Es ist ohne weiteres ersichtlich, daß Zufälligkeiten der zum Tode führenden *Krankheiten* mit ihrem wechselnden Einfluß auf die Stoffwechsellage und damit auf die chemische Zusammensetzung der Organe und Gewebe die gesuchten Gesetzmäßigkeiten altersgebundener Wandlungen der chemischen Gewebsstruktur häufig *verschleiern* oder bis zur Unkenntlichkeit entstellen können. Selbst dann aber, wenn Krankheiten als Todesursache ausgeschlossen werden, und *tierisches* Material für die Untersuchungen herangezogen wird, sind schon die verschiedenen, an den normalen Betriebsstoffwechsel geknüpften chemischen Zustandsänderungen der an ihm beteiligten Gewebe, Organe usw. geeignet, die gesuchten chemischen Alternsgesetzmäßigkeiten zu verwischen.

Wir haben uns daher von vornherein die Aufgabe so gestellt, zunächst nur *solche* Gewebe der chemischen Alternsanalyse zu unterwerfen, die am Betriebsstoffwechsel des Organismus *wenig* oder *gar nicht* beteiligt sind und gleichzeitig selbst einen möglichst geringen Eigenstoffwechsel besitzen. Als solche Gewebe erkannten wir alle diejenigen, welche keine oder nur eine ganz geringfügige eigene *Capillarversorgung* aufweisen, und bei denen deshalb der Antransport der Nahrungsstoffe sowohl wie auch der Abtransport der Stoffwechselprodukte mehr oder minder ausschließlich auf dem Wege der Diffusion durch eine breite Gewebsstrecke vor sich gehen muß. Zu diesen Geweben sind im wesentlichen zu rechnen: Der Knorpel, die Zwischenwirbelscheiben, die Linse, die Hornhaut, die Substantia propria des Trommelfells und bestimmte Wandschichten der großen Gefäße und die Sehnen, die Knochen und das Narbengewebe. Um einen gemeinsamen Begriff für diese Gewebe mit verlangsamtem Eigenstoffwechsel zu schaffen, haben wir sie, anknüpfend an diese für unsere Belange wesentliche Eigentümlichkeit, zusammengefaßt unter dem Begriff der *bradytrophen Gewebe.*

Diese von mir sogenannten *bradytrophen Gewebe* lassen im Laufe des Lebens ein gemeinsames Verhalten erkennen. Sie werden auf der einen Seite wasserärmer, trocknen also gewissermaßen aus. Auf der anderen Seite lagern sie wegen des Verlustes ihrer Eukolloidität in vermehrter Weise Stoffwechselschlacken ein — ein Vorgang —, den ich als *Gewebsverschlackung* gekennzeichnet habe.

Ich (1) habe *diesem* Kongreß vor 28 Jahren am Modell des Knorpels die chemischen Vorgänge an den *bradytrophen Geweben* im Lebenslauf dargelegt und auseinandergesetzt, welche allgemeine Bedeutung diese bradytrophen Gewebe für den Alternsvorgang haben, eine Bedeutung, wie sie inzwischen auch von den Pathologischen Anatomen anerkannt wird [LINZBACH (2)]. Ich verzichte darauf, Ihnen die Analysenergebnisse der bradytrophen Gewebe im einzelnen zu demonstrieren. Sie finden dieselben in meinem Buche „Altern und Krankheit" 2. Aufl. Thieme, Leipzig 1954, ausführlich dargestellt.

Die Natur selbst zeigt uns durch eine Art Vitalfärbung das gemeinsame Schicksal dieser Gewebe, das ich Ihnen in dem 1. Diapositiv zeige. Sie erkennen daraus, daß diese Gewebe (Knorpel, Hornhaut, Linse und die großen Gefäße, die Herzklappen) das von VIRCHOW (3) sogenannte *ochronotische Pigment bei der Alkaptonurie* bevorzugt speichern. Diese Veränderungen sind zunächst harmlose Anomalien; im späteren Leben aber führen sie besonders an den Gelenkknorpeln zu der Arthropathia alcaptonurica. In der gleichen Weise wie hier das *ochronotische* Pigment, werden bei vielen Erkrankungen, die wir als Arthrosis

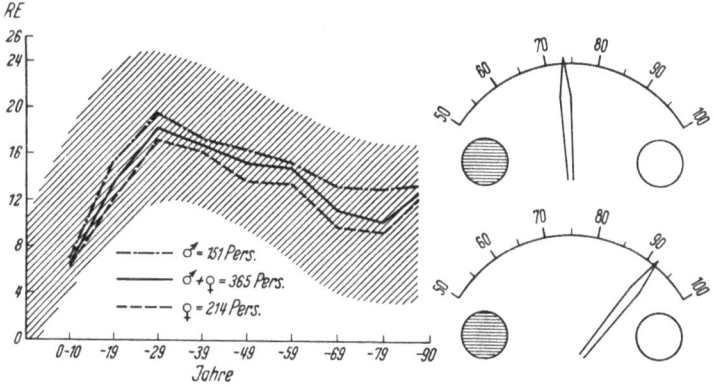

Abb. 1. Entzündungsbereitschaft in den Altersstufen.

deformans bezeichnen, mit zunehmendem Alter immer mehr Schlacken organischer und anorganischer Natur eingelagert, die primär zur Knorpeldegeneration und zur *Arthropathia deformans* führen.

Dieser systematische Vorgang ist an 1000 Leichen von HEINE studiert worden. Durch Zugrundegehen körpereigenen Materials kommt es sekundär zu entzündlichen Vorgängen. Denn jedes *Degenerationsprodukt* kann zur *Entzündungsursache* werden und zur Bildung von Autoantikörpern führen, wie Herr SCHMITT Ihnen am Montag zeigte.

Dem Sinne dieses Übersichtsreferats entsprechend, kann ich mich nur mit *grundsätzlichen* Fragen des Zusammenhangs zwischen „Altern und Krankheit" beschäftigen. Zu diesen gehört die wechselnde *Entzündungsbereitschaft* der Capillaren im Laufe des Lebens. Dieselbe ist mit lichtelektrischen Methoden meßbar zu machen. Wir setzen z. B. mit Ultraviolett einen Entzündungsreiz und messen die von dieser Hautstelle reflektierte Lichtmenge. Sie sehen auf obenstehender Abb. 1, daß die Haut etwa um das 30. Lebensjahr herum die größte Neigung, auf ultraviolett zu reagieren, zeigt. Mit dem *Alter* nimmt die *Entzündungsbereitschaft* ab und die *dermographische Latenzzeit* zu. Daher nehmen mit fortschreitendem Alter *die entzündlichen Erkrankungen einen trägeren Verlauf.* Dies gilt auch für die Erkrankungen der Gefäßwandungen, was bei der Erörterung der Arteriitis viel zu wenig beachtet wird.

Die *Erkrankungen der Wirbelsäule* haben eine ganz differente Altersverteilung, je nachdem sie vorwiegend *entzündlichen* oder *degenerativen* Charakter tragen. Die entzündlichen Erkrankungen, unter denen der Morbus Bechterew dominiert, zeigen den Gipfel der Erstmanifestation zwischen dem 26. und 30. Lebensjahre, während die degenerativen Erkrankungen, die Arthropathia und die Spondylosis deformans, nach unserem Krankengut zwischen dem 61. und 65. Lebensjahr die häufigsten sind (Abb. 2). Früh erkannte Bechterewfälle sind durchaus heilbar. Nicht selten wird man durch eine begleitende Iritis auf diese Zustände aufmerksam gemacht, was auch gestern betont wurde.

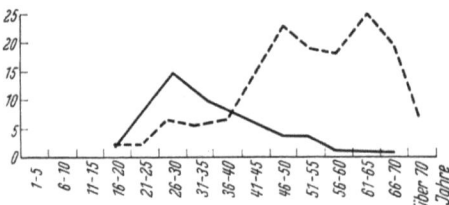

Abb. 2. Erstmanifestation von Erkrankungen an Arthropathia und Spondylosis deformans (149 Fälle) - - - und Morbus Bechterew (60 Fälle) ——. (Nach SEIDEL.)

Der *akute Gelenkrheumatismus* zeigt nach einer Zusammenstellung von 1077 Fällen der Leipziger Medizinischen Klinik und von 167 Fällen der Kinderklinik Leipzig einen steilen Gipfel der *Erstmanifestation* zwischen 6. und 10. Lebensjahr. In den höheren Altersstufen wird der akute Gelenkrheumatismus eine große Seltenheit (Abb. 3). Ich halte die Ansicht, daß der akute Gelenkrheumatismus eine *Infektionskrankheit* des Kindesalters ist, wobei der Keim in dem zarten Gewebe des jugendlichen Organismus besonders gut gedeiht, bis heute *noch nicht* für widerlegt.

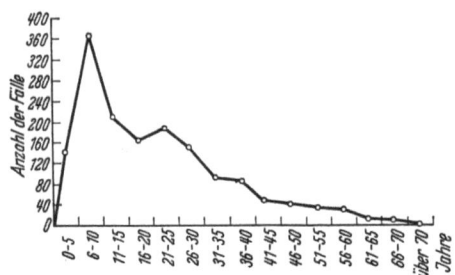

Abb. 3. Erstmanifestation des akuten und subakuten Gelenkrheumatismus. (Nach SEIDEL.)

Alle Erkrankungen am Bewegungsapparat erhalten durch den Alternsfaktor eine charakteristische Prägung, was ich im einzelnen nicht ausführen will.

Das Alternsschicksal der Kreislauforgane.

Eine zweite große Gruppe von Krankheiten, welche besonders schön ihre Alternsabhängigkeit erkennen lassen, sind die der *Kreislauforgane.* Schon vor mehreren Dezennien habe ich mich mit meinen Mitarbeitern um den Nachweis bemüht, daß bestimmte Gefäßwandabschnitte gleichfalls zu den bradytrophen Geweben gehören. Um von Zivilisationsschäden, Nikotin, Alkohol unabhängig zu sein, habe ich diese Alternsstudien zunächst an den *Aorten von Pferden und Rindern* durchgeführt. Sie zeigen genau die gleichen Erscheinungen wie die übrigen bradytrophen Gewebe, nämlich mit zunehmendem Alter fortschreitenden Wasserverlust und Einlagerungen von organischen und anorganischen Schlacken, wie Ihnen die Diapositive der Aorta eines 6 Jahre alten und eines 26 Jahre alten Pferdes beweisen.

Das nächste Schaubild läßt erkennen wie sowohl die organischen Schlacken (Cholesterin) wie die anorganischen (Calcium) bei Mensch und Pferd gleichmäßig ansteigen (Abb. 4).

Diese hier geschilderten Prozesse gelten nun in gleicher Weise auch für die Gefäße der Extremitäten. Auf meine Bitte hat mein Mitarbeiter HEVELKE Vergleichsuntersuchungen an der Arteria brachialis und Arteria femoralis in bezug auf Gewicht, Ascherückstand, Cholesterin

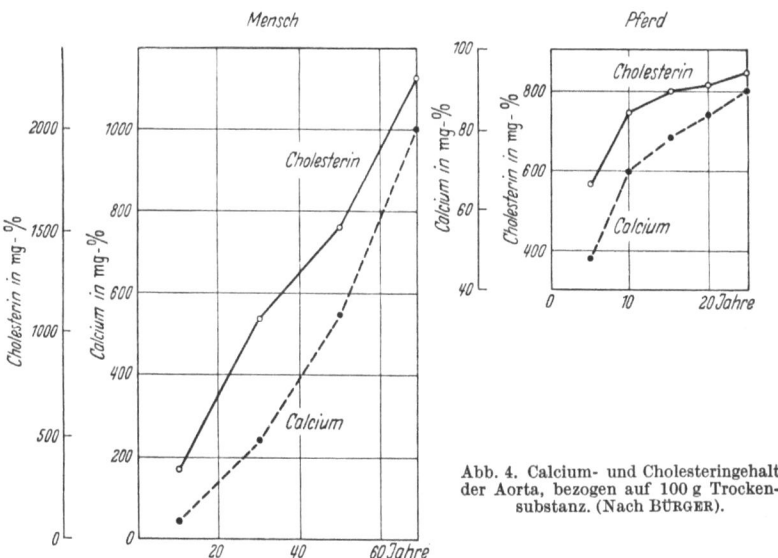

Abb. 4. Calcium- und Cholesteringehalt der Aorta, bezogen auf 100 g Trockensubstanz. (Nach BÜRGER).

und Calcium durchgeführt. Seine Untersuchungen zeigen, daß die bradytrophen Wandschichten bis zum 50. Jahre an Arm und Bein ein *gemeinsames* Alternsschicksal haben, in den höheren Altersstufen aber in befriedigender Übereinstimmung mit der *Messung der Pulswellengeschwindigkeit,* wie sie von WEZLER und STANDL (4) durchgeführt wurden, die Gefäße der mehrbeanspruchten *unteren* Extremitäten den Armgefäßen weit vorauseilen. Einzelheiten über diese Ergebnisse wird Herr HEVELKE Ihnen selbst vortragen.

Alternsveränderungen des Blutdrucks nach SALLER.

Wie die *Pulswellengeschwindigkeit,* so ist auch der Blutdruck vom Alter abhängig. Natürlich kommen hier sehr viele Komponenten in Frage, von denen die psychischen besonders zu erwähnen sind. Wir wissen, daß schon die Tatsache der Hospitalisierung den Blutdruck erheblich in die Höhe treibe kann. Trotz allen dem werden wir auf seine Feststellung bei der Altersschätzung nicht verzichten können. Ich habe 1947 darauf hingewiesen, daß die SALLERschen (5) Befunde bis in Einzelheiten mit den Zahlen übereinstimmen, die aus Amerika nach den Untersuchungen von 26 großen nordamerikanischen Lebensversicherungsgesellschaften veröffentlicht wurden.

Wichtig ist, daß der Unterschied des Blutdrucks der beiden Geschlechter mit *zunehmendem Alter grundsätzlicher Natur* ist. Hier kommen offenbar schicksalsmäßige Alternswandlungen an der Gefäßwand zur Geltung, nämlich die alternsphysiologische Sklerosierung der Gefäßwand. Diese Wandlungen hat man sich nach einem Bilde von NORDMANN (6) vorzustellen, wie die Wandlung vom *grünen Halm zum Strohhalm*. Sie verläuft schicksalsmäßig und hat mit der Arteriosklerose als Krankheit *nichts* zu tun. Jede Erkrankung der Gefäßwand wird durch den Alternsfaktor sowohl histologisch wie funktionell mitgeprägt.

Nicht nur an den Gefäßen, sondern auch *am Herzen* spielen sich systematische alternsgebundene Veränderungen ab. Ein Kalbsherz läßt sich in der Küche genießbar und für unsere Zähne zerkaubar zubereiten. Das Herz einer alten Kuh aber widersetzt sich diesen Prozessen. Ich habe meinen Mitarbeiter LOHMANN gebeten, der Tatsache der *zunehmenden Zähigkeit des alternden Herzgewebes* mit chemischen,

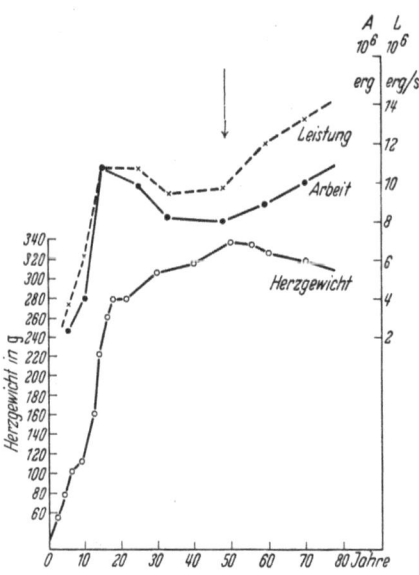

Abb. 5. Alterskurven der Schlagarbeit (A) und Leistung (L) des linken Ventrikels (bestimmt von K. WEZLER) und des Herzgewichts. (Nach ROESSLE-ROULET.)

resp. physikal.-chemischen Methoden nachzugehen. Seine *vorläufigen Resultate* lassen Unterschiede bei Untersuchungen mit chemischen und physikalisch-chemischen Methoden zwischen alten und jungen Herzen deutlich erkennen.

Die physiologischen und schicksalsmäßigen Wandlungen der Gefäßwand finden in dem gesteigerten Blutdruck und der erhöhten Pulswellengeschwindigkeit ihren Ausdruck. Das *Herz muß immer härter arbeiten*. Sein Gewicht steigt bis zum 50. Lebensjahr etwa an, eine Tatsache, die als Altershypertrophie aufgefaßt wird. Jenseits des 50. Lebensjahres fallen die Kurven der Herzgewichte bei Männern und Frauen wieder ab, während die Arbeit und die Leistung, wie Ihnen das Schaubild nach WEZLER und BÖGER zeigt, noch zunehmen (Abb. 5). Das daraus resultierende Mißverhältnis zwischen der Masse der Ventrikelmuskulatur und der von ihr geforderten Leistung führt mit den Jahren zu einer *latenten physiologischen senilen Herzinsuffizienz*. Diese Tatsache haben wir an meiner Klinik mit Hilfe des ,,Erholungsquotienten" messend verfolgt. Wir verstehen unter dem Erholungsquotienten den Sauerstoffmehrverbrauch während der Arbeit (A) dividiert durch den Sauerstoffmehrverbrauch in

der Ruhe (R)$\frac{A}{R} = E$.

Sie sehen an dem Schaubild, daß dieser Erholungsquotient bei einem 27jährigen Individuum $E = \frac{A}{R} = 3,7$,

bei einem 67 Jahre alten Individuum

$E = \frac{A}{R} = 2,6$ beträgt

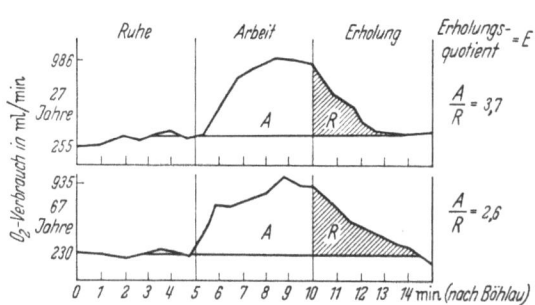

Abb. 6. Absinken des Erholungsquotienten mit dem Hinübergleiten in die physiologische Altersinsuffizienz des Herzens.

(Abb. 6). Dieser Erholungsquotient liegt bei Männern und Frauen nicht ganz in derselben Höhe. Die Männer haben einen höheren *Erholungsquotienten* als die Frauen. An dem folgenden Schaubild können Sie an mehr als 200 gesunden Versuchspersonen die Abnahme dieses Erholungsquotienten deutlich erkennen (Abb. 7).

Wenn man außer der physiologischen Altersinsuffizienz des Herzens noch die mit den Jahren sinkende Vitalkapazität berücksichtigt, wird uns das Absinken des Erholungsquotienten und die *Annäherung an die latente physiologische senile Herzinsuffizienz* durchaus verständlich.

Nicht parallel, aber vom 30. Lebensjahr ab gleichartig, verläuft die *Arbeitsökonomie*. Sie hat, nach mit meinem Mitarbeiter Hauss durchgeführten Untersuchungen, ihr Optimum im

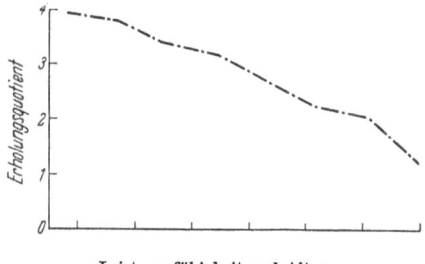

Leistungsfähigkeit und Alter.

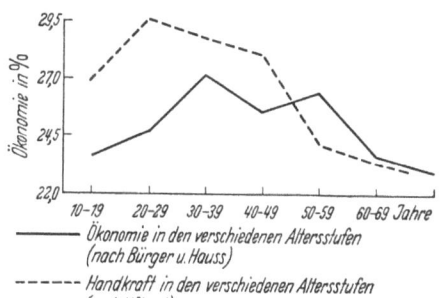

Abb. 7. Arbeitsökonomie und Alter. (Mittelwerte von 66 Fällen.)

4. Lebensdezennium, um mit den Jahren langsam abzusinken.

Bemerkenswerterweise fällt die höchste Kraftentfaltung nicht mit der optimalen Arbeitsökonomie zusammen. Es sei hier bemerkt, daß die Bestimmung der Arbeitsökonomie am Kranken sehr viel schwieriger durchzuführen ist, als die Bestimmung des Erholungsquotienten.

Der O_2-Verbrauch und die O_2-Produktion in der Erholungsphase nach dem Treppensteigen, mit deren Hilfe der Erholungsquotient errechnet wird, sind beim Jugendlichen, weil ein leichter Körper gehoben und gesenkt wird und die Anstrengung darum die geringste ist, am niedrigsten. Mit zunehmendem Alter steigt das Körpergewicht und damit auch die Arbeitsleistung, aber der Erholungsquotient sinkt.

Die *Arbeitsökonomie* liefert daher eine *andere* Lebenskurve, weil das Gewicht des Körpers vom Fahrradsattel getragen wird und erst bei einem gewissen Alter eine genügende Muskelentwicklung und ein ausreichender Trainingszustand für die Leistung auf dem Fahrradergometer erworben wird. Daher liegt das Optimum des Erholungsquotienten, der mehr eine *Kreislaufprüfung* darstellt, an *anderer* Stelle als das Optimum der *Arbeitsökonomie*, welche mehr auf die optimale Entwicklung der Muskulatur hinweist.

Altern und Krebs.

Unter den alternsgebundenen Erkrankungen spielt der Krebs die führende Rolle. Gerade die mit zunehmendem Alter wachsende Häufigkeit des Krebses hat die Beschäftigung mit dem Alternsproblem aufs stärkste befruchtet. Ich zeige die Ihnen wohlbekannte Statistik von 21 738 Carcinomen nach DORMANS (7) von krebskranken Männern über 20 Jahre. Sie erkennen, daß der Häufigkeitsgipfel für fast alle Krebsarten im 7. Dezennium liegt. Ich habe schon 1937 die auch von anderen ausgesprochene Hypothese erörtert, daß gerade in der Lebenszeit, in welcher die Bildung der *Sexualhormone* nachläßt, durch Fehlleitung von Stoffwechselvorgängen im Sterinhaushalt des Organismus *carcinogene Substanzen* entstehen können. Die chemische Brücke zwischen den Gallensäuren und den carcinogenen Substanzen ist von IMHOFFEN (8) gefunden. Mir selbst ist es mit Fräulein UIKER (9) gelungen, durch Injektion von getrockneter menschlicher Galle, welche in Olivenöl emulgiert wurde, bei Mäusen Tumoren zu erzeugen. Auf Einzelheiten des Krebsproblems kann ich in meinem Referat nicht eingehen. Ich glaube, daß es dereinst gelingen wird, einen Teil der menschlichen Krebse als Folgen von endogenen Stoffwechselstörungen zu erkennen.

In Übereinstimmung mit Herrn DOMAGK glaube ich auch, daß der Körper gegen schon gebildete Carcinomzellen Immunisationsvorgänge einleitet. Wie Herr HERTEL an meiner Klinik gezeigt hat, nehmen alle Immunisationsvorgänge mit zunehmendem Alter an Intensität und Schnelligkeit ab. Natürlich gilt dieses allgemeine Alternsgesetz der abnehmenden Immunisation auch für die eigene Abwehr gegen als Fremdkörper vom Organismus empfundene Neubildungen.

Naturgemäß kann es nicht meine Aufgabe sein, Ihnen für *jede* Krankheit gewissermaßen das altersgemäße Gepräge zu schildern. Ich muß mich auf einzelne Beispiele beschränken. Ausführliches finden Sie in meinem Werke „Altern und Krankheit", was soeben neu erschienen ist.

Wie Sie alle wissen, *sinkt* die *Vitalkapazität* mit zunehmendem Alter ab und erreicht mit 60 Jahren ungefähr den *Halbwert des Optimums*.

Daraus allein läßt sich bereits ableiten, daß mit zunehmendem Alter die Menschen durch jede akute und chronische Erkrankung der *Lungen* immer *mehr* gefährdet werden. Ganz unabhängig davon, daß sie sich mit den Jahren der latenten physiologischen Herzinsuffizienz nähern. Diese Tatsache der gesteigerten Gefährdung höherer Altersstufen durch die *Pneumonie* möchte ich Ihnen an 2312 Fällen meiner Klinik aus den Jahren 1932 bis 1953 gleichzeitig mit der gesteigerten Wirksamkeit der neuesten Medikamente demonstrieren (Tabelle 1). Das Ihnen gezeigte

Tabelle 1.
Letalität der lobären Pneumonie in Abhängigkeit von Alter und Therapie
(2312 Fälle der Med. Universitätsklinik Leipzig aus den Jahren 1932—1953)

	1—20 Jahre	21—40 Jahre	41—60 Jahre	61—80 Jahre	Zusammen
1. Chinin (1932—1939)	192	285	252	128	857
†	5 = **2,6%**	36 = **12,6%**	65 = **25,8%**	66 = **53,1%**	172 = **20,1%**
2. Sulfonamide (1940—1953)	169	353	451	206	1179
†	1 = **0,6%**	5 = **1,4%**	26 = **5,8%**	39 = **19,0%**	71 = **6,0%**
3. Penicillin (1949—1953)	39	60	122	55	276
†	0 = **(0%)**	0 = **(0%)**	1 = **(0,8%)**	6 = **(10,9%)**	7 = **2,5%**

() = Prozentzahl errechnet aus Werten unter 100.

Schaubild läßt erkennen, daß die Letalität an Pneumonie für die über 60 Jahre alten Menschen unter der Chinintherapie der Jahre 1932 bis 1939 bei 53% lag. Sie ist für die gleiche Altersstufe unter der Penicillintherapie der Jahre 1949 bis 1953 auf 10% abgesunken. Die Gesamtletalität an Pneumonie im Weltdurchschnitt in der Chininära lag bei 30% und an der Leipziger Medizinischen Klinik bei 20,1%, während sie in den Jahren 1949 bis 1952 unter Penicillin- und Sulfonamidtherapie auf 2,5% gesunken ist.

Eine Ausnahme von dem Gesetz der zunehmenden *Pneumonieletalität* in den höheren Lebensstufen machen einzelne *Grippeepidemien*. In den Jahren 1918 bis 1919 fielen nach meinen Beobachtungen an der Medizinischen Klinik in Kiel gerade die *jüngsten und kräftigsten* Individuen dem tödlichen entzündlichen Lungenödem der Grippepneumonie am schnellsten zum Opfer, während bei den Älteren die Entzündung einen trägeren und hinsichtlich des Lungenödems einen weniger *gefährlichen* Verlauf nahm. Dieses tragische Schicksal gerade der jugendlichen Individuen, an der Lungengrippe sterben zu müssen, ist auf die *lebhaftere Capillarreaktion* der jüngeren Individuen den älteren gegenüber zurückzuführen, die ich oben als Alternsgesetz erwähnte.

Wesentlich für die Beurteilung der *Rekonvaleszenz*, besonders unserer Pneumoniekranken aus der arbeitenden Bevölkerung, ist die Tatsache, daß die Zeitdauer derselben bis zur Wiederherstellung der Leistungsfähigkeit mit zunehmendem Alter erheblich anwächst. Auf dem Schau-

bild sind die Leistungsminderungen durch Grippepneumonie von der
1. bis 10. Woche der Erkrankung in Prozenten der Norm aufgeschrieben
(Abb. 8). Sie sehen, daß die Altersstufe 15 bis 45 Jahre hinsichtlich ihrer
Leistungsfähigkeit bereits in der 5. Woche nach Abklingen der Erkrankung

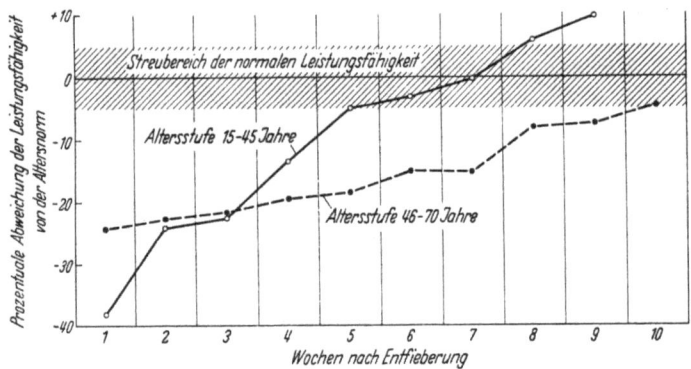

Abb. 8. Dauer der Regeneration bei jungen und alten Patienten nach Grippe-Pneumonie. Mittel
werte von 68 Steigeproben bei 15 Untersuchungsreihen.

wieder zur Norm zurückgekehrt ist, während die Kranken der Altersstufe
46 bis 70 Jahre erst 10 Wochen nach überstandener Erkrankung die Leistungsfähigkeit ihrer Altersstufe wieder erreichten. Auch diese Tatsache
wurde mit Hilfe des oben geschilderten „Erholungsquotienten" objekti-

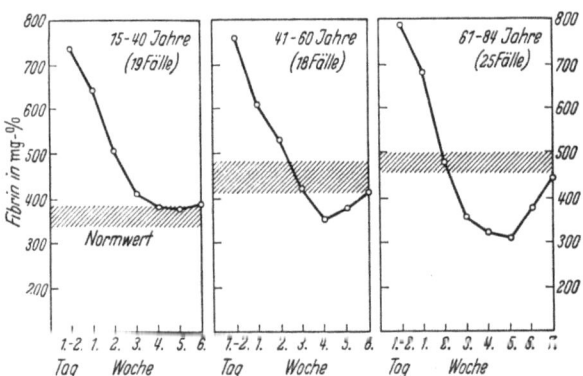

Abb. 9. Regenerationsvermögen für Fibrinogen im Verlauf von Pneumonien bei verschiedenen
Altersgruppen.

viert. Bemerkenswert ist auch die Beobachtung meines Mitarbeiters
SCHULZ, daß die pneumonische *Hyperfibrinämie* einer postpneumoni-
schen Fibrinopenie weicht, die mit zunehmendem Alter immer erhebli-
chere Grade annimmt und sich später ausgleicht (Abb. 9).

Auch die *Tuberkulose* erhält durch den Alternsfaktor ihr charakteristisches Gepräge. Die Jugendlichen zeigen an dem großen Material des
Waldhauses Charlottenburg von mehr als 6000 Kranken einen vorwiegend

exsudativen Charakter ihrer Lungentuberkulosen, während die Kranken im 46. bis 50. Lebensjahr mit 72% an den cirrhotischen Formen beteiligt sind (Tabelle 2). Dieses Alternsgesetz galt auch in den Jahren 1934 bis 1938 für 2437 Tuberkulosekranker meiner Klinik. Es ist aber bemer-

Tabelle 2.
Die Altersverteilung der Tuberkuloseformen im Waldhaus Charlottenburg.
(Aus Saegler.)

Alters-klasse (Jahre)	Zahl der Fälle	Tuberkuloseform		
		exsudativ	produktiv	zirrhotisch
13—18	428	183 = 42,5%	153 = 35,5%	92 = 22 %
19—24	1322	431 = 32,5%	498 = 37,5%	393 = 30 %
25—30	1579	321 = 20 %	557 = 35 %	701 = 45 %
31—35	1115	177 = 16 %	381 = 34 %	557 = 50 %
36—40	705	114 = 16 %	191 = 27 %	400 = 57 %
41—45	576	71 = 12,5%	142 = 24,5%	363 = 63 %
46—50	447	47 = 10,5%	76 = 17 %	324 = 72,5%
Insges.	6172	1344 = 22 %	1998 = 33 %	2830 = 45 %

kenswert, daß der Krieg und seine Folgen hier einen wesentlichen Wandel geschaffen hat; denn in den Jahren 1947 bis 1951 wies das 7. und 8. Lebensdezennium gleichfalls vorwiegend exsudative Lungentuberkuloseformen auf.

Beim Abwehrkampf der *Entzündung* und bei den *Immunisierungsprozessen* des Organismus spielt sicher der lymphatische Apparat eine besondere Rolle. Der Anatom TORSTEN HELLMANN (10) hat dem Wachstum und der Involution des lymphoiden Gewebes im Laufe des Lebens besondere Studien gewidmet und gezeigt, daß das Wachstum des lymphoiden Gewebes in der Milz bei Menschen und Kaninchen im frühen Alter rascher erfolgt als das Wachstum der ganzen Milz und daß sich dessen Altersinvolution schon zu einem Zeitpunkt einstellt, in welchem die ganze Milz sich noch im kräftigen Wachstum befindet (Abb. 10). Bei Menschen hat

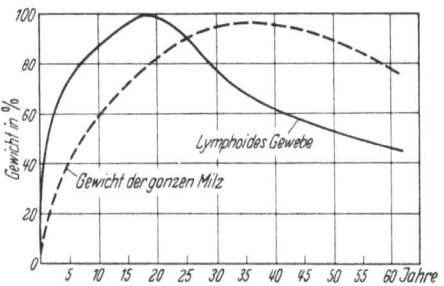

Abb. 10. Wachstum und Involution der menschlichen Milz und ihres lymphoiden Gewebes. (Nach TORSTEN-HELLMANN.)

das lymphoide Gewebe sein Optimum um das 20. Lebensjahr herum. Es ist bemerkenswert, daß die Verteilung der *tuberkulösen Halslymphome* auf das Lebensalter bei 2544 Fällen fast die gleiche Kurve zeigt wie Wachstum und Involution des lymphoiden Milzgewebes beim Menschen. Auch die Altersverteilungskurve von 292 Kranken mit *Lymphogranulomatose* läuft den Kurven über Halslymphome ungefähr symbath (Abb. 11). Offenbar ist das lymphoide Gewebe zur Zeit des Optimums seiner Entwicklung sowohl für den Tuberkelbacillus wie für das Virus der Lymphogranulomatose am anfälligsten.

Mit Rücksicht auf die *Gemeinschaftstagung mit den Chirurgen* möchte ich darauf hinweisen, daß auch für das Gebiet der *Chirurgie* die biorheutische Nosologie von erheblicher Bedeutung ist. Daß die Operations-

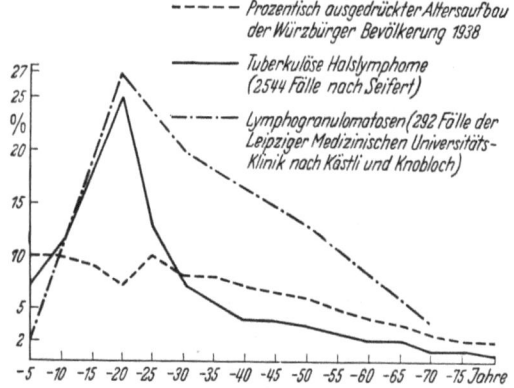

sterblichkeit mit dem Alter rasch ansteigt, ist eine bekannte Tatsache. Die mit dem Alter zunehmende Rarifikation der Knochen steigert deren Brüchigkeit.

Die gesetzmäßige Abnahme der Corticalis ist in dem sogenannten Corticalis-Spongiosa-Index von meinem Schüler HEINRICH (11) nachgewiesen.

Abb. 11. Altersverteilung von 2544 tuberkulösen Halslymphomen (nach SEIFERT) und 292 Lymphogranulomatosen der Mediz.-Univ.-Klinik Leipzig aus den Jahren 1928—1952. (Nach KÄSTLI und KNOBLOCH.)

Es ist daher begreiflich, daß von 969 *Schenkelhalsbrüchen* nur 4 in die Zeit vor dem 50. Lebensjahre, alle übrigen jenseits dieses Zeitpunktes fallen. Im 8. Dezennium sind 35%, im 9. Dezennium 54% der Schenkelhalsbrüche tödlich.

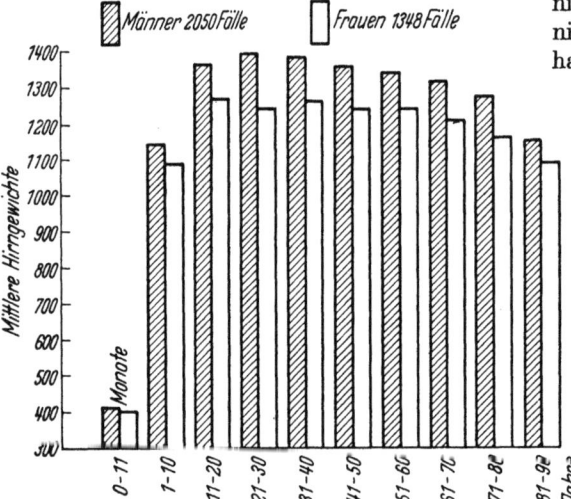

Abb. 12. Mittleres Hirngewicht des Menschen in den verschiedenen Altersstufen getrennt nach Männern und Frauen, kombiniert aus den Werten von HANDMANN, RÖSSLE und ROULET, sowie von eigenen Werten.

Wichtig ist auch, daß die *Perforationen von Magen- und Duodenalgeschwüren* mit zunehmendem Alter eine rasch bis zu 75% ansteigende Operationssterblichkeit aufweisen. (Diese hohe Sterblichkeit der Kranken mit Geschwürsperforation hat neben der bekannten, mit dem Alter zunehmenden Operationssterblichkeit, wohl eine wesentliche Ursache: Das dramatische Ereignis einer Geschwürsperforation macht um so alarmierendere Symptome, je jünger das Individuum ist. Es ist verständlich, daß die Rettung durch den chirurgischen Eingriff desto eher gelingt, je schneller der Patient zur Operation kommt und umgekehrt.)

Ein ganz besonderes Interesse müssen die *Alterungsprozesse* am *Gehirn* beanspruchen. Wie Sie wissen, stützt sich eine Reihe nosologischer

Systeme auf die Physiologie der höheren Nerventätigkeit. Ich nenne hier
RICKER (12), PAWLOW (13) mit seinen Schülern BYKOW und SPERANSKI
und ROHRACHER (14) mit seiner Monographie „Die Arbeitsweise des Gehirns und die psychischen Vorgänge". Das Gehirn gilt diesen Forschern
als zellkonstantes Organ. Das ist, bezogen auf das Gesamtgehirn, nur bedingt richtig. Nach übereinstimmenden Befunden vieler Pathologen und
eigenen Wägungen, nimmt das Gehirn im Laufe des Lebens nach Untersuchungen an 3400 Fällen von 1400 g auf 1162 g beim Manne und von
1270 g auf 1085 g beim Weibe ab (Abb. 12). Diesem *physiologischen
Altersschwund* enspricht eine kompensierende Zunahme der *Ventrikelgröße*, wie sie mein Schüler HEINRICH (15) am Lebenden und BÖNING (16)
an der Leiche nachgewiesen haben (Abb. 13).

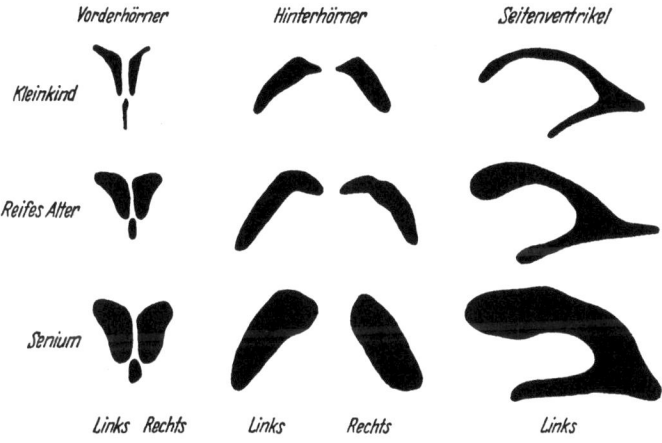

Abb. 13. Änderung der Ventrikelgröße und -form mit zunehmendem Alter. (Nach A. HEINRICH.)

Dieser Altersschwund (Abb. 14) geht im wesentlichen auf Kosten der
Lipoide vor sich (Abb. 15). Unter den *Phosphatiden* habe ich eine silberfällbare Fraktion gefunden, die als einzige etwa vom 8. Dezennium ab in
signifikanter Weise zunimmt. Diese Vermehrung des *silberfällbaren Lipoids* ist für die höheren Alterstufen charakteristisch (Abb. 16).
Der Anlaß für die Silberfällung sind die von BRAUNMÜHL (17) beschriebenen „Drusen", welche sich mit Silber besonders gut darstellen
lassen. (Einzelheiten siehe mein Buch „Altern und Krankheit", 2. Aufl.
Thieme, Leipzig, 1954.)
Diese Gewichtsabnahme und die Wandlungen der chemischen Zusammensetzung des Gehirns im Laufe des Lebens scheint der Lehre von
der Zellkonstanz dieses Organs zu widersprechen. Dieser Widerspruch
löst sich aber sofort auf, wenn man an das Mengenverhältnis der gesamten Ganglienzellen, deren Gewicht auf etwa 25 g geschätzt wird, zur Ge-
samthirnmasse von 1400 g denkt. Die Gesamttrockenmasse der Ganglienzellen beträgt höchstens 5 g. Der Altersschwund der Trockensubstanz des
Gehirns beträgt weit über 50 g. Daraus allein schon läßt sich ableiten, daß

die wesentlichen Alternswandlungen des Gehirns sich an seinem Neuritensystem abspielen, dessen Gesamtlänge auf 480000 km geschätzt wird. Wenn wir auch an der Zellkonstanz der Ganglienzellen festhalten, so lehren uns doch die Untersuchungen über den physiologischen Alternsschwund des Gehirns, daß auch dieses Zentralorgan während des ganzen Lebens dauernden Wandlungen unterworfen ist. Dieser Tatsache müssen sich alle nosologischen Systeme beugen, die sich auf die Physiologie der höheren Nerventätigkeit gründen.

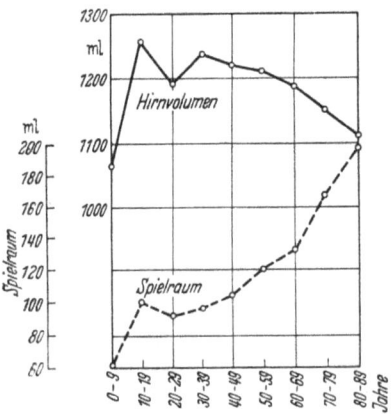

Abb. 14. Altersabhängigkeit von Spielraum und Hirnvolumen. (Spielraum = Schädelkapazität Gehirn). Durchschnitt von 1071 Fällen. (Nach BÖNING.)

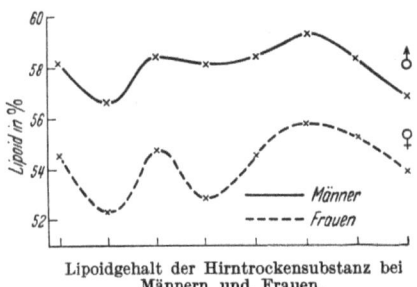

Lipoidgehalt der Hirntrockensubstanz bei Männern und Frauen.

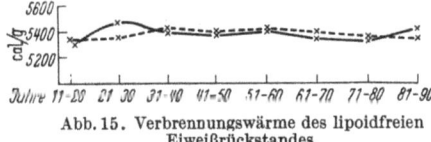

Abb. 15. Verbrennungswärme des lipoidfreien Eiweißrückstandes.

Meine Damen und Herren! Ich habe Ihnen einleitend ausgeführt, daß das *Altern* zu den biologischen Grundproblemen zu rechnen und eng mit der Frage nach dem *Wesen des Lebendigen* verknüpft ist. Nach meiner Überzeugung kann man, wenn man auf den Kern der Alternsvorgänge vorstoßen will, dieser Frage nicht ausweichen.

Mit UEXKÜLL (18), DRIESCH (19) und anderen bin ich von der *Eigengesetzlichkeit* oder Autonomie des Lebens zutiefst überzeugt. Das Leben wird von einem *übermechanischen* Prinzip beherrscht. Ob man dieses Prinzip *Entelechie* oder *Vitalfaktor* nennt, ist bedeutungslos. Der Vitalfaktor arbeitet nach einem bestimmten Plan und schafft fraglos im Laufe seiner Aufbauarbeit viele ganz oder teilweise maschinelle Einrichtungen, die dem Alterungsprozeß unterworfen sind. Das Leben der Metazoen ist kein vollendeter Kreisprozeß: ,,Semper aliquid haeret``. Diese Inhärenz findet ihren Ausdruck in der Schlakensammlung in den *bradytrophen Geweben*, die dadurch einer progressiven Verlangsamung ihres Stoffwechsels unterworfen sind. Das Leben bedient sich für seine Zwecke also chemischer und physikalischer Methoden, ist aber mit physikalischen und chemischen Vorstellungen *allein* nicht zu begreifen. Der *vitale Faktor* arbeitet demnach *mit* einer ,,Maschine``, ist aber nicht gleichbedeutend mit derselben. Unser Leipziger Kollege DRIESCH hat immer nachdrücklich und wie ich glaube mit Erfolg darauf hingewiesen, daß es im Leben *nicht mechanisch* zugeht. Der viel mißbrauchte Gedanke vom ,,Aufbrauch`` ist hier nicht am Platze.

Es handelt sich nicht um einen ,,Aufbrauch'', sondern um eine *Umprägung*, die wir besonders schön an den mit dem Alter immer schwerer werdenden arteriellen Gefäßen studieren können. Nur *tote Materie* wird *aufgebraucht*. Die lebende strebt einer Art Anpassung an die wechselnden Aufgaben von zunehmender Dauer entgegen: Das *tote Leder* der Schuhsohle wird aufgebraucht, die *lebende* Fußsohle des Barfüßermönches verdickt sich. In ähnlicher Weise verdicken sich auch die mehrbeanspruchten Gefäße der *unteren* Extremitäten gegenüber denen der *oberen*.

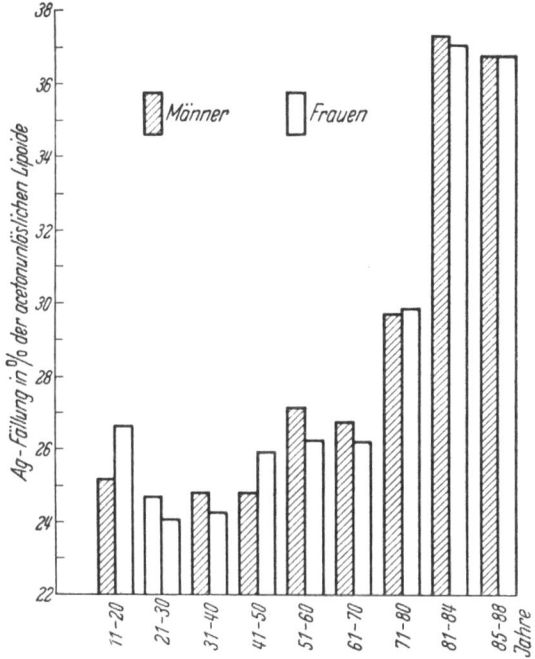

Abb. 16. Silberfällbare Gehirnlipoide in Abhängigkeit vom Alter, getrennt nach Männern und Frauen.

Der Alternsfaktor selbst ist *erblich*. Die Alternsveränderungen des Organismus und seine einzelnen Teile sind weniger von Umweltbedingungen abhängig, als in einem ungeahnten Grade im *Keimplasma* vorausbestimmt. Für den Arzt ist es von Bedeutung, daß er bei seinen Bemühungen nicht so sehr nach der Feststellung des *kalendarischen*, sondern des *biologischen Alters* suchen muß. Wir wissen, daß mancher Hochbetagte biologisch noch relativ jung erscheint und produktiv sein kann und umgekehrt, daß relativ Jugendliche bereits einen greisenhaften Eindruck machen. Die Abschätzung des *biologischen* Alters geschieht am besten mit Hilfe von *Leistungsproben*, wie sie an meiner Klinik entwickelt werden. Das biologische Alter ist also definiert nach dem Grade der Leistungsminderung bei einfacher Tätigkeit (Treppensteigen).

Für mich bedeutet *Altern* jede *irreversible Veränderung der lebenden Substanz als Funktion der Zeit*.

Der Kandidat der Medizin FRIEDRICH SCHILLER (21) schrieb in einer Abhandlung über den „Zusammenhang der tierischen Natur des Menschen mit seiner geistigen": „Endlich dann auf dem Zeitpunkt, wo der Geist den Zweck seines Daseins in diesem Kreise erfüllt hat, hat zugleich eine inwendige unbegreifliche Mechanik auch seinen Körper unfähig gemacht, weiter sein Werkzeug zu sein. Alle Anordnungen zur Aufrechterhaltung des körperlichen Flors scheinen nur bis auf *diese* Epoche zu reichen; die Weisheit, kommt es mir vor, hat bei Gründung unserer physischen Natur eine solche Sparsamkeit beobachtet, daß ungeachtet der steten Kompensationen, doch die Konsumption immer das Übergewicht behalte, daß die Freiheit den Mechanismus mißbrauche und der Tod aus dem Leben wie aus seinem Keime sich entwickle." In der Tat können wir das Wesen des Alterns nicht treffender umschreiben als mit der Feststellung, daß ungeachtet der steten Kompensationen doch die Konsumption das Übergewicht behält. Unter allen *Kompensationen* müssen wir die geheimnisvollen regenerativen Kräfte verstehen, die wir im ganzen Tierreich am Werke sehen.

> „Nach ewigen ehernen großen Gesetzen
> müssen wir alle
> unseres Daseins Kreise vollenden."

Literatur.

1. BÜRGER: Verh. dtsch. Ges. inn. Med. Wiesbaden 1926. — 2. LINZBACH: Virchows Arch. **311**, 432 (1943). — 3. VIRCHOW, R.: Virchows Arch. **37**, 212 (1866). — 4. WEZLER und STANDL: Z. Biol. **97**, 269 (1936). — 5. SALLER, K.: Z. exper. Med. **58**, 683 (1928); Z. Altersforsch. **V.**, 345 (1951). — 6. NORDMANN: Z. Altersforsch. **VI.**, 214 (1952). — 7. DORMANS: Int. Kongr. Krebsforsch. u. Krebsbekämpfung, Brüssel 1936. — 8. INHOFFEN: Angew. Chem. **63**, 297 (1951). — 9. BÜRGER und UIKER: Klin. Wschr. **10**, 334 (1937). — 10. HELLMANN, TORSTEN: Z. Konstlehre **12**, 270 (1926). — 11. HEINRICH: Alternsvorgänge im Röntgenbild, S. 99. Leipzig:. Thieme 1941. — 12. RICKER: Pathologie der Naturwissenschaft, Berlin: Springer 1924. — 13. PAWLOW, I. P.: Physiologie der höheren Nerventätigkeit, Ausgewählte Werke, Berlin: Akademie-Verlag 1953. — 14. ROHRACHER: Die Arbeitsweise des Gehirns, psychische Vorgänge, München: J. A. Barth 1953. — 15. HEINRICH: Alternsvorgänge im Röntgenbild, Leipzig: Thieme 1941. — 16. BÖNING: Z. Neurol. **94**, 72 (1925). — 17. v. BRAUNMÜHL, A.: Z. ges. Neurol. u. Psych. **133**, 404 (1931). — 18. v. UEXKÜLL, J.: Theoretische Biologie, Berlin: Paetel 1920. — 19. DRIESCH: Leben, Altern und Tod. Senckenberg-Bücher II. Berlin: Bermühler 1925. — 20. DRIESCH: Senckenberg-Bücher II. S. 69, Berlin: Bermühler 1926. — 21. SCHILLER: Sämtliche Werke, Bd. 12, S. 37, Stuttgart: Cotta'sche Buchhdlg. 1780.

CLXXII.

Aus der Medizinischen Universitätsklinik Leipzig
(Direktor: Prof. Dr. M. Bürger).

Alterspathomorphose der Bluteiweißkörper.

Von

J. NÖCKER.

Mit 3 Textabbildungen.

Die Serumeiweißkörper sind von jeher Gegenstand zahlreicher Untersuchungen gewesen, und es gibt kaum ein Krankheitsbild, das nicht bezüglich seiner Rückwirkungen auf die Zusammensetzung der Serumeiweißkörper untersucht worden ist. Um aber zu einem bindenden Urteil über den Grad der Abweichung zu kommen, ist ein zuverlässiger Vergleich mit einem Normwert erforderlich. Diese Normwerte liegen zwar in der Literatur fest, sind aber fast ausschließlich in der Form gewonnen, daß man eine mehr oder minder große Zahl von klinisch Gesunden untersuchte und daraus die Normwerte berechnete. Dabei bleibt aber ein sehr wichtiger Faktor unberücksichtigt, nämlich die physiologischen Änderungen im Verlauf des Alternsprozesses. Ich habe mich daher seit 1946 bemüht, in Weiterführung der auf Anregung von BÜRGER begonnenen Untersuchungen an der Leipziger Klinik, die Gesetzmäßigkeiten der quantitativen und qualitativen Veränderungen der Serumeiweißkörper bei Gesunden im Laufe des Lebens aufzuzeigen.

Aus den wenigen Angaben über die Veränderungen des Gesamteiweißgehaltes des Serums in den verschiedenen Altersstufen ist zu entnehmen, daß bei Neugeborenen der Eiweißspiegel sehr niedrig ist. Nach HALBRECHT und BRZOZA (1) beträgt er 5,7%. Nach den Untersuchungen von SCHMIDT (2) fällt der Serumeiweißgehalt im Laufe des ersten Lebensmonates um 17%, um dann bis zum Ende des ersten Lebensjahres kontinuierlich anzusteigen. IMPERATO (3) kommt auf Grund seiner Untersuchungen zu dem Schluß, daß der Proteinspiegel mit dem Lebensalter gleichmäßig ansteigt. Auch von KÖPPEL (4) wurde ein Anstieg des Gesamteiweißes im Serum mit zunehmendem Alter gefunden. Demgegenüber stehen die Untersuchungen von SÖRGEL (5) und MANZONI und Mitarbeitern (6), die einen Abfall des Serumeiweißes nachweisen konnten. Ich habe 1946, 1949 (8) und 1954 an insgesamt 585 Gesunden chemische Bestimmungen des Gesamteiweißes durchgeführt mit dem Ziel, die unterschiedlichen Ergebnisse in der Literatur, die z. T. durch die verschiedene Methodik, wie Elektrophorese, Refraktometrie, chemische Analyse, bedingt sein können, zu überprüfen. Aus Abb. 1 geht hervor, daß in der ersten Untersuchungsreihe 1946 die Durchschnittswerte des Gesamteiweißes bei 20 bis 29jährigen 7,1 betrugen und ein kontinuierlicher Abfall bis auf 5,6% bei über 70jährigen festzustellen war. Diese Untersuchungen bedurften wegen der damals hinzukommenden alimentären Komponente einer Nachprüfung. Aber auch die Untersuchungen im Jahre 1949 und 1954 bei normalisierten Ernährungsverhältnissen bestätigen meine 1946 erhobenen Befunde. Es ist also an diesem großen Material ein gleichbleibendes Absinken der Serumeiweißkörper mit zunehmendem Alter abzulesen. Ich möchte dies als Ausdruck einer echten Verminderung der Eiweißkörper ansehen, die von alimentären Einflüssen relativ unabhängig ist.

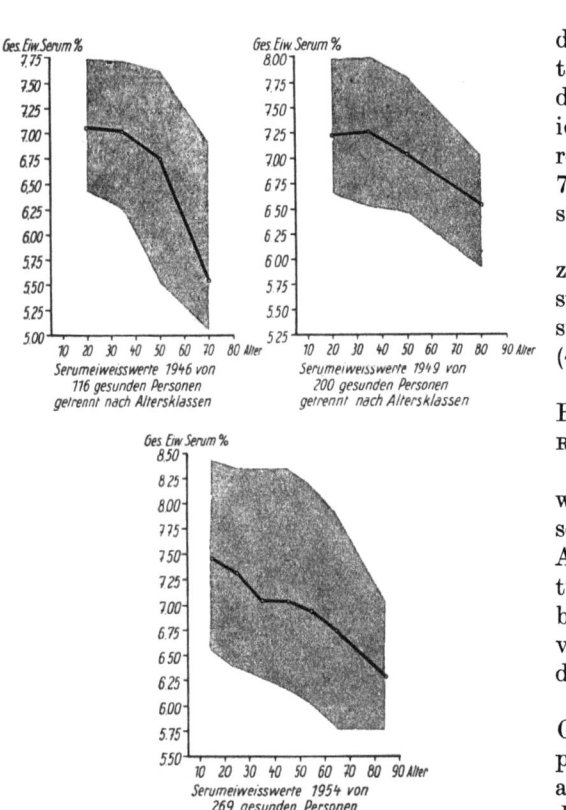

Abb. 1.

Das bestätigen auch die Ergebnisse der qualitativen Aufschlüsselung der Serumeiweiße, die ich mittels Elektrophorese nach ANTWEILER bei 72 Gesunden in den verschiedenen Altersstufen durchführte. Hierbei zeigte sich in Übereinstimmung mit den Untersuchungen von KÖPPEL (4), MANZONI und Mitarbeitern (7), RAFSKY, BRILL, STERN und COREY (9) eine deutliche Verschiebung der Eiweiße zu den grobdispersen Anteilen hin. In Abb. 2a sind die prozentualen Werte für die Albumine und Globuline vom Gesamteiweiß sowie der aus diesen Werten berechnete Albumin-Globulin-Quotient graphisch dargestellt. Daraus ist zu entnehmen, daß die Albumine in ihrer prozentualen Beteiligung am Gesamteiweiß mit zunehmendem Alter von 62% im Alter von 10 bis 20 Jahren auf 50% im Alter von über 60 Jahren abnehmen. Entsprechend nimmt der Globulinanteil zu. Der Albumin-Globulin-Quotient sinkt als Ausdruck dieser Verschiebung zur grobdispersen Seite von 1,65 auf 1,02 im Laufe des Lebens. Das Ausmaß dieser Veränderungen liegt weit außerhalb der Fehlerbreite der Methode, ist statistisch zu sichern und m. E. als eine echte Strukturwandlung im Laufe des physiologischen Altersprozesses aufzufassen. Das Sinken des Albumin-Anteils ist nach der Auffassung von MANZONI (7) auf die Funktionseinschränkung der Leberzellen im zunehmenden Alter zurückzuführen.

Mittels Elektrophorese wurde weiter untersucht, ob diese Vermehrung der Globuline sich gleichmäßig auf alle Fraktionen verteilt oder ob die einzelnen Fraktionen unterschiedlich daran beteiligt sind. SCHULZ (10) konnte für das Fibrinogen zeigen, daß sich im Laufe des Alternsprozesses eine deutliche Vermehrung nachweisen läßt. RAFSKY und Mitarbeiter (9) fanden eine Zunahme der β- und γ-Globuline mit zunehmendem Alter, während MANZONI und Mitarbeiter nur einen Anstieg der γ-Globuline angeben. In Abb. 2b habe ich meine Ergebnisse an 72 Gesunden, aufgeschlüsselt nach α_1-, α_2-, β- und γ-Globulinen graphisch dargestellt. Dabei zeigt sich, daß die α_1-Globuline an dieser Vermehrung nicht beteiligt sind. Die α_2-Fraktion dagegen zeigt einen deutlichen Anstieg von 7,28% des Gesamteiweißes im Alter von 10 bis 20 Jahren und auf 11,88% bei über 60jährigen. Sehr deutlich ist auch der Anstieg der β-Globuline, die kontinuierlich von 12,1% im Durchschnitt auf 17,7% ansteigen. Weniger ausgeprägt, aber auch klar erkennbar, ist der Anstieg der γ-Globuline von 14,1 auf 17,07%. Aus diesen Ergebnissen ist zu entnehmen, daß an der Globulinvermehrung besonders die α_2- und die β-Fraktion beteiligt ist, in geringerem Umfange auch die γ-Globuline, während die α_1-Fraktion konstant bleibt.

Ich darf also zusammenfassen, daß die qualitative und quantitative Zusammensetzung der Serumeiweißkörper im Laufe des Lebens durchaus keine

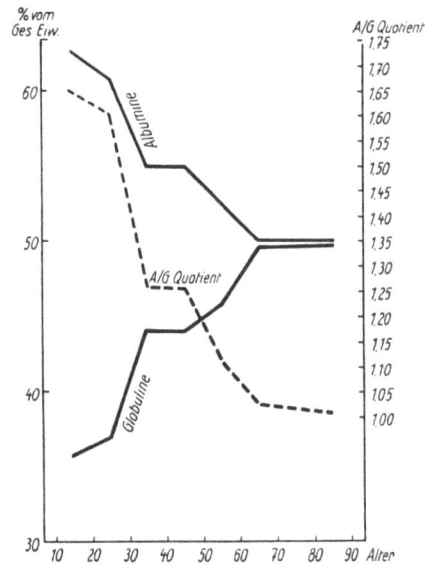

Abb. 2.

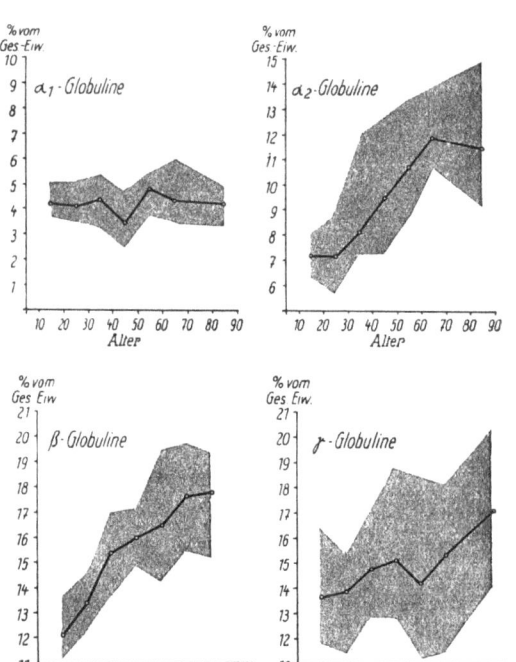

Abb. 3.

55a*

Konstante darstellt, sondern im Rahmen des physiologischen Alterns ganz bestimmten Veränderungen unterworfen ist. Nach meinen Untersuchungen kommt es mit zunehmendem Alter zu einer Verminderung des Gesamteiweißes. Außerdem lassen sich qualitative Verschiebungen nachweisen, die ihren Ausdruck in einem Absinken des Albuminspiegels und parallel dazu in einem Anstieg der Globuline mit zunehmendem Alter finden. An der Vermehrung der Globuline nehmen besonders die α_2- und die β-Globuline und in geringerem Umfange auch die γ-Globuline teil. Die Deutung dieser Veränderungen ist sehr schwierig. Das Absinken der Albuminfraktion kann als Ausdruck des Alterns der Leberparenchymzelle aufgefaßt werden, während es sich beim Anstieg der Globuline u. U. nur um ein Ausgleichsphänomen zwischen den einzelnen Eiweißfraktionen im Sinne der „Eiweißbalance" nach Wuhrmann und Wunderly (11) handelt. Diese gesetzmäßigen Veränderungen der Eiweißkörper haben insofern eine klinische Bedeutung, als sie z. T. von den in der Literatur angegebenen Normalwerten, die zum größten Teil an jungen Menschen ermittelt worden sind, bei alten Menschen ganz erheblich abweichen, ohne daß diese Abweichungen als pathologisch zu bezeichnen wären. Durch Berücksichtigung dieser Ergebnisse lassen sich Fehldeutungen in der Beurteilung der Eiweißkörper vermeiden.

Literatur.

1. Halbrecht und Brzoza: Amer. J. Dis. Childr. **79**, 989 (1950). — 2. Schmidt: Z. Kinderkrht. **71**, 476 (1952). — 3. Imperato: Lattante **22**, 321 (1951). — 4. Köppel: Z. Altersforsch. **2**, 220 (1940). — 5. Sörgel: Inaug.-Diss. Leipzig 1944. — 6. Manzoni, Ravizza und Ricolta: Riv. Gerontol. e Geriatria **2**, 252 (1952). — 7. Manzoni, Ravizza und Ricolta: Riv. Gerontol. e Geriatria **2**, 201 (1952). — 8. Nöcker: Die Nährhefe als Heil- und Zusatznahrung. Halle: Marhold-Verlag 1950. — 9. Rafsky, Brill, Stern und Corey: Amer. J. med. Sci. **224**, 5, 522 (1952). — 10. Schulz, F. H.: Z. Altersforsch. **5**, 192 (1951). — 11. Wuhrmann und Wunderly: Die Bluteiweißkörper des Menschen. Basel: Verlag Benno Schwabe & Co. 1952.

CLXXIII.

Aus der Medizinischen Universitätsklinik Leipzig
(Direktor: Prof. Dr. M. Bürger).

Zur Frage des Eiweißumsatzes und -bedarfs im Alter.

Von

Werner Schulze.

Mit 1 Textabbildung.

Der Eiweiß (EW)-Umsatz betagter Menschen war bislang eine unklare, weil strittige Frage der Altersbiologie. Während sich vor 50 Jahren Magnus-Levy und Kövesi für eine Senkung des physiologischen EW-Abbaues und des laufenden Protein-Bedarfs im Alter aussprachen, sollte nach Heyer die Abnutzungsquote im Senium eher erhöht sein. Neuerdings gaben die Amerikaner Kountz, Hofstatter und Ackermann eine

Zunahme des EW-Bilanzminimums beim Greisen um 40% von etwa 0,5 auf 0,7 g EW/kg Körpergewicht an. Sie forderten eine entsprechende Vergrößerung der täglichen EW-Ration von 1,0 auf 1,4 g/kg als Standard für den alten Menschen.

Ihre Behauptung wird durch methodische Mängel, insbesondere zu knappe Brennstoffversorgung ihrer Probanden, in Frage gestellt. Da auch die älteren Ansichten experimentell nicht ausreichend fundiert schienen, unternahm ich an 36 gesunden Freiwilligen zwischen 60 und 92 Jahren stationäre Stoffwechselversuche zur Bestimmung der Grenzwerte des Proteinumsatzes und zur Beurteilung der Nahrungsausnutzung.

Zunächst wurde die *Abnutzungsquote* in 10tägigen Versuchen festgestellt. Sie gliederten sich in eine 3 bis 4tägige Vorperiode mit etwa 4 g N pro Tag und eine anschließende 6tägige Hauptphase mit reiner Kohlenhydrat-Fett-Diät, Begrenzung der täglichen N-Menge auf durchschnittlich 0,5 g und Abdeckung des Mineral- und Vitaminbedarfs. Die Calorienzufuhr betrug durchschnittlich 50 Calorien pro Tag. Das Mittel der N-Ausfuhr der letzten 3 Versuchstage wurde auf Körpergewicht, Oberfläche und Grundumsatz bezogen und analogen Ergebnissen von 79 methodisch vergleichbaren Fremdversuchen an jüngeren und reifen Erwachsenen gegenübergestellt [s. Tabellen 20, 21, 33 und 34 in (1)]. Hiernach sind die Minimalwerte des Harn-N wie auch des Harn- und Kot-N in allen biologischen Bezugsdimensionen bei den Alten merklich kleiner als in jüngeren Lebensdekaden. Die Mittelwerte der Fremdprobanden werden nicht einmal in den durch interkurrente Krankheit gestörten Altersversuchen erreicht.

Die bisher niedrigste N-Ausscheidung bei jugendlichen Erwachsenen nach 7tägiger, also etwa gleichfristiger EW-Karenz, fanden HAWLEY, MURLIN, NASSET und SZYMANSKI. Selbst die eklektische Ziffern dieser Versuchsreihe, die in Tabelle 1 zusammengefaßt und mit den eigenen Werten konfrontiert sind, werden vom bereinigten Durchschnitt der Altersgruppe unterboten.

Tabelle 1.

Abnutzungsquote (absolutes N-Minimum) bei jüngeren Erwachsenen und Greisen. (Mittelwerte nach HAWLEY, MURLIN, NASSET u. SZYMANSKI[1] u. eigenen Versuchen[2])

Alter in Jahren	Zahl der Versuche	Harn-N			Harn- und Kot-N			Eiweißkalorien des	
		mg pro kg	g pro m²	mg pro Ist-GU Kalorie	mg pro kg	g pro kg	mg pro Ist-GU Kalorie	Harn-N in % von Ist.-GU	Harn- und Kot-N in % von Ist.-GU
22—30	13	27,6	1,043	1,26	41,1	1,549	1,87	3,3	4,8
60—92	28	29,0	1,059	1,24	37,6	1,401	1,65	3,1	4,4

[1] Mittelwerte des 7. (letzten) Versuchstages „N-freier" Ernährung (0,2 g N und 44,3 Kal/kg täglich).

[2] Mittelwerte des 4. bis 6. Versuchstages „N-freier" Ernährung (etwa 0,5 g N und 50,0 Kal/kg täglich) nach 3 bis 4 tägiger N-armer Vorperiode (3 bis 4 g N/tgl.).

Dabei ist noch zu bedenken, daß die Zahlen der Amerikaner das Minimum nur des letzten Versuchstages darstellen, die eigenen Angaben sich jedoch auf die 3 abschließenden Tage beziehen.

Sieht man mit RUBNER den Anteil des endogenen EW-Umsatzes am Gesamtkraftwechsel als biologische Konstante an und berechnet ihn mit 4 bis 5% des Ruhe-Energie-Umsatzes, so ist bei Nachlassen der Wärmeproduktion im Alter logischerweise ein proportionales Absinken der Abnutzungsquote zu erwarten. Tatsächlich ist der Prozentsatz der Abnuzungsquote als Eiweißkalorien am Ist-Grundumsatz bei jungen (4,8%) wie alten (4,4%) Probanden nahezu identisch. Man kann daraus folgern, daß der Abnahme der Verbrennungen bei der senilen Involution des aktiven Parenchyms ein Rückgang der endogenen EW-Umsetzungen parallel läuft. Damit ist die bis jetzt in die Handbücher der Biochemie übernommene Ansicht HEYERS, die Abnutzungsquote sei im Senium höher als in der Jugend, an einem größeren Material klar widerlegt.

An vier alten Probanden wurde ferner in einem 60tägigen Bilanzversuch geprüft, ob sie sich wie Jugendliche mit reduzierter EW-Ration bis zu 0,5 g/kg ins N-Gleichgewicht bringen lassen, oder ob die KOUNTZsche Ansicht einer senilen Erhöhung des EW-Bilanzminimums zutrifft. Sie erhielten eine Mischkost mit zunächst 1,0 g EW/kg und durchschnittlich täglich 50 Calorien pro kg. Die Proteindosis pro kg wurde dann auf 0,5 g gekürzt, nach 9 Tagen auf 0,7 g erhöht und abschließend wieder 1,0 pro kg verzehrt.

Im Diagramm der Versuchsergebnisse (Abb. 1) zeigt der Verlauf der Gewichts- und N-Bilanzkurven in den abgestuften Diätetappen, daß sich die alten Menschen der Restriktion der EW-Tagesmenge auf 0,5 g/kg nach passageren Verlusten rasch anpaßten und bei reichlicher Brennstoff- und Kohlenhydratzufuhr bald N-Gleichgewicht, ja leichten Ansatz erzielten.

Schließlich wurde bei allen Probanden die *Ausnutzung der Calorien und Proteine* verschiedener Diäten untersucht. Die kalorische Ausnutzung betrug im Mittel bei Mischkost 95,2%, Weizendiät 92,6%, Milchkost 92,9% und bei reinem Kohlenhydrat-Fett-Regime 97,1%. Die ,,wahre Verdaulichkeit'' wurde nach LINTZEL und RECHENBERGER für Weizen-EW mit 86,9% und Milchprotein mit 94,6%, die scheinbare N-Ausnutzung der Mischkost mit 80,1% berechnet. Diese Mittelwerte stimmen mit den Vergleichsangaben von RUBNER, v. NOORDEN, LANG und RANKE sowie LINTZEL und RECHENBERGER, die sich auf jüngere Individuen beziehn, praktisch überein. Die resorptive Leistung des Darmes ist also im Senium nicht schlechter.

Als Fazit der Versuche ergibt sich, daß

1. die endogenen N-Verluste des senilen Organismus proportional zur Senkung seines Energieverbrauchs abnehmen,

2. das EW-Bilanzminimum des Greisen bei reichlicher Brennstoffzufuhr in gleicher Höhe von etwa 0,5 g EW/kg/die liegt, wie beim jüngeren Erwachsenen und

3. die enterale Nahrungsausnutzung im Alter praktisch unvermindert ist.

Alle stoffwechselphysiologischen Kriterien scheinen demnach eher für eine Minderung, als Erhöhung des praktischen Eiweißbedarfs im Senium zu sprechen, doch läßt der genormte Stoffwechselversuch allein noch keine bindenden Rückschlüsse auf die tatsächlichen Erfordernisse im Alltag zu. Diesbezügliche Empfehlungen haben vielmehr sonstige milieu- und altersbedingte Lebens- und Ernährungsgewohnheiten und andere hygienische Faktoren sowie klinische Erfahrungen zu berücksichtigen. Zwei Gesichtspunkte verdienen hierbei besondere Beachtung: einmal die nicht seltene Neigung älterer Menschen, das Nahrungsquantum einzuschränken, zum anderen die in höherem Alter häufige Tendenz zu überflüssigem Fettansatz. Bei zunehmender Reduzierung der Brennstoffaufnahme können die Nahrungsproteine zu einem beträchtlichen Teil zu energetischen Zwecken dem Baustoffwechsel entzogen und so die Abdeckung der N-Substanz-Bedürfnisse, besonders im Krankheitsfall,

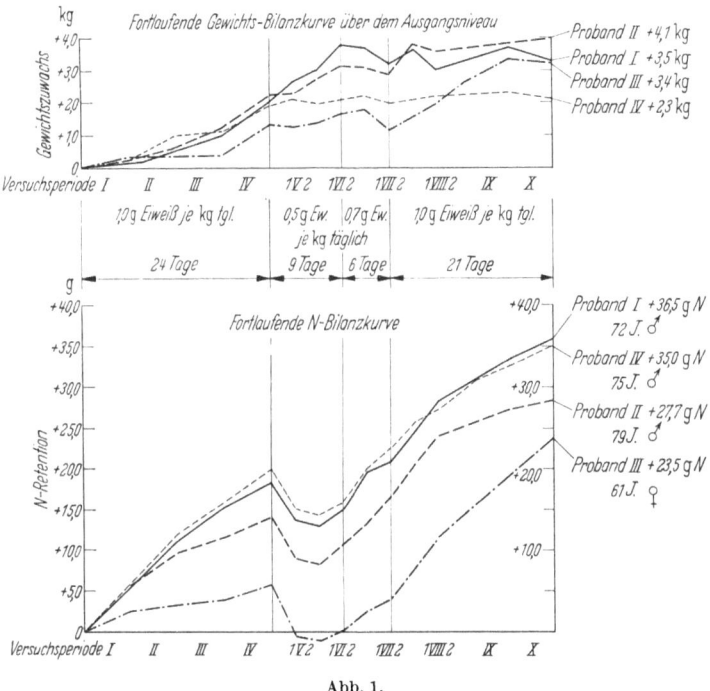

Abb. 1.

leicht in Frage gestellt werden. Durch Erhöhung der Sicherheitsspanne zwischen Bilanzminimum und praktischem Eiweißkonsum kann der Gefahr eines katabolischen Circulus vitiosus eher vorgebeugt und der stoffliche Erhaltungsbedarf eher sichergestellt werden.

Die Bevorzugung tierischer Substanz, insbesondere auch Milch, gewährt gegenüber den ballastreichen pflanzlichen EW-Trägern den Vorteil, daß mit ihrem Reichtum an Proteinen höherer biologischer Wertigkeit die Nahrung konzentriert und der Appetit durch die darin enthaltenen Extraktstoffe angeregt werden kann. Zugleich wirkt vermehrter EW-Verzehr durch den größeren spezifisch-dynamischen Effekt der Proteine der Fettdepotbildung entgegen und entlastet hierdurch den Kreislauf. Aus diesen Gründen glauben wir, mit der Empfehlung von 1,0 bis 1,5 g

EW/kg täglich oder etwa 12 bis 18% Eiweißcalorien einer Mischkost von insgesamt 2000 bis 2200 Caloriengehalt für die 60 kg schwere Person den Ansprüchen einer hygienischen Ernährungsführung im Greisenalter am ehesten zu entsprechen, ohne nach bisheriger Kenntnis einen renalen Überlastungsschaden zu riskieren.

Literatur.

(1) SCHULZE, W.: „Über den Eiweißumsatz im Alter" in Sammlung zwangloser Abhandlungen auf dem Gebiet der Verdauungs- und Stoffwechselkrankheiten, Neue Folge, Heft 2. Halle/S.: Carl Marhold-Verlag 1954.

CLXXIV.

Aus dem Chemischen Laboratorium der Medizinischen Universitätsklinik Tübingen
(Direktor: Prof. Dr. H. BENNHOLD).

Zur optischen Spezifität des Eiweißstoffwechsels bei Krankheit und Alter.

Von

G. HILLMANN.

Die Aufrechterhaltung der optischen Aktivität asymmetrischer Grund-bausteine von Stoffwechselprozessen ist ein elementares Phänomen aller Lebensvorgänge. So behalten die Kohlenhydrate im Verlauf ihrer Synthese und ihres Abbaues stets die gleiche sterische Konfiguration und von besonderer Bedeutung ist diese Spezifität bei den Aminosäuren, den Grundbausteinen der Proteine, der Träger der lebenden Substanz. Alle Aminosäuren liegen normalerweise in den Proteinen in der sogenannten l-Konfiguration vor. Dies ist aber nicht selbstverständlich, sondern ein eng mit der Dynamik der Stoffwechselvorgänge verbundener Prozeß. Der Physikochemiker WERNER KUHN hat berechnet, daß die optische Spezifität mit dem Altern abnimmt und für diese Theorie einige experimentelle Befunde mitgeteilt. Da es keine biochemische Reaktion, also auch keine Krankheit gibt, die nicht in irgendeiner Form mit dem Eiweiß-stoffwechsel zusammenhängt, eine ganz bestimmte strukturelle Ordnung der Proteine aber Voraussetzung für deren intakten Wirkungsmechanismus ist, ist die sterische Anordnung der Aminosäuren im Proteinverband von besonderer Bedeutung. Die Proteine befinden sich nämlich in der Zelle in einem hochgeordneten Zustand, der einem Kristall durchaus ver-gleichbar erscheint. Der Einbau von Aminosäuren muß zwangsläufig zu einer Störung dieser Ordnung führen. Es muß jedoch betont werden, daß es nur wenig Experimente bezüglich des Einbaus von d-Aminosäuren in Proteine und deren Beziehung zum Wirkungsmechanismus von Proteinen gibt. Es erschien deshalb von besonderem Interesse, als vor 15 Jahren FRITZ KÖGL mitteilte, daß in Tumorproteinen im Gegensatz zu normalen Gewebsproteinen ein hoher Anteil von d-Aminosäuren, speziell von d-Glutaminsäure vorhanden sei. Gewisse Beziehungen zwischen Krebs und Alter sind bekannt und häufig diskutiert worden. Die KÖGLschen Befunde erschienen deshalb von so besonderer Bedeutung, weil sie zum ersten Male die Möglichkeit zu bieten schienen, celluläre biologische Mechanismen wie die des ungeordneten Wachstums auf qualitativ chemisch faßbare Reaktionen zurückzuführen. Die KÖGLschen Befunde konnten von vielen Nachuntersuchern nicht reproduziert werden und sind seit vielen Jahren umstritten. Wir selbst konnten vor einiger Zeit ein vermehrtes Vorkommen von d-Glutaminsäure in Tumoren durch Verfütterung von menschlichen Lebermetastasen an Ratten und Isolierung der d-Glutaminsäure aus Rattenharn einwandfrei bestätigen, fanden jedoch erhebliche Unterschiede zwischen histologisch gleichartigen Tumoren im Gehalt an Glutaminsäure, so daß wir zu der entscheidenden Frage der Parallelität von d-Glutaminsäuregehalt und Malignität keine Stellung nehmen möchten. Wir haben nun die Frage geprüft, wie weit im Stoffwechsel, also nicht im hochmolekularen Protein, sondern als Zwischenprodukt, d-Glutaminsäure vorkommt und haben Harn von Menschen mit verschiedenen Krankheiten durch Kombination moderner mikrochemischer und mikrobiologischer Verfahren analysiert. Wir waren ursprünglich nach unserer Reproduktion der KÖGLschen Befunde davon ausgegangen, daß vielleicht beim Tumorkranken durch Proteolyse von d-Glutaminsäure-haltigen Proteinen d-Glutaminsäure gebildet und im Harn ausgeschieden werden können. Dies wäre u. U. diagnostisch von Bedeutung gewesen. Wir fanden denn auch im Harn eine Reihe von Tumorkranken deutlich d-Glutaminsäure.

Ich zeige hier den mikroanalytischen Nachweis an Hand von Papierchromatogrammen. Die Methode geht so vor sich, daß die Glutaminsäure zuerst auf einem etwas komplizierten Weg durch Extraktion, Anwendung von Ionenaustauschen usw. isoliert wird, dann wird die isolierte Glutaminsäure, die sowohl die L- wie die D-Form enhält, mit einem bestimmten Enzympräparat behandelt, welches nur die L-Glutaminsäure angreift, aus dieser entsteht unter CO_2-Abspaltung die γ-Aminobuttersäure. Die nicht enzymatisch umgewandelte d-Glutaminsäure sitzt im Papierchromatogramm an einer anderen Stelle, dadurch können sowohl l wie d-Glutaminsäure nebeneinander nachgewiesen werden. Diese Aminobuttersäure, deren Flecke Sie hier oben sehen, kommt also nicht im Harn vor, sondern entsteht erst im Laufe des Analysenganges. Die Stärke des unteren Fleckes ist maßgebend für den Gehalt an d-Glutaminsäure. Wir fanden nun aber auch bei anderen Krankheitsfällen d-Glutaminsäure in wechselnden Mengen.

Diese Glutaminsäure hätte nun auch aus dem Nahrungseiweiß stammen können. Wir untersuchten deshalb den Harn von hungernden Patienten. Dabei ergaben sich ganz deutlich erhebliche Mengen von d-Glutaminsäure, die nicht aus der Nahrung stammen konnten, und es ergibt sich damit der überraschende Befund, daß die d-Glutaminsäure ein physiologisch vorkommender Stoff ist. Ich möchte es für wahrscheinlich halten, daß auch andere d-Aminosäuren im Stoffwechsel auftreten, womit die viel diskutierte Frage nach der Bedeutung der d-Aminosäureoxydasen ihre Erklärung fände. Man kennt diese Fermente schon seit über 20 Jahren, hatte aber niemals ihre Substrate, die d-Aminosäuren, nachweisen können. Dieser Nachweis ist erst durch die kombinierte Anwendung mo-

derner biochemischer Methoden ermöglicht worden. Die Applikation von
normaler l-Glutaminsäure beeinflußt nur unwesentlich die Ausscheidung
von d-Glutaminsäure (Lichtbild 4). Die Ausscheidung von d-Glutaminsäure ist also nicht abhängig von dem Angebot an Nahrungsglutamin-
säure.

Wir haben nun weiter eine Reihe von Patienten verschiedenen Alters
und mit verschiedenen Erkrankungen auf d-Glutaminsäuregehalt des
Harnes getestet. Das Ergebnis läßt sich in wenigen Worten zusammenfassen. Eine pathogmonische Bedeutung dieser Glutaminsäureausschei-
dung haben wir bisher nicht ermitteln können. Eine erhöhte Ausscheidung
ist weder tumorspezifisch noch charakteristisch für den alternden Organismus. Ein genaueres Bild werden Untersuchungen über den d-Glutaminsäuregehalt im Serum liefern, welche wir zur Zeit durchführen. Man
wird jedoch bei der Variabilität des pathologisch-physiologischen Geschehens nicht erwarten dürfen, auf einem neuen Arbeitsgebiet gleich
praktisch greifbare Ergebnisse zu erhalten, und man wird gerade bei der
Frage nach den Zusammenhängen zwischen Alter und Auftreten von d-
Aminosäuren auch an andere d-Aminosäuren und vor allem den Einbau
in die hochmolekularen Proteine denken müssen. Das ist ein weites, methodisch schwieriges Arbeitsgebiet und wird vieler Hände Arbeit erfordern. Ich wollte Ihnen mit diesen Untersuchungen vor allem zeigen,
daß die modernen Methoden der Biochemie es auch auf dem bisher methodisch schwer zugänglichen Gebiet der Stereochemie des Eiweißstoffwechsels ermöglichen, an klinischem Material grundlegende Erkenntnisse
zu sammeln. Wenn unsere Ergebnisse zunächst auch nur von rein bio-
chemischem Interesse sind, so erscheint es mir doch wahrscheinlich, daß
weitere Untersuchungen an umfangreichem Material auch neue klinisch-
chemische Erkenntnisse bringen werden. Ist doch auch unsere Wissenschaft, wie ihr Substrat, das Leben, ständig in Umsetzung befindlicher
Stoff.

CLXXV.

Aus der Medizinischen Universitätsklinik Leipzig
(Direktor: Prof. Dr. M. Bürger).

Die Altersabhängigkeit des Erholungsquotienten und seine Bestimmungstechnik als Maß der Restitution.

Von

V. Böhlau.

Mit 2 Textabbildungen.

Die körperliche Leistungsfähigkeit hängt ab von psychischen und
körperlichen Faktoren. Um der Objektivität willen beschränken sich die
Prüfungen der körperlichen Leistungsfähigkeit im allgemeinen auf die
Untersuchung der Arbeitskraft, d. h. der Leistung unserer Muskulatur.
Die beste Grundlage für eine Leistungsprüfung ist die Untersuchung des
Gasstoffwechsels, insbesondere des Arbeitsenergiestoffwechsels, da dieser

von der ordnungsgemäßen Funktion und Koordination nahezu aller Organe und Organsysteme einschließlich der vegetativen und endokrinen Gesamtsituation abhängig ist. Besonders die Erfahrungen der Arbeitsphysiologen lehren, daß die Gasstoffwechseluntersuchung tatsächlich eine integrale Beurteilung der körperlichen Leistungsfähigkeit ermöglicht. Da der Organismus keinen Sauerstoff speichern kann, so gibt sie jeweils die augenblickliche Lage wieder.

Auf Anregung von Herrn Professor BÜRGER und aufbauend auf den von ihm durchgeführten arbeitsökonomischen Untersuchungen, haben wir uns in den letzten Jahren eingehend mit den Fragen der Arbeitsstoffwechseluntersuchung beschäftigt, mit dem Ziel, eine Untersuchungsme-

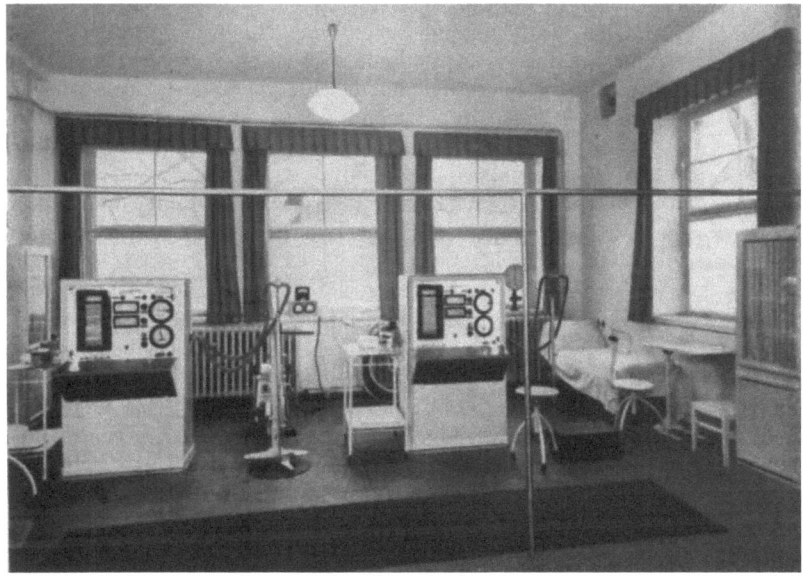

Abb. 1.

thode der allgemeinen körperlichen Leistungsfähigkeit für Gesunde und Kranke zu schaffen, die als Routineuntersuchung auch für die Klinik geeignet ist. Wir entwickelten dazu eine vollautomatische, sofort sichtbar registrierende Apparatur (Abb. 1). Sie sehen hier zwei dieser Geräte. Für die Gasanalyse verwendeten wir moderne elektrophysikalische Meßgeräte, die sich bereits in der technischen Betriebskontrolle bewährt haben und die sich durch saubere und bequeme Handhabung, geringe Wartung und möglichste Betriebssicherheit auszeichnen. Das Meßprinzip für die Kohlendioxydbestimmung in der Ausatmungsluft beruht auf dem Unterschied des Wärmeleitvermögens dieses Gases gegenüber atmosphärischer Luft. Dieses Meßprinzip wird heute bei vielen modernen Gasstoffwechselapparaten nicht nur für die Bestimmung des Kohlendioxydes, sondern auch für die Bestimmung des Sauerstoffes verwendet. Allerdings muß dabei vorher das gesamte Kohlendioxyd durch Absorption entfernt werden. Um von Chemikalien, die laufend nachgefüllt werden müssen, unabhängig zu sein, haben wir bei unserem Gerät für die Sauerstoffmessung das moderne magnetische Verfahren verwendet. Ein Fallbügelschreiber zeichnet sofort sichtbar die Kurven des Sauerstoffverbrauchs bzw. der Kohlendioxydausscheidung pro Minute auf, was durch die Anwendung eines in der Technik bekannten, indirekten Mengenmeßverfahrens, des sogenannten Mischungsverfahrens, möglich ist.

Sie sehen hier das Schaltschema unserer Apparatur: links eine Druckpumpe. Sie befördert eine immer konstante Menge Frischluft durch einen Shunt zum Mischgefäß, welches rechts eingezeichnet ist. Der Patient atmet mit einem Mundstück aus diesem Luftstrom ein und dahinein aus. Aus diesem Mischgefäß wird ein Teil der Luft durch die Analysengeräte gesaugt, die restliche Luft gelangt durch einen Schornstein nach außen.

Mit Hilfe der bei unserer Apparatur verwendeten elektrischen Meßtechnik können wir die zeitraubenden Rechenoperationen, die bei Gasstoffwechseluntersuchungen oft notwendig sind, automatisch durchführen. Z. B. kann direkt der Quotient zweier Größen laufend registriert werden, so aus Kohlendioxydausscheidung und Sauerstoffverbrauch der sogenannte Respiratorische Quotient, aus Atemvolumen und Sauerstoffverbrauch das Atemäquivalent, aus Leistungsgröße und Sauerstoffverbrauch der Wirkungsgrad.

Als Belastung werden bei arbeitsphysiologischen Untersuchungen im allgemeinen Arbeiten am Drehkurbel- oder Tretergometer verwendet. Über die Frage, welche von beiden Arbeitsarten als Belastung günstiger ist, hat man sich trotz vieler mühevoller Untersuchungen noch nicht einigen können. Sicher ist es am günstigsten, wenn möglichst viele Muskeln zur Arbeit eingesetzt werden. Wir haben daher ein Ergometer konstruiert, bei dem Dreharbeit beider Arme und Tretarbeit zugleich geleistet werden können und das die direkte Anzeige und Schreibung der Leistung in mkg/sec bzw. Watt gestattet.

Da das Ziel bei der Entwicklung unserer Untersuchungsmethode jedoch eine Leistungsprüfung für Gesunde, Kranke und Rekonvaleszenten war, so mußten wir einen Test finden, der auch von Kranken ausgeführt werden kann. Wir verwenden daher einen *Steige-Versuch*.

Sie sehen hier die Versuchsperson, die diesen 20 cm hohen Tritt 20mal in der Minute 5 Min. lang auf- und absteigen muß. Die Arbeit des Treppensteigens ist eine allen Menschen ziemlich gleichmäßig gewohnte, von Trainingswirkungen kaum beeinflußte Tätigkeit, die auch von Kranken und Rekonvaleszenten als relativ gut durchführbare Belastung empfunden wird.

Ich habe Ihnen hier drei charakteristische, bei unserer Funktionsprüfung geschriebene Sauerstoffverbrauchskurven zusammengestellt. Die mittlere Kurve zeigt das Verhalten des Sauerstoffverbrauches bei einem gesunden Probanden. Wir prüfen den Gasstoffwechsel stets erst 5 Min. im Sitzen. Mit Beginn der Arbeit steigt der Sauerstoffverbrauch langsam an, es kommt zum steady state. In der Erholungsphase wird das Sauerstoffdefizit als Sauerstoffschuld wieder abgetragen. Die obere Kurve zeigt den Verlauf bei einem Spitzensportler, bei dem das steady state als Zeichen einer guten Anpassungsfähigkeit relativ schnell erreicht wird. Die Sauerstoffschuld ist entsprechend klein, die Kurve fällt steil ab. Im Gegensatz dazu die Kurve eines Kranken. Die Anpassung dauert lange, entsprechend auch die Erholung, die Sauerstoffschuld ist groß.

Da wir eine Apparatur zur Verfügung haben, die eine kontinuierliche Kurve des Sauerstoffverbrauchs schreibt, konnten wir uns bei der Auswertung auf die Untersuchung des Erholungsstoffwechsels stützen. Wir berechnen bei jeder Untersuchung den Quotienten aus Sauerstoffmehrverbrauch während der Arbeitszeit (A) zu Sauerstoffmehrverbrauch während der Erholungsphase (R) (Abb. 2). Je kleiner der Quotient ist, desto ungünstiger ist das Ergebnis zu beurteilen. Die Berechnung der Fläche läßt sich nach dem Versuch relativ einfach mit einem Planimeter durchführen. Jedoch kann mit Hilfe eines Elektrolytzählers, der eine automatische Integration durchführt und zu jeder Zeit des Versuches den bis dahin verbrauchten Sauerstoff anzeigt, auch dieser Arbeitsgang eingespart werden.

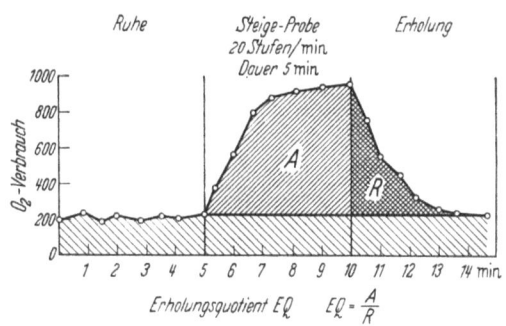

Abb. 2.

Wir führten bisher etwa 2000 Steigeversuche durch. Sie sehen hier die Mittelwertskurven unserer Gesunden mit ihrem Schwankungsbereich. Es fallen die niedrigeren Werte der weiblichen Probanden auf, weiterhin der signifikante Alternsgang, worüber Ihnen Herr Prof. BÜRGER bereits berichtet hat.

Bei der Untersuchung von 800 Kranken fanden wir im allgemeinen wesentlich unter der Norm liegende Werte. Als Beispiel haben wir die Werte der von uns untersuchten Herzkranken eingezeichnet. Im Gegensatz dazu die meist oberhalb der Norm liegenden Werte bei Spitzensportlern. Der Unterschied zwischen Jung und Alt und Gesund und Krank konnte als statistisch echt gesichert werden.

Weiterhin haben wir nahezu 100 Untersuchungsreihen bei Rekonvaleszenten durchgeführt, in Fortführung der Untersuchungen von Herrn Prof. BÜRGER über den von ihm sogenannten Regenerationsstoffwechsel. Die Kürze der Zeit verbietet, näher auf die Ergebnisse einzugehen. Wir möchten zusammenfassend sagen, daß wir aus unseren Untersuchungen schließen können, daß die Rekonvaleszenz auch bei komplikationsfreiem Verlauf im allgemeinen wesentlich länger dauert, als wir anzunehmen gewohnt sind. Als Beispiel die Werte eines 27jährigen Patienten, bei dem der Erholungsquotient erst lange nach Wiederaufnahme der Arbeit zur Norm zurückkehrte, zu einer Zeit, als die objektiven Krankheitssymptome seit langem normalisiert waren, subjektiv hatte noch bis in den September hinein ein allgemeines Schwächegefühl bestanden.

Der Nutzen einer objektiven Leistungsprüfung für den Kliniker z. B. bei der quantitativen Beurteilung der Schwere der Krankheit und bei der Feststellung des Grades der Restitution, für den Sportarzt bei der Leitung des sportlichen Trainings liegt auf der Hand. Da unsere Methode bereits bei einmaliger Untersuchung ohne größere Berechnung einen Schluß auf die Leistungsfähigkeit zuläßt, ist sie durchaus als Routineuntersuchung in der Praxis geeignet.

CLXXVI.

Aus der II. Medizinischen Klinik der Universität München
(Direktor: Prof. Dr. Dr. G. Bodechtel).

Experimentelle Untersuchungen zur Therapie der Arteriosklerose.

Von

G. Schimert, K. Schwarz und H. Lauter*.

Mit 7 zum Teil farbigen Abbildungen.

Seit Jahren steht im Vordergrund der Pathogenese der Arteriosklerose die Frage über das Verhalten der Serumlipoide, deren Rolle heute noch nicht restlos geklärt ist. Fest steht jedoch, daß die Erhöhung der Serumlipoide zumindest bei einem Teil der Gefäßveränderungen, die wir mit zunehmendem Alter beobachten, eine Rolle spielen, wenn sie auch nur als einer der zahlreichen Faktoren der Pathogenese zu betrachten sind. Kürzlich haben Brugger und Oppenheimer unsere heutigen Kenntnisse über die Lipoidstoffwechselstörungen in Bezug auf die Entstehung der Arteriosklerose zusammengefaßt. Eine größere Zahl von gewissenhaften Arbeiten der letzten Jahre (Boas, Gertler, Garn und White, Gofmann u. a.) haben gezeigt, daß besonders bei den in frühen Jahren einsetzenden zum Teil letal verlaufenden Coronarsklerosen stark erhöhte Serumcholesterinspiegel festzustellen sind, die in erster Linie auch eine Steigerung der Cholesterinester betrifft. Die Bildung der von Gofmann für die Entstehung der Arteriosklerose verantwortlich gemachten makromolekularen Cholesterineiweißaggregate, die mit der Ultrazentrifuge isolierbaren SF 10/20-Moleküle, kommen praktisch nur bei hohen Serumcholesterinspiegeln vor.

Neben der Erhöhung der Serumlipoide spielt jedoch, wie Hueck, von Albertini, Nordmann, Keeser, Meyer u. a. annehmen, die Permeabilität des Gefäßendothels, die durch Sauerstoffmangel arteriitische Prozesse und andere Faktoren ungünstig beeinflussen kann, sowie nach Hueck, Keeser u. a. auch die mechanische Beanspruchung der Gefäße,

---

* Herrn Dr. Stampfl vom Pathol. Institut der Universität München danken wir für seine Hilfe bei der Auswertung der histologischen Ergebnisse.

die zu einer Lockerung der Gefäßwand führen kann, eine Rolle. Damit ist eindeutig erwiesen, daß die Arteriosklerose nicht auf einem, sondern auf mehreren Faktoren beruht.

Auf Grund klinischer Untersuchungen ist zu vermuten, daß die Senkung des Serumcholesterinspiegels zu einer günstigen Beeinflussung der Gefäßveränderungen, zumindest zu ihrem Stillstand führen kann (Keeser, Graham u. a.).

Über die medikamentöse Beeinflußbarkeit des erhöhten Serumcholesterinspiegels war bisher relativ wenig bekannt. Der Versuch, denselben mit lipotropen Substanzen, Hormonen oder oberflächenaktiven Stoffen zu senken, ist zunächst unbefriedigend.

Gemeinsam mit meinem Mitarbeiter Schwarz konnten wir kürzlich berichten, daß wasserlösliche Extrakte der Roßkastanie (Venostasin) beim Menschen nach i. v. Darreichung eine signifikante Senkung erhöhter Cholesterinserumspiegel in erster Linie durch Senkung der Cholesterinester herbeiführen. Bei 21 von 25 Versuchspersonen, die in der Mehrzahl einen erhöhten Gesamtcholesterinspiegel, nach der Methode von Schmidt-Thomé 204,4 mg-%, aufwiesen, konnte der Serumcholesterinspiegel eindeutig gesenkt werden. Nach 5 Tagen der i. v. Therapie mit Roßkastanienextrakt sank der Cholesterinspiegel auf 154,6 mg-%, um etwa 48 Stunden nach Absetzen des Präparates wieder auf den ursprünglichen Wert anzusteigen.

Diese Beobachtung schien uns die von anderer Seite berichteten und auch in mehreren eigenen klinischen Versuchen beobachtete günstige Wirkung auf organische Gefäßprozesse zu erklären.

Es war nun die Frage zu klären, ob mit Hilfe dieser medikamentösen Senkung des Serumcholesterinspiegels sich die experimentell erzeugte Lipoidose beim Versuchstier verhindern oder beseitigen läßt. Über das Ergebnis dieser Versuche soll hier zunächst in Kürze berichtet werden.

Versuche.

Wir erzeugten mit Hilfe der von Keeser beschriebenen Methodik, die etwas modifiziert werden mußte, mehr oder weniger ausgedehnte Gefäßlipoidosen bei Kaninchen. Es wurden je 20 Versuchstiere mit täglich 400—600 mg Cholesterin mit Hilfe der Schlundsonde gefüttert. Gleichzeitig bekamen die Kaninchen pro Tier 100 Gamma Adrenalin auf zwei Dosen verteilt intramuskulär. Bei dem Versuch, diese Adrenalindosen, die von Keeser i. v. verabreicht wurden, in dieser Applikationsart zu geben, kam es zum Exitus eines großen Teiles der Versuchstiere unmittelbar nach der Injektion. Aus diesem Grunde ist es verständlich, daß die von uns beobachteten Veränderungen nicht den Grad haben, der von Keeser beschrieben worden ist. Wir sahen jedoch bei der Kontrollgruppe ausgedehnte Lipoidosen der Aorta und der großen Gefäße. Die Hälfte der Versuchstiere erhielt täglich anfangs drei, später 5 ccm Roßkastanienextrakt (Venostasin) i. v., das ausgezeichnet vertragen wurde. Gleichzeitig wurde sowohl bei der Kontrollgruppe, wie bei der mit dem Roßkastanienextrakt behandelten Gruppe der Serumcholesterinspiegel jede Woche bestimmt. Abbildung 1 zeigt das Verhalten der beiden Gruppen. Bei der Kontrollgruppe kommt es zu einem Anstieg des Cholesterinspiegels auf etwa den doppelten Wert des Ausgangs, von durchschnittlich 112 auf 220 mg-%, während bei der Venostasingruppe, bei der noch zu berücksichtigen ist, daß sie von einem etwas höheren Durchschnittswert, nämlich von 120 mg-% ausgeht, es nur zu einer durchschnittlichen Erhöhung um 54 m-g% kommt, auf rund 180 mg-%. Die Tiere wurden nach 12 Wochen getötet und makroskopisch und histologisch die Lipoidose der großen Gefäße bestimmt. Abbildung 2 zeigt das makroskopische Verhalten der lipoidösen Veränderungen der Aorta bei den Kontrollen und den mit Roßkastanienextrakten behandelten Tieren. Während bei den Kontrollen die lipoidösen Veränderungen in 60% eindeutig nachzuweisen waren und davon 47% mittelschweren und schweren Charakter hatten, betrug die Lipoidose bei den behandelten Versuchstieren nur insgesamt 16,6%. Bei dieser Gruppe der Versuchstiere waren schwere Veränderungen überhaupt nicht, mittelschwere nur in 11,06% nachweisbar.

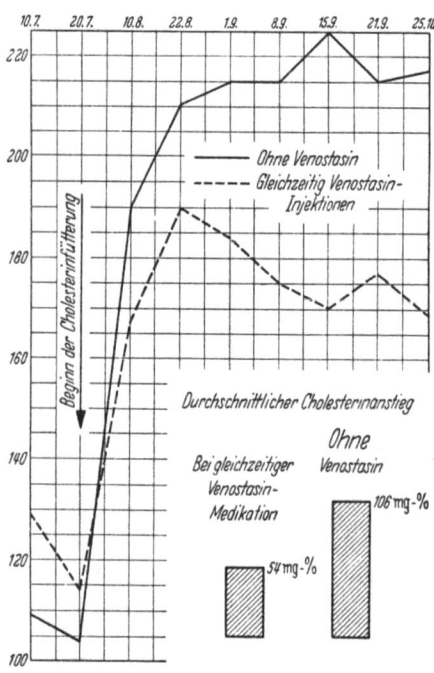

Abb. 1. Durchschnittlicher Anstieg des Serumcholesterins bei Cholesterin-gefütterten und mit Adrenalin injizierten Versuchstieren mit und ohne gleichzeitige Behandlung mit Roßkastanienextrakt.

Auch die histologischen Befunde zeigen vor allem, was die Schwere der Veränderungen betrifft, sehr deutliche Unterschiede, wenn auch die Zahl der lipoidösen Veränderungen bei der behandelten Gruppe im Verhältnis zu den Kontrollen nicht so gering ist wie bei den makroskopisch sichtbaren Prozessen. Histologisch ließen sich, wie Abbildung 3 zeigt, insgesamt in 60% der Fälle Einlagerungen von Lipoiden mit Hilfe einer Sudanfärbung nachweisen. Davon waren ebenfalls 13 1/3% schwere Veränderungen, 20% mittelschwere Veränderungen und 26 2/3% Veränderungen leichter Natur nachzuweisen, während bei der behandelten Gruppe histologisch nachweisbare Lipomatose nur in 33 1/3% zu sehen war. Schwere Veränderungen waren bei der behandelten Gruppe überhaupt nicht, mittelschwere in 16 2/3% und leichte Veränderungen ebenfalls in 16 2/3% nachweisbar.

Die nun folgenden histologischen Bilder demonstrieren den Grad der lipoidösen Einlagerungen. Auf Abb. 4 ist ein Längsschnitt durch ein Gefäß eines nur mit Cholesterin und Adrenalin behandelten Tieres zu sehen, in dem mit der Sudanfärbung ausgedehnte Lipoid-Einlagerungen, die die ganze Grundsubstanz ausfüllen, zu erkennen sind. Die Menge der Lipoide läßt sich auch aus Abb. 5 erkennen, die in einer Hämatoxylin-Eosin-Färbung die wabige Struktur der Intima zeigt. Diese wabige, maschige Struktur ist durch die Auswaschung der dort abgelagerten Lipoide entstanden. Abb. 6 zeigt dagegen das Gefäß eines Versuchstieres, das neben Cholesterin und Adrenalin gleichzeitig mit Roßkastanienextrakt behandelt wurde. Bei der Sudanfärbung fehlt jede

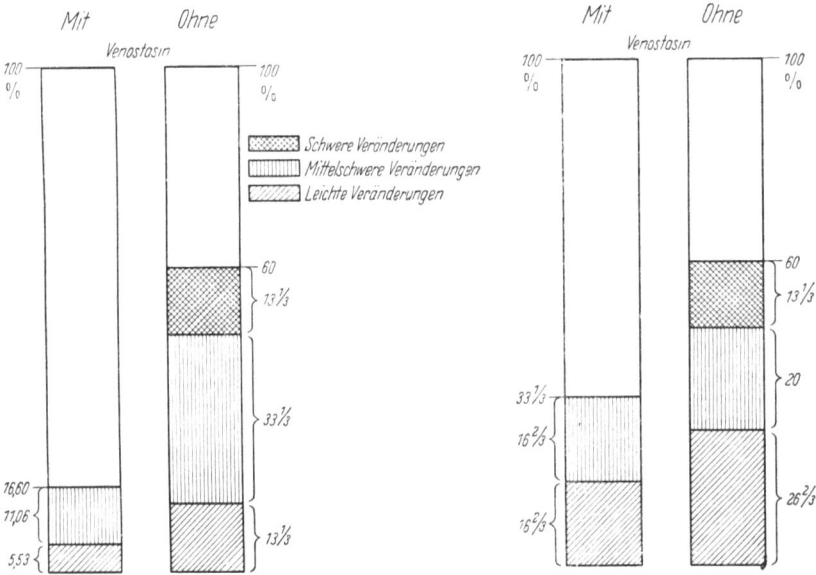

Abb. 2. Makroskopisch sichtbare, lipoidöse Veränderungen der Aorta bei beiden Gruppen der Versuchstiere.

Abb. 3. Ausmaß der histologisch sichtbaren lipoidösen Veränderungen der Intima bei beiden Gruppen der Versuchstiere. Zeichenerklärung wie in Abb. 2.

lipoidöse Einlagerung. Bei den meisten gleichzeitig mit Venostasin behandelten Versuchstieren fanden wir das gleiche Bild. Nur bei einzelnen Tieren trat eine geringgradige fleckenförmige Lipoidose der Intima auf, die aber in ihrem Ausmaß sehr wesentlich hinter den oben dargestellten Veränderungen bei den nur mit Adrenalin und Cholesterin behandelten Tieren zurückblieb. Um eine Stärke der Hemmung der Lipoidose durch die Wirkstoffe der Roßkastanie zu zeigen, publizieren wir in Abb. 7 das am stärksten veränderte Gefäß bei der Versuchsreihe mit gleichzeitiger Venostasinbehandlung. Besonders eindrucksvoll ist der Vergleich der Abb. 7 mit den schweren Veränderungen, die in Abb. 4 und 5 zu sehen sind.

Besprechung der Ergebnisse.

Unsere Versuche haben ergeben, daß die experimentell mit Hilfe von Cholesterin und Adrenalin erzeugte Lipoidose der Intima durch wasser-

lösliche i.v. verabreichte Roßkastanienextrakte wenn auch nicht völlig
zu verhindern, so doch weitgehend herabzusetzen ist. Natürlich ist
damit die Frage, ob mit Hilfe dieser Substanzen, deren Wirkung noch
einer weiteren Klärung bedarf, eine The-
rapie oder eine Verhinderung der Arteriosklerose möglich ist, noch keineswegs beantwortet. Lipomatose ist noch keine Arteriosklerose, obwohl nach der heute wohl von
der Mehrzahl der Autoren angenommenen
Ansicht die Lipomatose als ein Vorläufer der
Atherosklerose anzusehen ist und mit Ausnahme der Lues ohne vorherige Lipoidose
wohl kaum eine Sklerose zustande kommt.

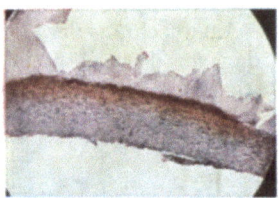

Abb. 4. Ausgedehnte lipoidöse Veränderungen der Intima an der Aorta
eines nur mit Cholesterin und Adrenalin behandelten Versuchstieres
(Sudanfärbung).

Weiterhin muß die Frage aufgeworfen werden, ob diese im Tierexperiment erzeugten
Lipoidosen mit der beim Menschen auftretenden Atherosklerose gleichzusetzen sind.
Manches spricht dafür, daß ein Vergleich
möglich ist, nachdem es KEESER, der mit
sehr viel höheren Adrenalindosen als wir
gearbeitet hat, mit dieser Methodik gelungen
ist, Veränderungen bis zu ausgesprochenen
Sklerosen zu produzieren, die gewissermaßen eine Weiterentwicklung unserer Befunde
darstellen.

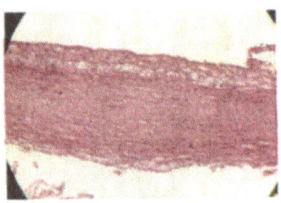

Abb. 5. Das gleiche wie in Abb. 4.
nur mit Haematoxylinfärbung.

Weitere Untersuchungen über diesen Fragenkomplex sind in nächster Zeit unbedingt
erforderlich. Vor allem scheint es uns wichtig, die Bedeutung der mechanischen Momente, die Überbeanspruchung der Gefäße,
die von zahlreichen Klinikern immer wieder
als einer der wichtigsten pathogenetischen
Faktoren der Arteriosklerose angesehen wird,
sowie die Bedeutung der aus verschiedenen
Gründen entstehenden Vermehrung der
Durchlässigkeit der Intima und die dazu
führenden Ursachen in unsere Untersuchungen einzubeziehen. Um so mehr, als manches
darauf hindeutet, daß auch die Gerinnungs-
vorgänge im Blut, also neben den Lipoiden
ein weiterer humoraler Faktor, maßgebend an
der Entstehung der häufigsten Alterskrankheiten beteiligt sind. Dies ist deshalb von
besonderer Bedeutung, weil es sich bei den
Wirkstoffen der Roßkastanie um Substan-

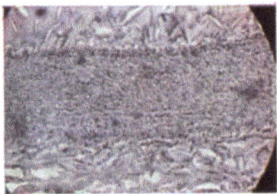

Abb. 6. Aorta eines mit Cholesterin,
Adrenalin und Roßkastanienextrakt
behandelten Kaninchens ohne Veränderungen der Intima (Sudanfärbung).

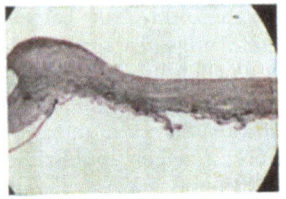

Abb. 7. Stärkste histologisch sichtbare Veränderung aus der Gruppe
der mit Cholesterin, Adrenalin und
Roßkastanienextrakt behandelten
Versuchstiere (Sudanfärbung).

zen handelt, die nicht nur die Serumlipoide senken, sondern nach RAT-
SCHOW, PERLICK, BOEDECKER u. a. auch die Durchlässigkeit des Gefäßendothels sowie die Gerinnungsfähigkeit zu beeinflussen imstande

sind. Damit wären gerade mit dieser Art der Therapie nicht nur einer, sondern mehrere Faktoren der Pathogenese der Gefäßsklerose günstig zu beeinflussen.

Zusammenfassung.

In Fortsetzung der Versuche der Verfasser, die eine Senkung des Serumlipoidspiegels durch Wirkstoffe von Aesculus hippocastanum gezeigt haben, wurde untersucht, ob diese Wirkstoffe einen hemmenden Einfluß auf die experimentell erzeugte Lipoidose der Gefäßintima haben.

Bei Kaninchen wurde nach der Methode von KEESER durch Cholesterinfütterung und Adrenalingaben eine in hohem Prozentsatz auftretende Lipoidose der Intima der großen Gefäße erzeugt. Die Hälfte der Versuchstiere erhielt gleichzeitig einen wässerigen Extrakt aus Aesculus hippocastanum (Venostasin). Bei dieser Gruppe trat die Lipoidose signifikant weniger häufig und in wesentlich geringerem Maße als bei der Kontrollgruppe auf. Der Anstieg des Serumcholesterins ist in dieser Gruppe ebenfalls geringer als bei den Kontrollen.

Es wird erörtert, ob dieser Effekt für die Therapie der Arteriosklerose eine Bedeutung haben kann. Die Autoren halten eine weitere Untersuchung dieser Wirkung und die Klärung des eigentlichen Wirkstoffes für notwendig.

Literatur.

ALBERTINI, v.: Helvet. med. Acta **11**, 233. — BOAS u. Mitarb.: Amer. Heart J. **1948**, 611. — BRUGER u. OPPENHEIM: Bull. New York Acad. Med. **1952**. — GERTLER, M. M., S. M. GARN and P. D. WHITE: Circulation **2**. — GOFMANN, J. W. u. Mitarb.: Circulation **2**, 161. — GRAHAM, D. M., T. P. LYON u. Mitarb.: Circulation **4**, 666 (1951). — HUECK, W.: Münch. med. Wschr. **1938**, 1. — KEESER, E.: Klin. Wschr. **1946**, 165. — Arch. internat. Pharmacodynamic **87**, 371 (1951). — Med. Klin. **1952**, 542. — Z. Verdauungskrkh. **8**, 44 (1944). — KEESER E. u. K. F. BENITZ: Med. Klin. **1953**. — MAYER, W. W.: Klin. Wschr. **1952**, 244. — NORDMANN, M.: Tagg. der Nordwestdtsch. Ges. Inn. Med., Hamburg 1952. — PERLICK, E.: Plasma (Milano) (1953). — PERLICK, E. u. H. BOEDECKER: Münch. med. Wschr. **1951**, 1465. — SCHIMERT, G. u. K. SCHWARZ: Klin. Wschr. **31**, 1068 (1953).

CLXXVII.

Aus der Medizinischen Universitätsklinik Marburg an der Lahn
(Direktor: Prof. Dr. H. E. BOCK).

Vorkrankheiten und Arteriosklerose.

Von

G. SCHETTLER.

Mit 2 Textabbildungen.

Im vorigen Jahre wurde hier über die allgemeine Zunahme der Arteriosklerose berichtet. Unter den Gründen für diese Zunahme wurde nach den Ergebnissen statistischer Erhebungen in den nordischen Ländern, in den USA und in der Deutschen Bundesrepublik dem steigenden Fettverzehr in den letzten Jahren besondere Bedeutung beigemessen. In der Tat verlaufen die Kurven für Sklerosesterblichkeit einerseits, für den Fettverbrauch je Kopf der Bevölkerung andererseits, die wir bis 1953 verfolgen können, etwa parallel. (Abb. 1). Nun kann der zunehmende Fettverzehr nur eine Form der Gefäßveränderungen, nämlich die *Athero*sklerose erklären, bei der Lipide in die Gefäß-

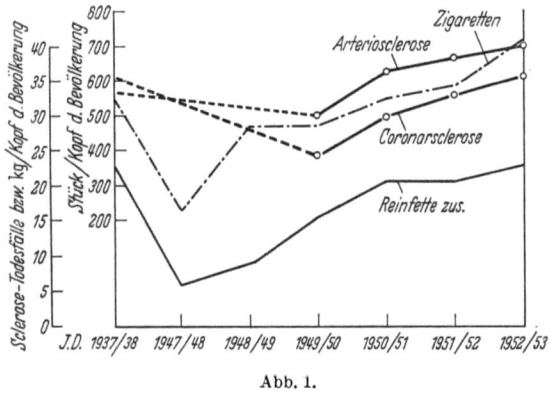

Abb. 1.

wand eingelagert werden. Andere Wandveränderungen wie die Mediasklerose werden von Fetten nicht verursacht.

Unter den mediaschädigenden Stoffen kommt dem Nicotin eine große Bedeutung zu. Wir finden nun seit der Währungsreform einen starken Anstieg des Zigarettenverbrauchs pro Kopf der Bevölkerung. Damit haben wir zwei *mögliche* Ursachen für die Arteriosklerosezunahme, aber es sind zweifellos nicht die einzigen.

Zunächst ein Wort zur Todesursachenstatistik. Die Diagnose Arteriosklerose kann bekanntlich recht schwierig sein, wenn nicht entsprechende Organausfälle wie Herzinfakt, Hirnerweichungen, Extremitätengangrän sie wahrscheinlich machen. So muß man annehmen, daß unter den gemeldeten Todesursachen die Arteriosklerose eher zu häufig vorkommt. Die Angaben der Klinik sind wohl zuverlässiger, da sie großenteils durch Autopsien belegt sind.

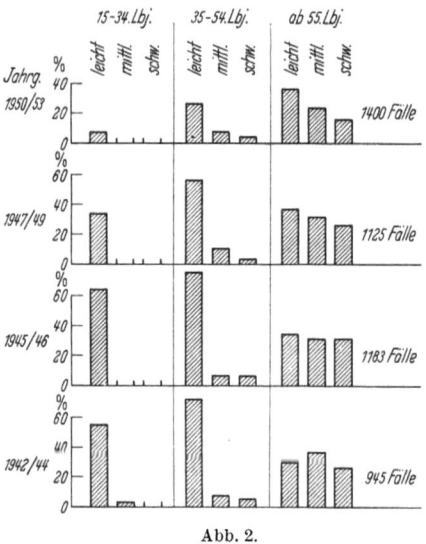

Abb. 2.

Wie steht es daher mit der Arterioslerosehäufigkeit nach dem anatomischen Material? Wir haben etwa 5000 Sektionsprotokolle des Marburger Pathologischen Instituts (früherer Direktor Prof. VERSÉ, seit 1949 Prof. HAMPERL, dem wir für die Erlaubnis der Auswertung großen Dank schulden) aus den Jahren 1938—1953 durchgesehen. Wir achteten auf die Bildung von Gefäßatheromen und teilten die Veränderungen in leichte Intimaflecke und beginnende Polster, in mittlere Schweregrade mit ausgesprochener Beetbildung und in schwere Formen mit Geschwürbildung, Aneurysmen usw. ein. Nach den Erhebungen meiner Mitarbeiterin, Fräulein Köhl, finden sich mittelschwere und schwere Atherosklerosen unter den jüngeren Jahrgängen bis zum 35. Lebensjahre in der Berichtszeit praktisch nie. Die leichten Intimaveränderungen sind nun auffälligerweise in den Kriegs- und Nachkriegsjahren bei jungen Menschen, und hier besonders bei Männern, sehr häufig. 1945/1946 haben fast 70% der Sektionsfälle Intimaveränderungen. In der Vorkriegszeit und in den Jahren 1950—1953 sind die Läsionen wesentlich seltener. Auch in den mittleren Jahrgängen (35. — 54. Lebensjahr) sind Kriegs- und Nachkriegsjahrgänge bevorzugt. Die mittelschweren und schweren Gefäßschäden sind in allen Jahrgängen der Berichtszeit etwa gleich häufig. Wie ist die Zunahme der frühen Intimaläsionen in den Kriegs- und Nachkriegsjahren zu erklären? Sieht man die klinischen Diagnosen durch, so finden sich unter diesen Fällen außerordentlich viele jüngere Männer mit chronisch eiternden Verwundungen und anderen chronischen Infektionen, die in den Lazaretten verstarben. Derartige Fälle ließen Intimaflecken und -polster kaum vermissen. Das Sektionsgut der Frauen läßt bezeichnenderweise die Unterschiede in den Berichtsjahren nicht erkennen. Wir müssen also chronischen Infekten eine große Bedeutung für die initialen Gefäßwandschäden beimessen. Ob sie irreparabel sind, ist eine andere Frage. Intimalipidosen können jedenfalls völlig reversibel sein. Ein Teil der Fälle wird aber sicher bleibende Schäden aufweisen, da diese Veränderungen erfahrungsgemäß dem weiteren Gefäßumbau Vorschub leisten. Bei der Erhebung der Vorgeschichte von Herz- und Gefäßkranken sollte auf diese Zusammenhänge geachtet werden.

Unter den chronischen Infekten kommt den rheumatischen Krankheiten eine besondere Bedeutung zu. Rund 1400 Fälle mit sicheren Coronarsklerosen und allgemeinen Sklerosen der jüngeren und mittleren Jahrgänge wiesen in etwa 15% akute und chronische Polyarthritis in der Vorgeschichte auf. Diese Prozentsätze scheinen hoch. Sie sind teilweise durch das besondere Krankengut der Universitätsklinik erklärt. Aber auch unter den sklerotischen Patienten eines Sanatoriums (Küppelsmühle, Bad Orb) sind viele Rheumatiker. Rund 18% der Coronarsklerosen hatte schwere Infektionskrankheiten durchgemacht. Auch nach klinischen Erfahrungen muß man also den chronisch-entzündlichen und infektiösen Krankheiten für die Genese der Arteriosklerose eine große Bedeutung zuerkennen. Das gilt vor allem für die jüngeren und mittleren Jahrgänge, während die Sklerosen älterer Menschen oft Ausdruck des allgemeinen Altersvorganges sein dürften.

Die Disposition zur Arteriosklerose ergibt sich auch nach unserem Krankengut für Diabetes mellitus, besonders bei schlechter Einstellung, für Nephrosen und Hypothyreosen. Zahlenmäßig haben chronische Hypertonien die größte Bedeutung für die Ausbildung der Arteriosklerose. Hier lassen klinische und pathologisch-anatomische Untersuchungen in der Nachkriegszeit keinen sicheren Anstieg der Sklerosen bei Hypertonie erkennen. Keinen Einfluß können wir nach unserem

Krankengut den Gallenwegs- und Leberkrankheiten auf die Entwicklung der Arteriosklerose beimessen. Insbesondere können wir die
wiederholt behauptete Disposition der Gallensteinkranken zu Arteriosklerose nicht finden. Die Neigung der Fettsüchtigen und Übergewichtigen zu früher und schwerer Arterioskleroseentwicklung scheint
uns bisher nicht bewiesen. Allerdings kann das Schicksal von Coronar-
sklerotikern weitgehend durch eine bestehende Fettsucht bestimmt
werden.

Für die Prophylaxe und Therapie der Arteriosklerose ergibt sich
daraus, daß es bei der Polyätiologie dieser Krankheit kein Allheil-
mittel gibt. Ganz allgemein sollte die Ernährung der Gefäßwand möglichst erhalten oder wiederhergestellt werden. Die Vermeidung von
Gefäßgiften, die Ausschaltung von Infekten, die Wiederherstellung
normaler kolloidaler Serumverhältnisse, vor allem in bezug auf die
Lipoproteine, sind die Prinzipien dafür.

Literatur.

SCHETTLER, G.: 1. Die Arteriosklerose als Stoffwechselproblem, Erg. inn. Med.
u. Kdhkde. (neue Folge), i. Druck. 2. Lipidosen, Hdb. d. inn. Med. Springer: 4. Aufl.
Bd. VII.

CLXXVIII.

Aus der Medizinischen Universitätsklinik Leipzig
(Direktor: Prof. Dr. M. BÜRGER).

Wandlungen einzelner Herzkreislaufdaten in Abhängigkeit vom Alter.

Von

D. MICHEL.

Mit 1 Textabbildung.

I. Altersabhängigkeit des ersten Teiles der SCHELLONG*schen Regulationsprüfung.*

Nach SCHELLONG lassen sich die im Stehen auftretenden Puls- und
Blutdruckveränderungen in normales Verhalten, in hypotones Vor
halten, gekennzeichnet durch deutliches Absinken des systolischen
Druckes bei gleichzeitiger erheblicher Frequenzzunahme, und in hypo-
dynames Verhalten mit den Characteristica eines systolischen und
diastolischen Blutdruckabfalls bei annähernd gleichbleibender Frequenz
einteilen. Nach den Angaben des Schrifttums tritt die hypodyname
Regulationsstörung selten auf und wird zumeist auf eine Erkrankung
des Hypophysenzwischenhirnsystems bezogen. EWERT erwähnt darüber
hinaus als etwas Besonderes einen Fall, bei dem die hypodyname Regulationsform bei einem alten Menschen gefunden wurde, der am Gehirn lediglich die zu erwartenden senilen Veränderungen aufwies.

Bei systematischer Untersuchung verschiedener Altersgruppen zeigt sich indes, daß das hypodyname Kreislaufverhalten keineswegs so selten ist, wie nach dem Schrifttum anzunehmen ist. Es läßt sich nachweisen, wie aus Abb. 1 ersichtlich, daß besagtes Kreislaufverhalten ab 4. Dezennium immer häufiger angetroffen wird. Jenseits des 60. Lebensjahres schließlich übertrifft prozentual die hypodyname Reaktion alle anderen Regulationstypen im Stehen. Das sogenannte normale oder eutone Verhalten nimmt dagegen im Laufe des Lebens ständig ab, wobei zu erwähnen ist, daß die Häufigkeit elektrokardiographischer Veränderungen in Form der allenthalben bekannten Abweichungen von ST und T in Abl. III und II im Stehen dieser Abnahme des normalen Kreislaufverhaltens annähernd parallel geht, ein Befund, dessen Beachtung mir für eine sinnvolle Interpretation des Steh-EKG wesentliche Voraussetzung zu sein scheint.

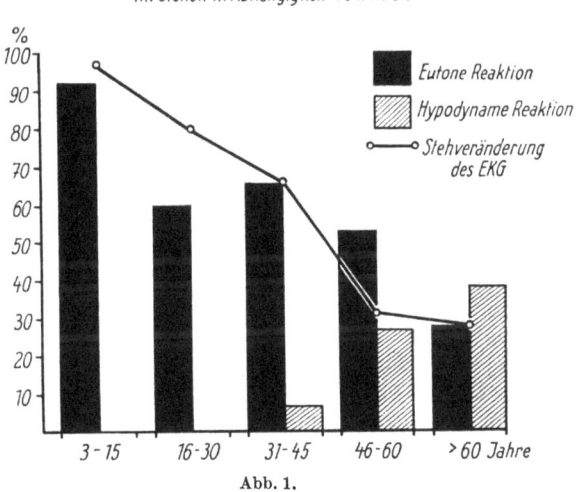

Häufigkeit verschiedener Kreislaufreaktionen im Stehen in Abhängigkeit vom Alter.

Abb. 1.

Die klinische Bedeutung des ersten Teiles der SCHELLONG-schen Regulationsprüfung ist gering, da ein abnormer Ausfall nichts über das Vorliegen einer orthostatischen Labilität oder Insuffizienz auszusagen vermag, höchstens bei Bestehen einer solchen die Diagnose unterstreicht (vgl. BREHM und WEZLER). Bei den der Abb. 1 zugrunde liegenden Untersuchungen beobachtete ich, obwohl in Einzelfällen systolische Blutdrucksenkungen bis 100 mm Hg auftraten, keine Kollaps- oder Präkollapserscheinungen. Vor einer Überwertung dieser Prüfung ist deshalb zu warnen. Sie erlaubt uns aber unter dem Vorbehalt der Zuverlässigkeit bzw. der Brauchbarkeit der uns klinisch zur Verfügung stehenden Blutdruckmeßmethode nach KOROTKOFF gewisse Einblicke in die vegetative Tonuslage. Die Zunahme der hypodynamen Regulationsform spricht dabei für ein Überhandnehmen parasympathischer Einflüsse im Alter, eine Deutung, die sich mit den auf anderen Wegen gewonnenen Ergebnissen von HERING, KOCH und MIES, MÜLLER-DEHAM und LASCH gut zur Deckung bringen läßt.

II. Altersabhängigkeit elektrokardiographischer Winkel- und Flächenwerte.

Im Schrifttum findet man mehrfach die Meinung vertreten, daß ein rechts vom QRS-Vektor liegender T-Vektor bzw. Ventrikelgradient pathologisch sei. Tatsächlich trifft das nach unseren Erfahrungen jedoch nur für die mittleren Lebensjahre zu. In der Kindheit findet sich diese Vektorenstellung jedoch in rund einem Drittel der herzgesunden Fälle, während jenseits des 65. Lebensjahres bei 100 Personen, die „nie gespürt hatten, daß sie ein Herz haben" und die auch klinisch als herzgesund bzw. als nicht nachweisbar herzkrank zu bezeichnen waren, der $\hat{T}$-Vektor im Mittel 26° und der Ventrikelgradient 8° rechts von QRS zu finden sind. Nicht gar zu selten überschreitet die negative Winkeldifferenz den Mittelwert recht deutlich. Auf diese Weise entstehen bei fehlendem Hochdruck elektrokardiographische Bilder, wie sie bei beginnender Linkshypertrophie angetroffen werden können: Linkstyp mit deutlich diskordantem T_3. In Abl. I findet sich dabei eine mitunter recht deutliche Abflachung von T, jedoch keine Inversion.

Würden im Kindesalter unter Berücksichtigung der räumlichen Vektorenlage bestimmte Drehungen des Herzens für den erwähnten Befund verantwortlich gemacht werden können, wie ich an Hand eines Modellversuches zeigen konnte, so ist diese Deutung bei den Alterspatienten nicht möglich. Hier müssen die altersbedingten Umbauvorgänge und Funktionsänderungen des Herzens selbst herangezogen werden.

Dieses besondere Verhalten der Winkelwerte ist kombiniert mit einer Abnahme der Flächenwerte im Alter. Während das Zeitspannungsintegral von QRS im Laufe des Lebens annähernd gleichbleibt, beläuft sich der Mittelwert von $\hat{T}$ in der Kindheit um 30 μVsec. und jenseits des 65. Lebensjahres um 20 μVsec. (mittl. quadrat. Streuung $\pm$ 9,7 μVsec.). Bei über einem Drittel der untersuchten Alterspatienten liegt die Fläche von $\hat{T}$ unter 15 μVsec. Der Ventrikelgradient ist im Alter mit 41 μVsec. (mittl. quadrat. Streuung $\pm$ 14,1 μVsec.) ebenfalls deutlich verkleinert.

Wir vertreten die Ansicht, daß die erwähnten Winkel- und Flächenveränderungen allein nicht berechtigen, über das Maß der physiologischen Alterungsvorgänge hinaus eine Schädigung des Herzens, insbesondere auch Hypertrophie oder Dilatation, anzunehmen. Die Röntgenkontrollen und in einzelnen Fällen auch der Sektionsbefund bestätigten unsere Annahme. Möglicherweise kann die Verkleinerung von $\hat{T}$ und des Ventrikelgradienten bei normaler Lage von $\hat{G}$ bei frontaler Projektion (hierbei wird die oben erwähnte Lagebesonderheit von $\hat{G}$ im Alter ebenfalls als normal bezeichnet) im Sinne von SCHAEFER auf eine Abnahme des physiologischen inhomogenen Erregungsrückganges und damit auf eine Verminderung der sogenannten Melkbewegung zurückgeführt werden und wäre dann in Beziehung zu setzen mit der bereits von BÜRGER erwähnten physiologischen Altersatrophie des Herzens. Inwieweit hieraus Schlüsse auf die Kontraktionskraft des Herzens erlaubt sind, ist Gegenstand weiterer Untersuchungen.

Trotz vieler gutgemeinter Versuche ist es nicht gelungen, die epidemische Ausbreitung der Diagnose „Myokardschaden" wirksam einzudämmen. Die Beachtung der altersabhängigen und -bedingten EKG-Veränderungen soll dazu beitragen, wichtige Steine aus dem unheilvollen Gebäude des Myokardschadens herauszubrechen.

Literatur.

BREHM und WEZLER: Z. exper. Med. **120**, 481 (1953). — BÜRGER: Ref. auf. d. Verh. dtsch. Ges. inn. Med. 1954. — EWERT: Verh. dtsch. Ges. Kreislaufforsch. **15**, 199 (1949). — HERING: Münch. med. Wschr. **1929**, 191. — KOCH und MIES: Z. Kreislaufforsch. **19**, 592 (1927). — MICHEL: Z. Kreislaufforsch. **42**, 657 (1953). — MÜLLER-DEHAM und LASCH: Dtsch. Arch. klin. Med. **169**, 369 (1930). — SCHAEFER: Das EKG, Berlin-Göttingen-Heidelberg 1951. — SCHELLONG: Die Regulationsprüfung des Kreislaufs, Dresden 1938.

Aussprache.

Herr G. SCHLOMKA (Berlin):

Herr Prof. BÜRGER hat die Beziehungen zwischen Altern und Krankheit überwiegend unter dem Gesichtspunkt dargestellt, wieweit das erstere den Ablauf der letzteren verändert und wieweit darüber hinaus die Kenntnis der physiologischen Alternsvorgänge ihrerseits auch die *allgemeine* Nosologie fördert. Umgekehrt lassen sich aber auch aus den Altersbesonderheiten im krankhaften Geschehen beim Menschen gewisse Rückschlüsse ziehen auf den Alternsprozeß als solchen. In diesem Sinn haben wir selbst die *reparative* Leistungsfähigkeit des Organismus als eine zwar sehr komplexe, aber *vitale* und vor allem (abgesehen von gewissen immunisatorischen und Umstimmungsvorgängen) nicht übbare *Grund*funktion auf ihre Möglichkeit zur Charakteristik des Altersablaufes beim Menschen überprüft. Als Maß der ersteren diente uns dabei die Altersabhängigkeit der Krankheitsdauer der männlichen Belegschaft eines Bergbaubetriebes, und zwar im einzelnen sowohl in bezug auf die mittlere jährliche Anzahl von Krankheitstagen des einzelnen Belegschaftsmitgliedes wie in bezug auf die durchschnittliche Dauer des einzelnen Krankheitsfalles oder Unfalles. Tatsächlich ergaben sich dabei trotz der doch recht komplexen Natur dieses Maßes der reparativen Leistungsfähigkeit im Altersverhalten der ,,Wiederherstellungszeiten'' Feststellungen, aus welchen sich u. E. auch bei kritischer Einstellung einige allgemeinere Schlüsse ziehen lassen: Grundsätzlich ordnen sich nämlich die untersuchten (und in Tagen gemessenen) Wiederherstellungszeiten (t) einer Beziehung zu, welche sich überraschend gut darstellen läßt als eine hyperbelartige Funktion mit drei kennzeichnenden Parametern: Von diesen ist der eine gegeben durch das Alter, in welchem die Wiederherstellungszeiten unendlich lang werden. Da dieses Verhalten gleichbedeutend ist mit einem Absinken der reparativen Leistungsfähigkeit auf Null und dadurch mit dem völligen Erlöschen einer der wichtigsten vitalen Grundfunktionen, liefert dieser aus den untersuchten Morbiditätsdaten gewonnene Parameter einen durchschnittlichen (Schätzungs-) Wert für den *natürlichen Lebensgrenzwert:* Indem dieser für die in unserem Material ausgewerteten verschiedenartigen Wiederherstellungszeiten nur zwischen 77,5 und 78,8 Jahren liegt, entspricht er tatsächlich weitgehend z. B. dem von BÜRGER in seinem Standardwerk geschätzten durchschnittlichen ,,physiologischen'' Lebensgrenzwert von etwa 80 Jahren. Als weitere vor allem wohl sozialhygienisch wie versicherungstechnisch bedeutsame Alternskenngröße ergibt sich aus den Wiederherstellungszeitkurven diejenige Zeit in Tagen (t), welche dem Alterswert von 0 Jahren zukommt, und welche damit als Maß sozusagen der ,,primären'' reparativen Leistungsfähigkeit des (noch nicht gealterten) Organismus angesehen werden kann. Die diesbezüglich für die von uns untersuchten verschiedenartigen Wiederherstellungszeiten erhaltenen Werte weichen mit einem Unterschied zwischen 14,0 und 27,9 Tagen nicht nur verhältnismäßig *wenig* voneinander ab. Vielmehr entsprechen sie auch durchaus einem Wert von 19,9 Tagen, welcher sich in analoger Weise aus den seinerzeit von LECOMTE DU NOÜY am Menschen messend verfolgten Heilungsabläufen oberflächlicher Hautwunden (für solche von ursprünglich 20 cm²) ergeben würde. Dadurch, daß auch sонst die von diesem Autor gegebenen Daten sich ebenfalls recht gut einer grundsätzlich gleichartigen Hyperbelfunktion zuordnen wie die von uns ausgewerteten sehr viel komplexeren Wiederherstellungszeiten, und dadurch, daß sich aus den Daten von LECOMTE DU NOÜY in Übereinstimmung mit den unsrigen ein Altersgrenzwert von 81,7 Jahren ergibt, gewinnen die aus unserem Material ableitbaren Schlüsse wesentlich an Sicherheit und allgemeinerer Gültigkeit: In einem solchen Sinn kennzeichnet dann der dritte Parameter der hyperbelartigen Funktion der Wiederherstellungszeiten im wesentlichen die „Durchbiegung" der Alterskurven. Die zahlenmäßige Kennzeichnung dieses Charakters der letzteren erscheint einmal vor allem deshalb bedeutsam, weil, wie ohne weiteres klar ist, sozialhygienisch und bevölkerungspolitisch Alternsformen mit *starker* „Durchbiegung" die *günstigeren* sind. Allgemeinbiologisch folgt aber noch ein Weiteres: Der (auch im streng mathematischen Sinn) „*stetige*" Verlauf der Wiederherstellungszeitkurven zeigt, daß jedenfalls für die vitale *Grund*funktion der reparativen Leistung des Organismus ein altersbedingter Leistungs-,,*Knick*" durchschnittlicherweise — und das bedeutet wohl: normalerweise — *nicht* besteht. Trotzdem läßt sich für jede der Wiederherstellungszeitkurven durch die rechnerische Bestimmung des „Ortes" der „maximalen Krümmung" ein charakteristischer bzw. „kritischer" Zeitpunkt angeben, in welchem die alternsgebundene, zunächst jedoch nur *langsam* ansteigende Abnahme der reparativen Leistungsfähigkeit übergeht in einen stärkeren „Schwund" oder fast „umschlägt" in einen *rasch* fortschreitenden Leistungs-,,*Verfall*": Damit aber leitet die Analyse von Morbiditätsdaten wohl erstmalig zu einer Definition und zu quantitativen Merkmalen des sozialhygienisch wie biologisch so stark umstrittenen Begriffes des alterngebundenen (physiologischen oder pathologischen) Leistungs-,,*Knicks*": Indem dieser „kritische" Punkt für die von uns untersuchten verschiedenen Wiederherstellungszeiten zwischen 47 und 57 Jahren liegt, fällt er tatsächlich mit jenem Lebensintervall zusammen, das nach allgemeiner Auffassung jedenfalls beim Europäer etwa das *Ende* der „besten" Mannesjahre" bedeutet.

Aus den Wiederherstellungszeitkurven läßt sich nun aber noch eine weitere Funktion ableiten zur Kennzeichnung des allgemeinen Alternsablaufes beim Menschen, nämlich eine solche, welche das (durchschnittliche) Verhalten der allgemeinen körperlichen „Leistung" im Außenraum (d. h. physikalisch der nach außen geleisteten bzw. leistbaren Arbeit) (L) quantitativ beschreibt: Die auf diese Weise bei Bezugnahme auf die „Leistung" des 15jährigen als Maßeinheit erhaltenen L-Kurven erweisen sich nun nicht nur als aufschlußreich zu einer sozialhygienischen Analyse und Bewertung der verschiedenen Alterns*formen;* vielmehr führen sie auch ganz allgemein-biologisch zu einer zunächst überraschenden Feststellung: Die rechnerische Analyse der diesen Kurven zugrunde liegenden Funktion erweist nämlich ihnen zugehörig einen „Wendepunkt", von welchem ab der Abfall der körperlichen Leistung sich wiederum *verlangsamt*, und zwar verhältnismäßig kurz vor dem physiologischen Altersgrenzwert bzw. vor dem physiologischen Tode: So überraschend dies Ergebnis zunächst scheinen mag, so sehr entspricht es tatsächlich doch nur der Erfahrung, daß zumeist beim unkomplizierten, also physiologischen Altern von einem gewissen Zeitpunkt des Greisentums ab das Leben in der charakteristischen Form einer „Vita minima" wie ein Kerzenstumpf nur mehr langsam „verglimmt": Gerade also durch diese zunächst auffällige Besonderheit ihres Verlaufs würden damit die L-Kurven dem tatsächlichen Geschehen entsprechen und also umgekehrt zu dessen Charakteristik geeignet erscheinen.

Da nun überdies nach von uns in Angriff genommenen Analysen die bisher nur an einem zahlenmäßig verhältnismäßig beschränkten Beobachtungsgut gemachten Feststellungen an den wesentlich größeren Unterlagen sowohl amerikanischer Versicherungsgesellschaften wie denen einer großen deutschen Sozialversicherungskasse sich zu bestätigen scheinen, eröffnet sich vielleicht die Möglichkeit, durch die mathematische Analyse von Morbiditätsdaten die auch von Herrn Prof. Bürger in seinem Referat hervorgehobenen Unterschiede bzw. Beziehungen zwischen „physikalischer" und „biologischer" Zeit konkreter zu fassen und damit hinauszukommen über zum Teil in dieser Hinsicht recht apodiktisch vertretene Auffassungen, wie etwa die, daß die „biologische" Zeit in Gegensatz zur „physikalischen" keine gewissermaßen gleichmäßig fließende, weil ihrem Wesen nach eine „logarithmische" sei.

Literatur.

Schlomka und Kersten: Z. Altersforsch **6**, 306 (1952).

Herr H. Lampen (Bielefeld):

Wir haben 1952 gemeinsam mit Ackermann an der Hoffschen Klinik systematische elektrophoretische Untersuchungen mit dem Antweiler-Gerät an Personen verschiedener Altersklassen durchgeführt. Wir fanden dabei — im Gegensatz zu Herrn NÖCKER — mit zunehmendem Lebensalter *keine* Abnahme des Bluteiweiß-spiegels. Im Gegenteil, die Altersgruppe von 70 bis 88 Jahren wies die höchsten Werte auf. Legen wir aber die strengen Maßstäbe der statistischen Rechnung an, so müssen wir feststellen, daß der Bluteiweißspiegel bei Erwachsenen bis ins hohe Alter hinein praktisch unverändert bleibt. Vielleicht erklärt sich die Diskrepanz der Ergebnisse durch das verschiedene Probandengut, wobei besonders auf den Ernährungsfaktor verwiesen werden soll. Außerdem zogen wir für unsere Unter-suchungen nur Personen heran, die anamnestisch gesund waren und einen normalen Blutstatus sowie eine normale Blutsenkung aufwiesen. Bemerkenswert erscheint es uns übrigens, daß KOEPPEL, ein früherer Mitarbeiter von Herrn Prof. BÜRGER, vor dem Kriege einen Anstieg der Serumproteine mit zunehmendem Alter fest-gestellt hat. Bezüglich der Verschiebung der einzelnen Eiweißfraktionen nach der grobdispersen Seite stimmen wir mit dem Vortragenden überein; allerdings ist die Globulinzunahme erst nach dem 60. Lebensjahr signifikant.

Herr M. BÜRGER (Leipzig) Schlußwort:

Zu dem Vortrag von Herrn SCHIMERT über Therapie der Arteriosklerose mit Roßkastanienextrakt möchte ich folgendes bemerken:

Zunächst ist eine scharfe Definition dessen, was die Autoren unter Arterio-sklerose verstehen, nicht gegeben worden. Sie glauben, die Arteriosklerose soll teil-weise auf „humoralen Veränderungen des Blutes" beruhen, wobei sie die Störungen des Sterinstoffwechsels in den Vordergrund stellen. Die jahrelangen Bemühungen meiner Mitarbeiter und meine eigenen hat Herr SCHIMERT nicht berücksichtigt, vor allem nicht die wesentliche Tatsache, daß man scharf zu unterscheiden hat zwischen der schicksalsmäßigen Sklerose der Gefäße, vor der weder Mensch noch Tier ge-schützt sind, und die man nach einem Vergleich von NORDMANN als die Umbildung vom grünen Halm zum Strohhalm bezeichnen kann, gegenüber der Arteriosklerose als Krankheit.

Bei der schicksalsmäßigen Sklerose kommt es, wie zahlreiche Beobachtungen in meinem Werke „Altern und Krankheit" beweisen und wie neuere systematische angiochemische Ergebnisse meines Mitarbeiters HEVELKE zeigen, zur gesetzmäßigen Einlagerung von Sterinen in die bradytrophen Gefäßwandschichten der Aorta und der großen Gefäße. Diese Tatsachen, die seit 20 Jahren bekannt sind und auch von niemanden bestritten wurden, sind ein Teil der Alternsphysiologie überhaupt. Altern und Tod läßt sich aber durch Kastanienextrakt nicht verhindern. Von diesen sklerotischen Veränderungen, die auch am Lebenden durch die Zunahme der Pulswellengeschwindigkeit dokumentiert sind, ist die Arteriosklerose als Krankheit zu differenzieren. Zwischen physiologischer Altersklerose und Arteriosklerose als Krankheit ist eine Differenzierung aber bis heute am lebenden Menschen nicht sicher durchführbar gewesen, und ob die von Herrn SCHIMERT am Kaninchen durch Überfütterung mit Cholesterin und Adrenalin gefundenen Veränderungen der menschlichen Arteriosklerose gleichzusetzen sind, möchte ich bezweifeln. Eine wirk-same Therapie der Arteriosklerose gibt es bis heute leider nicht, und ob es bei Kranken nützlich ist, mit Roßkastanienextrakt falsche Hoffnungen zu erregen, ist eine Frage, die die Psychotherapeuten zu beantworten haben.

Wesentliche Einwände gegen die von mir und meinen Mitarbeitern vorgebrach-ten Thesen sind hier nicht gemacht worden. Zur Frage des Serumeiweißgehaltes in den höchsten Altersstufen wird Herr NÖCKER selbst sprechen.

Erlauben Sie mir noch ein kurzes Wort zur „*Gerontologie*", die Herr LÖFFLER in seinem Referat etwas stiefmütterlich behandelt und in ihrer vollen Bedeutung nicht genügend gewürdigt hat. Leider haben wir in unserem deutschen Sprachschatz kein eindeutiges Wort für den Begriff der *Biorheuse*, den ich gewählt habe, um die Tatsache des während des *ganzen Lebens* ablaufenden Alternsprozesses zu betonen. Nach unserem Sprachempfinden wird unter *Altern* gewissermaßen *Vergreisen* ver-standen. Goethe schlägt für das Altern das Wort *Ältlen* vor. Im englisch-amerikani-schen Schrifttum spricht man im Sinne der Biorheuse von *Gerontologie* und im Sinne der *Greisenheilkunde* im Gegensatz zur *Kinderheilkunde* von *Geriatrics*. Die *Biorheuse* ist der Oberbegriff, der die Alternswandlung des Individuums, aber auch des ganzen Volkes umfaßt. Es gibt demnach eine biorheutische Anatomie, eine biorheutische Physiologie, eine biorheutische Nosologie und eine biorheutische Therapie, letztere zumindest als Wunschvorstellung. Die von Herrn LÖFFLER nur am Rande erwähnte *Gerontologie* hat für die gesamten Kulturvölker eine eminente Bedeutung: Leben doch nach amerikanischen Schätzungen auf der Welt 150 Millionen über 65 Jahre alter Menschen. 1900 waren in Deutschland in einer Gemeinde von 1000 Einwohnern 930 Menschen jünger, 70 Menschen älter als 60 Jahre. Heute leben in der gleichen Gemeinde 590 Menschen, die jünger, und 410 Menschen, die älter als 60 Jahre sind. Und die Lebenserwartung eines Neugeborenen hat sich seit 1870 verdoppelt. Durch diese Tatsachen entstehen für alle Kulturstaaten neue und wichtige Aufgaben. Menschen über 60 Jahre dürfen nicht einfach als „Sozialer Ballast" angesehen werden, die mit einigen Rentenpfennigen abgefunden werden, sondern jeder Staat muß in seinem eigenen Interesse dafür Sorge tragen, daß der *Leistungsrest* der Alten eine ihrem großen Erfahrungsschatz und ihrer verminderten körperlichen Leistungsfähigkeit angepaßte Verwendung findet. Bei der Überalterung aller Kulturvölker würden sich sonst Rentnerstaaten bilden, in deren Bereich die Alten sozusagen nur geduldet sind. Nach meiner Auffassung sollte die noch immer zunehmende Anzahl der älteren Staatsbürger einen eigenen lebens- und wirkungsberechtigten Stand darstellen, dem man mindestens die gleiche Achtung wie dem Wehrstand entgegenbringen sollte. Die „*biorheutische Nosologie*" ist nur ein kleiner Ausschnitt aus der Lehre von der Biorheuse der Völker oder der sogenannten *Gerontologie*.

CLXXIX.

Aus der Medizinischen Universitäts-Poliklinik Rostock
(Direktor: Prof. Dr. ROBERT E. MARK).

Zur Bedeutung des Alterns für periphere Durchblutungsstörungen.

Von

HANS BÜCHSEL.

Seit 1949 kamen an unserer Poliklinik 137 Patienten wegen Durchblutungsstörungen der unteren Extremitäten zur Behandlung. Diese wurde auf Veranlassung von Herrn Prof. MARK in der Mehrzahl stationär mit Bettruhe, Nicotinentzug und Kurzwellendurchflutungen der zugeordneten intraabdominellen Grenzstrangganglien vorgenommen. Teilweise wurde zusätzlich Bindegewebsmassage angewendet; gefäßerweiternde Pharmaka oder Blockaden benutzten wir nur in 24 Fällen. Alle Patienten wurden aufgefordert, mindestens vierteljährlich zur Kontrolluntersuchung zu erscheinen. Bei schweren Fällen haben wir in Abständen von einem halben bis einem Jahr, spätestens bei erneuter Verschlechterung abermalige 2—3wöchige stationäre Behandlung durchgeführt. 24mal wurde Nekrose oder Gangrän beobachtet. Zur Amputation kam es nur siebenmal, also in 5,1% aller behandelter Fälle. Das Gros unserer Patienten mit Durchblutungsstörungen bestand aus Männern in den 50er Jahren. Die Altersverteilung von 169 bei uns untersuchten Patienten beiderlei Geschlechts zeigt ein Überwiegen des 6. Lebensjahrzehnts gegenüber den anderen, auch gegenüber dem 7. Lebensjahrzehnt, hier allerdings nicht statistisch gesichert.

Unsere Behandlungsergebnisse ließen uns die Frage der Früherkennung peripherer Durchblutungsstörungen besonders wichtig erscheinen. In früheren Studien hatte sich uns die regelmäßig 2 Minuten lang durchgeführte Lagerungsprobe als diagnostisch sehr wertvoll erwiesen. Wir hatten damit bei über 60jährigen eine längere durchschnittliche Zeitdauer bis zur vollständigen Ausbreitung der reaktiven Hyperämie am Fußrücken festgestellt und leiteten daraus die Frage ab, ob eine verhältnismäßig verzögerte reaktive Hyperämie als Frühzeichen einer Durchblutungsstörung aufgefaßt werden könne, wobei wir einen Zusammenhang mit dem Auftreten von Arteriosklerose annahmen. Zur weiteren Klärung dieses Zusammenhanges haben wir uns für die röntgensichtbaren Gefäßverkalkungen im Bereich der unteren Extremitäten interessiert. Ihr Vorkommen bei peripheren Durchblutungsstörungen ist bekannt, ebenso bekannt auch bei Patienten ohne diesbezügliche Funktionsstörungen. Wir untersuchten über 40jährige männliche Patienten unserer Poliklinik mit verschiedenen Diagnosen in einem einfachen Untersuchungsgang: Inspektion besonders auch auf Störungen des Nagelwachstums, Palpation der Fuß- und Femoralpulse, oszillatorische Blutdruckmessung an den Unterschenkeln und Lagerungsprobe. Anschließend wurden Rö.-Weichteilaufnahmen der Ober und Unterschenkel gemacht.

Die gefundenen röntgensichtbaren Gefäßverkalkungen verteilten sich unabhängig von der Zeitdauer der reaktiven Hyperämie bei der Lagerungsprobe. Es stellte sich jedoch heraus, daß die vorgenommenen systematischen Untersuchungen vor allem mittels der von uns modifizierten Lagerungsprobe bei fünf Patienten zur Aufdeckung bisher nicht bekannter Durchblutungsstörungen führte. Zwei von ihnen meldeten sich erst kurze Zeit später mit entsprechenden Beschwerden, die nach 2—3wöchiger Behandlung, in einem Falle ambulant, vorerst fast völlig beseitigt werden konnten. Drei weitere Patienten gaben auf eindringliches Befragen Schmerzen in den Beinen bei größeren Anstrengungen an. Sie erhielten Nikotinverbot und andere Verhaltungsmaßregeln und zeigten bei Kontrolluntersuchungen keine Verschlechterung des Befundes. Ein Patient mit einer Myodegeneratio cordis, bei dem vorher nur eine etwas fleckförmig einschießende reaktive Hyperämie gefunden worden war, kam ein halbes Jahr nach der ersten Untersuchung mit ausgeprägter Claudicatio intermittens in Behandlung. Er konnte nach ambulanter Behandlung seine Arbeit wieder aufnehmen. Aus dem Dargelegten haben wir den Schluß gezogen, daß eine Befragung hinsichtlich Gehbeschwerden sowie möglichst häufige Anwendung der 2-Minuten-Lagerungsprobe bei allen älteren männlichen Patienten eine erfolgreiche Maßnahme zur Bekämpfung der peripheren Durchblutungsstörungen, über deren Zunahme heute allerorts berichtet wird, darstellt.

Röntgensichtbare Gefäßverkalkungen fanden wir bei einem Drittel unserer Patienten ohne Durchblutungsstörungen und bei zwei Dritteln der untersuchten Patienten mit Durchblutungsstörungen. Zählen wir alle Patienten zusammen, so erhalten wir Gefäßverkalkungen in 42,3%.

Röntgensichtbare Gefäßverkalkungen fanden sich bei
90 (42,3%) von 213 untersuchten Patienten, davon bei
40 (30,3%) von 132 Patienten ohne periphere Durchblutungsstörungen,
50 (61,7%) von 81 Patienten mit peripheren Durchblutungsstörungen.
Eine entsprechende Zahl, nämlich 44,3%, von 305 untersuchten
Männern läßt sich aus der Monographie von PRATT aus den Vereinigten
Staaten entnehmen. Ein Zusammenhang mit anderweitigen klinischen
Manifestationen der Arteriosklerose schien sich uns bei der geson-
derten Zusammenstellung der unter 60jährigen Untersuchten insofern
zu ergeben, als bei Patienten ohne periphere Durchblutungsstörungen,
wenn sie keine weiteren arteriosklerotischen Erscheinungen wie Co-
ronarsklerose, Aortensklerose, Nephrosklerose oder Cerebralsklerose
aufwiesen, röntgensichtbare Gefäßverkalkungen nur in etwa einem
Sechstel der Fälle auftraten, dagegen bei Patienten mit Durchblutungsstörungen *und* sonstigen arteriosklerotischen Manifestationen in etwa
zwei Drittel der Fälle.

Auch hinsichtlich der Altersverteilung fanden wir weitgehende
Übereinstimmung mit Resultaten von PRATT. Bei der Einteilung
unseres Materials nach Lebensjahrzehnten ergibt sich vom 47. bis zum
70. Lebensjahr ein kontinuierliches Ansteigen der Zahl der Fälle mit
röntgensichtbaren Gefäßverkalkungen im Verhältnis zur Zahl der jeweils Untersuchten, für die Patienten mit Durchblutungsstörungen noch
stärker als für die Patienten ohne Durchblutungsstörungen. Die stärkste
anteilmäßige Zunahme der Gefäßverkalkungen erfolgt bei unseren
Patienten mit Durchblutungsstörungen vom 5. zum 6. Lebensjahrzehnt, entsprechend dem eingangs erwähnten bevorzugten Befall mit
Durchblutungsstörungen in den 50er Jahren, bei den Patienten ohne
Durchblutungsstörungen vom 6. zum 7. Lebensjahrzehnt. Im 8. Lebensjahrzehnt standen nur 3 von unseren Patienten mit peripheren Durchblutungsstörungen. Die von HEVELKE aus der BÜRGERschen Klinik kürzlich demonstrierten chemischen Blutgefäßuntersuchungen an Sektionsmaterial aller Altersklassen haben eine sprunghafte qualitative Zunahme
der peripheren Arteriosklerose im 8. Lebensjahrzehnt erkennen lassen. Wir
konnten in einigen Fällen an Hand von nach längerem Abstand wiederholten
Aufnahmen Ausdehnungszunahme der Gefäßverkalkungen feststellen, bei
anderen nicht. Ein deutlicher qualitativer Zusammenhang zwischen Gefäß-
verkalkung und Ausprägung der Durchblutungsstörung im Einzelfall war
nicht nachweisbar, doch waren bei schwereren Fällen im Verhältnis häufiger Gefäßverkalkungen vorhanden. — Zur Frage des Geschlechtseinflusses
können wir nur mitteilen, daß bei fünf über 40jährigen Frauen, die bei
uns wegen Durchblutungsstörungen der unteren Extremitäten behandelt worden sind, zweimal Gefäßverkalkungen gefunden wurden.

Der Feststellung röntgensichtbarer Gefäßverkalkungen kommt mithin bei Patienten von der zweiten Hälfte des 5. Lebensjahrzehnts ab eine
gewisse Bedeutung im Rahmen des klinischen Gesamtbildes zu; für wesentlich wichtiger möchten wir die möglichst breite Anwendung der einfachen klinischen Untersuchungsmethoden zur Früherkennung peripherer
Durchblutungsstörungen halten.

Literatur.

BÜCHSEL: Arch physik. Ther. **1951.** H. 4. — BÜCHSEL und SCHMIDT: Z. Kreislaufforsch. **1951,** S. 40. — HEVELKE: Vortrag vor der Nordwestdeutsch. Ges. inn. Med. am 20. 2. 1954.—PRATT: Surgical managements of vascular diseases. Philadelphia 1949.

CLXXX.

Aus der Medizinischen Universitätsklinik Leipzig
(Direktor: Prof. Dr. M. BÜRGER).

Das Verhalten der Capillaren im Altersablauf.

Von

H. KNOBLOCH.

In der umfassenden Monographie „Altern und Krankheit" sind von Herrn Prof. BÜRGER die statischen und dynamischen Alterserscheinungen eingehend gewürdigt worden. Es ist verständlich, daß den morphologischen und chemischen Wandlungen. welchen unser Körper im Laufe des Lebens unterworfen ist, funktionelle Wandlungen der Zellen, Gewebe und Organe entsprechen. Gerade die dynamischen Altersveränderungen müssen den Arzt besonders interessieren, da sie für die Klinik von besonderer Bedeutung sind.

So sind uns an den großen Gefäßen eine Reihe funktioneller Altersveränderungen bekannt, die auch in der täglichen Praxis entsprechende Berücksichtigung finden. Untersuchungen über das Verhalten der kleinsten Gefäße im Altersablauf sind erst in letzter Zeit vorgenommen worden, entbehren aber noch der Vollständigkeit — nicht zuletzt aus methodischen Gründen. So konnte z. B. über das Verhalten des Capillardruckes im Laufe des Lebens bisher noch nichts Endgültiges ausgesagt werden, weil uns immer noch eine exakte Methode fehlt. Mehr ist uns über Permeabilitätsänderungen der Capillaren bekannt. Ausgehend von der Überlegung, daß aus den Capillaren nicht nur Ernährungsstoffe austreten, sondern daß auch Schlackenstoffe resorbiert werden und diese Resorption natürlich in ihrer Geschwindigkeit von der Beschaffenheit der Grenzflächen abhängig ist, hat POHLERS auf Veranlassung von BÜRGER Hautquaddeln mit Normosal, isotonischer Traubenzuckerlösung und Knochenmarköl auf ihre Resorptionszeit in verschiedenen Altersklassen geprüft. Die Resorption von intracutan appliziertem Knochenmarköl verzögerte sich mit zunehmendem Alter. Nicht so eindeutig fielen die Ergebnisse bei den Quaddeln mit Normosal und isotonischer Dextroselösung aus, allerdings interferierten hier Resorptions- und Quellungserscheinungen. In neuester Zeit konnte RIES an unserer Klinik mit dem LANDISschen Versuch eindeutig nachweisen, daß die Durchlässigkeit der Capillaren im Alter abnimmt. Weiter ist uns durch die Untersuchungen von KÜHN bekannt, daß sich die Capillarresistenz in den hohen Altersstufen deutlich verringert.

Unsere eigenen Untersuchungen galten dem Verhalten der kleinsten Gefäße gegenüber verschieden äußeren Reizen. Wir benutzten das

Ultraviolettlicht als aktinischen, das Senföl als chemischen, das Acetylcholin als pharmakologischen und die Reizung der Haut mit einem Metallstift als mechanischen Reiz.

Bestrahlt man die Haut mit UV-Licht, so entwickelt sich nach einer Latenzzeit von einigen Stunden ein Erythem. Die Entzündungsröte nach Gaben von Senföl auf die Haut entsteht bereits nach etwa 15 Minuten. Bei beiden Reizen war für uns die Intensität des Erythems das Maß für die Capillarreaktion. Den Grad der Entzündungsröte haben wir nach einem von BÜRGER angegebenen photoelektrischen Verfahren gemessen, das im Prinzip dem des photographischen Belichtungsmessers entspricht. Es wird hierbei mit einer Photoselenzelle über ein Galvanometer die Lichtreflexion der entzündeten Hautstelle mit einer kontralateralen nicht gereizten verglichen. Je intensiver nun die Rötung ist, um so weniger wird auch das Licht reflektiert. Die Reflexionsminderung, in Prozenten ausgedrückt, haben wir mit Rötungseinheiten bezeichnet.

Zur Beurteilung des Verhaltens der kleinsten Gefäße gegenüber Acetylcholin haben wir das übliche Verfahren angewandt. 0,1 ccm einer Lösung von Acetylcholin-Prostigmin wird intracutan gegeben und dann die Größe des Reflexerythems planimetrisch bestimmt.

Zur Prüfung des Verhaltens der Capillaren gegenüber mechanischem Reiz ist uns ja die Bestimmung der dermographischen Latenzzeit eine geläufige Methode. Die dermographische Latenzzeit ist die Zeit, die verstreicht von der Reizung der Haut bis zum Auftreten der ersten Rötung. HOFF und KESSLER sowie NOTHAAS konnten bereits nachweisen, daß sich diese Zeit mit zunehmendem Alter verlängert. Zu Vergleichszwecken haben wir diese Untersuchungen nochmals vorgenommen.

An Hand von 4 Abbildungen sollen Ihnen nun unsere Untersuchungsergebnisse demonstriert werden. Auf UV-Bestrahlung reagierte der jugendliche Erwachsene im 3. Dezennium mit dem intensivsten Erythem. Mit zunehmendem Alter nahm im Mittel die Intensität der Entzündungsröte ab. Zunächst unerklärlich schien uns, daß die Kinder ähnlich reagierten wie Personen in den höchsten Altersstufen, nämlich verhältnismäßig gering. Wir versuchen, dies durch den verschieden hohen Cholesteringehalt der Haut zu erklären. Wie die Untersuchungen von BÜRGER zeigen, ist der Cholesteringehalt der kindlichen Haut doppelt so hoch wie der bei Erwachsenen. Da bei unseren weiteren Untersuchungen das Verhalten der kindlichen Capillaren sehr unterschiedlich war, haben wir in der Folge zunächst auf die Auswertung dieser Befunde verzichtet.

Auch bei Reizungen der Haut mit Senföl war eine deutliche Altersabhängigkeit zu beobachten. Die Intensität der Rötung war bei den Personen im 3. und 4. Lebensjahrzehnt am stärksten, am geringsten bei Greisen über 70 Jahre. Die Größe des Reflexerythems nach intracutaner Verabreichung von Acetylcholin-Prostigmin war am größten im jugendlichen Alter und nahm bis in das höchste Alter kontinuierlich ab. Die dermographische Latenzzeit verlängerte sich mit zunehmendem Alter, ein Befund, der bereits von den Voruntersuchern erhoben worden war.

CLXXXI.

Aus der Medizinischen Universitätsklinik Marburg an der Lahn
(Direktor: Prof. Dr. H. E. BOCK).

Über die Elastizitätsabnahme der terminalen Gefäße im Alter.

Von

ERNST STEIN und EBERHARD BETZ.

Mit 2 Textabbildungen.

Eine wesentliche Voraussetzung für die Fähigkeit des Blutkreislaufes zur Anpassung an die in weiten Grenzen schwankenden Bedürfnisse des Organismus ist die Weitbarkeit der Gefäße. Sie läßt sich mit Hilfe der von OTTO FRANK analysierten Beziehungen zwischen der Elastizität und der Geschwindigkeit, mit der eine Pulswelle über ein Gefäß läuft, auch am Menschen in situ bestimmen. Insbesondere WEZLER hat auf diese Weise zeigen können, daß die großen und mittleren Arterien im Verlaufe des Lebens an Elastizität verlieren und so den funktionellen Nachweis zu den seit langem bekannten anatomischen Befunden über die Alterungsvorgänge an diesen Gefäßen erbracht.

Der Elastizitätsverlust, der sich mit zunehmendem Alter einstellt, betrifft jedoch nicht nur das arterielle System, sondern offenbar auch die periphere Strombahn. Um dies nachzuweisen, haben wir am Vorderarm des Menschen die Druckänderung in den kleinen Gefäßen gemessen, die bei einer bestimmten Volumenzunahme auftritt, und damit den Volumenelastizitätskoeffizienten bestimmt, der ein Maß für die elastische Dehnbarkeit darstellt.

Die hierzu erforderlichen Druckmessungen lassen sich mit einer Apparatur ausführen, die nach dem Prinzip der entlasteten Gefäßwand wie ein von SCHROEDER für das Tierexperiment entwickeltes Verfahren arbeitet. Das an anderer Stelle ausführlich beschriebene Gerät (STEIN) besteht aus einem einseitig verschlossenen Glaszylinder, der mit konstant temperierter Flüssigkeit gefüllt ist, und in den von der anderen Seite ein Gummihandschuh hineinragt. In den Handschuh wird die obere Extremität bis zur Mitte des Unterarmes eingeführt und mit einer Haltevorrichtung dort fixiert. Die Flüssigkeit wird unter einem Druck in den Zylinder eingefüllt, der in der Größenordnung des Innendruckes derjenigen Gefäße liegt, deren Druckänderungen erfaßt werden sollen. Dadurch werden die Wände der betreffenden Gefäße entlastet, und die Schwankungen des Gefäßinnendruckes können sich auf die Plethysmographenflüssigkeit übertragen, weil nun diese und nicht mehr die Gefäßwände den Gegendruck bilden. Die den Druckänderungen in den Blutgefäßen annähernd entsprechenden Druckschwankungen im Flüssigkeitsraum des Glasbehälters werden durch eine pneumatische Verstärkereinrichtung auf ein elastisches Manometer gegeben und fortlaufend optisch registriert. Zugleich werden die Volumenänderungen des anderen Armes mit einem isotonisch arbeitenden Plethysmographen aufgezeichnet.

Die Änderung der Gefäßfüllung wurde durch venöse Stauung an den Oberarmen bewirkt und die dabei auftretende Volumenzunahme zu dem Druckzuwachs in Beziehung gesetzt. Um etwaige Zuflußschwankungen oder Seitendifferenzen der Durchblutungsgröße auszuschalten, wurden stets mehrfache Stauungen vorgenommen und bei allen Versuchspersonen Druck und Volumen jeweils an beiden Armen verfolgt. Daneben wurde der Anstieg des Druckes bestimmt, den ein zusätzlich in das Druckmeßgerät gebrachtes Volumen hervorrief. Hierdurch wird die Blutfülle des Armes vermindert, und der Verlauf der dabei entstehenden Druck-Volumen-Kurve vermittelt einen Eindruck von der Verteilung des Blutes in den Gefäßgebieten mit verschiedenem Innendruck und gibt einen ungefähren Anhalt über die Kapazität des peripheren Gefäßsystems. Die bei korrespondierenden Druckwerten errechnete Differenz zwischen diesem Quotienten und dem Verhältnis zwischen Druck- und Volumenänderung bei venöser Stauung entspricht dem für die Dehnung gültigen Volumenelastizitätskoeffizienten ($E' = \Delta p/\Delta V$) des Armes, der sich mit dem elastischen Widerstand der in ihm enthaltenen Gefäße ändert. Der Quotient gibt aus methodischen Gründen kein absolutes Maß für die elastische Dehnbarkeit der Gefäße, sondern kann nur vergleichend bewertet werden. Es ist aber anzunehmen, daß das Volumen im Verhältnis zum Druck während der venösen Stauung um so mehr steigt, je geringer der elastische Widerstand ist, welcher der Auffüllung der Gefäße entgegensteht. Bei gleicher Volumenzunahme dürfte der Druckanstieg umgekehrt um so größer sein, je weniger dehnbar die kleinen Gefäße und die sie umhüllenden Gewebe sind.

Der Druck in den Staumanschetten wurde auf eine Höhe von 60 mm Hg gebracht; zu Versuchsbeginn lastete auf beiden Armen ein Druck von 10 mm Hg, der unter der venösen Stauung ansteigende Druck wurde höchstens bis 40 mm Hg verfolgt. Somit ist die errechnete Druck-Volumen-Relation vorwiegend auf die Elastizität der peripheren Venen und des Capillarbettes und kaum auf die in dem Meßgerät befindlichen größeren Arterien zu beziehen.

Die Abb. 1 zeigt zwei Originalkurven, von denen die obere an einer 28jährigen Versuchsperson und die untere an einem kreislaufgesunden Manne von 55 Jahren gewonnen wurde. In dem gewählten Maßstab steigt das Volumen bei dem Jüngeren wesentlich stärker an als der Druck, die Auswertung ergibt, daß das Verhältnis von Druck in mm Hg zu Volumen in ccm 1,3 beträgt. Bei der älteren Versuchsperson übertrifft hingegen der Anstieg des Druckes den des Volumens erheblich, woraus sich ein Quotient von etwa 4,0 ergibt. Bei der Injektion von Flüssigkeit in das Meßgerät wird ein Druckanstieg von entsprechender Höhe durch ein Volumen hervorgerufen, das zu dem Druck im Verhältnis von 0,5 bzw. 1,1:1 steht. Die Differenz zwischen dieser Verhältniszahl und der bei Stauung ermittelten beträgt im oberen Falle 0,8 und im unteren 2,9 mm Hg pro ccm. Nach dem vorhin Gesagten müssen wir hieraus schließen, daß der Volumenzunahme im peripheren Gefäßnetz hier ein geringerer Widerstand entgegensteht als dort und können damit aussagen, daß die terminalen Gefäße der jüngeren Versuchsperson dehnbarer sind als die der älteren.

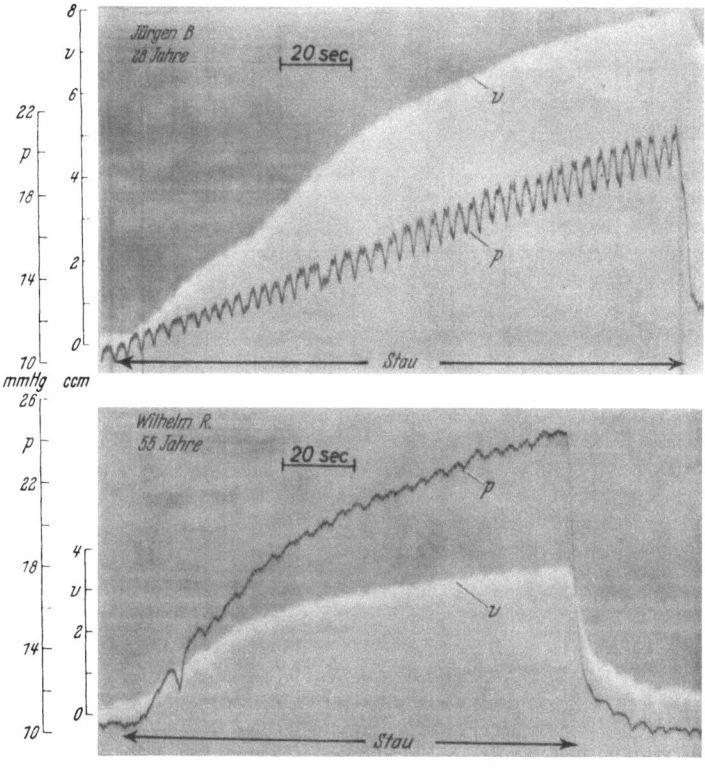

Abb. 1.

Andere Versuche unterscheiden sich von den abgebildeten insofern, als der Blutzustrom in der Zeiteinheit wesentlich größer ist als hier, so daß sowohl die Volumen- wie die Druckkurven steiler ansteigen. Es ist aber stets zu beobachten, daß bei Jugendlichen der Druck hinter dem Volumen zurückbleibt, während er bei älteren Individuen diesem voraneilt.

In dem Diagramm der Abb. 2 sind die Resultate sämtlicher Versuche zusammengestellt. Im unteren Kasten finden sich die Angaben über den Druckanstieg, welcher durch ein zusätzlich von außen in den Flüssigkeitsraum des Glaszylinders gebrachtes Volumen hervorgerufen wird. Die Verhältniszahlen streuen in allen Altersgruppen um einen Wert von etwa 0,7, so daß sich kein sicherer Anhalt für systematische Unterschiede im verdrängbaren Volumen des Armes ergibt. Die nach Abzug dieser Werte von den bei Stauung errechneten Quotienten verbleibenden Verhältniszahlen von Druck zu Volumen sind im oberen Teil der Abbildung aufgeführt. Die Einzelwerte bezeichnen den Durchschnitt von meist drei Stauversuchen, die für Druck und Volumen jeweils an beiden Armen durchgeführt wurden. Man sieht, daß der Druck im Verhältnis zum Volumen mit vorrückendem Alter deutlich ansteigt; späterhin streuen die Einzelwerte erheblich. Die für die verschiedenen Altersklassen angegebenen Mittelwerte liegen zwischen dem 70. und 80. Lebensjahr etwa achtmal höher als im 2. und 3. Jahrzehnt, die Kurve erhebt sich ungefähr vom 30. Lebensjahr an. Sie nimmt einen etwa S-förmigen Verlauf und ähnelt damit weitgehend den Beziehungen, zwischen dem Alter und der Elastizität der Arterien.

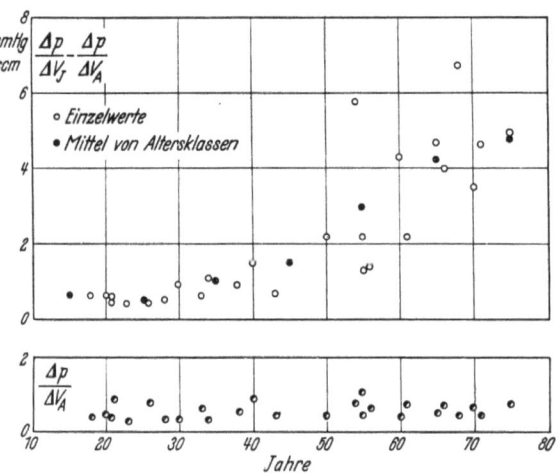

Abb. 2.

In der Elastizitätsabnahme des Armes im Alter drückt sich offenbar eine zunehmende Starre derjenigen peripheren Gefäße aus, deren Innendruck im Bereich des angewandten Entlastungsdruckes oder wenig darüber liegt. Sie mögen der Capillarsklerose entsprechen, die MOSCHCOWITZ an verschiedenen inneren Organen in Verbindung mit einer Sklerosierung größerer Gefäße nachgewiesen hat. PFLEIDERER hat Veränderungen an den Endschlingen der Portio uteri jenseits der Menopause beobachtet. Änderungen des funktionellen Verhaltens der Hautcapillaren sind von KESSLER beschrieben worden, demnach erweitern sich die Capillaren des älteren Menschen auf einen dosierten Reiz hin nach längerer Zeit und in geringerem Maße als bei jugendlichen Individuen. Hinsichtlich der Alterung scheinen an den Capillaren im übrigen lediglich Untersuchungen über die Resistenz vorzuliegen.

Da funktionelle Tonusschwankungen unter unseren Versuchsbedingungen für den beschriebenen Befund ursächlich kaum in Betracht kommen, darf man annehmen, daß der steilere Druckanstieg bei gleichem Volumenzuwachs Ausdruck von Alterungsvorgängen in den Gefäßen der terminalen Strombahn ist, die sich etwa parallel zur Sklerosierung der Arterien entwickeln. Unter anderem können sich derartige Veränderungen aus hämodynamischen Gründen besonders dann ungünstig auswirken, wenn bei erhöhter Gewebsaktivität ein gesteigerter Blutbedarf besteht.

Zusammenfassung.

Es wird über eine Methode berichtet, mit welcher Änderungen der elastischen Dehnbarkeit der terminalen Gefäße in den Armen des Menschen nachgewiesen werden können. Aus dem Verhältnis zwischen Druck- und Volumenanstieg bei venöser Stauung ergibt sich eine Elastizitätsabnahme derselben mit zunehmendem Alter.

Literatur.

FRANK, O.: Z. Biol. 71, 255 (1920); 85, 91 (1926). — KESSLER, M.: Z. Kreislaufforsch. 25, 777 (1933). — MOSCHCOWITZ, E.: Ann. Int. Med. 30, 1156 (1949). — PFLEIDERER: Verh. dtsch. Ges. Gynäkol. 22, 595 (1931). — SCHROEDER, W.: Z. Biol. 103, 389 (1951). — STEIN, E.: Z. Kreislaufforsch. 43, 73 (1954). — WEZLER, K.: Z. Kreislaufforsch. 27, 721 (1935). — WEZLER, K. und A. BÖGER: Erg. Physiol. 41, 292 (1939).

CLXXXII.

Aus der Medizinischen Universitätsklinik Leipzig
(Direktor: Prof. Dr. M. BÜRGER).

Beiträge zur Funktion und Struktur der Gefäße. Angiochemische Untersuchungen der Extremitätenarterien.

Von

G. HEVELKE.

Mit 2 Textabbildungen.

Im Rahmen der an der Leipziger Klinik durchgeführten Untersuchungen auf dem Gebiet der Alternsforschung habe ich seit mehreren Jahren vergleichende angiochemische Studien an den Extremitätenarterien durchgeführt. Der leitende Gedanke bei diesen Untersuchungen war die Entscheidung der Frage, ob funktionelle Mehrbeanspruchung der Arterien sich auch an den chemischen Strukturen der Gefäße auswirkt. Ich knüpfte damit hinsichtlich Methodik und Fragestellung an die vor etwa 30 Jahren begonnenen Untersuchungen des BÜRGERschen Arbeitskreises über die Altersveränderungen der von BÜRGER so genannten bradytrophen Gewebe, in diesem Falle speziell der menschlichen und tierischen Aorta, an. BÜRGER und Mitarbeiter haben zuerst nachweisen können, daß die Aorta bei normalen makroskopischen Verhältnissen im Laufe des Lebens eine zunehmende Anreicherung von Schlackenstoffen aufweist, unter denen Calcium und Cholesterin gewissermaßen als Leitfossilien für die anorganischen und organischen Einlagerungen gewählt wurden. Unterdessen ist von verschiedenen Seiten insbesondere das Lipoidspektrum weiter untersucht worden, um dem mit zunehmender Lebenserwartung der Menschheit immer brennender werdenden Problem der Arteriosklerose näherzukommen.

Ich habe nun zunächst in 96 Fällen die vergleichende chemische Analyse der re. art. brachialis und art. femoralis aller Altersklassen

57b

durchgeführt. Zur Untersuchung gelangte die re. art. brachialis vom
Abgang der art. subscapularis bis zur Aufteilung in art. radialis und
ulnaris sowie die re. art. femoralis unterhalb des Abganges der art.
femoris profunda bis zum Übergang in die art. poplitea. Nach sorgfältiger Freipräparation von periadventitiellen Bindegewebsfasern und
Fettgewebe sowie Entfernung von Blutresten aus dem Lumen wurde,
das Gefäß nach Wägung in möglichst kleine Teile zerschnitten und
unter $CaCl_2$ in einem Vacuumexsiccator bei 37°, 60° und 100° jeweils
bis zur Gewichtskonstanz getrocknet. In der Trockensubstanz erfolgte
die Bestimmung des Calciums nach Oxalatfällung titrimetrisch mit
Kaliumpermanganat, ein großer Teil der Werte wurde gleichzeitig
flammenphotometrisch kontrolliert. Das Gesamtcholesterin wurde
nach KOH-Hydrolyse des Materials gravimetrisch mittels Digitonin-
fällung nach Windaus analysiert; diese Methode ist zwar zeitraubend
und auch teuer, liefert aber im Vergleich zu anderen Methoden besonders zuverlässige Werte, wie uns zahlreiche Doppelbestimmungen
zeigten. Schließlich wurde ein 10 cm langer Gefäßabschnitt stets gleichbleibenden Ortes zu vergleichenden Gewichtsmessungen benutzt;
der Ascherückstand wurde im Arbeitsgang der Ca-Bestimmung durch
Veraschung im Platintiegel ermittelt.

Die chemische Analyse einer bestimmten Gefäßstrecke erlaubt
ein Urteil über die Veränderungen des Strombettes als Gesamtheit,
man erhält vergleichbare Durchschnittswerte, die sich in dieser Form
mit anderen Methoden nicht ermitteln lassen. Der pathologische Anatom muß gleichsam eine unendlich große Zahl von histologischen
Serienschnitten aneinanderreihen, um ähnliche Aussagen machen
zu können, aber auch dann läßt sich nur schwerlich ein mathematischer
Durchschnitt errechnen. Die vorliegenden Untersuchungen sind also
nicht nur qualitativer, sondern auch exakt quantitativer Art.

Auf der Abb. 1 sind die Werte für das Gewicht, den Ascherückstand, den Calcium- und Gesamtcholesteringehalt aufgeführt. Sämtliche Angaben beziehen sich auf das Feuchtgewicht. Es ist klar ersichtlich, daß Gewicht, Ascherückstand, Calcium- und Gesamtcholesteringehalt im Laufe des Lebens eine deutliche Zunahme erfahren.
Diese Zunahme ist in der art. brachialis und art. femoralis bis etwa
zum 50. Lebensjahr in annähernd gleicher Weise ausgeprägt, wobei
jedoch die Durchschnittswerte für die Beinarterie jeweils etwas höher
liegen; jenseits des 50. Lebensjahres jedoch verlaufen die Veränderungen der art. femoralis in weitaus rascherer und schwererer Weise
als an der art. brachialis. Das ist ersichtlich aus der zunehmenden
Divergenz der Werte von Arm und Bein, je höhere Dezennien man
betrachtet.

Die Bemühungen, den Zustand des arteriellen Gefäßsystems am
Lebenden einer möglichst sicheren Beurteilung zu unterziehen, gehen
besonders auf Wezler und Mitarbeiter zurück. Das alte Schlagwort:
,,Der Mensch hat das Alter seiner Gefäße'' kann aber nur dann einen
fruchtbaren Sinn haben, wenn es gelingt, dieses gegenüber dem kalendarischen als biologisch zu bezeichnende Alter in vivo möglichst

fehlerfrei zu ermitteln. WEZLER und STANDL haben die Pulswellengeschwindigkeit in der Arm- und Beinarterie gemessen und dabei
festgestellt, daß die Alterskurve der Beinarterie beträchtliche Unterschiede gegenüber dem Verlauf der Kurve für die Armarterie aufweist.
Beide Kurven steigen mit zunehmendem Lebensalter bis etwa zum
40. Lebensjahr annähernd parallel an, jenseits dieses Alters jedoch
tritt insofern eine Divergenz in Erscheinung, als die weitere Zunahme der
Pulswellengeschwindigkeit für die Armarterie kurvenmäßig wesentlich
flacher verläuft als die der Beinarterie. Diese Unterschiede können

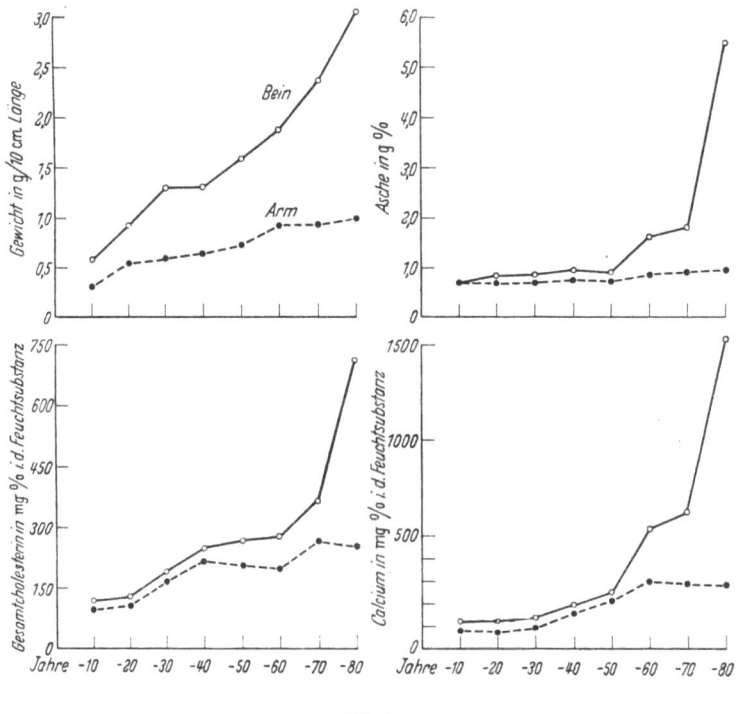

Abb. 1.

nach Ausschluß anderer Fehlermöglichkeiten nur durch einen andersartigen Ablauf des Altersumbaues dieser histologisch sonst völlig
gleichartig strukturierten muskulären Arterien bedingt sein. Ich glaube,
mit den vorliegenden Untersuchungen den eindeutigen materiellen
Beweis für den von WEZLER als Ursache der unterschiedlichen Pulswellengeschwindigkeit in Arm- und Beinarterie vermuteten ungleich-
mäßigen Alterungsablauf in diesen Gefäßen erbracht zu haben.

In weiterer Verfolgung der Frage eines Zusammenhanges zwischen
Funktion und Struktur der Gefäße habe ich meine angiochemischen
Untersuchungen in 52 Fällen auf die vergleichende Analyse der rechten
und linken arteria brachialis ausgedehnt. — Der Streit zwischen Phy-

siologen und Klinikern hinsichtlich des Vorkommens von Blutdruck-
seitendifferenzen am rechten und linken Arm ist noch im Fluß. Die
letzthin auf diesem Gebiet erschienenen Arbeiten beider Seiten heben
gemeinsam hervor, daß Seitendifferenzen oft gefunden werden und
daß der Blutdruck des rechten Armes ganz wesentlich häufiger gegenüber der linken Seite höhere Werte aufweist. Ich nenne hier die
Arbeiten von RANDIG, BUDING, EISMANN, BECKMANN und RUEGER.
Ohne auf Methodik oder andere Einzelheiten eingehen zu wollen,
möchte ich nur darauf hinweisen, daß z. B. RUEGER bei 1388 Messungen

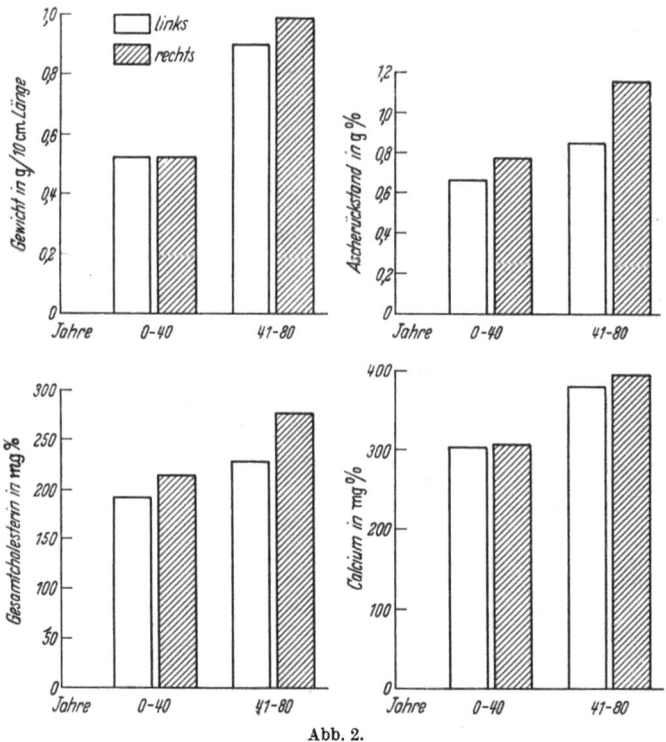

Abb. 2.

in 992 Fällen rechts einen höheren Druck, in 274 Fällen links einen
höheren Druck und nur in 122 Fällen einen seitengleichen Blutdruck-
befund erhoben hat. Es wird daraus die Forderung abgeleitet, bei
Blutdruckmessungen an demselben Patienten stets entweder nur den
rechten oder den linken Arm zu benutzen, um diese Fehlerquelle auszuschalten.

Die Ergebnisse unserer Untersuchungen zeigen deutlich, daß die
rechte art. brachialis gegenüber der linken durchschnittlich ein höheres
Gewicht und eine stärkere Einlagerung von Schlackenstoffen in die
Arterienwand aufweist. Bereits in der Jugend ist dieses Überwiegen
ausgeprägt, um dann im Alter noch stärker in Erscheinung zu treten.

Unserer Auffassung nach ist es die Prävalenz des rechten Armes als Gebrauchsarm, die zu einer stärkeren funktionellen Inanspruchnahme der rechten art. brachialis und damit zu einer rascheren Alterung dieses Gefäßes gegenüber der linken Seite führt. Unterstützend könnte dabei der nach den vorhin genannten Autoren in vielen Fällen rechts gegenüber links erhöhte Blutdruck wirken, denn die Rolle der Hypertension als Ursache vorzeitigen Arterienverschleißes und als Schrittmacher der Arteriosklerose ist uns nur zu gut bekannt.

In eindrucksvoller Weise läßt sich aus den beiden Übersichtstabellen ableiten, wie eng Funktion und Struktur der Gefäße miteinander verkoppelt sind. Die erhöhte funktionelle Beanspruchung der art. femoralis führt etwa um das 50. Lebensjahr zu einem deutlich rascheren Verschleiß dieses Gefäßes gegenüber der art. brachialis, um dann im Greisenalter ganz besonders hochgradigen arteriosklerotischen Veränderungen anheimzufallen. Die ernährende Arterie des rechten Armes als des überwiegenden Gebrauchsarmes zeigt ebenfalls als Folge ihrer ein Leben lang vermehrten Beanspruchung gegenüber der linken Seite stärkere Veränderungen, die bereits in der Jugend nachweisbar sind, im Alter jedoch noch augenfälliger in Erscheinung treten.

In diesem Zusammenhang muß in dem vielseitigen Ursachenkomplex der Arteriosklerose-Entstehung mechanisch-physiologischen Faktoren eine besonders wichtige Rolle zuerkannt werden. Unsere Untersuchungen sind ein Beitrag zu der Auffassung, daß das Cholesterin nicht als primäre Ursache der Arteriosklerose anzusehen ist, sondern lediglich eine Rolle als ätiologischer Hilfsfaktor spielen dürfte.

Literatur.

BÜRGER, M.: Altern und Krankheit, Leipzig: Georg Thieme 1954; Verh. d. 51. Kongr. f. Inn. Med., S. 87 (1939); Pathologische Physiologie, Leipzig: Georg Thieme 1953. — FREY, J.: Arch. Kreislaufforsch. VII, 329 (1940). — GERRITZEN, P.: Z. exper. Med. 85, 5 u. 6, 700 (1932). — JORES: Handb. d. spez. path. Anatomie v. Henke-Lubarsch 2, 63 (1937). — KEUENHOF und KOHL: Z. exper. Med. 99, H. 6 (1934) u. S. 645 (1936). — RANDIG, BUDING, EISMANN: Dtsch. med. Wschr. 3, 75 (1952). — RUEGER: Ann. Int. Med. 35, 5, 1023 (1951). — WEZLER, K.: Z. Kreislaufforsch. 21, 6, 721 (1935); Sitz. Ber. d. Z. f. Morphol. u. Physiol. in München, 44.Jg., S. 1 (1935); Z. Altersforsch. IV, H. 1, S. 1 (1942). — WEZLER, K. und R. STANDL: Z. Biol. 97, H. 3, S. 265 (1936).

CLXXXIII.

Aus der Medizinischen Universitätsklinik Leipzig
(Direktor: Prof. Dr. M. Bürger).

Über den Magnesiumgehalt der Aorta in Abhängigkeit vom Lebensalter.

Von

J. Rechenberger und G. Hevelke.

Mit 1 Textabbildung.

Das Erdalkalimetall Magnesium ist ähnlich dem Calcium, Natrium und Kalium im Blut, in den Geweben und, was besonders für das Magnesium zutrifft, in der intercellulären Flüssigkeit in einem ganz bestimmten Mengenverhältnis vorhanden. Es gehört darüber hinaus zu einem der wichtigsten Biokatalysatoren und ist ein obligater Bestandteil des Zellkerns, wo es eine große Zahl für den intermediären Stoffwechsel wichtiger Enzymsysteme katalysiert. Wenn wir auch über die physiologische Bedeutung dieses Metalls noch verhältnismäßig wenig wissen, so hat sich doch in den letzten Jahren die Erkenntnis herausarbeiten lassen, daß das Haupttätigkeitsfeld des Magnesiums im Hinblick auf seine katalytische Wirkung auf dem Gebiet des Kohlenhydratstoffwechsels liegt. Sowohl die alkoholische Gärung als auch die Milchsäurebildung hat in den dazugehörigen Kofermenten Magnesium als integrierenden Bestandteil. Von besonderer Wichtigkeit war weiterhin die experimentell gesicherte Erkenntnis, daß die Wirkung der Phosphatasen im Rahmen der Osteoidbildung nur in Gegenwart von Magnesium möglich ist. Es hat sich gezeigt, daß der Magnesiumgehalt z. B. des Blutserums als auch der Intercellularflüssigkeit außerordentlich stabil ist, so daß die Dynamik des Magnesiumstoffwechsels nach bislang vorliegenden Untersuchungen anscheinend außerordentlich träge ist.

In der letzten Zeit hat die Behandlung mit Magnesiumverbindungen der verschiedensten Art bei einigen Krankheitsformen zunehmend an Bedeutung gewonnen. Wie man weiß, geht die Aufnahme des Magnesiums auf oralem Weg verhältnismäßig langsam vor sich, wobei der größte Teil des Magnesiums innerhalb der nächsten 24 Stunden der Ausscheidung verfällt. Im Hinblick auf den allgemeinen Stoffwechsel bestehen bestimmte Relationen zum Stoffwechsel des Calciums, wobei sich unter bestimmten Bedingungen Calcium und Magnesium im Tierkörper als Antagonisten verhalten. So kann man bekanntlich die Erscheinungen einer übermäßigen Magnesiumzufuhr fast augenblicklich durch Calciumionen beseitigen. Wachstum und Stoffwechsel des Skeletsystems ist nur bei optimal gefüllten Magnesiumdepots möglich. Unter bestimmten Bedingungen ist z. B. das Knochensystem gleichzeitig als Lieferant des Magnesiums bei drohenden Magnesiummangelerscheinungen zu betrachten.

Von besonderer Bedeutung sind die pharmakologischen Beziehungen des Magnesiums zum Gefäßsystem. Die gefäßerweiternde Wirkung von parenteral verabfolgten Magnesiumionen ist bekannt und wird therapeutisch benutzt. Darüber hinaus hat das Magnesium nach den ausgedehnten Untersuchungen von KEESER besonderen Einfluß auf die Blutlipoide und die Stabilität der Blutkolloide. Magnesium wirkt fibrinolytisch, thrombolytisch und verzögert die Blutgerinnung. Von besonderem Interesse ist die cholesterinolytische und die hemmende Wirkung auf die Bildung von schwer löslichen Cholesterinestern (KEESER). Es bestehen demnach innige Beziehungen zu jenen Vorgängen, die heute mit der Entstehung arteriosklerotischer Gefäßveränderungen in Zusammenhang gebracht werden.

Bereits 1927 haben BÜRGER und SCHLOMKA in ausgedehnten Untersuchungen auf chemische Altersveränderungen der Aorta aufmerksam gemacht. Sie fanden bei ihren Untersuchungen mit dem Alter eine Zunahme der Trockensubstanz, des Aschegehaltes und des Cholesteringehaltes in der Aortenwand. Diese Befunde wurden jüngst von HEVELKE aus unserer Klinik bestätigt und auf weitere periphere Gefäßprovenienzen in seinen angiochemischen Untersuchungen ausgedehnt.

Auf Grund des bereits erwähnten engen Zusammenhangs zwischen der Magnesiumwirkung auf die Gefäße einerseits und

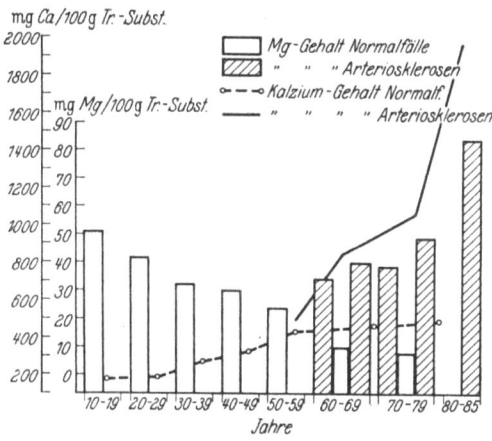

Abb. 1.

der Bedeutung des Magnesiums für die Blutkolloide andererseits erschien es wünschenswert, Untersuchungen über den Magnesiumgehalt der Gefäße anzustellen. In der vorliegenden Untersuchung soll über die Ergebnisse von Magnesiumbestimmungen an den Aorten von 36 „Normalfällen" und 28 schweren Arteriosklerosen in verschiedenen Altersbereichen berichtet werden. Gleichzeitig wurde der Calciumgehalt mit bestimmt. Die Bestimmung des Magnesiums geschah in der Trockensubstanz nach einer modifizierten Tropäolinmethode, über die an anderer Stelle berichtet werden soll[1]. Das Calcium wurde ebenfalls in der Trockensubstanz in der üblichen Weise als Oxalat mit Permanganat titriert. Unsere Ergebnisse sind im Diagramm übersichtlich dargestellt.

Es zeigt sich, daß im Hinblick auf den Magnesiumgehalt die Aorten der jugendlichen Altersklassen von 10 bis 29 Jahren am magnesiumreichsten sind; möglicherweise hat dieser Befund Beziehungen zur katalysierenden Wirkung des Magnesiums bei allen Wachstumsprozessen. In

[1] Erscheint ausführlich in der Zeitschrift f. Altersforschung.

den weiteren Lebensaltern, bis zum 79. Lebensjahr, fallen bei unseren „Normalfällen" die auf 100 g Trockensubstanz bezogenen Magnesium-mengen erheblich ab. Der Calciumgehalt der untersuchten Aorten zeigt dagegen eine stete Zunahme in Richtung der älteren Jahresklassen, wie bereits von Bürger und Schlomka beschrieben. Da es sich hierbei um Sektionsmaterial handelt, muß bei der Beurteilung des Magnesiumge-haltes der Aorten der sogenannten „Normalfälle" natürlich auch an eine mögliche Beeinflussung der zum Tode führenden Grundkrankheit auf den Magnesiumgehalt der Gewebe mit in Betracht gezogen werden. Ver-gleicht man nun die Magnesium- und auch die Calciumwerte unserer 28 Fälle von schwersten Arteriosklerosen, so läßt sich hierbei unschwer ein prinzipiell anderes Verhalten nachweisen. Es findet sich mit zuneh-mendem Alter eine z. T. erhebliche Vermehrung des Magnesiums in der Aortentrockensubstanz, die parallel der starken Calciumvermehrung in der arteriosklerotischen Gefäßwand geht. Wie wir durch die Untersuchung von M. Bürger wissen, gehen die altersbedingten Veränderungen in der Gefäßwand jenen parallel, wie wir sie bei den von Bürger sogenannten bradytrophen Geweben zu finden gewohnt sind, unter mehr oder weniger Einlagerung von Schlackensubstanzen. Wie die vorliegenden Untersu-chungen gezeigt haben, gehört bei den im Laufe des Alterns eintretenden schweren arteriosklerotischen Veränderungen der Aorta auch das Ma-gnesium mit zu jenen Substanzen, die zur „Verschlackung" der Aorten-wand beitragen.

Zusammenfassung.

Bestimmungen des Magnesium- und Calciumgehaltes in der Trocken-substanz der Aorta von 36 Normalfällen und 28 Fällen schwerer Arterio-sklerose in verschiedenen Altersstufen zeigen bei den Normalfällen mit zunehmendem Alter eine allmähliche Zunahme des Calciums, dagegen mit fortschreitendem Lebensalter eine Abnahme des Magnesiumgehaltes der Aortenwand. Die jugendlichen Aorten waren verhältnismäßig ma-gnesiumreicher als die Aorten der älteren Leute. Bei schweren Aorten-sklerosen zeigte sich das gegensätzliche Verhalten, nämlich mit zunehmen-dem Alter eine erhebliche Vermehrung des Magnesiumgehaltes, der parall-lel der starken Zunahme des Calciumgehaltes verlief. Es wird darüber hinaus auf die wichtigen biokatalytischen Funktionen des Magnesiums bei Wachstums- und allgemeinen Stoffwechselprozessen hingewiesen. Beim Altern der bradytrophen Gewebe, in diesem Falle die Gefäßwand, wird auch das Magnesium wie das Calcium zum Schlackenstoff.

Literatur.

Bürger, M.: Altern u. Krankheit. Georg Thieme, Leipzig. 2. Aufl. 1954. — Hevelke, G.: Z. f. Altersforschung im Druck. — Keeser: Med. Klin. 15, 499 (1953); Materia Medica Nordmark, Juni 1950.

CLXXXIV.

Aus der Inneren Klinik des Krankenhauses Stuttgart-Bad Cannstatt
(Direktor: Prof. Dr. KURT BECKMANN).

Altersveränderungen im Jodstoffwechsel.

Von

ERICH KLEIN.

Mit 1 Textabbildung.

Obgleich BÜRGER und MÖBIUS schon 1934 erstmals einen Anstieg des Gesamtblutjodes mit zunehmendem Alter nachweisen (1) und ihre Befunde später von uns mit anderer Methodik bestätigt werden konnten (2), herrschte bis vor kurzem in der einschlägigen Literatur die Meinung vor, daß keine wesentlichen Beziehungen zwischen dem Altern und dem Jodstoffwechsel bestehen. Seit Einführung des Radiojodes in die Schilddrüsendiagnostik stellten jedoch einige Autoren auch eine Abhängigkeit der Schilddrüsenjodidgier vom Alter fest (3 bis 5). Inzwischen ist auch der Streit um die Realität von sogenannten hohen oder niedrigen Hormonjodwerten im Blut durch eine Fülle von Belegen endgültig zugunsten der letzteren entschieden und eine saubere Blutjodfraktionierung möglich geworden (6). Wegen der Bedeutung dieses Fragenkomplexes für die Diagnose von Schilddrüsenkrankheiten sahen wir uns deshalb veranlaßt, auf den älteren Befunden aufbauend mit modernen Verfahren der Art und den eventuellen Gründen vorhandener Altersveränderungen im Jodstoffwechsel nachzugehen.

Zu diesem Zweck wurden an 330 endokrin unauffälligen Personen, die sich auf alle Altersklassen zwischen 12 und 93 Jahren weitgehend gleichmäßig verteilten, eine oder mehrere der folgenden Untersuchungen durchgeführt.

1. Getrennte Analyse von anorganischem, eiweißgebundenem und Thyroxinjod im Blut. Die hierzu benutzte Destillationsmethode ist als z. Z. empfindlichstes und genauestes Verfahren der Mikrojodbestimmung allgemein anerkannt (6, 7). Das eiweißgebundene, sogenannte Hormonjod bestimmten wir im Trichloressigsäuresediment, das Thyroxinjod im alkalisch ausgewaschenen n-Butanolextrakt des Serums (8). Das Jodid läßt sich durch katalytische Entfärbung des Cer-Arsengemisches direkt im Überstand des Trichloressigsäureansatzes nachweisen.

2. Messung der Schilddrüsenjodidgier 24 Stunden nach einer Spurendosis von 50 Mikro-Curie J^{131}, durchgeführt im Radioisotopenlaboratorium unserer Klinik von H. BRÜGEL.

3. Nach Gaben von je 100 mg. 5-Jodo-2-Thiourazil wurde mittels Blutjodanalysen geprüft, in welchem Ausmaß diese Verbindung innerhalb 1 Stunde vom Körper dejodiert wird (9). Da Thyroxin und Dijodtyrosin aus bestimmten Gründen für solche Dejodierungsversuche nicht brauchbar sind (10), sollte auf diese Weise im Modellversuch das Dejodierungsvermögen der peripheren Gewebsverbände erfaßt werden.

Die Ergebnisse sind mit ihren Mittelwerten für jedes Dezennium in der Abbildung zusammengestellt. Da es sich um schilddrüsengesunde Versuchspersonen handelt, liegen alle Daten innerhalb der physiologischen Schwankungsbreite, die für das Totaljod 4,0 bis 10,0, für das Hormonjod 4,0 bis 8,0 Gamma-% (6) und für die Jodidgier bei uns 10 bis 40% beträgt. Während das Thyroxinjod, welches dem eigentlichen Schilddrüsenhormon im Blut enstpricht, und das eiweißgebundene Blutjod,

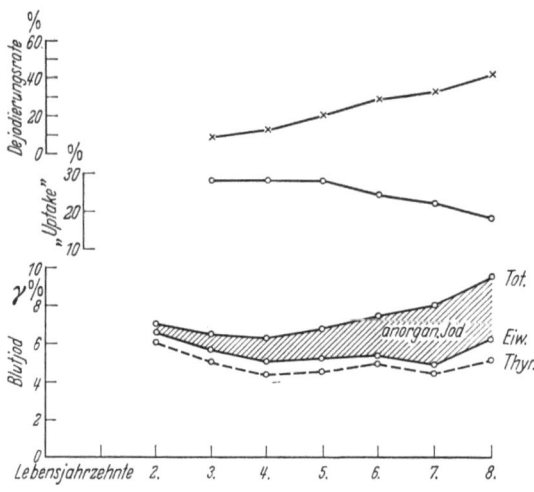

welches zusätzlich noch einige andere organische Jodverbindungen erfaßt, keine Veränderungen im Laufe der Lebensjahrzehnte erkennen lassen, ist der Anstieg des anorganischen Jodes eindrucksvoll. Von durchschnittlich 0,4 Gamma-% vor dem 20. Lebensjahr vermehrt sich diese Fraktion auf durchschnittlich 3,4 Gamma-% bei über 70 Jahre alten Leuten. In entsprechend kontinuierlichem Ausmaß nimmt das Dejodierungsvermögen des Organismus, in der Abbildung als Dejodierungsrate definiert, mit dem Alter zu, während die Jodidgier der Schilddrüse jenseits

Abb. 1. Blutjodfraktionen, Schilddrüsenjodidgier und Dejodierungsvermögen des Körpers in verschiedenen Lebensaltern

Die *Dejodierungsrate* gibt an, wieviel % des durch 5-Jodo-2-Thiourazil erhöhten Blutjodgehaltes 1 Std. nach der Gabe als anorganisches Jod im Blut nachweisbar sind. Die „*Uptake*" besagt, wieviel % einer Dosis von 50 Mikro-Curie J^{131} nach 24 Std. in der Schilddrüse nachweisbar sind.
Blutjod: Tot. = Plasmatotaljod
Eiw. = eiweißgebundenes Blutjod
Thyr. = Thyroxinjod

des 50. Lebensjahres merklich zurückgeht. Alle Unterschiede sind teils schon zwischen den einzelnen Dezennien, teils zwischen niedrigsten und höchsten Werten auch statistisch signifikant (Differenzkriterien von über 1,0).

Es ist bekannt, daß das Ausmaß der Hormonbildung in der Schilddrüse teils vom Potential des thyreotropen Hypophysenvorderlappenhormons, teils direkt von der Höhe des anorganischen Blutjodes abhängig ist. Dieser letztere, der sogenannte homöostatische Regulierungsmechanismus führt im Falle eines Jodidzuwachses im Blut zu einer Hemmung der Thyroxinsynthese (11). Da diese mit der Jodspeicherung einsetzt, ist zu erwarten, daß zunächst vor allem die Jodidgier gebremst wird. Das trifft für unsere über 50 Jahre alten Versuchspersonen auch zu. Bis dahin aber, d. h. bis zu einem entsprechenden Blutjodidgehalt von weniger als 2,0 Gamma-%, ist von einer Abnahme der Schilddrüsenjodidgier nichts zu bemerken. Sie setzt vielmehr erst ein, wenn diese Grenze überschritten wird. Der höchste Blutjodidwert, den wir gemessen haben, betrug 5,2 Gamma-%, die niederste Schilddrüsenjodidgier 9% der J^{131}-Dosis. In keinem einzigen Falle fanden wir einen unternormalen Hormonjodgehalt im Blut, also etwa eine Verringerung der Hormonausfuhr. Infolge des relativ geringfügigen altersbedingten Jodidanstieges im Blut scheint demnach nur die erste Phase der Hormonbereitung eingeschränkt zu sein, während die eigentliche Thyroxinsynthese keinen Schaden leidet.

Die Dejodierungsversuche sollten zur Klärung der Ursache des Jodidanstieges im Alter beitragen. Wenn sie auch aus methodischen Gründen weder mit physiologischen Dosen noch mit körpereigenen Jodverbindungen durchgeführt werden konnten, so lassen sie doch den Schluß zu, daß mit zunehmendem Alter in größerem Ausmaß organische Jodverbindungen vom Körper deshalogeniert werden. Wir wissen, daß der Jodbedarf des Organismus zum überwiegenden Teil aus organischen Jodverbindungen gedeckt wird (12). Sie werden durch Fermente, Dejodasen, in Darmwand und Leber dejodiert (12 bis 14), das nun anorganische Jodion kreist im Blut und kann von der Schilddrüse zum Hormonaufbau abgefangen und verwendet werden. Die Höhe des anorganischen Blutjodes wird demnach weitgehend von der Aktivität der Dejodasen abhängen. In ähnlicher Weise und nach heute noch ungenügenden Kenntnissen ebenfalls unter Mitwirkung fermentativer Prozesse wird aber auch das endogene Thyroxin inaktiviert und jodärmer. Ob in erster Linie endo- oder exogene Jodverbindungen das Ausgangsmaterial für das anorganische Jod im Blut abgeben, läßt sich auf Grund unserer Untersuchungen nicht entscheiden. In guter Übereinstimmung mit der herabgesetzten Jodidgier ist die involvierte Altersschilddrüse trotz reichlichen Angebotes von verwertbarem Jodid jodärmer als in jüngeren Jahren (15). Dies stützt die Annahme amerikanischer Untersucher, daß alternde Gewebe einen erhöhten Thyroxinverbrauch aufweisen (5), also durch gesteigerte Dejodierungsvorgänge den Gehalt an anorganischem Blutjod erhöhen müssen.

Zusammenfassung.

Nach unseren Ergebnissen beruht der mit dem Alter ansteigende Blutjodidgehalt auf einer vermehrt dejodierenden Tätigkeit der peripheren Gewebsverbände und führt sekundär über den homöostatischen Regulierungsmechanismus zu der auch von anderen Autoren beobachteten Abnahme der Schilddrüsenjodidgier. Diese stellt demnach eine Anpassung an die veränderten Verhältnisse im peripheren Jodstoffwechsel dar und hat keine Insuffizienz des Hormonbereitungsapparates zur Folge.

Literatur.

1. BÜRGER, M. und W. MÖBIUS: Klin. Wschr. **1934**, 1349. — 2. KLEIN, E.: Z. Altersforsch. **5**, 184 (1951). — 3. STRAUSS, E., J. HILLER und A. JAKOB: 17. Tagung dtsch. Ges. Stoffw. u. Verdkrht., 1953 Stuttgart. — 4. WERNER, S. C., E. H. QUIMBY und C. SCHMIDT: J. of Endocrin. **9**, 342 (1949). — 5. PERLMUTTER, M. und D. S. RIGGS: J. of Endocrin. **9**, 430 (1949). — 6. KLEIN, E.: Schweiz. med. Wschr. **1954**, 146. — 7. KLEIN, E.: Biochem. Z. **322**, 388 (1952). — 8. KLEIN, E.: Röntgen- u. Laborat.-Prax. **6**, 120 (1953). — 9. KLEIN, E.: Klin. Wschr. **1952**, 462 u. **1953**, 17. — 10. KLEIN, E.: Z. Altersforsch., im Druck. — 11. WOLFF, J. und I. L. CHAIKOFF: Endocrin. **42**, 468 (1948) u. **43**, 174 (1948); J. of biol. Chem. **174**, 555 (1948). — 12. BLUM, F.: Schweiz. med. Wschr. **1953**, 513. — 13. KEATING, F. R. jr. und A.

ALBERT: Rec. Progr. in Hormone Res. **4**, 429 (1949). — 14. ROCHE, J.: C. r. Soc. Biol. **145**, 288 (1951). — 15. LUNDE, G., K. CLOSS und W. WÜLFERT: Biochem. Z. **206**, 248 (1929).

CLXXXV.
Die Veränderung des Fett-Lipoid-Stoffwechsels im Alter.

Von

W. SOLNZEW (Wiesbaden).

Wir müssen unterscheiden zwischen einem physiologischen und einem *pathologischen* Altern. Das *physiologische* Altern wird durch eine Reihe von Prozessen der Rückentwicklung charakterisiert, die sich allmählich bzw. mehr oder minder gleichmäßig im ganzen Organismus vollziehen und die nach PAWLOW gleichzeitig mit der harmonischen Verminderung der bedingten Reflexe verlaufen. Diese Veränderungen treten bei verschiedenen Menschen zu verschiedenen Zeitpunkten ein. Das Altern wird *pathologisch* genannt, wenn die Prozesse der Rückentwicklung nicht normal beginnen, wenn die Altersveränderungen in den Organen nicht gleichzeitig eintreten und einen krankhaften Charakter annehmen.

Die konstitutionellen Eigenschaften des menschlichen Organismus, der Zustand seiner Bindegewebe, der Tonus des endokrin-vegetativen Nervensystems, die Erschlaffung der Stoffwechselprozesse sind die endogenen Faktoren, die zusammen mit einer Reihe exogener Momente den Beginn des Alters des Organismus bestimmen. *Atrophie* und *Dehydrierung*, die Verminderung der Energie biochemischer Prozesse im alternden Organismus, wirken sich in erster Linie auf den Stoffwechsel des Organismus aus und sind von einer ganzen Reihe Störungen des Fettlipoidstoffwechsels begleitet. Indem wir uns eine Reihe von Jahren mit der Erforschung der Störungen des Fett-Lipoidstoffwechsels bei verschiedenen pathologischen Prozessen beschäftigen, haben wir uns natürlich für den Zustand dieses Stoffwechsels im physiologischen Alter interessiert. Die Fette sind die Träger der Vorräte an potenzieller Energie im Organismus, die Sterine aber und die Phosphatide spielen die erste Rolle in der Dynamik der Lebensprozesse des Organismus. Die Phosphatide haben einen großen Anteil im Austausch der Zellen mit der Außenwelt. Es gibt Hinweise, daß antihämolytischen und antitoxischen Eigenschaften des Plasmas mit dem Vorhandensein des Cholesterins in ihm zu erklären sind. Das Cholesterin zieht das Wasser mit allen in ihm aufgelösten Stoffen in die Gewebe an. Die Ständigkeit der gegenseitigen Wechselbeziehungen zwischen dem Cholesterin und den Phosphatiden erklärt die Widerstandsfähigkeit der Zellen, die elektrische Isolation der Zellen, die Undurchlässigkeit der Zellenoberfläche, ebenso auch den Wasserhaushalt der Gewebe. Wenn man die Bedeutung der Austrocknung der Kolloide in der Genesis des Alterns anerkennt, so ist es erlaubt diese Veränderung der Kolloide mit den Veränderungen des $\dfrac{\text{Cholesterin-}}{\text{Fettsäure}}$ Koeffizienten in Verbindung zu bringen. Man verbindet das Altwerden der Kolloide mit der

Veränderung der Lipoide und der Störung des Koeffizienten $\dfrac{\text{Cholesterin}}{\text{Lecithin}}$.

Die immunbiologischen Eigenschaften des Serums müßten mit den Ver-änderungen des Koeffizienten $= \dfrac{\text{Cholesterin}}{\text{Lecithin}}$ in Verbindung gebracht werden. Die Schwankungen dieses Koeffizienten wirken sich auf die Permeabilität der Membranen aus, wodurch verschiedene toxische Stoffe, Produkte der Intoxikation, in das Innere der Zelle eindringen können.

Unseren Beobachtungen unterlagen 15 Greise im Alter von 66 bis 88 Jahren mit Erscheinungen des physiologischen Alters. Die Mengen des allgemeinen Cholesterins waren bei diesem Vergleich zur Norm erhöht; diese Hypercholesterinämie geht zu Lasten der Erhöhung des freien Blutcholesterins, wobei die Cholesterinesterwerte fallen. Bei Personen hypersthenischer Konstitution drückt sich die Hypercholesterinämie am deutlichsten aus. Wir vermuten, daß man diese Hypercholesterin-ämie mit der Hypofunktion der Schilddrüse in Verbindung bringen und teilweise mit dem Sinken der Oxydationsprozesse im alternden Organis-mus erklären kann. Wir neigen dazu, diese Hypercholesterinämie als positives Merkmal zu betrachten, als Ausdruck des Gewebsschutzes gegen die toxische Aggression verschiedener schädlicher Produkte. Die Untersuchung der cholesterinolytischen Fähigkeit des Serums mit Intradermoreaktion nach GRIGAUT, wobei die positive Möglichkeit der Cholesterinolyse von uns mit +, die negative mit — vermerkt wurde, hat die Neigung zur Präcipitation des Cholesterins ergeben, die bei Hyper-sthenikern ausgeprägter ist. Die Fähigkeit, das Serumscholesterin aufzu-lösen oder zu präcipitieren, schafft die Voraussetzungen für die patholo-gische Einwirkung des Cholesterins auf die Gewebe, natürlich nur bei Vorliegen ungünstiger autolytischer Prozesse. Die Fähigkeit des Serums, das Cholesterin aufzulösen oder zu präzipitieren, hat eine größere Bedeu-tung als die Blutcholesterinwerte von selbst. LOEPER hat gezeigt, daß kein Parallelismus zwischen den Werten des Cholesterins des Serums und seiner Fähigkeit der Cholesterinolyse besteht. Wenn man also als Norm rechnet, daß die Cholesterinester eineinhalb bis dreimal die Menge des freien Cholesterins übersteigen, so muß man das Sinken der Cholesterin-esterwerte bei alten Leuten mit der Verringerung der Funktionsfähigkeit der Leber in Verbindung bringen, insbesondere mit der Verringerung ihrer Esterifikationsmöglichkeit. Daher gerät der Koeffizient

$$\dfrac{\text{Cholesterinester}}{\text{allgemeines Cholesterin}}$$

bei Greisen in Unordnung, unter die normale Grenze sinkend. Bei unseren Untersuchungen stellten wir in den meisten Fällen eine Erhöh-ung der Fettsäuren im Blut fest, was mit der Verringerung der Oxydations-prozesse bei alten Leuten zusammenhängt. Der Koeffizient $\dfrac{\text{Cholesterin}}{\text{Fettsäure}}$ war in allen Fällen unter 1 und bedeutend unternormal, was mit der Neigung des alternden Organismus zur Gewebsaustrocknung übereinstimmt und durch unsere Untersuchungen mit der Probe-MC-CLURE bestätigt wurde.

Tabelle 1. Altersveränderungen des Fett-Lipoid-Stoffwechsels

Namen der Patienten	Alter	Geschlecht	Konstit. Typ	Neutr. Fett in mg-%	Lipoid-Phosph. in mg-%	Allgem. Cholest. in mg-%	Freies Cholest. in mg-%	Cholest. Ester in mg-%	Fett-säuren in mg-%	Koeff.: Cholest. Fett-säure	Koeff.: Cholest.-Ester allgem. Cholest.	Cholest.-Lyt. Fähigkeit des Serums	Probe McClure
H-ko	76	männlich	Normosth.	85,7	8,73	180,0	110,0	80,0	295,0	180/295	80/180	+	1 St. 30 M.
K-t	67	„	Hypersth.	90,0	13,70	390,0	180,0	210,0	360,0	390/360	210/390	—	1 „ 10 „
S-wa	66	weiblich	„	85,7	7,86	252,0	152,0	100,0	390,0	252/390	100/252			1 „ 30 „
P-wa	68	„	„	110,0	8,50	270,0	120,0	150,0	456,0	270/456	150/270			1 „ 30 „
R-sch	74	„	Asthenik.	120,0	6,98	180,0	110,0	70,0	318,0	180/318	70/180			1 „ 30 „
S-t	74	männlich	„	75,0	8,70	190,0	80,0	110,0	366,0	190/366	110/190	+	1 „ 6 „
L-ko	80	weiblich	„	94,0	6,00	200,0	80,0	120,0	359,0	200/359	120/200	+	1 „ 10 „
F-n	82	männlich	Normosth.	140,0	6,50	210,0	110,0	100,0	277,0	210/277	100/210	+	2 „ — „
R-na	69	weiblich	Hypersth.	160,0	10,50	240,0	130,0	110,0	369,0	240/369	110/240	—	1 „ 30 „
Ju-t	68	männlich	„	110,0	8,70	240,0	110,0	130,0	392,0	240/392	130/240			1 „ 30 „
P-n	77	„	„	120,0	11,00	280,0	180,0	100,0	309,0	280/309	100/280			1 „ 8 „
K-itch	86	„	Normosth.	90,0	8,50	310,0	190,0	120,0	639,0	310/639	120/310			1 „ 10 „
B-t	88	weiblich	„	96,0	9,00	284,0	110,0	174,0	456,0	284/456	174/284			1 „ 20 „
Kko	75	„	„	75,0	9,20	180,0	70,0	110,0	456,0	180/465	110/180			1 „ 30 „
T-t	70	männlich	„	85,7	7,86	190,0	114,0	86,0	380,0	190/380	86/190			1 „ 30 „

Bei allen unseren Patienten brauchten wir eine längere Zeit für das Verschwinden der Quaddel. Der Koeffizient $\frac{\text{Lecithin}}{\text{Cholesterin}}$ ist unter normal, was einen Einfluß auf die Permeabilität der Membranen haben kann und die Einwirkung der verschiedenen Produkte der *Autointoxikation* auf die *Erythrocyten* des alternden Organismus erleichtern kann. Diese Tatsache gewinnt besondere Bedeutung, wenn man die Rolle des Lecithins als Schutzkolloid berücksichtigt, der die Stabilisierung der Eiweißmyzellen stützt. Die verminderte Widerstandskraft des alten Organismus gegen Infektion, Neigung zur Bildung verschiedener Neubildungen, kann zum Teil auf die Störung dieses Koeffizienten bezogen werden. Die Werte des neutralen Fettes des Blutes hielten sich im Rahmen der normalen Grenzen.

Die Anzahl unserer Fälle genügt natürlich nicht, um endgültige Schlüsse zu ziehen, aber immerhin geben sie die Möglichkeit einer vorläufigen Schlußfolgerung, die man als Arbeitshypothese betrachten kann: die Verringerung der Energie biochemischer Prozesse, die Altersatrophie und Dehydrierung sind von einer ganzen Reihe Störungen des Fett-Lipoid-Stoffwechsels begleitet, die dafür sprechen, daß alle biophysischen Prozesse des alternden Organismus sich unter den Bedingungen des physiologischen Alters mit vermindertem Tempo vollziehen, eine Verringerung der Reaktivität des alternden Organismus schaffend, und von seinem physiologischen gesetzmäßigen Welken zeugend.

CLXXXVI.
Neue Wege der Trypsinbehandlung *.
Von
H. J. Wolf und K. Dziuba (Bielefeld).

Frühere Versuche, die eiweißabbauende Tätigkeit der Fermente des Magen- und Darmkanals außerhalb der eigentlichen Verdauungstätigkeit anzuwenden, scheiterten an der mangelnden Reinheit und der ungenügenden Pufferung der Präparate. Im Jahre 1946 gelang es Greuer, Göttingen, durch Verwendung hochgereinigter und gutgepufferter Trypsinlösungen überraschende Erfolge bei der Behandlung schwerer Hautverbrennungen zu erzielen. Er erreichte durch das Trypsin einen raschen Abbau des devitalisierten Eiweißes und konnte damit weitgehend Vergiftungserscheinungen durch Resorption toxischer Eiweißabbauprodukte verhindern. Sehr wesentlich war die Feststellung, daß das Eiweiß lebender Zellen durch die Trypsinlösung nicht angegriffen wird. Dadurch kommt es zu einer besonders raschen und funktionell befriedigenden Regeneration der Haut von den stehengebliebenen Epithelinseln aus. Die bei der Verbrennungsbehandlung gewonnenen Erfahrungen führen dazu, entsprechende Trypsinlösungen bei der Behandlung eitriger, tuberkulöser und mischinfizierter Pleuraempyeme sowie tuberkulöser Fisteln zu verwenden. Die Erfolge waren überraschend gut. Auch dabei stellte sich heraus, daß das Trypsin normal durchblutetes und „gesundes" Gewebe nicht angreift. Wir gingen nun dazu über, Trypsinlösungen mit dem Aerosolgerät inhalieren zu lassen zur Auflösung von Schleim und Eiter. Die Erfolge dieser Behandlung bei chronischer Bronchitis, Bronchiektasen, Lungenabscessen waren sehr befriedigend. Bei kavernösen Phthisen konnten wir in einigen Fällen eindeutig eine Reinigung, in manchen Fällen auch einen Rückgang und einen völligen Schwund von Kavernen beobachten. Bei einem infolge schwerer progredienter Tuberkulose verstorbenen Patienten konnten wir uns autoptisch von der völligen Reinigung einer großen Kaverne mit beginnender Epithelialisierung überzeugen. Das normale Lungengewebe war auch nach langanhaltender Inhalation in keiner Weise beeinträchtigt.

Bei weiteren Versuchen mit Trypsinpinselungen in der Mundhöhle konnten wir eine rasche Auflösung von eitrigen Belägen, von Diphtheriemembranen und von Soorpilzbelägen feststellen. Auch eitrige Zahnfleischentzündungen waren mit Trypsinpinselungen gut zu beeinflussen.

* Autoreferat.

58*

Die Wirkung der lokalen Trypsinbehandlung ist rein symptomatisch. Sie beruht auf der raschen Auflösung von Schleim und Eiter und auf dem Abbau von Eiweißzerfallsprodukten. Wir hatten immer wieder den Eindruck, daß durch diese symptomatische Einwirkung die Heilung entzündlicher Prozesse wesentlich beschleunigt werden kann, da Sekretstauungen und toxische Einwirkungen der Eiweißabbauprodukte sowohl lokal auf den Krankheitsherd wie resorptiv auf den Allgemeinorganismus verhindert werden können.

Kontraindikationen sind lediglich frische Blutungen im Bereich der Trypsinanwendung (Lungen!), da das Trypsin in der Lage ist, frische Thromben aufzulösen. Fibrinöse Gefäßverschlüsse werden aber nicht mehr angegriffen.

CLXXXVII.

Die Messung und der klinische Wert des Atemstoßes.

Von

WILHELM SCHÖNDUBE (Frankfurt am Main).

Mit 2 Textabbildungen.

Im Jahre 1908 hat Franz Volhard erstmals vor dieser Gesellschaft über den Atemstoß gesprochen und seinen Wert zur Erkennung des Emphysems demonstriert. Schon seine einfache Ausführung mit der Hand erlaubt wertvolle Schlüsse, und man sollte sie bei keiner Untersuchung unterlassen. Die Diagnose ausgesprochener Emphyseme ist keine Kunst, aber die Erkennung von Frühformen kann schwierig sein, so daß solche Fälle oft übersehen werden. Ich habe im Kriege bei Hunderten von Soldaten Gelegenheit gehabt, dies zu erleben, und konnte häufig die gestellte Diagnose eines Herzversagers mit Hilfe des Atemstoßes durch die richtige Diagnose eines Frühemphysems ersetzen. Es entstand aber der Wunsch, den Atemstoß auch zu messen. Schon Volhard hat das mit einem einfachen Instrument getan, später hat Otto ein ähnliches angegeben. Beide Geräte sind in die allgemeine Diagnostik nicht eingeführt worden. 1942 hat Hadorn einen Apparat gebaut, der nach dem Prinzip der Venturiröhre den Differenzdruck vor und hinter einer Staublende mißt und daraus den Atemstoß berechnet. Durch Wyss ist dieser Apparat wesentlich verfeinert worden. Ohne diese Arbeiten zu kennen, habe ich einen anderen Meßweg gewählt und neuerdings mit der maßgeblichen Hilfe des Physikers Prof. Magnus ein Gerät entwickelt, mit dem es in einfacher Weise gelingt, den Atemstoß recht genau zu messen.

Der Apparat (Abb. 1) beruht darauf, daß ein equilibriertes Drehpendel, das an seinem einen Ende eine Scheibe trägt, auf die der Atemstoß wirkt, eine langsame Drehung ausführt. Die Größe des Atemstoßes kann auf der sich mitdrehenden Meßscheibe in Grad oder cm/g abgelesen werden. Das Gerät ist mit Hilfe eines am anderen Ende des Drehpendels angebrachten Laufgewichtes verschieden empfindlich einzustellen. Für praktische Zwecke genügt die Messung in zwei Empfindlichkeiten, die mit Hilfe einer Lehre eingestellt werden. Mit der einen mißt man normale Werte, mit der anderen stark herabgesetzte Atemstöße.

Die nähere Beschreibung und die mathematischen Details des Gerätes will ich Ihnen hier nicht ausführen, Sie können das auf der Ausstellung am Gerät selbst sehen. Nur soviel sei gesagt, daß die Lösung des Problems möglich war durch die Erzeugung einer sogenannten ballistischen

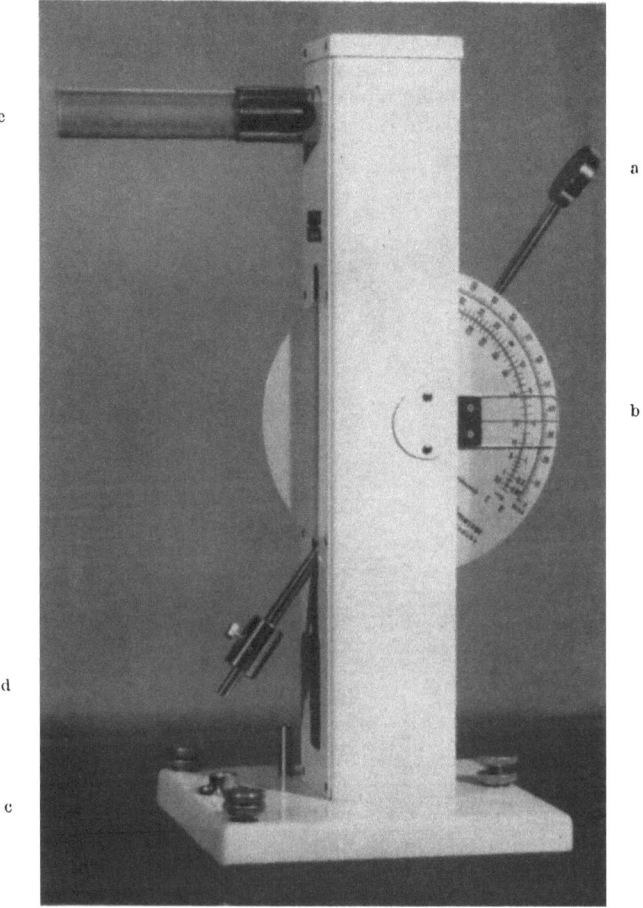

Abb. 1. Der Atemstoßmesser: a) Drehpendel mit Metallscheibe, b) Meßscheibe, c) Fußplatte mit Stellschrauben, Wasserwaage und Lehre, d) Laufgewicht, e) Glasstutzen, durch den der Atemstoß ausgeübt wird.

Kurve, bei der der Impuls erst wirksam wird, wenn er bereits abgeklungen ist, mit anderen Worten, daß der Apparat eine bestimmte Trägheit besitzen muß.

Die Untersuchung an Normalen zeigt, daß der Atemstoß sich während der Entwicklungszeit des Individuums zu seiner vollen Höhe herausbildet, so daß er im 3. Jahrzehnt sein Maximum erfährt und Werte von über 100 cm g erreicht. Schon im 4. Lebensjahrzehnt beginnt er langsam

schwächer zu werden, ist aber eine sehr individuelle Größe, die ausgebildet und geübt werden kann. Bei Frauen ist er wesentlich geringer
als bei Männern. Sein Maximalwert bewegt sich hier um 50 cm g. Beim
Einzelmenschen ist er, was jeder an sich selbst prüfen kann, eine sehr
konstante Größe, solange der Mensch elastisch und jugendlich bleibt.
Mit der Kenntnis der Vitalkapazität kann man in Grenzfällen meist noch
nichts Sicheres über das Vorhandensein eines Emphysems sagen, mit der
Methode des Atemstoßes ist dies viel eher möglich.

In dieser Früherkennung eines Emphysems liegt der Hauptwert des
Apparates. Eine militärische Einstellungsuntersuchung, eine Prüfung auf

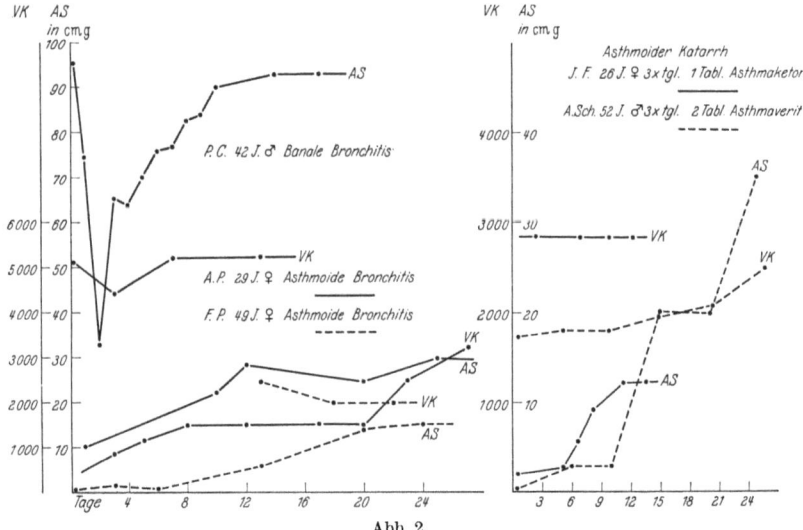

Abb. 2.

Fliegertauglichkeit, eine Lebensversicherungsuntersuchung sollte unbedingt auch eine Atemstoßmessung in sich schließen, und die ständige
Frage der Lebensversicherungsgesellschaften „ist ein Emphysem vorhanden?" wird sich erst nach Messung des Atemstoßes richtig beantworten lassen. Der Werksarzt wird mit Hilfe wiederholter Messungen viel
besser in der Lage sein, eine zu Emphysem führende Schädigung seines
Betriebes zu erkennen als früher, der Einstellungsarzt wird die Ursache
dafür finden, wenn junge Menschen unter der Gasmaske auffällig früh
versagen, der Praktiker wird sich wundern, wie viele Bronchitiden eine
bronchospastische asthmoide Komponente haben. Die Atemstoßmessung
deckt sie schnell auf und veranlaßt den Therapeuten zur Wahl des richtigen Mittels. Der Bronchuskrampf setzt den Atemstoß entscheidend herab, so daß er im akuten Asthmaanfall und im schweren Status asthmaticus gleich Null sein kann. Die spastische Komponente einer Bronchitis
führt zu weniger starken Erniedrigungen des Atemstoßes, bedingt aber
oft eine bleibende Herabsetzung, auch wenn die Bronchitis schon abgeklungen ist.

Ich zeige Ihnen eine entsprechende Beobachtung an einer banalen Bronchitis und an zwei ausgesprochen asthmoiden Fällen (Abb. 2), und Sie sehen, wie bei der banalen Bronchitis sich die AS-Kurve nach kurzer kräftiger Depression in wenigen Tagen wieder zu normaler Höhe erhebt, während die spastischen Fälle sich nur zögernd auf niedrige bzw. mittelhohe Atemstoßwerte nach Abklingen der Bronchitis einstellen. Die Vitalkapazitätswerte bewegen sich zwar meist konform, aber längst nicht so eindrucksvoll wie die Werte für den AS.

Sehr schön läßt sich mit dem Apparat auch die Wirkung spasmolytischer Mittel beurteilen, wie ebenfalls die beigegebene Kurve zeigt (Abb. 2). In dem einen Fall ist die Wirkung von 3 mal täglich 1 Tablette Asthmaketon aufgezeichnet, in dem anderen Fall, hier besonders eindrucksvoll, die Wirkung des adrenalinfreien Asthmaverit. Auch hier sieht man die Überlegenheit der AS Messung gegenüber der VK, die gar keinen oder nur geringen Anstieg zeigt. Eine etwas weniger starke Wirkung wurde mit dem Aminosäurengemisch Centramin erzielt, das zwar kein eigentliches Asthmamittel ist, aber antiallergische Wirkungen aufzuweisen hat. Es ist aus diesen Versuchen zu ersehen, daß der Industrie sowie dem Arzt ein praktisches Gerät in die Hand gegeben ist, mit dem sich die Wirkung sowie die Applikationsart eines broncholytischen Mittels bewerten lassen kann.

Auch im akuten Versuch, über Stunden hinweg, können eindrucksvolle Beobachtungen gemacht werden. Das Asthmolysin z. B. verstärkt schon beim Normalen innerhalb einer halben Stunde den AS um deutlich meßbare Werte, die um etwa 15 cmg liegen. Beim Vorliegen einer Bronchitis erweist sich die Wirkung bei demselben Individuum als noch stärker und erreicht Werte von 25 cmg.

Sicherlich können mit Hilfe des Apparates noch weitere interessante Beobachtungen gemacht werden, so daß zu wünschen wäre, daß die Messung des AS, bisher ein Stiefkind unter den Methoden einfacher praktischer Krankenuntersuchung, eine häufigere Beachtung erfährt. Der Atemstoßmesser, D. P. angem., wird von der Firma Dental Industrie, Kelsterbach/Main hergestellt und in den Handel gebracht.

CLXXXVIII.
Indikationen und Komplikationen einer Therapie der Leukosen mit TEM.

Von
H. GERHARTZ (Berlin).

Mit 1 Textabbildung.

Setzt man als Ziel einer Chemotherapie der Leukosen die Zurückdrängung der anscheinend irreversiblen leukotischen Proliferationen auf den Bereich und innerhalb ihrer Bildungsstätten, eine Beseitigung metastatischer Organinfiltrationen, die Behebung der funktionellen Leistungsminderung der Granulocyten und Thrombocyten sowie eine Rückbildung der verschiedenen Krankheitssymptome und -komplikationen, insbesondere der begleitenden Anämie und Kachexie, im Sinne einer Maskierung der progressiven Entwicklung der Hämopathie, so kann der Ansatzpunkt hierzu verschieden gewählt werden:

Die cytoklastische Therapie erstrebt mittels eines direkten cytotoxischen Effektes eine selektive, maximale und endgültige Schädigung der entarteten Leukosezellen unter möglichst weitgehender Schonung aller übrigen hämopoetischen Elemente.

Die cytostatische Therapie verfolgt eine Hemmung der Neubildung einerseits durch eine irreversible Blockierung der Nucleoproteinmoleküle

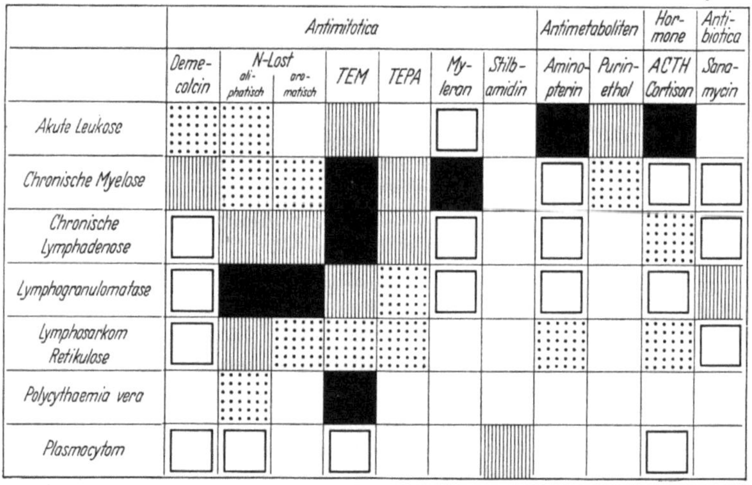

	Antimitotica							Antimetaboliten		Hormone	Antibiotica
	Deme-colcin	N-Lost ali-phatisch	N-Lost aro-matisch	TEM	TEPA	My-leran	Stilb-amidin	Amino-pterin	Purin-ethol	ACTH Cortison	Sano-mycin
Akute Leukose											
Chronische Myelose											
Chronische Lymphadenose											
Lymphogranulomatose											
Lymphosarkom Retikulose											
Polycythaemia vera											
Plasmocytom											

Abb. 1. Wirkungsspektren cytostatischer Substanzen auf Grund eigener und fremder klinischer Prüfung.
■ = sehr gut, ▦ = gut, ⣿ = schwach, ▯ = unwirksam.

der Zellkerne (Antimitotica) und andererseits durch Verhinderung der Nucleoproteinsynthese mit Hilfe von Folsäure- oder Purinantagonisten (Antimetaboliten).

Eine cytomaturative Therapie, d. h. eine Verminderung der undifferenzierten Leukämiezellen durch Förderung ihrer Ausreifung, ist bis heute nicht sicher gelungen.

Aus der Vielfalt der Leukoseformen und der erheblich differenten Sensibilität ihrer Zellen findet sich als Ergebnis mühsamer empirischer, experimenteller wie klinischer Prüfungen eine an die unterschiedlichen Krankheitsbilder anscheinend spezifisch gebundene Wirkung (Abb. 1): Demnach erwies sich Demecolcin als prompt und ausreichend wirksam bei chronischen Myelosen. Die aliphatischen Lostverbindungen haben ihre Bedeutung für die Lymphogranulomatose behauptet, wurden jedoch in jüngster Zeit durch die weniger intensiv, aber auch weniger toxisch und dabei anhaltender wirkenden aromatischen Derivate verdrängt. TEM besitzt das breiteste Wirkungsspektrum und die kräftigste Wirksamkeit, hat jedoch bei den vorbestrahlten und pulmonalen Lymphogranulomatosen enttäuscht. Die Hoffnungen, im TEPA, dem Triäthylenphosphorsäureamid, einen bei gleicher Wirkung weniger toxischen Stoff gefunden zu haben, erwiesen sich als unberechtigt. Dagegen zeigte das *Myleran* (1,4-Dimethansulfonyloxybutan) bei verminderter Toxizität eine deutliche selektive myelotoxische Wirkung. Antimetaboliten und Hormone sind im wesentlichen nur bei den kindlichen akuten Leukosen wirksam.

Im Triäthylenmelamin (Triäthylenimino-s-triazin) besitzen wir ein ausgesprochenes „Ruhekerngift", das mittels seines aktiven Äthyleniminringes eine direkte und irreversible chemische Bindung an die Fermentproteine nach Art eines „reagierenden Zellgiftes" eingeht und hierdurch besonders eine Hemmung der Kernteilungsvorgänge bewirkt. Es verhindert den Eintritt in die Mitose, vermindert in vitro die Mitoserate erheblich und verändert die Mitochondrienzahlen. TEM besitzt eine starke Hemmwirkung auf die Granulopoese, Thrombopoese und Erythropoese. Im gesunden peripheren Blut bewirkt es zunächst einen raschen Abfall der Lymphocyten, dann der Granulocyten, der Thrombocyten und in geringerem Maße und wesentlich verzögert auch der Erythrocyten. Hauptindikationsfeld für TEM ist mit einer extremen Empfindlichkeit die chronische leukämische Lymphadenose. Durch orale Gaben von 7,5 bis 25 mg gelang uns im allgemeinen innerhalb von 2 bis 8 Wochen eine komplette Remission. Die Rückbildung der peripheren Lymphknotenschwellungen, der Leber und Milz setzte dabei nach der ersten Woche ein und vollzog sich langsam im Verlauf mehrerer Wochen. Damit einhergehend sahen wir eine Abnahme der peripheren Lymphocytose um 20 bis 75%, eine deutliche Rückbildung der lymphatischen Markmetaplasie sowie eine Zunahme der Erythrocyten und des Hämoglobins. Bei den aleukämischen Lymphadenosen war der Effekt nicht so eindrucksvoll und angesichts der Notwendigkeit einer minimalen Dosierung oft enttäuschend.

Durchaus zuverlässig bei richtiger Dosierung hat sich uns TEM auch bei der Behandlung der chronischen und subakuten leukämischen Myelosen bewährt. Eine gute Remission mit eindrucksvoller Abschwellung von Milz und Leber und deutlicher quantitativer und qualitativer Besserung des peripheren Blutbildes sahen wir in durchweg 2 bis 4 Wochen. Eine drastische Minderung der medullären Leukopoese war mittels therapeutischer Dosierung nicht zu erreichen. Differenzierungen ergaben eine Zunahme unreifer Zellformen mit Reizphasen, geringer Zunahme und Bichromasie der Eosinophilen sowie einer Vermehrung der Megakaryoblasten.

Bei den akuten Leukosen Erwachsener war bei Versagen der antimetabolitischen Therapie mit TEM verschiedentlich noch ein Hintanhalten der Zellausschwemmung und Metastasierung zu erreichen.

Der Erfolg der Therapie ist in erster Linie eine Frage der treffenden Dosierung, aber auch der Wahl des TEM-Präparates. TEM erreicht sein Wirkungsoptimum um den 6. bis 10. Tag, zuweilen aber erst in der 2. oder 3. Woche. Der Abfall der Leukocyten setzt dabei zumeist plötzlich, schockartig ein und geht mit einem Schwund der Thrombocyten einher. Die größte Gefährdung besteht in der 3. bis 4. Woche, wenn sich dem

Leukocytenabfall eine Hemmung der Erythropoese hinzugesellt. TEM kumuliert. Eine Vorhersage des zu erwartenden Therapieeffektes ist für den Einzelfall auch bei strenger Blutbildkontrolle keineswegs möglich, da dieser in Abhängigkeit von der initialen Leukocyten- und Thrombocytenzahl, dem Alter und Allgemeinzustand des Patienten steht. Erhebliche Unterschiede ergeben sich darüber hinaus aus der Art und Reife des Zellbildes sowie dem myeloischen Regenerationsvermögen des Knochenmarks: Chronische Myelosen bedürfen infolge ihrer geringeren Empfindlichkeit und raschen Zellneubildung eines mehrfachen der Dosis der Lymphadenosen. Paramyeloblasten sprechen bereits auf kleinste Dosen heftig an. Einmalige hohe Dosen sind wirksamer, aber auch gefährlicher als wiederholte kleine Dosen. Eine subtoxische Dosierung wird belohnt durch längere Rezidivfreiheit.

Ein Gradmesser der Empfindlichkeit ist die Latenzzeit bis zum Beginn des Wirkungseintrittes, ein anderer das subjektive Befinden des Patienten innerhalb der ersten 24 Stunden, während der sogenannten toxischen Sofortreaktion, die häufig mit Mattigkeit und Schweißausbruch, kurzer Nausea und Anorexie, mit Erbrechen und Durchfällen einhergeht.

Vorwiegend bei den Myelosen tritt nach dem Leukocytensturz ein sogenanntes TEM-Fieber auf, das um den 9. bis 12. Tag beginnt und 2 bis 3 Wochen lang anhält. Es wird verursacht durch die Zerfallsprodukte der Leukocyten und läßt sich häufig durch Butazolidin günstig beeinflussen.

Vereinzelt kommt es unter TEM zur Ausbildung eines juckenden maculopapulären Ekzems, das innerhalb einer Woche wieder abzuklingen pflegt.

Bei toxischer Dosierung führt TEM — mit Vorliebe bei den Lymphadenosen — durch direkte Schädigung der Capillaren und Zerstörung der Thrombocyten zu schweren hämorrhagischen Diathesen und gelegentlich darüber hinaus zu aplastischen Markschädigungen. Es gelingt durchweg, durch tägliche kleine Bluttransfusionen über den kritischen Zeitpunkt bis zur Erholung des Marks hinwegzukommen und die tödliche Panmyelopathie zu vermeiden. Ebenfalls gut auf Transfusionen sprechen auch späte hämolytische Krisen an. Mit Pyridoxin oder Citrovorumfaktor gelang uns keine wesentliche Beeinflussung der toxischen Agranulocytosen.

Die cytoklastisch bedingte Erhöhung des Serum-Harnstoff- und -Harnsäure-Spiegels kann eine Auskrystallisation von Harnsäure in den Harnwegen mit Mikrohämaturie, Anurie und letztlich letaler Niereninsuffizienz hervorrufen. Durch Überwachung der Nierenfunktion während des Leukocytensturzes und Alkalisierung des Harnes vermögen wir hier vorzubeugen.

Die Selektivität der TEM-Wirkung ist nicht weitgehend genug, um eine Schädigung auch der übrigen rasch proliferierenden Gewebe zu vermeiden. Es stellen sich regelmäßig im Gefolge einer längeren Therapie Schädigungen der Schleimhäute, so insbesondere bei der oralen Applikation Störungen des Magen-Darm-Kanals ein. Durch Schwund der lymphoiden Zentren unter der Darmmucosa werden gelegentlich infizierte Ulcerationen beobachtet. Vereinzelt sahen wir Conjunctividen, chronische Bronchitiden oder Cystitiden. Bei einigen Fällen entstanden bei hoher Dosierung toxische Herzmuskelschädigungen mit Verlängerung der Überleitungszeit und Kreislaufinsuffizienz.

Das Phagocytosevermögen der Granulocyten wird durch TEM kaum beeinträchtigt. Eine erhöhte Infektbereitschaft ist nicht sicher feststellbar, jedoch konnten wir beim Menschen wie auch im Tierexperiment eine vorübergehende Abnahme der Serum-Gamma-Globuline elektrophoretisch nachweisen, wohl Ausdruck einer zunehmenden Schädigung der Aktivität des R.H.S.

TEM bedingt ähnlich wie Lost eine Schädigung der Spermiogenese und der Ovarien und führt bereits in therapeutischen Dosen zu Amenorrhöe und Azoospermie.

Die therapeutische Erzwingung einer Remission bedarf strenger Kontrollen und großer Erfahrung; sie sollte dem Hämatologen vorbehalten bleiben. Die besondere Bedeutung des TEMs liegt nicht zuletzt in der Möglichkeit, durch eine prolongierte ambulante Therapie nach vorheriger stationärer Austestung der Empfindlichkeit das Auftreten eines Rezidives zu unterdrücken und die periphere Leukocytose im Bereich des kritischen Wertes von 20000 bis 25000 zu halten. Als durchschnittliche Dosis fanden wir hierbei für die Myelosen 1 mg/die, für die Lymphadenosen jedoch nur 0,25 mg/die. Die höchste, von uns verabfolgte Gesamtdosis betrug bisher 680 mg. Eine Resistenz gegenüber TEM konnten wir nicht beobachten.

Wenn es uns so gelang, Leukosen über $1^1/_2$ Jahre rezidivfrei, bei gutem Allgemeinzustand und in mehreren Fällen voll arbeitsfähig zu halten, so ist die Beobachtung an 46 Leukämien noch zu gering, um von einer lebensverlängernden Wirkung des TEMs zu sprechen. Anscheinend kommt es letztlich trotz des aleukämischen Zustandsbildes zum Syndrom „d'arrêt mitotique", zum Syndrom des allgemeinen Mitosestops mit zunehmender Kachexie und Hemmung der gesamten Zellstoffwechselvorgänge.

CLXXXIX.

Aus der I. Medizinischen Universitätklinik München
(Direktor: Prof. Dr. K. BINGOLD).

Über das relativ häufige Vorkommen von konstitutioneller Thrombopathie v. Willebrand-Jürgens in München und Umgebung.

Von

R. MARX.

Ebenso wie wohl die Mehrzahl von Ihnen hielt ich bis vor wenigen Jahren die erbliche bzw. konstitutionelle Thrombopathie v. WILLE-BRAND-JÜRGENS bzw. die „Pseudohämophilie" für eine in unseren Breiten sehr seltene hämorrhagische Diathese.

Als ich aber vor 4 Jahren bei systematischer Untersuchung der Familie einer auffälligen Bluterin auf eine Thrombopathiesippe gestoßen war, widmete ich dieser dominanten Blutungsdiathese besondere Aufmerksamkeit und konnte durch freundliche Unterstützung einiger

Münchener Kollegen in den letzten Jahren dann nicht weniger als elf Familien mit hereditärer Thrombopathie neben einigen sporadischen Fällen in München und Umgebung diagnostizieren.

Es konnten 58 Thrombopathie-Anlageträger ermittelt und 41 davon untersucht werden. Von den Anlageträgern waren 22 im Verlaufe des Lebens durch ernste Blutungszustände klinisch manifest geworden, 4 ad finem gekommen.

Beachtenswerterweise war bei keinem unserer Patienten zuvor die genaue Diagnose ,,Thrombopathie'' gestellt worden, was bei einigen zu riskanten operativen Eingriffen geführt hatte. 2 Patienten waren im letzten Weltkriege eingezogen worden, weil man ihnen ihre, durch spätere, nur mit knapper Not und enormem Blutverluste bei kleineren Verwundungen erhärtete Blutungsbereitschaft angesichts ihrer normalen Nativblutgerinnungszeit und der normalen Thrombocytenzahl nicht recht geglaubt hatte.

Das ausgesprochen polymorphe Erscheinungsbild der Thrombopathie v. Willebrand-Jürgens macht de facto die Diagnose ohne Hilfestellung eines eingearbeiteten Laboratoriums nicht selten schwierig. Patienten, die fortwährend unter Schleimhaut-, weniger unter Hautblutungen — schwer zu leiden haben, beobachtet man neben einer erheblich größeren Anzahl solcher, die *nur* bei Verletzungen (Zahnextraktion, Tonsillektomie, Partus) sich als echte Bluter dokumentieren. Außer dem Manifestationsalter der Blutungen kann auch der Blutungstypus stark variieren. Monosymptomatische Formen, z. B. isolierte Rhinorrhagien, Meno- und Metrorrhagien, seltener Magenblutungen werden, wie mir die Anamnesen zeigten, besonders leicht verkannt. Ohne stärkere Spontanblutungen, zuweilen nur mit einigen blauen Flecken an den unteren Extremitäten einhergehende Thrombopathien mit Gelenkschmerzen, die nach einem von uns erhobenen Sektionsbefunde durch Mikroblutungen in die Gelenkkapseln bedingt zu sein scheinen, werden leicht als Polyarthritis fehlbehandelt. Bei Frauen können, wie uns vier Fälle zeigten, Thrombopenien die Thrombopathie maskieren und komplizieren.

Die Diagnose der beobachteten Thrombopathiefälle basierte zunächst auf der eingehenden Eigen- und Familienanamnese, der allerdings sehr unterschiedlich stark verlängerten Blutungszeit, der häufig (nicht bei Kindern) verminderten Capillarresistenz und der (meist) normalen Thrombocytenzahl bei in vitro vorhandener Retraktion des Nativvenenblutes nach der Gerinnung und der in Abhängigkeit von der Art des Ausstriches recht unterschiedlich deutlichen Agglutinationsstörung der Thrombocyten.

Nach Ausarbeitung einer verläßlichen 2-Stufen-Methodik fand ich bei $^3/_4$ der untersuchten Patienten mit Thrombopathie eine verminderte Prothrombinkonsumption bei der Gerinnung des Nativvenenblutes in vitro. Unter 28 daraufhin analysierten Patienten ließen 22 eine Prothrombinnutzungsstörung bei der Gerinnung erkennen. Bei 14 von diesen 22 Patienten war bei mehrfacher Untersuchung nicht immer eine signifikante Prothrombinnutzungsstörung nachweisbar, was die Notwendigkeit mehrfacher Analysen belegt. Bei 6 Thrombopathiepatienten war auch bei mehrfacher Untersuchung (vier- und siebenmal) keine deutbare Prothrombinkonsumptionsstörung zu eruieren. Natürlich setzt die sichere Diagnose „hereditäre Thrombopathie" voraus, daß sämtliche derzeit bekannten Gerinnungsfaktoren jeweils in jedem Falle genau, eventuell auch bei den Blutsverwandten normal befunden werden bzw. nicht wesentlich verändert sind („Plasmothrombopathie" [10]). Nachdem in den letzten Jahren einige weitere Bildungsstörungen der Blutthrombokinase bekannt geworden sind, wie z. B. die Christmas disease, milde Hämophilieformen und Hemmkörperhämophilien, ist die exakte Diagnosestellung „Thrombopathie", die für die Therapie recht bedeutungsvoll werden kann, eigentlich nur noch in gerinnungsphysiologischen Speziallaboratorien sicher möglich. Lichtmikroskopisch zeigten unsere Fälle nur wenig signifikante Veränderungen der Plättchenformen, gelegentlich Riesenformen von Thrombocyten.

Interessanterweise war die Prothrombinkonsumption bei der Gerinnung keineswegs bei allen Blutungstendenz zeigenden Mitgliedern von Thrombopathiefamilien gleichartig stark gestört. So fand sich z. B. die Prothrombinkonsumption bei einem Blutersohne einer Patientin, die selbst samt ihren Geschwistern eine eindeutige Prothrombinkonsumptionsstörung hatte, auch bei sechsmaliger Untersuchung im Laufe eines Jahres (je fünf Parallelbestimmungen) normal. Innerhalb einer anderen Thrombopathiefamilie hatte die eine Schwester bei nur milder Blutungsdiathese eine sichere Prothrombinkonsumptionsstörung, während ihre an heftigen Menorrhagien mit Anämie und verlängerter Blutungszeit leidende Schwester auch bei siebenmaliger Blutuntersuchung keine Prothrombinkonsumptionsstörung hatte. Diese Beobachtung spricht wie die Untersuchungen von JÜRGENS und FORSIUS [2] an den zuerst von v. WILLEBRAND auf den Åalandsinseln beobachteten Thrombopathiefamilien sehr stark *gegen* die These führender angelsächsischer und nordischer Autoren (BIGGS und MACFARLANE [3], DAMESHEK [4], QUICK [5], IMMERSLUND [6]) usw. von der *Existenz* eines Morbus v. WILLEBRAND als reiner Capillarerkrankung (Kontraktionsstörung) bzw. funktioneller Vasopathie neben einer als selbständiger Krankheitseinheit davon ganz abtrennbaren funktionellen Plätcheninsuffizienz („Thrombasthenia" [7]). Meine Ergebnisse sprechen dafür, daß die konstitutionelle, hereditäre und dominant erbliche Thrombopathie v. WILLEBRAND-JÜRGENS eine kombinierte Vaso-Thrombocytopathie ist, die häufig mit Blutthrombokinasebildungsstörungen einhergeht und bei der sich individuelle und familiäre Differenzen des Stärkegrades in der Ausprägung der Teilschäden im Rahmen eines Syndroms finden.

In Fällen von konstant und signifikant gestörter thrombopathischer Prothrombinkonsumption habe ich nun versucht, die *Art* der thrombopathischen Thrombokinasebildungsstörung aufzuklären. Zusatz isolierter, mehrfach gewaschener *Normalthrombocyten* zum Thrombopathie-Nativvenenblut in vitro normalisierte stets dessen Prothrombinkonsumptionsstörung. Auch der Zusatz isolierter, lädierter Eigenthrombocyten der Thrombopathiepatienten zu ihrem Eigennativvenenblut verbesserte dessen Prothrombinausnützung bei der Gerinnung (vier Fälle).

Diese Beobachtungen machen wahrscheinlich, daß tatsächlich die Thrombocyten selbst und nicht plasmatische Substanzen die Ursachen der Prothrombinkonsumptionsstörung bei den hereditären Thrombopathien sind.

Es fragte sich nun, ob eine echte Verminderung des Thrombocytenfaktors IV, der für die Blutthrombokinasebildung nötig ist, vorliegt oder ob dieser Faktor nicht rechtzeitig oder ungenügend im Bluteigenmilieu abgegeben wird.

Im BIGGS-DOUGLAS-Test zur Erfassung der Einzelkomponenten der Bildung der Blutthrombokinase zeigte sich bisher in sechs Fällen, daß die Blutthrombokinasebildung in vitro langsamer erfolgt, wenn man möglichst schonend isolierte Thrombocyten von Thrombopathiepatienten (mit Prothrombinkonsumptionsstörung) statt ebenso vieler Normalthrombocyten (aufgeschwemmt in physiologischer Kochsalzlösung) verwendet. Wurden aber die Thrombocyten maceriert getestet, so war in fünf Fällen kein sicherer Unterschied mehr zwischen thrombopathischen und normalen Thrombocyten zu sehen.

Dies scheint mir für eine Sekretionsstörung des Thrombocytenfaktors IV in der Mehrzahl der Fälle zu sprechen (bei Prothrombinnutzungsstörung).

In der Therapie der örtlich erreichbaren, tamponierbaren Blutungen bei der Thrombopathie v. WILLEBRAND-JÜRGENS sind Thrombinpräparate [8] besonders wertvoll (Akrihrombin [9], Behringwerke), Topostasin (Hoffmann- la Roche). Zum Einstreichen in das blutende Zahnfleisch bewährte sich mir besonders das zusätzlich mild vasoconstrictorisch wirksame Schluck- und Puderthrombin der Behringwerke. Intravenös verabreichtes Birutan (Merck) und in einigen Fällen Epicatechin (Citrin E, Höchst) milderte vorübergehend die vasopathische Komponente. Zur Beeinflussung der Blutkomponente scheint die Entwicklung plättchenlabilisierender, speziell die Sekretion von Plättchenfaktor IV fördernder Therapeutica aussichtsreich. Praktisch wichtig ist schließlich, daß bei den ganz besonders verblutungsgefährdeten thrombopenischen Thrombopathien entgegen unseren anfänglichen Befürchtungen doch die Splenektomie allein durch zahlenmäßige Normalisierung der funktionsschwachen Thrombocyten eine unter Umständen lebensrettende Teilbesserung ergeben kann, wie wir an 2 Patientinnen erlebt haben [10].

Literatur.

1. QUATTRIN, N.: Le Diatesi emorragiche Trombopatiche, Edizioni Minerva Medica S. A., Torino. — 2. JÜRGENS, R. und H. FORSIUS, : Schweiz. med. Wschr. 81, 1248 (1951). — 3. BIGGS, R. und R. G. MACFARLANE, : Human Blood coagulation and its disorders. Blackwell Scientific Publications, Oxford. — 4. ESTRÉN, S., MEDAL, L. S. und DAMASHEK, W.: Blood 5, 564 (1946). — 5. QUICK, A. I.: The hemorrhagic Diseases and the physiology of hemostasis. Baltimore: Charles C. Thomas 1942. — 6. IMMERSLUND, O.: Acta paediatr. (Schweden) 34, 315 (1948). — 7. BIGGS, R. und MACFARLANE, R. G.: Human Blood Coagulation and its disorders. Blackwell Scientific Publications, Oxford. — 8. JÜRGENS, R. und FORSIUS H.: Schweiz. med. Wschr. 81, 1248 (1951). — 9. KOCH, F. und SCHULTZE H. E.: Schweiz. med. Wschr. 924 (1952); MARX, R.: Hämostaseologie, Habil. Schrift. München 1953; Dtsch. med. Wschr. 1173 (1953). — 10. MARX, R.: Vortrag vor dem Hämatol. Arbeitskreis München, März 1954.

CXC.

Zyklische Funktionsveränderungen der Blutgefäße im Altersablauf.

Von

Friedrich-Horst Schulz (Leipzig).

Mit 2 Textabbildungen.

Wir untersuchen seit einiger Zeit an der Leipziger Medizinischen Universitätsklinik das Blutstillungsvermögen nicht nur mit der Dukeschen Blutungszeit, sondern auch mit einer von mir angegebenen neuen Methode.

Das Neue dieser Blutungszeitbestimmung besteht darin, daß man das Ohrläppchen, an dem ein Schnepperstich angebracht wurde, in eine Natriumoxalat- bzw. -citratlösung einhängt. Es wird dadurch der Gerinnungseinfluß auf den Blutstillungsvorgang weitgehendst ausgeschlossen und damit *die Funktion der kleinsten Blutgefäße* bei der Blutstillung annähernd erfaßt. Wir schließen uns dabei der Meinung von Apitz an, nach dessen experimentellen Untersuchungen beim Blutstillungsvorgang die Capillaren durch einen einfachen Gerinnungsfilm und größere Gefäße durch einen Plättchenthrombus verschlossen werden. Wir bezeichnen diese Methode im Gegensatz zur *coagulatorischen Blutungszeit* nach

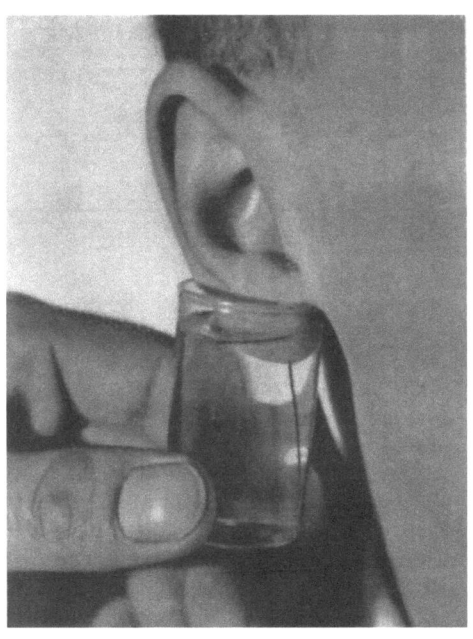

Abb. 1. Bestimmung der akoagulatorischen Blutungszeit.

Duke als *akoagulatorische Blutungszeit*. Die Blutung aus dem Schnepperstich zeigt sich dabei als ein feiner Blutfaden, der am Ende der Blutung deutlich abreißt und somit eine genaue Blutungszeit gestoppt werden kann.

Bei der Bestimmung des Blutstillungsvermögens im Altersablauf fanden wir bei Frauen im gebärfähigen Alter stets typische Schwankungen während der Menstruation (Abb. 2). Die Abbildung 2 zeigt dieses Verhalten. Man sieht, daß sich die acoagulatorischen Blutungszeiten um durchschnittlich 2 Minuten am ersten Tag der Menstruation verlängern. Die Blutungszeit nach Duke bleibt dabei vollkommen unbeeinflußt. Gleichzeitig konnten wir feststellen, daß es während jeder Menstruation zu typischen Veränderungen der Thrombocytenzahlen (SCHULZ und KNOBLOCH) (Abb. 3), der Capillarresistenz (FRANKE) und der Bluteiweißkörper (STÜRMER, SCHULZ) kommt. Die Abbildung 3 zeigt neben dem Abfall der Thrombocyten und dem Nachlassen der Capillarresistenz den Abfall der Albumine und die Verschiebung des Bluteiweißbildes nach der grobdispersen Seite. Die menstruelle Verlangsamung des Blutstillungsmechanismus muß durch eine *veränderte menstruelle Capillarreaktion* erklärt werden, die wir ja auch mit der acoagulatorischen Blutungszeit erfassen, da der menstruelle Thrombocytenabfall ursächlich auch die DUKEsche Blutungszeit verlängern müßte.

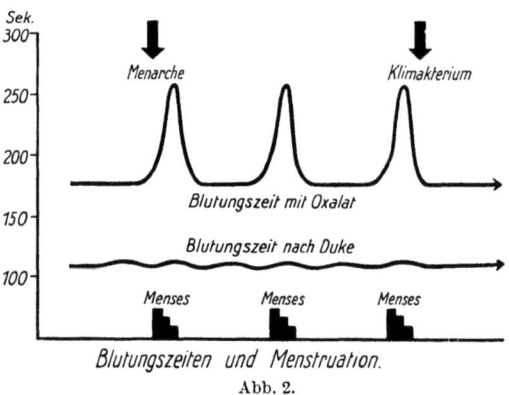

Abb. 2. *Blutungszeiten und Menstruation.*

Zu ähnlichen Verschiebungen der Bluteiweißkörper (s. bei NÖKKER) und zu einem ähnlichen Abfall der Capillarresistenz (KÜHN) und der Gerinnungskomponenten (STEIN) kommt es auch mit zunehmendem Alter, so daß anzunehmen war, daß die akoagulatorische Blutungszeit mit Oxalat jenseits des 50. Lebensjahres eine Verlängerung aufweist. Eine Kontrolle der akoagulatorischen Blutungszeit im Alterslauf ergibt aber keine entsprechenden Verlängerungen mit zunehmendem Alter.

Auf der Suche nach den Ursachen der menstruellen Verschlechterung des Blutstillungsvermögens, d. h. vorwiegend der dabei gemessenen Capillarfunktion, transfundierten wir auf Veranlassung von BÜRGER Blut menstruierender Frauen und konnten in vielen Fällen beim Empfänger feststellen, daß es zu typischen Verlängerungen der acoagulatorischen Blutungszeit kommt. Dabei bewirkte Spenderblut, das am ersten Menstruationstag entnommen war, die größten Verlängerungen der acoagulatorischen Blutungszeit. Die Abbildung 4 zeigt dieses Verhalten bei einem 38jährigen gesunden Empfänger, der 300 cm³ Blut von einer 34jährigen gesunden Spenderin, der wir das Blut am ersten Tag der Menstruation entnahmen, erhielt. Wir schließen aus diesen Versuchen, daß es humorale Faktoren sein müssen, die die mit der akoagulatorischen Blutungszeit gemessene Verschlechterung der Capillarfunktion bei der Blutstillung während der Menstruation beeinflussen. Ob diese humoralen Faktoren hormoneller Art sind, kann auf Grund unserer bisherigen Versuche noch nicht mit Sicherheit gesagt werden.

Literatur.

APITZ: J. exper. Med. 111, 96 (1943). — SCHULZ und KNOBLOCH: Menstruation und innere Medizin. Leipzig 1954. — FRANKE: Z. klin. Med. 142, 316 (1943). — STÜRMER: Zbl. Gynäk. 72, 1819 (1950). — NÖCKER: Verh. Dtsch. Ges. inn. Med., München 1954. — KÜHN: Z. Altersforsch. 5, 363 (1951). — STEIN: Inaug. Diss., Leipzig. 1950.

CXCI.

Aus der I. Medizinischen Klinik und Poliklinik des Städtischen Krankenhauses
Berlin-Moabit
(Direktor: Prof. Dr. H. BARTELHEIMER).

Die Knochenpunktion zur Erkennung stoffwechselbedingter Veränderungen am Knochen.

Von

JOACHIM SCHMITT-ROHDE.

Mit 2 Textabbildungen.

Wenn nicht röntgenologisch klar erfaßbare gröbere Strukturveränderungen oder schon klinisch sichtbare Deformierungen am
Skelet festzustellen sind, können wir heute in der Klinik beginnende
generalisierte Erkrankungen des Skeletsystems kaum diagnostizieren.
Allenfalls kann man aus einigen wenigen Symptomen auf ihr Vorhandensein schließen. So kann der Röntgenologe meist nur mit einer gewissen,
dem subjektiven Eindruck unterliegenden Wahrscheinlichkeit aus
vermehrter Strahlendurchlässigkeit der Knochen, ihrer Strukturänderung, scharfer Zeichnung der Deckplatten an den Wirbelkörpern
oder Verdünnung der Corticalis, eine Osteoporose annehmen, ohne
letztlich etwas über die Ursache dieser Zeichen aussagen zu können.
Klinisch werden unklare ,,rheumatische'' Beschwerden, Druckschmerzhaftigkeit bestimmter Skeletabschnitte, in vorgeschrittenen Fällen
Deformierungen an solche Erkrankungen denken lassen. Wir wissen,
daß eine Vielzahl von Faktoren — wie Resorptionsstörungen, Vitaminmangelzustände, chronische mit Acidose einhergehende Stoffwechsel- und hormonale Störungen — osteoporotische bzw. osteomalacische Skeleterkrankungen verursachen können. Ihre Bedeutung
wurde erst in den letzten Jahren genügend erkannt.

Klinische, röntgenologische und labortechnische Untersuchungen
ermöglichen gerade bei beginnenden, noch leichten und therapeutisch
dankbaren Osteopathien nicht immer eine Klärung, so daß die Einbeziehung der Biopsie unerläßlich erscheint. Zumal es für die Klinik
zur Differenzierung der Osteopathien von wesentlicher Bedeutung ist,
qualitative Veränderungen in der Knochengrundsubstanz unterscheiden zu können, zu deren Beurteilung die bisherigen Verfahren
zu wenig sagen. Unter dieser Fragestellung haben wir auf Anregung
von Herrn Prof. BARTELHEIMER Knochenpunktionen mit einer von ihm
entworfenen Punktionskanüle an bisher über 30 Patienten am leicht
zugänglichen Beckenkamm durchgeführt, ohne dabei den Patienten
mehr als bei anderen Punktionen zuzumuten und ohne jemals eine Komplikation zu erleben. Schon die Durchführung der Punktion an sich
erwies sich als sehr aufschlußreich. Die Kanüle wird mit leichten Schlä-

gen senkrecht etwa 7 mm in den Beckenkamm hineingetrieben. Bereits dabei kann man erhebliche Unterschiede im Härtegrad des Knochens unterscheiden. Um den ausgestanzten Knochenzylinder herausziehen zu können, muß er zuvor durch vorsichtiges seitliches Verkanten der Kanüle gelockert werden, was in sehr unterschiedlichem Grade möglich ist. Der dann ruckartig herausgezogene Zylinder erweist sich an seiner Bruchstelle beim normalen Knochen als glatt-glänzend, beim pathologischen oft in auffallender Weise aufgefasert. Bei groben porotisch-malacischen Veränderungen fällt man gewissermaßen nach Durchschlagen einer spröde-harten Corticalis in die weiche Spongiosa hinein, nach auffallend leicht möglicher ausgiebigster Lockerung kann der faserig abgerissene Zylinder herausgezogen werden.

Die Knochenzylinder wurden zur Ausschaltung technischer Fehlerquellen serienweise im selben Arbeitsgang bei stets gleicher Fixierung, gleicher Mikrotomeinstellung von 8 μ und Entkalkung verarbeitet und in denselben Lösungen zu denselben Zeiten gefärbt. Man gewinnt so Schnitte mit gut erhaltenem Zusammenhang der Strukturen des Knochens. Wir richteten unser Augenmerk vor allem auf Veränderungen in den Knochenbälkchen. Mit der Hämatoxylin-Eosin-Färbung zeigten sich keine Abweichungen des pathologischen Knochens. Hingegen erbrachten andere Färbungen, so mit Azan, ganz auffällige Unterschiede, und zwar nicht nur am pathologischen gegenüber dem normalen, sondern auch im ante und post mortem gewonnenen Knochen.

Während sich der ante mortem gewonnene normal verkalkte Knochen gleichmäßig leuchtend rot bei kräftiger Blaufärbung der osteoiden Säume färbt, beginnt zwei bis drei Stunden nach dem Tode eine zunehmende unterschiedlich getönte Blaufärbung in den Bälkchen und der Corticalis, die in der Totenstarre ihren Höhepunkt hat.

Der Einwirkung der Außentemperatur auf die Leiche scheint hierbei keine Bedeutung zuzukommen. Die Ursache dieser Metachromasie dürfte in einer postmortalen, wahrscheinlich auch durch chemische Veränderungen der Zuckeranteile bedingten Abnahme der Dichte der Knochengrundsubstanz liegen. Orientierende Massendichtemessungen mit einer von Habrich und Dettmer konstruierten, mit einem Multiplier arbeitenden Apparatur ergaben Dichtigkeitsunterschiede am entkalkten Knochen von 30—50%.

Mit einer von Dettmer und Schwarz angegebenen Perjodsäure-Versilberung konnten wir zwei bis drei Stunden nach dem Tode zunächst eine Zunahme der Polysaccharidsäuren, dann bis in die Totenstarre eine allmähliche Abnahme derselben feststellen. Direkt nach dem Tode ist es kaum zur Silberreduktion durch die mit Perjodsäure aufgeschlossenen Polysaccharide gekommen, während sich $2^{1}/_{2}$ Stunden später eine starke Versilberungsreaktion zeigt. Die Bedeutung von Zuckersäuren für die normale Verkalkung wird durch die Ergebnisse amerikanischer Forscher erhellt, die eine starke Vermehrung von Mucopolysaccharidsäuren im Osteoid kurz vor der Verkalkung und auch überall da, wo anomale Verkalkungen in anderen Geweben stattfinden, nachweisen konnten.

Man kann nach diesen ante und post mortem gesehenen Veränderungen in der üblichen Sektionszeit gewonnenes Knochenmaterial nicht dem am Lebenden gewonnenen gleichsetzen.

Bei Patienten mit Entkalkungsosteopathien, wie sie in ihrer klinischen und röntgenologischen Symptomatologie von BARTELHEIMER, HELLNER, SCHMITT u. v. a. in den letzten Jahren eingehend beschrieben worden sind, sahen wir insbesondere mit der Azanfärbung in Bälkchen und Corticalis eindrucksvolle Veränderungen, die den postmortalen ähnlich sind. So zeigen sich bei einem 63jährigen, 1948 magenresezierten Mann mit ausgeprägter Brustwirbelsäulenkyphose, vermehrter Strahlendurchlässigkeit, scharfer Zeichnung der Deckplatten und Keilwirbelbildung, histologisch neben einer deutlichen Verschmälerung

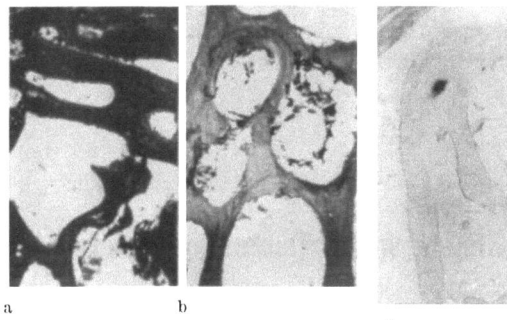
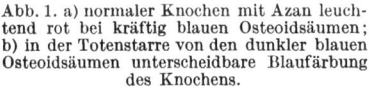
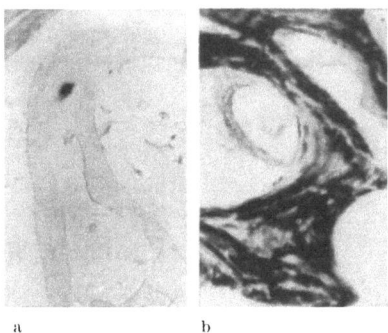

a   b

Abb. 1. a) normaler Knochen mit Azan leuchtend rot bei kräftig blauen Osteoidsäumen; b) in der Totenstarre von den dunkler blauen Osteoidsäumen unterscheidbare Blaufärbung des Knochens.

a   b

Abb. 2. a) direkt nach dem Tode kaum eine Versilberung nach Perjodsäurebehandlung; b) nach 2½ Stunden starke Versilberungsreaktion nach Perjodsäurebehandlung.

der Bälkchen mit großen Markräumen ausgedehnte hellblau gefärbte Bezirke, die nicht randständig sind und nicht den normalen, dunkler blau gefärbten Osteoidsäumen entsprechen.

Bei einer 49jährigen Frau, die innerhalb von knapp fünf Jahren nach Eintritt der Menopause 18 cm kleiner geworden ist, besteht ein sekundärer Hyperparathyreoidismus mit starker Calciurie, deutlich erhöhtem Calcium- und erniedrigtem Phosphorspiegel, wobei sicher der Ausfall der Sexualhormone das Erscheinungsbild am Skelet mitbestimmt. Röntgenologisch zeigen sich Fischwirbelbildungen mit auffallender Transparenz der Wirbelkörper sowie ein Kartenherzbecken mit LOOSERschen Umbauzonen. Histologisch besteht mit Azan praktisch nur noch eine Blaufärbung, die sich deutlich von den osteoiden Säumen unterscheiden läßt. Bei der Punktion fiel die enorme Weichheit des Knochens auf, die Bruchstelle am Knochenzylinder war stark aufgefasert.

Diese auffallenden Farbreaktionen fanden wir in unterschiedlichen Abstufungen bei allen von uns untersuchten Entkalkungsosteopathien. Eine Klassifizierung dieser Befunde wird erst nach größeren Untersuchungsreihen möglich sein. Ein klares Bild von der Beschaffenheit der Intercellularsubstanz des Knochens wird aber wohl erst durch elektronenmikroskopische Untersuchungen gewonnen werden können. Unter der Anleitung von Herrn Prof. Schwarz vom Anatomischen Institut der Freien Universität Berlin, dem wir viele Ratschläge bei der Anfertigung unserer histologischen Schnitte verdanken, sind solche Untersuchungen in Angriff genommen.

Wenn man bedenkt, daß bei vielen Osteopathien trotz normaler Mineralverhältnisse im Serum keine normale Verkalkung zustande kommt, so muß die Ursache hierfür in der Knochengrundsubstanz liegen. Unsere Befunde lassen die Annahme zu, daß den Verkalkungsstörungen Veränderungen in der Feinstruktur der Knochengrundsubstanz, insbesondere der sogenannten Kittsubstanz zugrunde liegen, in welche ja allein das Kalksalz eingelagert wird. Die besonders von Bartelheimer vertretene Ansicht, daß bei den meisten calcipriven Osteopathien Mischformen vorliegen, wird durch unsere bisherigen bioptischen Untersuchungsergebnisse bestärkt.

CXCII.

Aus der II. Medizinischen Universitätsklinik der Charité, Berlin
(Direktor: Prof. Dr. med. A. Krautwald).

Beitrag zur Pathogenese der Osteomyelosklerose.

Von

Günther Kunz.

Mit 2 Textabbildungen.

Eine extramedulläre myeloische Blutzellbildung in der Milz, wie sie besonders ausgeprägt bei der Osteomyelosklerose beobachtet werden kann, wird meist als kompensatorischer Vorgang auf eine Knochenmarkinsuffizienz hin betrachtet. Diese Deutung der extramedullären myeloischen Metaplasie ist nicht befriedigend, da diese Reaktion u. a. auch bei Pneumonien und hämolytischen Syndromen auftreten kann und hierbei keine Markinsuffizienz vorliegt. Auch die experimentell erzeugten Metaplasien machen das Vorliegen einer Ausgleichsreaktion wenig wahrscheinlich; vergiftet man nämlich Tiere mit Phenylhydrazin, Pyridin oder Pyrogallol, so beginnt die Milz, also ein lymphatisches Organ, myeloische Zellen zu bilden, während das gleiche myeloische Gewebe im Knochenmark zerstört wird. Wenn die Blutgifte eine unmittelbar verödende Wirkung auf das myeloische Gewebe hätten, dann könnten myeloische Zellen nicht extramedullär auftreten. Ferner ist schwer vorstellbar, daß diese Blutgifte das lymphatische Gewebe, in dem sich ja die Metaplasie entwickelt, nicht nur ungeschädigt lassen, sondern auch noch zu einer Ersatzleistung mit Entwicklung eines hoch differenzierten fremden Gewebes befähigen. Es liegt daher näher, als Voraussetzung für die extramedulläre myeloische Zellbildung und Markverödung eine Schädigung des lymphatischen Gewebes anzunehmen.

Auf enge Beziehungen von lymphatischer Unterfunktion und extramedullärer Myelopoese sowie aplastische Reaktion des Knochenmarks
weist auch das Verhalten der embryonalen Hämatopoese hin (siehe

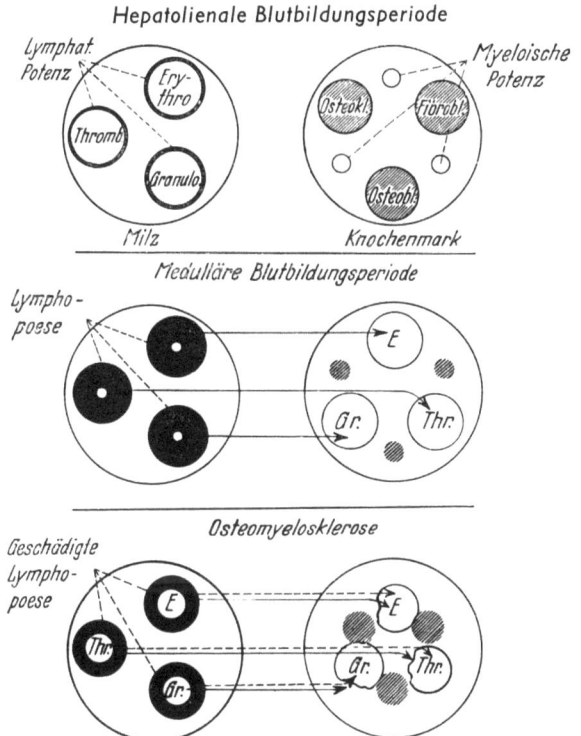

Abb. 1. Schematische Darstellung der Entwicklung einer Osteomyeloosklerose.

Der linke große Kreis stellt die Milz, der rechte das Knochenmark dar. Die hellen Flächen der kleineren
Kreise deuten die drei myeloischen Gewebe, die schwarzen die Lymphopoese und die grauen die End-
ostfunktionen an.

Im ersten Schema stellt der schwarze Rand der kleineren Kreise die lymphatische Potenz dar, während
die hellen Flächen die Erythropoese, die Granulopoese und die Thrombopoese wiedergeben. Aus dem
Endost des Knochenmarks entstehen, wie die grauen Kreisflächen zeigen, Osteoblasten, Osteoklasten
und Fibroblasten, während die Myelopoese ruht.

Das zweite Schema bietet die ausgebildete Lymphopoese in Form der schwarzen Kreisflächen, die
kleinen weißen Kreise deuten das ruhende, myeloisch differenzierte Mesenchym an, die myeloische
Zellbildung ist erloschen. Im Knochenmark ist das myeloische Parenchym aktiv, die ruhenden End-
ostfunktionen werden durch die Verkleinerung der grauen Kreise dargestellt. Die Pfeile deuten fördernde Wirkstoffe an.

Im dritten Schema bedeutet die Verkleinerung der schwarzen Kreisflächen eine Beeinträchtigung des
lymphatischen Stoffwechsels. Das dadurch wieder zur Zellbildung fähige myeloische Mesenchym
kommt durch die Vergrößerung der weißen Kreisflächen zum Ausdruck. Die gestrichelten Pfeile
weisen auf den Ausfall lymphatischer Wirkstoffe hin, die ausgezogenen auf die Bildung myelotoxischer
Substanzen. Die daraus resultierende Regenerationsstörung im Knochenmarkparenchym wird durch
die unregelmäßige Kreisbegrenzung gekennzeichnet. Durch die Vergrößerung der grauen Kreise wird
die wiedererfolgende Zellbildung des Endosts ausgedrückt.

Abb. 1). Die hepatolienale Blutbildungsperiode des Embryos zeigt
nämlich eine myeloische Zellbildung in der Milz solange, wie die Lymphopoese noch nicht entwickelt ist. Gleichzeitig besteht ein aplastisches

Knochenmark, in dem das Endost Osteoblasten, Osteoklasten und Fibroblasten bildet. Unter der keimenden Lymphopoese wird die myeloische Zellbildung in der Milz anscheinend selektiv zum Erlöschen gebracht, verhält sich also deutlich antagonistisch gegen die extramedulläre Myelopoese. Zur gleichen Zeit verlagert sich die myeloische Blutzellbildung in das Knochenmark und das Endost stellt seine Tätigkeit ein. Nach voller Entfaltung des lymphatischen Gewebes ist die Milz ein rein lymphatisches Organ ohne nennenswerte myeloische Zellbildung.

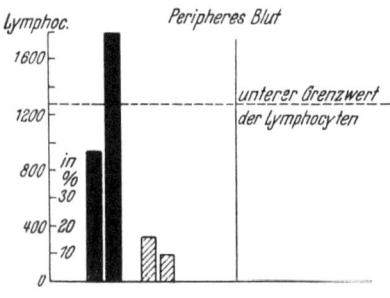

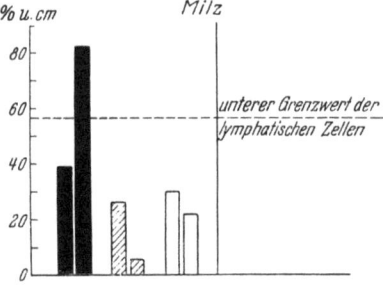

Setzt man ein potentiell myeloisch differenziertes Mesenchym in den lymphatischen Organen auch postnatal voraus, so würde nach der hier entwickelten Theorie dieses Mesenchym dann wieder myeloische Zellen bilden können, also zur extramedullären Metaplasie führen, wenn die angenommenen Hemmfunktionen des physiologischen lymphatischen Stoffwechsels durch lymphotoxische Prozesse abgeschwächt würden oder wegfielen (siehe Abb. 1).

Neben dem Antagonismus von Lymphopoese und extramedullärer Myelopoese weist die bei Lymphocytophthisen immer auftretende Markaplasie auch auf einen Synergismus beider Gewebe hin. Auf diesen Synergismus deutet ferner die zunehmende Aktivität des myeloischen Parenchyms im Knochenmark während der medullären Periode des Embryos. Der physiologische lymphatische Stoffwechsel scheint demnach fördernde Wirkstoffe für die myeloischen Gewebe im Knochenmark zu bilden. Ist die Lymphopoese in ihrer Funktion beeinträchtigt, dann werden diese Wirkstoffe ausfallen. Der Ausfall fördernder

Abb. 2. Von den Säulenpaaren vermittelt jeweils die erste Säule die Verhältnisse vor und die zweite nach der Extraktbehandlung. Die schwarzen Säulen zeigen die Lymphocyten in Absolutwerten bzw. in Prozenten, die schraffierten die myeloischen Zellen und die weißen die Milzgröße an. Man sieht unter der Behandlung in der Peripherie ein Ansteigen der absoluten Lymphocytenzahlen und eine Verminderung der myeloischen Zellformen. In der Milz kann man das gleiche Verhalten und einen Rückgang der Organgröße beobachten.

Wirkstoffe könnte zur Parenchymschädigung des Knochenmarks führen und unter einer schließlich resultierenden lymphatischen und myeloischen Insuffizienz bildet das Endost, wie bei der hepatolienalen Blutbildungsperiode des Embryos, wieder Osteoblasten, Osteoklasten und Fibroblasten. Klinisch ist durch diese Symptomatologie der extramedullären myeloischen Metaplasie in der stark vergrößerten Milz mit myeloischer Reaktion im Blut, der Markaplasie und der Tätigkeit des Endosts beim erwachsenen Organismus das Krankheitsbild der Osteomyelosklerose ausgezeichnet (siehe Abb. 1).

Die nach dieser Hypothese bei der Osteomyelosklerose zu fordernde Lymphopathie wird durch die Lymphopenie im Blut und die deutliche Hypoplasie der lymphatischen Zellgewebe in der Milz gesichert. Wir nahmen daher für die Pathogenese der Osteomyelosklerose als Arbeitshypothese eine sogenannte „Hyposplenie" an. Unter diesem Begriff, der von ROHR geprägt wurde, wird eine allgemeine Unterfunktion des lymphatischen Gewebes verstanden. Daraufhin wurden fünf Patienten mit einer Osteomyelosklerose mit dem Milzextrakt „Prosplen"[1] behandelt, in dem wir lymphatische Wirkstoffe vermuteten. Wir fanden danach folgende Veränderungen:

1. (siehe Abb. 2). Im peripheren Blut entwickelt sich eine deutliche Lymphocytose, gleichzeitig vermindert sich die Anzahl der unreifen myeloischen Zellen im Blut. Die Lymphocytose ist flüchtig, dagegen bleibt die Verminderung der myeloischen Reaktion über die Behandlung hinaus bestehen.

2. In der Milz wird die Lymphopoese stark angeregt, die metaplastischen Gewebe bilden sich zurück, und das Organ wird kleiner.

3. Die Dissoziationszeichen am myeloischen Parenchym haben sich deutlich verringert.

Dieses Verhalten scheint die hier vertretenen Theorien über die Pathogenese der Osteomyelosklerose zu unterstützen:

1. Die extramedulläre myeloische Metaplasie ist u. a. Ausdruck einer Funktionsstörung des lymphatischen Gewebes.

2. Eine Unterfunktion des lymphatischen Stoffwechsels verursacht Panmyelopathien.

3. Lymphatische und myeloische Insuffizienz führen zur Proliferation des Endosts.

CXCIII.

Tierexperimentelle Untersuchung über den Eisenaustausch zwischen Mutter und Fet.

Von

WALTHER PRIBILLA (Köln-Merheim).

Mit 1 Textabbildung.

Eisenmangelzustände sind in der Gravidität nicht selten, und wir wissen, daß die Kinder sideropenischer Mütter ein kleineres Eisendepot mitbekommen als Normalkinder. Diese Tatsache ist für die Entstehung der Eisenmangelanämie des Säuglings von großer Bedeutung. So war es ein naheliegender Gedanke, die Sideropenie bzw. Anämie der Mütter durch eine hochdosierte intravenöse Behandlung mit dreiwertigem Eisen schnell zu beseitigen, in der Hoffnung, dabei auch

---

[1] Fa. Ifah, Hamburg.

die Minderversorgung des Feten auszugleichen. Damit erhebt sich die Frage, ob das der Mutter in unphysiologischer Weise parenteral gegebene Eisen auf den Feten übergeht oder ob die Placenta, in der beim Menschen Ferritin nachgewiesen wurde, ähnlich wie die Darmschleimhaut regulierend als Schranke eingreift, um den Feten vor einer Eisenüberschwemmung zu schützen.

Um Einblicke in diesen Vorgang zu gewinnen, wurden Versuche an trächtigen Kaninchen durchgeführt. Die Tiere wurden in drei Gruppen eingeteilt, eine ohne Eisen, eine mit einer mittleren Eisendosis von 50 mg/kg und eine mit sehr hoher Eisendosis, d. h. 200 mg/kg. Das Eisen wurde in Form von Ferrisaccharat intravenös verabreicht. In jeder Gruppe erhielt ein Teil der Tiere das Eisen in der ersten und ein anderer Teil in der zweiten Hälfte der Gravidität. Insgesamt wurden 20 Muttertiere und 63 Feten untersucht. Die Tiere wurden jeweils ein bis zwei Tage vor dem Wurftermin getötet. Milz, Leber, Knochenmark und Uterus der Muttertiere und Leber, Milz und Placenta der Feten wurden quantitativ und histochemisch auf ihren Eisengehalt untersucht. Da zur Beurteilung des Eisenstoffwechsels der Nachweis des schwerlöslichen Hämosiderins alleine nicht genügt, wurde durch Fällung mit Cadmiumsulfat auch die als Ferritin bekannte, leichtlösliche Eisen-Eiweiß-Verbindung dargestellt. Auf Einzelheiten der Methodik kann ich hier nicht eingehen und möchte kurz die Ergebnisse darstellen:

Bei den unbehandelten Tieren ist nur der relativ hohe Eisengehalt der fetalen Lebern erwähnenswert. Er betrug etwa 80 mg-%. Auf diesen reichlichen Eisengehalt der fetalen Kaninchenleber hat im übrigen VON BUNGE schon 1892 hingewiesen. Die Milz enthielt dagegen nur Spuren von Eisen. Nach mittlerer Eisengabe an das Muttertier in der ersten Hälfte der Schwangerschaft änderte sich der fetale Eisengehalt nicht, obschon in den Organen des Muttertieres — wie zu erwarten — ein erheblicher Eisenanstieg zu verzeichnen war. Nur wenn Eisen in der zweiten Hälfte der Schwangerschaft verabfolgt wurde, stieg der Eisengehalt der Feten deutlich an und lag dann in der Leber im Durchschnitt bei 115 mg-%, was einen Anstieg von fast 50% bedeutet. Auch in der Milz war der Anstieg eindeutig. Nach hoher Eisengabe kam es dreimal bei insgesamt fünf Tieren zu Fehlgeburten. Bei den Feten der restlichen Tiere war der Eisengehalt in der Leber auf 165 mg-%, d. h. auf das Doppelte des Normalwertes, angestiegen. Ähnlich verhielt sich die Milz.

In welcher Form liegt nun das Eisen vor? Ein Vergleich der histologischen Präparate, in denen das Eisen mit Hilfe der Turnbullblaureaktion dargestellt worden war, mit den Ferritinpräparaten ergab, daß beim Muttertier sowohl unter normalen Bedingungen als auch nach Eiseninjektionen fast ausschließlich Hämosiderin, d. h. schwerlösliches Eisen, vorhanden war. Nur vereinzelt fanden sich in Milz und Knochenmark einige Ferritinkrystalle. Beim Feten lag dagegen das Eisen vorwiegend als Ferritin vor. Wir konnten es in der Leber immer reichlich darstellen, wie die folgende Abbildung zeigt (Abb. 1).

Es handelt sich um die typischen, goldgelb gefärbten Krystalle. Dieser Ferritinreichtum der fetalen Leber ist sehr auffallend, da bei erwachsenen Kaninchen gerade in der Leber praktisch kein Ferritin vorkommt. Wir fanden diese Ferritinkrystalle schon beim normalen Feten, besonders reichlich aber nach Eisengabe an das Muttertier. Allerdings war dabei gleichzeitig auch eine Vermehrung des Hämosiderins nachweisbar.

Wir haben uns dann weiter die Frage vorgelegt, wann das Ferritin beim normalen Feten erstmals nachzuweisen ist und haben zu diesem Zweck Tiere an verschiedenen Tagen der Gravidität untersucht. Reich-

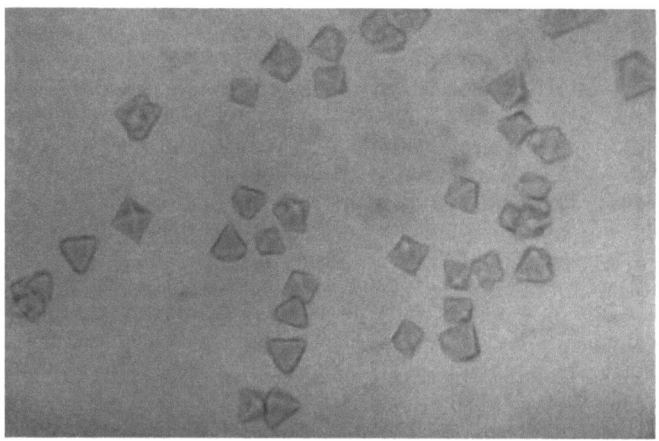

Abb. 1. Ferritinkrystalle aus fetaler Kaninchenleber. Schwache Vergrößerung.

liche Mengen Ferritin konnten dabei erstmals in der Leber der 18 Tage alten Kaninchenfeten festgestellt werden. Die von den gleichen Lebern angefertigten histologischen Schnitte zeigten dagegen nur sehr spärlich einige kleine Hämosiderinkörnchen. Erst mit fortschreitender Reifung der Feten trat dann neben dem Ferritin auch reichlicher Hämosiderin auf.

Die letzte Frage betrifft nun das Verhalten der Placenta, also der Umschlagstelle zwischen mütterlichem und kindlichem Stoffwechsel. Unter normalen Bedingungen fand sich nur wenig Eisen in den Gefäßwänden des mütterlichen Placentarunterbaues, während im Placentarlabyrinth, wo sich die fetalen Capillaren sehr eng an die mütterlichen Bluträume anlegen, kein Eisen vorkam. Der eigentliche Ort des Austausches war also eisenfrei. Bemerkenswerterweise konnten wir in der Placenta niemals Ferritin nachweisen; auch nicht nach Eiseninjektionen. Danach kam es allerdings zu einer reichlichen Hämosiderinspeicherung, die sich aber im wesentlichen auf den mütterlichen Placentarabschnitt beschränkte. Die Hämosiderinablagerungen fanden sich fast nur in den Gefäßscheiden der mütterlichen Arterien.

Welche Schlüsse können wir nun aus unseren Untersuchungen ziehen? Zunächst kann festgestellt werden, daß sich der Eisenaustausch zwischen Mutter und Fet beim Kaninchen in der zweiten Schwangerschaftshälfte abspielt und daß eine Zufuhr von Eisensaccharat nur in der zweiten Hälfte der Gravidität den Eisengehalt der fetalen Leber und Milz erhöht. Dabei ist die Zunahme des Eisengehaltes abhängig von der gegebenen Dosis. Eine Schrankenfunktion der Placenta für Eisen ist also beim Kaninchen nicht nachweisbar. Die Erhöhung des fetalen Eisenbestandes auf das Doppelte des Normalwertes wurde ohne morphologisch faßbare Schädigung vertragen. Eine erhebliche Erhöhung des mütterlichen Eisenbestandes in der ersten Hälfte der Schwangerschaft änderte dagegen den fetalen Eisenbestand nicht. Sehr hohe Eisengaben führten, wenn sie in der ersten Hälfte der Schwangerschaft verabfolgt wurden, oft zu einer Unterbrechung. — Als Speicherform des Eisens fand sich beim erwachsenen Kaninchen vorwiegend Hämosiderin, d. h. eine schwerlösliche Eisenverbindung, dagegen beim Feten vorwiegend Ferritin, d. h. eine leichtlösliche Eisenverbindung. Bemerkenswerterweise trat im Laufe der fetalen Entwicklung Ferritin vor dem Hämosiderin auf, eine Beobachtung, die die biologische Bedeutung dieser bisher zweifellos vernachlässigten Eisenform zu unterstreichen scheint. — Die wichtigsten Depotorgane waren beim erwachsenen Tier Milz und Leber. Beim Feten beteiligt sich die Milz dagegen normalerweise kaum an der Eisenspeicherung.

Die Übertragung unserer Versuchsergebnisse auf andere Tiere und — was besonders interessiert — auf den Menschen ist nur schwer möglich, da die Eisenversorgung des Feten unterschiedlich geregelt ist und im übrigen auch die Placentaformen voneinander erheblich abweichen. Das Kaninchen bekommt nach Lintzel und Mitarbeiter ein echtes Eisendepot mit, das bei der Entwicklung in der Neugeborenenperiode gebraucht wird. Beim Meerschweinchen z. B., das zeitig Grünfutter zu sich nimmt, ist das nicht der Fall. Auch Ratten verhalten sich offenbar bezüglich des Eisenaustausches nach den Untersuchungen von Lintzel, Goldeck und Remy anders als Kaninchen; denn bei diesen Tieren ergab die Eisenzufuhr an das Muttertier keine Erhöhung des fetalen Eisenbestandes. Auch beim Menschen dürften die Verhältnisse wahrscheinlich anders liegen, da — wie schon erwähnt — in der menschlichen Placenta Ferritin gefunden wurde. Doch dürfte es gerade im Zusammenhang mit der modernen Eisentherapie wichtig sein, die Frage des diaplacentaren Eisenübertrittes auch beim Menschen unter Berücksichtigung des Ferritinproblems einer genaueren Prüfung zu unterziehen.

CXCIV.

Aus der Medizinischen Universitätsklinik, Göttingen
(Direktor: Prof. Dr. R. SCHOEN).

Grenzflächenphänomene der Blutzellen durch pyrogene Reizstoffe.

Von

E. FRITZE.

Mit 2 Textabbildungen.

Funktionsäußerungen der Granulocyten wie ihr Phagocytosevermögen und ihre amöboide Beweglichkeit sind auf Grund vorwiegend theoretischer Überlegungen als Grenzflächenphänomene gedeutet worden. Die experimentelle Bearbeitung dieses Problems setzt die Möglichkeit exakt dosierbarer Beeinflussung der Zellfunktionen voraus. Aus Bakterien isolierte Lipopolysaccharide, wie sie durch WESTPHAL in hoch gereinigter Form unter anderem aus Salmonella abortus equi[1] gewonnen werden, lösen bei Mensch und Tier nach intravenöser Injektion schon in Dosen von 0,5 bis 1,0 g Fieber und charakteristische Blutbildreaktionen mit anfänglicher Leuko- und Neutropenie und folgender Granulocytose mit Lymphopenie aus. Das Phagocytosevermögen der Granulocyten wird statistisch signifikant gesteigert.

Gleichzeitig sind über 24 Stunden nach der Injektion Größenänderungen der elektrischen Oberflächenladung bzw. des Grenzflächenpotentials sowohl der Granulocyten als auch der Erythrocyten bei mikroskopischer Elektrophorese festzustellen. Die Eindeutigkeit dieser Ladungsschwankungen ist statistisch zu sichern.

Die intraperitoneale Injektion von bakteriellem Reizstoff bewirkt bei Ratten die Entwicklung eines sterilen Exsudates mit einem mittleren Zellgehalt von $45\,000/mm^3$. Überraschenderweise handelt es sich dabei in den ersten 30 Min. nach der Injektion fast nur um Lymphocyten, deren Zahl in der folgenden Zeit schnell abnimmt. Statt dessen enthält der Erguß schon 1 Stunde nach der Injektion zunehmend Granulocyten und später auch Makrophagen, während die Zahl der eosinophilen Leukocyten über 36 Stunden etwa gleich bleibt. Das Phagocytosevermögen sowohl der neutrophilen Granulocyten als auch der Makrophagen und der eosinophilen Leukocyten nimmt bis zur 4. Stunde nach der Injektion statistisch eindeutig ab, um danach auf den Ausgangswert anzusteigen (Abb. 1).

Die Größe der Oberflächenladung der aus der Bauchhöhle gewonnenen Granulocyten zeigt Veränderungen, die denen ihrer Phagocytoseaktivität auffällig parallel gehen (Abb. 2).

---

[1] Die Substanz wurde freundlicherweise von Herrn Prof. Dr. Otto WESTPHAL, Dr.-WANDER-Forschungsinstitut, Säckingen, zur Verfügung gestellt.

Es liegt nahe, Beziehungen zwischen der Intensität dieser Zellfunktion und der Größe der elektrischen Oberflächenladung anzunehmen. Derartige Beziehungen sind auf Grund physikalischer Gesetzmäßigkeiten zwischen der elektrischen Oberflächenladung von Flüssigkeitstropfen, denen die Leukocyten wohl vergleichbar sind, und ihrer Oberflächenspannung gegeben. Die Oberflächenspannung wird mit steigender elektrischer Ladung geringer und umgekehrt. Niedrigerer Oberflächenladung der Granulocyten entspricht also größere Oberflächenspannung zur Zeit gehemmter Phagocytoseaktivität. Offenbar hemmt die damit verbundene geringere Deformierbarkeit der Zelloberfläche die Aufnahme von Bakterien durch Phagocytose und die amöboide Beweglichkeit der Zellen.

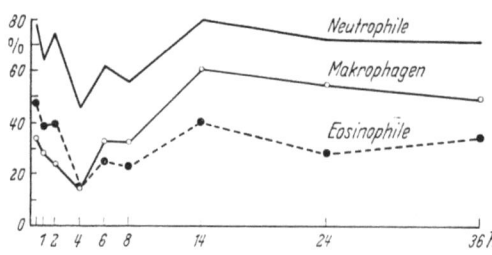

Abb. 1. 5 γ Lipopolysaccharid (S. a. equi) intraperitoneal. Phagocytosegrad. Mittelwerte von 9×10 Ratten.

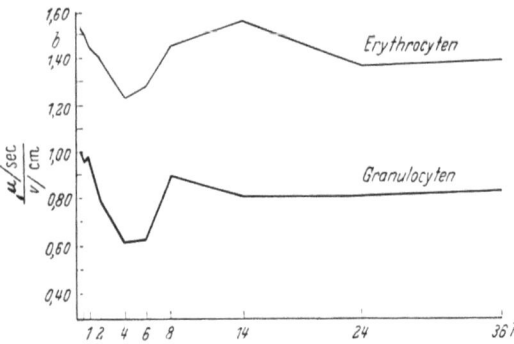

Abb. 2. 5 γ Lipopolysaccharid (S. a. equi) intraperiton. Elektrische Beweglichkeit b der Granulocyten und Erythrocyten. Mittelwerte von 9×5 Ratten.

Schon die außerordentlich geringen Mengen von bakteriellem Reizstoff, die zur Erzielung dieser Effekte notwendig sind, machen eine direkte Wirkung dieser Substanz auf die Zellen unwahrscheinlich. Es dürfte sich überhaupt um einen durchaus unspezifischen Mechanismus handeln. Sehr wahrscheinlich ist, daß bakterielle Lipopolysaccharide unspezifisch die Freisetzung körpereigener Stoffe nach Art der von MENKIN beschriebenen peptidartigen Substanzen veranlassen, die durch große Oberflächenaktivität charakterisiert sind. Vielleicht sind für die Entstehung derartiger Substanzen die im Bauchhöhlenerguß primär auftretenden Lymphocyten von Bedeutung.

Gewinnt man von Kaninchen 1 Stunde nach der intravenösen Injektion von bakteriellem Pyrogen Blutplasma, so bewirkt sein Zusatz in geringer Menge zu einer Blut-Bakterienmischung eine deutliche Phagocytosesteigerung. Mit einem kürzere oder längere Zeit nach der Reizstoffgabe gewonnenen Plasma ist dieser Effekt nicht zu erzielen. Offenbar entsteht der wirksame Stoff erst im Organismus durch die Reizstoffwirkung und ist im Blutplasma nur zu bestimmter Zeit nachweisbar.

In vitro beeinflussen bakterielle Lipopolysaccharide die elektrische Oberflächenladung von Blutzellen nicht, ihr Phagocytosevermögen nur bei Zusatz sehr großer Dosen.

Die geschilderten Untersuchungen gestatten, Beziehungen zwischen Zellfunktionen und physikochemischen Änderungen ihrer Oberfläche herzustellen, also biologischen Phänomenen mit physikalischen Methoden näherzukommen. Sie bieten eine experimentelle Stütze für die Deutung der Phagocytose als Grenzflächenreaktion.

CXCV.

Aus der I. Medizinischen Universitätsklinik Hamburg-Eppendorf
(Direktor: Prof. Dr. H. H. BERG).

Erythrocyten, anders gesehen.

Von

MIGUEL A. RÖMER.

Mit 2 Textabbildungen.

Wir sind bei der normalen Untersuchung des Blutes daran gewöhnt, die Erythrocyten im gefärbten Präparat flach liegend zu sehen. Im Rahmen hämatologischer Untersuchungen wurde ich überrascht von der Entstehung schöner, gerader „Geldrollen", die sich für genaue Messungen mit einem Ocularmikrometer eignen. Ihre Entstehung findet ständig statt, wenn man Blut im eigenen Plasma $^1/_{10}$ verdünnt.

Das Blut wird ungerinnbar gemacht nach der vorgeschlagenen Methode von WINTROBE für die Bestimmung des Hämatokritwertes. Eine Mischung von Kalium- und Ammoniumoxalat, die die Erythrocyten nicht deformiert, wird dafür benutzt. Ein Teil des Blutes wird zentrifugiert, um das Plasma zu gewinnen. Die Verdünnung wird dann in einer Leukocytenpipette vorgenommen; vorsichtiges Mischen in horizontaler Lage bei Rollen der Pipette zwischen den Fingern. Die Untersuchung soll in den ersten 2 Stunden nach der Blutentnahme gemacht werden.

Die Beobachtung wird zwischen Objektträger und Deckglas mittels eines Immersionsobjektivs gemacht. Die Ränder des Deckglases werden mit Vaseline abgedichtet, um Verdunstungsströmungen zu vermeiden, die eine exakte Messung unmöglich machen würden. Das Deckglas darf nicht auf dem Tropfen schwimmen. Ein zu kleiner Tropfen verhindert die Entstehung der Rollen.

Eine geringe Zusammenpressung der Erythrocyten durch die Kraft, die sie bei der „Geldrollenbildung" zusammenhält, scheint vorhanden zu sein, jedoch konstant und unwesentlich.

Direkte Messungen der Dicke der Erythrocyten haben VALENTIN, WELCKER und CHR. GRAM im vorigen Jahrhundert gemacht. 1927 benutzte EMMONS das Phänomen der Geldrollenbildung, um Bestimmungen an der Dicke der Erythrocyten zu treffen. Diese Methode hat sich nicht durchgesetzt aus verschiedenen Gründen:

1. Unregelmäßigkeit in dem Auftreten des Phänomens.

2. Die Bildung regelmäßiger gerader Rollen wird durch die Anhäufung derselben behindert. Dieselbe Ursache erzeugt Verschiebungen, so daß eine genaue Kantenstellung der Erythrocyten oft nicht stattfindet.

Diese Hindernisse werden bei der geschilderten Methode beseitigt. Es war möglich, mit einer Messung 8 bis 20 Erythrocyten zu umfassen. Die Durchschnittsdicke der einzelnen Zellen wird dann durch eine ein-

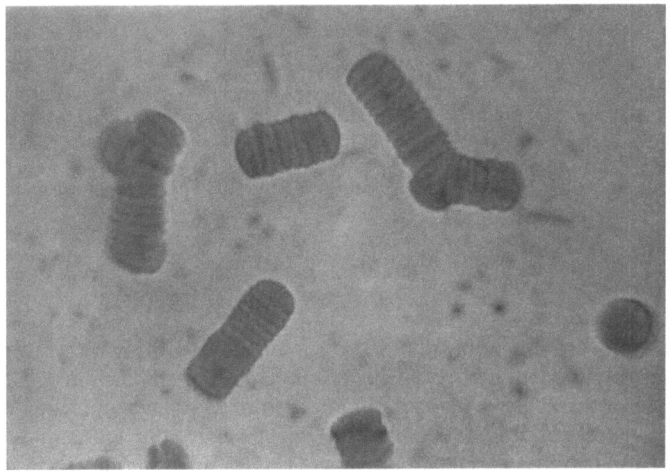

Abb. 1.

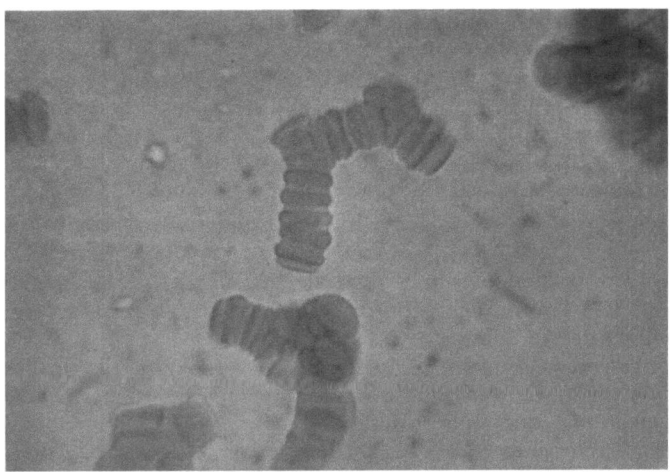

Abb. 2.

fache Teilung berechnet. Für diese Messungen habe ich in manchen Fällen die Zellen am Ende der Rollen nicht in Betracht genommen, da sie oft etwas vorgewölbt waren.

Bei zehn gesunden Menschen (Abb. 1) habe ich diese Messungen vorgenommen. Bei jedem wurden immer über 100 Erythrocyten (insgesamt

1681) mit einem Schraubenocularmikrometer gemessen. Dabei habe ich die folgenden Werte festgestellt: Durchschnittsdicke 1,75 μ mit Schwankungen zwischen 1,65 μ und 1,84 μ. Bei dem Einzelfall waren die Schwankungen 0,15 μ über oder unter dem Mittelwert; meistens jedoch niedriger. Man kann also annehmen, daß die normalen Durchschnittswerte zwischen 1,6 μ und 1,9 μ liegen (1,75μ $\pm$ 0,15).

Von Messungen an Kranken möchte ich nur kurz folgende anführen: Eine Patientin mit einer Eisenmangelanämie während der Behandlung zeigte eine Schwankung von 1,55 bis 2,05 μ. Bei einem kongenitalen hämolytischen Ikterus war die Durchschnittsdicke 2,11 μ (Abb. 2). Bei einem Patienten mit einem Lungencarcinom und einer mäßigen Anämie war die Durchschnittserythrocytendicke vermindert.

Die Einfachheit der Methode und die Einheitlichkeit ihrer Resultate haben gezeigt, daß sie für klinische Zwecke benutzt werden kann. Direkte Messungen ergeben bessere Resultate als Berechnungen. Ferner kann diese Methode uns das Vorhandensein einer Anisocytose „anders gesehen" zeigen. Für eine rasche Orientierung über den mittleren Durchmesser der Erythrocyten dürfte es genügen, die Breite zehn verschiedener Rollen zu bestimmen.

Inwiefern diese Methode einen tieferen Einblick in die Physiologie und Physiopathologie der Erythrocyten bzw. Erythrocytenbildung gestatten wird, ist jetzt nicht zu übersehen. Scheinbar ist die Veränderung der Dicke dieser Zellen ein Hinweis auf pathologische Prozesse.

CXCVI.

Aus der Medizinischen Universitätsklinik Tübingen
(Direktor: Prof. Dr. H. BENNHOLD).

Albuminnachweis in Extrakten von Lebermitochondrien.

Von

EKKEHARD KALLEE, FRIEDRICH LOHSS * und GERHARD SEYBOLD.

Mit 2 Textabbildungen.

Die dynamischen Wechselwirkungen zwischen Plasmaproteinen und Gewebe werden heute allgemein anerkannt (1—3). Vor kurzem ist auch der direkte Nachweis körpereigener Plasmaproteinfraktionen wie Albumin, β_1-metallbindendem Globulin, β-Lipoproteid und γ-Globulin in Zellen vom Arbeitskreis GITLIN (4) durch Antikörper gelungen, die mit fluorescierenden Farbstoffen (5) gekuppelt waren. In das Cytoplasma sind die *Mitochondrien* eingebettet, denen als Träger von Fermentsystemen eine besondere Bedeutung zukommt.

Frühere Versuche an unserer Klinik (1) zeigten, daß die in der Blutbahn vorwiegend an Albumin oder α-Globulin gebundenen Farbstoffe Trypanblau und Lithiumcarmin nach intravenöser Injektion im Rattenorganismus zu einem erheblichen Teil in den Lebermitochondrien gespei-

---

* Vortragender: F. LOHSS.

chert werden. Es erschien deshalb von besonderem Interesse, festzustellen, inwieweit Albumin in den Extrakten von Rattenlebermitochondrien nachgewiesen werden kann.

Reine Mitochondrienfraktionen ließen sich mit der Methode von SCHNEIDER und HOGEBOOM (6) nach Homogenisieren von Rattenleber durch fraktioniertes Zentrifugieren gewinnen. Diese Fraktionen wurden vor Weiterverarbeitung mikroskopisch auf ihre Einheitlichkeit geprüft. Zur Gewinnung eines löslichen, nicht dialysierbaren, etwa 5 bis 10 mg Stickstoff enthaltenden Extraktes aus einer Rattenleber wurden die Mitochondrien gegen destilliertes Wasser dialysiert, anschließend rehomogenisiert und zweimal hochtourig (16 000 g, 25 Min.) zentrifugiert. Um

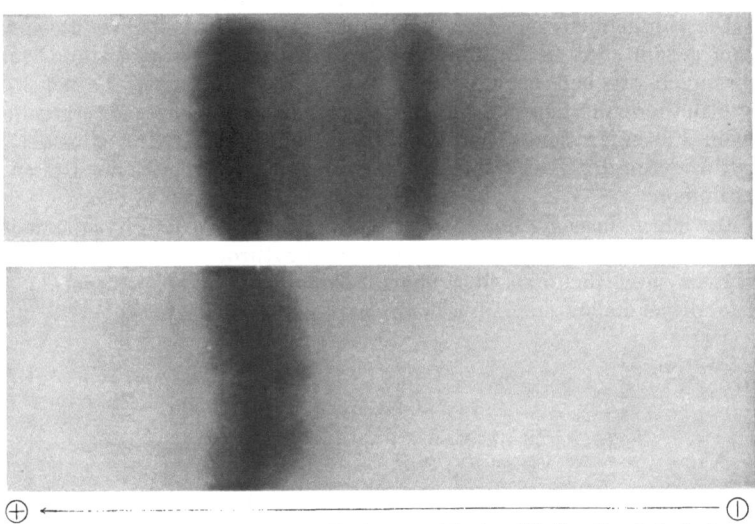

Abb. 1. Papierelektrophoresen von Rattenserum (oben) und Rattenalbumin (unten).

möglichst alle Plasmaproteinkomponenten aus den Blutbahnen der Leber zu entfernen, wurden die Tiere vorher entblutet und mit je 300 bis 500 cm³ körperwarmer Tyrodelösung durchspült. Alle präparativen Arbeiten führten wir bei Temperaturen von 4° C oder darunter durch.

Durch Papierelektrophorese konnte dieser wäßrige Mitochondrienextrakt in mehrere Komponenten aufgetrennt werden, ein kleinerer Teil entspricht in seiner Beweglichkeit dem Rattenalbumin. DEMLING und Mitarbeiter (7) fanden kürzlich unabhängig von uns bei ähnlichen Versuchen einen Durchschnittswert von 4,95 relat. % für eine analoge Proteinfraktion größter Beweglichkeit.

Unsere weiteren Versuche ergaben, daß 12 Stunden nach intravenöser Injektion von J^{131}-markiertem (radioaktiven) (8) Rattenserum (0,5 cm³, 550 μ C) im Autoradiogramm des Mitochondrienextraktes eine Komponente auftrat, die mit großer Wahrscheinlichkeit dem Rattenalbumin des injizierten markierten Serums entspricht. Ihre Beweglichkeit liegt wie die des Rattenalbumins zwischen Humanalbumin und Human-α-Globulin (9).

Der spezielle Charakter eines Proteins darf jedoch mit seiner elektrophoretischen Wanderung allein noch nicht als gesichert gelten.

Zu weiteren physikalischen Untersuchungen, wie Sedimentation oder Löslichkeit, waren bisher unsere Mengen Untersuchungsmaterial nicht ausreichend, ebensowenig für Bausteinanalysen. Doch besitzt Albumin gegenüber Globulin eine eigene serologische Spezifität (10) und kann so auch aus Proteingemischen präcipitiert werden. Als Antigen präparierten wir aus Rattenplasma durch Äthanolfällung in der Kälte (11) und durch Salzfraktionierung elektrophoretisch ein reines Rattenalbumin.

Rattenalbumin besitzt in alaunpräcipitiertem Zustand gegenüber dem Kaninchen antigene Wirkung (12malige intravenöse Injektion von insgesamt 150 mg Antigen). Nach Zusatz von homologem Antigen in steigenden Mengen zu einer konstanten Menge von Antiserum (hier 1,5 cm³), Waschen und Stickstoffbestimmung der Präcipitate läßt sich entsprechend den Versuchen von HEIDELBERGER und KENDALL (12) eine Präcipitinreaktion quantitativ erfassen.

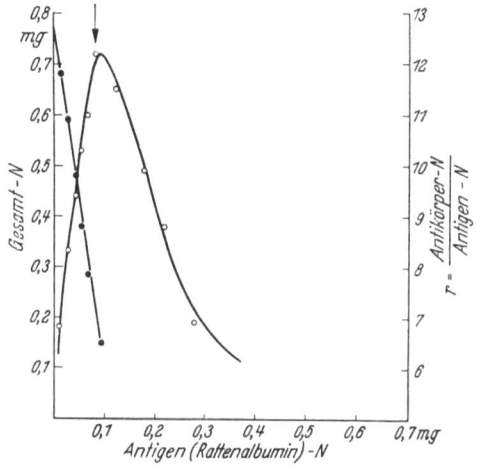

Abb. 2. Quantitative Präcipitinkurve bei der Reaktion von Rattenalbumin mit seinem Antiserum.

Der Kurvenverlauf entspricht nach M. COHN (13) einer einheitlichen Antigen-Antikörper-Reaktion, ebenso konnte die Einheitlichkeit nach KENDALL (14) durch Prüfung der Überstände auf Antigen und Antikörper gesichert werden. Rattenalbumin-Spezifität ergab sich durch Zusatz von Rattenglobulin zum Antiserum, wobei keine erkennbare Trübung auftrat. Schließlich zeigten immunologische und elektrophoretische Vergleichsanalysen zweier Rattenseren eine befriedigende Übereinstimmung der Albuminwerte. Aus dem Mitochondrienextrakt von sechs Versuchstieren ließen sich 1,1 bis 2,8, im Durchschnitt 1,7% des stickstoffhaltigen Materials immunologisch als Albumin identifizieren.

Demnach kann das Vorkommen geringer Mengen von Albumin in den Mitochondrien der Rattenleber für gesichert gelten. Zu Aussagen über seine genauere Lokalisation sowie über seine Bedeutung im physiologischen und pathologischen Geschehen werden weitere Versuche notwendig sein.

Literatur.

1. BENNHOLD, H.: Verh. dtsch. Ges. inn. Med. **59**, 135 (1953). — 2. SCHÖNHEIMER, R.: The dynamic state of body constituents, Cambridge, Harvard Univ. Press 1942. — 3. WHIPPLE, G. H. und S. C. MADDEN: Medicene **23**, 215 (1944). — 4. GIT-

Lin, D., B. H. Landing und A. Whipple: J. exper. Med. 97, 163 (1953). — 5. Coons, A. H. und M. H. Kaplan: J. exper. Med. 91, 1 (1950). — 6. Hogeboom, G. H., W. C. Schneider und G. E. Pallade: J. biol. Chem. 172, 619 (1948). Schneider, W. und G. Hogeboom: J. biol. Chem. 183, 123 (1950). Weitere Literatur bei A. L. Lehninger: Z. Naturforsch. 7b, 256 (1952). — 7. Demling, L., H. Kinzlmeier und N. Henning: Klin. Wschr. 31, 1103 (1953). — 8. Banks, M. H., A. M. Seligman und J. Fine: J. clin. Invest. 28, 548 (1949). — 9. Seybold, G. und E. Kallee, in Vorbereitung. — 10. Doerr, R.: Die Immunitätsforschung, Bd. III, Die Antigene, Wien 1948. — Gitlin, D., H. Latta, W. H. Batchelor und C. A. Janeway: J. Immunol. 66, 451 (1951). — Lohss, F., M. Hartwig und G. Hillmann: Z. Naturforsch. 7b, 605 (1952). — 11. Cohn, E. I., F. R. N. Gurd, D. M. Surgenor, B. A. Barnes, R. K. Brown, G. Derouaux, J. M. Gillespie, F. W. Kahnt, W. F. Lever, C. H. Liu, D. Mittelman, R. F. Mouton, K. Schmid und E. Uroma: J. Amer. chem. Soc. 72, 465 (1950). — 12. Heidelberger, M. und F. E. Kendall: J. exper. Med. 62, 697 (1935). — 13. Cohn, M., L. R. Wetter und H. F. Deutsch: J. Immunol. 61, 283 (1949). — 14. Kendall, F. E.: J. clin. Invest. 16, 921 (1937).

Aussprache.

Herr Bennhold (Tübingen):

Aus den eben vorgetragenen Versuchen geht hervor, daß unabgebautes und sowohl immunbiologisch als auch elektrophoretisch intaktes Serumalbumin *im Inneren von Leberzellen* der Ratte sich findet. Dies bedeutet, funktionell gesehen, daß die Vehikelfunktion der Albumine sich mindestens bestimmten Zellen gegenüber bis ins Innere der Zelle hinein erstreckt. Zusammen mit den voriges Jahr hier vorgetragenen gemeinsam mit Kallee und Seybold durchgeführten Versuchen besagt dies, daß Albuminvehikel + Last (z. B. Farbstoff) die Zellgrenze intakt passieren können. Dieses Abgestimmtsein von Eiweißvehikel und Zellmembran aufeinander läßt die Albuminfunktion als Vehikel besonders fundamental erscheinen. — Um so merkwürdiger erscheint in diesem Zusammenhang der gestern von mir demonstrierte Fall von praktisch gesunden Geschwistern ohne jede Albumine im Blute. — Es wäre nun aber m. E. völlig falsch, aus diesem in der Weltliteratur wohl einzigartigen Fall den Schluß ziehen zu wollen, die Albumine seien demnach wohl *doch* nicht so wichtig. — Gerade bei fundamental wichtigen Funktionen finden wir doch immer im Organismus mehrfache Sicherungen, so daß ein Funktionsglied (allmählich!) ausfallen kann und die Gesamtfunktion dennoch erhalten bleibt. Niemand wird z. B. die Hypophyse für funktionell unwichtig halten; und doch kann sie z. B. durch tuberkulöse Prozesse allmählich völlig zerstört werden, ohne daß es zu einem Zusammenbruch kommt, eben weil die sichernden, mitwirkenden Faktoren Zeit haben die Gesamtfunktion zu übernehmen. — Man könnte vielleicht sogar umgekehrt sagen: wenn eine als wichtig anerkannte funktionelle Größe im Organismus einmal allmählich ausfallen kann, ohne Zusammenbruch des Gesamtorganismus, so ist dies ein Hinweis dafür, daß sie Anteil hatte an einer fundamental wichtigen, mehrfach gesicherten Gesamtfunktion.

Ein gewisses Analogon zu der „Familiären, kompletten Analbuminämie" ist vielleicht das Fehlen des lebenswichtigen Fermentes Katalase als Konstitutionsanomalie, welche Takahara im Jahre 1946 entdeckte; die betreffenden Patienten sind ebenfalls bis auf Erkrankungen des Stützgewebes der Zähne völlig gesund.

Herr Bernhardt (Berlin):

Die von Herrn F. Lohss angegebene Methodik bringt eine Analyse des intracellulären Eiweißaufbaus in den Bereich der Möglichkeit. Ich weise auf das Isaminblau (Ca-51-Cassella) hin, das ich seit 30 Jahren bearbeite und das für sehr lange Zeit in den Zellen besonders des Reticuloendothels gespeichert wird. Mit Hilfe dieses und anderer Farbstoffe könnte eventuell die Frage geklärt werden, ob tatsächlich alle Eiweißkörper der Zelle sich in dauerndem Auf- und Abbau befinden. Ich glaube vielmehr, daß gewisse Körper sich doch über lange Zeit halten. Die Farbstoff-Eiweiß-Analysen scheinen mir geeignet, manche Fragen intracellulären Geschehens zu klären, wobei ich besonders auch an das Carcinom denke.

Herr R. JÜRGENS (Basel):

Zur Verbreitung der Thrombopathien: Der erste Fall wurde in Leipzig von MORAWITZ und JÜRGENS beschrieben und auf die mangelhafte Plättchenfunktionen (Agglutinationsstörung) als Genese aufmerksam gemacht. Später wurden in Argentinien (PAVLOWSKI), Italien (QUATTRIN), Frankreich, England, Deutschland und der Schweiz neue Fälle beschrieben. Die auf den Aalandsinseln von WILLEBRAND und JÜRGENS beobachteten Sippen von „Konstitutioneller Thrombopathie" zeigten ausnahmslos verlängerte Blutungszeit, gestörte Plättchenagglutination sowie verlängerte Inkubationszeit, Thrombokinasebildungstest (BIGGS-MACFARLANE) mit Thrombocytenaufschwemmung von Thrombopathie-Kranken, aber niemals Thrombopenie, bei positivem Prothrombinkonsumptionstest. Sie unterscheiden sich deshalb von den von QUATTRIN zusammengestellten verschiedenen Varianten durch ein regelmäßig vorkommendes, einheitliches Krankheitsbild und durch die Heridität in fünf Generationen.

Die Störung der Plättchenfunktionen ist an den von MARX beobachteten Fällen dadurch besonders klar geworden, daß die Prothrombinkonsumptionsstörung, die auch in einem Teil unserer Fälle (Aalandsinseln) vorhanden war, durch Zugabe normaler, gewaschener Thrombocyten beseitigt werden konnte und auch eine Verminderung der Thromboplastinogenase in Thrombocyten von Kranken mit Thrombopathie nachgewiesen werden konnte. Dies ging Hand in Hand mit einer Agglutinationsstörung.

Herr FRITZE (Göttingen):

Hinweis auf eine einfache Objektträgermethode zur Prüfung der Agglutinabilität der Thrombocyten, die bei Thrombopathien gestört ist. Das Zusammenbringen von thrombocytenhaltigem Heparinplasma mit gruppengleichem Serum führt zur Agglutination intakter Thrombocyten; bei Thrombopathien tritt diese Agglutination nicht ein.

Herr KALLEE (Tübingen):

SEYBOLD und ich fanden[1], daß gespeichertes Trypanblau, das an Mitochondrien adsorbiert ist, von Serumalbumin desorbiert werden kann, während gespeichertes Li-Carmin nur von einer α-Globulin enthaltenden Fraktion desorbiert wird. Kollidon dagegen löst nur Trypanblau, nicht aber Li-Carmin heraus. Vielleicht könnten diese Befunde Herrn BERNHARDT einen Hinweis für seine Isaminblau-Studien geben.

Es steht nach unseren Mitochondrien-Untersuchungen fest, daß das Albuminvehikel unverändert aus der Blutbahn in die Zelle eintreten kann. Ob der Farbstoff in den Mitochondrien an ein denaturiertes Albumin oder an ein Gerüsteiweiß gebunden ist, können wir jedoch nicht entscheiden.

Herr R. MARX (München) Schlußwort:

Die Beobachtungen von FRITZE hinsichtlich gestörter Agglutinabilität der Thrombopathie-Thrombocyten im Testsystem Heparinplasma-Serum würden an Wert gewinnen, wenn Konzentration und Art des verwendeten Heparins und des Serums genau festgelegt würden, weil es Thrombocytenagglutinationen durch Heparine sowie durch Profibrin und Thrombokinasen gibt, die im Serum vorhanden sein können. Es erscheint möglich, daß die Störung der Blutthrombokinasebildung zugleich die Ursache oder eine Teilursache der Thrombocytenagglutinationsstörung bei Thrombopathie ist. In der ursprünglichen Methode zur Untersuchung der Thrombocytenagglutination von R. JÜRGENS und NAUMANN in unterkühltem Nativplasma könnte die verlangsamte Blutthrombokinasebildung (bei Thrombopathie) eine Rolle spielen.

[1] SEYBOLD, G., und E. KALLEE: Z. Naturforsch. 9b, 173 (1954).

CXCVII.

Aus der I. Medizinischen Universitätsklinik Frankfurt am Main
(Direktor: Prof. Dr. F. HOFF).

Experimentelle Arteriitis durch unspezifische Reize.

Von

R. HEINTZ und G. POLLMANN.

Mit 2 Textabbildungen.

Unsere Untersuchungen gingen von der Überlegung aus, daß in den Tierexperimenten von SELYE über die Entstehung von Myokarditis, Arteriitis und Nephrosklerose durch häufige Injektion von unphysiologisch hohen Dosen Desoxycorticosteron (DOC) oder auch durch die Implantation von DOC-Tabletten möglicherweise keine spezifische Hormonwirkung, wie sie von SELYE angenommen wird, sondern eine unspezifische Reizwirkung ausgeübt wurde. F. HOFF hat den Gedanken ausgesprochen, daß durch tägliche intraglutäale Injektion von 0,5 bis 1,0 cm³ irgendeiner gewebsfremden Substanz bei einem etwa 100 g schweren Tier in dem betroffenen und sicher auch geschädigten Muskelgewebe Stoffe entstehen, welche die dem Hormon zugeschriebenen Veränderungen am Herzen, am Gefäßsystem, an den Nieren usw. direkt oder indirekt hervorrufen können.

In unseren Versuchen sollten daher die humoralen und morphologischen Veränderungen verglichen werden, die einerseits durch DOC, andererseits durch unspezifische Reize (Injektionen von Schwefel oder Omnadin) hervorzurufen sind.

Methodik.

Die Hauptversuche wurden an 70 Albinoratten im Gewicht von 90 bis 180 g ausgeführt. Sämtlichen Tieren wurde vor Beginn der Untersuchungen die Aorta zwischen den Abgängen beider Nierenarterien so weit gedrosselt, daß die linke Niere sich in eine sogenannte „endokrine Niere" umwandelte. Bei einem Teil der Tiere kommt es dadurch zur allgemeinen Blutdrucksteigerung, bei fast allen Tieren zu einem Blutdruckanstieg im Gefäßgebiet oberhalb der Aorteneinengung, wie die Blutdruckmessung in der Arteria carotis zeigt.

Die Tiere erhielten nach genügend langer Vorbeobachtung in verschiedenen Gruppen 6 Wochen entweder DOC, Schwefel oder Omnadin meist täglich intramuskulär injiziert (5 bis 10 mg DOC wasserlöslich, 0,01 cm³ einer 0,3%igen Schwefelsuspension, 0,2 bis 0,4 cm³ Omnadin)[1].

Von sonst gleichartig mit DOC, Schwefel oder Omnadin behandelten Tieren einer Gruppe bekam die eine Hälfte kochsalzreiches, die andere Hälfte kochsalzarmes Futter. 2- bis 3mal wöchentlich wurde bei allen Tieren papierelektrophoretisch das Serumeiweißbild und vor Beginn und am Ende der Untersuchungen die Na-, K- und Ca-Konzentration flammenphotometrisch im Serum bestimmt. Nach Tötung der Tiere erfolgte eine histologische Untersuchung von Herz, Nieren und Mesenterialgefäßen in HE- und van-Gieson-gefärbten Schnitten.

---

[1] Den Firmen v. Heyden AG., München, und Farbwerke Höchst danken wir für die Überlassung der Schwefelsuspension und des Omnadins.

Ergebnisse.

a) Histologisch[1]:

Aus Raummangel können wir nur kurz die wichtigsten Befunde erwähnen. Sowohl nach DOC wie auch nach unspezifischen Reizen zeigten sich die stärksten makroskopischen und mikroskopischen Veränderungen am *Herzmuskel* und am *Gefäßsystem*, hier wieder besonders an den *Coronararterien* und an den *Nierenarteriolen*, dann aber auch an den *Herzklappen*. Die Grundveränderungen bei *allen* Gruppen — unabhängig von der verschiedenen Häufigkeit und Stärke der Erscheinungen bei den einzelnen Versuchsgruppen — waren eine Auflockerung der Gefäßintima, Intimaproliferation, fibrinoide Verquellung und Wandnekrosen, Mediahomogenisierung und perivasculäre granulomatöse Reaktionen.

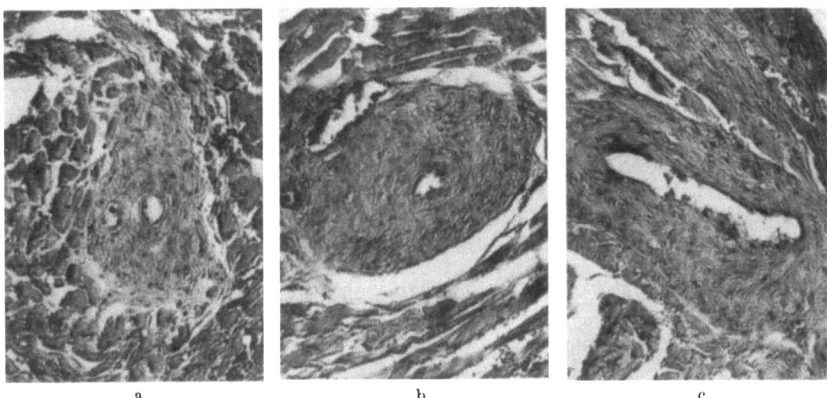

a   b   c

Abb. 1a bis 1c. Panarteriitis mit deutlicher fibrinoider Verquellung an den Herzkranzgefäßen bei aortengedrosselten Ratten. a) unter Desoxycorticosteron-, b) Schwefel-, c) Omnadinbehandlung.

Zwischen den durch DOC, Schwefel oder Omnadin hervorgerufenen morphologischen Erscheinungen bestanden mehr quantitative als qualitative Unterschiede. Bei den Omnadintieren stand die Myokarditis besonders im Vordergrund. DOC hatte von den verwendeten drei Substanzen insgesamt gesehen die geringste Wirkung (Abb. 1a bis 1c).

Wesentlich für unsere Fragestellung ist die Stärke der Veränderungen bei den einzelnen Versuchsgruppen.

Tiere mit Aorteneinengung allein bei kochsalzarmem Futter und ohne zusätzliche Behandlung durch eine der drei Substanzen zeigten lediglich eine geringe *Wandauflockerung an den Herzkranzgefäßen.*

Unter zusätzlicher Behandlung mit DOC, Schwefel oder Omnadin kam es dann bereits zu deutlichen Veränderungen im Sinne einer Panarteriitis.

Am stärksten ausgeprägt zeigten sich jedoch die arteriitischen und myokarditischen Erscheinungen bei den Tieren, die neben Aortendrosse-

---

[1] Herrn Privatdozent Dr. SANDRITTER (Senckenbergisches Pathologisches Institut der Universität Frankfurt am Main: Direktor Prof. Dr. A. LAUCHE) sind wir für seine Unterstützung bei der Auswertung der histologischen Befunde zu großem Dank verpflichtet.

lung und Behandlung mit DOC, Schwefel oder Omnadin kochsalzreich ernährt worden waren. Weiterhin ist zu bemerken, daß bei einer weiteren Versuchsgruppe, der DOC intravenös gespritzt wurde, die Erscheinungen etwas geringer als bei den mit DOC intramuskulär gespritzten Tieren waren.

b) *Humorale* Veränderungen:

Wichtig für die Genese der morphologischen Veränderungen erscheinen uns die Verschiebungen im Serumeiweißbild. Hier zeigt sich z. B. unter der Schwefelbehandlung eine deutliche Globulinvermehrung, besonders im Beta- und Gammabereich (Abb. 2).

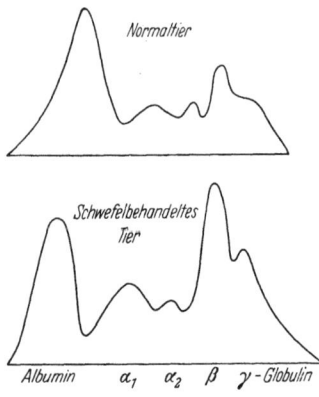

Abb. 2. Serumelektropherogramm bei einem Normaltier und bei einem schwefelbehandelten Tier. Unter der unspezifischen Reizbehandlung kommt es zu einer deutlichen Beta- und Gammaglobulinvermehrung.

Diese Bluteiweißveränderungen gehen den morphologischen Veränderungen voraus und sind von diesen unabhängig. Jedenfalls zeigen sich diese Verschiebungen ebenso bei nicht aortengedrosselten Tieren unter der Schwefelbehandlung, auch wenn keine histopathologischen Veränderungen nachzuweisen sind. Allerdings sind die Serumeiweißveränderungen deutlicher ausgeprägt bei aortengedrosselten Tieren mit Arteriitis.

Schlußfolgerungen.

Vergleichen wir unsere Ergebnisse mit den Befunden SELYES, so können wir feststellen, daß die Gefäßwandreaktionen nach DOC sich qualitativ nicht von den histologischen Erscheinungen nach unspezifischen Reizen unterscheiden. Hier wie dort findet sich eine Panarteriitis. Man kann allgemein feststellen, daß sich gleichartige morphologische und auch humorale Erscheinungen durch die verschiedensten Reize — Serum-, DOC-, Bakterien-, Fremdeiweiß-, Schwefelinjektionen usw. — hervorrufen lassen. Somit dürfte jedenfalls die Ansicht nicht unbegründet sein, daß die von SELYE nach DOC gefundenen Veränderungen nicht eine spezifische Hormonwirkung darstellen, sondern als eine unspezifische Reaktion des Organismus anzusehen sind.

Die gesteigerte Reaktion der Gefäßwand bei unseren *aortengedrosselten Tieren* läßt annehmen, daß die Höhe des arteriellen Drucks zu einem wichtigen Faktor in der Genese von akuten und wahrscheinlich auch chronischen Gefäßveränderungen werden kann. Die vermehrte funktionelle Beanspruchung der Gefäßwand in dem Gefäßgebiet oberhalb der Aortendrossel wird zu einem Auslösungs- und Lokalisationsfaktor für die Arteriitis. Es ist sehr gut möglich, daß hier die bei aortengedrosselten Tieren manchmal nachzuweisende Auflockerung der Gefäßwand im Gebiet oberhalb der Aortendrossel und dadurch verursachte Permeabilitätsstörungen von Bedeutung sind. So gelang es z. B. RENZI und GAUNT, durch eine blutdrucksenkende Substanz (Apresolin) die Gefäßveränderungen bei DOC- und Renin-behandelten Ratten zu verhüten.

Weiterhin erscheint uns der Befund von Bedeutung, daß die Arteriitis nach unspezifischen Reizen ebenso wie die nach DOC durch kochsalzreiche Fütterung intensiviert wird. Es liegen inzwischen zahlreiche experimentelle Beweise dafür vor, daß nichteitrige, entzündliche Reaktionen an den Arterien durch reichliche, ja selbst durch normale Kochsalzzufuhr, verstärkt werden können. Der Modus der Natriumwirkung dabei — denn auf das Natriumion kommt es anscheinend an — ist jedoch noch unbekannt. In unseren Untersuchungen blieben die Konzentrationen für Natrium, Kalium und Calcium im Serum bei allen Tieren normal.

Aus unseren Versuchen lassen sich einige für die Gefäßerkrankungen des Menschen und hier besonders für die Panarteriitis nodosa wichtige Hinweise gewinnen.

So findet sich eine Parallele zu unseren Experimenten in der klinischen Beobachtung, daß z. B. eine Panarteriitis nodosa durch jeden Infekt oder durch eine Focussanierung, die als unspezifischer Reiz wirken können, eine Exacerbation erfahren kann. Weiterhin erscheint es zweckmäßig, auch bei den nicht mit Hochdruck einhergehenden Fällen von Panarteriitis nodosa eine kochsalzfreie Kost zu verabreichen. Ein erhöhter Blutdruck bei Panarteriitis nodosa sollte mit einem der zahlreichen neuen und in manchen Fällen gut wirksamen blutdrucksenkenden Medikamente bekämpft werden. Bei Panarteriitis nodosa vorhandene Verschiebungen der Serumeiweißfraktionen lassen sich manchmal durch gehäufte Albumininjektionen günstig beeinflussen.

Neben der Anwendung von ACTH, Cortison oder Conteben gelingt es unter dieser hier nur kurz gestreiften Allgemeinbehandlung, die durch die Beobachtungen bei experimenteller Arteriitis nahegelegt wird, keineswegs selten, den Verlauf einer Panarteriitis nodosa beim Menschen günstig zu beeinflussen.

CXCVIII.

Aus der Inneren Abteilung des Stadtkrankenhauses im Küchwald, Karl-Marx-Stadt
(Chefarzt: Dr. M. SCHIERGE).

Neue Untersuchungsergebnisse über die proteolytische Wirkung des Blutserums.

Von

M. SCHIERGE.

Das proteolytische Fermentsystem des Blutplasmas hat für die Pathologie und die klinische Diagnostik immer mehr an Bedeutung gewonnen. Seine Beziehungen zur Fibrinolyse und zur Entstehung vasopressorischer Stoffe wurde durch verschiedene Arbeiten erwiesen. Ebenso wurde durch die Entdeckung der Abwehrfermente von ABDERHALDEN gezeigt, daß enge Beziehungen zwischen spezifischen Plasmaproteinasen und immunbiologischen Vorgängen bestehen.

Das Blutserum enthält ein katheptisches Ferment, ferner ein tryptisches und ein polypeptidspaltendes Ferment. Diese einzelnen Fermente sind aber wahrscheinlich nicht einheitlicher Natur, sondern stellen Fermentkomplexe dar, die aus mehreren Fermentindividuen bestehen.

Was insbesondere das tryptische Ferment anbetrifft, so konnten bisher sämtliche Autoren feststellen, daß dieses Ferment im Nativserum wohl ausschließlich in einer inaktiven Form vorhanden ist. Seine Wirkung ist durch gewisse hemmende Faktoren blockiert.

Diese hemmenden Faktoren befinden sich in der Albuminfraktion. Die sehr trypsinresistenten Albumine hemmen infolge ihrer bestimmten kolloiden Eigenschaften die Wirkung der Serumtryptase. Außerdem existiert nach den Arbeiten von ADOLF SCHMITZ auch noch ein besonderer Fermentinhibitor im Sinne eines chemisch einheitlichen Wirkstoffes, der sich von den Serumeiweißkörpern abtrennen läßt.

Wenn man Serum mit Chloroform vorbehandelt oder die Albuminfraktion beseitigt oder noch andere Eingriffe in die kolloide Struktur des Serums vornimmt, so wird die Serumtryptase freigelegt. Es tritt eine Enthemmung ein, so daß es dann zur Spaltung hochmolekularer Proteine wie z. B. von Casein, Gelatine oder Fibrin kommt.

Ich selbst konnte nun in der letzten Zeit den Nachweis erbringen, daß diese Blockierung der Serumtryptase im Nativserum zeitlich begrenzt ist. Bewahrt man Blutserum längere Zeit auf oder bebrütet man ein Gemisch von Serum und Caseinlösung mehrere Tage bei 37°, so findet nach und nach eine *spontane Enthemmung* der Serumtryptase statt. Es zeigt sich ein deutlicher Caseinabbau, der nach etwa 4 Wochen zu einer fast restlosen Peptonisierung des Caseins führt. Die entstehenden Caseinpeptone werden sekundär durch die stets im Serum anwesenden Polypeptidasen weiter gespalten, so daß schließlich auch freie Aminosäuren wie z. B. Tryptophan, Leucin und Tyrosin nachzuweisen sind.

Dieses Ergebnis war bei sämtlichen von mir untersuchten Blutseren festzustellen, insbesondere auch bei Seren von solchen Kranken, bei denen keine infektiösen oder destruierenden Prozesse vorlagen.

Offenbar besteht zwischen der Tryptase und den Hemmungskörpern im Blutserum keine absolut feste Bindung. Im Laufe der Zeit löst sich die Tryptase vom Hemmungskörper und tritt in engere Beziehung zum vorhandenen Substrat, d. h. bei meinen Untersuchungen zum Casein.

Zur Erläuterung der Untersuchungsmethodik füge ich folgendes ein: Das Fortschreiten der Caseinspaltung wird durch Stickstoffbestimmung der entstandenen Spaltprodukte verfolgt, die sich nach quantitativer Enteiweißung des Serum-Casein-Gemisches im Filtrat vorfinden. Entsprechend der Zunahme der nicht mehr fällbaren Spaltprodukte steigt natürlich der Stickstoffgehalt.

Bei graphischer Darstellung wird die Versuchsdauer in Intervallen von Tagen auf der Abscisse aufgetragen, während die Ordinaten die jeweilige Stickstoffmenge der Spaltprodukte darstellen, und zwar ausgedrückt in cm³ der verbrauchten n/100 Schwefelsäure bei der Kjeldahlbestimmung.

Betrachtet man den kurvenmäßigen Verlauf der Caseinspaltung, so erkennt man, daß in den ersten Tagen kein oder fast kein Zuwachs an Spaltprodukten erfolgt. Würde man nach 1 bis 2 Tagen den Versuch abbrechen, so müßte man zu dem Schluß gelangen, daß das Blutserum keine merkliche tryptische Wirkung aufweist. Erst in der 2. und 3. Woche wird die tryptische Wirkung offensichtlich, um nach der 4. Woche ihrem Abschluß entgegenzugehen.

Die einzelnen Seren zeigen gewisse Unterschiede hinsichtlich des kurvenmäßigen Ablaufes der Proteolyse. Auch der p_H-Wert des Digestionsgemisches ist von Bedeutung. Auf Einzelheiten wird später an anderer Stelle näher eingegangen werden.

Die soeben geschilderten Beobachtungen sind nicht nur vom rein biochemischen Standpunkt aus betrachtet von Interesse, sondern dürften auch für gewisse pathologische Vorgänge eine Bedeutung besitzen.

Derartige Hemmungen und Enthemmungen tryptischer Fermentkomplexe kommen höchstwahrscheinlich nicht nur im Blutserum bzw. Blutplasma vor, sondern auch in anderen Körperflüssigkeiten und im Protoplasma der Zellen selbst. Solche Hemmungen und Enthemmungen proteolytischer Fermente sind vielleicht entscheidend, ob entzündliche Infiltrate oder Fibrinabscheidungen zur Lösung gelangen oder nicht. Manche in ihren Einzelheiten noch ungeklärte Erscheinungen werden von diesem Gesichtspunkt aus verständlicher, z. B. die verspätete Lösung pneumonischer Infiltrate oder die ausbleibende Fibrinresorption bei Höhlenergüssen.

Abschließend füge ich an, daß im Gegensatz zur Serumtryptase bei den Serumpolypeptidasen keine derartige Hemmung des Reaktionsablaufes zu verzeichnen ist. Die Spaltung von Peptonen durch die Einwirkung der Serumpolypeptidase ist bereits nach einigen Stunden deutlich nachweisbar und erreicht nach einem Tage ein beträchtliches Ausmaß. Dieser Sachverhalt ist für die klinische Diagnostik, insbesondere für die Leberdiagnostik von wesentlicher Bedeutung.

Der Gehalt des Blutserums an Polypeptidasen ist beim Gesunden weitgehend konstant. Bei akuten und subakuten Leberschäden ist er regelmäßig erhöht, oft auch bei chronischen Leberschäden. Diese Erhöhung des Serumpolypeptidasenspiegels ist durch eine einfache, von mir angegebene Schwellenwertreaktion leicht nachzuweisen. Der positive Ausfall dieser Reaktion ist ein empfindlicher Indikator. Er gestattet insbesondere, den Verlauf der akuten Hepatitis zu kontrollieren.

Literatur.

SCHIERGE, M.: Z. ges. inn. Med. u. Grenzgebiete 1952 S. 563; Das Dtsch. Gesundheitswesen 1952 S. 1481.

CXCIX.

Aus der I. Medizinischen Universitätsklinik München
(Direktor: Prof. Dr. K. BINGOLD).

Über den zeitlichen Ablauf des Radiojodstoffwechsels.

Von

HANS W. PABST.

Mit 2 Textabbildungen.

Das Studium des Radiojodstoffwechsels der Schilddrüse ist seit einigen Jahren Gegenstand zahlreicher Untersuchungen gewesen und das Schrifttum über dieses Gebiet ist schon fast unübersehbar geworden. Aus den einfachen Überlegungen heraus, die Jodaufnahme der Schilddrüse als Ausdruck ihrer Aktivität diagnostisch zu verwerten, haben sich im Laufe der Zeit komplizierte Methoden entwickelt.

Anfänglich studierten verschiedene Autoren (HAMILTON und SOLEY, ASTWOOD und STANLEY, WERNER, QUIMBY und SMITH) auch den zeitlichen Ablauf der Jodspeicherung an Hand von Kurven, die sie durch mehrere Messungen in gewissen Zeitintervallen erhielten. Dabei legten die einen mehr Wert auf die Steigung des initialen Schenkels (ASTWOOD und STANLEY), die anderen auf den Abfall des zweiten Kurvenanteils. Im Laufe der Zeit gingen aber die Bestrebungen dahin, die Methodik möglichst zu vereinfachen, und so wurde das Studium eines zeitlichen Ablaufs von der einfachen 24-Stunden-Messung abgelöst, die heute die weitest verbreitete Routinemethode darstellt. Ist es technisch unmöglich, mehrere Messungen durchzuführen, so dürfte der 24-Stunden-Wert die besten Ergebnisse zeigen. Die Tabelle 1 zeigt Ihnen eine Zusammenstellung der Angaben über den 24-Stunden-Test aus den verschiedenen Forschergruppen. In der ersten Spalte sind die Euthyreosen nach Schilddrüsenspeicherung, Patientenzahl und Treffsicherheit geordnet. Unsere Speicherungswerte liegen verhältnismäßig hoch, was neben Unterschieden in der Meßanordnung z. T. auf den latenten Jodmangel unserer Gegend zu beziehen ist, der wohl auch für die verhältnismäßig niedrige Treffsicherheit verantwortlich ist. Die Spalte der Hyperthyreosen weist, abgesehen von Differenzen in der Meßanordnung und abweichenden Angaben über die Speicherungshöhe, übereinstimmend eine hohe Treffsicherheit auf.

Wie wenig uns aber im Grunde der 24-Stunden-Wert Aufschluß über die Art der Überfunktion geben kann, konnte ich bereits früher ausführen. Wir sind aus diesem Grunde, wohl gleichzeitig mit GILBERT, DREYFUS und ZARAT seit einigen Jahren dazu übergegangen, routinemäßig den zeitlichen Ablauf der Radiojodspeicherung in der Schilddrüse bis zur 48. Stunde nach der Applikation zu verfolgen. Man erhält charakteristische Kurventypen, die Differenzierungsmöglichkeiten zwischen den einzelnen Graden der Hyperthyreose zulassen.

Tabelle 1. Die Tabelle zeigt eine Zusammenstellung der Literaturangaben über die prozentuale Radiojodaufnahme der Schilddrüse 24 Stunden nach der Applikation (ermittelt durch Gammastrahlmessung über der Schilddrüse).

| Autor | Euthyreoide | | | Hyperthyreosen | | | Hypothyreosen | Meßabstand |
	24-Stunden-Wert %	Zahl der Patienten	Treffsicherheit in %	24-Stunden-Wert %	Zahl der Patienten	Treffsicherheit in %	24-Stunden-Wert %	
QUIMBY, McCUNE (1947)	12—15			30—60			1% abw.	15 cm (Kinder)
WERNER, QUIMBY, SCHMIDT (1948)	21	175	83	65	302	94	3	15 cm
JAFFÉ, OTTOMAN (1950)	11—34			44—76			1—4	10 cm
	15—35							
SEED, JAFFÉ, BAUMEISTER (1951)	29	229	68	75	100	90	15% abw.	21 cm
	15—45			55% aufw.				
FELLINGER, VÖLKEL (1951)	20—50			60—80	25	100	20% abw.	10 cm
	21			59,9			10% abw.	
SCHNEEBERG, PERLOFF, SERBE (1951)	10—34	159	78	35% aufw.				
	30			62				
HORST, KUHLENKORDT (1952)	10—45	75	65	45% aufw.	150	84	10% abw.	20 cm
				60,2				
PABST und Mitarbeiter	44,3	52	58	50% aufw.	375	88	15% abw.	20 cm
	15—50							

Die Abbildung 1 zeigt Ihnen die einzelnen Kurventypen als Durchschnittskurven von Untersuchungsergebnissen an 250 Patienten. Auf jeder Abbildung ist zum Vergleich die Kurve der Normalfälle eingezeichnet. Die erste Gruppe entspricht den schweren Thyreotoxikosen bzw. dem echten Morbus Basedow. Der durchschnittliche Grundumsatzwert liegt in dieser Gruppe bei + 46,4%. Die zweite Gruppe mit Erreichung des Maximums nach 24 Stunden entspricht mittelschweren Hyperthyreosen, der mittlere Grundumsatz liegt bei + 21,4%. Die dritte Gruppe mit Erreichung des Maximums nach 48 Stunden beherbergt wohl die klinisch leichtesten Hyperthyreosefälle, der Grundumsatz zeigt einen Durchschnittswert von + 17,5%. Zum Vergleich sei der Grundumsatz der normalen Gruppe angeführt, der bei + 3,8% liegt. Die nächste Gruppe besteht aus Hypothyreosen, die einen durchschnittlichen Grundumsatz von —7,8% aufweisen. Bei der letzten Gruppe handelt es sich um Patienten, bei denen eine Jodmedikation vorausgegangen ist. Besonders jodhaltige Röntgenkontrastmittel zeigen hier ihre besondere Wirksamkeit und machen sich unter Umständen viele Monate später noch bemerkbar. Während bei der echten Hypofunktion die Kurve lediglich auf einem niedrigen Niveau verläuft, ist die Schilddrüse nach Jodgaben anscheinend übersättigt, und das in geringem Maße aufgenommene Radiojod verläßt die Thyreoidea rasch wieder, die Kurve fällt nach 3, längstens nach 6 Stunden ab.

Bei den Überfunktionen beanspruchen die Kurven das meiste Interesse, die nach 24 Stunden plateauartig verlaufen bzw. ein 48-Stunden-Maximum anstreben. Der klinische Schweregrad der Schilddrüsenerkrankung sinkt in der Reihenfolge der angeführten drei Überfunktionstypen. Während wir bei den Basedowkurven den Schweregrad der Erkrankung unmittelbar aus der Kurve ablesen können und während die Schilddrüse bei den 24-Stunden-Maxima ebenso wie bei den Basedowkurven im Mittelpunkt des Krankheitsgeschehens steht, ist die Schilddrüse bei der dritten Kurvenform noch nicht in den Brennpunkt des

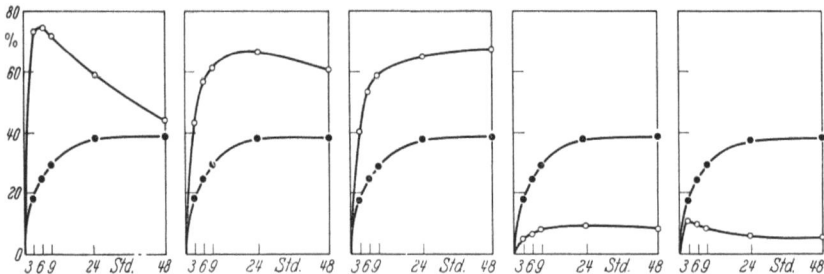

Abb. 1.   Die verschiedenen Kurventypen der Schilddrüsenfunktion. Zum Vergleich ist auf jeder Abbildung die Durchschnittskurve der Normalfälle eingezeichnet.

pathologischen Geschehens gerückt. Sie ist hier zunächst nur Erfolgsorgan. Die dritte Gruppe bietet klinisch ein buntes Bild und liefert uns Fälle, die wir, um einen Ausdruck HOFFs zu gebrauchen, vielleicht als Dysthyreosen bezeichnen können. Wir finden nur einzelne Züge der Überfunktion und manchmal ein Nebeneinander von Überfunktions- und Unterfunktionszügen. Der Grundumsatz liegt häufig im Bereich der Norm, weshalb GILBERT, DREYFUS und ZARAT für derartige Fälle den etwas unglücklichen Ausdruck „kompensierte Thyreosen des Parabasedowsyndroms" gewählt haben.

Wir haben bei den Kurven mit 24- und 48-Stunden-Maximum die Altersverteilung der Patienten verglichen. Es zeigte sich, daß die 24-Stunden-Maxima zwei Gipfelpunkte, entsprechend der Nachpubertätsperiode und dem Klimakterium aufweisen, während die 48-Stunden-Maxima nur einen Gipfelpunkt im Präklimakterium zeigen. Nun hat FELLINGER erst kürzlich wieder mitgeteilt, daß bei klimakterischen Hyperthyreosen der einwandfreie Nachweis erbracht ist, daß das thyreotrope Hormon im Serum vermehrt auftritt. Wir glauben daher annehmen zu können, daß diese Kurven mit 48-Stunden-Maximum als Vorstufen der echten Hyperthyreose durch die allmähliche Vermehrung der TSH-

Ausscheidung entstehen. Die vermehrte Ausschüttung von Hypophysen-vorderlappenhormon kann natürlich die verschiedensten Ursachen haben. Sie kann beruhen auf dem Ausfall eines peripheren Hormons, auf vermehrtem Bedarf an peripherem Hormon, auf Störungen der Hormonsekretion oder auf dem Fehlen bestimmter, für die Hormonbildung wichtiger Stoffe wie Jod. Auch das vegetative Nervensystem und chemische Überträgerstoffe wirken mit. Vorgänge, die zu einer vegetativen Dystonie und einem erhöhten Tonus der nervösen Zentren führen, wie psychische Reize und anderes mehr, können Ursache für eine Hyperstimulinie sein. Es gibt also eine ganze Reihe von zentralen und peripheren, exogenen und endogenen Ursachen. Die vermehrte Ausschüttung des TSH führt zu einer Einstellung der Schilddrüsenfunktion auf ein höheres Niveau. Daß es sich hierbei um eine Fixation des Jods in der Schilddrüse handeln soll, ist nicht recht einzusehen, und der Thiocyanateffekt liefert m. E. keinen ausreichenden Beweis dafür.

Auch FELLINGER hat erst kürzlich berichtet, daß z. B. beim Jodmangel ein sehr rascher Jodumsatz stattfindet. Wir haben dann also auch in der Peripherie ein höheres Thyroxinangebot. Dies kann erwünscht sein, wenn ein peripheres Hormondefizit vorhanden ist. Ist dies aber nicht der Fall, dann ist der Organismus gezwungen, das vermehrt angebotene Thyroxin unwirksam zu machen. Dies gelingt den Organen bei normaler chemischer Zusammensetzung weitgehend, wobei sich die Abwehrkraft des Körpers gegenüber dem Thyroxin dauernd steigert, so daß bei gutem Zustand kaum nennenswerte Grundumsatzerhöhungen auftreten. Die Verarbeitung größerer Thyroxinmengen geht aber an den Zellen nicht spurlos vorüber: Das Herz verarmt dabei an Glykogen und Kreatin, die Leber an Glykogen, die Nebenniere an Steroiden, der Muskel an Fett und Wasser usw., parallel dazu sinken die chemischen Leistungen der Zellen und ihr Vermögen der physiologischen Inaktivierung des Thyroxins. Die Folge ist dann ein immer schwerer werdendes Bild der Hyperthyreose. Dies hat ABELIN in sehr eindrucksvollen Experimenten zeigen können. Wir werden bei einem derartigen Fortschreiten zu erwarten haben, daß sich die Kurve in Richtung auf den Basedow verändert.

Jedenfalls haben wir Beobachtungen vorliegen, daß mit der Zunahme der klinischen Erscheinungen auch die Kurve von einem 48-Stunden-Maximum in ein 24-Stunden-Maximum übergehen kann.

Es interessierte uns nun die Frage, in welcher Weise sich der Schilddrüsenstoffwechsel in der Peripherie widerspiegelt. Es liegen Arbeiten über das Verhalten des Radiojods im Blutserum vor (WILLIAMS und Mitarbeiter; HORST, FELLINGER u. a.). Man kann feststellen, daß bei Normalen zwischen der 24. und 48. Stunde post applicationem ein starker Abfall des proteingebundenen Radiojods, das zu dieser Zeit das Verhalten des Gesamtradiojods im Serum bestimmt, stattfindet, während es bei schweren Thyreotoxikosen ansteigt. Nun konnten wir feststellen, daß die über der Leber gemessenen Aktivitäten ein gleiches Verhalten zeigen. Auf der Abb. 2a sehen Sie das Verhalten von sieben Euthyreoiden und von drei schweren Basedowfällen. Die mit Punkten markierte Kurve stellt die Schilddrüsenkurve dar, die mit Dreiecken markierte zeigt das

Verhalten der Leberaktivitäten, wobei ich wegen der Kürze der Zeit nicht näher auf die Berechnung eingehen kann; die mit Vierecken gekennzeichnete Kurve zeigt das Verhalten des proteingebundenen Jods. Wie Sie sehen, stimmen unsere Ergebnisse mit den Literaturangaben überein. Bei Euthyreoiden

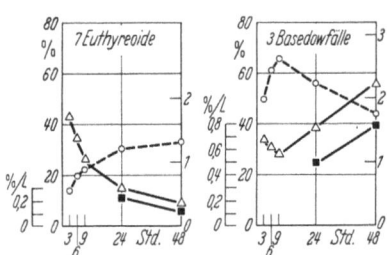

Abb. 2a. Verhalten von Schilddrüsenkurve o---o, Leberkurve △——△ und proteingebundenem Radiojod im Serum ■——·■ bei sieben Euthyreoiden und drei Basedowfällen.

haben wir nach 24 Stunden 0,22% des verabfolgten J^{131} als proteingebundenes Jod im Liter Serum, bei Basedowkranken im Mittel 0,5%, nach 48 Stunden bei Normalen 0,11%, bei Morbus Basedow 0,79%. Die Leberkurven setzen sich aus zwei Abschnitten zusammen: der erste Teil ist Ausdruck der Jodidphase, der zweite Teil ist Ausdruck der Proteinjodphase, deren Verlauf also im wesentlichen durch das proteingebundene Jod bestimmt wird. Bei der normalen Schilddrüsenkurve liegen die Ausgangswerte über der Leber verhältnismäßig hoch, da die Schilddrüsenclearance niedrig ist. Die Kurve zeigt entsprechend der Elimination des Jodids und der geringen Ausschüttung von proteingebundenem J^{131}, das rasch abgebaut wird, einen

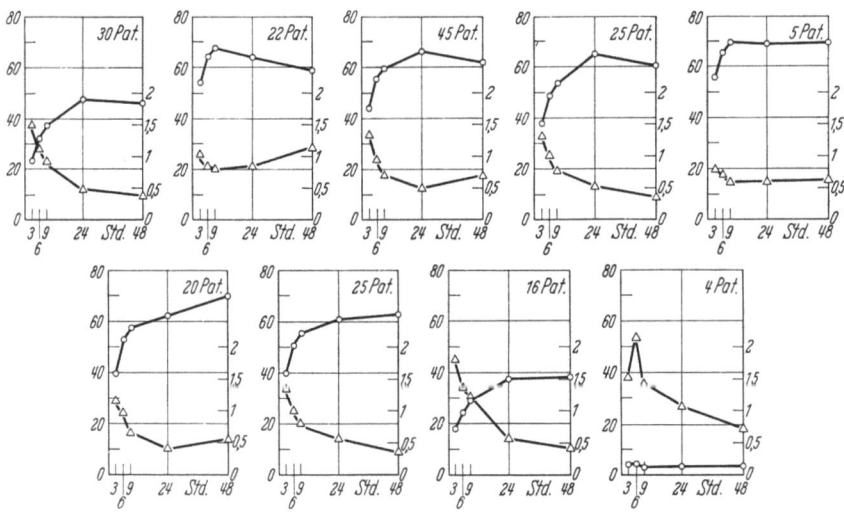

Abb. 2b.   Das Verhalten von Schilddrüsen- (o———o) und Leberkurven (△————△) bei neun verschiedenen Patientengruppen.

kontinuierlichen Abfall. Anders verhält sich der Morbus Basedow. Die Leberkurve liegt anfangs verhältnismäßig niedrig, entsprechend der hohen Schilddrüsenclearance, sinkt langsam ab, um dann bereits im Verlauf des ersten Tages entsprechend der starken Thyroxinausschüttung, die von der Peripherie nicht bewältigt wird, erheblich anzusteigen. Wir messen hier wohl zweierlei: einmal den Gehalt des Blutes an J^{131}, entsprechend dem Durchfluß durch den Leberausschnitt, und zum anderen, nachdem die Leber sicherlich im Thyroxinstoffwechsel eine nicht unerhebliche Rolle spielt, den Thyroxingehalt des betreffenden Abschnittes. Da das Verhalten des proteingebundenen Blutjods in der Proteinjodphase mit den Leberaktivitäten gute Übereinstimmung zeigt, haben wir somit eine leicht durchführbare Methode gefunden, um einen Überblick über das Verhalten des proteingebundenen Jods zu bekommen.

Ich darf Ihnen nun an Hand von Untersuchungen an 192 Patienten die Ergebnisse bei den einzelnen Gruppen im Vergleich zeigen (Abb. 2b)[1]. Der erste Abschnitt ist bei beiden Kurven ausschließlich bestimmt durch die Jodavidität der Schilddrüse und verhält sich spiegelbildlich, während der zweite Abschnitt von der Fähigkeit der Peripherie, das Thyroxin abzubauen oder zu inaktivieren, abhängt. Die erste Zeichnung zeigt das Verhalten von Normalpersonen, die zweite schwere Thyreotoxikosen bzw. Morbus Basedow, bei der dritten sehen Sie mittelschwere Hyperthyreosen. Damit enden die echten Thyreotoxikosen. Die nächste Zeichnung zeigt wohl dieselben Schilddrüsenkurven, aber abfallende Leberkurven. Es handelt sich um Zustände vermehrten peripheren Hormonbedarfs, wir finden in dieser Gruppe auffällig viele Jodmangelstrumen. Man könnte sagen, es sind Hyperthyreosen, denen infolge Jodmangels das chemische Substrat fehlt. Die nun folgenden drei Abbildungen mit Plateau- bzw. 48-Stunden-Maximum-Kurven zeigen sehr verschiedenartige Krankheitsbilder. Daß die Stimulation durch die Hypophyse zu einer Einregulierung der Schilddrüsentätigkeit auf ein höheres Niveau führt, beweist zunächst die—wenn auch kleine Gruppe—der fünf Patienten mit schweren Hypophysenerkrankungen. Daß es sich hierbei um eine Jodfixation in der Schilddrüse handelt, schließt die Leberkurve aus, da sie nach 9 Stunden einen leichten Anstieg zeigt. Bei der folgenden Gruppe mit nach 24 Stunden ansteigenden Leberkurven handelt es sich vornehmlich um neurovegetative Störungen. Man kann annehmen, daß entweder eine Thyroxininaktivierung in der Peripherie stattfindet, oder daß der Thyroxinreiz vom Gewebe nicht aufgenommen wird. VANOTTI fand bei neurovegetativen Störungen hohe Radiojodaufnahme in der Schilddrüse nach Art dieser 48-Stunden-Maxima und gleichzeitig einen erhöhten Serum-Radiojod-Spiegel. Bei der nächsten Gruppe mit abfallenden Leberkurven fanden sich z. T. hormonelle Störungen, z. T. lag wohl auch Jodmangel vor. Die Zustände dürften mit vermehrtem Thyroxinabbau vergesellschaftet sein. VANOTTI sah jedenfalls derartige Schilddrüsenkurven und gleichzeitig niedrige Blutjodwerte bei Zuständen, die sicherlich mit einem erhöhten Thyroxinabbau in der Peripherie verbunden waren, z. B. bei Hyperfollikulie.

Die kombinierte Untersuchung läßt, wie die nächste Kurve von 16 Patienten zeigt, unklare Fälle von vermeintlicher Überfunktion als reine Neurosen mit normaler Schilddrüsenfunktion abtrennen.

---

[1] Die Untersuchungen wurden gemeinsam mit WALCHNER, PILZ und PILZ vorgenommen.

Schließlich zeigt die letzte Abbildung Zustände nach vorausgegangener Jodmedikation. Die Jodaufnahme in der Schilddrüse ist gering und erreicht nach 3 bis 6 Stunden ihren Gipfel. Die Leberkurve steigt zunächst stark an, um dann abzusinken. Der Anstieg erweckt den Eindruck, als wenn auch die Resorption aus dem Magen-Darm-Kanal verlangsamt sei. Mit Ausnahme des Anfangswertes liegen die Meßwerte trotz abfallender Kurve sehr hoch. Dies hängt damit zusammen, daß auch der Serum-Radiojod-Spiegel stark erhöht ist. Einzelne Serumuntersuchungen könnten daher leicht zu falschen Schlüssen führen.

Die kombinierte Schilddrüsen-Leber-Messung über 48 Stunden hat den Vorteil, daß sie außerordentlich einfach durchzuführen ist. Sie macht weder die meist als belastend empfundene mehrmalige Blutentnahme, noch umständliche Fällungs- oder Extraktionsmethoden notwendig. Außerdem können wesentlich geringere Radiojoddosen zur Anwendung kommen, als zu brauchbaren Serumuntersuchungen notwendig sind.

Das Studium des zeitlichen Ablaufs des Radiojodstoffwechsels ist eine Funktionsprobe des neurohumoralen Systems. Wenn auch die Ergebnisse durch eine Reihe z. T. unkontrollierbarer exogener Faktoren beeinflußt werden können, sind sie doch eine wesentliche Hilfe bei der exakten Diagnosestellung in der Klinik.

CC.
Die Verschiebung von Stoffwechselprodukten nach Glutaminsäureverabreichung.

Von

V. KLINGMÜLLER und J. GAYER (Hamburg).

Mit 1 Textabbildung.

Glutaminsäure spielt bei der Synthese von Aminosäuren und Eiweißkörpern eine zentrale Rolle. Sie kann durch Transaminierung in Ketoglutarsäure übergehen oder aus ihr entstehen, wodurch sie eine Verbindung zum Citronensäurecyclus hat. Bei der reduktiven Aminierung von Ketoglutarsäure zu Glutaminsäure wird anorganisches Ammoniumion zur organischen Aminogruppe. Glutaminsäure liefert in der Niere über Glutamin einen Teil des Ammoniaks des Harns und im Gehirn γ-Aminobuttersäure, eine Substanz, deren physiologische Bedeutung noch unklar ist.

Weil sich gezeigt hat, daß die Glutaminsäure sichere klinische Wirkungen entfaltet, diese sich aber nur unbefriedigend auf ihre bekannten biochemischen Wirkungen zurückführen lassen, schien es uns interessant, die Beziehung zwischen beiden zu untersuchen. Nach intravenöser und intraperitonealer Verabreichung von Glutaminsäure normalisiert sich ihr Blutspiegel nach 120 Min. Der Blutspiegel an Ketoglutarsäure steigt bis um das 40fache, der Brenztraubensäurespiegel nimmt entsprechend ab (V. KLINGMÜLLER und H.-J. VOGELGESANG, Ber. ges. Physiol. **162**, 369 [1954]).

Es wurde nun der Verbleib des Aminostickstoffs untersucht und nachgewiesen, daß die verschwundene Brenztraubensäure in Alanin umgewandelt wurde. Der Alaninanstieg entspricht zeitlich dem Abfall der Brenztraubensäure und dem Anstieg der Ketoglutarsäure (Tabelle 1).

Tabelle 1. Plasmaspiegel von L-Alanin in mg-% nach Injektion von 2 mMol/kg neutralisierter Glutaminsäure beim Kaninchen. (Alaninbestimmungen mikrobiologisch von F. BRAMSTEDT.)

| Tier | 5' vor Injektion | L-Alanin in mg-% im Blut | | | | | |
| | | nach der Injektion | | | | | |
		10'	20'	30'	45'	60'	120'
1	5,8	14,6	12,6	14,4	15,6	14,7	7,4
2	6,0	9,9	10,1	9,3	9,6	8,7	8,1
3	4,8	7,7	8,7	8,7	8,9	9,1	6,3

Weiter untersuchten wir die Wirkung von Glutaminsäure auf den Kohlenhydratstoffwechsel. Der hypoglykämische Schock wird bekanntlich durch Injektion von Glutaminsäure behoben. Wir injizierten 3 E. Altinsulin subcutan und gaben 2 m Mol/kg Natriumglutaminat, wobei der Schock verhütet wurde, wenn die Glutaminsäure innerhalb von 2 Stunden vor dem zu erwartenden Eintritt des Schocks injiziert wurde. Die Gabe von Glutaminsäure 1 Stunde vor der von Insulin verhütete den Schock nicht mehr; der Schock trat hier 9 Min. nach dem Insulin auf. Es besteht also ein zeitlicher Zusammenhang zwischen Glutaminsäuregabe und Verhinderung des Schockeintrittes der mit der Wirkungsdauer der Glutaminsäureinjektion auf die von uns nachgewiesenen Veränderungen der intermediären Stoffwechselprodukte übereinstimmt. Diese kurzdauernde Wirkung der Glutaminsäure steht im Gegensatz zu Untersuchungen von KRAUSS und RECH, deren Versuche wir nachgearbeitet haben und nicht bestätigen konnten. Ihre insulin-verstärkende Wirkung der Glutaminsäure fanden wir nie.

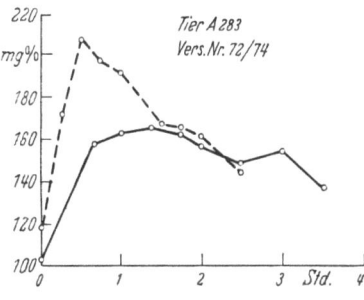

Abb. 1. Blutzuckerkurve: — — 8 m Mol/kg Glucose per os; ———— dsgl. + 2 m Mol/kg Glutaminsäure.

Blutzuckeranalysen nach Glutaminsäureverabfolgung bei normalem Blutzuckerspiegel zeigen nach Angaben in der Literatur und nach eigenen Untersuchungen kein einheitliches Bild. Ohne erkennbare Gründe fanden wir oft keine wesentlichen Veränderungen und manchmal eine Steigerung. Aber nach Glucosebelastung mit 4 bzw. 8 m Mol/kg Glucose per os fanden wir bei gleichzeitiger oraler Gabe von 2 m Mol/kg Glutaminsäure eine starke Depression der Blutzuckerkurve sowohl bei der Bestimmung nach HAGEDORN-JENSEN wie bei der Bestimmung der „wahren Glucose" (Abb. 1). Blutzuckeruntersuchungen bei alloxandiabetischen Kaninchen mit Nüchternwerten zwischen 200 und 300mg% ergaben nach intravenöser Injektion von 2 m Mol/kg Natriumglutaminat und nach oraler Glutaminsäuregabe von 2 m Mol/kg Blutzuckeranstiege um 100 mg%.

CCI.

Aus der Medizinischen Universitätsklinik Bonn
(Direktor: Prof. Dr. P. Martini).

Über Vorkommen und Bestimmung von Neuraminsäure im Serum und ihre klinische Bedeutung.

Von

P. Böhm und St. Dauber.

Die Neuraminsäure wurde im Jahre 1936 von Klenk entdeckt. Er fand sie als charakteristisches Spaltprodukt eines Lipoids, des Gangliosids. Neuraminsäure hat, wie schon der Name sagt, eine saure und eine Aminogruppe. Ihre Summenformel lautet: $C_{10}H_{19}O_9N$. Bis heute konnte ihre Konstitution noch nicht völlig aufgeklärt werden, sie dürfte jedoch wahrscheinlich den Kohlenhydraten sehr nahestehen. In Wasser ist die Substanz leicht, in Alkohol unlöslich. Die Neuraminsäure ist äußerst säureempfindlich und bildet schon mit verdünnten Mineralsäuren schwarze Huminsubstanz. Mit dem Bialschen Orcinreagenz gibt sie eine violette, mit dem Ehrlichschen Reagenz, auch ohne vorhergehende Alkalibehandlung, eine rote Farbe.

Die Neuraminsäure gewann an Interesse, als sie 1952 von Klenk und Lauenstein auch aus Mucinen, also eiweißartigen Stoffen dargestellt werden konnte. Im letzten Jahr konnten ferner György und Mitarbeiter aus Mucoproteiden der Frauenmilch Neuraminsäure isolieren.

Unsere Untersuchungen sollten die Frage klären, ob Neuraminsäure auch im Serum vorkommt. Blix und Mitarbeiter konnten schon feststellen, daß Serum mit dem Bialschen Reagenz eine rote Farbe gibt. Ferner ist die Huminbildung des Serums beim Kochen mit verdünnten Mineralsäuren bekannt. Wir versuchten deshalb, Neuraminsäure aus dem Serum zu isolieren. Es ist uns gelungen, in Form ihrer Methoxylverbindung die Neuraminsäure in 50%iger Ausbeute krystallin zu erhalten. Die Darstellung erfolgte durch Spaltung des Serumproteins in wasserfreier methanolischer Salzsäure, Reinigung über die Bariumverbindung und Krystallisation aus wäßrigem Alkohol. Die nochmals aus Wasser umkrystallisierte Substanz war papierchromatographisch einheitlich und stimmte in den Analysen gut mit den berechneten Werten überein. Die Substanz zeigte alle für die Neuraminsäure charakteristischen Eigenschaften.

Nachdem die Isolierung der Neuraminsäure aus dem Serum gelungen war, haben wir eine Neuraminsäurebestimmung ausgearbeitet und die einzelnen Bedingungen der Reaktion näher untersucht. Mit dem Bialschen Reagenz läßt sich Neuraminsäure in 0,05 cm³ Serum quantitativ bestimmen, wie wir kürzlich mitteilten.

Mit unserer Methode haben wir an gesunden Versuchspersonen festgestellt, daß sich normalerweise in 100 cm³ Serum 40 bis 65 mg Neuraminsäure befindet. Dieser Wert entspricht auch unserer präparativen Aufarbeitung. Es erscheint verwunderlich, daß eine Substanz, die in solchen relativ großen Mengen im Serum vorkommt, bisher unerkannt blieb. Die

Ursache hierfür ist eben die äußerst leichte Zerstörbarkeit der Neuraminsäure, die so groß ist, daß z. B. in heißem Wasser die Neuraminsäure sich selber durch ihre eigene Acidität zerstört.

In diesem Zusammenhang sind die Arbeiten von Seibert und Mitarbeitern sehr interessant. Seibert bestimmt im Serum Kohlenhydrat mit einer Trypthophan-Perchlorsäure-Reaktion, die colorimetrisch ausgewertet wird. Die Summe der einzelnen, ihm bekannten im Serum vorkommenden Kohlenhydrate entsprach jedoch nicht entfernt dem wirklich gefundenen Wert, so daß Seibert zu dem Schluß kommt, daß seine Reaktion wesentlich von einer „unbekannten Substanz"beeinflußt wird. Bei dieser ihm unbekannten Substanz dürfte es sich wohl sicher um Neuraminsäure handeln, da Neuraminsäure gegenüber den anderen im Serum vorkommenden Kohlenhydraten unter den angegebenen Bedingungen eine etwa 20mal stärkere Reaktion gibt.

Es war nun von Interesse, festzustellen, in welcher Bindungsform Neuraminsäure im Serum vorliegt. Bisher war bekannt, daß Neuraminsäure lipoidgebunden im Molekül der Ganglioside und an Eiweiß gebunden im Molekül der Mucine vorkommt. Durch Extraktion des Serums mit Lipoidlösungsmitteln ließ sich kein neuraminsäurehaltiger Extrakt gewinnen; die Neuraminsäure liegt somit im Serum sicher nicht in Bindung an Lipoide (entsprechend den Gangliosiden aus Gehirn oder Milz) vor. Also mußte die Neuraminsäure wohl dem Eiweißkomplex zugehören. Nach wiederholter Ammoniumsulfatfällung fanden sich 25% der Neuraminsäure des Ausgangsserums in der Albuminfraktion, 75% in den Globulinfraktionen.

Bei der Untersuchung elektrophoretischer Eiweißfraktionen wurde der Hauptanteil in den a_2-Globulinen gefunden, nämlich 34% der im Serum vorhandenen Neuraminsäure. a_1-Globulin enthielt 21%, β-Globulin 18% und γ-Globulin 13%. In der Albuminfraktion fanden sich ebenfalls nur 13% der im Serum vorhandenen Neuraminsäure. In krystallisiertem Albumin dagegen, das uns von den Behring-Werken, Marburg, liebenswürdigerweise überlassen wurde, ließ sich nur noch ein ganz geringer Neuraminsäuregehalt feststellen (etwa 1% der im Serum vorhandenen Neuraminsäure). Es liegt die Vermutung nahe, daß die Neuraminsäure, die bisher, wie schon gesagt, außer in Lipoiden lediglich in Mucinen gefunden wurde, auch im Serum an Mucoproteide gebunden vorkommt. Diese Annahme wird noch durch Mitteilungen Werners bekräftigt, daß sowohl Rimingtons als auch Winzlers Mucoproteidfraktionen starke Rotfärbung mit Bials Reagenz geben. Andererseits scheinen keineswegs alle im Serum vorkommenden Polysaccharide Neuraminsäure zu enthalten, was man schon daraus ersehen kann, daß das Verhältnis Neuraminsäure zu Eiweißzucker, das in Normalseren etwa 1:2 beträgt, in pathologischen Fällen ganz wesentlich verschoben sein kann. Auch andere von uns untersuchte Polysaccharide, wie z. B. Heparin, enthalten keine Neuraminsäure.

Zur physiologischen bzw. klinischen Bedeutung der Neuraminsäure ist bisher bekannt, daß sich bei familiärer amaurotischer Idiotie (Typ Tay-Sachs) neuraminsäurehaltiges Ganglin in überaus großen Mengen findet; es ist die für diese Lipoidose charakteristische Speichersubstanz. Hieraus konnte Klenk auch zum ersten Male Neuraminsäure isolieren. Weiterhin ist die Beobachtung Gottschalks von Interesse, daß, wenn man Influenza-B-Virus auf Harnmucinlösung einwirken läßt, aus Harnmucin eine dialysable Substanz abgespalten wird, die sich chemisch wie Neuraminsäure verhält. Mit der Abspaltung dieser Substanz geht die hemmende Wirkung des Harnmucins auf die Hämagglutination der Viren verloren. Da Klenk Neuraminsäure aus Harnmucin gewinnen konnte, besteht wohl kein Zweifel, daß es sich bei der Substanz, die das Grippevirus aus Harnmucin freisetzt, um Neuraminsäure oder eine neuraminsäurehaltige Substanz handelt.

Wir sind nun in letzter Zeit dazu übergegangen, Neuraminsäure im Serum von Kranken zu bestimmen. Bisher haben wir etwa 200 Patienten mit den verschiedensten Erkrankungen untersucht. Hierbei fiel als erstes auf, daß der Neuraminsäurespiegel bei pulmonalen Prozessen bis aufs Doppelte der Norm ansteigen kann, so z. B. bei Pneumonien und Lungenembolien. Mit der Besserung der Erkrankung kehrt auch der Neuraminsäurespiegel zur Norm zurück. Auch bei ausgedehnten Lungencarcinomen waren die Werte sehr hoch. Bei tuberkulösen Lungenerkrankungen fanden wir nur bei exsudativen Formen eine wesentliche Erhöhung des Neuraminsäurespiegels im Blut, während rein produktive Formen einen normalen Neuraminsäuregehalt aufwiesen. Wir konnten ferner bei Thrombophlebitiden sehr hohe Serumwerte erhalten.

Bei Lebercirrhosen dagegen fanden wir relativ tiefe Werte, die an der untersten Grenze der Norm oder darunter lagen. Möglicherweise steht dies im Zusammenhang mit der Bildung der die Neuraminsäure enthaltenden Serumfraktionen, denn Werner konnte zeigen, daß bei experimenteller Ausschaltung der Leber die Polysaccharidbildung gehemmt ist. Da, wie schon gesagt, die Neuraminsäure im Serum wahrscheinlich an ein Mucopolysaccharid gebunden ist, besteht hier möglicherweise ein ursächlicher Zusammenhang.

Auffallend waren ferner Patienten mit Lymphogranulomatose sowie mit Carcinomen, die in fortgeschrittenem Stadium deutliche Erhöhungen des Neuraminsäurespiegels zeigten.

Keine Abweichung vom Normalwert wurde bei komplikationslosem Diabetes mellitus sowie bei normaler Schwangerschaft gefunden. Bei anderen Krankheitsbildern waren die Befunde noch weniger übersichtlich, so daß es noch zu früh erscheint, darüber zu berichten.

Literatur.

Klenk, E.: Z. physiol. Chem. **268**, 50 (1941). — Klenk, E. und K. Lauenstein: Z. physiol. Chem. **291**, 147 (1952). — Hoover, J. R. E., G. A. Braun und P. György: Arch. Biochem. Biophys. **47**, 216 (1953). — Blix, G., L. Svennerholm und I. Werner: Acta chem. scand. **6**, 358 (1952). — Böhm, P., St. Dauber und L. Baumeister: Klin. Wschr. **32**, 289 (1954). — Seibert, F. B., M. L. Pfaff und M. V. Seibert: Arch. biochem. **18**, 279 (1948). — Sørensen, M. und G. Haugaard: Biochem. Z. **260**, 247 (1933). — Shetlar, M. R., J. V. Forster und M. R. Everett: Proc. Soc. exper. biol. a. med. **67**, 125 (1948). — Werner, I. und L. Odin: Acta soc. med. Upsal. **57**, 230 (1952). — Gottschalk, A: Nature, London, **167**, 845 (1951). — Werner, I.: Acta physiol. scand. **19**, 27 (1949).

CCII.

Aus der Medizinischen Universitätsklinik Kiel
(Direktor: Prof. Dr. H. Reinwein).

Über den Einfluß geringer Hormondosen auf den Acetalphosphatidgehalt des menschlichen Serums.

Von

F. Leupold und H. Büttner.

Mit 2 Textabbildungen.

Über Beziehungen zwischen Hormonen und Blutlipoiden liegt eine umfangreiche, sich zum Teil widersprechende Literatur vor. Speziell über die Acetalphosphatide, die uns besonders interessierten, ist allerdings bisher nur wenig bekannt. Bei der Therapie mit Cortison und ACTH beobachteten wir mehrfach eine Zunahme der Acetalphosphatide im Serum. Wir versuchten zunächst mit Insulin, das ja bekanntlich eine Fettstoffwechselwirkung besitzt, beim Nichtdiabetiker den Acetalphosphatidgehalt im Serum zu beeinflussen. Bei Dosen von etwa 16 Einheiten, das sind ungefähr 0,2 E/kg Körpergewicht, trat aber kein eindeutiger Effekt auf. Nun haben Appel und Hansen[1] vor kurzem gezeigt, daß man mit Insulindosen, die noch keine Wirkung auf den Blutzucker haben, den Gehalt des Serums an veresterten Fettsäuren senken kann.

Wir fanden, daß derartig geringe Insulindosen eine ausgeprägte Wirkung auf den Acetalphosphatidgehalt im Serum besitzen. Auch mit sehr geringen Mengen von anderen Hormonen kamen wir zu ähnlichen Ergebnissen. Die Versuchsanordnung war derart, daß wir bei den Versuchspersonen die betreffenden Hormone in einem Flüssigkeitsvolumen von etwa 0,5 cm^3 intravenös injizierten und vor, sowie mehrfach in den ersten Stunden nach der Injektion jeweils 10 cm^3 Blut entnahmen und die Acetalphosphatide sowie den Blutzucker bestimmten.

Altinsulin wurde in einer Menge von 1/100 E/kg Körpergewicht, das sind etwa 0,4 γ/kg Körpergewicht, bzw. insgesamt etwa 0,7 E, gegeben. Der Blutzucker blieb dabei konstant, während die Acetalphosphatide erheblich absanken und zwar im Mittel um 20%. In keinem Falle blieb die Wirkung aus. Zwei charakteristische Kurven zeigen die beiden Abbildungen. Wovon der Verlauf der Kurven im Einzelnen abhängig ist, läßt sich zur Zeit noch nicht sagen.

Bei weiteren Untersuchungen stellten wir fest, daß geringe Mengen von Cortison und ACTH ganz ähnliche Wirkungen hervorrufen können. Bei diesen Versuchen gaben wir etwa 1 mg, bzw. 1 E jeweils intravenös im Mittel; außerdem wurde die Hormonmenge mehrfach stärker variiert, so daß beim Cortison z. B. 0,8 bis 30 γ/kg Körpergewicht zur Anwendung kamen. Eine Abhängigkeit der Wirkung, also der Senkung der Acetalphosphatide im Serum von der in diesen Grenzen benutzten Dosis des jeweiligen Hormons konnte nicht eindeutig nachgewiesen werden.

---

[1] Appel, W. und K. J. Hansen: Klin. Wschr. **31**, 861 (1953).

Bei den ACTH-Versuchen, nicht jedoch bei den Cortisonversuchen kam es in mehreren Fällen gleichzeitig mit der Acetalphosphatidsenkung zu einem Anstieg des Blutzuckers.

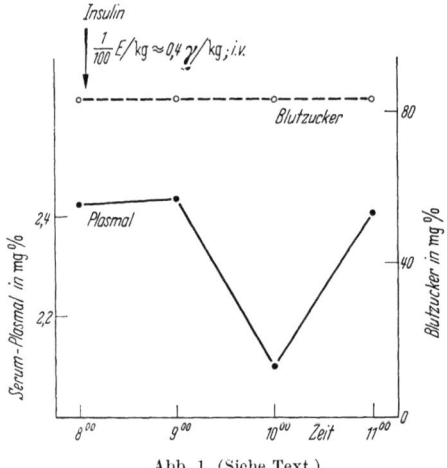

Abb. 1. (Siehe Text.)

Einige orientierende Versuche mit Glukagon und auch mit somatotropem Hormon deuten darauf hin, daß auch mit diesen Substanzen prinzipiell die gleichen Wirkungen zu erzielen sind.

Um zu beweisen, daß die genannten Ergebnisse tatsächlich auf die jeweils injizierte Substanz zurückzuführen sind, haben wir Leerversuche angestellt, in denen wir entweder physiologische Kochsalzlösung oder angesäuertes Wasser, wie es zur Lösung des Insulins benutzt wird, in gleichen Mengen wie bei den geschilderten Versuchen injiziert. Bei einer Versuchsdauer von 180 Min. fanden wir in *keinem* Falle eine Änderung des Acetalphosphatid- und des Blutzuckergehaltes. Wir dürfen also annehmen, daß die beobachteten Acetalphosphatid-Senkungen im Serum durch das jeweils injizierte Hormon verursacht wurden.

Unsere Versuche zeigen also, daß sich der Acetalphosphatid-Gehalt des menschlichen Serums durch kleine Mengen der verschiedensten Hormone senken läßt, obgleich diese zum Teil als Antagonisten bekannt sind. Bei diesen eigenartigen Befunden muß man sich natürlich die Frage vorlegen, inwieweit es sich bei den geschilderten Veränderungen überhaupt um spezifische Hormonwirkungen handelt. Zur Klärung dieser Frage

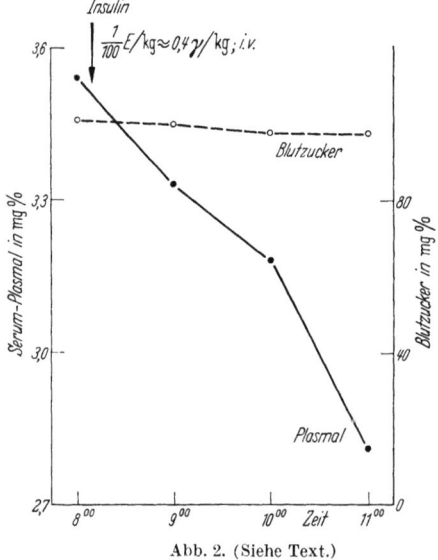

Abb. 2. (Siehe Text.)

sind weitere Versuche notwendig. Auffällig bleibt immerhin die Beobachtung, daß man durch Injektion einer so kleinen Menge, wie es z. B. 0,4 γ Insulin/kg Körpergewicht sind, innerhalb weniger Stunden derartig große Wirkungen, wie eine Senkung der Acetalphosphatide im Serum um 20% hervorrufen kann.

CCIII.

Aus der Medizinischen Klinik der Johannes-Gutenberg-Universität Mainz
(Direktor: Prof. Dr. K. Voit).

Die alimentäre und hormonelle Steuerung der Acetalphosphatidkonzentration des menschlichen Blutserums*.

Von

Helmut Seckfort.

Die Fortsetzung unserer Plasmalogenstoffwechseluntersuchungen, deren erste Ergebnisse wir auf dem vorjährigen Kongreß mitteilen konnten (1), hat gezeigt, daß die Höhe des Serumplasmalogenspiegels gewissen alimentären und hormonellen Steuerungseinrichtungen unterworfen ist.

Der normale, durchschnittliche Acetalphosphatidgehalt des Serums von etwa 4 mg% (2) steigt auf Zufuhr normaler, gemischter Kost, tierischen Eiweißes sowie tierischen Fetts deutlich an, während auf eine reine KH-Mahlzeit eine Reaktion nicht zu beobachten ist. Im Tierexperiment hatten K. Voit (3) sowie R. Feulgen (4) schon früher ähnliches beobachtet, während Thiele (5) nach Olivenölzufuhr keinen Effekt sah. Der Aciditätsgrad des Magensaftes spielt nach K. Voit (3) bei der Plasmalogenresorption eine ausschlaggebende Rolle.

Die hormonelle Steuerung scheint im wesentlichen an ein intaktes Hypophysen-Nebennierenrindensystem gebunden zu sein. ACTH und Cortison vermehren, möglicherweise in einer gewissen Abhängigkeit von der Höhe des jeweiligen Ausgangswertes, die Serumplasmalogenmenge. Dies sah Thiele (6) auch im Tierexperiment. Dieser ACTH-Effekt bleibt interessanterweise bei gestörter Nebennierenrindenfunktion aus, während die Cortisonwirkung erhalten bleibt. Adrenalin erhöht und Insulin senkt den Serumplasmalogenspiegel. Beim Staub-Traugottschen Versuch sind jedoch keine Abweichungen zu beobachten.

Den Serumplasmalogenverschiebungen gehen meist gleichsinnig gerichtete Veränderungen des Gesamtphosphatidkomplexes, gemessen am Verhalten des Lipoidphosphors, parallel. Lediglich nach ACTH- oder Cortisonapplikation wird der Plasmalogenanstieg von einem Lipoidphosphorabfall begleitet, ein Phänomen, das Tonutti (7) auf Grund seiner histochemischen Plasmalogen- und Lipoidstoffwechselstudien am Parenchym der Nebennierenrinde als greifbaren Ausdruck einer Aktivierung des Hypophysen-NNR-Systems gedeutet und als sogenannte „Lipoiddissoziation" bezeichnet hat.

Eine stoffwechselphysiologische Erklärung für diese Erscheinungen abzugeben, ist noch verfrüht und muß zukünftigen Untersuchungsergebnissen vorbehalten bleiben. Immerhin deutet das Ergebnis auch

* Die Untersuchungen wurden mit Unterstützung der Deutschen Forschungsgemeinschaft durchgeführt.

unserer Untersuchungen eindeutig darauf hin, daß der Fett- und insbesondere Lipoidstoffwechsel, speziell der Acetalphosphatidstoffwechsel, an dem dynamischen Geschehen im Organismus regen Anteil nimmt.

Literatur.

1. SECKFORT, H.: Verh. Dtsch. Ges. inn. Med. **59**, 212 (1953). — 2. VOIT, K. und H. SECKFORT: Med. Klin. **48**, 485 (1953). — 3. VOIT, K.: Zschr. Biol. **83**, 223 (1925). — 4. FEULGEN, R., K. IMHÄUSER und M. WESTHUES: Biochem. Zschr. **193**, 251 (1928). — 5. THIELE, O. W.: Z. exper. Med. **121**, 246 (1953). — 6. THIELE, O. W.: Z. exper. Med. **123**, 65 (1954). — 7. TONUTTI, E.: Med. Welt. **20**, 408 (1951).

CCIV.

Über den Abfall der veresterten Fettsäuren und des Aminostickstoffs nach Insulingaben.

Von

W. APPEL und K. J. HANSEN (Kiel).

Die anabole Funktion des Insulins im Fett- und Eiweißstoffwechsel wurde von den Autoren, welche sich mit dieser Fragestellung beschäftigten, vor allem auf eine Begünstigung der Energiebildung aus dem KH-Stoffwechsel zurückgeführt. Die Möglichkeit, daß Insulin auch unmittelbar den Aufbau von Eiweiß und Fett fördern bzw. den Abbau hemmen können, blieb bisher offen.

Von dem Prinzip ausgehend, daß die Funktion eines Hormons am deutlichsten hervortritt, wenn man seine Wirkungen bei der Dosis minima untersucht und nicht Mammutdosen benutzt, wie sie immer wieder insbesondere im Tierversuch angewandt werden, bestimmten wir den Blutzucker, den Blutaminostickstoff und die Lipoidfraktionen des Serums nach Insulin in einer Dosis, welche von 0,1 bis 0,05 E pro kg/Gewicht s. c. abfiel. Die methodischen Einzelheiten möchte ich übergehen. Sie werden sich aus der Veröffentlichung in Hoppe-Seylers Zeitschrift ergeben.

Man erkennt, daß nach 0,05 E Insulin die veresterten Fettsäuren schon um 0,7 mÄ/l absinken, während Blutzucker und Blutaminostickstoff noch unbeeinflußt bleiben. Da die Cholesterinester und der Lipoidphosphor keinerlei Schwankungen aufwies, folgt, daß bei dieser Insulindosis allein das Neutralfett und zwar um etwa 15% abfällt. Bei einer Dosis von 0,075 E Insulin nimmt der Fettsäureabfall auf 1,5 mÄ/l zu; jetzt erst beginnt der Blutzucker von 90 auf 84 mg% abzufallen, der Blutaminostickstoff zeigt keine Änderung. Erst bei einer Dosis von 0,1 E Insulin pro kg/Gewicht s. c. sinkt auch der Aminostickstoff — um etwa 7% — ab, während der Blutzucker etwa um 15% heruntergeht. Die veresterten Fettsäuren fallen bei dieser Dosis um 1,9 mÄ/l ab. Da auch bei dieser Insulindosis die Cholesterinester unbeeinflußt bleiben und der Lipoidphosphor nur sehr gering — durchschnittlich um etwa 10 % — abfällt, wird also mit 0,1 E Insulin ein Absinken des Neutralfettes um 40 bis 50% erzielt. Die Versuche wurden mit intravenöser Anwendung von 1/100, 1/75 und 1/60 E Insulin pro kg/Gewicht wiederholt und hatten dasselbe Ergebnis insofern, als wiederum bei der kleinsten Dosis nur das Neutralfett absinkt.

Dieser Abfall des Neutralfettes, ebenso wie der Abfall des Blutaminostickstoffes weisen, wie weitere Versuche mit gleichzeitiger Gabe von Insulin und Dextrose zeigen, keinerlei Beziehungen zum Verhalten des Blutzuckerspiegels auf, sondern hängen allein von der Insulindosis ab. Diese Tatsache und auch der Nachweis, daß die Wirkung des Insulins auf Blutfett und Blutaminostickstoff schon bei einer sehr kleinen Dosis einsetzt, werden als Hinweis dafür gewertet, daß die Senkung des Blutfett- und Aminostickstoffspiegels nicht durch Veränderungen im KH-Stoffwechsel ausgelöst wird, möglicherweise über gegenregulatorisch bedingte Stoffwechselvorgänge zustande kommt, sondern auf einer unmittelbaren Insulinwirkung beruht.

Die hier besprochene, durch eine unmittelbare Insulinwirkung erzeugte Senkung des Blutfett- und Aminostickstoffspiegels wird nur unter der Annahme einer durch Insulin vermittelten Beschleunigung des aktiven Transportes dieser Substanzen durch die Zellmembran ins Zellinnere (Literatur bei ROSENBERG und WILBRANDT, ferner bei ROSS) verständlich, ähnlich wie auch der Transport von Galaktose, d (+) Xylose und l (+) Arabinose zum Gewebe hin, wie LEVINE und Mitarbeiter zeigten, durch Insulin eine Beschleunigung erfährt. Diese als unspezifisch zu benennende Insulinwirkung hängt in ihrer Wirkungsstärke, wie auch unsere Versuche ergaben, von der Lipoidlöslichkeit, insbesondere wie LEVINE und seine Mitarbeiter nachwiesen, von der chemischen Struktur der wandernden Stoffe ab und wird ferner in ihrem Ausmaß, wie dies STADIE, HAUGAARD und VAUGHAN annehmen, durch eine besondere chemische Bindung des Insulins an die Zellmembran bestimmt.

Der Nachweis einer solchen unmittelbaren Insulinwirkung auf den Blutfett- und Blutaminostickstoffgehalt führt zu der Auffassung, daß das Insulin nicht allein mittelbar, d. h. über seine Tätigkeit im KH-Stoffwechsel die Eiweiß- und Fettsynthese fördert, sondern auch durch Anreicherung der notwendigen Bausteine im Gewebe, wie dies LOTSPEICH schon für die Aminosäuren zeigte, einen unmittelbaren anabolen Einfluß im Fett- und Eiweißstoffwechsel, also auch eine unmittelbar hemmende Wirkung auf die Gluconeogenie und die Ketogenese ausübt.

CCV.

Aus dem Pharmakologischen Institut der Universität Heidelberg
(Direktor: Prof. Dr. F. EICHHOLTZ).

Papierchromatographische Trennung und Mikrobestimmung von ATP, ADP und anderen Phosphorsäureestern des Gewebes mit Beispielen für die Anwendungsmöglichkeiten der neuen Methode.

Von

A. FLECKENSTEIN.

Mit 1 Textabbildung.

Der Stoffwechsel der organischen Phosphorsäureester steht heute im Brennpunkt der biochemischen Forschung. Es ist gesichert, daß ein Großteil der aus dem Abbau von Kohlenhydrat, Fett und Eiweiß freiwerdenden Energien in Form energiereicher Phosphatverbindungen gespeichert wird. Andererseits können experimentelle Noxen und spontane Erkrankungen zu schweren Störungen im Abbau und Aufbau dieser Phosphorverbindungen führen. Die klinische Forschung hat daher dem Thema Phosphorylierung schon lange ihr Interesse gewidmet. Der Sinn dieses Vortrags soll sein

a) auf methodische Fortschritte aufmerksam zu machen, die in letzter Zeit auf dem Gebiet der Papierchromatographie der Phosphorsäureester erzielt werden konnten, und

b) auf die Anwendungsmöglichkeiten hinzuweisen, die sich für den klinischen Forschungsbetrieb ergeben.

Besonders wichtig sind hier die neuen Möglichkeiten der papierchromatographischen Trennung und Mikrobestimmung von ATP und ADP. Mit der klassischen LOHMANNschen Hydrolysemethode war z. B. eine solche getrennte Erfassung von ATP neben seinem Abbauprodukt ADP überhaupt nicht möglich. Mit Hilfe der Papierchromatographie gelingt dies jetzt routinemäßig noch in Gammamengen.

Unser Verfahren, das vor 2 Jahren — in Zusammenarbeit mit dem Institut von Prof. KREBS in Sheffield — auf der Basis der Methode von EGGLESTON und HEMS ausgearbeitet wurde, geht von 50 bis 200 mg Gewebe aus. Dieses wird in flüssiger Luft gefroren, pulverisiert und mit 5%iger Trichloressigsäure extrahiert. Die Aufbewahrung der Extrakte geschieht in gefrorenem Zustand in einer Tiefkühltruhe. Nach dem Auftauen werden die Extrakte mit eisgekühlten Mikrometerspritzen auf WHATMAN-Nr.1-Papier aufgetropft. Die Chromatographie selbst erfolgt in zwei Akten: Im ersten Akt wird ein Isopropyläther-Ameisensäure-Gemisch (90 Teile Isopropyläther + 60 Teile 85- bis 90%ige Ameisensäure) 4 Stunden lang aufsteigend bei Zimmertemperatur zur Anwendung gebracht. Entwickelt man die Chromatogramme nach Anwendung dieses I. Lösungsmittels mit Molybdatreagenz und Schwefelwasserstoff, so treten die phosphorhaltigen Stellen im Papier als tiefblaue Flecke in Erscheinung. Im Chromatogramm eines Extraktes aus Skelett oder Herzmuskulatur findet sich dann z. B. ein kräftiges phosphorhaltiges Feld an der Startlinie. Es besteht im wesentlichen aus ATP, ADP und phosphorylierten Zuckern. Das andere Feld ist mit dem I. Lösungsmittel weit von der Startlinie weggewandert; es enthält den gesamten anorganischen Phosphor und Kreatinphosphor des Muskelextrakts.

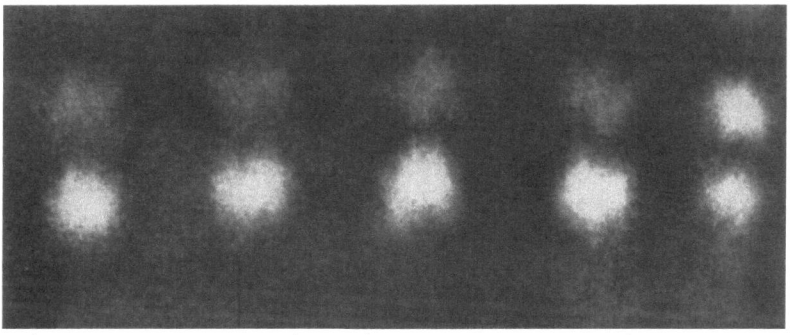

Extrakt aus dem kontrahierten M. rectus   Extrakt aus dem ruhenden M. rectus | Markierungsflecke
für ATP und ADP
(bekannte Test-
präparate)

Abb. 1. UV-Aufnahme (260 mu) der Chromatogramme eines Muskelpaares (M. rectus abdom. von R. temporaria) nach Anwendung des I. und II. Lösungsmittels. Der dicke UV-absorbierende Fleck ist ATP, der schwächere Fleck darüber ist ADP. Der rechte M. rectus wurde im Ruhezustand in flüssiger Luft eingefroren, der linke M. rectus erstarrte in der flüssigen Luft während einer beinahe maximalen tetanischen Verkürzung 1 sec nach Reizbeginn. Die Chromatogramme wurden als Duplikat angelegt. Man beachte, daß ATP im kontrahierten Muskel nicht abnimmt und ADP nicht zunimmt.

Der entscheidende Schritt kommt mit der Anwendung des II. Lösungsmittels (n-Propylalkohol, 25%iger Ammoniak, Aqua dest. im Verhältnis 6:3:1 mit Zusatz von Äthylendiamintetraessigsaurem Natrium). Es wirkt 2mal 24 Stunden absteigend bei 25° C ein und trennt nun ATP von ADP ab. ATP und ADP haben bekanntlich stark UV-absorbierende Eigenschaften. Photographiert man die Chromatogramme nach dem Photoprintverfahren von MARKHAM und SMITH im UV-Licht, so erscheinen nach Anwendung des II. Lösungsmittels zwei getrennte Flecke. Abb. 1 zeigt Chromatogramme von Muskelextrakten. Der dicke UV-absorbierende Fleck ist jeweils ATP, der schwache Fleck ist ADP. Bekannte Testpräparate von ATP und ADP lokalisieren sich genau an der gleichen Stelle.

Der weitere Gang der Analyse besteht im Prinzip darin, daß man die Flecke im Chromatogramm ausschneidet, das Papier feucht verascht und den Phosphorgehalt bestimmt. Wir verwenden hierbei die Mikromethode von BERENBLUM und CHAIN und das Elektrophotometer ELKO II von Zeiss. Aus dem Phosphorgehalt lassen sich dann sofort die absoluten ATP- und ADP-Mengen der Flecke errechnen. Ein großer Vorteil der

Methode besteht darin, daß man ATP und ADP in Gamma-Mengen direkt sieht und jede stärkere Verschiebung in der ATP- und ADP-Fraktion schon mit dem bloßen Auge erfassen kann. An der Stelle des äußeren linken ATP-Flecks in Abb. 1 lagen z. B. 2,02 γ Phosphor, an der Stelle des dazugehörigen ADP-Flecks 0,32 γ Phosphor. Diese Mengen von ATP und ADP sind in etwa 10 mg frischem Muskelgewebe enthalten.

Die vorliegende Methode kann zu verschiedensten Zwecken angewendet werden. Besonders reizvolle Möglichkeiten ergeben sich auf dem Gebiete der Muskelphysiologie und Muskelpharmakologie, wo es bis heute strittig ist, ob im verkürzten Zustand tatsächlich eine Verminderung von ATP und eine Vermehrung von ADP eintritt, wie die meisten ATP-Theorien der Muskelkontraktion postulieren. Wir verfügen heute über 250 papierchromatographisch aufgearbeitete Muskelpaare (meist rechter und linker M. rectus von Fröschen). Dabei wurde jeweils der eine Muskel unter den verschiedensten Bedingungen zur Verkürzung gebracht und auf dem Gipfel der Kontraktion in flüssiger Luft eingefroren. Der andere Muskel wurde im verlängerten Ruhezustand in der flüssigen Luft versenkt. Das völlig eindeutige Ergebnis dieser Untersuchungen war, daß die Werte für ATP und ADP auch im maximal verkürzten Muskel gegenüber dem ruhenden Muskel keine Veränderung erfahren (vgl. FLECKENSTEIN und JANKE; FLECKENSTEIN, JANKE und ELKE; FLECKENSTEIN, JANKE, LECHNER und BAUER). Damit sind zumindest einige Versionen der ATP-Theorie der Muskelkontraktion unhaltbar geworden.

Weitere Anwendungsmöglichkeiten der papierchromatographischen Methode bestehen auf dem Gebiet der Hämatologie. (vgl. FLECKENSTEIN und GERLACH). Hier wurde von uns zunächst die Zusammensetzung der Phosphorsäureester in den Erythrocyten verschiedener Tiere untersucht; dabei ergaben sich von Tierart zu Tierart charakteristische Unterschiede. Katzen- und Rindererythrocyten enthalten z. B. nur geringe Mengen säurelöslicher Phosphorverbindungen. Menschen-, Schweine- und Kaninchenerythrocyten enthalten dagegen ein Vielfaches davon. In Taubenerythrocyten findet man u. U. mehr ATP als in Froschmuskeln. Völliges Neuland ist bisher noch die Papierchromatographie der Phosphorsäureester bei den verschiedenen Erkrankungen des erythropoetischen und leukopoetischen Systems.

Auch die Mucosa des Darmes läßt sich ohne Schwierigkeit nach dem geschilderten Prinzip aufarbeiten. Orientierende Versuche an Ratten ergaben, daß die Phosphorsäureester des Schleimhautepithels in Abhängigkeit vom jeweiligen Fütterungszustand typischen Schwankungen unterworfen sind. In ähnlicher Weise kann Lebergewebe, u. U. Punktionsmaterial, analysiert werden. Untersuchungen über die Phosphorsäureester der Niere werden zur Zeit an unserem Institut von Dr. GERLACH durchgeführt. Salyrgan kann z. B. das normale Bild der Nierenchromatogramme deutlich verändern.

Besonders brauchbar ist die Methode für das Studium des Einbaues von radioaktiven P^{32} in die verschiedenen Phosphorsäureester in vivo oder am überlebenden Organ. Die Radioaktivität wird dann in einem Flüssigkeitszählrohr im Anschluß an die elektrophotometrische Phosphorbestimmung nach der papierchromatographischen Trennung gemessen. Auch die verschiedenen phosphorylierten Zucker lassen sich ohne besondere Mühe bestimmen. Das Gleiche gilt für Inosinmonophosphat, Inosindiphosphat und Inosintriphosphat, wenn man die Methode etwas modifiziert. Die angeführten Beispiele zeigen, wie vielseitig die Anwendungsmöglichkeiten der Papierchromatographie auf dem Gebiete der säurelöslichen Phosphorsäureester heute schon sind und welche interessanten klinischen Probleme damit in Zukunft angegangen werden können.

Literatur.

BERENBLUM, I. und E. CHAIN: Biochemic. J. 32, 295 (1938). — EGGLESTON, L. V. und R. HEMS: Biochemic. J. 52, 156 (1952). — FLECKENSTEIN, A. und E. GERLACH: Arch. exper. Path. u. Pharmakol. 219, 531 (1953). — FLECKENSTEIN, A. und J. JANKE: Pflügers Arch. 258, 177 (1953). — FLECKENSTEIN, A., J. JANKE und M. ELKE: Arch. exper. Path. u. Pharmakol. 221, 404 (1954). — FLECKENSTEIN, A., J. JANKE, G. LECHNER und G. BAUER: Pflügers Arch. 259, 246 (1954). — GERLACH, E.: Erscheint im Arch. exper. Path. u. Pharmakol. — MARKHAM, R. und J. D. SMITH: Biochemic. J. 45, 294 (1949).

CCVI.

Die Erhöhung der Harn-Gesamt-P-Ausscheidung nach Hyperventilation als Test bei sogenannter vegetativer Dystonie und Tetanie.

Von

W. H. WEIHE (z. Z. Homburg/Saar).

Mit 2 Textabbildungen.

Unter den mannigfaltigen Ausdrucksformen der sogenannten vegetativen Dystonie, die als Grundnenner eine allgemein gesteigerte Erregbarkeit zeigen, sind häufig klinisch überzeugende Anklänge an das Krankheitsbild der Tetanie. So wird in derartigen Fällen in Analogie zur Tetanie, eine latente, lavierte oder isolierte Tetanie diagnostiziert, obwohl der Identitätsnachweis auf blutchemischem Wege oder einem anderen als über das klinische Erscheinungsbild bisher nicht erbracht werden konnte.

Bei der Aufklärung der Zusammenhänge zwischen latenter und echter Tetanie (Hypoparathyreose) in Hinsicht auf die Epithelkörperfunktion kamen wir dadurch weiter, daß wir die Folgen der willkürlichen Hyperventilation untersuchten, die als Reiz das anfallartige Auftreten der Tetanie und die damit verbundenen Regulationsstörungen künstlich auslöst. Wir prüften die Ausscheidung der Elektrolyte im Harn an über 300 Gesunden und Kranken mit vegetativer Dystonie jeden Ausmaßes, die nierengesund waren und keine andere Krankheit hatten.

Als unmittelbare Folge der durch die Hyperventilation bedingten blutchemischen Veränderungen ergab sich im Harn die aus den Mittelwerten bei 120 Untersuchungen für Diurese und pH-Wert zusammengestellte Normalkurve (Abb. 1). Sie zeigt, daß der Anstieg des pH-Wertes und der der Diurese nach 40 Min. fast normalisiert ist.

Es wurde bei genauer Überwachung der Atmung, Blutdruck und Pulsfrequenz stets 10 Min. hyperventiliert. Der Patient mußte nüchtern und vorher ausgeruht sein. Der Versuch dauert bei Körperruhe 6 bis 7 Stunden. Die Diurese wurde durch kleine Trinkwassergaben in halbstündigem Abstand unterhalten.

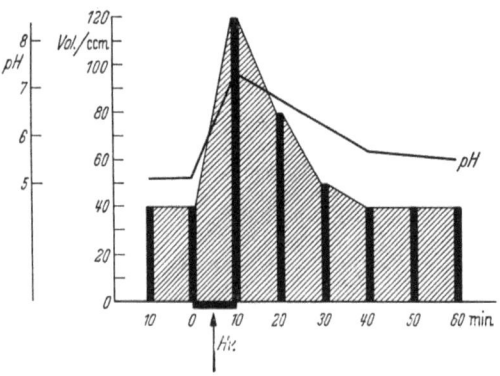

Abb. 1.

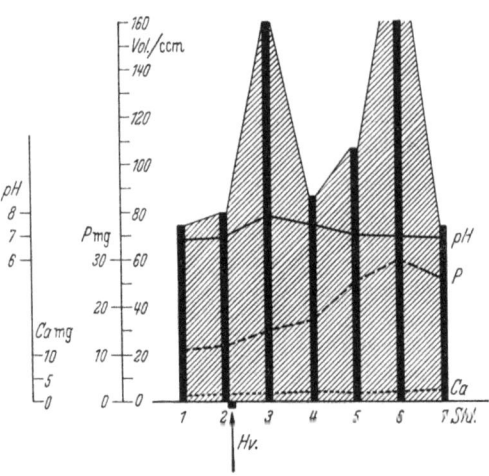

Abb. 2.

Bei den Patienten mit deutlich gesteigerte Erregbarkeit und teilweiser oder vollständiger Ausbildung des Tetaniesyndroms, bei denen also klinisch aus dem Verhalten bei der Hyperventilation die Diagnose latente Tetanie gestellt wird, ergab sich ein typisches Verhalten der Harn-Phosphat-Ausscheidung. Wie aus der Abbildung 2 ersichtlich ist, steigt nach Abschluß der durch die Hyperventilation bedingten ersten Reaktion die P-Ausscheidung in der 2. bis 3. Stunde plötzlich an. Dieser Anstieg hält mehrere Stunden an und kann das Achtfache des Ausgangswertes erreichen. Dem Anstieg der P-Ausscheidung geht fast regelmäßig ein zweiter Diuresegipfel parallel. Die Calciumausscheidung bleibt unverändert.

Das gleiche Verhalten zeigt sich in dem Parathormontest nach ELLSWORTH und HOWARD. Die Veränderung der Harn-P-Ausscheidung nach Hyperventilation wird nicht bei Gesunden beobachtet. Setzt sie ein, so ist sie zeitlich kürzer und erreicht nicht das Doppelte des Ausgangswertes.

In Fällen von echter Tetanie durch Hypoparathyreose mit erniedrigtem Blutcalcium- und erhöhtem anorganischem Phosphorwert, wurde 3 bis 4 Stunden nach der Hyperventilation eine Normalisierung beider Werte beobachtet. Daher ist der Schluß berechtigt, daß es sich bei der zweiten Reaktion im Harn 2 bis 3 Stunden nach Hyperventilation, die sich in einem Anstieg der P-Ausscheidung und einer erneuten Diurese äußert, um einen Parathormoneffekt handelt. Die Hyperventilation ist der Reiz, durch den Parathormon mobilisiert wird. Die Reaktion ist aber nur dort nachweisbar, wo in der Ausgangslage eine Tetaniebereitschaft vorliegt. Langdauernde Hyperventilationsversuche von BROWN und Mitarbeitern ergaben in Form einer Phosphatretention das Gegenteil.

Eine unmittelbare Folge der Hyperventilation kann die zweite Reaktion im Harn nicht mehr sein. Das zeigt der Vergleich mit der Normalkurve (Abb. 1). Bei Alkalose würde die P-Ausscheidung verzögert sein, und bei reaktiver Acidose müßte auch die Calciumausscheidung erhöht sein.

Es erscheint danach erwiesen, daß in vielen Fällen der sogenannten vegetativen Dystonie, die klinisch als latente Tetanie angesprochen werden, in der Tat eine relative Epithelkörperinsuffizienz vorliegt, die über das Verhalten der Harn-P-Ausscheidung nach Hyperventilation objektiviert werden kann.

In diesen Fällen ist ein indirekter Therapieerfolg, wie z. B. durch Stammhirnnarkotica oder Glykokoll in Form des Centramin intravenös als Reaktion über die Epithelkörper an Hand der ansteigenden P-Ausscheidung bei unveränderter Calciumausscheidung nachweisbar. Aus der Höhe der P-Ausscheidung läßt sich nach den vorliegenden Beobachtungen wegen der Komplexität der Regulationsstörungen quantitativ nichts über das Ausmaß der Epithelkörperfunktionsstörung aussagen. Wie diese Störung zustande kommt, warum der Parathormoneffekt nur nach starkem Reiz eintritt und bei Gesunden ausbleibt, kann an dieser Stelle nicht weiter besprochen werden.

Aussprache.

Herr STUHLFAUTH (München):

KONRAD STUHLFAUTH bestätigt den von KLINGMÜLLER beobachteten Anstieg der α-Ketoglutarsäure nach intravenösen Glutaminsäuregaben auf Grund eigener Versuche am Menschen.

Zwei auch von KLINGMÜLLER angeführte Stoffwechselwirkungen der Glutaminsäure ließen es möglich erscheinen, die Fettsucht zu beeinflussen. Einmal führt die vermehrte Bildung von α-Ketoglutarsäure zu einer Erhöhung der Oxalessigsäure, die dann mit der aktivierten Essigsäure zu Zitronensäure kondensiert. Dies könnte im Sinne eines Mitnahmeeffektes die aus Fettsäure stammenden C-2-Bruchstücke in den Zitronensäurezyklus einschleusen und zur Verbrennung bringen. Andererseits könnte die von WEIL-MALHERBE beschriebene Steigerung der Adrenalinausschüttung (nach Glutaminsäuregaben) zu einer allgemeinen Aktivierung der Fettsüchtigen führen. Der damit verbundene Energieverbrauch mit einer Minderung des Appetits infolge der adrenalinbedingten Blutzuckersteigerung könnte — ähnlich wie Pervitin — eine Gewichtsabnahme herbeiführen.

Verfasser gaben daher bei acht Fettsüchtigen täglich 3×15 g Glutaminsäure in Form des Glutaminsäuregranulates Homburg durchschnittlich 30 Tage lang. Während dieser Periode nahmen die Patienten eine vorwiegend eiweißhaltige Diät zu sich. Diese ambulante Behandlung führte bei drei Patienten zu einer Gewichtsabnahme von 7 bis 10 kg. Zwei Patienten nahmen nur 1,5 kg bzw. 3,4 kg in der Beobachtungszeit ab. Drei Patienten zeigten keinerlei Erfolg. Besonders günstig beeinflußt wurden Fettsüchtige vom adynamisch-depressiven Typus, jedoch nicht klimakterische Formen. Bei den Patienten, die wenig oder nichts abnahmen, stellte sich nach 8 Tagen eine gewisse Nervosität und Kopfschmerz ein. Sonstige Unverträglichkeitserscheinungen kamen nicht zur Beobachtung. Somit ist die Glutaminsäure in hohen Dosen in der Lage, bestimmte Formen der Fettsucht günstig zu beeinflussen.

Schlußwort des Vorsitzenden Prof. Dr. H. H. Berg.

Der 60. Kongreß der Deutschen Gesellschaft für innere Medizin ist zu Ende, das Programm erfüllt. Es bleibt die Pflicht, allen denen Dank zu sagen, welche zum Gelingen des Kongresses beigetragen haben. Er gilt zunächst der Stadt München und ihren Behörden, insbesondere dem Referat Verkehr, Herrn Stadtrat ERHART mit Herrn Amtmann FRITSCH und seinen Helfern, mit der Leitung und dem Personal des Ausstellungsgeländes. Vorbildlich war der Geist der Zusammenarbeit, der alle beseelte. Der große Kongreßsaal gab unserem Kongreß eine über alle Erwartungen würdige Atmosphäre.

Der ständige Schriftführer der Gesellschaft, Herr Professor Dr. FRIEDRICH KAUFFMANN, hatte die schwerste, erst vom scheidenden Vorsitzenden so recht zu würdigende Aufgabe. Jahr für Jahr ändern sich Wünsche und Forderungen. Jahr für Jahr muß er dem neuen Vorsitzenden mit seiner Erfahrung als Hüter der Tradition zur Seite stehen. Sein schweres Amt hat er mit unendlicher Geduld, Selbstlosigkeit und mit größtem Geschick ausgeübt. Besonderen Dank schulde ich meinem Mitarbeiter Dr. HARALD HARDERS, der entscheidend zum Gelingen der Tagung beigetragen hat. Er hat auch den Referatenband zusammengestellt, der erstmals in diesem Jahre verwirklicht wurde, obwohl bereits in der Geschäftsordnung von 1882 empfohlen worden ist, den Teilnehmern Auszüge aus Referaten und Vorträgen vor dem Kongreß zur Kenntnis zu geben.

Dank all den ungenannten Mitarbeiterinnen und Mitarbeitern, welche unsere Arbeit unterstützten und durch ihre Hilfe uns so entlasteten, daß wir uns der Vorbereitung der Tagung widmen konnten. Dank insbesondere den Referenten, Vortragenden und Diskussionsrednern für das gebotene Niveau und die erfreuliche rednerische Disziplin. Die Epikrise dieses Kongresses werden andere verfassen. ,,Schöne Worte sind nicht wahr, wahre Worte sind nicht schön." Was für spätere Tagungen als nachahmenswert übernommen werden und was gebessert werden kann, wird sich zeigen.

Am Beginn der Tagung stand die Frage: Was ist heute noch innere Medizin? In der Zeit unaufhaltsam fortschreitender Spezialisierung und Technisierung, die wir fördern müssen, wenn wir nicht zurückbleiben wollen, war eine Besinnung auf die allgemeine Medizin notwendig geworden. Der Internist ist ,,der Spezialist für das Allgemeine", für das, was bleibt, während so manches Neue hinzukommt und anderes aus dem Bestand der Gegenwart der Vergessenheit anheimfällt, wie ENTRALGO (Stud. Generale 1953) ausführt. Auch heute noch gelten die Worte unseres ersten Vorsitzenden, FRERICHS, in dessen Eröffnungsrede 1882, daß die innere Heilkunde berufen ist, die ,,Einheitsidee des menschlichen Organismus", die Lehre von den ,,allgemeinen Gesetzen, welche die Lebensvorgänge des Individuums bestimmen, nach welchen Bestehen und Vergehen geregelt wird, festzuhalten und auszubauen", auch heute die Forderung von MORAWITZ 1938: „Der kranke Mensch muß Gegenstand unserer Forschung bleiben und alle Wege vom kranken Menschen ausgehen und zu ihm zurückkehren".

Im Fluß der Zeit hat sich der Vorstand zu fragen, ob die Struktur der Gesellschaft einer Wandlung bedarf, um nicht, wie FRIEDRICH KRAUS 1910 befürchtete, zu akademisch zu werden. Drängende Zeitfragen sollte man in kürzeren Abständen beraten. Vor- und Nachteile so großer Tagungen gehören dazu. Anwachsende Teilnehmerzahlen und steigendes Angebot von Vorträgen nötigen zu Parallelsitzungen. Weniger lange Referate und Kurzstil der Mitteilungen wurden bevorzugt. Auch hierauf steht bereits ein Hinweis in der Geschäftsordnung von 1882.

Streben nach illusionsfreier Erkenntnis von Sachverhalten gilt als Anliegen der modernen Zeit. Dazu gehört das Memento der Ambivalenz allen Fortschritts mit den wachsenden Möglichkeiten des Mißverstehens, der Fehler. Immer wieder kommt es darauf an, die Idee des inneren Arztes nicht der Macht der Verhältnisse unterliegen zu lassen. Es ist die Begrenztheit der menschlichen Natur, die zur Arbeitsteilung in der Fülle der Aufgaben gebieterisch zwingt. Dabei kommen Spezialbegabungen zur Geltung und werden — auf Kosten des Allgemeinen — gefördert. Auf allen Gebieten des Lebens der Gegenwart das gleiche Problem, sogar auf dem Gebiet von Kunst und Philosophie. In der Fülle der Möglichkeiten droht das Geistige unterzugehen. Maßnahmen können nicht helfen. Ohne die Arbeit an sich selbst geht es nicht. Ich schließe den Kongreß mit den Worten des FRANZ VON ASSISI:

„Bruder, in deinem eigenen Herzen suche die Weisheit, da wirst du sie finden."

Arzt und Zeitung*.

Von

Hans Heinrich Berg (Hamburg).

Das Bezugsverhältnis Arzt und Zeitung ist problematisch. Es scheint, als ob die Entwicklung in der jüngsten Vergangenheit Gegensätze offenbart habe, welche im allgemeinen Interesse der Abhilfe bedürfen. Gemeinsames und Trennendes in ihren Beziehungen sind einer Betrachtung wert, wenn Auswege gefunden werden sollen. Gemeinsam ist beiden die Verankerung in der Notwendigkeit. Das wird niemand leugnen. Beide werden oft sehnlichst erwartet, beide bisweilen verflucht. Auch wenn man beide für Übel hält, bejaht jeder ihre Existenzberechtigung. Beide sollen der Wahrheit dienen wie der Menschlichkeit. Das haben sie auf ihr Panier geschrieben. Beide sind unvollkommen wie alles Menschliche.

Untereinander herrscht Mißtrauen, die Nachbarin der Angst. Es ist keine Frage, wer vor dem anderen mehr Angst hat. Beim Ärztestand herrscht Angst vor der Zeitung vor. Umgekehrt kommt sie wohl nur zwischen Einzelpersonen in Betracht. Bei wem liegt die größere Macht? Ohne Frage bei der Zeitung. Große Geister waren der Ansicht, daß Macht an sich böse ist. Ihr Mißbrauch ist es in jedem Falle. So kommen wir zum Trennenden. Die im Gesetz verankerte Macht der Presse ist imstande, die ihr ausgelieferte ärztliche Existenz zu vernichten, den Ruf der Ärzte herabzusetzen. Das Ressentiment der vielen, der Unwissenden, ist der Treibstoff der Macht. „Das Ressentiment zählt nicht zu den Todsünden und doch wiegt es schwerer als alle: schwerer als der Zorn und schwerer als der Hochmut. In Wahrheit ist das Ressentiment keine Sünde, sondern ein Leiden; ein Leiden des Geistes, das freilich zur Sünde, manchmal auch zum Wahnsinn und zum Verbrechen führen kann" (Unamuno). Maßvolle Zurückhaltung im Urteil ist nicht jedermanns Sache. So hat es der Berichterstatter doppelt schwer, wenn eigene Erfahrung mangelt. Möglichkeiten der Entstellung, der Verteilung unberechtigten Lorbeers, der Urteilsfälschung, des Verschweigens von Verdienst liegen im Wesen aller Unterrichtung. Ja, der Dämon Racho kann sich einschleichen. Nuancen können entscheiden.

Die Presse muß als echtes Kind der Zeit zum Neuesten streben. Eile, ja Hetze ist ihr Element. Stärke wie Schwäche liegen darin. Im ärztlichen Sektor steht die Chirurgie eher noch häufiger als die innere Medizin vor Situationen, in denen raschestes Handeln geboten ist. Glückliches Helfen, aber auch Niederlagen folgen in bisweilen unvermutetem Wechsel. Eile ist besinnlicher Denkarbeit abträglich. Alle ärztliche Arbeit erfordert Besonnenheit, ganz besonders beim Erkennen und Behandeln in der

---

* Ansprache beim Presseempfang (22. 4. 54) vor dem 60. Kongr. d. D. Ges. f. Innere Medizin in München. Eröffnung der Ausstellung am 23. 4. 54. Ansprache siehe: H. H. Berg; Von erfüllbaren Wünschen d. Klinik an d. medizinische Technik u. Industrie, Med. Klinik, 1954, Nr. 17.

inneren Medizin. Zwar sind auch auf ihrem Gebiet Wandlungen plötzlich und umstürzend erfolgt, so daß mein verehrter Lehrer, Professor GUSTAV VON BERGMANN, den Satz prägen konnte: „Die Fortschritte der inneren Medizin erfolgen so schnell, daß unsereins nur noch dyspnoisch (atemlos) nachkommen kann." Das Neue erweckt Hoffnung, in der Medizin wie in der Zeitung. Im Rausch des Fortschritts vergißt der Zeitgenosse die Harmonie der Gegensätze, welche die Antike zu achten wußte. Technisierung und Spezialisierung gehen unaufhaltsam weiter. Damit wachsen die Möglichkeiten verblüffender Teilerfolge, aber auch der Nackenschläge und des Mißverstehens. Die Übersicht über das Feld des praktischen Arztes, die allgemeine Medizin, wird immer schwerer. Ein hervorragender amerikanischer Chirurg sagte mir kürzlich: „In meinem Lande gibt es kaum noch All-round-Internisten. Aber wenn ich einmal krank werde, wünsche ich mir einen." (ALEX. BRUNSCHWIG).

Arzt und Zeitung sind dem Irren unterworfen. Scheinbar wiegt der Irrtum der Presse nicht so schwer. Es ist auch so, als ob Lächerlichkeit nicht mehr wie einst tödlich sei. ERICH KÄSTNER sagt:

> *Cogito, ergo sum ?*
> *Mag sein? Doch die meisten sind dumm!*
> *Drum*
> *Lautet des Fachmanns Befund:*
> *Non cogitant, ergo non sunt!*

Des Arztes Irrtum wiegt oft schwer. Er pflegt dann auch sichtbarer zu sein, Menschenschicksale entscheidend. Ein Dementi hilft nicht mehr.

Pressefreiheit ist ein Begriff, nicht wegzudenken aus dem Leben freier Völker. Ist eine Zeitung denn frei, wenn sie sich im Drang nach Prosperität vor dem Popanz der Menge verbeugt? Wohlbegründete Standesgesetze legen den Ärzten strenge Zurückhaltung auf, denn gerade unlautere Elemente versuchen gern, sich der Presse zu bedienen.

Andererseits ist der Informationsanspruch der nach Bildung Strebenden nicht zu bestreiten. HELMHOLTZ hat vor etwa 100 Jahren in einem Vortrag über Popularisierung der Wissenschaft das berechtigte geistige Bedürfnis nach Unterrichtung anerkannt. Darum sollten gerade die Besten schreiben. Sie tun es in der Regel bei uns nicht. Von jenseits des Ozeans hören wir mit wohlausgewogenen Worten der Standesorganisation die Aufforderung: „Doctor, meet the Press." J. L. BACH, JAMA, 149. 1137.

Ist überhaupt eine Verständigung beider Lager möglich? Können sie vielleicht einander helfen? Gewiß! Gute Ärzte könnten mehr als bisher mit wirklich kritischen Informationen dienen. Sie könnten ihren Nachwuchs sogar dazu erziehen. Kann die Zeitung den Ärzten und damit ihren Kranken helfen? Ohne Frage in vielfacher Weise. Unter Journalisten sind Meister der kleinen Form, des Kurzstils, der sich in der deutschen medizinischen Fachpresse erst so langsam einbürgert. Kenner der Psychologie der Leser wissen: „How to tell the world." Es ist durchaus nicht zu bestreiten, daß wissenschaftliche Tatsachen nicht immer ledern vorgetragen werden müssen. Das braucht nicht in einen chromatischen, anrüchigen Stil der Publizistik (wie der Rhetorik) abzuleiten. Für die Erziehung zu vernünftiger Lebensweise und zur Prophylaxe vermeidbarer Krankheiten könnte die Zeitung, dies gewaltige Instrument der Menschenbeeinflussung, eine höchst wirksame Helferin der Ärzte sein, die doch nach VIRCHOWS Ausspruch die natürlichen Anwälte der Armen sind. Welch achtbarer Bundesgenosse könnte sie sein im Kampf gegen den ,,Verhältnisblödsinn'', den der Züricher Internist Professor LÖFFLER so treffend charakterisiert hat.

Dozent BJÖRCK-Malmö schrieb soeben ein Buch: ,,Medizin für Politiker.'' Es ist wirklich schade, daß es noch nicht in deutsch übersetzt ist. Ein Resumé daraus von meinem Mitarbeiter Dr. W. HOLTHUSEN in der medizinischen Fachpresse (Med. Klinik 1954, Nr. 30). Hier liegen Aufgaben in Fülle. Im Bundesgesundheitsrat fehlt beispielsweise ein Vertreter der inneren Medizin.

Nur in der Begegnung befähigter Persönlichkeiten guten Willens aus beiden Lagern kann Hoffnung auf Besserung liegen. Dienst am Menschen, Dienst an der Vernunft kann uns einen. Nicht Sklaven, aber Erzieher der Leser erwerben Achtung der Ärzte. Das illusionsfreie, dem Verständnis angemessene Destillat der Ereignisse ist das Anliegen aller in unserer Zeit, Geist und Ethos des Berichterstatters kennzeichnend. Wir geben die Hoffnung nicht auf mit ERICH KÄSTNER:

Vergiß in keinem Falle,
Auch dann nicht, wenn vieles mißlingt:
Die Gescheiten werden nicht alle!
(So unwahrscheinlich das klingt.)

Namenverzeichnis

der Vortragenden und Diskussionsredner.

MATAKAS, F., Zur Frage der ambulanten Ulcusbehandlung **488**.

MAURER, G., Die akuten Erscheinungen bei Entwicklungsanomalien am Duodenum **28**.

MEESSEN, H., Zum Problem der allergischen Pathogenese der Arteriitis **385**.

MEIER, R., GROSS, F. und TRIPOD, J., Zur Frage der Behandlung von Schlafmittelintoxikationen **316**.

MEYER ZU SCHWABEDISSEN, Rauchen (Aussprache) **570**.

MICHEL, D., Wandlungen einzelner Herzkreislaufdaten in Abhängigkeit vom Alter **886**.

MIEHLKE, K., Rheumatismusbehandlung (Aussprache) **801**.

MIESCHER, P. A., Immunpancytopenie **262**; Siehe bei REYMOND, A. **697**; (Aussprache) **715**.

MÖCKEL, G., Allergische Reaktionen des Dünndarms **746**.

MÖLLER, W., Sauerstoffinfusion (Aussprache) **591**.

MOELLER, J., Dextranallergie und Glomerulonephritis **716**.

MOELLER, C., Unsere Erfahrungen bei Blutdialysen **770**; (Aussprache) **775**.

MOENCH, A., SARRE, H. und SARTORIUS, H., Klinische und experimentelle Untersuchungen zur Frage der Beeinflussung von Nierenläsionen durch Sexualhormone, fetale Nieren-Trockenzellen und Heparin **527**; Siehe bei SARTORIUS, H. **565**.

MOESCHLIN, S., Die Sulfapyridin-Agranulocytose als Immuno-Leukopenie **253**.

MOHR, W., Protozoeninfektion als Ursache von Myokardschäden in den Tropen **604**: Die Toxoplasma gondii-Infektion als latente Infektion und akute Krankheit **611**.

MOHR, Elektrolytwirkung auf die NNR-Funktion (Aussprache) **848**.

MORITZ, W., Zur Frage der physikalischen (intrinsic) Allergie **825**.

MORONI, D. L., Die blockierenden Antikörper in der Sero-Diagnostik der Brucellose unter Verwendung des Brucella-Coombs (-Antiglobulin)-Testes **691**; (Aussprache) **694**.

MUCCHI, L., Differentialdiagnose zwischen mechanischem und dynamischem Ileus mit Röntgenstrahlen **69**.

MÜLLER, A. A., Siehe bei GRIES, G. **588**.

MUMME, C., Über Gefäßveränderungen nach einer Typhus-Paratyphus-Schutzimpfung sowie bei einer Endokarditis und Aortitis fibroplastica mit hochgradiger Eosinophilie im Blut, Knochenmark und in den Organen **710**.

MUSSHOFF, K., Siehe bei REINDELL, H. **538**.

NETOLITZKY, H., Siehe bei OTT, H. **729**.

NEUFFER, H., Innere Medizin (Aussprache) **214**.

NEUMANN, H. und KREIS, E., Allergie und Gewebseosinophilie **818**.

NICHELMANN, W., Siehe bei HARING, W. **503**.

NILSSON, T. E., Siehe bei SARAJAS, H. S. S. **118**.

NÖCKER, J., Alterspathomorphose der Bluteiweißkörper **865**.

NORDSTRÖM, H., Über die Behandlung der akuten Schlafmittelvergiftung **294**.

OTT, H. und NETOLITZKY, H., Novocaingefahren durch Novocainallergie **729**.

PABST, H. W., Über den zeitlichen Ablauf des Radiojodstoffwechsels **954**.

PATRASSI, G. und D'AGNOLO, B., Anwendung und Deutung der perkutanen lienoportalen Phlebographie **658**; (Aussprache) **667**.

PENDL, I., Siehe bei FRANZ, W. **476**.

PERLICK, E., Regulationen der Gerinnungsfaktoren im Verlaufe des Winterschlafes und dem potenzierten Narkose **167**.

PETERS, H., Siehe bei BENNHOLD, H. **630**.

PETERSEN, H., Selbsttätige Extinktionsaufzeichnung der Papierelektrophorese mittels Tintenschreiber und fotoelektrische Planimetrierung der Eiweißfraktionen **796**.

PETRIDES, P., Nebenwirkungen der modernen medikamentösen Therapie mit besonderer Berücksichtigung der allergischen Reaktionen **457**.

Sachverzeichnis.

(Die Seitenzahlen der Referate und Vorträge sind halbfett, die der Aussprachen gewöhnlich gesetzt.)

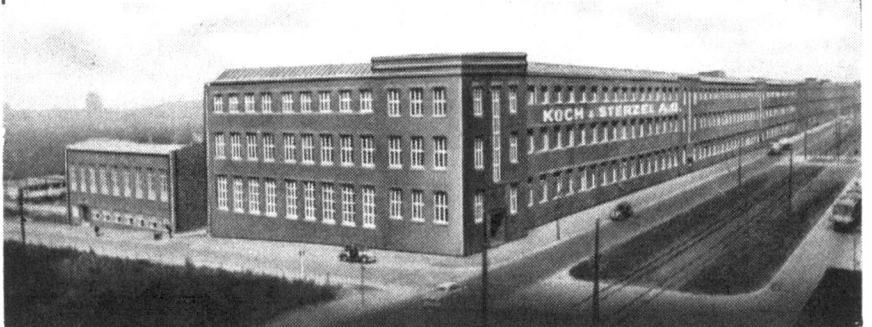

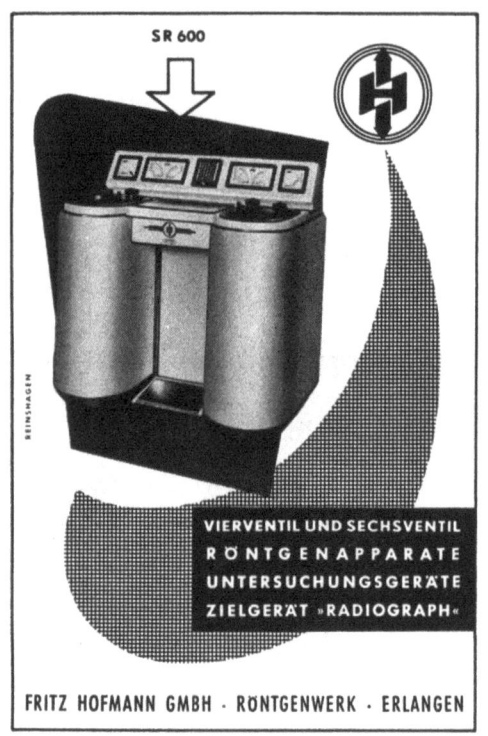

SR 600

VIERVENTIL UND SECHSVENTIL
RÖNTGENAPPARATE
UNTERSUCHUNGSGERÄTE
ZIELGERÄT »RADIOGRAPH«

FRITZ HOFMANN GMBH · RÖNTGENWERK · ERLANGEN

Bei vegetativen Dystonien
und Allergien

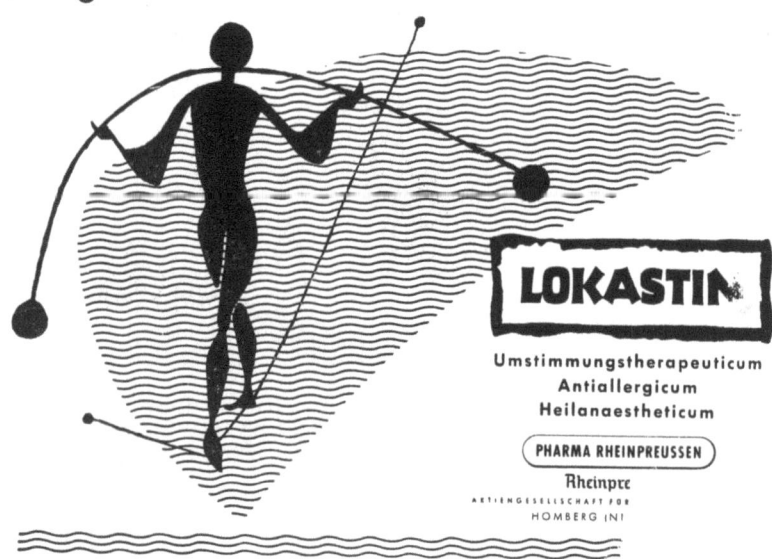

LOKASTIN

Umstimmungstherapeuticum
Antiallergicum
Heilanaestheticum

PHARMA RHEINPREUSSEN

Rheinpre

AKTIENGESELLSCHAFT FÜR
HOMBERG (NI)

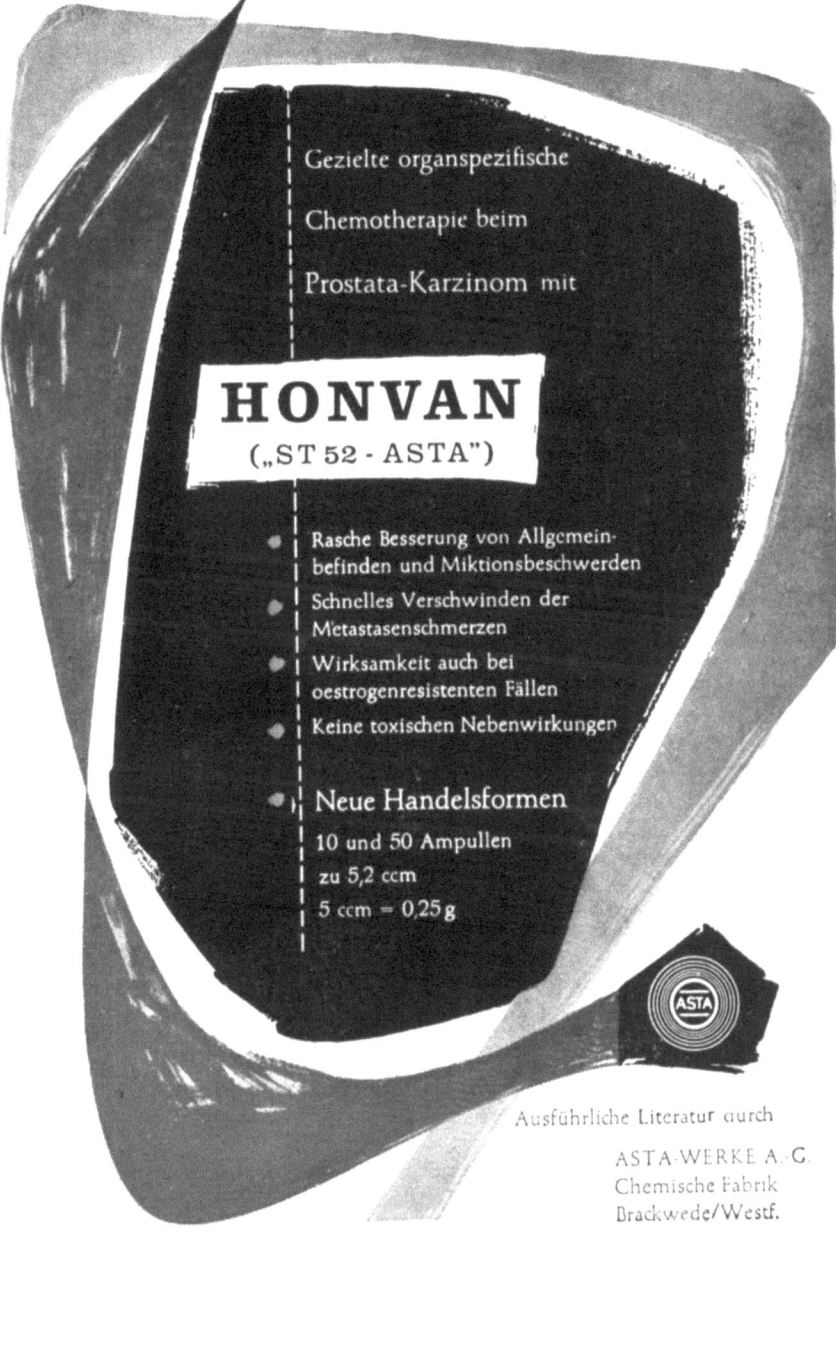

Gezielte organspezifische

Chemotherapie beim

Prostata-Karzinom mit

HONVAN
(„ST 52 - ASTA")

- Rasche Besserung von Allgemein-
  befinden und Miktionsbeschwerden
- Schnelles Verschwinden der
  Metastasenschmerzen
- Wirksamkeit auch bei
  oestrogenresistenten Fällen
- Keine toxischen Nebenwirkungen

Neue Handelsformen

10 und 50 Ampullen
zu 5,2 ccm
5 ccm = 0,25 g

Ausführliche Literatur durch

ASTA-WERKE A.-G.
Chemische Fabrik
Brackwede/Westf.

SPRINGER-VERLAG/BERLIN · GÖTTINGEN · HEIDELBERG

Handbuch der inneren Medizin

Vierte Auflage

Herausgegeben von

Prof. Dr. G. von BERGMANN, München, Prof. Dr. W. FREY, Bern
und Prof. Dr. H. SCHWIEGK, Marburg a. d. Lahn

in 10 Bänden

Jeder Band des Handbuches ist einzeln käuflich

Am 15. Februar 1955 wird erscheinen

Siebenter Band

In 2 Teilen. Die beiden Teile werden nur zusammen abgegeben.

Innersekretorische- und Stoffwechsel-Krankheiten

Mit etwa 360 zum Teil farbigen Abbildungen. Etwa 2300 Seiten Gr.-8°. 1955

Bei Vorausbestellung bis zum Erscheinen Ganzleinen DM 288,—

(Band VII/1 Ganzleinen DM 145,60; Band VII/2 Ganzleinen DM 142,40)

Endgültiger Ladenpreis nach Erscheinen Ganzleinen DM 360,—
(Band VII/1 Ganzleinen DM 182,—; Band VII/2 Ganzleinen DM 178,—)
*Bei Verpflichtung zur Annahme des gesamten Handbuchs gilt der Vorbestell-
preis auch nach Erscheinen des Bandes weiter als Subskriptionspreis.*

Inhaltsübersicht: Erster Teil: **Innersekretorische Krankheiten. Fettsucht.
Magersucht.** Innersekretorische Krankheiten: Einleitung. Von A. JORES, Hamburg. — Krank-
heiten der Hypophyse und des Hypophysenzwischenhirnsystems. Von A. JORES, Hamburg.
Mit einem Beitrag: Chemie und Stoffwechsel der Steroidhormone. Von W. ZIMMERMANN,
Trier. — Die Nebennieren und ihre Krankheiten. Von A. JORES, Hamburg. — Die Keim-
drüsen und ihre Krankheiten. Von A. JORES, Hamburg. — Krankheiten der Schilddrüse.
Von H. W. BANSI, Hamburg. — Nebenschilddrüsen. Von G. FANCONI, Zürich. — Fett- und
Magersucht. Von F. BAHNER, Heidelberg. — Zweiter Teil: **Stoffwechsel-Krankheiten.**
Krankheiten des Kohlenhydratstoffwechsels. Von E. GRAFE, Garmisch-Partenkirchen, und
J. KÜHNAU, Hamburg. A. Grundzüge der Physiologie und Pathologie des Kohlenhydrat-
stoffwechsels. Von J. KÜHNAU, Hamburg. B. Der Diabetes mellitus des Menschen. C. Die
Spontanhypoglykämien und der Hyperinsulinismus. D. Die Glykogenspeicherkrankheit.
Von E. GRAFE, Garmisch-Partenkirchen. — Die Gicht. Von W. LÖFFLER und F. KOLLER,
Zürich. — Lipidosen. Von G. SCHETTLER, Marburg (Lahn). — Porphyrinurie und Porphy-
rinkrankheiten. Von A. VANNOTTI, Lausanne. — Die angeborenen Störungen des Eiweiß-
stoffwechsels. Von K. SCHREIER, Heidelberg. — Namen- und Sachverzeichnis.

Bisher erschienen:

In Vorbereitung sind: